"十四五"时期国家重点出版物出版专项规划项目

第7版

疫 苗

Plotkin's Vaccines

（下册）

主　编　Stanley A. Plotkin
　　　　Walter A. Orenstein
　　　　Paul A. Offit
　　　　Kathryn M. Edwards
主　译　罗凤基　李长贵　杨晓明
　　　　尹遵栋　吴　疆　孔　维

人民卫生出版社
·北京·

版权所有，侵权必究！

图书在版编目（CIP）数据

疫苗 /（美）普洛特金（Plotkin）等主编；罗凤基等主译. —3版. —北京：人民卫生出版社，2023.7
ISBN 978-7-117-32976-7

Ⅰ.①疫… Ⅱ.①普…②罗… Ⅲ.①疫苗-研究 Ⅳ.①R979.9

中国版本图书馆 CIP 数据核字（2022）第 049202 号

| 人卫智网 | www.ipmph.com | 医学教育、学术、考试、健康，购书智慧智能综合服务平台 |
| 人卫官网 | www.pmph.com | 人卫官方资讯发布平台 |

图字：01-2019-5297号

疫 苗
Yimiao
第 3 版

主　　译：罗凤基　李长贵　杨晓明　尹遵栋
　　　　　吴　疆　孔　维
出版发行：人民卫生出版社（中继线 010-59780011）
地　　址：北京市朝阳区潘家园南里 19 号
邮　　编：100021
E - mail：pmph @ pmph.com
购书热线：010-59787592　010-59787584　010-65264830
印　　刷：北京瑞禾彩色印刷有限公司
经　　销：新华书店
开　　本：889×1194　1/16　总印张：120
总字　数：3801 千字
版　　次：2011 年 10 月第 1 版　2023 年 7 月第 3 版
印　　次：2023 年 9 月第 1 次印刷
标准书号：ISBN 978-7-117-32976-7
定价（上、下册）：880.00 元

打击盗版举报电话：010-59787491　E-mail：WQ @ pmph.com
质量问题联系电话：010-59787234　E-mail：zhiliang @ pmph.com
数字融合服务电话：4001118166　E-mail：zengzhi @ pmph.com

Elsevier (Singapore) Pte Ltd.
3 Killiney Road, #08-01 Winsland House I, Singapore 239519
Tel: (65) 6349-0200; Fax: (65) 6733-1817

Plotkin's Vaccines, 7E

Copyright © 2018 by Elsevier, Inc. All rights reserved.

Chapter 32: "Influenza Vaccine—Live" is in the public domain.

Chapter 45: "Plague Vaccines," by E. Diane Williamson and Petra C.F. Oyston, is subject to Crown Copyright. Crown Copyright © 2018. Published by Elsevier, Inc. All rights reserved.

Chapter 54: "Smallpox and Vaccinia": The Mayo Foundation retains copyright for the original artwork prepared by Richard B. Kennedy.

Chapter 76: "Immunization in Developing Countries": The World Health Organization retains copyright in the manuscript and provides Elsevier the permission to publish the manuscript as a chapter in this book.

Chapter 83: "Legal Issues" is in the public domain.

Previous editions © 2013, 2008, 2004, 1999, 1994, 1988 by Saunders, an imprint of Elsevier, Inc.

The cover shows the impact of the use of meningococcal Group A conjugate vaccine on the incidence of meningococcal disease in the African meningitis belt. The electron micrograph is a picture of *Neisseria meningitidis*, courtesy Ian Feavers, PhD, Head of Bacteriology, NIBSC.

ISBN: 9780323357616

This Translation of Plotkin's Vaccines, 7E by Walter Orenstein, Paul Offit, Kathryn M. Edwards, and Stanley Plotkin was undertaken by People's Medical Publishing House and is published by arrangement with Elsevier (Singapore) Pte Ltd.

Plotkin's Vaccines, 7E by Walter Orenstein, Paul Offit, Kathryn M. Edwards, and Stanley Plotkin 由人民卫生出版社进行翻译,并根据人民卫生出版社与爱思唯尔(新加坡)私人有限公司的协议约定出版。

疫苗(第7版)(罗凤基　李长贵　杨晓明　尹遵栋　吴疆　孔维主译)

ISBN: 9787894567062

Copyright © 2022 by Elsevier (Singapore) Pte Ltd. and People's Medical Publishing House.

All rights reserved. No part of this publication may be reproduced or transmitted in any form or by any means, electronic or mechanical, including photocopying, recording, or any information storage and retrieval system, without permission in writing from Elsevier (Singapore) Pte Ltd. and People's Medical Publishing House.

注　意

本译本由人民卫生出版社完成。相关从业及研究人员必须凭借其自身经验和知识对文中描述的信息数据、方法策略、搭配组合、实验操作进行评估和使用。由于医学科学发展迅速,临床诊断和给药剂量尤其需要经过独立验证。在法律允许的最大范围内,爱思唯尔、译文的原文作者、原文编辑及原文内容提供者均不对译文或因产品责任、疏忽或其他操作造成的人身及/或财产伤害及/或损失承担责任,亦不对由于使用文中提到的方法、产品、说明或思想而导致的人身及/或财产伤害及/或损失承担责任。

Printed in China by People's Medical Publishing House under special arrangement with Elsevier (Singapore) Pte Ltd. This edition is authorized for sale in the People's Republic of China only. Unauthorized sale of this edition is a violation of the contracts.

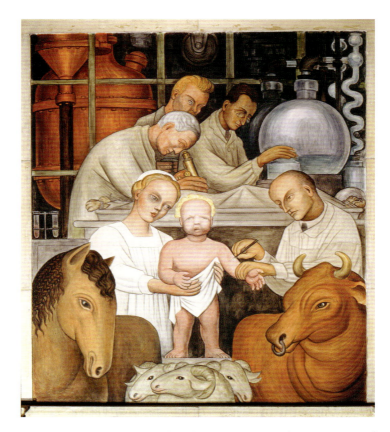

底特律工业，北墙，1933 年，(壁画)由 Diego Rivera(1886—1957 年)绘制。(Courtesy of Detroit Institute of Arts, USA/The Bridgeman Art Library)

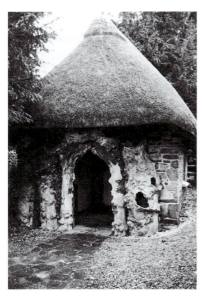

英格兰伯克利 Edward Jenner 家附近的"疫苗接种小屋"，他曾在这里为数以千计的贫苦人民接种天花疫苗。(Photo by Stanley A. Plotkin)

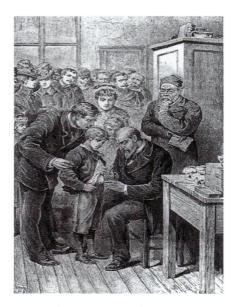

给少年接种狂犬病疫苗。

左起依次是 Viala 先生、Joseph Meister、Grancher 医生，以及 Pasteur 先生。"这种治疗据说仅是在肋下位置皮下注射一针，针内注射液含有一种 Pasteur 先生认为可以保护男孩使他避免患上狂犬病的病毒。"(Fr Bournand, Un bienfaiteur de l'humanité, Pasteur sa vie sa oeuvre Tolra, Paris 1896. From Vaccina-tion: a History by Hervé Bazin. Published by Editions John Libbey Eurotext, 127 Av de la République, 92120 Montrouge, France)

《疫苗(第7版)》

译 者

主 译	罗凤基	李长贵	杨晓明	尹遵栋	吴 疆	孔 维		
主 审	时念民	朱凤才	王华庆	孙美平	黄仕和	陈直平	夏宁邵	孙晓东
	蓝恭涛	高晨燕	梁争论	冯子健	梁晓峰	杨 焕	张 军	尹卫东
	姜春来	樊 钒	张 译					
译委会	刘瑶瑶	张华捷	吴 丹	卢 莉	黄守杰	邵 杰	李含硕	刘 颜

审 校（以姓氏笔画为序）

王传林	王秉翔	王富珍	孔 健	叶 强	史 力	丘远征	吕 敏
吕华坤	朱 为	朱昌林	朱德武	刘 波	刘大卫	刘大维	刘建凯
刘晓强	安志杰	许文波	杜 琳	李 津	李 黎	李云春	李艺星
李玉凤	李玉华	李冬梅	李克莉	李秀玲	李启明	李英丽	李靖欣
李新国	杨云凯	杨北方	杨陵江	佘 清	余文周	邹全明	宋 鑫
张 娟	张云涛	张正付	张国民	张建军	张效群	张家友	陈洪波
邵祝军	周丽褒	屈 燕	赵玉良	赵国军	段 凯	莫兆军	徐 冰
徐 苗	徐 鹏	徐葛林	高 荣	高 健	高文慧	黄 镇	黄维金
曹玲生	崔富强	章健康	储含笑	舒俭德	曾 刚	谢忠平	褚尧竹
樊 钒	潘红星						

译 者（以姓氏笔画为序）

卫江波	马 蕊	马宁宁	马守杰	马建新	王 珊	王小玲	王凤双
王文瑞	王伟成	王传林	王华庆	王丽娟	王若涛	王秉翔	王富珍
王慎玉	尹卫东	尹遵栋	孔 健	孔 维	邓 涛	石 晶	卢 莉
叶 强	史 力	史如晶	丘远征	白云骅	包红红	冯子健	吕 勇
吕 敏	吕华坤	年悬悬	朱 为	朱凤才	朱昌林	朱德武	刘 方
刘 波	刘 洁	刘 颜	刘大卫	刘大维	刘东磊	刘兆秋	刘建凯
刘晓强	刘瑶瑶	闫绍宏	安志杰	许文波	许洪林	孙美平	孙晓东
孙爱武	纪文艳	严 龙	芦 强	苏锦锋	杜 琳	杜剑晖	杜洪桥
李 津	李 倩	李 娟	李 黎	李 燕	李 臻	李艺星	李长贵
李玉凤	李玉华	李冬梅	李克莉	李秀玲	李含硕	李启明	李英丽
李国华	李贵凡	李晓梅	李靖欣	李新国	杨 焕	杨 景	杨云凯

译者

杨北方	杨红涛	杨柏峰	杨晓明	杨海艳	杨陵江	肖 雷	时念民
吴 丹	吴 克	吴 疆	吴佳静	吴晓文	佘 清	余文周	邹全明
宋 新	宋 鑫	张 军	张 译	张 建	张 靖	张 磊	张云涛
张正付	张吉凯	张华捷	张芮仙	张国民	张建军	张晓姝	张效群
张家友	张瑜翠	张霁颖	张燕平	张馨月	陈 勇	陈艺元	陈直平
陈秋萍	陈晓琦	陈维欣	邵 杰	邵祝军	苗 良	罗 丹	罗 剑
罗凤基	罗会明	周 旭	周丽褒	鱼 轲	郑 徽	郑东旖	郑慧清
屈 燕	孟凡岳	孟子延	赵玉良	赵春艳	赵雪琪	郝利新	胡月梅
胡苑笙	是 翡	段 凯	施金荣	姜 崴	姜春来	姜柯羽	洪小栩
宫玉琪	祝洪敢	姚 伟	袁敏学	耿淑帆	聂建辉	莫兆军	贾 维
夏宁邵	夏胜利	柴晓颖	徐 伟	徐 冰	徐 苗	徐 娜	徐 鹏
徐 静	徐葛林	徐程林	徐颖华	高 荣	高 健	高文慧	高晨燕
郭长福	郭盛琪	陶 航	黄 镇	黄仕和	黄守杰	黄维金	曹 阳
曹守春	曹玲生	崔 磊	崔长法	崔树峰	崔富强	章建康	梁争论
喻 刚	焦 磊	储含笑	舒俭德	舒雅俊	曾 刚	温 宁	谢忠平
蓝 天	蓝恭涛	解庭波	褚尧竹	樊 钒	樊绍文	潘红星	魏至栋

译 者 序

疫苗可以挽救生命，接种疫苗是预防疾病最经济、有效、便捷的方式。人体通过接种疫苗获得主动免疫，增强抵抗疾病的能力，使机体处于健康状态。预防接种也是国家与地区政府予以大众的最基本的公共卫生服务。Plotkin's Vaccines 英文第 7 版总结了疫苗使用的科学基础和理论依据，是疫苗相关领域的专业人员与公众关注疫苗信息的重要和可靠的来源，也是关于疫苗和疫苗使用的重要参考书。

在 Plotkin's Vaccines 英文第 7 版的翻译与出版之际，正值全球应对新冠肺炎疫情的危机时期。在防控新冠肺炎疫情初期，人们期盼能尽早研发出疫苗；当疫苗研发成功并获得紧急使用批准后，人们希望疫苗可及；在疫苗可及的地区，人们希望能尽快提高接种率构筑起人群免疫屏障。"预防胜于治疗"在全球抗击新冠肺炎疫情之时，再一次被证实是预防控制传染病的经典。

然而，在预防疾病控制发病、保护生命、降低死亡率、提高社会生产力、保障经济发展的过程中，既要面对新发传染病需要研发新的疫苗，也要对已有的疫苗进一步提高保护效力，更要为发展中国家开发出当地适用的、经济可负担和可持续供应的疫苗。目前，利用新技术研发新疫苗取得了令人瞩目的进展，并在新冠肺炎疫苗的研发中得到彰显，但确保重点人群接种到安全有效的疫苗更是至关重要。全球通过接种疫苗成功地消灭了天花，消灭了 2 型脊灰，目前，疫苗已由初期给儿童接种，发展到为成年人接种，并扩展到为孕妇接种，"预防胜于治疗"的科学认知已被社会广纳，但全球存在的疫苗犹豫的公共卫生问题也不容小觑。

感谢所有参与编译、审校的专家及工作人员在各自的工作岗位全力参加抗击新冠肺炎疫情之时，利用有限的业余时间辛勤地完成翻译工作，以自己的专业知识力求确保本书各章翻译内容的准确。尽管如此，我们在感谢译著既往版本的读者对本版译著的期盼之际，更敬请读者对发现译著中的不足之处予以指正。希望本版能使读者进一步和深入地认识疫苗的价值，并将"预防胜于治疗"的理念根植于心。

译委会
2021 年 8 月

原 著 序

我生于1955年，正是在这一年开始广泛使用Salk脊灰疫苗。上了年纪的人还会记得脊灰病毒横行肆虐的日子和由此导致的可怕景象。如果你和他们谈及此事，你会开始认识到这一突破性进展有多么大的划时代意义，它是如何让千百万人的生活变得更好。

这一事件改变了世界。我生长在一个将脊灰、白喉、百日咳和其他传染性疾病的疫苗接种视为理所当然的环境中。今天，患脊灰的风险已经大大降低了。在1988年，这一年开始脊灰根除工作，估计有35万病例、125个流行国家；到2015年已经降低到不足100个病例、3个流行国家（巴基斯坦、阿富汗和尼日尔）。然而，只要脊灰病毒还在世界上任何一个地方流行，脊灰病毒输出、更多疾病暴发、导致更多残疾患者的风险就一直存在。在使用Salk脊灰疫苗已经超过半个世纪之后，为什么还没有根除脊灰？

部分原因是出于脊灰病毒的生物学特性，但是缺乏政治意愿以及卫生系统未能给风险儿童接种脊灰疫苗也阻碍了脊灰的根除工作。这条路我们已经走完了99%，只要我们联合最好的医学、后勤、教育并扩展社区服务范围，我们将会获得成功，我对此保持乐观。类似地，研究肺炎球菌已经超过一个世纪，但肺炎球菌侵袭性疾病每年仍然导致80万以上儿童死亡。自2000年起，GAVI（疫苗联盟）一直致力于让世界上最贫穷国家可以获得有效的肺炎球菌结合疫苗。从2008年到2015年，超过50个符合GAVI条件的国家在它们的常规免疫规划中快速纳入了该疫苗。

麻疹的预防也取得了显著进展。20世纪60年代批准了麻疹疫苗，但令人沮丧的是，在很多地方的接种率很低。即使在该疫苗上市30年后，每年仍有75万儿童死于麻疹。但是从2000年起，麻疹疫苗的覆盖率大大提高了，同时麻疹导致的死亡也下降了约80%，这相当于每天挽救了超过1 500名儿童的生命，这是因为世界上几乎所有地方都可以定期接种麻疹疫苗。

免疫规划最关注的是儿童出生后最初的几年时间，但最易感的儿童是新生儿，他们因为太小而不能快速产生主动免疫。越来越多的工作致力于通过给孕妇接种疫苗、保护性抗体跨胎盘传输给胎儿，从而保护年幼儿童免于疾病的威胁，例如百日咳和流感。这种新的平台技术有可能发展成有前景的候选疫苗，用于预防呼吸道合胞病毒和新生儿期其他严重的病原体，在临床试验中证明是安全的、有效的。

一个简单的事实就是——疫苗挽救了生命！

这些疫苗绝大多数是安全的，并且很具成本-效益比，是我们在全球卫生系统中拥有的唯一的、最好的工具。在发展中国家，肆虐的疾病破坏了人类的潜能，而疫苗可以保护这种潜能。因此，疫苗是我们拥有的、不仅提升全球健康并且促进全球发展的最好手段之一。研究显示，中低收入国家在疫苗上每投入1美元可以获得16~44美元的回报。这不仅仅是科学的魅力，也是经济学的智慧。

如果说疫苗是一种十分重要的工具，那 *Plotkin's Vaccines* 英文第7版对于在全球尽可能多的受众中扩大免疫预防的影响就是一种十分重要的资源，它是我们目前所拥有的、最受尊敬的、关于疫苗信息的可靠来源；它总结了疫苗使用的科学基础和理论依据，以及为了将免疫预防的影响扩大到其他传染病领域而正在采取的行动。我很荣幸有机会为该书最新版作序。

有机会和阅读此书的科学家、研究人员、医学和公共卫生领域的专家交流，我亦感荣幸，他们的工作非常重要。有不负责任的言论宣称疫苗有时候获得和事实一样多的关注；在这个时候，在全球范围内对全面疫苗接种的必要性及其力量进行知情倡导就显得尤为重要。

当我在2016年写下这篇序言的时候，疫苗领域正处在一个激动人心的时代。即使在面对全球金融危机的时候，去年GAVI仍然收到来自捐赠人超过75亿的捐款承诺。政府、基金会和参加捐款承诺的私营机构的慷慨大方显著提高了贫穷国家给儿童提供疫苗接种的能力。通过扩大免疫规划，GAVI预计从2016年到2020年可以预防500万~600万人死亡。在研究前线，我们看到艾滋病疫苗在历经数十载的研究后正显示出一些积极的信号。类似地，我们看到下一代疟疾疫苗也取得了进展。最贫穷国家对这种疫苗的需求一点也不夸张。疟疾导致的代价是灾难性的，是无法计算的生命丧失、疾病折磨、能力受损和生产力下降。

贫穷国家正在不断增加使用肺炎球菌疫苗和轮状病毒疫苗，假以时日，这些疫苗可以挽救数百万的生命。十分有意义的是，在贫穷国家疫苗上市的时间相比于富裕国家已经从滞后十年以上缩短到几年。

世界已经目睹了首个为发展中国家开发的疫苗——脑膜炎球菌A群疫苗面世，这种疫苗可以为数以百万计居住在非洲脑膜炎带的人们结束这种可怕的威胁。在大规模免疫接种中，超过2.5亿人已经接种了这种疫苗。现在，常规免疫规划已经推荐接种该疫苗。

然而，仍有很多未竟事业，我们需要新的疫苗，仍需努力研发有效的结核、疟疾和HIV疫苗。

我们需要更好的疫苗。目前市面上用于预防结核的卡介苗在过去90年中已经接种了40亿剂。它是安全的并且可以预防婴儿严重结核病。但是卡介苗的保护效力很有限，不能预防成人肺结核。其他疫苗例如口服脊灰疫苗、轮状病毒疫苗和其他口服疫苗在极端贫穷国家的效果也欠佳。

为了加快研发和上市改进的疫苗，我们需要从机制上更好地理解与保护作用相关的免疫标记物。

我们需要确保更快地引入和使用目前已经批准的疫苗，相当一部分儿童仍未能获得疫苗接种，由此导致死于疫苗可预防疾病的人数是不可接受的。

我们需要负担得起的、可持续的疫苗供应，尤其是对于发展中国家而言。诸如肺炎球菌结合疫苗和人乳头瘤病毒（HPV）疫苗的生产成本很高，这阻碍了高疾病负担的发展中国家将这些高效疫苗纳入免疫规划中。HPV疫苗对于预防男性和女性的癌症非常有效，但其供应很有限，尤其在发展中国家。GAVI在帮助最贫穷国家获得这些疫苗中起着重要作用，但对这些疫苗的生产和条例进行简化可以帮助确保可持续的、负担得起的疫苗供应。

除了开发这些疫苗和生产负担得起的疫苗，我们仍有很多事要做。我们应该集中力量促使向最难抵达的地方、最需要疫苗的人群投送这些疫苗的机制在短期内发生改进。这包括推进创新的冷链设备解决方案、推广使用温度受控的冷链，有的时候还需要提高热稳定性。

疫苗拯救生命，但这不是疫苗唯一的效益。当卫生条件改善以后，贫穷的国家可以在学校、交通和其他方面进行更多的投资，促进发展，减少对救援的依赖。

对于某些疫苗，只需要投入每剂几美分的成本就可以带来所有这些效益。这就是为什么我会说，如果你想挽救和改善世上的芸芸众生，疫苗就是一个最好的投资。

应该使用我们可以动用的每一种工具以继续开发、改进和使用这些源自科学的神奇结晶。这是关乎人类最基本公平的事业，因此，我们尽一切所能，在全球推广这些拯救生命的措施。

比尔·盖茨
比尔-梅琳达·盖茨基金会创立者和联席主席

译者前言

1988年，时任美国国家疾病预防控制中心主任Stanley A. Plotkin召集组织全世界的疫苗和传染病领域的知名专家共同撰写了 Plotkin's Vaccines 英文第1版。

作为疫苗和疾病预防控制专业的工具书，该书以综述的形式对疫苗相关传染病的流行病学、临床诊断和治疗、病原微生物的研究、疫苗的研发和进展、疫苗的生产工艺和预防接种、工艺、检定和使用，以及疫苗的安全性、有效性及其成本-效益分析进行了详细介绍描述，得到了国内外的广泛认同，对疫苗学界产生了较大的影响。

2011年，中国疾病预防控制中心、北京生物制品研究会和中国生物技术集团将 Plotkin's Vaccines 英文第5版翻译成中文第1版，并由人民卫生出版社出版。Plotkin's Vaccines 中文第1版的翻译出版对国内疫苗研发、生产和预防接种使用起到了积极的推动作用，得到了国内疫苗学界、疾病预防控制领域及相关医学院校和研究单位专业人员的广泛好评。

2013年，Plotkin's Vaccines 英文第6版出版。2017年，由北京生物制品研究会牵头，与中国食品药品检定研究院、中国生物制品集团合作将 Plotkin's Vaccines 英文第6版翻译成中文第2版，同年由人民卫生出版社出版。中国疾病预防控制中心、中国食品药品监督管理局药审中心、北京市疾病预防控制中心及部分疫苗企业专家参与了 Plotkin's Vaccines 第6版的翻译工作。章健康、张孔来、乌正赉、楚金贵、梁晓峰、舒俭德、张苇、赵雷、黄仕和等国内疫苗界的专家参加了 Plotkin's Vaccines 英文第6版翻译的审校工作，赵铠院士、李凤祥、陈贤义、杨维中、杨焕、王华庆、谢贵林等我国疫苗界的知名专家也为 Plotkin's Vaccines 第6版的翻译作出了重要贡献。

2018年，Plotkin's Vaccines 英文第7版出版。2019年，北京生物制品研究会会同中国食品药品监督管理局药审中心、中国疾病预防控制中心、中国生物制品集团、北京疾病预防控制中心、长春百克生物科技股份公司将 Plotkin's Vaccines 英文第7版翻译成中文第3版，目前已进入出版阶段，将由人民卫生出版社出版。

Plotkin's Vaccines 中文第3版全书共有84章。与中文第2版相比增加了相关保护、肿瘤疫苗、肠道病毒71型、脑膜炎球菌荚膜A组、C组、W组和Y组结合疫苗、脑膜炎球菌荚膜B组疫苗、母体免疫、诺罗（诺瓦克）病毒疫苗、寨卡疫苗、提高免疫的技术等9章。

Plotkin's Vaccines 中文第3版具有内容翔实、知识更新快、参考意义强等特点。该书共聘请了160余位专家参加翻译和校审工作，他们的工作量大、专业性强、技术要求高、持续时间长，在此，对他们的付出致以诚挚的感谢！

如原文所述"疫苗是最有效和最经济的预防手段之一，也是唯一向所有儿童和一些成人持续推荐的医学干预措施。但是，疫苗自己不能挽救生命，接种疫苗才能挽救生命。"在人类疾病预防控制的进程中，疫苗还有很长的道路要走，但前景可期。

Plotkin's Vaccines 英文第8版预期会很快面世。北京生物制品研究会也希望更多合作者同我们一起参与其翻译出版工作。

我们希望 Plotkin's Vaccines 中文第3版的出版能作为国内的专业人士的一本翻译准确、通顺易读、具有较高参考价值的参考书，但限于时间紧迫，本书在翻译过程中难免存在疏漏，如不足之处恳请广大读者不吝批评指正。

罗凤基
2022年6月

第 7 版前言

自从本书上一版出版以来,又有6个疫苗在美国获得批准:一个霍乱口服减毒活疫苗、一个含有5种额外血清型的人乳头瘤病毒(HPV)疫苗——它可以增强对HPV相关癌症的保护、两个B群脑膜炎球菌蛋白疫苗——其中一个采用了反向遗传技术、一个针对老年人的佐剂流感疫苗、一个针对4~6岁儿童的白喉-破伤风-百日咳-脊灰联合疫苗。在这段时间里,既往获批的用于预防轮状病毒腹泻、HPV相关癌症、甲肝、霍乱和肺炎球菌感染的疫苗在全球的使用情况也取得了很重要的进展。特别值得一提的是全球脊灰根除行动所取得的进展:已经正式宣布消灭了2型脊灰,标志着通过疫苗接种消灭了第二个人类病毒(另一个是天花)。3型脊灰有望已经被消灭,其最后一个病例发生在2012年。1型脊灰病例又创下新低。此外,利用基因工程技术来研制新疫苗也取得稳步进展,HIV、登革热、疟疾疫苗的研发取得令人瞩目的进展,虽然还仅仅是部分成功。

然而,随着新发或再发病原体的出现,挑战依然存在,例如西非的埃博拉暴发、西半球最近寨卡病毒暴发,目前均没有疫苗。预测和快速研发针对这些疾病和其他新发病原的疫苗事关重大。

疫苗是最有效和最经济的预防手段之一,也是唯一向所有儿童和一些成人持续推荐的医学干预措施。但是,疫苗自己不能挽救生命,接种疫苗才能挽救生命。确保被推荐人群能接种到安全有效的疫苗至关重要。

自从本书上一版出版以来,在母亲疫苗接种方面也取得了很大进展。通过给孕妇接种疫苗,母婴均可获得保护。实际上,一些国家已经在孕妇中推行普种流感疫苗和百日咳疫苗。目前也正在研究给孕妇接种呼吸道合胞病毒疫苗和B群链球菌疫苗以预防婴儿中的这些常见病,这方面已经取得了很大进展。

疫苗的供应也很重要。亚洲和拉丁美洲出现了新的疫苗生产商,这提升了发展中国家疫苗的供应;这些国家经济实力的增长也使得更多的人可以获得疫苗接种。GAVI(疫苗联盟)得到比尔-梅琳达·盖茨基金会的大力倡导和资金支持,这对发展中国家成功引进新疫苗至关重要。尽管如此,新老疫苗所面临的资金支持问题仍然存在。

此外,随着全球范围内疫苗接种不断增多,反对疫苗的事件也在增多,互联网上到处充斥着散播的谣言。尽管疫苗接种已经成功地消灭了天花这个可怕的疾病,但疫苗犹像就像琴纳的天花疫苗一样古老,知道这一点将有助于我们的工作。比起生病之后再进行治疗,公众更难接受在健康人中通过疫苗接种来预防疾病,对此也许不应感到惊讶。预防胜于治疗,这句话一如既往地彰显着科学的真知灼见。

最后,想对我们的作者和读者再说句话。感谢所有作者的辛勤工作和专业知识,确保了本书内容的正确无误;催促他们及时交稿,让我们深感抱歉!也感谢本书的读者,他们的溢美之词给了我们很大的热情来完成本书的编撰工作。遗憾的是,本书的参考文献只能放在网上(可以从ExpertConsu.t.com获得),但这对于保持本书的可买性来说是必需的。

任何时候,我们都希望本版是迄今为止最好的一版,以飨那些认可疫苗价值的读者,无论年轻还是年长。

Walter A. Orenstein
Paul A. Offit
Kathryn M. Edwards
Stanley A. Plotkin

第1版前言

> 机体遭到首次感染后会增强自身抵抗力，通常对将来的再次感染会产生有价值的保护作用，这是我们希望看到的。当然，前提是这样的感染不会导致太严重的损害。人为地使机体处于一种状态——相当于机体受到某种自然感染并获得痊愈之后的状态，这就是主动免疫或疫苗接种的目的。
>
> Jules Bordet, Traite de l'Immunite dans les Maladies Infectieuses, 1920

一百多年前，第一个疫苗是在实验室里专门研制出来的。在那个时代，免疫接种获得的成功简直是惊人的。在人类所面临的主要瘟疫中，疟疾和蠕虫病还没有可用的疫苗，现在HIV感染亦在此列。当然，还有很多地方性流行病，主要是呼吸道的，针对这些疾病急需疫苗，数百个实验室正在努力研发预防这些疾病的疫苗。

诚然，自从巴斯德时代以来，医学界——某种程度上也包括普罗大众，已经意识到通过免疫接种来预防疾病是传染病研究的理想之地。

尽管有这些认识，但是却很少有书专门论述疫苗的实际使用，这不同于疫苗接种的基础免疫学，也不同于开发阶段的疫苗。此外，我们的经验表明，医生和学生对他们所使用的疫苗通常知道得远少于对抗生素和其他治疗性药物的了解，虽然疫苗对他们病人的影响可能更大。尽管疫苗被证明是成功的，只有美国和其他发达国家实施了良好的疫苗接种。在美国，疫苗的成功归功于教育和儿科医生由此形成的临床实践。即使是在美国，医学界的其他领域也很少使用或考虑疫苗接种。

此外，免疫接种一直遭受公民自由主义者的攻击，他们声称拥有生病的权利；也遭受宗教狂热分子的攻击，他们认为上帝的意愿包括死亡和疾病；也遭受法律界的攻击，他们因大多数人未能理解疫苗的风险-获益比或公共卫生问题而从中谋利。健忘症也使人们不记得疫苗时代之前我们处于何种境地。

除了上述问题，弥漫于医生和患者中的态度——治疗胜于预防，更是让疫苗接种雪上加霜。心脏移植、手术分离连体婴儿、重症监护中的高科技受到的关注很少，不是吗？这才是剧本设想中应有的场景。然而，一个医生穷其一生职业生涯也不要奢望挽救哪怕是一小部分由一个疫苗所挽救的生命。

因此，我们决定编撰一本关于疫苗和疫苗使用的教科书，目标人群是使用疫苗的医生，重点是在美国已经获批的疫苗，同时也会有章节论述研发中的疫苗。在一些情况下，我们认为某些话题足够重要，也会纳入处于早期阶段的疫苗。我们寄望于该书可以作为一本参考书，服务于对疫苗预防疾病感兴趣的所有人。

现代医学中，疫苗接种是疾病预防的有效方式，随后是关于疫苗的信息，它和环境卫生一起，使得现代社会成为可能。如果应用得当，将会如人们所云：预防胜于治疗。

Stanley A. Plotkin, MD
Edward A. Mortimer Jr, MD

致 谢

Plotkin 博士感谢 Wendy D'Arcy 女士的忠实工作。

非常感谢 Dianne Miller 女士和 Amy Kinsey 女士在准备、修改和跟踪提交的手稿和校样方面提供的帮助。她们不计其数的工作时间对成功完成这次修订至关重要。

献 辞

献给 Susan，我一生的挚爱，还有我的儿子 Michael 和 Alec。

献给我的妻子 Bonnie，她让梦想成真，还有我们的孩子 Will 和 Emily，他们让一切都变得有价值。

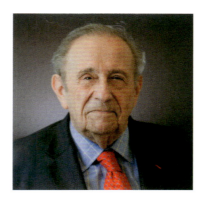

Stanley A. Plotkin

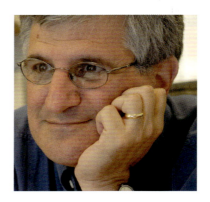

Paul A. Offit

献给我亲爱的妻子 Diane 和我们的孩子 Eleza 和 Evan，他们的支持使我的一生工作成为可能。

献给支持我的家人们，他们慷慨地将时间分享在我的工作上。

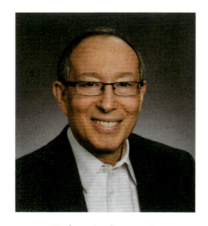

Walter A. Orenstein

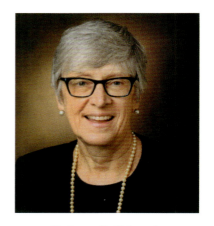

Kathryn M. Edwards

原书作者

STANLEY A. PLOTKIN, MD
Emeritus Professor of Pediatrics
University of Pennsylvania;
Emeritus Professor, Wistar Institute
Former Chief, Division of Infectious Diseases
The Children's Hospital of Pennsylvania
Philadelphia, Pennsylvania;
Former Medical and Scientific Director
Pasteur Merieux Connaught (now Sanofi Pasteur)
Marnes-la-Coquette, France

WALTER A. ORENSTEIN, MD, DSc (HON)
Professor of Medicine, Pediatrics, and Global Health
Emory University
Associate Director, Emory Vaccines Center
Atlanta, Georgia;
Former Deputy Director for Immunization Programs
Bill & Melinda Gates Foundation
Seattle, Washington;
Former Director, National Immunization Program
Centers for Disease Control and Prevention
Atlanta, Georgia

PAUL A. OFFIT, MD
Chief, Division of Infectious Diseases
Director, Vaccine Education Center
The Children's Hospital of Philadelphia
Professor of Pediatrics
Maurice R. Hilleman Professor of Vaccinology
Perelman School of Medicine
The University of Pennsylvania
Philadelphia, Pennsylvania

KATHRYN M. EDWARDS, MD
Sarah H. Sell and Cornelius Vanderbilt Chair in Pediatrics
Division of Pediatric Infectious Diseases
Vanderbilt University
Nashville, Tennessee

原书编者名录

Sergio Abrignani, MD, PhD
Chief Scientific Officer
Istituto Nazionale Genetica Molecolare
 "Romeo ed Enrica Invernizzi"
Professor, General Pathology
Department of Clinical Sciences and
 Community Health
University of Milan
Milan, Italy

S. Sohail Ahmed, MD
Translational Medicine Leader
Immunology, Inflammation, and
 Infectious Diseases
Roche Pharma Research & Early
 Development
F. Hoffmann-La Roche Ltd.
Basel, Switzerland

Ian J. Amanna, PhD
Associate Vice President for Research
Najit Technologies, Inc.
Beaverton, Oregon

Teresa A. Anderson, DDS, MPH
Epidemiologist Consultant
Immunization Action Coalition
St. Paul, Minnesota

Peter R. Arlett, MD, MRCP, FFPM
Head
Pharmacovigilance and Epidemiology
 Department
Inspections, Human Medicines
 Pharmacovigilance & Committees
 Division
European Medicines Agency
London, United Kingdom

William L. Atkinson, MD, MPH
Associate Director for Immunization
 Education
Immunization Action Coalition
St. Paul, Minnesota

Francisco M. Averhoff, MD, MPH
Division of Viral Hepatitis
Centers for Disease Control and
 Prevention
Atlanta, Georgia

R. Bruce Aylward, MD, MPH
Assistant Director-General
World Health Organization
Geneva, Switzerland

Martin F. Bachmann, PhD
Immunology, RIA, Inselspital
University of Bern
Bern, Switzerland;
Jenner Institute
Nuffield Department of Medicine
University of Oxford
Oxford, United Kingdom

Carol J. Baker, MD
Professor
Department of Pediatrics and Molecular
 Virology & Microbiology
Baylor College of Medicine
Houston, Texas

Henry H. Balfour Jr, MD
Professor of Laboratory Medicine and
 Pathology
Professor of Pediatrics
University of Minnesota Medical School
Minneapolis, Minnesota

W. Ripley Ballou, MD
Head, GSK Global Vaccines R&D Center
Rockville, Maryland

Ralph S. Baric, PhD
Department of Epidemiology
University of North Carolina
Chapel Hill, North Carolina

Alan D.T. Barrett, PhD
Director, World Health Organization
 Collaborating Center for Vaccine
 Research, Evaluation, and Training in
 Emerging Infectious Diseases
Director, Sealy Center for Vaccine
 Development
Professor of Pathology and
 Microbiology & Immunology
University of Texas Medical Branch
Galveston, Texas

Elizabeth D. Barnett, MD
Professor of Pediatrics
Boston University School of Medicine
Boston, Massachusetts

Lahouari Belgharbi, MSc
Scientist, Group Lead Country
 Regulatory Strengthening (CRS)
Regulatory Systems Strengthening Team
 (RSS)
Regulation of Medicines and Other
 Health Technologies (RHT)
Department of Essential Medicines and
 Health Products (EMP)
World Health Organization
Geneva, Switzerland

Elliot M. Berinstein, MSc
Department of Medical Biophysics
University of Toronto
Toronto, Ontario, Canada

Neil L. Berinstein, MD
Professor of Medicine/Immunology
Department of Medicine
Odette-Sunnybrook Cancer Centre
Toronto, Ontario, Canada

Jeffrey M. Bethony, PhD
Professor
Vice-Chair for Translational Research
Microbiology, Immunology, and
 Tropical Medicine;
AIDS and Cancer Specimen Resource
 (ACSR)
School of Medicine and Health Sciences
George Washington University
Washington, DC

Hugues Bogaerts, MD, FFPM
Managing Director
H+B bvba
Huldenberg, Belgium

Adrian Bot, MD, PhD
Vice President, Translational Sciences
Kite Pharma Inc.
Santa Monica, California

Philip S. Brachman, MD†
Professor
Hubert Department of Global Health
Rollins School of Public Health
Emory University
Atlanta, Georgia

Joseph S. Bresee, MD
Chief, Epidemiology and Prevention
 Branch
Influenza Division, National Center for
 Immunizations and Respiratory
 Diseases
Centers for Disease Control and
 Prevention
Atlanta, Georgia

Alireza Khadem Broojerdi, PharmD
Scientist, Country Regulatory
 Strengthening (CRS)
Regulatory Systems Strengthening Team
 (RSS)
Regulation of Medicines and Other
 Health Technologies (RHT)
Department of Essential Medicines and
 Health Products (EMP)
World Health Organization
Geneva, Switzerland

---

†Deceased.

Arthur L. Caplan, PhD
Drs. William F. and Virginia Connolly Mitty Chair
Director, Division of Medical Ethics
NYU School of Medicine
New York, New York

Marco Cavaleri, PhD
Head of Anti-infectives and Vaccines
Scientific and Regulatory Management Department
European Medicines Agency
London, United Kingdom

Thomas Cherian, MBBS, DCH, MD
Coordinator, Expanded Programme on Immunization
Program and Impact Monitoring
Department of Immunization, Vaccines & Biologicals
World Health Organization
Geneva, Switzerland

Pele Choi-Sing Chong, PhD
Distinguished Investigator
Vaccine R&D Center
National Health Research Institutes
Zhunan Twon
Miaoli County, Taiwan;
Professor
Graduate Institute of Immunology
China Medical University
TaiChung, Taiwan

John D. Clemens, MD
International Centre for Diarrhoeal Disease Research
Dhaka, Bangladesh;
UCLA School of Public Health
Los Angeles, California

Stephen L. Cochi, MD, MPH
Senior Advisor
Global Immunization Division
Centers for Disease Control and Prevention
Atlanta, Georgia

Amanda Cohn, MD
National Centers for Immunization and Respiratory Diseases
Centers for Disease Control and Prevention
Atlanta, Georgia

Capt. Margaret M. Cortese, MD
United States Public Health Service
Division of Viral Diseases
National Center for Immunization and Respiratory Diseases
Centers for Disease Control and Prevention
Atlanta, Georgia

Nancy J. Cox, PhD
Guest Researcher Affiliate (retired)
Influenza Division
National Center for Immunizations and Respiratory Diseases
Centers for Disease Control and Prevention
Atlanta, Georgia

Felicity Cutts, MD, FMedSci
Honorary Professor
Department of Infectious Disease Epidemiology
London School of Hygiene and Tropical Medicine
London, United Kingdom

Ron Dagan, MD
Distinguished Professor of Pediatrics and Infectious Diseases
Faculty of Health Sciences
Pediatric Infectious Disease Unit
Soroka University Medical Center
Ben-Gurion University of the Negev
Beer-Sheva, Israel

Harry R. Dalton, BSc, DPhil(Oxon), FRCP, DipMedEd
Honorary Senior Lecturer
European Centre for the Environment and Human Health
Royal Cornwall Hospital
University of Exeter
Truro, United Kingdom

Robert S. Daum, MSc, MD, CM
Professor of Pediatrics, Microbiology, and Molecular Medicine
Department of Pediatrics, Section of Infectious Diseases
University of Chicago
Chicago, Illinois

Andrea Sudell Davey, JD
Senior Attorney
Office of the General Counsel
Public Health Division
United States Department of Health and Human Services
Rockville, Maryland

Raffaele De Francesco, PhD
Principal Investigator
Virology
INGM National Institute of Molecular Genetics
Milan, Italy

Kari Debbink, PhD
Postdoctoral Fellow
National Institute of Allergy and Infectious Disease
National Institutes of Health
Bethesda, Maryland

Michael D. Decker, MD, MPH
Vice President and Global Medical Expert
Scientific & Medical Affairs
Sanofi Pasteur
Swiftwater, Pennsylvania;
Adjunct Professor of Preventive Medicine
Vanderbilt University School of Medicine
Nashville, Tennessee

Sachin N. Desai, MD
International Vaccine Institute
Seoul, Korea

Frank DeStefano, MD, MPH
Director
Immunization Safety Office
Centers for Disease Control and Prevention
Atlanta, Georgia

R. Gordon Douglas, MD
Professor Emeritus of Medicine
Weill Cornell Medical College
Chairman, Vical Inc., Novadigm
Director, Protein Sciences
Niantic, Connecticut

Katrin Dubischar, MSc
Head, Clinical Research
Valneva SE
Vienna, Austria

W. John Edmunds, PhD
Professor of Infectious Disease Modeling
London School of Hygiene and Tropical Medicine
London, United Kingdom

Kathryn M. Edwards, MD
Sarah H. Sell and Cornelius Vanderbilt Chair in Pediatrics
Department of Pediatrics
Vanderbilt University School of Medicine
Nashville, Tennessee

William Egan, PhD
Senior Expert
Novartis Vaccines and Diagnostics
Cambridge, Massachusetts

Rudolf Eggers, MD
Department of Immunization, Vaccines & Biologicals
World Health Organization
Geneva, Switzerland

Falk Ehmann, MD, PhD, MSc
Manager, Innovation Task Force
Product Development Scientific Support Department
European Medicines Agency
London, United Kingdom

Ronald W. Ellis, PhD, MBA
Chief Technology Officer
FutuRx Ltd.
Ness Ziona
Jerusalem, Israel

Aadil El-Turabi, PhD
Senior Postdoctoral Scientists
Nuffield Department of Medicine
Jenner Institute
University of Oxford
Oxford, United Kingdom

Dean D. Erdman, DrPH
Deputy Chief, Gastroenteritis and Respiratory Viruses Laboratory Branch
Division of Viral Diseases
Centers for Disease Control and Prevention
Atlanta, Georgia

Hildegund Ertl, MD
Professor
Wistar Institute
Philadelphia, Pennsylvania

Paul E.M. Fine, AB, MSc, VMD, PhD
Professor
Infectious Disease Epidemiology
London School of Hygiene and Tropical Medicine
London, United Kingdom

Theresa M. Finn, PhD
Associate Director for Regulatory Policy
Office of Vaccines Research and Review
Center for Biologics Evaluation and Research
U.S. Food and Drug Administration
Silver Spring, Maryland

Allison Fisher, MPH
Health Communications Specialist
National Center for Immunization and Respiratory Diseases
Centers for Disease Control and Prevention
Atlanta, Georgia

Martin Friede, PhD
Coordinator
Initiative for Vaccine Research
World Health Organization
Geneva, Switzerland

Arthur M. Friedlander, MD
Senior Scientist
U.S. Army Medical Research Institute of Infectious Diseases
Frederick, Maryland;
Adjunct Professor of Medicine
School of Medicine
Uniformed Services University of the Health Sciences
Bethesda, Maryland

Alicia M. Fry, MD, MPH
Medical Epidemiologist
Influenza Division
National Center for Immunizations and Respiratory Diseases
Centers for Disease Control and Prevention
Atlanta, Georgia

Nathalie Garçon, PharmD, PhD
Chief Executive Officer/Chief Strategy Officer
BIOASTER Microbiology Technology Institute
Lyon, France

Paul A. Gastañaduy, MD, MPH
Medical Epidemiologist
National Center for Immunization and Respiratory Diseases
Centers for Disease Control and Prevention
Atlanta, Georgia

Mark D. Gershman, MD
Medical Epidemiologist
Travelers' Health Branch
Division of Global Migration and Quarantine
Centers for Diseases Control and Prevention
Atlanta, Georgia

Anne A. Gershon, MD
Professor of Pediatrics
Columbia University College of Physicians and Surgeons
New York, New York

Bradford D. Gessner, MD
Scientific Director
Agence de Médecine Preventive
Paris, France

Peter Gilbert, PhD
Member, Vaccine and Infectious Disease and Public Health Sciences Divisions
Fred Hutchinson Cancer Center Research Professor
Department of Biostatistics
University of Washington
Seattle, Washington

Ann M. Ginsberg, MD, PhD
Chief Medical Officer
Aeras
Rockville, Maryland

Marc P. Girard, DVM, PhD
Professor
French National Academy of Medicine
Paris, France

Phillip L. Gomez, PhD, MBA
Principal
Pharma & Life Sciences Management Consulting
PricewaterhouseCoopers LLP
McLean, Virginia

James L. Goodson, MPH
Epidemiologist and Senior Measles Scientist
Center for Global Health
Centers for Disease Control and Prevention
Atlanta, Georgia

Robert R. Goodwin, PhD
Vice President and Global Norovirus Program Head
Takeda Vaccines Inc.
Deerfield, Illinois

Lance K. Gordon, PhD
Director, Neglected Infectious Diseases (Retired)
Bill & Melinda Gates Foundation
Seattle, Washington

John D. Grabenstein, RPh, PhD
Executive Director, Global Health & Medical Affairs
Merck Vaccines
Merck & Co., Inc.
West Point, Pennsylvania

Barney S. Graham, MD, PhD
Senior Investigator and Deputy Director
Vaccine Research Center
National Institute of Allergy and Infectious Diseases
National Institutes of Health
Bethesda, Maryland

Rachel L. Graham, PhD
Research Assistant Professor
Department of Epidemiology
University of North Carolina
Chapel Hill, North Carolina

Dan M. Granoff, MD, FPIDS
Clorox Endowed Chair and Director
Center for Immunobiology and Vaccine Development
Children's Hospital Oakland Research Institute
Oakland, California

Gregory C. Gray, MD, MPH, FIDSA
Professor
Division of Infectious Diseases, Global Health Institute & Nicholas School of the Environment
Duke University
Durham, North Carolina;
Professor
Program in Emerging Infectious Diseases
Duke-NUS Graduate Medical School Singapore
Singapore

Marion F. Gruber, PhD
Director, Office of Vaccines Research and Review
Center for Biologics Evaluation and Research
U.S. Food and Drug Administration
Silver Spring, Maryland

Scott B. Halstead, MD
Senior Advisor
Dengue Vaccine Initiative
International Vaccine Institute
Seoul, Korea;
Adjunct Professor
Preventive Medicine and Biometrics
Uniformed Services University of the Health Sciences
Bethesda, Maryland

Willem Hanekom, MBChB, DCP, FCP
Deputy Director, Tuberculosis
Global Health
Program Lead for Tuberculosis Vaccines
Bill & Melinda Gates Foundation
Seattle, Washington

Lee H. Harrison, MD
Professor of Epidemiology and Medicine
Infectious Diseases Epidemiology Research Unit
University of Pittsburgh Graduate School of Public Health and School of Medicine
Pittsburgh, Pennsylvania

Thomas R. Hawn, MD, PhD
Professor
Department of Medicine
Division of Infectious Diseases
University of Washington School of Medicine
Seattle, Washington

C. Mary Healy, MB, BCh, BAO, MD
Associate Professor
Pediatrics, Infectious Diseases Section
Texas Children's Hospital
Baylor College of Medicine
Houston, Texas

Donald A. Henderson, MD, MPH†
University Distinguished Service Professor
Epidemiology, International Health
Johns Hopkins Bloomberg School of Public Health
Baltimore, Maryland;
Professor of Medicine and Public Health
Center for Health Security
University of Pittsburgh School of Medicine
Pittsburgh, Pennsylvania

Allan Hildesheim, PhD
Chief
Infections and Immunology Branch
Division of Cancer Epidemiology and Genetics
National Cancer Institute
Bethesda, Maryland

Susan L. Hills, MBBS, MTH
Medical Epidemiologist
Arboviral Diseases Branch
Centers for Disease Control and Prevention
Fort Collins, Colorado

Jan Holmgren, MD, PhD
Professor and Director, University of Gothenburg Vaccine Research Institute
Sahlgrenska Academy
University of Goteborg
Goteborg, Sweden

Joachim Hombach, PhD, MPH
Senior Adviser
Initiative for Vaccine Research
Immunization, Vaccines & Biologicals
World Health Organization
Geneva, Switzerland

Peter J. Hotez, MD, PhD, FAAP
Dean, National School of Tropical Medicine
Professor of Pediatrics and Molecular Virology & Microbiology
Texas Children's Hospital Endowed Chair of Tropical Pediatrics;
President, Sabin Vaccine Institute and Director, Texas Children's Center for Vaccine Development
Baylor College of Medicine
Houston, Texas

Michael Houghton, PhD
Canada Excellence in Research Chair/Li Ka Shing Professor
Department of Medical Microbiology & Immunology
Faculty of Medicine & Dentistry
University of Alberta
Edmonton, Alberta, Canada

Avril Melissa Houston, MD, MPH, FAAP
Deputy Associate Administrator
Healthcare Systems Bureau
Health Resources and Services Administration
Rockville, Maryland

Barbara J. Howe, MD
Vice President and Director
Vaccines Medical and Clinical, US
GSK
Philadelphia, Pennsylvania

Jacques Izopet, PharmD, PhD
Head of Biology
Institut of Toulouse University Hospital
Department of Virology
National Reference Center for Hepatitis E Virus
Université Paul Sabatier
Toulouse, France

Denise J. Jamieson, MD MPH
Adjunct Professor of Gynecology and Obstetrics
Department of Gynecology and Obstetrics
Emory University School of Medicine;
Deputy Incident Manager
CDC Zika Virus Response
Centers for Disease Control and Prevention
Atlanta, Georgia

Courtney Jarrahian, MS
Technical Officer
Vaccine & Pharmaceutical Delivery Technologies
PATH
Seattle, Washington

Kari Johansen, MD, PhD
Expert Vaccine-Preventable Diseases
European Center for Disease Prevention and Control
Stockholm, Sweden

Ruth A. Karron, MD
Professor
International Health
Joint Appointment, Pediatrics
Bloomberg School of Public Health and School of Medicine
Johns Hopkins University
Baltimore, Maryland

Richard B. Kennedy, PhD
Associate Professor of Medicine
General Internal Medicine
Mayo Clinic
Rochester, Minnesota

Olen M. Kew, PhD
Division of Viral Diseases
National Center for Immunization and Respiratory Diseases
Centers for Disease Control and Prevention
Atlanta, Georgia

Yury Khudyakov, PhD
Team Lead
Molecular Epidemiology & Bioinformatics Team
Laboratory Branch
Division of Viral Hepatitis
Centers for Disease Control and Prevention
Atlanta, Georgia

Michel Klein, MD
CSO BravoVax Co., Ltd.
Wuhan, China;
Former Corporate Vice-President, Science and Technology
Aventis Pasteur;
Former Professor of Immunology
University of Toronto
Toronto, Ontario, Canada

Keith P. Klugman, MD, PhD
Director, Pneumonia
Bill & Melinda Gates Foundation
Seattle, Washington;
Emeritus William H. Foege Professor of Global Health
Hubert Department of Global Health
Emory University
Atlanta, Georgia;
Professor
Respiratory and Meningeal Pathogens Research Unit
University of the Witwatersrand
Johannesburg, South Africa

Jacob F. Kocher
Department of Epidemiology
University of North Carolina
Chapel Hill, North Carolina

Wayne C. Koff, PhD
President and CEO
Human Vaccines Project
New York, New York

---

†Deceased.

Herwig Kollaritsch, MD
Head, Epidemiology and Travel Medicine
Institute of Specific Prophylaxis and Tropical Medicine
Center for Pathophysiology, Infectiology and Immunology
Medical University of Vienna
Vienna, Austria

Karen L. Kotloff, MD
Professor of Pediatrics and Medicine
Center for Vaccine Development
Institute of Global Health
University of Maryland School of Medicine
Baltimore, Maryland

Phyllis E. Kozarsky, MD
Professor of Medicine and Infectious Diseases
Department of Medicine
Emory University
Atlanta, Georgia

Andrew T. Kroger, MD, MPH
Medical Officer
National Center for Immunization and Respiratory Diseases
Centers for Disease Control and Prevention
Atlanta, Georgia

Xavier Kurz, MD
Head of Surveillance and Epidemiology
Inspections and Human Medicines Pharmacovigilance & Committees Division
European Medicines Agency
London, United Kingdom

Seema S. Lakdawala, PhD
Assistant Professor
Department of Microbiology and Molecular Genetics
University of Pittsburgh School of Medicine
Pittsburgh, Pennsylvania

J. Michael Lane, MD, MPH
Professor Emeritus
Department of Family and Preventive Medicine
Emory University School of Medicine
Atlanta, Georgia

Kendra Leigh, PhD
Postdoctoral Fellow
Biodefense Research Section
Vaccine Research Center
National Institute of Allergy and Infectious Disease
National Institutes of Health
Bethesda, Maryland

Myron J. Levin, MD
Professor
Pediatrics and Medicine
University of Colorado Denver and Health Sciences Center
Aurora, Colorado

Emily Marcus Levine, JD
Senior Attorney
Office of the General Counsel, Public Health Division
United States Department of Health and Human Services
Rockville, Maryland

Myron M. Levine, MD
Associate Dean for Global Health, Vaccinology, and Infectious Diseases
Center for Vaccine Development
University of Maryland School of Medicine
Baltimore, Maryland

Lisa C. Lindesmith, MS
Research Specialist
Epidemiology
University of North Carolina-Chapel Hill
Chapel Hill, North Carolina

Per Ljungman, MD, PhD
Acting Director
Department of Allogenic Stem Cell Transplantation
Karolinska University Hospital;
Professor
Department of Medicine Huddinge
Division of Hematology
Karolinska Institutet
Stockholm, Sweden

Douglas R. Lowy, MD
Laboratory Chief
Laboratory of Cellular Oncology
Center for Cancer Research
National Cancer Institute
Bethesda, Maryland

Catherine J. Luke, PhD
Laboratory of Infectious Diseases
National Institute of Allergy and Infectious Diseases
National Institutes of Health
Bethesda, Maryland

Anna Lundgren, PhD
Professor
Sahlgrenska Academy
University of Goteborg
Goteborg, Sweden

Patrick Lydon, MPhil, MSc, MA
Manager
Supply, Technologies, & Financing Team
Department of Immunization, Vaccines & Biologicals
World Health Organization
Geneva, Switzerland

Richard Malley, MD
Kenneth McIntosh Chair
Pediatric Infectious Diseases
Boston Children's Hospital;
Professor of Pediatrics
Harvard Medical School
Boston, Massachusetts

Mona Marin, MD
Medical Epidemiologist
National Center for Immunization and Respiratory Diseases
Centers for Disease Control and Prevention
Atlanta, Georgia

Lauri E. Markowitz, MD
Team Lead, Human Papillomavirus Team
Division of Viral Diseases
Associate Director for Science, Human Papillomavirus
National Center for Immunization and Respiratory Diseases
Centers for Disease Control and Prevention
Atlanta, Georgia

Lieut. Valerie B. Marshall, MPH
United States Public Health Service Commissioned Corps
Rockville, Maryland

Mark A. Miller, MD
Associate Director for Research
Fogarty International Center
National Institutes of Health
Bethesda, Maryland

Thomas P. Monath, MD
Chief Scientific & Chief Operating Officer
BioProtection Systems/NewLink Genetics Corp.
Devens, Massachusetts

William J. Moss, MD, MPH
Professor
Departments of Epidemiology, International Health, and Molecular Microbiology and Immunology
International Vaccine Access Center
Johns Hopkins Bloomberg School of Public Health
Baltimore, Maryland

Kim Mulholland, MBBS, MD, FRACP
Professor
Infection and Immunity
Murdoch Children's Research Institute
Melbourne, Victoria, Australia;
Professor
Epidemiology and Public Health
London School of Hygiene and Tropical Medicine
London, United Kingdom

Daniel M. Musher, MD
Distinguished Service Professor of Medicine
Professor of Molecular Virology and Microbiology
Baylor College of Medicine;
Staff Physician
Infectious Disease Section, Medical Care Line
Michael E. DeBakey VA Medical Center
Houston, Texas

Gary J. Nabel, MD, PhD
CSO Sanofi
Cambridge, Massachusetts

Thirumeni Nagarajan, MVSc, PhD
Deputy General Manager
Research and Developmental Center
Vaccines Division, Biological E. Limited
Shameerpet, Hyderabad
Telangana, India

GB Nair, PhD
Ag Regional Advisor
Research Policy Cooperation Unit
Communicable Diseases Department
World Health Organization
New Delhi, India

Srinivas Acharya Nanduri, MBBS, MD, MPH
Epidemiologist
International Vaccine Access Center
Department of International Health
Johns Hopkins Bloomberg School of
 Public Health
Baltimore, Maryland

Petra Neddermann, PhD
GCP-Service International
Bremen, Germany

Noele P. Nelson, MD, PhD, MPH
Medical Epidemiologist
Division of Viral Hepatitis
Centers for Disease Control and
 Prevention
Atlanta, Georgia

Paul A. Offit, MD
Chief
Division of Infectious Diseases
The Children's Hospital of Philadelphia
Professor of Pediatrics
University of Pennsylvania School of
 Medicine
Philadelphia, Pennsylvania

Jean-Marie Okwo-Bele, MD, MPH
Director
Department of Immunization, Vaccines
 & Biologicals
World Health Organization
Geneva, Switzerland

Saad B. Omer, MBBS, MPH, PhD
William H. Foege Professor of Global
 Health
Professor of Epidemiology and
 Pediatrics
Rollins School of Public Health
Emory School of Medicine
Emory Vaccine Center Emory University
Atlanta, Georgia

Walter A. Orenstein, MD
Professor of Medicine, Pediatrics, and
 Global Health
Emory University
Associate Director
Emory Vaccine Center
Atlanta, Georgia

Petra C.F. Oyston, PhD, BSc(Hons), CBiol, FRSB, FAAM
Research Fellow
Chemical, Biological, and Radiological
 Division
DSTL Porton Down
Salisbury, United Kingdom

Mark J. Papania, MD, MPH
Measles Elimination Team Lead
Center for Global Health
Centers for Disease Control and
 Prevention
Atlanta, Georgia

Umesh D. Parashar, MBBS, MPH
Lead, Viral Enterics Epidemiology Team
Division of Viral Disease
National Center for Immunization and
 Respiratory Diseases
Centers for Disease Control and
 Prevention
Atlanta, Georgia

Dina Pfeifer, MD, MSc
Medical Officer
Infectious Hazard Management
Division of Health Emergencies and
 Communicable Diseases
Regional Office for Europe
World Health Organization
Copenhagen, Denmark

Larry K. Pickering, MD, FAAP, FIDSA
Adjunct Professor of Pediatrics
Department of Pediatrics
Emory University School of Medicine
Atlanta, Georgia

Phillip R. Pittman, MD, MPH
Chief, Department of Clinical Research
U.S. Army Medical Research Institute of
 Infectious Diseases
Fort Detrick, Maryland

Aurélie Ploquin, PhD
Postdoctoral Fellow
Biodefense Research Section
Vaccine Research Center
National Institute of Allergy and
 Infectious Disease
National Institutes of Health
Bethesda, Maryland

Stanley A. Plotkin, MD
Emeritus Professor of Pediatrics
University of Pennsylvania
Philadelphia, Pennsylvania

Susan L. Plotkin, MSLS
Doylestown, Pennsylvania

Gregory A. Poland, MD
Director
Vaccine Research Group
Mayo Clinic
Rochester, Minnesota

Andrew J. Pollard, MBBS, BSC, FRCPCH, PhD, FMedSci
Professor of Paediatric Infection and
 Immunity
Department of Paediatrics
University of Oxford
Oxford, United Kingdom

Firdausi Qadri, PhD
International Centre for Diarrhoeal
 Disease Research
Dhaka, Bangladesh

Mary R. Quirk, BS
Consultant
Immunization Action Coalition
St. Paul, Minnesota

Raman D.S.V. Rao, MD, MBA
Vice President
Vaccine Operations
Takeda Vaccines
Singapore

Rino Rappuoli, PhD
GlaxoSmithKline Vaccines
Siena, Italy

Susan E. Reef, MD
Medical Epidemiologist
Global Immunization Division
Centers for Disease Control and
 Prevention
Atlanta, Georgia

Alison D. Ridpath, MD, MPH
Medical Officer
Accelerated Disease Control and
 Vaccine Preventable Disease
 Surveillance Branch
Global Immunization Division
Center for Global Health
Centers for Disease Control and
 Prevention
Atlanta, Georgia

James M. Robinson, MS, PE
Principal
James Robinson Biologics Consulting
Chester, Maryland

Lance E. Rodewald, MD
Expanded Program on Immunization
Team Lead
World Health Organization
Beijing, China

Carmen A. Rodriguez-Hernandez
Scientist
Group Lead, Vaccines Assessment
 Prequalification Team
Department of Essential Medicines and
 Health Products
World Health Organization
Geneva, Switzerland

Martha H. Roper, MD, MPH, DTMH†
Consultant
Vaccine Preventable Diseases and
 Global Health
Weybridge, Vermont

---
†Deceased.

Steven A. Rubin, PhD
Senior Investigator
Center for Biologics Evaluation and Research
U.S. Food and Drug Administration
Silver Spring, Maryland

Charles E. Rupprecht, VMD, PhD
Chief Executive Officer
Lyssa LLC
Lawrenceville, Georgia

William A. Rutala, PhD, MPH
Director
Hospital Epidemiology
UNC Health Care
Chapel Hill, North Carolina

David Salisbury, CB, FRCP, FRCPCH, FFPH, FMedSci
Centre on Global Health Security
Royal Institute for International Affairs
Chatham House
London, United Kingdom

Vijay B. Samant, MS, SM
President and CEO
Vical
San Diego, California

Suryaprakash Sambhara, DVM, PhD
Team Lead, Immunology
Influenza Division
National Center for Immunizations and Respiratory Diseases
Centers for Disease Control and Prevention
Atlanta, Georgia

Mathuram Santosham, MD, MPH
Professor, Center for American Indian Health
Senior Advisor, International Vaccine Access Center (IVAC)
Johns Hopkins Bloomberg School of Public Health
Baltimore, Maryland

John T. Schiller, PhD
Senior Investigator
Center for Cancer Research
National Cancer Institute
Bethesda, Maryland

Mark R. Schleiss, MD
Minnesota American Legion and Auxiliary Heart Research Foundation Endowed Chair
Director, Division of Pediatric Infectious Diseases and Immunology
Co-Director, Center for Infectious Diseases and Microbiology Translational Research
Department of Pediatrics
University of Minnesota Medical School
Minneapolis, Minnesota

Anne Schuchat, MD
Acting Director
National Center for Immunization and Respiratory Diseases
Centers for Disease Control and Prevention
Atlanta, Georgia

Jason L. Schwartz, PhD, MBE
Assistant Professor
Department of Health Policy and Management
Yale School of Public Health
New Haven, Connecticut

Heather M. Scobie, PhD, MPH
Epidemiologist
Accelerated Disease Control and Vaccine Preventable Disease Surveillance Branch
Global Immunization Division
Center for Global Health
Centers for Disease Control and Prevention
Atlanta, Georgia

J. Anthony Scott, BM BCh, MSc, FRCP
Professor of Vaccine Epidemiology
Department of Infectious Disease Epidemiology
London School of Hygiene & Tropical Medicine
London, United Kingdom

Jane F. Seward, MBBS, MPH
Deputy Director
Division of Viral Diseases
National Center for Immunization and Respiratory Diseases
Centers for Disease Control and Prevention
Atlanta, Georgia

Daniel Shouval, MD
Professor Emeritus of Medicine
Hebrew University
Institute of Gastroenterology and Hepatology
Liver Unit
Hadassah-Hebrew University Medical Center
Jerusalem, Israel

Claire-Anne Siegrist, MD
Professor
Center for Vaccinology
Medical Faculty and University Hospitals of Geneva
Geneva, Switzerland

Mark K. Slifka, PhD
Professor
Division of Neuroscience and Department of Molecular Microbiology & Immunology
Oregon Health & Science University
Beaverton, Oregon

Samir V. Sodha
Global Immunization Division
Centers for Disease Control and Prevention
Atlanta, Georgia

Lawrence R. Stanberry, MD, PhD
Reuben S. Carpentier Professor and Chairman
Department of Pediatrics
Columbia University
New York, New York

J. Erin Staples, MD, PhD
Medical Epidemiologist
Arboviral Diseases Branch
Centers for Disease Control and Prevention
Fort Collins, Colorado

Allen C. Steere, MD
Professor of Medicine
Harvard Medical School
Director of Translational Research in Rheumatology
Massachusetts General Hospital
Boston, Massachusetts

Robert Steffen, MD
Emeritus Professor of Travel Medicine
Department for Public Health
Epidemiology, Biostatistics, and Prevention Institute
World Health Organization Collaborating Centre for Travelers' Health
University of Zurich
Zurich, Switzerland;
Adjunct Professor
Division of Epidemiology, Human Genetics, and Environmental Sciences
University of Texas School of Public Health
Houston, Texas

Peter M. Strebel, MBChB, MPH
Medical Officer
Accelerated Disease Control
Expanded Programme on Immunization
Department of Immunization, Vaccines, and Biologicals
World Health Organization
Geneva, Switzerland

Kanta Subbarao, MBBS, MPH
Senior Investigator, Laboratory of Infectious Diseases
Chief, Emerging Respiratory Viruses Section
National Institute of Allergy and Infectious Diseases
National Institutes of Health
Bethesda, Maryland

Nancy J. Sullivan, PhD
Chief, Biodefense Research Section
Vaccine Research Center
National Institute of Allergy and Infectious Disease
National Institutes of Health
Bethesda, Maryland

Catherine G. Sutcliffe, PhD, ScM
Associate Scientist
Department of Epidemiology
Johns Hopkins Bloomberg School of Public Health
Baltimore, Maryland

Andrea R. Sutherland, MD, MSc, MPH
Vaccine Safety Physician
GlaxoSmithKline
Rockville, Maryland

Roland W. Sutter, MD, MPH&TM
Coordinator
Research & Product Development
Polio Eradication Department
World Health Organization
Geneva, Switzerland

Stephen J. Thomas, MD
Deputy Commander for Operations
Walter Reed Army Institute of Research
Silver Spring, Maryland

Tejpratap S.P Tiwari, MBBS, MD
Medical Epidemiologist
Division of Bacterial Diseases
Centers for Disease Control and Prevention
Atlanta, Georgia

Theodore F. Tsai, MD, MPH
Vice President
Policy and Scientific Affairs
Takeda Vaccines
Cambridge, Massachusetts

Pierre Van Damme, MD, PhD
Professor
Faculty of Medicine and Health Sciences
Centre for the Evaluation of Vaccination
Vaccine & Infectious Disease Institute
University of Antwerp
Antwerp, Belgium

Johan Vekemans, MD, PhD
Director
Malaria and Ebola Clinical Research & Vaccine Development
Clinical Research & Translational Science
GlaxoSmithKline Vaccines
Rixensart, Belgium

Emmanuel Vidor, MD, MSc, DTM&H
Associate Vice President
Global Medical Affairs
Sanofi Pasteur
Lyon, France

John W. Ward, MD
Director
Division of Viral Hepatitis
National Center for HIV/AIDS, Viral Hepatitis, STD, and TB Prevention
Centers for Disease Control and Prevention
Atlanta, Georgia

Steven G.F. Wassilak, MD
Medical Epidemiologist
Polio Eradication Branch
Global Immunization Division
Center for Global Health
Centers for Disease Control and Prevention
Atlanta, Georgia

David J. Weber, MD, MPH
Professor of Medicine, Pediatrics, and Epidemiology
University of North Carolina–Chapel Hill;
Medical Director
Hospital Epidemiology and Occupational Health
Associate Chief of Staff
University of North Carolina Health Care
Chapel Hill, North Carolina

David B. Weiner, PhD
Wistar Institute Professor & WW Smith Chair in Cancer Research
Director, Wistar Vaccine Center & Executive Vice President of the Wistar Institute
Professor Emeritus, University of Pennsylvania School of Medicine
Philadelphia, Pennsylvania

Deborah L. Wexler, MD
Executive Director
Immunization Action Coalition
St. Paul, Minnesota

Melinda Wharton, MD, MPH
Director, Immunization Services Division
National Center for Immunization and Respiratory Diseases
Centers for Disease Control and Prevention
Atlanta, Georgia

Cynthia G. Whitney, MD, MPH
Chief
Respiratory Diseases Branch
Centers for Disease Control and Prevention
Atlanta, Georgia

E. Diane Williamson, PhD, DSc
Defence Science and Technology Laboratory
Biomedical Sciences
Porton Down, United Kingdom

David J. Wood, BSc, PhD
Department of Essential Medicines and Health Products
World Health Organization
Geneva, Switzerland

Ningshao Xia, MBBS
Director
State Key Laboratory of Molecular Vaccinology and Molecular Diagnostics
National Institute of Diagnostics and Vaccine Development in Infectious Diseases
School of Public Health
Xiamen University
Xiamen, China

Zhi Yi Xu, MD
Emeritus Professor of Epidemiology
Shanghai Medical University
Shanghai, China

Alessandro Zanetti, PhD
Professor Emeritus of Hygiene
Department of Biomedical Sciences for Health
University of Milan
Milan, Italy

Darin Zehrung, BS, MBA
Program Advisor, Portfolio Leader
Vaccine and Pharmaceutical Delivery Technologies
PATH
Seattle, Washington

目　　录

上　册

第一篇　疫苗接种总论

第1章　疫苗接种简史 ········· 1
第2章　疫苗免疫学 ········· 19
第3章　保护相关指标 ········· 40
第4章　疫苗产业 ········· 47
第5章　疫苗生产 ········· 58
第6章　佐剂的跨世纪发展 ········· 68
第7章　美国上市疫苗中的添加剂和生产工艺
　　　　残留物 ········· 83
第8章　被动免疫 ········· 94
第9章　免疫接种的一般规范 ········· 107

第二篇　获准上市和研发中的疫苗

第10章　腺病毒疫苗 ········· 133
第11章　炭疽疫苗 ········· 148
第12章　生物防御和特殊病原体疫苗 ········· 165
第13章　癌症疫苗 ········· 179
第14章　霍乱疫苗 ········· 207
第15章　联合疫苗 ········· 222
第16章　巨细胞病毒疫苗 ········· 257
第17章　登革热疫苗 ········· 270
第18章　细菌性腹泻疫苗 ········· 281
第19章　白喉类毒素 ········· 292
第20章　埃博拉疫苗 ········· 308
第21章　肠道病毒71型疫苗 ········· 322
第22章　EB病毒疫苗 ········· 330
第23章　b型流感嗜血杆菌疫苗 ········· 337
第24章　甲型肝炎疫苗 ········· 358
第25章　乙型肝炎疫苗 ········· 383
第26章　丙型肝炎疫苗 ········· 419
第27章　戊型肝炎疫苗 ········· 432
第28章　单纯疱疹病毒疫苗 ········· 440
第29章　人类免疫缺陷病毒疫苗 ········· 448
第30章　人乳头瘤病毒疫苗 ········· 483
第31章　流感灭活疫苗 ········· 513
第32章　流感减毒活疫苗 ········· 549
第33章　流行性乙型脑炎疫苗 ········· 574
第34章　莱姆病疫苗 ········· 615
第35章　疟疾疫苗 ········· 628
第36章　母体免疫 ········· 635
第37章　麻疹疫苗 ········· 648
第38章　脑膜炎球菌ACWY群结合疫苗 ········· 692
第39章　脑膜炎球菌B群疫苗 ········· 720
第40章　流行性腮腺炎疫苗 ········· 741
第41章　非传染性疾病疫苗 ········· 771
第42章　诺如病毒疫苗 ········· 783
第43章　寄生虫病疫苗 ········· 791
第44章　百日咳疫苗 ········· 798
第45章　鼠疫疫苗 ········· 854
第46章　肺炎球菌结合疫苗和肺炎球菌常见
　　　　 蛋白疫苗 ········· 866
第47章　肺炎球菌多糖疫苗 ········· 913
第48章　脊髓灰质炎灭活疫苗 ········· 939

下　册

第49章　脊髓灰质炎减毒活疫苗 ········· 967
第50章　狂犬病疫苗 ········· 1018
第51章　呼吸道合胞病毒疫苗 ········· 1047
第52章　轮状病毒疫苗 ········· 1055
第53章　风疹疫苗 ········· 1076
第54章　天花与牛痘 ········· 1111
第55章　金黄色葡萄球菌疫苗 ········· 1142
第56章　A群链球菌疫苗 ········· 1151
第57章　B群链球菌疫苗 ········· 1159
第58章　破伤风类毒素 ········· 1166
第59章　蜱传脑炎病毒疫苗 ········· 1198
第60章　结核病疫苗 ········· 1214
第61章　伤寒疫苗 ········· 1234
第62章　水痘疫苗 ········· 1268

第63章	黄热病疫苗 …… 1309		第74章	欧洲免疫规划 …… 1585
第64章	寨卡病毒疫苗 …… 1405		第75章	亚太地区的免疫接种 …… 1610
第65章	带状疱疹疫苗 …… 1407		第76章	发展中国家的免疫接种 …… 1629

第三篇　新技术

第66章　新型疫苗研制技术 …… 1423
第67章　基因载体疫苗的研发 …… 1447
第68章　改进免疫接种技术 …… 1463

第四篇　特殊人群的疫苗接种

第69章　免疫缺陷个体的疫苗接种 …… 1501
第70章　人类免疫缺陷病毒感染者的免疫接种 …… 1518
第71章　国际旅行者用疫苗 …… 1532
第72章　卫生保健工作者用疫苗 …… 1547

第五篇　公共卫生与法规

第73章　美国的免疫接种 …… 1565

第77章　社区保护 …… 1652
第78章　疫苗策略的经济学分析 …… 1674
第79章　疫苗的监管和检定 …… 1692
第80章　欧洲的疫苗监管 …… 1712
第81章　中低收入国家的疫苗监管 …… 1720
第82章　疫苗安全性 …… 1731
第83章　法律问题 …… 1750
第84章　伦理学 …… 1783

附录一　包含免疫接种信息的网址和应用程序 …… 1790
附录二　中英文名词对照 …… 1798

第 49 章 脊髓灰质炎减毒活疫苗

Roland W. Sutter、Olen M. Kew、Stephen L. Cochi 和 R. Bruce Aylward

有文字记载的脊髓灰质炎(简称"脊灰")可追溯至 200 多年前,1789 年 Micheal Underwood 首次将该病作为独立病种进行了描述[1]。此后许多重大科学发现及公共卫生的划时代事件都与脊灰相关。毋庸置疑,其中成功开发出有效的脊髓灰质炎疫苗最为重要[2],为实现脊灰的控制规划和世界卫生大会决议在 2000 年全球消灭脊灰的目标铺平了道路[3]。

消灭脊灰策略的实施实现了世界卫生组织在美洲区、西太区、欧洲区和东南亚区消灭脊灰的目标,这些地区包括了超过 80% 的世界人口,同时大幅降低了其他地区的发病率。1999 年在印度最后一次检测到Ⅱ型本土脊灰野病毒,2012 年 11 月在尼日利亚最后一次检测到Ⅲ型本土脊灰野病毒。至 2016 年中期,仅 3 个国家(阿富汗、巴基斯坦和尼日利亚)尚未彻底阻断本土Ⅰ型脊灰野病毒的传播。一些新手段的引入,如 2005 年单价口服脊灰疫苗(monovalent oral poliovirus vaccine,mOPV)、2009 年二价口服脊灰疫苗(bivalent OPV,bOPV)的引入,以及 2014 年灭活脊灰疫苗的广泛使用等,促进了消灭脊灰的工作的进展。

尽管脊灰的相关文字记载较为简洁,但埃及 18 世王朝(公元前 1403—公元前 1365 年)的一块石碑浮雕中已描绘有一位"跛足的年轻人,显然是名教士,其右腿萎缩变短,脚保持一种典型的属于弛缓性麻痹特征的马蹄足姿势[4],该记录证明脊灰可能在古代就已影响人类健康。1789 年 Underwood[1] 提出了"下肢无力"(debility of the lower extremities)的概念,其他研究者也提出了一系列其他术语,包括 1840 年的下肢瘫痪症(Lähmungszustände der unteren Extremitäten)[5],1843 年的晨间麻痹(morning paralysis)[6],1851 年的儿童严重瘫痪(paralysie essentielle chez les enfants)[7],1855 年的小儿麻痹萎缩重症(paralysie atrophiques graisseues de l'enfancein)[8],1860 年的脊髓灰质炎(spinale Kinderlähmung)[9],1872 年的脊髓灰质前角内感染症(tephromyelitis anterior acuta parenchymatose)[10]及 1874 年的脊髓灰质前角炎(poliomyelitis anterior acuta)[11]。19 世纪 70 年代早期经解剖学定位损伤在脊髓内而最终命名为脊髓灰质炎,由希腊语词汇 polios(灰色)和 myelos(髓质,即脊髓的灰质)加代表炎症的后缀 -itis 构成脊髓灰质炎的英文学名 poliomyelitis。尽管有 1907 年的 Heine-Medin 病(Heine-Medin disease)[12]及稍后称之为小儿麻痹症等建议,但脊髓灰质炎 poliomyelitis 及其简称 polio 被广泛使用并成为该疾病的标准名称。

19 世纪末及 20 世纪初,发现瑞典和挪威的脊灰流行病学发生了改变[12-14],即从以地方性为主变为流行模式,其他工业化国家也通报了类似变化。对这些流行病学变化的理解得益于当时发生的三宗大规模脊灰暴发事件:①1894 年 Caverly 报道美国佛蒙特州拉特兰郡的 132 例脊灰病[15];②1905 年 Wickman 报道的瑞典 1 031 例脊灰病例[12,14];③1916 年纽约超过 9 000 例脊灰病例[16]。Wickman 首次认识到顿挫型脊灰病例的数量可能和具有麻痹症状的病例一样或更多,而且这种病例可能在感染传播中具有重要作用[14]。脊灰的持续流行传播使易感儿童数累积增多,也可能因为卫生条件的改善推迟了婴儿期脊灰的暴露机会,从而导致上述几次脊灰暴发。

1908 年 Landsteiner 和 Popper[17] 报道将脊灰死亡者脊髓研磨悬液注入 2 只猴腹腔,用显微镜检查猴脊髓,发现某种"可滤过物"(即病毒)引起脊灰疾病。1931 年 Burnet 和 Macnamara[18] 确定不止一种血清型病毒可以引起脊灰,且针对一种血清型病毒的免疫力并不能针对其他血清型。研究者们是依据交叉免疫及血清检测得出上述结论的,最重要的是,三只猴子感染一种血清型病毒恢复后(应已具有免疫力),注射另一血清型病毒仍然发生麻痹。当时该报道未受重视,但无论其对疾病的流行病学再定义还是对指导后来的疫苗研发,均具有深远意义。从 1948 年开始,人类开始确定独特的脊灰病毒株的数量,这项工作是与国家小儿麻痹症分型基金委员会(Committee on Typing of the National Foundation for Infantile Paralysis)共同完成的。该委员会于 1951 年报道了只有 3 种血清型的脊灰病毒可以引起脊灰[19],分别命名为Ⅰ、Ⅱ、Ⅲ 型。1949 年 Enders 及其同事[20]证实了脊灰病毒可以在非神经系统人类胚胎组织中培养,这项工作后来获得了诺贝尔奖。因此,确定脊灰病毒血清型的数量、大规模生长能力以及发现循环抗体有抗脊灰的保护作用[21-26]都成为研发有效脊灰疫苗的重要前提。

当时两种途径研发的疫苗获得了成功：一种是 Jonas Salk 及其同事开发的、经甲醛灭活脊灰病毒制备的灭活脊灰病毒疫苗（inactivated poliovirus vaccine，IPV）[27]，于 1955 年经当时最大规模的对照现场试验后获得使用许可[2]；另一种是 Albert Sabin 用三种血清型脊灰病毒减毒后制备的口服脊灰减毒活疫苗（oral poliovirus vaccine，OPV）。1961 年单价 OPV（mOPV）获得许可，1963 年三价 OPV（tOPV）获得许可[28]。推广使用 IPV 和 OPV 迅速在工业化国家控制了脊灰的流行。

1928 年德林克人工呼吸器（Drinker respirator，即"铁肺"）的发明及其在 20 世纪 30~40 年代的广泛使用，迅速降低了延髓型脊灰的病死率[29]。20 世纪早期脊灰流行与高病死率相关（1916 年纽约流行期间的病死率为 27.1%）[16,30,31]。卫生条件的进一步改善推迟了脊灰感染的中位年龄，即由 20 世纪初 5 岁以下延迟到 20 世纪 40 年代的 5~9 岁[32,33]，并积累了大量脊灰易感者。脊灰在美国及欧洲的流行范围逐渐增大的情况直至 20 世纪 50 年代中后期有疫苗可用且再次改变了流行病学时才得到遏制。由于发病年龄延后可能是延髓型麻痹的主要危险因素[34]——脊灰流行病学"中心法则"的基础——越来越多的病例需要呼吸支持，20 世纪 40~50 年代病房的所有人工呼吸器都用于脊灰患者。

脊灰与医学领域的一些重大成就密切相关，包括科学突破、公共卫生成就以及社会公平的进步。国家小儿麻痹症基金会倡导社会公平概念，即共享科学发现利益或公平享用保健、康复资源。基金会通过每年的"10 美分活动（March of Dimes）"筹集资金用于脊灰患者的治疗和康复[35]。基于综合预算调节法案（1993）制定的儿童免疫规划确保了美国贫穷儿童也可以接种脊灰疫苗。最终全球消灭脊灰行动（GPEI）的成功实施平等惠及所有儿童。

Paul[4]、Eggers[36]详细综述了脊灰的历史。

疾病的重要性

疫苗广泛使用以前，脊灰是造成儿童永久性残疾的主要原因[32]。除了相当沉重的疾病负担外，前疫苗时代脊灰还是令人恐怖的疾病，因为该病可以袭击任何人，一个人没有办法保护自己和自己的孩子，而且与麻疹等其他能够使多数儿童病后快速康复或死亡的疾病不同，人类社会每天都在承受这种致残性疾病所带来的灾难性后果。

应用脊灰疫苗控制疾病的计划已经预防并继续预防数百万儿童麻痹病例的发生。尽管在 30 年前有效的疫苗已在使用，但当 1988 年制定全球消灭脊灰目标时，WHO 估计每年仍发生约 35 万麻痹型脊灰病例[37]。近年来由于消灭脊灰的可行性得到证实[37,38]，且全球正在进行的消灭脊灰的努力有目共睹[39-41]，脊灰重新引起了关注。

背景

临床描述

脊灰是由三种血清型病毒中任一种引起的急性传染病，病毒最初在胃肠道（咽部和肠道）复制，极少数在脊髓前角细胞运动神经元内复制。病毒在神经元复制会破坏细胞，且使细胞支配的肌肉发生软瘫（即脊髓型脊灰）。有时支配呼吸肌的脑干细胞也可受累而引起呼吸困难（即延髓性麻痹）。除急性麻痹外，在相当比例的病例中，急性麻痹发生几十年后还会加重或出现新麻痹表现（即脊灰后综合征）。

脊灰易感者暴露于脊灰病毒后将出现以下结果之一：①无症状的隐性感染；②轻型病例；③无麻痹型脊灰（无菌性脑膜炎）；④麻痹型脊灰[32,42-44]。无症状的隐性感染是易感者暴露于脊灰病毒后最常见的结果（占 72%）[45]。轻型病例是脊灰疾病最常见的形式（占 24%），以病程短暂为特征，伴有数日发热、不适、嗜睡、头痛、恶心、呕吐和便秘或咽喉痛等，这些症状以不同的组合方式出现[45]。无麻痹型脊灰（无菌性脑膜炎）是脊灰病毒感染相对少见的结果（占 4%），通常发病较轻，表现为发热、咽喉痛、呕吐和不适，1~2 天后脑膜刺激症状表现明显，包括颈背强直、呕吐、剧烈头痛及肢体、背、颈疼痛[42]。这种形式病情持续 2~10 天，通常会迅速并完全恢复。这些病例中少部分发展为短期轻型肌无力或麻痹。

极少数易感者感染脊灰病毒后发生麻痹型脊灰（通常 <1%），其临床过程表现为前几天发病轻微，经过 1~3 天无症状期，随后很快发生弛缓性麻痹伴发热，几天内进展为最大限度的麻痹。这种最初为轻型发病随后出现以麻痹为主的疾病临床特征曾被喻为单峰骆驼的两座驼峰[46,47]（实际上这种比喻有误，因为单峰骆驼仅有一座驼峰）。青少年及成人脊灰病例中较轻病程罕见，且这些年龄组病患肢体受累时疼痛似乎更严重。体温降至正常后麻痹不再进一步发展，如果一个肢体麻痹不完全，则近端较明显。麻痹通常

不对称并伴有深部腱反射减弱或完全丧失,但感觉系统正常。肢体麻痹从近端开始向远端肌肉群发展(即麻痹递减),根据运动神经元解剖定位,可见损伤发生在脊髓或脑干、脊髓、脊髓-延髓或延髓累及呼吸肌。与其他中枢神经系统(central nervous system,CNS)的神经细胞相同,前角细胞(和脑干细胞)不能再生或替代,因此麻痹是永久的。尽管如此,由于代偿作用,支配肌肉功能一般在发病最初的6个月内可部分或全部恢复。详细的临床描述可以在许多文章和著作中找到[48-51]。

"脊灰后综合征"这一概念是在20世纪80年代早期提出的,是指急性麻痹型脊灰后期的病况[52]。除以前发表的病例及病例系列报道外,最早的关于脊灰后综合征的系统性研究发表于1984年[53]。一些儿童时期得过麻痹型脊灰的患者(25%~40%)间隔15~40年后,可再次出现肌肉疼痛或现有的肌无力加剧,也可发生新的肌无力或麻痹情况。造成脊灰后综合征危险增多的因素包括:①急性脊灰病毒感染后时间延长;②急性疾病恢复后残留永久性损伤;③女性。尽管这些后期影响不是持续感染的结果,但其确切原因目前仍不清楚。有观点认为脊灰后综合征的发病缘起麻痹型脊灰恢复过程中发生超大型运动单元的损耗[52]。脊灰野生病毒传播时期感染者的脊灰后综合征已有记述,目前关于科学认识脊灰后综合征的精彩概述已经出版[54]。

病毒学

脊灰病毒的一般特性 脊灰病毒属于微小核糖核酸(RNA)病毒科(piccolo 意大利语小的意思,rna 是 RNA 基因组)肠道病毒属 C 种家族的一员,具有属种其他病毒的大部分特征[55-57]。脊灰病毒很小(直径约30nm[58]),无外膜包被的病毒衣壳为对称的20面体,包裹着单股正链 RNA 基因组。脊灰病毒衣壳中不含有必需的脂类,其感染对碱性洗涤剂和醚类、氯仿、酒精等脂溶剂不敏感[59]。脊灰病毒在酸性 pH (3~5)条件下可稳定存活1~3小时,因此通过胃部时不会被灭活。0.3% 甲醛、pH<1、pH>9 或 0.3~0.5/100万游离氯可使脊灰病毒快速灭活。病毒感染力在 $-20℃$ 或更低温度下可以长期稳定,4℃时可以稳定数周,但高于50℃时很快被灭活[60]。无论在高温还是环境温度下,氯化镁的摩尔浓度可以显著提高脊灰病毒的热稳定性[61]。OPV 制备过程中也加入氯化镁用以保持疫苗效力[62,63]。

基因组长约 7 500 个核苷酸,含有一个小的基础蛋白(22 个氨基酸)VPg,与 5′ 端共价连接,在 3′ 端进行多聚核苷酸化。单个开放阅读框两侧是一个长(~740 个核苷酸)5′- 非翻译区(5′-untranslated region,5′-UTR)和一个短(~70 个核苷酸)3′- 非翻译区(3′-UTR)。三个血清型每型病毒代表株的基因组序列都已完全确定,包括三个 Sabin 口服脊灰疫苗株[64]。脊灰病毒只有编码蛋白质外壳的基因序列是独特的,因为在自然循环中侧翼基因序列因与亲缘关系较近的肠道病毒 C 种发生重组而被频繁更换[65-69]。脊灰病毒体由 4 种壳粒蛋白(VP1~VP4)中每种各 60 个拷贝组成,而这 4 种壳粒蛋白又形成一个具有高级结构的壳粒外壳[58]。三种主要蛋白(VP1、VP2、VP3)都有相似的基础结构,可能由同源祖蛋白(ancestral protein)衍生而来[58]:最小的 VP4 蛋白位于病毒体内部,在病毒体最终成熟过程中,由前体 VP0(VP4+VP2)裂解而成。脊灰病毒体的外表面缀以 VP1、VP2 和 VP3 伸出的肽环,形成中和抗原的位点[70,71]。脊灰病毒通过与细胞质膜上特定的脊灰病毒受体(polioviurs receptor,PVR)附着并进入细胞;脊灰病毒受体后来被确定为 CD155(分化簇155)或 Necl5(结合素样分子5),是一种具有三个细胞外免疫球蛋白样结构域的跨膜糖蛋白[72-75]。CD155 通常作为控制细胞运动和增殖的细胞黏附分子起作用,特别是在胚胎发育过程中[75],这种功能被脊灰病毒"利用"从而进入人体细胞[76]。脊灰病毒衣壳主要的辨别特征是其抗原表面和特定的与 CD155 结合的能力,因为内部衣壳区域的序列和结构在肠道病毒 C 种中大多是保持不变的。

抗原特性 脊灰病毒共有三种血清型(表49.1)[19,77],每型别典型的三维 X 射线晶体结构已经确定[58,79,80]。通过中和小鼠单克隆抗体反应模式确定了三个(或四个)中和抗原位点[70],这样的定位已为高分辨率 X 射线晶体学研究所证实[79-81]。中和抗原位点 1 是连续的,由 VP1 的一个环形成,位点 2 和 3 是不连续的,且由不同的壳蛋白环形成。衣壳多肽的主要型特异性差别源自大部分表面可及的肽环,这些肽环在总壳蛋白中的含量低于4%[64]。尽管中和抗原位点在每种血清型中是不同的,但是这种不同的程度有限[82-90],可能因为与 CD155 相互反应的空间需求[91,92],使得所有相同血清型的脊灰病毒都能被型特异性抗血清中和,脊灰病毒疫苗(包括 IPV 和 OPV)对所有已知抗原体产生保护性免疫。脊灰病毒抗原进化与流感病毒有很大不同,因为流感病毒在人传人中没有与祖先病毒的累积抗原差异,遗传学上不相关的病毒可能具有相似的抗原特性和共有的表位。

表49.1 脊髓灰质炎病毒

脊灰病毒血清型	原型株名称*	地理来源	病毒引起的人类疾病	研究者
I	Brunhilde	马里兰州	麻痹型脊灰*	Bodian 等[77]
II	Lansing	密歇根州	致命麻痹型脊灰+	Armstrong[93]
III	Leon	加利福尼亚州	致命麻痹型脊灰+	Kessel 和 Pait[94]

* 从粪便中获得的病毒。

+ 从脊髓中获得的病毒。

所有三种血清型脊灰病毒的交叉中和作用都是有限的[95]，I型和II型共享的表位已通过对交叉反应中和单克隆抗体的逃逸突变映射得到确认[96]。最近，黑猩猩-人类单克隆嵌合抗体的制备显示了强交叉中和的模式[97]。使用灵长类单克隆抗体映射表位确认了以前用小鼠单克隆抗体研究没有发现的共同的决定簇，提示脊灰病毒抗原表面可能比之前想象得更复杂。

Minor 对脊灰病毒抗原特性已有综述[70]。

脊灰病毒的复制周期 对脊灰病毒（和小核糖核酸病毒）的复制已有深入的描述[55,98,99]。病毒通过 CD155 氨基末端可变区域 1 与环绕病毒颗粒五重轴的"峡谷"之间的特定作用附着在细胞上[92,100-104]。被细胞吞噬后，病毒 RNA 脱衣壳并释放进入细胞质中[104]，VPg 从 RNA 的 5′端断开，RNA 被翻译。翻译受内部核糖体进入位点（internal ribosome entry site，IRES）控制，IRES 是 5′-UTR 内部的一个元件（核苷酸为 130~600），具有高度稳定的茎环结构[99,105]。翻译产物是单链多肽，即多蛋白，被病毒编码蛋白酶 $2A^{pro}$ 和（主要是）$3C^{pro}$ 切断变为成熟的病毒蛋白[106]。翻译起始因子 eiF4G 被 $2A^{pro}$ 分裂，迅速抑制了宿主蛋白合成，这是启动受限制的帽状宿主信使 RNA 翻译所必需的，但不是内部启动从脊灰病毒 IRES 翻译所需要的[99,107]。分裂产物 $3D^{pol}$ 是一种 RNA 依赖性 RNA 聚合酶，可以催化来自基因组的负链 RNA 与可形成被称为复制形式的双链体的正链信使 RNA 的合成[108,109]。在细胞内膜复合物中排列的复制中间体中，负链 RNA 模板生成多个正链 RNA 拷贝[108,109]。VPg 从一些新合成的正链 RNA 中分离，被编为信使 RNA 并进一步翻译[106]。其他正链在成熟过程中被包裹，VP4 和 VP2 的前体 VP0 被分离，随后被感染的细胞释放有传染性的病毒体。整个复制周期发生在细胞质内，脊灰病毒可以在无核细胞中复制。被感染的细胞在 6 小时内表现出病变效应，细胞溶解或死亡时可以释放出高达 10 000 个具感染性的病毒颗粒。脊灰病毒感染运动神经元时，快速的细胞损害导致了麻痹的迅速发展[110]。

致病机制与预防

脊灰病毒感染的致病机制表明通过免疫来预防疾病是可以实现的，即抑制病毒在胃肠道的复制及传播、阻止继发的病毒血症或同时采用这两种方法。个体通过口腔感染脊灰病毒后，病毒附着并侵入表达 PVR 的特定细胞[72]，在入侵局部（如扁桃体、肠道 M 细胞和回肠淋巴结）或在这些淋巴结中进行复制。第一种预防方法需要局部分泌 IgA 抗体（IgA）。第二种方法因病毒主要经血流传播到其他易感组织（即其他淋巴结、褐色脂肪和中枢神经系统）或经神经细胞轴突逆行传到中枢神经系统，所以需要循环中和抗体。

脊灰病毒的宿主范围和组织趋向性是由 PVR 的表达决定的[72]，组织的趋向性是指病毒在特定细胞中的复制能力[111]。早期关于脊灰病毒致病机制的研究是在灵长类动物中进行的，但 PVR 转基因小鼠的开发使得发病机制的研究重新兴起[112,113]。大多数早期在灵长类动物中发现的发病机制[48,49,51]已经在 PVR 转基因小鼠模型中得到证实[113]，且新方法也已用于研究脊灰发病机制中一些未解决的重要问题。例如用 PVR 核酸探针原位杂交检测转基因鼠提示，PVR 的表达限于中枢神经系统、胸腺、肺、肾、肾上腺以及单核细胞（单核吞噬细胞）中[114]。脊灰病毒在运动神经元中复制导致细胞破坏及发生麻痹。小鼠模型主要的局限性是鼠肠道组织 PVR 表达水平低，致使病毒在自然感染初发场所复制不足[113]。转基因小鼠模型对神经毒性研究有促进作用，但由于小鼠很难通过经口途径感染，该模型对评价不同脊灰病毒株传染力及传播力的作用有限。因此，缺乏研究脊灰病毒传染力及传播力的动物模型仍是进一步了解脊灰病毒相关特性的主要障碍。

脊灰病毒可以在顿挫型病人（轻型病例）的血液中检测到，也能在 CNS 受损的无麻痹或麻痹型脊灰病人出现症状前几天检测到[24,115]。在发病前从咽喉或粪便中可以有规律地检测到病毒。临床或亚临床感染的个体可以粪便排毒数周[45]，唾液排毒 1~2 周。

I型野病毒在粪便标本中的平均排毒期为24天（中位数为20~29天），排毒的时间范围为1~114天[45]。

关于致病机制和病理学的详细资料，见Bodian[48]、Bodian 和 Horstmann[49]、Sabin[51]、Racaniello 和 Ren[113]、Mueller、Wimmer 和 Cello[116]、Nathanson[117]以及 Koike 和 Nomoto[118]的文章。

诊断

由输入性脊灰野病毒或疫苗相关病毒引起的麻痹型脊灰在美国和其他工业化国家已经是一种罕见疾病了。因此医生可能不熟悉这种疾病，或在排除其他引起急性弛缓性麻痹（acute flaccid paralysis，AFP）的常见原因后才考虑脊灰的诊断。麻痹型脊灰的诊断依据有临床病程、病毒学检测、专门研究和症状出现60天后是否残留神经系统损害。在美国，出于监测目的，医生诊断的任何疑似脊灰病例都要被调查，经过独立专家组认定符合麻痹型脊灰定义的病例才能确诊。WHO使用一项敏感的筛查病例定义，即：任何小于15岁的AFP病例，或任何年龄的疑似脊灰病例。这一定义试图包括所有可能由脊灰病毒引起的麻痹病例，包括那些被误诊为其他临床病症，如吉兰-巴雷综合征的病例。这一敏感筛查定义由特定病例分类系统（即病毒学病例分类方案）补充，该系统依粪便标本中分离出脊灰病毒以确定AFP病例为脊灰。由于各国AFP监测的质量和及时性都有提高，所有脊灰地方性流行和最近有地方性流行的国家都已用病毒学病例分类方案取代了临床病例分类法（详见后文"疾病控制策略"）。

临床过程

临床过程（见前文"临床描述"）有助于确定或排除麻痹型脊灰病例。一些在发展中国家进行的研究尝试评估不同麻痹型脊灰临床定义的灵敏性和特异性，并把这些定义与从粪便标本中分离脊灰病毒的病毒学诊断"金标准"做比较。相关研究报告结论相似[119-121]。一项最大研究报道了一种灵敏性为64%、特异性为82%的病例定义，该定义涵盖了6岁以下、以发热起病且迅速发展的麻痹病例（4天内）[119]。纳入另一特定麻痹方式（近端、单侧麻痹或四肢均无麻痹）内容提高了定义的特异性，而在不同程度上损害了灵敏性。各病例定义和病例分类方案已有评价[122]。印度的数据显示麻痹发生60天后的残留麻痹是确诊脊灰的最有力指标（最初检查时从粪便标本中分离出野生脊灰病毒）。这些发现强调了60天随访检查对评估是否漏掉有野生脊灰病毒循环的地区十分重要。

病毒学检测

由于AFP有多种病因，包括吉兰-巴雷综合征（GBS）、横贯性脊髓炎及非脊灰肠道病毒感染（见后文"鉴别诊断"），实验室确诊对脊灰诊断至关重要。基本方法是从AFP患者粪便标本中分离脊灰病毒，并辨别分离到的病毒是野毒株还是疫苗相关株。目前可以获得检测肠道病毒感染的详细试验原理及检测程序[123]。WHO已出版用于脊灰病例病毒学研究的手册，其中包括脊灰病毒的分离方法[124]。该手册已成为WHO全球消灭脊灰实验室网络（Global Polio Laboratory Network，GPLN，见后文"监测"部分）脊灰病毒分离及鉴定实验室的标准指南，同时被广泛应用于其他诊断实验室。

脊灰病毒分离

脊灰病毒可以在大部分人和类人猿细胞中繁殖（见 http://www.atcc.org/）[123]，但两个细胞系被全球消灭脊灰实验室网络常规结合用于病毒分离[124]：①RD细胞（来源于人类横纹肌肉瘤的连续细胞系[125]），对脊灰病毒感染高度敏感并产生高滴度病毒[59]；②L20B细胞（表达人类PVR的重组鼠L细胞衍生物，CD155），对脊灰病毒增殖具有高选择性[124,126]。RD细胞对脊灰病毒感染非常敏感，在培养中能产生高滴度病毒；RD细胞还支持其他人类肠道病毒的复制，但柯萨奇B病毒除外。L20B细胞有助于脊灰病毒的复制，但像其亲本鼠L细胞一样能抵抗多数非脊灰肠道病毒感染，因此L20B细胞用于脊灰病毒的选择性培养。

脊灰病毒可以从发病后不久采集的粪便、咽拭子或脑脊液中发现，粪便标本可以在较长的时间内采集（一般可以长到感染后8周）[127]。脑脊液脊灰病毒分离率通常较低，但是一旦发现病毒，某种血清型的病毒与发生麻痹性疾病的因果关系即可确立。WHO推荐确定诊断应间隔至少24小时采集两份粪便标本，因为排毒可以是间歇性的，且病毒分离的灵敏性低于100%。粪便标本中野病毒分离率在发病后前2周内为63%~93%，第3、4周为35%~75%，第5、6周分离率低于50%[127]。接种过疫苗、已经存在由脊灰活疫苗诱导的同种抗体或曾经发生过同种脊灰病毒肠道感染的儿童，排毒持续时间变短[127]。

临床标本通过处理形成病毒悬浮液并除去大部分细菌和其他碎片，再加入抗生素以抑制残留细菌的生长，然后将悬液接种到培养细胞中。每天监测接种细胞病变效应,通常在接种后培养3~6天可见病变。

分子鉴别方法

所有全球脊灰网络实验室应用实时逆转录聚合酶链反应(real-time reverse transcriptase-polymerase chain reaction,rRT-PCR)对分离的脊灰病毒进行型内鉴别(intratypic differentitation,ITD)(检测分离株是疫苗相关病毒还是野病毒)[124]。已经开发了一系列的引物对和特异性荧光探针,用于确定分离物的谱系:①肠道病毒(panEV);②脊灰病毒(panPV);③脊灰病毒血清型(Sero1、Sero2、Sero3);④是否疫苗相关(Sab1、Sab2、Sab3)[128-130]。成套的rRT-PCR检测试剂被制成试剂盒,供全球脊灰网络实验室常规使用[131]。为了提高诊断敏感性并满足全球消灭脊灰行动不断变化的需求,rRT-PCR的分子试剂和技术条件会定期更新。例如,目前的ITD试剂盒不再使用Sero1、Sero2、Sero3试剂,开始使用新型rRT-PCR试剂鉴别脊灰病毒的基因型并辅助筛查遗传学上有差异的疫苗衍生脊灰病毒(vaccine-derived poliovirus,VDPV)(VDPV1、VDPV2、VDPV3)[132,133]。脊灰病毒交叉血清的快速变化和遗传学上的高度差异对panPV和血清特异性引物及探针系列的开发提出了特殊挑战,因为很有必要使用变性的含肌苷的寡核苷酸与具有适当特异性的密码子简并位点进行碱基配对[128,129]。尽管非简并的特异性Sabin疫苗株特异性rRT-PCR试剂能用于多种组合反应方式,但简并试剂的复杂性限制了多重组合的反应数量。

ITD既筛查脊灰野病毒和VDPV,也筛查在当前似乎不具有重要流行病学意义的OPV样脊灰病毒。自2001年起,全球消灭脊灰实验室对所有分离到的脊灰野病毒和VDPV均按照标准步骤,使用标准测序引物进行测序。常规对约900个核苷酸(代表全部基因组的约15%)编码的主要衣壳蛋白的VP1区进行测序。VP1序列用于常规比较,因为它们能编码多个血清学特异性抗原位点[70],并主要通过连续固定核苷酸替换而不是重组得到进化[88,134]。可以对更宽的基因组区间甚至整个基因组进行测序,以获得较高的流行病学分辨率或解决特定的病毒学问题[66,85,135,136]。已经研发了血清型和基因型特异性测序引物,专门扩增异型和同型脊灰病毒混合物的成分,避免中和抗体存在条件下的选择性培养或超优化温度下培养[137]。脊灰病毒分离株之间的序列关系总结在系统基因树和基因图谱中,由全球脊灰网络实验室每月向卫生部、WHO国家和地区办事处、日内瓦WHO总部和其他全球脊灰网络实验室发布。基因组测序的使用,催生了融合经典流行病学与微生物学、生物化学、遗传学和进化生物学工具及概念的一门新学科(见后文"脊灰病毒的分子流行病学")[138]。

环境监测

因为大部分脊灰病毒感染是隐性的[139],采集污水样本对环境进行监测可以提高发现脊灰病毒循环和排毒的灵敏度,是AFP监测的重要补充。环境监测作为肠道病毒监测的一部分,在欧洲(包括以色列在内的20个国家[140-144])和日本广泛开展[145]。2013—2014年,以色列在无脊灰病例的情况下,通过常规环境监测发现来自巴基斯坦的Ⅰ型脊灰野病毒持续循环[146-147]。随后以色列在全国范围内开展IPV和bOPV的预防接种活动,并通过环境监测监控活动对脊灰野病毒循环的影响[146,147]。2000年起,常规环境监测已在埃及开展[148-150],并已扩展到印度[151]、巴基斯坦[152]、尼日利亚[153]和阿富汗[139];同时将监测计划进一步扩展到因输入或出现循疫苗衍生脊灰病毒循环(circulating VDPV,cVDPV)而重新造成脊灰病毒循环的高危国家[139]。环境监测也对Ⅲ型脊灰野病毒的消除提供了支持性证据[154]。

环境监测也有助于为全球消灭脊灰行动最终阶段策略提供信息。一个关键问题是OPV停止使用后人群和环境中疫苗相关病毒持续存在。OPV在古巴仅用于国家免疫日的两轮大规模接种,第二轮接种后8周时在粪便标本监测中能检测到疫苗相关病毒,15周在环境中能检测到[155]。2002年2月新西兰开始OPV到IPV的转换,直到同年5月污水标本中仍能常规检测到疫苗相关病毒。随后检测到散发的疫苗分离株显示与亲代OPV株序列变异非常有限,提示它们是近期从使用OPV的国家输入的,而不是在社区持续存在的疫苗相关病毒[156]。印度尼西亚日惹省(Yogjakarta Province)的IPV试点项目大体上也证实了这些研究结果[157]。

环境取样与AFP监测最重要的区别是,在拥有发达的污水处理系统的地方或大型贫困地区开放的污水渠中采集的标本是最灵敏的,因此通常在城市化程度较高的场所开展监测。城市中心的污水采样点要包括那些有农村人口流入的社区。与连续不间断的、涉及整个人群的、运行良好的AFP监测系统相比,环境监测必然是局部的、有针对性的和间断性的。因此,通过两种方法获得的脊灰病毒分离株可提供不同的公共卫生信息。例如,AFP病例中分离到的脊灰野病毒株直接与特定地区的特定病例相关联,且通常提示社区中有许多其他隐性感染者。相比之下,环境取样的高敏感度可以导致从单个感染者多次分离到脊灰病毒株,但不能进一步提示特定的感染源信息。然而脊灰病毒循环程度相关信息可以从采样地点的脊灰病毒基因变异程度获得[150,158]。

血清学检测

血清学检测有助于诊断但通常不能确诊,有时还使诊断结果含糊,原因为:①首次采集标本时抗体已升高;②因既往或近期接种过疫苗,抗体可有一型或多型阳性;③在暴露于某一血清型别后,可能观察到针对不同血清型别的应答。目前尚无可靠方法区分疫苗抗体与野病毒抗体。检测脊灰病毒抗体水平的中和试验标准方案已经确定[124,159],需要对急性期和恢复期双份血清样本进行检测,以证实抗体滴度增长4倍或更多。第一份血清标本应在发生麻痹后尽早采集,第二份标本应在2~3周后采集。中和抗体出现较早,且通常在麻痹出现时就能检测到。如第一份样本采集足够早,则在发病过程中能发现抗体滴度的增高。路易斯安那州的一项研究表明,脊灰病人入院后尽早采集标本,约6周后再采集一次;36%的病例能检测到脊灰抗体滴度增长4倍;61%病例的抗体滴度倒数高于320并保持不变;3%病例的抗体滴度倒数低于320并保持不变[160]。

用Sabin株检测的中和试验仍然是检测血清中型特异性抗体的金标准[22,160a]。由单一血清型脊灰病毒诱导的中和抗体可能不具完全的血清特异性。因他型应答产生中和抗体的水平很低,实际上很少成为问题。由于上述的局限性,血清学检测作为排除(检测不到抗体)脊灰诊断比确诊诊断更有意义。然而,鞘内免疫应答是可以测量的,且有助于确定脊灰病毒血清型与麻痹疾病的因果关系[161]。全球脊灰实验室网络已制定了血清脊灰病毒IgA和IgM抗体检测的标准方法。

特殊研究

神经传导和肌电图能确定麻痹的解剖位点[162]——脊髓前角细胞损害 vs 外周神经脱髓鞘或轴突退行性改变——能帮助排除最常见的非脊灰AFP,即吉兰-巴雷综合征。磁共振成像(magnetic resonance imaging, MRI)已经很少使用,但至少在一个脊灰病例中,MRI显示了脊髓前索[163]。脊髓液分析可能有助于排除其他病因。麻痹型脊灰病例中,脑脊液中白细胞数增加,通常为10~200个/ml,很少高于500个/ml [164,165];出现中枢神经系症状后,多形核白细胞与淋巴细胞中的比值增高,但几天内该比值可逆转;总白细胞计数缓慢降至正常。脑脊液中蛋白含量最初轻度升高(无麻痹型病例平均46mg/100ml,范围15~165mg/100ml;麻痹型病例平均68mg/100ml,范围25~250mg/100ml),但麻痹病例会逐渐增高,直到第3周;通常到第6周可恢复正常[164]。葡萄糖水平一般在正常范围内。致死病例还应检测脊髓、脑干组织样本中由于病毒复制和对运动神经细胞的破坏造成的典型损害。

残留神经学障碍

麻痹型脊灰的临床病例定义为发生麻痹60天后残留神经学障碍,这种障碍可表现为单肢体或多肢体的完全弛缓性麻痹、部分麻痹、肌肉或肌肉群无力。在后者情况下,由于功能恢复(未受损的肌肉可以代偿受损肌肉),确定神经学障碍可能会更难。出现并发症和死亡的最严重脊灰病例发生在免疫功能缺陷者中。

鉴别诊断

关于AFP的鉴别诊断已有综述[166]。能引起AFP的潜在原因很多(表49.2)。这些原因可以根据病理生理学机制和病因的解剖位点进行分类。例如脊灰病毒主要损害脊髓前角细胞,继而造成肢体肌肉麻痹。脊灰、吉兰-巴雷综合征、横贯性脊髓炎、外伤性神经炎(继发于注射损伤的神经炎)的特征见表49.3。

英国、澳大利亚等发达国家和拉丁美洲一些发展中国家,在无脊灰野病毒引起的脊灰情况下,通常吉兰-巴雷综合征在AFP病例中占50%或以上[167-169]。有时会将脊灰样麻痹病例与非脊灰肠道病毒相关联,但这种情况不普遍。柯萨奇病毒A7与麻痹疾病的暴发相关[170,171];肠道病毒71与多起中枢神经系统疾病暴发相关,包括引起死亡的脊灰样麻痹病例[172]以及近期在东亚的大暴发[173,174]。最近以来,美国出现的AFP病例与新型肠道病毒D68株相关[175,175a]。儿童时期的两种运动神经元疾病是婴儿型进行性脊肌萎缩综合征(Werdnig-Hoffmann病)(发展迅速,在小儿中常可致命)和伪肌源性婴儿脊肌萎缩病(Wohlfart-Kugelberg-Welander病)(一种良性疾病,通常发生较晚)[176]。肌电图检查有助于这两种疾病的诊断[177]。中国麻痹综合征在中国北方儿童及成人中曾有病例描述,它是一种与吉兰-巴雷综合征及脊灰表现明显不同的疾病[178]。这种病的早期症状包括腿无力和颈强直,肢体无力很快向上传导,对称影响上肢和呼吸肌,平均6天内发展为重度肌无力。肌电图检测无力

表 49.2　AFP 的病因和鉴别诊断

感染	
病毒	
肠道病毒	脊灰，柯萨奇 A（A7、A9、A4、A5、A10），柯萨奇 B（B1~B5），埃克病毒（6、9；1~4、7、11、14、16~18、30），肠道病毒 D68，肠道病毒 70，肠道病毒 71
其他病毒	黏液病毒（腮腺炎病毒），披膜病毒及虫媒病毒，Epstein-Barr 病毒；人类免疫缺陷病毒（HIV），乙型脑炎病毒，西尼罗河病毒
细菌	空肠弯曲杆菌（吉兰-巴雷综合征主要原因）
代谢性：一过性和周期性麻痹	
低血钾	家族性，Sjögren 综合征，甲状腺功能亢进，棉酚中毒（棉子酚色素中毒），钡中毒，醛固酮增多症
正常或高血钾	家族性，Gamstorp 遗传性周期性麻痹
血磷酸盐过少	
药物原因	
海洛因	
抗生素	氨基糖苷类，多黏菌素 B，四环素类
有机物	
挥发性碳氢化合物	己烷，甲基丁基酮，二硫化碳
磷酸三甲苯酯	牙买加姜补品；烹调油、芥子油或面粉污染
其他	斑蝥素，二乙甲苯酚胺（diethyltoluamide，DEET），二硫代双缩脲（大鼠毒），三乙基-十二烷基溴化铵（小鼠毒）
毒素	
细菌	肉毒杆菌，白喉，破伤风（头型），莫拉菌属
真菌：毒枝菌素	黄绿青霉，岛青霉，桔青霉
昆虫	蜱性麻痹；蜘蛛毒，蟑螂，甲虫；蜂毒；鳞翅目昆虫幼虫
寄生虫，原生动物，腰鞭毛虫	麻痹性贝类中毒—蛤蜊毒素，鱼中毒（沙丁鱼）
爬虫动物：蛇毒	眼镜蛇，澳大利亚眼镜蛇，金环蛇，树眼镜蛇，海蛇
植物和植物毒素	嘉兰［雏菊（根部）］，山藜豆属（甜豆），乌头，毒芹，洪堡鼠李（浆果类），波斯菊（雏菊），肉桂（豆），苏铁（种子），钩吻（花期），天芥菜属，马松子属（茎部），水芹（防风草）
金属	有机锡化合物，铅
杀虫剂	苯硫磷，三氯磷酸酯（敌百虫），敌敌畏（dichlorvos，DDVP），脱叶膦，异丙胺磷（辛醇），对溴磷
遗传，先天，后天获得	韦-霍氏综合征，伪肌源性婴儿脊肌萎缩病，卟啉症多发神经病
不详，多种原因	吉兰-巴雷综合征，贝尔麻痹，横贯性脊髓炎
哮喘	Hopkin 氏脊灰样综合征

的肌肉显示去神经电位，提示这种情况对运动神经末梢或前角的损害是可逆的。蜱咬伤麻痹不常见，且其递增性弛缓性麻痹通常在除去蜱后很快消退。肉毒毒素中毒也能造成以脑神经对称性、麻痹递减为特征的损害，并伴随肢体和躯干的递减性无力或麻痹[179]。白喉毒素致 10%~15% 的白喉患者中软腭及外周神经麻痹并发症相对频发[180]。破伤风毒素能引起受累脑神经支配肌肉的弛缓性麻痹（即头部破伤风）[181]。密西西比州和路易斯安那州报告的老年 AFP 病例与西尼罗河病毒（一种黄热病病毒）感染有关，提示西尼罗河病毒可能损害脊髓前角细胞引起麻痹[182-184]。乙型脑炎病毒流行地区的乙型脑炎感染似乎也是引起 AFP 的重要原因[185]。

以下症状和表现有助于区别脊灰和其他原因引起的 AFP：①麻痹起病时发热；②迅速发展为重度麻痹；③麻痹通常不对称；④麻痹近端比远端明显（即麻痹递减）。但脊灰已成为一种越来越罕见的疾病，在部分接受过免疫的儿童中可看到不常见的临床表现，

表 49.3　AFP 四种常见诊断的不同特征

特征	脊灰	吉兰 - 巴雷综合征	外伤性神经炎(注射后)	横贯性脊髓炎
发生麻痹	24~48 小时发病至完全麻痹	数小时至 10 天	数小时至 4 天	数小时至 4 天
发热	出现弛缓性麻痹时伴高热，麻痹进展停止时体温正常	不常见	通常在弛缓性麻痹前、中及后发生	罕见
弛缓性麻痹	麻痹递减	麻痹递增		
肌张力	患肢肌张力减低或消失	肌张力减退	患肢肌张力减低或消失	患肢肌张力减低
深部腱反射	减弱或消失	消失	减弱或消失	下肢早期消失，后期亢进
感觉	严重肌痛、背痛，无感觉变化	痉挛，麻刺感，手掌及脚掌麻木	臀肌疼痛；体温低	下肢感觉消失
脑神经受累	仅涉及延髓时表现	经常出现，影响第Ⅶ、Ⅸ、Ⅹ、Ⅺ及Ⅻ脑神经	无	无
呼吸功能不全	仅延髓受累时表现	细菌性肺炎加重严重病例病情	无	有时有
自主症状和体征	罕见	常见血压变化，出汗，脸红及体温波动	患肢低体温	有
脑脊液	炎性	白蛋白 - 细胞分离	正常	正常或细胞轻度增高
膀胱功能障碍	罕见	一过性	无	有
第 3 周时神经传导速度	异常：前角细胞疾病(最初 2 周内正常)	异常：减慢传导，肌肉运动幅度降低	异常：轴突损伤	正常或异常，无诊断价值
3 周时肌电图	异常	正常	正常	正常
3 个月到 1 年后遗症	严重，不对称性萎缩，随后发展为骨骼畸形	对称性远端肌肉萎缩	仅患肢中等程度萎缩	多年后软瘫萎缩

资料来源：全球疫苗和免疫规划．实现消灭脊灰目标补充行动现场指南．瑞士日内瓦：世界卫生组织，1996．

如下肢对称性麻痹（多数病例由肌内注射引发，注射可增加肢体麻痹的风险，没有肌内注射可能不会引发麻痹）[186]以及轻微麻痹或无力。

流行病学

流行病学概述

脊灰是一种由三种血清型（Ⅰ、Ⅱ及Ⅲ型）脊灰病毒引起的病毒性疾病，它曾普遍存在、传染性高并具有季节性（在温带气候国家更明显），未免疫人群中几乎所有人均可感染脊灰[32]。脊灰病毒感染者中少数人（小于 1%）可出现麻痹症状；重要的例外是岛民或孤立地区的居民（如因纽特人），这些人可以在不同时期内保持不受病毒感染，病毒一旦再次输入，能累及所有年龄组（未受到以前感染的影响）的脊灰暴发[187]。Ⅰ型脊灰病毒在三种血清型中最具神经侵袭性[188]，多数脊灰流行及地方性流行病例由Ⅰ型脊灰病毒引起，其次为Ⅲ型。最后一次Ⅱ型脊灰野病毒自然感染病例于 1999 年发生在印度，且 2015 年宣布消除了Ⅱ型脊灰野病毒[46,189,190]；最后一例Ⅲ型脊灰病例是 2012 年 11 月尼日利亚报告的（截至 2017 年 1 月 3 日）[191]。传播高峰发生在婴儿和低龄儿童（热带地区）及学龄儿童（温带地区）。

脊灰是人传人疾病，通过粪 - 口、口 - 口途径传播，少数情况通过共同媒介（如水、牛奶）传播[192,193]。尽管脊灰病毒在人体内复制时间较长，且粪便中排毒 3~6 周，唾液中排毒大约 2 周，但其感染性在麻痹症状出现前及出现后 1~2 周时最强[45]。因此其传染期可达 4~8 周。家庭易感者或其接触者的继发感染率很高（可能通过粪 - 口传播），达 90% 以上[45]。从感染到出现首发症状（轻型疾病）的潜伏期是 3~6 天，到麻痹发生一般为 7~21 天（范围 3~35 天）[194]。脊灰病毒暴露多导致隐性感染[32,42,43]。前疫苗时代的血清学调查[195,196]和发展中国家跛行调查结果显示，实施疫苗控制疾病规划前，脊灰病毒暴露后大约

1/200 的儿童（0.5%）发生麻痹[197]。

直到最近，研究认为免疫功能正常者和 3 岁以下免疫功能缺陷儿童脊灰病毒排毒时间局限在 4~6 周。1997 年一份病例报告显示：一名普通变异型免疫缺陷（common variable immunodeficiency disorder，CVID）患者于 1981 年曾患疫苗相关麻痹型脊灰（vaccine-associated paralytic poliomyelitis，VAPP），在发生麻痹前可能排出 VDPV 已有 7 年左右[198,199]。WHO 为此类病例（免疫缺陷个体脊灰病毒长期排毒）持续做记录。截至 2016 年 7 月，记录共包括 94 名 CVID、丙种球蛋白缺乏症或严重联合免疫缺陷病（severe combined immunodeficiency disorder，SCID）或其他免疫缺陷病的长期脊灰病毒排毒者；依据流行病学数据和分子测序信息[200]（见后文"脊灰病毒分子流行病学"）和 WHO 未发表的数据[85,198,199,201-208]，多数排毒 6 个月或更长（延长排毒），7 人排毒 5 年或更长（慢性排毒）。表 49.4 列出了记录病例的分析。许多长期带毒者为自然停止排毒。至 2016 年中，7 名慢性排毒者中只有 1 人仍继续排毒（可能超过 25 年）[209]，1 人自然停止排毒，4 人死亡，1 人排毒情况不详。从这些排毒者中检测到的病毒未与其他非脊灰肠道病毒重组，这种未重组现象提示脊灰病毒可能仅在单独个体中复制，未在社区中通过人与人之间传播（见后文"疫苗衍生脊灰病毒"）[85,198-206]。近期的文献概述了 69 例免疫缺陷相关疫苗衍生脊灰病毒（iVDPV）引起的病例[210]。为了降低 iVDPV 病例风险，正在进行一项耗资巨大的抗病毒药研发努力，并且已经发现了很有希望的衣壳结合抑制剂和蛋白酶抑制剂可能有效消除脊灰病毒的延长或慢性排毒[211]。因为似乎存在耐药性，可能需要联合治疗。此外，鉴定中和单克隆抗体的工作仍需继续，中和抗体可以单独或与抗病毒物质联合用于清除脊灰病毒感染。

1976—1995 年文献中报道了 48 起脊灰暴发，涉及约 17 000 个麻痹病例[212]。这些暴发主要涉及未接种过疫苗或未全程接种疫苗的人群，且主要由 I 型脊灰病毒引起（占 74%）。根据这份调查，发展中国家病例主要发生在 2 岁以下儿童，而发达国家则呈现较大年龄脊灰易感者发病的趋势。作为消除脊灰工作进展导致流行病学变化的一种表现，阿尔巴尼亚（1996 年）[213]、纳米比亚（2006 年）[214]、佛得角（2000 年）[215]、塔吉克斯坦（2010 年）[216]和刚果布拉扎维（2010 年）[216,217]的脊灰暴发中，青少年和年轻成人病例占相当比例，且伴有较高的病死率。脊灰流行病学特征的改变在 1996—2012 年脊灰暴发分析中也得到证实[218]。

表 49.4 免疫缺陷相关疫苗衍生脊灰病毒患者的基线特征（N=94）[a]

诊断年份	病例数
1961—1965	2
1966—1970	0
1971—1975	0
1976—1980	2
1981—1985	1
1986—1990	6
1991—1995	4
1996—2000	4
2001—2005	12
2006—2010	19
2011—2015	44
世界银行收入组（经济合作与发展组织国家案例）	
高收入	26(22)
中上	8(2)
中下	53
低收入	7
诊断年龄	
6 月龄以下	16
6 月龄至 1 岁	30
1~3 岁	30
3~5 岁	0
5~10 岁	6
10~20 岁	6
20 岁以上	4
免疫缺陷疾病	
抗体紊乱	32
SCID	24
CVID	15
其他	23
排毒期长度	
<6 个月	13
延长排毒（6 个月~5 年）	56
慢性排毒（>5 年）	7
不详	18
结局	
存活	21
存活且停止排毒	20
死亡	44
不详	9

[a] 世界卫生组织（WHO）截至 2016 年 7 月数据。
注：CVID：普通变异型免疫缺陷；SCID：严重联合免疫缺陷病。

除年龄和未接种过疫苗或未全程接种疫苗外，若干因素显示能增加麻痹症状发生的危险，包括肌内注射百白破疫苗（DTP）[219,220]或抗生素[221,222]、剧烈运动[223-225]、损伤（如骨折）和怀孕[226]。诱发性脊灰（Provocation poliomyelitis）描述发生麻痹前30天内有注射史可增加出现麻痹表现的危险。Nathanson和Bodian[227,228]在40多年前就证实了神经轴突逆传导在诱发性脊灰中引发脊灰病毒侵袭CNS。最近Gromeier、Wimmer[112]和Gromeier及其同事[229]提出，损伤神经修复过程中人外周神经元短暂表达PVR可能促使脊灰病毒接近外周神经元。神经轴突经快速系统的逆向传导似乎能缩短脊灰病毒从最初接近外周神经元至到达CNS运动神经元细胞的时间[230]，这会限制免疫系统产生有效应答的时间。在发生麻痹前24~48小时内的剧烈运动可增加重症脊灰麻痹性疾病的风险。

扁桃体切除或扁桃体肥大者更容易发生延髓型脊灰[231]，在20世纪早期已报道对该因素的临床观察[231,232]。恒河猴经咽部扁桃体接种脊灰病毒，比其他途径接种病毒更易发生脊灰[4]。随后von Magnus和Melnick[233]证实，近期切除扁桃体的狝猴经口感染脊灰病毒，其易感性大为提高。Ogra[234]及Ogra和Karzon[235]观察了40名儿童切除扁桃体或发生扁桃体肥大前后的情况。这些儿童年龄在3~11岁之间，切除扁桃体或发生扁桃体肥大之前6个月至6年内接种过脊灰减毒活疫苗。术前所有少儿鼻咽部均有相关高滴度的脊灰IgA，但未检测到IgM或IgG抗体。术后所有儿童先前存在的鼻咽部脊灰IgA水平均显著下降，平均滴度下降3到4倍。因而切除扁桃体可能去除了对抵抗脊灰病毒特别重要的免疫活性功能组织源。

社会经济状况差一直是发展中国家麻痹型脊灰的危险因素[236]，可能因儿童来自较低层社会经济群体，对脊灰病毒暴露程度更强（即感染病毒量更高，试验研究显示其为麻痹的危险因素[30]）。此外，因这些儿童同时伴有其他肠道病毒感染的情况更常见[236-239]，导致OPV初次接种失败的风险更高。

对双胞胎的研究发现，麻痹型脊灰的一致性在同卵双胞胎中为36%，而异卵双胞胎中是6%[240]。研究者得出结论，该数据与"易感性可能取决于隐性基因纯合子状态理论"一致[240]。人白细胞抗原（human leukocyte antigen，HLA）复合物研究提示，编码HLA的遗传因子控制对麻痹型脊灰的抵抗力[241]。Wyatt[242]综述了脊灰遗传易感性资料，提出多关联基因决定脊灰病毒感染是否导致麻痹性疾病。

疾病病死率主要因发病年龄不同而不同。最高病死率报告为20世纪早期的流行病例[16,30,32]，发生在青少年及年轻成人中，一般为5%~10%[30,32]。即使到20世纪90年代，病例病死率还是很高，如1996年阿尔巴尼亚脊灰大暴发时报告病例病死率为10%[213]。更近一次为2000年佛得角群岛的脊灰暴发，33例报告病例中死亡7例，病死率为21%；5岁以下、5~14岁和15岁或以上年龄组的病死率分别为0%、20%和57%[215]。2011年发生一起由Ⅰ型脊灰病毒引起的脊灰大暴发，病例集中在刚果布拉扎维西部的Pointe Noir地区，以年轻人为主。与预期年龄分布相符，该年龄病例病死率很高（大于30%）[217,243-245]。猿类对脊灰病毒易感且感染后能发生麻痹，如黑猩猩、大猩猩和猩猩；在圈养的和野生猩猩中均有脊灰暴发报道[246-248]。由于猿类种群数量有限，不太可能在脊灰病毒持续传播中起重要作用[249]。多数猴子口服病毒不感染且不进入病毒传播链。总之，脊灰病毒没有明确的动物储存宿主[249]。

用数学模型，主要依据前疫苗时代人群感染脊灰平均年龄计算的结果表明，脊灰病毒在发展中国家的感染力远高于发达国家。例如在美国，野生脊灰野病毒的基本传播数（用于衡量感染力）是3~5，即一名感染个体进入到完全易感人群中，平均会将脊灰病毒传播给3~5名接触者；与之相比，在热带地区发展中国家，平均会传染10~12个接触者[250,251]。随着群体免疫力增加，许多感染者的接触者不再易感，传播数也下降。当群体的高免疫力使传播数小于1时，传播将最终停止。群体免疫力的阈值为群体中一个感染者平均传染易感接触者人数少于一人时的免疫水平。

尽管发达国家中约为66%~80%的总群体免疫水平即可预防脊灰暴发，但是在公共卫生设施较差的发展中国家，免疫水平高达94%~97%仍能暴发脊灰（图49.1）。这些发现有助于解释为什么荷兰、加拿大和美国暴发脊灰后并未出现向整个人群的蔓延[252,253]，但是在许多发展中国家，暴发后却在高疫苗接种率的人群中广泛传播[254,255]。在埃及，消灭脊灰最后阶段的脊灰抗体血清流行状况调查显示，在非常利于脊灰病毒循环的国家，阻断Ⅰ型脊灰病毒传播需要免疫力达到97%~100%[256]。在印度北方引入并广泛使用bOPV（Ⅰ型和Ⅲ型）后，2009—2011年开展的血清阳性率调查显示，6~7月龄婴儿中Ⅰ型脊灰病毒血清抗体阳性率较高（98%~99%），但Ⅱ型及Ⅲ型的阳性率很低[257]。

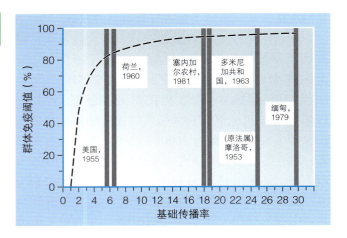

图49.1 一些工业化国家及发展中国家基于基本传播率或 R_0 的群体免疫阈值。群体免疫阈值按 $1 \approx (1/R_0)$ 计算,其中 R_0 为1(期望寿命/感染脊髓灰质炎病毒的平均年龄)。虚线表示群体免疫阈值,实性细条表示某人群的基本传播率。
资料来源:PATRIARCA PA,SUTTER RW,OOSTVOGEL PM. Outbreaks of paralytic poliomyelitis, 1976-1995. J Infect Dis, 1997, 175(Suppl 1):S165-S172.

流行模式及脊髓灰质炎发病率

20世纪脊灰流行规律的变化相当大。观察到三种流行模式:①地方性流行;②暴发流行(疫苗出现前);③疫苗时代。脊灰病毒可能以地方性流行方式不间断地传播了若干世纪,在几乎所有的生命早期,母传抗体尚有一定保护作用的时候,就已持续感染易感婴儿。

19世纪晚期和20世纪初,在一些温带气候国家(如挪威、瑞典、美国)首先发现脊灰从地方性传播向周期性流行转变[12-15]。脊灰暴露年龄中位数后移积累的脊灰易感儿童数量足够引起周期性流行。脊灰疫苗获得许可前,美国脊灰感染的年龄中位数从20世纪初的5岁以下增加到40年代的5~9岁[32]。相反,1916年纽约的脊灰大流行中,约80%病例为5岁以下儿童[16]。公认并被大量研究所支持的解释为:在温带气候地区,随着经济发展,社会公共卫生资源投入相应增多,家庭卫生条件相应改善,对脊灰病毒的暴露年龄推迟。流行传播成为温带国家,如欧洲和北美地区工业化国家的主要流行模式,直到引入有效疫苗之后,脊灰才得以控制(图49.2)。

在发展中国家,特别是热带地区,直到最近地方性流行模式仍占优势。脊灰病毒暴露发生在生命早期。尽管较早的理论认为:早期暴露婴儿由于体内母传抗体有预防脊灰的保护作用,麻痹型脊灰在热带国家不是健康负担,但是近期研究已经证明了这一理论有误。《疫苗学》第2版相应的章节详述了这种错误观点,即脊灰在发展中国家不是重大公共卫生问题的历史及科学证据[258]。最近30年,在许多发展中国家进行的系列跛行调查显示,在所研究的年龄组中,每1 000名儿童中有5~10名跛行者[197],提示脊灰病毒造成的儿童麻痹约为1/100~1/200。WHO估计在无疫苗时期,每年每200名儿童中至少1人因脊灰病毒感染而致麻痹,即每年约有65 000例麻痹病例,其中的大多数出现在发展中国家。随着疫苗接种率的提高,在一些经历过脊灰大流行的发展中国家,可以观察到脊灰病毒的传播从地方性流行向暴发流行模式转变[212,255,259-261]。

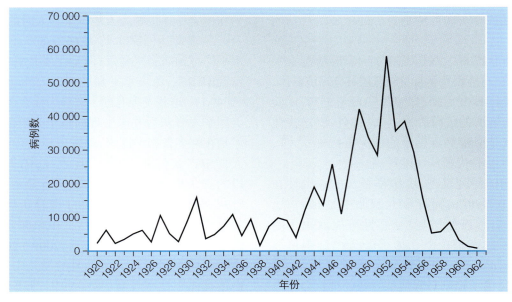

图49.2 美国 1920—1962 年报告的脊灰病例。
(来自美国疾病预防控制中心)

1955年使用IPV后,美国及许多欧洲国家、加拿大、澳大利亚、新西兰和日本开始进入疫苗时代[2]。美国报告的麻痹型脊灰的发病数从1954年(批准使用IPV前一年)的18 308例迅速下降到1957年的2 499例,在IPV上市并广泛使用后的短短3年中下降了86%。1959年报告病例相对增加(6 289例),其中许多病例以前有几剂次IPV接种史,这一情况引起了人们对IPV预防麻痹临床效果的担忧[262]。然而到了1960年,在坚持并扩大使用IPV的美国,麻痹型脊灰的发病数降到有史以来的最低水平(2 525例)。IPV在其他国家的广泛使用继而使脊灰发病率大幅降低,在一些欧洲国家,包括芬兰、冰岛、荷兰和瑞典,最终消灭了本土脊灰野病毒的传播[263,264]。

随着1961年批准使用单价OPV,以及1963年三价OPV通过许可,美国开始了OPV时代[28]。尽管口服脊髓灰质炎减毒活疫苗在美国研发,但最早大规模生产及证实疫苗安全性和有效性的现场试验却是在前苏联进行的。1959年前苏联开展了大规模免疫接种活动,并于1960年完成,覆盖了7 750万人口,占总人口的36.7%。大规模免疫活动使脊灰发病率大幅下降,由1958年的10.6/10万降到1963年的0.43/10万。1964—1979年发病率维持在0.01/10万~0.1/10万水平[265]。类似使用OPV后脊灰发病率下降的情况也发生在其他欧洲国家、澳大利亚、新西兰、加拿大和美国。在美国,1962年单价OPV最初用于大规模接种活动,称为星期六/星期日口服Sabin疫苗(Sabin oral saturdays/sundays,SOS),随后纳入常规免疫活动,全年为婴儿接种疫苗[28,266,267]。给经自然感染或接种IPV已有高免疫水平的人群接种OPV,其效果不同寻常。脊灰报告病例数从1961年的988例大幅降到1965年的61例;1973年,仅报告7例脊灰病例。脊灰流行也得到控制,最后一次在普通人群中的暴发于1970年出现于美国和墨西哥交界处的得克萨斯州,随后1972年和1979年,在因宗教信仰而拒绝接种疫苗的团体中发生了小规模暴发[253]。最后一例本土脊灰野病毒引起的病例于1979年出现。1985~2000年,除3例输入性脊灰病例外(最近一次为1993年报告的),所有病例均为疫苗相关病例[268]。在美国和其他发达国家,罕有某种严重疾病像脊灰一样得到迅速有力的控制。

在许多发展中国家,特别是热带国家,控制脊灰的历史很短。古巴是一个值得注意的例外:在1962年两轮大规模免疫接种后,似已阻断了脊灰野病毒传播[269]。但在许多其他发展中国家,直到20世纪70年代末80年代初才开展大规模免疫活动,到1990年,全球1岁儿童3剂次OPV覆盖率仅为80%[270]。OPV免疫覆盖率达到中高水平的地方,脊灰发病率下降幅度都超过预期[271],但脊灰病毒地方性传播还在持续,且仍然有脊灰病例报告。除3剂次OPV常规免疫覆盖率达到高水平外,在一些国家还需要将补充剂次OPV列入常规免疫程序;另一些国家需要实施大规模OPV强化免疫活动。例如,巴西直到1980年开展大规模免疫接种活动才实现了控制脊灰目标(图49.3)。这些大规模免疫活动对控制脊灰发病的影响令人瞩目,报告病例从1980年的1 290例下降到1981年的122例,降幅超过90%[272]。基于全球消灭脊灰行动经验,一旦某地6个月或更长时间未检出脊灰病毒的某种血清型,则认为该地区阻断了该型病毒循环。但这只适用于通常情况,"静默循环"(未发现显性麻痹病例)时间的长短很大程度上取决于监测的敏感性及具体血清型别;例如Ⅲ型,因为其病例感染比例较低,尽管其监测敏感性良好,至少需12个月才能判断是否阻断循环。为证实消灭脊灰的可信性,预期至少需要3年或更长时间[273]。

作为公共卫生问题的重要性

在有效的脊灰疫苗控制计划未出台时,暴露于脊灰病毒的大约每200名儿童中会有1名发生麻痹(见前文"流行病学概述")[197],其中多数麻痹病例留有永久性残疾;5%~10%麻痹病例发生死亡[30,31]。以2015年全球约1.3亿活产儿的出生队列推算,每年估计有近65万人因患麻痹型脊灰而导致永久性残疾,且3.25万~6.5万病例发生与脊灰相关的死亡。美国

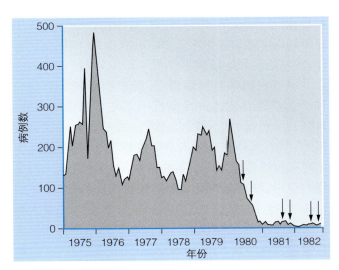

图49.3 1975—1982年巴西脊灰病例按4周分布情况。箭头表示国家免疫日。

资料来源:RISI JB. The control of poliomyelitis in Brazil. Rev Infect Dis,1984,6(Suppl 2):S400-S403. 已授权。

一项报告估计,脊灰控制规划实施前,每年需支出超过30亿美元(9.26亿美元直接费用,21亿美元间接费用)资金用于脊灰病人的治疗和其他相关费用[274]。最近一项模拟不同控制模式的研究显示,这些模式从长远看将比实施消灭脊灰目标的费用更高[275]。除了脊灰的急性症状外,病人可能在急性阶段几十年后发生脊灰后综合征,包括新发相关肌肉疼痛、现有肌无力加重或新发肌无力或麻痹[52],可能需要额外的治疗、康复和呼吸系统支持治疗。

尽管有两种非常有效的疫苗可以使用,但脊灰在世界范围内仍然是重要的公共卫生问题。美国在前疫苗时代,1952年是脊灰发病的高峰期,报告病例57 879例(包括21 269例麻痹病例)[276]。1955年疫苗上市并广泛使用后,脊灰在发达国家及其他有效使用疫苗的地区被迅速控制。1974年WHO提出扩大免疫规划(Expanded Programme on Immunization,EPI),在全球范围内引领多数发展中国家提高免疫覆盖率,并提供技术指导。1990年1岁儿童组3剂次OPV免疫覆盖率水平首次达到80%[270],使全球脊灰发病及死亡负担大幅度下降。尽管取得了这一成就,WHO估计在确定全球消灭脊灰目标的1988年,约有35万麻痹型脊灰病例留有永久性残疾[37]。由于消灭脊灰运动进展迅速,2001年全球报告的脊灰病例仅494例(483例分离到脊灰野病毒)[39]。2005—2010年,全球脊灰病例在1 293~1 997例之间波动,20~23个国家报告脊灰野病毒病例;与此同时,报告的完整性进一步提高[39,277],因此,2010年漏报脊灰病例的可能性不大(脊灰病毒循环的重要地区更不可能被遗漏,但不包括战争地区或很难调查的群体如游牧人群)。截至2016年11月29日,WHO共接到2015年脊灰病毒学确诊病例报告74例,其中34例来自阿富汗、巴基斯坦和尼日利亚[39,278]。

尽管发病率有所降低,但麻痹型脊灰仍然是一种严重威胁脊灰地方性流行国家儿童健康的疾病,且在脊灰已得到有效控制多年的发达国家也偶有发生[279,280]。即使在一些人群免疫程度高、已经消灭本土脊灰野病毒循环几十年的国家,也可能存在人群免疫力空白,特别是在反对疫苗接种的团体(如美国的Amish宗教团体、荷兰的Reformatory教会及加拿大相关团体)或国家免疫规划不能有效惠及的团体(如以前曾被称为吉卜赛人的Roma人)[252,281-283]。在美国,最后两次脊灰暴发是1972年和1979年在反对疫苗接种的宗教团体中发生的[253]。1979年的暴发是1978年首发于荷兰,随后加拿大暴发的延续[252,282]。1992—1993年的脊灰暴发涉及了荷兰相同的宗教团体[280]。依据基因序列分析[284],1978年在荷兰造成暴发流行的Ⅰ型脊灰病毒来自土耳其。近期的一起暴发缘起Ⅲ型脊灰病毒,很可能由印度次大陆输入[285]。西班牙1980—1981年最后的脊灰病例出现在Roma儿童中[281]。1990—1991年和2000年[286,287]保加利亚的两次暴发以及1991—1992年罗马尼亚的暴发中[288],仅Roma儿童发病或占脊灰病例的主要部分。尽管在美国(1979年)、加拿大(1978年)及荷兰(1978年和1992—1993年)的脊灰暴发中,所有麻痹型脊灰病例都是在未接种疫苗或未全程免疫人群中发现的,但普通人群脊灰野病毒的暴露及后续地方性流行、暴发传播仍需关注。

脊灰病毒的分子流行病学

脊灰病毒分离株基因组序列分析的应用,为认识脊灰流行病学增加了新的维度[289]。由于不足1%的易感儿童感染脊灰野病毒后表现出麻痹症状[46],单独的AFP监测追踪脊灰病毒传播模式的能力有限,特别是在范围较广的区域内。然而将遗传学和监测数据联合分析,可用于确定脊灰病例之间的联系,重建高分辨率的传播链,明确确立脊灰病毒疫源地输入的来源和时间[8,136]。

脊灰病毒分子流行病学的高分辨率来源于脊灰病毒RNA基因组的高进化率[88,290-292]。大部分核苷酸替代产生同义密码子[88],脊灰野病毒的基础生物学特性保持不变。估计脊灰病毒衣壳区域核苷酸总替代率,每年每个位点平均约为10^{-2}个替代(表49.5)[66,85,88,290,291,293,294]。三种血清型脊灰病毒之间以及循环脊灰病毒与慢性感染相关的脊灰病毒之间的替代率相似,且构成强大的脊灰病毒分子钟。分子钟是随机的,短时间内获得的对感染时间的预测可能会有较宽的可信区间,因而需要较宽的序列窗口以提升预测[85,136,294]。此外,在人类肠道复制的早期阶段,Sabin株被选择以防止减毒替代[293],再加上主动的重组[294]与顺便插入突变,可以增加替代率。因此,即使通过分子钟预测的拖长的感染期可能与临床数据更一致[90,205,294],但分子钟预测的近期出现的VDPV排毒期可能比疫苗接种记录推测的更长一些[63,293,295]。经过大约10年的分化,可变核苷酸位点变得越来越饱和,从而使病毒复制的总时间被低估,也需要特殊的分析方法以获得更可靠的预测[88,296]。

序列分析为监测全球消灭脊灰行动进展提供了额外的补充工具,且已显示脊灰病毒基因型(型内病毒核苷酸序列变异<15%)和型内基因簇(簇内病毒核苷酸序列变异<5%)通过强化免疫工作而消失(图49.4)[152,153,297]。经验显示,在敏感的监测地区某一

表49.5 脊灰病毒分子钟率预测

脊灰病毒	地点	间隔(年)	VP1变异率(核苷酸数/位点/年)	文献
Ⅰ型脊灰野病毒	安第斯国家	10	1.03×10^{-2}	Jorba 等[88]
Ⅰ型脊灰野病毒	中亚	4.1	1.19×10^{-2}	Gavrilin 等[290]
Ⅰ型脊灰野病毒	中国	2.5	1.15×10^{-2}	Liu 等[291]
Ⅰ型 iVDPV	中国台湾	2.5~3.0	1.14×10^{-2}	Yang 等[294]
Ⅰ型 iVDPV	英国	1.8	1.24×10^{-2}	Odoom 等[89]
Ⅱa 型 cVDPV	尼日利亚	6.2	1.12×10^{-2}	Burns 等[136]
Ⅲ型脊灰野病毒	埃及	6.4	1.19×10^{-2}	CDC,未发表
Ⅲ型 iVDPV	英国	1.7	1.28×10^{-2}	Martin 等[85]

注:CDC:疾病预防控制中心;cVDPV:循环疫苗衍生脊灰病毒;iVDPV:免疫缺陷疫苗衍生脊灰病毒。

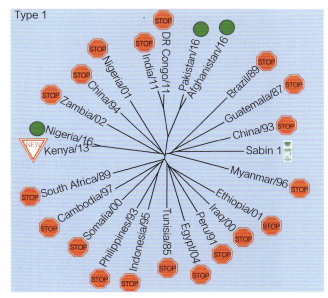
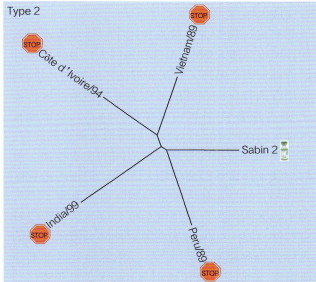
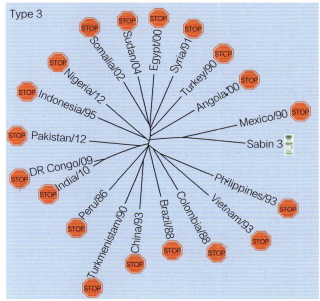

图49.4 1986—2015年脊灰野病毒基因型消除进展。放射状的系统树概述了代表每种脊灰野病毒基因型的VP1序列的关系(一种基因型与同血清型的另一基因型在VP1区的核苷酸序列同源性低于85%),VP1的序列是美洲自1985年开展消灭脊灰活动以来检测到的。被认为已消除的基因型用停车标志表示,已阻断循环(但距最后一次检出不足3年)的证据仍在积累中的基因型用让路标志表示;在巴基斯坦和阿富汗循环的Ⅰ型脊灰野病毒的基因型用绿色圆圈表示。已消除的基因型分离株(用国家和分离年表示)通常是该基因型已知的最后代表(例外:柬埔寨/97株用密切相关的越南Ⅰ型脊灰野病毒分离株代表)
巴基斯坦卫生研究院 Salmaan Sharif 和 Sohail Zaidi 提供巴基斯坦和阿富汗分离株VP1序列;印度孟买肠道病毒研究中心 Jagadish Deshpande 提供印度分离株序列。

种基因型超过一年间未检测到,则很有可能已被消除[289,299]。分子流行病学已确定了在世界不同地区曾存在过众多的地方性流行的脊灰病毒基因型(图49.4)[297,289]。最后的Ⅱ型脊灰野病毒分离株(1999年在印度检出)是南亚基因Ⅱ型的代表,也是前疫苗时代流行传播的众多Ⅱ型野病毒中的最后一个(图49.4)[69]。同样,最后两株Ⅲ型脊灰野病毒的代表分别于2012年4月在巴基斯坦和2012年11月在尼日利亚检出[154]。2016年8月尼日利亚婆罗洲最新检测到的Ⅰ型脊灰野病毒是尼日利亚北部的本土基因型[299a],因此2016年在阿富汗、尼日利亚和巴基斯坦只检出本土Ⅰ型脊灰野病毒(图49.4)。分子流行病学分析显示Ⅲ型脊灰病毒似乎比Ⅰ型更易形成地区循环[299],而Ⅰ型脊灰病毒似乎是最常见的与邻国输入及洲际或全球传播相关的病毒[134,218,298-304]。在某些地区已发现Ⅰ型脊灰病毒的不同基因型在有限的地理学区域内循环[134,260,300,305]。

分子流行病学方法被常规用于群体免疫水平较低的社区疫源地的确定,在这些地区人口及环境条件更适合脊灰病毒循环。脊灰病毒循环的高峰月份,病毒从疫源地社区向相邻的非疫源地的指示社区传播(在传播高峰季节,社区内未免疫的易感儿童密度有助于脊灰病毒循环)。这导致对病毒输入概念的改进,之前使用的概念指的是跨越国界间的病毒传播。虽然已记载了许多长距离的输入[212,299],但疫源地社区和与其相关的指示社区经常与国际边界重叠[299,306],强调了地区间同步开展国家免疫日或地区性免疫日的重要性。同一国家内从疫源地社区至指示社区的输入模式也同样重要[136,306,307]。疫源地社区的高免疫覆盖率,特别是在低传播季节开展大规模免疫接种活动,可以阻止后续的向指示社区的传播。

序列分析可以识别高度分化的iVDPV[85,199]和cVDPV[66,69,308](见后文"疫苗衍生脊灰病毒"),该方法已用于解决高分辨率下cVDPV传播链[69,309-311]和延长感染的免疫缺陷病人iVDPV谱系分离[85,199,293-295]。

分子流行病学方法开启了发现脊灰监测缺口的新途径。在监测质量高的地区,对单一传播链频繁采样的代表性脊灰病毒分离株呈典型的密切相关(在关系最密切的病毒中,VP1序列的一致性通常在99.5%以上)。这些密切相关的病毒在系统进化树中表现为基因序列间的短分枝连接。分离株基因序列中的长枝连接表示信息缺失。如果病毒是输入的,缺失的信息可从疫源地病毒的相关序列中溯源[298]。但在许多其他情况下,不能发现密切相关的病毒,且当前该分离株谱系的病毒学历史不确定。例如,在埃及南方从基因序列数据可以推断监测的不连续性,因为1999年的本土Ⅲ型病毒株在系统进化树的长枝末端看似为"孤儿病毒"(发现"孤儿病毒"时,没有任何其他病毒与其VP1区的相关度超过1.5%差异),且关系最近的病毒是近3年前分离的[312]。这项研究强调了环境监测对提高灵敏性的重要性。孤儿病毒在监测不敏感的地区被重复发现。全球脊灰实验室网络定期监测脊灰孤儿病毒出现,作为评价监测敏感性的手段。

病毒培养污染曾是对病毒监测数据完整性的潜在严重挑战。尽管工作量很大,全球脊灰网络实验室改进的实验规程和设施几乎避免了污染。此外,序列分析可辨别污染株与真正的临床分离株。污染物如为标准野毒参比株则很容易辨别,但当某一国家或地区的本土脊灰野病毒成为污染物时则更难辨别。但是当不同时间、地点分离的野生脊灰病毒的VP1序列相同时,因这种相同的序列与脊灰病毒基因组快速进化不一致[266],则污染存疑。完整的基因组基因测序可以最终确认(或排除)污染。

被动免疫

早在1915年就首次推荐将脊灰病人恢复期血清用于治疗[313]。用恢复期血清单次进行鞘内、椎管内、静脉或皮下注射的某些试验报告结果相互矛盾[314]。尽管如此,仍有提倡使用恢复期血清者,直到1931年脊灰暴发期间,一项精心设计的对照试验的统计学证据表明血清学疗法无价值[315]。

20世纪40年代末和50年代初,抗体注射又作为一种预防脊灰的被动免疫方法使用。以前已证明低水平循环中和抗体在动物试验模型及人体中可预防脊灰麻痹症状[315]。此外,可能因为母传特异性脊灰抗体提供了一定保护,婴儿在出生后前几个月几乎不会发生麻痹型脊灰,但是这种保护作用存在的时间相对较短,母传抗体下降的半衰期约为28天,且在大于6月龄婴儿中几乎检测不到[316]。

1952年美国小儿麻痹症国家基金会资助的一项大规模现场试验证实:如在预期的脊灰病毒暴露前注射免疫球蛋白(丙种球蛋白),可有效预防麻痹发病,但保护作用存在时间相对较短,为5~8周[317]。在这项研究中,按0.14mg/kg体重的剂量肌内注射单剂免疫球蛋白[271]。但是,1953年美国丙种球蛋白预防脊灰评价咨询委员会对大规模使用丙种球蛋白的评价认为:1953年丙种球蛋白在社区预防中的作用未能证实。同时,严重麻痹情况也未改变。然而委员会不能得出大规模使用丙种球蛋白未产生效果的结论[318]。尽管Hammon及其同事们对这些结论作了某种程度的修改[317]，指出这一评价有严重、可能是致命的缺陷，包括丙种球蛋白使用过晚，以至未能表现预期效果，以及对照设计不当，不能作为对照试验，但委员会的报道仍令人对这种方法失望。此外，由于能诱发主动免疫的有效脊灰疫苗（推测是终生免疫）的研发取得进展，未再对丙种球蛋白预防脊灰的方法进行深入研究。

对于免疫缺陷者特别是血中丙种球蛋白缺乏或低丙种球蛋白血症患者，脊灰（及其他疾病）的被动免疫是通过替代治疗实现的，即常规（每月）静脉输注免疫球蛋白，使用剂量为100~400mg/kg[319]。也可以肌内注射免疫球蛋白，但效果较差。无论是用于肌内注射还是用于静脉注射的免疫球蛋白，其配方必须符合美国食品药品管理局（Food and Drug Administration，FDA）的要求，包括Ⅰ型脊灰病毒抗体的最低滴度。此外，免疫球蛋白或高效价免疫血清可用于消除慢性肠道病毒感染[320]，包括脊灰病毒慢性感染[321]，且有时也采用口服给药途径[320]。高滴度单克隆抗体制剂用于麻痹型脊灰暴露后的预防或免疫缺陷者慢性持续排毒的清除正在评估中[97]。

主动免疫

早期方法

早在1910年就开始了在试验猴中诱导主动免疫的研究，即为其注射脊髓磨碎悬液并观察动物是否死于脊灰[315]。1911年首次报道了福尔马林灭活脊灰病毒的工作[322]。Brodie和Goldblum[323]以及Brodie[324]先用亚感染剂量的活脊灰病毒，后将活病毒和高效价免疫血清混合，再加入苯酚和甲醛灭活。随后经小量试验进一步优化福尔马林灭活工艺，后制成灭活疫苗，接种少量猕猴、成人志愿者及儿童，试验接种了近3 000名儿童[325,326]。因对其有效性及安全性的担忧引发争议，该办法没有进一步研究。1935年Kolmer[327]率先使用在猴体中连续传代的减毒脊灰活病毒，取猴脊髓置1%蓖麻油酸钠中，制成病毒悬液。该疫苗接种了约10 000名儿童，至少10人在接种后短期内发生麻痹型脊灰，发生率约为1/1 000[327,328]。总之，Salk和Sabin后来成功使用的这两种方法——福尔马林灭活法和脊灰病毒减毒法——在这些试验期间已被采用。回顾以往，很显然如果没有对脊灰病毒血清型数量的认识，以及对减毒和化学灭活区别的更好理解，这些早期有关疫苗研发的努力注定会失败。

20世纪40年代末期，脊灰病毒组织培养技术的发展重新引发对脊灰疫苗的关注[20]，50年代初发表了一些为制备疫苗而对脊灰野病毒进行减毒的早期报道[329-332]。从本质上来说，减毒株研发是通过高浓度病毒在啮齿类动物CNS组织或猴非神经系统组织细胞培养物中多次传代后，选择有限稀释的或单个蚀斑中的减毒变异株来完成的。

疫苗介绍

毒株的研发

口服疫苗早期研发的历史在1958—1961年发表的疫苗会议报告中有详细报道[333-336]，在《疫苗》第2版相关章节也有描述[258]。如同多数重大的科学成果一样，重要贡献来自于许多研究团队[28,337-339]。早在1950年，Koprowski及其同事[329]就发表了用脊灰活病毒疫苗免疫人群预防脊灰获得成功的报告。尽管这些减毒株并未注册，但这项工作意味着至1960年，不仅Koprowski的毒株，而且其他几个候选株通过详细测试研究并用于现场试验，1950年接种Ⅱ型毒株后人体应答模式研究记录长达10年[540]。

疫苗候选株的后续开发测试在三家研究机构展开：即俄亥俄州辛辛那提儿童医院研究基金会（A. B. Sabin）、新泽西州Wayne的Lederle实验室（Herald Cox及其同事）和费城的Wistar研究所（Koprowski及其同事）[335,336]。脊灰病毒的减毒研究向实用方面发展，特别是Sabin细致研究了一些嗜猴神经的子代单病毒颗粒，最终选择三株用于小规模人体试验[341]。早期候选株的研发多致力于：①在细胞培养及人体消化道中保持高水平感染力；②在多数易感（血清抗体阴性）受种者中诱导可检测水平的中和抗体；③猴体中呈现较低的神经毒性；④证实与人类麻痹性疾病无关；⑤在人类宿主中复制后保持基因稳定性[254]。1955—1959年许多研究者开发、检测适度减毒脊灰病毒株的努力获得成功，许多国家开展了各种条件下的大规模现场试验，其中许多序贯使用单价Ⅰ、Ⅱ及Ⅲ型脊灰疫苗。世界各地的众多研究者参与了这些研究，研究中这些候选株口服接种了数百万人。在泛美卫生组织召开的两次会议上（1959年和1960年），这些研究者们参与了对结果的评价[335,336]。

现场试验[335,336]及后继研究不但关注口服接种候选病毒的人群，同时也关注从受种者粪便标本中重新排出的病毒群。因为减毒脊灰病毒是活的微生物，必须增殖以使机体产生免疫,所以尽可能多地了解这类释放出的仍保留感染人体特性的子代病毒非常重要。所有脊灰病毒株,无论其减毒程度如何高,在猴脊髓中均保持着增殖并破坏细胞的特性。从有毒株演化成可用于疫苗的高度减毒株,这种特性的保留程度差别巨大。目前的实验室技术可以检测出不同程度的嗜神经性,即使是在减毒株中。

1958年对候选株进行了详细比较[342,343]。耶鲁脊灰研究组开发的减毒株因在黑猩猩中显示出很高程度的返祖现象而被淘汰[331,334]。得克萨斯休斯敦的贝勒医学院广泛比较了Sabin株和Lederle-Cox株颅内和脊髓内途径接种上百只猴后的神经毒性作用[342-345]。美国国立卫生研究院生物制品标准处的Murray及其同事[346]比较了Lederle-Cox、Sabin和Koprowski-Wistar三组候选株。尽管这些研究是在两个不同实验室完成的,且方法也有些不同,但总体结果在本质上相符。很明显Lederle和Wistar株比Sabin株在猴中的嗜神经性更强。由于结果有利于Sabin株,此后该株获得注册、投入生产并几乎用于全球。

目前使用的三型Sabin疫苗种子株的传代史见表49.6至表49.9[347]。例如,Ⅰ型株来自Mahoney株,1941年由Francis和Mack最早分离。Salk另用猴肾及睾丸细胞再次传代。1953年Li和Schaeffer用猴肾组织培养传了11代(11 MKTC),成为不完全减毒的LS株,再在猴肾及皮肤细胞中进一步传代减毒,成为LS-c株。1954年Sabin对LS-c株进行终端稀释及单一蚀斑传代,通过神经毒性试验仔细筛选,最终获得了LS-c,2ab株。在猕猴肾细胞中再传2代成为LS-c,2ab/KP_2株,称为SO(Sabin original)株。Bettylee

表49.6　Ⅰ型脊灰病毒Sabin株传代史[a]

年份	操作	名称
1941	Frances和Mack:Mahoney株分离,Salk:14次猴肾组织培养传代(14 MKTC),2次猴睾丸细胞传代	Mahoney株
1953	Li和Schaefer:11次MKTC传代;猴肾及皮肤细胞中再次组织培养传代	LS株;LS-a;LS-b;LS-c
1954	Sabin:猕猴MKTC中5次传代(3次终点稀释);3次单独蚀斑传代;通过神经毒性试验筛选	LS-c,2ab
1956	Sabin:猕猴MKTC中2次传代	LS-c,2ab/KP_2=SO
1956	MSD:恒河猴MKTC中1次传代	LS-c,2ab/KP_3

[a] 数据来源于WHO脊灰疫苗咨询组,1985年。
注:MKTC:猴肾组织培养;MSD:默沙东公司。

表49.7　Ⅱ型脊灰病毒Sabin株传代史[a]

年份	操作	名称
—	Fox and Gelfand:P712株分离	P712
1954	Sabin:猕猴MKTC 4次传代(3次终点稀释);蚀斑分离物连续传代3次;用神经毒性使用选择:口服接种黑猩猩;3次单独蚀斑传代	P712,Ch;P712,Ch,2ab
1956	Sabin:猕猴MKTC中2次传代	P 712,Ch,2ab/KP_2=SO
1956	MSD:恒河猴MKTC中1次传代	P 712,Ch,2ab/KP_3

[a] 数据来源于WHO脊灰疫苗咨询组,1985年。
注:MKTC:猴肾组织培养;MSD:默沙东公司。

表49.8　Ⅲ型脊灰病毒Sabin株传代史[a]

年份	操作	名称
1937	Kessel and Stimpert:Leon株分离,恒河猴脑内20次传代	Leon株
1952	Melnick:猕猴睾丸组织培养8次传代	
1953	Sabin:猕猴MKTC中3次传代;低稀释MKTC中30次快速传代;3次终点稀释传代;1次低稀释传代;分离9个蚀斑,单独蚀斑传代3次;用神经毒性试验选择	Leon 12a,b
1956	Sabin:猕猴MKTC中3次传代	Leon 12a,b/KP_3=SO
1956	MSD:恒河猴MKTC中1次传代	Leon 12a,b/KP_4

[a] 数据来源于WHO脊灰疫苗咨询组,1985年。
注:MKTC:猴肾组织培养;MSD:默沙东公司。

表 49.9　Ⅲ型脊灰病毒 Sabin 株 RNA 衍生传代史 [a]

年份	操作	名称
1959	Pfizer：猕猴 MKTC 中（SV40 抗血清）SOM 1 次传代	SO+2=127-B-111
1962	Pfizer：提取 RNA 及蚀斑克隆，rct40 标记试验选择，2 次蚀斑纯化	SO+3=457-111
1978	Institute Mérieux 获得种子储备，当 Pfizer 停止工作时向其他单位发放	

[a] 数据来源于 WHO 脊灰疫苗咨询组，1985 年。

注：MKTC：猴肾组织培养；SO：原始 Sabin 株；SOM：SO+1。

Hampil 博士在默沙东公司（Merck Sharp & Dohme）用恒河猴肾组织培养再传一代，得到 LS-c，2ab/KP$_3$，即 SO+1 或 SOM 株。目前的疫苗生产株是 SO+4 株，由 SO 再进行四次组织培养传代而成。最多允许传五代，此后需融化早期（祖代）种子，用于制备新的母代种子株。由于很难保持Ⅲ型 Sabin 储备种子株的基因稳定性，生产商开始了 RNA 衍生的传代并克隆该毒株，称为 SOR。用该种子生产的疫苗比最初的 Sabin 种子株更具一致性和稳定性。通过 WHO 可以获得祖代种子。

Sabin 口服脊灰疫苗株减毒的基因决定因素

对 OPV Sabin 株减毒的基因决定因素的鉴别已进行全面综述[71,73,113,348]，有两种基本方法被采用：①将 Sabin 株与其具神经毒性的亲代野毒株（Ⅰ型及Ⅲ型）或从 VAPP 患者中获得的具神经毒性返祖株（Ⅱ型及Ⅲ型）进行序列比较；②使用感染性互补 DNA（cDNA）克隆研究特异核苷酸置换对减毒的作用（见后文"疫苗种子株的遗传稳定性"）。Sabin 株一个共有的特征是 5'-UTR 区的 IRES 有核苷酸置换，这已被明确证实是一种重要的减毒突变（图 49.5）。衣壳区编码氨基酸置换的其他突变有助于减毒表型且可稳定该表型。

Ⅰ型 Sabin 株　区分Ⅰ型 Sabin 株与其具神经毒性的亲代株（Mahoney/USA41）的 57 处核酸置换分布在整个基因组中[353]。6 个位于 5'-非翻译区（5'-UTR），49 个位于编码区（其中 21 个编码氨基酸置换），2 个在 3'-UTR 区。包括Ⅰ型 Sabin 和 Mahoney 序列不同组合的传染性 cDNA，在猴或表达 CD155 的转基因小鼠中进行神经毒性、温度敏感性和区分两种毒株的其他表型属性测试[349,354]。Ⅰ型 Sabin 株减毒表型的一个最重要的决定因素是在 IRES 的 480 位点处的 A→G 置换（缩写为 A480G）[355]，其他四处决定减毒表型的置换分布在衣壳区（一处在 VP4，一处在 VP3，两处在 VP1），决定温度敏感性（而不是减毒表型）的置换位于编码 RNA-依赖性 RNA 聚合酶的 3D^{pol}区（见图 49.5）[349,354,356]。Ⅰ型 Sabin 株减毒表型的相对高稳定性取决于多重减毒置换及其对表型的相对贡献。但实验室选出的神经毒力返祖株仅有 2 外[使 480G 处碱基对复原的抑制子 U525C（见下文）和位于 3D 聚合酶区的组氨酸→酪氨酸反向突变 C6203U]或 3 处突变[357]。

Ⅱ型 Sabin 株　仅有 2 个核苷酸置换（IRES 的 G481A 和 VP1 区 143 位点编码苏氨酸→异亮氨酸置换的 C2909U）似乎是Ⅱ型 Sabin 株减毒表型的主要决定因素（见图 49.5）[350,358]，因为 P712 本身具有低神经毒性[359]，识别Ⅱ型 Sabin 株重要的减毒位点，涉及将源自Ⅱ型 Sabin 株（VAPP 病例中获得）最小神经毒性回复衍生序列引入Ⅱ型 Sabin 株感染性 cDNA 结构的效果确定[350,358]。弱减毒置换位于 5'-UTR 区的 437 核苷酸位点和/或 868 位点（VP4 区）和/或 4 076 位点（2B 区）。

Ⅲ型 Sabin 株　详细分析Ⅲ型 Sabin 株减毒表型是可能的，因为其神经毒力亲本株 Leon/USA37 与Ⅲ型 Sabin 株相比仅有 10 处核苷酸置换[360]。此外，从 VAPP 患者[347]和 OPV 健康服苗者[351]中分离到大量Ⅲ型 Sabin 的毒力返祖株，仅 2 处置换——IRES 的 C427U 和 VP3 区 91 位点编码丝氨酸→苯丙氨酸置换的 C2034U——似乎是减毒表型的主要决定因素（见图 49.5）[71,347,351]。第三个置换，即 VP1 区 6 位点编码异亮氨酸→苏氨酸置换的 U2493C 似乎是减毒较小的决定因素，它也可以降低Ⅲ型 Sabin 株复制的适应性[352]。细胞培养传代期间和在人类肠道复制中强烈选择 U2493C 置换[360]。

定量测定每一置换作用较为复杂的原因为：①很难测量减毒作用的较小决定因素；②一些置换对表型的影响具有多重效应；③有些 Sabin 株的表型取决于不同的置换组合；④第二位点突变能以不同方式抑制减毒表型；⑤神经毒性试验的结果可能因所选实验动物（猴或转基因鼠）或注射途径（椎管内或脑内）的不同而发生变化[358,361,362]。以下例子表明了置换的多种作用：①在 VP3 的 91 位点丝氨酸→苯丙氨酸的置换使Ⅲ型 Sabin 株在减毒同时兼具温度敏感性[363]；②在Ⅰ型 Sabin 株的 3D 聚合酶 73 位点酪氨酸→组氨

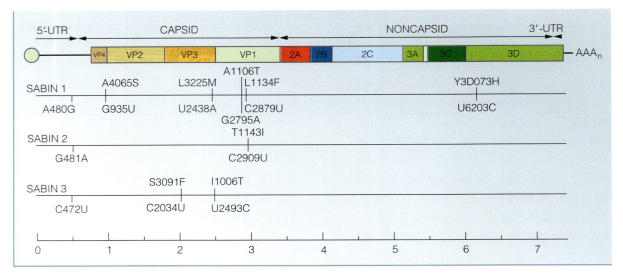

图 49.5 口服脊髓灰质炎减毒活疫苗三种 Sabin 株的主要减毒核苷酸（下方条线）及氨基酸（上方条线）置换位置。核苷酸残基的缩写：A：腺嘌呤；C：胞嘧啶；G：鸟嘌呤；U：尿嘧啶。氨基酸残基的缩写：A：丙氨酸；C：胱氨酸；F：苯丙氨酸；H：组氨酸；I：异亮氨酸；L：亮氨酸；M：甲硫氨酸；S：丝氨酸；T：苏氨酸；Y：酪氨酸。此图显示在 Sabin 株的非减毒亲代位置发生了置换。核苷酸位置从 RNA 基因组残基 1 开始用连续数字表示，氨基酸位置以病毒蛋白的缩写名（4，VP4；2，VP2；3，VP3；1，VP1；3D，3D- 聚合酶）和自每种蛋白残基 1 开始的连续数字表示。例如，在 RNA 的 935 位点，鸟嘌呤（Mahoney）→尿嘧啶（Ⅰ型 Sabin 株）置换表示为 G935U，在 VP4 的 65 位点编码的一个丙氨酸（Mahoney）→丝氨酸（Sabin Ⅰ 株）取代（A4065S）。Ⅰ型 Sabin 株的 Y3D073H 置换及Ⅲ型 Sabin 株的 S3091F 置换是温度敏感性的重要决定因素。

注：UTR：非翻译区。

资料来源：参考文献［347］、［349］、［350］、［351］和［352］。

酸的置换是温度敏感性的重要决定因素[349,364]，但对减毒所起作用很小[364]。不能用对照试验评价脊灰病毒对实验动物（病毒直接进入 CNS）的神经毒性与对人类（摄入病毒）致病性间的关系，所以两者关系仍不明确。显然，Sabin OPV 株比野生脊灰野病毒的神经毒力低几个数量级，如与脊灰野病毒循环地区麻痹型脊灰的高发病率相比，VAPP 的发病率极低[365]。

Sabin 株减毒置换有时视为破坏脊灰病毒神经毒性特异性决定因素的突变。但减毒是每个 Sabin 株的一种特异表型。相比之下，脊灰病毒的神经毒性是一种更复杂的属性。神经毒性表型的表达需要病毒自然生命周期中众多步骤的有效作用，即多个病毒基因的有效表达[55]。这些脊灰病毒基因中的任何一个表达受损均能使复制适应性减弱并产生进一步减毒的表型[314]。但这类突变株可能不适合作为活疫苗病毒的候选株。Sabin 株具有在高度多样化的脊灰野病毒循环群中未见的特异基因缺陷。病毒在人类肠道中复制时这些特异缺陷不稳定，常自然选择出有较高复制适应性的变异株。其他各种置换组合都可能产生适用于疫苗的高度减毒脊灰病毒[366]。但是，Sabin 株的减毒置换使其具有非常有益的生物学特性，使其在 20 世纪 60 年代初成为最佳候选株，作为 OPV 获得使用许可（见前文"毒株的研发"）。

Sabin 口服脊灰疫苗株减毒的功能基础

20 世纪 80 年代早期，破译 Sabin 株及其具神经毒性的亲本株（Ⅰ型及Ⅲ型）全基因组序列[64,353,360,367,368]及感染性 cDNA 脊灰病毒克隆的获得[347,354,369]，开辟了能详细分析 Sabin OPV 株减毒表型生物学机制的道路[71,370-372]。对 IRES（Ⅰ型 Sabin 株中 A480G、Ⅱ型 Sabin 株中 G481A 及Ⅲ型 Sabin 株中 C472U）区置换的分析最详细，这些置换是各 Sabin 株的重要减毒突变。这些置换发生在 5′-UTR 区 IRES 内部 RNA 二级结构（V 区茎环）的特定区域，该区域在脊灰病毒与相关肠道病毒中高度保守。在 IRES 发生的减毒置换改变了茎环结构，且在自然脊灰野病毒分离株中并未发现。健康 OPV 服苗者[370,373]、VAPP 患者[71]和环境中[145]获得的疫苗相关分离株经常发现在 IRES 恢复原始茎环结构的突变［Ⅰ型 Sabin 株：G480A（回复突变）or U525C（抑制物）；Ⅱ型 Sabin 株：A481G（回复突变）；Ⅲ型 Sabin 株：U472C（回复突变）］。这些重要的决定因素定位在 IRES[374]，即脊灰病毒多聚蛋白翻译的起始位点，提示减毒的重要方面可能涉及 Sabin 株翻译的缺陷。实际上，体外翻译实验证实降低初始翻译效率与Ⅲ型Sabin株的U472置换[375,376]和Ⅰ型Sabin株中的G480置换有关[370,371]。Sabin株与具神经毒性脊灰病毒在HeLa（Hen-rietta Lacks）细胞中的复制相似,但在成神经瘤细胞中的复制出现具有鉴别意义的减弱[377,378],这一发现进一步支持了上述观点。在成神经瘤细胞中Sabin株产量的减少与低效率的翻译有关[371,377,328]。这种翻译缺陷可能的分子学机制涉及多聚嘧啶管结合蛋白（polypyrimidine tract-binding protein,PTB）,这是一种与IRES相互作用并促进脊灰病毒翻译的细胞蛋白[379]。减毒变异在成神经瘤细胞中使PTB与IRES相互作用减弱,但在HeLa细胞中不会[379]。此外,Ⅲ型Sabin株的翻译缺陷在PTB水平高的肠道细胞中是中度的,但在PTB水平低的神经元中翻译缺陷严重。完整的鸡胚脊髓降低了PTB水平,且Ⅲ型Sabin株在神经元细胞中的翻译比其亲代株（具神经毒性的Leon株）效率低[380]。

尽管实验有力支持运动神经元翻译中的首要缺陷是引起Sabin株减毒表型主因的假说,但最近的小鼠研究向这一观点提出了挑战,研究中在神经细胞和非神经细胞中Ⅲ型Sabin株IRES的翻译同样减弱[381]。研究结果提示减毒是在内部核糖体进入后决定的,Sabin株在所有细胞中均有复制减弱的适应性,在肠道细胞内的低效复制使足量病毒侵袭脊髓和大脑前产生免疫应答[381]。

对IRES中主要减毒决定因素的研究力度空前,特别是Ⅲ型Sabin株,因为472位置换对减毒表型的影响比Ⅰ型Sabin株中480位或Ⅱ型Sabin株中481位的置换更显著。Ⅰ型和Ⅱ型Sabin株的类似研究结果通常与Ⅲ型Sabin株的研究结果相符[349,350,358]。衣壳的决定因素可通过多种途径影响减毒表型,如干扰病毒装配[363]、降低与CD155PVR的结合效率[349]或降低衣壳的稳定性[31]。应注意减毒表型是多种决定因素复合作用的结果[73]。

Sabin和其他OPV株的研发者在低神经致病性、较好的免疫原性及可接受的遗传稳定性之间尽量取得平衡[382]。由于Ⅰ型脊灰野病毒的高麻痹率及在大暴发时可以传播到广泛的区域[212,289,299,301-303,383],Ⅰ型Sabin疫苗株的高遗传稳定性尤为重要。Ⅱ型Sabin株可能回复返祖得更快,但其免疫原性非常高[63,382]且Ⅱ型脊灰野病毒的麻痹率较低[46,384]。Ⅲ型Sabin株的VAPP发生率最高,这可能是重要减毒置换的低遗传稳定性[385]、相对较低的免疫原性[386]和Ⅲ型脊灰病毒的中等麻痹率[46,384]所致。尽管如此,所有三型Sabin株通常具有非常低的致病潜力,且OPV高接种率国家中VAPP的发生率[268]比脊灰野病毒循环地区麻痹型脊灰的发病率低几个数量级。

三价疫苗的研发

血清阴性的受种者接种一剂10^5半数组织培养感染剂量（median tissue culture infective dose,$TCID_{50}$）的单价脊灰疫苗后,胃肠道病毒复制和抗体血清阳转的比例通常为80%~100%[387-391]。但是当剂量各为$10^5 TCID_{50}$的三种型别病毒混合制备成三价疫苗接种后,病毒复制及抗体的产生始终低于单价疫苗序贯接种[392-398]。这一结果可通过增加每型的剂量有所改善（$\geq 10^7 TCID_{50}$）[399,400]。此外,这些研究显示各型别效价相同的三价OPV接种后,以Ⅱ型病毒排毒占优势,且Ⅱ型抗体滴度显著高于Ⅰ型和Ⅲ型。由于Ⅱ型的干扰作用通常可以通过接种3剂或更多三价疫苗来克服,这些早期试验并没有评估增加某一型别剂量或降低其他型别剂量对三种型别血清阳转情况的影响。

1961年加拿大一项大型研究测试了三价OPV的"均衡"配方（Sabin株Ⅰ、Ⅱ及Ⅲ型效价分别为10^6、10^5和$10^{5.5} TCID_{50}$）[401]。单剂均衡配方（10∶1∶3）疫苗用于近24 000人,包括106名疫种前血清阴性者,其中103人（97%）对三种型别均产生了血清阳转。尽管可从这项研究中得出结论,即单剂OPV可能在常规接种中有足够的免疫原性,但是在加拿大的试验中只分析三种血清型均阴性的婴儿,因婴儿缺乏可干扰血清阳转的母传抗体,该结果只能代表诱导血清阳转的最好可能性。以这些结果和关岛（Guam）未发表的研究结果为基础,OPV均衡配方于1962年在加拿大、1963年在美国获得了许可。

剂量和接种途径

美国在2000年停止使用OPV以前,三价减毒活OPV含有最低$10^{5.5} TCID_{50}$Ⅰ型、$10^{4.5} TCID_{50}$Ⅱ型和$10^{5.2} TCID_{50}$Ⅲ型脊灰病毒[402,403]。但美国制造商常规生产中都超过这一最低要求,WHO一所参比实验室的评价显示美国三价疫苗Ⅰ、Ⅱ及Ⅲ型的效价水平分别为每剂$10^{6.5}$、$10^{5.4}$和$10^{6.3} TCID_{50}$（WHO未发表数据）。WHO要求疫苗中每种型别的脊灰病毒最低$TCID_{50}$值如下：Ⅰ型为$10^{5.9} \pm 0.5$,Ⅱ型为$10^{5.0} \pm 0.5$,Ⅲ型为$10^{5.7} \pm 0.5$。但由于巴西的一项评价证实三价疫苗中$10^{5.5}$（300 000）$TCID_{50}$Ⅲ型脊灰病毒的免疫原性并不能令人满意,特别是在热带国家[404],WHO全球咨询小组于1990年推荐OPV中Ⅲ型组分应增加至$10^{5.8}$（600 000）$TCID_{50}$[405]。联合国儿童基金会（UNICEF）在1992~1993年采购OPV招标期间首先采纳了这一建议。

推荐的 OPV 接种途径是口服,美国生产的(2000年 OPV 停止生产之前)单剂滴注剂型疫苗为 0.5ml,直接滴入口腔[406];许多美国以外制造商生产的多剂 OPV 瓶装疫苗则需滴入二滴(约 0.1ml)[407]。20 世纪 60 年代早期一些生产商将 OPV 制入糖丸内,但目前仅中国生产 OPV 糖丸疫苗,接种前糖丸必须用水磨碎混合后服用。

生产商

世界上有至少 10 家生产商用 Sabin 疫苗种子株生产 OPV (表 49.10),包括比利时、中国(2 家)、法国、印度尼西亚、伊朗、日本、墨西哥、俄罗斯和越南的生

表 49.10 2016 年口服脊灰疫苗生产商和分装商[a]

			许可产品(预审合格)				
	地点	细胞培养基质[b]	tOPV[d]	mOPV1	mOPV2	mOPV3	bOPV
生产商							
Sanofi Pasteur(赛诺菲巴斯德公司)	法国里昂	**Vero 细胞**	是(是)	是(是)	是(是)	是(是)	是(是)
北京生物制品研究所	中国北京	人二倍体细胞 2BS	是	否	否	否	是
Bio Farma	印度尼西亚万隆	PMK 细胞	是(是)	是(是)	否	是(是)	是(是)
Birmex (Instituto Nacional de Virologia)	墨西哥墨西哥城	Vero 细胞	是	否	否	否	否
Chumakov Institute(脊髓灰质炎和病毒脑炎研究所)	俄罗斯莫斯科	PMK 细胞	是	否	否	否	否
GlaxoSmithKline(葛兰素史克公司)	比利时 Rixensart	MRC-5 细胞	是(是)	是(是)	是(是)	是(是)	是(是)
脊髓灰质炎疫苗研究生产中心(POLIOVAC)	越南河内	PMK 细胞	是	否	否	否	否
日本脊髓灰质炎研究所(JORI)	日本东京	PMK 细胞	是	否	否	否	否
昆明医学科学研究所	中国昆明	PMK 细胞	是	否	否	否	是
Razi Institute(疫苗及血清研究所)	伊朗 Hessarak	MRC-5 细胞	是	否	否	否	是
分装商(进口原液)							
Bio-Manguinho	巴西	—	是	否	否	否	否
VACSERA	埃及开罗	—	是	否	否	否	否
Bharat Biotech	印度海得拉巴	—	是(是)	是(是)	否	是(是)	是(是)
BIBCOL	印度 Uttar Pradesh	—	是	否	否	否	否
BIO-MED	印度新德里	—	是	否	否	否	否
HBPLC-Haffkine	印度孟买	—	是(是)	是(是)	否	是(是)	是(是)
Panacea Biotech+	印度新德里	—	是	是	是	是	是
印度血清研究所	印度浦那	—	是(是)[c]	否	否	否	是(是)[c]
National Institute of Health(国立卫生研究院)	巴基斯坦伊斯兰堡	—	是	否	否	否	否
Government Pharmaceutical Organization(政府制药组织)	泰国曼谷	—	是	否	否	否	否

[a] 自 2007 年起,5 个生产商终止生产:意大利 Siena 的 Novartis(ex Chiron);德国 Marburg 的 Chiron Behringwerke;英格兰利物浦的 Evans Medical Ltd,Medeva-Speke;塞尔维亚贝尔格莱德的 TORLAK;纽约珍珠河的 Wyeth-Lederle Vaccines and Pediatrics。黑体指的是 WHO 代表全球消灭脊灰行动为联合国儿童基金会采购的预审合格产品。
[b] 对于分装商,细胞培养基取决于疫苗原液供应商。
[c] 仅许可出口。
[d] 这些生产商目前已不再生产或分装 tOPV。

注:bOPV:二价口服脊灰病毒疫苗;mOPV:单价口服脊灰病毒疫苗;tOPV:三价口服脊灰病毒疫苗。

产商。此外，巴西、埃及、印度（数家公司）、巴基斯坦和泰国也有分装初级生产商所产OPV原液的能力。

多数生产商用WHO提供的Ⅰ型和Ⅱ型主种子株（SO+1，也就是最初的Sabin株加传1代），传代不多于2代。所用的Ⅲ型种子株变化较大，多数生产商现在使用Pfizer RNA衍生的种子株（SOR+1）。中国一家生产商使用的Ⅲ型种子株Zhong Ⅲ株，根据寡核苷酸指纹图谱证明是从Sabin Ⅲ型株间接衍生而来的[408]。至少各有一家厂商将Vero细胞和人二倍体细胞用于培养疫苗病毒；其他厂商继续使用原代猴肾细胞。建议用于培养的细胞应取自饲养的猴，像所用的细胞培养物一样，猴群应没有外源病毒及其他病原体的污染。

现有制剂（包括联合疫苗）

尽管20世纪60年代初期广泛使用三种血清型脊灰病毒单价OPV疫苗（mOPV），但1963年美国和其他国家开始用三价OPV疫苗代替单价疫苗。直到90年代初，匈牙利仍用三种型别单价OPV序贯接种[409]，南非在常规免疫接种活动中仍使用单价Ⅰ型OPV（mOPV1）[410]。尽管在60年代初广泛使用单价配方OPV，但2004年已不再批准使用。为了提高发展中国家OPV的免疫原性，2004年消灭脊灰专家咨询委员会，即当时的全球消灭脊灰行动首席技术监督委员会建议快速研发并大规模使用Ⅰ型单价OPV[411]。目前，6家生产商和分装商（分装商完成生产商OPV原液产品的混合、分装及发放）获得监管机构批准提供单价Ⅰ型OPV，它们是Bharat Biotech International Ltd、Bio Farma、GlaxoSmithKline、Haffkine、Panacea Biotec Ltd和Sanofi Pasteur公司。3家生产商和分装商开发并获得批准提供单价Ⅲ型OPV疫苗，它们是Bharat Biotech International Ltd、GlaxoSmithKline、Sanofi Pasteur和Panacea Biotec Ltd公司。3家公司（Panacea Biotec Ltd、GlaxoSmithKline和Sanofi Pasteur公司）具有单价Ⅱ型OPV疫苗的生产许可。除了用于加速消灭脊灰，这些单价OPV疫苗也将成为脊灰消灭后控制潜在暴发的储备疫苗[391]。随着Ⅱ型野生脊灰病毒即将消除（1999年实现了消除），1997年首次提出使用二价OPV疫苗（bOPV，Ⅰ型和Ⅲ型）[412-414]。但同样在1997年，一种阻碍bOPV疫苗获得许可的监管主张延迟了许可进程，直到2005年再次通过mOPV疫苗许可。共有10家生产商和分装商生产bOPV（表49.10）。bOPV通过许可后用于48个国家的补充免疫活动，2009—2014年期间使用超过50亿剂次。2016年4月单价OPV退市后，bOPV与IPV共同成为常规免疫使用的疫苗（见后文"常规免疫"）。单价、二价和三价OPV均有多剂量装（每瓶10、20或50剂次），三价OPV也有单剂包装。尚无含OPV组分的联合疫苗获得许可。

疫苗成分（包括抗生素和防腐剂）

细胞生长培养基由Eagle氏基础培养基组成，其成分包括Eagle氏平衡盐溶液、氨基酸、抗生素和牛血清。细胞长成后，换以含接种病毒的新鲜无牛血清培养基。最终疫苗用通常含稳定剂的细胞维持培养基稀释。每剂疫苗可能含痕量青霉素、新霉素、多黏菌素和链霉素（见"禁忌证和注意事项"）及氯化镁或糖（蔗糖和山梨醇）。疫苗含有酚红作为pH指示剂。

疫苗稳定性

任何批次疫苗（无论三价、单价或二价OPV）签发之前，都必须进行检定并符合国家监管机构的要求。如为UNICEF采购疫苗，还要符合WHO对生产、安全性和效价的要求。因为OPV是一种活病毒疫苗且很不稳定，只能在低温条件下储存（冷冻）。WHO定义的OPV热稳定性为三价疫苗中的每一株在暴露于37℃ 2天后滴度损失均应小于$0.5\log_{10}$[415]。此外为保持其效价，目前的规则要求疫苗必须冷冻储存及运输，且解冻后必须置10℃以下冰箱中保存不超过30天，超过该时间的疫苗必须废弃。

20世纪60年代初发现，如果肠道病毒中加入摩尔浓度的氯化镁[416]，即使加热到50℃仍有感染性，这一特性仍用于对病毒的识别与鉴定。这一发现很快应用于实验室[417]及现场使用的活疫苗[94]，使用稳定剂的疫苗可有效遏制Ⅰ型和Ⅲ型脊灰暴发[418]。在实验室研究中，加入稳定剂氯化镁的OPV[419]在-20℃长期贮存中，病毒滴度几乎不降低，其预测半衰期是92年。同时发现用氯化镁作为稳定剂的疫苗在冷热条件交替变化九轮后，效价仍没有显著降低。蔗糖和山梨醇也用作稳定剂，但效果较差，特别是在高温条件下[406]。一家生产商使用浓缩的磷酸盐缓冲液——乳清蛋白水解液——作为稳定剂，它在4℃时作用良好，但需要更多的数据以了解其在较高温度现场中的效果。最近发现氧化氘与氯化镁共同作用提高热稳定性[420]，但是目前使用的OPV均不含氧化氘。

1996年UNICEF购买的所有OPV都使用了单独的疫苗瓶温度标签（vaccine vial monitors，VVM）[421]。VVMs在热暴露下会变色，其潜在优势在于：①在一天的接种工作结束后不用废弃未用完的开启疫苗；②降低了至少30%的疫苗损耗率；③疫苗可脱离冷链带到偏远地区；④最重要的是保健工作者在边远接种场所还能确保疫苗的效力[421]。

发放 OPV 许可的监管要求

国家控制或管理机构，如美国食品药品管理局、英国国家生物标准和检定研究所以及其他国家类似的管理机构，对生产商提供关于 OPV 生产及审批指南[402]。此外，生产商必须遵守 WHO 提供的相关规则才能参与 UNICEF 的疫苗招标采购。WHO 的规则包括三部分：①生产要求；②国家检定要求；③用原代猴肾细胞生产脊灰疫苗（口服）的要求。此外，脊灰疫苗（口服）的生产规程概述列于该文件的附录 7[415,422]。

因猴体神经毒性试验不一定总能预测到疫苗株在现场条件下用于人体后的实际变化（即神经毒性返祖及潜在的流行传播）[423]，WHO 建议所有候选疫苗株在批准前应通过大规模现场试验评价。1962 年，前捷克斯洛伐克布拉格血清和疫苗研究所开发了一个新型Ⅲ型脊灰病毒疫苗株，即 USOL-D bac 株[424]。接种Ⅲ型 Sabin 株后从粪便中分离到的病毒，其神经毒性比 USOL-D bac 的相应变异株更高。另外，这种疫苗株病毒通过了所有猴体神经毒性试验，且显示比Ⅲ型 Sabin 株更安全。1968 年，波兰在实施了Ⅲ型 Sabin 株和 USOL-D bac 株小型疫苗试验 4 个月后，发生了由Ⅲ型脊灰病毒引起的广泛脊灰暴发[425]。随后的分子研究显示该次暴发是由 USOL-D bac 疫苗株引起的[408,426,427]。这次事件表明仅仅进行猴体神经毒性试验不足以保证疫苗的安全性。美国的数据也支持这一结论。以猴神经毒性试验为基础，对 1964~1983 年间用Ⅲ型 Sabin 株病毒生产的超过 80 个批次的疫苗进行了关于神经毒性信息的回顾调查[428]，结果表明Ⅲ型 OPV（如果有区别）的神经毒性弱于Ⅰ型 OPV。但现场使用Ⅲ型 OPV 发生疫苗相关麻痹型脊灰的概率比Ⅰ型 OPV 高[428]。1991 年的一次会议中讨论了过去 40 年中脊灰病毒减毒的分子机制及神经毒性试验的经验[429]。

疫苗种子株的遗传稳定性

由于 RNA 病毒基因组的突变率比 DNA 病毒基因组高多个数量级[430,431]，所以 RNA 病毒活疫苗的研发、制造及使用面临特殊的挑战。这种高突变性的根本原因在于病毒的 RNA-依赖 RNA 聚合酶（复制酶）缺少与 DNA 病毒及细胞中 DNA 聚合酶相关的校对机制[432,433]。因为有害突变掺入的可能性随着基因组长度的增加而增加[431]，病毒性 RNA 聚合酶缺乏校对机制限制了 RNA 病毒基因组的长度。RNA 病毒种群以"准种"群，即"主"序列平均的异质变异序列的集合群的形式存在[434,435]。因准种群中可能已存在对新环境有较高遗传适应性的变异株，准种群在环境条件压力下能快速进化[434]。

上述考虑一般与脊灰病毒种群相关[435,436]，特别是与 OPV 制剂相关[385,437]。OPV 制剂已经显示为准种群，关键性减毒的 5'-UTR 区返祖突变株大约占种群的 0.1%[385,437]。OPV 在生产中毒株大规模增殖时，用于选择 OPV 减毒株的生物学压力[359]可能出现部分逆转。严格 OPV 的培养及后期检验规定在设计上能限制神经毒性增强变异株的富集，并保证产品有一致的高安全性[438]。为了限制这种变异株的富集，采取了几项关键措施：①采用利于维持减毒变异株的细胞基质；②限制 OPV 起始种子株的生产传代次数；③从 OPV 毒种储备中再选择低神经毒性克隆；④在适宜温度下（约 34℃）进行 OPV 的生产培养以利保持 OPV 的温度敏感性表型。

每个 Sabin OPV 种子株的主序列在大肠杆菌中作为感染性 cDNA 质粒被无限期保存[439]，且 OPV 制剂的准种群通过聚合酶链反应工程得到保存[440]。因复制质粒序列的细菌 DNA 聚合酶具有高保真校对机制，包含在重组质粒中的脊灰病毒序列具遗传稳定性。但因催化转录的 RNA 聚合酶缺乏校对机制，重组 DNA 质粒体外 RNA 转录的产物不具有遗传均一性。在转录过程中因为没有降低减毒变异基因组的生物选择，用于转染培养细胞的 RNA 遗传学和生物学属性更均一。尽管如此，进一步测序显示当 OPV 株再次在细胞培养物中增殖时，病毒准种群内微小序列变异的分布可能随机波动[436,437]。细胞培养基质的选择及生产环境可以尽量减少对神经毒性变异株的选择[441]。然而最激烈的选择发生在儿童接种 OPV 时，对突变体的快速选择及重组都会导致排毒，增加神经毒性和传染性潜在风险（见后文"疫苗衍生的脊灰病毒"）[71,294]。对 OPV 和其他 RNA 活疫苗基因不稳定性的深入了解促使近期研发更具遗传稳定性的 OPV 株（见"新口服脊灰疫苗株"）[435,441-444]。

新口服脊灰疫苗株

OPV 获得许可后很快意识到 VAPP 的出现[445]，促使人们研发更具遗传稳定性的 OPV 株，特别是Ⅲ型[424]。但与一项未充分隔离的Ⅲ型 OPV 株现场临床试验相关的脊灰大暴发阻碍了通过传统方法进一步研发新型 OPV 株的努力[427]。随着对减毒 Sabin OPV 株遗传基础的深入了解[361]，人们对改进 OPV 株的遗传稳定性产生了新的兴趣。Nomoto 及其同事们[382]将Ⅱ型和Ⅲ型Sabin株的衣壳区插入置换率更高的和更稳定的Ⅰ型Sabin株的遗传背景[446],构建了嵌合株,并通过在5′-UTR的IRES区中引入缺失,提高了Ⅰ型Sabin株的减毒水平[447]。Agol及其助手也通过IRES序列改变,构建了减毒水平更高的毒株[448];Gromeier及其助手通过用人Ⅱ型鼻病毒同源IRES序列替代具神经毒性的Mahoney株的IRES,从而对该株进行减毒[374]。Macadam及其助手将几处突变引入在Ⅲ型Sabin株的IRES,使Ⅲ型、Ⅰ型和Ⅱ型株具有更高的基因及表型稳定性,在此过程中原有的Sabin株5′-UTR序列被工程同系物替代[449]。

随着cVDPV暴发的发生率上升以及对iVDPV感染延长的认识,人们对更稳定的OPV株的兴趣也在增加(见后文"疫苗衍生的脊灰病毒")[136,450]。但通过与密切相关的非脊灰肠道病毒的重组,观察到VDPV的5′-UTR中重要的减毒决定因素常会缺失[136,450],这需要新方法以减少cVDPV出现的频次,特别是Ⅱ型。比尔和梅琳达盖茨基金会(Bill & Melinda Gates Foundation)资助的由5个研究实验室组成的联合体已经探寻研发一种基因稳定的新Ⅱ型OPV株,该毒株可能用于OPV的应急储备(见"新脊灰的最后阶段")。联合体已经采用了一些研究方法:①进一步将IRES工程化,以稳定减毒表型[441];②将顺式作用复制元件(cis-acting replicatin element, cre)从2C非衣壳区到5′-UTR进行重新定位(减少重组)[451];③在同义衣壳区密码子内或之间编入额外的CPG和UPA二核苷酸(密码子去优化或CpG/UpA去抑制;针对衣壳区序列限定重组的表型效应)[442,443,452,453];④3D聚合酶中插入氨基酸置换,以增加复制的保真性并降低重组频率[444]。脊灰病毒基因组的模型特性正如自然重组[66,136]和工程化嵌合体[374,441,446]特性所示一样,允许构建高度减毒且遗传稳定的毒株,并准备用于临床评估。

接种效果

免疫应答

接种OPV与自然暴露于脊灰病毒类似,引发复杂的过程,最终产生即体液(全身)免疫和黏膜(局部)免疫。Ogra和Karzon[235]详细分析了免疫应答的动力学规律。IgM抗体产生最早,感染后1~3天便可检出,2~3个月后消失。在同一时期IgG抗体增加,最终成为主导性的持久抗体,可持续终生[187]。图49.6显示了OPV与IPV血清和分泌型抗体应答的动态过程的比较[235]。与服用OPV相关的鼻及十二指肠IgA

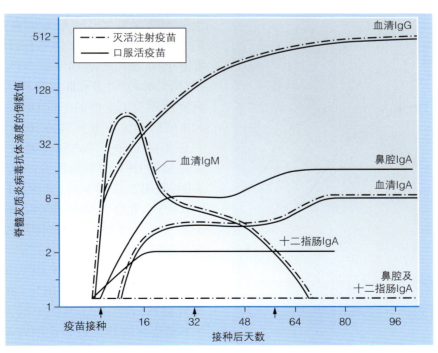

图49.6 口服脊髓灰质炎减毒活疫苗(OPV)及肌内注射脊髓灰质炎灭活疫苗(IPV)后的血清及分泌抗体应答。
注:Ig:免疫球蛋白。
资料来源:OGRA PL, FISHAUT M, GALLAGHER MR. Viral vaccination via the mucosal routes. Rev Infect Dis, 1980, 2:352-369.

广泛应答非常明显。体液免疫应答并不完全是血清型特异的[188,455],可观察到某种程度的交叉保护(异型交叉反应)。先前存在的Ⅱ型脊灰病毒抗体可减小暴露于Ⅰ型脊灰病毒后发生麻痹型脊灰的风险[456]。尽管细胞毒性T细胞应答可导致脊灰病毒感染CNS的特征性炎症和细胞坏死,但细胞介导免疫对脊灰病毒暴露的意义尚待明确[457]。

服用Ⅱ型OPV后病毒血症非常普遍。免疫后2~5天血清内会出现游离病毒,之后几天也能检出与抗体结合的病毒[458,459]。血清中的结合病毒可通过酸处理检出,酸处理可以使抗体失去活性,释放活性病毒。

大部分脊灰易感婴儿(70%~90%)在接种OPV后会排出脊灰病毒。1960年冬天在休斯敦进行的一项研究报道,在服用单价脊灰疫苗后,72%、88%和75%的0~6月龄婴儿分别排出同源的Ⅰ、Ⅱ和Ⅲ型脊灰病毒(图49.7)[460]。同一研究显示,接种过疫苗儿童的家庭内或家庭外接触者二次暴露于排出的脊灰病毒后,相应地也能从粪便中排出病毒。2型单价OPV免疫的婴儿在免疫后1周排出同源病毒比例最高,家庭接触者在第2周排毒占比最大,非家庭成员接触者第4周排毒人数最多(图49.8)。

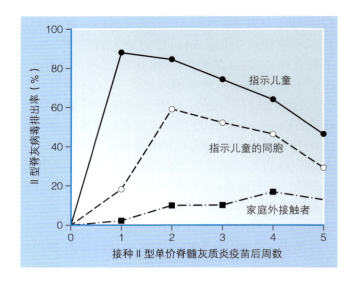

图49.8 指示儿童及其5岁以下兄弟姐妹和家庭外接触者在指示儿童接种Ⅱ型单价疫苗后同型病毒的周排出率
资料来源:BENYESH-MELNICK M, MELNICK JL, RAWLS WE, et al. Studies on the immunogenicity, communicability, and genetic stability of oral poliovaccine administered during the winter. Am J Epidemiol, 1967, 86: 112-136.

在工业化国家完成初次3剂OPV的基础免疫后,95%或更多的受种者对所有3型脊灰病毒均发生血清阳转并保持长期免疫力。在美国进行的一项临床试验中,服用单剂次OPV后,受种者中Ⅰ型脊灰病毒血清阳转率为39%,Ⅱ型为84%,Ⅲ型为71%[461];服用2剂OPV后,血清阳转率为:Ⅰ型92%、Ⅱ型100%、Ⅲ型96%;服用3剂OPV后,97%产生Ⅰ型脊灰病毒抗体,100%产生Ⅱ和Ⅲ型脊灰病毒抗体[461]。这一研究使用美国生产的三价OPV疫苗,其配方中Ⅰ、Ⅱ和Ⅲ型病毒量至少分别为$10^{5.5}$、$10^{4.5}$和$10^{5.2}$ $TCID_{50}$,并证实是1959—1962年开展的为血清阴性婴儿及儿童接种OPV的早期研究结果。这些早期的研究表明:服用2剂OPV后,受种者Ⅰ型抗体的阳转率为90%~93%,Ⅱ型为99%~100%,Ⅲ型为76%~98%;服用第3剂后,Ⅰ型和Ⅱ型抗体阳转率均为100%,Ⅲ型抗体阳转率为87%~100%[316,334-336,462]。

但是在发展中国家,OPV显示出较低的免疫原性。一项关于发展中国家OPV免疫原性的全面调查显示,在服用3剂OPV后,参与儿童中Ⅰ型、Ⅱ型和Ⅲ型抗体的加权平均阳转率分别仅为73%(范围36%~99%)、90%(范围77%~100%)和70%(范围40%~99%)(表49.11)[254]。在这项调查后进行的对照研究[254]证实,在发展中国家OPV的免疫原性的确较低,尤其是Ⅲ型脊灰病毒[463-465]。若干假设试图解释OPV在工业化国家和发展中国家的不同表现,

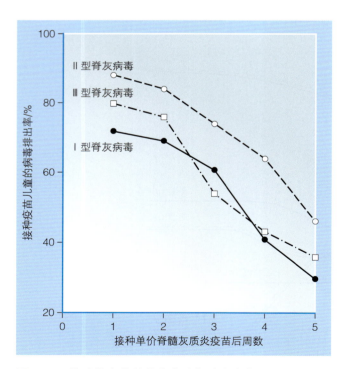

图49.7 指示儿童接种单价脊髓灰质炎疫苗后各周同型病毒的排出率
资料来源:BENYESH-MELNICK M, MELNICK JL, RAWLS WE, et al. Studies on the immunogenicity, communicability, and genetic stability of oral poliovaccine administered during the winter. Am J Epidemiol, 1967, 86: 112-136.

表49.11 发展中国家接种3剂口服脊灰疫苗(OPV)后血清阳转/血清流行情况

国家	指示血清型中和抗体阳性率			首剂年龄/月	每剂间隔/月	研究人数	最低抗体稀释度[a]	疫苗配方[b]
	Ⅰ型	Ⅱ型	Ⅲ型					
泰国	69	95	69	3	1.5	92	1:4	2:2:2
泰国	90	100	100	3	1.5	82	1:4	5:1:2
墨西哥	75	93	59	6	1	75	NA	3:3:3
印度	61	77	40	3	1	74	1:10	4:4:4
南非	85	96	90	2	1.5	956	1:10	4:2:2
伊朗	77	77	60	2	1	354	1:10	5:1:3
伊朗	91	92	77	2	1	595	1:10	5:1:3
南非	86	96	75	0	1.5	176	1:8	6:2:3
中国	99	98	99	0	3	100	1:4	10:1:3
斯里兰卡	97	98	98	3	2	65	1:8	10:1:3
以色列	95	98	93	2	1.5	121	1:10	10:1:3
肯尼亚	92	98	90	2	2	45	1:8	10:1:3
巴西	91	98	94	2	2	75	1:5	10:1:3
南非	87	95	90	3	1	77	1:10	10:1:3
印度	86	84	62	3	1.5	158	1:4	10:1:3
马里	82	90	76	2	2	118	1:8	10:1:3
冈比亚	81	95	56	2	1	182	1:10	10:1:3
巴西	80	95	56	2	>2	161	1:8	10:1:3
印度	73	87	63	0	1	139	1:8	10:1:3
印度	72	88	79	1.5	1	86	1:8	10:1:3
斯里兰卡	69	91	78	2	2	68	1:4	10:1:3
印度	66	95	72	1.5	1	61	1:8	10:1:3
肯尼亚	63	92	60	6	2	65	1:8	10:1:3
印度	63	75	68	2	1	71	1:10	10:1:3
印度	58	92	83	3	1	78	1:10	10:1:3
巴西	55	71	65	3	1.5	30	1:8	10:1:3
尼日利亚	48	92	52	2	1.5	56	1:8	10:1:3
印度	47	75	59	3	1.5	50	1:16	10:1:3
肯尼亚	44	77	60	6	2	31	1:8	10:1:3
印度	40	75	51	2	2	87	1:8	10:1:3
加纳	36	73	61	3	6	75	1:8	10:1:3
摩洛哥	89	95	74	2	1	122	1:10	20:2:13
加权平均值	73	90	70					

[a] 检测的最低抗体稀释度。
[b] Ⅰ型、Ⅱ型和Ⅲ型效价比。

资料来源:PATRIARCA PA, WRIGHT PF, JOHN TF. Factors affecting the immunogenicity of oral poliovirus vaccine in developing countries: review. Rev Infect Dis, 1991, 13:926-939.

包括同时感染其他肠道病毒或腹泻引起的干扰,这两种情况在发展中国家比较普遍[463-466]。近期测试了2种低免疫原性的假设,但无法证实:①在巴基斯坦锌缺乏[467];②在孟加拉对抗胃酸缓冲不足[468]。同时巴基斯坦的另一项研究证实,在弥补慢性营养不良婴儿的免疫原性差距方面,1剂IPV比1剂OPV更有效。此外,可能存在未知的非特异性因素;且初乳中含有分泌型IgA可以影响血清阳转[470-472]。母传抗体水平高的儿童血清阳转率较低。

发展中国家新生儿中母传抗体比发达国家新生儿高[461,463],同时婴儿更早(出生以及6、10、14周龄)接种OPV,母传抗体影响疫苗病毒复制,因此对血清阳转的影响更加明显[254]。增加OPV效价可以改善目前配方的局限性[465,473];在常规免疫或大规模免疫活动中增加OPV接种剂次也可以获得同样的效果[122]。

单价或二价OPV可以克服一些三价OPV的局限性,包括三型Sabin株之间的相互干扰。因为三价OPV中Ⅱ型组分的免疫原性明显强于其他组分,受种者通常首先发生Ⅱ型血清阳转(因为Ⅱ型对Ⅰ型和Ⅲ型血清阳转有干扰)。相反,单价疫苗可以根据规划需求得到所要求的型特异性免疫应答。在发达国家和发展中国家,单价OPV均表现出比三价OPV有更强的诱导型特异性免疫应答的免疫原性。全面回顾使用单价OPV的经验表明,在发达国家,服用单剂后Ⅰ型疫苗后,脊灰抗体血清阳转率中位数为95%(范围90%~100%),Ⅱ型为98%(83%~100%),Ⅲ型为94%(70%~100%)。在发展中国家,使用一剂单价OPV后血清阳转率的中位数值较低,Ⅰ型为81%(53%~89%),Ⅱ型为89%(77%~93%),Ⅲ型为72%(52%~80%)[391]。关于OPV免疫原性的明显差异在热带发展中国家也有记载,范围从很低(如印度北部)到很高(如印度尼西亚)不等[474,475]。

2005—2009年,单价OPV成为在脊灰地方性流行或暴发流行地区,包括近期有野生病毒输入的无脊灰国家补充免疫活动的备选疫苗。这些疫苗中绝大部分是按计划需要用以控制Ⅰ型脊灰野病毒的单价Ⅰ型OPV疫苗(mOPV1)。在此期间共使用了超过10亿剂次的mOPV1。最近的一项病例对照研究报道,mOPV1的效力约为三价OPV中Ⅰ型组分的3倍[474]。在疾病最难控制的印度Uttar Pradesh西部地区,mOPV1的大规模使用实际上消灭了Ⅰ型脊灰野病毒。单价Ⅲ型OPV(mOPV3)选择性地用于Ⅲ型脊灰野病毒输入或有地方性流行的地区。三价OPV中Ⅱ型组分的免疫原性最高[476],但单价Ⅱ型OPV(mOPV2)可能最终用于控制OPV停用前后由疫苗衍生性Ⅱ型循环病毒(cVDPV)引起的脊灰暴发。印度的一项临床试验证实,二价OPV的免疫原性高于三价OPV中的Ⅰ型和Ⅲ型,且不次于相应的单价OPV。接种2剂次的单价、二价和三价OPV,Ⅰ型抗体累积血清阳转率分别为90%、86%和63%,Ⅲ型的分别为84%、74%和52%[476]。2010年,距最后一次发现Ⅱ型脊灰野病毒已超过10年[477],二价OPV(Ⅰ型和Ⅲ型)已成为消除脊灰野病毒剩作传播链的选择[478]。最近一项关于bOPV的研究证实了这些发现,同时也报告了相似的免疫原性,无论各剂次间隔时间较短(2周)还是采用标准间隔[479]。bOPV的主要优势在于可以同时提高Ⅰ型和Ⅲ型脊灰的个体和群体免疫力,与mOPV相比免疫原性没有任何严重损失。2009—2014年期间,超过50亿剂bOPV被用于全球消灭脊灰行动。

黏膜免疫

肠道黏膜免疫主要由脊灰活病毒暴露后在局部产生的分泌型IgA介导,通过接种单价或三价OPV后阻断咽部和肠道的病毒复制及排毒情况[335,336]或直接测定粪便或咽拭子标本中的分泌性IgA来衡量[480,481]。服苗后,与未免疫儿童相比,受种者排毒时间更短,排出病毒的滴度更低(表49.12)[482]。可直接检测粪便、唾液和母乳中的分泌型IgA,以评估黏膜免疫力。这些方法很难实施,需要繁琐的标准化工作,因而很少使用。尽管黏膜免疫水平似乎与同源体液抗体滴度密切相关[484],滴度越低,越有可能排出疫苗株病毒,但黏膜免疫力即使在血清抗体水平很低的情况下也可存在[337,483]。一项研究报道:黏膜免疫可能有株特异性,且一个脊灰病毒疫苗株诱导的黏膜免疫可能不会诱导抗其他株的黏膜免疫[485]。根据测量受种者排毒的比例或排毒时间长短可以发现,IPV诱导的肠道黏膜免疫比OPV诱导的黏膜免疫抗感染的效果差。但发达国家的高免疫人群中,这些差异在减少。野毒扩散中的临床重要性并不是很清楚,原因在于:与未接种疫苗比,接种IPV使排毒减少,且咽部扩散可能在发达国家更为重要,而IPV可诱发咽部免疫[486,487]。根据发达国家的疫苗病毒激发黏膜免疫研究结果,IPV和OPV诱发同等程度的咽部黏膜免疫[488]。相反,在发展中国家,由于卫生设施不足,肠道病毒更可能通过粪-口传播,与IPV相比,OPV能诱发较强的黏膜免疫(肠道免疫),因此OPV在减少脊灰病毒循环方面有很大优势。印度最近的一项研究表明,有多剂OPV接种史的婴儿和儿童中,IPV与OPV相比可以更有效地提高黏膜免疫力[489]。分泌型IgA在

表49.12 受种者（OPV或IPV）、自然免疫及易感儿童的肠道免疫力

研究组	排毒比例	排毒平均时间/d	排毒的平均滴度（log $TCID_{50}$）	排毒指数/100万[a]	参比值
易感的对照组	0.80	20.4	5.15	2.305	95
IPV接种组	0.74	12.3	4.11	0.117 3	99
OPV接种组	0.37	4.6	2.18	0.000 22	99
自然免疫组	0.37	5.4	2.03	0.000 22	99

[a] 排毒指数是指Ⅰ型病毒排毒儿童比例 × 平均排毒天数 × 排毒滴度。

注：IPV：灭活脊髓灰质炎病毒疫苗；OPV：口服脊髓灰质炎病毒疫苗；$TCID_{50}$：半数组织培养感染剂量。

资料来源：FINE PE, CARNEIRO IA. Transmissibility and persistence of oral polio vaccine viruses: implications for the global poliomyelitis initiative. Am J Epidemiol, 1999, 150: 1001-1021; Global Programme for Vaccines and Immunization. Report of the Second Meeting of the Global Commission for the Certification of the Eradication of Poliomyelitis, Geneva, 1 May 1997. Geneva, Switzerland: World Health Organization; 1998; and Ghendon YU, Sanakoyeva Ⅱ. Comparison of resistance of the intestinal tract to poliomyelitis vaccine (Sabin's strains) in persons after naturally and experimentally acquired immunity. Acta Virol, 1961, 5: 265-273.

抵抗脊灰病毒感染方面起重要作用[235,488,490]，且现有证据均表明，OPV接种后的免疫应答（或用IPV对以前接种过OPV的婴儿进行加强免疫）与脊灰野病毒感染后的情况类似。

关于黏膜免疫持久性的研究数据较少。尚无有关发展中国家脊灰病毒黏膜免疫持续时间的资料。一些研究评价了服用OPV数年后抗口服疫苗病毒攻击的能力。一项研究报道儿童在接种疫苗10年后，只要血清抗体滴度高于1:8，就能完全抵抗肠道感染[484]。另一项在体液抗体与抗排毒关系方面的研究报道了类似发现[491]。印度一项研究报道接种过多剂次OPV的健康人，接触脊灰病例后仍可感染并排出脊灰野病毒，尽管这种情况的发生率相对较低（<1%）[481]。如果已知暴露，如在疫苗临床试验中，接种bOPV后多达50%的10岁儿童可以排出脊灰病毒[489]。此外，印度的另一项研究显示肠道黏膜免疫相对较短暂（6个月内）[492]。没有脊灰病毒分泌型IgA持久性的数据。近来Wright等研究证实，粪便中和抗体与接种后脊灰病毒排毒相关[492a]。这提供了不依赖脊灰病毒攻击而评估黏膜免疫的潜在途径。但是参考其他肠道病毒（ECHO病毒6型）诱发的黏膜免疫可获得某些启发。一项评价咽与肠道抗ECHO病毒6型分泌型IgA滴度衰减的研究报告，在4年的随访期中滴度未下降[493]，但是ECHO病毒6型或其他肠道病毒在此期间发挥了加强免疫作用的可能性不能排除。

脊灰病毒摄入后，病毒接触胰酶等蛋白水解酶，可能改变病毒抗原[490]。接种OPV后的分泌型抗体和体液抗体应答包括抗胰酶裂解产生的新抗原的应答。这些新抗原在IPV免疫中不会出现，因而IPV产生的免疫应答更具局限性[494]。

OPV有效性证据

20世纪50年代后期以来积累了大量证实OPV预防麻痹病有效性的经验和科学证据。前苏联首先使用OPV[495-497]，其疫苗开发经验帮助很多国家迅速控制或消灭了脊灰。OPV有效性最突出的例证是全球消灭脊灰行动取得的成就[39]，包括在西半球、WHO西太区、欧洲区和东南亚区，这些地区分别于1994年、2000年、2002年及2014年由地区证实委员会证实了已无脊灰野病毒[498-501]。

OPV遏制了脊灰流行并显著降低了脊灰发病率，且经常消除预期中的脊灰病例季节性上升的流行模式[49,267,271,418,497,502-510]。20世纪90年代进行了两种疫苗有效性的研究[255,511]，在阿曼的研究估算3剂OPV预防麻痹性疾病的有效率约为90%[255]。许多早期小型及大规模试验的证据已列入相关会议报告中[335,336]。

OPV感染接种对象接触者的能力（即"接触传播"）及"间接接种"这些接触者使其能抵抗脊灰的作用，被认为是OPV相比IPV的另一优势。在工业化国家和发展中国家，OPV疫苗病毒的传播均已被前瞻性病毒学和血清学研究所证实[460,464,512-515]。血清学调查显示，抗体阳性人群所占比例明显高于预期经接种或脊灰野病毒循环获得抗体的人群。喀麦隆Yaoundé地区使用OPV后，尽管12~13月龄儿童中仅35%接种了3剂OPV，但是麻痹型脊灰的发病率下降了85%[271]。阿曼接种IPV的婴儿中，血清阳转率显著高于同期国内其他地区参加OPV大规模免疫活动的儿童（图49.9）[464]。美国市内未接种儿童血清学调查也证实了有高比例的儿童间接暴露于疫苗病毒（图49.10）[514]。英国进行的一项研究中，婴儿在2月龄接种一剂IPV，在随后的1个月至接种任何

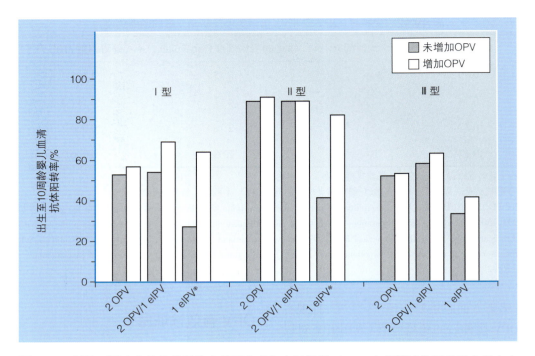

图49.9 阿曼不同疫苗接种状况的未暴露儿童与次级暴露于OPV大规模接种活动的儿童自出生至10周龄时的Ⅰ、Ⅱ及Ⅲ型脊髓灰质炎病毒血清抗体阳转率。

注：eIPV：效力增强的灭活脊髓灰质炎疫苗。

*$P<0.05$

资料来源：World Health Organization Collaborative Study Group on Oral and Inactivated Poliovirus Vaccines. Combined immunization of infants with oral and inactivated poliovirus vaccines: results of a randomized trial in The Gambia, Oman, and Thailand. J Infect Dis, 1997, 175 (Suppl 1): S215-S227.

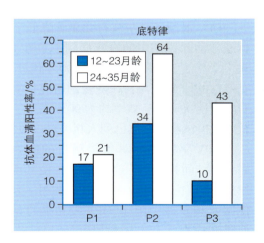
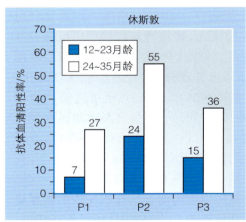

图49.10 1990—1991年美国底特律及休斯敦市内未接种疫苗不同年龄的学龄前儿童脊髓灰质炎病毒抗体血清阳性率。

注：P1：Ⅰ型脊髓灰质炎病毒；P2：Ⅱ型脊髓灰质炎病毒；P3：Ⅲ型脊髓灰质炎病毒

资料来源：CHEN RT, HAUSINGER S, DAJANI AS, et al. Seroprevalence of antibody against poliovirus in inner-city preschool children: implications for vaccination policy in the United States. JAMA, 1996, 275: 1639-1645.

OPV前，11%的婴儿粪便标本中排出Ⅰ型脊灰病毒，4%排出Ⅱ型病毒[515]。这些数据表明，无论在工业化国家还是发展中国家，疫苗病毒很容易从OPV受种者传播给其接触者。

保护作用的相关因素

1995年发表了一篇关于预防脊灰病毒的相关因素的综述[22]。概括地说，其中数据支持任何滴度的同源性中和抗体均能预防脊灰造成的麻痹。此外，大量数据表明，脊灰野病毒或疫苗病毒一旦诱发免疫，无论循环抗体是否减弱，个体免疫将持续终生。

免疫持久性

接种疫苗或脊灰野病毒感染后的免疫应答是相似的，因此脊灰野病毒感染后的免疫持久性数据通常可用于疫苗病毒，并支持疫苗相关的免疫是持续终生的。在孤立的因纽特群体中，脊灰野病毒产生的抗体在监测期间没有任何再次暴露的情况下可至少持续40年[187]。疫苗诱导免疫持久性的最好证据是接种过 OPV 的青少年和成人不再患脊灰，且在人群调查中所评估的型特异性抗体持久存在[516,517]。但因重复暴露于排出病毒的潜在可能性，很难对这些数据进行解释。在前瞻性研究中，观察相同的受种人群多年，90%以上的儿童检测到Ⅰ型和Ⅱ型抗体，83%~95%的儿童检测到Ⅲ型抗体[28,518-523]。多项基于人群的血清抗体流行情况研究，包括美国 1989 年在新兵中（Ⅰ、Ⅱ型脊灰病毒抗体阳性率 >95%，Ⅲ型 >85%）[517]、1981 年在马萨诸塞州学龄儿童中（Ⅰ、Ⅱ及Ⅲ型脊灰病毒抗体阳性率均 >99%）[516]和在冈比亚儿童中（3~4 岁儿童中Ⅰ型脊灰病毒抗体阳性率为 88.1%，Ⅲ型为 89.3%）[524]的研究所得到的数据均证实 OPV 诱导的脊灰病毒抗体可以持续多年。斯里兰卡提供了类似的数据，9~11 月龄婴儿的抗体阳性率达到峰值（所有 3 型抗体均 ≥95%），Ⅰ及Ⅲ型抗体在这一水平保持稳定，但Ⅲ型下降至不足 75%[525]。

引人注目的是，9~11 月龄婴儿中，Ⅲ型脊灰病毒抗体的中位滴度明显低于Ⅰ型及Ⅱ型[525]。

不良反应

疫苗相关麻痹型脊炎（VAPP）

20 世纪 90 年代初，美国医学研究所（Institute of Medicine）对与儿童疫苗包括脊灰病毒疫苗相关的不良反应进行了综述[526]。与 OPV 相关的主要不良反应是 VAPP。单价 OPV 取得许可及广泛使用后不久，麻痹表现病例随接种Ⅲ型单价 OPV 而出现。这些病例在临床表现上与脊灰一致，经实验室证实不能排除与接种口服疫苗存在因果关联的可能性。美国卫生局局长（the Surgeon General）在报告中记述了最早的 VAPP 病例[527]。

1969 年，一项 WHO 协调的合作研究得到了 OPV 使用相关潜在风险的数据。前 5 年及 10 年随访研究的结论已经发表[528,529]。从 1980 年到 1984 年的 5 年期间，报告涉及 13 个国家共 5.47 亿人口中的 395 例急性持续性脊髓麻痹病例[530]，发生 VAPP 的风险（在受种者或受种者的接触者中）是每 100 万剂发放的 OPV 中少于 0.3 个病例（或小于 1/330 万剂）；VAPP 的年平均发病率（除罗马尼亚外）为 0.14/100 万人（范围 0.0~0.33）；罗马尼亚报告的年平均发病率为 2.7/100 万人。

尽管有对 VAPP 存在的质疑[28,531,532]，认为麻痹病例存在不同的致病因素，但下列证据支持疫苗病毒是造成疾病的原因：

- 临床症状是脊灰的典型症状；
- 经常从病例中分离到疫苗病毒；
- 常能查到疫苗的暴露史；
- 接种首剂 OPV 后，受种者和接触者的病例呈聚集性（如果由其他病原体引起疾病，每剂接种后的预期病例数应相同）；
- 排出病毒显示有神经毒性突变趋向；
- B 细胞缺乏的免疫缺陷者中 VAPP 发病率最高，该群体同样有较高的患野病毒引起脊灰的危险性[533]。美国疾病预防控制中心（Centers for Disease Control and Prevention，CDC）接到 VAPP 病例报告的完整率估计为 81%[534]。

1990—2003 年，美国共报告了 61 例分类为 VAPP 的病例，包括免疫功能正常的受种者 27 例（占 44%），免疫功能正常的受种者接触者 10 例（占 16%），免疫功能正常的非家庭接触者 6 例（占 10%），免疫缺陷的 OPV 受种者或其接触者 16 例（占 26%），1 例（占 2%）不确定病例和 1 例（占 2%）输入性病例[534,535]。图 49.11 显示了 1964—2003 年 VAPP 的年发病情况，

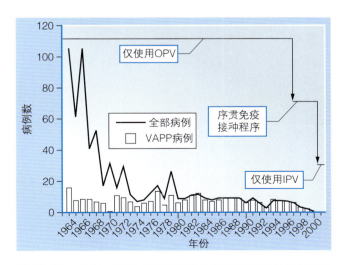

图 49.11 1964—2000 年美国报告的所有麻痹型脊髓灰质炎及疫苗相关麻痹型脊髓灰质炎（VAPP）病列（美国 CDC）。
注：IPV：灭活脊灰疫苗；OPV：口服脊灰疫苗。

2000年美国实施全部IPV接种策略后未发生VAPP病例。此后美国没有VAPP病例报告,但有两次例外:2005年报告了首例输入性免疫缺陷者VAPP病例,该患者由于宗教信仰从未接种过疫苗,到中美洲或南美洲等使用OPV的国家旅行时感染了脊灰病毒[536]。第二例病例发生在2009年,患者是一名有长期普通变异型免疫缺陷的成年人,可能通过与她12年前曾接种过OPV的孩子发生家庭接触而感染[90]。

1990—1999年期间,美国VAPP发生风险约为290万剂次发放的OPV中出现1例;儿童首次接种OPV发生VAPP的风险为每140万接种者中出现1例(表49.13)[535,537]。首次接种OPV后VAPP的发生风险最高,首剂疫苗的受种者及其接触者发生VAPP的危险性比接种后续剂次高6.6倍。免疫缺陷人群发生VAPP的风险性比免疫正常人群高3 200倍[538]。几乎所有病例均发生在先天性或获得性免疫缺陷患者中。免疫缺陷者发生VAPP主要出现影响B细胞系统(体液免疫)的异常情况,丙种球蛋白缺乏症或低丙种球蛋白血症与VAPP相关频度最高[538]。除一例免疫缺陷者VAPP外,其他所有病例均是在麻痹发生时诊断出免疫缺陷的。从免疫功能正常的VAPP病例中最常分离到Ⅲ型脊灰病毒。相反,从免疫功能缺陷VAPP病例中最常检出Ⅱ型脊灰病毒。VAPP病例中很少分离出Ⅰ型脊灰病毒[268]。

表49.13 美国1980—1999年VAPP病例数占每百万剂OPV分发数量的比例

病例分类	分发的百万剂次OPV中病例数比例			相对危险度[a]
	总体	第1剂	后续剂次	
受种者	1:6.4	1:1.4	1:35.4	25.3
接触者	1:13.3	1:4.5	1:23.6	5.2
社区获得	1:57.7	NA	1:47.2	NA
免疫异常	1:10.8	1:6.3	1:12.9	2.0
合计[b]	1:2.9	1:0.9	1:5.9	6.6

[a] 首剂次比率与后剂次比率之比。
[b] 包括正常和免疫学异常的病例。
注:NA:无资料;OPV:口服脊灰疫苗
资料来源:ALEXANDER LN, SEWARD JF, SANTIBANEZ TA, et al. Vaccine policy changes and epidemiology of poliomyelitis in the United States. JAMA, 2004, 292:1696-1701.

美国总结了1990—2003年VAPP的流行病学资料。在这期间采用了三种不同的免疫程序:①1990—1996年仅用OPV作为预防脊灰的主要手段;②1997—1999年首剂使用IPV,续种使用OPV;③2000年开始仅用IPV程序接种。第一阶段预测的VAPP发病情况与早期估计的一致(1/290万发放剂次)。尽管1997—1999年共发生13例VAPP,但使用IPV-OPV序贯程序的受种者中无VAPP发生。最终,全部使用IPV程序接种后,与预期相一致,无VAPP病例报告。这意味着脊灰控制进入最后消除VAPP阶段[535]。

罗马尼亚和匈牙利报告的VAPP发生率一直高于其他拥有完善监测系统的国家。直到最近,两国仍在免疫活动中分别单独使用三价OPV和单价OPV[288,409]。匈牙利VAPP的高发生率主要与Ⅲ型单价OPV接种有关[409]。罗马尼亚VAPP的高发生率则与激发性脊灰相关(即出现麻痹表现前30天内多次进行肌内注射)[539]。在罗马尼亚,VAPP病例发生麻痹前30天内平均接受了16.8次肌内注射,主要是抗生素。美国对1980—1993年间的VAPP病例分析表明,有肌内注射史的病例在发生麻痹前45天内平均接受1.5次肌内注射;没有发现45天内有密集性注射情况[540]。相比之下,在罗马尼亚多数注射在麻痹前0~7天及8~14天进行。这一结果表明,在美国肌内注射不可能是造成VAPP的主要因素。美洲发生VAPP的风险与美国及其他国家报告的相似[541],而其中拉丁美洲在大规模免疫活动中(国家预防接种日)使用了大量OPV以消灭脊灰。印度的一项分析进一步完善了这一发展中大国发生VAPP的风险评估,并证实了尽管在大规模接种活动和常规免疫规划中使用大量OPV(仅1999年OPV使用量就超过7亿剂),但VAPP的发生风险在该国仍较低[542]。首剂受种者VAPP发生率估计为1/280万(美国首次受种者发生率为1/140万)。印度发生风险较低的可能原因有:①在新生儿中母传抗体的比例及滴度较高,因直到最近脊灰野病毒仍广泛循环,频繁暴露于病毒使普通人群抗体滴度升高;②在卫生机构出生者出生时即推荐接种1剂OPV(当新生儿仍有母传抗体保护时即可诱导免疫);③常规免疫程序提倡在6、10和14周龄时接种OPV(诱导免疫年龄小于工业化国家)。因此存在高水平母传抗体并在母传抗体仍有保护作用时接种OPV,可能是印度VAPP发生率低于工业化国家的主要原因,其他条件相似的国家也也能存在同样情况[542]。

WHO对全球VAPP疾病负担进行了评估预测,按照每100万新生儿中发生2~4例的情况,估计每年全球约发生250~500例[543]。近期一篇有关VAPP的综述更新了其流行病学信息,并提出新的风险预测[365]。该综述报告多数受种者VAPP病例与Ⅲ型脊灰病毒相关（42%），其次为Ⅱ型（26%）、Ⅰ型（20%）和一个型别以上的混合型（15%）。免疫缺陷儿童是多种病原体（通常是良性的或无致病性的）感染的对象，且经常是致命的。非脊灰肠道病毒感染免疫缺陷者可致严重或致命性疾病[544,545]。这些感染最主要的特征是病人很难或不能消灭侵入 CNS 的病毒；在一些病人脑脊液中持续排毒长达 3 年[546]。自 20 世纪 60 年代早期至 2015 年底，94 例免疫缺陷病人表现出脊灰病毒排毒时间延长达 6 个月或更长（见前文"流行病学概述"）。其中两例需特别关注：美国一例 VAPP 患者在 1981 年出现麻痹前可能已经排毒约 7 年[198,199]，一名英国人虽无麻痹症但已经排毒超过 25 年（截至 2015 年）[200]。对于免疫缺陷个体，无论野病毒或疫苗株引起的脊灰病毒感染，都可能会成为非典型病例，其潜伏期可长于 28 天，如长期慢性发病后会有较高的死亡率，且经常伴有 CNS 损害[22,321,538,547]。

疫苗衍生脊灰病毒（VDPV）

原则上，所有临床上或环境中分离到的与 OPV 株相关的脊灰病毒都是 VDPV。但是，基于脊灰病毒监测目的，疫苗相关的分离株被分为两类：①"类 OPV"分离株，与其亲代 OPV 株变异有限且在使用 OPV 的地区普遍存在；②VDPV 分离株，其 VP1 序列与亲代 OPV 株有较高变异[>1%（Ⅰ型和Ⅲ型）或 >0.6%（Ⅱ型）]，表明疫苗病毒复制（或传播）期延长。VDPV 由 GPLN 实验室鉴别并报告，用于进一步的流行病学和临床调查，最后分为两个定义明确类别：①cVDPV；②iVDPV。如果 VDPV 最终不能被明确分类，将被归入不确定 VDPV（aVDPV）[548]。

尽管绝大多数疫苗相关分离株都是类 OPV 株，但 VDPV 特别令人感兴趣，因其对全球消灭脊灰的现在及未来的策略具有深远影响[251,450,548-550]。VDPV 能引起人类麻痹型脊灰且具持续循环的潜力。与 VDPV 及脊灰野病毒感染相关的麻痹，其临床症状及严重程度很难区分。VDPV 与脊灰野病毒的表型相似，具有长期复制或传播一致的基因特性，但与多数疫苗相关脊灰病毒株不同。因为脊灰病毒的基因组以每年约 1% 的速度进化（见表 49.5），如疫苗相关病毒 VP1 核苷酸区与 OPV 株相比有超过 1% 的变异，则可预计接种 1 剂 OPV 后病毒在一人或多人中已复制至少 1 年，比 1 剂 OPV 受种者疫苗病毒复制 4~6 周的正常周期要长[127]。为了提高早期检测Ⅱ型 cVDPV 暴发的敏感性，将Ⅱ型 VDPV 的变异阈值降至 0.6%[133,136,551]。

许多类 OPV 株似已恢复较高的神经毒性并增加了传播的可能性。在许多类 OPV 分离株，特别是Ⅱ型和Ⅲ型株中发现少量控制神经毒性的核苷酸替代（见图 49.5）出现返祖[351,358,373]。因 Sabin 株的 IRES 关键减毒突变也影响病毒在人体肠道复制的适应性[373]，在这些位点上的回复突变可能更适于人与人之间的传播。但是，传播通常为高 OPV 免疫覆盖率所限制，且以 VDPV 为代表的那些具延长复制或传播潜力的病毒已被清楚地证实。

三种类别的 VDPV 具不同的公共卫生重要性。cVDPV 与脊灰野病毒具有同样的公共卫生威胁，因为它们已恢复了脊灰野病毒的生物学属性，在针对某种型别的脊灰疫苗接种覆盖率低的地区可循环多年，并且需要相同的控制措施。iVDPV 可被某些原发性免疫缺陷者排毒多年（10 年以上）而无明显麻痹症状[90,209]。无麻痹的 iVDPV 感染者有发展为麻痹型脊灰病例的风险[90,199,205]，并可以感染其他人，在脊灰疫苗覆盖率低的地区有造成暴发的潜在风险[310]。aVDPV 是多种类组成的：有些代表 cVDPV 暴发中的原始分离株，而另一些如污水中检测到的高度变异的 aVDPV，可能是来自未被识别的慢性感染者的 iVDPV。

循环疫苗衍生脊灰病毒（cVDPV） 两种定义明确的 VDPV 类别中，cVDPV 是目前公共卫生最关注的问题[450,550]。传统上，确定 cVDPV 要求有传播证据（即 1 例以上）。2015 年对其定义进行优化，以提高对暴发启动早期应对的敏感性，为 tOPV 向 bOPV 转换（即从 OPV 疫苗中剔除Ⅱ型 Sabin 株脊灰病毒）做准备。总之，如果分子学检测发现基因组 VP1 区有 15 个或更多核苷酸变化，则 1 例 VDPV 病例可被归类为 cVDPV 的暴发。所有 cVDPV 都预示着传播正在进行，需要按程序采取行动以应对暴发疫情。2000 年以来，cVDPV 在 23 个国家发生过暴发，绝大多数报告病例（87%）与Ⅱ型相关（表 49.14）。7 个国家发生过Ⅰ型相关的 cVDPV 暴发，2005 年印度尼西亚的疫情报告了最多的病例（n=46）[66,305]。相比之下，Ⅲ型 cVDPV 暴发较少见，仅占已知 cVDPV 病例的 1.5%，这是个意想不到的发现，因为Ⅲ型 OPV 株是 OPV 受种者中 VAPP 的一个主要致病因素[549]。因为Ⅱ型脊灰病毒感染的病例-感染比很低，2000 年以来全球Ⅱ型 cVDPV 感染者预计约 100 万[136,552]。

2005—2015 年期间，尼日利亚 11 个北部州和 3 个中北部州报告了一起 417 例Ⅱ型 cVDPV 病例的暴发（见图 49.11 和表 49.14）[136,556,557]。2009 年暴发疫情达到峰值，共 153 个病例，但 2014 年报告了 11 例本土病例，2015 年在污水中检测到的主要谱系[136]为

表 49.14 1988—2010 年 cVDPV 暴发 a[450]

国家	年份	cVDPV 病例数	血清型	VP1 核酸变异(%)	预测独立出现	3 剂 OPV 常规免疫覆盖率(%)	估算循环时间
埃及[69]	1984—1993b	30	Ⅱ	4.0~7.0	>1	报告率高	约 10 年
多米尼加共和国[66]	2000—2001	13c	Ⅰ	~1.9	1	多数受影响地区 <30	>6 个月
海地[66]	2000—2001	8	Ⅰ	~2.6	1	全国范围 <30	约 2 年
菲律宾[309]	2001	3	Ⅰ	3.1~3.5	1	过去 2 年 OPV 缺乏	约 2 年
马达加斯加[308]	2001—2002	5	Ⅱ	2.5~3.0	1	全国范围 <50	约 2.5 年
中国[553]	2004	2	Ⅰ	1.0~1.2	1	病例周围 <50	约 1 年
马达加斯加[554]	2005	3	Ⅱ	1.1~1.8	1	全国范围 <50	约 1 年
印度尼西亚[305]	2005	46	Ⅰ	1.1~3.0	1	马都拉 <40	约 2 年
柬埔寨[555]	2005—2006	3	Ⅲ	1.9~2.4	1	病例周围 <50	>1 年
尼日利亚[136,548,556-558]	2005—2015	417d	Ⅱ	0.7~8.4	>20	北部州 <40	约 10 年
刚果民主共和国[559,560]	2005—2012	64	Ⅱ	0.7~3.5	>10	全国范围 68(局部低)	约 5 年
缅甸[555]	2006—2007	5	Ⅰ	1.5~2.2	1	全国范围 82	约 2 年
尼日尔[133,558]	2006—2013	7e	Ⅱ	0.7~5.2	—	44	—
埃塞俄比亚[559]	2008—2009	4	Ⅱ	0.8~1.2	2	受影响地区 ~60	约 1 年
索马里[133,560]	2008—2013	19	Ⅱ	0.7~4.0	4	全国范围 26	约 4 年
印度[560]	2009—2010	17	Ⅱ	1.0~1.6	5	Uttar Pradesh 和 Bihar 地区 ~50	约 1.5 年
埃塞俄比亚[560]	2009—2010	7	Ⅲ	1.3~3.1	1	受影响地区 ~60	约 2.5 年
阿富汗[558,560]	2010—2013	25f	Ⅱ	0.9~5.5	2	南部 13	约 3 年
乍得[560]	2010	1g	Ⅱ	5.3	—	56	—
莫桑比克[133]	2011	2	Ⅰ	3.0~4.3	1	73	约 4 年
也门[133]	2011	9	Ⅱ	0.7~1.6	4	89	约 1.5 年
也门[558]	2011—2013	4	Ⅲ	2.0~3.0	1	89	约 2.5 年
中国[558]	2011—2012	3	Ⅱ	0.7~1.8	1	99	约 1.5 年
乍得[558]	2012—2013	16	Ⅱ	0.7~2.1	2	56	约 2 年
巴基斯坦[548,558]	2012—2015	82	Ⅱ	0.7~3.7	2	73	约 3.5 年
喀麦隆[558]	2013	4h	Ⅱ	1.2~2.0	—	85	—
肯尼亚[558]	2013—2014	3i	Ⅱ	4.3~4.9	—	82	—
南苏丹[548]	2014	2	Ⅱ	1.0	1	50	约 1 年
马达加斯加[548]	2014—2015	9	Ⅰ	2.2	1	73(局部低)	约 3 年

a 数据截至 2015 年 7 月 7 日 (http://polioeradication.org/wp-content/uploads/2016/12/WPV_2011-2016_29NOV.pdf)。
b 通过分子钟估算的暴发起始时间[69]。
c Ⅰ型 cVDPV 是从海地输入到多米尼加共和国[66]。
d 包括 2013—2014 年与从乍得输入的Ⅱ型 cVDPV 相关的 22 例[548]。
e 从尼日利亚输入(2006 年 2 例;2009 年 2 例;2010 年 1 例;2011 年 1 例;2013 年 1 例)[558,560]。
f 包括 2012 年 3 例和 2013 年 1 例从巴基斯坦输入的与Ⅱ型 cVDPV 相关病例[548]。
g 从尼日利亚输入[560]。
h 从乍得输入[558]。
i 从索马里输入[558]。
注:cVDPV:循环疫苗衍生脊灰病毒;OPV:口服脊灰疫苗。

Ⅱ型 cVDPV[548]。基因分析呈现 2004—2012 年期间出现了超过 20 种独立的Ⅱ型 cVDPV，其中至少 7 种存在谱系循环[136,557]。暴发疫情发生在那些 tOPV 常规免疫覆盖率低、很少开展国家免疫日和地方免疫日且使用的疫苗不包括Ⅱ型的州[556,557]。来自尼日利亚北部的Ⅱ型 cVDPV 传播已被控制，2010 年尼日尔仅有 6 例源自多起输入的病例，乍得只有 1 例输入病例（见表 49.14）。最近一次检出源自乍得谱系的 cVDPV，是 2016 年 8 月从尼日利亚婆罗洲的一位接触者（接触Ⅰ型脊灰野病毒病例）中检出的。有限的传播可能表明周围地区具有较高的针对Ⅱ型脊灰野病毒的群体免疫力（因为Ⅱ型 Sabin 株具有高免疫原性且更容易感染 OPV 接触者）[299]。

自 2006 年以来，96% 的 cVDPV 病例也与Ⅱ型 cVDPV 相关（图 49.11），其中一些是与多个独立出现的Ⅱ型 cVDPV 相关（见表 49.14）[133]。其他Ⅱ型 cVDPV 已在同一地理区域内相继出现[554]。某些情况下，这反映了使用 tOPV 的常规免疫持续较弱及在大规模接种活动中广泛使用Ⅰ型 mOPV 和 bOPV，这可能使人群中Ⅱ型易感者大量积累，儿童通过常规免疫接种 tOPV 获得的Ⅱ型病毒可传播并发生变异。此外，这也可能反映了Ⅱ型 Sabin 疫苗株返祖并传播给接触者有增高趋势[549]。

cVDPV 发生及传播的主要风险因素是：①OPV 低免疫覆盖形成的免疫差距；②之前已消除了相应血清型别的脊灰野病毒（印度尼西亚除外[305]）；③国家免疫日和地方免疫日重点使用 mOPV 和 bOPV[133,556]，致使人群中Ⅱ型易感者增加；④AFP 监测敏感。在那些不安全地区和 tOPV 常规免疫覆盖率依然较低的地区，如阿富汗部分地区、中非共和国、尼日利亚北部地区、巴基斯坦、索马里和也门，存在许多上诉因素。这种情况下，Ⅱ型 cVDPV 是最大的威胁[133]，已加强常规免疫。截至 2016 年 4 月（见"实验室脊灰病毒封存"），已定期开展 tOPV 的免疫接种活动来缩小Ⅱ型病毒群体免疫力的差距。

表 49.14 列出的 cVDPV 大多数具有疫苗/非疫苗重组基因组，在类 OPV 及 iVDPV 分离株中很少有这样的情况[549]。野病毒循环中经常发生与其他 C 种肠道病毒重组，也许可以理解为人与人之间传播的指征。重组是否有助于 cVDPV 出现尚不清楚，因为来自中国的Ⅰ型 cVDPV 具有非重组基因组[553]，且在病毒出现后持续发生重组，这与脊灰野病毒中观察到的情况相似[136]。

免疫缺陷相关疫苗衍生脊灰病毒（iVDPV） 很久以前就已经认识到，原发性免疫缺陷病人（抗体产生缺陷）暴露于 OPV 时可成为慢性感染者[561]。有确切证据表明从免疫缺陷病人中分离到的疫苗相关脊灰病毒具有异常的序列特征，需要用诸如寡聚核苷酸指纹图谱[199]和基因组测序[85,199,205]等分子生物学手段进行诊断。序列变异程度与迁延性感染的持续时间相关[85,90,199,205,294]。并非所有从免疫缺陷患者中分离的病毒都属于 iVDPV。一些毒株从迁延性感染的早期标本中分离，且并未采集后期标本。其他情况下，既有迁延性感染自愈，也有病人死于免疫缺陷并发症（包括致命性脊灰）[562]。迁延性 iVDPV 感染是独立事件，从这些感染中分离到的毒株可追查到从原始 OPV 株出发的变异途径。

自 1961 年 OPV 引入开始（数据截至 2016 年中期），全球已发现 94 例原发性免疫缺陷者排出 iVDPV（提示迁延性感染）；这些免疫缺陷多数是在发生 AFP 后发现的[548]。在发展中国家和中等收入国家，对原发性免疫缺陷综合征患者实施 VDPV 加强监测和 iVDPV 排毒的特殊研究后[563]，新 iVDPV 感染的检出有所增加[548]。序列变异程度与延长的感染时间相关（≤5 年）[85,90,199,205,294]。4 个 iVDPV 分离株高度变异（与亲代 OPV 株 VP1 序列变异 >10%），提示慢性脊灰病毒感染（>5 年）已持续约 10 年[450]。分离株变异最大、感染时期最长（慢性感染）的患者患有 CVID（普通变异型免疫缺陷症），该病为一组多病因引起的迟发性免疫缺陷[564]。CVID 是原发性免疫缺陷中最常见的一种（不足 1/50 000）[564]，但仅少部分 CVID 患者 OPV 暴露后成为 iVDPV 的慢性感染者。

与 cVDPV 暴发不同，iVDPV 的迁延性感染不能通过高 OPV 免疫覆盖率和仅停止使用 OPV 来预防。iVDPV 迁延性感染者能把脊灰病毒传给其他人，在相应脊灰病毒血清型别人群免疫力低的地区增加 VDPV 循环的风险。到目前为止，几乎所有报告的 iVDPV 持续感染均来自高等至中等发展水平的国家，这些国家有较高的疫苗覆盖率，且免疫缺陷病人可通过静脉注射免疫球蛋白治疗而延长存活时间。原发性免疫缺陷病人的存活率在脊灰病毒传播风险极高的发展中国家可能非常低。迁延性 VDPV 排毒人群在发达国家正在减少，由于有些病人已经死亡，有些病人清除了感染，并且在已经改用 IFV 的国家未发现新的 iVDPV 感染。然而，长期 iVDPV 排毒者的比例可能高于目前原发性免疫缺陷者的监测结果，且一些 aVDPV 具有与 iVDPV 非常相似的特征（见下文）。对迁延性 iVDPV 感染治疗的发展可能有助于检出和评价迁延性感染者[211]。

Ⅱ型 iVDPV 最常见（占 65%），其次是Ⅰ型（18%）

和Ⅲ型（17%）[548]。一些病人具有不同类型的iVDPV感染（即Ⅰ型和Ⅱ型，或Ⅱ型和Ⅲ型），分离株与亲代OPV株有相似程度的变异，与普通OPV剂量引发的感染一致。除了偶见的不同类型的感染，iVDPV分离株通常具有可鉴别的基因特征，包括血清型内核苷酸变异位点的不均一性（表示混合病毒群），广泛的抗原变异性以及非重组或疫苗/疫苗重组基因组[450,548]。这种重组模式的潜在原因可能是迁延性iVDPV感染者可以持续被其他肠道病毒重复感染。

不确定疫苗衍生脊灰病毒（aVDPV） 与明确的cVDPV和iVDPV类别不同，aVDPV是各种分离株的混合。一些aVDPV与亲代OPV株间分化差异仅大于1%，未检测到子代，可能反映了使用OPV国家中疫苗相关变异株常规分布的极端情况[450]。其他aVDPV的发现预示随后的cVDPV暴发[133,565]，有些提示在存在OPV覆盖空白的小社区内OPV病毒人-人间的传播有限[310,311,549,566,567]，而另一些似乎也预示着持续的病毒循环。后者中大多数aVDPV具有cVDPV典型的疫苗/非疫苗重组基因组。

多数aVDPV是从环境中分离的，其中一些具有iVDPV的典型基因属性（混合VDPV群，广泛的抗原变异性，非重组或疫苗/疫苗重组基因组）。以色列[548,568]、爱沙尼亚[296]、斯洛伐克[569]和芬兰[570]都曾检测到aVDPVs的高分化株，而这些国家脊灰疫苗免疫覆盖率较高，不太可能发生较大范围的VDPV传播。其中某些分离株的序列差异与复制超过15年的原始OPV疫苗株相符。这些病毒可能来源于VDPV感染的无症状免疫缺陷者，尽管这些感染者有待确认，但其中部分人可能存在继发麻痹型脊灰的风险[450]。

猴病毒40

OPV生产的早期，一些细胞培养物被猴病毒40（simian virus 40，SV40）污染，这种病毒对啮齿类动物有致癌性[571]。尽管对SV40在疫苗受种者及其后代中潜在致癌性的关注不断增加，但长期的随访研究并不支持这种关联性[572,573]。1977年，美国国立卫生研究院（National Institutes of Health，NIH）召开会议，重审现有证据，得出"未检测到人类暴露于SV40污染的脊灰疫苗后肿瘤疾病增加"的结论[574]。随后，一项研究评价了可能暴露于SV40的出生人口肿瘤发生的风险性，其结论是：该人群中肿瘤致病危险性未显著增加[575]。然而，关于SV40暴露是否增加肿瘤风险的问题仍在继续争论中[576,577]。2002年免疫安全委员会（Immunization Safety Committee）（由美国医学研究所资助）的一篇综述认为，由于流行病学研究尚不完善，已有证据不足以得出SV40污染脊灰疫苗能否引发肿瘤的结论[578]。随后一些更严谨科学的队列研究及病例对照研究结果不支持SV40与肿瘤的关联[579-582]。目前用于OPV生产的细胞系来源于在无SV40污染的群体中饲养的猴或经全面鉴定的传代细胞系（Vero细胞）。此外，必须对OPV进行已知病毒的筛查，因而目前使用的OPV疫苗批次中无SV40。

吉兰-巴雷综合征

1922年美国医学研究所的一篇综述提示"已有证据倾向于OPV与吉兰-巴雷综合征（Guillain-Barré syndrome，GBS）之间存在因果关系"[526]。这一结论最早源于芬兰的数据。芬兰开展大规模接种OPV活动以控制脊灰暴发，活动开始后10周内发生27例GBS[583,584]。但是，在美国医学研究所的综述完成后，美国重新分析了芬兰的数据，并完成了一项观察性研究[585,586]。该研究显示，OPV接种后GBS的发生率与未接种疫苗人群类似。芬兰数据的再分析结果提示GBS发病风险增加发生于大规模免疫接种开始前，且注意到大规模接种同时发生一起流感的暴发。因此，这些现有数据不支持OPV与GBS间有因果关系。

禁忌及注意事项

OPV的接种禁忌根据受种者居住地略有不同（表49.15）。对于居住在脊灰地方性流行或近期有脊灰地方性流行国家的儿童，接种OPV与不接种疫苗的风险-效益比支持在几乎所有情况下都可接种OPV。由于许多工业化国家使用IPV，也因为对黏膜（肠道）免疫的需要没有脊灰呈地方性流行的国家那么重要，工业化国家可能比发展中国家有更多的OPV使用禁忌。无论如何，因IPV已经或很快在多数国家使用，一些国家可能会修订接种禁忌及注意事项清单，以保证免疫缺陷个体及其家庭成员仅接种IPV。一般说来，OPV在已知的免疫缺陷者及接受肿瘤化疗者中禁用。美国18岁以上人群及孕妇慎用，且对接种OPV后30分钟内出现呕吐的儿童应重复接种。在发展中国家，接种OPV后出现腹泻的儿童也应重复接种。关于禁忌及注意事项的更多细节将在下面章节中讨论。

免疫状态改变人群

在工业化国家，已知或怀疑免疫缺陷如重症联合免疫缺陷（severe combined immunodeficiency，SCID）、CVID、丙种球蛋白缺乏血症和低丙种球蛋白血症患

表49.15　英国[a]、美国[b]及发展中国家OPV使用的禁忌和注意事项

	型别[587,588]	英国[589]	美国[537]	发展中国家（WHO）[270]
禁忌	已知或怀疑有免疫缺陷或免疫受损	是	是	是[b]
	已知或怀疑家庭成员患免疫缺陷或免疫受损	是	是	是[c]
	HIV感染	否[c]	是	否[d]
	≥18岁	否	是（使用IPV）	NA
	先前接种OPV或其成分之一发生过敏反应	否	是	NA
注意事项	孕妇	是	是[e]	NA
	腹泻	是（推迟）	否	是（再接种）

[a] 选择OPV时的建议配方。美国2000年、英国2004年改用全部IPV程序。
[b] 如果已知免疫缺陷。
[c] 有症状的HIV阳性个体可以在医生建议下用IPV替代OPV。
[d] 是，如果是临床患者。
[e] 如果需要抗脊灰应急保护，IPV或OPV均适用。
注：IPV：灭活脊灰病毒疫苗；NA：不适用；OPV：口服脊灰病毒疫苗；WHO：世界卫生组织。
资料来源：WHO. Polio vaccines：WHO position paper，January 2014. Wkly Epidemiol Rec，2014，89：73-92.

者不能接种OPV[537,538,587,589]。同样，由于疾病如白血病、淋巴瘤或普通恶性疾病引起的免疫状态改变者，或使用皮质类固醇、烷基类药物、抗代谢药或放射治疗引起的免疫系统损伤者，OPV均禁忌。由于疫苗病毒传播的潜在可能，OPV不能给家庭成员中有免疫缺陷者的儿童接种。对于以前有免疫缺陷成员的家庭，OPV不能用于其他儿童，除确知其免疫功能正常。

人免疫缺陷病毒感染

许多工业化国家认为人免疫缺陷病毒（human immunodeficiency virus，HIV）感染者需慎用或禁用OPV。OPV也不能用于免疫缺陷病人的家庭接触者的免疫，推荐用IPV替代。

在发展中国家，婴儿HIV感染状况通常不详，且没有IPV作为替代疫苗。在这种情况下，根据WHO的建议，应早期接种OPV（即6、10和14周龄），认为在这一年龄段HIV感染尚未引起免疫缺陷。一些研究显示，OPV在HIV感染与未感染的婴儿中诱导脊灰抗体的比例相似[590,591]。HIV感染似乎不是脊灰野病毒引起麻痹型脊灰[592]或VAPP的危险因素。文献中仅有2例HIV感染与VAPP相关的病例报道[593,594]，1例来自罗马尼亚，1例来自津巴布韦。肯尼亚和科特迪瓦的研究评价了HIV感染儿童和成人艾滋病（acquired immunodeficiency syndrome，AIDS）患者长期排出脊灰病毒的情况。这些研究没有发现长期排毒者，并提示AIDS病人中长期携带脊灰病毒的危险性可能较低[595]。南非的一项研究显示一些HIV感染者中存在分化疫苗株，但无法确认这是否反映了延伸复制或近期暴露[596]。

过敏反应史

OPV可能残留痕量的青霉素（penicillin）、新霉素（neomycin）、多黏菌素（polymyxin）和链霉素（streptomycin），以前曾对OPV有过敏反应者或对这些抗生素有类似反应者，是后续OPV接种的禁忌[537,589]。

成人使用

工业化国家对18岁及以上无免疫史成人接种OPV的意见不一致。在美国，出于对轻度增加VAPP风险的担忧，成人不能接种OPV[527]。在英国则无此限制[589]。尽管如此，在美国有暴露危险的成人，如果初免曾接种过OPV，则可以使用OPV[537]。但是为了控制脊灰野病毒在较大年龄人群中的传播，如以色列[597]、阿尔巴尼亚[213]、佛得角[215]、纳米比亚[220]、塔吉克斯坦[216]以及近期刚果-布拉扎维[217,243]和刚果民主共和国出现的暴发[243]，有必要扩大接种OPV的目标年龄组，某些情况下可扩及整个人群。

妊娠

在多数工业化国家，妊娠应禁忌或慎用OPV[589]。两项评价研究发现，不良后果与孕妇接种OPV无关[598,599]。然而，多数免疫管理部门考虑到理论上存在的风险，通常建议避免在妊娠期进行免疫接种。但是如果需要应急预防脊灰，IPV或OPV均可

使用[537,587]。

腹泻

在发展中国家，OPV可以给腹泻的儿童接种；但是，由于OPV在这些国家的免疫原性较低，该剂次不计算在完成常规程序的有效剂次内，应在4周后重新补种[463,464,537,587,600]。

与其他疫苗同时接种

在工业化国家和发展中国家，OPV通常与其他疫苗同时接种，包括（如果适宜）卡介苗（BCG）、百白破（DTP）、乙型肝炎、麻疹、b型流感嗜血杆菌及其他常规疫苗[537,600]，因为没有观察到OPV与这些疫苗互相干扰。但是，近期在几内亚比绍的研究提示，出生时同时接种BCG和OPV能降低BCG的免疫应答[601,602]。另外，随着轮状病毒疫苗获得许可，也提出了这些疫苗之间潜在相互干扰的问题；证据显示轮状病毒疫苗与OPV同时接种不会降低OPV的免疫原性[603,604]。

肠套叠

鉴于与引发肠套叠相关，21世纪早期美国取消了轮状病毒疫苗接种，再次引发对OPV与肠套叠间关联的关注。英国和古巴的几项研究显示，没有证据证明OPV与肠套叠相关[605,606]。

序贯免疫和组合免疫程序

截至2014年初，WHO不建议采用全程OPV常规免疫程序预防脊灰[607]。因此所有国家应使用单独的IPV程序或IPV与OPV的序贯程序。随着时间的推移，许多国家调整了常规免疫程序。例如，美国的程序从单独使用OPV变为1997年的先连续使用2剂IPV、随后使用2剂OPV的序贯程序，2000年改为仅用IPV的程序[588,608]。欧洲中部、东部许多国家及其他地区研究了纳入国家免疫政策的序贯免疫程序的优缺点。序贯程序具有以下科学的程序化的优势：

- 序贯免疫程序将使受种者中VAPP的病例减少至少95%，接触者中病例也会有一定程度的减少，因为2剂IPV诱导的口腔黏膜免疫能减少疫苗病毒的传播。
- 继续使用OPV将诱导有效的肠道免疫[609]，因而提高人群对输入性脊灰野病毒传播的抵抗力。
- 疫苗病毒存在传播机会，从而能使错过常规免疫者获得免疫（免疫覆盖率达到高水平时，这种方式并不重要）。
- 2岁时注射接种针次比单独使用IPV免疫程序减少，受种者完成全部接种程序的依从性更好。
- 序贯程序促使卫生服务提供方储备两种脊灰疫苗，利于家长及提供方作出选择。

2016年4月，所有以前使用OPV的国家均采用一种预防脊灰的常规免疫新程序，即接种3剂次或更多剂次的bOPV（6、10、14周龄），且在14周龄接种bOPV的同时补充接种1剂IPV[607]。全球转换工作高效进行[609a]。新序贯免疫程序的免疫原性通过回顾所用疫苗种类、接种年龄、接种剂次数及剂次间隔等数据进行评估。除免疫原性的研究结果外，越来越多的证据证明了这一方案在控制VAPP及野病毒所致脊灰方面的有效性[610]。

在美国，一项小范围试验首次证实了两种IPV和OPV的序贯免疫程序诱导抗体的免疫原性[611]。随后在美国开展了一系列评价先IPV后OPV方案免疫原性的研究。总之，这些研究显示，无论使用哪种疫苗（IPV或OPV），或哪种程序（序贯或组合使用），有必要系列接种至少3剂次，使90%以上受种者产生抗三种型别脊灰病毒的抗体[612-614]。

美国为了评价三种序贯程序在诱导黏膜免疫方面的有效性，为受种者在18月龄时接种1剂OPV（与上剂次脊灰病毒疫苗接种间隔3个月），并在接种前（0天）、接种后3、7和21天采集粪便标本。在2、4月龄分别接种2剂IPV后，15月龄时接种1剂OPV，减少了Ⅱ型和Ⅲ型脊灰病毒的排毒（18月龄接种OPV后），但不能减少Ⅰ型脊灰病毒的排毒。接种IPV后再接种2剂OPV减少了Ⅰ型脊灰病毒的排毒，并进一步减少了Ⅲ型病毒的排毒。约翰·霍普金斯大学开展的这项研究证实，至少需要2剂次OPV才能诱导足够的黏膜免疫，以显著降低受种者脊灰病毒排毒比例[609]。研究对象中接种过IPV并排出Ⅰ型病毒的比例（18%）比根据其他接种OPV的研究数据的预期值低很多。这一矛盾的原因不详，因其他研究中，IPV受种者接种tOPV后80%排出Ⅰ型脊灰病毒[615]，接种mOPV后70%排毒[490]。我们认为最有可能的解释是，研究持续时间（16个月）可使参与者（包括仅接种IPV者）暴露于其他接种OPV婴儿排出的疫苗病毒，掩盖了在完成基础免疫后短时间内可能存在的差异。

美国一项大规模序贯免疫程序研究的分项中评估了IPV和OPV组合方案，即在4月龄时同时接种1剂IPV和OPV（2月龄接种IPV，4月龄接种IPV/OPV，6月龄及15月龄接种OPV），此外无其他对IPV和OPV组合程序的评价研究[609]。该研究中，接种2剂次IPV和3剂次OPV后的Ⅰ、Ⅱ和Ⅲ型血清阳转率均为99%~100%,而接种3剂次IPV后为99%~100%,接种3剂次OPV后为96%~100%。

在发展中国家,主要问题是如何通过使用IPV提高OPV的免疫原性。在此背景下,对先使用OPV后用IPV的程序进行了评价。这些研究证实在OPV基础免疫后使用IPV能提高热带发展中国家常报道的单独使用OPV的低免疫原性。印度进行的一项临床试验证实在出生时以及6周龄和10周龄接种OPV,14周龄时再接种OPV和IPV有很好的免疫原性[616];接种最后1剂脊灰疫苗后1个月,Ⅰ型脊灰病毒抗体血清阳转率为99%,Ⅱ型为69%~77%,Ⅲ型为99%。智利的研究证实了接种1剂或2剂IPV后再接种1剂或2剂bOPV的程序具有同样令人满意的免疫原性[617]。在科特迪瓦,完成3剂OPV常规免疫后,接种麻疹疫苗同时加强1剂IPV,与只加强1剂OPV的对照组相比,儿童中脊灰病毒Ⅰ型和Ⅲ型抗体阳性率显著提高。接种1剂次IPV使Ⅰ型血清抗体阳转率从85%上升到97%,Ⅲ型从76%上升到92%[618]。加沙地带的经验更引人注目。在这一地区,OPV和IPV的新组合和序贯程序(1月龄接种Ⅰ型mOPV,2~3月龄及3~4月龄时同时接种IPV和OPV,5~6月龄及12~14月龄接种OPV)在改变免疫程序后的前3年降低了脊灰发病率,从每年10/10万人降至2.2/10万人[610,619,620]。在以色列,1988年暴发后[597],IPV和OPV的序贯程序应用于常规免疫[621],直到2005年全部采用IPV程序[622]。然而以色列在2013—2014年Ⅰ型循环广泛"静止"后,改为包括bOPV的常规免疫程序。

在发展中国家,冈比亚、阿曼和泰国的大规模随机试验比较了下列程序的免疫原性:①4剂次组合免疫程序,即出生、6、10和14周龄接种OPV,且在6、10和14周龄时与OPV同时接种IPV;②4剂次OPV分别在出生、6、10和14周龄接种;③3剂次IPV分别在6、10和14周龄接种。7剂次脊灰疫苗的组合程序显著优于4剂次或3剂次IPV程序(Ⅰ型抗体阳转率95%~99%,Ⅱ型99%~100%,Ⅲ型97%~100%)(表49.16)[464]。此外,与分别接种OPV或IPV组相比,组合免疫程序不受社会经济状况或母传抗体的影响。这一研究表明,在发展中国家组合免疫程序可以纠正OPV较低的免疫原性,但需要增加疫苗的剂次[254]。IPV/OPV组合程序组诱导的肠道黏膜免疫与OPV组类似,显著优于IPV组[464]。危地马拉的一项研究比较了IPV程序、OPV程序及IPV/OPV组合程序,结果显示3剂次疫苗接种后各程序组均有较高的血清阳转率,且各组间无显著差异[623]。

一项研究报告,接种3剂次IPV后再接种1剂次OPV,从Ⅲ型血清阳转率和抗体几何平均滴度(GMT)值来看均未产生效益[624];但是,阿曼的一项大规模调查证实增加OPV接种剂次能显著提高Ⅰ型和Ⅲ型血清抗体阳转率和GMT[625]。这一研究证实了早期关于增加OPV接种剂次可提高血清阳转率和GMT的观察结果[122,254,473,625]。在最难控制脊灰的局部地区,接种OPV后用IPV开展加强免疫活动以提高体液和黏膜免疫及阻断脊灰病毒传播重新引起关注。

关于序贯或组合免疫程序中脊灰病毒疫苗产生脊灰抗体持久性的数据有限。美国的一项研究评价了按序贯程序完成基础免疫4年后抗体持久性情况[626],结果抗体持久性极佳,但在随访的最初2年里抗体滴度下降了10~100倍,此后保持相对稳定。

表49.16 冈比亚、阿曼和泰国婴儿单独接种OPV、IPV或同时接种OPV和IPV免疫后Ⅰ、Ⅱ、Ⅲ型脊灰病毒中和抗体血清阳性率

接种年龄及疫苗类型				血清型	血清阳性率/%		
出生	6周	10周	14周		冈比亚(N=118)	阿曼(N=183)	泰国(N=145)
OPV	OPV	OPV	OPV	Ⅰ	85	90	98
				Ⅱ	97	98	100
				Ⅲ	72	73	100
	IPV	IPV	IPV	Ⅰ	81	88	66
				Ⅱ	82	92	63
				Ⅲ	92	91	92
OPV	OPV/IPV	OPV/IPV	OPV/IPV	Ⅰ	97	95	99
				Ⅱ	100	100	100
				Ⅲ	99	97	100

注:IPV:灭活脊灰病毒疫苗;OPV:口服脊灰病毒疫苗。
资料来源:World Health Organization Collaborative Study Group on Oral and Inactivated Poliovirus Vaccines. Combined immunization of infants with oral and inactivated poliovirus vaccines: results of a randomized trial in The Gambia, Oman and Thailand. J Infect Dis, 1997, 175(Suppl 1):S215-S227.

预防疾病的对照试验结果

没有可用于评价预防麻痹性疾病效果的序贯免疫程序对照试验数据。因可检测到的脊灰病毒抗体与保护性显著相关，故无须获得对照试验的结果，进行这种试验也存在伦理问题[22]。

序贯免疫程序的潜在不良反应

基因序列研究提示，Sabin 株 OPV 接种后常发生可能更具神经毒性的表型回复突变[330-347,349-351,627-633]。两项较小规模的研究表明[634,635]，使用序贯免疫程序可能不会降低这种突变的发生频率。但一项较大规模研究认为在使用 2 剂或更多剂次 OPV 以前，先接种 1 剂 IPV 可降低Ⅲ型病毒的排毒量（VAPP 多由Ⅲ型引起），但可能不影响Ⅰ型或Ⅱ型病毒的排毒或回复突变程度[636]。多剂次 OPV 使用前接种至少 1 剂 IPV 的序贯程序实施后，VAPP 病例已很少报告。在几十年期间发生 VAPP 风险均较高的匈牙利，更换接种 1 剂 IPV 的序贯程序与 VAPP 的消除密切相关。但对使用 1 剂次 IPV 是否足以预防 VAPP 尚有争议。

疫苗使用建议

免疫接种的两个主要目标，即在尽可能小的年龄组产生保护作用并尽可能降低 OPV 各剂次接种间的自然退出率（即中途退出者），支配着工业化和发展中国家常规免疫方案的制定。在各种情况下，必须兼顾这些目标的最佳平衡[122]。

工业化国家

包括许多西欧国家在内的多数工业化国家，过去推荐的都是仅依赖 OPV 预防脊灰的程序。最近，受全球消灭脊灰行动及减轻或消除 VAPP 负担的激励，许多中、高收入国家开始重新审视其免疫政策。自 2016 年 4 月以来，所有国家都使用至少包括 1 剂 IPV 的程序。全球正过渡到引入 IPV 的转变时期。但是，这些国家在 OPV 停用以前主要依赖 tOPV，在Ⅱ型 OPV 停用后（见后文"新脊灰的最后阶段"）使用 bOPV 完成常规免疫。工业化国家和发展中国家推荐的免疫程序主要区别包括：①首剂起始年龄；②每剂次使用的疫苗；③剂次间隔。美国 2000 年最新修订了预防脊灰的推荐免疫程序[588]。美国 CDC 和美国儿科学会目前推荐的免疫程序是仅用 IPV 进行儿童脊灰基础免疫。程序要求分别于 2、4 和 6~18 月龄接种 3 剂次 IPV；建议 4 岁后完成学龄前 IPV 加强接种。同样，英国 2004 年开始仅用 IPV 进行免疫接种；2、3 和 4 月龄各接种 1 剂，学龄前（3 岁零 4 个月）和青少年期（13~18 岁）完成加强剂次（表 49.17）[589]。常规免疫中 OPV 剂次间推荐的最小间隔不同，美国建议间隔 6~8 周，而英国建议 OPV 剂次间隔最好为 4 周[589]。表 49.18 显示了三种脊灰免疫程序的主要优缺点。

美国和许多其他工业化国家认为成人常规免疫不是必需的，因为暴露于脊灰野病毒的风险极小[537,587,589]。但是，成人在下列感染危险增加情况下应接受免疫接种，即：接触脊灰野病毒感染病人，或工作中接触脊灰病毒，计划到脊灰暴发或地方性流行地区旅行。

发展中国家

直到 2013 年，WHO 推荐的免疫程序要求有脊灰地方性流行或近期发生过脊灰地方性流行的国家完成 4 剂次 OPV 免疫，即在出生、6、10 和 14 周龄各接种 1 剂 OPV。在经常出现脊灰野病毒输入或地方性循环的地区及大部分婴儿早期暴露于三种型别脊

表 49.17　2000—2006 年美国和英国脊灰病毒疫苗免疫程序及 2013 年 WHO 推荐程序

国家	疫苗	疫苗接种年龄				推荐有效时间
美国	OPV	2 月龄	4 月龄	6~18 月龄	4~6 岁	1999 年止
	IPV	2 月龄	4 月龄	6~18 月龄	4~6 岁	2000 年起
英国	OPV	2 月龄	3 月龄	4 月龄	入学 a	2004 年止
	IPV	2 月龄	3 月龄	4 月龄	3~5 岁；13~18 岁	2005 年起
WHO	OPV b	6 周龄	10 周龄	14 周龄		2013 年起
	IPV			14 周龄		

a 3 岁零 4 个月时接种；另外，青少年加强免疫在 13~18 岁进行。
b 2016 年 4 月以后为 bOPV（停用Ⅱ型 OPV）。
注：IPV：灭活脊灰病毒疫苗；OPV：口服脊灰病毒疫苗；WHO：世界卫生组织。
资料来源：World Health Organization. Polio vaccines: WHO position paper, January 2014. Wkly Epidemiol Rec. 2014;89:73-92.

表 49.18 三种脊灰病毒疫苗免疫程序的优缺点

特征	仅 OPV 程序	仅 IPV 程序	IPV/OPV 序贯程序
VAPP	2~4/100 万人[a]	无	比仅使用 OPV 程序降低≥95%
其他严重不良反应	无	无	无
全身免疫	高	高	高
黏膜免疫	高	较低	高
疫苗病毒二次传播	是	否	一些
出现 cVDPV	是	否	可能降低
需要额外注射或就诊	否	是	是
免疫程序的依从性	高	可能降低	可能降低
未来组合免疫	不可能	可能	可能（IPV）
目前成本	低	高	中

[a] 首剂受种者的风险。

注：IPV：灭活脊灰病毒疫苗；OPV：口服脊灰病毒疫苗；VAPP：疫苗相关麻痹型脊灰。

资料来源：Centers for Disease Control and Prevention. Poliomyelitis prevention in the United States: introduction of a sequential vaccination schedule of inactivated poliovirus vaccine followed by oral poliovirus vaccine: recommendations of the Advisory Committee on Immunization Practices. MMWR, 1997, 46(RR-3): 1-25.

灰病毒的地区，上述要求尤为重要[212,254,610,619]。在这些地区，基础免疫程序不但要尽早开始（首剂应接种新生儿），而且最重要的是，还应尽早完成全程基础免疫。多数国家还建议在 2 岁时接种 1 剂 OPV，通常在 18 月龄时与 DTP 同时接种。

中国的数据支持了 WHO 推荐的 4 剂次免疫程序[637]。在中国，包括出生接种 OPV 剂次的免疫程序比没有出生剂次的程序效果更好，特别是对于Ⅲ型毒株（血清抗体阳转率分别为 97% 和 74%）。对早期 DTP 和 OPV 免疫效果文献的扩展回顾研究更有力地支持了这些建议[238,638-640]。2010 年 WHO 发布了关于脊灰消除前期疫苗使用的立场文件，为那些考虑在脊灰消除前期改变常规免疫程序的国家提供指南[641]。WHO 建议依据脊灰病毒输入和输入后的潜在传播风险（传播范围、社会经济状态、卫生条件）选择疫苗（及免疫程序）。推荐的疫苗是 OPV 和至少 1 剂 IPV[607]。

短间隔补充剂次策略

短间隔补充剂次策略是在很短时期内接种多剂次 OPV，使限制进入的高风险地区，特别是难以到达地区受益的对策，该策略首次在肯尼亚西北部的部分地区试点。至 2013—2014 年，这一策略广泛用于脊灰地方性流行国家的全国及地方免疫活动，特别是巴基斯坦，以消除依然存在的脊灰病毒传播链。两项临床研究已证实将时间间隔从 30 天缩短到 14 天（bOPV）或 7 天（mOPV1）不会降低免疫原性[479,642]。这些科学数据支持持续、广泛使用该策略。

脊灰病毒的未来应用：新型溶瘤脊髓灰质炎病毒肿瘤免疫疗法的作用

对溶解肿瘤细胞的病毒能作为有效抗肿瘤药物的期望早于病毒的发现，这种期望在 19 世纪的临床观察中根深蒂固，肿瘤病人在自然感染某些传染病如流感、病毒性肝炎和水痘后，可出现缓解（通常是一过性的）[643]。20 世纪 50—70 年代的临床试验证实，某些病人在使用多种病毒制剂治疗后肿瘤可以消退，但严重的副作用和自然感染物质使用后二次感染的风险似乎使病毒疗法前景黯淡[643]。20 世纪 90 年代，随着基因工程减毒溶瘤病毒可用性出现和病毒疗法在工程化单纯疱疹病毒动物中的应用，该疗法的前景再度光明起来[644]。目前，溶瘤病毒的临床试验包括至少 10 个不同病毒家族的代表[645]，如小核糖核酸病毒柯萨奇病毒 A21[646]和脊灰病毒[647]。这些实验中最突出的是几个胶质母细胞瘤病例的完全射线照片和临床应答，患者是使用 PVS-RIPO 直接注射肿瘤进行治疗的，PVS-RIPO 是高度减毒的Ⅰ型 Sabin 株衍生物，是Ⅰ型 Sabin 病毒与小核糖核酸病毒的远亲 2 型人类鼻病毒在 IRES 交换形成的（鼻病毒的 IRES 不支持在神经元中复制）[648,649]。PVS-RIPO 疗法的关键是其特异性靶向表达 PVR 的 CD155 细胞，并在胚胎组织细胞和多种肿瘤细胞包括结肠直肠癌、皮肤黑色素瘤和胶质母细胞瘤中以高水平存在的能力[650-652]。溶瘤活性被认为是由一些肿瘤细胞的直接和快速溶解性感染、先天性抗病毒激活和适应性抗肿瘤细胞毒 T 细胞反应的刺激共同介导的[652]。PVS-RIPO 对某些癌症的益处可能很大，而与持续使用相关的污染风险（见"脊灰病毒的实验室污染"）似乎很小，因为：①PVS-RIPO 高度减毒且基因稳定；②治疗前所有患者对Ⅰ型脊灰病毒须有较高的免疫滴度；③PVS-RIPO 是直接注射到肿瘤中，而不是全身注射；④病毒疗法诱发极强的中和抗体应答；⑤定期监测患者体液中脊灰病毒的排毒情况，未发现有排毒；⑥采取严格措施防止脊灰病毒的意外暴露[649]。

公共卫生关注的问题

疫苗接种的流行病学效果

1980年以来的监测数据显示，美国在进行OPV免疫接种时期已阻断了本土野生脊灰病毒的持续传播[268,533]。作为证实西半球无脊灰工作的一部分，包括美国在内的所有美洲国家，1994年均证实无本土野生脊灰病毒。泛美卫生组织召集的国际委员会详审了各国家委员会的详细调查资料后完成证实工作[498]。1988年，125个国家脊灰呈地方性流行；至2016年底，仅3个国家（阿富汗、巴基斯坦和尼日利亚）被认为有脊灰地方性流行（即从未阻断过本土病毒传播；在时间和空间上有限传播的输入性病例不能构成新的地方性流行）。2006年1月底，埃及运行极佳的AFP和环境监测体系12个月内未检出脊灰病毒，被移出有脊灰地方性流行国家的名单。全球范围内，脊灰病例下降了99%以上，从1988年估算的35万例下降到2010年的1 349例，2014年的359例，2015年的74例和2016年的35例（截至2017年1月3日）。Ⅱ型脊灰野病毒于1999年10月在印度Uttar Pradesh地区最后被检测到，已被正式宣布消除[39,190]。2010年有7个国家检测到Ⅲ型野生脊灰病毒（阿富汗、乍得、印度、尼日利亚、尼日尔、马里和巴基斯坦），但随着2012年11月尼日利亚报告最后一例病例，2012年后未再报告病例。2016年全球仅阿富汗、巴基斯坦（共同的疫源地）和尼日利亚检测到Ⅰ型脊灰病毒。2015—2016年，除3个脊灰地方性流行国家以外，无输入事件发生（数据截至2016年11月）。关于消灭脊灰行动的最新信息可从GPEI网站获得（http://www.polioeradication.org）。

1988—2016年期间，消灭脊灰活动预防了超过1 500万儿童因脊灰引起的严重后遗症，同时避免了超过150万儿童死亡。其原因部分是由于脊灰预防的结果，但在许多脊灰地方性流行国家，多数是因为在全国性或地区性强化免疫活动中，为目标儿童同时补充服用维生素A的结果[658,659]。2015—2016年除3个脊灰地方性流行国家以外，无输入事件发生（截至2016年11月29日）。

疾病控制策略

1988年世界卫生大会（WHO的理事机构）作出了2000年全球消灭脊灰的决定[3]。该决定是在1985年西半球国家提出的1990年地区性消除目标后作出的。美洲最后1例分离到的与脊灰野病毒相关的脊灰病例是1991年由秘鲁报告的，1994年国际认证委员会证实整个西半球无本土脊灰野病毒[498]。

为了实现消除脊灰的目标，WHO采纳了西半球的下述策略，在世界范围内所有脊灰地方性流行的国家实施[37]：

- 1岁以内婴儿达到并保持至少3剂次口服脊灰病毒疫苗（OPV3）的高常规免疫覆盖率；
- 国家免疫日期间为所有低龄儿童（通常为5岁以下儿童）实施加强剂次OPV接种，以迅速阻断脊灰病毒传播；
- 对脊灰病毒最可能低水平持续传播的地区开展"扫荡式"免疫接种活动；
- 建立灵敏的流行病学和实验室监测系统，包括建立AFP病例监测体系。

常规免疫

控制和全球消灭脊灰很大程度上有赖于运转良好的常规免疫系统，能为大多数1岁以内婴儿提供有效的OPV接种。事实上常规免疫覆盖率与先前无脊灰国家输入病例的传播时间明确相关。2014年全球1岁以内婴儿3剂次DTP疫苗报告覆盖率（假设能反映3剂次OPV的常规免疫覆盖率）为86%。除非洲地区外的所有WHO地区均报告了高于80%的免疫覆盖率。WHO非洲区的免疫覆盖率从1990年的57%提高到2014年的77%，但仍持续低于WHO其他地区的覆盖率[270,660]。然而，这些来自全球各地区的数字可能掩盖了不同国家内或国家间报告接种率的实质性差异。

国家免疫日（National immunization day，NID）

已证实大规模OPV免疫活动（即国家免疫日期间进行免疫接种）是脊灰野病毒地方性流行国家有效降低病毒广泛传播的唯一策略[661,662]。每年开展两次短期（1~3天）NID活动，每次接种日对所有目标年龄组（通常5岁以下）儿童接种1剂OPV疫苗，不考虑儿童既往免疫史。间隔4~6周后以同样的方式接种第2剂OPV。NID通常在低传播季节开展，此时的环境条件对阻断残留的病毒传播链最为理想。多数国家在NID时提供OPV，主要依赖固定的接种地点开展接种，包括接种门诊和大量临时增加的接种点。随着1999年加速消灭脊灰活动的开展，许多仍有脊灰病毒地方性流行的国家在NID期间开始进行OPV逐户接种。

为迅速提高人群免疫水平，达到并超过预防脊灰所需群体临界免疫水平,从而迅速阻断脊灰病毒传播,在发展中国家设立NID十分必要。活动中接种OPV似比常规接种OPV有更好的免疫原性[663,664],可能因为:①NID是在脊灰病毒低传播季节开展的,在此期间存续的病毒传播链最少;②NID实施期间也是其他肠道病毒传播较低的季节,而其他肠道病毒可能干扰脊灰病毒血清阳转[665];③用于短期活动的冷链更易维护;④大量使用OPV可能引发排出病毒的集中二次传播[464]。居住在脊灰地方性流行国家的儿童,由于开展NID,满5岁时可能接种过13~14剂OPV[122,473],这些剂次的OPV既可能通过常规免疫(3或4剂),也可能通过NID活动(5岁以内每年2剂)接种。NID中增加的OPV接种剂次应能纠正热带地区常见的低免疫原性。

2014年在42个国家开展了332次OPV强化免疫行动,接种18亿多人,绝大多数为5岁以下儿童,使用了约22亿剂OPV。2014年每个脊灰地方性流行国家全年至少开展了6次大规模强化免疫活动,而重新发生脊灰传播感染的国家开展了至少4次。所有国家在全部或部分目标地区采取了监管完善的逐户接种方式,以进一步提高接种质量,尽可能在5岁以下儿童中达到最高免疫覆盖率。印度的NID期间单独一轮免疫就接种了1.57亿儿童,代表了有史以来开展的一项规模最大的免疫活动。

"扫荡式"免疫活动

为了消除最后潜在的或已知的野生脊灰病毒循环疫源地,开展了"扫荡式"免疫活动。该活动通常针对5岁以下儿童,为他们间隔4~6周接种2剂OPV。免疫活动包括采用对NID中可能漏种的儿童采用逐户接种OPV的方式。扫荡式免疫是在所有脊灰地方性流行国家实现阻断脊灰病毒最终传播链的重要组成部分。危险地区通常定为县级或区级地区(通常5岁以下目标儿童超过100万效果最佳),扫荡地区应包括最近有脊灰野病毒循环(通常在过去3年内)的地区、低免疫覆盖率地区、监测不足地区、有大量移民或难民人口的地区及与已知脊灰地方性流行区接壤的边界地带。

这些补充免疫行动的实施对全球报告脊灰病例数的减少发挥了重大作用。全球报告病例数从1988年(其时决定全球消灭脊灰目标)的35 251例(估计约350 000例)下降到2014年的359例[428],减少了99%以上(图49.12)[39]。关于全球消灭脊灰行动现状的详细年度进展报告发布于1997年[669],最新的报

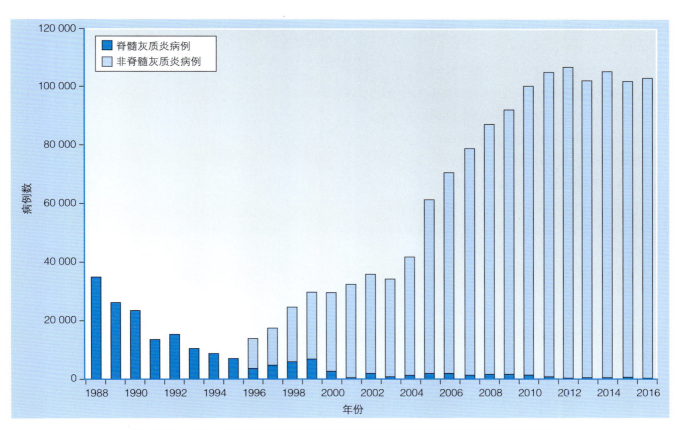

图49.12 1988—2016年全部急性弛缓性麻痹(AFP)及确诊脊髓灰质炎报告病例
(资料源自世界卫生组织)

告发布于2015年[39,667]。

监测

对AFP病例和脊灰野病毒的监测是指导免疫规划行动及最终证明无脊灰的关键。在所有脊灰地方性流行或近期发生流行的国家均建立了AFP监测系统。监测有赖于相互补充、相互支撑的两方面内容：①AFP病例调查；②临床标本中脊灰病毒的病毒学研究。使用症状（如AFP）监测而不是诊断监测的主要原因是确保监测系统的敏感性达到最高程度，监测系统的检测涵盖所有可能的脊灰病例，包括非典型病例；此外，即使在无脊灰病例情况下，AFP监测有助于监控脊灰监测的质量。在消灭脊灰的最后阶段，预期检测不到脊灰病例（除了罕见的VAPP外），因此不可能判断无脊灰病例是代表真正意义上的无病例还是监测不足。根据美洲的经验，15岁以下人群非脊灰AFP病例每年每10万人口至少报告1例（在脊灰地方性流行及近期有感染的国家，这一发生率增加到至少2例），且达到这一发生率表明监测系统足够敏感，可认为监测系统具有发现本土野生脊灰病毒循环传播或病毒输入的能力。全球已建立145家通过正式认证的网络实验室，对世界范围内所有AFP病例粪便标本进行病毒学研究）。正式的实验室年度评审有六项标准（表49.19）。用标准方法和试剂从组织培养中分离病毒及进行野毒、Sabin衍生（来自Sabin亲代株的基因组序列变异<1%）或疫苗衍生（来自Sabin亲代株基因组序列变异>1%）病毒的型内鉴别（ITD）。对于Ⅱ型脊灰病毒，这一变异≥0.6%（6个核苷酸改变）即定为cVDPV。所有野生脊灰毒株和VDPV要在指定的网络实验室测序并用以指导纲领性行动。根据其他的病毒学和流行病学数据，VDPV可进一步分为循环性病毒（cVDPV）或与在免疫缺陷个体中延长复制相关病毒的（iVDPV）（见前文"疫苗衍生的脊灰病毒"）。

2001年和2015年WHO的所有地区均实现了15岁以下儿童非脊灰AFP发病率稍高于1/10万的指标。表49.20显示了2001年、2015年WHO不同地区AFP病例和脊灰野病毒病例[39,668]。2005年消灭脊灰专家咨询委员会建议，脊灰地方性流行国家15岁以下儿童中非脊灰AFP发病率应为至少2/10万。2015年所有3个脊灰地方性流行的WHO地区报告的非脊灰AFP发生率>3/10万（截至2015年6

表49.19 全球脊灰实验室网络（GPLN）不同功能实验室指标（病毒分离、型内鉴别和测序）

病毒分离实验室

1. 每年至少检测150分粪便标本。
2. AFP病例粪便标本14天内结果报告率≥80%。
3. AFP病例及接触者的可疑脊灰病毒分离株7天内型内鉴别率≥80%。
4. 所有L20B细胞分离株的脊灰病毒鉴别准确率≥90%。
5. 最近一次病毒分离能力测试得分≥90%。
6. 年度现场调查评分≥80%。

型内鉴别（野病毒或疫苗衍生病毒）实验室

1. 脊灰病毒分离株型内鉴别结果7天内报告率≥80%。
2. AFP病例、接触者或其他来源的非类Sabin株脊灰病毒及型内鉴别不一致分离株检测后7天内测序率≥80%。
3. 最近的一次型内鉴别PT得分≥90%。
   - rRT-PCR法型内鉴别得分
   - rRT-PCR法VDPV筛查得分
4. 脊灰病毒血清型及型内鉴别准确率≥90%。
5. 年度现场调查评分≥90%。

测序实验室

1. 每年至少对25个脊灰或非脊灰肠道病毒分离株进行现场核苷酸测序分析。
2. 脊灰病毒分离株VP1完全核苷酸测序结果7天内报告率≥80%。
3. 最近一次WHO脊灰病毒测序能力测试得分≥90%。
4. 年度现场调查评分≥90%。

表 49.20　2001—2016 全球及不同 WHO 地区 AFP 和脊灰野病毒病例情况 [a]

年份	报告 AFP 病例（病毒学确诊脊灰野病毒病例）[b]						
	WHO 地区						全球
	非洲	美洲	东地中海	欧洲	东南亚	西太平洋	
2001	8 542(69)	207(0)	365(143)	164(3)[c]	1 012(268)	629(0)	3 319(483)
2002	8 587(208)	268(0)	4 625(110)	117(0)	1 200(100)	635(0)	3 632(118)
2003	8 181(446)	229(0)	5 290(113)	129(0)	1 189(225)	697(0)	3 415(784)
2004	9 719(934)	209(0)	6 176(187)	116(0)	1 670(134)	621(0)	4 211(155)
2005	1 183(879)	213(0)	8 849(727)	179(0)	3 130(373)	680(0)	6 234(179)
2006	1 272(189)	251(0)	8 739(107)	181(0)	3 665(701)	711(0)	6 819(197)
2007	1 280(367)	211(0)	9 394(58)	149(0)	4 624(894)	637(0)	7 795(115)
2008	1 456(912)	263(0)	1 099(174)	160(0)	5 009(6 565)	617(0)	8 504(151)
2009	1 527(691)	173(0)	1 011(176)	163(0)	5 462(741)	691(0)	9 027(104)
2010	1 600(657)	206(0)	1 138(169)	287(478)[d]	6 056(48)	601(0)	9 888(152)
2011	1 636(350)	104(0)	1 142(278)	144(0)	6 531(1)	703(21)[e]	10 460(650)
2012	1 810(128)	237(0)	1 100(95)	129(0)	6 676(0)	785(0)	10 637(223)
2013	2 053(80)	169(0)	1 140(336)	100(0)	5 956(0)	647(0)	10 165(416)
2014	2 248(17)	215(0)	1 225(342)	191(0)	5 936(0)	673(0)	10 493(359)
2015	26 057(0)	1 949(0)	13 196(74)	1 617(0)	50 910(0)	6 525(0)	100 254(74)
2016[f]	30 610(4)	2 037(0)	14 147(30)	1 657(0)	48 046(0)	6 236(0)	102 733(35)

[a] 2001 年开始所有脊灰野病毒病例数基于全球脊灰实验室网络（GPLN）病毒学确诊病例。
[b] 未包括循环疫苗衍生脊灰病毒（cVDPV）暴发。
[c] 保加利亚（来自巴基斯坦）和格鲁吉亚（来自印度）I 型脊灰野病毒输入[298]。
[d] 塔吉克斯坦、土库曼斯坦、哈萨克斯坦和俄罗斯在 I 型脊灰野病毒从印度输入后的暴发[699]。
[e] 中国新疆在 I 型脊灰野病毒从巴基斯坦输入后的暴发[670]。
[f] 数据截至 2016 年 12 月 28 日。
注：AFP：急性弛缓性麻痹；WHO：世界卫生组织。
资料来源于 WHO（见 https://extranet.who.int/polis/public/CaseCount.aspx）。

月 16 日，非洲区为 5.1；东地中海地区为 5.2；东南亚地区为 7.3），显著提高了脊灰检测的灵敏性。所有 WHO 地区监测水平同样超过了第二项最重要的质量指标（即 AFP 病例麻痹发生 14 天内两份粪便标本采集率）。2015 年全球这一指标为 89%。表 49.21 列出了用于 AFP 监测系统监测质量评价的综合指标。

消灭脊灰存在的障碍

实现消灭脊灰目标的主要障碍是没有充分执行目前的消除策略。消灭脊灰策略在几乎所有国家和地区取得了成功，但是，3 个仍存留脊灰地方性流行的国家（即从未消除本土脊灰野病毒传播的国家）形成了特殊的挑战。阿富汗因安全问题使免疫接种进入其东南部地区受到限制；巴基斯坦沿着阿富汗边界进入部落领地（联邦直辖部落地区和 Khyber Pakhtunkhwa）免疫接种也很困难，接种工作容易进入

表 49.21　AFP 监测及实验室检测性能指标

指标	目标
地方性流行国家 15 岁以下儿童非脊灰 AFP 发病率	≥2/万
非地方性流行国家 15 岁以下儿童非脊灰 AFP 发病率	≥1/万
月报告完整率	≥90%
月报告及时率	≥80%
AFP 病例报告后 48 小时内调查率	≥80%
报告 AFP 病例发病 14 天内 2 份便标本采集率	≥80%
报告 AFP 病例麻痹后至少 60 天随访率（确认是否残留麻痹）	≥80%
标本 3 天内送达国家实验室率	≥80%
标本送达实验室完好率[a]	≥80%
28 天内报告标本检测结果率	≥80%

[a] 完好指送达时①运送容器带冰或冰排或温度计显示低于 8℃；②标本量足够(>5g)；③标本无泄漏或干燥；④记录（实验室要求/报告表格）适当且完整。
注：AFP：急性弛缓性麻痹。

的地区免疫覆盖率仍不理想。接种工作人员被杀害使问题进一步复杂化,需要采取新的保护措施确保工作人员的安全。在尼日利亚,进入非政府控制地区对于消除婆罗洲疫源地至关重要。这些脊灰地方性流行地区需改进实施策略和采用新方法以最终消除脊灰。此外,在这些脊灰地方性流行的国家,流动或游牧人群中达到高免疫覆盖率仍然是个问题。

历史上,多数输入无脊灰国家的病例源自印度或尼日利亚。然而,鉴于这些国家消除脊灰的进展,巴基斯坦与多数最近的病毒输出有关。

新的脊灰的最后阶段

完全消灭脊灰需要消除人类所有的脊灰病毒,无论是脊灰野病毒(WPV)还是源自OPV的病毒[278,477,672]。而很显然十多年来持续使用OPV与消灭脊灰不能并存,仅《2013—2018年消灭脊灰及最后阶段策略计划》提供了在持续的脊灰疫源地阻断WPV传播的框架细节,并展示了新脊灰最后阶段的规划,这一规划包括后续首先从Ⅱ型开始的停用Sabin株,及同时(或较早)引入IPV,以降低风险。

目标和支持数据构成了从tOPV到bOPV(即停用Ⅱ型OPV)转换策略的决策支柱,将1剂次IPV引入常规免疫程序,并描述该政策在tOPV使用国家的实施建议,总结如下。

尽管大多数OPV感染是自限性的,但免疫缺陷个体病毒可以延长或长期复制。同样,在脊灰病毒免疫力较低的社区可能延长人与人之间的传播。两种机制可能导致地方性流行重新开始并削弱消灭脊灰的努力[155,156]。因此需要制定并成功地实施消除所有脊灰病毒的策略,包括源自疫苗的减毒的Sabin疫苗病毒,以实现消灭脊灰的目标。

疫苗和免疫策略专家咨询组(Strategic Advisory Group of Experts,SAGE)是为WHO提供全球疫苗免疫政策和策略而建立的委员会,2008年委员会设立了工作组,为全球消灭脊灰活动的两项重要问题提出建议:①低、中收入地区IPV的使用;②降低OPV相关长期风险的脊灰最后阶段策略[673,674]。

SAGE提出的进程促使题为《2013—2018年消灭脊灰及最后阶段策略计划》的形成,该计划是为脊灰消除以后阶段阻断WPV传播并实现长期目标设立的[550,675]。计划包括4个目标:①阻断WPV传播;②强化免疫体系并不再使用OPV;③封存脊灰病毒和证实全球无脊灰;④规划消灭脊灰的遗留问题。

策略计划解决了OPV中停止使用Ⅱ型成分(从tOPV到bOPV转换)、全球所有目前依赖OPV预防脊灰的国家常规免疫程序中至少引入一剂次IPV的问题。

三价口服脊灰病毒疫苗向二价口服脊灰病毒疫苗的转换及灭活脊灰疫苗引入常规免疫程序。在脊灰野病毒的三种型别,即Ⅰ型、Ⅱ型和Ⅲ型(WPV1、WPV2和WPV3)中,Ⅱ型已于1999年被成功消灭[477,677]。但是,至2013年底,144个国家使用包含Ⅱ型Sabin活疫苗病毒的tOPV完成预防脊灰的常规免疫;其中124个国家[包括符合全球疫苗和免疫联盟(Global Alliance for Vaccines and Immunization,GAVI)资格的所有国家]仅使用tOPV程序,20个国家使用tOPV和IPV的序贯免疫程序。其余50个WHO成员国仅使用IPV程序,这些国家主要是工业化国家。

OPV中包含的脊灰病毒是减毒活脊灰病毒(见前文"病毒学"),在罕见的情况下可回复至神经毒性状态,引起VAPP,临床上与WPV引起的麻痹型脊灰难以区分[542,678-680]。全球预计每年有250~500例VAPP病例(WHO未发表数据)。

然而,Sabin病毒可能发生突变并通过人与人之间的传播获得在社区中循环的能力,这是消灭脊灰中最重要的也是潜在的障碍。这些脊灰病毒被称为VDPV,同样也失去减毒突变而重新获得WPV的神经毒性和传播特性。在极罕见的情况下,VDPV可能重新建立地方性流行及暴发流行传播,这与消灭脊灰是不相称的(见前文"疫苗衍生的脊灰病毒")[549,681]。自1999年WPV2被消灭以来,17个国家出现了Ⅱ型Sabin株(VDPV2)引起的VDPV,报告了599个麻痹病例(数据截至2016年12月28日)。

实现消灭脊灰需要OPV疫苗,但它同样为消除带来严重风险。这一矛盾需要通过分阶段的策略得到解决,即停止使用OPV中的所有Sabin株,首先从停止使用Ⅱ型开始,即tOPV向bOPV的转换。

Ⅱ型OPV的撤出将停止Ⅱ型Sabin株的引入。2016年4月Ⅱ型停止使用之前,每年接种超过20亿剂。因此,Ⅱ型OPV的撤出将消除Ⅱ型Sabin株引起的VAPP和Ⅱ型Sabin病毒造成的Ⅱ型cVDPV2的暴发。2009年bOPV研发并获得许可用于接种活动,以获得比使用tOPV后更高的Ⅰ型和Ⅲ型血清阳转率[476]。印度的试验表明,接种两剂次OPV后,bOPV和tOPV诱导的Ⅰ型血清阳转率分别为86%和63%($P<0.0001$),而Ⅲ型血清阳转率分别为74%和52%($P<0.0001$)。因此,bOPV的使用可能会提高对脊灰病毒的群体免疫力(Ⅱ型脊灰病毒除外)。在印度将bOPV引入接种活动可能有助于脊灰在该国的消除[682]。

为消除与继续使用含Ⅱ型Sabin株疫苗相关的风险，SAGE建议停用所有含Ⅱ型脊灰病毒的OPV疫苗，并遵循以下三个原则：①疫苗转换必须是全球性的；②转换必须同步；③每个国家都要使用IPV，且最好在转换前6个月开始。随着疫苗的转换，人群Ⅱ型脊灰病毒的免疫力会降低，个体患麻痹型疾病风险和暴发的可能性随着时间推移会增加，因此转换工作必须全球同步开始。由于转换，接种bOPV的人群对从仍然使用tOPV地区输入的Ⅱ型病毒易感，导致病毒循环和突变，造成新的Ⅱ型cVDPV2暴发。Ⅱ型cVDPV如果发生在使用tOPV地区，也可以导致病毒输出到那些仅使用bOPV的国家，造成Ⅱ型暴发。

模型数据表明，当这些病毒仍在数百万近期接种OPV婴儿的肠道中复制和突变时，这种潜在风险（造成流行传播的无声循环）在Ⅱ型OPV撤出后立刻变为最高。随着停止OPV使用，当环境标本中OPV病毒仅在有限的期间内（如3个月）检测到时，这一风险可能迅速下降[155,156,683,684]。为减轻停止使用Ⅱ型OPV后即刻及较长时期出现的Ⅱ型cVDPV暴发（就麻痹型疾病而言），SAGE建议全球仅使用OPV的国家至少在常规免疫程序中使用1剂次IPV。数据表明1剂IPV可以提供基础免疫力，一旦Ⅱ型cVDPV出现，免疫力能迅速得到加强[685]。在古巴，通过检测先前血清阴性的儿童在接种后7天内产生的抗体，观察到诱导的免疫应答。在4月龄时接种1剂IPV后抗体未阳转的儿童再次接种后，Ⅰ型、Ⅱ型和Ⅲ型脊灰抗体阳转率分别为97.6%、98.3%和98.1%[685]。

IPV除了可以预防Ⅱ型cVDPV外，还能增强OPV受种者针对脊灰病毒的黏膜免疫[489]。IPV也有助于弥补OPV接种后血清未阳转人群的体液免疫差距[618,686]。总之，预防脊灰bOPV和IPV程序有望提供比单独使用tOPV程序更高水平的保护。

Ⅱ型口服脊灰疫苗退出的决定时点。为决定tOPV向bOPV转换的时间（2016年4月实施），评估了一些准备标准，包括终止所有持续性Ⅱ型cVDPV暴发（资料证实从最初检测到病毒算起循环超过6个月，即控制暴发努力失败）。2013—2014年出现了三起Ⅱ型cVDPV持续性暴发：①尼日利亚长期存在的cVDPV暴发[136,556,557]；②病例涉及乍得、喀麦隆、尼日尔和尼日利亚的暴发；③在阿富汗和巴基斯坦均发现病例的暴发。当这几起持续性暴发似乎被终止时（数据截至2015年10月28日），巴基斯坦和尼日利亚又发生两起新的持续性暴发。其他准备标准包括：①全球证实委员会已证实没有Ⅱ型WPV[190]；②建立Ⅱ型mOPV储备，用于转换后Ⅱ型脊灰病毒可能重现造成暴发的控制；③实施Ⅱ型脊灰病毒实验室封存标准（第一和第二阶段）；④所有国家需保证充足的bOPV供应并获得许可，用于常规免疫；⑤必须有足够的负担得起的IPV供应，满足全球需求。

消灭脊灰策略计划（2013—2018年）最主要的目标包括相继停止使用Sabin株疫苗（从Ⅱ型脊灰病毒开始）。此目标使得bOPV替代tOPV用于常规和补充免疫活动并将IPV加入常规免疫程序以降低风险变得十分必要[686a]。为保证安全消灭脊灰，从tOPV中移除Ⅱ型Sabin株是必需的，因为减毒活Sabin株可以突变或重组，获得更高的神经毒性和传播力。产生的VDPV在表型上与脊灰野病毒无法区分，且具有重建持续地方性流行和流行传播的潜力。

转换的标准和时机由免疫技术监管委员会（即SAGE）监控[686b]，GPEI负责实施转换计划，WHO内部免疫、疫苗和生物制品部（Immunization, Vaccines and Biologicals, IVB）与地区和国家办事处共同为成员国提供指导。SAGE和世界卫生大会通过策略计划不久，开展了一系列政治和技术宣传工作，首先对转换目标进行审核，并得到地区委员会、地区技术咨询组（Regional Technical Advisory Groups, TAG）和国家免疫技术咨询组（National Immunization Technical Advisory Groups, NITAG）认可，鼓励各国依据全球标准模板制定全面的国家转化行动计划。

至关重要的是，155个需要引入bOPV的国家通过不同的监管批准渠道（如国家注册、WHO资格预审或紧急批准），对该疫苗通过了监管批准，可以将bOPV用于所有有需求的国家。此外，125个需要引入IPV的国家使用同样的监管通道，批准了IPV的使用。2014年bOPV是主要的监管活动重点，2015年转移到IPV[686c]。

此外，为国内tOPV生产商寻求监管方案是另一个亟须需解决的问题。中国、印度、印度尼西亚、伊朗、墨西哥、俄罗斯和越南的国内生产商需要获得本国bOPV生产许可。通过进行深入的宣传工作，需要时开展相关临床试验，所有这些国家都可以获得国内bOPV上市许可或被批准进口通过WHO预审的bOPV。

后来，2016年4月前后，随着IPV供应情况的迅速恶化，出现了日趋严重的意外挑战，延迟了IPV的引入（20个国家）和再供应（31个国家）。IPV供应按照国家风险等级划分优先顺序，划归为一级的国家（有Ⅱ型cVDPV暴发或Ⅰ型脊灰病毒地方性流行）获得最高优先权[686d]。另一方面，划归为三级和四级的国家被认为风险最低，涵盖了目前未获得IPV供应的多数国家。在这些国家对Ⅱ型脊灰病毒无免疫的新生儿队列正在增长。预计2018年疫苗供应情况将恢复正常(即所有国家都应获得足够剂次的IPV)。

为应对IPV供应问题,有些国家在免疫程序中引入2剂次IPV,分别于6和14周龄接种[686e,686f]。这种程序与目前推荐的全程IPV程序相比,既节约疫苗,又具有更好的免疫原性。

SAGE于2015年10月最终确定2016年4月为转换时间点[686b],在实施中如有需求,可以提供资金支持和技术咨询。每个国家都要确定在2016年4月的2周内停止使用tOPV并更换使用bOPV,然后采取符合国情的方式将tOPV废弃销毁。转换期结束时进入广泛的监管阶段,包括国内和国际的监管人员对tOPV废弃销毁的确证(即在国家、地区和健康中心的疫苗储存中均未发现tOPV)。

几乎所有国家均在选定的2周内完成转换工作,监管人员发现很少有tOPV被国家执行工作人员遗漏。这一全球同步努力是一个成功的范例,为了某一重要的公共卫生目标,如果全球公共卫生团结起来,并愿意启动必要的行动,就能取得成功。

IPV引入常规免疫的实施。 就IPV引入进展而言,124个国家已经引入,29个国家虽已引入但疫苗供应中断(缺货),而21个国家2016年因疫苗供应限制尚未引入。总体来说,这一进展是前所未有的努力的结果,是在所有免疫合作伙伴[扩大免疫规划(Expanded Programme on Immunization,EPI)、GAVI和GPEI]共同促进并资助下完成的。目前,计划在最后一次检测到WPV的3年后完全停止使用OPV疫苗(包括bOPV)。

与口服脊灰疫苗停用相关的主要风险。 尽管最终停止OPV使用有其优点,但必须权衡相关的风险。风险可分为三类:用于OPV生产的脊灰活病毒减毒株(如Sabin株)、VDPV及WPV。每种情况下摄入病毒后存在的风险则是人类感染及后继传播。脊灰病毒在环境中的生存是有限的,几天后传染力就会消失,干热条件下可存活几周,阴凉、潮湿条件下可存活几个月[249]。

术语"Sabin株"脊灰病毒表示三种减毒活病毒中的一种,是由Albert Sabin博士为OPV而开发的(见前文"疫苗介绍")。Sabin株脊灰病毒由于常规免疫活动而普遍存在,目前全球每年常规免疫约使用20亿剂OPV,对超过150个国家的儿童进行免疫接种。这种减毒活脊灰病毒也会出现在其他多种不同场合,可作为OPV生产的毒种、作为疫苗质量保证及控制检测中的参考标准及脊灰诊断试验的对照,也可用于实验室的基础研究以及一些学术中心的教学。尽管绝大多数OPV受种者在有限时间(3~4周)内会发生肠道复制并排出病毒,但Sabin病毒极少发生cVDPV或引起iVDPV。对于风险管理计划特别重要的是,当群体免疫力已经开始下降时,国家停止使用OPV后立即出现一起或多起cVDPV所带来的威胁。数学模型显示,即使全球范围内同时停止使用OPV,在立即停用OPV后12个月期间,仍有60%~95%的机会至少发生1次这样的暴发;在停用36个月时,这一风险下降到1%~6%,其后会降至更低[687]。为降低出现cVDPV的风险,全球同时停止使用特定型别的OPV至关重要。一旦cVDPV暴发出现,将使用mOPV进行特定型别控制和消除。但是,使用mOPV本身可能与发生新cVDPV相关。为了使这一风险降至最低,mOPV的高覆盖率必不可少,其他策略如补充接种IPV,或在环mOPV目标地区的行动中需要使用抗病毒制剂[688]。全球停用OPV后,脊灰易感人群将会迅速积累,风险评估结果很可能发生变化[689]。

另一种顾虑是实验室保留WPV。这些保留病毒普遍用作生产IPV的毒种,用于在疫苗质量控制及保证测试,作为诊断性试验的对照,以及用于研究实验室。尽管脊灰野病毒不再像Sabin病毒株一样普遍存在,但在后OPV时代无意或故意释放病毒时,则会造成潜在的更严重的威胁。一项近期的结果评价提示,在后OPV时代,如果将病毒释放到气候温和地带的经IPV免疫人群中,野毒株或Sabin株的传播可能是自限性的;但将WPV释放到热带发展中国家未免疫人群中,几乎可以确定会导致大范围暴发,并存在最终在全球重新引发地方性流行的真实风险[689]。

最后的顾虑是,利用正负链的极性将寡核苷酸组装合成脊灰病毒全长cDNA。合成的脊灰病毒cDNA被RNA聚合酶转录成为病毒RNA,在无细胞提取物中转录和复制,从而导致重新合成感染性病毒[690],表明即使脊灰病毒被消除(全球范围销毁所有病毒),实验室也能制造出具感染性的完全脊灰病毒。

图49.13依据目前的认识,总结了这些风险在低、高收入国家停用OPV 3~5年后可能发生的变化;而"停用OPV"阶段的前提是在全球范围证实阻断了野生脊灰病毒传播,并对全球所有储存的脊灰病毒采取了适当的生物控制措施。

降低并控制风险。 必须采取综合方案使停用OPV相关的风险得到最佳控制。形成这一方案的核心原则必须是:①当群体免疫力很高时,全球范围内同时停止OPV的常规使用;应召回并销毁库存剩余的OPV;②减少使用脊灰病毒的操作程序,这在后

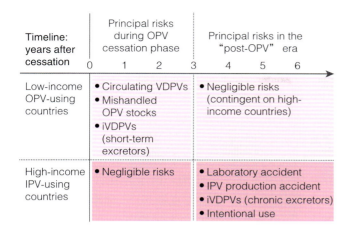

图49.13 高收入和低收入国家停止使用口服脊髓灰质炎减毒活疫苗后脊髓灰质炎减毒风险的演变。
注：IPV：灭活脊灰疫苗；iVDPV：免疫缺陷相关的疫苗衍生脊灰病毒；VDPV：疫苗衍生脊灰病毒。

OPV时代十分重要；③在可能情况下，对于在后OPV时代必须进行的操作，应该用Sabin病毒株替代脊灰野毒株；④将储存任何脊灰病毒或潜在引起脊灰感染的物品（OPV停用前的脊灰野病毒，OPV停用后的Sabin株病毒）的场所最小化，并对这些场所的位置加以限定，一旦意外泄漏，其后果可控制在最小范围；⑤制定规程以保证脊灰病毒保存场所完全执行相应的生物控制及生物安全规范；⑥保持高水平监测以识别并监测iVDPV，并能发现任何脊灰病毒无意或故意泄漏到人群中情况；⑦建立mOPV储备，使用国际统一启用标准，以应对后OPV时代特定型别脊灰病毒循环引起的暴发。

最大限度地降低与停用OPV相关的风险需要国际社会的认可。在停用OPV期间或之后引发特殊风险的地区可能需要额外降低风险或控制风险的策略。如使用OPV人口众多、人口密度较高的地区以及常规免疫低覆盖地区，发生cVDPV的危险性可能较高，从而需要特别关注，如停用OPV之前需要最大限度地提高人群免疫水平。需在后OPV时代继续保存或使用脊灰病毒用于IPV生产、质量保证目的、提供国际性诊断服务或进行特殊研究的国家或地区可能构成国际性生物危害，需要采取特别措施，以预防或最大限度地消除病毒意外泄漏的后果。

阻断野病毒传播并封存脊灰野病毒。 OPV停止使用前首要前提是保证全球已经消灭了WPV。已建立有效的证实步骤（见后文"消灭脊灰的证实"），且封存WPV已纳入认证工作。封存目的是使脊灰病毒重新进入社区的可能性降至最低。操作脊灰病毒或潜在感染性材料的实验室需保证安全操作并具有合适的封存手段。目前封存行动侧重于对实验室的调查及对WPV和有潜在感染性材料的清理。最终，不论在实验室还是在疫苗生产场所，都应采取适当的手段以期封存所有脊灰病毒（Sabin、VDPV和WPV）。

全球监测及报告能力。 依赖AFP监测所有麻痹病例的策略在阻断WPV循环后至少需坚持5年（停用OPV之前需2~3年，检测到最后的cVDPV后需3年）。依此可忽略未检测到cVDPV的风险。长期监测策略应当把发现事件（麻痹疾病的群发）、迅速对该事件进行流行病学和病毒学调查以及制定有效控制措施作为重点。今后监测工作的重点还将侧重于诊断识别iVDPV患者。已考虑在选定地区，特别是在高危地区扩大环境监测（即污水采样）以补充AFP监测。新西兰在转换到普遍使用IPV前后开展的研究，提供了疫苗病毒消失的动态信息[156]。新西兰的研究通过儿科住院监测、AFP监测及环境监测三个系统，检测OPV转换为IPV之前、期间及之后的类Sabin病毒株。疫苗转换后1个月，儿科住院监测和AFP监测中未发现类Sabin病毒株，但到2002年5月（疫苗转换后4个月），环境监测检测到类Sabin病毒。2002年5月以后，很少分离到类Sabin病毒，基因研究显示这些分离到的病毒为近期输入，而并非类Sabin病毒持续循环。因此，在温带气候的发达国家，从OPV转换到IPV后的4个多月中，未发生类Sabin病毒循环。

疫苗储备及应对能力。 这一工作领域有两个主要目的：①短期目标是迅速控制停用OPV后3~5年过渡期间的cVDPV暴发；②长期目标是将脊灰病毒重新输入社区的后果最小化，直到全球范围内重建脊灰免疫。因而这些国家的婴儿将不再进行脊灰预防接种，针对脊灰病毒的群体免疫水平将随时间推移而下降。如果脊灰病毒重新进入这些国家，需要迅速使用大量mOPV控制暴发。

WHO已建立以mOPV为主的疫苗储备，以应对一种或多种型别脊灰病毒重新引入，使免疫应答最大化，同时避免引入非必要的疫苗病毒血清型。自2004—2005年以来，mOPV1和mOPV3已在多个国家获得许可并广泛使用（见关于mOPV1研发的讨论）。2009年，一家生产商及一家分装企业已得到mOPV2的注册许可。WHO正在评估IPV在这种情况下的作用，特别是在尚未受到暴发影响的高危地区加强人群免疫力的作用。

停用OPV后的一段时期内储备脊灰疫苗非常必要。许多与储备相关的基本问题已经界定，如储备数量、疫苗种类（mOPV）、剂型（小瓶装疫苗、疫苗原液或联合疫苗)、储存场所数量及发放方案(如谁有权力发放疫苗)[691]。储备及应对能力的主要目的是保证停用 OPV 后 3~5 年内任何时间发现 cVDPV 时,能立即采取控制措施。就停止 OPV 使用后较长时期而言,则需要考虑其他方案,如重启脊灰疫苗的生产。储备疫苗的免疫原性和免疫应答的动态变化成为重要的决定因素。单价(即特定型别)OPV 被选为储备的疫苗[391],原因如下:①每剂疫苗的免疫原性高于 tOPV 或 IPV(1 剂 mOPV 提供特定型别的免疫应答与 3 剂 tOPV 相当);②mOPV 产生型特异性免疫应答更快(受种者不用等待接种多剂);③免疫应答直接针对特定型别的脊灰病毒,不需引入不必要的血清型疫苗病毒。自 2004 年 12 月以来,mOPV1、mOPV2 和 mOPV3 疫苗已获得了监管部门的批准(见表 49.10)。

IPV 免疫接种需求。WHO 已制订了立场声明,为消除脊灰前、后时代使用 IPV 提供指导[641,692,693]。此外,决定在所有使用 OPV 国家引入 1 剂(或多剂)IPV[607]。近期的研究表明,6 月龄之后接种 1 剂 IPV(减少母传抗体对 IPV 免疫原性的影响),可能提供了一个低成本的选择,以产生并保持针对 3 种型别的脊灰病毒的基础免疫力。GPEI 近期通过了暴发控制中部分剂次 IPV 的应用,以应对当前 IPV 供应限制。

GAVI 资助符合条件的国家引入 IPV,并保障至少资助 5 年。

协同停用 OPV。在停止使用 OPV 后,为使 cVDPV 出现和暴露风险最小化,各国均需在相对短的时间内(最好是几周内)、在任何地区停用某种型别的 Sabin 株 OPV,且须建立确保收回并销毁遍及整个卫生体系的 OPV 的机制。国家间应签订协议,除国际社会为控制暴发特别批准外,确保各国不再使用 OPV。

Sabin 株脊灰病毒封存。全球 OPV 停止使用后不久,必须封存 Sabin 株脊灰病毒。WHO 已制订一项《消灭脊灰/OPV 后时代设施相关风险最低化全球行动计划》,该计划曾于 2014 年更新[694,695]。这一更新响应了新的最后阶段的策略计划,即呼吁相继停用 Sabin 株(从Ⅱ型 Sabin 株开始),在所有使用 OPV 国家中引入 IPV,以降低风险。

最后阶段相关问题的信息交流是 GPEI 的另一个重要目标。理解当前工作思路和重视各项工作进展十分重要,新的科学数据、规划经验及专家建议都应纳入工作计划,以便制定政策时能使目前及未来儿童脊灰所致的麻痹负担最低化[696,697]。

有人对消灭脊灰的可行性质疑[698,699]。但是,如果说过去几年人们从这一行动中学到什么的话,那就是,如果停止了消灭脊灰的努力,世界将会再次发生几十万麻痹病例,因为自 1988 年以来世界许多地区常规免疫覆盖率没有显著提高。因此,易感人群的积累将导致大规模脊灰暴发。只有大规模免疫行动能控制并消除脊灰在世界多个地区的传播。最近几起暴发,特别是也门的暴发成为脊灰病毒利用免疫空白造成脊灰暴发的案例。也门由于常规免疫不理想,而大规模免疫接种行动也已中断 1 年以上,以致输入的脊灰病毒引发 479 个病例。由于存在针对脊灰病毒的免疫空白,2010 年塔吉克斯坦[216]和刚果-布拉柴维[217,243]也发生了类似的大规模暴发。为实现消灭脊灰的目标,需要迅速控制此类输入,最好还要消除脊灰地方性流行国家向当前无脊灰国家输出病毒的疫源地。

消灭脊灰的证实

WHO 已建立消灭脊灰证实工作的正式流程,以确保未来以最佳的证据为基础制定免疫政策[700]。脊灰的证实流程参照国际天花证实委员会 1979 年 12 月认证消灭天花的流程[701],但是消灭脊灰证实在许多重要方面不同于天花模式。泛美卫生组织 1990 年成立了地区证实委员会(Regional Certification Commission, RCC),并于 1994 年证实区域内消灭了本土 WPV[702,703],设定了区域性证实标准及辨别本土 WPV 与输入病毒的基因证据。由于 WPV 感染的隐形病例占很高比例,地区性证实要求自最后 1 例本土 WPV 病例报告后,至少进行 3 年的敏感监测。证实前夕,西太区(1999 年中国[704,705])和欧洲区(2001 年保加利亚[706]和格鲁吉亚[298,500])发生了输入病毒引起的小暴发,但很快被控制,且随之开展了敏感的监测。WHO 的四个地区(即美洲区于 1994 年[702,703]、西太区于 2000 年[707]、欧洲区于 2002 年[500]及东南亚区于 2014 年[501,708],包含 80% 以上的世界人口)消灭本土 WPV 的证实工作经受了时间的考验。这些地区在证实之后未发现本土 WPV 循环[709,710]。后来出现了与输入性 WPV 和 cVDPV(除 VAPP 病例外)相关的病例或暴发,但有效的暴发控制措施迅速阻断了循环[66,309,311,553,669,670,711]。同样,东地中海区 RCC 接纳了除巴基斯坦和阿富汗外的其他国家相关文件。非洲区的一些国家也准备了有关无脊灰状态的详细资料[500]。

回顾评估无脊灰状态的文件可以分为三个层面[700],国家证实委员会(National Certification Committee, NCC)召开会议严格评估国家资料并向 RCC 准备详细报告,然后 RCC 向全球证实委员会

(Global Certification Commission,GCC)报告。NCC、RCC和GCC定期开会,在已经证实无脊灰病毒循环的地区,RCC与NCC一同主要负责监督和支持维持无脊灰状态的行动。NCC的报告包括以下最新信息:①包括高危人群在内的国家人口统计数据;②脊灰病毒疫苗的覆盖率和任何免疫政策的变动;③监测数据及监测敏感性指标;④脊灰个案描述;⑤每个国家的实验室检测情况;⑥脊灰病毒封存进展。NCC、RCC和GCC成员为独立专家。WHO所有地区通过认证后,GCC审核所有RCC的报告和其他相关资料,以确定全球宣布无脊灰病毒循环的时间[700]。

2016年4月Ⅱ型OPV停用(tOPV向bOPV转换)之前,GCC审核所有Ⅱ型WPV停止循环的证据(见图49.4,确认消除了Ⅱ型脊灰野病毒)[550,712]。大量证据表明,1999年后所有Ⅱ型脊灰野病毒循环都已终止。尽管低水平的Ⅱ型cVDPV循环持续到2015年(见前文"疫苗衍生的脊灰病毒"),但tOPV大规模接种活动已列入计划,目的是阻断所有Ⅱ型cVDPV传播。

脊灰病毒的实验室封存

脊灰病毒实验室封存是消灭脊灰的组成部分[713-715]。与天花不同,很少设施存有含有(病毒库)或可能含有(临床标本)天花病毒的材料,而全球许多机构储存了包含脊灰病毒的材料。封存的目的是尽可能使实验室和疫苗生产机构储存的脊灰病毒重新传入社区的风险降到最低。1995年GCC通过了第一个《WHO全球脊灰野病毒实验室封存行动计划》[716],并将成功完成封存行动作为地区证明工作的要求[717]。2015年5月由世界卫生大会批准通过的第3版全球行动计划(GAPⅢ),将实验室封存作为国家和国际消灭脊灰的里程碑[695]。GAPⅢ要求各国分三个阶段完成封存工作,从Ⅱ型脊灰病毒封存开始。第一阶段的主要行动包括:①对国家所有生物医学实验室开展调查,建立Ⅱ型脊灰病毒目录清单并报告RCC;②销毁所有非必需Ⅱ型脊灰病毒材料(消除风险);③将需要的Ⅱ型脊灰病毒材料转移至必要的脊灰病毒设施中;④证实病毒在必要的脊灰病毒设施中封存(生物风险管理)。第二阶段已经开始,包括两部分:①Ⅱ型WPV和Ⅱ型cVDPV封存(2016年开始);②Ⅱ型OPV相关脊灰病毒封存(bOPV与tOPV转换的3个月内开始)。第三阶段开始于最后一次检测到任何型别WPV的3年后和全球消灭脊灰证实前,也包括两个部分:①封存所有WPV;②封存OPV相关脊灰病毒。完成封存每个阶段的时间表根据阻断特定型别脊灰病毒传播进展制定。经国家认证的必要设施——仅限于满足疫苗生产、质量控制、参比对照和研究的最低需求——必须符合严格的、标准化生物风险管理标准,且位于人口风险最低地区;WHO可能对其进行验证[719]。

根据GCC的最初要求,194个WHO成员国中,154个已完成对所有WPV的第一阶段封存;WHO三个地区证实了无脊灰,东南亚区和东地中海区接近完成,非洲区也取得进展[715]。全球范围内,超过225 000个设施机构(一些机构拥有超过1个储存WPV感染或可能感染材料的实验室)被列入国家实验室调查,45个国家的532个机构报告存有WPV感染物或可能感染物[715]。例如,美国105 356个被调查的实验室中,发现122个机构的180个实验室储存包含或可能包含WPV的物质;87个存有WPV,56个存有可能包含WPV的物质,37个包括上述两种情况[719]。欧洲于2006年完成国家调查,西太区于2009年完成[720]。

适当处置并封存脊灰诊断目的以外采集、储存的临床物质(如粪便标本或咽拭子)将成为一项特殊的挑战[721],特别是最后一次使用含Ⅱ型OPV疫苗大规模接种活动后几周内采集的标本,以及稍后,使用所有OPV后采集的标本。WHO及国家政府卫生部门必须不断向广大卫生界发出警报,要求封存所有脊灰感染物质或可能存在感染的物质。

结论

自古以来人类即受虐于脊灰。19世纪和20世纪初成为工业化国家的一种流行性疾病。脊灰疫苗的发展及广泛应用,有效地控制了除两个国家以外的全球所有国家的脊灰。自2012年起Ⅰ型是检测到的WPV循环的唯一型别。新的最后阶段战略目标是在人群中消除所有脊灰病毒,这将可能有助于消灭这一曾经令人恐惧的致残性疾病,并使其成为后代仅通过历史来了解的疾病[41]。

(苗良 黄仕和 张效群)

本章相关参考资料可在"ExpertConsult.com"上查阅。

第50章 狂犬病疫苗

Charles E. Rupprecht、Thirumeni Nagarajan 和 Hildegund Ertl

狂犬病是一种急性侵袭性病毒性脑炎,通过被咬伤暴露于含病毒的唾液或暴露于其他来源的感染性病毒而感染,疾病可以从动物传播给动物,或者从动物传播给人类。被咬伤之后,涎液中的病毒会附着到周围神经末梢,然后运行至大脑。虽然所有的温血脊椎动物都被认为对狂犬病易感,但就其本质而言,狂犬病是一种哺乳动物罹患的疾病,主要以犬科动物(犬、狼、狐狸、丛林狼和豺类动物)、浣熊科动物(浣熊)、麝猫类动物(猫鼬)、臭鼬科动物(臭鼬)、鼬科动物(如雪貂、獾)和翼手目动物(蝙蝠)作为储毒宿主或传播宿主。

人类感染狂犬病几乎全部继发于被动物咬伤(极少数通过抓挠或其他途径),虽然通过病毒吸入、接种没有正确灭活的疫苗,或者通过移植被感染的角膜、组织和器官也可以发生。世界大部分范围内,人类狂犬病的主要储毒宿主是犬,是造成绝大部分人被咬伤的原因。尽管事实上猫不是狂犬病病毒的储毒宿主,但本质上是病毒的传播宿主。

历史回顾

从19世纪后期到21世纪早期,关于狂犬病的科学论文除集中于疫苗学研究外,还有大量与此疾病高度相关的关于诊断、流行病学、免疫学、分子生物学、病原学、预防、处置和控制的文献,在本章只引用了其中极少的一部分。此外,考虑到狂犬病是最古老的传染病之一,下面的简短介绍不能全面地反映狂犬病累积四千年的丰富历史。感兴趣的读者可以阅读G.M. Baer的《拉比与狂犬病:纵观狂犬病历史画报》(Rabbis and Rabies: A Pictorial History of Rabies Throughout the Ages, Tlaxcala, Mexico: Laboratorios Baer, 1996)一书,以获得对这一极具吸引力而又被忽视的主题的生动而全面的介绍。

狂犬病可能发现于公元前2300年之前,因为汉穆拉比法典中已经对该疾病进行了描述[1]。从埃及、波斯、巴勒斯坦、印度和中国获得的古代文献似乎也有对这种疾病的描述[2]。第一份确切的狂犬病资料源于希腊文献。荷马(Homer)、德谟克里特斯(Democritus)和亚里士多德(Aristotle)在他们的著作中提到了Lyssa(与希腊神话中的愤怒女神相关)一词,公元一世纪,罗马学者Aulus Cornelius Celsus第一个对该疾病及其易感物种的范围进行了确切描述。中世纪,狂犬病常在阿拉伯和西方作品中被提及。公元15世纪,意大利学者Girolamo Fracastoro提出了"不可治愈的创伤"的概念,即该疾病通常被认为是致命和无法治疗的。与此类似,犹太人的古代法典塔木德经(Talmud)也提到,人们不应该相信那些声称被狂犬病动物咬伤后依然存活的人。

到16世纪,Cortez在美洲探险之后不久,这位大洋洲的第一位主教描述了一种小动物,它们在夜里咬伤西班牙士兵的脚趾,之后,这些士兵死于一种疾病,可能就是狂犬病。另一些西班牙文献描述了吸血蝙蝠,这些蝙蝠至今仍是拉丁美洲狂犬病持续存在的重要原因。正如后面提到的,现有的病毒学数据提示,新大陆一直没有陆栖动物狂犬病,直到16世纪才被携带狂犬病病毒的犬引入[2]。

19世纪早期,有一派学者认为狂犬病只是一种精神疾病。但是,狂犬病明显的症状和几乎100%的死亡率引起了第一批现代微生物学家的好奇心[1,3]。

1804年,德国科学家Gottfried Zinke在实验中证明,感染的人类唾液接种动物可以传播狂犬病病毒。1879年,Pierre-Victor Galtier在法国里昂将狂犬病病毒从犬传播到家兔,再在家兔中传播,然后使用感染狂犬病病毒的物质对绵羊和山羊静脉注射免疫。但是,Galtier所做的工作被当时louis Pasteur的盛名所掩盖。大多数狂犬病研究的荣誉都被归属于Pasteur,但人们也不能忽略他的合作者们所作的贡献,比如Roux、Chamberland和Thuillier。由于当时Pasteur中风后偏瘫,这三位研究者执行了他实验室的大部分关键操作。

1881年,Pasteur团队确定中枢神经系统是狂犬病病毒复制的主要部位。通过在脑膜下接种感染物质,他们将狂犬病成功传播至家兔,并使病毒在该宿主中连续传代超过100代。Roux注意到,将感染家兔的脊髓悬吊于干燥空气中时,病毒毒力快速下降,并在15天的时间内几乎完全灭活。根据这一观察的结果，Pasteur制定出一种实际可行的接种方法。Pasteur使用感染脊髓碎片悬液为犬做连续皮下注射，首先使用干燥足够长时间、完全无毒力的脊髓，随后使用干燥程度略减的脊髓，免疫完成后，这些犬对脑内注射的强毒力狂犬病病毒产生了抵抗力。

Pasteur的方法使至少五十只犬获得了保护。虽然被"疯"犬咬伤后对犬进行免疫能否抵抗狂犬病在实验中尚无定论，但是，进行了多次失败和未公布的人体免疫接种尝试后，Pasteur在1885年7月6日尝试治疗人类患者Joseph Meister，并获得了成功。Meister于大约60小时之前被一只疯犬咬伤了14处，Pasteur使用从狂犬病家兔获得的脊髓悬液对Meister进行皮下注射免疫，免疫注射前，狂犬病家兔脊髓悬液已经在氢氧化钾溶液中保存了15天。此后Pasteur又使用毒力渐次增强的脊髓悬液对Meister连续进行了12次接种，即在10天时间内共接种了13次。这个男孩不仅抵抗了最初动物来源的狂犬病病毒，还避免了被最后几剂疫苗中的大剂量高毒力病毒感染。

Pasteur的治疗方法，作为第一代狂犬病疫苗免疫疗法，引起了医学界同行的巨大兴趣，虽然有些争论，但还是很快被接受。此后的1888年，法国Pasteur研究所建立，仅仅10年时间，世界各地便都有了Pasteur研究所，提供对狂犬病的免疫接种，为20世纪免疫接种开创了先例。

然而批评也随之而来。偶然的失败使人们产生了对疫苗安全性的疑问，尤其是有毒力的物质也在疫苗接种程序的后期被接种到患者体内。而且，当时没有对照研究能够证实该方法的有效性。随后，巴西的福塔雷萨发生了一起悲惨的意外，数名儿童在免疫接种后死亡。这起悲剧说明传代后减毒株如果没有经过正确处理，也可能是致命的。这一事件导致此后至今一个世纪的时间人们致力于提高狂犬病疫苗的纯度、活性、安全性和有效性。

可以理解的是，很少有像这种人畜共患病一样的疾病把历史上的厌恶和迷信融合在一起，包括部分关于吸血蝙蝠和狼人的传说。说来奇怪，作为这些恐怖事件的有趣转折，有人认为美国诗人Edgar Allan Poe因狂犬病死于巴尔的摩，根据这一疾病可能出现的各种临床表现，这似乎并不让人意外[4]。

临床表现

在长达几个世纪的时间里许多作者发表了大量关于人类狂犬病的综合性临床描述，一旦患者表现出脑炎的迹象和症状，再接种狂犬病疫苗是无效的[4-18]。

由于表现症状的多样性，狂犬病可以被看作是一个连续的过程，大体上，人类狂犬病包含下述几个互相叠加的阶段：潜伏期，前驱期，急性神经症状期，昏迷和死亡[9]。极少有发生恢复的情况，即使在采取艰苦卓绝的措施之后。一旦发生临床迹象，死亡几乎无法避免。

潜伏期内，没有任何症状和诊断疾病的方法。发生暴露后，狂犬病在人类的潜伏期长短差异极大，极端情况下从五六天至长达数年[5-7]。通常情况下，绝大多数病例从感染到发病的时间为20~60天。潜伏期的长短与发生暴露的位置有关，当病毒侵入的位置距大脑较近时则潜伏期较短。也有长达数年的潜伏期的报道[8,19,20]，开始时人们对此持怀疑态度，然而通过对所感染病毒的遗传分析，确定了最初感染发生的时间和方式，证实了这种超长潜伏期的存在。例如，移民或旅行者在一个地区感染了一个病毒变种，此后数月或数年他再未到过这个地区，而该患者最后发病的地区从未存在过该病毒变种[7,21,2]。但是，在如此长的潜伏期内，狂犬病病毒在体内具体存在于什么位置，目前还不清楚。对于病毒是保持在感染位置附近的外周还是进入神经系统后保持静默，存在不同意见。在打开皮肤或黏膜的缺口后，病毒可能会以一种稳定的形式存在于细胞腔室内，相对避开了蛋白水解酶的降解或免疫系统的探测。

大多数人类狂犬病是由于被犬咬伤导致。已知暴露于狂犬病犬而没有进行疫苗接种的个体有37%~57%在后来发生狂犬病。发病的风险可因咬人动物涎液中的病毒数量以及咬伤严重程度及其位置而变化[9]。如果没有接种疫苗，被狼咬伤的死亡率更是高达80%。暴露于其他狂犬病动物如蝙蝠后没有接种疫苗的人，发生有症状的狂犬病的可能性还不知道，但可能比较低，这可以从吸血蝙蝠较常见的亚马逊地区居民健康人病毒血清阳转的记载得到提示[22]。

狂犬病前驱期的起始症状包括全身莫名不适、厌食、疲倦、头痛、呕吐、咽喉痛、发热，在50%~80%的患者中，靠近伤口的位置疼痛或感觉异常，很可能表明神经损伤。有些患者表现出精神症状，诸如无端恐惧、焦虑、易怒、神经过敏、失眠或抑郁。前驱期持续2~10天，然后出现狂犬病的神经症状，在人类表现为狂躁型或麻痹型。狂躁型更为常见，通常由犬咬伤引起，占患者的65%~70%。狂躁型的特征包括功能亢进、攻击性行为、易怒、幻听、幻视、多涎、肌颤、癫痫、发热、多汗、阴茎异常勃起。患者由于喉部肌肉疼痛痉挛而产生吞咽困难和恐水（所谓恐水症），可仅仅因看到水、听到水声或提到水而触发。患者还可能产生畏光（恐光症）和畏惧气流（气流恐惧症）。功能亢进期在人类患者会持续1~5分钟，这些阶段会自动发生或因一系列刺激而触发。在功能亢进期之间，患者是有意识的而且可以交流，但随着时间的推移其神经功能逐渐退化[10]。

麻痹型，或"静默型"狂犬病在暴露于蝙蝠后的患者中更常见。患者出现肌肉无力、意识丧失、从四肢开始上行扩展的麻痹症状。最后，不管是哪种类型的狂犬病，患者都会陷入昏迷，死于心脏或呼吸骤停。在没有支持性护理的情况下，狂躁型狂犬病患者会在约5天后死亡，麻痹型约在13天后死亡，特别护理可以延长患者几天甚至数月的生命，但总体上不能阻止死亡的发生。

在动物狂犬病流行的国家，根据患者曾被可疑动物咬伤史及脑炎患者的典型症状，这一人畜共患病很容易诊断。然而，尤其在人类狂犬病很少见的国家，狂犬病不易被怀疑到或不易被诊断[13]。曾有人在移植了未明确死因的供体捐赠的组织器官后发生狂犬病，然后通过对供体进行尸解诊断，才判定狂犬病是其死亡原因[23,24]。

狂犬病有可能会同其他感染原造成的脑炎疾病混淆，例如单纯疱疹病毒、肠病毒、虫媒病毒、弓形体、或朊病毒、毒素（如破伤风毒素）。狂犬病的症状可能会像是阿托品中毒、颅内恶性肿瘤、急性脑损伤（例如卒中），或者因感染麻疹病毒或支原体导致的横贯性脊髓炎。有些个体可能因动物咬伤表现出歇斯底里的反应而显示出狂犬病的症状。为对狂犬病做出严谨诊断，需要详细了解患者与动物的接触史、动物的无端攻击行为、对伤人动物进行检查的可行性、动物的免疫状态、有可能暴露于蝙蝠的露营史等。在狂躁型狂犬病患者行体格检查可见自主行为不稳定，麻痹型狂犬病的对称性麻痹可能会与吉兰-巴雷综合征相混淆。可以借助实验室检查来排除其他的感染性疾病，对大脑进行磁共振成像和计算机断层（CT）扫描可以发现一些异常，但都不是诊断狂犬病的特异方法[25-27]。

由于脑血管痉挛，脑电图检查可见振幅突然降低，但是，这一表现也不是狂犬病特有的[14]。脑脊液（CSF）检查通常显示淋巴细胞增多，但葡萄糖或蛋白质含量变化很少或不变。阳性的死前诊断需要在有资质的参考实验室进行几项检查。皮肤组织活检标本可以进行荧光标记抗体检查，以检测存于皮肤毛囊基底部神经的病毒抗原。角膜上皮触片可用同样的方法进行分析。采集这两种样本需在局部麻醉的情况下由皮肤科医生或眼科医生来操作。唾液、脑脊液、尿沉渣及肺部分泌物可在表现出临床症状后的大约2周内用于分离病毒，或者这些样品可用反转录聚合酶链反应（PCR）检查病毒产物。在表现出临床症状后的1~2周可以从血清或脑脊液中通过中和试验检测到狂犬病病毒抗体。

动物狂犬病表现出急性进行性脑炎的临床体征，起始阶段是前驱期，常以行为改变、食欲降低为特点，然后动物变得好斗，会发生无端撕咬，其他的动物则变得嗜睡。动物会发生麻痹，之后很快死亡。动物狂犬病的死后诊断通常会用脑切片通过直接荧光抗体试验进行。对染色切片进行显微镜检查可在神经元胞质显示出包涵体，尤其是在脑干和海马角组织。脑切片可用荧光偶联抗体检测病毒抗原。现在也有人正在开发基于生物素标记的病毒特异性抗体的检测方法，不使用免疫荧光，可以在现场用普通光学显微镜更快、更容易地进行诊断[28]。

历史上，在埃塞俄比亚及其他地方，有报道在多达0.5%的所谓"正常"犬中分离到了狂犬病病毒，这些犬可能正处于狂犬病的潜伏期或前驱期早期，但该发现对于人类狂犬病发生的意义迄今未知[29]。对于任何物种狂犬病"携带状态"的最终说法，有待于更加严谨、客观的确证，以及其他的解释。

对有症状狂犬病的尝试治疗

通过接种疫苗预防狂犬病非常有效，但出现临床症状后的医疗救治却是非常成问题的。在所有感染性疾病中，狂犬病具有最高的死亡率。在20世纪，有记录表现出狂犬病体征的人类患者中，只有不到10例患者能够幸存，其中多数患者仍有后遗症[30-35]。直到最近，对狂犬病仍没有成功的治疗方法，所有认定的幸存者在发病前都接受了某种形式的暴露前或暴露后免疫[36]。

在绝大多数尝试治疗的病例中采取的都是治标而不治本的方法。狂犬病近100%的死亡率，患者痛苦的症状，对大多数病例来说进行治疗都是在痊愈机会极小的情况下延长其忍受痛苦的时间，这些都限制了对患者进行更加积极的治疗。对人类患者的常规治疗仅限于镇静剂、麻醉剂如吗啡或其类似物、抗惊厥剂及神经肌肉阻断剂[37]。

虽然患者向医护人员传播病毒的事例并没有报道，但还是需要借助适当的控制措施和个人防护设备尽量降低暴露的风险，如使用屏障护理程序。在有些情况下，可以尝试更加积极的治疗手段，但需要让患者或患者家属明白，死亡可能会无法避免，在患者有幸生存的情况下，患者可能会终身忍受使人身心衰弱的神经症状。在历史上，曾经尝试过很多种治疗方法，但最终都失败了，例如高免血清（即使以高剂量注射）、狂犬病疫苗接种、干扰素、干扰素诱导剂或抗病毒剂，都没有效果[38,39,40]。

但是，2004年，一个15岁的女孩在被蝙蝠咬伤后产生狂犬病症状，经氯胺酮、咪达唑仑诱导昏迷以及抗病毒剂利巴韦林、金刚烷胺治疗后得以存活，并且没有主要认知功能障碍，仅有轻微的神经系统后遗症[41]。这种被称作密尔沃基疗法的治疗方法此后在其他患者身上以其原始形式或不含利巴韦林的更新形式做了多次尝试[42-45]。至今为止在接受过此种疗法的40多例患者中，至少有5例存活的报道，说明积极疗法可能会产生一些成效。存活下来的患者往往比较年轻，在治疗前或治疗过程中对狂犬病病毒能够产生强劲的免疫反应。不过，也有人提示，治疗的成功不仅与卓越的特别护理有关，还与幸存者的遗传因素使其能够在感染后的早期产生出不同寻常高效的病毒中和抗体反应有关。有人可能会提出反驳说被动给予高免血清并不能提供长期的临床获益，因此自身的抗病毒B细胞反应也不足以清除病毒。不过，内源性免疫反应的动力学，B细胞分泌的抗体可能转移到中枢神经系统内，以及给予的药物如氯胺酮作为N-甲基-D-天门冬氨酸受体拮抗剂，都可能对患者存活做出了贡献[46,47,48]。另一种可能性是阳性治疗结果与所感染病毒的特性有关。例如，从绝大多数接受实验疗法的患者身上都没有能够分离出狂犬病病毒，这反过来可以提示在外周感染的病毒剂量比较小，或者所感染的病毒比野毒株在某种程度上更加"温和"。总之，对于有症状的狂犬病没有可靠的已证实的治疗手段[49]。基于密尔沃基疗法的疗效，人们产生了新的兴趣，可以在选择的患者身上进行各种改变的尝试，尤其是当患者之前接受过疫苗免疫或者已经表现出可检测到的抗病毒免疫反应的时候。还需要从病理生物学视角进行更多的研究，使用相关动物模型试验开发抗病毒剂及改进的治疗方式，这在狂犬病最常见的资源匮乏国家是非常有用的[50]。

病毒学

应用病毒学的知识介绍可以为了解狂犬病疫苗接种的免疫机制提供重要的见解。狂犬病病毒属于弹状病毒科狂犬病病毒属，由遗传学相关的有包膜的病毒组成，含有单股非节段性负链RNA。病毒的形状像一粒子弹，约200nm长，75nm宽。病毒含有多拷贝的以下五种结构蛋白：病毒粒子转录酶（L）、糖蛋白（G）、核蛋白（N）、磷蛋白（P）和基质蛋白（M）。L、N和P蛋白以非共价键结合到病毒颗粒RNA，产生的核糖核蛋白（RNP）复合物在病毒颗粒中形成一种螺旋卷曲的核壳体结构。RNP的晶体结构已被解析[51]，核壳体将RNA隔离，并将其与细胞环境屏蔽。该RNP复合体被由M蛋白和三聚体G蛋白组成的脂蛋白包膜包绕，G蛋白延伸到病毒外部[52]。

与其他RNA病毒一样，有些人认为狂犬病病毒是以一种准物种的状态存在[53,54]。系统进化分析显示狂犬病病毒源于蝙蝠[55-57]。狂犬病病毒从旧世界到新世界的转移可能发生在美洲殖民时期，病毒首先在蝙蝠中产生，随后到陆栖哺乳动物，比如犬，但是相关证据并不完全[55,56,58]。

狂犬病病毒G蛋白是一种分子量大约67kD的三聚物，是诱导生成病毒中和抗体（VNA）的主要抗原，与针对狂犬病病毒致命感染产生免疫力相关[59,60]。G蛋白同时含有毒力决定簇[61,62]。G基因是第一种被克隆和测序的狂犬病病毒基因[63]。从核苷酸序列中可以推导得出524个氨基酸的多肽，其中包括含19个氨基酸的信号序列[52]。在位点333的精氨酸对病毒毒力具有重要作用，使病毒在神经系统中扩散的速度更快，与神经侵袭力和跨突触传播相关[64,65]。

尽管G基因对病毒毒力强弱具有重要作用，但与病毒致病机制相关的关键特征是多种多样的[66]。例如，P蛋白会干扰宿主干扰素的产生[67,68]。反向遗传学在狂犬病病毒方面的应用为狂犬病病毒的毒力决定因素提供了更详细的分析[69]。减毒株可以被认为是强毒株的镜像体，还包括其他要素，如对感染神经细胞凋亡的抑制。G和M蛋白在很大程度上主要负责阻断狂犬病病毒强毒株感染后的凋亡，实际上是对宿主的一种保护机制。减毒株在这些蛋白方面有变异，使其趋向于凋亡[70-72]。狂犬病病毒基因组RNA与核蛋白有紧密联系，保护其免于产生天然免疫应答[73]。纯化的天然狂犬病病毒G蛋白和化学裂解产生的G蛋白片段产生的抗病毒免疫，可用来进行一系列对比研究，从而确定产生病毒中和抗体的结构基础[52]。尽管体液免疫应答对狂犬病的确切作用仍有争议[74-76]，但对人类和其他哺乳动物而言，VNA确实对预防病毒感染有重要作用。细胞反应方面，T辅助细胞对抗体诱导是必需的，而疫苗接种诱导产生的抗N蛋白的溶细胞性T细胞可能具有重要作用，在病毒进入中枢神经系统之前可以破坏感染的神经外细胞。有趣的是,溶细胞性T细胞反应在天然感染中可能会受到抑制。

对狂犬病病毒株的序列分析没有显示出临床表现为狂躁型或麻痹型狂犬病的毒株之间存在本质上的差异[77]。

狂犬病相关病毒

狂犬病不是只能由狂犬病病毒引起。从20世纪50年代开始,一些在血清学上与狂犬病病毒相关的病毒陆续从各种动物和人类分离出来。尽管部分该组病毒与狂犬病病毒具有某种程度上的免疫交叉反应,但它们与狂犬病病毒显著不同,因此可以分类为"狂犬病相关"病毒[78]。现在认为,狂犬病病毒属至少包含15种病毒。狂犬病病毒是典型种;Lagos 蝙蝠病毒,最初分离自尼日利亚蝙蝠[79];Mokola 病毒,分离自尼日利亚的一种鼩鼱,怀疑在至少一例人类患者的病例中出现过[80];Duvenhage 病毒,分离自非洲蝙蝠和被非洲蝙蝠咬伤的人类[80];欧洲蝙蝠病毒1,分离自欧洲蝙蝠和俄罗斯的一例人类患者;欧洲蝙蝠病毒2,分离自欧洲蝙蝠和芬兰的一例人类患者[81];澳大利亚蝙蝠狂犬病病毒,分离自澳大利亚蝙蝠、马匹和暴露于这些储毒宿主的人类患者[82,83]。至20世纪末,与其他这6个基因型相比,没有人类病例与Lagos蝙蝠病毒相关。此外,Mokola 病毒可以在经过狂犬病疫苗免疫的犬和猫体内引起致命感染,是极少数没有被证实可以隐匿在蝙蝠体内的狂犬病病毒之一[84,85]。在波兰、丹麦、芬兰和德国北部省份捕获的蝙蝠体内,均已分离得到欧洲蝙蝠狂犬病病毒1[80]。两种欧洲蝙蝠狂犬病病毒显然广泛分布于欧洲蝙蝠,尽管人们相信英国没有狂犬病,但曾有报道,在苏格兰因欧洲蝙蝠狂犬病病毒通过蝙蝠咬伤传播,导致发生了一例人类狂犬病病例[8,86]。之前,欧洲报道了因蝙蝠狂犬病病毒引起的4例死亡病例[87]。尽管小鼠接种试验结果显示,人二倍体细胞狂犬病疫苗可以保护小鼠抵御欧洲蝙蝠狂犬病病毒[88],并且对暴露后人类的疫苗接种迄今为止均获成功[86],但只有73%的免疫患者形成了针对上述病毒的中和抗体,这通常发生在当这些患者对狂犬病疫苗产生了强烈的抗体反应时[89]。Lagos 和 Mokola 病毒的基因型与典型的狂犬病病毒相差很远,所以被分配到一个独立的组,即第2遗传系谱中。抵御 Mokola 病毒的实验疫苗并不能对抵御 Lagos 病毒的感染产生保护作用[90]。到21世纪,在非洲和欧亚大陆新发现的其他毒株已经被描述记录并被纳入成为新的狂犬病病毒种[91]。举一个例子,西高加索蝙蝠病毒被描述为该病毒属遗传学差异最大的成员。虽然这些病毒的疫苗缺乏交叉反应性,但这些新发现的狂犬病相关病毒的最终公共健康意义仍有待确定[92]。在很多上述病毒存在的发展中国家里,对病毒的监控并不理想。需要发现新的病原体、确定新毒株的特征以及进行相关流行病学调查研究,以确保足够的公众教育和准备工作,特别是对新的狂犬病毒进行描述,因为所有这些病毒都能引起狂犬病,从生态学角度预测在翼手目中出现病毒类病原体的研究很少,在发达国家和发展中国家均如此。例如,在2010年,Kuzmin 等[93]报告发现"Shimoni 蝙蝠病毒",分离自肯尼亚蝙蝠;2011年,他们报告发现 Shimoni 蝙蝠病毒可能的储毒宿主[94];同时,在德国下萨克森以及后来在法国发现的"Bokeloh 蝙蝠病毒",被确定为新的狂犬病病毒[95]。显然,还有其他的病毒有待在21世纪进行详尽的特征分析。

与疾病预防相关的病原学

理解病毒病原学是非常重要的,这是理解疫苗免疫如何、何时以及为什么能预防这一致命的人畜共患病的背景知识。狂犬病病毒进入到伤口后,可能需要几天或几周到达中枢神经系统。这一事实,至少某种程度上,使得暴露后预防(PEP)成为可能。在这个早期阶段,病毒对中和抗体敏感,甚至可以通过机械清洗消除。有些证据表明,病毒的初始复制可能在伤口周围的肌肉中进行,在此原始病毒发生扩增。然而,实验数据显示,即使病毒没有在肌肉组织中复制,病毒也可以进入中枢神经系统[46,96]。在进入中枢神经系统之前,狂犬病病毒可能隐匿存在的另一部位是巨噬细胞,病毒可以在巨噬细胞中恢复活力,并引起发病[97];但是病毒在非神经细胞中的复制对狂犬病发病机制的重要性仍存有很大争议[98]。任何情况下,病毒从感觉神经的神经轴或运动神经的神经肌肉结合部位进入神经细胞[99]。狂犬病病毒G蛋白具有与特定神经毒素相似的序列[100-102],同时在细胞膜上还有很多病毒受体,包括神经肌肉结合部位的烟碱乙酰胆碱受体的α亚单位[100-104]、神经细胞黏着分子、神经营养因子受体、p75NTR,以及还可能包括特定的脂蛋白。然后,病毒进入神经胞质,在其中复制并在中枢神经系统内扩散[105,106]。Dietzschold 及其同事证明,狂犬病病毒中和抗体的活性不会仅表现在细胞之外[107]。在一个动物模型中,抗体的有效性与通过胞吞作用进入细胞以及抑制病毒转录相关。抗体是直接发挥作用还是通过信号转导抑制病毒蛋白质合成,至今仍不清楚[108]。

一旦进入神经细胞，狂犬病病毒会在轴索内快速移动，在啮齿动物中速度为8~20mm/d，在人类则可能更快(15~100mm/d)。对啮齿动物进行的实验显示，病毒可以在3~5天的时间内到达中枢神经系统，然后引起广泛的脑炎[109]。

定植于大脑中的神经细胞之后，病毒开始向反方向移动，沿着轴索向下在外周组织中复制，主要部位是神经丛和唾液腺的腺泡细胞，然后分泌的唾液便可以通过咬伤维持病毒感染的循环[78]。然而，在感染的末期，其他神经外组织也受到影响，包括心脏、胰腺、肾上腺和胃肠道[110,111]。

另外，因发现有患者因移植被病毒感染的器官而患狂犬病，说明病毒会全身传播，这种不同寻常的传播途径提示发病机制改变的可能性。病毒在非神经细胞中的存在可能也可以用于解释潜伏期长的病例。

我们对狂犬病会导致死亡相关的病理生理学还没有完全了解[112]。尽管发生了广泛分布的脑炎，但神经并没有被破坏[113]。死亡可能是由于控制心脏呼吸系统的大脑中枢受到累及或功能障碍。总体上，包涵体（即内基氏小体）与狂犬病病毒抗原同步在组织中存在，虽然很多感染细胞没有这些包涵体。狂犬病病毒抗原最普遍存在于中脑导水管周围灰质和小脑的浦肯野细胞，但是病毒数量与症状的严重程度无关[114,115]。致命的狂犬病病毒株可能更易于逃避宿主天然免疫和破坏神经元功能[116,117]。脑内一氧化氮的产生和宿主基因的普遍下调可能是大脑功能障碍的原因[46]。虽然狂犬病的致死率极高，但仍有动物痊愈的记录，比如犬[118]。

临床上，人们对区分狂躁型和麻痹型狂犬病的神经机制了解不多，但是电生理研究提示，去神经和前角细胞功能障碍可能是狂躁型狂犬病的主要原因，而在麻痹型狂犬病中存在外周神经的炎症和脱髓鞘作用[119,120]。引起脱髓鞘的机制可能包括自身免疫或对轴索内病毒免疫反应的旁观者效应[5]。Hemachudha及其同事[5]强调了细胞免疫在狂犬病发病过程中的作用，他们认为强烈的T细胞应答和细胞因子分泌（特别是白介素-6）与早期死亡和疾病的脑炎形式相关，而弱T细胞应答与麻痹和较长生存相关。然而，可以确定的是，缺乏对狂犬病病毒的免疫应答，尤其是缺乏抗体时，会引起致命的疾病，因此，有一些相反的证据，证明一些细胞应答会引起神经病理学改变[121,122]。

对狂犬病病毒血清学应答的证据可以通过一系列实验室技术进行证明，包括小鼠中和试验、荧光灶抑制试验、间接荧光抗体技术、噬斑中和作用、狂犬病毒感染细胞的免疫溶解，以及使用放射免疫测定法或酶联免疫吸附法的结合技术。人类的神经发生自然感染后，血清抗体的产生相对较晚。在没有疫苗接种史的个体中，大约在疾病的第6天至第10天可检测到血清抗体，之后抗体水平快速升高。在随后的临床过程中，抗体也会存在于脑脊液（CSF）。CSF中抗体的滴度远比从循环血液中渗入CSF时所预期的水平高，提示抗体为局部产生。因为疫苗接种一般不会诱导产生CSF中的抗体，CSF抗体滴度的存在支持临床狂犬病的诊断[30,31]。

血清抗体在疾病的第二周（如果有的话）之前检测不到，CSF抗体在接近发病的第三周（产生显著的全身和神经问题时）之前检测不到，这可能提示一些临床症状是由宿主抗体与狂犬病病毒感染细胞之间的相互作用引起[105]。在小鼠实验中，为清除狂犬病减毒株对中枢神经系统的感染，中和抗体和炎症细胞的浸润必不可少，但这一过程在通常的临床情况下已为时过晚[123]。

大多数死于狂犬病的患者都会对病毒产生特异性抗体，尤其是在如果他们曾经接受过暴露后免疫的情况下。然而，一旦已经显示疾病症状，这种应答并不能保护他们免于致命的结局，甚至可能会加重疾病。实验数据提示，炎症性应答使血脑屏障开放，传递可产生抗体的B细胞进入中枢神经系统，虽然如此，该应答通常是失败的，或者发生太晚以至于不能产生治疗效果。

对狂犬病病毒和疫苗的免疫应答

在病毒感染和疫苗免疫过程中，天然免疫和适应性免疫应答都会发挥作用。对狂犬病病毒的天然免疫应答由细胞内RNA传感器维A酸诱导基因1（RIG-1）激发，导致分泌促炎细胞因子[124]。至少在小鼠的一项研究显示，天然免疫并不能促进病毒的清除[125]。在小鼠进行的另一项研究显示，狂犬病毒减毒株与Toll样受体（TLR）7相互作用，而TLR7用骨髓分化因子88（MyD88）作为适配分子。缺少TLR7或MyD88的小鼠显示出更高的死亡率，提示在这一模型中，天然免疫应答提供一定程度的保护作用[126]。研究者对浣熊中的天然免疫也进行了研究。与啮齿动物不同，浣熊是狂犬病病毒的天然储毒宿主。在浣熊体内，对狂犬病病毒感染的天然免疫在感染早期在伤口附近检测不到，但在较晚时期可在脊髓、大脑和唾液腺检测到[127]。

适应性免疫应答也是在感染之后延迟一段时间发生。大多数人类患者直至症状开始出现时都还缺少中和抗体。总体来说,这些抗体一旦被检测到,仅存在于血清中,而在脑脊液中不存在或仅有极低滴度[128,129]。这种出现很晚而且通常较弱的抗体反应可能反映了病毒的起始接种剂量太小,不足以在感染的位置激发 T- 或 B- 细胞的活性,而病毒一旦在中枢神经系统内复制,则相对逃避了免疫监视。

体液免疫反应也可能被病毒的免疫逃避机制削弱。在小鼠体内,狂犬病病毒可导致淋巴细胞减少,这可能是由于淋巴细胞凋亡引起[130,131]。此外,狂犬病病毒 P 蛋白一旦与 STAT1 发生相互作用,就会抑制干扰素信号通路,从而有可能阻止 B 细胞成熟[68]。但是,减毒的重组狂犬病病毒在小鼠以及非人灵长类都可以诱导优异的 B 细胞反应,该反应不仅针对重组转基因产品,而且也针对病毒 G 蛋白,这表明人类低抗体反应的狂犬病患者不像是仅仅与主动免疫被病毒抗原抑制有关[132]。

奇怪的是,有些人以及一些其他哺乳动物,没有明确的狂犬病病毒感染证据或疫苗接种史,却可以检测到狂犬病病毒中和抗体,提示他们曾经暴露于狂犬病病毒,但随后经历了流产感染,病毒被清除,没有继续发展为致命或严重的疾病[22]。抗体的存在表明病毒一定是复制扩增到了足以引起 B 细胞活化和扩增的水平。因为发病患者的抗体只有在显示出神经症状的几天后才能被检测到,这种现象可能也提示感染的是某种程度上"减毒"的变种,在外周发生了复制。目前有关发生感染的人类体内狂犬病病毒特异的 CD4$^+$ 或 CD8$^+$T 细胞反应的知识几乎空白,因此限制了以这些效应子为目标的治疗手段。

疫苗接种后的保护作用主要是通过诱导产生狂犬病病毒中和抗体提供的。诱导这些抗体需要 CD4$^+$T 细胞提供帮助,而 CD4$^+$T 细胞可由灭活狂犬疫苗诱导产生[132-134]。小鼠试验显示,起始的应答反应由不依赖 T 辅助细胞的寿命短暂的浆细胞产生,该细胞在生发中心之外发育,产生具早期保护作用的 IgM 抗体[135]。这之后则是一波在生发中心内发育的长寿命浆细胞产生重排和亲和力成熟的抗体[136]。在一项试验中,在一年后进行加强免疫,而不是更传统的短间隔的疫苗免疫程序的情况下,对狂犬病病毒的抗体滴度得以持续[137,138]。疫苗也诱导了显示可持续终生的记忆 B 细胞的产生,因为在 10 年或更长时间以后免疫记忆还可以被唤起[139]。显然,正如小鼠实验研究所提示的,CD8$^+$T 细胞对抵御狂犬病病毒的保护作用没有贡献,不能被当前的人用狂犬病疫苗诱导产生[76,140]。

诊断

对于已知或可能存在狂犬病暴露风险的人,以及已经发生暴露的人员,推荐进行疫苗接种预防狂犬病。发生了病毒暴露的个体没有发生狂犬病时,预防是为了阻止疾病的发生。根据已知或可疑狂犬病动物的咬伤史,以及显著的临床征象,就可以做出合理的狂犬病诊断,这并不困难。然而,当缺乏这种明确的诊断特征的时候,尤其是没有文字记录的暴露来源时,狂犬病的临床诊断就需要与可以引起神经疾病症状的多种疾病相鉴别。因为在疾病的第一周,不太可能做出实验室诊断,根据临床症状进行推断性诊断就非常重要。

人类狂犬病病毒感染以及可疑的动物携带者的确定诊断有赖于在感染大脑组织中检测并鉴定出狂犬病病毒抗原,或在神经元细胞质内检测并鉴定出包涵体(内基氏小体);或者通过逆转录聚合酶链式反应(RT-PCR)检测病毒核酸[141];在 CSF 中检测到狂犬病病毒特异性抗体;或在未经疫苗免疫患者的血清中检测到狂犬病病毒特异性抗体;从大脑组织、唾液或其他感染组织中分离并鉴定出狂犬病病毒。标准诊断技术是应用荧光抗体染色在脑组织中寻找狂犬病病毒抗原,在脑干、小脑和丘脑采样效果最佳[142]。使用 RT-PCR 技术鉴定病毒核酸很有用,尤其是当样品的状况不好时。内基体显像的敏感性差异很大,并且作为一种主要方法只能提示感染史,尽管该方法是用显微镜对脑组织进行尸检,特别是在狂犬病不被怀疑的时候。病毒分离是用于验证其他阳性检测结果的程序,分离病毒可以使用小鼠成神经瘤细胞培养或乳鼠脑内接种的方法[143]。尽管诊断程序一般开始于尸检收集的组织样品,狂犬病病毒感染也可以在疾病后期进行活体鉴定。除了用于脑组织活检样品,荧光抗体染色技术也可以在角膜触片或从颈部发迹获得的皮肤活检样品的冷冻切片中检测病毒抗原,抗原可以在毛囊附近的神经中被检测到[144]。

此外,如表 50.1 所示,唾液的 RT-PCR 提供了一个快速而敏感的方法,早在症状开始出现后第 5 天就可早期诊断狂犬病[145,146]。当在反应中使用 RNA 聚合酶,并且用电化学发光法检测反应产物时,灵敏度可大大提高。该技术被称为核酸序列扩增,可在症状产生后 2 或 3 天用于检测唾液、浓缩尿沉渣和 CSF 中的狂犬病病毒基因组[147,148],应进行连续的检测以提高灵敏度[148]。在泰国进行的一次研究表明，狂犬病病毒基因组检测在住院首日即显示出高灵敏度(91%)，尤其是在唾液中检测[149]，CSF和浓缩尿沉渣样品同样很有意义。但是并非所有患者死前均可检测到该基因组。人们开发了乳胶凝集试验的方法，用于检测犬唾液中的病毒抗原[150]。一项报告发现，疾病发作后5~7天，77%的狂犬病患者的脑脊液中存在狂犬病病毒特异性免疫复合物[151]。

表50.1　1980—1996年间美国20例
狂犬病患者死前诊断检测的结果

检测方法	狂犬病病毒阳性患者数/检测总数/%	最早阳性结果，发病日期
唾液RT-PCR检测狂犬病病毒RNA	10/10(100)	5
脑组织活检物中的狂犬病病毒抗原	3/3(100)	8
颈背皮肤中的狂犬病病毒抗原	10/15ª(67)	5
从唾液中分离病毒	9/15ᵇ(60)	5
狂犬病病毒的血清抗体	10/18(56)	5ᶜ
角膜中的狂犬病病毒抗原	2/8(25)	14
CSF中的狂犬病病毒抗体	2/13(15)	15ᵈ

ª其中两例患者早期皮肤活检为阴性，但是在后续活检中变成阳性。
ᵇ1例患者在之前的检测中为阴性。
ᶜ最晚的阴性结果为第24天，阳性结果出现日期的中位数为10天。
ᵈ最晚的阴性结果为第24天。
注：CSF：脑脊液；RT-PCR：逆转录聚合酶链反应。
数据来自NOAH DL, DRENZEK CL, SMITH JS, et al. Epidemiology of human rabies in the United States, 1980 to 1996. Ann Intern Med, 1998, 128: 922-930.

作为一个发达国家人类狂犬病诊断的例子，1980—2005年之间，美国诊断了超过65例狂犬病患者，但并不是所有的病例均于死亡前做出诊断结论，这可能是因为其中只有少数患者有已知的与疑似狂犬病动物接触史。产生这个问题很大程度上是由于很多患者从蝙蝠感染了狂犬病病毒的变异体，可能是未记录的或被忽视的蝙蝠咬伤所导致[152]。

动物流行病学和人类流行病学

透彻了解狂犬病是自然界的一种影响很多其他物种的基础疾病，对于正确地进行人类及家养动物的暴露前和暴露后风险评估是非常必要的。

哺乳动物

狂犬病是一种发生于家养和野生哺乳动物中的疾病，尤其是犬和相关的犬科物种，以及浣熊、猫鼬、臭鼬和蝙蝠。虽然在实验条件下鸟类也对狂犬病病毒易感，但自然条件下的病例极为罕见[153]。在没有对家养动物广泛实施防控措施的地区，大多数狂犬病动物是犬和猫，是造成大多数(>90%)人类狂犬病暴露和死亡的原因。在这些地区对家养动物采取有效的防控措施以后，犬和猫的狂犬病大幅度减少，就像在美国1940—1960年期间那样。这时，野生动物被认为成了狂犬病病毒的主要储毒宿主。1960年以后在美国大多数动物狂犬病病例发生在野生动物，大多数人狂犬病病例继发于被野生动物咬伤，尤其是蝙蝠[11,154]。幸运的是，蝙蝠一般不会将病毒传播给犬或猫[155,156]。

狂犬病病毒的不同变种与宿主之间的关系，突出的特点是美国中西部狂犬病的重要带毒者是臭鼬，而东部是浣熊。浣熊狂犬病起源于东南部，但是在中大西洋和东北部的第二线病例由于感染动物的迁徙发展起来，现在浣熊狂犬病连续从缅因到福罗里达州，西到俄亥俄[159]。在加拿大和阿拉斯加红狐狂犬病成为焦点。波多黎各的狂犬病是由于引入的外来入侵物种猫鼬引起。狂犬病控制费用昂贵，仅在纽约州每年用于人类狂犬病预防的费用为230万美元[160]。

表50.2列出了2014年美国不同物种的狂犬病病例数[158]。表50.3列出了全世界范围内狂犬病毒的主要动物传播宿主[146]。在西欧，开始实施口服疫苗免疫之前，80%以上的狂犬病动物为狐狸，但是现在貉感染在东欧变得越来越普遍[161,162]。对欧洲毒株的分子生物学分析提示，狂犬病起源于犬，但现在也影响了红狐狸和貉[163]，这些动物的感染逐渐从东部扩展到西部。犬科动物狂犬病仍旧在亚洲、非洲和部分拉丁美洲地区广泛传播。1993—2009年，拉丁美洲犬科动物和人类狂犬病病例的数量显著降低[164]。然而，犬仍旧是人类狂犬病的主要传播宿主(65%)，其次为蝙蝠(15%)和猫(3%)。对宠物犬进行接种是一种有效的预防人类狂犬病的策略，并已成功在英国、冰岛、日本和很多其他海岛地区消除了食肉动物狂犬病[105,165]。据估计，免疫覆盖率达到60%~70%就可以预防犬科动物狂犬病的暴发[166]。

最近，在泰国进行的一项研究支持发达国家以前历史上和流行病学的观察结果，患狂犬病的犬和猫均于疾病发作10天内死亡[167]。

表 50.2　2014 年美国狂犬病病例数 [a]

	数量	百分比
野生动物		
浣熊	1 822	30.2
蝙蝠	1 756	29.1
臭鼬	1 588	26.3
狐狸	311	5.2
啮齿动物/兔类动物	45	0.7
其他	66	1.1
小计	5 588	92.6
家养动物		
猫	272	4.5
牛	78	1.3
犬	59	1.0
其他	36	0.6
小计	445	7.4
人	1	
合计	6 034	100

[a] 2014 年，共有超过 100 000 份样品被提交进行实验室诊断。

数据来自 MONROE BP, YAGER P, BLANTON J, et al. Rabies surveillance in the United States during 2014. J Am Vet Med Assoc, 2016, 248(7):777-788.

表 50.3　全球主要的动物狂犬病病毒储毒宿主/传播宿主 [a]

地区	储毒宿主/传播宿主
北美	浣熊、臭鼬、狐狸、蝙蝠、猫鼬
西欧	蝙蝠、狐狸
东欧	狐狸、犬、貉、狼、蝙蝠
拉丁美洲	犬、蝙蝠、狐狸、臭鼬、狨
加勒比地区	猫鼬、犬、猫、蝙蝠
澳大利亚	蝙蝠
非洲	犬、豺、猫鼬、狐狸、蝙蝠
亚洲	犬、猫、雪貂、獾、猴子、猫鼬、蝙蝠、北极狐

[a] 没有列举南极洲、大洋洲和一些其他岛屿地区，报告为很可能是"无狂犬病"地区（尽管以目前全球流行病学标准来看，基于实验室的监测可能完全缺乏或非常不足）。

在加拿大、阿拉斯加和俄罗斯，狐狸是重要的病毒传播宿主。引进到加勒比群岛的猫鼬如今成为了狂犬病病毒的储毒宿主，同时猫鼬在南非和亚洲部分地区也具有相同的角色。对拉丁美洲的家畜而言，吸血蝙蝠是主要威胁，并引起了多起咬伤人类事件。狂犬病牲畜也可以在唾液当中分泌狂犬病病毒[168]。和所有的哺乳动物一样，啮齿动物也对感染敏感[105]，但不常发生狂犬病，还没有发生过由这些动物向人类传播狂犬病病毒而导致发病的情况。在泰国，涉及咬伤事件的 95% 的动物为犬，并且犬龄一般均小于 6 个月[169]，猫占到咬伤动物的 3%，剩余的 2% 包括猴子、麝猫、虎和其他动物，这也证明了狂犬病病毒的宿主范围非常广泛。在泰国随机捕捉的狗中，3%~4% 在一个月内发生了狂犬病，而有趣的是，血清学证据显示 15%~20% 的狗以前有过狂犬病病毒暴露或之前接受过免疫接种[170]。

很多岛屿没有动物（蝙蝠除外）狂犬病，比如英国、澳大利亚和日本。大部分西欧地区的食肉动物中也没有狂犬病，但在中东欧地区仍有发生。例如，从 2000 年到 2005 年，欧洲共有 45 例非输入的人类狂犬病病例，其中 44 例发生在东欧，而剩余的一例病例是由蝙蝠狂犬病病毒引起[171]。在许多大面积的亚洲国家（如中国）、非洲大多数国家和苏联国家以及南美部分地区，仍有相当多的家养动物狂犬病发生。

在 1990—2015 年期间，美国报告了超过 17 例由国外获得的狂犬病，证实了旅行者存在风险[158]。在尼泊尔，经计算得出侨民狂犬病暴露的风险是每千人年 5.7 次，而旅行者为每千人年 1.9 次[172]。20 世纪 70 年代后期，用单克隆抗体进行病毒分型使狂犬病的流行病学发生了彻底的变革[173]。人们使用单克隆抗体组合，通过与不同动物物种和不同地域来源狂犬病病毒分离株的抗原表位的特异性结合，以此可以鉴别各种病毒。因此，现在已经有可能从人类或动物体内鉴定一株分离株，以证实感染传播的时间和地域。RT-PCR 扩增后进行基因测序的技术极大补充了我们有关病毒变异的知识[174]。实验室"固定病毒株"和野生"街毒株"的基因序列中存在高达 10%~15% 的核苷酸差异。基因序列数据提示，西半球和南非的很多病毒都源自欧洲[175,176]。

蝙蝠

蝙蝠作为狂犬病病毒传播宿主并不是出于偶然，而很可能是狂犬病病毒属的起源宿主，可能正是通过蝙蝠的溢出感染，在某个遥远的过去形成了哺乳动物的流行病学循环[55]。越来越多的基因组研究支持这种猜想。在 20 世纪 50 年代首次记录了食虫蝙蝠在全美国发生广泛传播的狂犬病病毒感染。但是，蝙蝠狂犬病对人类传播的重要性越来越显而易见，尤其是银毛蝠（*Lasionycteris noctivagans*）（见下文的"人类狂犬病"）。东部三色蝙蝠（*Pipistrellus subflavus*）在东部和中西部均是很重要的传染源[177]。虽然大多数狂犬病蝙蝠有患病表现[178]，但已经感染的蝙蝠也可能行动正常[179,180]。从银毛蝠获得的狂犬病病毒是一个变种，可以在表皮组织更好地复制[181]。

实验数据还表明，从银毛蝠和东部三色蝙蝠获得的病毒比其他蝙蝠狂犬病病毒对小鼠更具有致病性[182]。对其他哺乳动物中的自然传播进行的分析表明，由这两个物种携带的狂犬病病毒比其他蝙蝠携带的病毒更具有感染性[177]。从银毛蝠获得的病毒毒力强，可能是因为阻断了免疫细胞进入中枢神经系统[183]。

就像吸血蝙蝠在南美一样，对美国野生动物而言，蝙蝠也是重要的狂犬病病毒储毒宿主[184,185]。虽然人类的中和抗体滴度针对蝙蝠狂犬病相关病毒不一定会升高[89]，但标准细胞培养疫苗（CCVs）可以与蝙蝠狂犬病病毒变种很好地发生交叉中和反应[186]。除新大陆以外，蝙蝠狂犬病病毒还是造成非洲、澳大利亚以及欧亚大陆人类及其他动物致死狂犬病病例的原因[187-190]。

非咬伤传播

Gibbons 对非咬伤传播进行了回顾[191]，发现了 27 例通过非咬伤传播的狂犬病的完好记录，同时还有 17 例记录不完善的病例。这 44 例病例中，18 例是由于使用了未正确灭活的疫苗引起，均发生在巴西，8 例因角膜移植引起，8 例因破损皮肤被污染引起，4 例因实验室或蝙蝠栖息洞穴产生的气溶胶引起，剩余 6 例是从人类传播到人类。人类之间传播的原因包括经胎盘途径、哺乳、接吻、性交和医疗护理。Gibbons[191]还发现 3 例因人类咬伤而传播狂犬病的报道。

狂犬病病毒通过器官捐献者向受体的传播尤其令人担忧。曾有一名未能诊断狂犬病的器官捐献者将病毒传播给四名患者，后者分别接受了前者的肾脏、肝脏和部分动脉[23]。2005 年，德国移植患者也报道了同样的事件。最近在美国又报道了另外的事件，病毒来自一名感染了浣熊狂犬病病毒的捐赠者[24]。因此，这些病例表明，狂犬病病毒至少在疾病的后期分布于身体各处，而直接移植感染器官可能会将狂犬病传播给人类。在使用供者的组织之前，如果供者是可疑脑炎引发的死亡，则应检测狂犬病和其他病原体。

在栖息了数百万蝙蝠的洞穴中生活过的人，或者不断接触特定实验室环境的人，则应怀疑气溶胶引起的感染[11,192]，其他狂犬病病毒也可能经由气溶胶传播[193]。在不知情的情况下移植死于狂犬病的患者的角膜也会导致疾病传播[11,194]。正如以上提到的，通过咬伤可以发生人与人之间的病毒传播，但罕见[191,195,196]。

人类狂犬病

说到暴露和病例的因果关系，人类狂犬病的流行病学与动物狂犬病的流行病学密切相关。全球范围内，犬是主要的狂犬病病毒储毒宿主。单就美国而言，每年发生的犬咬伤事件超过 100 万次[197]，世界上很多其他地方情况更加糟糕[198]。除了南极洲，所有大陆均报道过人类狂犬病，但是大多数病例发生在犬科动物狂犬病控制状况差的国家。世界卫生组织（WHO）估计每年超过 1 500 万人因狂犬病暴露接受免疫[199]。WHO 还估计，在 2015 年发生的人类狂犬病病例超过 34 000 例，大多数发生于印度[199a]。较新的估计推测全球每年发生超过 70 000 人类狂犬病病例[200]。

据估算，印度每年每十万人中发生狂犬病死亡约 2 例，而在拉丁美洲为 0.01~0.2，非洲不太确定，为 0.000 1~13[195,201]。人类狂犬病最常发生于小于 15 岁的青少年，40% 的病例发生于 5~14 岁的儿童，但所有年龄组均为易感人群。发生狂犬病的患者多为男性。在美国进行的一项研究表明，进行狂犬病暴露后预防最多的是乡村男孩，时间上主要在夏季[202]。

在美国，蝙蝠已成为人类狂犬病的主要传播者。从 1990 年到 2015 年，除了因普通捐献者引起的移植受体的感染，大多数本土起源的人类狂犬病诊断病例与蝙蝠相关[158-177]。同期还有其他病例由非本地犬科动物狂犬病病毒引起[203]。大多数病例都没有与蝙蝠的明确接触史，诊断前，只有少数患者有记录的咬伤史，这可能是由于患者记忆缺失、神经损伤，以及个别个体忽略或未察觉到咬伤[204-206]。相似的情况也存在于加拿大以及任何蝙蝠作为储毒宿主的地区[196]。

免疫接种

被动免疫

单独使用抗血清并不能预防狂犬病，所以不推荐单独使用，而应与疫苗联合使用（见下文的"血清和疫苗预防"）。如果在注射疫苗之前使用抗血清，抗血清可能会干扰疫苗的主动免疫。

主动免疫

疫苗

一般说来，为预防某种感染，疫苗通常在暴露前注射,而在发生暴露后再使用则没有什么用处。历史上,与大多其他可用疫苗预防的感染性疾病相比,狂犬病是个例外,因为不仅在病毒暴露前,而且在病毒暴露后,免疫也是一项关键的干预措施。在过去的几个世纪,有很多物质被用于病毒扩增,例如整个动物组织、原代细胞培养、二倍体细胞及连续细胞系。有趣的是,所有这些系统至今仍在用于人类狂犬病疫苗的生产,这与目前仍广泛使用的其他人类病毒疫苗的情形都不相同。尤其在20世纪的后半段,在狂犬病疫苗学领域取得很大进展,包括对细胞基质和病毒株的鉴定,对使用动物源原材料的风险有了更好的理解,设计制造了商业化的无血清培养基,下游工艺的改进,对引起问题的杂质的深入了解,以及解决这些问题的措施。

以往的方法

表50.4总结了狂犬病疫苗的发展史,并列出了当前可用的几种疫苗。人们使用很多不同的实验室"固定病毒株"来制备狂犬病疫苗。

Pasteur最初研究之后的70多年中,只有含有神经组织的疫苗可用。Fermi[207]和Semple[208]对神经组织疫苗的制备进行了改进,他们使用苯酚部分或完全灭活病毒。Pasteur时代,人们就已经认识到含大脑组织的狂犬病疫苗的不良反应。除了疫苗中含有髓鞘组织可引起神经并发症,"固定毒"也可能对人类致病,这与"巴斯德教义"是相反的,尽管经过75年后人们才证明部分患者免疫后麻痹是由于不完全灭活的疫苗病毒引起。在经过一个世纪的发展后,成年动物神经组织疫苗不再被鼓励使用,但在一些发展中国家如埃塞俄比亚仍在使用[209]。

1956年,Fuenzalida及其同事[210]使用新生小鼠大脑制备无髓鞘疫苗,世界上部分地区如拉丁美洲现在仍在使用这种疫苗。鸭胚疫苗(DEV)使用在鸭胚中繁殖的病毒制备[211],大大减少了免疫后不良反应的数量和严重程度,但是DEV的免疫原性比大脑组织疫苗弱。使用小鼠大脑组织疫苗和鸭胚疫苗时,推荐连续进行14~23天每天一次的免疫接种,但就算是这种"夸张"的免疫方法也不一定能使严重暴露于狂犬病病毒的患者获得免疫保护。因此,人们迫切需要一种具有高免疫原性的狂犬病疫苗,小剂量应用安全有效,可以用于基础免疫以及暴露后预防。

细胞培养狂犬病疫苗

狂犬病疫苗安全性问题的解决得益于使用不含神经组织的组织培养狂犬病疫苗的发展。Kissling[212]于

表50.4 过去和目前重要的人类狂犬病疫苗

疫苗名称	生产商	类型	基质	备注	使用地区
神经组织					
Pasteur	无	干燥灭活	家兔脊髓	残留活病毒	NLU
Fermi	无	酚处理活病毒	绵羊、山羊或家兔大脑	含神经组织,残余活病毒?	NLU
Semple	很多	苯酚灭活	绵羊、山羊或家兔大脑	含神经组织	亚洲、非洲
Fuenzalida	很多	灭活	乳鼠大脑	髓鞘减少	南美
禽胚					
PDEV	Zydus Cadila	β-丙内酯灭活	鸭胚	超速离心法纯化	欧洲、全球
DEV	无	灭活	鸭胚	对禽类抗原过敏	NLU
细胞培养					
HDCV	Sanofi Pasteur	β-丙内酯灭活	人成纤维细胞培养	昂贵,标准的狂犬病疫苗	美国、欧洲、全球
RVA	Bioport(NLU)	β-丙内酯灭活	胚胎恒河猴细胞培养	过敏反应较少	美国
PHKCV	Local	福尔马林灭活	原代叙利亚地鼠肾细胞培养	曾用于中国	中国、俄罗斯
PCECV	Novartis (Chiron Behring)	β-丙内酯灭活	鸡胚细胞培养	超速离心法纯化	美国、欧洲、全球
PVRV	Sanofi Pasteur	β-丙内酯灭活	Vero细胞系	超速离心法纯化	欧洲、全球

注:DEV:鸭胚疫苗;HDCV:人二倍体细胞疫苗;NLU:不再使用;PCECV:原代鸡胚细胞疫苗;PDEV:纯化鸭胚疫苗;PHKCV:原代地鼠肾细胞疫苗;PVRV:纯化Vero细胞狂犬病疫苗;RVA:恒河猴细胞狂犬病疫苗。

1958年首先尝试制造组织培养疫苗,然后Fenje[213]于1960年也进行了尝试,两位研究者都使用原代地鼠肾(PHK)细胞培养狂犬病病毒。

所有现代的细胞培养疫苗每剂肌注剂量中必须含有至少2.5IU狂犬病病毒抗原。但是,对免疫原性数据进行的综合分析表明,更高浓度的抗原并不意味着能够产生更强的免疫应答[214]。历史上用于疫苗生产的病毒固定株包括Pasteur株、Pitman-Moore(PM)、CVS、Flury低代次鸡胚传代(LEP)、Flury高代次鸡胚传代(HEP)、Kelev、ERA/Street Alabama Dufferin(SAD)株[215]。

人二倍体细胞疫苗

在20世纪60年代早期,美国宾夕法尼亚费城Wistar研究所的工作人员选用人二倍体细胞株WI-38用于病毒培养,以避免使用原代组织培养时产生的问题,例如对动物蛋白产生过敏[216,217]。人二倍体细胞疫苗(HDCV)因此被研制出来,含有浓缩和纯化的病毒,与DEV、乳鼠大脑疫苗或成年动物大脑组织疫苗相比,可以在实验动物和人类中诱发更好的免疫应答[218,219]。很多方面的技术进步促进了疫苗的发展,包括将病毒PM株适应WI-38细胞[219],使用β-丙内酯灭活无细胞病毒,以及用超滤法浓缩病毒[217]。

目前,HDCV使用MRC-5人成纤维细胞生产,细胞用PM L503 3M株接种后培养,然后收集含有病毒的上清液,并使用超滤法或超速离心法浓缩10~20倍,达到每毫升约10^7半数致死剂量的滴度,然后用1:4 000 β-丙内酯进行病毒灭活。使用国立卫生研究院(NIH)检测方法用小鼠检测疫苗效价(新的改进的效价测定方法正在开发过程中),至少为2.5IU每剂。

在志愿者中进行了为期4年的临床研究后[220],该疫苗在伊朗被用于治疗被狂犬病犬和狼严重咬伤的人类患者。所有被免疫人群均产生了病毒中和抗体(VNA)并存活,而且至今没有发生狂犬病[221]。1976年,HDCV首先在欧洲获得批准用于人暴露前和暴露后免疫。1980年6月,HDCV在美国获得批准。Winkler总结了在美国5年临床应用的结果,预防狂犬病没有发生失败病例[222]。该疫苗用于暴露前免疫和维持抗体的加强免疫,以及暴露后免疫。据估计世界范围内有超过150万人使用HDCV进行了免疫。

本质上,HDCV是狂犬病病毒感染的MRC-5人胚成纤维细胞培养上清液的浓缩液。美国销售的每一剂疫苗中含有β-丙内酯灭活的狂犬病病毒、5%人白蛋白、酚红和作为抗生素的硫酸新霉素(<150μg)。疫苗经真空冻干制成粉末状,然后使用无菌注射用水复溶。疫苗不含防腐剂或稳定剂。

HDCV之前由Wyeth实验室在美国生产,以N-磷酸三丁酯作为灭活剂。1984年,美国销售的HDCV均由Sanofi Pasteur(法国里昂)根据以上所述方法生产。在欧洲,Novartis疫苗(原Chiron Behring)在直至2004年改用Flury LEP之前,一直使用PM株生产HDCV。两种HDCV均不含人白蛋白或酚红(见后面"过敏反应"部分)。

印度血清研究所也生产β-丙内酯灭活的人二倍体狂犬病疫苗。这种疫苗包含磷酸铝作为佐剂,并且是液体制剂,含有防腐剂硫柳汞。

疫苗的理想储存条件为2~8℃,该温度下疫苗可以保持稳定至少3.5年[223]。不过,疫苗在37℃下存放一个月仍然有效[224,225]。

Vero细胞疫苗

世界范围内,人们不断努力想要生产出低成本疫苗,并且达到或超过HDCV的安全性和有效性水平。表50.4列出了几种这些新的组织培养疫苗。所有现代细胞培养疫苗(CCV)的效价经NIH法测定必须至少达到2.5IU每剂。

被称为Vero的传代非洲绿猴肾细胞系(vero为世界语"verda reno"的缩写,意为绿色的肾)被开发用作培养病毒疫苗的细胞基质,Sanofi Pasteur公司基于在vero细胞系繁殖病毒的技术研制开发了纯化的Vero细胞培养狂犬病疫苗(PVRV),并在欧洲和很多发展中国家获得批准[226]。例如,其他生产PVRV的国家包括印度(例如Bharat生物,Workhardt,人类生物研究所)和中国(例如成都生物科技、武汉研究所、辽宁依生、长生生命科学)。Vero细胞的一个优点是,它可以在微载体上生长和感染,并在发酵罐中培养,用于生产大量含有狂犬病病毒的组织培养液。

PVRV的狂犬病病毒株与HDCV生产所用的病毒株相同。细胞生长在生物反应器中,常规可以获得至少10^7 TCID$_{50}$的滴度。病毒收获液经浓缩后,再用区带离心和超滤法进行纯化,然后用β-丙内酯灭活,最终的产品中含有人白蛋白。临床研究结果显示,初次免疫和加强注射PVRV后的VNA应答与使用HDCV进行暴露前和暴露后免疫的效果相当[227]。在发生严重暴露后的暴露后保护效果在泰国[228]和中国[229]都得到了证明,并且没有特别的不良反应。

一种经层析纯化的Vero细胞培养狂犬病疫苗(CPRV)已被开发出来,以减少细胞DNA和外源蛋白质的含量。尽管稍逊于HDCV,这种疫苗具有良好的耐受性和高免疫原性,如表50.5所示[230-233]。CPRV已在菲律宾成功用于严重狂犬病病毒暴露后的保护[234]。

表50.5 人初次免疫使用5剂HDCV或CPRV及第0天使用HRIG后RFFIT GMT和血清阳转率

首剂后天数	CPRV(n=118)		HDCV(n=124)	
	血清阳转率/%	GMT/(IU·ml⁻¹)	血清阳转率/%	GMT/(IU·ml⁻¹)
0	0	0.025	0	0.025
7	1.7	0.17	4.03	0.18
14	100	6.9	100	10.3
28	100	14.6	100	20.5
42	100	16.9	100	19.4
90	100	7.8	100	15.4
180	98.3	3.4	99.2	7.2
365	92.2	1.6	98.3	3.7

注:CPRV:层析纯化Vero细胞培养狂犬病疫苗;GMT:几何平均滴度;HDCV:人二倍体细胞疫苗;HRIG:狂犬病人免疫球蛋白;RFFIT:快速荧光灶抑制试验。

数据来自 JONES RL, FROESCHLE JE, ATMAR RL, et al. Immunogenicity, safety and lot consistency in adults of a chromatographically purified Vero-cell rabies vaccine, a randomized, double-blind trial with human diploid cell rabies vaccine. Vaccine, 2001, 19:4635-4643.

Vero细胞狂犬病疫苗也已经可以在不含血清的细胞培养基中生产[235]。

纯化的鸡胚细胞培养疫苗

人们评估了Novartis疫苗公司(原Chiron Behring)制造的纯化鸡胚细胞培养疫苗(PCECV)和HDCV对动物和人类的暴露后保护的效果[236-239],两种疫苗产生的保护作用没有显著差异。为了制备PCECV,将Flury LEP-C25病毒株在原代鸡胚成纤维细胞中培养,收获的病毒用0.025% β-丙内酯灭活,然后用密度梯度离心法浓缩并纯化。冻干疫苗含有明胶作为稳定剂。PCECV已在全世界注册,包括美国,已有超过8 000万剂用于人体。复溶研究显示,水溶后的疫苗在冰箱中至少可以稳定保存1周[240]。

在美国、德国、英国、泰国、克罗地亚[241]和印度[242],人们对PCECV进行了广泛的试验研究。印度使用PCECV已经超过10年,疫苗的耐受性良好,只有4%的使用者(55/1 375)报告有不良反应,尽管观察到一些荨麻疹[36]。疫苗的免疫原性良好,暴露后预防的中和抗体几何平均滴度(GMT)约为4IU/ml,只有在0.9%的患者中滴度低于1IU/ml。与HDCV进行对照研究的结果如表50.6所示[243]。

表50.6 人肌内注射3剂人二倍体细胞疫苗或纯化鸡胚细胞疫苗后的狂犬病抗体GMT

天数	HDCV	PCECV
0	<0.05(n=79)	<0.05(n=82)
28	12.0(n=79)	9.3(n=82)
49	25.8(n=79)	25.3(n=82)
387	1.49(n=69)	2.92(n=67)

注:HDCV:人二倍体细胞疫苗;PCECV:原代鸡胚细胞疫苗。

数据来自 BRIGGS DJ, DREESON DW, NICOLAY U, et al. Purified Chick Embryo Cell Culture Rabies Vaccine: interchangeability with Human Diploid Cell Culture Rabies Vaccine and comparison of one-versus two-dose post-exposure booster regimen for previously immunized persons. Vaccine, 2001, 19:4635-4643.

PCECV以商品名RabAvert在美国注册。尽管在美国没有注册用作皮下免疫,但疫苗在其他国家可以皮下应用(见下文"应用皮下途径的方案")。日本同样生产了一种相似类型的疫苗(Flury HEP株),但使用范围较小[244]。接种PCECV疫苗者可以产生针对黄热病疫苗的阳性皮肤反应,可能是由两种疫苗相同的鸡胚蛋白引起,这两种疫苗应谨慎用于对鸡蛋过敏的患者[245]。

地鼠肾细胞疫苗

原代地鼠肾细胞培养疫苗(PHKCV)由莫斯科脊髓灰质炎和病毒脑炎研究所及中国的几个研究所制造,包括武汉生物制品研究所。中国于1980年批准PHKCV的使用,该疫苗完全取代了Semple型狂犬疫苗。中国疫苗含有北京株病毒,使用福尔马林灭活。最终的成品含有0.01%硫柳汞、10mg人白蛋白和氢氧化铝。有两种PHKCV制剂形式可用(佐剂型和冻干浓缩型)。有佐剂的PHKCV是液体制剂,无佐剂的是冻干制剂。在中国供应的疫苗形式为冻干浓缩制剂,以5剂或6剂方案应用[201]。据报道,PHKCV耐受性良好,可以对证实的狂犬病病毒暴露产生保护作用[247]。

为了研制价格更低的狂犬病疫苗,有研究使用幼年仓鼠肾细胞系(BHK-21)作为疫苗的细胞基质[248]。

鸭胚细胞疫苗

位于伯尔尼的瑞士血清和疫苗研究所引进了一种使用PM病毒株制造的纯化鸭胚细胞疫苗(PDEV)。使用免疫扩散法在疫苗中没有检测到鸭蛋白。疫苗使用密度梯度超速离心法浓缩。病毒使用β-丙内酯灭活,加入硫柳汞作为防腐剂。抗原效价和在人类诱发的抗体应答与HDCV具有可比性[249]。疫苗产生的轻度局部反应比 HDCV 稍多。

最近，PDEV 的生产转移到了一家印度制造商，Zydus Cadila 医疗保健公司[250]。这种现代 PDEV 已在超过 25 个国家注册和销售，免疫原性强，安全和耐受性良好，与 HDCV、PCECV 及 PVRV 相当。

恒河猴胚肺细胞疫苗

为了提供一种人体细胞培养疫苗的替代品，密歇根州卫生局(此后是一个经济实体，即 Bioport)制备了一种恒河猴二倍体细胞培养疫苗。Kissling-CVS 狂犬病病毒株被适应 DBS-FRHL-2 细胞培养(恒河猴胚肺成纤维细胞)，使用 β-丙内酯灭活，然后加入磷酸铝作为佐剂[251,252]。该疫苗的暴露前应用方案与 HDCV 或 PCECV 相同，并且同样安全有效[253]。恒河猴二倍体细胞培养疫苗由 Bioport 在美国注册，但现在没有市售产品。

免疫接种程序

表 50.7 列举了现在使用的免疫程序，Warrell 出版了对该主题的综述[254,255]。

暴露前免疫

美国当前推荐的暴露前免疫方案为三剂 HDCV 或 PCECV，分别在第 0 天、第 7 天和第 21 或 28 天接种。免疫剂量为肌内注射 1ml(见下文"皮内途径的应用方案")。在美国，有超过 60 000 人使用 HDCV 进行了狂犬病暴露前免疫，这些个体后来均未发生狂犬病。最近，Khawplod 等建议了一项一天的暴露前免疫程序，即肌内注射一剂完整剂量的疫苗或皮内注射 2 剂共 0.2ml 剂量，就能够激发免疫系统在一年后于第 0 天和第 3 天加强注射的快速回忆应答[256]。

英国的蝙蝠管理者接受 3 剂量 HDCV 或 PCECV，所有人血清均阳转，但抗体滴度随年龄降低[257]。一个澳大利亚的研究团队使用皮内接种途径对超过 1 500 名旅行者进行免疫，只有 0.46% 的人没有达到 0.5IU/ml 水平[258]。另一方面，一种日本制造的 PCECV 使用同样的免疫途径只得到很低的抗体水平[259]。

人们试图使用乳鼠大脑疫苗进行暴露前免疫，分别在第 0 天、第 2 天、第 4 天和第 30 天注射，但结果并不令人满意[260]。

暴露后免疫

1999—2009 年，美国和 WHO 推荐的暴露后免疫程序是在第 0 天应用狂犬病免疫球蛋白(RIG)，并且分别在第 0 天、第 3 天、第 7 天、第 14 天和第 28 天应用细胞培养疫苗[261]。在欧洲，以前推荐在第 90 天应用第 6 剂，但与 5 剂比较，第 6 剂疫苗不能显著提高抗体滴度[262]。然而，部分原因是美国疫苗供应有限，在 2009 年，经过对流行病学、临床及实验方面的有效性数据进行分析后，一种 4 剂次的免疫程序(0、3、7、14 天)被采用[263]。表 50.5 展示了狂犬病疫苗的免疫原性，显示第 5 剂并没有在前 4 剂的基础上大幅度增加抗体滴度。WHO 允许在 4 剂和 5 剂程序

表 50.7 使用狂犬病疫苗进行暴露前和暴露后免疫的程序

免疫	路径	注射日期	注解
暴露前	IM[a]	0、7、21 或 28	标准美国三剂注射方案
	ID[b]	0、7、21 或 28	经济型，但不在使用抗疟疾药物的患者中使用；未在美国获得批准。
暴露后[c]	IM[a]	0、3、7、14	美国和 WHO 4 剂推荐方案
	IM[a]	0(2 剂)、7、21	用于有些国家，称为 2-1-1 方案
	ID[b]	0、3、7、28(每次 2 剂)	用于亚洲，使用 PVRV、PCECV，称为 2-2-2-0-2 方案
	ID[b,d]	0(8 剂)、7(4 剂)、28、90	用于一些发展中国家，使用 HDCV、PCECV 或 PVRV 细胞培养疫苗，称为 8-0-4-0-1-1
	ID	0(4 剂)、7(2 剂)、28、90	简化的皮内程序
加强免疫	IM[a]	0、3	只用于有记录的细胞培养疫苗免疫后[e,e]
(暴露前)	ID[b]	0、3	只用于有记录的细胞培养疫苗免疫后[e,e]

[a] 根据疫苗状况，使用剂量 0.5ml(PVRV)或 1.0ml，在三角肌注射。
[b] 使用剂量 0.1ml，在三角肌部位上注射。
[c] 与狂犬病免疫球蛋白一同使用。
[d] 在多个部位使用 0.1ml 注射(见正文)。
[e] 或者使用其他疫苗后，证明有病毒中和抗体存在。

注：HDCV：人二倍体细胞疫苗；ID：皮内注射；IM：肌内注射；PCECV：原代鸡胚细胞疫苗；PVRV：纯化 Vero 细胞狂犬病疫苗；WHO：世界卫生组织。

中进行选择[264]。取决于不同制造商的产品，肌内途径接种1剂为0.5或1ml。

以前接种CCV进行暴露前或暴露后免疫的人员，或者应用其他疫苗后证实产生了病毒中和抗体（VNA）的人员发生暴露，应在第0天和第3天给予疫苗肌内注射，而不需使用RIG，抗体再次应答非常好[260]。那些接受了神经组织疫苗但没有VNA应答记录的人必须接受完全的暴露后免疫程序。

可选的疫苗接种程序

狂犬病疫苗免疫接种的应用面临着几个实际的问题，在发展中国家尤其如此，包括疫苗费用、抗血清费用和抗血清的缺乏，以及让患者多次返回接种地点完成全程接种的困难。因此，人们提议了一些可选方案以减少接种次数，并使用皮下途径替代肌内注射途径，以减少疫苗使用量和费用。

较少就诊次数的免疫程序

一种可选方案是在南斯拉夫制定的、也广泛应用于法国的称为2-1-1的免疫程序[265,266]。该程序包括在第0天肌内注射两剂疫苗，每剂1.0ml，然后在第7天和第21天分别各注射一剂。乳鼠大脑疫苗依照该免疫程序也已成功应用[267]。然而，当同时应用被动免疫时，一些报告[268-270]显示产生的平均抗体反应和抗体持久性不佳，而其他报告[271,272]则显示没有干扰。当HDCV用于2-1-1程序时，没有显示出狂犬病人免疫球蛋白（HRIG）诱导的免疫抑制。然而，有报道称唇部被咬伤后，使用2-1-1免疫程序没有获得成功[273]。因此使用2-1-1程序可能最好限定于非咬伤的暴露，以及患者依从性非常差的情况。现今绝大多数现代细胞培养狂犬病疫苗具有的高效价，让人对第0天同时接种2剂疫苗的免疫学作用产生疑问。此外，如果供应有限，2剂疫苗可能并不适用，解剖学上可接受免疫球蛋白与疫苗联合应用的位置也有限，尤其对于体重较大的人。

采用皮内注射的免疫方案

由于全程肌内注射HDCV方案的费用（美国采用5剂方案的费用超过1 000美元）高昂，因此人们尝试利用皮内注射途径来缩减成本。例如，Aoki和同事[274]、Turner和同事[275]、Nicholson和其助手[276]证实，通过不同的皮内注射方案也可以诱导快速的抗体应答，包括多点暴露后接种。

现在，人们已经对皮内注射方案进行了广泛的评估，当资金不充足并且具有熟练掌握皮内注射技巧的人员时，暴露后免疫也可以采用皮内注射方案[277,278]。通过这种途径可以应用的疫苗包括HDCV、PVRV和PCECV。复溶疫苗中的抗原含量应至少为0.25IU/0.1ml。免疫注射应使用1.0ml注射器和25或27号针头进行，注射时，针头与皮肤平行进入表皮层。在注射部位一般都会产生皮丘[279]。

进行暴露前免疫时，注射3剂疫苗是最合适的（0、7、21或28天），尽管注射1剂即可诱导B细胞记忆，并在加强时有反应[225,226]。皮内注射广泛用于免疫接种兽医学学生及其他有狂犬病病毒暴露高风险的人群。与肌内注射比较，皮内注射疫苗产生的抗体滴度较低，但足以产生保护（图50.1）。例如，在澳大利亚进行的研究表明，使用HDCV，98%的旅行者血清阳转[280]。皮内免疫注射后的局部反应很令人烦恼，但是可以耐受，并且基本上没有全身性不良反应。然而，1983年，一名维和部队志愿者在肯尼亚死于狂犬病，死者曾经通过皮内免疫方案使用HDCV进行暴露前接种（但没有在狂犬病犬咬伤后进行加强免疫），该死亡事件使人们关注该免疫途径的有效性[281]。对接种记录进行的集中回顾表明，与在美国进行免疫的人群比较，在海外免疫的人群无论采用肌肉内或皮内途径，获得的抗体应答水平一般较低，持续时间也较短。与较低免疫应答显著相关的一个因素是，免疫接种同时应用氯喹进行抗疟疾的化学预防[227]。考虑到氯喹对树突细胞的免疫调节作用，对于同时接受抗疟疾的化学预防或接种其他免疫原的人，推荐采用肌内注射而不是皮内注射进行暴露前免疫，使接种者的抗

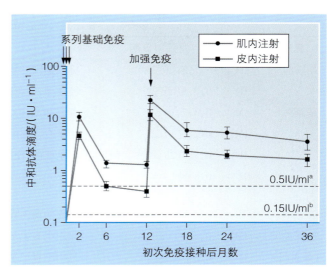

图50.1 皮内或肌内两种途径进行暴露前基础和加强免疫后，纯化Vero细胞狂犬病疫苗诱导的中和抗体水平变化
a 世界卫生组织确定的最小保护滴度。
b 美国免疫实践咨询委员会和疾病预防控制中心确定的最小保护滴度。

体应答最大化[282]。现在，在有些国家如美国已经取消了皮内免疫制剂，这使得情况变得更加复杂。从含有一剂肌内注射剂量的西林瓶中可以多次抽取0.1ml皮内注射剂量，但这被认为是一种产品标示以外的使用方式。然而，使用肌内免疫包装规格的疫苗进行暴露后皮内免疫已经在泰国和其他国家获得批准，以使得细胞培养疫苗在狂犬病病毒暴露后免疫更具可及性。

Warrell及其同事[283,284]创立了皮内多点免疫的概念。在他们的一种方案中，将HDCV或PCECV经皮内途径在8个不同的部位注射（第0天在三角肌、肩胛上、大腿和腹壁注射；第7天在三角肌和大腿注射4剂0.1ml疫苗；第28天和第91天在三角肌注射单剂疫苗）[285]。然而，与其他免疫方案比较，这种方案并不能更快地诱导抗体产生，对于咬伤和黏膜暴露者仍然要同时应用抗血清[286]。之后，他们制定了另一种暴露后4点皮内免疫方案，包括在第0天4点分别注射0.1ml，接下来在第7天注射2剂0.1ml，在第28天和第91天注射1剂[287]。与肌内程序、8点皮内法和2点皮内法相比，4点法显示出相当或更好的免疫原性（表50.8）。关于第0、3、7天[288]注射的加速4针法程序全部阳转的初步结果已发表。

Phanuphak和他的助手[289]制定了另一种皮内免疫方案，现在是泰国标准的接种方案。使用PVRV或PCECV分别在第0天、第3天和第7天以每点0.1ml体积的剂量在两侧三角肌注射，随后分别在第28天和第90天单剂注射。然而，因为很多患者不在第90天返回接种，泰国的免疫方案便更改为在第28天接种2剂，后续则不需再接种。使用新免疫方案获得的抗体滴度与第90天免疫注射获得的滴度相当[290]。人们在印度对比了两种皮内免疫方案，8点免疫方案诱导的抗体滴度较高，尤其是在第7天更显著[285]。与细胞培养疫苗全程肌内免疫方案比较，皮内免疫的费用要低得多[170,289,291,292]。虽然并不是推荐的做法，但在实际应用中，疫苗有时会在溶解后在冰箱中储存数天，使用相同容器内的疫苗用于前三次免疫接种。迄今为止，这种特别的免疫方法均未产生免疫失败。但是，因为疫苗包装用的是一次性使用的小瓶，本应该是在开启后几个小时之内使用的，因此需要注意保持冷链，避免污染[293]。

研究者先后开展了多项关于皮内免疫程序的临床试验研究。例如，研究者在泰国对HDCV或PVRV进行皮内免疫后的狂犬病病毒中和抗体进行了比较[291]。两组的接种者在第14天均实现血清阳转，而在第90天，95%的PVRV接种者和96%的HDCV接种者能达到足够的VNA水平。将皮内PVRV或PCECV与肌内PCECV进行比较显示，两者的抗体应答没有重要差异[294]。然而，即使采用双倍剂量，泰国红十字会采用的皮内免疫方案诱导抗体的速度仍比经典免疫方案慢，所以仍有必要在暴露后第1周应用

表50.8 当前美国应用的狂犬病暴露后预防程序

免疫状态	干预	方案[a]
未经免疫	伤口清洗	所有暴露后预防必须从立刻使用肥皂水对伤口进行彻底清洗开始。如有条件，使用抗病毒剂（聚乙烯吡咯烷酮碘溶液）对伤口进行冲洗。
	HRIG	用量按20IU/kg体重注射。如果解剖学可行，在伤口内部及周围充分浸润注射，如有剩余应肌内注射在远离疫苗接种的部位。并且，HRIG不能与疫苗使用同一个注射器。因为RIG可能部分减弱中和狂犬病病毒抗体产生，不要超过推荐量使用。
	疫苗	HDCV或PCECV，1.0ml，肌内（三角肌区域[b]），第0[c]、3、7、14天各1剂[d]。
曾经免疫[e]	伤口清洗	所有暴露后预防必须从立刻使用肥皂水对所有伤口进行彻底清洗开始。如有条件，使用抗病毒剂（如聚乙烯吡咯烷酮碘溶液）对伤口进行冲洗。
	HRIG	不应使用HRIG
	疫苗	HDCV或PCECV，1.0ml，肌内（三角肌区域[b]），第0[c]、3天各1剂。

[a] 程序适用于所有年龄的人群，包括儿童。
[b] 三角肌是成人和较大年龄儿童的唯一可接受注射部位。低龄儿童可在大腿外侧肌内注射。
[c] 第0天时间为第一次疫苗注射时。
[d] 免疫受损的个体狂犬病病毒暴露后应采用5针法，即第0、3、7、14、28天各1剂。
[e] 曾接受HDCV、PCECV、RVA暴露前免疫或基础免疫，或曾经接受过任何类型狂犬病疫苗免疫并在基础免疫后有抗体应答的记录。
注：HDCV：人二倍体细胞疫苗；HRIG：狂犬病人免疫球蛋白；PCECV：纯化鸡胚细胞疫苗；RVA：狂犬病吸附疫苗。
数据来自RUPPRECHT CE, BRIGGS D, BROWN CM, et al. Use of a reduced (4-dose) vaccine schedule for postexposure prophylaxis to prevent human rabies: recommendations of the advisory committee on immunization practices. MMWR Recomm Rep. 2010; 59 (RR-2): 6. Erratum in MMWR Recomm Rep, 2010, 59: 493.

被动抗体制剂为患者提供免疫保护[286]。此外,在之前使用PVRV以皮内或肌内方案进行过免疫接种的人群中,泰国工作人员模拟进行了两剂量的暴露后加强免疫。使用皮内途径进行基础免疫和加强的受试者均形成回忆应答,尽管与全程肌肉内免疫组的受试者相比,其形成速度慢,免疫强度低[295]。与之相反,以4点皮内免疫方案进行的加强注射产生的抗体滴度比肌内免疫产生的滴度高[296]。如表50.9所示,使用泰国的免疫方案,在第0天、第3天、第7天和第30天以0.1ml剂量进行皮内注射后,PVRV和PECV均显示出免疫原性[294,297,298]。

在泰国也对皮内注射PCECV进行了研究[299],同时应用或不应用HRIG,两组的几何平均滴度(GMT)峰值均为10IU/ml,没有保护失败的报告。最近在健康志愿者中进行的一项新的研究表明,即使免疫剂量为0.032抗原单位,所有用泰国红十字会免疫方案免疫的受试者(2-2-2-0-2)到第14天均产生中和抗体[300,301]。对严重暴露于狂犬病动物的113例患者同时应用以上免疫方案和抗血清,其中的112例患者到第14天时产生了高于0.5IU/ml的抗体水平[302]。当前常规应用的泰国红十字会免疫方案包括分别在第0天、第3天、7天和第28天皮内注射两剂0.1ml,这种方案被称为2-2-2-0-2方案[303]。在印度,分别于第0天、第3天、第7天、第14天和第28天,采用PCECV进行两次皮内免疫注射,剂量均为0.1ml,所有受试者到第14天均产生足够高的抗体水平,但是与同时进行的PCECV肌内注射免疫程序比较,产生的抗体滴度较低[304]。

在印度,使用皮内途径注射WHO预先批准的疫苗,与肌内免疫程序相比,费用从81美元减少到约13美元[305]。

有人研究了一种用于皮内注射的微针装置。一种四剂方案获得的抗体滴度比肌肉内免疫的抗体滴度稍低,但所有接种者都实现了血清阳转[306]。

总之,皮内免疫方案与肌肉内免疫方案同样有效,除非在有些情况下宿主因免疫抑制而产生低抗体应答。尽管目前在发达国家如美国还没有被批准,但是在疫苗费用相对较高的发展中国家,皮内免疫方案已经广泛并成功地应用。

血清和疫苗预防

对于首次接种的患者,正确的狂犬病暴露后预防每次都包括疫苗免疫接种和应用被动抗体,即使采用神经组织疫苗免疫时,这种方法同样适用[307]。在暴露后预防中使用抗狂犬病血清已经有多年的历史。1891年,Babes和Cerchez[308]使用免疫过的人类和狗的全血治疗被狂犬病狼严重咬伤的患者。在伊朗,Baltazard和Ghodssi[309]观察到,使用神经组织疫苗治疗狂犬病狼咬伤的患者后,其总死亡率为25%,与伤口的严重程度和位置无关。头面部受伤的个体中,死亡率为42%。与被狂犬病狼咬伤但由于各种原因没有治疗的个体的死亡率比较,对严重暴露个体单用疫苗进行免疫似乎并不能提供有意义的保护。

WHO狂犬病专家委员会研究确定了联合应用狂犬病疫苗和狂犬病血清以提高保护的效果。1954年在伊朗进行的一项现场研究证实了Habel和Koprowski的更好的实验性结果[310]。5例被狂犬病狼严重咬伤的患者单独以疫苗免疫,其中3例发生狂犬病并死亡,而被同一只狼咬伤的13例患者经过

表50.9 人类第0、3、7、30天皮内免疫接种或第0、3、7、14天肌内免疫接种后的狂犬病病毒中和抗体滴度

天数	患者数/GMT	皮内PCECV	皮内PVRV	肌内PCECV
7	n	58	59	37
	GMT[a]	0.34(0.05-19.1)	0.32(0.1-2.2)	0.29(<0.05-19.1)
14	n	59	59	37
	GMT	28.5(1.1-1 318.0)	28.9(1.6-350.0)	12.3(0.4-301.0)
30	n	55	57	36
	GMT	10.9(1.5-171.0)	10.9(0.6-157.0)	18.5(0.5-217.0)
90	n	53	58	36
	GMT	3.0(0.4-59.1)	2.7(0.5-47.0)	4.7(0.5-60.9)

[a] 括号中的数值为GMT范围。GMT用IU/ml表示。
注:GMT:狂犬病病毒中和抗体的几何平均滴度;n:每一免疫方案的患者数;PCECV:原代鸡胚细胞疫苗;PVRV:纯化Vero细胞狂犬病疫苗。
数据来自 BRIGGS DJ,BANZHOFF A,NICOLAY U,et al. Antibody response of patients after postexposure rabies vaccination with small intradermal doses of purified chick embryo cell vaccine or purified Vero cell rabies vaccine. Bull World Health Organ,2000,78:696.

疫苗和抗血清治疗后，只有1例死亡。此后，Cho和Lawson[311]进行了一项有关狂犬病暴露后免疫的动物模型试验研究。在试验犬的股骨肌肉接种狂犬病病毒，单用疫苗并不能产生保护作用，因为在这种试验环境下的病毒潜伏期很短，单用血清可以保护50%的动物，而联用血清和疫苗可以保护100%的动物。Hanlon等[312]报告了相似的结果，研究中使用抗狂犬病病毒单克隆抗体作为RIG的成功替代品。Baer和Cleary[313]证实，在小鼠攻毒模型中，HRIG与HDCV具有协同作用。因此，这些研究再次表明了抗体快速保护作用的重要性，以及血清和暴露后免疫的协同作用。

RIG的既定用途是在机体产生对疫苗的主动应答前，提供狂犬病病毒中和抗体。免疫后抗体分型研究提示，大部分IgG抗体14天后才出现[249]。有些人在只应用HDCV而不用RIG后发生狂犬病的报道说明同时应用RIG和HDCV不仅只是理论的需要[314,315]。

第一种市售的狂犬病抗血清使用马生产，但是将近40%的成年接受者发生了血清病[316,317]。纯化的经胃蛋白酶处理的马抗狂犬病免疫球蛋白（ERIG）由瑞士血清研究所和Sanofi pasteur生产，广泛应用于亚洲，但没有在美国上市。以推荐剂量40IU/kg注射后，只有1%的患者发生血清病反应[318]。

Wilde和他的助手[318]以及Tantawichien等[319]在泰国仔细研究了ERIG的使用。在他们的经验中，发生过敏反应的风险仅1/35 000，只有1%～1.6%的接受者发生了血清病。另外，尽管在使用ERIG前推荐以0.02ml 1:100稀释度进行皮肤测试，其中5%～10%的患者有阳性反应，但阳性测试反应并不能预测血清病。他们认为只有风团的直径为10mm或更大，或者如果风团的直径为5～10mm同时还有20mm或更大直径的红肿，才可能有过敏反应的风险。一项286例印度患者使用ERIG治疗的研究结果显示没有发生过敏反应[320]。为了确保安全，避免马源病毒污染，人们研制了一种新的经热处理和纯度更高的ERIG，后者引起的反应更少[321,322]。新旧两种ERIG都含有F(ab')2片段，而不是完整的马免疫球蛋白。ERIG组分的完整免疫球蛋白分子和Ig片段之间动力学有很大差异，在动物的实验性PEP研究中有明显不同。此外，在用新产品替代旧产品的过程中，费用升高，ERIG供应量减少，在某些地区出现ERIG缺乏[323]。

最近在菲律宾进行的一项PEP回顾研究显示，144名暴露于实验室确诊的狂犬病动物的患者应用纯化ERIG，其中两名患者死于狂犬病：一例是儿童颈部多处深度咬伤，另一例没有同时进行疫苗免疫[324]。

HRIG最初由Bayer（原Cutter,Talecris，现Grifols）和Sanofi Pasteur制备，使用HDCV免疫志愿者的血浆作为原料，制造不会发生血清病的抗体制剂。当前在美国销售的产品为Imogam Rabies-HT（Sanofi Pasteur）和Bayrab（Talecris生物制品公司）。应用HRIG的不良反应很少，只有偶然发生的局部疼痛和低热[325]。产品使用剂量为20IU/kg，将尽可能多的产品浸润注射咬伤部位，如果有剩余，则在远端进行肌内注射。WHO推荐所有严重多部位咬伤患者应首选HRIG，而非ERIG[215]。应用剂量不应超过推荐剂量，因为过多的被动抗体可能会减弱主动抗体应答[326]。基于同样的原因，也不能重复用药。然而，如果HRIG（或ERIG）没有同疫苗联用立即注射，在直至暴露后第7天之前的时间内也应该使用，到第7天时机体将开始产生对疫苗免疫的主动应答。应用HRIG后，可以在24小时内检测到血清中和抗体，在第3天达到约0.1IU的水平，以21天的半衰期衰减[327]。在泰国，患者有时会在开始使用疫苗5天后才注射RIG，但这种延迟没有抑制主动免疫应答[321]。

一个引人关注的病例报告提到，一例狂躁型狂犬病患者在接受静脉内HRIG后转为麻痹型[77]。有人认为这可能是因为自身免疫机制使免疫复合物沉积到轴突上，但该说法未经证实。

抗体局部浸润是非常关键的，因为如果只是单独肌内应用，其在几天内能达到的血清VNA水平可能较低或可以忽略不计[321,322]。局部浸润可以在病毒污染的伤口位置提供更多的VNA。为了使伤口有足量的VNA浸润，在发生多处咬伤时，尤其是儿童，可以使用生理盐水稀释RIG[328,329]。在5例儿童发生狂犬病的事件中，没有按照推荐方法进行局部浸润注射[330]。

美国免疫实践咨询委员会当前的推荐方案要求，尽可能地以全部HRIG剂量在伤口局部浸润注射。如果不可行，剩余剂量应在远离疫苗接种的部位进行肌内注射。在无法获得HRIG的情况下，应使用ERIG，例如其新的经层析纯化和热处理的形式[323]。

对于抗狂犬病病毒单克隆抗体作为RIG备选替代品的讨论，见后面"单克隆抗体"部分。

免疫效果

免疫应答

神经组织疫苗的安全性或有效性均不理想[331]。人们对细胞培养疫苗的抗体应答进行了广泛的

研　究[36,147,169,178-180,186,193-197,199,202,204,206,209-214,218,221,226-228,231,236,237,239,242,244,246,252,253,267,276-279,280-285,332-345]，这些研究中的几项关键发现可总结如下：

（1）狂犬病疫苗最重要的免疫应答是病毒包膜 G 蛋白相关抗体的产生[56,336]。抗体一般用中和试验进行检测，如荧光灶抑制试验。然而，中和抗体检测中对病毒的选择很重要，如果使用与疫苗同种的病毒株，所产生的抗体滴度比使用异种病毒的滴度高 30%[346]。

（2）典型的情况下，首剂量疫苗接种后，IgM 抗体在第 4 天出现，IgG 抗体在 7-14 天后开始产生[347]。

（3）前 14 天期间注射的疫苗激发免疫系统，但对于暴露前免疫，为了获得高水平的持久抗体滴度，在第 21 天至 30 天或之后至少进行一次加强免疫是非常必要的。

（4）在 21~28 天之内注射三剂 CCV 可以 100% 在健康个体中诱导产生抗体，因此可以用作暴露前免疫方案。

（5）肌内免疫注射时，健康人群暴露后疫苗应用的主要方案是前两周注射 4 剂疫苗。

（6）在多个部位进行皮内注射的方案（从 2 个到 4 个或更多部位）于第 0 天到第 30 天分 4 次到 5 次进行，可以诱导足够的抗体应答，使用的疫苗量很少，具有经济优势。

（7）使用 CCV 进行免疫接种后产生的抗体滴度一般高于 10IU/ml，显著高于使用神经组织疫苗免疫个体的抗体滴度。在健康人中诱导产生的抗体滴度几乎都能达到超过 0.5IU/ml，这一水平被认为是疫苗接种后成功免疫应答的基准。

（8）基于迄今为止观察到的对 CCV 理想的免疫应答结果，使用 CCV 进行常规暴露前或暴露后免疫接种之后，没有必要检查狂犬病抗体滴度，除非疫苗接种者处于免疫抑制状态（见下文），或接受氯喹治疗的患者经皮内途径接种，或接种方案显著偏离标准推荐程序[348]。HIV 感染患者可能对狂犬病疫苗应答不佳[349]，所以应监测血清状况。

（9）年龄是影响应答的一个因素，如果受试者年龄超过 50 岁，则其应答可能弱于年轻人，但均可发生血清阳转[350,351]。

（10）预防接种中细胞介导免疫的地位仍不确定。虽然 T 辅助细胞和人类白细胞抗原（HLA）限制的细胞毒性 T-细胞均产生明显的细胞应答，后者的作用缺乏直接的证据，而 VNA 是明显有效的[65,352-354]。

（11）某些特定的宿主应答基因很重要。HLA B7 和 DR2 组的接种者抗体应答快，水平较高，而 HLA DR3 组抗体应答较慢，水平较低[283]。

（12）狂犬病病毒 G 蛋白和人类免疫缺陷病毒（HIV）糖蛋白 120 之间的烟碱受体结合基序分子结构相似，可以在有些狂犬病疫苗接种者中诱导 HIV 抗体[355,356]。狂犬病疫苗免疫后，有报道 HIV 抗体检测有假阳性结果[357,358]，但是这种现象非常不普遍[359]。

（13）接受 2 针免疫的接种者中有 33% 实现血清阳转（VNA 滴度高于 0.5IU/ml），而接受 3 剂或更多疫苗可 100% 阳转[360]。

（14）一项初步研究显示疫苗可诱导细胞因子和趋化因子反应，但无法区分肌内接种和皮内接种[361]。

（15）当代 CCV 的免疫接种可抵御所有已知狂犬病病毒，但对非洲和亚洲蝙蝠相关的其他多种多样的狂犬病病毒属的交叉反应不尽如人意[362]。

免疫接种后病毒中和抗体的典型变化过程如表 50.5 和表 50.9 所示[363]。

有效性

基于流行病学和伦理学的背景，真正的人用狂犬病疫苗的有效性试验很难开展。不过，在世界各地进行的各种临床试验的许多比较数据还是证明了狂犬病疫苗免疫接种的有效性。在印度对 Semple 型神经组织疫苗进行了评估，其有效率为 84%[364]，但严重暴露后产生的保护作用可能较弱。而对于 CCV，Nicholson[365]估计发达国家中免疫失败率为每 80 000 人中 1 例，而发展中国家为每 12 000~30 000 人中发生 1 例。

研制 HDCV 的过程中，研究者在伊朗、德国和美国进行了 HDCV 的有效性研究。伊朗的研究中，在 8 次不同的事件中，暴露于 8 只证实有狂犬病的狼或狗的 45 例患者在暴露后注射 6 剂 HDCV，抗狂犬病血清也与第一剂疫苗同时注射。所有 8 只动物的脑中均证实存在狂犬病病毒。在 4 只被检测的动物中，在其唾液腺中也发现了高滴度病毒。所有接种者均产生了抗体，无一例发生狂犬病[221]。在德国，狂犬病动物咬伤的 63 例个体均获得免疫保护。1980 年，人们对美国积累的病例进行了总结，暴露于狂犬病动物的 90 例患者在接受 HDCV 免疫接种后全部存活[366]。对 PCECV 也可以做出相似的推断，尤其在美国更是如此。从 2004 年 HDCV 被召回到 2006 年重新引入期间，PCECV 是常规暴露后预防（PEP）唯一可用的人类狂犬病疫苗产品。多项研究均支持这些流行病学数据，证明 PCECV 在发展中国家的暴露前预防和 PEP 应用均有效。

研究者使用 Berna 生产的 HDCV 在 100 例暴露

于狂犬病动物的泰国患者中进行了临床试验。所有患者均使用标准5剂方案获得防护，尽管第一次接种后90天时，狂犬病VNA的GMT相对较低，为2.57IU[367]。

可以理解，对人用狂犬病疫苗有效性的研究中没有安慰剂对照。由于可诱导VNA产生而且暴露后免疫接种无失败病例，CCV疫苗，包括PVRV、PCECV、PDEV和PHKCV，通过了审批[36,180,193-196,199,202,204,206, 209,210,212,213,228,236-239,242,244,246,251,252,332,333]。

在美国，近期一项狂犬病暴露后免疫的分析表明，每年平均有超过23 000人进行疫苗接种，尽管没有咨询公共卫生方面的狂犬病专家就决定进行免疫，但没有失败的病例报告[368]。使用PVRV 20年回顾发现只有一例失败，该案例为一名儿童面部被多处咬伤，按照标准方案操作后保护失败[369]。对于印度生产的HDCV，上市后监测也显示出广泛的保护作用[370]。

此外，狂犬病疫苗免疫接种的有效性可以通过各种动物替代人类进行验证。例如，对小鼠进行的保护性研究显示，由HDCV所含G蛋白诱导的病毒中和抗体中和了17种不同的狂犬病病毒街毒株[355]。

免疫持久性和加强剂量

使用通常的暴露前方案免疫后，狂犬病VNA不能长时间保持高水平。1年之后，VNA的几何平均数水平降低到1~3.5IU[217,371,372]，2年之后，15%~20%受试者的VNA水平降低到最低可接受水平0.5IU以下[373]。但是，B细胞的记忆是长期的[139]，Thraenhart和他的同事[374]报道，18名已经免疫接种2~14年的接种者，其血清中仍存在VNA，与很多病毒蛋白质反应的抗体仍然存在，针对这些蛋白质的淋巴细胞增殖反应也仍存在。对过去5年进行过狂犬病疫苗接种的尼泊尔旅游者进行的调查表明，38例个体中有37例还存在狂犬病病毒抗体[375]。

疫苗的加强剂量能高效恢复VNA水平，加强后第7天，100%的受试者显示抗体水平升高5倍[371]。显然，两剂加强可以加快免疫应答的速度[376]。因此，之前已经免疫接种的个体重新暴露于狂犬病后，应接受两剂加强，间隔3天，不需要使用RIG。可以通过肌内或皮内途径注射加强剂量，但美国还没有已经批准的用于皮内注射的制剂。一些研究[240,377-379]比较了曾接种疫苗的志愿者模拟再次暴露后进行4点皮内接种和标准2剂肌内接种的效果，发现皮内接种组获得的加强应答较好。5年前接受免疫的越南儿童很容易地获得了加强应答[380]。如果在暴露前预防接种后需要维持病毒中和抗体的滴度，比如实验室工作人员，则可以在初始免疫1年后注射1剂强化疫苗，接种者无一例外都会产生回忆应答（见下文"免疫接种的适应证"的进一步讨论）。然而，由于美国使用的HDCV会发生过敏反应（见下文"对细胞培养疫苗的反应"），不推荐进行常规的加强免疫，而进行血清学监测以追踪中和抗体水平。持续暴露于狂犬病病毒的实验室工作人员应每6个月检查一次抗体水平，如果血清按1∶5稀释之后，抗体滴度低于完全病毒中和的水平（或大约0.1IU/ml），则应进行一次加强免疫。

对免疫抑制人群的免疫接种

Briggs和Schwenke[381]比较了市民的抗体和接受氯喹预防疟疾的国际维和部队志愿者的抗体持久性。初次接种后1.5~2年，接受肌内免疫的99%市民和88%维和部队志愿者体内有足够的抗体滴度，接受皮内接种免疫的93%市民和64%维和部队志愿者体内有足够的抗体滴度，这一结果提示氯喹具有免疫抑制作用。

很多对HIV感染患者进行的研究显示，虽然狂犬病疫苗免疫接种很安全而且总体有效[382,383]，但CD4$^+$细胞计数低于300/mm^{3}或15%淋巴细胞的患者不太可能产生应答形成病毒中和抗体[349,382,384-386]。对于使用免疫抑制药物以及有糖尿病的患者，也应监测其是否产生了适当的病毒中和抗体应答[387,388]。相反，妊娠妇女会对狂犬病疫苗产生正常应答，并且对胎儿没有风险[389,390]。

营养不良的儿童可以对PCECV狂犬病疫苗产生应答，达到满意的抗体滴度[391]。

一项研究显示，对正在进行血液透析的患者采用皮内途径接种狂犬病疫苗显示良好的免疫应答[392]，同样，对接受实体器官移植的儿童进行肌内接种免疫应答良好[393]。

携带狂犬病病毒G和N基因的复制缺陷型痘苗病毒可以保护B细胞缺陷的小鼠，这种生物制品未来可能会用于暴露于狂犬病病毒的B细胞缺陷的个体[394]。

对基因1型之外狂犬病病毒的免疫防护

使用传统的狂犬病病毒研制的疫苗，其防护狂犬病病毒属其他弹状病毒的能力令人质疑。但是，有些抗体具有交叉中和能力,用有些毒种,例如欧洲蝙蝠狂犬病病毒和澳大利亚狂犬病病毒进行动物注射接种攻毒试验,交叉保护的作用很好,尽管脑内接种后的效果不好[395]。预防由欧洲蝙蝠狂犬病病毒引起的狂犬病时,效果尤其令人欣慰,尽管抗体滴度变化幅度较大[396]。然而,对于更遥远的亚洲和非洲狂犬病病毒而言,其防护效果则依赖于相对遗传距离,距离最远的狂犬病病毒,保护作用较弱[312]。

免疫保护机制

使用有效的狂犬病病毒细胞培养疫苗进行暴露前预防接种可以促使接种者产生抗体。免疫接种同时也会诱导 T 细胞的产生,在不存在中和抗体的情况下,T 细胞可以保护已接受免疫的小鼠。通过反复接种疫苗可以维持高水平的细胞介导的细胞毒性作用,而且抗体的存在不会干扰致敏淋巴细胞的再次刺激。

尽管还不知道暴露后免疫如何保护人类的确切机制,但中和抗体在其中发挥主要作用[397]。只有与巨噬细胞相互作用的单克隆抗体才可以有效地防护小鼠免于患病,这个事实表明,病毒攻击后抗体发挥保护作用的机制很复杂。

应用组织培养来源的浓缩灭活狂犬病疫苗几个小时之后,可以诱导产生高水平的循环干扰素,如果在距病毒攻击之前或之后很短时间内注射,可以保护动物免于狂犬病病毒感染。然而,这种干扰素诱导的防护没有特异性,因为用不相关病毒制成的浓缩疫苗也可以得到类似的防护,例如流感病毒和 Kern Canyon 病毒。但是,只有狂犬病疫苗才会在狂犬病病毒攻击前几天注射产生保护作用。在实验动物中,如果治疗在病毒攻击数小时后开始,则使用干扰素或干扰素诱导剂以及狂犬病疫苗联合治疗的效果比疫苗单用效果更好[398]。考虑到抗体的关键作用,干扰素及其他细胞因子在人类预防机制中可能有额外的重要作用,但还没有充分确定。

事实上,在自然界人类被狂犬病动物咬伤,病毒的量、感染途径以及严重程度是无法控制的。因此,没有明确的针对人类或其他动物的"有效血清保护"抗体水平来准确预测保护结果。WHO 的国际标准 0.5IU/ml 仅仅是一个武断的参考值,该水平通过参比实验室可进行的血清中和实验得出的病毒中和抗体进行定义。然而,没有疫苗是 100% 有效,没有直接的结果样本来预设可接受的 VNA 水平。特别需要指出的是,病毒暴露之后,曾免疫过的人应立即处理伤口并进行加强免疫以诱导快速的免疫记忆应答,而不是依靠实验室抗体检测或者预定的抗体滴度,由医护人员决定免疫程序。同样地,在疫苗有效性实验中,没有可检测到的 VNA 的实验动物也可能在病毒攻击后得到保护,而抗体滴度即使高于 0.5IU/ml 也有可能发生狂犬病。显然,狂犬病病毒感染后产生的免疫反应是复杂的(VNA 虽然是重要的,但加强对全部反应的基础的认识可以更好地对疾病进行干预并更有策略地改善未来生物制品的开发[399])。

免疫失败

绝大多数人类狂犬病案例的发生是由于没有接受预防处置。显然,现代狂犬病暴露后免疫是非常有效的,但如果不遵从推荐的程序则会发生免疫失败。对咬人动物通常没有进行检测,因此不知道动物是否患狂犬病,所以无法获得一个准确的免疫失败率,但可能小于 1%。大多数失败案例包括没有进行充分暴露后免疫,如暴露后处理开始较晚,没有注射 RIG,并且多数涉及严重暴露,如多处头、颈部咬伤。

例如,Thraenhart 及其同事[332]回顾了 28 例狂犬病病例,这些病例虽然使用现代疫苗进行了暴露后免疫,但仍发生了狂犬病。90% 的病例没有应用 RIG,或者应用方法不当。其他操作失误包括在注射疫苗超过 24 小时前进行了被动免疫(可能会干扰对主动免疫的诱导产生)、局部伤口清洗不当、在臀部而非三角肌注射疫苗、免疫注射开始太晚。只有两例存在严重面部损伤的患者被认为是真正的免疫预防失败。Wilde[400]详细描述了 15 个明显的免疫失败的案例,Shantavasinkul[401]和 Hemachudha[402]等对其他病例进行了描述。

动物暴露于狂犬病病毒并接受免疫会出现一种"早死"现象,换句话说,一些动物接受了疫苗免疫但是比没有免疫的攻毒动物更快地发病并死亡。现在还不清楚这种现象是否由抗体、细胞毒性 T 细胞介导或两者联合导致。Willoughby[38]对该问题进行了回顾,认为早死现象尚未明确地在人类中出现,尽管被狂犬病蝙蝠咬伤的病人中存在这种可能。

注射 1 500 万剂 PCECV 之后进行的一项有效性随访研究报道了 47 例可疑的失败病例,所有失败病例均发生于印度和泰国,并且都没有完全执行 WHO 的治疗指南[403]。其他失败可能是因为没有采用标准的预防程序进行免疫[273,404,405]。然而,面部咬伤后感染大量狂犬病病毒可能使 PEP 失败,尤其是在 PEP 操作进行较晚,或者严重偏离了标准免疫程序的情况下[362]。

不良反应

从历史观点上说，人或动物接受疫苗免疫接种后出现不良反应的情况屡见不鲜。现在，疫苗产品在安全性方面有了很大提升，但是没有哪种已知的疫苗能够没有任何不良事件。不过，在不良事件发生的频率及程度方面，不同的疫苗存在区别。另外，虽然有几种不良反应在所有疫苗中都是常见的，还有一些是某种疫苗特异的不良反应。可能引起过敏反应的疫苗成分包括活性免疫抗原、偶联剂、防腐剂、稳定剂、抗菌剂、佐剂以及生产疫苗时用的细胞培养基[406]。常涉及疫苗过敏反应的成分包括蛋和明胶蛋白质。总体说来，疫苗包含能引起不良反应（包括过敏反应和变态反应）的活性和非活性成分，这些成分包括疫苗制备过程中使用的外源蛋白质（例如白蛋白）、病毒灭活剂（例如β-丙内酯）、防腐剂（例如硫柳汞）、稳定剂（例如血清）、佐剂（例如铝）、抗生素（例如新霉素）及抗原自身，尤其是当抗原没有经过充分纯化的时候。

对含有动物脑组织的狂犬病疫苗的反应

含动物脑组织的狂犬病疫苗可能引起多种类型的反应。这些反应包括一般全身反应，局部反应，以及严重和致命的反应[219]。

全身性的一般反应

抗狂犬病免疫接种期间或之后可能产生的各种功能障碍包括发热、头痛、失眠、心悸和腹泻。对早期神经组织疫苗含有的蛋白质过敏可能会引起突然的休克样虚脱，这种情况一般在治疗末期发生。

局部反应

开始抗狂犬病免疫接种后 7~10 天可能会形成红斑。局部红斑和肿胀也可能会在疫苗注射几小时之后出现，并在 6~8 小时内消失。

严重和致命的反应

注射神经组织疫苗后，患者可能会产生严重并致命的疾病。这些事件分为两类：①实验室狂犬病病毒感染：由疫苗中存在的未灭活固定病毒引起；②神经麻痹性事件：是狂犬病疫苗免疫注射后的最大危险。所有含有成年哺乳动物神经组织的疫苗均可能引起神经麻痹反应。神经麻痹事件一般于开始免疫后的第 13~15 天，以下面几种形式发作：

- 兰德里氏型：这一类事件中，患者很快发热，并产生背部疼痛。腿部弛缓性麻痹开始发作，1 天之内上臂发生麻痹。之后，麻痹扩展到面部、舌部和其他肌肉。致死率约为 30%；在剩余的 70% 病例中，患者一般恢复较快。该类型的发生率为每 7 000~42 000 例疫苗接种者中有 1 例发病[407]。
- 背腰型：与兰德里氏型相比症状较轻，是神经麻痹事件中最常见的类型。该型的临床特征可能因为发病者存在腰背脊髓炎。患者可能有发热和虚弱、下肢麻痹、感知下降和括约肌紊乱的症状。该症的致死率一般不超过 5%。
- 神经炎型：这一类事件中，患者可能有发热，并显示短暂性面部、眼球运动、舌咽神经或迷走神经麻痹。
- 视神经炎型也有报道[408]。

神经麻痹性事件由变应性"脑脊髓炎"引起，原因是对成年神经组织抗原（髓磷脂碱蛋白）产生的过敏[409]。经常可以在这些患者中检测到人类髓磷脂蛋白和神经节苷酯的高滴度抗体[410]。对神经组织疫苗反应的发生率差异很大，从 0.017%（1∶6 000）到 0.44%（1∶230），在接受 DEV（1∶32 000）和用新生啮齿动物脑组织制造的疫苗（1∶8 000）的人群中发生率较低。

一项研究观察了 1 392 例注射 Semple 型疫苗的突尼斯成年人，疫苗使用苯酚灭活狂犬病病毒感染的羔羊大脑制成[411]。这些患者中，7 例发生神经麻痹性并发症，包括 5 例麻痹或麻痹性痴呆患者。大多数患者的脑脊液中，细胞计数升高。200 次接种发生一次神经性并发症是不能接受的，说明有必要使用 CCV 替代神经组织疫苗。在这方面正在不断进步，印度现在就已经取得很大进展，已经转换为使用 CCV。

对细胞培养疫苗的反应

一般反应

虽然各种监测系统所报告的初次免疫的反应发生率不同，但 CCV 仍是广泛认同的耐受良好的狂犬病疫苗。一项在美国兽医系学生中进行的大型研究，对 HDCV 的安全性和免疫原性进行了观察，在超过 1 770 名志愿者中观察到的不良反应如下：严重的手臂酸痛（15%~25%）；头痛（5%~8%）；不适、恶心，或两者兼有（2%~5%）；以及过敏性水肿（0.1%）[217]。另外一项暴露后免疫的研究中，21.0% 的参与者有局部反应，3.6% 有发热，7.0% 有头痛，5% 有恶心[412]。最常见的局部反应是红斑、疼痛和硬结。更多近期进行的研究验证了这些结果[230]。HDCV 应用到儿童时,接种者心理问题的发生率低于成人,该类主诉较少。

对 290 名医护工作者进行 PCECV 接种观察到 53% 的全身反应,包括乏力、不适、头痛、寒战和发热,5% 的接种者没有继续接种。但是,这项观察研究没有设置对照组[413]。关于该种疫苗的数据由 VAERS(疫苗不良事件报告系统)被动报告系统收集。头痛是报告中最突出的症状。神经事件的发生看起来与疫苗无关,其他报告的反应通常不严重或很短暂[414,415]。一项对比研究显示,PDEV 与 PVRV 和 PCECV 的不良反应没有差别[416]。在泰国儿童中 PCECV 与乙脑疫苗同时进行接种,安全性良好[417]。

过敏反应

HDCV 在美国获得批准并广泛应用后,开始有过敏反应报告,主要发生于加强免疫之后[418,419]。反应的总发生率为每 10 000 名疫苗接种者中 11 例(0.11%),但是,加强免疫后,发生率升高到 6%[420]。10% 的报告病例发生 1 型(IgE)过敏反应,均发生于基础免疫期间(10 000 次免疫发生 1 例),但大多数为 3 型超敏(IgG-IgM)反应,在加强免疫后 2-21 天发生(表 50.10)。这些反应由疫苗中作为稳定剂存在的人白蛋白的抗原性引起,β-丙内酯灭活病毒增加了白蛋白形成免疫复合物的能力[421-423]。幸运的是,患者的呼吸道症状轻微,没有致死病例发生。抗组织胺类药物、肾上腺素以及偶尔应用的类固醇类药物都可以成功地治疗这些反应,并使其在 2~3 天内缓解。

表 50.10 皮内或肌内注射人二倍体细胞狂犬病疫苗进行加强免疫后,含 255 人的三个队列研究中报告的推测为免疫复合物型过敏反应的体征和症状[a]

产生任何体征或症状的患者数量[b]	29(11.4)
痒疹	17(59)
荨麻疹	24(83)
水肿	14(48)
关节	4(14)
发热	1(3)
呼吸困难	1(3)
加强免疫后到反应发生前的平均天数	9.6 天
范围:皮内	3~13 天
范围:肌内	8~11 天

[a] Coombs 和 Gell Ⅲ型。
[b] 数据用人数(百分比)表示。
数据来自 CDC. Systemic allergic reactions following immunization with human diploid cell rabies vaccine. MMWR Morb Mortal Wkly Rep, 1984,33:185-188.

较新的疫苗在制造时增加纯化步骤去除人白蛋白,加强免疫后全身性反应及过敏反应很少见[406,424,425]。

VAERS 共接到 20 例关于使用 PCECV 后出现疑似过敏反应的报告[414]。

神经性反应

虽然在注射 HDCV 的数百万个体中报告发生了几例中枢神经系统疾病,包括吉兰-巴雷综合征的暂时性神经麻痹性疾病[426-431],但发生率太低,基础发生率大约为每年每 100 000 人中发生 1 例,因此不认为与免疫注射有关。使用神经组织疫苗后每 1 600 人中发生 1 例神经性并发症,乳鼠大脑疫苗为每 8 000 例发生 1 例,而 DEV 每 32 000 例发生 1 例,相对来说,HDCV 应用后的并发症发生率很低。对于接种后出现吉兰-巴雷综合征进行的回顾中包括狂犬病疫苗接种后出现的几个案例,但发生率与偶合发生一致。

在泰国,从 Semple 型疫苗转换为 HDCV 使神经性并发症发病率下降,从每 155 人发生 1 例降至 50 000 人少于 1 例。同时,在不应用 RIG 的情况下,免疫失败率从 1/2 000 降低到 1/25 000[433]。如果一种 CCV 免疫之后出现副反应,可以转而使用由不同细胞基质生产的另一种疫苗,而无须顾虑。

使用 PCECV 后曾报告发生一例双侧视神经炎[434]。

免疫接种的适应证

暴露前免疫接种

所有可能接触狂犬病病毒的高风险职业者,如兽医、猎人、设陷阱捕兽者、动物管理人员、邮递员、业余洞窟探勘者和实验室工作人员均应预防性接种狂犬病疫苗。推荐的免疫方案如表 50.7 所示。接受 3 剂暴露前免疫方案之后,在实验室中持续暴露于高浓度狂犬病病毒的人员应每 6 个月检测一次 VNA 水平,如果滴度低于安全水平(血清 1∶5 稀释后完全病毒中和即 ~0.1IU/ml,或 0.5IU),则应肌肉内或皮内注射一支疫苗加强。兽医和其他经常暴露于狂犬病动物或狂犬病病毒的人员应每 2 年检测一次 VNA 水平。

国际维和部队工作人员、传教士或其他长期工作在狂犬病流行国家的人员均应考虑进行暴露前免疫接种[435]。一项对旅游者的调查发现,在泰国平均度过 17 天之后,1.3% 和 8.9% 的旅游者被狗咬伤或舔舐过,而0.5%的旅游者需要进行狂犬病免疫[436]。而且,因为不一定能够获得有效的疫苗和 RIG,在发展中国家进行暴露后免疫常常比较复杂[437]。然而,用决策分析法得出的结论是,每避免一个狂犬病病例需进行的常规暴露前疫苗接种免疫花费为 275 000 美元,因此每位旅游者需根据个人的具体情况进行个性化免疫[438]。我们建议,那些要长期停留在犬狂犬病高度流行的边远地区的旅游者应接受免疫,尤其是儿童。应警告旅游者关于狂犬病和其他动物传染病的风险,并进行动物咬伤预防策略方面的教育[439]。

在狂犬病流行而且儿童频繁暴露于狂犬病动物的国家(如在亚马逊的居民,因吸血蝙蝠夜间吸血造成的暴露),人们可以考虑选择狂犬病的免疫预防作为未来儿童免疫计划的一部分。犬咬伤在世界很多地区都是一个大问题,曼谷一家医院急诊科超过 5% 的患者为犬咬伤患者,其中有 55% 是儿童[440]。迄今为止,只有西方国家的儿童到狂犬病流行区域前进行预防接种[441],但临床试验却在发展中国家的儿童中进行[442]。有人在泰国进行了 PVRV 疫苗的初步研究,在儿童第 2 个月和第 4 个月大时,肌肉内注射两剂疫苗,与常规儿童免疫同时进行[443]。100% 的接种婴儿发生了血清狂犬病病毒抗体阳转,对其他疫苗没有产生显著的干扰。越南也进行了相似的研究,儿童在第 2、3、4 个月时皮内接种 3 剂狂犬病疫苗,产生了足够的免疫应答(GMT 为 12IU/ml)[444]。一项经济分析总结出,如果当地的疑似狂犬病犬咬伤发生率为 2%~30% 之间,则暴露前免疫接种就变得具有成本效益[445]。

暴露前加强免疫

暴露前免疫接种后,抗体水平在第一年之内可能迅速下降。如果 1 年后进行加强免疫,接种者的应答表现分为两组:"理想"应答者,加强免疫后第 14 天产生的抗体滴度超过 30IU;"弱"应答者,抗体滴度比前者低得多。前者代表了 75% 的接种者,可能 10 年或更长时间不需要进一步加强免疫。而后者则需要更频繁地加强免疫,只要他们还处于暴露风险之中[137]。这种策略可以帮助缩减成本[446,447]。

使用皮内途径进行初次接种产生的免疫不太持久,但是皮内免疫途径是常规加强免疫的一种有效方式[225]。

暴露后预防

PEP 指南和方案见表 50.11~表 50.13。

狂犬病暴露后预防的三要素包括对局部伤口的处理、疫苗接种和注射抗血清。对咬伤和擦伤的局部急救处理包括用肥皂水强力清洗伤口,至少 15 分钟。如果可能的话,7 天内应避免外科缝合,但无论如何,RIG(见下文)均应在缝合前注射[448]。抗生素和破伤风类毒素也可以应用,以避免其他感染[449]。

PEP 程序的启动需基于风险评估进行,主要考虑下述几点[450,451]:

(1) 咬伤或擦伤是否使患者的皮肤破损,或者黏膜污染?如果没有,则没有真正发生暴露。看见或触

表 50.11 美国人类狂犬病暴露后预防指南

动物类型	动物评估和处置	暴露后预防接种推荐
狗、猫和貂	健康并且可进行 10 天观察	除非动物产生狂犬病临床征象,否则患者不应开始预防接种[a]
	狂犬病或疑似狂犬病	立即免疫接种
	未知(例如逃逸)	咨询公共卫生机构
臭鼬、浣熊、狐狸和大多数其他食肉动物;蝙蝠	除非动物经实验室检测证实阴性,否则均认为是狂犬病动物[b]	考虑立即免疫接种
牲畜、小型啮齿动物、兔形目动物(家兔和野兔)	单独考虑	咨询公共卫生机构
松鼠、仓鼠、豚鼠、沙鼠、大型啮齿动物(旱獭和花栗鼠、大鼠、小鼠和其他小型啮齿动物、家兔和野兔,河狸几乎不太可能)和其他哺乳动物的咬伤		需要进行抗狂犬病暴露后预防接种

[a] 10 天观察期内,咬伤他人的狗、猫或貂出现第一个狂犬病体征时,则开始对受伤患者进行暴露后预防接种。如果动物表现出狂犬病的临床体征,则立即人性化地处死,并进行检测。

[b] 动物应尽快人性化地处死并检测,不推荐进行观察。如果动物的免疫荧光试验结果为阴性则停止疫苗接种。

资料来自 RUPPRECHT CE, BRIGGS D, BROWN CM, et al. Centers for Disease Control and Prevention (CDC). Use of a reduced (4-dose) vaccine schedule for postexposure prophylaxis to prevent human rabies: recommendations of the advisory committee on immunization practices. MMWR Recomm Rep, 2010, 59 (RR-2): 1-9.

表50.12 人用狂犬病疫苗不同免疫方案免疫原性比较[a]

途径	7天	14天	90天	365天
IM	0.36	228	6.2	1.3
ID(2点)	0.88	364	9.1	4.6
ID(4点)	0.44	335	7.2	2.5
ID(8点)	0.67	308	9.8	3.2

[a] 数据为几何平均滴度。

注:ID:皮内注射;IM:肌内注射。

数据来自 WARRELL MJ, RIDDELL A, YU LM, et al. A simplified 4-site economical intradermal post-exposure rabies vaccine regimen: a randomised controlled comparison with standard methods. PLoS Negl Trop Dis, 2008, 2:e224.

表50.13 世界卫生组织人类狂犬病暴露后预防建议

级别	与可疑或确诊狂犬病家养或野生[a]动物或不能进行检测的动物接触的方式	暴露类型	推荐的预防措施
Ⅰ	接触或饲喂动物;舔舐完整皮肤	无	无,如果具有可靠的接触史
Ⅱ	轻咬未覆盖的皮肤; 微小抓伤或擦伤,无流血		立即注射疫苗[b]。如果动物观察10天后仍然健康[c],或者动物经可靠的实验室使用适当的诊断技术证明未患狂犬病,则停止疫苗接种
Ⅲ	单处或多处透皮咬伤或抓伤,舔舐破损皮肤; 黏膜被唾液污染(例如舔舐);暴露于蝙蝠[d]	严重	立即注射狂犬病免疫球蛋白和疫苗。如果动物观察10天后仍然健康,或者动物经可靠的实验室使用适当的诊断技术证明未患狂犬病,则停止疫苗接种

[a] 暴露于啮齿动物、家兔和野兔,很少需要进行特异的抗狂犬病暴露后预防。

[b] 如果是对外表健康、处于低风险地区或来自低风险地区的犬或猫进行观察,则可以延迟免疫接种的启动。

[c] 该观察期仅仅适用于犬和猫。除了危险的或濒临绝种的物种,其他家养和野生的怀疑患有狂犬病的动物应施以安乐死,使用适当的实验室技术检查其组织中是否存在狂犬病抗原。

[d] 当人类和蝙蝠之间发生接触时,应考虑暴露后预防接种,除非暴露者可以排除咬伤或抓伤,或黏膜暴露。

数据来自 World Health Organization Expert Consultation on Rabies. Second Report. 2013. WHO Technical Report Series. Geneva, Switzerland: World Health Organization, 2013:1-139.

碰狂犬病动物不会发生暴露。被狂犬病动物咬伤后发生狂犬病的风险估计为5%至80%,而被抓伤后的风险要低得多(0.1%~1%),黏膜接触后发生狂犬病的风险则极低[443]。

(2) 如果是被犬或猫咬伤,所在特定区域中是否发现过家养动物狂犬病? 世界上很多地区,例如大洋洲、南极洲和英国,都没有食肉动物狂犬病。在美国的很多城市,即使是流浪动物也不太可能患狂犬病。

(3) 犬或猫是否进行了狂犬病疫苗接种? 免疫接种可以降低患病风险,但并不是完全没有风险。宠物的免疫状况不能根据外表判断。应有记录表明至少用有效疫苗进行了两次免疫接种;一剂灭活疫苗不足以确保免疫接种的有效性,特别是在最近30天内接受过免疫的情况下[448,452]。

(4) 咬人的动物是否为家养犬或猫,是否可以进行观察? 如果是,则可以延迟开展PEP。然而,在狂犬病流行的地区,即使家养动物表现正常,也推荐立即进行免疫接种,因为人类发病的潜伏期短,确定咬人动物是否患狂犬病经常存在困难[453]。

(5) 如果咬伤是由野生动物造成,该物种是否可能(例如臭鼬或浣熊)或不可能(例如松鼠或田鼠)为狂犬病的宿主动物? 当地的情况必须考虑在内。例如,较大体型的啮齿动物如旱獭或河狸,有时也会在美国发生狂犬病,但在其他地域则不可能。暴露后24~48小时内对伤人动物进行狂犬病快速诊断有助于决定是否进行PEP。

(6) 咬伤是因激怒或未激怒动物引起? 该标准只在低发病率地区有用,不能用于犬狂犬病发病率升高的区域[448]。在泰国,即使动物的行为表现正常,但激怒的评估与动物尸检时是否为狂犬病无关[454]。尝试与野生动物玩耍也应被认为是激怒行为。

(7) 是否暴露于人类狂犬病患者? 在这种情况下,应使用与暴露于咬人动物相同的标准判断是否需免疫接种。只有那些被咬伤或擦伤,有黏膜暴露,比如口对口复苏,或暴露于唾液或神经组织的人才需要免疫接种[452]。

（8）是否应当注射 RIG？在之前未经免疫接种的患者中，对穿透伤或黏膜暴露者，RIG 应始终与疫苗联用（见上文的"血清和疫苗预防"）。HRIG 的剂量为 20IU/kg，ERIG 为 40IU/kg。RIG 应尽可能地在局部浸润注射，如有必要则用生理盐水稀释，以提供足量的体积。如有必要，可以用普鲁卡因类化合物进行局部麻醉[455]。如果有剩余的 RIG，则应在三角肌或其他部位肌内注射。

（9）患者的年龄是否重要？无论患者年龄多大，疫苗剂量是一样的。不同人种研究组表明，儿童对疫苗接种耐受良好，有非常好的抗体应答[344,456-458]，且不同种族表现一致。

（10）蝙蝠的情况是什么样？所有被蝙蝠咬伤、抓伤或黏膜暴露于蝙蝠的人群都推荐进行狂犬病暴露后预防接种，除非可以对蝙蝠进行诊断性检验且结果表明狂犬病阴性。如果无法快速（例如大约 3 天之内）得到狂犬病是否存在的实验室诊断报告，经过彻底调查无法合理排除暴露风险，则应立即开始启动 PEP。有时医护人员不能及时获得潜在的暴露信息，可能的影响因素是有时蝙蝠咬伤的伤口十分细小（与陆栖大型食肉动物引起的伤口比较），或者某些特定的情景会影响患者对事件的准确回忆。因此，即使没有明显的咬伤或抓伤，如果在特定状况下有该类接触发生的合理可能性（例如，睡着的个人醒来发现屋子里有蝙蝠，成年人发现此前无人看护的儿童、智力缺陷者或中毒者的屋子里有蝙蝠），则也应启动 PEP 程序。幸运的是，使用 HDCV 或 PCECV 免疫接种人类后，对其 VNA 的检测显示可以完美地中和蝙蝠相关的狂犬病病毒[459]。

如果周围环境显示暴露于狂犬病病毒的机会很小，则可以避免进行不必要的 PEP。当人群暴露于未怀疑狂犬病的动物时，大量人员常会进行疫苗接种[460]。对 11 所大学附属的城市急救中心进行的调查显示，这些机构进行的狂犬病预防接种在约 40% 的情况下是不适当的[461]。不存在明显的已知咬伤而接触蝙蝠是最复杂的情况，有必要咨询有经验的公共卫生专业人员。表 50.11～表 50.13 可以作为在美国和世界其他国家选择 PEP 程序的指导原则[452,462]。表 50.7 描述了暴露前和暴露后接种方案。

暴露后预防强化免疫

如果有人用 CCV 进行过免疫接种，之后再次暴露于狂犬病病毒，则推荐加强注射两剂狂犬病疫苗，因为一剂可能不够[463]。以皮内注射疫苗进行基础免疫的患者可能尤其面临对加强免疫应答较慢的风险[464]。从泰国经验得到的另一个建议是，同时注射 4 剂皮内接种免疫作为一次加强免疫[465]。但是，之前接受过 CCV 的接种者均有长期免疫记忆[466]，没有证据表明超过 2 剂加强免疫接种是必要的。18%的有神经组织疫苗接种史的患者对加强免疫应答很差[467]，因此，这些患者应接受全程基础免疫方案，除非此前显示存在抗体。

免疫接种禁忌证

实际上，对所有人来说，当他们去狂犬病流行地区短暂逗留或长期居住的时候，无论其年龄、营养状况、免疫状态、生理条件，当疾病存在时，所有个体都有可能暴露于狂犬病病毒。但是，每个人对主动免疫的应答情况不同，因为疫苗接种需要接种者具有成熟的免疫系统。相反的，在给予被动免疫制剂时情形却不是这样，可以将预先形成的抗体转移至接受者体内发挥期望的药理作用，不依赖于接受者的免疫系统。

显然，当证实发生病毒暴露的时候，狂犬病接种免疫没有真正的禁忌证。因为狂犬病是一种致命疾病，任何理论上的禁忌证都需要经过认真考虑，才能决定某个个体取消接受 PEP 程序。

有严重过敏史的个体更容易对狂犬病疫苗产生过敏反应。对这些个体进行免疫接种时，应预防性使用抗组织胺药物，并现场备有肾上腺素。如果发生过敏反应，则应向其提供不同组织来源的替代疫苗（例如，如果对 HDCV 有过敏反应，则等换为 PVRV 或 PCECV）。如果大脑组织疫苗在过敏接种者引起中枢神经系统的症状，则应采用相似的策略，立即中断应用神经组织疫苗，然后使用非大脑组织制造的疫苗完成免疫注射。

只有产生了预先用药不能控制的严重反应时才需要中断狂犬病疫苗的免疫接种。使用类固醇治疗可能可以控制过敏，但也可能抑制 VNA 应答。相应地，如果使用了类固醇，则应在最后一剂疫苗注射后测定 VNA 滴度。因其他疾病接受免疫抑制剂治疗的患者也应在免疫后检测 VNA 水平，以证实对疫苗产生了充分的抗体应答[462]。如果滴度不足，则应注射加强疫苗。

妊娠不是狂犬病免疫接种的禁忌证[468,469]。例如，对 202 例免疫接种的泰国妊娠妇女进行的随访表明，医学并发症和畸形胎儿并没有增加[470]。无论如何都不应该因为理论上狂犬病病毒能够经胎盘传播而终止妊娠。对新生儿进行免疫接种似乎没有必要，但免疫接种已经获得成功[471]。

公共卫生问题

动物的狂犬病免疫接种

从 Pasteur 研究狂犬病开始，他就认为可以通过对犬进行免疫接种来有效地间接保护人类。虽然从 1884 年到 1885 年，人们对犬进行了研究并获得大部分狂犬病免疫保护的实验性数据，但直到 20 世纪 20 年代早期，人们才开发出实用、成功的犬科动物疫苗。

第一次大规模用于犬免疫的疫苗是 1921 年由 Umeno 和 Doi[472]在东京制备的一种改良 Semple 疫苗。在生产和应用这种疫苗的日本和其他国家，实践证明这种疫苗可以有效地控制犬的狂犬病。Hebel[412]引进一种标准小鼠效价试验对 Semple 疫苗进行检测，使得疫苗的质量大大提高，确保了大规模免疫接种项目中疫苗的效价。

1945 年，Johnson[473]证明，单剂高效苯酚灭活的疫苗可以保护犬免于狂犬病街毒株的攻击，有效期超过 1 年。从 1945 年开始，这种疫苗实际上是唯一用来控制犬、猫和其他家养动物狂犬病的疫苗。

1948 年，Koprowski[474]引进了改进的活病毒疫苗。将人源性病毒株连续传代，首先在 1 日龄小鸡中传代，之后在鸡胚中传代，使病毒对犬的致病性丧失，产生一种对犬而言安全的减毒病毒株，称为 Flury LEP。继续在鸡胚中传代 Flury LEP，产生的疫苗对成年实验室动物无毒力，但对新生小鼠仍然致命，这种病毒株称为 Flury HEP。在世界各地，Flury LEP 和 Flury HEP 被注射到各种家养动物。但是，20 世纪 70 年代后期，美国停止使用活的减毒 Flury 病毒疫苗。

1964 年，加拿大的研究工作者引进了另一株狂犬病病毒减毒株 ERA[475]。ERA 疫苗可以提供良好的免疫效果，持续时间至少长达 3 年。但是，该疫苗在猫和其他动物引起了几例疫苗诱发的狂犬病，导致被停止常规应用。

20 世纪 80 年代，人们使用新生小鼠大脑扩增或细胞培养病毒制备灭活狂犬病疫苗用于动物免疫，现在这些疫苗广泛用于欧洲和美国。但是，在美国，只有细胞培养灭活病毒疫苗和基因重组活疫苗获批用于家养动物。

在拉丁美洲和亚洲部分地区如泰国的经验证明，通过免疫接种、种群管理和对宠物主人进行教育来控制犬科动物狂犬病并消灭人类狂犬病，在发展中国家是一种成功的策略[476,477]。在根除犬科动物狂犬病的地区，并且可以由有资质的人员对伤人犬进行 10 天观察的情况下，没有必要立即开始免疫接种，只有当被观察动物产生狂犬病体征时，才应该启动免疫接种。

野生动物口服免疫以预防狂犬病在陆栖动物中的蔓延已经成为可能，比如狐狸、浣熊、丛林狼和貉。SAD B19 减毒株被加入到饵料中对狐狸进行免疫[431,478]。用幼仓鼠肾细胞系培养的病毒即使在环境高温下也可保持稳定，约 10^6 感染单位的剂量可以使 99% 的狐狸获得免疫，这种方法已经广泛用于德国和欧洲其他国家[479,480]。但是，因为 SAD B19 病毒株对啮齿动物有残留的致病性，人们成功开发了毒力更弱的减毒株，称为 SAG2[481,482]。

通过构建含有 G 蛋白基因（V-RG）的重组痘苗病毒，人们将基因工程学应用到狂犬病免疫领域[483]。研究者将重组病毒疫苗放入饵料中由动物摄食，病毒只在扁桃体和口腔部位扩增。在很多物种中进行的广泛实验已经证实使用这种重组疫苗免疫接种的安全性和有效性，在欧洲、加拿大和美国进行的大田试验也证实了这些充满希望的实验室结果[484-488]。至少两例人类感染重组痘苗病毒后产生了局部病灶，但没有持续效果[489]。比利时从 1989 年开始广泛应用 V-RG 疫苗，将狐狸狂犬病从当年的 841 例减少到 1993 年的 2 例。同时，需要免疫接种的人类暴露也发生了显著下降[490]。这些口服疫苗的广泛应用已经消除了西欧的红狐狸狂犬病。在北美洲，超过一亿剂通过飞机投撒的 V-RG 已经阻断了浣熊狂犬病从东海岸的蔓延，并遏制了得克萨斯州的灰狐狸狂犬病，消除了美国—墨西哥边境的丛林狼狂犬病，同时还抑制了安大略省南部的红狐狸狂犬病[491-493]。

在美国，有两种狂犬病疫苗可用于家养动物：灭活病毒疫苗和重组疫苗。两种疫苗都需要进行加强免疫，通常是在 1~3 年后[493]。

通过口服应用的新狂犬病疫苗可以保护犬免受狂犬病病毒的攻击，效果与其他狂犬病疫苗相当[494]，这种方法可能对发展中国家尤其有意义。重组腺病毒作为口服或注射疫苗也在实验室和大田试验中显示有效[495,496]。

人类的狂犬病免疫接种

每年因可能的狂犬病病毒暴露而免疫接种的人数超过 1 500 万，接种者主要分布在亚洲[497]。因为疾病的风险变化幅度很大，人们很难精确判定狂犬病免疫接种对人类狂犬病发生的作用。然而，人们观察了被确证为狂犬病的动物咬伤而未治疗的患者，发现疾病发生率为3%~80%[6,498]，这主要取决于咬伤的部位和严重程度[499]。在美国，每年30 000~40 000名免疫接种的人群中，只有相对较少的一部分真正面临狂犬病的风险。然而，注射了有效疫苗和抗血清的个体很少发生狂犬病，证明有许多狂犬病病例被预防发生。1989年，在得克萨斯州，牵涉到咬伤事件中的34%的臭鼬、19%的狐狸和15%的蝙蝠都是狂犬病动物，因此人类的患病风险是显而易见的[500]。

对犬狂犬病的控制连同对暴露人群的免疫接种是当前北美和欧洲狂犬病发生病例少的原因。在发展中国家，即使神经组织疫苗也可以减少接种者中狂犬病的发作[498]，但是有大量的暴露人群却寻求狂犬病控制的土办法，而从不接种疫苗[501]。因此，人们需要价廉的狂犬病疫苗和健康教育，以帮助人们恰当使用疫苗。

"下一代"狂犬病疫苗

有几种疫苗可被视为继表50.4列出的三代疫苗之后的下一代或称第四代疫苗[502,503]，前三代疫苗主要为巴斯德疫苗、神经组织疫苗、细胞培养疫苗。

含有狂犬病病毒G蛋白的痘苗和金丝雀痘苗已经制备出来并在人类中进行了试验[504-506]。这两种载体疫苗间隔1个月进行两次注射均可以提高狂犬病VNA的水平，尽管其VNA水平低于以相同间隔注射的HDCV。第三剂载体疫苗注射可以产生显著的加强效果，对那些之前接受过载体疫苗和接受过HDCV的人群均有效。已经构建的其他新载体包括其他痘病毒，人类、犬和黑猩猩腺病毒，以及非致病性弹状病毒[507,508]。剔除M基因后的狂犬病病毒，虽然不能复制，但具有免疫原性和保护性[509,510]。另一种狂犬病病毒含两个减毒突变以及两个糖蛋白基因，对动物没有致病性并具有保护作用[511]。人们构建了含有狂犬病病毒G糖蛋白基因的互补DNA的质粒疫苗，并在动物中进行了实验[512,513]。疫苗对狂犬病病毒攻击的保护作用已经在小鼠、狗、猫和猴子中得到证实[514-518]。在一项研究中，犬单次注射100μg表达狂犬病病毒G蛋白的DNA，一年后仍可以被保护免受病毒攻击[519]。同样的，DNA疫苗单次肌内注射接种的猴子在接种一年后也可以受到保护[520]。鼻内给药的DNA疫苗在动物中也有保护性。以上所有实验疫苗均可以保护小鼠免受狂犬病病毒攻击，但遗憾的是除了金丝雀痘病毒狂犬病疫苗，其他均没有在人类中进行过实验。正如以上提到的，该疫苗确实可以在人体内诱导抗体产生[505]。

除了G蛋白，狂犬病病毒RNP蛋白也可能在保护机制中具有重要作用[521,522]。虽然单纯G蛋白对实验动物具有保护作用，N蛋白也可起到保护作用，但是不能诱导VNA。使用CCV进行免疫接种后，出现针对N蛋白和G蛋白的抗体[523]。N蛋白抗体的功能可能是帮助诱导细胞免疫应答，但是似乎也可以增强对G蛋白的抗体应答[74,524]。N蛋白可能可以使宿主对狂犬病病毒蛋白敏感，这样随后注射CCV才能诱导高滴度VNA的快速产生。然而，N蛋白似乎不能扩大中和应答拮抗其他狂犬病相关病毒的范围[525]。N蛋白可以用一种杆状病毒载体制备，是一种潜在的抗原来源，可用于人类和动物的大规模暴露前免疫[526]。杆状病毒载体也可以生产大量G蛋白[527]。人们已经构建了可以在实验室动物体内产生抗体的合成多肽，但是没有多肽可以诱导生成VNA或保护动物抵御狂犬病病毒攻击。抗独特型抗体用作疫苗还处在实验阶段[528]。用基因工程手段可能可以构建减毒狂犬病病毒株，并将其作为外源基因的载体[54]。应用反向遗传学的基因工程也可能可以构建物种特异性狂犬病疫苗。

有两种费用低廉的技术有望用于狂犬病疫苗的生产，即G蛋白在转基因植物中的表达和基因重组植物病毒的生产，两种技术生产的疫苗都可以给人类口服应用。转基因植物也可以是生产注射用狂犬病病毒抗原的基质[529-531]。然而，植物中的抗原浓度可能不足以对所有物种产生针对狂犬病的保护作用和长期免疫性。

单克隆抗体

HRIG或ERIG在发展中国家的可获得性仍是一个主要问题[532]。因为人源RIG使用存在安全性及其供应量有限等问题，人们便尝试寻找其他可提供狂犬病抗体的途径。虽然ERIG是一种有用的替代物，但它本身也有安全性问题，而且不一定方便获得。同时，生产的连贯性也是问题[533]。中和狂犬病病毒的单克隆抗体已被生产出来，可能可以用于替代紧缺的HRIG[534-537]。最早的单克隆抗体于20世纪70年代末由Wistar研究所在小鼠中生产，但最近以来开始出现由人类细胞生产的混合抗体[538-540]。

例如，费城和疾控中心的研究者们开发了一种由3种单克隆抗体组成的混合抗体[541,542]。同样的，荷兰Crucell公司开发了两种互补抗体，这两种抗体分别针对G蛋白上的两种不同的抗原表位[543]，这两种抗体称为CR57和CR4098，被联合给予叙利亚仓鼠检测其抵御狂犬病的效果，并与 HRIG 对比。联用的单克隆抗体高效地中和了 26 种狂犬病街毒，没有显著抑制同时接种的疫苗的免疫原性，保护了仓鼠抵御强毒力狂犬病病毒的攻击[544]。

两种抗体联用也可以中和逃逸变异株。这种单克隆抗体可能很快就会进入商业应用。单克隆抗体在植物中表达为单链或双链抗体，可以降低生产成本[545,546]。

结论

通过重点控制犬类种群，大多数人类和动物狂犬病病例都可以预防，主要手段包括更负责任的宠物归属管理，对狗进行手术或化学节育，提高对社区犬只的管理水平，最重要的是对犬进行群体免疫接种。在费用可以接受的情况下，在有条件进行宠物强化免疫以及具有充足的医疗和兽医设施的地方，免疫接种是一种广泛有效的技术。在其他地区，在不同的社会经济条件下，只有前三种方法可行，但一般都存在困难。价格便宜且安全有效的犬用口服疫苗可能会是控制狂犬病的一个巨大进步，并且正如之前强调的，用于主要野生动物物种的口服疫苗已经对狂犬病动物流行病学产生了重要影响。不建议对动物储毒宿主进行致命控制，而且，与野生食肉动物的情形不同，通过诸如免疫接种的手段来控制蝙蝠狂犬病在当前还不太可能。

使用 CCV 疫苗进行暴露前免疫接种也可以在高风险区域和专业人员中降低人类狂犬病的发病率，这个目标已经在兽医及维和部队志愿者中实现。现在人们正在考虑是否要在动物狂犬病流行区域对儿童进行常规暴露前免疫接种来减少健康差距，比如在亚马孙流域。消除犬类狂犬病应该引起更高的重视，这可以大大降低人类的免疫接种。加强实验室监测以记录疾病负担，现有疫苗应用节约剂次的接种程序，了解宿主对于新的生物制剂中表达的狂犬病病毒应答反应的免疫学基础，重视预防的健康经济学，围绕全球狂犬病日扩大全球影响，这些是当今"同一健康（One Health）"理念下我们的主要机会，而这些在 20 世纪初没有被引起重视[153,187-190,288,399,547-553]。在将来的几年中，单克隆抗体的应用以及重组狂犬病病毒抗原疫苗的生产，也许采用转基因植物进行生产，是革新的狂犬病预防控制手段[554]。在未来的几十年里，基于现有疫苗的临床试验比较结果并随着科学家对于狂犬病病毒抗原造成人体反应的免疫学基础的深入了解，将陆续遴选和生产纯度更高、效价更高、更安全、更经济、更有效的生物制剂，从客观、循证的角度，采用更合理的给药途径和方案，用于特定的高风险人群[555-570]。

（王传林　张译）

本章相关参考资料可在"ExpertConsult.com"上查阅。

第51章 呼吸道合胞病毒疫苗

Ruth A. Karron

引言

呼吸道合胞病毒（RSV）是世界范围内引起婴幼儿及儿童病毒性急性下呼吸道疾病（ALRT）最重要的病原体[1-3]。在美国，据估计每年大约有150 000名婴儿因RSV所致肺炎或支气管炎住院[4]。据美国全国数据库最新调查估计，因RSV感染住院儿童的死亡率为3/10 000~4/10 000，每年导致50~160人死亡[5]，尽管过去对早产儿[6]、慢性肺病[7]、先天性心脏病[8]和原发性免疫缺陷性疾病[9,10]患者的死亡率估计要高出几倍。RSV是导致患囊性纤维化儿童住院和肺功能下降的主要病毒性病原体[11-13]。美洲土著和阿拉斯加土著儿童因RSV住院的风险比美国普通儿童高3~5倍[14-15]。美国5岁以下儿童就诊者中，也有很大比例系由RSV引起[3]。据估计，在2005年，全球有3 380万例5岁以下儿童急性下呼吸道病例是RSV引起（95% CI, 19.3-46.2）[16]。用多种方法估计RSV相关死亡全球负担，所得数值范围从2005年的66 000到199 000之间[16]，至2010年的234 000[17]。现正多方努力，以更精确地估计全球儿童RSV发病率和死亡率。

虽然传统上视RSV为一种儿科病原体，但它也能在造血干细胞移植（HSCT）者中引起致命性肺病。老人也有罹患严重RSV疾病的风险[18-22]，估计美国每年有近180 000名老年人因RSV疾病住院[20]。

1956年发现RSV并很快确认其作为婴儿呼吸道疾病病原体的重要性，但RSV疫苗开发遇到很多障碍。严重疾病的高峰出现在低龄婴儿阶段，可能是由于其免疫系统不成熟，母传抗体抑制免疫应答，或两者兼具，使之对疫苗接种产生的免疫应答不足[1,23]。因感染过RSV的高危人群和无RSV基础免疫的婴儿均可发生严重RSV相关疾病，可能需要不止一种类型的RSV疫苗，才能使所有接种者都获得有效保护。此外，RSV疫苗必须避免发生甲醛灭活RSV疫苗（FI-RSV）接种者自然感染RSV后加重相关疾病的情况（见后述"以往经验：甲醛灭活的呼吸道合胞病毒疫苗"）[24-26]。

尽管有这些挑战，近五年RSV疫苗研发出现井喷势头。截至2016年12月（图51.1），已有60多种候选疫苗正在进行研发，有20多种疫苗进入临床试验。本章阐述了近年来为高危人群开发安全有效RSV疫苗所做努力，重点现处于临床研究阶段的候选疫苗。

背景资料

临床疾病

人在一生中会重复感染RSV，但疾病的表现形式不尽相同。幼儿感染RSV，会引起从轻微的上呼吸道感染直至致命性支气管炎和肺炎等一系列呼吸道疾病。6周龄以下婴儿的主要症状是厌食和嗜睡，还可在无其他呼吸道症状和体征情况下发生呼吸暂停[27]。儿童经常发生中耳炎，RSV是儿童病毒性中耳炎的主要病原体[28]。

儿童早期感染RSV与随后发展成为反应性气道疾病之间的本质关联仍是一个需要探讨的问题。因初发RSV感染住院婴儿多年后常现肺功能明显异常（见Wu和Hartert的综述）[29]。尚不清楚RSV是否通过肺损伤和免疫调节造成气道功能异常，RSV是否只是易感人群众多诱因中的一个，或者两者情况都有：遗传因素影响对RSV的免疫应答，而RSV诱导特异性免疫反应可能损伤肺发育[29]。干预性研究可能有助解决该问题。最近在晚期早产儿中进行的RSV单克隆抗体（mAb）帕利珠单抗（palivizumab）安慰剂对照试验表明，相比安慰剂组，帕利珠单抗治疗组婴儿气喘总天数显著减少[30]。相反，对美国原住民足月儿进行的mAb莫维珠单抗（motavizumab）安慰剂对照试验未显示莫维珠单抗对3岁以下婴幼儿需就医气喘有效[31]。后文讨论拟开展RSV疫苗和mAb效力试验，并进一步评估RSV与哮喘间的潜在关联。

健康青年成人感染RSV常与轻度上呼吸道疾病相关[32]。而需日间护理或住长期护理机构老人感染RSV可有多种症状，包括流涕（67%~92%）、咳嗽

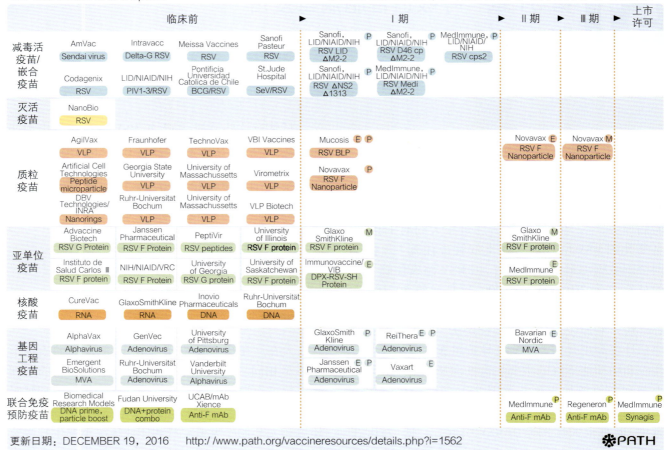

图 51.1 呼吸道合胞病毒（RSV）疫苗在临床前和临床开发中的"快照"。
注：mAb：单克隆抗体。
由 Carrie Trujillo 和 Deborah Higgins 以及 PATH 提供。可在网址 http://www.path.org/vaccineresources/details.php? i=1562 获取。

（90%~97%）、发热（20%~56%）和气喘（6%~35%）[33]，高至10%的人会发展成肺炎[19,34,35]。

免疫功能不全患者，尤其是有血液系统恶性肿瘤和正接受 HSCT 或肺移植患者属于患严重 RSV 相关疾病的高危人群[36]。在这些患者中，上呼吸道感染比下呼吸道感染更易发生，主要表现为流涕、鼻窦炎或耳痛，这些临床特征可帮助区分 RSV 与巨细胞病毒引起的肺炎[37-40]。疾病严重程度取决于免疫抑制类型和强度，高至75%的白血病患者发生 RSV 肺炎[39]，HSCT 受者发生率为24%~79%[41]。HSCT 受者移植前感染与肺炎和死亡风险相关性最高，且移植后发生肺炎的患者死亡率仍较高[41]。在美国，虽有报道表明感染人类免疫缺陷病毒（HIV）儿童 RSV 排毒时间更长，但其 RSV 感染相关疾病的发病率和死亡率似未增加[42]。而在南非，相比 HIV 未感染儿童，感染 HIV 儿童中 RSV 与更高的发病率和死亡率相关，但未排除其他疾病的影响[43]。

病毒

RSV 属副黏病毒科（Paramyxoviridae）。病毒基因组由单股负链 RNA 组成，并与病毒蛋白紧密连接形成病毒的核衣壳，病毒包膜为源自质膜、含病毒编码跨膜蛋白的双层脂质。病毒粒子含将基因组 RNA 转录成信使 RNA 的病毒聚合酶。

RSV 为肺病毒属成员，基因组由编码3种跨膜表面蛋白（F、G 和 SH）、2种基质蛋白（M 和 M2）、3种核衣壳蛋白（N、P 和 L）以及2种非结构蛋白（NS1 和 NS2）的15 222个核苷酸组成。融合蛋白（F）及黏附蛋白（G）两种糖蛋白是仅有的能诱导 RSV 中和抗体的病毒成分，因而是疫苗研发重要靶标。F 蛋白与 G 蛋白和 SH 蛋白共同促使病毒包膜与宿主细胞膜融合，在细胞培养中形成特征性合胞体。RSV 基因组在不同群中高度保守。G 蛋白与 F 蛋白共同介导病毒对宿主细胞表面的黏附，在很大程度上决定了 RSV 不同群间的抗原多样性（见后述）。缺少 N-端信号/锚区域的 G 蛋白也以分泌型产生，据报道 RSV 感染后 24 小时，细胞释放的分泌型 G 糖蛋白多达 80%[44]。分泌型 G 蛋白功能尚不明，可能是 RSV 中和抗体的一种诱饵[1]或先天免疫反应抑制剂[45]。NS1 和 NS2 蛋白通过阻断 I 型和 III 型干扰素（IFNs）的诱导（NS1）或信号传导（NS2）来抑制宿主先天性免疫应答防御的关键组分[46]。NS2 蛋白也可能通过促进感染上皮细胞脱落而导致气道阻塞[47]。

通过交叉中和研究，可将分离的 RSV 病毒划分为 A、B 两群[48]。虽然 A 群和 B 群 RSV 毒株在全部 10 个病毒蛋白上都存在差异，但是 G 糖蛋白的差异最大，其群氨基酸同源性只有 53%[49]。A 群 RSV 感染所致疾病比 B 群更严重，不过此结论还未最终确定[50,51]。这种抗原二态性的作用尚不完全清楚，但二次感染 RSV 的低龄儿童常为同群别病毒感染[52]。

流行病学

几乎所有幼儿至 2 岁时都感染过 RSV，而且约 50% 的幼儿童已感染过两次[53]。人一生中可重复感染 RSV，并常有症状表现；不过免疫功能正常成人和健康大龄儿童一般不发生 RSV 引起的下呼吸道疾病[32]。

温带地区每年深秋、冬季和早春有 RSV 流行，部分但非全部热带地区雨季流行[54]。A 群和 B 群病毒可在流行季节相伴传播，但可能以某一群为主[55-57]。

人类是唯一已知 RSV 宿主。鼻分泌物中沾染的 RSV 主要借助大液滴而非小颗粒的气溶胶传播，因此，与感染者或污染环境表面密切接触是病毒传播的前提条件[58,59]。RSV 作为污染物可在硬物表面存活数小时[60,61]，因而成为尤其是儿科病房呼吸道疾病院内感染的主因[61]。

免疫机制与保护相关因素

病毒特异性免疫应答主要发挥抗 RSV 相关的呼吸道感染和促进 RSV 感染康复作用。针对 RSV 的免疫由体液和细胞效应机制介导，包括血清抗体（通过感染或低龄婴儿母传递获得）、分泌型抗体及 MHC-I 型限制性细胞毒性 T 淋巴细胞。RSV 的 F 糖蛋白也可通过 Toll 样受体和 CD14 引发先天免疫应答[62,63]。针对 RSV 的天然免疫不足，人一生中可重复感染，这已在流行病学研究[53,64]和健康年轻成人挑战研究中证实[65]。但健康大龄儿童和成人通常可对 RSV 相关下呼吸道疾病有保护。一般体液免疫应答（分泌型抗体和血清抗体）似可预防上、下呼吸道感染，而细胞介导直接抗病毒内部蛋白应答似能终止感染，且可能利于清除肺部病毒[66]。在 RSV 感染痊愈婴儿体内曾检测到 RSV 特异性细胞毒性 T 淋巴细胞[67]，可能对短期保护有作用，如可防止同一 RSV 流行季中发生重复感染。虽然过继转输致敏 T 细胞可终止免疫缺陷小鼠体内 RSV 复制，但转输 RSV 特异性细胞毒性 T 淋巴细胞也可能加重病情[68]，提示可能存在某种 RSV 相关疾病免疫组分。CD4 辅助性 T 细胞 2 型（Th2）应答与嗜酸性粒细胞增多、黏液分泌增加和某些小动物模型中病毒清除延迟相关，可能导致 RSV 疾病[69-72]。

从棉鼠[73-75]和成人志愿者[76]所获实验资料及婴儿观察资料证明了局部免疫在保护上呼吸道抗 RSV 的作用。成人分泌型中和抗体（而非血清抗体）的存在与抗 RSV 感染保护上呼吸道相关[76]。婴儿鼻分泌物出现 A 型免疫球蛋白（IgA）与自然感染病毒清除相关[77]。

RSV 仅在呼吸道上皮中复制。正因如此，血清中和抗体不能预防 RSV 显性临床感染，与血清中和抗体对麻疹和水痘等产生病毒血症的病原体作用不同。但是，高效价 RSV 血清中和抗体能抗 RSV 所致下呼吸道感染与疾病，这已在动物研究[73-75]、婴幼儿流行病学观察[78-80]，及高危婴儿 RSV 高免疫球蛋白和单克隆抗体临床试验中证实（参见"抗呼吸道合胞病毒被动免疫"）。

首次感染 RSV 后不一定产生保护下呼吸道的免疫反应，因幼儿二次感染 RSV 时还可发生 RSV 相关下呼吸道感染[53,79]。低龄婴儿常产生相当于大龄儿童 15%~25% 水平的 RSV 中和抗体及抗 F 和 G 糖蛋白抗体[81]。然而，抗体应答不足可能部分因母传抗体的抑制作用而非免疫系统不成熟所致，因母传抗体水平较低的极低龄婴儿仍可对 RSV 感染产生高滴度的血清中和抗体[82]。尽管现有数据有限，但低龄婴儿可能对 RSV 先天免疫应答不足且 T 细胞应答失调[83]。某些低龄婴儿首次感染 RSV 后免疫应答不足对疫苗的研发有重要意义，提示可能需一剂以上的疫苗才能激发婴儿的主动免疫，对由获母传抗体或长半衰期单克隆抗体而有高水平中和抗体的婴儿更是如此（参见后文"疫苗开发"）。

抗 RSV 相关重症所需保护作用的免疫条件尚未清晰阐明。虽然已知高水平血清中和抗体（用 60% 补体增强蚀斑减少中和试验检测滴度 >1:200）足以保护下呼吸道[84,85]，但尚不清楚是否需要疫苗激发广泛的系统、黏膜体液免疫和细胞免疫应答。对感染过RSV的成人和大龄儿童,有理由预期成功的RSV疫苗会提高血清中和抗体水平。即便疫苗不能诱生高效价的中和抗体,但仍应能保护未接触过RSV的低龄婴儿不患严重RSV疾病。对这些婴儿接种第2剂减毒活疫苗来"攻击",可帮助判断首剂接种疫苗是否产生了部分保护(参见后述"生物学衍生呼吸道合胞病毒减毒活疫苗")[86]。在RSV F蛋白纳米颗粒疫苗的临床试验中还检测了帕利珠单抗竞争抗体(参见后文"疫苗开发"部分),也可在其他RSV F亚单位疫苗的临床试验中评估。亦在开发检测RSV F蛋白融合前和融合后构象上其他表位的结合和竞争试验(见下文),并可在临床试验中评估。最终,疫苗对低龄婴儿重症的保护作用可能与疫苗类型相关,需经效力试验评估。能比较各临床试验中产生的抗体也很重要,用标化中和抗体试验,或制定通用生物学标准以直接比较不同试验的结果。帕斯适宜卫生科技组织(PATH)和世界卫生组织(WHO)正开展相关标准化工作。

抗呼吸道合胞病毒被动免疫

动物实验数据[73-75]和人类流行病学数据[79]表明RSV中和抗体可抗下呼吸道感染,两种含高滴度RSV中和抗体的制剂获准用于临床。第一种为静脉注射用RSV免疫球蛋白(RSV-IGIV;MedImmune公司生产的RespiGam),以750mg/kg剂量输注高危婴儿,可明显降低下呼吸道感染发生率,并减轻病情[84]。婴儿接受此剂量的RSV-IGIV里RSV中和抗体的效价,与早期棉鼠试验中保护肺脏抗RSV感染所需抗体效价相当[84,85]。RSV-IGIV对这些低龄婴儿的保护效果在后续安慰剂对照试验中得到了确证[87]。RSV-IGIV被直接抗RSV F糖蛋白上抗原位点Ⅱ的单克隆中和抗体(帕利珠单抗;MedImmune公司产品名为Synagis)取代,帕利珠单抗还降低了早产儿及慢性肺病婴儿因RSV住院的风险。[88]因帕利珠单抗的效力比RSV-IGIV高50~100倍,可每月肌内注射使用。有紫绀型心脏病婴儿用RSV-IGIV与副反应增加相关[84],但一项Ⅲ期临床试验表明,帕利珠单抗在防止先天性心脏病儿童因RSV住院方面安全有效[89]。2014年7月,美国儿科学会基于预期疾病负担和成本-效益考虑,发布了美国高危婴幼儿帕利珠单抗修订应用指南。新指南对妊娠期不到29周出生的健康早产儿满1周岁前使用帕利珠单抗有进一步的限制。怀孕29周至32周出生且需吸氧的婴儿、患慢性肺病的早产儿、血流动力学显著改变的先天性心脏病患儿、神经肌肉失调和某些免疫缺陷的婴儿,以及阿拉斯加本土和美洲土著儿童,也可考虑出生后第一年用帕利珠单抗预防。需持续供氧或免疫功能严重低下儿童可在第二个RSV流行季注射帕利珠单抗预防(直到24月龄)。美国儿科学会政策声明中提供了详细的建议[90]。Ⅰ期试验显示帕利珠在造血干细胞移植受者小样本中耐受性良好[91]。虽然已确认RSV-IGIV和帕利珠单抗的预防效果,但在治疗用药时两者却未表现出改善RSV相关疾病的作用[92,93]。

MedImmune-AstraZeneca还开发了一种更强效RSV单克隆抗体——莫维珠单抗(motavizumab,MEDI-524)。相比帕利珠单抗,莫维珠单抗在体内、外的抗体中和活性增强,且在临床前研究中降低了RSV在上、下呼吸道的复制[94,95]。两项莫维珠单抗的Ⅲ期效力试验已在开展。在一项非劣性试验中,6 635名早产儿随机分成两组,分别接种莫维珠单抗和帕利珠单抗。相比帕利珠单抗组,接种莫维珠单抗的婴幼儿因患RSV住院率降低了26%,而下呼吸道疾病发病率降低了50%[96]。又以随机、双盲、安慰剂对照试验对2 000多美国土著健康婴儿全程评价了莫维珠单抗的效果[www.clinicaltrial.gov(trial) NCT00121108]。该研究中,莫维珠单抗降低因感染RSV住院量87%和相关下呼吸道疾病门诊量71%[31,97]。因未明确证明优于帕利珠单抗,2010年莫维珠单抗未获得美国食品和药物管理局(FDA)许可,也不再进行临床研发。

MedImmune正研发长效抗RSV F上Ø位点中和表位的单克隆抗体(见下文"呼吸道合胞病毒亚单位和颗粒疫苗")。该单克隆抗体在免疫球蛋白的Fc部分有一YTE突变,YTE突变增强了抗体与新生儿Fc受体的结合并延长了抗体半衰期[98]。该产品命名为MEDI8897(见图51.1),拟广泛用于婴儿季节性或依出生时地理位置使用。撰写本章时,MEDI8897正在健康早产儿中进行评估(NCT02290340)。

疫苗开发

成功的RSV疫苗应能预防高危人群发生RSV相关严重下呼吸道疾病。RSV疫苗主要目标控制缓解低龄婴儿和老人群体RSV相关疾病状况,幼儿和学龄前儿童也可受益于RSV免疫。虽然多数RSV相关死亡和住院发生在出生后头几个月,但出生后第一年的严重RSV下呼吸道疾病负担、[3,99]与出生后前五年到门诊治疗RSV疾病的负担都一样沉重[3]。单一RSV疫苗或单一类型RSV疫苗不太可能解决儿科RSV感染所致全部负担。因此，正努力研发通过母体免疫被动保护最年幼婴儿的非复制疫苗，为稍大婴儿和低龄儿童研发主动免疫用复制疫苗(RSV减毒活疫苗或载体疫苗)[100]。非复制疫苗也可用于有基础免疫或接触过RSV幼儿的加强免疫，并结合新型佐剂以加强老人原有免疫力。

已知RSV是一种重要的全球性儿科病原体，疫苗研发者、监管机构、基金组织和研究人员的既定目标为评估和批准RSV疫苗，以保护低收入、中等收入和高收入国家的儿童。本章撰写之际，业界正设计全球疫苗效力研究方法，持续讨论各种情况下相关临床终点设置[100]。

既往经验：甲醛灭活呼吸道合胞病毒疫苗

20世纪60年代初，曾制备过甲醛灭活呼吸道合胞病毒疫苗(FI-RSV)，并在婴儿和儿童中进行了观察。选定批次为100的该种疫苗，分2剂或3剂，间隔1~3个月，肌内接种2月龄至7岁儿童[24-26,101]。结果该批疫苗不仅未能预防野生型(wt)RSV感染所致疾病，反而使无基础免疫及接种前未接触过RSV的婴儿感染wtRSV后加重了临床反应。很多接种该疫苗者因下呼吸道感染住院；一项研究中接种者住院率接近80%，而对照组住院率仅为5%[24,25]。更不幸的是2名接种该批疫苗的婴儿感染wtRSV后死亡，分别死于14月龄和16月龄[24,25]。从两婴儿下呼吸道中很容易地分离出RSV。

FI-RSV疫苗加重相关疾病的发病机制尚不完全明确，但从该批疫苗接种者[101-103]和啮齿动物模型研究[104,105]中所获资料形成一假说，即接种过FI-RSV儿童仍对wtRSV易感，接种诱导产生的血清中和抗体水平不足，且未能诱导局部免疫反应。一旦感染wtRSV很难清除病毒，因FI-RSV不能激活CD8$^+$诱生细胞毒性T细胞应答，所以病毒感染对这些婴儿的下呼吸道直接产生细胞毒性作用。此外，接种FI-RSV会诱导Th2细胞应答，增加局部白介素-4、白介素-5和白介素-10的释放；汇聚淋巴细胞和嗜酸性粒细胞；导致其他介质释放；最终会加重局部炎性反应，并促进支气管收缩[106-108]。FI-RSV免疫还可能诱导低亲合性抗体，导致免疫复合物沉积[109,110]。

FI-RSV临床使用经验及从增强性疾病动物模型收集资料提示，针对无基础免疫或未接触过RSV婴儿的RSV疫苗应具备某些重要特性。该疫苗应能诱生保护水平的中和抗体和CD8 RSV特异性细胞毒性T细胞及类似于wtRSV诱发的CD4应答模式。一种减毒原生活病毒或载体疫苗大多可能具有这些特性[1]。非复制型疫苗可用于高危大龄儿童和成人加强免疫，或为婴儿提供母源性被动免疫保护[100,111]。

呼吸道合胞病毒亚单位和颗粒疫苗

RSV亚单位和纳米颗粒疫苗的研发已取得很大进展，截至2016年12月，28种疫苗正处于临床前研发阶段，8种疫苗进入临床研发(图51.1)。这些疫苗的主要目标人群是老人和孕妇，孕妇接种疫苗后可通过被动转移抗体预防婴儿发生严重疾病。这些疫苗大多含RSV融合(F)糖蛋白。RSV F为病毒感染所必需，是人血清中大部分能检测到的中和活性位点，且RSV A株和B株间保守性较强。此外，能有效地保护高危婴儿免受严重RSV疾病侵袭的帕利珠单抗直接针对RSV F糖蛋白上位点Ⅱ表位。

近来RSV F糖蛋白抗原结构解析的进展极大地促进了RSV F疫苗的研发[112-116]。RSV F是一种需蛋白裂解激活的Ⅰ类融合糖蛋白。成熟的F糖蛋白由两个亚基(F1和F2)组成，它们通过二硫键连接并组装成三聚体。RSV F以融合前和融合构象形式存在于病毒表面(图51.2)。融合前构象呈亚稳态，且融合前F触发病毒与细胞膜融合和构象改变，使RSV F呈稳态融合构象[116]。成人血清中大部分中和活性针对RSV F的融合前构象[117]。

F融合前[114]和融合[112,113]晶体结构已解析，从而定位了两种结构的中和表位(图51.2)。针对各表位的单克隆抗体不妨碍病毒结合细胞膜，但阻止二者融合。在融合前后的F中均存在位点Ⅱ和位点Ⅳ表位[116,118]。位点Ø表位为融合前F独有(图51.2)，针对位点Ø的抗体有高度中和性[116]。最近发现单克隆抗体AM14能识别一新的跨RSV F融合前三聚体的强效中和四级结构表位[119]。

解析RSV融合前和融合F结构促进了RSV F亚单位候选疫苗的开发和特性研究。Novavax制备候选疫苗临床试验进展最快，其为杆状病毒未切割RSV F融合构象形成的玫瑰花样纳米颗粒。在健康成人的Ⅰ期剂量范围研究中(NCT01290419)，RSV F纳米颗粒疫苗耐受良好，且以微量中和试验测定，60μg RSV F纳米颗粒铝佐剂疫苗诱导中和抗体增加两倍，而亚群样本低基线微量中和抗体滴度增幅更高[120]。相比之下，疫苗诱导结合融合F的IgG抗体增加约10倍，且与帕利珠单抗竞争结合融合F抗原位点Ⅱ的抗体IgG增高情况相似。这些数据表明RSV F纳米颗粒疫苗诱导非中和抗体的水平比中和抗体更高。育龄妇女接种纳米颗粒疫苗的Ⅱ期研究评估也获得类似结果[121]。在老年组完成一项比较无佐剂135μg剂

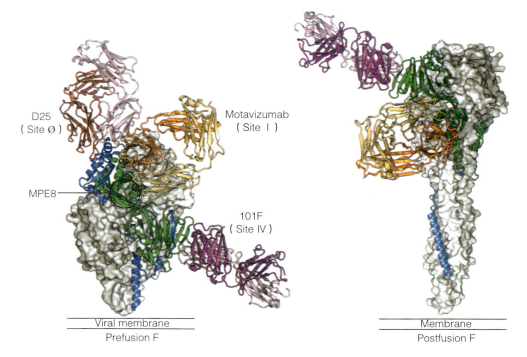

图51.2 呼吸道合胞病毒(RSV)F糖蛋白的融合前(左)和融合(右)构象的分子结构。RSV F 的融合前和融合构象上位点Ⅰ表位(帕利珠单抗和莫维珠单抗结合位点)和位点Ⅳ表位,而位点Ø(由D25结合,用于开发MEDI8897单克隆抗体)仅存在于融合前分子。
Jason McLellan 惠准引用,修改自 MCLELLAN JS. Neutralizing epitopes on the respiratory syncytial virus fusion glycoprotein. Curr Opin Virol, 2015, 11: 70-75.

量疫苗与安慰剂的Ⅱ期研究;报告预防所有RSV疾病的有效性为44%,预防RSV下呼吸道疾病的有效性为46%(数据未发表;Novavax 2015年8月10日新闻稿,可从如下网址获取相关信息:http://www.multivu.com/Parers/english/7590851-Novavax-RSV/)。2015年11月,Novavax在老人中进行了RSV F纳米颗粒疫苗(135μg,无佐剂)的Ⅲ期效力试验(NCT02608502),但未能证明其有效性[121a]。正计划开展一加佐剂配方的其他研究。2015年12月,Novavax在妊娠晚期妇女中开展了RSVF纳米颗粒疫苗(120μg,含铝佐剂)的Ⅲ期试验,以评估其预防婴儿患RSV疾病的效果(NCT02624947)。另在RSV血清阳性儿童中正进行铝佐剂RSV F纳米颗粒疫苗与安慰剂的对照试验(NCT02296463)。

截至撰写本章时,GlaxoSmithKline公司和MedImmune公司也开展了RSV F疫苗临床试验(见图51.1)。GlaxoSmithKline公司的RSV融合前F疫苗在健康男性中耐受性良好且多数接种者诱发了中和抗体反应(NCT 01905215;RSV 2014,Stellenbosch,南非,摘要#114)。正对健康妇女进行该疫苗的评估(NCT 02360475),并计划对目标人群即孕妇进行评估。GlaxoSmithKline公司还在研发一种RSV融合F疫苗(先由Novartis公司研发),并用含和不含MF59佐剂的疫苗在健康成人中进行了评估(NCT 02298179)。MedImmune公司研制出一种可溶性RSV F(sF)疫苗,以含吡喃葡萄糖基脂A的角鲨烯基水包油稳定乳剂(GLA-SE)为佐剂,用于老年人。不同剂量GLA-SE的RSV sF疫苗正在60岁以上成人中进行单项或联合灭活流感疫苗评估(NCT 02289820)。多款其他RSV F亚单位疫苗正开展临床前研究(见图51.1),包括DS-Cav1,为一稳定的前F结构。在非人灵长类动物中,DS-Cav1比融合F诱导高约10倍的中和抗体反应[116,122]。

靶向介导附着的病毒表面糖蛋白RSV G的亚单位疫苗也在研发中(见图51.1)。此外,编码RSV病毒孔蛋白的SH基因也成为疫苗研制的靶标[123],一种含SH(SHe)细胞外结构域和DepoVax佐剂(DPX-RSV)的疫苗正在健康中年人群中评估(NCT 02472548;见图51.1)。

呼吸道合胞病毒减毒活疫苗

减毒活疫苗相对于非复制性疫苗有若干优势,尤其对无RSV接触和基础免疫史婴儿和低龄儿童。鼻腔接种减毒活疫苗可诱导产生全身和局部免疫,故可预防上、下呼吸道感染[124]。对活疫苗的免疫反应也和自然感染的反应十分相似，因此暴露于野毒株后不发生增强性疾病[1]。与其他鼻内给药的候选呼吸道减毒活疫苗类似[125,126]，观察到鼻内给药的RSV候选活疫苗可在有母传抗体的低龄婴儿体内复制[86,127]。这种特性对RSV减毒活疫苗在低龄婴儿中取得成功至关重要。低龄婴幼儿可能需要接种多剂疫苗。

生物学衍生呼吸道合胞病毒减毒活疫苗

早已探究了几个研发RSV减毒活疫苗的策略，包括宿主范围突变体、低温传代（cp）突变体和温度敏感（ts）突变体（其在高温状态下不能增殖）等疫苗的研制。简言之，这些候选疫苗要么减毒不足（cpRSV和RSV ts-1）且可传播[1,127,128]，要么减毒过度（RSV ts-2）[1,129]。重要的是，婴幼儿接种RSV ts-1或cpRSV后再自然感染RSV野毒株时未见增强性疾病[128,130]。化学诱变cpRSV进一步减毒获得一系列A组RSV的候选$cpts$减毒活疫苗。其中一些候选疫苗对成人和儿童进行了鼻内给药I期临床试验评估[86,131]，其中一种疫苗（$cpts$248/404）进行了小至1月龄婴儿的评估[86]。$cpts$248/404疫苗在这些婴儿中为高度减毒，但引起部分鼻塞并妨碍进食和睡眠。虽然$cpts$248/404疫苗对低龄婴儿未充分减毒，但评估提供了母传抗体对RSV减毒活疫苗复制和免疫原性的影响、$cpts$疫苗表型稳定性等方面的重要信息，以及RSV野毒株感染后抗病保护方面的基础资料[86]。

基因工程（互补DNA衍生）呼吸道合胞病毒减毒活疫苗

从RSV互补DNA克隆复制感染性病毒的技术手段[132]为生物减毒疫苗提供了遗传学基础，重组技术的应用促进了其他候选RSV减毒活疫苗的发展[1,23,133]。cpRSV及其6个ts衍生体突变单独或联合插入RSV野毒株后，多数减毒突变都发生在聚合酶基因中，但M基因起始信号端404位点的突变为一特例[1,23,133-135]。基于该信息，结合生物学衍生疫苗减毒突变体制备出深度减毒的候选疫苗[1,133]。此外，还结合缺失（Δ）非必需基因（SH、NS1、NS2，或M2-2[136]）与已知cp和ts减毒突变制备了高减毒疫苗[137,138]。在低龄儿童中对其中两个候选疫苗r$A2cp$248/404ΔSH和r$A2cp$248/404/1030ΔSH进行了评估[139]。r$A2cp$248/404ΔSH与其生物学母本$cpts$ 248/404相比毒性并未减弱。然而，r$A2cp$248/404ΔSH加入1 030位氨基酸点突变后产生的r$A2cp$248/404/1030ΔSH却对1～2月龄婴儿高度减毒，且免疫原性适度[139]。该候选疫苗名为MEDI-559，也在5~24月龄婴幼儿中进行了I/IIa期试验评估（NCT00767416）。通过观察血清阳转或疫苗毒株排毒在95%的接种者中检测到疫苗"吸收"；59%的受试者通过微量中和试验检测到抗体反应。疫苗接种后28天内，接种疫苗组因下呼吸道疾病就医率比安慰剂组高（9% vs 2%，无统计学意义）。这些情况均与疫苗株病毒排毒无关，接种28天后，两组下呼吸道疾病就医率无差异。作者据此得出低龄婴儿试验开始前还需深入开展安全性评估的结论[140]。

在认识RSV基因功能基础上合理规划推进了缺失突变疫苗的设计。其中一款名为RSVΔM2-2的候选疫苗缺失RSV $M2-2$基因。与wt RSV相比，RSVΔM2-2胞内病毒mRNA聚集，RSV蛋白表达量增加，使每感染单位疫苗株病毒诱导更强的免疫力[141]。该疫苗毒株在非人灵长类动物体内减毒[142]。RSVMEDIΔM2-2已做I期临床试验评估（NCT01459198，参见图51.1），发现其复制高度受限，但比先前先的减毒RSV候选疫苗r$A2cp$248/404/1030ΔSH更具免疫原性。RSVMEDIΔM2-2初免再自然暴露于wt RSV后还诱生了强烈的记忆应答[143]。这种疫苗株病毒复制和免疫原性明显"脱钩"是减毒RSV活疫苗研制的重要进展。正深入开发含ΔM2-2突变的候选疫苗。

另一组缺失突变疫苗r$A2cp$ΔNS2、r$A2cp$248 404ΔNS2和r$A2cp$530/1009ΔNS2也进行了临床试验评估[144]。这些疫苗的共同点是都缺失干扰素拮抗剂$NS2$基因，理论上会增强先天和后天免疫反应[145]。就研究所用剂量来看，r$A2cp$ΔNS2对成人已过度减毒，r$A2cp$248/404ΔNS2和r$A2cp$530/1009ΔNS2对儿童也减毒过度[144]。这些研究表明$NS2$缺失减弱了RSV的感染性。一种名为ΔNS2Δ1313I1314L的备选$NS2$缺失突变体[146]正在低龄儿童中进行评估（NCT 01893554，见图51.1）。与此相似，剔除抑制诱生IFNα和IFNβ[145]的$NS1$基因可能形成一种减毒重组RSV候选疫苗[142]。

呼吸道合胞病毒载体疫苗

基因重组技术也为制备含RSV F和G表面糖蛋白的嵌合病毒提供了可能性，嵌合病毒中有一个或多个RSV基因。一种含牛PIV3骨架、人PIV3表面糖蛋白（rB/HPIV3）及RSV F糖蛋白，名为MEDI-534的嵌合疫苗已在49名RSV和HPIV3双阴性6~24月龄幼儿中进行了I期临床试验评估。幼儿随机接种3剂疫苗和安慰剂，高剂量组（10^6半数组织培养感染剂量）幼儿均感染了疫苗株病毒，RSV和HPIV3血清阳转率分别为50%和100%[147]。对接种者疫苗株病毒排毒的评估发现核苷酸变化会降低RSV F表达[148]，可解释抗RSV抗体应答未达最优程度原因。尚无进一步评估该候选疫苗的计划。美国国立卫生研究院开发了一种含RSV融合前F蛋白的新rB/HPIV3载体。该疫苗在仓鼠模型中诱生高滴度RSV中和抗体，保护其免受wtRSV攻击，且具有遗传稳定性[149]。预期将开展该载体疫苗的临床评价。

基于基因的复制缺陷载体代表了RSV疫苗研发的另一途径。GlaxoSmithKline(Okairos)用表达RSV F、N和M2-1基因的重组载体疫苗完成了成人免疫接种Ⅰ期临床试验评估[150]：重组黑猩猩腺病毒载体PanAd3-RSV疫苗和改良重组安卡拉株痘苗病毒(MVA)-RSV疫苗按从初免到加强几种免疫方案实施，以鼻内接种多剂黑猩猩腺病毒为对照(NCT01805921；参见图51.1)。PanAd3-RSV初免后加强免疫提高了RSV中和抗体效价，MVA-RSV加强免疫后RSV T细胞应达最强[151]。Janssen(Crucell)正在成人中评估表达RSV F的腺病毒26和腺病毒35载体疫苗(Ad26.RSV.FA2和Ad35.RSV.FA2)的初免/加强免疫方案(NCT0244035和NCT02561871；见图51.1)。

结论

过去数年中，对RSV疾病全球负担认识的递增又引起对RSV疫苗研发的关注[16,17]。众多RSV疫苗和一款新RSV单克隆抗体进入临床前研究后期或临床试验阶段。对将很快开始效力试验的先导候选疫苗，临床终点评估和抗体应答检测方法的标准化至关重要。自发现呼吸道合胞病毒这一重要病原体以来，目前比以往更接近开发出保护易感婴幼儿和老人群体的安全有效的RSV疫苗。

（王丽娟　吴克）

本章相关参考资料可在"ExpertConsult.com"上查阅。

第52章 轮状病毒疫苗

Umesh D. Parashar、Margaret M. Cortese 和 Paul A. Offit

轮状病毒疫苗使用之前,轮状病毒是导致全球婴幼儿发生重症脱水性腹泻的主要病原体。多数儿童2~3岁前已感染过被轮状病毒[1,2]。甚至在卫生水平很高的发达国家,轮状病毒也是导致婴儿严重腹泻的最常见原因[3]。

美国引入轮状病毒疫苗前,每年因轮状病毒感染致病约2 700 000例,其中就医500 000例,住院55 000~70 000例,死亡20~60例,并且每年因此产生的医疗费用和间接费用接近10亿美元[4-7]。在欠发达国家,轮状病毒被认为是多种微生物中引发儿童重症胃肠炎的主要病原体,并且导致不成比例的疾病相关性死亡[8-10a]。全世界,2013年有200 000名儿童死于轮状病毒感染,撒哈拉以南非洲国家的死亡率最高[11-16]。通过全球范围内的多方努力,在发展中国家推广的口服补液治疗毋庸置疑地降低了腹泻死亡率[17]。然而,不断出现的与轮状病毒相关的死亡病例(500~600例/d)告诉我们,只有通过广泛使用安全、经济且有效的疫苗,才能显著降低轮状病毒感染所致的发病率和死亡率。

首个获准的轮状病毒疫苗(RotaShield,WyethLederle)在1998年引入美国的免疫程序,但仅在1年后就因与肠套叠有关被召回。另外两个轮状病毒疫苗(RotaTeq,Merk)和Rotarix(GlaxoSmithKline,GSK),分别在7年和9年后进入美国。RotaTeq(Merck)完成了在70 000婴幼儿群体中实施的临床研究后,免疫实施咨询委员会(ACIP)推荐该疫苗用于婴幼儿常规接种,于2006年2月在美国获准使用。Rotarix(GSK)在超过60 000的婴幼儿群体中完成了临床评价后,2006年在欧盟和拉丁美洲获得注册,2008年10月获得美国注册批准。截至2016年5月,全球共有81国将轮状病毒疫苗纳入国家免疫规划,含38个获疫苗联盟Gavi资助采购疫苗的低收入国家。

本章介绍全球许可的RotaTeq、Rotarix疫苗和其他轮状病毒疫苗。

临床疾病

轮状病毒感染入院儿童评估揭示其症状模式的一致性。轮状病毒感染致病特点表现为突发水样腹泻、发热和呕吐[18-21]。多数病情较轻,但小部分(约<1%)感染轮状病毒的儿童[4,5]发展成脱水并伴严重钠和氯排泄丢失,引起代偿性酸中毒。因脱水入院的儿童中,发热和呕吐症状通常持续2~3天,腹泻持续4~5天[18-21]。患儿血浆中常可检出轮状病毒抗原[22],且可能与疾病严重程度相关[23]。重症患儿会出现氨基转移酶升高和排毒时间延长的情况[24,25]。

轮状病毒

在大多数家养动物的种群中和许多野生哺乳类以及鸟类中,都发现有轮状病毒的感染。根据VP6蛋白的遗传和抗原性差异将轮状病毒分为八组(A-H),目前已知只有A、B和C组轮状病毒可以在人中致病。尽管,大多数的人和动物轮状病毒具有相同的群抗原(A群轮状病毒)[26],A群动物轮状病毒和人轮状病毒的主要区别在于型特异性的表面抗原。动物既不是人轮状病毒的宿主,也不是将轮状病毒直接传播给人类的主要来源。

在开发出人轮状病毒培养方法前,已在细胞中培养出某些牛和猴源的高滴度轮状病毒[27,28]。因此,对轮状病毒分子结构的了解很大程度上来自对牛株(NCDV)[29]和猴株(SA11)[30]轮状病毒的研究。

轮状病毒是大小为70nm的二十面体病毒,是呼肠病毒科的一个独特属[26]。轮状病毒有三层衣壳(外层衣壳、内层衣壳和核心),包裹含11个片段的双链核糖核酸基因组[26]。除第11段基因编码两个蛋白(NSP5和NSP6)外,其他各段基因都编码单一蛋白。基因片段可依分子量差异用聚丙烯酰胺凝胶电泳分开[26]。在试验室或自然条件下不同轮状病毒株混合感染时,基因片段可独立重配,产生含混合亲株基因的子代病毒。通过分析重配轮状病毒鉴别出编码各结构多肽的基因片段。反之该鉴别分析催生了重配轮状病毒株技术,使人为构建重配轮状病毒株及制备整合不同亲株目标表型特征的候选疫苗株成为可能[31-33]。

轮状病毒疫苗的研发主要集中在3个主要结构蛋白和1个非结构蛋白上(表52.1)。轮状病毒外层

表52.1 轮状病毒结构和非结构蛋白的生物学作用

名称	基因片段产物	大约分子量/kD	病毒上的定位	生物学作用
VP4[a]	4	88 000	外层衣壳	型特异抗原,血凝素
VP6	6	44 000	内层衣壳	主要亚组抗原
VP7	7,8 或 9	38 000	外层衣壳	型特异抗原
NSP4	10	28 000	非结构	肠毒素[a]

[a] 胰蛋白酶裂解 VP4 产生 VP5(MW60000)和 VP8(MW27000)。

数据来自于 ESTES MK, COHEN J. Rotavirus gene structure and function. Microbiol Rev, 1989, 53:410-449; BELLAMY AR, BOTH GW. Molecular biology of rotaviruses. Adv Virus Res, 1990, 38:1-43; BALL JM, TIAN P, ZENG CQY, et al. Age-dependent diarrhea induced by a rotaviral nonstructural glycoprotein. Science, 1996, 272:101-104.

含两种特征性蛋白:VP4 和 VP7(图 52.1)[26],各带型特异性抗原决定簇,诱生血清型特异性中和抗体,并诱生体内血清型特异性保护性免疫应答[34-37]。不同轮状病毒株中 VP7 蛋白分别由基因片段 7、8 或 9 编码;基因片段 4 编码 VP4 蛋白[26]。VP6 是数量最多的病毒结构蛋白,存在于内层衣壳,并具有组特异性抗原决定簇[38]。病毒核心的三个结构蛋白(VP1、VP2 和 VP3)和 6 个非结构蛋白(NSP1,NSP2,NSP3,NSP4,NSP5 和 NSP6)均在感染过程中合成[26]。非结构蛋白 NSP4 为肠毒素[39]。

病毒表面蛋白 VP4 和 VP7 都可诱生血清型特异性中和抗体,也包括某种程度的交叉反应性中和抗体[40-46]。VP7 蛋白是糖基化蛋白,为 G 血清型分型基础[26],已鉴别 27 种轮状病毒 G 血清型。VP4 蛋白可被胰蛋白酶裂解成 VP5 和 VP8,后者为 P 血清型分型基础[26]。P 蛋白表现为病毒粒子 VP7 表面伸出的 60 个二聚体形式的棘突(血凝素),并穿过外层衣壳与内层衣壳的 VP6 蛋白相互作用[47]。虽已确定主要的 P 血清型,但因不同 P 血清型间交叉反应幅度宽,还不可能单用多克隆超免疫血清或单克隆抗体对所有 P 血清型分类。由此催生了以核酸杂交和序列分析鉴别 P 型基因型的又一分型体系[48]。已鉴别 37 个 P 基因型。

基于上述现象,建立了双命名法。一完整的轮状病毒血清型用数字(或数字和字母)命名 P 血清型,跟随以括弧括起来的数字表述 P 基因型。其后或前冠以 G 型名称(如:P1A[8]G1)。表 52.2 中列出了最常见的人轮状病毒血清型。

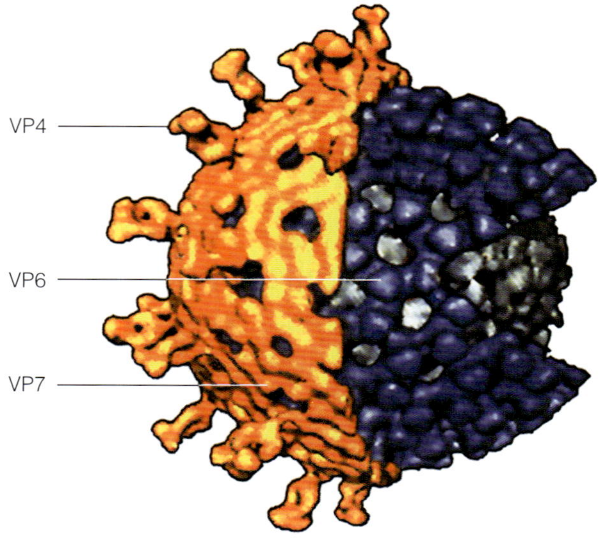

表52.2 全球常见人 A 组轮状病毒血清型

VP4 血清型(基因型)	VP7 相关型
P1A[8]	G1,G3,G4,G9,G12
P1B[4]	G2
P2[6]	G9,G12

致病机制

1. 轮状病毒在肠道和肠道外何组织复制并诱发疾病?
2. 轮状病毒引发胃肠炎的机制是什么?
3. 为何轮状病毒主要诱发婴幼儿的胃肠性疾病?
4. 何因素导致发展中国家轮状病毒所致疾病较发达国家更为严重?

对轮状病毒自然感染的研究表明,轮状病毒的复制限于小肠黏膜表面的成熟绒毛上皮细胞[49-54]。复制过程从小肠近端到远端[52,54]。轮状病毒在绒毛隐窝未成熟上皮细胞或派尔集合淋巴结上 M 细胞中似不复制[55]。尽管流行病学研究表明存在呼吸道传播,但尚无轮状病毒在小肠外其他器官或组织中复制的

图 52.1 轮状病毒颗粒的三层结构:内部核心,内层衣壳和外层衣壳。图示两个表面蛋白(VP4 和 VP7)和一个内层衣壳蛋白(VP6)。

明确证据。在轮状病毒感染期婴幼儿血液中检出轮状病毒抗原、RNA 和活病毒，从脑脊液中检出轮状病毒 RNA，但这些现象的意义不明[14,22,23,55a,55b,55c]；未发现轮状病毒在远离人类肠道部位有效复制情况。虽然猴轮状病毒在近交小鼠肝细胞中复制，并常致胆管闭锁[56,57]，但这些发现与人感染轮状病毒的相关性仍不明。

轮状病毒在肠上皮细胞中复制导致许多生理和形态学变化。感染动物吸收钠、葡萄糖和水的功能降低，且肠道内乳糖酶、碱性磷酸酶和蔗糖酶水平下降[58,59]。这些发现与未成熟表皮细胞加速向绒毛顶端迁移所致吸收异常相一致。因未见小肠黏膜固有层、派尔集合淋巴结或黏膜表面炎性改变[49-54]，不像是宿主免疫应答介导了肠上皮细胞的损伤。

NSP4 蛋白是病毒的非结构蛋白之一，起病毒性肠毒素作用[39]。乳鼠肠上皮细胞暴露于 NSP4 后导致与年龄和剂量相关的特定模式腹泻，致病机制是钙依赖信号转导通路使氯盐过量分泌，口服人免疫球蛋白可阻断[60,61]。该发现与轮状病毒非致病重配株和致病株的动物实验结果一致[62]，表明致病株中编码 VP3、VP4、VP7 和 NSP4 的致病基因为维持重配病毒力所需。由于非结构蛋白需病毒复制产生，因而轮状病毒在 NSP4 未减毒情况下毒力减弱不足为怪[63]。

3~24 月龄婴幼儿轮状病毒感染似比更小或更大者更严重[64-67]。若干研究为这种年龄易感性的差别提供了可能解释。首先，随孩子年龄增长，重复自然感染可产生病毒特异性免疫反应保护[68]；幼婴可经胎盘获母传被动抗体保护；母乳喂养抗轮状病毒病的保护作用明确[69]。其次，乳鼠比大龄鼠肠道上皮细胞轮状病毒结合蛋白比例更高[70]，该观察同年龄与疾病的易感性直接相关。最后，胰蛋白酶、胰肽酶 E 或胰酶通过裂解轮状病毒 VP4 蛋白[71,72]促进病毒侵入靶细胞[73]，而新生儿肠内小肠液中这些外肽酶分泌量低于较大婴幼儿[74]。

相比发达国家，发展中国家婴幼儿对轮状病毒重症更易感[75]。这种情况可能因发展中国家脱水治疗和医护可及性弱、营养不良、伴其他病毒与肠道和产毒素细菌共同感染，以及肠道微生物菌群差异引起[76,77]。几项动物研究支持营养不良[78,79]或相关细菌感染可加重轮状病毒所致肠炎的假说[55,79,80]。

与疾病保护相关的免疫因素

对轮状病毒再感染的保护作用的研究主要集中于两个重要问题[81,82]：

1. 免疫反应产生何种效应分子或功能介导保护作用？
2. 含不同轮状病毒血清型理想疫苗的重要性是什么？

1983 年，通过新生儿自然感染轮状病毒研究证实免疫反应在轮状病毒感染中的作用[83]。新生儿出生一个月就感染轮状病毒无再感染保护作用，但可减轻发病症状。相反，出生一个月内未感染者则对轮状病毒首次感染相关腹泻完全易感。此后，对婴幼儿自然免疫的研究表明，病毒初次感染对再感染所致重症疾病有保护作用[84,85]。在墨西哥[68]、几内亚比绍共和国[86]和印度[86a]的出生队列研究表明，初次感染对再感染轮状病毒病(任何严重程度)的保护率分别是 77%、70% 和 43%。在墨西哥，前两次感染对后继感染所致中、重度轮状病毒病有 100% 的保护，但印度前三次感染对随后感染所致中、重度疾病仅有 79% 的保护。不同地理区域队列研究中检测既存抗轮状病毒 IgG 和 IgA 水平及随后轮状病毒感染和发病情况，但相关性评价结果各不相同[84,35,86b,86c]。保护作用与肠黏膜表面产生病毒特异性免疫球蛋白 A (IgA) 相关[87,88]，因而血清 IgA 反应检测常用来评估疫苗诱导免疫应答。但婴幼儿血清 IgA 抗体不能精确预示肠道表面轮状病毒特异性 IgA 抗体水平。

既往研究中轮状病毒疫苗的 IgG 或 IgA 反应与疫苗保护效果相关性很不一致[88a,88b]，综合两种全球广泛使用疫苗的近期临床分析发现，整体上血清抗轮状病毒 IgA 滴度与疫苗保护效果相关[88c]。也常检测型特异性血清中和抗体反应，这主要基于已知轮状病毒感染后母传保护作用至少有部分的型特异性，且病毒中和抗体与其他许多传染病的保护作用大多相关。

尽管自然感染轮状病毒后会减轻再感染的症状，一些儿童在下一轮状病毒流行季仍会发生同型病毒所致腹泻[83,89-99]，且有少数儿童会在同一流行季内出现两次轮状病毒感染症状[87]。这些观察与黏膜表面如病毒特异分泌性 IgA (SIgA) 的效应因子功能期寿命短，通常轮状病毒有症状感染一年内，肠黏膜表面已测不出病毒特异性 SIgA 的事实吻合[83,87-100]。再次感染轮状病毒所致疾病严重程度的改善，很大程度上由肠黏膜固有层中轮状病毒特异性记忆 B 细胞产生的病毒特异性 SIgA 介导[101]。

肠黏膜表面和血清中轮状病毒特异 SIgA 的保护作用在自然感染中已得到证实，但还未在疫苗临床试验中证实。接种猴-人重配轮状病毒疫苗后，粪便和血清中的病毒特异性 IgA 未对幼儿产生保护作用[102-104]。对此现象提出几种解释：首先，粪便中无轮状病毒特异性 SIgA 并不反映肠黏膜固有层中无轮状病毒特异性记忆 B 细胞[101]。黏膜固有层中轮状病毒特异性记忆 B 细胞只有通过肠组织切片检查确认。其次,动物轮状病毒免疫后的保护作用可能部分由病毒特异性细胞毒性 T 淋巴细胞(CTL)介导。虽然轮状病毒特异性 CTL 抗人轮状病毒病的保护作用仍未知,一些证据表明它在动物抗病保护中起重要作用[105-108]。另一方面,免疫激活的 CD4 T 细胞比初次感染产生抗病毒细胞因子更早或更多。研究发现,仅轮状病毒特异性 CD4 T 细胞就介导了对试验动物的攻毒保护作用[109,110]。发现若干细胞因子能阻断病毒体外复制[111]。

也有一些例证表明,儿童自然感染或免疫一个血清型的轮状病毒,可诱导对另一血清型轮状病毒的攻毒保护作用(异型保护)[93,112]。异型保护可能由直接抗外层衣壳蛋白 VP4 和 VP7[42]、抗原性保守的内层衣壳蛋白(从病毒感染绒毛上皮细胞主动转运)[113] 交叉反应表位的抗体介导,或由对不同血清型轮状病毒感染细胞有广谱交叉反应的病毒特异性 CTLs 介导[114],或激活 CD4 T 细胞产生抗病毒细胞因子所致[109,110,115]。

轮状病毒疫苗纳入各常见人 P 和 G 血清型的重要性仍不明确。但可以肯定,最初自然感染轮状病毒婴幼儿产生抗某 G 型病毒特异性中和抗体水平明显高于抗其他 G 型抗体[116-120]。与此相仿,已有报告感染过某 G 型轮状病毒儿童对再感染所致疾病似更有保护作用[89,93]。最后,成人抗人轮状病毒强毒株(G1P1A[8])攻击所致疾病保护作用与抗同型 VP4 和 VP7 抗体相关[121]。这可部分解释疫苗接种后异型保护效果不一致现象(见下文)。

诊断学

用抗内层衣壳保守蛋白 VP6 多克隆或单克隆抗体的 ELISA 法与电镜的灵敏度相当,且易操作、成本更低[122,123]。但是也有过 ELISA 假阳性结果的报道[124]。

聚丙烯酰胺凝胶电泳检测轮状病毒,虽无商品化产品,但较 ELISA 试验有若干优点。聚丙烯酰胺凝胶电泳和聚合酶链反应(PCR)检测轮状病毒基因组特异性很高。此外,检测双链 RNA 片段泳动模式(电泳型)、逆转录-PCR(RT-PCR)检测 VP7 编码基因部分序列对确定导致群体暴发流行或医内感染毒株有特定价值[125]。由于制备特定轮状病毒 P 血清型的高特异性抗血清实有难度,许多分型只能依其核酸特性完成。这些病毒株定义按"基因型"命名,以血清型编号,编号基于各 P 型新鉴别的基因型。

RT-PCR 在检测低浓度轮状病毒,尤其在临床粪便标本检测中较 ELISA 和电泳更敏感[126,127]。通过部分基因组测序对粪便标本轮状病毒进行 VP7 分型的技术,在病毒血清型亚型特性分析及全球轮状病毒毒株相关性评价中发挥着重要的作用[125]。

流行病学

轮状病毒的感染在婴幼儿中非常普遍[2]。未使用轮状病毒疫苗的情况下,几乎所有的儿童在 2~3 岁前都接触过轮状病毒并获得抗体,且大多数在 3 岁前都发生过轮状病毒腹泻。出生前 3 个月感染轮状病毒可能无症状或症状比较大婴幼儿轻,可能为母传抗体或/和母乳喂养被动免疫保护结果。新生儿护理中常发生无症状轮状病毒感染[83]。3 月龄后首次感染轮状病毒通常会导致或轻或重的腹泻,但后继感染症状常较轻甚至无明显症状[68,84,85,87,128]。观察表明,全球范围内几乎所有儿童早期都感染过轮状病毒,无关社会经济状况,轮状病毒(明显区别于其他细菌和寄生性病原体)并非主要通过粪便污染的水或食物传播。因而改善水、卫生设施和条件并不明显改变轮状病毒所致疾病的发生。已知自然免疫带来的保护作用、期待改善公共卫生措施,包括提供清洁食品和水都不能完全预防轮状病毒病[1,129],优先接种疫苗预防轮状病毒感染可减轻全球轮状病毒疾病负担。另外,轮状病毒疫苗使用之前,尽管发展中国家每年婴幼儿胃肠道疾病的发病远高于发达国家,但引入疫苗前因轮状病毒导致腹泻继发脱水入院婴幼儿所占百分比(约 40%)却相似[130]。很明显,在不使用疫苗的情况下,危及生命的胃肠炎多因轮状病毒导致的情况与一国经济状况无关。

关于轮状病毒的确切传播方式还知之甚少。极有可能通过人和人间的接触或气溶胶式呼吸道飞沫传播。已有鼠轮状病毒株在小鼠中借空气传播感染流行性腹泻的报道[131]。此外,轮状病毒疾病在温带冬季呈季节性高发特征,与经呼吸道传播病毒,如流行性感冒、呼吸道合胞病毒以及麻疹相似。美国实施轮状病毒疫苗接种前,每年轮状病毒流行从西南部开始传播至北部和东部。这一现象的原因尚不清楚,然而,近期一项数据分析发现,每到轮状病毒流行季美国西部轮状病毒更早开始活跃与这些州出生率更高相关,可能因出生规律导致轮状病毒易感婴儿累积更快[132]。2006 年实施轮状病毒免疫接种后,相比实施疫苗接种前，病毒开始活跃季推迟且地理流行模式改变。已证实欧洲轮状病毒活动呈南北向迁移并与出生率、气温和降雨变化相关[133]。

人类是人轮状病毒的唯一宿主，动物轮状病毒似无反复传给人类的可能。尽管经典流行病学未确定轮状病毒从动物传到人的情况，但已确定含动物和人轮状病毒基因片段的重配轮状病毒株。野生型动物-人重配轮状病毒的存在表明一些毒株的混合感染一定在自然界中发生，并且这类重配对病毒进化有重要意义[134-136]。

全球监测显示人轮状病毒至少有 27 种 G 型和 37 种 P 型，且因轮状病毒组为分段型基因组，理论上可通过基因重配产生近 1 000 种 G 和 P 组合的病毒。虽已在人类中发现超过 60 种 G-P 组合的轮状病毒，但其中仅 5 株（P[8]，G1；P[4]，G2；P[8]，G3；P[8]，G4 和 P[8]，G9）就造成全球 80%~90% 的儿童轮状病毒疾病（表 52.2）。近期研究提议，肠上皮细胞上表达的特定组织血型抗原为轮状病毒 P 蛋白的受体或配体，特定组织血型抗原的人群频率与特定 P 基因型轮状病毒疾病（或不病）相关[137-141]。不同区域以及同一区域不同时间轮状病毒株分布有所不同[142]；接种轮状病毒疫苗后监测轮状病毒株分布改变时，需关注这些毒株自然变化的影响。

通过各项流行病学调查和特殊研究获得轮状病毒免疫和传播的某些线索。尽管确信免疫对成人有保护力[143-146]，但轮状病毒腹泻儿童的看护者和父母常会患病，可能是因换尿布等操作接触了大感染剂量的病毒所致[146-152]。护理中心和医院轮状病毒暴发流行后会快速传播给未免疫婴幼儿，推测是通过人与人接触、空气和飞沫传播，或接触污染玩具所致[150-152]。老年人群中的暴发可能与免疫力低下和聚居有关。注意相比其他常见轮状病毒血清型，轮状病毒暴发流行与 G2 型轮状病毒相关性更强[153-155]。认为轮状病毒是从发达国家前往发展中国家的成人（应经过轮状病毒免疫）腹泻的一个病因，可能缘起传播模式差异或接触的病毒量更大[156]。此外，因 HIV 感染[157]、遗传性免疫缺陷[158,159]、器官移植受到免疫抑制[160]或化疗而致免疫功能不全者感染，可发展为轮状病毒腹泻伴排毒并持续数月。

在一些 HIV 流行较严重的发展中国家，轮状病毒疫苗在 HIV 感染婴幼儿群体中的安全性评价非常重要。预估 HIV 感染婴幼儿对高度减毒的轮状病毒疫苗耐受良好。此外，与未感染 HIV 的儿童比，野生型轮状病毒并未使 HIV 感染儿童症状更重。在美国，拉丁美洲和非洲数国的研究表明，HIV 感染和未感染儿童中轮状病毒感染状况相似[161-156]。患病症状严重程度、住院治疗时长和年龄似与 HIV 感染状况无关。有研究表明，HIV 感染婴幼儿出现轮状病毒病症状后排毒时长达 3 周的比例高于未感染 HIV 者，但这种排毒状况无关疾病症状[161]。进而发现 Rotarix（见下文）在南非 HIV 感染儿童中具安全性[167]。感染 HIV 婴幼儿对口服脊髓灰质炎减毒活疫苗（OPV）耐受，佐证了轮状病毒疫苗对该群体的安全性。OPV 是一种活疫苗，所含减毒脊髓灰质炎病毒在肠道中复制活跃，无证据表明 HIV 感染儿童服用 OPV 后患疫苗相关麻痹性脊髓灰质炎的风险提高[168]。

发达国家和发展中国家轮状病毒腹泻流行病学的差异会影响疫苗使用。温带地区轮状病毒所致住院病例有冬季流行特征，与热带地区全年流行形成鲜明对比[10]。意味着温带气候下轮状病毒流行季刚过后出生婴儿需经多月，至来年冬季才可能获得初次自然感染。热带出生孩子则全年中每天都有机会接触轮状病毒。所以热带地区发展中国家幼儿初次感染轮状病毒的平均年龄普遍较低。这些热带国家中婴儿多在出生后一年内初患轮状病毒病，而发达国家轮状病毒首次感染普遍发生在出生后第二年。因而发展中国家制订有效疫苗规划应较发达国家有更早、更全面接种疫苗的要求[86a,168a]。发展中国家普遍接受的扩大免疫规划（EPI）呼吁：在 14 周龄内完成第 3 剂适用轮状疫苗接种以实现早期覆盖。发达国家儿童粪便标本中通常感染全球常见血清型中的一种[155,169]，而发展中国家 ≥2 种型别病毒同时感染情况高达 30%，原因无法解释。发展中国家这种混合病毒毒株感染和感染单一毒株可含世界其他地区不常见的血清型[171]。总体上 G1~G4 和 G9 血清型仍是主寻型别（约 80%）。因此，一款提供抗上述毒株保护的疫苗预期在发展中国家覆盖范围广泛。

首项诊断试验用于住院腹泻患儿病原学研究，明确了发展中国家儿童轮状病毒腹泻疾病负担（表 52.3）。全球超百项研究表明，轮状病毒是 <5 岁因腹泻入院儿童最常见病因（20%~60%）。对从出生到 2 岁婴幼儿的前瞻性观察提示，轮状病毒腹泻发病率与监测力度直接相关。这些研究表明 77%~83% 儿童在 2~3 岁前患一次轮状病毒腹泻，进而寻医求药—某种程度上取决于所在地区[172-174]。

在发达国家，曾认为轮状病毒对婴幼儿感染轻微、不足为重。后证实这一观点错误，早期研究表明轮状病毒相关腹泻入院病例形成一明确的冬季高峰，占冬季腹泻的 80%[6,175,176]。基于这些调查结果，美国疾病控制和预防中心对轮状病毒腹泻开展了国家

表 52.3　接种疫苗前美国及世界范围内轮状病毒疾病负担

参数	美国		全世界	
	总人数	发病风险	总人数 /100 万	发病风险
出生	390 万	—	130	—
轮状病毒胃肠炎	270 万	1/1.4[a]	111	1/1.2
内科医师,急诊室就诊	60 万	1/6.5	2.5	1/52
住院	5.5 万~7 万	1/70	2	1/65
中度/重度腹泻	—	—	16	1/8
死亡	20~60	1/100 000	0.45~0.6	1/250
医药费	4 亿美元	—	—	—
直接和间接费用	10 亿美元	—	—	—

[a] 表示 1/1.4 的美国儿童至少经历过一次有症状的轮状病毒感染。
注:ED:急诊科。

层级评估。这些评估表明,轮状病毒疫苗使用前,到出生后第二或第三年有 60%~80% 的儿童(每年约 2 700 000)会患轮状病毒腹泻疾病,每 6.5 人中有以人就医,每 70 人中有一人(55 000~70 000 人)住院,66 000~200 000 人中有一人(20~60 人)死于轮状病毒感染[4,177]。美国儿童轮状病毒胃肠炎估计住院率(<5 岁儿童,275/100 000)低于英国[178]、澳大利亚[179]、爱尔兰[180]、委内瑞拉[181]和法国,这些国家估计住院率为(800~3 000)/100 000。估计美国此项医疗花费高于 4 亿美元,间接花费超过 10 亿美元[7]。由于轮状病毒感染无腹泻症状下可有呕吐和发热[182],美国医疗记录中仅统计腹泻项疾病负担可能低估了实际发病率。

被动免疫

口服轮状病毒特异性抗体被动免疫可缓解婴幼儿急性轮状病毒感染症状[183-186]。特异性抗体来源包括商品化的合并人血清免疫球蛋白制剂或轮状病毒注射免疫牛的初乳。免疫功能正常和低下儿童口服轮状病毒特异性抗体均可缩短腹泻和住院时间。目前尚无商品化治疗用轮状病毒抗血清。

主动免疫

非人轮状病毒疫苗

最初研究人员试验了两种牛源、一种猴源轮状病毒作为人口服轮状病毒疫苗。每种疫苗早期临床试验结果都因低致病性和保护效果良好而令人鼓舞,但随后更多临床试验结果并不一致。因重配病毒株疫苗仍保留动物株多种表型特征,故下文予概述。目前中国在使用一种单价羊株轮状病毒疫苗。

牛株 RIT4237 轮状病毒疫苗

首个进行人体评价的轮状病毒疫苗是牛轮状病毒 NCDV 株(Nebraska Calf Diarrhea Virus,P6[1]G6)[29],在人体试验中命名为 RIT4237[187]。该病毒经牛细胞传约 200 代后高度减毒,常以 10^8 半数组织培养感染剂量接种婴儿。疫苗诱导免疫反应与疫苗株病毒最低复制及粪便中最低排毒相关[188]。用轮状病毒特异 ELISA 测定血清中 IgG 或 IgA,或以疫苗病毒株中和试验检测,50%~70% 的疫苗接种者有体液免疫应答[188-190]。在低至 2 周龄的婴儿中未出现不良反应。

在芬兰 6~12 月龄儿童中进行的两项 RIT4237 效力试验里,以轮状病毒 P1A[8]G1 血清型自然攻毒,50% 和 58% 的受试者获预防所有轮状病毒腹泻保护,保护 88% 和 82% 的受试者免患严重临床疾病[190,191]。在其他地点进行的后续效力试验中,观察到 RIT4237 保护效果低或无保护效果[192-194]。因此撤回 RIT4237,未开展进一步研究。

通过 RIT4237 建立了多项适用于婴儿口服轮状病毒疫苗的原则:

1. 一款口服轮状病毒减毒活疫苗应可保护儿童免受自然轮状病毒感染。

2. 5~12 月龄婴幼儿免疫应答率最高[188,190,195],此时接种前反映被动母传抗体的血清抗体水平最低。

3. 血清中病毒中和抗体的特异性主要是针对同源血清型(G6),但异源型免疫力能保护婴幼儿免受人病毒株感染[196,197]。

4. 接种疫苗前服用婴儿配方缓冲胃酸制剂可增强病毒特异性免疫应答[198,199]。

5. 与口服脊髓灰质炎减毒活疫苗同时口服牛源轮状病毒疫苗，可能抑制轮状病毒特异性免疫应答[200]。

6. 预防严重轮状病毒疾病的保护效果优于预防所有轮状病毒疾病的保护效果。

牛株 WC3 轮状病毒疫苗

亲本轮状病毒株 Wistar Calf 3（WC3；P7[5]G6）于 1981 年从美国宾夕法尼亚州腹泻牛分离出，并经非洲绿猴肾细胞传 12 次[201]。与 RIT4237 相似，WC3 疫苗接种剂量高达 10^7 PFU（蚀斑形成单位）/ 儿童，粪便排毒率低，耐受性良好[201,202]。在美国的临床试验中，71%~100% 的受试婴儿血清中有病毒特异性中和抗体，主要为同源抗体[201]。

最初在美国费城进行的双盲安慰剂对照临床效力试验中，WC3 疫苗降低轮状病毒发病率 76%，且对自然感染株 P1A[8]G1 中重度轮状病毒腹泻的保护率为 100%[112]。病毒中和抗体水平与轮状病毒病保护不相关。在辛辛那提后续 WC3 效力试验中，接种疫苗后 100% 的婴儿产生 WC3- 特异性中和抗体，但均未获抗 G1 型轮状病毒保护[203]。然而，以前感染轮状病毒而血清抗体阳性的婴儿接种 WC3 后，表现出广谱特异性（G1~G4）加强免疫应答[204]。后在中非共和国进行的效力试验几乎无保护力[205]，在上海开展的效力试验中保护率只有 50%。由于抗轮状病毒病保护力不一致，WC3 不再列为潜在候选疫苗。

猴株 RRV 轮状病毒疫苗

第三个在婴儿中测试的动物来源轮状病毒是从腹泻恒河猴幼猴分离的轮状病毒疫苗 RRV（P5[3]G3）[206]，毒株经细胞培养传至第 16 代作为候选疫苗测试[206]。尽管 RRV 是 G3 型[207]，但其 G 蛋白与人 G3 病毒株的 G 蛋白仅中度同源[208]。

RRV 在 2~12 岁儿童中安全且有免疫原性，但 5~20 月龄婴儿接种后 3~4 天出现集中发热反应[209]。芬兰 6~8 月龄婴儿接种后发热（64%）和水样便（20%）与 10^5 PFU 剂量接种相关[210]。同一个研究中接种 RIT4237 的婴儿表现出较低的血清抗体应答率，但无不良反应[210]。

发展中国家 RRV 疫苗接种者和低剂量接种低龄婴儿（≤4 月龄）常无发热率增高情况[211]。低剂量（例，10^4 PFU）接种、母乳喂养或接种前未用胃酸缓冲剂婴儿中，疫苗免疫原性低[211-213]。10^4 PFU 单一剂量 RRV 在委内瑞拉新生儿中无反应原性[214]。RRV 和 OPV 共同接种似不显著抑制任一种疫苗的血清抗体应答[214,215]。

RRV 临床效力试验结果不一致。2~12 月龄儿童以 10^4 PFU 剂量单剂接种，芬兰和瑞典的试验显示 RRV 对所有轮状病毒腹泻有中度保护力（分别为 38% 和 48%），但对重症轮状病毒腹泻保护力较高（分别为 67% 和 80%）[216,217]。然而在美国的三项试验中观察到的保护水平更低。这些试验中自然攻毒株主要是 G1 型[194,218,219]。

在委内瑞拉观察到 RRV 的最高效力。疫苗保护 65% 的儿童免患各轮状病毒疾病，100% 的儿童免得重症[220]；与观察结果一致，自然感染病毒株主要是 G3 株。RRV 预防 G1、G2 或 G4 型病毒导致疾病的保护力（67%）与对 G3 型的保护力（70%）[221] 相似。由于保护效果不一致，RRV 未作为候选疫苗进一步开发。

兰州羊株轮状病毒疫苗

由兰州生物制品研究所研制的兰州羔羊轮状病毒疫苗（LLR）在中国注册[222]。这是一种口服减毒活疫苗，1985 年从绵羊中分离，属于 P[10]G12，经牛肾细胞传代 42 代。疫苗为液体制剂，每剂 3ml 含有 $10^{5.5}$ 感染颗粒，于 2~24 月龄儿童单剂免疫接种。在一项效力试验中，1 506 名疫苗接种者中出现 2 例轮状病毒腹泻，1 583 名安慰剂接种者中出现 8 例轮状病毒腹泻（73% 的保护效力）。疫苗组和安慰剂组轻度反应比例相似。该疫苗 2000 年在中国注册，目前在多省份销售。注册后研究发现，一剂或多剂 LLR 免疫接种对住院轮状病毒腹泻保护效力为 35.0%~73.3%[223,224,224a]。

动物 × 人重配轮状病毒疫苗

由于动物轮状病毒株诱导抗轮状病毒疾病的保护不一致，疫苗研究人员致力于重点开发重配轮状病毒。这类重配病毒以猴（RRV）或牛（WC3 或 UK）轮状病毒制备。体外获得的轮状病毒重配株带有人轮状病毒 VP7 蛋白（激发人 G 型特异性中和抗体），同时保留动物轮状病毒基因（降低轮状病毒对婴儿的毒力）[62,225]。一种多价牛（WC3）- 人重配疫苗（RotaTeq）还含一带有人 VP4 蛋白（激发人 P 血清型特异性中和抗体）的重配株。另外，自然发生的牛 - 人重配病毒株（"印度株"）正用于疫苗测试。

第一代重配株，包括首款注册疫苗（RotsShield），设计为含人轮状病毒 VP7 蛋白编码基因和 10 个动物轮状病毒基因方案。以人和动物轮状病毒共感染敏感细胞（通常用非洲绿猴肾来源细胞）来制备重配病毒株（图 52.2）。重配过程中病毒基因片段为随机

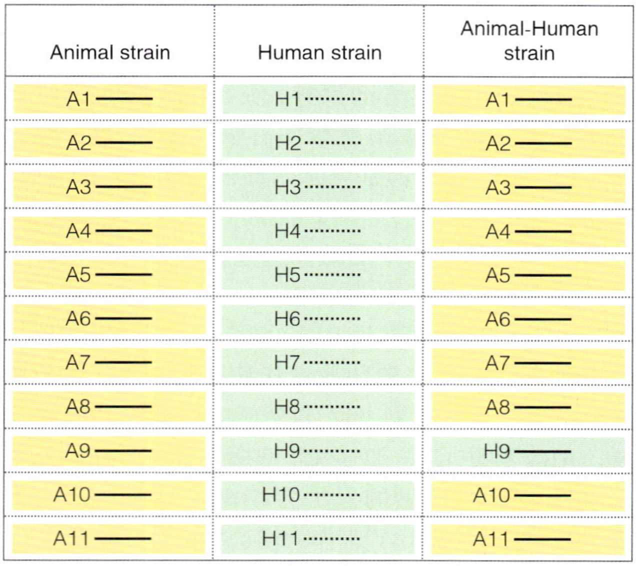

Animal strain	Human strain	Animal-Human strain
A1	H1	A1
A2	H2	A2
A3	H3	A3
A4	H4	A4
A5	H5	A5
A6	H6	A6
A7	H7	A7
A8	H8	A8
A9	H9	H9
A10	H10	A10
A11	H11	A11

图 52.2 轮状病毒基因组由 11 个独立的双链 RNA(dsRNA) 基因片段组成。各基因片段可依聚丙烯酰胺凝胶电泳泳动模式区分。一株动物与一株人轮状病毒共感染猴肾细胞产生的子代病毒常含源自各亲代病毒的基因片段。所示动物-人基因重配轮状病毒株 10 个基因片段来自动物毒株,1 段(基因片段 9)来自人轮状病毒株。

重配,通常用抗动物轮状病毒 VP7 抗血清抑制携带动物病毒 VP7 蛋白重配株的方法,筛选出含人轮状病毒 VP7 基因的病毒。用凝胶电泳鉴别同时含人轮状病毒 VP7 基因和 10 个动物轮状病毒基因的重配病毒。某些情况下通过病毒基因组序列测定进一步确定各重配基因的来源。

猴株(RRV)- 人重配轮状病毒疫苗(RotaShield)

首个重配轮状病毒候选疫苗由猴-人重配轮状病毒株组成,各株含单一人株病毒基因(例,编码 VP7 基因),其余 10 个基因来源于 RRV。这些重配病毒株由 NIH 的传染病实验室制备[226]。

1998 年 8 月,RotaShield 在美国获得批准注册用于婴儿。然而后来发现该疫苗与罕见肠套叠相关,1999 年 10 月撤回对其使用推荐。

成分。由 Wyeth-Lederle 制造的 RotaShield 疫苗含 RRV(P5[3]G3)及 3 株猴-人 G1、G2、G4 型重配病毒,各株病毒含 RRV 的所有其他基因。人病毒基因来自 D1 株(RRV-G1)、DS1 株(RRV-G2)和 ST3 株(RRV-G4)。由 3 株猴-人重配病毒和 RRV 组成的 4 价疫苗称为 RotaShield。

剂量和途径。四价猴-人重配疫苗的临床试验起始免疫剂量为各病毒 10^4 PFU(总剂量 $4×10^4$ PFU),完成时每剂含各病毒 10^5 PFU(总剂量 $4×10^5$ PFU),为注册疫苗剂量[226]。这些试验中,疫苗均为口服接种 3 剂,每剂间隔至少 3 周,在婴儿 6~7 月龄前完成。保护结果由两条途径记录确定,一是通过预防人员主动监测轮状病毒流行期内轮状病毒腹泻的发病病例,二是被动监测确诊因轮状病毒腹泻住院和门诊就医病例。美国两项独立但可比的多中心试验中,用低剂量(10^4 PFU/株)和高剂量(10^5 PFU/株)免疫,结果证明两种剂量保护效果无显著差别[103,227]。然而,秘鲁[228]和巴西[229]的两项低剂量试验证明,其预防重症轮状病毒病的效力低于在美国进行的低剂量试验和在委内瑞拉进行的高剂量试验[230]。

免疫原性。开发 RotaShield 是希望儿童能产生抗当时全球流行的 4 种 G 型轮状病毒(G1、G2、G3、G4)的血清型特异性免疫应答。然而 90% 多儿童产生的免疫应答是直接抗 RRV 的病毒特异性血清 IgA 或中和抗体,更少(<50%)的儿童产生抗四株人轮状病毒 G 血清型任一型的中和抗体[227]。尽管如此,在非 G1 型轮状病毒流行时,RotaShield 的效力优于单一 RRV-人重配病毒(含 G1 型人轮状病毒)。这个发现表明,即使无充分的免疫学证据去预测针对攻击的保护力,或者完全了解这种保护的机制,用 RotaShield 提供广泛的针对多种血清型病毒的保护策略是正确的[103,227,231]。在一个罕见的自然优势攻击病毒不是 G1 型病毒(是 G3 型病毒)的临床试验中,含有 G3 特异性病毒(RRV)的 4 价 RRV-人重配疫苗的保护效力明显高于单一型 G1 RRV-人重配轮状病毒疫苗,这为多价疫苗的应用提供了进一步的证据[232]。

效力。七项 RRV-人重配轮状病毒疫苗效力试验中,三项用低剂量疫苗,四项用高剂量疫苗。各试验中 6 周至 2 月龄入组婴儿口服接种三剂。结果预防重症的效力高于预防轻度疾病的效力。试验两年期内保护力持续[232]。

研究表明总体上发展中国家 RRV-人重配轮状病毒疫苗效力较低。低剂量疫苗保护效力在秘鲁最弱[228],在巴西中等[229],在美国最高[103]。相似研究中,高剂量疫苗在美国本土[194]最低,在委内瑞拉[230]和拉丁美洲[232]较好,在芬兰[233]最好。

高剂量疫苗试验中预防各轮状病毒病的效力是 48%~68%,预防对重度轮状病毒病的效力是 64%~91%。需注意高剂量疫苗在委内瑞拉的效力(轻度 48%,重度 88%)与美国多中心试验的效力(57% 和 82%)无显著差别,提示 RotaShield 可能同样适用于发展中国家。又及,高剂量疫苗在委内瑞拉保护力较好,而低剂量疫苗在秘鲁和巴西保护力低,提示在发展中国家疫苗剂量可能至关重要。

仅两项试验规模就足以评估疫苗对住院病例的保护力。在芬兰,22例因轮状病毒腹泻住院儿童均在安慰剂组[233],在委内瑞拉,预防住院的保护力是70%[230]。三所美国医院上市后效力评价显示疫苗预防住院的保护力是100%[234]。

不良反应。RRV-人重配疫苗接种后3~5天中度发热人数显著增加。第1剂接种后轻度发热(38℃<体温<39℃)非常普遍(高达15%),小部分儿童(1%~2%)出现高热(>39℃)[103,227,229,232,233]。芬兰的试验中,发热与儿童中3%的腹泻和腹部痉挛相关[235]。6月龄内与接种疫苗相关的呕吐病例未增加。然而,在早期RRV研究中,瑞典大龄儿童腹泻和发热病例确有增多,提示大龄儿童中病毒复制能致轻微腹泻[217]。孟加拉国RRV-人重配疫苗接种者发热比例为15%,而安慰剂为2%。另外,从安慰剂接种者中分离出来疫苗病毒株,表明疫苗接种者中出现接触传播[236]。

注册前,11 000名RRV-人重配株疫苗接种儿童中报告5例肠套叠,而约4 500名安慰剂接种者中有1例[231]。首剂接种后所有儿童中未发现肠套叠病例,而5例肠套叠中3例出现于第2剂或第3剂接种后7天内。疫苗组和安慰剂组接种者中肠套叠比例无显著统计学差异,且疫苗接种者肠套叠发病率并未高于安慰剂组发病率。然而,美国CDC和美国儿科学会RRV-人重配疫苗使用推荐书中警示,肠套叠可能是与疫苗接种相关的不良反应[231,237]。另外,疫苗和肠套叠的可能关系在产品说明书中也有提示。

1999年7月,RRV-人重配疫苗接种约1 000 000儿童后,疫苗不良反应事件报告系统(VAERS)接报了15例接种后肠套叠[238,239]。尽管美国每年有约2 000例肠套叠,但这15例高于VAERS对一般未报病例的预估。这些报告出后,RotaShield暂时停用[238],等待美国CDC的病例调查分析结果。

1999年10月,美国CDC完成分析,发现首剂或第2剂RRV-人重配疫苗接种后3~7天的相对危险度分别是37($P<0.001$)和3.8($P<0.05$)[233]。病例序列和病例对照分析初估人群归因危险度约10 000名疫苗接种儿童发生一例[240,241]。病例序列和病例对照研究中实际归因危险度分别是1/4 670~1/9 471。美国CDC的分析结果公布后,疫苗停用,厂家停产。基于出院诊断的后续生态研究估计,RRV-人重配疫苗免疫后的肠套叠风险可能远小于最初估计[242,243]。

RotaShield接种后肠套叠的原因尚不明确。但考虑到疫苗给发展中国家带来的效益可能超出其风险,在加纳开展了出生后的前两个月接种两剂疫苗的研究[244],两剂接种预防一岁前轮状病毒胃肠炎(任何程度)的保护效力为64%。

牛株(WC3)-人重配轮状病毒疫苗(RotaTeq)

2006年2月,RotaTeq(默克公司)获美国食品药品管理局批准注册,并由美国疾病控制与预防中心和美国儿科学会推荐广泛用于婴儿[2-5]。RotaTeq也在欧盟和其他多国家注册。

成分。RotaTeq是一种口服活疫苗,含人和牛轮状病毒亲本株重配的5种重配轮状病毒[245,246]。其中的4种牛(WC3)-人重配轮状病毒表达人轮状病毒血清型G1、G2、G3或G4型VP7蛋白和牛WC3株的VP4蛋白(P7[5])。第5种重配病毒含人轮状病毒的VP4(P1A[8])和WC3株的VP7(G6)。牛-人重配疫苗的G1、G2、G3、G4和P1A型表面蛋白分别源自WI79、SC2、WI78、Bricout B和WI79株人轮状病毒。重配株用Vero细胞培养增殖。

疫苗2ml剂型含各株重配病毒最小滴度:WC3-G1:$2.2×10^6$感染单位;WG3-G2:$2.8×10^6$感染单位;WC3-G3:$2.2×10^6$感染单位;WC3-G4:$2.0×10^6$感染单位;WC3-P1A:$2.3×10^6$感染单位。疫苗可能残留痕量胎牛血清,但不含硫柳汞或其他防腐剂。

缓冲液和稳定性 WC3-人重配疫苗混悬于含稳定剂(蔗糖)的缓冲液(柠檬酸钠和磷酸钠缓冲系统)中,可于2~8℃冷藏24个月。疫苗配方含蔗糖、柠檬酸钠、磷酸二氢钠、氢氧化钠、聚山梨醇酯80和组织培养基成分。该制剂采用二价(G1和G2)WC3-重配株疫苗配方—重配毒株悬于含稳定剂的缓冲液中试验中经125周后保护效力未见下降[247]。该疫苗储存期限为冷藏24个月,其中包装运输6个月和现场保存18个月。疫苗不需要复溶,为液体形式,只需从可挤压的塑料容器上移外盖,随后将疫苗注入婴儿口内即可。

免疫原性

VP4和VP7激发中和抗体的能力。婴儿口服1或2剂单价G1或G2重配疫苗后机体产生抗WC3(重配株中VP4抗原)比抗G1或G2(重配株中人株VP7抗原)的血清中和抗体更有效[2-8-252]。由此引出一个早期观点,与轮状病毒肠道外接种反应不同,口服接种后产生抗VP4中和抗体占优势。该现象在多次RRV-人重配轮状病毒临床试验中也观察到。

然而,给婴儿口服2剂WC3与人P1A(VP4)株构建的重配株后,对WC3 VP7表面G6成分的血清中和抗体应答占优势:抗WC3(VP7)的血清中和抗体占76%,而对P1A(VP4)表面成分的应答仅占28%[250,253]。婴儿服用2剂相同滴度G1(VP7)和WC3 P1A(VP4)单基因重配株混合制剂后,对亲本株P1AG1(78%)和WC3 P7G6(100%)都能产生很强的血清中和抗体反应[253]。相反,婴儿口服两剂双基因重配的单价株(单株WC3基因组骨架中含P1A和G1基因)后,只有少于35%的婴儿产生针对WC3和人P1AG1亲本株的中和抗体反应[250,253]。

因此,相比单纯人源轮状病毒疫苗,动物和人轮状病毒重配疫苗(涉VP4和VP7)可能有诱导某种更有效抗人轮状病毒免疫反应的潜力。一牛源病毒表面抗原以某些方式增强了重配株表面抗原VP4和VP7的免疫原性。

剂次量的重要性。通过两个不同的相独立临床试验后决确定了疫苗接种剂量次。与两剂接种量相比,三剂量单价G1重配株产生的对亲本株WC3和P1AG1血清中和抗体应答率更高[(WC3:2剂93%,3剂95%(WC3),;P1AG1:2剂70%,3剂78%(P1AG1))][251]。第一剂接种后大多数婴儿产生了抗针对WC3的中和抗体,少数婴儿接种第二剂后产生中和抗体,第三剂后几乎不再诱发中和抗体。相反,少数婴儿第一首剂接种后产生了对P1AG1病毒的抗体反应,但是大多数婴儿在第二和第3剂后产生抗体反应。首剂接种已有抗P1AG1病毒中和抗体的婴儿接种第1剂似不再产生特异性抗体应答,但接种完三剂后其抗体应答率与免疫前血清阴性婴儿相似[254]。因此,与接种首剂前血清阴性婴儿一样,母传抗体消失的婴儿连续接种1剂或2剂疫苗后可产生血清抗体反应。

效力。在WC3-G1重配株的中试效力试验中,观察到77例婴儿接种2剂后对轮状病毒疾病产生了完全保护。安慰剂组病例由血清型G1或G3病毒引起[252]。在随后的效力试验中,312名纽约和费城婴儿口服3剂G1重配株后,疫苗对所有轮状病毒疾病的保护力是64%,对中到重度轮状病毒疾病的保护力是84%[249],优势野生毒株是G1血清型病毒。服用任一剂该疫苗后都未发生不良反应。

由于WC3-G1重配疫苗经历G1株攻毒后获得成功,随后构建了其他最常见人血清型轮状病毒(如G2、G3和G4)与WC3的重配株,选型依流行病学证据,其保护性免疫至少部分为G血清型特异。在婴儿中评价各重配株,发现其安全且有免疫原性。

在能获得G4型重配株前,对包括人G1、G2、G3和P1A血清型的WC3-人多价重配疫苗的应用原则进行了效力试验评估[255-258]。四价WC3-人重配疫苗含G1、G2、G3和P1A抗原,各重配株滴度为10^7 PFU,美国10地439例婴儿接种三剂的效力试验中,疫苗安全且有免疫原性和保护作用。粪便中疫苗病毒排毒率<10%。疫苗受试者无明显的发热、腹泻或呕吐现象。该疫苗对所有轮状病毒性疾病的保护率是74.6%,对严重轮状病毒性疾病的保护率是100%。

在含G1、G2、G3和P1A的四价WC3-人重配疫苗临床试验中,88%的疫苗受试者产生轮状病毒特异性血清IgA抗体反应,有粪便IgA抗体应答者占65%[257,258]。产生G1血清型病毒中和抗体者占57%,抗G3、G6和P1A血清型特异性中和抗体应答比例相仿,对G2病毒的中和抗体反应稍低。在安慰剂组发现轮状病毒病例主要由G1(39例感染中占26例)和G3(39例中占10例)野毒株感染造成,而G2和G4株感染只有2例和1例。免疫组婴儿中轮状病毒疾病主要是由G1(10/11病例)和G2型病毒引起。

由于轮状病毒对酸极不稳定,上述各临床试验中受试者接种前先喂服母乳、婴儿配方奶或Maalox缓冲胃酸。试验还纳入了一种需临用前融化的冷冻疫苗。预先缓冲及使用冷冻疫苗制剂不实用,因此研发出一种含缓冲液和稳定剂成分的疫苗稀释剂,以液体形式冷藏储存,用时不需复溶可直接接种[259,260]。在二价(G1和G2型)重配疫苗的临床试验中,疫苗悬于不同体积和浓度的缓冲-稳定液中,接种前不用口服缓冲液,与接种前要先服用缓冲液的原制疫苗对比[247]。该疫苗接种3剂后未观察到不良反应。尽管该试验未考虑疫苗效力研究,但不需免前缓冲胃酸新配方疫苗组婴儿与需免疫前缓冲组的免疫应答同样出色。例如,接种稳定剂缓冲配方疫苗后,对G1型病毒的血清中和抗体应答率为67%~73%,血清、粪便IgA应答率为84%~91%和77%~88%。

G1、G2、G3和P1A四价WC3-人重配疫苗临床试验成功后,为预防已知像G1、G2和G3型样世界范围内普遍流行的G4血清型轮状病毒,在四价重配疫苗中加入WC3-G4,研制出五价轮状病毒重配疫苗(RotaTeq)。在多点1946位婴儿中,对疫苗五个不同成分的安全性、免疫原性和效力(约300例婴儿/组)与安慰剂组进行了对比评估(表52.4)。试验用各重配株滴度分别为$5×10^6$、$1.6×10^6$或$5.5×10^6$ PFU的三种五价疫苗(G1、G2、G3、G4和P1A),试验还纳入滴度为$5×10^6$ PFU的单价重配株G1、G2、G3、G4和P1A组[260]。试验中婴儿接种疫苗前先服用婴儿配方缓冲液。结果在所有评估疫苗组中不良反应发生率与安慰剂组相当。所有疫苗都具有免疫原性和保护性,但抗体应答程度依病毒含量而变化。中、高含量五价疫苗与四价疫苗(G1、G2、G3和G4)的免疫原性和效力大致相同,且与之前评价过的四价疫苗(G1、G2、G3和P1A)一致。低含量五价疫苗和单价P1A疫苗效力较低。然而,P1A重配株预防任何严重程度轮状病毒感染的效力约为50%,提示P1A可能对表达P1A抗原(如P1AG9)但非疫苗G特异性流行轮状病毒(如P2AG9)所致疾病提供保护(表52.4)。这些试验最终证明,疫苗中G抗原是诱导血清抗体和保护作用的主要分子成分。作为这些研究的一项结果,选择了各单价重配株(G1、G2、G3、G4和P1A)滴度1.6×10^6 PFU或全部五价重配株总滴度8×10^6 PFU开展进一步研究[261]。最终这些研究数据将作为选择最低接种剂量的实验依据。

在一项安慰剂对照试验确认了RotaTeq的效力:1 312例婴幼儿随机接受3剂安慰剂或含1.1×10^7感染单位的RotaTeq,安慰剂及疫苗均悬于稳定剂缓冲液[247]。疫苗组除首剂免疫一周内发热超过38.1℃的有4.6%有统计学意义外,疫苗组和安慰剂组不良反应发生率相当。96%的婴儿血清抗轮状病毒IgA显著增加,57%的婴儿抗G1型病毒血清中和抗体反应显著升高。预防所有轮状病毒病的效力是72.5%(95% CI,50.6%-85.6%);预防严重轮状病毒疾病的效力为100%(95% CI,13.0%-100%)[247]。

尽管各临床试验中基于牛WC3轮状病毒的所有轮状病毒重配株都耐受良好,但发现RRV重配疫苗RotaShield与肠套叠存在相关性后,对RotaTeq安全性的关注也有所增加。因而有必要进行一项大型(70 000例婴儿)轮状病毒效力和安全性试验(REST)以确定RotaTeq与肠套叠是否存在相关性[262]。

如此大样本对评价疫苗预防医疗场所(含住院、急诊和门诊)常见各血清型轮状病毒胃肠炎的效果提供了机会。另外在其中涉5 673名婴儿的安慰剂对照分项研究中,对疫苗预防各程度轮状病毒性胃肠炎不论是否就医的效力进行了评估。

在这场大型临床试验的一分项安慰剂对照研究中,也评价了RotaTeq预防由轮状病毒主要血清型引发胃肠炎的效力。RotaTeq可预防其各血清型(如G1、G2、G3和G4)(表52.5)[262]毒株的感染,也可预防P1AG9轮状病毒的自然感染,这正好证明含人株P1A的WC3-人重配株的作用。与安慰剂比,疫苗抗G1、G2、G3和G4型病毒引起任何严重程度轮状病毒疾病的效力是74.0%(95% CI,66.8%-79.9%),抗重症轮状病毒疾病的效力是98%(95% CI,88.3%-100%)[45]。RotaTeq将轮状病毒相关疾病住院病例降低了95.8%(95% CI,90.5%-98.2%),急诊病例降低了93.7%(95% CI,83.8%-96.5%),门诊病例降低了86.0%(95% CI,73.9%-92.5%)。抗全因胃肠炎住院的效力为58.9%(95% CI,51.7%-65.0%),说明轮状病毒是造成儿童重症胃肠炎的一个主要病原体。接种疫苗后第二个轮状病毒流行季,RotaTeq抗各程度轮状病毒性胃肠炎的效力是63%(95% CI,44%-75%),抗重症轮状病毒性胃肠炎的效力为88%(95% CI,49%-99%)。RotaTeq还显示出持续预防各型轮状病毒所致住院和急诊的保护效果,至免疫后3.1年,出生后第1年、第2年和第3年各型轮状病毒所致住院和急诊率分别降低94%(95% CI,90.0%-96.5%)、94.7%(95% CI,90.7%-97.2%)和85.9%(95% CI,51.6%-97.2%)[263]。

RotaTeq效力部分剂次数据主要基于接种剂次间的保护效果(即,首剂和第2剂间及第2剂和第3剂间),RSET研究中大多数受试者完成全程免疫。在这

表52.4 在婴儿中评价RotaTeq、四价(G1、G2、G3和G4)疫苗和单价(P1A)牛(WC3)-人重配轮状病毒疫苗剂量和组分对效力和免疫原性的影响

剂量/PFU	毒株	例数	G1 SNA[a]	血清 IgA[b]	效力(95% CI)
2.5×10^{7c}	G1-G4,P1A	375	86.2	98.7	68.0(31.1-86.4)
8.0×10^6	G1-G4,P1A	328	73.3	97.3	74.3(37.9-91.0)
2.5×10^6	G1-G4,P1A	324	61.7	93.4	57.6(11.8-80.9)
2.0×10^7	G1-G4	270	84.4	98.2	74.0(40.3-90.3)
5.0×10^6	P1A	327	3.6	68.7	43.4(-1.7-69.2)
安慰剂	—	322	1.1	13.5	—

[a] 蚀斑减少中和试验检测婴儿G1特异性中和抗体百分比。
[b] ELISA法检测婴儿轮状病毒特异性血清IgA(例如,滴度高于基线3倍)的百分比。
[c] 所有疫苗组分的近似结合剂量。
注:CI:置信区间;IgA:免疫球蛋白A;PFU:蚀斑形成单位;SNA:血清中和抗体。

表 52.5　Ⅲ期临床试验中 RotaTeq 降低住院和急诊病例（G 型轮状病毒所致）效果

血清型	轮状病毒疾病例数		降低率（%）（95% CI）
	疫苗（N=34 035）	安慰剂（N=34 003）	
G1	16	328	95.1（91.6,97.1）
G2	1	8	87.6（<0.0,98.5）
G3	1	15	93.4（49.4,99.1）
G4	2	18	89.1（52.0,97.5）
G9	0	13	100.0（67.4,100.0）

注：CI：置信区间。

项临床研究中，RotaTeq 降低首剂和第 2 剂间 G1-G4 型轮状病毒所致住院和急诊率 100%（95% CI：72%-100%），降低任何型病毒住院和急诊率 82%（95% CI，39%-97%）。第 2 剂和第 3 剂间，G1~G4 型轮状病毒导致住院和急诊率降低 91%（95% CI，63%-99%），任何型病毒导致住院和急诊率降低了 84%（95% CI，54%-96%）[264]。

RotaTeq Ⅲ期注册前研究中，疫苗在非母乳喂养、间断母乳喂养和纯母乳喂养受试者中，对轮状病毒所致重症胃肠炎的保护率分别为 100%、95.4% 和 100%[265]。

RotaTeq 在亚洲和非洲发展中国家的Ⅲ期临床研究已完成（表 52.6）[266,267]，在非洲肯尼亚、加纳和马里三处临床试验点按照 6、10 和 14 周龄接种三剂的方案实施，随访第一年中对重症轮状病毒胃肠炎的整体保护效力为 64%（95% CI，40%-79%）。在亚洲二处临床试验点（越南和孟加拉国）得出数据为 51%（95% CI，13%-73%）。

表 52.6　RotaTeq 和 Rotarix 在非洲和亚洲婴儿出生后第一年预防重症轮状病毒胃肠炎的效力

国家	每 100 人年发病率		疫苗效力 %（95% CI）
	疫苗	安慰剂	
ROTARIX			
南非	0.8	3.3	76.9（56.0-88.4）
马拉维	4.0	7.9	49.4（19.2-68.3）
ROTATEQ			
加纳	2.7	7.7	65.0（35.5-81.9）
肯尼亚	0.7	4.0	83.4（25.5-98.2）
马里	0.7	0.7	1.0（−431.7-81.6）
孟加拉国	4.9	9.1	45.7（−1.2-71.8）
越南	0.8	2.8	72.3（−45.2-97.2）

注：CI：置信区间。

有效性及影响　汇总近期美国主要以主动监测急诊或因急性胃肠炎入院儿童方式开展的病例对照有效性研究[268-270]；这些研究主动监测网络最大包括七所儿科医院。观察组均为 ELISA 检测呈轮状病毒阳性的患儿，对照组由轮状病毒检测阴性胃肠炎患儿（试验阴性对照组）、急性呼吸系统疾病患儿、城市或州免疫登记处筛选儿童组成。三剂 RotaTeq 对轮状病毒所致急诊或住院（视为中、重度疾病）病例的保护效力为 83%~92%，对 8~12 月龄及更大年龄组婴儿的保护效力相似，无证据显示疫苗对 4 岁以上儿童组保护效果减弱[271-279]。疫苗对报告 G1P［8］、G2P［4］、G3P［8］、G9 和 G12P［8］各特定基因型所致中、重度轮状病毒疾病有较高的保护效果。1 剂和 2 剂后有效性分别为 69%~74% 和 78%~88%，表明两剂接种间保护效果良好。

对医疗索赔数据库的分析结果显示，美国其他 Rotateq 研究评估有效性保护效果为 89%~100%[280-282]。来自其他高收入地区，如澳大利亚、芬兰、法国、西班牙、葡萄牙（≥1 剂）和中国台湾的报告显示，三剂 RotaTeq 对轮状病毒所致住院病例的保护效果为 92%~97%[283-288]。

在拉丁美洲最贫穷国家之一的尼加拉瓜，2006 年引入 RotaTeq 者（通过制造商赞助捐赠计划）研究中发现，疫苗保护效果较发达国家低。在一项评估中全程 RotaTeq 接种对重症（Vesikari 评分≥11）轮状病毒胃肠炎的保护效果为 52%~63%。然而，RotaTeq 对极重症（Vesikari 评分≥15）轮状病毒胃肠炎保护效果更好（73%~86%）[289]。尼加拉瓜另一项研究发现，根据对照组的不同，三剂疫苗对严重疾病保护效果分别为 64% 和 87%[290]。

RotaTeq 在美国（Rotarix 获注册前独家使用）降低 5 岁以下婴幼儿轮状病毒所致住院幅度近 62%~83%[281,291-299]，与高效结果保持一致。轮状病毒所致疾病降低连带降低 5 岁以下儿童全因胃肠炎住院病例，降幅约为 25%~50%。澳大利亚使用 RotaTeq 地区的研究也表明，婴幼儿轮状病毒所致住院和全因胃肠炎住院病例分别下降了 50%~83% 和 20%~48%[286,300,301]。

美国疫苗安全数据链（VSD）研究人员发现了 RotaTeq 疫苗应用后一个意想不到的好处。鉴于先前关于轮状病毒疾病与癫痫发作的相关性临床报告，研究人员进行了一项回顾性分析，结果发现与未接种轮状病毒疫苗的儿童比，接种者因癫痫发作住院或急诊治疗的风险降低了 18%~20%[302]。澳大利亚研究结果显示，疫苗对因发热性癫痫所致住院或急诊治疗有保护作用[302a]。

疫苗病毒传播 G1、G2、G3 和 G4 特异性重配株分别接种婴儿,证明与 WC3 同样安全,并与 WC3 一样,粪便排毒率低(<10%),含量也低[248-251]。因此,与含 RRV 疫苗比,含 WC3 疫苗不易在婴儿肠道黏膜表面增殖。因而基于 WC3 的疫苗似无接种婴儿间水平传播可能(早期)I 期临床研究中,婴儿接种 $10^{7.5}$ PFU 滴度的 WC3 轮状病毒疫苗后显示排毒率为 7/22,而后续 WC3 或其重配株临床试验中并未见如此高的排毒率)。2009 年一份研究报告描述从急性胃肠炎患儿测到 RotaTeq 疫苗衍生毒株,患儿同胞近期接种过 RotaTeq 疫苗,进一步调查显示,该毒株是 RotaTeq 中 2 株重配病毒间进一步重配的子代病毒株[303]。主动监测鉴别出其他急性胃肠炎患者及疫苗衍生双重配轮状病毒毒株,不过常难以确定其对病人症状的影响程度[304-306]。

不良反应

肠套叠。由于 RotaShield 注册后发现与肠套叠相关,有必要开展一项大型试验以确定肠套叠与 RotaTeq 接种是偶合事件还是必然关系[262]。在该大型Ⅲ期 REST 试验中,接种 14 天内疫苗组与安慰剂组各发生一例肠套叠;接种 42 天内疫苗组有 6 例肠套叠,安慰剂组有 5 例;接种 1 年内疫苗组、安慰剂组各有 13 例和 15 例。RotaTeq 疫苗纽接种后各时段都无聚集病例发生[303]。其他的Ⅲ期试验未报告肠套叠病例。可见 RotaTeq 与肠套叠不相关。

美国和澳大利亚进行了上市后疫苗与肠套叠相关性评价(表 52.7)[307-313]。在美国,通过 VSD 分析

表 52.7 婴儿接种 RotaTeq 或 Rotarix 相关肠套叠归因风险评估

	国家	研究时段	基于研究设计的归因风险[a]	基于剂次和间隔的归因风险[a]	归因风险(每 100 000 名接种婴幼儿)[b] 点估计	95% CI	参考文献
RotaTeq	美国 5 州 6 家健康医疗组织(VSD)	2006.3—2013.3	接种群体 vs 预期发病率		无统计学意义		309
	美国国家三大健康计划网络(PRISM)	2004.2—2011.9	自身对照风险区间[c] 接种群体 vs 非暴露人-时[d]	第 1 剂:1~7 天 第 1 剂:1~21 天 第 1 剂:1~21 天	1.1 1.5 1.2	0.3-2.7 0.2-3.2 0.2-3.2	310
	美国不良事件被动监测(VAERS)	2006.2—2012.4	自身对照风险区间	第 1 剂:3~6 天	0.7	0.2-1.7	311
	澳大利亚 6 辖区医院	2007.7—2010.6	自身对照风险区间	第 1 剂:1~21 天 第 2 剂:1~7 天	7.0 7.0	1.5-33.1 1.5-33.1	312
Rotarix	墨西哥 10 州 16 所医院	2008.8—2010.8	自身对照病例系列	第 1 剂:1~7 天	2.0	NR	308
	墨西哥 221 所医院	2008.2—2010.10	自身对照病例系列	第 1 剂:0~6 天	3.7	1.2-7.3	313
	巴西 7 州 53 所医院	2008.8—2010.8	自身对照病例系列	第 2 剂:1~7 天	1.5	NR	308
	美国 5 州 6 家健康医疗组织(VSD)	2008.4—2013.3	接种群体 vs 预期发病率	第 1 剂:1~7 天 第 2 剂:1~7 天	5.3 5.3	NR NR	309
	美国国家三大健康计划网络(PRISM)	2004.2—2011.9	接种群体 vs 非暴露人-时[d]	第 2 剂:1~21 天	7.3[e]	0.8-22.5	310
	澳大利亚 6 辖区医院	2007.7—2010.6	自身对照病例系列	第 1 剂:1~21 天 第 2 剂:1~7 天	4.3 4.3	0.8-23.1 0.8-23.1	312
	新加坡 1 所医院	2005.10—2012.9	自身对照病例系列	第 1 剂:1~7 天	1.5	NR	314
	英国国家卫生服务医院	2013.7—2014.10	自身对照病例系列 自身对照病例系列	第 1 剂:1~21 天 第 2 剂:1~21 天	3.4 3.4	NR NR	382 382[a]

[a] 本表中的归因风险。
[b] 基于前一栏中剂次和间隔的总体归因风险。
[c] 初次研究设计。
[d] 二次研究设计。
[e] 二次研究设计结果。Rotarix 初次研究设计结果(自控风险区域)无统计学意义。

注:CI:置信区间;NR:未报告;PRISM:上市后快速免疫安全监控;VAERS:疫苗不良反应报告系统;VSD:疫苗安全数据链。

引自 RHA B,TATE JE,WEINTRAUB E,et al. Intussusception following rotavirus vaccination:an updated review of the available evidence. Expert Rev Vaccines,2014,13(11):1339-1348。

2006年3月至2013年3月间所有数据,与依历史预期发病率比,三剂疫苗各次接种后均未增加肠套叠风险,也未检测到病例显著聚集现象[309,314]。美国上市后快速免疫安全监测(PRISM)中发现,在自我控制的风险区间和队列设计中检测到剂量1后肠套叠的风险增加[310]。尽管被动报告系统有局限性,但美国VAERS发现首剂接种后肠套叠病例集中现象,表明有肠套叠增高风险[311]。在澳大利亚自身对照病例系列(SCCS)设计中,首剂或2剂接种后肠套叠风险有所增高,其中首剂仅采用病例对照方法[312]。

其他不良反应事件。在RotaTeq Ⅲ期临床试验的疫苗组和安慰剂组中,包括死亡在内[分别<0.1%($n=25$)vs<0.1%($n=27$)]的严重不良反应发生率相似(分别是2.4%和2.6%)[246]。盲法调查未发现接种疫苗相关死亡病例。52例死亡病例中有17例婴儿猝死综合征(SIDS),在疫苗组和安慰剂组中分布相同(分别为$n=8$和$n=9$)。

为评价其他潜在不良反应(如发热、腹泻和呕吐)的发生,对Ⅲ期临床试验中约11 700例儿童进行了详细研究[246]。接种后42天内疫苗组与安慰剂组比,部分症状发生率有统计学显著性的小幅升高,包括呕吐(分别为15%和14%)、腹泻(分别为24%和21%)、鼻咽炎(分别为7%和6%)、中耳炎(分别为15%和13%)和支气管痉挛(分别为1.1%和0.7%)。疫苗组和安慰剂组中,报告发热(分别为43%和43%)和便血(分别为0.5%和0.3%)的发生率相似。虽然在Ⅲ期临床试验中,RotaTeq疫苗接种后报告几例川崎病,但在疫苗注册后未发现疫苗与该病相关[315]。

接种后7天内,疫苗组腹泻率升高有统计学显著性差异,第1剂后分别为10%和9%,第2剂后为9%和6%,任1剂后为18%和15%。与此相仿,疫苗组呕吐率也有统计学显著性增高,1剂后分别是7%和5%,任一剂后为12%和10%。接种任何一剂疫苗7天内,疫苗组和安慰剂组中发热和过敏发生率相似。

牛株(UK)-人重配轮状病毒活疫苗

将人G1、G2、G3或G4血清型轮状病毒VP7基因和牛轮状病毒UK株10个基因重配成牛-人重配轮状病毒,UK株(与WC3相似)为P7[5]G6血清型[316-318]。这些重配株的血清型与牛轮状病毒WC3的G1、G2、G3和G4重配株相似。四个UK重配株分别在少数婴儿中(每株G血清型11~20名婴儿)进行了Ⅰ期临床研究,各重配株剂量高至$10^{5.8}$ PFU。结果疫苗有很好的耐受性,各组粪便排毒率范围为10%~64%。各型抗人亲本株病毒(G1、2、3和4型代表株)血清中和抗体应答范围为0%~30%,但对相关UK亲本病毒株的中和抗体应答更高(30%~82%)。G1重配株组14名婴儿首剂接种后仅50%有免疫反应征象(以ELISA检测到血清中和抗体或血清IgA或IgG),然而接种第2剂后所有婴儿都产生了免疫反应[317]。

随后给20名婴儿口服3剂含人株G1、G2、G3和G4的UK重配株四价疫苗[317]。接种后未发生不良反应。19名(95%)婴儿产生UK牛轮状病毒中和抗体,对人轮状病毒G1~G4型的中和抗体反应在28%~37%间[318,319]。

在芬兰为256例婴儿服用两剂10^6 PFU(总病毒量)四价疫苗后对其效力进行了评价[319]。接种第1剂和第2剂疫苗的平均日龄分别为95天和150天。接种后第一年内疫苗预防所有轮状病毒性胃肠炎的效力是59%,对重症胃肠炎的效力是90%。该疫苗接种后第二个轮状病毒流行季无保护效力。该疫苗未在美国提交注册申请。尽管涉多价UK重配疫苗资料信息有限,美国国立卫生研究院仍准其在7个非美国研究组中试验,地点主要定位在欠发达国家(包括中国、巴西和印度)。四价(G1~G4)和五价(G1~G4,G9)牛-人重配疫苗在印度健康婴幼儿中具有安全性和免疫原性,正在进行效力研究[320,321]。最近,在尼日尔进行的五价牛-人重配轮状病毒疫苗(ROTSILL)随机Ⅲ期临床试验发现,该疫苗无不良反应相关事件,对重症轮状病毒胃肠炎的保护效力为66.7%(95% CI,49.4%-77.9%)[321a]。值得注意的是,该疫苗热稳定性在37℃下为24个月,在40℃下为6个月,利于冷链储运受限偏远地区疫苗发放。

自然牛-人基因重配轮状病毒疫苗(Rotavac)

从印度新德里和班加罗尔两地分离到了天然牛-人重配轮状病毒116E[322]与I321[323]株。新生儿感染116E或I321株后可获再次感染所致严重疾病保护[128,324]。116E株是替换了牛株(P[10]G9)单个VP4片段的人G9型分离株,而I321株(P[11]G10)是牛株基因组中的两个片段被人株编码非结构蛋白NSP1和NSP3基因替换了的重配株。在临床试验中对这些毒株进行了研究。Ⅱ期临床研究中,相比I321株,接种116E毒株疫苗的婴儿产生了较强的轮状病毒特异性IgA反应[325-327]。后期仅对116E进行了进一步的效力测试。在多中心Ⅲ期临床试验中,从印度新德里、普纳和韦洛尔三市招募婴幼儿,分别在6、10和14周龄接种三剂116E疫苗(Rotavac)。结果显示第一年疫苗对重症轮状病毒胃肠炎保护效果为56%

(95% CI, 37%-70%),保护力持续至第二年(49%,95% CI, 17%-68%)[328,329]。Rotavac 对很多非疫苗毒株具有保护效果,包括 G1P[8]、G2P[4]和 G12P[6],这些毒株是临床期间最主要的流行毒株。Ⅲ期临床研究表明,Rotavac 无严重不良反应相关事件,包括肠套叠。疫苗组 6 例(<1%)肠套叠、安慰剂组 2 例(<1%)(疫苗组:安慰剂组为 2:1)均发生在第三剂接种后。疫苗组和安慰剂组接种和肠套叠发生间平均最短间隔时间分别为 112 天和 36 天。然而,该试验中婴幼儿人数相对较少(约 4 500 人),因此,尚不能排除其诱发低风险肠套叠的可能。Rotavac 于 2014 年在印度批准上市,推荐纳入印度国家常规免疫规划。

减毒人轮状病毒疫苗

新生儿轮状病毒株 M37 疫苗

鉴于世界范围内多地都发现保育机构新生儿感染流行性轮状病毒后只有很少人患胃肠炎,并对后继重症产生抵抗力。对分离自新生儿内婴儿的轮状病毒株作为潜在候选疫苗进行了研究[83,330]。许多这类新生儿毒株都有相似的 P 基因[41,330]。这些毒株用作疫苗候选株大部分无效[2,31,331-333]。只有澳大利亚 RV3 株目前正在进行临床测试[88,334,335]。

减毒人轮状病毒株 P1A[8]G1 疫苗(Rotarix)

减毒人轮状病毒 P1A[8]G1 株(Rotarix)在包括欧洲在内的近 100 个国家获得批准,该轮状病毒疫苗 2008 年 4 月在美国获批,2008 年 6 月美国免疫咨询委员会(ACIP)推荐使用。

起源。辛辛那提单一流行野毒株(血清型 P1A[8]G1)有症或无症感染幼儿后 2 年多,这些幼儿对主要由 1P1A[8]G1 血清型毒株所致轮状病毒病产生了 100% 的保护[84]。自这些幼儿一粪样中分离的株病毒(如,毒株 89-12)用来研发疫苗,该病毒在原代非洲绿猴肾细胞中传 26 代后在传代非洲绿猴肾细胞中连传 7 代[347]。安全性和免疫原性初步研究表明该候选疫苗相对安全,在 <4 月龄婴儿中有免疫原性[336]。服用两剂后几乎每个婴儿都对该疫苗毒株产生了免疫反应。

已完成的 89-12 候选疫苗剂效对免疫原性影响的对比研究有限[336]。然而,20 名婴儿接种两剂 10^5 FFU 的 89-12 疫苗后 19 人产生了轮状病毒特异性抗体,其中 16 人接种首剂后就产生了抗体。

在美国 4 个中心的 10~16 周龄健康婴儿中对 89-12 候选疫苗进行了效力试验评估。108 和 107 名婴儿分别间隔 4 周口服两剂 10^5 FFU 疫苗和安慰剂[337]。疫苗组首剂后的低热是唯一比安慰剂组更普遍的不良反应(分别为 21[19%]和 5[4.6%]例,$P<0.001$)。疫苗组 94% 和安慰剂组 4% 的婴儿检测到抗轮状病毒免疫应答,疫苗组检出轮状病毒特异性血清 IgA 者有 91.6%,检出抗 89-12 株病毒血清中和抗体者占 69.2%。

第一个轮状病毒流行季期间,安慰剂组 18 例、疫苗组 2 例(效力为 89%)受试者中发生轮状病毒疾病。用一 20 分值系统对疫苗临床试验中轮状病毒病严重程度估分:病例估分 ≥8 为"严重",>14 为"极严重"。结果 10 名安慰剂受试者出现需就医轮状病毒疾病。第二年疫苗效力降到 59%,但疫苗年只发生一例严重胃肠炎,而安慰剂组却有 10 例。接种两年内疫苗抗任一轮状病毒性胃肠炎的效力是 76%,抗严重疾病的效力是 84%,对非常严重疾病的效力为 100%。因两年间 G1 型轮状病毒占优势,所以尚无法确定预防其他 G 和 P 型轮状病毒的效力。

为制备均质疫苗,1997 年由 GlaxbSmithKline 接手,将 89-12 株经 Vero 细胞连续 3 次系列终点稀释培养纯化,并再传代 7 次。最终产品为 43 代,称为 RIX4414,销售商标名为 Rotarix。

免疫原性。在芬兰,研究者用 RIX4414 口服接种 6~12 周龄婴儿后发现包括发热在内的不良反应未增多[338]。从而通过克隆筛选和增加传代代次获得比亲本株 89-12 毒力更弱的一款疫苗。从芬兰婴儿免疫反应中观察到剂量范围的影响,首剂后 4 周接种第二剂接,检的血清转化率为 73%~96%(表 52.8)[338]。

其后不久 RIX4414 开始在亚洲评价,这意味着全球共同评价该疫苗的开始[339,340]。不同于大多数疫苗不,RIX4414 的评估在发达国家和发展中国家同时进行(见表 52.8)。在新加坡 2 464 列婴儿中进行的剂量范围试验中,即便接种 $10^{6.1}$ PFU 的最高剂量,并未发现发热、腹泻、呕吐或过敏病例增加;依不同接种剂量,轮状病毒特异性血清 IgA 应答反映血清转化率为 76%~91%[340]。未见其他儿童常规疫苗一同接种干扰情况。在美国实施的多中心研究中,5~15 周龄婴幼儿接种 RIX4414 安全性良好,且与同时接种其他疫苗的免疫应答互不干扰[341]。有 Rotarix 与 OPV 联合接种抑制轮状病毒疫苗吸收的报道。接种第二剂接种会消除这种影响[342]。通过检查血清 IgA 评价疫苗特异性免疫反应,依接种剂量不同,两剂疫苗接种后免疫应答为 81.5%~88.0%。

疫苗效力。RIX4414 首项效力研究在芬兰实施,口服接种二剂低剂量疫苗($10^{4.7}$ PFU)后观察二个轮状病毒流行季。参加试验的405名婴儿对疫苗耐受良好，接种第二剂后血清转化率为80%(表52.8)[343]。抵御各种程度轮状病毒胃肠炎的效力是73%，而首个流行季抗重症轮状病毒病的保护效力为90%，两个流行季后抗重症效力为85%。由于38例轮状病毒胃肠炎病例中35例与疫苗同一G1血清型相关，试验未证明疫苗有抗异型轮状病毒的潜在保护作用。一项早期在拉丁美洲实施的安慰剂对照效力试验中，分别接种两剂$10^{4.7}$、$10^{5.2}$、$10^{5.8}$ FFU的RIX4414，以血清IgA反应确定血清转化率为令人失望的61%~65%，疫苗剂量对免疫反应无显著影响[344]。尽管所测血清抗体应答率低，但最高剂量疫苗接种后抗重症轮状病毒病保护率达86%。同等重要的是，疫苗预防非G1型轮状病毒(P1AG9型最常见)与G1型轮状病毒的效力相似，证实含P1A疫苗能对含P1A非疫苗G血清型轮状病毒产生保护的假设。

随后，在拉丁美洲11国实施了一项涉及63 000名婴儿的随机、安慰剂对照临床试验，对RIX4414(现商品名为Rotarix)的安全性、免疫原性和效力进行评价(表52.8)[345]。这项研究主要目的是确定疫苗和安慰剂接种者中肠套叠发病率是否一致，在接种疫苗10 159人和安慰剂10 010人的分项试验中评价疫苗抵御重症轮状病毒病和减少住院率的效力。疫苗对轮状病毒感染所致住院的保护效力是85%，对最严重轮状病毒胃肠炎的保护效力达100%。抗全部重症轮状病毒病的效力为91.8%。对非G1型(G3、G4和G9型)但与疫苗同属P1A[8]血清型和基因型毒株导致各疾病的保护效力为87.3%。尽管试验中抗G2P[4]毒株的保护仅有41.0%，但将结合本试验与前两项Rotarix试验[343,346]结果进行荟萃分析，计算出抗G2P[4]株的保护率为67%。所以，尽管该疫苗抗与疫苗株VP4和VP7中和活性蛋白不同型毒株的保护率显示较低，但仍有保护作用。更值得注意的是，试验中疫苗抗全因重症胃肠炎和腹泻相关住院病例的保护率分别为40.0%和42%，表明一款有效轮状病毒疫苗应能显著降低婴幼儿胃肠炎的发病率。在欧洲六国近3 800名婴幼儿中开展的另一项关键Ⅲ期效力试验表明，1岁内接种两剂Rotarix接抗任何程度轮状病毒病的保护效果为85%，第一个流行季中抗轮状病毒所致住院病例的保护效力为100%[347]。第二个流行季里，疫苗对G1、G2、G3、G4和G9型轮状病毒株导致的重症胃肠炎保护率分别为96%、86%、94%、95%和85%。另在亚洲的新加坡、中国香港、中国台湾等地高收入地区约10 700名婴幼儿中进行一项效力试验[348]。接种两剂Rotarix，2岁前对轮状病毒所致重症胃肠炎(Vesikari分值≥11)的保护效果为96%。在欧洲、拉丁美洲和亚洲的试验中，Rotarix的效力都可维持到出生后第二年[349]。

表52.8 Rotarix接种婴儿临床研究

地点	例数	血清转化率/%[a]	抗重症疾病效力/%
芬兰	92	73~96	ND
芬兰	405	80	90
新加坡	2 464	76~91	82
美国	529	82~88	ND
拉丁美洲(巴西、墨西哥、委内瑞拉)	2 155	61~65	66~86
拉丁美洲(11个国家)和芬兰	63 255	ND	85

[a] 婴儿接种二剂后ELISA检测轮状病毒特异性IgA免疫应答百分率。

注:IgA:免疫球蛋白A;ELISA:酶联免疫吸附试验;ND:未检测。

Rotarix在发展中国家的首项Ⅲ期临床试验中，按2和3剂方案接种合并计算保护效力从马拉维的49%(95% CI,19%-68%)到南非的77%(95% CI,56%-88%)不等(见表52.6)[350]。每100名接种疫苗婴儿中相当数量的重症轮状病毒病得到预防——在马拉维每100名接种者有7例，在南非每100名有4例——说明即使中等有效的疫苗也有广泛的潜在公共卫生影响。

有效性及影响。 已有多个国家对Rotarix保护效果进行了评价[268-270]。首批引进和评价疫苗效果的国家有收入中等的拉丁美洲国家。在玻利维亚、巴西和萨尔瓦多进行的病例-对照研究(如前所述)中，两剂Rotarix对轮状病毒所致住院病例的保护效果为40%~77%；在哥伦比亚的研究中，虽然各年龄组合并计算无保护效果，但在6~11月龄儿童中确有85%的保护效力[351-355]。近期一项荟萃分析显示，合并估计该疫苗的保护效果为63%和72%，保护6~11周龄婴儿的效力为75%和82%，总体高于12周龄以上儿童(75%和66%)[356]。合并估计一剂疫苗的保护效果为50%和55%，表明在这些国家两剂接种间至少已有中等保护作用。

在高收入的比利时、西班牙、葡萄牙、中国台湾和美国等地区的病例对照研究中，两剂Rotarix预防因轮状病毒住院的总体保护效力在92%~98%之间，报告两国(比利时和美国)婴儿出生后第二年不同年龄组仍有持久保护力[274,276,284,285,357]。在澳大利亚中部土著群体中,估计疫苗在 G9P[8]流行季中对轮状病毒所致住院的保护效果为84%,与 G2P[4]流行季的保护效果无显著性差异——G2P[4]与疫苗株血清型不同[358,359]。然而,在其他中等或高收入国家,如比利时、巴西和美国,评价 Rotarix 对 G2P[4]型轮状病毒所致住院的保护效力为85%或更高,与对 P[8]型毒株的保护效力相似;巴西研究发现,婴儿抗 G2P[4]的高保护力在12月龄及以上儿童中不持久[276,353,357]。一项荟萃分析显示,在不同收入水平国家,Rotarix 抗部分异型或全异型毒株的保护效力与同型毒株间无显著差异[360]。

在非洲地区首次免疫效果评价中,Rotarix 对南非2岁以下儿童中轮状病毒所致住院病例的保护效力为57%,出生第一年和第二年的保护力相当,对 HIV 暴露未感染和未暴露未感染儿童的保护力相似[361]。在低收入国家马拉维,两剂接种后对轮状病毒所致幼婴住院病例的保护效力为64%[362]。

一些研究显示,Rotarix 纳入免疫规划后幼童因轮状病毒住院病例显著降低,估计巴西和萨尔瓦多降幅为59%~81%,澳大利亚降幅为68%~88%,南非降幅为40%~45%,且疫苗引进前期并非所有5岁以下儿童均有疫苗可用[363-367]。在马拉维布兰太尔,第二个流行季婴儿轮状病毒所致住院发病率降低了43%[362]。在美国一项基于国家保险索赔数据库的回顾性队列分析显示,与未接种任何轮状病毒的儿童比,接种 Rotarix 使轮状病毒所致住院病例下降96%[282]。

值得注意的是,墨西哥是第一个证明接种轮状病毒疫苗可降低腹泻死亡率的国家。引入 Rotarix 后,5岁以下儿童总腹泻死亡率降低46%,现状可以保持,疫苗覆盖约90%2岁以下婴幼儿[368,369],高收入和低收入地区腹泻死亡率降幅相似[370]。巴西两项研究中评估引入 Rotarix 后腹泻死亡率分别降低22%和33%~39%[371,372]。在巴拿马,估计腹泻死亡降低47%,样本量相对较少[373]。从拉丁美洲单地或区域或国家数据评估早期年总腹泻住院降低程度,以点评估5岁以下小儿腹泻住院率整体降幅为17%~55%[367,371,372,374,375]。在南非,Rotarix 引进后的前两年,估计5岁以下婴幼儿腹泻住院下降33%[364]。

疫苗病毒的传播。在不同国家的Ⅱ或Ⅲ期临床研究中所用 Rotarix 每剂含 $10^{6.5}$~$10^{6.8}$ $CCID_{50}$(半数细胞感染量),首剂接种后约7天,ELISA 法从50%~80%的婴儿粪便中检测到排出轮状病毒抗原,15天时为19.2%~64.1%,30天时为0%~24.3%,60天时为0%~2.6%[376]。第2剂后排毒低于首剂,接种后约7天时为4.2%~18.4%,15天时为0%~16.2%,约30天时为0%~1.2%,45天时为0。在两项 Rotarix 临床研究中,评估了 $10^{6.5}CCID_{50}$ 剂量疫苗接种后活轮状病毒排毒情况,首剂接种后7天时,先用 ELISA 检测粪便轮状病毒抗原,阳性者再用聚焦形成斑点单位法检测活病毒。13份轮状病毒抗原阳性粪样中检出6例活病毒(46.2%),33例抗原阳性粪样中检出15例活病毒(45.5%),第1剂疫苗接种后7天时,估计26%的婴儿有活病毒排毒。在多米尼加共和国实施一项双胞胎配对研究中,评估了疫苗病毒的潜在接触传播性。在该研究中,双胞胎中一位接种疫苗另一位接种安慰剂,接种后连续6周收集粪便标本,每周收集三次。80名安慰剂接种者中,15人的粪便中至少检出过一次轮状病毒疫苗毒株(19%)[377]。传播性研究病例均无胃肠道症状。

不良反应。上述各临床试验中,相比安慰剂组,接种疫苗婴儿无更多不良反应[378,379]。然而,60%~80%的婴儿[380,381]接种首剂接种后排毒量可经 ELISA 检出,第2剂后也常见,提示存在水平传播未接种疫苗者的可能性。

肠套叠。鉴于 RotaShield 与肠套叠的相关性,实施了上述大型Ⅲ期安全性临床试验,约63 000受试者随机接种2剂 Rotarix 疫苗或安慰剂。这项大型试验的主要终点是观察疫苗各剂接种后31天肠套叠的发生情况[345]。次要目的是评价研究全期(例,第2剂接种后平均100天)包括肠套叠在内的严重不良反应发生情况。接种 Rotrrix 后未见肠套叠风险比安慰剂组增高情况。31天窗口期内共确认13例肠套叠,其中6例为疫苗受试者,7例为安慰剂受试者。各剂接种后1~2周未见集中出现病例。整个研究期间,安慰剂组有16例肠套叠,疫苗组有9例。

在墨西哥、巴西、澳大利亚、美国、新加坡和英国开展了上市后 Rotarix 与肠套叠相关性评价(见表52.7)[307-313,382,382a]。在墨西哥首次研究中首剂和2剂接种后肠套叠风险增加(SCCS 和病例对照法)[308],二次研究中首剂接种后风险增加(SCCS)[313];巴西出现在第2剂接种后(SCCS 和病例对照)[308];澳大利亚出现在第1、2剂后(SCCS)和第1剂后(病例对照)[312]。美国 VSD 评价发现,与依历史发病率预估比,2剂接种后肠套叠风险升高,首剂后相对风险无法进行统计学分析[309]。Rotarix 接和后7天内肠套叠相对风险高于 RotaTeq[309]。PRISM 评价中,首次分析(自身对照风险区间设计)数据强度不足,二次分析(队列设计)显示2剂接种后肠套叠风险升高[310]。

新加坡1剂接种后肠套叠风险升高（SCCS），英国1剂、2剂后均有升高（SCCS）[382,382a]。

灭活人轮状病毒疫苗

由于轮状病毒疫苗在发展中国家口服接种诱导的反应低于发达国家，且发展中国家可能因母乳中母传抗体或肠道寄生虫或产毒细菌干扰降低了疫苗免疫原性和有效性，故还在开发肠道外接种轮状病毒疫苗。摸索了多种方法，包括灭活全病毒疫苗[383]，三层或两层衣壳病毒样颗粒疫苗[384,385]，重组VP6蛋白亚单位疫苗[386-388]及大肠杆菌表达具P[8]、P[4]或P[6]特异性的截短重组VP8蛋白亚单位疫苗[389]。前期动物实验研究显示其中一些方法初现曙光[390]，正进行进一步临床研究试验。

群体保护

美国使用轮状病毒疫苗后，很快就观测到5岁以下非疫苗接种年龄组中轮状病毒胃肠炎住院病例下降[268-270,281,291-294,297,299,391,392]，提示对间接降低轮状病毒社区传播有益。澳大利亚、欧洲国家、拉丁美洲和以色列从国家层面引入轮状病毒疫苗后报告相似结果[286,301,363,367,393-398]。婴儿接种疫苗的间接保护效果似乎延伸到年龄较大（未接种疫苗）儿童（美国、澳大利亚、英国）和成人（美国和英国），显示这些年龄组中前所未知的中、重度轮状病毒病负担[398b,399-402]。实施疫苗接种前未预料到这些间接获益，并且进一步促进了疫苗的使用，早期数据也未预测到轮状病毒疫苗预防儿童癫痫的意外效果[302,302a,402a]。

美国对RotaTeq和Rotarix推荐用法

常规接种。有若干专业委员会发布推荐使用轮状病毒疫苗[403-405]。美国ACIP推荐婴儿在2、4、6月龄时常规口服接种3剂RotaTeq，或在2、4月龄接种2剂Rotarix[404,405]。第1剂接种最小年龄为6周龄，最大年龄为14周龄+6天。随后接种各剂间至少间隔4周，疫苗各剂次应在8月龄内完成接种。鉴于临床安全性数据不足，同时避开肠套叠自然高发生年龄段，建议首剂疫苗不接种>14周+6天婴儿。同样因安全性数据不足，推荐该疫苗不用于>8月龄婴幼儿。这些年龄限制近期似无放松可能。

轮状病毒疫苗可与白喉、破伤风和无细胞百日咳、b型流感嗜血杆菌、灭活脊髓灰质炎、乙型肝炎和肺炎球菌结合疫苗一起接种。婴儿患轻症疾病时可接种轮状病毒疫苗。患中到重度疾病婴儿急性期恢复后及时接种。

已评估RotaTeq和Rotarix与口服脊髓灰质炎减毒活疫苗（OPV）同时接种对各疫苗免疫效果的影响[406-408]。RotaTeq和Rotarix均未干扰OPV三种抗原的免疫应答。OPV似干扰首剂轮状病毒疫苗的免疫应答，但这种干扰很大程度上在完成全程免疫后得以平衡。双价或单价OPV也似干扰轮状病毒疫苗免疫应答[408a,408b]。

母乳喂养。疫苗效力在母乳喂养和非母乳喂养婴儿中相似。接种轮状病毒疫苗前、后婴幼儿喂养方式不受限制。

早产儿。6周龄以上已出院或将出院、临床症状稳定的早产儿可接种轮状病毒疫苗，美国ACIP认为早产儿接种轮状病毒疫苗获益大于理论风险。

禁忌证。对疫苗中任一成分严重过敏者或先前接种一剂轮状病毒疫苗后有过严重过敏反应者禁用该疫苗。Rotarix疫苗口服辅助器中含有乳胶，对乳胶有严重过敏症婴儿不应接种Rotarix。RotaTeq疫苗容器管中不含乳胶。因有重症联合免疫缺陷病（SCID）婴儿接种轮状病毒疫苗导致疫苗毒株感染病例报告[409,410]，故诊断为SCID的婴儿禁止接种[411]。

注意事项。以下特殊人群受种RotaTeq或Rotarix时应谨慎：

非重症联合免疫缺陷病的免疫状态改变。由先天免疫缺陷、造血组织移植或实体器官移植而导致免疫功能低下的儿童和成人，有时候会发生严重、迁延不愈、甚至致命性轮状病毒胃肠炎[183-185]。然而，缺乏免疫功能低下婴儿接种轮状病毒疫苗安全性和效力相关数据资料。

慢性胃肠疾病。RotaTeq在有慢性胃肠病婴儿中的安全性和效力研究尚未进行，如先天性吸收不良综合征、先天性巨肠炎、短肠综合征或不明原因长期呕吐。然而，未经过免疫抑制治疗的慢性胃肠病患儿接种疫苗获益高于理论风险。

特殊情况

免疫功能低下人群对接种儿童的暴露。有免疫缺陷紊乱或免疫损伤成员家庭的婴儿可能接种疫苗。由接种婴幼儿给免疫功能低下家庭成员提供的保护，可能超过疫苗病毒传给免疫功能低下家庭成员的小风险，及随之产生的疫苗病毒相关疾病风险。为减少病毒潜在传播，所有家庭成员应注意卫生，如接触接种婴儿粪便后仔细洗手。

孕妇对接种儿童的暴露。有孕妇家庭婴儿应与无孕妇家庭婴儿按同样程序接种轮状病毒疫苗。大多数育龄妇女都对轮状病毒有免疫力，因潜在暴露被减毒活疫苗病毒感染致病风险低。另外，未接种疫苗婴儿因感染患轮状病毒性胃肠炎会增加孕妇对野毒的潜在暴露,因此婴幼儿接种将会避免孕妇感染野生病毒。

疫苗反流。在接种疫苗期间或接种后反胃、吐出或呕吐的婴儿,医生不应再接种轮状病毒疫苗。余下待接种疫苗可在适当间隔期后接种。

接种后住院。如近期接种疫苗儿童因任何原因住院,除医院常规处置外不需专门措施预防疫苗病毒传播。

轮状病毒疫苗中猪圆环病毒检测

2010年,美国旧金山加利福尼亚大学Eric Delwart及同事用深层测序和微阵列技术在Rotarix中发现1型猪圆环病毒(PCV)核酸[412]。随后美国食品药品管理局、Merck和GlaxoSmithKline开展相关研究,在Rotarix发现1型活PCV、又从RotaTeq中检测到2型PCV基因片段但非活毒[412a,413,414]证据,未曾发现PCV-1或PCV-2引起人体免疫反应或疾病[415]。与此相符,未从Ⅲ期临床试验接种RotaTeq或Rotarix儿童血清中测到PCV-1或PCV-2抗体。二种疫苗中PCV可能源于疫苗制备中体外培养轮状病毒所用猪胰酶。虽然PCV的存在未形成安全风险,二家公司都承诺将去除疫苗中的PCV。

公共健康的考虑

RotaShield撤市后虽批准有效的轮状病毒疫苗,业界对此事件仍很失望,公共卫生事业又回原点。一款已完成研发的疫苗,安全性上罕见缺陷是在婴儿中发生肠套叠。更糟糕的是肠套叠发生原因和机制不明,且归因疫苗相关的肠套叠发生率极低(约1/10 000)。这意味着在婴儿宿主体内无任何已知生物标记确定拟开展的疫苗试验是否安全条件下,新备选疫苗只有经大样本婴儿盲法接种并长期观察健康状况,才能确立其相对安全性(GSK和Merck两公司接受了这项挑战,试验样本均超过60 000名婴儿)。两公司在全无成功保证情况下付出巨额费用,与完成生物学工艺基础不同的两款新疫苗创研、生产和注册同样瞩目。

多国将轮状病毒疫苗纳入儿童免疫规划,显示接种疫苗后重症轮状病毒胃肠炎发病率明显下降[268-270,415a]。如美国历经2007年7月至2011年6月4年轮状病毒疫苗接种,避免轮状病毒胃肠炎导致住院约177 000例、急诊约242 000例、门诊约1 000 000例[282]。国家监测网络哨点临床试验室数据显示,疫苗接种后轮状病毒流行显著持续下降,出现两年一次的流行模式,随年份变化出现低水平的流行小高峰(图52.3)[416]。

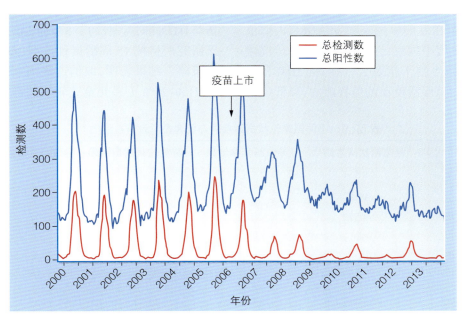

图52.3 美国国家呼吸和肠病毒监测系统(NREVSS)23家连续报告实验室中获取轮状病毒酶免疫测定(EIA)试验总数和轮状病毒EIA阳性试验数,2000年7月至2014年8月间年逐周,3周移动平均线。

改编自 ALIABADI N, TATE JE, HAYNES AK, et al. Sustained decrease in laboratory detection of rotavirus after implementation of routine vaccination—United States, 2000-2014. MMWR Morb Mortal Wkly Rep, 2015, 64 (13): 337-342.

相对这些由接种疫苗带来的显著健康效益,上市后评价也证实一项安全隐忧。婴儿接种RotaTeq和Rotarix后出现肠套叠风险约为1/100 000到6/100 000。确知这些轮状病毒疫苗即使接种者获益,也增加肠套叠风险(表52.9)[307,308,312,417],咨询机构和卫生健康组织继续支持其常规使用。美国和澳大利亚早期接种后数据生态学分析显示,一岁以下婴儿中肠套叠总发生率并未持续增加,但是生态学分析数据评估这种罕见发病可能变化率有重要的内在局限性[417a,418,418a,418b]。鉴于三种不同生物学特性的轮状病毒疫苗都与肠套叠相关,推测野生型自然轮状病毒感染也可能是引起肠套叠的罕见病因。如属实,则可推论轮状病毒疫苗既能预防轮状病毒自然感染,也能预防自然感染引起的肠套叠。美国研究者用VSD数据评估接种轮状病毒疫苗婴儿在婴儿后期是否比未接种婴儿肠套叠风险更低,未发现婴儿后期发病率有统计学意义的显著差异[419]。

2010年,报告了RotaTeq和Rotarix在非洲和亚洲发展中国家实施的Ⅲ期临床试验结果(表52.6)。与早期在富裕国家的临床试验结果比,二种疫苗效力现中等有效[262,267,350,415a,419a,419b]。但因发展中国家重症轮状病毒病负担基线水平较高,就预防重症轮状病毒病绝对数而言,接种疫苗的公共健康获益巨大。尽管还不清楚轮状病毒疫苗效力在发展中国家存在一定程度降低的确切原因,其他预防脊髓灰质炎、霍乱及伤寒的口服活疫苗在发展中国家和发达国家人群也不同等有效。在发展中国家,许多因素——母传抗体水平、营养不良、微生物干扰及合并症,如HIV和疟疾都可影响婴儿对口服活疫苗的应答能力,降低疫苗剂量有效项,干扰病毒复制和阻碍免疫应答[420,420a]。此外,还对疫苗接种程序进行了研究[423a,423b,423c,423d]。推测母乳中抗体和其他因素也可能是削弱轮状病毒疫苗效力的因素[421-423,423e]。然而,若干新研究并未证实轮状病毒疫苗接种前、后30~60分钟内暂停母乳喂养对免疫应答有何益处[424-426]。

扩大免疫方案中轮状病毒疫苗使用建议

WHO建议将轮状病毒疫苗纳入所有国家免疫规划,轮状病毒死亡率高的国家应优先考虑[427,428]。目前有两种疫苗在全球广泛使用。建议在DTP1和DTP2时接种2剂次Rotarix;建议在DTP1、DPT2和DPT3时接种3剂次RotaTeq。对这两种疫苗均建议两剂间至少间隔4周。

WHO建议,尽管早期免疫有利,但首剂轮状病毒疫苗尽量在满6周龄后及时接种,免疫规划允许儿童与DTP同步接种轮状病毒疫苗,而不必考虑接种时间(至24月龄)。这些最新建议是在回顾疫苗厂商对首剂和末剂接种常规年龄限制数据潜在影响后提出[427]。轮状病毒致死率最高国家免疫接种延迟常见,因此严格限制轮状病毒疫苗接种最大年龄可大幅减少接种轮状病毒疫苗儿童人数。一项模拟研究评估了在低收入或低/中等收入国家轮状病毒降低死亡率的潜在益处与致肠套叠的风险。相比轮状病毒疫苗与DTP同时接种(约至3岁)的无年龄限制策略[429],该研究严格按15周龄接种首剂、32周龄接种末剂疫苗策略。结果表明,取消这些国家的年龄限制(将另有21%~25%更多儿童获轮状病毒疫苗接种)将避免

表52.9 不同国家轮状病毒疾病与肠套叠风险获益评估[a]

国家		避免轮状病毒结果	导致肠套叠结果	避免轮状病毒结果:导致肠套叠结果	参考文献
墨西哥	住院治疗	11 551	41	282:1	308
	死亡	663	2	331:1	
巴西	住院治疗	69 572	55	1 265:1	308
	死亡	640	3	213:1	
澳大利亚	住院治疗	6 528	14	466:1	312
	死亡	NR	NR	NR	
美国	住院治疗	53 444	35-166	322-1 530:1[b];251-1 191:1[c]	417
	死亡	14	0.1-0.5	28-134:1	

[a] 基于一项接种疫苗至5岁出生队列随访。
[b] 每一例肠套叠住院病例避免的轮状病毒住院病例。
[c] 每一例肠套叠病例避免的轮状病毒住院病例。
注:NR:未报道。
引自 RHA B,TATE JE,WEINTRAUB E,et al. Intussusception following rotavirus vaccination:an updated review of the available evidence. Expert Rev Vaccines,2014,13(11):1339-1348.

47 200例轮状病毒死亡、294例肠套叠死亡,从而将疫苗的获益/风险比提高到154∶1。正在非洲进行引入疫苗后肠套叠风险评估。

未来轮状病毒疫苗的开发和引进,需要来自国际捐助机构的大量投入,包括疫苗联盟、Gavi和比尔-梅林达·盖茨基金会。中国、印度、印度尼西亚和其他疫苗生产商已开始在本国进行轮状病毒疫苗开发和引进计划,致力于提供可负担得起的额外疫苗供应,以确保能惠及世界上最需要疫苗的最贫穷儿童。除其他口服轮状病毒候选疫苗外,目前也在研制其他技术方案疫苗,如灭活轮状病毒疫苗,有助于克服口服轮状病毒疫苗在发展中国家保护效力下降问题,同时避免肠套叠风险[383]。此类新疫苗近些年内在全球推广应用的可能性较小。

致谢

作者向H. Fred Clark、Reger Glass和Richard Ward对本章的贡献致以谢忱。

(周旭 洪小栩 祝洪敢 苏锦锋)

本章相关参考资料可在"ExpertConsult.com"上查阅。

第53章 风疹疫苗

Susan E. Reef 和 Stanley A. Plotkin

前言

18世纪后期，风疹首次仅被描述为一种引起儿童和年轻人出现轻度皮疹的疾病。直到1941年，母亲孕期感染风疹被确定是引起胎儿先天性出生缺陷（congenital defects）的原因之一后，人们对风疹才予以重视。过去40年间，随着风疹减毒活疫苗的研发和使用，风疹在发达国家得到了有效的控制，在北欧、西半球等国家和地区甚至有可能消除风疹。近年来使用风疹疫苗的国家和地区也在不断扩大。然而，在尚未使用风疹疫苗的国家，先天性风疹仍是一个重要的问题。

第一个发现风疹有别于其他出疹性疾病的是一名德国的内科医生，因此风疹又被称为德国麻疹[1]。在1841年，一名英国内科医生报道了印度一所男生学校的风疹暴发疫情，首次使用了"风疹"（rubella）这一名词——在拉丁文中俗称"小红点"（little red）[2]。在随后的一百年里，风疹被大家忽视，直到1941年，澳大利亚眼科医生Norman McAlister Gregg[3]发现了先天性白内障（congenital cataracts）和孕期感染风疹的关系。Gregg发现到诊所就医的白内障婴儿数量明显增多，于是就产生了调查研究的兴趣，他碰巧听到了两位母亲在候诊区聊天，说起怀孕期间即1940年澳大利亚风疹暴发期间曾经患过风疹[4]，这为他的研究提供了重要的线索。经过数年的忽视与怀疑，Gregg的发现先后被澳大利亚[5]、瑞典[6]、美国[7]和英国[8]的流行病学和畸形学者证实和发展，确认了风疹和先天性白内障、心脏疾病及耳聋（deafness）的关系，并由此提出了先天性风疹三联症（congenital rubella triad）的概念。

在随后的20年中，人们试图分离出风疹的病原，同时获得母亲感染风疹导致胎儿畸形的统计学数据，但得出的危险性高低不同。由于缺乏确诊性检测手段，母亲风疹感染被误诊，这是造成危险性评估差异的原因。1962年，波士顿的Weller和Neva[9]及华盛顿特区的Parkman、Beuscher和Artenstein[10]建立了风疹病毒分离方法，使其危险性的研究取得了突破性进展。Weller和Neva通过人羊膜细胞的细胞病变效应检测风疹病毒，Parkman、Beuscher和Artenstein则是开发了一种依赖干扰肠道病毒在非洲绿猴肾细胞（African green monkey kidney, AGMK）上的生长的评价方法。

与此同时，1962—1963年风疹开始在欧洲大流行，在1964—1965年传入美国并形成全国流行。所以，在1964—1966年期间，数千孕妇感染了风疹，并因此造成大量的因药物导致的流产和婴儿先天性畸形[11,12]。由此，人们重新认识和评价了先天性风疹综合征（congenital rubella syndrome, CRS），除了已知的白内障、心脏疾病和耳聋外，还发现肝炎（hepatitis）、脾大（splenomegaly）、血小板减少症（thrombocytopenia）、脑炎（encephalitis）、精神发育迟缓（mental retardation）以及许多其他疾病均与之有关[1,2,13]。风疹的大流行使风疹疫苗的研制显得颇为迫切，于是众多科学家开始了疫苗研制工作。

在1965—1967年间，人们分离出几种风疹减毒病毒株，并进行了临床实验[14-16]。在1969—1970年，风疹疫苗在欧洲和北美洲上市。从20世纪70年代后期，风疹疫苗的接种对风疹的流行和CRS的流行病学产生较大影响。

背景

临床表现

获得性风疹

风疹通过大颗粒气溶胶传播，主要从鼻咽部侵入、复制。潜伏期14~23天，大多数病人在暴露后14~17天出现皮疹[17]。暴露后的第1周内，通常无症状，在第2周内可出现淋巴结肿大，通常发生在枕后和耳后，病毒主要存在于鼻咽部。第2周后期，病毒可进入血液。此时可出现前驱症状，包括热（<39.0℃）、不适和轻度结膜炎。若病人前期无淋巴结肿大，此时可出现淋巴结肿大。

在潜伏期末，约2/3的病例面部和颈部会出现红色斑丘疹，但临床病例与亚临床病例的比例变化很大。皮疹可能很难被发现，尤其是对于皮肤颜色较深的病例,热水冲淋和洗澡后皮疹会变得明显。在出疹的第1~3天,皮疹下行性扩展,并逐渐褪色。皮疹出现第4天时,咽部病毒排出达到高峰,在随后的1~2周内咽拭子和尿液中能分离出病毒。在皮疹出现的前后会产生抗体,抗体出现时病毒血症消失[18]。图53.1描述了获得性风疹的病程。

尽管获得性风疹被认为是一种良性疾病,但成人尤其是女性常会伴有关节炎(arthritis)和关节痛(arthralgia),这与病毒在关节滑液的复制和潜伏有关[19,20]。感染后并发慢性关节炎也有报道[21],但证据较少[22]。其他的并发症较少见,包括血小板减少症[23]和脑炎(encephalitis),但可致死[24,25]。脑炎是风疹感染后的并发症之一,发生率约为1/6 000,但病理学上脱髓鞘(demyelination)的证据非常有限[26]。日本的一次暴发疫情中,风疹并发脑炎的发生率是1∶1 600[27],最近南太平洋汤加和萨摩亚群岛的数据显示,脑炎发生率在1∶500~1∶1 000之间(Ruben A:2022年汤加风疹相关脑炎报告;未发表,2006)。在2011—2012年,突尼斯确诊了280例风疹病例,其中39例并发脑炎,主要为青少年和成人病例[28]。另一个报道描述了9例并发脑炎患者,绝大部分发于儿童病例中[29]。中国在2010—2012年进行的一项使用多重逆转录聚合酶链反应(multiplex reverse transcription-polymerase chain reaction,PCR)的研究显示,3.3%病毒性脑炎是由风疹病毒引起[30]。此外,有一种更为罕见的严重的迟发型进行性风疹全脑炎综合征(progressive rubella panencephalitis),也可以出现在先天性感染者中[31,32]。通过与麻疹引发的亚急性硬化性全脑炎(subacute sclerosing panencephalitis)的比较研究发现,进行性风疹全脑炎综合征被认为与病毒抗原持续存在有关。风疹感染后发生吉兰-巴雷综合征(Guillain-Barré syndrome)也有报道,但因果关系尚不确定[33]。在自身免疫性慢性活动性肝炎(autoimmune chronic active hepatitis)患者中,风疹和麻疹抗体的结构蛋白水平会升高,但没有发现体内有风疹病毒存在的证据[34]。

风疹病毒可能是引起Fuchs异色性前葡萄膜炎(Fuchs heterochromatic anterior uveitis)的病原学核心作用[35,36]。临床症状为慢性,可发展为白内障和青光眼,病例眼内液中可检出风疹病毒核糖核酸(RNA)和高滴度抗体[37-39]。最近,一名28岁先天性风疹综合征患者眼内液分离到风疹病毒,说明风疹病毒可持续存在并可导致Fuchs葡萄膜炎[39a]。在美国,这种综合征的发生率,由于风疹疫苗的接种而下降[40]。

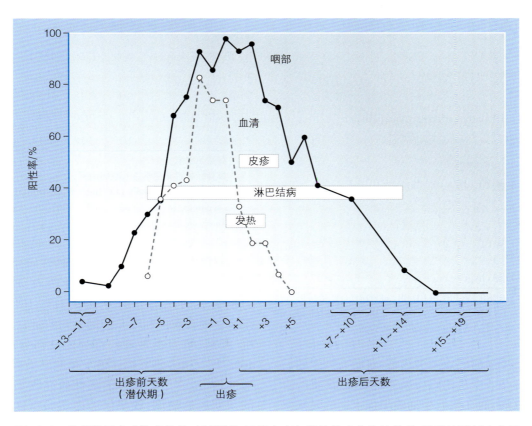

图53.1 获得性风疹感染事件的时间顺序,显示出疹与其他临床症状的关系,以及诊断标本中风疹病毒检出情况。血清由虚线标注,咽拭子由实线标注。

先天性风疹综合征

风疹病毒是典型的感染胎儿的病原体(见下文"预防相关的发病机制")。因为病毒会侵袭所有的器官,所以 CRS 患儿会表现出多种畸形,包括在器官形成过程中发生的解剖学改变,和对肝脏、脾脏等器官产生的炎症影响[41](表 53.1)。对一些先天性风疹综合征患者进行组织病理学研究发现,风疹抗原广泛存在于心脏和血管成纤维细胞、肺泡巨噬细胞、大脑外颗粒层祖细胞以及胎盘毛细血管内皮细胞[41a]。风疹病毒在被感染的婴儿鼻咽部复制,这会对他人构成感染风险。在一项日本的研究中表明,17% 的被感染婴儿在出生后的 1 年中仍会排出风疹病毒。

表 53.1 先天性风疹综合征患儿的主要临床表现

白内障(cataracts)
视网膜炎(retinitis)
小眼畸形(microphthalmia)
青光眼(glaucoma)
耳蜗性耳聋(cochlear deafness)
中央听觉丧失(central auditory imperception)
动脉导管未闭(patent ductus arteriosus)
周围肺动脉狭窄(peripheral pulmonic artery stenosis)
脑炎(encephalitis)
小头畸形(microcephaly)
精神发育迟滞(mental retardation)
自闭症(autism)
胎儿宫内发育迟缓(intrauterine growth retardation)
干骺端骨质疏松(metaphyseal rarefactions)
肝脾肿大(hepatosplenomegaly)
血小板减少性紫癜(thrombocytopenic purpura)
间质性肺炎(interstitial pneumonitis)
后期:
糖尿病(diabetes)
甲状腺功能减退(hypothyroidism)

资料来源:COOPER LZ, PREBLUD SR, ALFORD CA. Rubella. In Remington JS, Klein JO, eds. Infectious Diseases of the Fetus and Newborn Infant, 4th ed. Philadelphia, PA: WB Saunders, 1995:288.

孕妇在孕期各时间点感染风疹,对胎儿产生的后果不同。在怀孕 3 个月内感染风疹,会导致严重的眼部疾病或心脏病,而在接近孕期前半程末期的时候感染风疹,更易造成(孤立)性听力损害(isolated hearing impairment)。然而,孕期各时间点感染风疹和畸形的关系也不能苛求相关,因为胎儿一旦感染,可能会累及各个器官,引起进行性损害。

表 53.2 显示了孕期各时间点感染风疹与胎儿特定器官损害的关系。通常最常见的先天性畸形如神经传导性耳聋(sensorineural deafness)、白内障、视网膜色素病变(pigmentary retinopathy)和动脉导管未闭(patent ductus arteriosus),通过心血管检查,可以在 78% 的 CRS 患儿中发现肺动脉或其分支畸形,62% 的患儿存在动脉导管未闭。此外,患儿还有其他多种异常表现,如青光眼(glaucoma)、内分泌疾病包括糖尿病、M 高免疫球蛋白血症(hyperimmunoglobulinemia M)[42]、头小畸形和精神残疾(mental disability)。眼部疾病表现各异,包括角膜、晶状体、视网膜和葡萄膜异常[43-46]。表 53.3 是近期一项关于 CRS 临床表现的前瞻性研究的结果[47]。

表 53.2 孕期各时间点感染风疹与观察到的出生缺陷的关系

	距离末次月经的月数				
	0[a]	1	2	3	4
出生体重 <2 500g	0/1[b]	9/21	9/21	10/18	0/2
孕期 <38 周	0/1	5/21	2/21	4/18	0/2
生长迟缓(growth retardation)	0/1	7/21	5/20	7/17	0/2
眼部缺陷(ocular defects)	0/1	14/21	9/21	9/18	0/2
心脏缺陷(cardiac defects)	0/1	17/21	13/21	6/18	0/2
耳聋	0/1	8/18	10/18	11/17	2/2
精神发育迟滞	1/1	7/20	7/20	8/16	0/2
小头畸形	1/1	3/18	2/19	4/17	0/2

[a] 在受孕之前。
[b] 具有症状者和观察总人数的比例。
资料来源:PLOTKIN SA, COCHRAN W, LINDQUIST J, et al. Congenital rubella syndrome in late infancy. JAMA, 1967, 200:435-441. Copyright 1967, American Medical Association.

对既往的回顾性研究和前瞻性研究进行系统性分析,估算出在 CRS 婴儿中发生听力、心脏、眼睛、智力损害者的比例分别为 70%、31%、16% 和 6%。如果包含混合病例和婴儿病例系列的研究数据,出现心脏、眼睛、智力损害者的百分比分别为 46%、35% 和 40%[48]。很多研究都评估了孕期感染后出现胎儿畸形的情况[7,49-55]。许多前瞻性研究收集了临床诊断的孕期风疹病例,如果仅考虑实验室确诊的孕期病例,母亲在怀孕 10 周内感染风疹,胎儿感染率高达 90%[50,56-58]。表 53.4 的数据显示了来自美国[51]和英

表53.3 先天性风疹综合征的特定症状发生频率：前瞻性研究结果与标准儿科传染病教科书中数据的比较

临床表现	研究的次数	样本量/%[a]	先前的研究/%[b]
听力损害	10	68/113(60)	80~90
心脏缺陷	9	45/100(45)	—
动脉导管未闭	3	9/45(20)	30
周围肺动脉口狭窄（peripheral pulmonic stenosis）	3	6/49(12)	25[c]
小头畸形	3	13/49(27)	罕见
白内障	3	16/65(25)	35
出生低体重（<2 500g）	2	5/22(23)	50~85
肝脾肿大（hepatosplenomegaly）	6	13/67(19)	10~20
紫癜（purpura）	5	11/65(17)	5~10
精神发育迟滞	2	2/15(13)	10~20
脑膜脑炎（meningoencephalitis）	3	5/49(10)	10~20
长骨放射线透度异常（radiolucent bone）	3	3/43(7)	10~20
视网膜病	3	2/44(5)	35[c]

[a] 具有CRS症状的婴儿数/研究的人数（括号中为百分比）
[b] 教科书中的数据
[c] 包括：肺动脉发育不良（pulmonary arterial hypoplasia），主动脉瓣狭窄（supravalvular stenosis），瓣膜狭窄（valvular stenosis）和周围分支狭窄（peripheral branch stenosis.）

资料来源：REEF SE, PLOTKIN S, CORDERO JF, et al. Preparing for elimination of congenital rubella syndrome (CRS): summary of a workshop on CRS elimination in the United States. Clin Infect Dis, 2000, 31: 85-95.

表53.4 孕期各时间点感染风疹的确诊病例引起的胎儿畸形

孕周数	英国的研究（缺陷发生率/%）[a]	美国的研究（缺陷发生率/%）[b]
≤4		70
5~8		40
≤10	90	
11~12	33	
9~12		25
13~14	11	
15~16	24	
13~16		40
≥17	0	8[a]

资料来源：
[a] MILLER E, CRADOCK-WATSON JE, POLLOCK TM. Consequences of confirmed maternal rubella at successive stages of pregnancy. Lancet, 1982, 2: 781-784.
[b] SOUTH MA, SEVER JL. Teratogen update: the congenital rubella syndrome. Teratology, 1985, 31: 297-307.

国[50]的两个最权威的研究。孕期12周内是最危险的时间段，在随后的4周内感染风疹，胎儿畸形发生率有所下降，有在第16~20周内感染风疹后仅有患耳聋的报道。母亲怀孕前感染风疹很少影响胎儿，但是在末次月经的12天内出现皮疹是高危因素[59,60]。爱尔兰的一次风疹流行中，71%的胎儿感染发生在孕早期[61]。尽管日本的学者声称，日本风疹病毒的致畸性低于其他国家[62]，但他们的研究结果没有得到支持[27]。

先天性风疹感染的危害在出生时不一定明显，青光眼的症状可能会逐渐显现，随后可能发生为白内障，后期还可能发生视网膜脱离（retinal detachments）和食管问题[63]。自闭症也是一些CRS病例迟发型神经系统疾患的特征性表现。而且，还可能发生一些被认为与自身免疫有关的疾病，例如糖尿病和甲状腺炎（thyroiditis）等[63,64]。

美洲、欧洲和澳大利亚研究了存活的CRS患者，有12%~20%的病例会出现糖尿病[65,66]。然而，在日本进行的长达40年的CRS病例随访研究中，糖尿病的发生率仅为1.1%[67]。虽然糖尿病与自体免疫有关，在一项研究中，没有发现CRS患者体内抗自身胰蛋白抗体增加[68]。

病毒学

风疹病毒是立方形、中等大小（50~85nm）的脂质包膜RNA病毒，属被膜病毒科风疹病毒属[68a]。尽管其他的被膜类病毒是通过节肢动物传播的，但风疹病毒无这种传播途径的证据。Fery[69]回顾了风疹病毒的特征，除了来自宿主细胞的结构复杂的脂质包膜外，风疹病毒包含了3个蛋白，E1和E2嵌在包膜内形成刺突，C蛋白组成衣壳。E1是糖蛋白，有中和表位和血凝表位，糖蛋白E2的功能目前尚不清楚[70]。这3个蛋白，其分子量分别为60 000kD（E1）、42 000~47 000kD（E2）和30 000kD（C），来源于245kD的mRNA翻译的110kD的多肽[71-73]。

风疹病毒正链RNA基因组包含了大约9 800个氨基酸，具有传染性[74,75]。风疹病毒的复制过程与α病毒相似，产生全链RNA和亚基因组RNA，亚基因组RNA翻译病毒结构蛋白。在感染的过程中还会产生3个其他的蛋白，但不会整合于病毒体中[76]。结构衣壳蛋白干扰细胞的线粒体功能，抑制蛋白转运到线粒体进而引起细胞器（organelle）的形态变化（morphologic alterations）[77]。病毒的受体尚未确定，但髓鞘少突胶质细胞糖蛋白可能与病毒传播到胎盘和胎儿大脑有关[68a]。

风疹病毒只有一个血清型,基因序列分析显示在西方国家分离到的风疹病毒,氨基酸变异较小(0~3.3%),而在亚洲,变异较大(可达 7%)[78,79]。风疹病毒有 2 个亚型,至少包含 3 个基因型[80,81]。在 2000 年之前,北美、欧洲和日本分离到的病毒均属 I 亚型,同源关系密切。Ⅱ亚型包含了来自中国、韩国和印度的分离株[80]。在 2001—2007 年间,中国的优势株转换为 1E 和 1F[82],在法国 1E 株也变为了优势株[83]。从印度 CRS 患者白内障中分离到的风疹病毒基因型为 2B[84]。2005—2010 年分离到的风疹病毒中,3 个基因型(1E、1G、2B)分布广泛,其他的基因型偶尔被发现,分布局限[81]。最近的研究确认了多种基因型的循环,包括在非洲,1B、1E、1G 和 2B 成为优势基因型[84a,84b]。

尽管病毒蛋白中氨基酸有 3%~6% 的改变,但这种基因水平的差异不会导致抗原的不同[85]。从 CRS 患者分离到的病毒与从获得性风疹病例分离到的病毒,没有遗传性差异[86]。最近几年没有发现明显的抗原漂移现象,受种者分离到的毒株与疫苗株相比,几乎没有变异。然而,近期的资料显示 I 亚型和 II 亚型存在洲际间的交互传播[87]。由于 II 亚型起源于亚洲,从亚洲分离到的 I 亚型具有高度可变异性,认为风疹病毒可能起源于亚洲[88]。遗传分析和流行病学资料证实 1999 年英国流行的风疹病毒株来自希腊[89]。表 53.5 显示了当前风疹病毒亚型的分布[90]。

风疹病毒可在哺乳动物的原代细胞、半传代细胞、传代细胞中生长。在人羊膜细胞中,会引起明显的细胞病变。当病变达到一定强度,会在传代细胞系如兔肾(RK13)和幼仓鼠肾(BHK-21)细胞中形成噬斑[18]。在病毒经连续传代产生适应性之前,新分离的病毒通常对那些细胞系没有致细胞病变的作用。连续传代后可产生缺陷干扰 RNA 和颗粒[91]。

病毒分离通常利用原代 AGMK 细胞培养,风疹病毒的繁殖可以竞争性地抑制含有致细胞病变因子埃可病毒 11(Echovirus 11)引起的细胞病变。如果有风疹病毒存在,那么埃可病毒 11 的复制就会被抑制,这可能是由于干扰素的诱导作用所致;通过这种干扰效应来推断风疹病毒的存在。通过中和试验或荧光方法测定特异性抗风疹病毒血清也可以用来证实风疹感染[92]。

预防相关的发病机制

获得性风疹感染的发病机制,与人体对风疹病毒产生两个阶段免疫应答有关。第一阶段是病毒在鼻咽部繁殖,并由此进入局部淋巴结。以往的感染或疫苗免疫可在鼻咽部产生分泌型免疫球蛋白 A(secretory immunoglobulin A,SIgA),能抑制病毒在黏膜复制。第二阶段发生在感染 1 周后,这时体内的主动或被动性抗体可抑制病毒血症的发生。

在孕妇的病毒血症期,风疹病毒常会侵入胎盘。病毒先在胎盘内复制,然后通过胎盘进入胎儿循环系统,进而感染胎儿其他器官[93]。体外实验表明,风疹病毒对不同谱系的人类胚胎细胞都很易染可在其中复制,并会导致慢性非细胞病变性感染[94]。体内情况相同,除一部分细胞只在特定的时候对风疹病毒敏感[95]。如果被感染的细胞受刺激开始分裂,无论是体外模拟或者体内的自然感染,有丝分裂都会被抑制[94,96],这种抑制是由可溶性蛋白抑制剂[97]或者细胞凋亡所介导的[98-101]。尽管低传代病毒株产生更明显的细胞凋亡,但在培养基上对人类成骨细胞的影响是温和的[102]。在一些器官,包括晶状体、耳蜗、大脑,病毒造成的细胞病变性损害较大[103]。病毒感染睫状体可能会导致白内障[104],内皮细胞的损坏可能会导致心血管炎和组织缺血[105]。细胞学研究表明,病毒复制可导致细胞框架和线粒体受损[106]。Atreya 等提出一个假设,风疹病毒复制酶与视网膜母细胞瘤抑制蛋白和柑橘 K 激酶相互作用,导致在脱氧核糖核酸(deoxyribonucleic acid,DNA)合成期的 S 期,发生细胞生长周期停滞,激活细胞凋亡[107]。Adamo 等[108]强调了风疹感染的先天性免疫反应,可以引起干扰素诱导的细胞凋亡。

总而言之,风疹病毒对器官形成的影响,是通过细胞内病变产生的多种产物、抑制细胞复制和激活细胞凋亡来实现的[106,109]。

诊断

获得性和先天性风疹感染的诊断汇总于表 53.6[110]。需要有实验室诊断才能作出临床诊断。当疑似麻疹病例经实验室检测后,常常发现是风疹感染[109a]。在前驱期,可从血液和鼻咽部分离病毒;在皮疹出现 2 周内,鼻咽部可分离病毒,但皮疹 4 天后分离到病毒的可能性大幅下降。Vero 细胞系、AGMK 或者 RK13 细胞系通常用于病毒分离,但是由于病毒在组织培养中生长缓慢,病毒分离常被忽略,取而代之的是血清学诊断。

PCR 已被应用于风疹 RNA 逆转录和扩增检测[111]。该方法具有 100% 的灵敏度和 90% 的特异度[112-114],尤其适用于胎儿风疹感染的检测(见下文)[115]。可以通过逆转录聚合酶链反应,在 IgM 抗体出现之前的皮疹阶段做出诊断[116]。逆转录 PCR 探针技术(Taq Man)已经用于检测风疹病毒[117]。

表53.5 2005—2010年风疹病毒基因型的全球分布

基因型,国家或地区	年份	基因型,国家或地区	年份
1A		1H	
柬埔寨	2009	白俄罗斯	2005,2006
日本	2008	哈萨克斯坦	2008[a]
哈萨克斯坦	2006	吉尔吉斯斯坦	2009
1B		俄罗斯	2005,2006,2007,2008,2009,2010
南非	2007,2008	1J	
1C		巴西	2005[c]
智利	2005	菲律宾	2010[a]
秘鲁	2005	西班牙	2005[c]
1E		英国	2006[c]
白俄罗斯	2005,2006	美国	2010[c]
中国内地	2005,2006,2007,2008[a],2009,2010[a]	2B	
中国香港	2008,2009,2010	阿根廷	2008
法国	2005[a]	孟加拉国	2009
哈萨克斯坦	2006	波斯尼亚和黑塞哥维那(波黑)	2009,2010
老挝	2009		
马来西亚	2005[b]	巴西	2006,2007,2008,2009
蒙古国	2010	智利	2007
波兰	2007,2008[b]	中国	2008
俄罗斯	2005,2006,2007,2008,2010	中国香港	2008,2009
南非	2008	迪拜	2009[b]
斯里兰卡	2008	埃及	2007[b]
苏丹	2005	法国	2009
泰国	2005,2009	印度	2005,2007,2008[a],2010[b]
突尼斯	2008	意大利	2008[b]
乌克兰	2007	日本	2007[c]
英国	2008	哈萨克斯坦	2008[bc]
美国	2008[c]	墨西哥	2008[b]
越南	2007[b]	尼泊尔	2008,2009,2010
也门	2008	俄罗斯	2009[c]
1G		南非	2007,2008
阿尔及利亚	2007	西班牙	2009
白俄罗斯	2005	斯里兰卡	2008
加纳	2005,2008	苏丹	2006
科特迪瓦	2005[b],2008	乌克兰	2010
肯尼亚	2005,2010[b]	英国	2006,2007,2008,2010
利比亚	2005[a]	美国	2007[c],2009[c],2010[c]
荷兰	2005[b],2006,2008	越南	2006[b],2009
俄罗斯	2005	也门	2008
苏丹	2005	2C	
乌干达	2007[b]	俄罗斯	2005
乌克兰	2009		
英国	2007		

[a] 地方性流行并发生病毒输出。
[b] 病毒输出。
[c] 可能性输入,但线索不明。
注:这期间未发现1d、1f、1i和2a基因型。每个基因型分国家、分年份的报告情况。

表53.6 获得性和先天性风疹感染实验室诊断

实验	标本类型	阳性的时间	
		获得性风疹	先天性风疹
病毒分离	咽拭子,尿,血	病后第一周	出生时,随后下降
逆转录聚合酶链反应(RT-PCR)	羊水,胎盘	NA	整个孕期
IgM 抗体	血清	病后2个月	出生到出生后1年
IgG 抗体升高	血浆	恢复期较急性期4倍增高	NA
IgG 抗体低亲和力	血清	病后2个月内	出生到数年后
IgG 抗体持续时间	血清	NA	出生后持续6个月以上,直到再次暴露或疫苗免疫

注:IgG:免疫球蛋白 G;IGM:免疫球蛋白 M;NA 无应用;RT-PCR:逆转录聚合酶链反应。

因为风疹病毒具有促血红细胞凝集作用,尤其是禽源血红细胞,因此可以用血凝抑制(hemagglutination-inhibition,HI)试验检测风疹抗体[118]。由于 HI 试验和中和试验工作量较大,其他适用于大规模人群的检验方法应运而生,如乳胶凝集试验、间接血凝试验、酶联免疫吸附(enzyme-linked immunosorbent assay, ELISA)、单向辐射状溶血实验和荧光抑制实验等[58,119],以上任何一种方法都可检测风疹抗体。在发展中国家,检测唾液和尿液中的抗体可使实验简化,但没有商业化的试剂盒[120-124]。然而,从口腔黏膜渗出液(oral fluid)或龈沟液(crevicular fluid)中检测 IgM 的方法,已经在英国应用10年了[125]。

血清学诊断依据 IgG 抗体滴度在恢复期较急性期有不低于4倍的增长,或者在急性期 IgM 呈阳性[119]。对于 IgM 检测来说,为了避免由 IgG 抗体引起的假阳性,使用 ELISA 捕获方法检测 IgM 是主流方法,IgM 在急性感染期后至少维持6周的阳性[126]。

易感者定义为:HI 抗体滴度低于 1:8,或凝胶溶血试验结果小于 10IU,或 ELISA 试验结果低于最低界值。暴露后可重新刺激衰退的抗体,这种保护可以使免疫规划良好的国家不会出现疾病流行,即使大量的接种者抗体水平低于 10IU。如果抗体滴度在临界状态,那就很难评估个体的易感状态,所以虽然这部分人群中大多数有免疫力,最安全的应对措施就是给抗体水平不清楚的个体接种疫苗[127,127a,127b]。

测定抗体亲和力、测量特异蛋白反应或特异性肽反应,可以用来判断是否是近期感染[128,129]。低亲和力的抗体,说明是近期感染,如果感染发生在2个月之前,则表现为高亲和力。一项关于初次感染后抗体反应的研究中发现,首先出现的是低亲和力 IgM 抗体,随后是低亲和力的 IgG_3 和 IgA,IgG_1 抗体最后出现,抗体亲和力由低逐渐升高[130]。Liebert 等[131]研究了不同的血清学方法,发现 E1 蛋白的主要中和表位特异性 IgG 抗体水平低,E2 蛋白特异性 IgG 抗体几乎没有,风疹 IgG 抗体低亲和力是母亲和婴儿近期感染的特征[115,132]。抗 E2 蛋白抗体在感染或疫苗接种数月后产生[133]。学者已经对妊娠期风疹的诊断原则进行了总结[133a]。

和获得性感染相比,白内障、心脏病和耳聋等症状对 CRS 的准确诊断很有价值[134],但仍然需要实验室确诊,因为单一的异常情况也可以源于其他常见的健康问题。

婴儿发生先天性风疹感染与以下因素有关:病毒的存在、病毒基因型、捕获法检测的 IgM 抗体、低亲和力 IgG 抗体、E1 蛋白抗体缺乏[135]、抗体存在超出预期母传抗体衰减。通常在鼻咽拭子、尿液、脑脊液中可分离到风疹病毒,也可以在组织活检、尸体检查或者外科手术如白内障摘除术中[136]分离到。在出生时,通常能从以上单一或多样本中分离到病毒,在出生后1年内逐渐消失[137]。病情严重的病例,病毒排出时间可长达数年[138]。在母亲孕期内用 PCR 检测胎儿或者羊水标本,阴性结果可以很好地证明未发生宫内感染[60]。

IgM 抗体可以在婴儿出生后1年内持续存在,但会在出生6个月后下降,而低亲和力 IgG 抗体持续时间较长。95% CRS 患儿在6月龄以上时仍可检出 IgG 抗体[139]。唾液标本也可以用于抗体检测[140]。6月龄以上的婴儿,在没有接种风疹疫苗的情况下,如果 IgG 抗体阳性,那么很有可能发生过先天性感染。CRS 患者抗体会随时间而消失,在感染后60年的时间里,约有40%的患者 IgG 抗体阴性[141]。在 CRS 患儿中,即使在 IgG 抗体阳性时[142],风疹抗原的刺激通常不能引起淋巴细胞增殖,这一实验可以用来对3岁以下婴儿进行 CRS 诊断。也可通过 PCR 试验检测先天性白内障患者的晶状体抽出物，也可进行先天性风疹的诊断[143]。

CRS 的诊断主要依赖于出生后一年内是否存在 IgM 抗体和病毒脱落。最近一项关于 CRS 患者在学龄儿童的研究证实了几个胎儿感染的血清学标志物，与正常儿童相比，其特异性风疹 IgG 抗体滴度较高、病毒核心 C 和 E2 蛋白的抗体滴度较高、病毒 E1 蛋白的抗体浓度较低。利用这些标志物对 CRS 病例进行鉴定，可以有 65% 的敏感性和 100% 的特异性[144]。已有文献证明，与原发感染相比，再感染风疹病毒很少引起 CRS，并且通常不存在 IgG3 抗体[144a]。

流行病学

获得性感染

截至 2009 年，各国血清学研究显示风疹呈全球流行[121,145]。随着风疹疫苗计划免疫在美洲地区的成功实施，该区域已经在 2009 年消除了风疹和 CRS[136]，并且在 2015 年得到国际专家委员会（International Expert Committee）在麻疹风疹消除文件中的再次证实[146,147]。在 2009 年以前，全球麻疹网络实验室收到的样本检测结果显示，风疹占出疹性疾病的 15%[90]。很多因素影响风疹的流行病学特征，由于是呼吸道传播的传染病，在人群密集的地区容易实现传播，不同年龄人群易感性不同，在一定的地理区域内呈周期性消减，当人群中易感者累积到一定程度，才会再出现流行。最近，学者对风疹的流行进行了系统性回顾[147a]。

和其他疾病一样，风疹患者通过呼吸道分泌物向外界排出大量病毒，而成为"超级传播者"[148]。在发达国家和多数发展中国家使用疫苗之前，1 个病例可引起 6~7 例二代病例，而在人口密度大的发展中国家，二代病例数可达 12 例[149,150]。在欧洲，不同的国家风疹的传染力差异很大，引起的二代病例数从 3~8 例不等[151]。在墨西哥实施风疹疫苗计划免疫前，不同地区的二代病例数在 3.4~9.6 例之间，平均发病年龄在 3~10 岁之间[152]。在世界卫生组织非洲地区，二代病例数差异很大，介于 3.3~7.9 例之间[153]。很多儿童感染表现为无症状或者无皮疹，因此无法识别。日托机构也可发生早期风疹感染。在岛屿国家和人口密度稀疏的国家，病例的平均年龄较大，很多儿童到了青春期时抗体仍为阴性[154]。在这种情况下，病毒在青年人聚集的场所会发生传播流行[148]，所以中、小学校、大学和军队容易发生风疹流行。其他场所包括非洲难民营也有风疹暴发的报道[155]。

华尔街股票交易所发生的风疹暴发，很好地诠释了易感者聚集在封闭空间所带来的潜在威胁。事实上，在特定的流行病学状态中，风疹病毒的传播力很强[156-158]。

疫苗应用前，美国风疹的流行病学特征表现为局部流行和全国流行[11]。风疹主要发生在每年春季，通常感染在校的 6~10 岁学生，也会感染大年龄的人群。每隔 7 年，发生一次强度较大的流行。在年轻人中，易感者比例在 10%~20% 之间。在发生风疹流行后易感率降低。在 1972 年爱尔兰风疹暴发中，约有 9% 的妇女感染风疹[159]，但在流行之后，仍然有大量的易感人群。一项血清流行病调查表明，9.6% 的日本医务人员没有风疹抗体[160]。在日本，尽管疫苗接种减少了大量风疹病例，但免疫实施力度不够，仍会时常发生风疹流行[160a]。

血清流行病学调查数据可以反映发展中国家的风疹流行病学特征。不同国家的数据差异很大，表明风疹主要是以散发的形式发生除了人口密度较大的地区外。在巴西圣保罗这一大都市，到 20 岁时抗体阳性率几乎能达到 100%[161]，而在墨西哥的农村地区，抗体阳性率为 29%~76%[162]。南非的出疹性疾病监测系统数据显示，风疹感染无处不在。Cutts 等[163]回顾了 45 个发展中国家的风疹易感性数据，发现国家间的数据差异非常大，且与地理位置无相关性。例如，马来西亚、秘鲁和尼日利亚等国家 25% 以上的妇女没有风疹抗体。尼日利亚的拉各斯和伊巴丹、泰国和土耳其伊兹密尔的研究结果显示，育龄期妇女的血清阳性率较低[164-167]。肯尼亚和津巴布韦的风疹暴发研究表明，风疹在这些国家全国性流行；柬埔寨的血清学调查显示，妇女血清抗体阳性率只有 73%[168-170]。然而，即便在没有进行疫苗接种、社会经济水平较低的国家，仍会有 5%~25% 的育龄期妇女易感风疹[171-180]。越南最近发生了一次风疹流行，伴随着 CRS 高发病率的风疹流行[180a]，在非洲不同国家的研究表明，风疹感染无处存在[180b,180c,180d,180e]。在非洲，风疹病例的年龄中位数是 7 岁[180f]。

CRS 的流行病学资料大多来自英国和美国。表 53.7 列出了 1963—1964 年风疹流行导致的胎儿损害情况[12]。至少 30 000 名胎儿由于子宫内感染风疹造成了损害，发生率为 100/10 000 妊娠。在美国费城（Philadelphia），发生率同样高达 1%[181]。这次风疹暴发之后，CRS 发生率占总妊娠的比率降低到 4/10 000~8/10 000 妊娠，直到 1970 年第一支风疹疫苗上市。疫苗使用后，CRS 大幅度下降，CRS 发生率

表53.7 1963—1964年风疹流行中发病数估计

临床病症	病例数
风疹病例	12 500 000
关节炎和关节痛	159 375
脑炎	2 084
死亡	
超额新生儿死亡	2 100
其他死亡	60
死亡总数	2 160
超额胎儿流产	6 250
先天性风疹综合征	
耳聋儿童	8 055
耳聋和眼盲儿童	3 580
精神发育迟滞儿童	1 790
其他 CRS 相关症状儿童	6 575
CRS 儿童总数	20 000
治疗性流产（therapeutic abortions）	5 000

资料来源：National Communicable Disease Center. Rubella surveillance. Bethesda, MD, U.S. Department of Health, Education, and Welfare, 1969.

占总妊娠的比率降低到 0.01/10 000，并且没有本土病例[182,183]，也没有风疹病毒区域性传播。表53.8 列出了当前美国 CRS 的监测标准[47]。在疫苗前时代的英国，CRS 的发生率和美国相似，4.6/10 000 新生儿[184]。总的来说，目前欧洲 CRS 发病率低，但监测系统尚不完善[185,186]。

然而，数据显示在 2013 年意大利的 CRS 仍是一个意大利的公共卫生问题；在同一年波兰也发生了一起风疹大暴发[187,188]。和其他疫苗可预防传染病一样，美国 CRS 主要发生在由于宗教信仰而拒绝接种疫苗的少数民族人群中。在宾夕法尼亚州阿米什地区发生风疹流行期间，CRS 的发病率超过 20/1 000 活产儿[189]。在荷兰一个传统基督教社区发生的暴发，传播到加拿大同一教派的人群中，导致出现 14 例 CRS 患儿和 2 例胎儿死亡。报告的病例中，97% 无疫苗免疫史，有疫苗免疫史者的保护率达 99%[190]。

近年来，全球 CRS 流行病学数据逐渐清晰。非洲以及大多数亚洲国家，公开发表的 CRS 资料很少，但数据显示在发展中国家 CRS 是常见的[191,192]。在 2011—2012 年，越南三家医院共报告了 279 例 CRS

表53.8 美国先天性风疹综合征病例定义的临床表现和分类标准

病例定义	病例分类
临床诊断病例定义：通常发生在婴儿期，由宫内风疹感染引起并具有以下 2 类症状和体征的疾病： • 白内障和先天性青光眼，先天性心脏病（最常见的是动脉导管未闭或周围肺动脉狭窄），听力损害，色素性视网膜病变 • 紫癜，肝脾肿大，黄疸，小头畸形，发育迟缓，脑膜脑炎，放射性骨病 **临床表现**：任何畸形表现或者先天性风疹感染的实验室证据。CRS 患儿通常具有一种以上和先天性风疹感染有关的症状和体征。不过，患儿可表现为单一的损害。听力损害为最常见的单一症状 **诊断的实验室标准**： • 分离到风疹病毒 • 风疹特异性 IgM 抗体阳性 • 婴儿抗体水平持续保持在较高水平，超过母传抗体消减的预期时间（例如抗体滴度的下降未达到每月下降一半的速率） • RT-PCR 检测到风疹病毒	**疑似病例**：具有相应的临床症状和体征，但尚未达到可能的病例的标准 **可能的病例**：尚未经实验室确证，具有任两种第一类别中的症状和体征病例，或者具有一种第一类和一种第二类的症状和体征且没有病原学支持的病例 **确诊**：临床症状和体征相吻合，且有实验室证据的病例 **单纯性感染**：有实验室证据证实感染，但没有任何临床症状和体征的病例

资料来源：REEF SE, PLOTKIN S, CORDERO JF, et al. Preparing for elimination of congenital rubella syndrome (CRS): summary of a workshop on CRS elimination in the United States. Clin Infect Dis, 2000, 31:89.

病例[193]。在尼日利亚和印度,也报告了CRS病例,CRS造成的儿童白内障约占总数的10%~15%[194,195]。在马尔代夫进行的回顾性研究显示,在风疹流行时CRS的发病率达1/1 000~4/1 000新生儿,在风疹局部流行时发病率达0.1/1 000~0.2/1 000新生儿[196]。在缅甸,CRS的发病率为0.1/1 000新生儿[197]。临床病毒学研究显示,巴西的CRS更普遍[198]。在印度进行了一项研究,90个先天性畸形的婴儿中26%有CRS的血清学证据[199]。在印度进行的其他研究中[200-204]显示,6%~25%的非创伤性白内障婴儿和15%怀疑先天性风疹感染的婴儿,具有风疹特异性抗体等感染的证据。在孟加拉国,40%的耳聋儿童的母亲在孕期出现过发热出疹症状[201,205]。回顾性分析显示,加纳库马西最近一次的风疹流行中CRS的发病率为0.8/1 000新生儿[206]。在尼泊尔开展的一项调查显示,CRS发生率估约为192/100 000新生儿[207]。在中国深圳,22%的在工厂工作的外来务工女性抗体阴性[208]。越南在一次风疹暴发后,在2011—2012年确诊了数百名先天性风疹感染和先天性风疹病例[193]。虽然没有详细描述,非洲大范围存在风疹病毒传播,血清学研究显示每年估计发生22 500例CRS病例[209]。

摩洛哥[210]的CRS发生率为0.1/1 000新生儿[197]。全球发展中国家的CRS发病率在0.6/1 000~2.2/1 000活产儿之间,这和发达国家在广泛使用疫苗之前的数据相近[150,210-213]。

如果无法对新生儿进行系统性的实验室检测,可通过对白内障和耳聋的婴儿进行实验室确证,估计CRS的发病率。在CRS的患儿中约25%具有先天性白内障[214],因此通过新生儿中先天性白内障的患儿数乘以4,再除以出生数,可以粗估CRS的发病率。

风疹病毒被认为有致畸作用,但这一结论在日本存在争议。Kono等[62]的报道提示日本流行株对怀孕的兔子没有任何影响,而美国流行株可以通过胎盘从兔子母体传递给胎儿;在日本本州,即使在发生风疹暴发的时候,仍然没有CRS报道[215]。然而,Ueda等[216]在对位于日本南部的九州数据重新分析后发现,该地区风疹和CRS的发病率其实较高。他们认为,本州的低CRS发病率归因于育龄期妇女体内的风疹抗体阳性率高和CRS临床报告率低。最近,在2012—2013年日本风疹大暴发期间,出现数千例风疹病例和很多CRS患儿[217]。

CRS易发于年轻母亲所产的婴儿,可能是因为其孕前还处于风疹抗体阴性的阶段。如果女性频繁与风疹暴发的人群接触,如军人和学龄儿童,则更容易暴露于病毒,因此军队家属和学校教师面临着更高的风险。周围有大龄儿童的孕妇也面临着高风险。

风疹暴发疫情可能呈爆炸式扩散,但不会累及到大量人群中每一个易感者,因此风疹暴发的暴露史不足以证明具有风疹免疫力。更重要的是在暴发疫情中,10%~85%的感染者无症状或无皮疹症状[157];孕妇的无皮疹感染,也会累及胎儿,但风险较症状明显者小[218]。

作为公共卫生问题的意义

通过分析1964—1965年美国风疹流行的数据,可以评价先天性风疹感染作为一个公共卫生问题的重要性(见表53.7)。大约有1 250万风疹病例发生,约2 000病例并发脑炎。在流行期,超过30 000名孕妇感染风疹,其中5 000人选择了手术流产(这一数据明显少于实际),6 250人自然流产,另有2 100名孕妇发生死产或婴儿出生后很快死亡[12]。存活的婴儿中,20 000人发生CRS,其中耳聋11 600人,失明3 580人,精神发育迟滞1 800人,这是一次人类灾难。每个CRS病例所造成的经济负担约为22.166万美元,按照1965年美元价值计算,此次风疹流行造成的损失达15亿美元[12]。

最近进行的CRS疾病负担研究计算了残疾调整生命年和护理成本。在低收入国家,一名CRS儿童的残疾调整生命年和护理成本分别为29年和11 266美元,而在高收入国家则分别是19年和934 000美元[219]。在疫苗使用之前,尽管只有10%的病例报告到公共卫生部门,但风疹的流行会影响到5%的人口[220]。在2个风疹流行高峰之间,风疹发病率约为峰值的1/10,但CRS仍会在局部地区低水平流行。

在疫苗使用之前获得性风疹病列的年龄分布是:60%的病例小于10岁,23%的病例大于15岁[221]。正如后文讨论,在儿童中使用风疹疫苗,不能降低青春期和成年人的发病率,所以在疫苗使用后的数年期间CRS持续发生。

近期发生在美国宾夕法尼亚州未接种疫苗的阿曼门诺派人中的风疹暴发,给那些认为孕期感染风疹没有危险的人当头一击[189]。在风疹暴发流行初期,有约20%的阿曼门诺派年轻妇女风疹抗体阴性,孕妇感染风疹的现象很普遍,有超过8%的婴儿有感染的实验室证据,超过2%的婴儿患有CRS。母亲在孕期前3个月内感染风疹,所生婴儿中90%诊断为确诊病例或疑似病例。

英国在疫苗使用前,由于依赖于被动监测系统收集数据,每年只有200~300名CRS患儿[184]。澳大利亚在疫苗使用前,每2 000名新生儿中有1例CRS患儿[222]。在一起以色列的风疹暴发中,1 441 名孕妇确诊风疹感染,她们中的大多数选择了流产[223]。美国有7.5万孕妇感染风疹。在法国,16%的先天性白内障和CRS有关[224]。在波兰发生的风疹流行期间,15%的孕妇感染了风疹,随访研究显示在孕期第1个月、第2个月、第3个月感染风疹,CRS的发生率分别为78%、33%、0%[225]。发展中国家的情况非常复杂[150,226],人群血清学监测显示很多人在儿童时就感染了风疹[158],但也有例外,其中包括岛屿地区的居民[227]、一些西非国家、印度的加尔各塔和摩洛哥[228]。当一种风疹传染处于流行高峰时,总有一些区域在一段时间内不会发生流行,这就是风疹流行的模式。

全球只有几个国家详细描述了CRS流行病学特征。在发展中国家也有部分CRS流行病学特征的研究[211,229,230],有一点可以确认,体内没有抗体的孕妇暴露于风疹暴发后,胎儿就会出现CRS病例。在印度Chennai的研究证实,先天性白内障患儿中,18%可以分离到风疹病毒,25%具有风疹感染的血清学证据(见"流行病学"章节)[231]。

Vynnycky 和 Adams 的研究,为全球 CRS 的特征提供了完整的数据(未发表,2011年)。他们利用世界卫生组织(WHO)各成员国1996和2010年发病率数据进行模型模拟,估算出每年发生103 068 (17 146~269 223)例CRS患儿,虽然置信区间比较大。表53.9列出了他们估算的数值。

被动免疫

血清免疫球蛋白

因为大部分成人均已感染过风疹,所以其血清免疫球蛋白(immune serum globulin,ISG)中包含了风疹抗体[232],HI抗体滴度平均为1:16[233]。在使用疫苗之前,ISG常用于暴露于风疹病毒的孕妇,来预防胎儿感染,但效果不明确。如果给予高滴度大剂量(20~30ml)的ISG,就可以预防临床症状和病毒血症[234-238],这一效果已经在实验性研究中获得证实[239,240],但仍有大量的关于γ-球蛋白预防先天性胎儿畸形失败的例子[236,240]。在一项CRS患儿的研究中,6%的母亲曾使用了γ-球蛋白[139]。因此,不管ISG的真实效果如何,但它不可能100%预防CRS。

现在,ISG只用于已知感染了风疹病毒,但又不愿选择流产的孕妇。如果距离暴露时间点1周或时间更短的风疹易感者,可肌内注射大剂量ISG(20ml)。间隔3~4周后,应采集恢复期血清标本进行IgM抗体检测,同时观察IgG抗体滴度升高的情况。暴露于风疹病毒后,母亲没有皮疹症状,并不意味着母体内未出现病毒血症或胎儿未发生风疹感染。现在使用的静脉用γ-球蛋白风疹抗体浓度不高,可能是因为抗体主要来源于疫苗免疫,而非自然感染[233]。

风疹超免疫球蛋白

为了克服ISG的缺陷,Cutter实验室(美国印第安纳州埃尔克哈特市)利用风疹感染者的高滴度风疹抗体血清,制备了超免疫球蛋白,用HI试验检测特异性抗体滴度可高达1:8 000。在志愿者中进行的平行临床试验显示,先注射风疹未减毒活疫苗,24~96小时后再注射风疹超免疫球蛋白;用风疹病毒通过鼻部攻击个体,对照组的5名对象中有2人发生了病毒血症,注射γ-球蛋白的10名对象中有1人出现了病毒血症。2组人群咽部病毒排出的情况相近[241]。虽然以前的实验研究显示高滴度球蛋白可以产生较好

表53.9 1996年和2010年WHO各区域和全球新生儿CRS的估算发病率(/10万)和估算病例数[a]

WHO 区域	1996 年		2010 年	
	病例数	区间	病例数	区间
非洲区	29 692	6 535~70 996	40 680	8 923~97 483
美洲区	9 683	2 577~19 081	3	0~394
东地中海区	9 251	3 007~22 297	5 720	73-19 537
欧洲区	9 749	5 986~13 367	12	1~983
东南亚区	47 621	3 651~138 674	47 527	3 317~139 760
西太平洋区	11 707	6 617~15 676	9 127	4 831~11 066
全球	117 703	28 372~280 090	103 068	17 146~269 223

资料来源:
[a] Adams E, Vynnycky E. 2012. 未发表。
注:CRS:congenital rubella syndrome,先天性风疹综合征;WHO:World Health Organization。

的效果[239],但超免疫球蛋白制剂仍被停用,现在市场上不能购买到这种产品。

主动免疫

灭活疫苗

随着分子生物学技术的进步,人们产生了生产亚单位灭活疫苗的想法,完成了病毒基因组的测序,尤其是E1蛋白的遗传密码[242,243],即多肽链中包含的481个氨基酸中第214~285氨基酸之间的多中和表位被确定[244-246]。虽然没有单一表位能够被大多数个体所识别,但T细胞表位被定位在E1蛋白上[247-251]。在杆状病毒载体和中国仓鼠卵巢(Chinese hamster ovary,CHO)细胞中通过截断羧基端而大量产生E1蛋白[252-256]。生物工程的E1蛋白的免疫原性中等[252],但在佐剂的作用下,可以在动物体内产生很好的反应[257]。合成肽也可以产生中和抗体[258],从转染细胞系中可以获得包含3种主要病毒蛋白的病毒样颗粒,并保留免疫原性[259,260]。另外一个思路就是核酸疫苗,Pougatcheva等[261]通过注射编码膜糖蛋白的互补DNA而引起老鼠体内中和抗体升高。虽然婴儿接种灭活疫苗产生的抗体能否持续到育龄阶段存在质疑,但成年妇女使用灭活疫苗可能是有效的。

活病毒疫苗

疫苗株:起源和发展

在风疹病毒被成功分离后不久,就研制了几种不同的疫苗株[262]。美国在1969—1970年就批准了3种疫苗上市,它们是:HPV-77(人乳头瘤病毒77型;在猴肾细胞中传代77次,并适应于鸭胚)[263]、HPV-77(狗肾)[14]和Cendehill(兔肾)[15]。同时,RA27/3人二倍体成纤维细胞疫苗在欧洲批准上市[16]。1969—1979年之间,HPV-77鸭胚胎衍生株疫苗在美国广泛应用,它还是第一种包含麻疹-流行性腮腺炎-风疹联合(measles,mumps,and rubella,MMR)的疫苗。随着疫苗的使用,风疹发病率迅速下降,儿童接种率在1978年达到60%~70%[264]。原代HPV-77株作为鸭胚传代的病毒,免疫原性高达95%,在暴发疫情中能够保护65%~94%的受种者[14,265]。人工攻击研究表明,该疫苗具有很好的保护作用[266]。然而在同一时期进行的HPV-77(鸭胚)株疫苗和RA27/3株疫苗的对比研究发现,前者产生的抗体滴度低[267,268],抗体持久性短[269],抵抗再感染的能力差[270,271],人群保护水平低[272],引起的关节症状多[273],所以随后使用RA27/3毒株用于生产新型MMR疫苗(MMR-Ⅱ)。1979年RA27/3株疫苗在美国得到批准,HPV-77株(狗肾)和Cendehill株疫苗就退出了市场,随后HPV-77(鸭胚)株疫苗也退出了市场,此时RA27/3就成为美国唯一允许上市的疫苗株,也成为全球除日本和中国外[274]使用最广泛的疫苗株(表53.10)。因为具有持久的免疫原性,能够抵御再感染,不良反应发生率较低,该疫苗株被广泛接受[275]。下文中多数信息是关于RA27/3疫苗株的,还有一些关于目前仍在使用的其他疫苗株。

表53.10 现在使用的风疹疫苗产品

生产厂商	病毒株	细胞基质
Merck(美国)	RA27/3	HDCS
Glaxo SmithKline-RIT公司(比利时)	RA27/3	HDCS
Sanofi Pasteur(法国)	RA27/3	HDCS
免疫学研究所(前南斯拉夫)	RA27/3	HDCS
印度血清研究所	RA27/3	HDCS
Kitasato研究所(日本)	Takahashi	兔肾
Biken(日本)	Matsuura	鹌鹑胚胎成纤维细胞
Takeda化学工业公司(日本)	TO-336	兔肾

注:HDCS:Human diploid cell strain,人二倍体细胞。
资料来源:Perkins FT. Licensed vaccines. Rev Infect Dis,1985,7:S73-S76.

RA27/3病毒株是从1965年早期感染风疹的胎儿体内分离到的[262,276]。将组织外植体直接在37℃下利用WI-38细胞传代8次,然后在30℃下传代7次,对志愿者的实验证明毒性减弱。为了进一步降低其致病性,又进行了10次传代[277]。用于疫苗生产的病毒株是利用人二倍体细胞传代到第25~33代(WI-38或MRC-5)[275]。冷适应技术起到了加速减毒的作用,而较少的传代代次则能维持较高的免疫原性[278]。基因测序表明,和野毒株相比较,RA27/3疫苗株有31个氨基酸发生了改变[279]。在HPV-77鸭胚疫苗株中,只有5个氨基酸发生了改变[280]。

RA27/3疫苗株有特异的核苷酸序列,因此可以被特异性识别[281]。虽然风疹病毒的抗原变异已经被大肠杆菌表达蛋白的兔源抗体所证实[282],但单克隆抗体研究表明差异无统计学意义(见"病毒学"章节)[283]。

在日本,分离到5种毒株,在以下基质中传代减毒,Matsuba株:非洲绿猴肾(African green monkey kidney,AGMK),猪肾,兔肾;Matsuura株:AGMK,鸡

胚羊膜腔(chick embryo amniotic cavity)，鹌鹑胚胎成纤维细胞(quail embryo fibroblasts)；Takahashi株：AGMK，兔睾丸(rabbit testicle)，兔肾；TCRB19株：AGMK，牛肾，兔肾；TO-336株：AGMK，几内亚猪肾(guinea pig kidney)，兔肾[284]。在2011年，只有3种风疹疫苗病毒株仍在使用(Takahashi株，Matsuura株，和TO-336株)[285]。TO-336株减毒前后基因测序发现，一共有21个位点发生了突变[286]，其中非结构蛋白基因13个，结构蛋白5个，非编码区3个。尽管变异导致10个氨基酸发生了改变，但这些都和减毒作用无关。这些突变和另外两种减毒株(RA27/3与Cendehill)不同。2篇文献记录了日本株由于温度敏感而导致p150非结构基因发生变异[287,288]。在中国，正在使用BRD-Ⅲ的疫苗，但没有发表关于减毒过程的英文文献[289]。Merck(白宫站，新泽西)和GlaxoSmithKline(三角研究园，北卡罗来纳)公司生产的麻疹-流行性腮腺炎-风疹联合疫苗中，使用的是RA27/3病毒株核苷酸序列是相同的[290]。

接种途径和剂量

皮下注射时每支RA27/3疫苗至少需要产生1 000个病毒噬斑形成单位(plaque forming units，PFU)。然而，人体滴定法研究表明，皮下注射很小剂量的RA27/3疫苗(<3个PFU)即可具有免疫原性[291]。不同于其他疫苗株，鼻内接种RA27/3株也有免疫原性[292-298]。一些研究建议采用鼻内接种的方法，可以提高免疫效果[299]。但皮下接种可以产生相同的体液免疫效果，分泌型抗体仅稍低于鼻内接种[276,299]，而且鼻内接种的方式需要高达10 000PFU的剂量[294]。采用鼻内接种时，低剂量易导致免疫失败[300]，尤其是在儿童，可能与接种途径的反应机制有关；然而在理想的条件下，鼻内接种途径血清阳转率可高达95%，仅仅稍低于皮下注射RA27/3疫苗的效果[297]。

墨西哥的研究人员试验了细小颗粒的气溶胶MMR疫苗的效果，初步的研究结果显示血清阳转率与皮下注射的结果无差别[301,302]。一项在年轻人中进行的试验，比较了皮下和气溶胶两种途径的效果，两组研究对象中少数的抗体阴性者的血清阳转率和抗体几何平均滴度非常接近[303]。

气溶胶接种方式可以为公共卫生带来更多的益处，因此WHO正在深入研究这一接种途径。

麻疹和流行性腮腺炎联合疫苗

在大多数国家，风疹疫苗是以MMR疫苗的形式使用的。美国的3价疫苗MMR-Ⅱ(Merck Sharp Dohme公司生产)组分包含了Moraten减毒麻疹病毒(1 000半数组织培养感染剂量(50% tissue culture infection dose，$TCID_{50}$)、Jeryl Lynn流行性腮腺炎病毒(5 000$TCID_{50}$)和RA27/3风疹病毒(1 000$TCID_{50}$)。在欧洲和其他国家也在使用有三种配方的MMR疫苗。Pluserix(GlaxoSmithKline公司生产)中包含了Schwarz麻疹病毒(1 000$TCID_{50}$)、类Jeryl Lynn样流行性腮腺炎病毒(20 000$TCID_{50}$)和RA27/3风疹病毒(1 000$TCID_{50}$)。Trimovax(Sanofi Pasteur，Swiftwater，PA公司生产)中包含了Schwarz麻疹病毒(1 000$TCID_{50}$)、Urabe流行性腮腺炎病毒(20 000$TCID_{50}$)和RA27/3风疹病毒(1 000$TCID_{50}$)，这与Morupar(Chiron，Emeryville，CA公司生产)中的组分相同，但后者规定的流行性腮腺炎病毒含量不低于5 000$TCID_{50}$。Sanofi Pasteur公司和印度血清研究所(孟买)还专门为不愿接种流行性腮腺炎疫苗者，研制了麻疹、风疹联合疫苗(measles and rubella vaccine，MR)，生产的风疹疫苗包括风疹单价疫苗(RA27/3，1 000$TCID_{50}$)；MR疫苗(除风疹成分外还含有Edmonston Zagreb麻疹病毒，1 000$TCID_{50}$)；MMR疫苗(除麻疹、风疹成分外，还含有L-Zagreb流行性腮腺炎病毒5 000$TCID_{50}$)。

疫苗的组分和生产

RA27/3疫苗的生产是采用人二倍体细胞作为细胞基质，也可使用WI-38或MRC-5胎儿肺成纤维细胞。在30℃的条件下在细胞培养基上接种病毒种子。4~7天后，可以在上清液中收获大量的病毒。加入新鲜的培养液后，在未来几周内每2~3天即可收获一次，加入稳定剂后冷冻，以备安全性检测和冻干成品前的混合[304,305]。疫苗成品中不含动物血清，但含有0.4%的人白蛋白，25~50μg/ml的新霉素(neomycin)，在Chrion公司的产品中还含有50μg/ml的卡那霉素(kanamycin)。然而，人白蛋白正在被重组白蛋白替代。(However, human albumin is being replaced with recombinants-produced albumin.)不同的生产厂家使用的冻干介质不同，一般使用的是蔗糖或山梨醇、谷氨酸(glutamic acid)和其他氨基酸、缓冲盐。在冻干后疫苗呈高渗状态。按照生产指南，使用不含防腐剂的无菌蒸馏水(0.5~1.0ml)重溶疫苗，使疫苗恢复到正常或者轻微高渗状态。

在美国、英国、法国、比利时、意大利、瑞士、前南斯拉夫和印度均生产RA27/3疫苗，生产厂商详见表53.10。尽管不同的疫苗在剂量、所含抗生素种类和其他方面存在细小差异，这些疫苗在免疫效果、副作用的发生率和严重性方面的差异未见报道。

疫苗稳定性

在约 -70℃或 20℃下,风疹疫苗具有极高的稳定性。在 4℃下,疫苗病毒活性和疫苗效力能维持至少 5 年。室温下,活性和效力缩短至 3 个月;37℃时,疫苗 3 周即失去效力[306]。所以,疫苗应在 2~8℃环境下避光保存。疫苗在重溶后不稳定,应在重溶后 8 小时内使用。

免疫效果

免疫应答

疫苗可诱导出 IgM 和 IgG 抗体,也可诱导细胞免疫应答和 SIgA 抗体。

虽然中和试验的生物学意义更加重要,但大多数免疫原性的研究使用 HI 试验方法。HI 试验结果显示,RA27/3 疫苗受种者在接种后 21~28 天,血清阳转率达 95%~100%,几何平均滴度(geometric mean titers,GMT)在 1:30—1:300 之间,滴定的方法不同导致结果存在波动[16,277,307,308]。一些免疫失败,尤其是青年中的免疫失败,原因就是受种者体内存在低水平的抗体,中和了疫苗病毒;由于抗体水平较低,只有敏感的检测方法才能检测到[309]。

几项研究直接比较了不同疫苗株的免疫效果。在苏格兰对在校女学生分别接种 RA27/3 和 Cendehill 株疫苗,血清阳转率分别为 98%、90%[310]。Bottiger 和 Heller[311]在瑞典的研究显示,RA27/3 和 Cendehill 株疫苗的阳转率分别为 98%、96%。Grillner[312]在瑞典进行的另一项研究,用中和试验进行评价,接种 RA27/3 和 Cendehill 株疫苗阳性率分别为 95%、56%。Menser 等[313]在澳大利亚给在校女学生和成人接种 RA27/3 和 Cendehill 株疫苗,两种疫苗阳转率无差异,但 RA27/3 株疫苗对免疫前抗体阳性的个体有更好的加强作用。Weibel 等[314]进行了关于 RA27/3 和 HPV-77DE 株疫苗的大样本比较性研究,结果显示前者具有更好的免疫原性。日本 TO-336 株和中国 BRD-2 株疫苗与 RA27/3 株疫苗进行平行性比较,效果毫不逊色[315,316]。印度的研究显示,接种 1 剂 MMRV 疫苗后,风疹抗体血清阳转率在 99%~100% 之间[317]。RA27/3 可以在所有受种者体内诱导出补体结合抗体和沉淀抗体[276]。在沉淀素试验系统中,RA27/3 是唯一能诱发风疹病毒内部微小抗原抗体的疫苗株[318]。疫苗诱导的抗体主要定向结合于 E1 蛋白,可用免疫印迹方法检测,但是与自然感染相比,这些抗体亲和力成熟缓慢,并且不能达到相同的抗体水平[319]。

接种 RA27/3 株疫苗后,能够被迅速诱导出具有重要作用的中和抗体。图 53.2 和表 53.11 比较了美国 New Haven[221]和瑞典[311]的研究数据。通过免疫印迹分析,确认了亲和 E1 蛋白中和表位的抗体至少能持续 3 年时间。C 蛋白抗体也会存在,但 E2 蛋白的抗体常会缺失[320]。

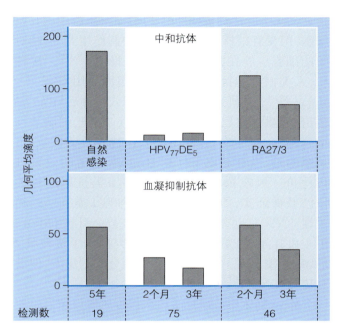

图 53.2　自然感染、接种 HPV-77 鸭胚疫苗、接种 RA27/3 疫苗的儿童中和抗体与血凝抑制抗体的比较
资料来源:HORSTMANN DM. Viral vaccines and their ways. Rev Infect Dis, 1979, 1: 502-516.

表 53.11　114 名妇女接种风疹疫苗后的中和抗体反应,用血凝抑制抗体计算血清阳转率

疫苗	免疫前[a]	免疫后	
		8 周	2 年
Cendehill	1/45	24/43(56%)	27/33(82%)
HPV-77 鸭胚	2/29	23/29(79%)	16/17(94%)
RA27/3	1/40	37/39(95%)	20/20(100%)

[a] 阳性数/检测人数。
资料来源:GRILLNER L. Neutralizing antibodies after rubella vaccination of newly delivered women: comparison between three vaccines. Scand J Infect Dis, 1975, 7: 169-172.

RA27/3 株疫苗有一个重要的特性,就是可以在鼻咽部诱发 sIgA 抗体,可以预防野病毒的再感染,在下文中会详细表述。这个特性使接种 RA27/3 株疫苗和自然感染很相似,可诱导局部免疫。因为疫苗病

毒可在鼻咽部繁殖，鼻内吸入接种能够引起 sIgA 抗体升高，皮下接种也能产生相同的作用[321-323]。接种 RA27/3 疫苗 5 年后，仍可检测到 IgA 抗体，如果抗体消失再接种其他病毒株疫苗[324]。

和自然感染一样，接种疫苗后很快产生 IgM 类抗体，在免疫后 1 个月达到高峰[286]，并能够较高水平再持续 1 个月，IgM 类抗体可以持续存在更长时间，但抗体水平较低[324-326]。

细胞免疫对疫苗接种的应答已经有研究，但其保护意义尚不清楚。接种疫苗 2 周后，淋巴母细胞开始增殖，但没有结核菌素超敏反应抑制作用[327]。相对短的细胞应答在其他研究中也有报道[328-331]。接种后，人类白细胞抗原限制性 T 细胞毒作用增高[332]。Morag 等[333]的研究表明，在鼻内吸入接种后（RA27/3 疫苗）扁桃体淋巴细胞中细胞毒性 T 淋巴细胞活性增高，但在皮下注射后（HPV-77DE 疫苗）活性较低，遗憾的是，没有对皮下注射 RA27/3 疫苗的效果进行评价。风疹抗体反应和白细胞Ⅱ类抗原的相关性已经被证实，但没有发现与白细胞Ⅰ类抗原的相关性[334,335]。也有报告表明接种疫苗会引起 TNF-α、IL-4 和 IL-10 的变化[336]。一项研究揭示了接种第 2 剂 MMR 疫苗对不同淋巴细胞类型分布的影响，但没有功能性改变[337]。

Mayo 临床中心研究了再次接种风疹疫苗后单核苷酸多态性（single nucleotide polymorphisms，SNPs）与抗体和细胞免疫反应的关系，发现许多 SNPs 与高反应或低反应密切相关，尽管 SNPs 都不能完全消除反应。SNPs 的位点在人白细胞抗原基因和细胞因子受体基因上[338-342]。最近学者对这些进一步的研究进行了汇总[68a]。男性的免疫反应高于女性[343]。文献报道，在接种 RA27/3 株疫苗后 7~11 天会出现病毒血症[344]，但呈一过性，症状轻微。在接种后 7~21 天，咽部常会排毒，但是病毒量较低，通常小于 10 个 PFU/咽拭子。排毒高峰大约发生在接种后第 11 天，如果检测方法恰当，原则上所有的受种者都可以从鼻咽部分离到病毒[345,346]。

接触传播。由于受种者可以排出风疹病毒，所以很多研究对密切接触者的影响进行了评价。最初，研究的重点放在教育机构和家庭中的儿童，没有发现疫苗病毒传播的证据[15,16,274]。例如，393 名抗体阴性的家庭成员，接触 RA27/3 受种者后无一发生感染[16]。Veronelli[347]研究了 347 名 HPV-77DE 受种者的家庭接触者，也没有发现传播的现象。

这些接触传播的研究得到了大量的阴性结果，同时也发现了极罕见的不能被充分解释的无症状血清阳转者[348,349]。在 19 世纪 70 年代早期，人们对 HPV-77DE 和 Cendehill 株疫苗受种者的接触者，包括孕妇、夫妻、学校教师和普通大众进行了研究，几乎或根本没有传播的证据[350-356]。疫苗病毒传播证据的普遍匮乏，反映出减毒病毒的稳定性，正如 RA27/3 疫苗所表现的那样[357]。

MMR 疫苗中的风疹疫苗。MMR 疫苗中的风疹疫苗成分，其免疫原性和风疹单价疫苗是一样的。表 53.12 是 Weibel 等[314]的研究数据，他们比较了 MMR 疫苗和单价风疹疫苗特性。其他研究者[358,359]的数据，也证实了两种疫苗都有非常好的免疫效果，同时他们还发现 RA27/3 的效果要好于早先使用的 HPV-77DE[358]。使用任何一种 MMR 疫苗（前文所述），血清阳转率一般是 97%~98%[360,361]。二价疫苗，如麻疹/风疹疫苗和流行性腮腺炎/风疹疫苗的免疫效果与单价风疹疫苗等同[358,362]。有学者对 Merck 和 Glaxo Smith Kline 的联合疫苗进行了评价，这两种疫苗均能产生满意的血清阳转率[363,364]。

总而言之，风疹疫苗诱发的免疫应答与自然感染相似，但应答强度弱于自然感染[365,366]。活病毒可引起病毒血症和咽部排毒，但这两种情况都不会引起传染。疫苗可诱导出 IgM 和 IgG 抗体。自然感染可以诱导出鼻部分泌型抗体，这种抗体可能对再感染有保

表 53.12 免疫前抗体阴性的儿童，接种麻疹（Moraten）、流行性腮腺炎（Jeryl Lynn）、风疹（RA27/3）联合疫苗或风疹（RA27/3）单价疫苗后的抗体反应

疫苗	抗体反应的比较								
	麻疹 HI 抗体阳转			流行性腮腺炎中和抗体阳转			风疹 HI 抗体阳转		
	阳性/总数	%	GMT	阳性/总数	%	GMT	阳性/总数	%	GMT
联合疫苗	64/68	94	57	65/68	96	8	68/68	100	136
单价疫苗	—	—	—	—	—	—	67/67	100	159

注：HI：血凝抑制。
资料来源：WEIBEL RE, CARLSON AJ, VILLAREJOS VM, et al. Clinical and laboratory studies of combined live measles, mumps, and rubella vaccines using the RA27/3 rubella virus. Proc Soc Exp Biol Med, 1980, 165: 323-326.

护作用；RA27/3疫苗也有这种的特性。

母传抗体的影响。一般情况下，母传风疹抗体只能在出生后约2个月内检出，所以婴儿早期接种风疹疫苗并没有麻疹疫苗所面临的被母传抗体干扰的问题[367]。研究表明，9月龄婴儿抗体阳转率与>12月龄儿童相近[317,368,369]。

免疫功能受损的个体。患有恶性血液病（hematologic malignancies）和实体瘤（solid tumors）的儿童，使用化学疗法恢复后，由疫苗诱发的抗体常会消失。化学疗法1年后，再加强接种1剂疫苗可以恢复风疹免疫力[370]。使用MMR疫苗为患有幼年型儿童类风湿关节炎（juvenile rheumatoid arthritis）的儿童再次接种风疹疫苗会产生良好的反应，即使儿童在使用甲氨蝶呤（methotrexate）和抗TNF-α受体抗体（antibody to TNF-α receptor）[371]。

接受骨髓移植者，也可能导致抗体消失（33%），但2年后再次接种疫苗，通过记忆性免疫可以产生高亲和力抗体[372]。患有狄氏先天性免疫缺陷（DiGeorge congenital immune deficiency）的儿童，接种疫苗后不会产生严重的副作用，93%的个体血清阳转，这和对照结果相同[373]。人类免疫缺陷病毒（human immunodeficiency virus, HIV）感染者的疫苗接种问题将在"禁忌证"部分讨论。

保护效果

风疹疫苗的保护效力，可以通过接种者和未接种者中风疹流行的数据，或对接种者中的志愿者使用减毒或未减毒的病毒进行鼻内病毒攻击来评价。到目前为止虽然没有进行过双盲实验，但现有的资料已经充分证明了风疹疫苗的有效性。

在一起风疹暴发疫情中，Davis等[266]评价了既往接种HPV-77DE疫苗的流行病学效果，33例无免疫接种史者中，22人发病；既往接种过疫苗的22人和既往自然感染的66人中，无一人发病。既往接种过疫苗者中有5人（23.0%）出现无症状病毒血症，既往自然感染者中1人（1.5%）出现该症状。在中国台湾的风疹流行期间，Grayston等[374]通过与安慰剂组进行对比，评价了3种HPV-77疫苗的效果。在接种组中，风疹疫情在2~3周时开始下降，估算的疫苗效力为94%。在这次流行期间进行的另一项研究结果显示，RA27/3疫苗的保护率达97%。Chang等[375]观察了一所幼儿园的风疹流行，Cendehill疫苗可以提供完全的保护，但接种者中有50%出现了再感染。

日本报道的疫苗效力令人瞩目[376]。丰田汽车工厂学徒学校发生风疹暴发，随机选择1/3的男生为其接种RA27/3疫苗，该起疫情持续了7周，但从第3周开始，接种者中就再没有出现新病例。通过观察一起发生在中国在校儿童的风疹暴发，计算出先前接种过RA27/3者的疫苗效力达99.5%[377]。

1997年法国的一所小学发生风疹暴发，有75%的学生既往接种过疫苗，计算出RA27/3疫苗效力，对临床诊断病例是95%（范围，85%-99%），对实验室确诊病例达100%[378]。在一起意大利军队风疹疫情中，疫苗效力为94.5%[379]。

在美国明尼苏达州的奥姆斯特德县，为青春期的女孩接种Cendehill疫苗，在1972年的暴发疫情中，用未接种过疫苗的男孩作为对照组，计算该疫苗的保护率为94%[380]。拉克兰空军基地的人员接种风疹疫苗后，截至1979年发病减少了95%[381]。1980—1981年美国缅因州的桑福德市发生风疹暴发，计算出接种8年后的疫苗效力为90%[332]。

在芬兰，从1960年开始了一项长达15年的研究，在首都赫尔辛基儿童医院共收治了5名风疹脑炎病人，从1982年引入MMR疫苗后，再未发现新病例[383]。在广州的一起疫情中，中国的BRD-Ⅱ株疫苗表现出了很高的疫苗效力[289]。疫情发生时对密切接触者进行应急接种，可以提供保护，但是这种可能性至今未经过对照模型的检验。

免疫力的关联因素

免疫应答与中和抗体的关联度最高[384]。既往受种者抗体水平降低，但仍会对野病毒有保护作用[385]，另一方面部分有抗体的个体会发生再感染。因为中和抗体不是常规检测项目，有学者推荐使用其他检测方法得到的抗体水平以15IU作为保护水平[386]。然而，有些CRS患儿，其母亲抗体水平达到15IU或者更高。美国对流行病学资料进行分析后，将10IU作为保护水平的界值[127]。虽然不同国家制定的IgG抗体保护水平的标准存在差异，通常将IgG抗体≥10IU/ml作为能够提供保护的证据（WHO免疫学基础）[133]。

虽然细胞免疫几乎和保护无关，但CRS患者的病毒排出和特异性淋巴组胞增生反应有关（Best J. Personal communication to SA Plotkin, 2001）。

再感染和人群免疫力

在开展风疹疫苗研究的初期就已经发现，若暴露在野生病毒条件下曾经接种过HPV-77或Cendehill疫苗者有50%或更多的人会发生再感染[270,271,387-389]。人群免疫力对发生在新兵中的暴发流行起不到作用[390]，新兵中大多数曾经接种过疫苗或既往自然感染，但所有的易感者无一例外均成为病例，而且在接种过HPV-77DE疫苗者中80%发生了再感染。另一项在新兵中进行的研究，也得到了相同的结论，尽管群体免疫水平很高，但易感者中仍会出现风疹病例[391]。

1971年，百慕大群岛发生了风疹暴发，在该地区开展了接种Cendehill疫苗的活动，风疹疫情迅速得到了控制，估算疫苗效力为94%[392]。在美国怀俄明州卡斯珀地区的风疹流行中，小学生因为接种风疹疫苗（HPV-77DE）而受到保护，但是青春期和成年人中无免疫接种史者患病率达50%[393,394]。Fogel等[241]使用RA27/3病毒对RA27/3、Cendehill和HPV-77疫苗受种者进行鼻内攻击，发现后两组人群再感染发生率高于RA27/3疫苗组（表53.13）。接种RA27/3疫苗者，大约有5%在免疫后6~16年抗体为低水平[395]，免疫后5年有9.8%发生无症状再感染[396]。

表53.13 不同疫苗受种者病毒攻击后再感染 a 情况

接种的疫苗种类	受种者人数	受种者中发生再感染	
		人数	比例/%
Cendehill	27	18	66.7
HPV-77	30	14	45.7
RA27/3	28	2	7.1

a 利用四种血清学实验方法中的一种，以加强免疫的效果来识别。
资料来源：FOGEL A, GERICHTER CB, BARENA B, et al. Response to experimental challenges in persons immunized with different rubella vaccines. J Pediatr, 1978, 92：26-29.

Harcourt等[387]发现，再感染与一系列免疫因素有关，包括但不局限于鼻咽部IgA抗体的出现。O'Shea等[385]使用RA27/3病毒进行鼻内攻击，以抗体水平增高作为判定再感染的标准，发现已感染或接种疫苗产生的高抗体水平者（>15IU）极少发生再感染，而低抗体水平者（<15IU）常会再发生。但是，再感染与中和抗体缺失无关，而且作为再感染症状之一的病毒血症罕见（表53.14）。

在一些研究中，再感染只引起IgG升高，不出现IgM[397]，而在另一些研究中有IgM出现，提示存在病毒复制[398,399]。抗体亲和力实验可以精确区分首次感染和再感染，这种方法要优于IgM检测。原发感染时抗体亲和力低，再感染时亲和力高[386,398,400]。

风疹病例中，既包含既往受种者发生的再感染[401,402]，也包括自然感染者的再感染[403,404]。孕妇也会发生再感染，进而导致胎儿先天性风疹感染[61,167,405-421]。Morgan-Capner等[422]进行了一项前

表53.14 使用RA27/3风疹疫苗通过皮下或鼻内攻击受种者后病毒血症发生情况和病毒排出情况

免疫前抗体状态	受种者人数	病毒血症	病毒排出
阴性	21	15	12(6~14)a
阳性（>15IU）	10	0	1(7)
低抗体水平（≤15IU）			
自然感染	12	0	0
有既往接种史			
RA27/3	7	0	0
其他病毒	12	1(12)	3(6~9)

a 括号内的数字是从接种到检出病毒的天数。
资料来源：O'SHEA, BEST J, BANATVALA JE. Viremia, virus excretion, and antibody responses after challenge to volunteers with low levels of antibody to rubella virus. J Infect Dis, 1983, 148：639-647.

瞻性研究，3个孕妇在孕后3个月内发生再感染，其中2个胎儿组织中分离到了病毒，这为母亲发生再感染能够将病毒传递给胎儿提供了确凿证据。然而，对7个活产婴儿进行随访发现，他们都没有CRS相关症状。O'Shea[423]检测了发生再感染妇女和利用风疹病毒攻击而成为再感染患者的抗体阳性受种者的风疹免疫力，发现中和抗体或细胞免疫与再感染的发生无关。然而，Matter等[386]发现，用凝胶溶血试验方法测量结果为低抗体水平（10~15IU）的个体，可能会发生再感染，Mitchell等[424]认为再感染和E1蛋白抗体的缺失有关。

免疫持久性和疫苗再接种

关于接种后抗体持久性的研究有很多。Liebhaber等[425]发现，18个接种RA27/3疫苗者，在免疫后2年时抗体全部阳性，用未减毒的风疹病毒进行攻击，18人中有16人对再感染有抵抗力。Black等[426]为亚马逊印第安人接种RA27/3疫苗，在没有暴露于病毒的情况下，受种者的抗体在2.5年后仍存在，但会衰减一半。学龄儿童接种4年后，抗体阳性率为98%~99%[427]。Zealley和Edmond[428]对爱丁堡学校女生进行了长期研究，免疫后6~7年时抗体阳性率为97%。有三项持续时间长达12~17年[278]、15年[429]、10~21年[430]的研究：最后一个研究中，抗体阳性率为97%。另一项长期研究显示，78名受种者中75人（96%）体内抗体长期存在[278]（图53.3）。在美国巴尔的摩市对在校儿童进行的随访研究显示，接种疫苗15年后抗体滴度下降不到4倍，抗体阳性率为97%[431]。

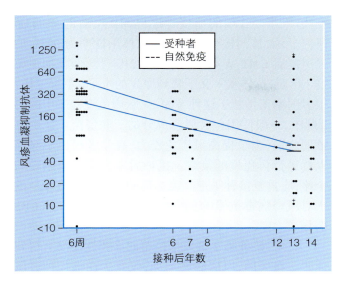

图 53.3 自然感染或接种 RA27/3 疫苗后血凝抑制抗体（HAI）的持续时间

资料来源：PLOTKIN SA, BUSER F. History of RA27/3 rubella vaccine. Rev Infect Dis, 1985, 7 (suppl): S77-S78.

Miller 等[432]追踪研究了 475 名儿童，接种 MMR 疫苗 4 年后风疹抗体阳性率为 97%，这与加拿大学者得到的接种后 5~6 年时阳性率数据相一致[433]。Bottiger[434]观察了 220 名瑞典儿童，他们在 18 月龄接种 MMR 疫苗，到 12 岁时阳性率达 97%，但与疫苗接种后的瞬时阳性率相比稍低；12 岁时再接种 1 剂 MMR 疫苗，抗体滴度能够升高到初次免疫后的水平。Christenson 和 Bottiger[435]追踪观察了 500 名女孩，她们在 12 岁接种 MMR 疫苗，8 年后阳性率仍为 96%，16 年后为 94%，但抗体滴度从 1：110 下降到 1：18（表 53.15）。美国 1988—1994 年进行了人群抗体监测，数据显示 6~11 岁儿童阳性率为 96%，青春期人群阳性率为 94%[436]。

表 53.15 免疫前抗体阴性的在校女生接种疫苗后风疹抗体的持久性

接种疫苗后的时间	人数	%（HI 滴度≥1：8）	GMT（HI）
8 周	486	100	110
2 年	346	99	80
4 年	136	99	53
8 年	486	96	34
16 年	190	94	18

注：HI：血凝抑制；GMT：几何平均滴度。
资料来源：CHRISTENSON B, BOTTINGER M. Long-term follow-up study of rubella anti-bodies in naturally immune and vaccinated young adults. Vaccine, 1994, 12: 41-45.

Johnson 等[437]的研究结果不同，他们调查了 95 名在 15 月龄接种疫苗的儿童，在 4~6 岁时风疹中和抗体阳性率为 100%，但 11~13 岁时阳性率只有 63%，这说明免疫力在衰减；如果再接种 1 剂 MMR 疫苗，阳性率能达 100%，抗体 GMT 有近 3 倍的升高。Ratnam 等[438]在纽芬兰的研究显示，8~17 岁的儿童风疹抗体阴性率为 16.5%，他们在 1 岁时接种过疫苗。另外，在加拿大 Mitchell 等[439]调查了首剂接种 14~16 年后的青春期人群，检测了其 ELISA 抗体、"亚保护性"中和抗体、淋巴细胞增殖反应，结果分别是 92%、77%、74%。Le Baron 等[440]发现，既往接种过风疹疫苗的儿童，在入学接种第二剂疫苗前有 9% 呈抗体阴性，他们都对第二剂疫苗有反应，但 12 年后依然有 10% 为抗体阴性。

荷兰进行的血清学调查结果显示，实施婴儿常规免疫策略 9 年后抗体阳性率为 95%，报告风疹病例中只有 5% 有接种史[441]。荷兰的另一项研究发现，儿童时期接种过疫苗的 17~23 岁的人群，只接种过 1 剂者抗体阳性率 71%，接种过 2 剂者抗体阳性率 99%[442]。

在芬兰进行的长达 15 年的研究发现，接种首剂 5~7 年后，儿童阳性率为 98%~100%；此时给予加强接种，阳性率达 100%，然而在接种首剂 15 年后或者加强免疫 9 年后，有 30% 的儿童抗体水平较低。对 11~13 岁的儿童接种第 2 剂疫苗，可使抗体水平升高[443]。接种疫苗 20 年后，抗体阳性率为 100%[444]。在瑞典进行的随访研究发现，儿童时期接种疫苗，成年女性抗体阳性率为 96%[445]。对沙特人和居住在卢森堡的沙特籍居民的随访研究，证实免疫后抗体持续时间是一致的[446,447]，但在巴西圣保罗和韩国，接种 3~8 年后 15%~20% 的抗体阴性[178,448]。卢森堡的研究显示，婴儿接种 1 剂风疹疫苗 15~20 年后，抗体阳性率为 94%，如果接种了 2 剂疫苗，阳性率达 100%[449]。

Cendehill 和 HPV-77DE 株疫苗现在已经不再使用，关于其抗体持久性的问题已汇总于本书的第 4 版，供读者参考。有几个研究一直被持续关注。Best[450]汇总了一些发表的数据，不同的疫苗在免疫后 9~21 年抗体阴性率分别是：RA27/3 疫苗 1%、Cendehill 疫苗 2.7%、HPV-77DE 疫苗 7.3%。1981—1982 年，美国加州大学洛杉矶分校发生风疹暴发，Strassburg 等[451]进行了病例对照研究发现，先前接种非特定风疹疫苗可以提供 97% 的保护，有些疫苗接种史甚至在 10 年以上。自然感染产生的免疫至少持续 26 年[452]。

在中国台湾开展的妇女随访研究发现,在青春期前接种风疹疫苗,20 年后抗体阴性率为 7%,抗体弱阳性率为 9%[453]。有研究表明,日本 TO-336 株疫苗具有很好的抗体持久性,能够达 10 年以上[454]。Matsuba 株疫苗也具有良好的抗体持久性和保护作用[455]。对一个人数较少的群体进行 23 年追踪显示,采用 HI 法检测,有 15% 的人 HI 抗体阴性,但是对他们进行再免疫,可以诱导产生继发免疫应答[456]。另一项关于 Matsuba 株疫苗的随访研究也显示,该疫苗具有良好的抗体持久性和 T 细胞活化作用[457]。

表 53.16 汇总了大多数关于疫苗持久性的研究数据,显示 2 剂次的每一剂接种后抗体都会衰减,但多数受种者抗体仍维持阳性。从免疫接种工作顺利开展的国家(如美国)没有风疹暴发的现象推论,保护性的免疫记忆反应提供了持久性的保护。最近开展的一项小型研究显示,在既往接种过疫苗的成年人中记忆性 B 细胞有良好的持久性[458]。

一些学者们研究了 HPV-77DE 和 Cendehill 株疫苗抗体持久性后,提出了再免疫的建议[459,460],对既往接种过这两种疫苗者,可以注射 RA27/3 疫苗作为加强免疫[461,462]。另外,加强免疫可以使表面上抗体阴性者产生继发性免疫应答,提示他们体内仍存在免疫力[463,464]。2 剂的免疫程序(MMR 疫苗的一部分)研究显示,首剂接种后 2~4 年抗体阳性率为 95%,加强免疫后 GMT 从 41IU 增高至 72IU[465],但在加强免疫 3 年后,抗体水平又下降到原先的水平。不管怎样,很多国家正是基于这种考虑,在麻疹免疫程序中的第 2 剂中,一般使用包含风疹成分的三联疫苗。在到育龄期之前,为了提高风疹免疫力,有学者提出了对该人群进行再免疫的策略。接种后未发生血清阳转的个体,应重复接种 1 剂。第 2 剂的免疫失败可能是由于对风疹病毒抗原的免疫耐受造成的[135],详见 CRS 部分[466]。

总之,接种第 2 剂风疹疫苗的必要性还没有得到证明。在美国,风疹病例罕见,仅发生在未接种过风疹疫苗的人群中,并且没有向大众传播的迹象,提示或许没有必要进行第 2 剂疫苗接种。虽然抗体滴度会衰减,但仍能保持高的抗体阳性率。由于病毒潜伏期较长(14~21 天),接种者在暴露病毒后通过免疫记忆反应产生的抗体可提供足够的保护,因此在暴露时体内是否有抗体就不那么重要。但是,接种 2 剂含麻疹疫苗成分的疫苗已经成为常规操作,第 2 剂通常使用包含风疹疫苗成分的联合疫苗,第 2 剂风疹疫苗的良性作用、2 剂免疫策略成功消除了风疹、育龄期人

表 53.16 接种 RA27/3 株疫苗后风疹抗体的持久性

参考文献	研究所在国家	接种后的年数(接种剂次)	抗体阳性数/检验数/%	试验方法
Christenson 和 Bottiger,1994[804]	瑞典	16(1)	184/190(96.8%)	HI
Enders 和 Nickerl,1988[59]	德国	14(1)	115/115(100%)	HI
Hillary 和 Griffith,1984[805]	爱尔兰	15(1)	20/21(93.3%)	HI
Horstmann 等,1985[806]	美国	11~12(1)	35/35(100%)	NT
			33/35(95%)	HI
O'Shea 等,1988[430]	英国	10~21(1)	47/48(97.9%)	SRH,EIA,latex aggl.
Zeally 和 Edmond[807]	英国	12(1)	93/94(99%)	SSRH
Plotkin 和 Buser,1985[278]	美国	12~14(1)	29/29(100%)	HI
Johnson 等,1996[437]	美国	10~12(1)	36/57(63%)	NT
Kremer 等,2000[808]	卢森堡	7(1)	1 224(92%)	EIA
Vandermeulen 等,2007[442]	荷兰	8(2)	119/119(100%)	EIA
Davidikin 等,2008[809]	芬兰	20(2)	275/275(100%)	EIA
LeBaron 等,2009[440]	美国	7~12(2)	521/613(85%)	NT
Kakowliden 等,2010[810]	瑞典	22(2)	1 707/1 870(91%)	EIA

注:aggl:凝集试验(Agglutination);EIA:酶联免疫试验(enzyme immunoassay);HI:血凝抑制试验(hemagglutination inhibition);NT:中和抗体试验(neutralizing antibody);SRH:单向辐射状溶血试验(single radial hemolysis)。

群保持高水平的抗体阳性率,这些均支持 2 剂的风疹免疫策略。尽管在青春期前接种第 2 剂风疹疫苗效果更好,但从控制麻疹和实施方便的角度考虑,应在进入小学时接种第 2 剂联合疫苗[467]。

联合疫苗和相关疫苗

如前所述,给学龄前儿童使用的风疹疫苗通常是 MMR 疫苗或者是最近使用的麻疹-流行性腮腺炎-风疹-水痘联合 (measles, mumps, rubella and varicella, MMRV) 疫苗,作为三联疫苗成分的 RA27/3 和 Cendehill 株都可以产生令人满意的免疫效果[314,468]。即使体内存在对 MMR 疫苗中 1 种或 2 种成分的抗体,仍可以接种疫苗。美国学者更倾向于使用 MMR 疫苗。风疹疫苗或 MMR 疫苗可以和百白破疫苗、b 型流感嗜血杆菌疫苗、灭活脊髓灰质炎疫苗、乙肝疫苗、口服脊髓灰质炎疫苗[469]和水痘疫苗[470]同时接种(不同部位)。

不良反应

常见不良反应

受种者可能会出现轻型风疹感染症状,如皮疹、淋巴结肿大、发热、咽喉痛和头痛等。这些不良反应的发生和接种者年龄有关:在婴儿中罕见,但在妇女中能高达 50%,尤其是 30 岁以上的妇女。幸运的是,这些轻型的不良反应很少引起缺课和缺勤[311,313,471,472]。

在儿童中进行的双盲实验显示,MMR 疫苗引起关节病的发生率为 1%,其他不良反应很少见[473],此研究选择双胞胎作为研究对象,其中 1 个接种疫苗,另 1 个接种安慰剂。研究结果详见表 53.17,接种组和安慰剂组的不良反应差异很小。芬兰学者重复了双胞胎实验,对 6 岁儿童接种第 2 剂疫苗引起的不良反应进行评价,唯一和疫苗接种相关的不良反应就是关节痛[474]。另一个病例对照研究显示,接种 MMR 疫苗者或者接种麻疹疫苗,不会增加不良反应的发生率[475]。女童发热、皮疹发生率高于男童[476]。第 2 剂 MMR 疫苗或 MMRV 疫苗引起的不良反应罕见[477,478]。

严重的不良反应

1991 年,美国国家科学院医学研究所公布了风疹疫苗可能引发四种严重不良反应的委员会报告:急性关节炎 (acute arthritis)、慢性关节炎 (chronic arthritis)、神经病变 (neuropathies) 和血小板减少症[479]。委员会推断 RA27/3 是引起急性关节炎的原因。关于慢性关节炎,委员会表示,"风疹疫苗

表 53.17 芬兰双胞胎研究中 MMR 疫苗引发的症状和体征和反应发生高峰的天数

症状和体征	率的最大差值[a]/%	95% CI	症状发生峰值的免疫后天数
局部红斑 (>2cm)	0.8	0.1-1.4	2
其他局部反应	0.4	0-1.4	2
低热 (≤38.5℃ 直肠)	2.7	0-6.1	10
中热 (38.6~39.5℃)	2.9	1.6-4.3	9
高热 (≥39.5℃)	1.4	0.7-2.1	10
易激惹 (irritability)	4.1	2.1-6.1	10
嗜睡 (drowsiness)	2.5	1.4-3.6	11
赖床倾向	1.4	0.5-2.3	11
周身皮疹 (generalized rash)	1.6	0-3.0	11
结膜炎 (conjunctivitis)	2.1	0.9-3.2	10
关节病 (arthropathy)	0.8	0.2-1.3	7~9
周边震颤 (peripheral tremor)	0.4	0-0.9	9
咳嗽和/或鼻卡他症状	−1.5[b]	−4.6-1.6	9
恶心和/或呕吐	−0.8[b]	−1.6-0	7~8
腹泻	0.7	0-1.7	11

[a] MMR 疫苗接种组和安慰剂组。
[b] 安慰剂组高。

资料来源:PELTOLA H, HEINONEN OP. Frequency of true adverse reactions to measles-mumps-rubella vaccine:a double-blind placebo-controlled trial in twins. Lancet, 1986, 1:939-942.

(RA27/3) 的使用和成年女性的慢性关节炎是有因果关系的,虽然证据有局限性并且只来源于 1 个研究所"。但是,委员会认为没有足够的正据证明疫苗使用和神经根炎、其他神经病变以及血小板减少症有因果关系。2011 年,医学研究所发表了关于与一些疫苗(包括 MMR 疫苗)相关的不良反应事件证据的委员会报告[480]。以下关于疫苗引起的不良反应仍存在争议。

关节炎和关节痛

加拿大的研究显示,风疹疫苗引发的不良反应发生率为 28.7/100 000,关节炎和关节痛的发生率为 0.3/100 000 [480]。一些急性关节病是由风疹病毒引起的,至少在成人中是这样,这也是风疹疫苗接种引起的最重要的不良反应[481]。虽然 HPV-77 株疫苗不再使用,但有大量的关于该疫苗与关节病变关系的研究。HPV-77 狗肾疫苗更容易引发关节病变,甚至在儿童中也是如此[20,483]。有时,还会引发神经病变如克氏综合征 (Catcher's Crouch) [24,483-487]。HPV-77DE

疫苗引发的关节病变发生率和年龄有关,例如女性受种者中 13 岁以下发生率是 0,13~16 岁为 2%,17~19 岁为 6%,20~24 岁为 25%,25 岁以上为 50%[488,489],症状持续时间可能较长[490]。在另外 2 个研究中,Cendehill 疫苗引起妇女不良反应的发生率分别为 23% 和 16%[491,492],在儿童中 RA27/3 疫苗引发的不良反应很少[493],但在成年人中一过性关节症状发生率约为 25%[471]。

Polk 等[494]在成年妇女中进行了不同风疹疫苗比较,表 53.18 中列出了他们的研究数据。他们还汇总了其他学者的研究,认为 HPV-77(狗肾)疫苗引发的一过性关节炎和关节痛的发生率在 35%~63% 之间,HPV-77DE 疫苗发生率在 27%~33% 之间,Cendehill 疫苗发生率为 8%~10%,RA27/3 疫苗在 13%~15% 之间。风疹疫苗引发的反应可以累及不同关节,但以膝关节和手指最常见,髋关节受累几乎没有。月经周期可能与关节症状有关,但存在争论[315,488,490]。

表 53.18 抗体阴性的与抗体阳性的成年妇女接种 MMR 疫苗或 MMR II 疫苗后的不良反应数

	MMR (HPV-77:DE-5)	MMR II (RA27/3)	对照组
人数	59	53	60
年龄(岁)			
X ± SD	29.29 ± 9.09	30.00 ± 9.81	30.70 ± 10.36
中位数	26	27	27
极差	19-58	19-58	20-58
任何关节表现	17(28.8%)	14(26.4%)	2(3.3%)
关节炎	9(15.3%)	6(11.3%)	0(0)
感觉异常 (paresthesias)	2	0	0
发热	5	1	4
皮疹	4	4	2
关节疼痛造成的误工天数[a]	8(4)	3(1)	0

[a] 受种者中由于感觉异常而误工的人数。
资料来源:POLK BF,MODLIN JF,WHITE JA,et al. A controlled comparison of joint reactions among women receiving one of two rubella vaccines. Am J Epidemiol,1982,115:19-25.

从关节疼痛者滑膜组织液病毒回收情况来看,风疹病毒感染[495]或接种 HPV-77DK 疫苗[496]后引发的关节疼痛的发病机制和病毒直接感染滑膜组织有关。实验室研究证实风疹病毒 RNA 和风疹肽可以导致自身免疫[497,498]。体内含有 II 型人类白细胞抗原 DR2 或 DR5 的妇女,接种疫苗后发生关节反应的危险度更大[499]。Miki 和 Chantler[500]进行的体外实验证明,野病毒和 HPV-77DE 株病毒可以大量复制,而 RA27/3 株疫苗只能引起 100~1 000 倍以下的复制。Cendehill 株病毒很难在关节组织中生长,基因图谱显示造成生长抑制的变异发生在非编码区域 5' 端[501]。尽管关节中没有找到 RA27/3 病毒,Tingle 等[502]从 2 名接种疫苗后发生长期关节炎的接种者外周血单核细胞中分离到了疫苗病毒。关节反应和 IgG 抗体升高或 IgM 抗体应答时间延长无关[502]。Bosma 等[22]检测了 79 名慢性关节炎病人的关节滑液或活组织标本,发现只在 2 个标本中检测到风疹 RNA,其中一个是类风湿关节炎患者,另一个是来自免疫缺陷患者,伴有由类菌质体引起的关节炎。他们认为风疹病毒从病原学上不会导致慢性关节炎,但病毒抗原或许可以长期存在于关节中,但较罕见。

Tingle 等[503]在不列颠哥伦比亚省进行了一项前瞻性研究,他们观察接种 RA27/3 疫苗后或自然感染后发生关节炎的情况,自然感染组急性关节炎发生率为 52%,疫苗接种组发生率为 14%。自然感染组中的妇女有 30% 的人关节炎反复发作,接种组中的妇女为 5%。关节炎的发生和循环免疫复合物无关[504]。

为了彻底解决争议并提取风疹病毒,1991 年医学研究所委员会建议进行一项以成年妇女为研究对象的前瞻性、双盲对照试验研究[505]。先后有六项研究符合这一思路。Phillips[506]、Frenkel[507]和 Nielsen[508]等先后进行了研究,但不能确证接种后发生慢性关节炎患者中体内病毒血症的存在。Zhang 等[509]的研究也没有证实类风湿关节炎患者的血液和关节滑液中含有风疹 RNA。Slater 等[510]观察了两个以色列妇女群体,其中一个群体接种了风疹疫苗,5~10 年后,接种组和对照组关节炎发生率分别为 3.9%、3.2%,没有显著性差异。在北加利福尼亚州的"凯撒"健康维护组织(Kaiser Permanente Northern California Health Maintenance Organization),Ray 等[511]分析了慢性关节炎和疫苗接种的关系,发现两者无关联。

最后,不列颠哥伦比亚小组进行了一项前瞻性研究,观察了大约 500 名妇女,对其中半数接种了疫苗,以安慰剂为对照,跟踪观察一年[512]。研究数据详见表 53.19。结果显示,急性关节炎和关节痛在接种组更常见,尽管超额归因危险度仅为 5%。在评估妇女顽固性关节病(persistent arthropathy)发生风险时,他们的定义是"顽固性关节病,在接种后 12 个月内任何时间发生的急性关节病后残留的关节炎和关节痛以及不能用其他原因解释的关节不适"。安慰剂组和接种组的慢性关节病发生率分别是15%、22%。但是，接种组中81名有急性关节病患者中，有58人（72%）发展为慢性关节病，安慰剂组中55名有急性关节病患者中，41人（75%）发展为慢性。所以，慢性关节病和先前的急性关节病有关，但和风疹疫苗接种无关。该研究没有记录两组人群症状的严重程度、出现的频率或症状持续时间。而且，根据作者的病例定义，急性关节痛持续3天，随后出现持续超过1个月的关节痛症状，就符合慢性或顽固性关节病定义。正因为如此，先前报道的慢性关节病发生与疫苗的关联就变得模糊。

表53.19 成年妇女中风疹疫苗接种组和安慰剂组中急性和慢性反应的发生频率

	分组 /%		优势比
	安慰剂组 (n=275)	接种组 (n=268)	(95% CI)
急性反应			
咽痛	32	34	1.09 (0.75-1.59)
淋巴结病 (lymphadenopathy)	10	19	2.21 (1.31-3.76)
皮疹	11	25	2.57 (1.58-4.21)
肌痛 (myalgia)	16	21	1.36 (0.88-2.10)
感觉异常	7	7	1.09 (0.57-2.09)
关节痛	16	21	1.42 (0.92-2.19)
关节炎	4	9	2.36 (1.13-4.92)
关节炎或关节痛	20	30	1.73 (1.17-2.57)
慢性反应			
肌痛	9	15	1.68 (0.99-2.84)
感觉异常	4	5	1.12 (0.50-2.50)
关节炎或关节痛	15	22	1.58 (1.01-2.45)

注：CI，置信区间。
资料来源：TINGLE A, MITCHELL L, GRACE M, et al. Randomised double-blind placebo-controlled study on adverse effects of rubella immunisation in seronegative women. Lancet, 1996, 349: 1277-1281.

最近，不列颠哥伦比亚研究小组利用另外几种方法，重新检测了先前研究中抗体阴性的标本，发现其中21.7%是阳性[513]。他们修订了自己的假设，认为对先前的风疹感染发生弱反应和无功能性免疫应答的妇女，在接种疫苗后易出现关节不适。但是，他们没有重新检测先前安慰剂对照组的样本，所以新的结论存在质疑。而且，在拉丁美洲开展的针对数以百万的包括育龄期妇女人群的大规模疫苗接种活动中，没有发现慢性关节炎的超额报告（WHO风疹立场文件）[514]。

将所有的研究结果汇总在一起，可以得出一个结论：尽管由RA27/3株病毒引起的慢性关节病在生物学上是可能的，但没有得到病毒学和流行病学的证实，即使发生，也极其罕见。然而，即使RA27/3疫苗在拉丁美洲数百万人群包括成年人群中广泛使用，持确认观点的不列颠哥伦比亚研究报告也没有公开发表。在2011年的报告中，医学研究所进行了总结，认为现有的证据不足以肯定或否定接种MMR疫苗与妇女慢性关节痛或关节炎的因果关系[480]。但是，基于医学研究所的报告，国家疫苗伤残赔偿计划接受了风疹疫苗可以导致慢性关节病的假设，并且已经对56例结案病例中的23例做出了赔偿[515]。

Chiba等[516]报道了关节炎患儿存在风疹特异性细胞免疫应答抑制现象。33个接种后发生关节痛者中有11人出现风疹抗原循环免疫复合物，而另外19个未发生关节痛的接种者中，仅有3人存在风疹抗原循环免疫复合物[517]。

神经系统不良反应事件

关于RA27/3疫苗引起的神经系统不良反应事件有数起报道，所以全面回顾所有疫苗株引起神经系统反应的相关信息是有必要的[518]。多神经病可由风疹自然感染引起，也是风疹疫苗引起的罕见不良反应之一。Schaffner等[519]回顾了1974年的资料，发现共有299例在接种疫苗后出现多神经病的病例，他们接种的疫苗是HPV-77DE、HPV-77DK和Cendehill株疫苗，但后者的发生频率较低。多神经病的症状大概从免疫后40天时开始出现，有两种临床表现，一种表现为手臂的感觉异常和疼痛，另一种表现为膝盖疼痛，导致患者多选择蹲伏姿势，该症状可能会反复发作。另外，腕管综合征（carpal tunnel syncrome）和刺激性颈交感神经麻痹，即霍纳综合征（Horner syndrome），也有报道。多神经病的患儿表现为运动和感觉神经传导受损。Cusi等[520]研究了一名患轻型周围神经病的年轻女性，该患者免疫前为抗体阴性，从免疫后4周时开始出现症状。在患者体内可检测到髓鞘碱性蛋白抗体。作者通过接种与风疹C蛋白肽具有同源性的髓鞘衍生肽，在老鼠体内诱导出风疹结合抗体。他们试图在患者白细胞中找到风疹病毒或基因组，但没有成功。

学者报道了另一些可能与接种有关的神经系统不良反应。有2人在接种风疹疫苗后发生视神经炎，其中1例接种的是HPV-77DE疫苗[521]，另1例是上文未谈到的疫苗[522]。沙特阿拉伯报道了2例接种MMR疫苗后出现前葡萄膜炎[523]。关于接种

RA27/3、Cendehill 和上文未谈到的疫苗后发生横贯性脊髓炎（transverse myelitis）的报道有 2 次[524]，发生弥漫性脊髓炎（diffuse myelitis）的报道有 3 次[140,525]。有 6 人在接种含有 RA27/3 成分的 MMR 疫苗或 MR 疫苗后发生横断性脊髓炎，当然有可能疫苗中其他成分是真正的原因[526-528]。接种 RA27/3 疫苗后发生面部感觉异常也有报道[529]。日本报道了一名受种者接种 Takahashi 株疫苗后，发生了弥漫性脑脊髓炎（disseminated encephalomyelitis）[530]。2 人在接种 HPV-77DE 疫苗后出现吉兰-巴雷综合征，但没有在病原学上得到证实[524,531]。

学者报道了风疹疫苗和其他疫苗联合接种后发生吉兰-巴雷综合征[532]。在英国开展 MR 疫苗接种活动中，吉兰-巴雷综合征的发生率要低于预期（1/100 000 儿童）[533]。另外，在芬兰也进行了一次大样本的回顾性研究，显示接种 MMR 疫苗后没有出现该综合征聚集性发生的现象，也没有引起曾经患有该综合征的患者疾病的复发[534]。芬兰的另一项研究显示，MMR 疫苗和脑炎、无菌性脑膜炎及自闭症没有关联[535]。Chantler 等[536]的研究显示风疹病毒在星形胶质细胞中生长良好，但很少在少突胶质细胞中生长，提示病毒复制可能与脱髓鞘病变无关。

其他不良反应事件

一项关于输入疫苗受种者血液的研究显示，没有发现疫苗病毒通过输血传播的证据[537]。

有 1 例接种风疹疫苗后出现了"骨变化"[538]，但病毒分离阴性，IgM 抗体阴性，这使得疫苗接种和"骨变化"的关联呈现不确定性。还有 1 例在接种后出现了轻型睾丸炎（mild orchitis）[539]。

关于接种风疹疫苗[540-542]（尤其是三价联合疫苗[543,544]）后发生血小板减少症（thrombocytopenia）有多篇报道。一些无症状受种者出现血小板减少的症状，同时自然感染也可以发生这种症状。一般认为，风疹自然感染引起的血小板减少症发生率为 1/3 000[545]，是由疫苗引起的 10 倍[543]。麻疹疫苗和风疹疫苗都可能是血小板减少症的原因[546]。在一些接种日本株疫苗后发生血小板减少症患者体内发现存在抗风疹的血小板结合抗体（platelet-binding antibodies）[547]。另外，有报道说接种 MMR 疫苗后加重慢性血小板减少症[548]，重复接种后导致血小板减少症患者疾病复发[549]。英国的一项研究显示，接种 MMR 疫苗 6 周内发生血小板减少症的风险是 1/22 300 剂，但只有 2/3 归因于疫苗，即风险为 1/33 000 剂[550]。另一项英国的研究得到的结论是，接种 MMR 疫苗后发生血小板减少症的发生率为 1/50 000 剂[551]。美国疫苗安全数据共享联盟（American Vaccine Safety Datalink）的研究收集了超过 100 万剂次 MMR 疫苗接种数据，得到的免疫性血小板减少症（immune thrombocytopenia）发生率为 1/40 000 剂[552]，这和系统回顾病例报告资料后得到的发生率相近[553]。系统回顾和病例报告[554]均未发现儿童接种疫苗与慢性血小板减少症有因果关系。

免疫实施咨询专家委员会（Advisory Committee on Immunization Practices，ACIP）不推荐对接种 MMR 疫苗后出现血小板减少性紫癜（thrombocytopenic purpura）的个体进行再免疫[555]，但是接种疫苗的益处和风险需要重新衡量，尤其是考虑到英国得出的接种 MMR 疫苗不会导致既往血小板减少症患者疾病复发的结论[556]。

在瑞典的研究中，检测了胰岛细胞和甲状腺细胞的自身抗体水平，发现接种 MMR 疫苗前后，抗体水平没有上升，提示接种 MMR 疫苗不会造成糖尿病和甲状腺炎。

最近，法国学者报道了风疹疫苗病毒可以触发 T 细胞缺陷儿童出现皮肤肉芽肿。这些病人可以检出 RA27/3 病毒基因，通过免疫荧光法进行活检显示存在风疹病毒[558]。这个发现得到了美国疾病预防控制中心（CDC）的确认。风疹疫苗病毒在角质细胞尤其是 M2 型巨噬细胞中持续存在[558a]。法国的另一项研究，证实了这种并发症并不罕见[558b]。和其他活疫苗一样，免疫缺陷是疫苗接种的禁忌证。

有学者发现，风疹疫苗可以暂时抑制非特异性细胞免疫[559]，包括结核菌素反应、细胞介导的念珠菌免疫力试验、植物血凝素反应和抗原回忆性迟发型超敏反应，它还引起抑制性 T 细胞上升[560-562]。免疫后 7 天时淋巴细胞会下降，30 天时 TNF-α、IL-10、IL-4 水平上升，IFN-γ 水平下降[336]。随访研究显示，RA27/3 疫苗不会增加受种者癌症的发病风险[563]。通过分析美国疫苗不良事件报告系统（Vaccine Adverse Events Reporting System，VAERS）2003—2013 年期间成人接种 MMR 疫苗的数据，没有发现异常的安全信号。发热、皮疹、疼痛和关节痛是最常见的症状[564]。

风疹疫苗的适用人群

风疹疫苗接种的目标人群详见表 53.20。

婴儿

在美国和其他发达国家，学龄前儿童是风疹疫苗的适用人群，既可以保护他们将来免于风疹感染，也

表 53.20 风疹接种的目标人群

婴儿≥12月龄
大年龄儿童和青少年人群中无免疫史者
大学学生
托幼机构工作人员
医疗卫生工作人员
部队工作者
怀孕前的成年妇女
产后抗体阴性的妇女
与孕妇接触的成年男性
上述目标人群均包括在2剂次消除策略中

可以通过减少病毒循环来保护他们的母亲。由于受种者无传染性,所以怀孕母亲的婴儿可以接种疫苗。

通常在婴儿12~15月龄时,接种MMR疫苗或者MMRV疫苗。如果婴儿错过了接种,那么可以在以后进行接种,美国大多数州要求必须在入学前完成免疫。风疹疫苗的首剂接种年龄,并不像麻疹疫苗那么严格。足月儿和早产儿都均有来自母体的母源抗体,但小于28孕周的早产儿抗体水平较低。一般来说,风疹抗体消失速度较快,6~12月龄时抗体阳性率仅为13%,9~12月龄时为5%,12~15月龄时为2%[565-567]。从9月龄开始,抗体阳转率几乎为100%[360,568-573],在巴西进行的研究也显示6月龄接种可产生可靠的免疫效果[161],但是没有必要在婴儿小于1岁时进行接种[574]。三项独立的研究显示,急性呼吸道感染对12~18月龄儿童血清阳转率没有影响[575-577]。

青少年

如果没有疫苗接种史,那么处于青春期的无论男女,都是风疹疫苗的适用人群。而且,很多国家要求在儿童入小学前,或者11~13岁时,需要接种第2剂含风疹成分的MMR联合疫苗。这一策略的初衷,是为了预防初始免疫失败导致的易感者积累继而导致麻疹在学校暴发,这一策略同时也可以为风疹抗体未阳转和风疹抗体滴度下降的个体提供保护。尽管风疹疫苗再免疫的依据不充分,2剂的免疫程序已经成为美国和其他一些国家的标准程序(见上文中"免疫持久性和疫苗再接种"章节,和下文中"免疫接种的流行病学效果"章节)。

在英国,疫苗的接种对象曾经以11~14岁女孩为重点,认为在10~20年的时间内,能够形成一个免疫女性群体。这一政策的成功之处详见下文中"免疫接种的流行病学效果"章节。简言之,优点是将目标人群缩小为未来的母亲,缺点是较高的拒种率不足以阻断病毒循环。然而,在美国威斯康星州(Wisconsin)一个乡村小镇,Schiff等[578]成功地使高中女生接种率达到97%,并取得了很好的效果。青春期少女接种的同时可以开展避孕知识宣传,这需要根据特殊人群的具体情况来决定[579,580]。

成人

CRS最快、最直接的预防策略就是在成年妇女中接种风疹疫苗。实施这一策略所面临的主要问题是可能对一些未知怀孕的妇女接种疫苗,但观察到的孕妇接种疫苗对胎儿的风险是零(见下文中"妊娠"章节)。

临床诊断是不准确的,所以依靠既往临床诊断的风疹患病史来识别妇女抗体阳性或者阴性,是不可靠的[581]。既往未接种过风疹疫苗的妇女,无须进行血清检测,均应接种疫苗[574]。然而,实际工作中常检测妇女免疫状态,在妇女口服避孕药或者采取其他避孕措施时给予接种[582-585]。风疹疫苗的免疫接种,可以作为女性常规妇科检查、婚前筛查、入职体检和其他一些医疗服务的一部分,但要确保在接种后1个月内避免怀孕。抗体水平低的妇女是否需要接种是经常遇到的疑问,如ELISA检测结果恰好低于界值,凝胶溶血试验结果在10~15IU之间,或者HI法检测抗体为1:8。资料显示,上述情况中的妇女虽然通常有免疫力,但具有较高的再感染风险[585],因此需要接种1剂风疹疫苗(见上文中"再感染和人群免疫力"章节)。没有证据显示,抗体阳性的妇女接种疫苗,会增加不良反应的风险。

妇女产后接种风疹疫苗被广泛接受[491,587-593]。例如,在英国56% CRS患儿是由经产妇所生[594],母亲接种疫苗这一举措可有效预防婴儿CRS。Edmond和Zealley[595]观察了在爱丁堡通过对女孩和产后的妇女(大部分在产前筛查时发现抗体阴性,但未接种疫苗)接种疫苗所取得的CRS预防效果。为了避免产后妇女短时间内再次怀孕[594,596],会采取使用孕激素等避孕措施[597]。接受输血或血液制品如$Rh_0(D)$免疫球蛋白者,因为制品中可能有风疹抗体,接种疫苗后应该检测血清阳转情况。

产妇不会通过产道排出风疹疫苗病毒[598],但可以从乳汁中分泌疫苗病毒[599],从而传递给新生儿,但不会出现风疹感染的症状,且不会产生对风疹疫苗的免疫耐受[600-602]。所以,母乳喂养不是接种的禁忌证。

成年男性,如果不是处于高发病风险人群中,尽管可以作为传染源感染孕妇,但一般不是接种的目标人群[603]。在克罗地亚暴发的风疹提示，虽然对婴儿和妇女进行常规接种，在散居环境的成年男性中仍会发生传播流行[604]。

在拉丁美洲，女性和男性均接种疫苗，使得风疹很快得到控制。

入伍新兵和大学生

在美国，在军队内部开展风疹疫苗常规接种，使得军队中的风疹被成功地消除[381]。在新加坡，连续多年对军人接种风疹疫苗，也成功消除了风疹[605]。在英国，由于没有对部队常规接种风疹疫苗，造成英国驻波斯尼亚的部队发生风疹流行[606]。法国军队新兵没有常规接种风疹疫苗，导致风疹呈常年流行[607]。高校是大量易感的年轻人聚集的场所，因此推荐对高校学生接种MMR疫苗[574]；原则上，这些接种可能是额外的接种，但对控制高校麻疹暴发和风疹暴发有重要作用。

医疗机构工作人员

发生在医院的风疹暴发[608-611]，可能导致孕妇暴露于风疹，因此建议医疗卫生工作人员无论男女，均应强制接种风疹疫苗[612]。在一起医院风疹暴发中[613]，强制接种疫苗的部门未受影响，而自愿接种疫苗的部门出现大量风疹病例，其中包括孕妇。一项综合评估再次肯定了向医疗卫生人员接种疫苗的建议。

国际旅行者

因为美国已经消除了本土的风疹和CRS，如果以前未接种过，准备外出的旅行者应提前接种风疹疫苗，因为美国居民到未广泛接种风疹疫苗的国家旅游后造成很多输入性病例。尤其是无免疫史的育龄期妇女，如果到未开展风疹疫苗接种的国家旅游，建议接种疫苗，以降低暴露于风疹的风险。

禁忌证

一般禁忌证

轻微呼吸道疾病患者，无论是否发热，均可接种风疹疫苗（见上文"风疹疫苗的适用人群"章节）。先天性免疫缺陷者不能接种活病毒疫苗，但其家庭成员可以接种MMR疫苗[574]。接受免疫抑制剂治疗的患者，在治疗停止3个月后，可接种风疹疫苗。一个患有急性淋巴细胞白血病（lymphoblastic leukemia）的16岁男孩，接种RA27/3疫苗后发生白细胞慢性感染，抗体呈高滴度，同时他还出现了关节炎症状，需要短时间的免疫抑制治疗，幸运的是患者已自愈[615]。短时间（2周内）的皮质类固醇治疗不是风疹疫苗的禁忌证。Ljungman等[616]对2年前因骨髓移植而免疫力消失的个体接种风疹疫苗，阳转率达75%，且没有发现安全问题。King等[617]进行了同样的研究，血清阳转率达91%。

患有慢性肾病接受透析治疗的儿童，在接受肾移植前，是可以接种风疹疫苗的[618]。

对新霉素过敏者，不能接种含有该成分的风疹疫苗[619]。MMR疫苗包含了在禽类组织中生长的其他疫苗病毒，而单价RA27/3疫苗制备于人二倍体细胞，所以对鸡蛋敏感的个体发生不良反应是非常罕见的。

IgG问题

在接受含有风疹IgG抗体成分的制品前2周或后3个月内接种疫苗是不合适的[233,574]。然而，抗$Rh_0(D)$球蛋白不会干扰产后妇女的接种效果[593]，但应在接种6周后检测风疹抗体。因为在很多国家，风疹疫苗是和麻疹疫苗同时接种的（MR疫苗，MMR疫苗），所以在接种疫苗时还应同时考虑包含麻疹成分疫苗（measles-containing vaccine，MCV）的接种注意事项。所以，使用免疫球蛋白或其他含有抗体成分的血液制品会在使用后3~11个月内消弱麻疹疫苗的效果，这取决于麻疹抗体的含量。

人类免疫缺陷病毒感染

关于HIV阳性的儿童接种风疹疫苗后的免疫效果的资料不多，但有一项研究报告显示阳转率为80%[620]。另一项研究也得到了相近的结果，并且发现再次免疫后阳转率达100%[621]。最近一项研究显示，感染HIV的围生期儿童接种MMR后阳转率为65%[622]。相对而言，无症状的HIV阳性儿童对风疹疫苗免疫应答良好，但在HIV晚期的儿童免疫应答弱[623]。有报告显示HIV阳性的妇女接种疫苗是安全的[624,625]。

无症状的HIV感染儿童，应该接种MMR疫苗。对10名HIV感染者进行的病毒学研究表明，接种MMR疫苗后，检测不到风疹病毒[626]。对于免疫抑制不严重的AIDS患者，也应考虑接种MMR疫苗。一项研究表明，有AIDS症状的儿童接种疫苗后产生的免疫应答要弱于无症状者，后者能产生正常的免疫应答[627]。在感染HIV之前风疹抗体呈阳性的儿童和成人，能够维持高亲和力风疹抗体，因此不需要再接种疫苗[628]。

有趣的是,接种风疹疫苗可导致短暂的 HIV 抗体(ELISA 试验)阳性[629]。

幼年特发性关节炎(juvenile idiopathic arthritis)

一项包含 314 名此病患者的研究显示,接种风疹疫苗后发病未上升[630]。使用甲氨蝶呤(methotrexate)和依那西普(etanercept)治疗方案与免疫失败和免疫应答无关[371]。只有 1 名患者在接种日本株风疹疫苗后病情恶化[371,631]。

急性成淋巴细胞性白血病(acute lymphoblastic leukemia)

患儿在治疗后抗体水平下降,但对再次接种免疫应答良好[632]。

妊娠

尽管很多证据表明 RA27/3 疫苗对于胎儿是安全的,但是孕妇仍禁忌接种风疹疫苗,同时妇女应在接种后 1 个月内(28 天)避免怀孕。曾经有一个母亲接种疫苗 7 周后受孕,发生了野病毒传递给胎儿的情况[628],所以接种后 1 个月内避免怀孕的原建议,被延长至接种后 3 个月,但是疫苗病毒造成胎儿损害的证据是不存在的[633]。表 53.21 是美国、英国和德国发表的相关数据[634-636]。疫苗病毒通过胎盘传染给胎儿的情况罕见,在 708 名接种疫苗的孕妇中发现了 4 例。更重要的是,在 2 750 例妊娠期间接种疫苗者中,没有出现 CRS 病例。Hoffman 等[637]报道了一名怀孕 3 周后接种风疹疫苗的孕妇,婴儿出生后存在排毒(RA27/3)情况并持续到 8 月龄,但是没有出现畸形等异常情况。

来自德国和拉丁美洲的数据,为孕妇接种风疹疫苗的安全性提供了强有力的支持。在德国,126 个母亲风疹抗体阴性的婴儿中,有 6 例婴儿(4.6%)脐带血风疹 IgM 阳性,还有 131 名婴儿未进行标本检测,他们中没有出现 CRS 相关症状(Enders G. Personal communication to SA Plotkin,2006)。拉丁美洲在为消除风疹而努力的过程中(见下文),哥斯达黎加、巴西、厄瓜多尔、萨尔瓦多、巴拉圭、阿根廷和墨西哥等国家[638-640]对不知道自己怀孕而接种了该疫苗的孕妇进行了调查,虽然脐带血风疹 IgM 阳性率为 3.6%,但未发生 CRS 确诊病例,胎儿死亡率也没有增加[641,642]。在以色列进行的小样本研究也得到了相同的结果[362]。伊朗在 2003 年 12 月进行了大范围的 MR 疫苗接种,其间发生了孕妇意外接种疫苗,对其中 535 名接种疫苗前抗体阴性和未进行抗体检测的母亲所产婴儿进行了随访,发现只有 5 名婴儿 IgM 抗体阳性,没有出现 CRS 症状[400]。

在 6 个拉丁美洲国家开展的研究,收集了大量新证据,支持现有的关于怀孕前或怀孕后短时间内接种风疹疫苗后发生 CRS 的风险是可忽略不计的或未发现风险的结论。在 1 980 名随访的易感孕妇中,70 名(3.6%)婴儿发生先天性风疹感染,但均未出现与 CRS 相关的先天性缺陷[639]。在巴西的研究中,1 名风疹 IgM 阳性的婴儿有 CRS 的临床表现,但通过病毒培养利用分子基因分型技术检测到风疹野病毒[640]。Badilla 等[643]随访了超过 3 000 名在哥斯达黎加风疹疫苗接种活动中接种疫苗的妇女,其中 1 191 名密切随访。对接种前抗体阴性、抗体阳性和抗体未知的亚组进行比较发现,胎儿结局无差异,与 CRS 缺陷无关联,新生儿 IgM 无阳性。在伊朗,随访 106 名接种 MR 的孕妇,也未发现有临床或血清感染的证据[644]。60 名在受孕期接种疫苗的孕妇所产婴儿未发现 CRS 患儿[645]。最后,一项包括 175 名墨西哥易感妇女所产 174 名婴儿的前瞻性研究显示,全部婴儿 IgM 阴性,且未发现 CRS 相关的缺陷[638]。

根据表 53.21 中的数据,理论上疫苗引起的 CRS 的风险最大值是 0.2%,远远低于风疹野病毒的风险和孕期非 CRS 诱导的先天性缺陷风险。如果仅使用已知抗体阴性母亲接种疫苗的个体为基数,计算得到的危险性也不超过 2.1%。这些最新的数据,大大降低了疫苗造成 CRS 的理论风险。由于观察到的危险性是零,所以母亲孕期接种风疹疫苗,不再作为导致流产的指征[646,647]。

这些数据,打消了孕妇接种风疹疫苗的顾虑。对 2003—2013 年疫苗不良事件报告系统的数据进行分析显示,131 名孕妇单独或与其他疫苗一起接种了 MMR 疫苗,分娩的婴儿,没有出现 CRS 相关的畸形[564]。基于美国疫苗安全数据库 2002—2009 年的数据,接种 MMR 或单价风疹疫苗的孕妇比例分别为 1.19/1 000 孕妇、0.16/1 000 孕妇[648]。事实上,没有证据证明孕期接种其他活疫苗或灭活疫苗是危险的[649]。

同时接种黄热病疫苗(concomitant yellow fever vaccine)。巴西的研究报告显示,与分别接种相比同时接种风疹、流行性腮腺炎和黄热病疫苗后血清阳转率较低,虽然同时接种可以很快检测到风疹的免疫反应[650]。

CRS 患儿

CRS 患儿对肠外用风疹疫苗不产生免疫应答,即

表 53.21 意外接种疫苗的风疹易感妇女数据汇总

国家	接种风疹疫苗妇女的活产儿		
	怀孕前或怀孕后 3 个月内	有感染证据	CRS 相关畸形
美国	324[a]	6/222 (2.7%)	0/324
Germany (West BRD)	280[a]	3/69 (4.3%)	0/279
瑞典	5[a]	NK	0/5
英国	71[a]	4/52 (7.7%)	0/71
巴西	1 647[b]	67/1 647 (4.1%)	0/1 647
厄瓜多尔	43[b]	2/43 (5%)	0/43
萨尔瓦多	59[b]	1/59 (1.6%)	0/59
巴拉圭	119[b]	0/119	0/119
伊朗	117[c]		0/117
哥斯达黎加	93[b]	0/93 (0%)	0/93
墨西哥	175[d]	0/174	0/174
合计	2 933[e]	83/2 478 (3.3%)	0/2 931

[a] 资料来源:CDC. Rubella prevention:recommendation of the Immunization Practices Advisory Committee. MMWR Recomm Rep,1990,39(RR-15):1-18.

　　CDC. Rubella vaccination during pregnancy:United States,1971-1988. MMWR Morb Mortal Wkly Rep,1989,38:289-293.

　　ENDERS G. Rubella antibody titers in vaccinated and nonvaccinated women and results of vaccination during pregnancy. Rev Infect Dis,1985,7(suppl):S103-S107.

[b] 资料来源:CASTILLO-SOLÓRZANO C,REEF SE,MORICE A,et al. Rubella vaccination of unknowingly pregnant women during mass campaigns for rubella and congenital rubella syndrome elimination,the Americas 2001-2008. J Infect Dis,2011,204(suppl 2):S713-S717.

[c] 资料来源:HAMAKAR R,JALILVAND S,ABDOLBAGHI MH,et al. Inadvertent rubella vaccination of pregnant women:evaluation of possible transplacental infection with rubella vaccine. Vaccine,2006,24:3558-3563.

[d] 资料来源:REYNA J,HERBAS I,GÓMEZ M,et al. Perinatal outcome of inadvertent immunization with the measles-rubella vaccine in pregnant Mexican women during the campaign for the eradication of congenital rubella in 2008. World J Vaccines,2011,1:1-4.

[e] 实验室证实的易感者,实际的易感者可能更多。

注:BRD:德意志联邦共和国(Bundesrepublik Deutschland);CRS:先天性风疹综合征(congenital rubella syndrome);NK:未知(not known)。

使在抗体阴性时也是如此[651]。CRS 患儿的这种特性原因未知,可能与抗体以外的免疫影响因素有关,但与免疫耐受无关。实际上,81.5% 的 CRS 患儿在出生后 5 年内抗体阳性,但抗体滴度以 18.5% 的水平下降,下降速度要快于正常儿童自然感染后抗体的下降速度[651]。尽管 CRS 患儿可以通过鼻内吸入 RA27/3 疫苗的途径进行免疫[652],但是缺少官方的推荐。

公共卫生的思考

免疫接种的流行病学效果

制定风疹免疫规划的目的在于预防宫内感染造成的 CRS,以及为了预防偶见于成人风疹患者的并发症的发生。自从 1969 年风疹疫苗获得许可上市后,风疹和 CRS 的全球流行病学特征发生了巨大改变。在 2000 年,世界卫生组织(World Health Organization,WHO)召开会议,回顾了全球 CRS 流行特征和预防控制现状[653,654]。与上一次在 1984 年召开的全球 CRS 会议相比,许多发展中国家提供了 CRS 疾病负担的数据,更多的国家将风疹纳入国家免疫规划,实验室诊断技术也有了进步。在 1996 年,只有 83 个国家或地区将风疹疫苗纳入国家免疫规划。2000 年以来,更多国家引入了包含风疹成分的疫苗,WHO 的 2 个区域(美洲区和欧洲区)分别制定了到 2010 年和 2015 年实现消除风疹的目标,WHO 的 1 个区域(西太平洋区)制定了消除风疹和 CRS 的目标。截至 2016 年 9 月,194 个报告国家和地区中,由 140 个国家(72%)增加到 149 个国家(77%)将风疹疫苗纳入国家免疫规划。使用风疹疫苗国家的比例如图 53.4 所示[655]。最近增加的国家主要位于亚洲和非洲。虽然 1 剂的风疹疫苗免疫已经足够了,但多数国家由于使用 MR 疫苗,所以风疹疫苗也采用与麻疹疫苗相同的 2 剂免疫策略[656]。

美国

美国风疹疫苗接种取得令人瞩目的成就,报告的风疹病例数大幅下降。自 1969 年疫苗获得注册批准以来,没有发生大规模的风疹疫情暴发,之前观察到的流行周期是 6~9 年。

这瞩目的成功来自于美国最初将接种对象定为儿童,以期通过提高群体免疫力来保护育龄期妇女。然而,1977—1978 年进行的评估显示,虽然这个措施对于儿童的风疹有明显的效果,但是对于年龄在 15 岁以上的人群来说,风疹患病率与实施免疫接种之前没有明显的差异[233]。对集体单位和城市范围的暴发进行专题研究显示,群体免疫力是有限的,只有大约 50% 的保护[393,657,658]。而且,儿童并不是其母亲的唯一传染源[659]。血清学调查显示青少年和成年人中有 12%~24% 的抗体阴性。因此,提出扩大免疫人群的规划。此后,风疹的发病率下降到 1/100 000 以下,并且 CRS 的发病率降至 0.1/100 000 新生儿[182](图 53.5)。

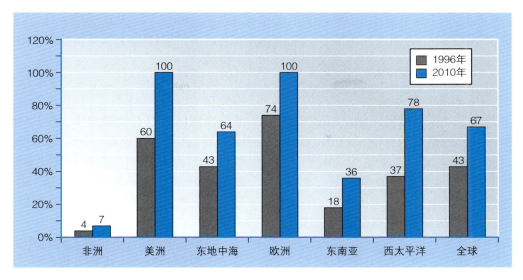

图53.4 世界卫生组织不同地区成员国1996年和2010年常规使用风疹疫苗国家的百分比
资料来源：REEF SE, STREBEL P, DABBAGH A, et al. Progress toward control of rubella and prevention of congenital rubella syndrome: worldwide, 2009. J Infect Dis, 2011, 203: S24-S27.

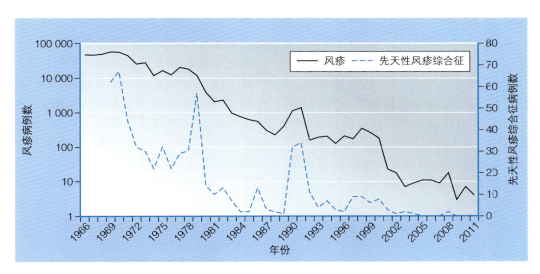

图53.5 1966—2009年美国报告的风疹和先天性风疹综合征（CRS）病例数

在1988年，报告的产后风疹病例数达到历史低点，且1989年只登记了1例CRS病例。在加利福尼亚州，在未免疫接种的移民及不接受疫苗接种的宗教团体中出现过大规模的风疹暴发，随后出现CRS病例[189,660]。1988—1994年进行的血清学调查显示，6~11岁的儿童抗体阳性率是92%，但是20~29岁的人群只有85%[661]。

在20世纪90年代中期，风疹主要发生在国外出生的西班牙裔成年人中，他们没有疫苗接种史或接种史不详，在美国常住人口中的病毒传播和循环也非常有限[662]。从1997年到1999年，患CRS的24名婴儿中有20名（83%）婴儿母亲是西班牙裔，其中91%的母亲是在国外出生[179]。母亲出生的国家主要包括墨西哥、中美洲国家和讲西班牙语的加勒比海国家。基因测序证实几个小规模暴发是由输入性病毒株引起的[214]。最后，美国在2001年成功实现了消除本土风疹流行的目标并维持至今，CRS成为输入性疾病，最近1例输入性CRS病例母亲是利比里亚移民[663,664]。

成本-效益分析显示，在美国为儿童接种风疹疫苗，每支出1美元能够节省7.70美元[665]。

大量的证据证明，在美国没有本土风疹流行，因此疾病预防控制中心（Centers for Disease Control and Prevention, CDC）和专家委员会在2004年宣布美国已经消除风疹[400]。之后，美国一直将风疹和CRS维持在消除水平。作为美洲地区麻疹、风疹和CRS消除证实工作的一部分，美国疾病预防控制中心于2011年12月召集了外部专家小组,审查了消除的证据。该小组得出结论,美国已经消除了风疹和CRS[666]。最近的血清学数据显示,95%的美国人有风疹抗体[667]。

同时,麻疹病例不断增多,使第2剂麻疹疫苗接种成为常规,且通常采用联合接种MMR疫苗[668,669],因此风疹疫苗的再接种也成为标准,可在小学入学(4~6岁)或中学入学(11~12岁)时进行。由于对青春期前的大龄儿童进行再接种存在争论[467],美国将MMR疫苗的再接种年龄统一规定为4~6岁。一项关于效益和成本比的经济分析显示,直接成本和社会成本分别是14.2和26.0[670]。

加拿大

在加拿大,不同的省采用的策略不同,一种策略是对婴儿进行常规接种,另一种是对学龄前特定年龄组的女孩进行接种[241,638]。第1种策略使全省风疹发病率下降,而第2种带来的改变很小。但是,整个加拿大的CRS报告数下降。在1983年,所有的省均采用对婴儿进行常规接种,同时对12岁无免疫史的女孩补种疫苗的策略[671]。1996—1997年,在全国范围内实施2剂MMR疫苗的免疫策略。作为消除麻疹策略的一部分,一些省开展了MR疫苗强化免疫活动。随着麻疹-风疹免疫规划带来的成功,除2005年安大略省宗教社区的发生一起风疹暴发外,从1999年开始风疹发病率就维持在低水平。流行病学和实验室监测的数据显示,加拿大已经成功阻断了风疹病毒的本土流行[672]。

欧洲

WHO欧洲区有53个成员国,包括西欧和东欧,俄罗斯和新独立的国家(Newly Independent States)。WHO欧洲区制定了消除风疹的目标,进而到2010年将CRS发病率降至1/100 000以下[673],截至2004年区域内90%的成员国使用了风疹疫苗[674]。到2009年,全部53个成员国均使用MR疫苗或MMR疫苗将风疹疫苗纳入儿童常规免疫[675,676]。多数国家使用MMR疫苗,并推荐2剂的免疫程序。斯堪的纳维亚国家已经成功消除了风疹(详见"斯堪的纳维亚国家")。西欧的风疹发病率相对较低,中欧和东欧较高,在新独立的国家更高[677,678]。但是,欧洲南部2010年MMR疫苗接种率较低,并发生了麻疹和风疹的流行,所以尚未实现消除目标,于是实现消除风疹目标的时间延迟至2015年[679]。欧洲区风疹病例数从2000年41个国家的621 039例下降到2014年37个国家的640例[146]。2015年11月,在欧洲区消除证实会议上,23(43%)个成员国被证实阻断了风疹的本土传播[680]。

英国 1970开始,英国实施对在校女生接种风疹疫苗的免疫策略[264,681]。在随后的几年中,报告的风疹病例数只有少量减少,但报告的CRS病例数减少75%[682]。在校女生中约15%拒绝接种[683,684],所以88%出疹疾病的妇女没有风疹疫苗接种史也就不足为奇[685]。血清学研究显示,接种可以减少年轻女性抗体阴性率[685-688],但仍有大量的易感人群存在[688,689]。

在慎重考虑后,英国将儿童也作为接种人群,这和美国现在的免疫策略是一致的[681,690-693]。从1988年10月开始,英国推荐给所有婴儿接种MMR疫苗[694],1994年开展了大规模的MR疫苗接种活动。英格兰和威尔士的先天性风疹数和风疹导致的人工流产数显著下降[695],1995年只报告了1例CRS病例[696,68]。1996年,英国出现风疹重新流行,主要发生在无免疫史的成人和青春期男性人群中[697],这次流行也造成CRS病例增加。于是,1994—1995年,开展了以5~16岁的男孩和女孩为目标人群的强化免疫活动,使青年人群易感者和风疹病例大幅度减少。

来自亚洲和非洲国家的孕妇,抗体阴性的可能性较大[698,699]。在希腊籍大学生群体中由于输入性病例引起了风疹的暴发[700]。2011年,英国女性为血清学阴性率为7%,1986年以后出生的女性抗体阴性率为18%[701],这可能是由于公众对MMR疫苗和儿童自闭症关系的担心,使风疹疫苗接种率下降,但是CRS病例仍罕见[702]。

斯堪的纳维亚半岛 在1982年,瑞典采用了2剂的免疫策略:18月龄和12岁时各接种1剂[703,704]。

瑞典在校女生的疫苗接受率达88%,其他儿童人群甚至更高。有研究报道了12岁儿童接种疫苗后麻疹和流行性腮腺炎的血清阳转率可能存在问题,但风疹疫苗对程序中的2组人群均能产生良好的免疫效果[705]。Christenson和Bottiger[706]研究了1 343名12岁的抗体阴性者,发现接种后血清阳转率达100%。1974年前,每年CRS病例报告数为14例,1975—1985年间为2例,1985年至今没有病例报告[707]。

但是,一些人对疫苗接种的抵触,使婴儿不能及时接种疫苗[708]。2012年一起风疹暴发导致50例病例,主要集中在一个有神秘信仰的社区[709]。

在丹麦,1996年后没有风疹病例报告[710]。一项专项研究调查了在1987年开始使用风疹疫苗之前,由先天性风疹导致的26例先天性白内障(congenital cataracts）的病例，其中只有 1 例属于本土感染[711]。对 2008 年以前在丹麦出生的盲聋人群进行的一项调查显示，成人病例中由先天性风疹引起者占 32%，儿童病例中这一比例仅为 3%[712]。

芬兰 2 剂的免疫程序是：14~18 月龄、6 岁各接种 1 剂，监测数据显示儿童受到了保护，发病高峰向成人转移[713]。芬兰 2 剂的免疫策略所取得成就是令人瞩目的，Peltola 等[714]总结了这一策略的效果：成功地消除了风疹、麻疹和流行性腮腺炎的本土流行。在执行这一策略的同时，也加强了疾病监测体系的建设。相关的研究显示，2 剂的免疫程序没有出现严重不良反应，抗体持久性良好。Ukkonen[715]提供了风疹流行病学和人群免疫力的资料。图 53.6 所示，2 剂的免疫策略消除了青春期人群的抗体阴性状态，并成功消除了风疹。从 1986 年以来，没有 CRS 病例报告，最后 1 例本土感染的风疹病例发生在 1996 年，1997—1998 年风疹在芬兰被成功消除[624,716]。2003—2007 年期间只报告了 1 例风疹病例[717]。

法国 1982—1994 年期间，法国实施对 1 岁儿童推荐接种 MMR 疫苗，使妊娠期间的风疹感染率由 45/100 000 新生儿下降到 9/100 000 新生儿[718]。10 岁内儿童疫苗接种率为 90%，但青少年人群接种率仍较低[719]。而且低接种率的状况持续存在，导致出现大量的麻疹病例以及可能未报告的风疹病例。尽管法国已经制定了在 6 岁时接种第 2 剂 MMR 疫苗的策略，先天性风疹感染也得到了很好的控制，但青少年和成人中仍有大量的易感人群[311,720,721]。

荷兰 在 1987 年，荷兰的免疫策略由接种女孩调整为婴儿常规接种。虽然人群免疫力高[722]，但风疹病毒循环持续存在，CRS 虽然罕见但仍有发生，这可能与宗教地区的低接种率和输入性病例有关（Van Doornum GJ. Personal communication, 2005）[723-724]。荷兰在 2006—2007 年进行了一项基于人群的血清学监测研究发现，正统的新教徒社区居民在 5 岁时人群血清阳性率可达 85% 以上，而在非正统的新教徒社区居民中，2 岁时即可以达到这一水平[725]。在 2013 年一起风疹暴发中，54 例风疹病例与东正教社区的小学有关[725]。

意大利 虽然从 1972 年就开始以青春期女性为目标人群开展风疹疫苗接种[726]，但以 12~24 月龄儿童接种 MMR 的常规免疫接种直至 1990 年才施行。1999 年，意大利采用了 2 剂 MMR 疫苗的免疫程序，

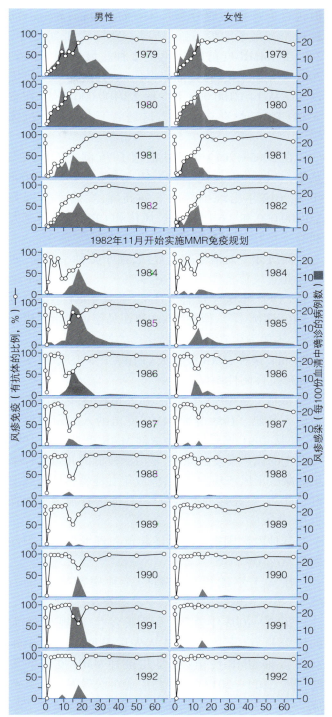

图 53.6 因使用麻疹 - 流行性腮腺炎 - 风疹疫苗（MMR）风疹免疫力逐渐增加、风疹感染消失。

上图为实施 MMR 免疫规划前（1979—1982 年），下图是实施 MMR 免疫规划中（1984—1992 年）

资料来源：UKKONEN P. Rubella immunity and morbidity：impact of different vaccination programs in Finland 1979-1992. Scand J Infect Dis, 1996, 28：31-35.

但包含麻疹疫苗成分(measles-containing vaccine)的接种率却低于80%,这一情况一直持续到2002年。2002年,MMR疫苗实施免费接种。最近制定的到2007年消除CRS的目标取得成效,育龄期妇女风疹发病率从14.1/100 000下降到2.8/100 000[727]。在意大利CRS持续存在[728,729],这是由于大量妇女抗体阴性[730]。

在2005—2013年间共报道了75例先天性风疹感染,全国平均发病率为1.5/100 000活产儿。2008年和2012年出现了两个发病高峰,发病率分别为5.0/100 000和3.6/100 000。风疹和CRS仍然是意大利的公共卫生问题[187,187a]。

西班牙 血清学数据显示,由于接种率较高,西班牙儿童风疹抗体阳性率达97%[731]。在Basque地区,从1997年至今没有风疹病例,从1984年至今没有CRS病例[732]。但是,2003年在马德里发生了风疹流行,主要发生在拉丁美洲移民的妇女中[733-735]。在Catalonia,接种MMR疫苗成功消除了本土风疹,孕妇的风疹抗体阴性率仅为6%[736,737]。

希腊 从1975年开始,私人市场逐步将风疹疫苗引入希腊。1989年将MMR疫苗纳入国家免疫规划,并从1991年开始接种2剂MMR疫苗。在1993年发生的风疹暴发的原因,是由于较低的儿童接种率虽然减少了风疹病毒循环,但成年女性易感性因此上升。此后,婴儿接种率有所提高,但仍有很多易感青少年[738]。

其他欧洲国家 卢森堡儿童和青少年抗体阳性率为96%[446]。

在瑞士不能得到精确的接种率数据。Matter等[739]报道了风疹和CRS病例持续存在。

2002—2003年在罗马尼亚发生了规模较大的风疹暴发,于是在2004年先后采取了对青少年女性接种MMR疫苗、对婴儿接种MMR疫苗的策略[740]。2011—2012年,罗马尼亚再次暴发风疹共造成24 727例病例,其中98%未接种疫苗,超过75%的病例年龄在14~19岁之间。多数病例发生在推荐接种程序之外的人群。2012年,119名孕妇感染风疹,实验室确诊了55例CRS,造成9例婴儿死亡,1例CRS死胎。波兰同样经历了风疹流行,且持续到2008年,目前已经开始了消除风疹的进程[675]。然而,2013年的流行病学报告,分析了超过21 000例风疹病例,发现病例以15~29岁男性为主,这些人因为波兰以前只为青春期女性接种疫苗的策略而没有接种过疫苗,所以从2004年开始,全面实施两剂次MMR疫苗的接种策略[725]。在奥地利,儿童接种疫苗降低了儿童的风疹发病率,但未免疫的青少年仍在遭受风疹感染[741]。

在阿尔巴尼亚,2000年开展了以1~14岁为目标人群的强化免疫活动。2001年,又以育龄期妇女为目标人群开展强化免疫活动。此后,风疹发病罕见[742]。

以色列

最初,以色列采用英国的策略,对在校女生进行免疫接种。随后的监测数据显示,这一策略虽然能保护年轻的女孩,但大量的孕妇仍会受到疫情威胁。于是,妇女最常去的家庭保健诊所开始筛查风疹抗体,并对抗体阴性的妇女实施免疫接种。从1989年开始,以色列对全国儿童进行MMR疫苗接种[189],这一措施在经济分析之后得到了支持[743]。由于最初只强调对妇女进行接种,移民中有大量的未免疫者,宗教社区不接受疫苗接种,这些因素使消除风疹的目标受阻。对一起发生在以色列军队的风疹流行疫情分析显示,男性军人血清阳性率仅为69%,这与强化免疫力度不够有关[744]。在最初的免疫策略下,13~17岁儿童血清阳性率也较低[701]。然而,继1992年发生5例CRS患者后,只报道了1例CRS病例,患儿母亲是移民(Slater P. Personal communication, 2006)[746,747]。

俄罗斯和新独立的国家

2000年,在俄罗斯Perm地区进行的调查显示,女性中17%的人风疹易感,CRS发生率为3.5/1 000新生儿。新生儿缺陷者中,约有15%归因于风疹[748]。此后,俄罗斯加强了风疹疫苗免疫接种工作,但接种率距离目标仍然遥远,且完整的流行病学资料很少。

所有的新独立国家均引入了包含风疹成分的疫苗,塔吉克斯坦在2009年引入风疹疫苗,是最后一个引入风疹疫苗的国家。吉尔吉斯斯坦提供了一种模式,研究显示风疹曾经表现为局部流行或全国流行,15~39岁妇女中13%是风疹易感者[172,176];随后开展的强化免疫活动取得巨大成功,且在白俄罗斯和其他一些新独立的国家也开展了类似的强化免疫活动。

拉丁美洲和加勒比海地区

即使没有风疹流行,美洲每年发生20 000例CRS患儿,1997年泛美卫生组织(Pan-American Health Organization,PAHO)技术咨询组推荐对全美洲进行风疹疫苗常规接种[749]。1999年,PAHO技术咨询组建议加速风疹控制和预防CRS的活动。对有快速消除风疹和 CRS 意愿的国家，建议开展一次 MR 疫苗强化免疫活动，以青少年、成年女性和男性为目标人群。只有预防和控制 CRS 意愿的国家，建议开展一次以 5~39 岁女性为目标人群的强化免疫活动。

2003 年，美洲区成员国最高委员会（Directing Council for the Member States for the Americas）制定了到 2010 年消除风疹和 CRS 的目标。消除风疹和 CRS 的定义是，在所有国家内阻断风疹病毒本土传播并维持≥12 个月的时间，没有本土传播引起的 CRS 病例，保持高质量的监测系统。2003 年，技术咨询组建议开展强化免疫，目标人群即包括男性又包括女性。基于各国既往疫苗接种的情况、开展的强化免疫、流行病学和生育率等资料，确定目标年龄范围为 5~39 岁。2007—2009 年，3 个曾经开展了以女性为目标人群的强化免疫活动的国家（智利，阿根廷，巴西），在成年男性中发生了风疹暴发[750,751]。随后这 3 个国家又开展了强化免疫活动，2 个国家（阿根廷，智利）仅以男性为目标人群，1 个国家（巴西）的目标人群包括男性和女性。

PAHO 的风疹疫苗免疫策略取得了成功，从 2009 年开始，在 WHO 美洲区内风疹病毒的本土传播被成功阻断（图 53.7[147]）。从 2010 年开始，美洲区内的国家按照标准化的监测方案，开展消除麻疹、风疹和 CRS 的证实工作[751]。而且，美国、哥斯达黎加和加拿大已经发表了关于消除风疹和 CRS 的文章[752]。在 2015 年，美洲区宣布已经消除了风疹。

哥斯达黎加从 1972 年开始使用风疹疫苗，在消除风疹方面走在前列。但是，超过十年的较低的婴儿接种率不足以阻断风疹暴发，并使发病高峰年龄向成人转移。血清学调查显示接种率低下，尤其是年轻人的接种率不高。1999 年发生了大规模的风疹暴发，84% 的病例年龄在 15 岁以上。于是，在成年人中开展了 MR 疫苗的群体性接种，在 2001 年实现了消除风疹的目标[753-755]。

巴西在风疹疫苗接种工作中有着丰富的经历。1993 年，Massad 等[756,757]在巴西 Sao Paulo 开展了风疹疫苗接种活动：对 1~10 岁的儿童普种 MMR 疫苗，随后对 15 月龄婴儿开展 MMR 疫苗常规接种。人群免疫力从 40% 上升到 97%，更重要的是确诊和疑似的 CRS 病例数从 1992 年的 29 例下降到 1994 年的 0 例。然而移民的迁入和强化免疫不包含大年龄人群等因素，使随后的全人群发病率上升。虽然在 1997 年发病率最高的主要累及 1~9 岁儿童，但在 1999 年和 2000 年间，大年龄人群（15~29 岁）发病率从 7/100 000 上升至 13/100 000，并且超过了小年龄人群发病率。八年后开展的血清学研究显示，青少年中有免疫史者阳性率为 94%，接种 2 剂者达 100%，但 20 岁以上的人群中仍有 30% 抗体阴性[448,753,757,758]。

因此，在巴西实施了两个阶段的强化免疫活动，以加速控制 CRS。在 2001—2002 年两阶段强化免疫活动期间，巴西以 12~29 岁女性为目标人群。仅在 2001 年第一阶段，就在 13 个州中为 16 437 881 名女

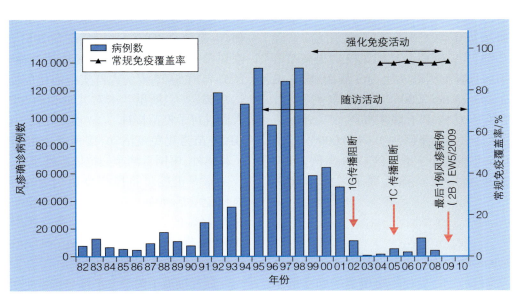

图 53.7　美洲区的常规免疫报告接种率（2004—2009 年），强化免疫活动的时间分布和报告的风疹病例数（1982—2010 年）。

注：PAHO：Pan-American Health Organization；WHO：World Health Organization。

性接种了 MMR 疫苗[759,760]。风疹发病率下降到较低水平，但在 2006 年发生了风疹暴发，并在 2007 年传播到其他主要城市，病例以青少年和成年男性为主，他们没有被包含在先前的免疫策略中。2007 年报告了 8 753 例风疹病例[761]，导致在 2007—2008 年间，共报告了 47 例 CRS 病例。为了实现到 2010 年消除风疹的目标，巴西在 2008 年开展了主要以成年男性和女性同时也包含部分青少年为目标人群的强化免疫活动。目标人群总数超过 70 000 000[762]。

智利在 1990 年开始对婴儿接种 MMR 疫苗，1993 年开始对 6 岁儿童加强免疫。1997 年和 1998 年的风疹暴发疫情累及了青少年和成人，于是智利在 1999 年对 10~29 岁女性开展强化免疫，目标人群不包含孕妇，但对她们实施产后接种[753,763]。和巴西相似，智利也发生过以青少年和成年男性为主的风疹暴发。在流行期间，孕妇被感染，出现新生儿 CRS 病例。为了达到消除风疹目标，智利开展了以成年男性为目标人群的强化免疫活动。在美洲区全部强化免疫活动结束后，最后 1 例本土风疹病例于 2009 年 2 月发生在阿根廷[750,751,764]。

澳大利亚

澳大利亚采用的是对在校女生接种疫苗的策略。到 1983 年，免疫策略已经实施 12 年，孕妇抗体阳性率为 96%，2000 年人群抗体阳性率为 97%[765]。1988—1989 年，开始对儿童接种 MMR 疫苗；1994—1996 年对青少年全人群实施疫苗接种，并开始推荐对 4~5 岁儿童接种第 2 剂 MMR 疫苗[766]，接种率达 93%，有免疫史者人群抗体阳性率达 97%[767]。报告的 CRS 病例数从每年约 120 人（疫苗使用前）下降到 2003 年的 2 例[141]。疫苗介导的免疫力很高[768]，所以自 2003 年后只有 1 例输入性 CRS 病例（Burgess M. Personal communica-tion, 2006）。在维多利亚省，1995—2000 年风疹发病率下降了 90%[769]，2001—2002 年全人群风疹发病率下降到 1.3/100 000[770]。

2008—2012 年，只报告了 2 例 CRS 病例，可见澳大利亚风疹发病率已经降低到了风疹消除的水平[771]。

中国台湾

中国台湾地区对女孩和育龄期妇女实施风疹疫苗接种，血清学调查显示，免疫策略覆盖的妇女抗体阴性率只有 4%，但是大年龄妇女抗体阴性率达 23%，提示需要对更多的成年人实施疫苗接种[772]。最近的研究提示需要对移民进行免疫，同时加强妇女怀孕前的免疫接种工作[773]。

日本

流行病学分析显示，日本每五年发生一次风疹流行，1965—1985 年期间累积了 1 600 名 CRS 患者。由于 MMR 疫苗供应不足，一段时期内只对年轻女孩接种疫苗。由于接种为自愿，2003 年在校女生抗体阴性率达 27%[774]。然而，2004 年 Katow[86]开展了一项调查发现，在疫苗使用前，日本 CRS 发病情况和其他国家相似，对婴儿接种风疹单价疫苗后，CRS 病例下降到每年 1~3 例。但是，日本尚未消除风疹，且最近发生了风疹流行，政府开展了以青少年为目标人群的 MR 疫苗强化免疫活动。

发展中国家

如前面的"流行病学"一节中关于 CRS 和风疹流行病学研究显示，发展中国家 CRS 发病率高，但可以通过接种风疹疫苗获益。Robertson 等[775]回顾了一些发展中国家的疫苗使用情况。

大多数中等收入的发展中国家和地区，包括马来西亚、泰国、中国香港和中东国家，都实施风疹疫苗接种。新加坡已经取得良好进展，最近没有 CRS 病例报告[776]。在马来西亚，包括育龄期妇女在内风疹疫苗接种率已经达到了较高水平[777]。但是在韩国，只对女婴进行接种[778]。中国和印度等人口大国儿童接种率较低，在印度南部进行的研究显示，CRS 估计发病率达(32~97)/100 000 活产儿[727]。近期一篇综述作出结论，印度 CRS 负担巨大，但无具体数据[779]。近期模型分析显示中国 CRS 病例数将会增加，但是依靠目前的常规免疫到 2051 年能够实现消除风疹的目标[780]。由于抗体阴性率较高，伊朗在 2003 年对 5~25 岁的人群实施强化免疫，抗体阳转率达 98%[781]。斯里兰卡对儿童和妇女的多个年龄组人群进行了疫苗接种[727]。埃及在全国范围内开展了 MR 疫苗强化免疫活动，接种率达 95%[782]；另外，除了移民外，中国台湾孕妇抗体阳性率高[783]。

非洲正逐步将风疹疫苗包含在所开展的麻疹强化免疫活动中。在全球 2014 年出生的新生儿中，只有 46% 的人接种了风疹疫苗。在南非，婴儿接种 MMR 疫苗后风疹抗体阳转率达 94%，在阿曼和伊朗，接种疫苗后抗体阳性率达 98%[94,570,784]。

最近报道了两个太平洋岛国发生了风疹暴发，分别是汤加和萨摩亚。2002 年，汤加王国发生了风疹暴发，超过 1 000 人感染风疹，42 人并发脑炎。随后，汤加进行了以 1~14 岁儿童和 15~44 岁女性为目标人群的强化免疫活动。2003年,萨摩亚也发生了同等规模的风疹暴发,超过1 000人发病,主要是学龄儿童,并在一定程度上向低年龄儿童扩散,病例中也有并发脑炎患者。相比前文提到的其他国家,在太平洋岛国,风疹并发脑炎更加常见[28]。

Hinman等[785]回顾了17个在发展中和发达国家进行的成本-效益和成本-效果研究,认为在经济学上,接种风疹疫苗和乙肝、流感嗜血杆菌疫苗一样重要,这包括发达国家、拉丁美洲和加勒比海地区。亚洲和非洲可能也是如此,但需要更多的数据支持。在全球预防CRS的道路上已经取得了显著进展[676]。

2000年,Babigumura等[786]对风疹疫苗接种的经济学评价进行了回顾,共纳入27项研究,包括11项成本效益分析、4项成本效果分析和1项成本效用分析。其中,20项研究是在高收入国家进行,5项在中等收入国家进行,2项在中低收入国家进行,没有一项在低收入国家进行。据估算,在中等收入国家,每例CRS病例每年的费用(以2012年美元计)在4 300~57 000美元之间,而在高收入国家,每例CRS病例的终生费用高达140 000美元。风疹疫苗接种项目,包括对卫生工作者、儿童和妇女进行疫苗接种,在高收入和中等收入国家具有良好的成本效果、成本效益和成本效用比[786]。

风疹疫苗接种策略

尽管有很多策略用来预防CRS,但是都包含2个基本思路:减少CRS和消除风疹。减少CRS更关注对青少年女性或育龄期妇女或同时包含这两类人群的免疫。这一思路可以为育龄期妇女直接提供保护,但会受到接种率和目标人群年龄范围的影响。第二个思路重点考虑阻断风疹病毒的循环,从而消除风疹进而消除CRS。原则上,在保持高接种率的前提下,仅对儿童进行常规免疫,可以在25~30年消除CRS。如果扩大接种年龄范围,可以缩短消除的期限,在保持高接种的前提下,以儿童和青少年(例如1~14岁)为接种对象,可以在10~20年消除风疹和CRS,以儿童、青少年和成人为接种对象,可以在10年内实现目标。

在2011年,WHO更新了关于风疹疫苗的建议[514]。WHO建议还没有引入风疹疫苗的国家,应利用加速控制和消除麻疹的机会,引入风疹疫苗。麻疹疫苗免疫策略为使用联合疫苗和开展麻疹-风疹联合监测搭建了平台。理想的风疹疫苗免疫策略是,以较大的年龄范围为目标人群,开展MR/MMR疫苗强化免疫活动,同时将MR/MMR疫苗纳入儿童常规免疫。

准备将风疹疫苗纳入常规免疫程序的国家,应系统回顾风疹/CRS的流行病学资料。根据CRS的发病负担和可获得的资源,国家应制定目标和实现目标的时间表。控制风疹和CRS的努力,在全球范围内已经取得了令人瞩目的成效。

在2014年全球共有140个国家使用风疹疫苗,消除风疹现已成为共同目标。98%的国家,风疹疫苗是以与麻疹疫苗联合的方式接种的。11%的国家在8~11月龄时接种疫苗,85%的国家在12~18月龄时接种疫苗,4%的国家在大于18月龄时接种疫苗[146]。

美国做出了消除风疹和CRS的决策[787],所采取的策略以儿童期免疫为主,对妇女和其他人群实施免疫作为补充,见表53.20。如前所述,这一策略成功消除了风疹,但是仍有空白存在,如一个研究中提到的,出生在墨西哥的禽类养殖场工人和到产科就诊的美国妇女,风疹抗体阴性率分别为20%、9%[662,788]。

在英国,风疹的防控重点放在出疹性疾病监测和妇女血清筛查等方面。在校女生自愿接种疫苗,接种率为80%,尽管部分家长错误地认为疫苗接种和自闭症有关联而放弃为孩子接种。尽管如此,婴儿的常规免疫仍在继续。英国的策略使CRS仍维持在罕见水平,但风疹病毒循环持续存在,其主要原因为亚洲输入[789]。

Knox[790]、Anderson、May[791]及Gay等[792]用数学模型模拟显示,儿童的接种率虽然不高,但仍会减少病毒循环,导致成年妇女易感性增加,从而使CRS病例增加。另一个研究表明,发展中国家接种率<60%时,会导致CRS发病率上升[793]。如前所述,这种现象在希腊出现:婴儿MMR疫苗低接种率,伴随着雅典血清抗体为阴性妇女的增多,最终导致1993年发生CRS暴发[794]。相同的现象也发生在哥斯达黎加。这两个国家开展接种活动的10年期间,疫苗接种率保持在较低水平,病例逐渐向大年龄人群转移。当然,如巴西曾经采用的策略一样,只对儿童免疫接种并不能彻底消除婴儿CRS的危险[795]。图53.8是基于Nigel Gay的数学模型,显示了风疹疫苗接种率和预测的CRS发病率的关系,该模型提示80%的婴儿接种率可以预防这种自相矛盾的现象(Gay N. Modeling the Impact of Strategy Options. Unpublished document,2002)。从众多国家的经验来看,在将风疹疫苗与麻疹策略相结合,可以很快控制风疹和减少CRS。数学模型也证明这一策略的作用。在这一策略中,如果在常规免疫或有规划的强化免疫活动中或两者均能达到疫苗接种率≥80%,则可以引入风

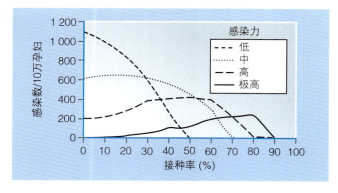

图53.8 某人群中不同感染力婴儿风疹疫苗接种率对其发生先天性风疹综合征（CRS）预计的长期影响（Courtesy Nigel Gay，Consultant，Berkshire，UK）

疹疫苗。在发病风险较低的国家，低接种率不会导致自相矛盾的现象，如图53.8所示。

所以，为了避免因引入风疹疫苗的使用造成CRS病例的短时间增加，可以采用两种措施：①对全部青春期前儿童实施快速免疫，以减少风疹病毒循环；②加强对青春期后女性的常规免疫，使她们成为免疫人群。如果采用对青春期后女性采用强化免疫的方式，接种对象必须包括成年男性。虽然成人免疫工作困难较大，但不应成为消除风疹的障碍[654]。消除麻疹行动中应使用联合疫苗（MR疫苗或MMR疫苗），通过对婴儿强化免疫活动同时控制风疹。当然，这同时要求必须在婴儿常规免疫中保持使用相同疫苗的连续性。事实上，如前文中美洲区的做法所示，许多国家既能够在儿童中也能够在成人中开展强化免疫活动。

消除风疹的必要条件包括：风疹和CRS病毒学和流行病学监测[797]、婴儿MMR疫苗或MR疫苗高接种率、加强免疫以及利用常规医学检查或强化免疫的机会对成人开展免疫接种。成人免疫只包括年轻妇女或39岁以内的妇女，但整体防控策略应包含男性。

展望

在发展中国家，新的生产商比如印度血清研究所（Serum Institute of India）为生产MR疫苗或MMR疫苗中风疹疫苗成分的供应提供了保障。气溶胶途径接种疫苗也可以为风疹疫苗免疫提供帮助[303]。

关于在CHO细胞上利用基因转染技术产生的重组风疹病毒E1蛋白，该蛋白可以使老鼠产生免疫[256]。这一研究仍在继续，目前所使用的减毒活疫苗在未来仍可能是控制风疹的有力武器。

利用免疫手段控制风疹的最终目标，就是消灭CRS[798]。病毒只感染人类，慢性感染的CRS患儿是唯一的长期传染源，但最终会终止排毒；利用疫苗可以有效预防CRS；与麻疹或者麻疹、流行性腮腺炎疫苗组成的联合疫苗，可以减少额外的接种成本[799,800]。使用风疹疫苗的国家稳步增加，WHO的2个区域已经实现了消除风疹的目标。开展麻疹消除或控制策略但尚未使用风疹疫苗的国家，应尽快引入风疹疫苗。

在2011年，全球疫苗和免疫联盟（Global Alliance for Vaccines and Immunizations，GAVI）董事会通过了为风疹疫苗提供开放式基金的决定。在63个尚未使用风疹疫苗的国家中，51个（81%）获得GAVI的资助。GAVI将为以9月龄~14岁又11月龄为目标人群的强化免疫活动提供MR疫苗。在2013—2018年期间，可以期待未来全部GAVI资助国都将引入风疹疫苗。在GAVI的支持下，可能实现全球消灭风疹的目标[801]。在全球范围内普及风疹疫苗接种意味着我们将可以在第一次发现CRS后的100年内彻底消灭CRS[802,803]。

（刘东磊　佘清　姜柯羽）

本章相关参考资料可在"ExpertConsult.com"上查阅。

第 54 章 天花与牛痘

Richard B. Kennedy、J. Michael Lane、Donald A. Henderson 和 Gregory A. Poland

引言

1980 年 5 月 8 日,世界卫生大会确定天花被消灭[1]。这意味着天花像许多人所期望的那样已成历史。美国和其他一些国家已制定并储存新疫苗,以防发生天花时,进行应急接种。这些国家正在与世界卫生组织(WHO)一起制定策略,应对随时随地可能发生的天花暴发,因为任何地方的暴发都会威胁到全球所有国家。同时,竭力研制出第二和第三代疫苗[3,4],改进抗病毒药物[5],更复杂的实验室和诊断技术[6-8],及关于痘病毒的生物学和免疫学有了更深入的了解[9]。

天花的历史

天花是一种出疹病毒病,曾在全世界范围内流行,在人口密集地区,因存在持续性传播,所以呈地方性流行。重型天花是 19 世纪末以前人们所知道的唯一的天花类型,一旦暴发,未免疫人群的死亡率为 30% 或更高。多数幸存者面部会留下明显的痘痕、失明或其他残疾。另一种不太严重的轻型天花(也称作类天花)发病症状较轻,病死率为 1% 或更低。19 世纪后期南非的 de Korte[10],及 1897 年美国的 Chapin[11]首次定义了轻型天花。轻型天花最终成了遍布美国、部分南美国家、欧洲及东非和南非的一些国家的天花种类[12]。

天花没有动物宿主,也没有长期的人类携带状态,病毒必须在人与人之间连续传播才能生存。历史学家和病毒学家推测大约在公元前 10000 年第一次农业定居时天花开始出现[12,13]。世界上最早的明确的天花证据来自第 18 埃及王朝(公元前 1580—公元前 1350 年)的木乃伊残骸以及埃及国王 Ramses V 的木乃伊残骸上明显的皮肤脓疱(公元前 1157 年)[14]。有关天花早期文字记载出现在公元 4 世纪的中国、7 世纪的埃及、10 世纪的西南亚和中东[12,15-17]。

6 世纪瑞士阿旺什(Avenches)的主教 Marius 开始使用天花(variola)一词[18]。这个词源自拉丁词 varius(有斑点的)或 varus(丘疹)。到 10 世纪时,盎格鲁撒克逊人用单词 poc 或 pocca 以及 bag 或 pouch 来描述一种出疹性疾病,这很有可能就是天花,且英语中也开始使用 pockes 一词。15 世纪后期,当梅毒在欧洲出现时,作家们开始使用前缀 small(小的),以 smallpox 来表示"天花(variola)",以区别于 great pox,即梅毒(syphilis)[19]。

18 世纪后期,欧洲就普遍知晓患过牛痘的人不会再得天花,特别是英国和德国的牛奶业地区[20]。有证据表明,早在詹纳前数十年,这些社区的医生就知道,牛痘感染可保护天花感染,但这些医生没有用于实践或传播这些结果。多塞特郡一个著名的农民,Benjamin Jesty 于 1774 年给他的妻子和两个儿子接种牛痘[21]。尽管当地出现流行,他的妻子和两个儿子未患天花。实际上,15 年后给 Jesty 的儿子接种人痘,二人没有任何感染迹象。但 Jesty 没有宣传这些结果[22]。二十年后,1796 年,Edward Jenner(图 54.1)证明感染牛痘者的脓疱病变提取物可接种到

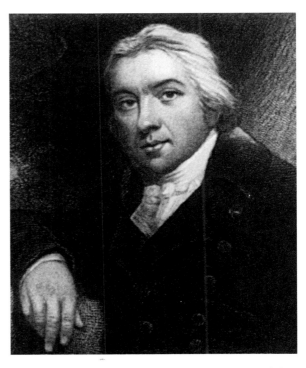

图 54.1 Edward Jenner(1749—1823)证明人接种和感染牛痘可预防天花。他把这个过程称为 vaccination,为首次使用疫苗预防疾病(感谢美国巴尔的摩约翰霍普金斯大学医学史研究所)

其他人的皮肤,产生类似的局部和有限的感染[23],他表明了接种者可保护天花感染。他把这些提取物称为 vaccine,来自拉丁语 VACCA,意为牛,接种过程命名为 vaccination。后来巴斯德为纪念詹纳的发现,把该词词义拓宽,用于表示所有预防性接种的物质[24]。詹纳可能不是第一个观察到牛痘预防天花的人,但他是一个用于实践,进行试验,并公布其发现的人。

美国在 19 世纪末开始在小牛背传播牛痘病毒,使疫苗获得更容易,使用更广泛。到 1897 年,因为疫苗接种和暴发控制,天花病例数已大幅下降[25],但当年夏天,佛罗里达州彭萨科拉发生轻症天花暴发。4 年内,这种天花遍布全国[26]。为防止输入性天花病例出现,美国直到 1972 年,一直对儿童进行常规接种,且大多数州都将此项工作作为入学要求强制执行。

整个 19 世纪,其他工业化国家与美国一样都经历了类似的牛痘接种工作。过了 19 世纪初期的狂热追捧之后,牛痘接种在大多数国家并没有得到统一和广泛的实施,这种状况一直持续到接近 19 世纪末开始在牛身上复制牛痘病毒的时候。到 1900 年,很多北欧国家已经无天花。到 1914 年,多数国家的天花发病率已经下降到较低水平。即便如此,1910—1914 年,俄罗斯仍然报告 20 000 例死亡,其他欧洲国家也有近 25 000 人死亡[27,28]。第一次世界大战导致天花在俄罗斯重新播散,并蔓延到许多其他国家。在 20 世纪 20 年代,牛痘接种在许多欧洲国家阻断了天花传播。到 30 年代中期,除西班牙和葡萄牙外,欧洲国家的天花均为输入性病例,而这两个国家的天花则分别延续到 1948 年和 1953 年才中止传播。

在 20 世纪中期,世界卫生组织和全球各国政府共同努力,开展消灭天花行动(1966—1980),最终在 1980 年消灭了天花。

为什么天花很重要

天花广泛传播,死亡率相对较高,是最致命的传染病之一。天花对人类文明的影响深远。天花是唯一的,也是第一个被消灭的人类疾病(图 54.2)。原因在于有一种热稳定疫苗,简单有效的疫苗接种技术,强化监测和控制措施,以及全球联合一致的努力[29]。最后一个自然发生的天花病例距今已经 40 年,但由于人畜共患正痘病毒病暴发,以及对用重型天花做武器开展生物恐怖活动的关注,天花及天花疫苗仍然需要重视。

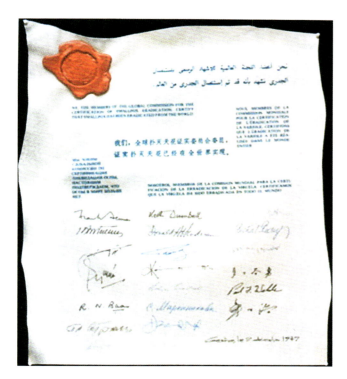

图 54.2 世界卫生组织和全球委员会成员于 1979 年 12 月 9 日签署文件,证明已消灭天花

经允许摘自 FENNER F,HENDERSON DA,ARITA I,et al. Smallpox and its Eradication. Geneva,Switzerland:World Health Organization,1988,frontispiece.

背景

临床描述

天花由两种比较相近的病毒即天花病毒或轻型天花病毒引起,2 株病毒只能通过聚合酶链反应(PCR)加以区分。这两型病毒的感染在临床上难以区分,但轻型天花很少出现全身症状,出疹数量较少,很少产生永久性瘢痕,死亡率极低。疾病的潜伏期大约 12 天,从 7~17 天不等。前驱期 2~3 天,症状有高热(图 54.3)、全身不适以及伴有头痛和背痛的无力,随后出现斑丘疹(图 54.4)。皮疹首先出现在口腔和咽部黏膜、面部和前臂,然后扩散到腿和躯干。皮疹进展缓慢,大约需要 6 天以上,变成小水疱,脓疱。脓疱呈圆形,触之坚硬,深埋在皮肤中。第 8 或 9 天有皮屑形成,皮屑脱落时,皮肤不会留下色素,但经常遗留有凹陷的瘢痕。皮疹通常在低体温部位较多,原因可能是病毒在 35℃比 37℃时复制迅速。面部、手臂和腿部(图 54.4)皮损较多,手掌和足底也常见皮损。死亡通常出现在第 1 周末或者第 2 周,证据提示死因

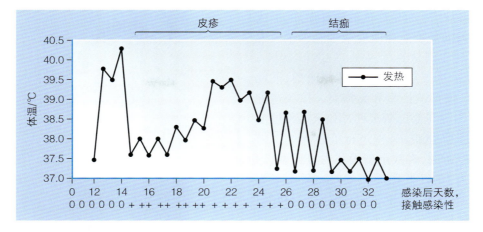

图 54.3 典型天花患者的温度图,展示出皮疹出现和进展的大致时间,及感染后有传染性的时间。
改编自 HENDERSON DA, INGLESBY TV, BARTLETT JG, et al. Smallpox as a biological weapon: medical and public health, management. JAMA, 1999, 281: 2427-2137.

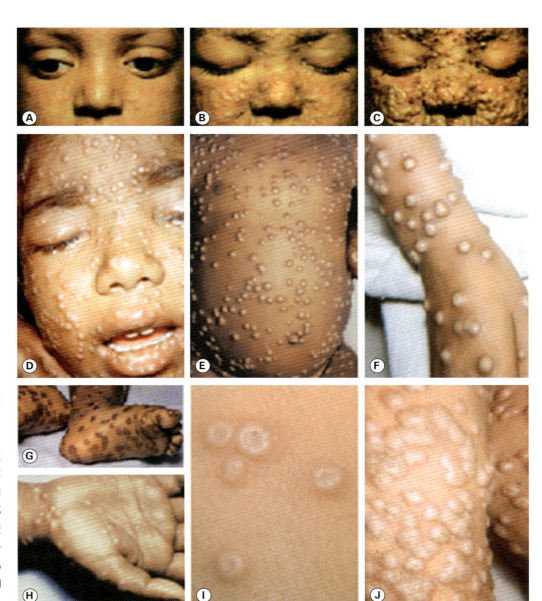

图 54.4 天花感染的图片。
A~C,从左到右依次为:皮疹 3-5-7 天。D~F:疾病同期的病变,但位于不同部位。G~H,左侧:手和脚部突出的病变。I:脐部病变特写。J:融合的病变
图片来源:Public Library of Health and the Centers for Disease Control and Prevention.

并不是细菌性脓毒症[30],而是严重的病毒血症,形成免疫复合物和相关的免疫病理改变或细胞因子风暴引起,但死因并不完全清楚[31,32]。

WHO将天花分为5类[32],分别是普通型、平稳(恶性)型、出血型、疫苗改良型和无疹型。按照这种分类标准,Rao对印度马德拉斯接种过和未接种过疫苗人群的天花发病类型和病死率进行了分析[33]。结果表明未接种过疫苗的,多数重型天花为普通型(约89%),病死率约为30%;平稳型占6.7%,病死率为96%;出血型占2.4%,更常见于孕妇,病死率为96%,几乎100%影响到胎儿存活。死亡前有大量血液进入皮肤和胃肠道。回顾研究发现,出血型基本都会发生弥散性血管内凝血。接种过疫苗的天花病例很少有皮损,仅占总发病人数的2.1%,且无死亡[33]。这类病人的出疹通常很少且不典型,且皮损恢复较快。无疹型天花罕见,出现在免疫力较高的人群,实验室证明有感染,但不会传染给其他人。

并发症

天花的并发症包括皮肤和其他组织的细菌性感染、肺炎、全身败血症、幼儿破坏性关节炎和关节病,角膜溃疡及失明(沙眼患者最常见)、角膜炎、骨髓炎和脑炎。后者发生率约1/500例[33],与牛痘、麻疹、水痘等急性感染后的血管周脱髓鞘并发症难以区分[34]。孕妇感染天花后,偶尔会导致自然流产或活产婴儿出现皮损[12]。

最常见的后遗症是面部瘢痕、失明和肢体畸形[35]。65%~80%的幸存者留有往往脱色的瘢痕(图54.5),以面部最为明显,系皮脂腺损伤后肉芽组织萎缩和纤维化所致[12]。

病毒学

天花病毒属于痘病毒家族的痘病毒科,包括痘苗(vaccinia)、猴痘(monkeypox)、牛痘(cowpox)、骆驼痘(camelpox)和称鼠痘(mousepox))[36]。所有这些类型在体外实验和动物实验中都显示出较强的血清学交叉反应。天花病毒基因组是感染人的所有病毒体中最大的,呈卵块状(ovoid brick-shaped)结构(图54.6),直径约为200nm,由双链DNA片段构成。与其他多数DNA病毒不同,天花病毒是在易感细胞的胞质中复制,而不是在细胞核中复制。

痘病毒可在多种种系来源的细胞生长并导致细胞出现病变[37,38],但通常在人类和其他灵长类动物细胞中生长最好。多数细胞培养不易将感染人类的四种类型(天花variola、痘苗vaccinia、牛痘cowpox、猴

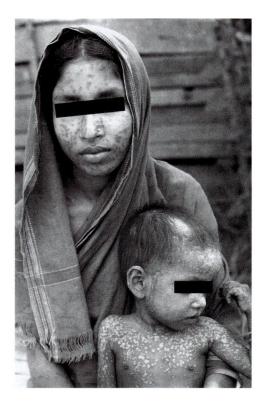

图54.5 罹患天花后残留特征性瘢痕和色素脱落的妈妈和孩子。
图片来源:Public Library of Health and the Centers for Disease Control and Prevention.

痘monkeypox)区分开。因此诊断时还需在10~12日龄鸡胚的尿囊膜上培养,在这上面可产生具有各自种类特点的痘痕[39]。新开发的先进的PCR技术可用于鉴别这四种病毒(见下文"诊断"一节)。

尽管在阳光直射下很快失去活性,特别是高温或潮湿条件下,但天花病毒在病斑痂(数百天,其中一例长达13年)[40,41]或嵌入棉花(数月至数年)[42]中可长期存活。各种历史文物(公元前1200—公元前1100年的埃及木乃伊,17—19世纪从永冻层挖出的尸体,15—18世纪的墓穴或棺材中挖出的尸体,一个博物馆展品中一个1876年被感染的儿童的结痂)也被检测是否存在天花病毒[43-46]。尽管在某些情况下,通过电子显微镜可检测到病毒颗粒,用PCR鉴定出病毒DNA,但这些遗骸中不具有传染性的病毒[47]。

与预防有关的发病机制

如Fenner等人所描述的那样,天花一般在宿主身上产生肢体畸形[12]。病毒植入呼吸黏膜后,会发生天花感染。病毒通常在鼻咽分泌物中,病毒体以气溶胶形式进行传播。出血型或恶性型天花患者排毒量较大。咳嗽时,病毒以细小的气雾状颗粒形式排出[48],但咳嗽并不是普通天花的典型症状。当病毒

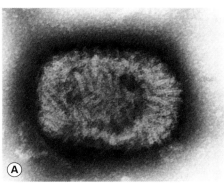
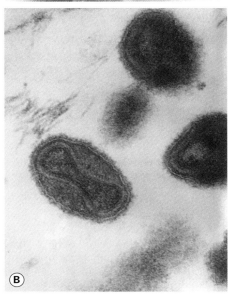

图 54.6　天花病毒体。
A，透射电镜下的天花病毒体。**B**，透射电镜下病毒体横截面照片，包括哑铃形核。
图片来源：Centers for Disease Control and Prevention.

转移至局部淋巴结并在此复制后，通常在第 3 天或者第 4 天出现病毒血症，但无症状，随后病毒在脾、骨髓和淋巴结中复制。第二次病毒血症出现在 8~10 天后，伴有高热和毒血症。白细胞内的病毒随血液运输到真皮和口咽黏膜下的小血管，然后感染邻近的细胞。这一过程在皮肤上造成具有特点的皮疹损伤，然后发展成水疱和脓疱。也许是由于病毒在略低于 37℃ 的温度下生长更快，损伤更多出现在脸部和四肢末端。因为没有角质层，口咽部的损伤很快形成溃疡，释放大量的病毒到唾液中，这时明显可见皮肤上出疹。出疹第 1 周唾液中的病毒滴度最高，这时病人的传染性也最强。

消灭天花期间对天花进行了基础免疫研究，但天花的免疫反应至今仍知之甚少。大约在发病后第 6 天，或者平均在感染后 18 天，可检出血凝抑制抗体（HI）和中和抗体，约 2 天后可检出补体结合（CF）抗体[49,50]。中和抗体具有持久性。HI 抗体在 5 年内下降到较低水平，CF 抗体很少持续 6 个月以上。有关天花的细胞介导免疫知之甚少，但其可能在免疫过程中发挥重要作用。牛痘和其他痘病毒免疫应答的现代研究显示，感染后会出现一系列复杂的体液和细胞免疫反应，许多在感染后第 3 天或 4 天就可以检测到[51-55]。

除皮肤和黏膜损伤外，其他器官很少参与天花病毒的传播。继发性细菌感染并不常见。死亡可能是与循环免疫复合物和可溶性天花抗原有关的毒血症所致[56]。

传播模式

几乎所有的天花病毒都是由于易感者密切接触典型的天花患者，吸入天花感染者的口腔、鼻腔和咽黏膜飞沫后传播。这种传播可能从出疹期开始，以出疹后第 1 周传播力最强。一般是通过较大的飞沫传播，因此传播并不广泛[12,57]。恢复期患者皮损脱落的结痂中也有病毒存在[58]，但流行病学证据表明结痂在疾病传播中的作用很小，可能与病毒紧密结合于纤维基质有关。

尽管两起医院内暴发可能是因气溶胶传播引起的，但距离超过数米的空气传播并不常见[48,59]。1970 年，发生在德国 Meschede 一家医院的暴发中，1 名患者开始被误认为是伤寒（在接触者采取预防隔离措施条件下护理），结果引起 19 例天花病例，发病者与指征病例并没有密切接触[48]。该医院相对湿度较低，建筑物间有合适的气流，同时患者又有咳嗽症状，尽管咳嗽不是普通天花的典型症状，但本例的咳嗽可促进病毒雾化。

患者把疾病传播给大量接触者的情况也有发生，但并不常见。在 1972 年前南斯拉夫（Yugoslavia）的一场暴发中，1 名出血型天花患者被误诊为严重的青霉素过敏反应，因为出血表现而住院。在死前，他共计传染了 38 名医务人员和患者[60]。在同一起南斯拉夫的暴发中，1 名患疫苗改良型天花妇女传染了 16 人。她是一名居委会主任，生病期间社区里的很多朋友和邻居去看望她，与许多人有较长时间的面对面谈话[12]。

类似太平间工人在处理患者尸体时以及洗衣工在处理患者的床单衣物时感染天花也多有报道[60]。但许多更早的声称通过其他媒介如毛毯、信件棉布进行的长距离传播值得怀疑，因为病毒在常温下或暴露于紫外线时不能长时间存活[61]。

另一种传播方式就是古代的人痘接种（把患者的脓疱和结痂中获得的物质接种到皮肤内），这种方法在一些偏远地区一直沿用到1976年8月,在阿富汗和埃塞俄比亚引起许多人发病。采用这种方式接种的人有时会出现大量的皮疹,并通过呼吸飞沫传播给易感接触者[12]。

诊断

在流行区或当已知天花病毒循环时,多数病例根据接触史很容易进行临床诊断:有发热前驱症状、出现典型的深位皮疹、皮肤损伤呈离心性分布,且身体任何部位的皮损进展均处于同一阶段(不像水痘)。不常见的出血型病例一开始经常被误诊为脑膜炎球菌血症、急性白血病或药物中毒。这些患者的诊断,往往需要借助于其传染源和他们传播的下一代病例的检查。到目前为止,水痘是最常见容易与普通型天花混淆的疾病(表54.1)。

先前接种过疫苗的天花患者以及轻型天花患者症状类似水痘,有时出现稀少的或不典型的皮疹,很少出现全身症状。与天花相反,水痘的前驱症状相对轻微或者没有前驱症状,皮损多为浅表性,首先出现在面部和躯干,发展迅速且可在病程的不同阶段均可出现,只是在手掌和足底比较少见。严重的成人水痘患者大量出疹,有时也会被误诊为天花[62]。因此,CDC制作并分发了一个带公式的表格,用于对伴有出疹的发热性疾病进行鉴别诊断[63]。根据有无发热前驱症状、皮损及其他临床标准,如是否出现"中毒"症状,可将患者诊断为低度、中度和高度疑似天花。只有那些出现发热前驱症状,且各部位典型的皮损出现于同一阶段的,才被视为高度疑似天花。

疑似天花病例必须立即报告给地方、国家或属地卫生部门,并通过它们报告给CDC和WHO。通过电镜观察水疱液、脓疱液或结痂组织,可以发现特征性的砖块状病毒体,PCR方法可以快速检出天花病毒DNA。通过询问患者的暴露史和观察病毒在鸡胚绒毛尿囊膜的增殖特征,可以鉴别天花、牛痘和猴痘病毒。用于快速鉴定和鉴别不同痘病毒亚组的PCR技术已经问世[64,65],并且随着对新的痘病毒株测序,PCR技术还在不断进展,可以快速可靠确诊病例,以便对暴发做出公共卫生反应[66]。CDC和国家实验室反应网络中指定的实验室均可进行这些检测。所需的标本包括水疱或脓疱材料(从皮损的根部刮取或拭取)、穿刺活检组织、痘痂或静脉血。CDC提供详细的标本采集指南[67]。根据CDC的应急处理计划[67](见http://emergency.cdc.gov/agent/smallpox/response-plan/files/guide-d.pdf)只有过去3年内接种过天花疫苗或穿戴适宜的呼吸和防护设备的人员才能从疑似病人处采集标本。

抗病毒药物治疗和预防

目前在抗病毒治疗痘病毒方面有长足进步[5]。西多福韦及其生物利用度更高的模拟物,CMX001,是核苷类似物,可有效对抗病毒DNA聚合酶。体外可有效对抗牛痘和天花[68]。西多福韦注册用于治疗巨细胞病毒性视网膜炎,但西多福韦的使用复杂,因为

表54.1 天花常见的鉴别诊断和特征

可与天花混淆的疾病	临床特征
水痘(水痘-带状疱疹病毒初次感染)	最常见于<10岁儿童,儿童通常没有病毒前驱症状
播散性带状疱疹	常见于免疫力低下者或老年人,皮疹看起来像水痘,通常沿神经节分布
脓疱疮(化脓性链球菌,金黄色葡萄球菌)	为典型的蜂蜜色的结痂斑块大疱,但可能会先出现囊泡;区域性而非播散性皮疹;患者一般无全身不适
药疹	暴露于药物治疗;皮疹为一般性皮疹
接触性皮炎	瘙痒;接触过可能过敏原;皮疹常局限;提示有外部接触
多形性红斑	靶形损害,"牛眼",或虹膜病变;往往在复发性单纯疱疹病毒感染后发生;可累及手和脚(包括手掌和脚掌)
多形性红斑(包括Stevens-Johnson综合征)	主要形式包括黏膜和眼结膜;可能是靶形病灶或水疱
肠病毒感染,特别是手足口病	夏秋季发病;出疹前1~2天发热及轻度咽炎;最初为斑丘疹,但演变成灰白色,柔软,平坦;常椭圆形的囊泡,周边分布(手、足、口或播散性分布)
播散性单纯疱疹	难以与水痘区分;宿主往往免疫功能低下
疥疮,蚊虫咬伤(包括跳蚤)	瘙痒是主要的症状;患者没有发热及其他症状
传染性软疣	在免疫抑制者可能为播散性

资料来源:Centers for Disease Control and Prevention. Evaluating Patients for mallpox poster. http://www.bt.cdc.gov/agent/smallpox/diagnosis/evalposter.asp

仅用于静脉内给药，需要用生理盐水和丙磺舒水化，以减少肾毒性，且需要密切监测肾功能[69]。CMX001毒性似乎较低，但目前人用的只是一个研究性新药（IND）。西多福韦的脂质结合物布林诺福韦已在小鼠模型中与ACAM2000和ACAM3000同时使用，发现可降低疫苗相关损害的严重程度，而免疫反应仅轻微减弱[70]。

ST-246是小分子化合物，针对产P37的基因，P37是胞外病毒复制所需的一个主要膜蛋白[71,72]。早期证据显示，在人类安全，即使非常高的剂量毒性也很小。多种动物模型研究已证明预防用药可有效对抗几种正痘病毒，感染后治疗可显著减少病理表现[72-76]。有一些动物研究提示，ST-246可遏有效制牛痘病毒复制和的传播，且不降低免疫反应，因此这是密切接触者接种疫苗的同时，用于治疗的理想药物[77,78]（Dennis Hruby博士，俄勒冈州大学，科瓦利斯，个人通信，2011）。目前，ST-246只是一个研究性新药（IND）。

三个免疫异常者感染牛痘，危及生命，用CMX001和ST-246治疗。患者全部治愈，但用于治疗的药物很多，难以区分出抗病毒药物的具体作用[79,80]。利巴韦林，另一个体外对牛痘和天花病毒有效的药物[5]，在一个进行性牛痘患者与高剂量牛痘免疫球蛋白（VIG）同时使用[81]。利巴韦林中对这个患者康复的作用不确定。动物研究用利巴韦林治疗牛痘或牛痘感染还没有显示出很大的希望[82,83]。

流行病学

发病率和流行数据

天花是最致命的疾病之一。不像每年夺去数百万人生命的疟疾和其他感染，天花是在全球范围内流行（影响全球人口）。消灭前一个世纪，估计已经导致3亿人死亡和残疾[12]。在1967年开始消灭天花时，估计仅在那年就有1 000万~1 500万天花病例和200万人死亡[12]，美国在1972年就停止了儿童常规天花疫苗接种[84,85]，到1983年，世界大部分地区也停止了天花疫苗接种。因此，就关闭了疫苗生产厂，虽然许多国家储备天花疫苗，但已经逐渐耗尽。现在，消灭天花已经几十年，很大一部分人口从未接种过疫苗，或很久以前接种的疫苗，免疫力可能已经下降；因此，如果天花再次出现，全球人口极易感。

天花的季节性模式类似于水痘、麻疹及其他呼吸道传染病，以冬春季节发病最高。季节高峰与观察到的雾化形式下痘病毒生存时间延长一致，与温度和湿度成反比[86]。许多国家的社会习俗，如在干燥季节举行人口密集的节日和婚礼聚会，以及游牧者的季节性迁徙等，无疑使天花的季节性变化更为明显。

天花病例的年龄分布取决于人群的免疫力，不管免疫力是通过接种疫苗还是通过自然感染获得。天花与麻疹等儿童期传染病不同，其传染性相对较低，因此病例多为成人。如1974—1975年，印度开展了大规模天花疫苗接种，天花呈地方性流行，在有明确记载的23 546名患者中，成人占2 %，2%（412 例）的患者年龄在50岁以上。1967—1969年的西非，多数病例出现在农村，其年龄分布与人群的年龄分布一致[87]。在天花呈地方性流行的国家，男性和女性感染机会相等。

严重的亚洲重型天花在1岁以下儿童死亡率为40%~50%，未免疫人群通常为30%。在非洲和印尼，重型天花严重性要弱一些，年龄标化病死率大约为10%~15%。1967年后轻型天花仅在巴西和东南非存在，其病死率为1%或以下（表54.2）[12]。

表54.2 不同地区天花感染的死亡率

毒株	国家	病死率/%*
重型天花	孟加拉国	18.5
	印度（泰米尔纳德邦）	26.0
	缅甸	17.0
	阿富汗	16.0
	印度（旁遮普）	15.0
	印尼（雅加达）	13.0
	印度尼西亚（西爪哇）	8.0
	西非	13.0
	多哥	8.0
	巴基斯坦（信德省）	9.4
	巴基斯坦（卡拉奇）	23.9
	坦桑尼亚	9.2
	乌干达	5.2
轻型天花	巴西	0.8
	埃塞俄比亚	1.5
	苏丹	1.2
	索马里	0.4
	博茨瓦纳	0.2

* 为所有年龄组的病死率。这些数字包括接种和未接种疫苗的病例，因为不能获得两组精确的病死比。但是，接种疫苗的人一般症状不太严重，并且存活。未接种疫苗者病死率非常高。

数据来自FENNER F, HENDERSON DA, ARITA I, et al. Smallpox and Its Eradication. Geneva, Switzerland: World Health Organization, 1998.

R_0（每个天花病例感染的二代病例平均数）的大多数估计为3~6之间[12,88-90]，但也可高达10[91]。较近的报告提示，要产生群体免疫，预防暴发，疫苗接种率至少要达到66%~70%[90,92]，消灭天花计划制定的目标是80%的疫苗接种率[93,94]。然而，在接种率高(>90%)的人群中也有天花暴发[12,95]，世界卫生组织第一个专家委员会推荐天花疫苗接种率要达到100%[96]。

天花在家庭成员中的传染性和水痘一样，但低于麻疹[97-99]。几乎毫无例外，天花的传播范围和传播速度低于这些疾病。原因在于天花直到前驱期的发热症状出现后2~3天才会发生传播，大量的流行病学观察已证实了这一发现。出现发热症状后，多数患者已因高热和不适卧床休息，所以二代病例通常仅限于医院或家中少数几个接触者。因此，天花暴发范围倾向于局限于村镇的一角，或是一个省或地区的某一区域[100-103]。

高危人群

到1983年，几乎所有国家都停止了常规免疫接种，所有儿童和几乎大多数成年人都没有或根本没有对天花的免疫力。如果现在释放出天花病毒，所有具有即刻暴露风险的人都需要接种疫苗。风险最高的人是医务人员，他们可能诊断疾病之前就接触过病人，高风险人群也包括实验室工作人员。

疾病宿主

天花病毒是人类独有病原体，自1980年消灭天花以来，再没有任何传染源。如今，有人担心天花病毒可能会从实验室意外泄漏，或作为一种生物武器故意泄漏。尽管无法量化这些事件的风险，但人们普遍认为存在这种可能性。人们还担心猴痘等其他人畜共患正痘病毒病的暴发，事实上2003年，由于外来小型哺乳动物的宠物贸易，美国中西部发生了猴痘病暴发[104-106]。幸运的是，很快就确定了暴发并进行了适当处理。

天花病毒作为生物武器的公共卫生意义

自2001年后，美国联邦政府有采购存储了大量疫苗，以满足天花暴发时的接种需求[110]。截至2015年，美国国家战略储备的天花疫苗有三种：①足够剂次的ACAM2000疫苗，可以满足整个美国人口的需求；②8 500万剂Aventis Pasteur的天花疫苗(APSV，或"wetvax"，液体小牛淋巴产品)；③超过2 000万剂Imvamune[一种改良的痘苗病毒安卡拉(MVA)疫苗]，可用于存在活疫苗禁忌证的人群[110a]。研究表明，APSV和Imvamune都可以稀释到5倍，并保持免疫原性[110b]。2002年，疾病预防控制中心对公众卫生机构发布指针，详细说明采取何种措施控制暴发，包括大力监测病例和严格隔离病例，以及识别密切接触者并接种疫苗[111]。然而，大多数专家认为故意泄漏天花的可能性很低，尽管后果很严重。

被动免疫和牛痘免疫球蛋白

Kempe于1961年开始用天花超免疫球蛋白(VIG)治疗疾病[112]，但没有正式的对照试验[113]，1961年他声称，VIG可使患者密切接触者的发病率降低到对照组的1/4，但研究未随机，经不住现代标准的推敲。在326名接种VIG的接触者中，5名染上天花，而作为对照的379名接触者中，有21名染上天花。在这项研究中，也在暴露后不同时间间隔为接触者接种或再次接种了疫苗。Marrenikova也进行了一项小型对照很差的观察[114]，这些观察表明可以降低天花发病率和疾病的严重性，但由于观察规模太小，对照的方法也不够好，无法得出结论[12]。由于开发出更有效的抗病毒药，VIG在预防和治疗天花上，已经退出舞台。

尽管没有VIG效力的对照试验，VIG仍继续用于治疗天花疫苗复发后的不良事件。历史对照和临床专家认为VIG治疗牛痘湿疹和某些形式的渐进性牛痘有效，但在意外植入性病变或对良性斑丘疹则无效。引入VIG前，渐进牛痘一般都会致命[112]。引入VIG后，病死率下降到约25%至50%，虽然可能有混杂，因为往往同时有其他干预，如抗病毒剂，输入近期接种疫苗者的血液，手术清创[116]。引入VIG前严重牛痘湿疹病死率在8%~30%[112,117]。使用VIG后，下降至1%或以下[118]。请注意，眼部牛痘并发角膜炎的患者禁用，在兔子这样治疗会导致角膜抗原抗体复合物沉淀，形成瘢痕[119]。

2005年，美国食品药品管理局(FDA)注册了一种静脉注射的VIG，由Cangene公司生产[110]。推荐剂量为6 000U/kg；病情严重的可能需要重复使用[120]。此外，FDA有IND协议，可以使用西多福韦和ST-246治疗VIG治疗失败的天花疫苗后的不良反应[121]，但没有动物实验，支持其使用或治疗不良反应的效益。

主动免疫

疫苗研发历史

虽然早期天花疫苗为牛痘病毒，有时也用马痘病毒。但最终，多数疫苗选择了牛痘病毒。虽然其确切的起源不清[122]，牛痘不是天花病毒的突变株，而是牛痘和其他正痘病毒的杂交株，或通过成千上万次人为控制条件下传代培养的结果。也有可能是在自然界灭绝的正痘病毒在实验室存活下来的代表株[123]。在20世纪60年代前，没有广泛使用种子批进行疫苗生产，使得疫苗株的鉴定更加复杂。因此即使毒株名字普通，有共同的祖先，其传代史也不同，甚至通过不同的动物如牛、羊和水牛传代，伴有在兔、鼠甚至人中的定期传代。疫苗技术直到近几十年才得到重视，1928年英国的卫生部发表声明，建议疫苗毒种要通过以下方式获得：直接天花病毒、牛痘、马痘、绵羊痘或山羊痘、人体牛痘[123]。

不同时期，都试图研制灭活疫苗[124]。灭活疫苗引起的中和抗体滴度高，但在动物模型和人类均不能有效地防止疾病[125-127]。灭活疫苗包括几乎完整的某型的痘病毒体：成熟病毒（MV）颗粒，缺乏一个额外的膜，以及缺乏其他主要类型痘病毒相关的蛋白、细胞外病毒体（EV）。因此，这些疫苗都无法诱导EV的反应，很可能是这个缺陷导致他们缺乏的保护效果[128-130]。

为降低严重不良反应的发生率，开始用减毒株疫苗[12]。有几个源自NYCBH株（Rivers株、CVCI-78），其严重不良反应降低，反应原性降低，但有质疑其保护水平也降低[131-136]。另一种减毒疫苗，即改良的天花病毒Ankara株（MVA），是由一个德国研究小组[137]用鸡胚成纤维细胞中经过500次以上的传代产生的[138,139]。传代中会发生多个基因缺失（约15%），这会限制其宿主范围。实验室研究证实人类细胞可表达未受损的MVA基因和阻断病毒体形态发生[140]。尽管不能复制，但高表达重组基因是这种突变病毒明显的特征[140]。MVA在消灭的后期才经开发，因此，从来没有在天花流行区使用。但，MVA潜在地提高了安全性，加上其他减毒牛痘株的开发，导致恢复减毒天花疫苗开发和临床试验（参见"未来疫苗"）。

天花疫苗的开发

早在公元1000年前，印度就发现了一种可预防自然感染天花的方法，但也有证据其在中国使用[141-144]，即将病人皮损组织中的结痂或脓疱液人为接种到皮内或通过鼻腔吸入。这种方法(现在称这为人痘接种)会引起发病，但通常没有飞沫传播的自然感染严重。该方法从印度传到中国、西亚、非洲，最后在18世纪早期传到欧洲和北美[145]。人痘接种后的病死率远低于自然感染，但感染者仍具有将天花传播给其他人的能力[146]。当牛痘（一种与天花病毒相近的痘病毒）开始用作保护性疫苗之后，人痘接种随之逐渐消失。但直到20世纪60和70年代，埃塞俄比亚、西非、阿富汗、中国和巴基斯坦的部分偏僻地区仍在使用人痘接种[12]。

人痘逐渐被牛痘所取代。5年内，詹纳的论文已被译为其他六种语言[147]，在许多欧洲国家开始广泛接种疫苗。十年内，全球各国开始接种。1803—1806年的编年史资料生动地描述了海运到西班牙美洲殖民地和亚洲的奴隶的孤儿采用的臂-臂的接种方式[148,149]。

在19世纪随着时间的推移，最初对于接种疫苗的激情有所下降。在接种过程中，偶尔会发生梅毒、麻风病及其他传染病的传播[150,151]。接种疫苗在某些地区遭到宗教领袖、政府官员和反疫苗组织的强烈反对，他们反对人类人为感染动物疾病，特别是强制情况下[152-156]。琴纳坚信接种牛痘后保护终生，但某些人接种疫苗后又再次感染，19世纪早期证明需要再次接种[157]，其他困难有难以获得新鲜疫苗材料，难以长距离运输疫苗。在小牛或其他动物的腰背部接种牛痘，可提供足够的且安全的疫苗材料。这种方法早在1805年就已在意大利使用[158]，但直到在19世纪中期才得以广泛使用[159,160]。18世纪，英国一位名叫John Haygarth的医生仔细研究了当地的疾病暴发和传播规律，然后发表了预防天花的简单规则。这些规则（不进入感染者家中，在生病时隔离患者，与患者接触的所有东西都要清洁，不允许患者接近易感人群）证明非常有效[161]。

美国的疫苗应用与疾病

在美国，著名的部长Cotton Mather与波士顿的医生Zabdiel Boylston一起推动人痘接种[17,152]。乔治·华盛顿将军于1777年开始在陆军接种人痘，以尽量减少天花暴发对士兵战斗力的影响[17]。托马斯·杰斐逊和家人在1782年接种了人痘[162]。1736年本杰明·富兰克林4岁的儿子因天花去世，他后来成为人痘接种的拥护者，甚至成立一个组织为穷人免费种痘[163,164]。

本杰明·沃特豪斯于1800年7月在马萨诸塞州波士顿首次用詹纳提供的材料接种[165]，并因把疫苗引入美国广受赞誉[12,16,165,156]。托马斯·杰弗逊总统积极推进疫苗接种[167],但直到20世纪才开始常规接种,原因是臂-臂接种难以维持病毒稳定。天花继续或者间断性流行,主要取决于人口密度和输入病毒的频率。

尽管直到1927年前后仍有重型天花暴发,但20世纪美国大部分的天花病例都属轻型。本病毒的起源未知。一种类似的轻型天花病毒,称为Kaffir天花,在19世纪90年代早期开始在南非广泛传播,这两种天花感染的疫源地之间如果有联系的话,也还不清楚是什么样的联系。由于症状较轻,且病死率低于1%,人们对接种的热情开始减退,天花发病迅速增加。为控制该病,美国卫生当局把牛痘接种作为入学的必备条件强制执行,该法案在最高法院得到通过[168]。然而,许多州仍有反对牛痘接种和强制法案执行的呼声,实际上大多数不支持立法或禁止强制接种。此后,天花病例数从1921年的102 791例下降到1931年的30 151例。1932—1939年,每年报告的天花病例数为5 000~15 000,其中23~52例死亡。随后的10年,病例数逐年减少,最后1例出现在1949年。这一进展是在未进行全国性的天花综合控制措施下取得的。Leake认为,天花得到较好控制和最终消灭应归功于冷藏设备的应用使牛痘疫苗得到更好的保存[169]。为防止输入性天花病例出现,美国直到1972年,一直对儿童进行常规接种,且大多数州都将此项工作作为入学要求强制执行。20世纪60年代早期,欧洲出现了许多输入性天花病例,其后的二代病例几乎有一半都是在医院内接触传播造成的。因此从20世纪60年代开始,CDC推行对医院工作人员的常规接种,但很少有医院执行这一规定。在全球宣布天花消灭之后,牛痘疫苗只限于军队和少数操作痘病毒的实验室人员使用。

工业化国家的疫苗应用与疾病

在其他主要工业化国家中,加拿大和日本分别于20世纪40年代初和1950年左右阻断了天花传播。同美国一样,所有工业化国家一直继续开展天花疫苗接种,直到70年代中期到末期,以避免天花再次引入。澳大利亚和新西兰是两个明显的例外。原因是远隔重洋和严格的检疫措施,所以从未开展广泛接种,但也未发生过天花流行。

1958年,世界卫生组织专家小组首次推荐种子批用于疫苗生产[170]。自1967年开始,越来越多的疫苗生产商开始使用两株中的某一株来生产疫苗。最常见的是来自英格兰的Lister研究所的Lister株,由荷兰国家公共卫生研究所传代培养后作为毒种,再由世界卫生组织分发。第二个毒株是纽约市卫生局株(NYCBOH),由美国宾夕法尼亚州的惠氏实验室传代培养,商品名为Dryvax。俄罗斯,中国和印度三个最大的国家,使用其他毒株:苏联用EM-63株,中国用天坛株,印度用Patwadanger株。

发展中国家的疫苗应用和疾病

由于牛痘来源充足,欧洲的接种人数大幅度增加,到第二次世界大战结束时,欧洲和北美基本控制了天花。但在热带和亚热带地区,天花仍然流行,部分原因在于疫苗热不稳定,难以在热带地区保持其存活。人类很早就认识到,冻干疫苗比液体疫苗更稳定,两个更常见的方法为:①在真空条件下,将疫苗淋巴与硫酸放在一起,室温下干燥;②疫苗淋巴与稳定剂和抗菌剂,如蛋白胨和苯酚混合,随后用最初用于人类血浆的离心冻干技术冻干[12]。20世纪40年代,开发出技术用于大规模商业化生产冻干天花疫苗[171],致使疫苗接种成功率提高以及印尼和非洲部分地区成功消灭天花。

现代疫苗的组分

在美国,有2种天花疫苗用于应急,一种是Acambis和Baxter生产的ACAM2000疫苗,为第二代纯化病毒冻干制剂(Vero细胞培养)。用HEPES(羟乙基乙磺酸)缓冲液,pH7.4,含1%~4%的人血清白蛋白USP,5%甘露醇,以及微量抗生素(100U/ml多黏菌素B和100μg/ml新霉素)(John Becher, RPh, CDC, 2006年)。必须稀释后才能使用。

第二个疫苗为"wetvax",赛诺菲巴斯德在20世纪50年代研发,与冻干ACAM2000疫苗不同的是为液体制剂。因此没打算注册wetvax,因为缺乏生产和贮存的完整资料。这些年来,它只在一个调查中使用过,仅在紧急情况下以1:5稀释使用。

美国最初打算储备至少2 000万剂IMVAMUNE,为巴伐利亚北欧基于MVA研制的疫苗[172]。这种疫苗已经获得FDA快速通道审批,在应急时可供政府使用(参阅未来疫苗)[173]。这种疫苗目前为冷冻剂液体混悬液,含不少于5×10^7 TCID$_{50}$(组织培养感染剂量),疫苗含以下辅料:三偏醇,氯化钠和水。冻干剂型可能具有更长的保质期,目前正在开发中。

巴伐利亚北欧公司正在生产一种组织细胞培养的Lister株疫苗。荷兰国立公共卫生与环境研究所(RIVM)用小牛培养Lister株疫苗。日本Kaketsuken公司在熊本开设了一家大型工厂,生产LC16m8疫苗[174]。俄罗斯也有研发天花疫苗的迹象，但目前尚无官方报道。

疫苗生产工艺

传统的疫苗生产

多数疫苗是在小牛、羊或水牛的皮肤上培养，并在人性化宰杀动物后收获病毒（图54.7）。疫苗通常是采用加入氟碳化合物和差速离心的方法进行纯化，加入苯酚来降低其细菌含量。疫苗为冻干疫苗，稳定剂为蛋白胨。因为来源的关系，小牛皮疫苗不可避免地会含有一些细菌，但经过适当处理后，细菌量可降至10CFU/ml或更少。需要通过微生物学检查来确认不含人类致病原葡萄球菌、链球菌、牛结核分枝杆菌、产气荚膜杆菌和破伤风杆菌。供多刺法接种的疫苗可采用含50%（v/v）甘油的McIlvaine溶液复溶。疫苗需以冻干形式保存，以保证疫苗在37℃孵育1个月后，其效价不低于10^8个疱痂形成单位/ml。

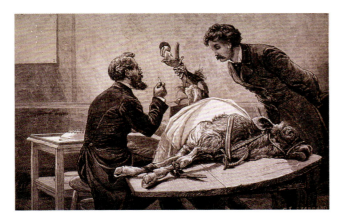

图54.7 接种小牛的淋巴
图片来源：国家医学图书馆，C.J. Staniland, 1883.

在20世纪60和70年代，巴西、新西兰、瑞典和美国（得克萨斯州卫生部）的实验室从鸡胚的绒毛尿囊膜收获牛痘病毒，该方法操作简单，可用于生产无菌疫苗。然而，实践证明采用这种方法很难生产具有良好热稳定性的冻干疫苗，而且据目前所知，只有在瑞典用鸡蛋生产的疫苗中没有发现禽白血病病毒[12,175]。

最初用组织培养的牛痘病毒难以生产热稳定性好的冻干疫苗，但到20世纪70年代，Hekker及其同事[176]最初用兔肾细胞培养Lister株，最终取得理想的结果。现场观察表明，该疫苗效果与小牛皮肤培养的疫苗有可比性[177]，但由于消灭计划接近尾声，该疫苗未能进一步使用。

现代的疫苗生产

因为天花的消灭和常规免疫的停止，国家储备疫苗仅用于保护实验室工作人员和军人。然而，由于对把天花病毒作生物武器的担忧日益增多，美国于2001年，与位于英国的Acambis公司签署协议，与澳大利亚的Baxter实验室合作，用NYCBH株开发和生产一种组织培养、噬斑纯化的冻干疫苗[178]。美国也与Bavarian Nordic签约，生产2 000万剂的MVA疫苗，用于免疫功能缺陷者[179]。美国总计储备了2亿~3亿剂Acambis公司生产的疫苗。一些厂商开始研发生产下一代的天花疫苗（见未来的疫苗）。2004年，美国政府通过了生物屏障项目法案（法案108-276），可以采取措施预防化学、生物、辐射以及核恐怖。截至2014年，项目在天花防治上的花费为11亿美元，其中包括：6.25亿美元购买的2 400万剂IMVAMUNE和4.33亿美元购买的170万剂抗病毒药物Arestvyer（ST-246）[180,181]。

生产商和商标名

尽管可能仍然有一些第一代疫苗，但目前可用的疫苗都是第二代和第三代疫苗。在美国ACAM2000（赛诺菲巴斯德生物制品公司）获得FDA批准，MVA为基础的疫苗IMVAMUNE（北欧巴伐利亚，也叫IMVANEX）已在欧盟和加拿大获批。美国IMVAMUNE公司最近完成了二期和三期临床试验。

剂量和途径

詹纳认识到必须划破皮肤才能实现成功接种。多年来，已经发明了很多用于划开皮肤、接种病毒的方法。无疑，早期的疫苗制剂滴度差异较大，有时需采用多种技术来增加成功接种的机会。有多种小刀、针和解剖刀用来划破皮肤。某些技术，最著名的是在印度、巴基斯坦、孟加拉国使用的旋转柳叶刀，会引起剧痛，而且即使没有病毒复制，也会产生明显的损伤。在美国，Leake于20世纪20年代发明了一种多压法，即用针尖的钝头通过多次稳定按压，将病毒压入皮肤中[169]。

在全球消灭天花运动的早期，突击接种时曾特别采用喷射注射器以快速接种，尤其是在西非和巴西。这种注射器笨重且昂贵，不使用于人口稀疏地区。喷射注射器被淘汰，取而代之的是1965年由惠氏实验室的Benjamin Rubin博士发明的分叉针头。

目前第一代、第二代和减毒但有复制能力的 IC16m8 疫苗均采用分叉针头皮内接种。如果使用酒精、丙酮或其他皮肤消毒剂，则必须要完全自然晾干，否则可能灭活病毒。通过检测 12 日龄鸡胚绒毛尿囊膜，确定疫苗的滴度应不低于 10^8 疱痂形成单位/ml。当针头进入疫苗时，约 0.002 5ml 疫苗通过毛细现象黏附在交叉针尖上。接种时，通常将针头垂直于皮肤，一般接种部位为接种者的上臂外侧（图 54.8）。3 次（基础免疫）或 15 次（复种）快速有效的针刺使接种部位在 20~30 秒内出现微量血迹。良好的接种技术会使未接种过的人对疫苗病毒的吸率达到 95% 以上。用分叉针头进行瘢痕化的过程可诱导强烈的、局部的、非特异性的先天性免疫反应，这种免疫反应能增强特异性免疫产生保护[182]。

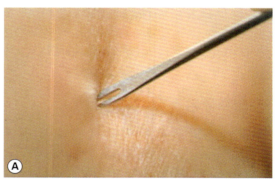

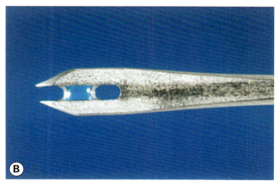

图 54.8　接种天花疫苗的分叉针。**A** 图为演示如何使用接种疫苗。**B** 图显示稀释后留在针尖之间的少量疫苗（约 2.5μl）图片来源疾病预防控制中心。

继 21 世纪初的恐怖攻击后，天花疫苗供应有限，导致一些疫苗稀释研究[183-190]。大多数这些研究表明，第一代活病毒疫苗剂量可 1:10 稀释，对血清转换、IgG 抗体滴度，或 T 细胞应答率的影响不大。

与其他抗原同时接种

尽管含天花疫苗的联合疫苗还没有获得，但天花疫苗可与几种其他抗原同时接种，通常在不同部位接种，其安全性和效力可与各种抗原单独接种时相比。20 世纪 70 年代，许多国家常规操作时，都同时接种口服脊髓灰质炎减毒活疫苗、麻疹疫苗、DTP[191,192]。20 世纪 60 年代中国香港开始为新生儿同时接种卡介苗和天花疫苗[191]。到了 60 年代后期，许多非洲国家也已经常规同时接种卡介苗和天花疫苗。西非的许多法语地区成功地将黄热疫苗与天花疫苗混合接种[193]。1967—1972 年，整个西非地区都同时接种麻疹疫苗和天花疫苗[194]。采用喷射注射器混合天花、黄热和麻疹疫苗后接种，黄热疫苗的免疫应答水平有所下降[195]，但在不同部位注射时，能产生满意的疫苗应答。Ruben 及其同事进一步研究用喷射注射器在不同部位同时接种天花、黄热、麻疹和百白破疫苗[161]，结果发现尽管降低麻疹疫苗反应，但全身反应并不比接种麻疹和天花疫苗后严重和频繁。但降低麻疹疫苗反应这一发现并未在后来的研究中得到证明。根据这些观察及其他研究结果，Foege 和 Foster 得出结论：同时接种当时的 EPI 疫苗（口服脊髓灰质炎减毒活疫苗、麻疹、百白破和卡介苗）以及黄热疫苗，结果同样安全有效[197]。免疫专家咨询委员会（ACIP）建议水痘疫苗与天花疫苗应至少间隔 4 周接种[198]，因为如果同时接种这两种疫苗，出现皮损后可能难以确定是哪种疫苗引起的，从而难以提供适当的护理。

疫苗稳定性

已证明冻干天花疫苗是目前可用的疫苗中最稳定的。疫苗可以在 -20℃下永久保存，多数在 2~8℃下可保存数月到数年。国际标准要求冻干疫苗在 37℃孵放 1 个月时依然能保持全部效价。研究证明 Lister 研究所生产的疫苗在 45℃时，其效价能保持 64 周，37℃能保持 104 周[199]。并非所有疫苗都如此稳定，消灭天花期间，对印度和前苏联生产的疫苗以及从现场收回的疫苗进行分析显示，当暴露在夏季高温下 6~9 个月后，多批疫苗的效价依然达到标准[12]。

稀释后，疫苗对温度和直接紫外线较敏感。在消灭天花过程中，每天都会废弃一些稀释后未使用的疫苗，但实际上疫苗效价能保持更长时间。Dryvax 疫苗稀释后，再次稀释（1:5 和 1:10 稀释）的研究表明，在室温下（<24℃）疫苗效价能保持一个月，病毒滴度稍有下降[200]。每 12 小时改变一次温度（4℃和 25℃），疫苗效价能保持 2 周，这种温度变化与免疫接种时的真实情况比较接近[201]。但疫苗不能直接暴露于紫外线。

免疫原性

初免成功后,病毒可在表皮的基底细胞中增殖,产生被称为 Jennerian 泡的典型皮损(图 54.9)。3~5 天后产生周围有红斑的丘疹,然后很快变成水疱,到第七天发展成脓疱。8~10 天后脓疱达到最大。通常在接种 14~21 天后结痂,然后脱落,留下典型的接种瘢痕。最近的经验显示如果接种部位覆盖绷带,结痂脱脱需要更长的时间[202]。伴随着脓疱可能出现低热、肿胀和淋巴结压痛。使用某些欧洲疫苗时,偶尔在 3~10 天时发生病毒血症[203],有时可以从扁桃体拭子分离出病毒[204]。近期研究在接种 NYCBH 株疫苗后,试图从接种对象血液或口咽中分离出 NYCBH 株疫苗病毒,但未能成功[205,206]。

再次接种后机体的应答情况取决于个人的免疫力水平。高免疫力人群,红斑作为典型的迟发型过敏反应,通常出现在接种后 24~48 小时内。先前接种过疫苗的人群,再次接种时无论采用活疫苗还是灭活疫苗,均可出现这一反应[207]。有些人会残留部分体液免疫和细胞免疫,但不足以阻止病毒复制,这部分人群会出现红斑,有时在接种部位产生脓疱,且产生速度比初免要快。如果红斑或硬结在 6~8 天出现,会被视为病毒复制的证据,并被称为主要反应。应该注意的是,具有较强免疫力的人可能只会出现迟发型超敏反应。接种后 5 天内在临床上不可能将因使用无效的疫苗或因接种技术差所致的超敏反应与另一种由高免疫力水平所致的类似反应区分开来,WHO 天花专家委员会建议将这种反应命名为"难界定的反应"[32]。出现难界定反应的人群应采用可靠的接种技术重新接种高效价疫苗。

痘苗病毒诱导的抗体应答略微比天花病毒诱导的迅速。在基础免疫后 10 天就可以检测到,在复种时甚至更快[208]。也有证据表明在第五或第六天出现细胞介导的免疫[12,209-211]。接触者在暴露后 3 天或 4 天接种,由于这种迅速的反应,可能会完全或部分保护天花感染[212-215]。许多动物研究表明,外源性抗体可有效地治疗牛痘、猴痘和鼠痘[216-219]。

人接种疫苗后和动物研究模型发现,细胞和体液免疫应答对保护(图 54.10)有重要作用[52,130,220]。细胞毒性 T 细胞活性对控制原发感染有主导作用(即清除病毒),而抗体和记忆 B 细胞应答对再次感染的保护很关键[221-223]。痘病毒免疫学研究的主题也包括确定天花疫苗免疫反应差异或不良事件易感性的遗传基础[224-229],通过基因表达研究确定宿主和病原体相互作用和免疫反应的关键驱动因素[230-236],通过探索性动物模型研究感染、疾病、免疫和治疗干预[230,237-245]。

体液应答

初始免疫后 10 天左右,开始呈现中和抗体和 HI 抗体,至接种 2 周后,几乎所有人都会出现这两种抗体;不足 50% 的接种者体内可出现补体(CF)抗体[208]。HI、CF 抗体通常在 6 个月后就无法检测到。再次接种后,抗体应答会更快产生,通常在 7 天内出现,且抗体滴度会更高。但有些人再次接种后,其体内中和抗体滴度大幅升高,而 HI 和 CF 抗体水平却

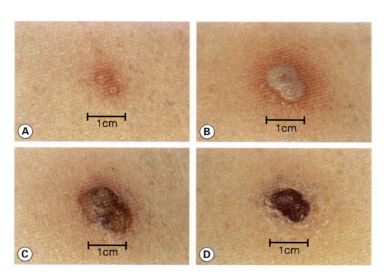

图 54.9 初次接种后接种部位的演变过程。
A. 第 4 天。**B.** 7 天。**C.** 14 天。**D.** 21 天。
图片来自 CDC 公共卫生图书馆。

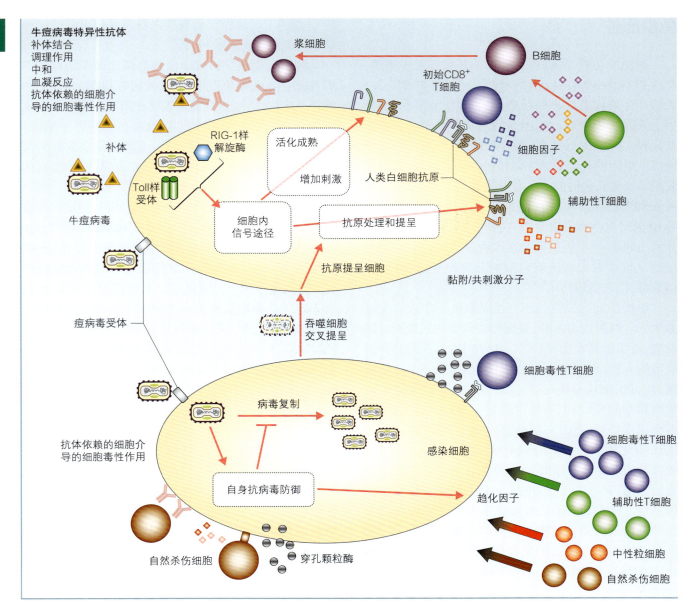

图54.10 天花疫苗激活免疫反应的过程
摘自:KENNEDY R,OVSYANNIKOVA I,JACOBSON R,et al. Curr Opin Immunol,2009,21:314-320.(with permission)

并没有升高。

痘病毒有两种主要形式:MV,细胞内成熟的病毒颗粒,和EV,细胞外病毒颗粒,后者含有额外的膜和一些独特的蛋白[128]。天花疫苗的体液免疫反应针对的是MV和EV蛋白。两种形式的抗体都有保护性,但最佳保护需要两种抗体同时存在[246]。EV形式难以中和,因此对这种形式的病毒的保护可能由其他同型依赖的抗体功能介导,如调理作用或抗体依赖的细胞介导的细胞毒性作用[247]。最近一研究表明,接种后4天会出现早期中和活性的IgM反应[51]。这种早期反应依赖于T细胞的帮助,能够中和EV和MV病毒颗粒,对控制病毒感染可能有重要作用[248-250]。

接种后第4天几乎所接种者都会产生中和抗体,并可以维持30年或以上[51,129,251-255]。中和抗体在基础免疫后1年时,滴度只有接种后28天时的23.7%[256]。EV中和抗体滴度随时间减少,事实上,接种后25年,20%的人几乎没有任何EV中和活性[246]。而MV抗体滴度在接种后5年仅略有下降,然后保持稳定长达75年[246,254]。复种后多数会增加血清总抗体滴度,但对中和抗体滴度的影响不大[253]。目前建议每10年复种1剂[257],但纵向研究表明,保护可能持续的时间远远超过10年[253,258,259]。在没有天花流行时,接种后保护持续多久,可能永远没有答案。

细胞免疫应答

尽管詹纳首次观察到疫苗接种后可出现作为细胞介导免疫指标的迟发型超敏反应和瘢痕，但消灭天花过程中，基本没有关注细胞介导免疫应答。主要原因有几个，包括测量体液免疫较容易，没有合适的科学手段检测细胞免疫等。过去10年，对天花疫苗的细胞免疫关注度增加。接种疫苗后，受种者血清中可检测到连续的细胞因子波，包括第6天和第7天出现粒细胞共刺激因子；第8天和第9天出现肿瘤坏死因子-α、γ干扰素、干扰素诱导蛋白-10和白细胞介素-6；第10天和第11天出现可溶性肿瘤坏死因子受体2和CXCL9；第12天和第13天出现粒细胞-巨噬细胞集落刺激因子[260]。初次免疫后，细胞免疫可在早至2天就出现[207]，在30天达高峰[252,261]，并且与脓疱的形成有关[256]。在动物模型研究发现，T细胞辅助对产生最佳的抗体应答至关重要[211]。接种可诱导极其强大的 $CD4^+$ 和 $CD8^+$ T细胞反应，循环T细胞高达3%为病毒特异性的[252]。随后几十年T细胞数逐渐下降，$CD4^+$ T 比 $CD8^+$ 寿命更长[262-267]。最近的研究表明，病原特异性T细胞的数量不如其功能重要[268]。虽然一些研究发现，抗体足以保护后续的痘病毒感染[222,269,270]，其他研究也旨在证明仅仅细胞免疫也可有效预防痘病毒感染[211,271-273]，但目前数据不足尚不能就两种形式的免疫反应效力得出明确的结论。

免疫应答所针对的病毒目标

最近抗原预测、病原体蛋白质组、质谱、计算模型及其他技术有很大进展，人类能够全面分析针对复杂病原体，如痘病毒的体液和细胞免疫应答。能够确定哪些病毒蛋白是免疫应答的目标，哪些可以提供临床保护，这对下一代亚单位天花疫苗的开发至关重要（参见"未来疫苗"）。

与有些病毒的体液免疫应答不同的是，天花疫苗诱导的抗体针对更广泛的病毒蛋白，没有明确的免疫主导模式。抗体反应既针对早期，也针对晚期蛋白，主要目标是结构蛋白（膜和核），但也可以识别分泌的蛋白（图54.11）[54,274-278]。天花患者和疫苗接种者的

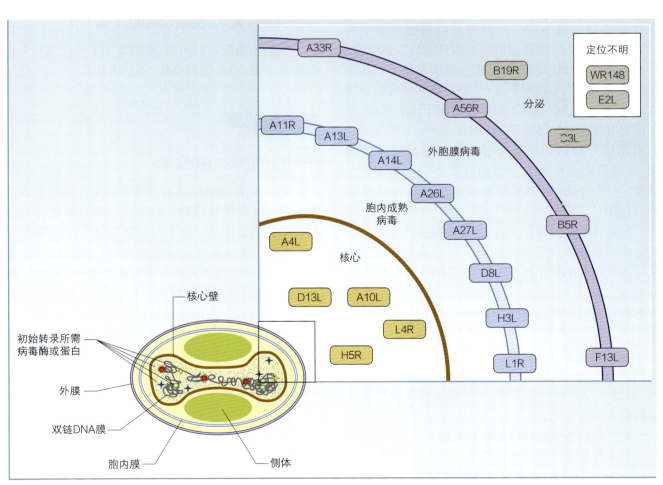

图54.11 痘病毒颗粒示意图，病毒核心和双膜。右上部为体液免疫应答针对的病毒蛋白

血清样本显示,有相当多的重叠,进一步证明牛痘和天花之间的交叉反应[278]。

尽管痘病毒的基因组较大、较复杂,但由于多个实验室努力识别T细胞表位,目前已经发现数百个HLA-Ⅰ和HLA-Ⅱ抗原表位[52,271,272,279-306]。国家过敏和传染病研究所支持了一个网上公开的表位数据库及相关工具,参见 http://www.instant-dict.com.hk.immuneepitope.org[307]。与体液免疫应答一样,T细胞也可识别多种病毒蛋白,CD8+T细胞靶向蛋白在感染早期表达[303],CD4+T细胞主要识别晚期蛋白和结构蛋白[300]。在小鼠体内,T细胞反应具有明显的免疫主导模式,可通过免疫途径改变[308,309]。

痘病毒的体液免疫应答为T细胞依赖性,CD4+T细胞表位和抗体的目标之间有很强的相关性[302,303]。尽管T辅助细胞和抗体抗原之间有明确的关联,如抗原特异性T细胞对相同抗原特异性的B细胞提供帮助,但并非所有研究结果都支持这一关联[310]。

保护相关指标

在原发性感染期间,B细胞、CD4+T细胞和CD8+T细胞在病毒清除和恢复中都起着互补作用。接种后诱导的抗体在二次暴露时可在感染前中和病毒颗粒,而T细胞在感染后通过清除感染的细胞,不再产生额外的病毒颗粒,从而控制病毒复制。在小鼠和非人灵长类动物的研究(分别鼠痘和猴痘病毒挑战)表明,在不存在CD8+T细胞的情况下也有保护,但在没有B细胞和抗体应答时,则无保护[211,302,303,311]。但疫苗诱导的保护减退与细胞免疫减退的速度相同,多项研究表明CD8+T细胞肽疫苗可诱导保护性免疫[271-273],因此需要了解T细胞反应在预防感染中的作用。

目前还不知道保护天花,或复种能够产生强不良反应所需要的体液抗体的水平[312]。目前的最佳估计来自消灭时期的较小规模的研究,表明中和抗体滴度超过1:20或1:32会有一定的保护[313,314]。免疫应答研究表明,疫苗接种后的体液和细胞免疫应答谱很广[189,252,256,265,315]。

关于保护和T细胞免疫关系的数据甚至更少。仅用单一的T-细胞肽表位免疫动物,结果差异很大,从没有保护到完全保护,这种保护差异的机制尚不明确[273]。

这些数据和流行病学观察结果提示,以下情况可预防天花和防止出现致死性结果:

1. 感染过天花的人可终生获得完全保护,不会被感染第二次[12,16,17,33,316]。

2. 初免后产生免疫应答,之后经历过天花亚临床(无疹型)感染者,似乎可以同样获得终身免疫[12,16]。

3. 初免后产生免疫应答且成功接受1次或者以上加强免疫的人,即使免疫时间已超过30年,可能仍具有可防止出现死亡结果的保护作用,部分人可免受感染[12]。再次接种短期可加强体液和细胞免疫[251,265],虽然复种后总的特异抗体水平很高,但中和抗体和细胞免疫水平似乎没有得到提高[252,253]。但要注意,成功复种是指以适当的方式接种,使接种者产生"主要"反应(见上文"免疫原性和接种效果")。由于美国以前的接种十分谨慎,不得回抽血液,所以许多复种并没有病毒复制,接种者也没有产生主要反应。很可能美国以前的疫苗再次接种有很多都是不成功的。在当代军队和平民的接种项目中,再次接种后有很高的成功率[317-319]。

4. 仅仅完成初免的人,抗天花完全保护作用的持续时间可能只有不超过10年。保护力总是随时间而减弱,30年后可能接近于零[12,16]。但天花疫苗对致死性天花的保护可以持续很长时间,确实,有些人可长达30年以上[253,258,259,320,323]。

特殊人群(婴儿,免疫功能低下者)

因为不良反应的风险,疫苗禁用于早产儿和免疫功能低下者(见后述安全性(不良事件)。

效力和效果

不同疫苗的效力和效果

第一代天花疫苗的效力通常用免疫部位形成特征性水疱(或疫苗摄取)来衡量。绝大多数(>97%)接种疫苗者会出现。由于很容易看到,而且不需要专门的培训,所以将疫苗摄取作为成功接种的一个指标,这个指标在消灭天花行动中成功地得到应用。然而,水疱是局部病毒复制的指标,而不是体液免疫的指标。免疫后存在的体液免疫可减弱甚至阻断这种皮损的发生[322]。个体间的免疫应答差异很大,这种差异部分可能是个体间遗传差异导致[224-227,323-326]。

在社区的效力和效果

在消灭天花运动的早期,大规模的疫苗接种运动可以使80%甚至更多人接种。当时认为80%~85%的群体免疫水平是阻止天花传播的必要条件[327]。后来人们发现,对每个病例的主要接触者进行监测和有针对性地疫苗接种,对控制天花暴发同样有效。

疫苗病毒排毒

CDC ACIP 建议,对近期接种的非卫生保健工作者,应用松软绷带覆盖接种部位,如果在接种后 2~3 周内接触接种部位(排毒),要严格遵循手部卫生措施[198,328]。覆盖本身会延迟痘痂的形成、变干和脱落[202],但会减少牛痘传播,可防止衣物污染,同时也防止接种部位意外磨损。封闭性更好的衣物即使是半透性的,也可能引起皮肤浸渍及周围皮肤损伤。有关接种部位护理以预防牛痘传播和避免过多局部反应(如皮肤浸渍)的研究已有报道[329-331]。接种后 7 天应用聚维酮碘软膏不会影响免疫反应,但可以减少排毒[332]。可以洗澡,但洗澡时接种部位要保持干爽。形成痘痂前,要用单独使用的毛巾擦干接种部位。

对近期接种的卫生工作者,ACIP 建议在痘疤脱落前应尽可能避免接触高危患者。如果接触不可避免,在结痂脱落前,推荐穿用纱布(或类似的具有吸收作用的材料)做成的衣服,外套半封闭服装,或者是具有吸收作用的里子和半透性外面的服装[198]。ACIP 认为卫生保健工作者在接种疫苗后不必安排行政休假,除非皮损面积较大不利于采用上述的感染控制措施。美国军队中的同期接种经验支持这一结论[257,333-335]。

接触性牛痘

痘苗病毒在近期接种痘苗的人与其密切接触者之间的意外机械性传播,可导致接触性牛痘的发生。基础免疫的皮损部位大约在接种后第 3 天开始排毒,直到痘疤形成[336]。对接触性牛痘进行了几项大范围人体观察,Neff 及其同事对观察结果进行了综述[337]。其中两项研究分别在美国和英国对应急接种过程中接触传播的发生率进行了分析。1947 年纽约市天花暴发时,500 万~600 万人接种了 NYCBH 株痘苗。由于密切接触接种对象,共有 28 人发生牛痘性湿疹,其中 2 人死亡[338]。1962 年英国天花暴发时,至少有 325 万人接种了 Lister 株疫苗。共发生 185 例牛痘性湿疹,其中 89 例系由接触接种对象所致;7 名接触性牛痘患者死亡[117]。要注意的是,与现在的接种项目相比,当初筛查识别高风险人群、覆盖及对接种部位的护理远不如现在水平高。

为评估并发症的发生率,Neff 及其同事[118]、Lane 及其同事[339]分别于 1963 年和 1968 年进行了全国性监测。他们均采用多种方法试图检出病例,但多数报告中的病例采用 VIG 治疗并发症。两次调查结果很接近:基础免疫后接触性牛痘湿疹每百万人中的发生率分别为 8.7 和 10.7。意外接触感染的发生率略低于牛痘性湿疹。在 114 个接触性牛痘湿疹病例中有 3 例死亡。未出现牛痘病毒接触感染导致进行性牛痘或接种后脑炎病例(表 54.3)。1963 年和 1968 年的全州调查中[337,340],单独联系医生要求其报告,接触性牛痘湿疹发生率约为全国调查的 2 倍。研究认为高发病率认为是报告更完整,特别是不太严重的并发症报告。

Neff 及其同事在综述里指出[330],接触传染牛痘需要非常亲密地接触,在家庭外很少发生,也很少发生医院内传播。传播牛痘的主要是儿童。20 世纪 60 年代,发生率相对较低,每进行 10 万次基础免疫只出现 2~6 例[330]。

20 世纪 60 年代的数据具有一定的价值,但在评估今天的大规模接种疫苗,特别是为成人接种后会出现什么结果方面价值有限。在 60 年代,多数人在 1 岁左右的年龄或入学前接种过疫苗。毫不奇怪,多数接触性牛痘病例是由牛痘病毒在家庭内部从低龄儿童传播给其他儿童或成人所致。多数接种疫苗的成人先前都已接受过基础免疫,接种后吸收的病毒较少,排毒也相对减少。相反,目前绝大多数人出现并发症的危险都很高,但最近通过不良反应加强监测系统观察到的并发症发生率多数相当于或低于历史水平[317,341,342]。但也有例外,2002 年的一项研究发现,ACAM2000 的自接种率为 20.6‰,接触传播率为 4.4‰[343]。此外,ACAM2000 和 Dryvax 之间的接触传播率相似。特应性皮炎在目前人群中的发病率较高[344-346],与由于艾滋病毒[347]、器官移植[348]、肿瘤化疗[349]、使用皮质类固醇和免疫调制剂疗炎症和肌肉骨骼疾病造成的严重免疫缺陷发生率相一致[350]。在 200 万仅使用简单绷带而不是半渗透敷料的美军接种者中,很少出现接种后接触传播,表明人的因素和接种后感染控制原则很重要,且病毒在非亲密接触情况传播相对困难。

免疫持久性及再感染

有关接种疫苗保护力的可靠资料很少。而且在人群保护程度难以量化。1967 年之前,认为每 3~10 年重复接种 1 次是维持保护作用所必需的。其依据主要是英国的早期资料,如 Hann 和 Baxby 提供的数据[213]以及最近来源于印度的资料[35]。这些研究比较了有和无接种瘢痕人群的天花发病率。但当时所用疫苗的效价远低于 1967 年以后使用的疫苗,且多数疫苗受到了严重的细菌污染。在印度,接种疫苗所

表 54.3　1968 年美国天花疫苗并发症

免疫情况和年龄/岁	免疫接种估计人数	报告病例数（死亡）					
		接种后脑炎	进行性牛痘	湿疹性牛痘	普通牛痘	偶合感染	其他
基础免疫							
<1	614 000	4(3)	—	5	43	7	10
1~4	2 733 000	6	1	31	47	91	40
5~9	1 553 000	5(1)	1(1)	11	20	32	8
10~19	406 000	—	1(1)	3	5	3	1
≥20	288 000	1	2	7	13	4	5
不详		—	—	1	3	5	2
小计	5 594 000	16(4)	5(2)	58	131	142	66
复种							
<1		—	—	—	—	—	—
1~4	478 000	—	—	1	—	1	1
5~9	1 643 000	—	1(1)	4	1	3	2
10~19	2 657 000	—	1	3	—	—	—
≥20	3 796 000	—	4(1)	—	9	3	6
小计	8 574 000	—	6(2)	8	10	7	9
未免疫		—	—	60(1)	2	44	8
合计	14 168 000	16(4)	11(4)	126(1)	143	193	83

数据来源：LANE JM, RUBEN FL, NEFF JM, MILLAR JD. Complications of smallpox vaccination, 1968. N Engl J Med 281：1201-1208, 1969. 经允许。

使用的工具是旋转柳叶刀，即使仅接种稀释剂，也常产生局部脓毒症和明显瘢痕。因此这些研究中的疫苗保护力可能被低估。

自 1967 年以来进行的研究表明，疫苗的免疫力可能比多数研究者认为的更持久。但由于没有保护作用的血清学指标，所以证据是间接的。不幸的是，对皮内接种痘苗病毒的抵抗力被一些人误解为对飞沫吸入感染病毒的抵抗力。采用能够得到的高滴度疫苗进行研究，结果表明，在 3~6 个月之前成功接种的人群可诱导出主要反应，1 年前患过天花的人群也有 10% 以上可诱导出主要反应[351]。由于自然感染可以获得终身免疫，尚不知牛痘病毒在真皮基底细胞中增殖的能力与抗自然感染的保护水平是否有很好的相关性。

在多数国家，90% 以上的病例发生在没有接种瘢痕的人群。因此在有天花流行的国家展开了调查，结果表明 20 年前接种过疫苗的人群，疫苗保护率达到 80% 或更高。Heiner 及其同事的研究表明，这种保护作用并不完全是由疫苗产生的[99]。他们发现以前接种过疫苗的人群经常发生非传染性隐性感染（称为无疹天花），致使抗体水平持续升高。在有天花流行的国家，免疫力是天花疫苗和天花感染的结合结果。

在多年没有天花后来出现输入病例的国家，其数据不足以评价疫苗保护作用的持久性，但能够证明天花疫苗可长期防止致死性结果出现[352]。天花传入欧洲之后，发生 680 个病例，其中无免疫史者病死率为 52%，10 年内接种过疫苗者为 1.4%，10~20 年内接种过疫苗者为 7%，距上次接种时间超过 20 年者为 11.1%[352]。其他研究显示，免疫随时间衰退，保护有类似的下降[33,213,353]。

如前所述，研究天花疫苗诱导的免疫发现，接种后数十年仍可检测到抗体和记忆 B 细胞，记忆 T 细胞。这些免疫指标以不同的速度衰退[251-253,255,258,264,354]，抗体反应更持久。同样天花疾病恢复者有类似的情况[264]。根据这些最近的研究，只有 30%~50% 的疫苗接种者在接种后 20 年有大于 1：32 的中和抗体。目前，由于没有保护的相关指标，不知道接种后特定的时间有多少人仍有保护。完全保护防止感染和临床疾病可能持续时间短，接种疫苗后也许只有 5 到 10 年，其次是部分保护，10~20 年（暴露于天花后导致轻微的疾病，如无疹天花），防止致命疾病的保护可能更持久，甚至终身[258,259,320,355]。

暴露后预防和治疗性免疫

基础免疫后的抗体应答通常比自然感染早出现 4~8 天[356]，因此即使是在暴露后，基础免疫也能改变病程或阻止发病。这些资料表明，即使在感染后的 3~4 天之内接种疫苗，也可产生实质性的保护作用；即使在感染后 4~5 天接种，至少也可避免致死性结果的出现[161,212-215]。

安全性和不良反应

天花疫苗最常见的不良反应与其他疫苗相似：接种部位疼痛，肌肉酸痛和疲劳，但增加了接种部位瘙痒。轻微的体温升高也很常见，少数有明显发热。历史上，每 1 万名基础免疫，有 5~10 人出现需要住院治疗的严重不良反应和 1 或 2 人死亡。没有天花病毒（或其他痘病毒）存在时，是不必要承担这些风险的。但与天花流行的后果比，这些反应微不足道。事实上，百万人的天花暴发会导致数百数千人死亡，多数幸存者有长期后遗症（失明、肢体畸形、面部瘢痕及色素脱失）。

一项现代研究对 Dryvax 疫苗的临床反应进行了评价，全身反应的频次和严重程度见表 54.4。这些研究与 20 世纪 70 年代相比，规模小，但更适用于当前的美国人口。不良事件的发生率大体相似，发生率的差异多源自研究设计和报告的差异。例如，卫生 VTEU 全国研究所院和 CDC 的研究把发热定义为 37.7℃ 或更高，但不同时间（接种后 0~6 天、0~20 天）报道发热比例不同（分别为 2.3% 和 21.5%）。表 54.4 中的数据显示，复种的不良事件比初种少得多。发热（体温高于 38.3℃）发生率为 3.3%~20%。总之，14%

表 54.4 最近的天花疫苗试验接种后常见的轻微不良反应[a]

队列	美国国立卫生疫苗和治疗评估单位 (2001)[b]	美国疾病控制和预防中心 (2002)[c]		中国台湾地区 (2003)[d]		美国国防部 (2004)[e]
研究对象数	106	1 006		219		628 414
疫苗	Dryvax	Dryvax		利斯特[f]		Dryvax
疫苗接种者	基础	基础	重复	基础	重复	合计
不良事件 /%						
肿胀	—	63.1	50.0	—	—	62
疼痛	54.7	52.3	37.5	—	—	—
淋巴结肿大	30.5	73.8	41.1	65	20	20.0
发热	2.3	21.5	7.1	20	5	6.6
头痛	44.2	43.1	23.2	50	20	23
腰酸	—	20.0	7.1	—	—	—
肌肉疼痛	39.8	50.8	17.9	40	15	27
关节疼痛	—	23.1	12.5	—	—	—
疲劳	52.8	56.9	35.7	55	25	—
瘙痒	—	92.3	83.9	—	—	11
腹痛或恶心	15.8	13.8	1.8	—	—	—

[a] 数据提供了天花疫苗接种后常见不良反应率的例子。对于一些试验，研究对象数非常少。此外，多该数据是 Dryvax，已不再可用。ACAM2000 替换后率可能有差异。破折号表示特定不良事件并没有在研究中进行监测，没有数据。
[b] 来自 FREY SE, COUCH RB, TACKET CO, et al. National Institute of Allergy and Infectious Diseases Smallpox Vaccine Study Group. Clinical responses to undiluted and diluted smallpox vaccine. N Engl J Med, 2002, 346: 1265-1274.
[c] 来自 BAGGS J, CHEN RT, DAMON IK, et al. Safety profile of smallpox vaccine: insights from the laboratory worker smallpox vaccination program. Clin Infect Dis, 2005, 40: 1133-1140. Data from Table 2, subjects ≤30 y old.
[d] 来自 HSIEH SM, CHEN SY, SHEU GC, et al. Clinical and immunological responses to undiluted and diluted smallpox vaccine with vaccinia virus of Lister strain. Vaccine, 2006, 24: 510-515. Data from Table 4, primary vaccinees receiving undiluted vaccine and repeat vaccinees ages 24-40 receiving undiluted vaccine.
[e] 摘自 NEFF J, MODLIN J, BIRKHEAD GS, et al. Advisory Committee on Immunization Practices; Armed Forces Epidemiological Board. Monitoring the safety of a smallpox vaccination program in the United States: report of the joint Smallpox Vaccine Safety Working Group of the advisory committee on immunization practices and the Armed Forces Epidemiological Board. Clin Infect Dis, 2008, 46 (Suppl 3): S258-S270. Data from Table 5, all DoD vaccinees. Lister variant strain unknown.
[f] 基础免疫是无免疫者首次接种，复种是以前接种过的人再次接种（但每个人接种的疫苗数不同）；包括所有的基础和复种次数。

的接种部位有轻微皮疹,通常为斑丘疹或水泡,多在胸部和背部,多自发恢复。共 36% 影响睡眠或影响至少 1 天的工作,学校或文娱活动[190]。在军人,2.4% 的减少工作,0.4% 误工,0.1% 需住院治疗[317,357]。有担忧全身牛痘,多形性红斑,牛痘性角膜炎,意外植入牛痘。更严重的,有时危及生命有牛痘湿疹,进行性牛痘,先天性牛痘和接种后脑炎。这些反应率估计值见表 54.3(美国 20 世纪 60 年代的数据)和表 54.5(美国国防部天花项目近期公布的 2002—2011 年数据)。需要注意的是,20 世纪 60 年代,为常规接种,接种更多,没有筛选对象,而 2000 年的数据较少,疫苗接种前有筛选,包括 Dryvax 和 ACAM2000 的数据。此外,请注意,表 54.5 所示,报告的 ACAM2000 和 Dryvax 数据类似,所有最近的天花疫苗接种者为健康成人,我们没有关于儿童或美国一般人群不良反应发生率的现代数据。

罕见不良事件(按器官系统)

皮肤反应

疫苗接种后可能会发生各种皮疹。大多数是良性的,但有两种皮疹即牛痘性湿疹和进展性牛痘可危及生命(表 54.3 和表 54.5)。

有活动期或静止期的典型局部皮炎(包括湿疹)的人群在接种疫苗后或因接触接种者受到意外植入后,可能发生牛痘性湿疹(图 54.12A)。牛痘性湿疹可与局部接种损伤同时发生,也可能稍后发生,还可能在未接种者与接触接种者后,经过 5 天左右的潜伏期而发生,通常出现在发生湿疹或以前发生过湿疹的部位。这些部位有明显的炎症,有时蔓延到正常皮肤。牛痘性湿疹本身的症状可能很严重,伴有高热和全身性淋巴结肿大。病人可能由于渗出而流失体液和电解质。如果采用 VIG 和支持疗法进行适当的治疗,则很少出现死亡,但死亡通常发生在患有严重湿疹且通过接触感染牛痘的低龄儿童。

进展性牛痘(有时称为坏死型牛痘、坏疽型牛痘或播散型牛痘)(图 54.12B)是接种疫苗最严重的并发症,仅影响免疫缺陷人群,包括丙种球蛋白缺乏症、细胞免疫缺陷和免疫缺陷合并网状内皮组织系统癌症或免疫抑制药物引起的免疫缺陷患者。20 世纪 60 年代,免疫缺陷者主要是丙种球蛋白缺乏症或慢性淋巴细胞性白血病患者,发生率很低(约 1/100 万)。目前多为因感染 HIV 而导致的严重免疫抑制者及接受或器官移植者、癌症化疗或使用免疫调节药物。在这些人群中,牛痘病灶不能愈合,且通常不出现典型的红肿炎症迹象。继发性损伤有时会在身体的其他部位出现并逐渐蔓延。据报道 20 世纪 60 年代,VIG 以及美替沙腙(methyzazone)(N- 甲基靛红 -β- 缩氨基硫脲 N-methylisatin β-thiosemicarbazone)具有部分疗效[358]。但缺乏足够数据,而且这种药物已不再使用。西多福韦是一种于 1996 年注册的抗病毒药物,用于治疗艾滋病患者的巨细胞病毒性视网膜炎。该药具有体外抗牛痘病毒活性,动物模型研究表明如果在感染前不久或感染时使用可预防疾病[359],但尚无证据

表 54.5 美国每接种 100 万天花疫苗的并发症[a]

	Dryvax(2002 年 9 月—2008 年 2 月)	ACAM2000(2008 年 3 月—2011 年 1 月)	合计[b]
共接种	1 554 407	502 981	2 057 388
皮肤 AEFI			
EV	3	0	3
PV	0	1	1
接触传播	67	19	86
神经 AEFI			
脑炎	5	0	5
心血管 AEFI			
心包炎	171	70	241
VIG 治疗	1 个烧伤,3 个 EV,1 个 PV	3	8
死亡	1	0	1

注:AEFI:免疫接种后不良事件;EV:牛痘湿疹,PV:进行性牛痘;VIG:牛痘免疫球蛋白。
[a] 数据源自国防部的天花疫苗接种计划,2002 年 12 月至 2011 年 1 月天花疫苗不良事件部分。人口详细信息:筛查 2 253 771 人,89% 初次接种,88% 为男性,70% 为白人。不良事件包括定义为确诊、高度可能、可能和疑似(基于监测定义)。
[b] 合计包括现役服务成员,受益人和非受益人。

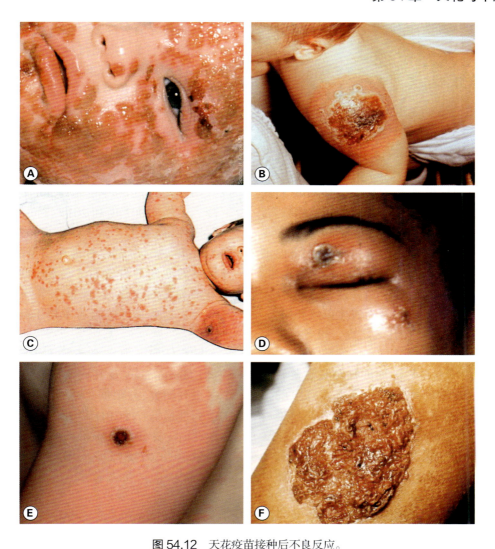

图 54.12 天花疫苗接种后不良反应。
A. 牛痘湿疹。**B.** 进行性牛痘。**C.** 全身牛痘。**D.** 意外植入牛痘病毒至眼皮。**E.** 多形性红斑。
F. 接种部位的细菌二重感染。（A 和 D：Dr H. Kempe；B、E 和 F：Dr V. Fulginiti；C：CDC）

表明该药对任何痘病毒感染模型具有治疗作用。同样另一种抗病毒药物 ST-246,治疗痘病毒显示有希望,可能会用于应急使用。

免疫正常人群的牛痘从接种部位向全身播散,可产生全身性牛痘（图 54.12C）。它是一种良性反应,多发生在接种后 6~9 天,在非接种部位出现一处或多处皮损。这种损伤的进程与接种疫苗引起的损伤相同。尽管患者可能会出现高热和不适,但通常不需要特殊治疗即可恢复到正常状态。现在监测提示,临床医生们可能倾向于将接种天花疫苗后发生的各种皮疹如一过性斑丘疹皮疹视为全身性牛痘,但使用严格病例定义后,其发生率远低于过去报告的 25/100 万的水平[317,341]。

病毒从接种部位转移到身体的其他部位（或其他人）时,可能发生牛痘病毒意外植入（或接种）。意外植入是接种后最常见的不良事件,常发生于低龄儿童,因为接种部位瘙痒,儿童不能忍受而抓划后再抓划其他部位引起。最常见的植入部位为外阴、会阴和眼睑（图 54.12D）。意外植入造成的损伤一般无需治疗即可与接种部位的损伤同时愈合。眼睑部位的植入偶尔会导致牛痘角膜炎。在仅有的一项大规模系列研究中,意外眼部植入者 6% 波及角膜[360]。尽管对眼部牛痘患者经常使用 VIG,以期减少炎症,但 VIG 是角膜损伤的禁忌药,因为抗体抗原沉淀物可能会导致角膜瘢痕和失明[119]。

多形性红斑（图 54.12E）是指几和只需对症治疗的良性皮疹。Stevens-Johnson 综合征罕见,需要积极的支持治疗,甚至类固醇治疗。接种部位细菌感染（图 54.12F）通常很难与正常的活动性原发感染区分,这类感染需要抗生素治疗。改进方法后,便不会再发生这类感染。真正发生细菌性感染时,需要抗生素治疗以便愈合。

接种后脑病和脑炎

在没有接种禁忌证的人群中,接种后脑病和脑炎是最严重的不良反应,尽管在目前的平民接种者和国防接种项目中,这些反应非常罕见[361]。并发症的发生率在欧洲很高,特别是在20世纪60年代以前,当时大多数国家使用反应性很强的毒株[362]。DeVries将其分为两种病理模式:主要发生于2岁以下儿童的脑病,以及主要见于较年长人群的脑炎或脑脊髓炎[326]。

接种后脑病的常见特点是大脑充血、脑膜淋巴细胞浸润、神经节细胞广泛退行性变化和外周血管出血。这些反应症状严重且发病突然,一般在接种后6~10天出现[364],伴有发热及抽搐,之后通常发生偏瘫和失语。如果出现死亡,时间一般是在几天之内。患者很难完全康复,通常遗留智力障碍和不同程度的肢体麻痹。

接种后脑炎的特点是静脉周围神经脱髓鞘和小神经胶质细胞分裂增殖,主要发生在2岁以上的人群,与接种狂犬病疫苗或麻疹疫苗出现的病毒感染后脑炎相似。一般于接种后8~15天发生,伴有发热、呕吐、头痛、身体不适和厌食,随后出现迷失方向和嗜睡,有时还有抽搐和昏迷。病死率为10%~35%,通常发生在1周之内。一些幸存者会有肢体麻痹和智力障碍的后遗症。瘫痪往往是上运动神经元类型。完全康复的患者,其症状和体征一般在2周内消失[365-371]。

欧洲和美国有许多报告记载了接种痘苗后脑病和脑炎的发生率。痘苗接种后脑病和脑炎的发生率很难比较,因为诊断标准不同,报告(表54.6)的完整性也不同。本章及表格未再把这两个事件区分开。荷兰、德国和奥地利报告的发病率明显高于英国,而英国似乎略高于美国[118,339,340]。无论采用什么标准和方法,发生率之间似乎总是存在差异。这使许多国家在20世纪60年代开始使用Lister株,随后英国也开始使用,痘苗接种后脑炎的发生率随之大幅度下降[367,373]。2002年和2011年间共有2 057 388名美军接种,仅发生5例接种后神经系统不良事件,对2002年和2004年间接种天花疫苗的军人和平民,就其他神经系统事件进行了分析,如眩晕,脑膜炎,贝尔麻痹和癫痫发作,发现每个事件的发生率均低于2/10万。这些事件的报告率均不高于未接种人群的水平[361]。

没有任何一项实验室测试指标与毒株的毒力相关,但Marrenikova及其同事[374]用小鼠和大鼠进行了一系列研究,并根据其结果对毒株进行分类如下:①致病性最低:NYCBH和EM-63(衍生株);②中度致病性:Lister株、Berne株和Patwadanger株(来自印度);③高致病性:丹麦株、塔什干株(一个古老的俄罗斯株)和池田株(一个古老的日本株)。

心肌心包炎

在整个20世纪70年代,当常规免疫接种停止时,

表54.6 天花疫苗接种后神经系统不良事件发病率

国家和调查者	年份	发病数[a]	接种数	每百万发生数
德国和奥地利				
奥地利(Berger和Puntigam[365])	1948—1953	32	79 761	401
巴伐利亚(Herrlich[369])	1945—1953	68	1 148 800	59
杜塞尔多夫(Stuat[370]和Femmer[368])	1948	14	95 836	146
汉堡(Seeleman[372])	1939—1958	46	394 103	117
荷兰				
荷兰(Vandenberg[371])	1924—1928	133	704 150	189
荷兰(Stuart[370])	1940—1943	78	602 069	130
联合王国				
英格兰和威尔士(Conybeare[366])	1951—1960	66	3 820 369	17
美国				
10个州(Lane等[340])	1968	16	5 594 000	3
全国(Neff等[118])	1968	86	50 000	12

[a] 数目包括接种后脑病及脑脊髓炎(见正文对每一个部分的介绍)。
数据改编自Fenner F, Henderson DA, Arita I, et al. Smallpox and Its Eradication. Geneva, Switzerland: World Health Organization; 1988, and from Table 30-6 in Vaccines, 5th edition.

偶有接种天花疫苗后出现心肌心包炎据报告(呼吸困难、心悸和/或胸痛,没有任何其他可能的原因,可能是心脏性的),但不清楚它们之间是否有因果或时间上的关联,因为研究认为心肌心包炎的出现常常与病毒感染有关[375]。

由卫生和公共服务部领导的多项调查发现,在军队和平民人群中,心肌心包炎和天花疫苗接种之间存在因果关系[376-380]。到2006年5月,在对美国军事人员再次进行天花疫苗接种后,约有710 000人完成了基础免疫,其中报告113例心肌心包炎,其中4例出现在先前接种过疫苗的30 000人中。这些病例多发生于白人青年男子,集中出现在接种后第2周,电子超声心动图和运动负荷试验表明其中绝大多数心功能可完全恢复[379,381,382]。在接种后7~12天开始出现发热、疲劳和肌痛,伴有胸痛。心电图显示ST段变化和循环心脏酶增加,与心肌心包炎一致。除1人出现严重心衰外,患者一般在7~10天内可出院并恢复日常活动。在接种的200多万人中,共有241例心包炎或心包膜炎,疑似或确诊心肌损伤和慢性心肌心包炎的发病率为1.2/10 000,与最近接种了40 000人的卫生服务部(DHHS)公民接种项目中的结果(1.3/10 000)一致[341]。得益于更大的数据库,包括更多的疫苗接种者,能够开展新研究对ACAM2000疫苗进行分析。2015年发表的一项研究发现,与三价灭活流感疫苗(对照组:2.6%)相比,有10.6%的ACAM2000接种者出现新发心脏症状[383]。主动监测估计,天花疫苗接种者的肌心包炎发病率估计为463/10万,三价灭活流感疫苗接种者为0/10万,未接种疫苗的健康对照者为2.2/10万。据估计,天花疫苗接种者中亚临床心肌心包炎的发病率(定义为心肌肌钙蛋白T水平升高)为2 868/10万,三价灭活流感疫苗接种者为0/10万。这些值远远高于21世纪初进行的研究,并可能反映出研究的主动性和前瞻性,而早期的研究则为被动监测。2014年发表的另一项研究回顾了2008—2013年5年期间ACAM2000疫苗接种后提交给疫苗不良事件报告系统的1 149份报告[384]。研究发现54.4%的严重不良事件和31%的非严重事件为心脏问题,其中包括16例心肌心包炎和15例急性缺血性心脏事件。

在接种MVA疫苗的人中,至少有两项研究没有发现任何与疫苗相关的心肌心包炎的证据[385,386]。一项研究中,125人接种LC16m8疫苗,没有发现任何与该疫苗相关的心脏事件[387]。由于这些研究中受试者数量有限,不能排除心肌心包炎的风险。总的来说,第一代和第二代天花疫苗确实存在心脏不良反应的风险,通常发生在接种后30天内。大多数反应为轻度,具有自限性。由于有心脏危险因素的人未被纳入临床试验,因此没有在心脏病患者中ACAM2000的安全性信息。有已知心脏病或心脏危险因素的人,如果感染风险高或有已知的暴露,则应接种疫苗,因为天花的风险大于心脏反应的风险[388]。

其他类型的心脏病

美国卫生保健工作者接种痘苗后,发生过几例缺血性心脏病(如心绞痛和心肌梗死)[341,389]。这些反应是通过一个旨在监测所有各类不良事件的敏感的监测系统检出的。许多出现反应者已知患有心脏病,或具有心脏病的主要危险因素。但是,缺血性心脏病包括猝死在接种疫苗者中的发生率却并不高于作为对照的未接种者[341]。对几个军事单位62 000多名接种疫苗的35岁以上军人所做的分析表明,接种组和未接种组发生缺血性心脏病的风险不相上下(美国陆军医务部Eric Shry博士的个人通信,2006)。

在等待疫苗接种后心脏病的风险分析最终结果的同时,CDC根据ACIP的提议,建议有心脏病或有三个以上心脏病危险因素(如高血压、高血脂、糖尿病、吸烟或与先天性心脏病一级相关)的人群推迟接种疫苗[198]。很明显,基于实践经验目前这些禁忌证并没有依据[390]。

特殊不良反应

先天性牛痘比较罕见,据文献记载大约发生过50例[391,392]。怀孕期间接种疫苗似乎不会导致流产或死胎的发生率增加[393-395]。没有研究显示牛痘病毒具有致畸作用[396]。接种后多年在痘疤处发生恶性皮肤肿瘤如黑色素瘤也罕见,可能仅仅是偶合[397]。痘苗性骨髓炎偶有记载,有时被培养出痘苗病毒所证实[398]。

疫苗适应证——接种对象与接种依据

直到第一次世界大战结束后,世界上多数国家仍有天花流行,所以推荐所有人都接种疫苗,并建议每3~10年复种1次。唯一的例外是婴儿,其初免年龄被推迟至3~12月龄,主要原因是低年龄段频繁出现疫苗接种失败。由于20世纪20年代高滴度疫苗已经问世,法国和德国的医生先后发现在出生时接种成功率很高,在一些医院,出生时接种已成为常规[399]。美国至少有一个城市——底特律在20年代中期强制要求新生儿接种疫苗[400]。

随着时间推移,天花发病率逐渐下降,无天花国家开始推迟初免时间。一部分原因是已证明母体抗体可抑制牛痘病毒增殖[401],另外一部分原因是人们相信较大儿童能更好地控制发热和接种后引起的全身反应。在较大年龄接种疫苗也不太可能与其他事件如婴儿猝死综合征产生错误关联,而婴儿猝死综合征与接种疫苗可能只是时间上的关联,而没有因果关联。一些欧洲国家建议将接种疫苗推迟到出生后第2年,以避免将其他原因引起的脑病归因于疫苗[367]。研究发现如果在9至12月龄接种疫苗,接种后脑炎的发生率高于1~4岁时,因此美国开始在12月龄时接种疫苗[339]。但没有开展进一步研究以评估政策改变后并发症的发生率是否降低。

发展中国家的疫苗接种与欧洲和北美基本一致。到1967年,大多数国家,甚至在有天花流行的国家,也将疫苗推迟至3~9月龄时接种。有一些例外情况值得注意:中国香港历史上至少自第二次世界大战以来就对新生儿接种痘苗[402],还有马德拉斯和印度于20世纪50年代末开始对新生儿接种痘苗[33]。60年代后期,效价达到国际标准的疫苗在新生儿中成功率一直很高。新生儿接种疫苗被广泛推荐,但并非所有国家都采用这种程序。没有足够的研究比较出生时和年龄较大时接种的效力和持久性,也没有将婴儿和大龄儿童中痘苗接种后并发症发生率进行比较的资料。

尽管有人担心成人接种痘苗后脑炎和其他严重并发症的发生率可能会较高,但如果需要,应对成人进行基础免疫。早期欧洲的数据显示,成人上述并发症发生率确实较高[362],但在美国进行的研究(美国很少对成人进行初免)并没有证实这一点[118,339]。CDC对美国1946—1962年美军医疗记录审核发现,在大约200万名接种痘苗基础免疫的受训学员中,没有出现中枢神经系统并发症病例。美军在2002—2011年间有大约200多万人接种,有5例这样的不良事件发生。欧洲和美国研究之间的差异可能源自不同毒株致病性的差异和/或诊断标准的差异。

所有国家均在20世纪80年代初停止常规痘苗接种,但一些国家继续为军人提供疫苗接种,以防把天花病毒作为生物武器。美国的疫苗接种仅限于1984年开始的入伍新兵,且于1990年停止,直到2002年底又重新选择部分部署到高风险地区的军队人员接种[317]。直到最近,仍然推荐为那些使用痘病毒的实验室工作人员和痘病毒动物处理人员接种疫苗,且仅为这部分人员接种[198]。

由于天花作为生物武器的威胁,一些国家已在考虑扩大疫苗的接种范围。到2002年底,美国已获得足够的疫苗,一旦需要,可以为全国人民接种。由于接种疫苗有重大风险,除非天花病毒有大面积传播的危险,否则不建议在全国范围内接种。随着其他疫苗的问世,有可能考虑几个接种方案。在事先预防时(人畜共患病的正痘病毒疾病暴发、天花或其他痘病毒的生物恐怖袭击),应遵循正常的禁忌证,只建议处理正痘病毒的实验室工作人员和部署到东南亚的军事人员接种疫苗。在事后情况下,除严重免疫缺陷者,所有人都应接种可复制的疫苗,而免疫缺陷者若不能立即进行有效的抗病毒药物治疗则应接种一种减毒疫苗(IMVAMUNE)[388]。ACIP建议,应给那些一旦天花暴发感染风险最高的人群接种疫苗[198]。这些人群包括将进行病例调查的国家级、州级"天花公共卫生应急小组成员以及由急症护理医院的医护人员组成、将在医院为急性天花患者提供24小时护理的"天花医疗团队"成员。按照此计划,每所急救医院都有可能需要建立"天花医疗团队",其成员包括急诊室、重症监护病房和普通医疗单位的工作人员;从不同科室选定的医务人员;专科医师;感染控制专业人员;呼吸治疗师;放射技术人员;保安人员和家政服务员。

建立了国家天花疫苗接种规划因此建立[333]。最初项目受阻,原因是担忧疫苗接种不良事件发生后对工作人员补偿和可能存在的接种风险。最终,美国近40 000平民接种了疫苗[341],一些国家继续对选择的人群提供疫苗接种,但已经不再积极推行免疫接种。通过接种疫苗,获得了很多经验,可以用于未来更大规模的暴发应急接种,及用于处理预防接种的不良事件[403]。同样,这个项目可以用于建立监测系统,审查用来跟踪有关天花疫苗不良事件的程序[404,405]。同时,自2002年底,美国已经对高风险的军人接种了天花疫苗[317,333]。

目前自然暴露于天花的风险是零,作为生物武器,故意泄漏释放的风险也很低,因此ACIP建议暴露前接种仅用于部分与痘病毒工作有关的人群。在天花病毒泄漏时,ACIP建议以下人群接种疫苗:①初始泄漏地点暴露的;②脸对脸接触、近距离接触或在家庭内接触第1组人员的;③医疗处理、公共健康评估或运输已知或怀疑天花患者的人;④收集或处理已知或怀疑天花患者组织、体液的人;⑤接触天花病人的潜在传染性物质危险性增加的任何人(医疗废物处置、洗衣房负责消毒或处置、负责房间清洁服务和消毒);⑥其他需要采取必要应对活动的人(军事人员、执法和应急反应)。只要有可能,第6组的人应限于那些没有禁忌的人接种[198]。后面讨论接种禁忌(包括免疫缺陷、癌症、使用免疫抑制药物、皮肤损害和心脏疾病）。但已知暴露于天花者，没有接种禁忌，但有明显免疫缺陷的人，最好用VIG和抗病毒药物治疗，因为他们接种疫苗可能不会产生免疫反应。

与此同时，在欧洲、亚洲和拉丁美洲的许多国家正在就疫苗的供应签约，而新的疫苗生产设施正在准备之中。WHO也正在探索机制和资源，以处理随时可能发生的天花疫情，并建立了中等数量的第二代疫苗库存。很久以后，仍然需要保持永远的警觉，并应随时可获得有效的疫苗。

禁忌证和注意事项

WHO认为在天花流行区天花疫苗没有禁忌，原因有两个：首先，天花病毒感染的风险明显大于并发症的风险；其次，大多数接种都是由未经过专门医疗培训的人开展的，不能期望他们会识别如湿疹等疾病，或确认免疫缺陷综合征等。WHO建议，只有患有非常严重的疾病的人才可以不接种，因为他们随时可能死亡，而死因可能被误认为与接种疫苗有关。

在非流行区，有几种情况目前被视为禁忌证，主要包括免疫缺陷、特发性皮炎和其他带有开放性皮损或摩擦伤的皮肤病、怀孕和某些过敏反应[257,389]。

免疫缺陷病

先天或后天免疫缺陷疾病包括无丙种球蛋白血症、低丙球蛋白血症、各种肿瘤、器官移植、某些自身免疫性疾病和艾滋病。这些疾病患者发生致命的进行性牛痘的危险性较高，因此不应接种疫苗。在接种天花疫苗前，ACIP不要求强制性检测艾滋病毒，但建议对那些愿意进行检测的和感染艾滋病毒风险高的人应随时提供检测[198]。目前还不知道CD4细胞计数高的艾滋病毒感染者是否可以安全地接种，尽管可能很安全。有10名感染艾滋病毒的军人意外接种了疫苗，其平均CD4淋巴细胞计数为483个/mm³，结果出现了Jennerian皮损，但皮损完全愈合，没有后遗症[406]。对使用免疫抑制剂治疗癌症或进行器官移植支持治疗的人，以及接受类固醇治疗[>2mg/（kg·d）或20mg/d，连续服用超过14天]的人应禁止接种第一代和第二代天花疫苗[198]。最近由于使用免疫调节药物的增加，也使人担心这些人是否可以接种天花疫苗。在这些患者，尚无疫苗的安全性资料，但在CD4细胞计数高于250个/mm³的HIV感染者和特应性皮疹成人完成了MVA疫苗试验，未见牛痘湿疹和进行性牛痘[179,407,408]。在免疫应答方面，至少有一项研究发现，HIV感染者接种MVA可诱导与对照相似的抗体滴度[409]，动物模型显示MVA疫苗也能产生强大、持久的CD8⁺T细胞记忆反应[4.0-413]。在人类进行的疫苗研究结果支持这些发现[268,414]。

湿疹、过敏性皮炎和其他皮肤病

患过活动性湿疹或过敏性皮炎的人，无论严重程度如何，在本人或其密切接触者接种疫苗后，发生牛痘湿疹的风险都特别高[198]。患有湿疹的家庭成员有发生牛痘病毒接触传播的危险，所以无论是健康的还是患有湿疹的家庭成员，如有条件接种后应分开居住，直到皮损已完全结痂。否则应采取严格的感染控制措施（见上文"排毒"）。其他皮肤疾病，包括粉刺、烧伤、脓疱疮、水痘-带状疱疹、疱疹、银屑病、开放性创伤或手术切口、Darier症、接触性皮炎等，如果面积较大，也应引起注意，最好推迟疫苗接种，直到完全康复。如果接种疫苗，应明确告知患者如何防止牛痘从最初的接种部位转移到其他皮损部位[198]。在小鼠模型研究发现，MVA免疫没有引起卫星状皮损，对于鼻内攻毒，保护效力达83%以上[415]。这些结果表明，第三代减毒疫苗可能用于哪些对之前的常规活天花病毒疫苗存在禁忌证的患者，可以提供保护性免疫。

中枢神经系统疾病

一些国家把中枢神经系统疾病列为接种禁忌证，希望可以减少发生接种后脑炎的风险，但目前并没有这方面的证据。

妊娠

孕妇一般不接种疫苗，因为总的原则是怀孕期间不应接种活病毒疫苗，天花疫苗还有很低的导致胎儿感染的风险。ACIP不建议育龄妇女接种天花疫苗前进行妊娠试验（除了口头询问），但建议已经怀孕或准备在4周内怀孕的妇女禁止接种疫苗[198]。由于胎儿感染牛痘似乎极为罕见，孕妇如果在无意中接种了疫苗，不建议终止妊娠。直接接触天花患者的孕妇应该接种。

其他禁忌证

对疫苗成分如硫酸多黏菌素B（polymyxin B sulfate）、硫酸链霉素（streptomycin sulfate）、盐酸金霉素（chlortetracycline hydrochloride）和硫酸新霉素（neomycin sulfate）有急性过敏史的人应严禁接种疫苗[416]。患有某些眼部炎症疾病（即容易因病瘙痒或摩擦眼部）的人接种后可能更容易发生眼部自身感染，所以最好避免接种疫苗。

一些权威人士建议对各种严重急性或慢性疾病患者停止接种疫苗，这部分人群对疫苗的应答可能是异常的。除了麻风患者初次接种后有时会出现结节状红斑或发生神经炎，没有证据表明接种可增加这些人的反应[417,418]。然而在天花流行地区，麻风患者也应接种疫苗，因为天花的风险远远超过了不良反应的风险。

如上所述，在最近发生几起疫苗接种后出现心肌缺血的事件后，CDC 于 2003 年春季决定有心脏病危险因素者可不接种疫苗。通过进一步评估，在同期接种项目中没有发现任何危险因素有所增加，对 1947 年纽约市大规模疫苗接种项目的回顾性评价也没发现接种可增加危险[419,420]。

公共卫生考虑

疫苗接种的流行病学效果

疾病控制策略

由于已经消灭了天花不再需要疾病控制策略。取而代之的是敏感的诊断技术和常规对急救人员的培训，以便能够快速准确识别病例、诊断并控制潜在的暴发。

成本 - 效益分析

在消灭天花计划实施以前的几年，所有国家都投入了大量资金，用于控制天花和救治患者，或用于接种疫苗和采取检疫措施以阻止天花输入。仅在印度，1967 年防治天花的成本估计为 7.22 亿美元（1 000 万美元用于接种疫苗，1 200 万美元用于救治患者，经济损失 7 亿美元）。即使没有流行，疾病成本也很高。美国 1968 年控制天花的成本估计为 1.502 亿美元（9 350 万美元用于接种疫苗和治疗并发症，4 220 万美元为生产力损失，1 450 万美元为国际交通监测和船舶清理延误费）[12]。其他国家，如英国和联邦德国，一直开放特殊医院，用于收治输入性天花病例。

全球消灭天花计划总共花费约 3 亿美元，其中 1 亿美元来自国际援助。因停止疫苗接种和检疫措施，每年节约的成本估计超过 10 亿美元[12]。据估计，美国每 26 天节约的成本就相当于其对消灭天花计划的总投入[421]。

消灭天花

1950 年泛美卫生组织首先承诺消灭天花，并决定在那一年先在半球范围内努力实现这一目标[422]。大规模接种行动中使用的是采用改进的商业化工艺生产的冻干疫苗。10 年后，除阿根廷、巴西、哥伦比亚和厄瓜多尔外，美洲地区所有国家都消灭了天花。

1950 年、1952 年、1954 年、1955 年、1958 年世界卫生大会都考虑过要消灭天花，WHO 秘书长 Brock Chisholm 首次提出消灭天花，但被否决。1958 年苏联卫生部副部长 Victor Zhdanov 博士向世界卫生大会提议全球消灭天花[423]，该提议于 1959 年 5 月第十二届卫生大会获得通过[424]。在随后的 7 年中，许多国家开展了大规模预防接种活动，且有包括中国在内的多个国家消灭了天花。然而，总的进展情况不尽人意，尤其是在非洲和印度次大陆。很少有国家自愿投入资源，并且 WHO 的注意力集中在成本高但效益差的全球消灭疟疾计划上，对消灭天花几乎很少投入自己的资源和支持。

尽管对消灭天花的可行性有所怀疑，但由于对该项目进展缓慢感到失望，1966 年世界卫生大会最终决定每年专门对 WHO 投入 240 万美元，以加强全球的天花消灭工作[425]。世界卫生大会希望在 10 年内，即到 1979 年 12 月消灭天花[426]。

项目执行的第一年，估计 31 个天花流行国家报告病例 1 000 万~1 500 万例[1]。消灭行动有两个策略：①每个国家用于大规模接种的疫苗，要确保其效价和稳定性，覆盖到 80% 以上的人群（由独立的第三方评估接种率）；②采取专门行动，发现病例并隔离和暴发控制[427,428]。第二种策略称为"监测和控制"，消灭的进展不是通过接种人数衡量，而是通过发病的下降衡量。这就需要建立有效的病例报告系统，集中注意力评价发病率的降低。

无论是在城市还是在农村，在全球消灭天花工作中监测和控制策略均证明十分有效[152]。一个国家一旦暴发天花，无论是否开展大规模的疫苗接种，都必须把重点放到监测和控制策略上。这样做的原因很直观，即可以尽快地发现并隔离患者，并为患者所有的接触者、及接触者一旦发病可能传播的人接种疫苗。这个策略最初被 Dixon 命名为"环接种"[16]，这是一个容易被某些人误认为是地域环的概念，实际上是尽可能快地在患者及其出现症状以后的接触者周围构建免疫屏障。

由于天花具有独特的临床和流行病学特征，监测和控制策略对其十分有效。首先，天花病毒必须从一个人传播到另一个人才能存活，每个感染者临床上都会出现带皮疹的明显症状。隐性感染方式不会传播，而且没有动物宿主。想要辨认出天花发生的时间、地点和传播者是很简单的事情。一次暴发可被视为连续的病例传播链,控制措施就是要阻断这条链。第二个特点是传播期是从皮疹出现开始到结痂结束。虽然感染后通常会有 10~12 天的无症状潜伏期,但是这个阶段不会传播病毒。所以,虽然感染者在潜伏期会接触到很多人,但是不会传播疾病。之后,在皮疹出现前会经历 2~3 天的前驱症状期。重型天花是亚洲的主要形式,在其前驱症状期患者会有高热和严重的全身症状,通常需要卧床休息。即使他们的病情很严重,但是这时还不会感染他人,直到口咽和皮肤损伤开始出现后,病毒才开始排入口咽。大多数患者无疑只会感染家庭成员以及曾和他们在医院接触到的人。

控制策略,就是识别与开始出现病症患者有过接触的人员,并为这些极有可能被感染的人群接种疫苗。即使在感染传播 4~5 天后给接触者接种也会提供免疫保护,因此该控制策略非常奏效。这样的接触者通常相当少,一般仅仅是家人,且不包括乘火车、地铁时的旅伴和办公室的同事这类人。医院里的接触者也同样非常重要,不仅包括医院工作人员也包括其他患者和探视者。多数人与人之间的传播是与患者谈话或咳嗽时,通过患者喷出的唾沫传播。6 英尺的距离内接触患者的其他患者和探视者最有可能被感染,必须尽快发现这些人并接种疫苗。

恶性或出血性天花患者以及带咳嗽症状的患者风险很高。这类的患者在天花患者只占很小的比例,但他们产生的细颗粒气溶胶能在建筑物里散播很远。如果医院没有特别防控措施,收治这些患者的医院里,绝大多数人都需要接种疫苗。

早期时,提供完全有效的疫苗是一个关键问题[429,430]。最初调查显示,在有天花流行的国家生产的疫苗或者提供给这些国家的疫苗只有不到 10% 符合国际公认标准。加拿大和荷兰的实验室同意检测所有消灭天花项目中使用的疫苗样品,生产厂家合作编写详细的生产手册,为有天花流行的国家的疫苗生产实验室提供咨询和设备。捐助的疫苗主要来自前苏联和美国,部分满足最初的需求。到 1973 年,80% 以上的疫苗是在发展中国家生产的。

1967 年为消灭天花计划的第一年,44 个国家报告 217 218 例病例,其中 33 个为地方性流行,流行国家包括巴西、非洲撒哈拉以南地区的大部分国家和亚洲的 5 个国家:阿富汗、印度、印度尼西亚、尼泊尔和巴基斯坦(当时包括孟加拉国)。后来的调查显示仅有约 1% 的病例被报告。因此,估计在那一年发病人数可能有 1 000 万~1 500 万,而那些国家的总人口约 12 亿。

随着预防接种的技术的发展和免疫效果也到提高。WHO 鼓励淘汰传统划痕法或旋转柳叶刀法接种。1967 年,巴西以及非洲中、西部地区开始使用喷射式注射器,但使用复杂维护费用昂贵,不适用于人口稀少的地区。1 年后,惠氏实验室发明了分叉式针头,实践证明用于多刺法接种十分有效,且价格低廉使用方便[432]。到 1969 年,所有国家都已使用分叉式针头。采用分叉式针头接种的剂量仅为常规剂量的 1/4,即使是文盲志愿者,也只需不到 1 小时的培训就能正确使用,工作人员平均每天可接种 500 人。

所有有天花流行的国家及其邻近国家都开展或强化了预防接种项目,最后一批是在 1971 年开展的。尽管策略上也要求改善各国的报告系统,并由专门小组控制暴发,但这两项工作开展得比较缓慢。人们很快就认识到,监测控制策略比任何人想象的都能更容易、更快捷地阻断天花传播,即使是在免疫力水平很低的地方也不例外[100,212,428]。

随着对监测控制活动的逐渐重视,天花流行稳步减少。到 1970 年,非洲中、西部地区的 20 个国家消灭了天花[87],巴西于 1971 年消灭、印度尼西亚于 1972 年消灭、亚洲于 1975 年消灭。埃塞俄比亚 1976 年天花终止传播、索马里于 1977 年消灭。1977 年 10 月 26 日在索马里出现最后一例自然感染的天花病例,比最初预期的 10 年计划提前 1 年[433]。1978 年,在英格兰的伯明翰又发现了 2 例实验室感染的天花病例[434],之后再无病例发生。之后有过许多次传言经调查发现不是天花。

WHO 组织国际委员会到每个有天花流行的国家和地区考察,以确认已经消灭天花。1980 年 5 月,世界卫生大会根据 WHO 全球委员会的建议,宣布全球消灭天花的目标已经实现,并建议停止天花疫苗的常规接种[1](图 54.2)。WHO 建立了天花疫苗的国际储备,以备不测,并鼓励各个实验室销毁所保存的天花病毒株,或将其转移到两个指定的参比实验室(WHO 天花和其他痘病毒感染合作中心)之一,即位于美国佐治亚州亚特兰大的 CDC 或位于俄罗斯莫斯科的病毒制剂研究所[435]。所有国家均报告称自愿遵守 WHO 的建议[436]。1983 年,南非成为最后一个销毁天花病毒的国家[12]。到 1984 年,仅有美国亚特兰大 CDC 和莫斯科病毒制剂研究所还保存有天花病毒。1994 年,俄罗斯将病毒转移到位于新西伯利亚的国家病毒和生物技术研究中心(VECTOR 研究院)。

关于天花及消灭天花历史的更完整和详细的信息,请参阅疫苗学之前的版本和其他资源:天花及其根除[12],详细介绍了消灭运动;霍普金斯的《天花,历史上最大杀手》(首次出版于1983年,当时名为《王子和农民》)[17]近年由流行病学DA Henderson和William Foege撰写的基本书,他们都密切参与消灭天花运动[437,438],详细介绍了各国消灭情况[20,84,421,439-443],疫苗学杂志出版了一期特刊,以纪念消灭天花30周年[220]。

未来的疫苗

消灭天花过程中,疫苗也在不断改变,随之改变的还有公众对风险的感知、生物恐怖袭击的担忧、越来越多的人畜共患的痘病毒暴发以及对痘病毒免疫的理解加深。天花疫苗的主要类别见表54.7,随后的段落中有详述。没有天花流行时,所有新疫苗会与老的已知有保护作用的疫苗如Dryvax或Lister进行比较。疫苗于临床试验的实施以及最终生产的批准都依赖于不劣于先前注册的产品,和遵循FDA的"动物实验指导方针"进行动物模型研究的结果[444]。

第一代疫苗

接种天花疫苗的相对风险和益处已经改变。最

表54.7 过去和现代的天花疫苗[a]

名称	毒株/抗原来源	生产方法	备注
第一代(经典的消灭天花时使用的活病毒疫苗)			
Dryvax	NYCBOH	冻干,淋巴疫苗	美国使用,活疫苗
SPSV	NYCBOH	冷冻液体淋巴疫苗	美国使用,活疫苗
李斯特	李斯特/埃尔斯特里	鸡胚绒毛尿囊膜	全球使用,活疫苗
Lancy-Vaxina	李斯特	冻干,淋巴疫苗	全球使用,活疫苗
EM-63	NYCBOH	冻干,淋巴疫苗	俄罗斯使用,活疫苗
天坛	天坛	冻干,淋巴疫苗	中国使用,活疫苗比NYCBOH或利斯特株有更多不良事件
第二代(根据第一代疫苗株用细胞系生产的活病毒疫苗)			
ACAM1000	NYCBOH	MRC-5细胞	Acambis中间产品,不再生产
ACAM2000	NYCBOH	Vero细胞	Acambis公司的产品,与Dryvax有相似的免疫原性
埃尔斯特里BN	李斯特/埃尔斯特里	鸡胚成纤维细胞	基于Lister株巴伐利亚北欧的产品
CCSV	NYCBOH	MRC-5细胞	Dynport细胞培养的天花疫苗
CJ-50300	NYCBOH	MRC-5细胞	韩国疫苗,与Lancy-Vaxina有相似的反应原性和免疫原性
第三代(减毒活病毒疫苗)			
MVA	安卡拉	CEF	传代时丢失15%的基因组,消灭期间使用有限
LC16m8	利斯特	细胞培养	B5R缺失突变体,在日本使用,提高了安全性
NYVAC	哥本哈根	细胞培养	缺失18个免疫调节基因
dVVL	NYCBOH	有UDG活性的细胞培养	缺失UDG;不复制
ACAM3000	安卡拉	细胞培养	Acambis公司开发的基于MVA的配方
IMVAMUNE	安卡拉	细胞培养	巴伐利亚北欧的MVA疫苗
TBC-MVA	安卡拉	细胞培养	在THERION开发的基于MVA的疫苗
第四代(亚单位疫苗,包括蛋白,肽,DNA疫苗)			
蛋白疫苗	A33,B5,L1,A27蛋白	重组蛋白	四价,明矾佐剂蛋白疫苗
4pox-VRP	A33,B5,A27,L1基因	alpha病毒复制载体	病毒样颗粒疫苗,编码4个痘病毒膜蛋白
VennVax	多表位	DNA载体	基于25 HLA II表位的T细胞肽疫苗
其他	多种	表达载体或细胞培养	处于不同研发阶段

注:CEF:鸡胚成纤维细胞;MVA:改良型安卡拉疫苗病毒;NYCBOH:纽约市卫生教育局;UDG:尿嘧啶-DNA糖基化酶。

[a] 此表介绍了不同类型的天花疫苗,抗原来源或父病毒株,制作方法和简要说明。其中几个为临时产品,不再继续开发(ACAM1000),另外一些则处于非常早期的阶段,还需要几年到十年的研发。

成功的疫苗含活牛痘病毒,且是粗制品。牛痘病毒接种到牛或绵羊剃光皮肤磨损后的背部,7~8天后处死,刮取原牛痘浆;纯化;冻干。不可避免的是,疫苗含一些细菌,但仔细清洗会最小化,最终产品检测可能的病原体。几乎所有的从19世纪晚期到1980年生产的疫苗都是第一代疫苗。

天花被消灭之后,停止了疫苗接种,疫苗生产设施被拆除,因为不能用于生产其他疫苗。如果需要,会从-20℃储存的疫苗库中获取有限数量的疫苗。认识到天花可能被用作生物武器,美国决定大量供应疫苗,以规避病毒泄漏可能出现的灾难。决定用组织细胞培养生产现代疫苗。产品被称为ACAM2000,为第二代天花疫苗。

第二代疫苗

由于天花作为生物武器的潜在威胁,在努力用新疫苗取代日益减少的旧疫苗储备,以保护大多数无免疫的人群。这些是组织培养疫苗,毒株与以前使用的相同。最突出的新疫苗配方是ACAM2000。这种疫苗来自原来的NYCBOH株[445],随后在小动物模型进行安全测试[178,446]。组织培养的疫苗有较好的特征,无外来物,可能某种程度上比淋巴制剂更安全。这些产品含活牛痘病毒,所以不出所料,其免疫原性检测以及临床试验显示其接受率、产生抗体滴度以及诱导细胞免疫等与第一代疫苗类似[179,316,447]。然而,这些疫苗还诱导类似的即时反应(发热、头痛、淋巴结肿大、身体不适)和皮肤反应[448],并且可能会产生前面介绍严重不良事件。美国国家战略储备的多数天花疫苗是ACAM2000[449]。

另外还有几个第二代疫苗临床试验显示有希望。Dynport已开发出细胞培养的天花疫苗(CCSV),在人二倍体成纤维细胞MRC-5细胞株培养。临床试验直接将CCSV与Dryvax进行了比较,中和抗体产生水平、产生γ干扰素T细胞数量的和局部不良事件发生率[450]类似。另一由韩国开发[210]的细胞培养衍生产品CJ-50300,有高度免疫原性,疫苗的吸收率和诱导高滴度的抗体反应率为99%。疫苗接种后89%诱导出细胞免疫。虽然这项研究并没有直接比较CJ-50300和第一代疫苗,但诱导的体液免疫和细胞免疫与Dryvax相似[451]。

第三代疫苗

减毒痘苗病毒株是第三代疫苗的基础。包括有复制能力(LC16m8)的和复制缺陷的(MVA)牛痘病毒。减毒疫苗特别适合用于免疫功能低下的人,因此也适合用于处于进展性牛痘,严重湿疹或剥脱性皮损的人。对牛痘病毒遗传学的理解和基因组的掌控,使其余的疫苗株得以开发,以补充基于早期毒株产品的不足。

LC16m8由Hashizume于20世纪70年代使用Lister株,低温下在兔肾细胞反复传代获得[452-454]。减毒疫苗病毒可在皮肤复制,但在人体内温度下复制有缺陷。因此,预计不良事件的发生较少。该毒株在人体可诱导HI和中和抗体,并且在50 000儿童的现场试验发现,与其他株相比产生的皮肤反应和发热较轻[455]。在免疫功能低下的动物研究表明,LC16m8比未减毒株更安全[456]。日本最近在几千人接种LC16m8的临床试验发现其与李斯特株有类似的免疫原性,无严重不良事件,轻微不良事件的发生率也低于第一代疫苗(发热、肿胀、瘙痒和头痛)[457]。小鼠、兔子和猴子接种LC16m8后可预防鼠痘、兔痘和猴痘的攻击[458-460]。该株已在日本注册,并购5 600万剂作为国家储备。

在开发非复制第三代疫苗上也有很大进展,例如MVA[138,461]。对痘苗遗传学的现代认识和对基因组操纵能力使得开发出其他疫苗株以补充较早毒株的不足。有人担心,这些疫苗诱导的体液免疫和细胞免疫水平低于可复制的疫苗[462,463]。但在非人灵长类动物的研究表明这些疫苗可以预防致命猴痘攻击[462,464]。这些疫苗有可能在多剂方案中使用:首剂减毒疫苗诱导部分免疫,减少后续疫苗严重不良反应的频率和严重程度(如ACAM2000)。因为需要6周才能够充分诱导出免疫力,这种疫苗对应对暴发来说应用价值有限。

MVA是德国在20世纪50年代和60年代研发成功不能复制的活牛痘病毒[12,465]。病毒源自已用于常规免疫多年的土耳其疫苗株(安卡拉),在安卡拉接种站复制。MVA首先是把安卡拉株在原代鸡胚成纤维细胞传代500多代,基因组损失约15%,并且在大多数哺乳动物细胞中不能复制[466,467]。最初病毒的应用设想是皮内注射接种,1~2周之后划痕接种可以复制的Lister痘苗。20世纪60年代德国的报告表明,大约120 000人接了种MVA没有出现并发症[12]。然而所使用的MVA疫苗效价比现在预期的低大约100倍,而自1960年以来,MVA痘苗病毒株又有多次额外的传代[138]。最近的研究(见下)也表明疫苗安全,但在这些研究中,只有不超过20 000人接种,很可能难以检出严重不良事件。

有几家公司在研发MVA型疫苗,包括IMVAMUNE[463]、TBC-MVA[414]和ACAM3000[468]。

一期临床显示 IMVAMUNE 安全性耐受性好,有免疫原性[138]现在已经完成二期临床[469],发现需要接种2剂,才能诱导出类似于 Dryvax 或 ACAM2000 的免疫反应[470]。正在进一步研究,确定 IMVAMUNE 是否可以初免,以后加强接种第二代 ACAM2000 疫苗,希望减少活病毒疫苗的局部和全身反应[472]。TBC-MVA 的 1/1b 期试验表明,接种 MVA 可降低随后 Dryvax 疫苗局部反应和皮损的严重程度[414]。最近一临床试验研究增加 ACAM3000 剂量,使用不同的接种途径,发现所有剂量和途径耐受性良好[473]。无严重不良反应,且不良反应为自限性,不严重,但局部和全身反应(头痛、不适、发热、全身乏力、恶心和局部肿胀等)有一半的人会发生。另外一研究发现,超过 2×10^8 个空斑形成单位(PFU)的剂量导致不适、恶心、呕吐等症状明显加重,以及出现"流感样"症状[474]。作者也报道,中和抗体和细胞免疫(γ 干扰素 - 酶联免疫斑点,ELISPOT)在接种后 180 天仍可检出。一个伴随研究在 ACAM3000 初免后接种 Dryvax,发现与上述 TBC-MVA 的研究结果类似,进一步支持初免 - 加强免疫接种方案[414]。如果真的出现天花暴发,①活病毒疫苗的禁忌证相对较少(例如,严重的免疫缺陷);②快速控制非常关键,而 IMVAMUNE 直到第二周完成第二剂后才提供保护。这些限制加上成本因素,在生物攻击或暴发时,很难广泛使用储存的 MVA 疫苗。

其他减毒牛痘病毒株也在调查作为疫苗的可能。NYVAC 是美国 20 世纪 80 年代开发的毒株。源于病毒 200 个基因里 50 多个是对牛痘病毒在组织培养中复制所必需的,敲除其中一些基因可导致动物模型中的毒力降低[475-477]。从哥本哈根株敲除 18 个基因得到这个毒株[478]。多项研究表明 NYVAC 作为人用疫苗,或许其用处和非复制的 MVA 株一样[479,480]。DVV-L 是缺失尿嘧啶-DNA 糖基化酶 Lister 衍生株[481]。这个毒株只能在补加缺失的酶的培养基才生长。与其他的减毒株一样,也需要高剂量和多剂接种才能诱导与第一代和第二代疫苗同样水平的免疫[482,483]。选择性组合这些带有适当佐剂的疫苗可能有助于增强免疫原性,达到第二代和第三代疫苗的水平[484]。

当前,开发减毒株的最大的问题是无法对其效力进行评价,因为已经没有天花病例,不可能在自然攻击状态下确定效力,此外,也没有合适的天花病毒感染动物模型,血清保护指标也未知。因此效力评价必须依仗于与 NYCBOH(ACAM2000)或 Lister 株疫苗对比血清学反应,或对接种疫苗的猴子用气溶胶攻击猴痘病毒。

第四代疫苗

随着,对痘病毒免疫学的认识深入,识别到 T 和 B 细胞表位,加上反向免疫学的发展,第四代亚单位天花疫苗已经有可能成功。有众多候选疫苗,处于研发的各个阶段。其中最有希望的是组合 MV 和 EV 蛋白(最值得注意的是 A27、A33、B5 和 L1),作为 DNA 或蛋白制剂注射后,诱发对许多痘病毒的强烈的保护性免疫反应,包括牛痘、鼠痘和猴痘[485-489]。其他亚单位疫苗包括基于肽基础 DNA 疫苗的多肽表位[490]、植物生产的 B5R 蛋白为基础的疫苗[491]、灭活的黏膜疫苗[492]。正在研发中的基于 HLA 亚型肽疫苗能够在多数人诱导的免疫反应[272,273,289,290,292,493]。这些亚单位疫苗有几个显著的优点:组分清晰、无病毒细菌污染、易于制成多价疫苗、生产迅速和具有成本效益,并且安全性增加。

尽管消灭了天花,痘病毒仍然是一个公共卫生威胁,不仅因为生物恐怖的威胁,且越来越多的人畜共患痘病毒病暴发,如非洲和美国的猴痘[104,494-496]、南美洲牛痘[497-499]、印度和巴基斯坦水牛痘[500]和德国牛痘[501,502]。此外,以前未鉴定的痘病毒也首次被发现会引起人类感染[503-506]。因此,这些新候选疫苗(及抗病毒物)可用来预防生物恐怖,控制自然疾病暴发[507]。目前的共识是,需要一个并发症少、抗原性更好(最好是单剂)、符合成本效益、效期长、易储存的疫苗。随着在这方面研究和产品开发的进展,考虑到所涉及的巨大成本,需要协调全球和当地公共卫生目标和安全目标以及现实的财务问题。

病毒的销毁

从 1980 年世界卫生大会宣布天花已成功消灭开始,许多国家就反复提出对销毁保存在实验室的病毒的顾虑,质疑能否确保病毒不会意外或人为地泄漏到没有免疫力的地方。1994 年世卫组织专家委员会首次官方建议销毁已知的天花病毒的库存[508]。这一建议是在经过近 10 年的科学审查和专家咨询后作出的。这一建议随后在多次世界卫生大会进行了讨论,有支持的[509]也有反对的[510]。反对的人认为销毁天花病毒会阻止在天花病毒的发病机制研究方面的重大进展,同时即便销毁两个已知的存贮点的病毒,那些被遗忘的或隐瞒的天花病毒在其他地方仍会继续保存[511]。2014 年 7 月,美国国立卫生研究院(National Institutes of Health)的研究人员在马里兰校区的冰箱里发现了几瓶含有活天花病毒的小瓶,成为了人们关注的焦点[512]。支持销毁天花病毒的人认为,随着全球易感人群的增加,病毒的意外泄漏将导致天花大暴发,应尽全力确保天花不再危害人类;同时克隆的DNA片段和几个天花毒株的测序信息能够满足对天花病毒的科学研究和对其性质的认知需求。

从首次建议销毁病毒储存器,销毁工作已被推迟数次,以完成特定的需要利用天花病毒的研究项目[513-516]。一些国家对研究进展感到不满,世界卫生大会在2006年和2007年又有进一步辩论。世卫组织总干事安排了一个全面的报告,公布1999—2010年天花病毒发表和未发表的研究[9,517,518]。之后,一个来自天花病毒领域外部的独立专家工作组审查了这些材料,并于2011年向世界卫生大会报告[516,519,520]。本次大会重申在完成至关重要的天花病毒研究后,需要销毁天花病毒的库存。2014年第67届世界卫生大会审议了这方面的进展,但又一次推迟了病毒销毁时间[521]。尽管消除最后的天花病毒储存会减少(但不一定消除)天花病毒泄漏的风险,但我们认为,这超过了需要活天花病毒进一步研究潜在的好处,支持销毁官方病毒库存[522,523]。

(温宁　张效群　王小玲　李冬梅)

本章相关参考资料可在"ExpertConsult.com"上查阅。

第 55 章 金黄色葡萄球菌疫苗

Robert S. Daum

一个世纪前,苏格兰外科医生 Alexander Ogston 首先观察到一种在光学显微镜下聚集呈葡萄状的微生物与皮肤脓肿之间存在关联[1]。他所看到的这种微生物,即金黄色葡萄球菌。现在我们知道它是一种共生体,它与许多严重的社区、医院获得性感染以及一些近年来被认为是毒素介导的疾病相关。它也是医院获得性感染患者最常见的病原菌[2]。葡萄球菌最典型的特征是可以产生细胞外凝固酶及蛋白A。缺乏凝固酶的葡萄球菌归类为凝固酶阴性葡萄球菌(coagulase-negative staphylococci, CoNS),该菌曾经被认为是人体非致病的正常菌群之一。现已从人体中分离出 16 种 CoNS,可以导致儿童发生医院内获得性感染和泌尿道感染,导致早产儿及其他免疫功能低下的宿主发生导尿管相关感染、人工关节感染、心内膜炎及败血症等[3]。尽管 CoNS 在特定条件下能够成为重要的致病菌,但是疫苗的研发主要集中于金黄色葡萄球菌,本章的讨论也集中于此。CoNS 分离株也普遍定植于人体皮肤上[4],同一个人身上可分离到 4 株甚至更多菌株。

生态学

葡萄球菌属通常与其人类宿主间存在共生关系。传统观点认为,无症状金黄色葡萄球菌可以间歇性定植在儿童和成年人身体的某些部位,定植率为 10%~40%,儿童略高于成人[5-9]。鼻腔携带金黄色葡萄球菌被公认为是侵袭性疾病的一个危险因素[10-11]。此外,金黄色葡萄球菌还可以定植于皮肤、头发、指甲、腋窝、会阴、直肠和阴道(约 10% 的经期妇女)[12-14]。据报道,金黄色葡萄球菌有三种定植模式:约 20% 的人群为持续性定植,60% 人群为间歇性定植,20% 人群从未定植[15]。在医务人员、慢性皮肤病患者、医疗器械植入者、静脉吸毒者[16]、1 型糖尿病患者、血液透析及艾滋病(acquired immunodeficiency syndrome, AIDS)患者中,无症状金黄色葡萄球菌定植率比一般人群高[5]。

使用新的检测方法后,研究报道的无症状定植率更高,在健康人群中也是如此。定植率的高低取决于采样的方法,已有研究发现定植率能达到 65%~75%[13],有些学者甚至认为定植是普遍存在的现象。大多数无症状定植的菌株都不是从感染性疾病患者的标本中分离出来的。因此,金黄色葡萄球菌是一种偶尔会导致激活感染的共生菌[17]。

相反,大多数无症状定植的耐甲氧西林金黄色葡萄球菌(MRSA)菌株是分离自具有致病遗传背景的标本;原因尚不清楚。此外,鼻腔并不是金黄色葡萄球菌无症状定植最常见的部位,一个人体内检出多种金黄色葡萄球菌定植是常见现象[18-28]。

20 世纪 90 年代中后期,美国暴发了金黄色葡萄球菌感染流行,引发了学术界对这一重要病原菌的浓厚兴趣。从遗传背景上,对甲氧西林(methicillin)耐药的金黄色葡萄球菌的出现,主要是 USA300 MRSA 菌株,已造成社区获得性耐甲氧西林金黄色葡萄球菌(community-acquired methicillin-resistant S.aureus, CA-MRSA)在人群中流行,使得其疾病负担在许多地区呈指数上升[29]。如今金黄色葡萄球菌已成为儿童感染最为常见的病原体[30]。据报道,耐甲氧西林金黄色葡萄球菌无症状感染率在不断增加,得克萨斯州儿童感染率高达 22%[31]。这些 CA-MRSA 菌株的毒力决定因子具有 3 种表现:有的因子对于金黄色葡萄球菌而言是全新的,如带有伴随基因的 ACME 元件[32];有的因子出现频率增加,如金黄色葡萄球菌杀白细胞毒素;有的因子表达量增加,如 α 毒素[33]。这种菌株的流行造成了金黄色葡萄球菌感染性疾病负担增高,并引发了一场关于全体免疫策略必要性的探讨。

临床谱

当金黄色葡萄球菌不是共生菌角色时,它就成为人类发病和死亡的主要原因。它是葡萄球菌属中毒力最强的成员,所致疾病的发病率和死亡率均较高。不同于该菌属其他成员,金黄色葡萄球菌富含编码各种毒力因子的 DNA 片段(图 55.1)。

浅表及侵袭性金黄色葡萄球菌感染首先发生于健康个体,皮肤感染包括从脓疱到脓肿形成、蜂窝织炎、淋巴结炎(尤其是儿童颈部淋巴结及感染邻近部

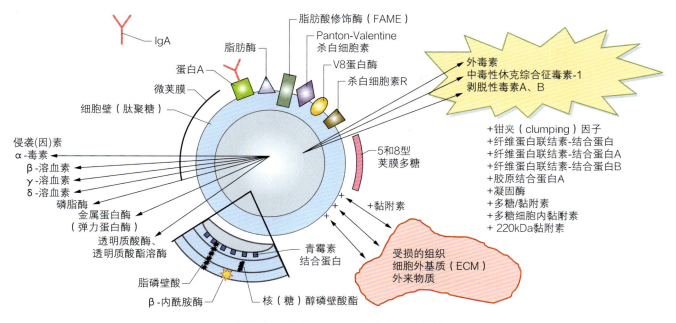

图 55.1　金黄色葡萄球菌毒力因子图解

改编自 Lowy FD. Medical progress：Staphylococcus aureus infections. N Engl J Med，1998，339：520-532.

位淋巴结）等；金黄色葡萄球菌也可引起几种重要的眼部感染，包括结膜炎、眶隔前蜂窝织炎及眼内炎。金黄色葡萄球菌还是引起心内膜炎的重要病因之一，也是世界上许多地区引起心内膜炎的主要原因[34]。感染的心脏瓣膜或许开始是正常的，但感染后临床症状非常严重，尤其是侵及二尖瓣和主动脉瓣时。心包炎可为独立症状或伴随心内膜炎发生。

金黄色葡萄球菌血源性播散至骨髓或关节可引起骨髓炎、脓毒性关节炎甚至滑囊炎。该菌还是严重呼吸道感染的病因之一，可以引起偶发性中耳炎和肺炎，后者病情严重、病死率高。中枢神经系统（central nervous system，CNS）感染不常见，通常会有一个辅助性的细菌入侵通道，如通过感染窦道、皮肤窦道或脑脊膜脊髓膨出扩散等。中枢神经系统感染综合征包括硬膜下和硬膜外积脓，甚至脑膜炎[35]。金黄色葡萄球菌也可引起邻近硬脑脊膜的硬脊膜外脓肿。金黄色葡萄球菌很少引起泌尿道感染，但从重症菌血症及肾脓肿患者尿液中可以培养出该菌。

金黄色葡萄球菌感染经常在手术过程中破坏表皮，导致残留的异物留在原位[36]，使手术过程变得更加复杂。手术中插入塑料、金属或 Gore-Tex 等医疗器械为金黄色葡萄球菌的持续黏附提供了机会，导致持续感染。即便分离到的菌株对所用的抗生素敏感，成功消除植入物中的细菌仍是一个巨大挑战。因此，那些需要血液透析、留置静脉导管、留置血管内 Gore-Tex 贴片、人工假体或脑脊液分流装置的患者，均是金黄色葡萄球菌感染的高风险人群。

金黄色葡萄球菌可感染多种动物，比如奶牛乳腺炎给畜牧业造成了重大经济损失。已知马、鸡、狗及猫等这些与人类关系密切的动物，均可被金黄色葡萄球菌定植或感染，且有文献记载了从马到人的传播过程[37]。越来越多的证据表明，猪可能是 CA-MRSA 菌株的新的重要载体。ST398 是欧洲和美国家畜最常报道的序列类型（sequence type）。金黄色葡萄球菌传染给养猪场工人的事件已经发生了，但是目前还很少有工人因侵袭性感染发病的报道[38-41]。

虽然针对金黄色葡萄球菌的动物用疫苗已经开发出来，比如奶牛疫苗[42,43]，但本章不讨论这些疫苗。金黄色葡萄球菌也可引起一系列毒素中毒性疾病，它可以释放一种或多种外毒素相互作用，引起不同的临床表现。如：中毒性休克综合征（toxic shock syndrome，TSS）、葡萄球菌性烫伤样反肤综合征及食物中毒。

最近有一种观点引起学术界的注意：金黄色葡萄球菌脓毒血症可能通过一种或多种毒素造成多器官功能衰竭，如：急性重症脓毒血症[44]、暴发性紫癜[45]、沃-弗二氏综合征[46]等。

金黄色葡萄球菌的耐药问题：流行性社区获得性耐甲氧西林金葡菌疾病

20世纪40年代早期应用抗生素前，侵袭性金黄色葡萄球菌感染病死率约为90%；随着青霉素G（penicillin G）在临床应用，病死率急剧降低[47]。然而，几乎同一时期，临床标本中就分离到一些耐青霉素的金黄色葡萄球菌菌株[48-50]。到20世纪40年代末，从大多数住院患者分离到的金黄色葡萄球菌都对青霉素具有耐药性[51]；如今，耐药率已超过90%，用青霉素治疗金黄色葡萄球菌感染性疾病已经无效。金黄色葡萄球菌对青霉素产生抗药性的机制是因为质粒上转座子编码产生了β-内酰胺酶，这种酶可以水解、破坏β-内酰胺类抗生素的结构，减弱其杀菌效果，因此金葡菌对其他易被β-内酰胺酶水解的β-内酰胺类抗生素也存在交叉抗性。

20世纪60年代早期，甲氧西林作为一种新型的半合成β-内酰胺类抗生素，投放到市场。它可以不被金黄色葡萄球菌的β-内酰胺酶水解破坏，具有相对的抗性。然而，不久就发现了耐甲氧西林的金黄色葡萄球菌[52-53]。尽管甲氧西林在临床上用得不多，但是此耐药性依然被称为耐甲氧西林金黄色葡萄球菌（methicillin-resistant S.aureus，MRSA）。耐甲氧西林的金黄色葡萄球菌可以生成一种肽聚糖合成酶，称为青霉素结合蛋白（penicillin-binding protein，PBP）2a，它与天然的PBP2协同作用，促使肽聚糖的合成，使MRSA在β-内酰胺类抗生素存在的情况下仍能够存活，表现出耐药性。这种耐药性机制使耐甲氧西林的金黄色葡萄球菌对所有β-内酰胺抗生素都能产生交叉抗药性，也包括头孢菌素（cephalosporins）（除了新上市的头孢洛林）[54]。从发现MRSA到现在，MRSA的流行率一直在缓慢且稳定地上升[55-57]，目前可能已趋平稳，未来也许会下降。医疗机构中患病率超过45%并不罕见[58]。可是最新进展发现，在美国的许多地区、北美洲其他地区以及西欧、亚洲、澳大利亚及南美洲等地区，虽然这些地区缺少传统的MRSA危险因素（比如频繁接触医疗机构）[59]，但是社区获得性MRSA（CA-MRSA）却已经在儿童和成年人中出现流行。导致这些社区获得性感染的MRSA菌株对多种抗生素的耐药性低于医院的同类菌株；这些菌株的遗传背景与医院来源的同类菌株不同，并且这些菌株通常含有新的、较小的染色体片段，称为葡萄球菌盒式染色体mec（SCCmec）Ⅳ或Ⅴ[60-61]，而医院MRSA分离株所含的SCCmec较大；相比之下，这些较小的SCCmec可能更容易转移到其他葡萄球菌中。CA-MRSA分离株与金黄色葡萄球菌感染的流行率，特别是MRSA感染率的急剧上升有关[62-63]。

万古霉素（vancomycin）是一种糖肽类抗生素，作为MRSA唯一敏感的抗生素，直至最近都被认为对所有菌株均有效。20世纪90年代末，在日本[64]、美国[65-68]及其他几个国家[69-74]发现了对糖肽类抗生素中度耐药的金黄色葡萄球菌（glycopetide intermediate-resistant S.aureus，GISA）[万古霉素最低抑菌浓度（minimum inhibitory concentration，MIC），>2且<16μg/ml]，人们开始对万古霉素的有效性产生怀疑。通常，分离出GISA患者一直在接受透析治疗，因此其血清中万古霉素持续处于低浓度的水平（这种体内环境与筛选万古霉素中介耐药突变菌株的实验室环境相类似[75-76]），使用万古霉素治疗无效。近期，从美国病人体内分离出对万古霉素耐药水平更高的金黄色葡萄球菌[77]，MIC>16μg/ml。这种菌株从耐万古霉素的肠球菌获得基因，能够有效改变糖肽前体结构，使其不能结合万古霉素[77]。这些变异菌株的出现将对全世界的卫生事业产生重大影响[78-80]。鉴于金黄色葡萄球菌存在这种持续进化的耐药性机制，其对任何抗生素都可能产生耐药性。正是这种形势激发了人们研发疫苗的兴趣。

其他对金黄色葡萄球菌有效的抗生素，如利奈唑啉（linezolid）[81-82]、替地唑啉（tedizolid）、达普霉素（daptomycin）[83]、达巴伐菌素（dalbavancin）[84]、奥立他万辛（oritavancin）[85]和莫匹罗星（mupirocin）[86]，耐药性也已得到证实，并引起了临床关注。一方面是关于金黄色葡萄球菌抗菌药物耐药性的报道在不断出现，一方面是新型抗生素发展缓慢，让人想起曾经由b型流感嗜血杆菌耐氨苄西林和氯霉素、肺炎链球菌耐青霉素发出的临床警报[87]，这表明这些重要病原体引起的感染已变得越来越难以治疗。在这两种情况下，研发有效的疫苗可以平息越来越多的担忧。有效的预防可以避免对疾病的治疗产生新的担忧。

微生物学及发病机制

葡萄球菌是微需氧或兼性厌氧革兰阳性球菌，能耐受极端环境，如酸性条件、高浓度钠盐，可存活的环境温度范围广泛；能够在污染物、灰尘及衣物上存活数天甚至超过一周。金黄色葡萄球菌一旦感染人体，可通过直接侵袭病灶、血源性播散和/或释放毒素引起局部及全身性症状。

尽管以前认为金黄色葡萄球菌没有荚膜，但是现在已明确知道，临床分离的大多数金黄色葡萄球菌以及部分CoNS株有多糖荚膜。因为该荚膜很薄且黏附于菌体表面，有时被称为微荚膜[88]。从大多数临床常见的患者及患病动物体内分离到的菌株主要为两个荚膜多糖型（5型及8型）[89]，提示该多糖在致病性上起重要作用，但是其特性至今仍不清楚。这些包膜抗原在下文描述的葡萄球菌疫苗中被用作靶抗原。

金黄色葡萄球菌的细胞壁由荚膜多糖、肽聚糖、脂磷壁酸核糖醇、磷壁酸及无数的表面蛋白构成。蛋白 A 是一种重要的表面蛋白，它与免疫球蛋白 G（immunoglobulin G, IgG）分子的 Fc 区结合[90-93]，降低了抗体与金黄色葡萄球菌株结合的效率，并降低了其调理作用和吞噬作用[94-97]。

金黄色葡萄球菌的毒性是由多种毒性蛋白的联合作用所致，包括细胞外毒素如 α-[98]、β-[99]、γ-[100]及 δ-[101]溶血素（或毒素），杀白细胞素[101]，蛋白酶[103]，脂酶[104]，DNA 酶，脂肪酸修饰酶[105]及透明质酸酶[106]等。凝固酶为一种菌体外蛋白，能结合于宿主的凝血酶原形成葡萄球菌凝血酶，活化凝血酶，使纤维蛋白原转变成纤维蛋白[107]。少量凝固酶仍结合于菌体表面。凝集因子为一种独特的菌体表面蛋白，能结合纤维蛋白原，当与血浆混合时可形成典型的葡萄球菌簇[108]。凝固酶及凝集因子的致病作用仍不清楚[109]，它们可能是通过生成局部血凝块而抵抗宿主的防御作用，凝集因子可能帮助黏附到受伤皮肤、内皮结构及异物表面。对金黄色葡萄球菌凝集因子的这一作用的认识，促使人们开始研究其是否可以作为潜在的疫苗抗原，综述如下。

α-溶血素是研究葡萄球菌外毒素的最好材料，它能使红细胞溶血、导致皮肤坏死、引起细胞因子及类花生酸类物质释放而导致休克；注射到动物体内可导致死亡[110]；缺乏 α-溶血素的突变菌株的毒力会降低[111]。然而，现在已经鉴定出不能产生 α-溶血素的致病性金黄色葡萄球菌菌株。β-毒素为一种神经磷脂酶，能破坏富含脂质的膜，但在疾病发病机制中的作用尚不清楚。尽管大多数从人体分离的菌株不表达 β-毒素，但绝大多数奶牛乳腺炎的分离株可以产生此毒素，提示其具有潜在的重要致病作用[112]。δ-毒素及白细胞介素为协同增效的毒素，能通过几种蛋白的协同作用破坏特定细胞的膜，有趣的是，各蛋白组分分别单独进行转录[100,113]。从坏死性皮肤感染分离到的菌株产生 γ-白细胞介素的比例高，表明该毒素在导致皮肤坏死方面起重要作用。在重症社区获得性肺炎的儿童病例中发现的杀白细胞素（panton-valentine-v），是另一种白细胞介素，受其影响的大多数病例已经死亡，且所有病例伴有明显的肺部出血性坏死[114]。这种毒素在发病机制中的作用仍然存在争议。

由特定金黄色葡萄球菌菌株产生的其他毒素，可导致特定的临床症状。例如，表皮松解性毒素（剥脱毒素）A 及 B 可引起皮肤脱落，发生于葡萄球菌性烫伤样皮肤综合征[115]。尽管毒素有脂酶和蛋白酶活性，但表皮剥脱的机制尚不清楚[116]。中毒性休克综合征（toxic shock syndrome, TSS）的临床症状可归因于中毒性休克综合征毒素 -1（toxic shock syndrome toxin-1, TSST-1）及肠毒素这两种不同类型的毒素。TSST-1 由金黄色葡萄球菌产生，大多数 TSS 病例以及几乎所有与月经相关的 TSS 病例均由其所致；抗 TSST-1 的抗体具有保护作用[117]，但是 TSS 病人在 TSS 恢复期并不产生抗体。金黄色葡萄球菌肠毒素家族从消化道摄入后，能引起葡萄球菌食物中毒而导致呕吐和腹泻；如果通过非胃肠道途径摄入，这种肠毒素也能引起 TSS。在与月经不相关的 TSS 病例中，由肠毒素 B 和 C 导致的约占半数。肠毒素及 TSST-1 具有超抗原活性，也就是说，它们能够非特异性地激活 T 淋巴细胞[118]。这种非抗原特异性 T 细胞激活可以引起免疫调节剂的释放，尤其是细胞因子，并最终导致临床 TSS 的发生。超抗原与 MHCII 类受体结合，但只识别受体的 Vβ 片段，导致非特异性多克隆 T 细胞的活化[119]。

局部而言，金黄色葡萄球菌可能侵袭器官或导致组织坏死，引起强烈的炎症反应，这在很大程度上影响细菌和多形核白细胞的相互作用。形成脓肿很常见，坏死中心由脓液和纤维蛋白壁组成，使抗生素很难穿透。感染可以通过形成的窦道及二级脓肿向周围扩散，也可通过血源性播散传播到远处的骨组织、关节、心瓣膜或其他组织。

CoNS 菌株很容易黏附到人工假体材料上，并引起感染；如果不移除此异物，感染就很难根除。与金黄色葡萄球菌一样，CoNS 细胞壁也含有肽聚糖和磷壁酸，此外还有甘油骨架。磷壁酸及膜蛋白对菌株黏附到塑料及其他异物的过程起到重要作用[120]。另外，统称为黏液的分泌性物质被认为在致病性感染中具有重要作用，因为它可以通过包被作用屏蔽细菌，而使抗生素的渗入及宿主细胞的吞噬作用变得困难。据推测，表皮葡萄球菌可能比其他 CoNS 菌属更易产生黏液[121]。

我们需要葡萄球菌疫苗吗？

现有的流行病学数据表明，金黄色葡萄球菌感染已成为一个迫切的公共卫生问题。耐甲氧西林金黄色葡萄球菌（MRSA）感染最近一直是基于人群的流行病学研究的主题。Klevens 和他的同事[122]估计，2005 年美国有 94 360 例侵袭性 MRSA 感染，2011 年有 80 461 例[123]。Liu 和同事发现，2004—2005 年旧金山每 316 人中就有 1 人因皮肤和软组织金黄色葡萄球菌感染而就医[124]。在佐治亚州本宁堡，最近的一项研究估计，因 MRSA 感染接受诊疗的年发病率达到近期的峰值（每年 42/1 000），超过随后的两年（35/1 000）[125]；2008—2010 年，这一比例仍然较高[126]，每年 27/1 000。这些数据表明，迫切需要改进金黄色葡萄球菌感染的控制和预防策略。

尽管大家一致认为金黄色葡萄球菌是一重要的病原体，可引起种类繁多的临床表现，但是否可用疫苗来预防金黄色葡萄球菌感染却一直争论不休。如果其结论是肯定的，那么谁将是疫苗的使用对象？目前已建立了多种疫苗免疫策略，并取得了不同程度的成功。需要通过数据说明所选的疫苗抗原是否具有相关性，应该监测什么样的免疫应答，应该寻找什么样的临床评估方式？如果使用动物模型来完成这些工作，那么该动物模型的病理生理学是否与人类疾病的致病机制相关？基于上述思考，现将可获得的疫苗研发数据综述如下。

疫苗的研发

活的全菌体疫苗

有些研究者使用了全菌体疫苗，在预防某些金黄色葡萄球菌综合征方面取得了不同的成果。从牛乳腺炎分离的金黄色葡萄球菌中获得一株经亚硝基胍修饰的减毒活疫苗株。之所以选择该突变体，是因为它能够在低温下生长良好，但是在 37℃时复制能力很差，比如在乳房组织中发现的那种。将疫苗注入怀孕或泌乳小鼠的乳腺，以杀死的金黄色葡萄球菌作为包被抗原，用酶联免疫吸附测定法（enzyme-linked immunosorbent assay，ELISA）可检测到在小鼠血清及奶液中产生了 IgG 及 IgA 应答。疫苗能致敏 CD4 及 CD8 淋巴细胞，在体外刺激和体内攻击时可以对葡萄球菌抗原产生应答[127]。将金黄色葡萄球菌攻击免疫后的小鼠，其奶液中金葡菌回收量降低了两个 $\log_{10}$。另一个经肠外途径免疫的研究则没有观察到类似的降低作用[128]。因此，该全菌体疫苗通过局部注射免疫，能够针对由此菌引起的外源性侵袭性乳腺感染提供一定程度的保护作用。但是，即使活细菌疫苗有效，今天也不太可能考虑用于人体。

灭活的全菌体疫苗

在实验性心内膜炎模型中，将临床标本分离得的金黄色葡萄球菌菌株经福尔马林灭活制备成全菌体疫苗，经肠外注射给实验兔，再用金黄色葡萄球菌攻击，未见疫苗效果[129-130]。免疫后，血清中可检测到金黄色葡萄球菌蛋白 A 抗体和细菌凝集效价较高。然而，在静脉注射后，免疫动物和未免疫对照组动物的心内膜炎发生率、感染性疣状赘生物中金黄色葡萄球菌的浓度、肾脓肿的发生率和感染肾脏[130]中细菌的浓度没有显著差异。因此，用这种灭活的全菌体疫苗并不能获得针对侵袭性细菌性疾病综合征的免疫力。

一个类似疫苗，名为 Staphypan，该疫苗由灭活的金黄色葡萄球菌悬液和脱毒的 α-溶血素混合而成。以持续动态腹膜透析患者作为受试者，接种组按照一个复杂的免疫程序完成 10 次注射接种，评估 Staphypan 疫苗的有效性。在疫苗受试者中，Staphypan 疫苗产生了免疫应答，在受试者透析液引起强烈的针对 α-溶血素和金黄色葡萄球菌体的血清抗体反应。然而，接种疫苗的患者发生腹膜炎、导管相关感染和金黄色葡萄球菌无症状携带的概率，与未接种疫苗的对照组没有显著性差异[131]。尽管这些患者群体可能对证明疫苗的有效性构成了挑战，在选择结局参数方面也存在问题，但该疫苗的失败加大了选择疫苗成分方面的难度。简单来说，如果全菌体疫苗有效性差，如何选择组分疫苗的有效成分呢？此外，根据这些研究结果进行评估，灭活的全菌体疫苗也不太可能获得上市许可。

用作疫苗抗原的组分蛋白

选择金黄色葡萄球菌的相关蛋白制备组分疫苗与全菌体疫苗相比具有明显的优势，尤其在这个强调疫苗安全性的时代。研究者们试图从金黄色葡萄球菌产生的诸多毒素或"毒性因子"中鉴定出一种或多种保护性抗原，用作疫苗的研制（表 55.1）。多年来的大量研究表明，一种完全有效的单一保护性抗原不太可能是理想的候选疫苗。因此，衡量一种候选疫苗抗原的效力，往往以降低疾病的严重程度作为指标，而不是其本身预防感染的能力。例如，以人工诱导乳腺炎的哺乳期家兔为模型动物，用纯化的 α-类毒素或 β-类毒素免疫动物，结果表明两种疫苗均有免疫原性[132]。该实验采用了临床来源的三株金黄色葡萄球菌株攻击免疫后的家兔，动物模型的乳腺炎典型表现为：在一个或多个乳头或周围形成脓肿，偶尔会并发称之为"蓝色乳房"的水肿性、出血性乳腺炎甚至迅速致死。α-类毒素可预防其中两个菌株引起的"蓝色乳房"，但不能预防乳腺炎；β-类毒素疫苗对两种疾病结局均未表现出明显的预防作用[132]。

表 55.1 可作为疫苗潜在抗原的毒力因子

因子	基因
黏附相关毒力因子	
凝集因子	clfA, clfB
人纤维蛋白原结合蛋白	fbpA
纤维连接蛋白结合蛋白 A	fnbA
纤维连接蛋白结合蛋白 B	fnbB
胶原结合蛋白	can
凝固酶	Coa
多糖/黏附素	ica 基因座
逃避宿主防御功能相关毒力因子	
肠毒素 A, B, C1~3, D, E, H 等	sea-set 或 entA-T
中毒性休克综合征毒素-1	tst
表皮剥脱毒素 A, B	eta, etb
蛋白 A	Spa
酯酶	Geh
V8 蛋白酶	sasP
脂肪酸修饰酶(FAME)	
(p-v) 杀白细胞素	lukF-PV, lukS-PV
杀白细胞素 R	Luk-F-R, lukS-R
5 型荚膜多糖	cap5 基因座
8 型荚膜多糖	Cap8 基因座
葡激酶	Sak
侵袭/组织穿透相关毒力因子	
α-毒素	Hla
β-溶血素	Hlb
γ-溶血素	hlgA, hlgB, hlgC
δ-溶血素	Hld
磷脂酶 C	Plc
金属蛋白酶(弹性蛋白酶)	sepA
透明质酸酶、透明质酸裂解酶	hysA

修改自 SJ, NOVICK RP. The molecular basis of pathogenicity. In: Crossley KB, Archer GL (eds). The Staphylococci in Human Disease. New York: Churchill Livingstone, 1997: 57.

蛋白 A 由 spa 基因编码，40~60kD，是金黄色葡萄球菌细胞壁的标志蛋白质。几乎所有的金黄色葡萄球菌株都能合成蛋白 A，它能与人 IgG1 和 IgG2 的 Fc 片段和小鼠 IgG2a 和 IgG2b 高亲和力结合。而且与人 IgM、IgA 和 IgE 以及小鼠 IgG3 和 IgG1 具有中等亲和力。它不与人 IgG3 或 IgD 或小鼠 IgM、IgA 或 IgE 结合。通过重链的相互作用，蛋白 A 与免疫球蛋白分子 Fcγ 区结合，导致定位错误（与正常抗体结合相比），因此，扰乱了抗体的调理作用和吞噬作用。蛋白 A 因此被认为是金葡菌的保护机制，可以防御抗体"攻击"。蛋白 A 一直被称为 B 细胞超抗原，因为它也能结合 V_H3 B-细胞受体，并限制它们的抗体产量[133]。此外，边缘区 B 细胞和 B-1 细胞优先诱导细胞死亡，并伴有超克隆耗损与暴露于蛋白 A 的免疫耐受。

传统的疫苗研制路线依赖于寻找保护性抗原。因此，蛋白 A 可能阻碍了这类疫苗的发展，表明它具有免疫原性并能产生调理吞噬抗体。由于 B 细胞结合导致抗体产生和 B 细胞凋亡的减少，抗体产生也可能减少。Kim 和同事最近设计了一个针对免疫球蛋白结合位点和 V_H3 B 细胞的结合位点的突变蛋白 A 分子，这种突变蛋白 A SpA_{KKAA} 分子不能结合免疫球蛋白 Fc 片段或触发 B 细胞凋亡[134]。用 SpA_{KKAA} 免疫的小鼠产生的抗体能中和蛋白 A 的免疫球蛋白结合活性，增强无关抗原的免疫原性，为金黄色葡萄球菌感染的菌血症小鼠模型提供一些保护作用[134]。

葡萄球菌疫苗研发的另一种路线是针对细菌-宿主细胞间的黏附作用，以此作为靶向。20 世纪 80 年代，几项研究表明金黄色葡萄球菌能黏附到宿主细胞外基质(extracellular matrix, ECM)的特定组分[135-138]。研究者们花费大量努力鉴定该介导细菌结合到宿主细胞上的表达于细菌外的蛋白。该蛋白为能够识别黏附基质分子的菌体表面组分(microbial surface components recognizing adhesive matrix molecules, MSCRAMM)，能介导金黄色葡萄球菌结合到纤连蛋白、纤维蛋白原/纤维蛋白、弹性蛋白、玻璃粘黏蛋白、胶原质、层粘黏蛋白、核心蛋白聚糖及含硫酸乙酰肝素的蛋白聚糖等宿主蛋白[139]。

以重组胶原黏附素片段免疫小鼠后经静脉输入金黄色葡萄球菌进行攻击，疫苗组的致死率从 87% 降低到 13%[140]。用另一 MSCRAMM 分子-纤连蛋白结合蛋白(fibronectin-binding protein, FnBP)免疫后，人工诱导心内膜炎的心瓣膜赘生物中细菌浓度降低了 2 个 Log_{10} (99%)[141]。与之类似的是另一由纤连蛋白结合蛋白 A 的纤维蛋白结合域组成的融合蛋白疫苗免疫小鼠后，再用金黄色葡萄球菌攻击小鼠，乳腺中金黄色葡萄球菌密度降低了 99.9%[142]。

近期研究者们把目光集中到另一个 MSCRAMM—凝集因子 A(clumping factor, ClfA) 上，ClfA 为一种能结合纤维蛋白原及纤维蛋白的表面蛋白[143-144]。虽然凝固酶也能与纤维蛋白原结合，但是 ClfA 与凝固酶不同，它可以促使菌体凝集成团（确定葡萄球菌的特征性形态簇），促使细菌黏附到血凝块、血浆调节的生物材料以及被导管损伤的心瓣膜上。在小鼠金黄色葡萄球菌关节炎模型中,用纯化重组 ClfA 免疫小鼠,再用金黄色葡萄球菌攻击,纯化重组 ClfA 能减轻关节炎的严重程度。此外,用抗 -ClfA 的抗体被动免疫,能预防实验性化脓性关节炎及死亡[145]。一种加有基因佐剂的针对 ClfA 的 DNA 疫苗能够诱生 IgG_2 抗 -ClfA 抗体,并能减弱金黄色葡萄球菌对乳腺上皮细胞的黏附作用[146]。因此,ClfA 是一种重要的 MSCRAMM 分子,可使实验动物部分或完全免受侵袭性金黄色葡萄球菌感染。在人类研究中,将一种多克隆抗 Clfa 抗体用于早产儿,使葡萄球菌自然感染早产儿的发病时间被延缓。然而,这一观察结果没有在一项前瞻性随机试验中得到证实。

含有多种 MSCRAMM 分子的疫苗或许会更有希望。有一种 DNA 疫苗首次同时采用了直接针对 ClfA 及 FnBP 的双组分,可以在一定程度上预防奶牛实验性乳腺炎[147]。

目前正在努力寻找其他保护性抗原。默克公司已经确定,将一种具有铁清除、细胞壁锚定功能的 isdB 蛋白作为一个潜在的候选疫苗[148]。处于恢复期的金黄色葡萄球菌感染患者对该蛋白有快速的抗体应答。这种蛋白质在小鼠和恒河猴体内也具有免疫原性[148]。默克公司在 124 名健康成年人中进行了含佐剂的 isdB 疫苗 I 期剂量范围临床试验,研究证明单剂的 30μg 或 90μg 剂量组比 5μg 剂量组免疫原性好,免疫反应出现在疫苗接种后 10~14 天,可持续 84 天[149]。

一种名为 V710 的新型候选疫苗进行了一项 IIb/III 期双盲、随机、安慰剂对照、事件驱动的临床试验,该疫苗含有未添加佐剂的 isdB。这是一项在 26 个国家 165 个地点开展的国际临床试验。然而,数据和安全监测委员会(Data and Safety Monitoring Board)在考虑到安全性和低有效性之后,建议在 2011 年终止这项研究。虽然 V710 疫苗引起了功能性抗体轻度增长,有统计学意义,但持续时间短暂;在术后 90 天预防金黄色葡萄球菌菌血症或纵隔炎方面,它并不比安慰剂更有效。此外,疫苗接种者的死亡率和多器官衰竭发生率更高,这一结果尚未得到科学的解释。

干扰鼻腔定植——能够以此作为疫苗有效性的判定终点吗

鼻腔是金黄色葡萄球菌定植的主要部位,且定植是侵袭性感染的风险因子,一些研究者把目光集中到旨在降低定植的新免疫策略,作为减少侵袭性疾病的方法。凝集因子 B(ClfB)是金黄色葡萄球菌的一个 MSCRAMM 分子,能够与脱落的人上皮细胞表面的纤维蛋白原及 I 型细胞角蛋白分子 K10[150-151] 结合。在小鼠中,与对照菌株相比,缺乏 ClfB 的金黄色葡萄球菌突变菌株在鼻腔中的定植减少,这表明 ClfB 可能是一种有效的疫苗成分,可以减少鼻腔定植[152]。然而,目前还不清楚 ClfB 是减少了其他身体部位的无症状定植,还是选择性地减少了更多致病性金黄色葡萄球菌的鼻腔定植。

碳水化合物表面分子作为候选疫苗

诸多研究提示金黄色葡萄球菌产生的多糖或许是一种重要的保护性抗原。最受关注的是一个在菌体内表达的多糖[153],以前称之为聚 -N- 琥珀酰 -β-1-6- 葡糖胺(poly-N-succinyl-β-1-6-glucosamine,PNSG),现在命名为聚 -N- 乙酰葡糖胺(PNAG)。该细胞间黏附素最初发现于 CoNS 株[153]。然而,来自囊性纤维化病人肺及痰液的金黄色葡萄球菌分离株也能够与抗兔抗 PNAG 反应。进一步研究发现 8 个分离株均含有 icaDBC 基因座,在 CoNS 分离株中其基因产物合成 PNAG。另外,也发现金黄色葡萄球菌在菌体内合成 PNAG,菌体外表达量很小甚至不能检测。纯化的 PNAG 免疫兔后能产生高滴度的抗 PNAG IgG 抗体。用兔抗 PNAG 抗体被动免疫小鼠后能够显著地减少或消除由实验性诱导肾感染后的细菌[153]。PNAG 主动免疫小鼠后能够产生类似结果[154]。

早期疫苗研究发现,PNAG 在结构上明显不同于流行性的 5 型和 8 型金黄色葡萄球菌荚膜多糖。有趣的是 5 型和 8 型荚膜与 PNAG 的表达呈负相关,提示葡萄球菌可能会选择性地在菌体内优先表达 PNAG。此外,在胰蛋白酶大豆肉汤中有氧培养金黄色葡萄球菌,可导致荚膜多糖的高表达,并伴有 PNAG 表达的降低。虽然大多数临床金黄色葡萄球菌在体外不表达 PNAG[153,154],但随后有研究数据显示,通过在脑 - 心浸出液中添加葡萄糖来培养细菌,可以在体外诱导 PNAG 表达[154]。

缺失 ica 基因座会降低一些金黄色葡萄球菌株在小鼠感染模型中的毒力[155],抗脱乙酰或主链 PNAG 表位(deacetylated or backbone PNAG epitopes,dPNAG)的人单克隆抗体在小鼠模型(高接种量,腹腔内攻击,以致死率判定)中具有调理吞噬作用及适度的保护作用[156]。

因此,dPNAG(不是 PNAG)是一种免疫原,它可能是金黄色葡萄球菌侵袭性疾病的保护性抗原。在 2016 年计划开展一种抗 dPNAG 单克隆抗体和一种 dPNAG 疫苗的临床试验,将通过细菌感染人体试验进行,但不使用金黄色葡萄球菌。

由于认识到荚膜多糖在肺炎链球菌及 b 型流感嗜血杆菌的毒力中具有关键作用,欧美及其他发达国家成功地研制并使用了暴露前预防的疫苗免疫策略。该类疫苗理论基础为:抗荚膜多糖的抗体具有调理作用,从而能对抗荚膜多糖的抗吞噬特性。金黄色葡萄球菌荚膜多糖也可能是一种类似的保护性抗原,针对荚膜的疫苗能显著地降低侵袭性疾病的发病率,该观点引起研究者极大热情。然而,现有的数据使这一观念受到质疑。

许多金黄色葡萄球菌分离株都产生荚膜多糖。多糖 1、2、5 及 8 型具有特定的化学结构。1 型和 2 型多糖的分离株被黏液菌落形态层层包裹,但很少引起临床疾病。然而,大多数临床分离株并没有像 b 型流感嗜血杆菌和肺炎链球菌那样形成黏液荚膜,将荚膜多糖释放到周围环境中。相反,金黄色葡萄球菌释放的荚膜多糖即便有也非常少。5 和 8 两型的菌株在临床来源的具有荚膜的分离株中约占 85%。由于抗荚膜多糖的抗体能提供型特异性调理吞噬作用[157],并且动物实验证实有保护作用[158,159],尽管还存在矛盾性数据[129],但是由 5 型及 8 型荚膜多糖组成的疫苗已经制备出来。这两种多糖均与大肠埃希菌表达的重组脱毒的铜绿假单胞菌外毒素 A 结合。关于这种疫苗的 2 项临床试验正在进行之中[161]。

I 期临床试验的受试者为成年血液透析病人(平均 58.3 岁),该人群为侵袭性金黄色葡萄球菌感染的高危人群。临床试验于 1998—1999 年在 73 个血液透析中心完成,1 804 名病人被随机分配接受金黄色葡萄球菌荚膜多糖 - 蛋白结合疫苗或安慰剂,疫苗含有 100μg 的 5 型及 8 型荚膜多糖。22% 的受试者为无症状的金黄色葡萄球菌携带者。本研究的主要终点是在免疫后的第一年内,从免疫 2 周后的任何时间发生金黄色葡萄球菌菌血症[161]。

虽然疫苗耐受性良好,但免疫后 2~20 周无明显疗效;发生 28 例金黄色葡萄球菌菌血症(疫苗接种组 10 例,安慰剂组 18 例)。免疫后 30 和 40 周的疗效并不明显(分别为 63% 和 57%,95% 的可信区间为 14%~86% 和 10%~81%)。当观察到疫苗接种后 50 周、54 周和 91 周时,没有再观察到有效性,疫苗接种组和对照组没有显著差异。研究人员将这些数据解释为疫苗在免疫后约 40 周内提供了一定的保护。

首先,疫苗受试者免疫后抗荚膜抗体浓度是 80μg/ml,该浓度远远超过了被认为对其他荚膜菌株具有保护作用的血清抗体浓度,如 b 型流感嗜血杆菌及肺炎链球菌。其次,抗体水平的峰值在免疫组的菌血症患者和非菌血症者之间没有明显差异。再者,免疫后抗体浓度在峰值水平维持了 6 周,然后下降,随后也没有观察到显著性保护作用。研究中得到的菌株有大约 20% 既不是 5 型荚膜也不是 8 型荚膜,这一发现表明,除了 5 型和 8 型外,其他金黄色葡萄球菌抗原也应作为金黄色葡萄球菌疫苗研究目标。

第二项关于二价荚膜多糖 - 蛋白结合疫苗的随机、安慰剂对照的临床试验,在美国 200 个地点完成,受试者为正在接受透析治疗的成年病人。免疫后 3~35 周评估疫苗有效性。对受试者给予了加强剂量,并随访 6 个月以上。这项试验产生了一个更清晰的结果:与对照组相比,接种者中 5 型和 8 型金黄色葡萄球菌菌血症没有减少[161]。

为什么 5 型和 8 型荚膜多糖结合疫苗被证明是不成功的?有几种可能的解释。首先,最简单的是,荚膜可能不是保护性抗原。不像 b 型流感嗜血杆菌和肺炎链球菌,这两种细菌的循环抗荚膜抗体的保护作用很清楚,金黄色葡萄球菌则没有发现。其次,临床试验发现,缺少 5 型和 8 型荚膜的分离株的出现频率较高[162]。应注意的是,最近影响美国的金黄色葡萄球菌感染暴发主要由 USA300 菌株引起,它也没有 5 型或 8 型荚膜[163,164]。最后,可能是接受透析治疗的病人由于免疫功能过于低下而不能产生针对金黄色葡萄球菌菌血症的保护性抗体效价,但是这种可能性较小。

其他潜在疫苗靶点

关于脂磷壁酸(lipoteichoic acid,LTA)或许可以作为疫苗保护性抗原预防金黄色葡萄球菌脓毒症的观点已经得到了评估。最初研究集中于抗 -LTA 单克隆抗体帕吉昔单抗(pagibaximab),目前该抗体已在新生儿中进行了临床实验[165]。结果表明并没有产生针对金黄色葡萄球菌败血症的保护作用。

令人惊讶的是,静脉注射耐甲氧西林金黄色葡萄球菌后,抗 PBP2a 抗体能显著防御 MRSA 菌株静脉攻击后肾感染的发生。用甲氧西林敏感株攻击后没有观察到保护作用[166]。用于金黄色葡萄球菌及红细胞上 1 型补体受体同时结合的抗体构成类嵌合杂聚体,该杂聚体免疫后能保护小鼠在静脉注射两种金黄色葡萄球菌株后免于死亡[167]。

最近公开报道的 T 细胞作用,它翻开了金黄色葡萄球菌疫苗发展的一个新篇章,即认识到淋巴细胞介导的途径在金黄色葡萄球菌感染中的免疫作用。Spellberg[168]和 Lin[169-170]以及他们的同事发现 γ 干扰素缺陷小鼠静脉注射后极易发生金黄色葡萄球

表55.2 截至2015年12月接受临床评估的金黄色葡萄球菌疫苗

制造商	疫苗	研究阶段	疫苗成分
诺华	4个组分	安全性和免疫原性,完成	未公开披露,均是蛋白成分
辉瑞	4个组分	安全性和免疫原性,完成;脊柱术后疗效正在试验中	5型和8型结合荚膜多糖,凝集因子A,锰运输因子C
NovaDigm	重组蛋白	安全性和免疫原性,完成	rAls3p-N
GlaxoSmithKine	4个组分	安全性和免疫原性,完成	与破伤风毒素结合的荚膜多糖,α-类毒素,凝集因子

菌感染。其他人发现白介素(interleukin,IL)-17A和IL-F缺陷的小鼠发生性的皮肤金黄色葡萄球菌自然感染[171-172]。因此,它可能诱导记忆T细胞,能够增加感染部位的吞噬细胞募集,以便将金黄色葡萄球菌从组织中清除。为支持这个结论,目前正在评估一种含念珠菌黏附素的新型重组n端疫苗分子rAls3p(见表55.2)[168-170]。该疫苗诱导产生较高浓度的抗体,但这些抗体用于被动免疫后,不能对金黄色葡萄球菌静脉攻击产生保护作用[168],且抗体滴度与抵抗致命金黄色葡萄球菌感染无关[170]。此外,该疫苗对B细胞缺陷小鼠和野生型小鼠同样有效,但对T细胞缺陷小鼠无效[168]。过继性转移免疫B220+ B细胞不能转移保护作用,但CD4+ T细胞的转移可转移保护作用。疫苗对γ干扰素和IL-17A缺陷小鼠和不能产生超氧化物的gp91$^{phox-/-}$小鼠无效[170]。交叉过继转移实验证实,在下游效应阶段,功能性吞噬细胞在疫苗介导的保护中起作用。最后,疫苗接种增加了小鼠组织感染部位吞噬细胞募集和活化,疫苗激活的淋巴细胞产生的细胞因子提高了吞噬细胞杀死金黄色葡萄球菌的能力。因此,rAls3p-N疫苗试验表明,在没有诱导保护性抗体的情况下,通过诱导保护性Th1/Th17应答,诱导小鼠抗金黄色葡萄球菌的免疫应答是可行的[173-175]。

这些研究不会妨碍基于体液免疫应答的金黄色葡萄球菌疫苗的开发。相反,它们说明细胞介导的疫苗值得进一步研究,并提高了开发同时刺激体液和细胞免疫的联合抗原作为金黄色葡萄球菌疫苗的可能性。事实上,这种策略是最有可能开发针对金黄色葡萄球菌的保护性疫苗的。

尾声

表55.2总结了正在进行或最近已完成的临床试验。然而,许多问题依然存在。在普通人群中金黄色葡萄球菌疾病负担是否严重到需要研制通用的疫苗?最近的数据表明答案是肯定的。由于幼儿周岁时患病率很高,在加强接种其他疫苗时接种金黄色葡萄球菌疫苗可能是最方便和最适宜的。一种疫苗能预防皮肤和软组织感染、肺炎和侵袭性疾病这三类主要临床疾病吗? 这是一个没有圆满答案的难题。一种诱生抗体的疫苗能预防任何金黄色葡萄球菌引起的临床综合征吗?诱生调理吞噬抗体的抗原不能预防金黄色葡萄球菌疾病。原因仍然是未知的。如果它能够诱生保护性抗体,那么保护性抗原是什么呢?蛋白A是不是试验这种方法的障碍? 如果是,这个难题如何解决? 主动免疫策略能用于金黄色葡萄球菌疾病高危的免疫功能低下病人吗?如果不能,那么是否可能以合理成本定期使用被动免疫方法来帮助这种状况下的病人缓解痛苦?荚膜多糖的作用是什么? 其存在表明它具有重要生物学作用,但确定它在病理生理级联中的作用是不容易的。它在USA300菌株中不存在,从美国近十年来USA300菌株疫情基因背景来看,这种抗原对目前流行的侵袭性毒株具有至关重要的保护作用。最近对金黄色葡萄球菌免疫中重要的T细胞通路,特别是Th17/IL-17通路的鉴定表明,它们可能在诱导保护中发挥作用。另外一个问题是理解对金黄色葡萄球菌的免疫力,金黄色葡萄球菌是一种引起小范围疾病的共生生物。这些病人是否存在免疫学上的某种不足?这种免疫学上的不足能否用疫苗来弥补?尽管已经开展了广泛研究,我们依然不知道诸多此类问题的答案,金黄色葡萄球菌依然是一个复杂的、谜样的病原体。了解这些答案将有助于研发合理的疫苗配方[176]。

(李新国 杜洪桥 吕敏)

本章相关参考资料可在"ExpertConsult.com"上查阅。

第 56 章　A 群链球菌疫苗

Karen L. Kotloff

化脓性链球菌（A 群 β-溶血性链球菌，GAS）在整个现代医学史上一直对科学家和临床医生造成挑战。GAS 造成的对健康人群的暴发性疾病流行的记载可追溯到 17 世纪[1,2]。直到 20 世纪早期，由 A 群链球菌感染引起的猩红热和急性风湿热（acute rheumatic fever, ARF）仍然是欧美儿童死亡的一个主要原因。在这之后，A 群链球菌感染疾病的发病率和严重程度均下降了。在美国由猩红热导致的病死率由约 30% 下降到不足 2%。而这均出现在抗生素出现之前，其原因尚不完全清楚[3]。抗生素使 GAS 咽炎的治疗得到进一步改善。在 20 世纪 80 年代，当 GAS 咽炎威胁在一些发达国家已经消失的同时[4]，严重的侵袭性疾病和 ARF 的暴发以及一种新出现的链球菌性中毒性休克综合征（streptococcal toxic shock syndrome, STSS）在世界上许多国家出现[5]。即使在合适的抗生素治疗的情况下，这些侵袭性感染仍导致较高死亡率。

除了不可预测的流行病学外，GAS 还导致了一个诊断困境，需要进行一系列精细的观察，将其多种表现与单一病因联系起来。约在 1880 年，巴斯德（Pasteur）从一个产褥热死者的标本中鉴定了这种微生物的存在[6]。在 1898 年，Cheadle 将风湿热的五个特征联系起来，确定了现行诊断的五个主要标准（如：心肌炎、多动脉炎、舞蹈病、环状红斑和皮下结节）[3,7]。1903 年，Brown 确定血琼脂上的完全（β）溶血可以区分对人类有致病性的链球菌[8]。尽管 β-溶血性链球菌是 ARF 的疑似病原体之一，但是直到 1930 年 Coburn 的研究才标志性地确定了 GAS 咽炎与"风湿性状态"的直接联系[9]。Lancefield 根据群体特异性多糖开创了 β-溶血性链球菌的血清学分类。她确定大多数人类病原体属于 A 群，并根据胰蛋白酶敏感的膜表面蛋白 M 蛋白[10-11]和表现胰蛋白酶抗性的 T 抗原进一步进行 A 群菌株分型[12]。链球菌血清分型为研究链球菌感染的临床特征、流行病学、保护性免疫以及设计疫苗的研发策略奠定了基础。

背景

临床和流行病学特征

咽炎和脓疱病是 GAS 感染最常见的无并发症表现。当 GAS 扩散到邻近的组织或弥散到正常的无菌部位或较深的组织时，可发生严重感染，可能伴有坏死性筋膜炎和/或 STSS。在 GAS 感染后发生的主要的非化脓性并发症是由免疫介导的 ARF 和链球菌感染后肾小球肾炎（post-streptococcal glomerulonephritis, PSGN）[13,14]。在一些工业化国家，无并发症的 GAS 感染的负担仍然很重，在美国，每年有 2%~6% 的学龄儿童因链球菌感染就医[15]。尽管疾病并不严重，但由于耽误上课和工作以及消耗大量的卫生保健资源，因而也造成了很高的花费。在美国，侵袭性感染引起的发病率和死亡率维持稳定有 10 多年，在 2014 年，约有 15 360 个病例（发病率为 4.8/10 万），其中 1 640 例死亡（病死率为 10.7%）[16]。如犹他州一样，可以观测到局部的、偶发性的侵袭性感染的增加[17]。澳大利亚北部的非土著人（每 10 万人中有 8.8 人）和土著居民（每 10 万人中有 69.7 人）的发病率特别高。

ARF 在一些美国社区持续发生，但总的发病率都小于每 100 000 人中 0.5 例[4,18]。相比而言，ARF 在一些发展中国家和发达国家的土著人群中持续保持较高的发病率和死亡率。ARF 发病率在一些偏远的土著地区达到了 650/10 万[19]。据报道，在南亚和非洲撒哈拉地区，5~14 岁儿童的风湿性心脏病（rheumatic heart disease, RHD）患病率为 (130~640)/10 万[20]。

由于 PSGN 通常表现为良性结果，因此即使一些人在急性感染过程中发展为肾功能不全，也没有得到像 ARF 那样的高度重视[21]。但是，在一些致肾炎的 GAS 菌株流行的地区，GAS 咽炎和脓皮病后 PSGN 的发病率达到了 10%~15%[22]。

严重性 GAS 感染的流行是由于宿主和细菌的原

因造成的。流行菌株可以诱导群体免疫,从而导致传播性和疾病的严重性下降。GAS通过传播因子如噬菌体[23]或通过基因突变[24]以获得毒力因子。在20世纪80年代,严重GAS疾病发病率上升,在这段时间,无并发症疾病的发病率没有变化,这表明某些关键调理基因和毒力基因改变而产生的高毒力菌株正在感染那些免疫易感人群[5,25]。与这些超毒力侵袭性菌株(不论M型)强烈相关的一种毒力因子是细胞外酶烟酰胺腺嘌呤二核苷酸酶,其具有趋化性、细胞毒性和血管活性特性[26]。因此,基于人群的M1基因组测序证明在大流行出现之前GAS获得了含有烟酰胺腺嘌呤二核苷酸酶基因的染色体区域[27]。

细菌学、毒力因子和致病机制

一类分泌分子和表面表达的分子介导的以急性感染为特征的4个致病过程:黏附、免疫逃逸、炎症和组织侵袭(图56.1)。探索毒力因子作为可能的疫苗抗原的研究受到高度重视。

GAS通过结合血浆蛋白和基质蛋白黏附于咽部、子宫颈和皮肤的上皮细胞[28],形成微生物聚集体并产生抵抗宿主防御和营养剥夺的生物膜[29]。被描述最清楚的黏附蛋白是M蛋白[30]、透明质酸荚膜[31]和纤连蛋白结合蛋白如sfbI[32]和FBP54[33]。在GAS菌株里发现的R28与产褥热有关,它能促进GAS与

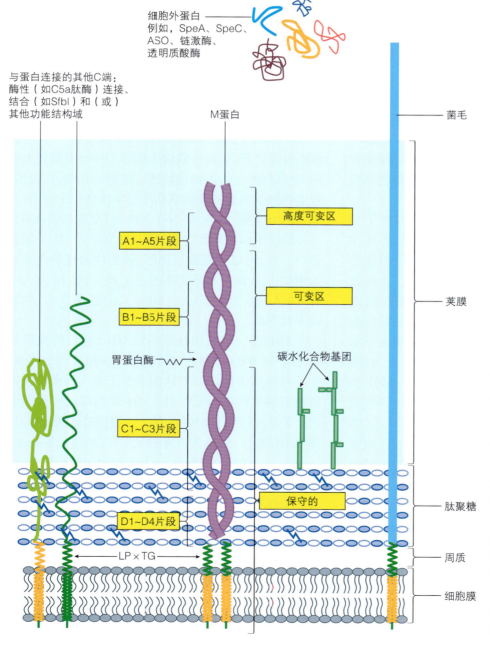

图56.1 A群β-溶血性链球菌的主要表面结构。图中显示已用于疫苗研发中的主要蛋白种类。大多数蛋白通过高度保守的LP×TG共有基序固定在羧基端,后接跨细胞膜的疏水区,在胞质内以短的带电荷的尾端终止。LP×TG转位到细菌表面后,LP×TG基序裂解后产生成熟的分子,固定在肽聚糖上。绝大多数蛋白质是多功能的,在胞外基质中可见与分子结合的结构域,如纤连蛋白(SfbI),但也可见呈现酶活性的结构域,例如C5a肽酶,或具有其他功能。在有多个重复序列的蛋白,例如,M蛋白,每个重复序列(命名为A、B、C及D)都有不同的功能。图中在M蛋白的胃蛋白酶裂解部位标以弯曲箭头。呈现毒素作用和/或超抗原特性的细胞外蛋白包括链球菌致热性外毒素(Spe)A和SpeC,已用于疫苗研发的靶标,制备抗链球菌溶血素O、链激酶和透明质酸酶。

子宫颈上皮细胞结合[34]。

于2005年鉴定的GAS菌毛,对黏附和生物膜形成起作用[29,35]。有趣的是,从细胞表面突出的丝状结构具有兰斯菲尔德描述的T细胞抗原,为疫苗研制开辟一条潜在的新途径,至今检测的所有GAS分离株都携带和表达bp/tee菌毛基因座[29]。

GAS定植后,通过展开多管齐下的方法解除先天性免疫应答,持续存在于宿主体内。C5a肽酶(也称为SCPA,或表面结合的C5a肽酶)灭活补体系统的趋化因子[36,37],而SpyCEP(也称为SCPC或Spy 0416),一种细胞包膜丝氨酸蛋白水解酶,能裂解中性粒细胞趋化性白细胞介素-8[38],这两者都有助于抑制中性粒细胞募集。胞外DNA酶能降解由中性粒细胞产生的包裹GAS细菌的染色质网状物[39]。分泌的丝氨酸酯酶(SsE或Spy 1718)抑制中性粒细胞募集并促进皮肤侵袭和全身传播[40]。透明质(酸)荚膜促进宿主防御肽的抗性作用,以及在胞外中性粒细胞陷阱内抗吞噬细胞的杀伤作用[41,42],并且仅在M1和M57中发现的链球菌补体抑制剂,能抑制补体介导的溶解作用[43]。在不存在结合血浆蛋白的型特异性抗体时,由emm基因编码的M蛋白能阻止中性粒细胞吞噬作用,且通过补体替代途径抑制其调理作用[44-48]。M蛋白的N端的抗原异质性能使GAS进一步逃避特异性抗体的识别。

GAS能产生几种胞外产物,包括链球菌溶血素O、脱氧核苷酸酶B、链激酶和透明质酸酶,它们能诱导组织液化和促进侵袭[49]。链球菌溶血素O通过形成膜孔来杀死真核细胞[50]。

M蛋白和链球菌致热性外毒素(SPE)有显著的促炎症特性[51,52]。SPE形成超抗原家族,能诱导明显的免疫学改变[53,54]以及发热、组织损害和内毒素休克的临床表现[55-57]。以前称为红斑毒素的SPEA和SPEC,与猩红热皮疹有关,是噬菌体编码的含有不同的T细胞受体和主要组织相容性复合体II类分子的结合位点[58]。严重的猩红热和STSS与产生SPE A和SPE B的菌株有关。

GAS的非化脓性感染的后遗症的致病机制尚不完全清楚。在GAS咽炎流行期间,约有3%的患者发展为ARF[59],而在其他情况下很少发生[60]。ARF在土著居民中发生率很高,这就引起研究者推测在这些居民中,皮肤感染可能诱导ARF的发生[61]。引起咽炎和ARF的菌株与引起脓疱病/脓皮病的菌株比较,具有不同的M型和其他抗原及毒力特性,尽管有些菌株重叠存在[62,63]。皮肤菌株导致严重ARF负担的证据将改变基于M蛋白的疫苗的必要成分。

鉴别M蛋白结构有助于解释它作为GAS的主要毒力因子和主要保护性抗原的功能(见图56.1)[64]。M蛋白是由C端LP×TG基序锚定在细胞壁肽聚糖上的两条多肽链组成的:α-螺旋卷曲纤维棒[65]。每条肽链含有4个重复氨基酸片段(标记为A-D)。C重复区域含有暴露在细胞壁表面的表位,在不同的M型中大多是保守的[66]。在感染期间具有保护作用的调理抗体主要在N端[67],它由emm基因编码的高度可变区构成,是GAS的Lancefield血清分型的基础,据此大约可分为100种M型。目前,基于编码M血清特异性的emm基因的序列分析,对A群β-溶血性链球菌进行分类。基于M蛋白的演化,结构和黏附特性,将超过220种不同的emm类型进一步分为48个不同的emm簇[68,69]。B重复区域内以及邻近A和C重复区域的相关表位,与人类抗原有交叉反应,已提出它是作为ARF致病作用的一种机制。而且,B-重复区域内的片段与已知的超抗原具有同源性[70]。

分子模拟概念已激发人们解释ARF和PSGN的致病机制。M蛋白与人纤维蛋白如心肌肌球蛋白以及关节和肾的胞外基质具有抗原相似性[71-74]。推测心肌炎的致病机制是因为GAS感染刺激交叉抗体结合心瓣膜内皮引起炎症[74],以及能识别GAS M蛋白和心脏抗原的CD4+T细胞的浸润[75,76]。由A群多糖、N-乙酰葡萄糖胺的优势免疫表位激发的抗体与神经元和心瓣膜内皮细胞表面的神经节苷脂GM1发生交叉反应,分别在小舞蹈病[77]和心肌炎[74]的致病机制中起作用。与细胞膜成分、SPEB和GAS的其他抗原的血清反应性也在PSGN致病过程中起作用[49,78]。重要的是,人体组织与GAS的菌体成分起交叉反应的抗体存在于很多健康儿童体内。因此它们的单独存在不能解释GAS的非化脓性后遗症[79,80]。进一步阐明非化脓性后遗症的致病机制将有利于合理研制更具安全性的GAS疫苗。

用抗菌剂进行治疗和预防

20世纪50年代,Denny及其同事证明了,如果GAS咽炎发病不足9天,那么一个疗程的青霉素能预防90%以上的ARF的发生(一级预防)[81]。而且,观察到当感染GAS时,近30%的风湿性心脏病患者有其他心瓣膜损伤的经历[82],揭示可在GAS感染风险较大的年份给予预防性青霉素的建议(二级预防)。与此相反,尽管抗生素加快皮肤病变的恢复,但是它不能预防咽炎或脓疱疮后肾小球肾炎的发生。用青霉素和抑制蛋白质合成的抗生素(如克林霉素)与坏死组织的外科清创术联合治疗严重的侵袭性感染疾病[83]。提倡静脉注射免疫球蛋白治疗作为 STSS 的辅助治疗,它是以中和超抗原毒素为基础的,但其效力未确定[84]。

治疗 GAS 疾病也存在明显的局限性。几乎 1/3 的 ARF 是在 GAS 感染前发生的,不能引起医学上的足够注意[85]。在世界上很多地区,不能得到有效的一级和二级预防。即使有足够的治疗保障,侵袭性疾病治疗的效果不好[86,87]。研制安全、有效、廉价的 GAS 疫苗能解决这些问题。

主动免疫

研制安全有效的 GAS 疫苗的可行性

研制 GAS 疫苗的可行性取决于能否解决几个与安全性和免疫原性有关的问题。主要的安全性问题是 GAS 疫苗在理论上存在风险,类似自然感染,可以发生免疫病理事件,如 ARF。因此研制以 M 蛋白为基础的疫苗的重要进展是在 20 世纪 80 年代发现了 M 蛋白的型特异性 N 端区域,该区域表现出强烈的杀菌免疫应答,并能与潜在有害的交叉反应性表位分离[88-92]。

有证据表明,人体对 GAS 产生免疫力,因此构建相同作用的疫苗也是可行的。GAS 咽炎的发生率随年龄下降,这意味着其免疫力是在自然暴露后获得的[93]。Lancefield 确定了型特异性免疫在预防动物实验感染中的作用[94],后来证明了在自然感染后人体产生持久的型特异性免疫[95]。Beachey 等人进一步证明了,用型 24M 蛋白的型特异性肽片段免疫人获得的血清能预防 M24 感染小鼠[96]。最直接的证据来自于 Fox 等人进行的临床试验(如下文所述),证明受试者能够得到明显的保护,使其免受具有同源 M 蛋白的有毒力的 GAS 攻击[97-99]。

保护相关因素

精确了解介导临床保护作用的免疫应答,有助于研制疫苗,但尚未完全阐明。Lancefield 和 Fox 的研究结果表明,型特异性免疫识别 M 蛋白的 N 端区域[97-99],被认为是由杀菌抗体介导的。尽管如此,并没有一致地观察到这种杀菌活性和临床免疫力之间的直接相关性[97]。特定类型的黏膜免疫可以产生对定植的保护[98,100,101]。儿童和成人的自然感染诱导强烈的抗体和细胞反应,这可能有助于保护性免疫。T 辅助细胞 1 型 $CD4^+$ 细胞产生细胞因子(例如 γ 干扰素),其刺激补体固定,杀菌免疫球蛋白 G3 抗体以及先天免疫系统(巨噬细胞)能够限制细菌的传播[102]。另一方面,有些研究者建议,假定一些 M 型蛋白在流行,在不同 M 型蛋白共有的 GAS 抗原反复暴露后,所激发的免疫应答可以解释年龄相关的 GAS 咽炎降低[103]。M 蛋白的保守区域和各种表面表达或分泌的抗原的抗体已被证明可以在动物中引发保护[101,104,105]。

即使研制出安全有效的疫苗,但在任何一个国家的引进和应用也可能受成本 - 效益分析、成本 - 效果分析、公共意识和市场压力等很多因素的影响。医学研究所对在美国的 GAS 疫苗接种进行了成本 - 效益分析,据估计在美国每年由于 GAS 产生的公共卫生成本达到 4.93 亿美元[106]。假如向 95% 婴儿提供这种疫苗且该疫苗表现出 75% 效力,那么委员会推测将节约净成本 3.14 亿美元。但类似的成本 - 效益分析在发展中国家还未见报道。WHO 估计在 2002 年风湿性心脏病(RHD)造成了 590 万伤残调整寿年 (disability-adjusted life years) 的减少[107]。

历史回顾:A 群 β- 溶血性链球菌疫苗临床试验

现代 GAS 疫苗的发展史可追溯到 20 世纪 40 年代,当时总共约有 4 000 名年轻成年人接种了由加热或紫外线灭活的全细胞疫苗[108]。这些疫苗产生的反应,虽然有些很严重,但是不能预防 GAS 疾病。到了 20 世纪 60 年代,在儿童和成年人中进行临床试验时首次使用由部分纯化的 M 蛋白或含有高含量 M 蛋白的细胞壁制剂组成的胃肠道外疫苗[97,99,109-114]。全细胞或细胞壁粗制剂具有不可接受的反应原性和不一致的免疫原性,这可能是由于其毒性限制了接种疫苗中的蛋白总量。然而当和矿物油佐剂一起注射时,部分纯化的 M 蛋白在一些受试者中诱导出了杀菌抗体[109]。这一结果表明,如果安全性和传递系统的可靠性能够得到确认,那么基于 M 蛋白的疫苗可能是一种有效的预防策略。

20 世纪 60 年代,情况发生了不幸的转变。研究者在用部分纯化的 M3 蛋白进行临床试验时,儿童受试者 ARF 发生率与历史对照相比明显升高[115,116]。疫苗方案包括增加剂量(至多 1mg),通常每周一次皮下给药进行 18~33 周。接受者都是 ARF 患者的兄弟姐妹。ARF 发生于初免后 37 天到 23 个月,而且主要发生在高发病率的间发性 GAS 咽炎受试者中。但尚不确定,这些病例的发生是否是因为接种了疫苗。然而 1979 年联邦政府通过了一项法律,禁止向用 GAS 或其衍生物进行的人体试验颁发许可证,并且该法律持续有效至 2006 年[117]。

同时 Fox 等人的哨点研究结果显示,疫苗可以诱导保护性免疫。研究者用纯化的 M1、M3 和 M12 蛋白[97-99]与铝佐剂一起进行皮下接种或者以气溶胶的形式通过鼻咽吸入方式对血清阴性的志愿者接种，每月 1 次，接种 3 次。接种后的 1~2 个月，在一个包括接种组与未接种组的受试者群组中通过在他们的扁桃体和咽喉部涂抹带有同源 M 型蛋白的有毒力的 GAS 进行攻击。然后对志愿者进行为期 6 天的临床和微生物学评价，再用青霉素治疗。肠道外疫苗和黏膜疫苗都能预防 GAS 咽炎，但是仅 M1 疫苗的保护水平具有统计学意义。此外，黏膜疫苗接种还明显起到了预防喉部感染的作用。

与此同时，Beachey 等人发明了可以制造出高度纯化的 M 蛋白片段作为疫苗抗原的技术[96]。他们发现吸附到铝佐剂上的 M24 肽的耐受性很好，而且在志愿者身上诱导出了杀菌抗体。没有一个含抗体的血清与心肌组织发生交叉反应。这项试验进一步证明，使用高度纯化的 M 蛋白表位是安全的，并且能够诱导型特异性免疫力。

目前 A 群 β- 溶血性链球菌疫苗的前景

M 型特异性疫苗

分子生物学技术的问世使得新一代 GAS 疫苗更加合理，组分更加明晰，并且在时隔将近 30 年后重新允许进行临床试验（表 56.1）。Dale 等人构建了一个重组融合蛋白，这个重组蛋白包含有六个具有临床和流行病学重要性的 GAS M 型 N 端片段（1、3、5、6、19 和 24），并且排除了会发生组织交叉反应的表位[118]。Ⅰ期原理 - 验证临床试验评价了三种剂量水平（50μg、100μg 和 200μg），每组 10 名受试者[119]。试验结果表明，这种肌内注射疫苗不仅安全、耐受性好，而且没有诱导出与人体组织发生交叉反应的抗体。（在 0、4、16 周）接种 3 剂 200μg 间隔剂量的疫苗，在 60 次测试中有 57（95%）次（即 6 个抗原乘以 10 个受试

表 56.1 自然感染后激发人体免疫应答并在动物模型中证明有效的 GAS 候选疫苗抗原

抗原	GAS 毒力的功能
以 M 蛋白为基础的疫苗	
型特异性 M 肽 [a, 118-120,123,128]	黏附；通过补体替代途径抑制调理作用
保守的 M 蛋白表位	抑制调理作用
黏膜合成肽疫苗[126]	SpyCEP 抑制中性粒细胞趋化性
戈登链球菌载体[127,135,184]	
J8-DT B 细胞表位 [a, 136-138] 和 SpyCEP[139,185] StreptInCor[140]	
非 -M 蛋白抗原	
纤连蛋白黏附蛋白	
SfbI[143-146,186-188]，FBP54[147]	黏附于咽部上皮细胞
R28[34]	黏附于宫颈上皮细胞
Spy 1536（以及通过抗基因组学鉴定的 8 个其他共同抗原）[105]	与细胞外基质蛋白结合
C5a 肽酶（SCPA）[105,150,151]	黏附；灭活补体系统的趋化因子
丝氨酸蛋白水解酶（SpyCEP 或 ScpC）[153,154,168]	裂解白细胞介素 -8
丝氨酸羧酸酯酶（Sse）[156]	组织侵袭
链球菌致热性外毒素（SPE）[157-160]	超抗原、组织损伤、休克
A 群多糖[79]，合成寡糖结合物[161]	阻止吞噬作用
菌毛（T 血清型抗原）[35]	黏附及生物膜形成
多重高通量方法鉴定出 6 种抗原：Spy0167，Spy2010，Spy0146（SpyCEP），Spy0269（介导细胞分裂，存在于通过反基因组分析鉴定的 9 种菌株中并报告为具有保护性[105]），Spy0019 和 Spy1361[168]	Spy0167：链球菌溶血素 O 前体（通过形成膜孔杀死真核细胞） Spy2010（C5a 肽酶前体） Spy0416（SpyCEP）（上文） Spy0269（介导细胞分裂） Spy0019（未知） Spy1361（内在蛋白 A 前体）

[a] 仅在临床研究中已试验的候选抗原
GAS，A 群 β- 溶血性链球菌。

者)酶联免疫吸附试验(enzyme-linked immunosorbent assay,ELISA)检测结果显示,诱导的抗体水平提高了4倍以上。免疫后功能性(杀菌性和调理吞噬性)抗体升高较为常见。

为了开发广泛保护性疫苗,Dale 及其同事接下来构建了包含 26 种 M 型的氨基末端肽的融合蛋白[120],这种融合蛋白占美国、加拿大、墨西哥和以色列不同人群中咽炎和侵袭性疾病病例的 79% 至 90%(表 56.2)[120-126];在资源匮乏的国家的血清覆盖率为 32%~68%[127]。30 个受试者在 0、4、16 周肌内接种 200μg 剂量的疫苗。局部和全身反应虽然常见但是都比较轻微。没有发现发生 ARF 的证据。ELISA 检测表明,在至少 80% 的受试者中,26 个 M 抗原中有 17 个(65%)诱导出了 4 倍以上的抗体应答(见表 56.2)。这些受试者中很多都表现出杀菌活性。在美国历史上,造成最严重感染的 M 型(1、3、5、6 和 18)在不同人群中产生应答的比例各异(表 56.2)[18]。一种 30 价疫苗也已经构建,其靶标是美国和加拿大 98% 的咽炎病例、美国 90% 的侵袭性疾病以及欧洲 78% 的侵袭性疾病,但该疫苗与许多发展中国家的广泛的 emm 类型的同源性要差得多[128]。然而,诱导抗迄今检测的高比例的非疫苗 M 血清型的交叉调理杀菌抗体的疫苗证据,可进一步增强疫苗的效力范围[129]。加拿大已开始使用 30 价疫苗进行临床试验。为了评估 M 肽通过黏膜递送时是否可能具有免疫保护作用,将包含表达 M9 GAS 的氨基末端肽的食品级乳酸乳球菌的原型疫苗鼻内给予小鼠。该疫苗显示出免疫原性并且可防止通过鼻内给予挑战的同源野生型菌株的定殖[130]。

表 56.2　30 名志愿者对在 0、4、16 周接种 200μg 26 价 GAS 疫苗的应答

M 表位或抗原	免疫后 ELISA 检测受试者的抗体 4 倍升高的百分比(%)
3、12、24、75、76、89、92、Spa	90~100
1、1.2、11、19、28、29、59、94、101、114	80~89
2、22、77	70~79
5、14、43	60~69
6、18、33	<50

注:ELISA:酶联免疫吸附试验;GAS:A 群 β- 溶血性链球菌。

利用保守的 M 抗原的疫苗

一些研究人员已经从 M 蛋白的保守区域构建了疫苗,希望能够鉴定具有广泛保护作用的抗原。已经在来自高度流行的社区的人群中发现了该区域表位的抗体[131],并且表现出调理潜力[132]。在动物模型中,包含 M6 菌株的 C 末端区域的黏膜疫苗诱导血清和黏膜抗体,其不与人心脏组织交叉反应并显示针对同源和异源 GAS M 类型的攻击的保护[133]。已在动物体内评估了口腔共生菌戈登链球菌(Streptococcus gordonii)作为 M 蛋白保守片段的表面表达黏膜载体的可行性[134]。不带有 GAS 抗原的戈登链球菌载体株显示出很好的耐受性,并且健康成年人口服和滴鼻接种时能够短期定植[135]。进行这项研究的目的是为了引导设计未来的 I 期试验,以评估一种表达 GAS M 蛋白保守区的戈登链球菌活载体疫苗,然而带有 GAS 抗原的菌株尚未构建。

Good 及其同事鉴定了由 12 个氨基酸组成的 J8 肽作为候选疫苗;位于一个非 M 蛋白螺旋形成序列(维持构象的完整性)的 C 重复区,只含有小鼠最少保守的保护性 B 细胞表位和联合一个保守的 M 蛋白表位,并且缺少与瓣膜内皮交叉反应的 T 细胞表位。与白喉类毒素(DT)结合的 J8 与佐剂(铝或者 SBAS2)通过胃肠道外免疫,能产生了调理抗体和记忆 B 细胞,能够预防小鼠全身性感染[136,137]。J8-DT 与霍乱毒素 B 亚单位(CTB)一起进行鼻腔免疫小鼠,能保护小鼠抵抗黏膜攻击[138]。在人体 I 期临床试验中评估了 J8-DT 疫苗,并且正在准备发表文摘(M.F.Good,个人通讯,2015)。该团队进一步将 J8-DT 与抗中性粒细胞蛋白酶 SpyCEP[139] 的重组片段结合。单一的 J8-DT 对多种 GAS 菌株具有保护作用,在一项小鼠脓皮病 / 菌血症模型中,它对流行性 CovR/S 突变株(过量产生 SpyCEP,从而避免中性粒细胞杀伤)的攻击具有最低程度的保护作用;然而,向 J8-DT 中添加 SpyCEP 导致对这些超毒力菌株的功效显著增强。这种二价疫苗通过允许嗜中性粒细胞杀伤和调理作用产生协同作用[140]。该团队还在探索一项将多肽疫苗抗原囊括于合成脂肽递送系统,作为自身免疫佐剂的策略[141,142]。

通过搜索来自 M5 蛋白 C 末端的 79 个重叠合成肽对大型人血清和外周血单核细胞库的反应性,研究人员发现了一种 55 个氨基酸的肽,称为 StreptInCor,含有 T 细胞和 B 细胞免疫显性表位。通过铝佐剂,使用皮下给予 StreptInCor 可保护小鼠免于腹膜内挑战[140]。

非 M 蛋白候选疫苗

几种由 M 型菌进行表面表达或分泌的不具有 M 蛋白的毒力抗原已经进行了临床前试验,但还没有进行临床试验。这里所考虑的,比如有前景的免疫决定

簇(即由在自然感染后可以诱导出免疫应答的抗原组成)，与 M 型一样的多样性，在动物模型中能够激发两种即异源和同源的保护性免疫，并且缺少能与人体组织发生交叉反应的表位。GAS 疫苗广泛的保护作用很可能需要多种抗原的组合。

预防 GAS 感染的一种策略是使用黏附素如纤连蛋白结合蛋白阻断 GAS 与上皮表面的黏附。研究最多的是 SfbI[143,144]，它是一种具有内源性佐剂的抗原[145]。用纯化的重组 SfbI 或 DT 结合包含 SfbI 蛋白的线性 T 和 B 细胞表位的多肽进行鼻内免疫，并以霍乱毒素 B 亚基或(TLR)2/6 激动剂 MALP-2 作为黏膜佐剂，可保护小鼠免受同源和异源 GAS 菌株的致死攻击[146]。当与弗氏完全佐剂合用进行皮下注射时，重组 FBP54 也能诱导小鼠的异源保护，当与霍乱毒素佐剂合用，通过黏膜途径给药时，小鼠也可获得同源保护作用[147]。在被动免疫小鼠实验中，推定的宫颈上皮细胞黏附素 R28 是具有保护性的[34]，因此具有作为预防产褥热的免疫原的潜力。

C5a 肽酶长期以来被认为是一种有吸引力的候选疫苗，它是一种旨在解除 GAS 逃避免疫监视能力的疫苗方法的例证[148,149]。在小鼠中，用重组酶促的失活蛋白进行鼻腔免疫接种，来预防以不依赖血清型的方式进行鼻腔攻击后的细菌定植[150]，并增强了从感染小鼠鼻咽部清除 GAS 的效果[141]，而当它与铝和单磷酰脂质 A 佐剂一起进行皮下接种时，鼻咽部和肺部清除 GAS 的效果都增强了[151,152]。抗吞噬蛋白酶 SpyCEP 也很有希望作为疫苗抗原[153,154]；用重组 CEP 蛋白和弗氏不完全佐剂免疫后，经肌内和鼻内攻击后小鼠的细菌传播均减少[155]。

分泌的酯酶 SsE 有 2 个抗原变异体，它们共同包含至少 10 种 M 血清型。含 M 型的每种 SsE 变异体具有 98% 以上的氨基酸同源性。因此，用重组 SsE 和铝进行皮下接种能保护小鼠免遭毒力 M1 和 M3 株致死性皮下感染，并抑制 GAS 侵袭小鼠皮肤组织[156]。

预防 STSS 和严重侵袭性疾病疫苗的研究，现在主要集中在 SPE 抗原。用 SPE A 免疫兔子，不仅可预防 STSS，而且可预防坏死性筋膜炎-肌炎[157]。SPE A 和 SPE C 类毒素以及缺少介导 T 细胞受体和主要组织相容性复合体Ⅱ类分子(MHCⅡ)相互作用区域的重组抗原，与佐剂(弗氏不完全佐剂或其他佐剂)一起皮下给药，失去了它们的超抗原性，但能有效地防御致死性攻击[158-160]。

GAS 细胞壁多糖暴露于细胞表面，具有保守性和免疫反应性，在多种 GAS M 血清型中有丰富的表达，是一种 A 群抗原，这种抗原是用来快速试验诊断 GAS 咽炎的基础[79]。几种与 CRM$_{197}$ 结合的合成寡糖铝佐剂疫苗的非肠道制剂，与纯化的天然多糖糖结合物相比，诱导了相当的调理吞噬抗体和类似的针对小鼠的野生型 GAS 致死注射的保护作用[161]。但是，疫苗抗原与心瓣膜内皮及神经元组织可能有交叉反应性，引起有关的安全性问题有待进一步研究[74,77]。一种潜在的替代方法是使用缺乏免疫显性(和潜在的自身免疫)N-乙酰葡糖胺侧链的纯化的多聚糖骨架[162]。

近来探索新型候选疫苗已经使用了蛋白质组学技术、反向疫苗学、表面表达的抗原的全基因组选择[105,163,164]。GAS 菌毛的发现就是其中之一。在小鼠模型里，重组菌毛蛋白和弗氏佐剂一起进行腹腔注射，能防御致死性黏膜 GAS 攻击[35]。因为只有 21 种已知的 Lancefield T 血清型(基于菌毛抗原)，与 M 蛋白疫苗相比，用较少的疫苗抗原研制具有更广泛的菌株覆盖范围的疫苗的就变得可能了。需要使用多组分的疫苗来达到对来自美国、欧洲[165]、和新西兰[166] 的超过 90% 的 GAS 菌株，但其他地方的遗传多样性仍然是未知的[167]。

通过抗原组学鉴定了 9 种有前景的 GAS 候选疫苗。从基因库中选择出了表面表达的，保守的，能与恢复期人血清反应，表达毒力的，在动物攻击试验中能诱导异源性保护作用的潜在抗原。这些模型随攻击途径(静脉内或鼻内)，攻击菌株和疫苗接种方案(用弗氏佐剂或铝佐剂皮下注射或用 IC31 或 MALP-2 佐剂进行鼻内接种)而变化[105]。生物信息学分析排除了与人类蛋白的同源性。用已公开的 GAS 菌株序列和在国际上收集的临床分离株来评价序列的保守性。能结合细胞外基质蛋白的 Spy1536，如 SpyCEP 一样，是一种有前景的候选疫苗[153,154]。

通过三种高通量技术(基于质谱的蛋白质组学，蛋白质阵列和流式细胞仪)的组合鉴定了六种候选疫苗，在小鼠模型中，当与单磷酰脂质 A-合成海藻糖二十二烷酸酯佐剂施用时，这些候选疫苗在大量毒株时表达良好，是表面相关的或分泌型的，自然感染下免疫原性良好。这些候选疫苗包括 Spy0167(链球菌溶血素 O 前体)、Spy2010(C5a 肽酶前体)、Spy0146(SpyCEP)、Spy0269(介导细胞分裂.通过反基因组分析鉴定的九种具有免疫保护的菌种之一)[105]，Spy0019 和 Spy1361[168]。亟待这些有前景的抗原在临床开发中的进展。

间接效果

病毒感染尤其是水痘和流感可能导致侵袭入性 GAS 感染。预防病毒感染的疫苗减少严重 GAS 疾病发生的能力不应被低估[169-171]。

未来的挑战

虽然很有前景,但是,目前已经鉴定出众多不同的 emm 型,M 型特异性疫苗必须解决这些抗原的变异性问题。与美洲(除外夏威夷[172]、欧洲和日本)相比,欠发达国家和转型国家显示出更高的多样性和不同层次的流行 emm 型,从而限制了 30 价疫苗的覆盖率。此外,emm 型分布随时间的推移而改变[173-177]。需要仔细分析以确定疫苗总体效力水平和血清型覆盖率,以使型特异性 GAS 疫苗成为公共卫生用途的理想选择。

一个 GAS 疫苗临床试验发展的每个阶段都面临挑战,很多都是由于需要排除从理论上讲可能引起 ARF 的风险[178,179]。由于缺少可用的 ARF 动物模型导致临床前评价存在障碍,但是至少应该提供这种候选疫苗不含有与宿主组织发生交叉反应的 B 细胞表位和 T 细胞表位以及没有超抗原性质的保证。新近的临床试验为广泛安全性评价提供了一种模板,但是对于Ⅱ期和Ⅲ期临床试验来说,还需要更有效的工具。至于在设计Ⅲ期临床试验时是否必须排除潜在的很少发生的 ARF 还需进一步研究。

在选择Ⅲ期临床试验的初期临床终点时,引起了争论。诸如所有的咽炎、接受医疗诊治的咽炎、脓疱病(在土著人群中)、侵袭性感染、初发的 ARF 和复发性 ARF 等考虑因素都有价值。Ⅲ期临床试验设计的其他考虑因素还包括无症状的高定植率是否与群体免疫有关。疫苗规划的实施将要面对一些问题,比如具有新特征的 emm 型的出现[180,181]以及非疫苗血清型通过免疫逃逸来代替疫苗中所包含的血清型[182,183]。最后,确定疫苗的效力水平是关键,这个效力水平使医务人员确信接种疫苗后可以安全地放弃咽喉分泌物培养,依靠经验使用抗生素治疗咽炎或对 ARF 患者推荐使用二级抗生素预防。

(储含笑　余文周)

本章相关参考资料可在"ExpertConsult.com"上查阅。

第 57 章　B 群链球菌疫苗

C. Mary Healy 和 Carol J. Baker

1938 年，Fry 报道了 3 例由 B 群 β 溶血性链球菌（group B β-hemolytic streptococci，GBS）引起的致死性产褥期脓毒症病例[1]。直到 20 世纪 70 年代，才出现零星报道，当时 GBS 脓毒症和脑膜炎在婴儿中增加急剧[2-4]。随后在妊娠妇女和非妊娠成年人中发现到侵袭性 GBS 感染，非妊娠成年人感染后症状有时非常严重甚至致命[5,6]。通过一系列精密的基因组研究，人们已经找到 GBS 作为一种人类重要的病原体出现的原因，这种病原体来源于牛[7]。在分娩期给予抗生素预防（intrapartum antibiotic prophylaxis，IAP）以预防围生期孕妇发病和早发性新生儿疾病[8]，该措施虽然降低了发病率，但 GBS 感染仍持续发生[9,10]。7~89 日龄婴儿的发病率、病死率以及短期和长期的神经发育后遗症发病率数十年来一直保持稳定[10-13]。最后，侵袭性 GBS 疾病对于患有潜在疾病的成年人和老年人的威胁正在增加[14-16]。

背景

临床表现和并发症

婴儿侵袭性 GBS 根据发病年龄可分为几类。早发性 GBS（early-onset GBS，EOGBS）发生在出生后 7 天内的婴儿（约 90% 婴儿在出生后 12 小时内有感染体征），常表现为无病灶的脓毒症（80%~95%）、肺炎（10%~15%）或脑膜炎（5%~10%）。临床表现无特异性，疾病严重程度从致命的多脏器衰竭到无明显症状不等。这些无明显症状婴儿是根据母体的 GBS 侵袭以及分娩前 IAP 治疗持续时间的不足而进行评估的。除肺炎和脑膜炎外，很少发现其他病灶。相反，迟发性 GBS（late-onset GBS，LOGBS）发生于 7~89 日龄婴儿，多表现为发热、厌食、嗜睡，少数表现为难以治愈的脓毒症。脑膜炎更常见于 LOGBS（21%~35%），30%~40% 的病例伴有永久性神经系统后遗症（如视力和听力丧失、脑瘫、发育迟缓）[11-13]。其他临床表现包括：脓毒性关节炎、骨髓炎、蜂窝织炎和腺炎[17-19]。迟发性 LOGBS 发生在超过 89 日龄的婴儿中（最常见于矫正胎龄小于 3 月龄的早产儿），约占 20% 的 LOGBS 病例[19,20]。据报道，有 0.5%~3% 的 GBS 病例会复发[19,21]。除非婴儿本身存在潜在的免疫缺陷，否则侵袭性 GBS 在大于 6 个月龄的婴儿中少见[22]。

妊娠期女性阴道下段和/或直肠少量 GBS 定植是女性患侵袭性 GBS 和婴儿患 EOGBS 的先兆。羊水或婴儿血液感染 GBS 的风险与母体内 GBS 定植密度和细菌毒力直接相关[23-25]。母体 GBS 感染在妊娠期表现为无症状菌尿、尿路感染或肾盂肾炎，在围生期表现为菌血症、绒毛膜羊膜炎，在产后表现为子宫内膜炎；以上感染可导致自然流产、早产或死产[26]。成年人 2/3 的 GBS 疾病与妊娠无关。在过去 25 年中，非妊娠成年人 GBS 发病率增长了 2~4 倍[16]。皮肤和软组织感染是这一人群中最常见的 GBS 感染，但是尿路感染、肺炎、菌血症、骨和关节感染、心内膜炎、脑膜炎、腹膜炎以及留置导管引起的相关感染也有发生。GBS 疾病的发生率与年龄增长和其他并存的疾病状况直接相关[14-16,25,27]。

细菌学和诊断

B 群 β-溶血性链球菌是需氧革兰阳性双球菌，根据其荚膜多糖（capsular polysaccharides，CPSs）可分为 10 种血清型（即 Ia、Ib、Ⅱ 到 Ⅸ）。然而，Ⅵ、Ⅶ 和 Ⅷ 型很少引起人类感染。根据很多菌株的表面蛋白（如 α- 和 β-C，R1-4，rib，alp 1-3，Sip，菌毛岛 1、2a 和 2b 等），可以进一步研究其流行病学和毒力特征。细菌能在绵羊血琼脂培养基上形成直径 3~4mm 的灰白色黏液样菌落，并产生一条很窄的 β- 溶血带。在无菌条件下分离培养出 GBS 菌株即可诊断为感染[19]。

发病机制

在人类感染中，对细菌附着和入侵比较重要的毒力因子是 CPS、β- 溶血素、C 蛋白和菌毛样蛋白。感染实验模型已证明针对这些表面结构的抗体具有保护作用[28-31]。α- 和 β-C 蛋白和菌毛使得上皮细胞易于附着，β- 溶血素及其他因子溶解上皮细胞和内皮细胞，从而直接导致组织损伤并通过宿主组织传播。

在细胞和分子水平上,CPS和其他毒力因子介导了一系列反应,抑制中性粒细胞募集、阻断调理吞噬作用、削弱吞噬作用和氧化爆发杀伤作用,抵制了机体对GBS的免疫清除作用。最后,细菌细胞壁脂磷壁酸、肽聚糖和β-溶血素/溶细胞素引发细胞因子活化和释放[19]。此外还有高毒力克隆复合物如Ⅲ型GBS的ST-17;后者具有脑膜嗜性,一般只见于侵袭性细胞[32,33]。

治疗

青霉素(penicillin)是治疗全身性感染的首选药物[34,35],GBS对其他β内酰胺(β-lactam)类抗生素和万古霉素(vancomycin)也敏感。在美国和日本,已经报道了在青霉素结合蛋白中具有点突变,且对β内酰胺类抗生素的敏感性降低的GBS分离株;其临床意义尚不清楚[36-39]。据报道,尽管已经阐述了血清型Ⅳ(高达80%)和血清型V对克林霉素(clindamycin)耐药比例较高,但是分离株对红霉素(erythromycin)和克林霉素耐药的分别约占32%和20%[40]。GBS通常对氨基糖苷类(aminoglycosides)抗生素具有耐药性,但是体内和体外试验均证明庆大霉素(gentamicin)与青霉素或氨苄西林(ampicillin)联合使用对GBS有协同杀灭作用[19]。治疗时间取决于疾病严重程度和感染部位,但是对菌血症和脑膜炎的推荐治疗时间分别为不少于10天和不少于14天,更复杂的感染则需延长治疗时间[14,35]。尽管在重症监护和抗生素的使用方面取得了进展,在进行常规婴儿免疫接种以预防婴儿感染之前,婴儿GBS疾病的总死亡率(5%)和发病率超过了b型流感嗜血杆菌[41,42]。

预防

目前的预防策略针对的是新生儿EOGBS疾病。美国于1996年开始实施IAP策略,通过随机试验证明分娩时给予GBS携带者静脉注射氨苄西林或青霉素G可预防新生儿EOGBS。根据孕妇GBS培养筛检或存在1种及1种以上易患新生儿GBS疾病的危险因素,建议采用两种方法[43-45]。2002年疾病预防控制中心(Centers for Disease Control and Prevention,CDC)对这些建议进行了修订,因为与危险因素策略相比,基于常规培养的IAP的治疗效果更具优势[EOGBS的相对风险,0.46(95% CI,0.36-0.6)][46]。2010年对这些建议进行了更新(表57.1),纳入了检测GBS定植的其他诊断方法,并修订了妇女筛查和预防以及新生儿管理[47]。IAP策略仍是GBS疫苗尚在开发过程中采取的一项过渡性预防策略[8]。

表57.1 IAP[a] 预防围生期GBS疾病的建议

推荐IAP	不推荐IAP
• 前次出生婴儿有侵袭性GBS疾病	• 前次妊娠有GBS定植
• 当前妊娠有GBS菌尿	• 前次妊娠合并GBS菌尿
• 此次妊娠GBS筛查培养阳性(除非计划剖宫产,无须分娩或破膜)	• 按照计划剖宫产无须分娩或破膜,不考虑GBS定植
• GBS培养情况未知合并以下情况之一: • 妊娠<37周分娩 • 胎膜破裂≥18小时 • 分娩期发热≥38℃ • 分娩期GBS NAAT[b]阳性	• 妊娠35~37周进行阴道和直肠GBS筛查培养阴性

[a] 所有孕妇在妊娠35~37周时进行阴道和直肠GBS培养(除非此次怀孕有GBS菌尿史或前次出生的婴儿有GBS疾病)。IAP首选青霉素G,氨苄西林亦可,从分娩开始或从羊膜破裂开始每4小时静脉注射1次直至婴儿出生。低过敏风险的青霉素过敏病人首选每8小时1次静脉注射头孢唑林(cefazolin)。

[b] 分娩期核酸扩增试验(nucleic acid amplification test,NAAT)阴性,但存在其他分娩期危险因素也推荐使用IAP。

注:GBS:B群链球菌;IAP:产时预防性给予抗生素干预。

由疾病预防控制中心修订,Prevention of perinatal group B streptococcal disease-revised guidelines from CDC, 2010. MMWR Recomm Re, 2010, 59 (RR-10): 1-36.

流行病学

发病率和患病率

GBS定植于黏膜后,患者即成为间歇性或慢性携带者。成年人最常见的定植部位是直肠、阴道下段及尿道(男性)。尽管三分之二的GBS定植妇女在直肠和阴道下段两个部位检测均为阳性,若将直肠培养物与阴道下段样本联合检测,妊娠女性GBS检出率会提高10%~15%。由于检测技术不统一,所报告的GBS患病率无法直接比较,但是青春前期儿童GBS携带率约为10%,育龄妇女(无论妊娠为哪一期)为30%,男性为22%,健康老年人为25%[19,48]。

美国采用了IAP策略后,EOGBS的发病率急剧下降,从1993年的每1 000名活产儿1.7例降至2009—2013年间的每1 000名活产儿0.24~0.26例[49]。2009—2013年间,LOGBS的发病率依然保持在每1 000名活产儿0.25~0.32例;迟发性疾病数量随着早产儿存活率的增加而增加[10,49]。IAP使得妊娠女性侵袭性感染降低到每1 000例分娩0.12例[16]。一个近期的系统文献综述显示,大部分文献是 2000 年之前的, GBS 相关的死产率从每 1 000 名新生儿 0.04 到 0.9 例不等, 占所有死产的 0~12%[26]。非妊娠成年人的侵袭性 GBS 感染率增加(4.1/10 万 ~7.2/10 万), 在老年人群中尤为严重(25.4/10 万)[14,15]。在所有年龄段的黑人人群中, GBS 感染的发病率均较高[11,16,49]。在欧洲, 国家检测系统和 IAP 不统一, 当地报告的新生儿 EOGBS 发病率为每 1 000 名活产儿 0.3~0.4 例[50-56]。在澳大利亚, 自 20 世纪 90 年代[57]开始采用 IAP 策略后, 当地 EOGBS 发病率下降了 5 倍(从每 1 000 个新生儿 1.43 例降到 0.25 例), 但是最近的报告显示澳大利亚的 EOGBS 已经增加到每 1 000 名新生儿 0.38 例, 这可能是由于人群对 IAP 的依从性不均衡所致[58]。低收入国家的数据缺乏, 无法可靠的估计 GBS 相关的妊娠损失、EOGBS 和 LOGBS 全球负担[26,59]。

在美国和欧洲, 妊娠女性和婴儿的侵袭性疾病主要由五种 CPS 引起, 按患病率高低依次为: Ⅲ、Ⅰa、Ⅴ、Ⅰb 和 Ⅱ (见表 57.2)[16,51,54,55,60-62]。最近, 在非妊娠美国妇女病原携带研究中, Ⅳ 型血清型的比例增加了 10 倍; 在明尼苏达州, Ⅳ 型血清型也已成为 EOGBS 和 LOGBS 的病因, 表明这种血清型可能正在出现[40,63]。从美国和加拿大获得的血清学资料显示, 在成年人和老年人中, 这五种血清型引起了 95% 以上的病例, 且 Ⅴ 型替代 Ⅲ 型成为最常见的类型, Ⅳ 型所占的比例也在增加[14,16,25,62,64]。

有 GBS 额外风险的人群

在美国, 非裔美籍婴儿 EOGBS 和 LOGBS 感染的发病率比白人婴儿高出 2~3 倍[11,16,47,49]; 西班牙裔婴儿发病率也较高[65]。这可能与产前护理的缺少、较高的早产率以及由于女性阴部卫生习惯较差导致的 GBS 高定值等因素有关。在成年人中, 黑人侵袭性 GBS 感染率是白人的 2 倍, 老年人的患病率也逐渐增加[15,16,66]。养老院居民的感染风险(72.3/10 万)明显高于社区居民(17.5/10 万)[67]。在控制了年龄因素的影响后, 糖尿病、肝硬化、卒中、乳腺癌、压疮和神经原性膀胱功能障碍等均有可能增加侵袭性 GBS 感染的风险[15,16,68]。

疾病负担

足月儿和早产儿 EOGBS 的病死率分别是 3% 和 20%。LOGBS 的病死率较低(2%~6%), 但是 LOGBS 常伴有脑膜炎, 导致多达 30% 幸存者出现永久性神经后遗症[11-13,16]。成年人中, 侵袭性 GBS 感染与 15% 的病死率有关, 而在老年人和具有潜在疾病人群中这个比例则高达 25% 以上[15]。在大多数国家(包括美国), 侵袭性疾病患者的分离株中, Ⅰa、Ⅰb、Ⅱ、Ⅲ 和 Ⅴ 型约占所检出的血清型的 85%~95%[60]。

主动免疫

疫苗研发历史

Lancefield 通过对小鼠模型的观察证明了小鼠体内 GBS 的 CPS 抗体对致死性 GBS 感染的保护作用。20 世纪 70 年代, Baker 和 Kasper 报告, 患有 GBS Ⅲ 型疾病的婴儿, 其母亲在分娩时血清 Ⅲ CPS 特异性抗体明显低于健康婴儿的母亲产生的亢体[69], 该研究结果在对 Ⅰa、Ⅰb 型的研究中被推广和证实[70,71]。含有足够浓度的 Ⅰa、Ⅰb、Ⅱ、Ⅲ 和 Ⅴ 型 CPS 特异性抗体的人血清在体外可以促进对同源菌株有效的调理吞噬作用, 同时保护小鼠免受致死性实验性感染。一旦实现了 GBS Ⅰa、Ⅱ、Ⅲ 型 CPS 的纯化和免疫化学鉴定, 有

表 57.2 引起侵袭性感染的 GBS 的血清型分布和 GBS 荚膜多糖结合疫苗在健康成年人中的应答

血清型	婴儿分离株的估计百分比[a]	非妊娠成年人分离株的估计百分比[b]	疫苗[c]	近似 CPS 剂量(μg/ml)[c]	成年人接种疫苗 8 周后 CPS 特异性 IgG 呈 4 倍以上增高的百分比[c]	接种疫苗 8 周后 CPS 特异性 IgG 的几何平均滴度(μg/ml)(95% CI)[c]
Ⅰa	27	24	Ⅰa-TT	15	80	18.3(6.0-55.4)
Ⅰb	7	12	Ⅰb-TT	16	80	11.1(3.3-37.0)
Ⅱ	8	12	Ⅱ-TT	4	87	11.2(6.1-20.8)
Ⅲ	39	17	Ⅲ-TT	13	93	16.2(7.4-35.8)
Ⅴ	16	28	Ⅴ-TT	10	73	5.7(1.5-21.5)

[a] 数据来自参考文献 16 和 60-62(其余分离株无法用血清学方法分型)。
[b] 数据来自参考文献 14-16、25、60 和 62(其余分离株无法用血清学方法分型)。
[c] 数据来自参考文献 60、78、79 和 81-83。
注: CI: 置信区间; CPS: 荚膜多糖; GBS: B 群 β 溶血性链球菌; TT: 破伤风类毒素。

效的多糖疫苗将随之而来。人们希望通过对妊娠女性进行主动免疫诱导具有保护性水平的抗体,从而预防母体GBS疾病;抗体通过胎盘转运给胎儿,保护婴儿免受EOGBS和LOGBS的感染。然而在健康人群中进行的关于非偶联GBS多糖疫苗的研究结果却并不令人满意。1978年试验了第一个被纯化的CPS(Ⅲ型),随后又试验了Ia型和Ⅱ型CPS。尽管疫苗的耐受性很好,但是Ia、Ⅱ、Ⅲ型疫苗引起的免疫应答各异,分别是40%、88%和60%[72]。在疫苗接种前,近90%的受试者体内只有少量的CPS特异性抗体,反映了免疫的原始状态,这预示机体很少或者不会对CPS疫苗产生强烈的免疫应答。只有极少数本身具有较高CPS特异性免疫球蛋白G(immunoglonulin G,IgG)的个体中才出现快速可靠的免疫应答。

针对母亲的单次Ⅲ CPS疫苗免疫研究结果表明,该型疫苗具有良好的耐受性,并且免疫效果与非妊娠成年人的相当(免疫应答率63%)[73]。在母体疫苗应答者的婴儿中,90%的婴儿在2个月的血清里检测到具有保护水平CPS特异性IgG,这一IgG水平可以促进体外调理吞噬作用及免疫系统对Ⅲ型GBS的杀伤作用。此外,大多数婴儿在3月龄内仍保持着具有功能活性的特异性抗体。尽管结果不甚令人满意,以上的早期研究结果仍然表明,疫苗预防GBS疾病是可行的,但需要增强疫苗的免疫原性。

多糖蛋白结合疫苗技术的成功应用,给通过母体免疫控制GBS疾病带来了更多希望[74,75]。此外,GBS多糖蛋白结合物可以引起T细胞依赖性免疫应答和长期保护作用。理论上,GBS CPS-蛋白结合物将诱导母体产生更高浓度CPS特异性抗体,有利于IgG1亚类应答,因此能够改善胎盘转运,提高母婴保护的可能性。

候选结合疫苗的成分

目前绝大多数用于临床试验的GBS结合疫苗都是由哈佛大学医学院Channing实验室(马萨诸塞州波士顿市)研发的。第一种GBS多糖蛋白结合疫苗是通过还原胺化偶联化学方法共价结合Ⅲ型CPS与单体破伤风类毒素(tetanus toxoid,TT)而制成的[76,77]。其后,采用相同的技术,Ia、Ib、Ⅱ和V型的单价疫苗以及Ⅱ/Ⅲ型CPS二价疫苗相继研制成功。以上结合疫苗中,除了一种V型CPS结合疫苗是采用白喉杆菌突变株交叉反应物197(cross reactive material 197,CRM$_{197}$)作为蛋白质载体以外,其余结合疫苗均采用TT作为蛋白质载体[78-81]。通过临床前研究确定了每一型CPS-TT结合疫苗的理想规格、氧化程度、交联程度以保留表位特异性和优化免疫原性。他们还在小鼠模型上通过酶联免疫吸附试验(enzyme-linked immunosorbent assay,ELISA)建立了CPS结合抗体浓度与母鼠-新生小鼠模型保护效果之间的关系。在健康成年人中评估每一种疫苗的效果(表57.3)[60,78,79,81-83]。在Ⅲ型CPS-TT结合疫苗的I期临床试验中,在该疫苗中添加氢氧化铝佐剂并不能增加疫苗的免疫原性[82]。

剂量和接种途径

在I期和Ⅱ期临床试验中,研究者通过递减型特异性CPS疫苗剂量的方法确定疫苗的理想免疫应答效果(表57.3)。候选疫苗用含有0.01%硫柳汞或0.9%生理盐水稀释,以0.5ml体积单次肌内注射。

免疫原性

免疫应答

临床试验中,受试者在疫苗接种前及接种后第2、4、8、26和第52周进行CPS特异性抗体的检测。采用ELISA进行抗体检测,将与人血清白蛋白共价结合的型特异性CPS作为包被抗原[84]。尽管另一个研究组对Ⅲ型CPS特异性IgG ELISA的表位特异性质疑,但是两个研究组一致认为唾液酸对构象表位的特异性至关重要。在体外,Ⅲ型GBS的调理吞噬作用与保护作用有关,保护性抗体针对唾液酸依赖性抗原表位,人血清中足够的Ⅲ型CPS特异性IgG对婴儿GBS疾病具有预防作用[85,86]。对Ia、Ib、Ⅱ和V型CPS特异性IgG ELISA试验的特异性没有争议,但是试验的灵敏度差异很大。

GBS结合疫苗的首次临床试验是在100名18~40岁的女性中进行的,她们随机接受3种剂量的一种的结合疫苗Ⅲ-TT、非结合Ⅲ型CPS疫苗及安慰剂[77]。这次临床试验以及后来进行的Ia、Ib、Ⅱ和V型CPS结合疫苗的评价试验证明,接种结合疫苗者的血清CPS特异性IgG几何平均滴度(geometric mean concentrations,GMCs)显著高于非结合疫苗组或安慰剂组[78,81]。除V型CPS-TT外,其他的结合疫苗接种后免疫应答水平都是剂量依赖性的。通过剂量-反应试验确定了满足局部反应和全身症状最少的前提下,获得最佳免疫应答水平的结合疫苗(定量ELISA和体外调理吞噬作用)。大多数受试者中CPS特异性IgG增加4倍及以上(表57.3)[60]。此外,通过ELISA测定发现,存在内源性补体存在的情况下,成年人体内疫苗诱导的IgG促进了中性粒细胞对同

表 57.3　GBS 结合疫苗在健康成年人中的不良反应和免疫原性情况汇总[a]

GBS 疫苗 (CPS 载体 浓度 μg/ml)	受试者 数量[b]	局部反应 /%[c]			全身反 应(N)[d]	8 周时 CPS IgG 的 GMC(μg/ml) (95% CI)[e]	抗体呈 4 倍增 高的百分比(%)	1 年时 CPS IgG 的 GMC(μg/ml)(95% CI)
		轻	中	重				
Ia-TT								
60	30	20	60	0	0	26.2(13.0-52.9)	93	12.4(5.9-25.9)
15	15	46.7	13.3	0	0	18.3(6.0-55.4)	80	9.1(2.9-28.6)
3.75	15	13.3	6.7	0	0	1.9(0.7-5.4)	80	1.5(0.6-4.3)
Ib-TT								
63	30	33.1	40.1	3.3	0	12.9(5.2-32)	78	5.8(1.6-20.7)
15.75	15	20	40	0	0	11.1(3.3-37)	80	7.0(2.1-23.4)
3.94	15	33.3	20	0	0	2.9(1.2-7.1)	47	2.2(0.9-5.5)
II-TT								
57	30	26.7	50.0	0	0	34.3(18.7-62.4)	97	ND
14.3	13	14.3	33.3	0	1	29.5(13.9-62.4)	100	ND
3.6	15	20	33.3	0	0	11.2(6.1-20.8)	87	ND
III-TT								
50	15	73.3	0	0	0	41.8(16.5-106)	97	ND
12.5	15	33.3	13.4	0	0	3.6(1.1-12.3)	87	ND
V-TT								
38.5	15	53.3	26.7	0	0	11.1(3.8-31.9)	100	3.2(1.5-7)
9.6	15	66.7	0	0	0	5.5(1.5-20.5)	93	1.7(0.6-5.4)
2.4	15	33.3	0	0	0	5.1(1.3-20)	80	1.5(0.4-5.2)
II/III-TT								
3.6/12.5	25	52	12	0	2	13.1(5.6-30.6)/6.9(3.2-14.9)	80/92	ND

[a] 数据来源于参考文献 60、78、79、81~83。
[b] 18~40 岁的女性作为 Ia-TT、Ib-TT 和 III-TT 试验的受试者，18~45 岁的女性作为 II-TT 试验的受试者，18~45 岁的男性作为 II/III-TT 试验的受试者，65~85 岁的男性作为 V-TT(38.5)试验的受试者。
[c] 轻度反应：触痛、疼痛、红肿范围 <5cm；中度反应：红肿范围 5~10cm；严重反应：红肿范围 ≥10cm。
[d] 发热≥38℃、寒战、肌痛、头痛或疲劳。
[e] III-TT 疫苗 GMC 为第 4 周数据。
注：CI：置信区间；CPS：荚膜多糖；GBS：B 群 β 溶血性链球菌；GMC：几何平均滴度；ND：无；TT：破伤风类毒素。

源性 GBS 菌株的调理作用，并与疫苗诱导的 CPS 特异性 IgG 浓度相关。在妊娠 30~32 周，给予女性III型 CPS-TT 结合疫苗时，体内III型 CPS 特异性 IgG 的 GMC 由疫苗接种前的 0.18μg/ml 增长至分娩期的 9.98μg/ml，母体抗体水平的 77% 可转运给婴儿，2 月龄婴儿血清从母体获得的 CPS 特异性 IgG 和内源性补体可促进对III型 GBS 的调理吞噬作用和杀伤作用。此外，婴儿脐带血清样本中III CPS 特异性抗体中 IgG1 亚型占优势[85]。这些数据表明，结合疫苗可引发 T 细胞依赖性免疫应答。

免疫和免疫保护的持久性

GBS 的 CPS-TT 结合疫苗可使 80% 以上的临床试验志愿者 CPS 特异性 IgG 浓度增加 4 倍及以上，抗体水平在免疫后 4~8 周达到峰值，随后逐渐下降，在免疫 1 年后降至峰值水平的 50% 左右（见表 57.3）。在接种 2 年和 5 年后的有限数据表明，大多数 Ia、Ib、II 和III型结合疫苗受试者体内抗体 GMCs 仍远远高于基线水平，并在预期的保护水平以上。在缺乏III期临床试验的情况下，以下两个观察结果说明结合疫苗诱导的CPS特异性抗体是具有保护性的。第一，疫苗接种后血清抗体浓度在低至$0.5\mu g/ml$（Ⅰa、Ⅰb和Ⅲ型）和$1\mu g/ml$（Ⅱ型和Ⅴ型）时，仍能在体外促进对同源GBS菌株的显著调理吞噬作用（$>1\ log_{10}$减少），尽管此活性随着时间推移而下降，但是大量功能活性在免疫后18至24个月仍保留着（Ⅰa、Ⅲ和Ⅴ）[77,78,80,81,88]。第二，在病例对照研究中，当母体血清抗体在分娩时达到相似浓度时，即可保护90%的婴儿不患Ⅰa型或Ⅲ型和70%的婴儿不患Ⅴ型新生儿EOGBS疾病[89]。以上结果强烈地表明，GBS结合疫苗与其他种类的结合疫苗类似，诱导的免疫应答足以引起持久的保护作用[56]。

安全性

不良反应

候选GBS CPS-TT结合疫苗已经在600多名健康成年人中进行了评估。每一种候选疫苗均具有良好的耐受性，未发生疫苗相关严重不良反应。报告的最常见的疫苗接种剂量依赖性不良反应是最高剂量接种者在接种部位发生轻/中度疼痛和肿胀。仅有5名（0.8%）志愿受试者出现全身反应，包括低热、寒战、头痛或肌痛，这些全身症状在24~36小时内几乎全部消失。在20名妊娠女性中进行的Ⅲ型结合疫苗试验中，5%的疫苗接种者发生轻度局部反应[87]。每一个婴儿中均未发现与疫苗相关不良反应。

公共卫生学意义

如前所述，侵袭性GBS疾病会引起妊娠女性、新生儿、婴幼儿、具有潜在疾病的非妊娠成年人，包括老年人的患病和死亡。GBS感染也可引发不良妊娠结局，包括死产[26]，这些疾病的医疗费用相当可观。到目前为止，通过IAP只能预防孕妇围生期GBS疾病和婴儿EOGBS。但是考虑到EOGBS和LOGBS疾病的发展、治疗成本以及耐药性GBS分离株的出现等问题，IAP策略仍只能是过渡性的预防手段。

假设采用具有免疫原性的多价GBS疫苗，则可通过分析潜在化学预防和/或GBS疫苗接种策略（青少年、妊娠女性、产后女性）预测GBS疫苗的健康效益[90]。在该模型中，针对青少年和妊娠女性的免疫策略优于IAP。其中针对妊娠女性的免疫策略更为有效，可以预防4%的早产、61%~67%的EOGBS和70%~72%的LOGBS。母亲免疫是降低母体GBS、EOGBS和LOGBS感染的唯一策略。

一旦研制出安全的和具有免疫原性的GBS疫苗，就需要合适的接种方案。该方案可能对人类疾病发生率产生最深刻最直接的影响，即给妊娠晚期初始阶段的女性进行单剂疫苗接种，从而预防母婴（EOGBS和LOGBS）疾病[87,90]。对IAP和接种率为85%的三价GBS结合（Ⅰa、Ⅰb、Ⅲ）疫苗策略的近期成本效益分析表明，在美国，预计每年预防899例侵袭性婴儿GBS疾病和35例死亡的发生，即每91.31美元增加一个质量调整寿命年[91]。对妊娠和近期分娩的女性进行调查显示，如果这种策略有提供者建议，就像妊娠期间接种流感和百日咳加强疫苗，79%至83%的人愿意接受这种疫苗接种策略，实施平台已经存在[92-95]，然而，这种策略不能预防妊娠早期的GBS相关的孕产妇发病和早产。从长远来看，另一种策略，即与其他推荐疫苗（如白喉、破伤风、无细胞百日咳疫苗[acellular pertussis,Tdap]，脑膜炎球菌结合疫苗[meningococcal conjugate,MCV4]，人乳头瘤病毒疫苗[human papillomavirus,HPV]）一起，对11~12岁青少年女性先给予GBS疫苗初次免疫，随后作为"孕前保健"建议的一部分或者妊娠晚期初始阶段进行加强免疫[96-99]。女性生育年龄内接种疫苗的最佳频率以及是否每次妊娠都要进行疫苗接种等问题有待进一步研究确定。到目前为止，具有潜在疾病的非妊娠期成年人和老年人免疫应答方面的研究资料十分缺乏，这些患者的疾病负担较重[14,15,100]。鉴于包裹不佳的菌株以及与引起侵袭性围生期疾病相比荚膜类型差异明显，导致的人群病例数量的增加，有可能需要除了糖结合疫苗以外的其他疫苗构建体以预防GBS（Baker CJ，个人通讯，2016）。

未来的疫苗

研发GBS结合疫苗的努力还将继续。欧盟第七个研究与技术发展框架计划资助了DEVANI项目，目标是在2008—2011年期间制定GBS免疫接种策略[101]。GBS候选三价（Ⅰa、Ⅰb、Ⅲ-CRM$_{197}$）糖结合疫苗已在欧洲、加拿大、美国和非洲的HIV阳性和阴性、妊娠期和非妊娠女性中进行了Ⅰ期和Ⅱ期临床试验[102]，尽管公布的数据有限，但该候选疫苗在比利时和加拿大的51对母婴身上进行试验显示具有良好的安全性、耐受性和免疫原性。2015年，葛兰素史克（GlaxoSmithKline）收购诺华（Novartis）疫苗后，停止进一步研发这种三价糖结合疫苗，专注于研发覆盖其他GBS CPS类型的糖结合疫苗。同样在2015年，辉瑞公司（Pfizer Inc.）宣布其公司正在研发多价GBS疫苗。

两家公司很可能专注于妊娠女性免疫的多糖结合疫苗靶向预防婴儿GBS疾病,新的临床试验需要多年的时间才能证明这些候选疫苗的免疫原性、安全性和功效。

GBS疫苗研发的替代策略集中在GBS表面表达蛋白,其作为候选疫苗本身或作为多种CPSs的载体蛋白(表57.4)。例如α-和β-C蛋白(分别见于50%和10%的临床分离株)、C5a肽酶蛋白、rib蛋白、GBS免疫原性细菌粘附(GBS immunogenic bacterial adhesion, BibA)和表面免疫原性蛋白(surface immunogenic protein, Sip)。C5a肽酶是细胞-表面-定位丝氨酸蛋白酶,可使人C5a失活,人C5a是补体激活过程产生的中性粒细胞趋化因子。该蛋白是在所有GBS菌株中发现的保守的细胞表面定位蛋白。用来自C5a肽酶的纯化的SCPB/ScpB免疫小鼠,可增强鼻内接种的小鼠肺中GBS的清除。尽管该研究仅使用一种GBS菌株(不常见的血清型Ⅵ),产生的抗体不抑制表面-定位蛋白的酶活性,但结果表明C5a肽酶构建体可能是候选疫苗。

另一种潜在的候选疫苗是保守的细胞壁锚定蛋白,称为GBS免疫原性细菌粘附或BibA[102]。bibA基因似乎存在于所有GBS菌株中,BibA结合在人C4结合蛋白上并促进GBS在人上皮细胞上的黏附。BibA突变体免疫妊娠小鼠后,其幼崽可以在多种GBS荚膜的致死性攻击下存活,且针对该部分的抗体在体外具有调理吞噬作用。

另一种可能的候选物是基于α-C, Rib, GBS-NN的N-末端融合的单组分蛋白疫苗,理论上覆盖95%的GBS CPS类型。GBS-NN正在北爱尔兰进行Ⅰ期临床试验[103]。初步评估GBS-NN在70名健康非妊娠妇女的安全性和剂量,然后额外招募240名健康的非妊娠妇女进一步评估安全性、初始剂量和接种时间。在2017年中期有可能获得初步结果。

8种GBS分离株的基因组序列的分析和克隆[104,105],使得反向疫苗学用于鉴定312种GBS表面蛋白,其中4种表面蛋白的结合物在小鼠感染模型中的所有循环GBS血清型具有高度保护作用[105]。保护作用与细菌表面抗原的可及性和调理吞噬抗体的诱导有关。GBS的菌毛和其他表面蛋白也可作为激动性载体蛋白,对毒性GBS菌株感染提供额外的保护作用[28-31,106-108]。使用结构疫苗学方法,许多CPS类型共有的菌毛2a的骨架亚基是具有潜力的另一种蛋白载体。该骨架(BP-2a)存在于六种免疫原性不同但结构相似的变体中。其中一种变体的三维结构已经被证明能够产生保护性抗体,特异性识别构成该蛋白的四个结构域之一。由六种变体保护结构域合成的嵌合蛋白保护小鼠免受携带GBS菌株的所有2a型菌毛致死攻击[109,110]。GBS疫苗研发的过程艰难缓慢,其取得的成就有望促进有效疫苗的问世以减少围生期和成人GBS疾病负担。来自南非索韦托的研究证明,GBS疾病与高定植和母体抗体缺乏有关,强烈表明此类GBS疫苗将显著影响GBS相关发病率和死亡率的全球负担[111,112]。

表57.4 GBS疫苗研发

目标抗原	方法	候选疫苗	保护相关性	状态
CPS	常规疫苗学	多价糖结合疫苗	母体血清中CPS IgG(μg/ml)的病例对照研究;OPK;小鼠保护因子[a]	孕期观察试验[b]
表面蛋白C5a肽酶	常规疫苗学	PLGA微球中的C5a肽酶	OPK;小鼠致命感染的保护,非定植感染	未知
α或βC蛋白	常规疫苗学	具有CPS的蛋白载体	小鼠保护作用	未知
Sip	常规疫苗学	重组Sip	小鼠保护作用	未知
LrrG			小鼠保护作用	未知
Rib-α				Ⅰ期临床试验
BibA	反向疫苗学		OPK;小鼠保护作用	未知
Pilus 2a嵌合蛋白			OPK;小鼠保护作用	未知

[a] 免疫屏障→保护幼崽免受致命GBS感染。
[b] 单价CPS(ⅠA,ⅠB,Ⅱ,Ⅲ,Ⅴ)-破伤风类毒素Ⅰ期和Ⅱ期临床试验。
注:BibA:GBS具有免疫原性,细菌黏附(到人上皮细胞);CPS:荚膜多糖;GBS:B组β溶血性链球菌;LrrG:富含亮氨酸重复蛋白;OPK:调理吞噬杀菌;PLGA:聚(丙交酯-共-乙交酯);Rib-α:结合α-C蛋白的Ribα;Rib b蛋白;Sip:表面免疫原性蛋白。

(段凯 黄仕和 年悬悬 纪文艳)

第 58 章 破伤风类毒素

Martha H. Roper、Steven G.F. Wassilak、Heather M. Scobie、Alison D. Ridpath 和 Walter A. Orenstein

破伤风是疫苗可预防疾病中唯一的非传染性疾病。破伤风梭菌是破伤风的致病因子，在环境中广泛分布。人类和许多动物均能够携带和排泄这种微生物及其芽孢。当破伤风梭菌的芽孢被带入厌氧环境中，如坏死组织或穿刺伤口，就会发芽成繁殖体并产毒素。破伤风的临床表现即为这种毒素对中枢神经系统（central nervous system, CNS）的作用所致。除人类外，许多动物也对该病易感。

由于破伤风症状在人和动物中持续存在且较严重，人类很早就已明确认识到破伤风的临床特点。早在公元前1550年，古埃及的纸莎草医学文献中就出现了关于破伤风的描述，而更详细的描述见于希波克拉底及其他古希腊人的手稿[1,2]。但直到1884年，破伤风的病因才为人所知。Carle 和 Rottone 证实[3]，将死亡病人的脓疱内含物注入家兔的坐骨神经，就会出现典型的破伤风症状，随后这种病又可通过感染的神经组织传给其他家兔。土壤样品接种到动物体内也会引起破伤风。革兰氏染色阳性细菌经常在接种部位的渗出物中被检出，而通常不会在神经组织中检出，因此 Nicolaier 假设[4]是在接种部位产生的毒性物质引起了神经系统的症状。1886年，从1例患者接种部位的渗出物中分离到了产芽孢细菌[5]。1889年，人们发现破伤风梭菌芽孢耐热，且能够在厌氧条件下萌发，这与其繁殖体形成鲜明对比。注射该菌的纯培养物，能在动物中重现这种疾病[6]。1890年对该毒素进行鉴定与纯化后，发现用少量毒素反复接种动物会导致存活动物体内产生可中和毒素的抗体[7]。制备动物血清特别是马血清来源的抗体成为最早预防和治疗破伤风的方法。这种方法的效果在第一次世界大战中得到证实，接种破伤风抗血清后，受伤士兵中的破伤风病例急剧减少[8,9]。1924年，这方面的最大成就便是研制成功了"变性毒素"，即化学灭活毒素，现称之为类毒素——它可在暴露前诱导抗破伤风的主动免疫[10]。

推动通过免疫的方法来预防破伤风的原因主要是疾病非常高的致死率，在高收入国家和低收入国家均出现这种情况，主要与健康人的创伤，特别是在军事冲突中造成的创伤有关。在低收入国家，破伤风造成的持续性健康负担大部分来自于新生儿。现在，通过使用高免疫原性且安全的含有类毒素的疫苗来预防破伤风已非常普遍。我们也可以通过适当的创伤护理、无菌外科手术及产科处理，或使用外源性抗体预防或减轻破伤风的病情。

临床特点

尽管破伤风的潜伏期从受伤后的1天到数月不等，但大多数病例都发生在感染芽孢后的3天至3周。据报道，在美国1972—2001年出现的1 191个非新生儿病例中，从受伤到破伤风发作的中位时间是7天（范围：0~178天）。97%的病例从受伤到出现症状的时间<30天，10%的病例<2天[11]。

感染部位和潜伏期之间有明显的相关性，离中枢神经系统最远的创伤潜伏期最长。头和躯干部的创伤潜伏期通常最短[12,13]。潜伏期与发病的严重程度呈负相关[8,14-19]，且潜伏期一直以来被视为最好的预后指标之一[20,21]。如果潜伏期≥10天，病情通常较轻，而潜伏期<7天通常会导致更加严重的病情。

与破伤风梭菌感染有关的临床综合征分为3种，即：①局部性破伤风；②全身性破伤风；③头面部破伤风[12]。局部性破伤风并不常见，表现包括伤口附近限定区域的肌肉痉挛[22,23]。痛苦的收缩可持续数周到数月，然后逐渐平息。研究认为局部性破伤风是由于受伤部位产生的毒素转运被限定在局部神经所致。这种症状可以在实验里产生，其方法是在将毒素注射到肌肉中的同时，将抗毒素注射到血液以防止毒素的血液扩散[13]。尽管局部性破伤风本身一般比较轻微，病死率<1%，但有可能发展成全身性破伤风，并产生并发症[22]。

超80%的破伤风病例是全身性破伤风。最常见的起始信号是咀嚼肌痉挛或牙关紧闭症，可占病例总数90%[12,24,25]。面部肌肉痉挛会导致特征性的面部表情"苦笑面容"包括眉毛扬起、眼睑紧闭、前额起皱纹和嘴角侧面延伸。破伤风的其他早期表现包括颈部、肩部、背部及腹部肌肉疼痛和痉挛。吞咽困难也是起始症状,特别在老年人群中[26,27]。最初,痉挛是由触摸或突如其来的噪声等外界刺激引发,但随着病程的进展可表现为自发的痉挛。持续的背部肌肉痉挛能够导致角弓反张。全身性强直发作样破伤风痉挛包括所有肌肉群突然疼痛收缩,导致角弓反张,肩部内收,肘和腕部弯曲,腿部伸展。严重感染的患者可直接出现痉挛症状。声门的痉挛可导致猝死。病人可表现为全身性反射亢进,严重痉挛通常伴有体温升高2~4℃。对认知功能未见明显影响。

全身性破伤风常伴有呼吸衰竭,可由胸壁强直和痉挛、膈膜功能紊乱、喉部或声门痉挛所致的气道阻塞、吸入性肺炎及疲劳引起[1,12]。在治疗药物有效控制痉挛及机械给氧之前,呼吸衰竭是破伤风患者最常见的死因,这种情况在低收入国家一直存在[1,28,29]。破伤风还可伴有严重的自主神经系统紊乱,症状出现后往往会持续几天到一周,包括短暂或持续性的系统性高血压与低血压、面部潮红、出汗、心动过速、心动过缓和心律不齐[1,30-35]。自主性功能紊乱的发展使得病情预后更差,在具备重症监护设施和呼吸支持条件的国家,这已成为最常见的死因[1,36,37]。其他与破伤风相关的并发症包括椎骨和长骨骨折、吞咽困难、创伤性舌炎、尿潴留、导尿管引起的感染、肺部栓塞、压疮和挛缩。并发症的长期后果包括长期肌疲劳、骨增生、骨关节炎以及语言、记忆和智力上的障碍,这些都有资料记载,但并不普遍[38-41]。新生儿破伤风是一种在新生儿出生一个月内发生的全身性破伤风,多由脐带残端感染所致[12,42,43]。大约90%的新生儿破伤风症状出现在出生后3~14天,但在第1天至第28天仍然可以发生[41,42,44-46]。基于可预测的潜伏期,不同文化的国家给予这种疾病时间相关的名称,例如中国的"四六风",拉丁美洲的"第七天疾病",以及苏格兰、太平洋群岛和其他地区的"八日病"[12,42,50,51]。该病症表现为出生后前2天正常吃奶的婴儿突然出现吸吮困难和哭闹不止[10,39-41]。随后会出现不同程度的牙关紧闭、吞咽困难、僵直和痉挛表现。在存活的新生儿破伤风患者中,神经损伤如脑瘫、严重的精神活动延迟,以及轻微的智力与行为异常现象,在一些评估长期后遗症的研究中均有报道[52-55]。

全身性破伤风的临床病程变化很大。这种病通常持续1~4周,随后逐渐消退。据报道,全身性破伤风的病死率为25%~70%,在极端年龄人群中病死率可达到100%[18,19,41]。目前采用现代重症特护技术,死亡率可降至10%~20%[21,29,47,56-63]。但在重症特护条件有限的地方,死亡率依然很高[64-68,68a]。美国在1972—2009年,报道的破伤风病死率从50%左右降至10%,但这一比例因年龄和免疫状况而异(图58.1,美国疾病预防控制中心,未发表资料)[11,68-71]。有报道称,当破伤风系由肌内注射奎宁化合物或分娩和流产引起时,病死率更高[41,42,72-74]。

头面部破伤风是破伤风的一种罕见疾病表现形式,通常与头面部创伤,特别是面部神经分布区与眼眶部位的创伤[12,50]及慢性中耳炎相关[75]。潜伏期通常是急性创伤后的1~2天。与全身性破伤风的痉挛相关表现相反,头面部破伤风的表现是脑神经麻痹,与第Ⅲ、Ⅳ、Ⅶ、Ⅸ、Ⅹ和Ⅻ对脑神经单独或联合作用有关。无论怎样,牙关紧闭症仍可观察到。这种病可能发展成为全身性破伤风,且预后相似[12,76]。

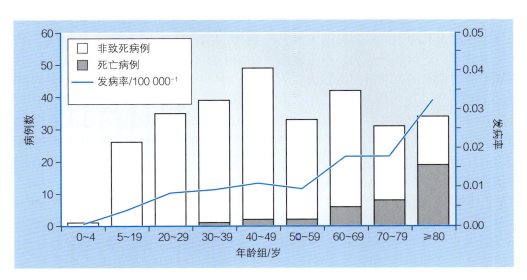

图58.1　美国2000—2009年不同年龄组破伤风的报告病例数、患者生存状况及年平均发病率
资料来源:美国CDC,资料未发表。

细菌学

破伤风梭菌是一种产芽孢、能运动的厌氧型革兰氏染色阳性菌[77-80]。典型的破伤风梭菌宽0.3~0.5μm，长2~2.5μm，其繁殖体在培养基中通常表现为长丝状细胞。依靠菌体表面的周生鞭毛提供动力。因为伴随着芽孢形成，破伤风梭菌失去了鞭毛，且呈更具特色的鼓槌形外观，可反映末端位置的芽孢形成。破伤风梭菌是严格的厌氧菌，最适生长温度为33~37℃，但是，生长温度因菌株而异，在14~43℃的范围内均有菌株能够生长。破伤风梭菌可以在各种厌氧培养基，如硫基醋酸盐培养基、酪蛋白水解物培养基和肉汤培养基中培养。在中性或碱性pH条件下，向培养基中添加还原物质均可促进生长。在血琼脂板上，破伤风梭菌能产生具有特色的紧密型菌落，呈细丝网状伸展。伴随着菌体生长，通常产生一种恶臭味气体。

芽孢的形成依赖各种因素，包括pH、温度和培养基组分。在37℃，存在尿酸、磷酸盐、1%~2%氯化钠或蛋白和镁盐的条件下，能够促进芽孢形成[77,78]。相反，酸化、高温(≥41℃)或低温(≤25℃)、葡萄糖、各种饱和脂肪酸、抗生素和钾盐能够抑制芽孢形成。芽孢的萌发需要厌氧条件，乳酸和有细胞毒性的化学试剂可促进萌发[80]。

如果不暴露在阳光下，芽孢可以在土壤中存活数月到数年[12,77,78]。芽孢耐煮沸和各种消毒剂[12,81]。灭活芽孢需要在苯酚(5%)、甲醛(3%)、氯胺(1%)或过氧化氢(6%)溶液中浸泡15~24小时。利用液态碘或2%戊二醛在pH 7.5~8条件下，3小时内可杀死芽孢；在120℃，15磅/英寸^{2}的压强下高压蒸汽灭菌15~20分钟破坏芽孢[1,28,8]。

环境中破伤风梭菌及其芽孢的最常见的来源是土壤。其在土壤中分布广泛但差异很大。有关破伤风梭菌在自然界中分布情况的各项研究因方法学不同结论，很难进行比较[8]。许多研究表明，有活力的芽孢在碱性pH、营养丰富的土壤中以及温暖潮湿条件下更为常见，因为这样的条件更有利于细菌繁殖[74,83]。然而，1975年在美国毗邻地区进行的一项有限范围内的研究发现，地理和化学因素对30%样品中的芽孢分布无任何明显的影响[84]。

动物也是破伤风梭菌的宿主。草食动物和杂食动物均能经肠道携带破伤风梭菌及其芽孢，并很容易将其通过粪便传播。据报道，有10%~20%的马和25%~30%的犬和豚鼠粪便中带有破伤风梭菌，从其他动物，如羊、牛和小型哺乳动物的粪便标本中也发现了破伤风梭菌[81,85]。对破伤风梭菌在人肠道中的定植率进行定量分析，结果为0~40%[80,86-92]。农村居民的破伤风梭菌肠道携带率高于城市居民。在街道的灰尘以及外科手术室的灰尘和空气中也检出了破伤风梭菌芽孢[92,93]。

致病机制

破伤风梭菌产生两种外毒素，即破伤风菌溶血素和破伤风痉挛毒素[12,79,80]。破伤风菌溶血素是一种氧敏感的血溶素，与链球菌溶血素和产气荚膜梭菌θ毒素有关。它在引起暴露部位感染的过程中发挥作用，但与发病机制无关[94]。破伤风痉挛毒素也称破伤风毒素，是一种能引起破伤风症状的神经毒素。这种毒素是一种蛋白质，于对数生长期产生在细胞内，自溶后释放到培养基中。破伤风毒素高度保守的基因及其转录调节子存在于质粒上[95-97]。所观察到的破伤风梭菌参考株的产毒性差别与菌株组分克隆的异质性有关：当含有质粒与失去质粒的细菌混合在一起时，菌株产毒性较低[98]。

破伤风毒素的分子量约为150 000，系作为一种原毒素单链多肽被合成。原毒素经细胞死亡被释放后，由菌体或组织蛋白酶裂解为活性形式，由分子量为50 000kD、含毒性结构域的轻链以及分子量为100 000kD、含两个膜结合与转位相关结构域的重链组成。轻重链之间通过单一二硫键结合，第二个二硫键连接两个重链位点[99-101]。毒素的三个独特的结构域与神经元受体结合、内化、轴突内转运、膜转位和靶向酶活性的各步有关。重链的C端(HC或片段C)与受体位点结合是通过胞吞作用实现内化所必需的[102]；重链氨基端(HN)介导轴突内转运并定位到神经元的细胞质中[101,103,104]。轻链是一种内肽酶，与破伤风痉挛毒素的特异毒性有关(后文讨论)[101,105]。

由于破伤风毒素的绝对神经特异性及作用位点的酶功能，使其成为已知的按体重计算毒性最强的毒物之一[105]。低至1ng/kg剂量的破伤风毒素即可以杀死1只小鼠，0.3ng/kg即可以杀死1只豚鼠[106]。据估计，该毒素对人的最低致死剂量在<2.5ng/kg[106]。不同种类的动物对该毒素的反应水平不同。例如，猫、犬、鸟类和冷血动物对毒素的耐受作用相对较强；豚鼠、猴子、绵羊、山羊，特别是马对该毒素敏感。Humeau及其同事提出了证据，指出这种差异是由于毒素结合及神经递质封闭活性的不同所致[107]。

感染通常始于伤口芽孢的侵入，通常伴有组织损伤与坏死，并产生芽孢发芽和菌体繁殖所需的厌氧环境。钙离子能增加局部坏死,也可能增加破伤风梭菌感染,在被土壤污染的伤口中,钙离子的存在将促进芽孢萌发和菌体繁殖[108]。

毒素从受伤部位到中枢神经系统的转运过程很复杂(图58.2)。毒素胞外释放后,可扩散至邻近肌肉组织α运动神经元的神经-肌肉接合处或进入淋巴系统,进而转运至血流中,引起毒素的全身扩散和各个邻近组织广泛摄取[12,109]。毒素通过一个双受体序列结合过程进入α-运动神经元,该过程与脂筏微区的特异聚神经节苷脂有关,也可能和糖蛋白有关[104,110-117],再通过胞吞作用而内化。毒素一经内化,即可通过特异性的逆行性轴突转运系统以3~13mm/h的速度转运至运动神经元胞体[105,115,118-121]。破伤风毒素释放至邻近突触的机制尚不清楚[105,111,115]。毒素通过突触囊泡的再吸收作用(再循环)进入CNS的邻近抑制性中间神经元,由此与突触囊泡外膜蛋白SV2结合,进而通过胞吞作用及网格蛋白介导和内吞作用大量地进入突触囊泡腔[115,117,118,122-124]。

一旦进入抑制性神经元,通过囊泡中产生的通道,轻链被跨膜转运到神经元胞质溶胶中。重链中通道的形成以及跨膜转运所需的构象变化仍未被人们所了解[117,125]。在神经元细胞质内,毒素轻、重链间的二硫键断裂,轻链释放进而发挥其酶活性[105,111,123,126]。轻链是一种含锌内肽酶,能切割突触小泡蛋白内的肽键,即一种囊泡与胞膜融合所必需的突触囊泡蛋白。如无完整的突触小泡蛋白,突触囊泡将聚集于神经末梢,不能释放其内含物,即甘氨酸和γ-氨基丁酸(GABA)抑制性神经递质[105,127-129]。一旦抑制作用被阻断,兴奋神经元的基准激发速率即增加,引起肌肉僵直,进而出现非对抗的兴奋冲动,导致特征性的破伤风痉挛或在大脑水平上不常见的惊厥[1,12,101,130-132]。

破伤风毒素不能通过血脑屏障[109],神经元内转运是其到达CNS的唯一途径[12,133-135]。完整毒素经跨突触转运途径可转运至脊髓的抑制性神经元,并使

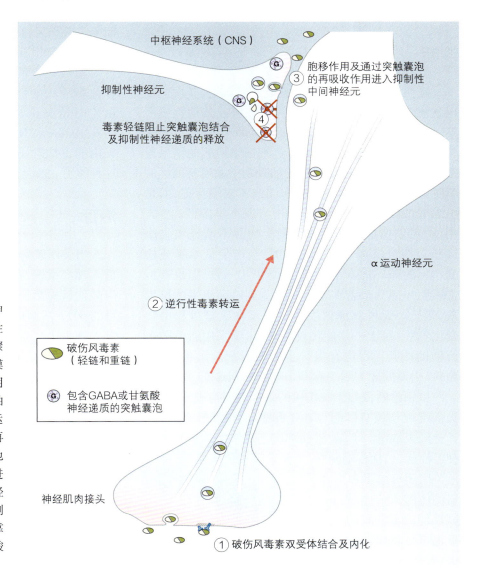

图58.2 破伤风毒素从进入α运动神经元到抵达位于中枢神经系统抑制性神经元(CNS)作用位点的路径。步骤如下:①毒素与位于α运动神经元胞膜上的两个特异受体结合,通过内化作用进入该运动神经元;②毒素经逆行性轴突转运至运动神经元胞内;③毒素从运动神经元释放,然后通过突触囊泡的再循环,网格蛋白介导和内吞作用大量地进入抑制性中枢神经元;④毒素从其进入抑制神经元的囊泡中转运;重链和轻链之间的键遭到破坏,释放轻链以切割突触小泡蛋白,因而阻止突触囊泡停靠和抑制性神经递质GABA,γ-氨基丁酸的释放。

其更广泛地分布于CNS。毒素的恢复可能取决于新的功能性连接或毒素降解[13-138]。

破伤风痉挛毒素可作用于外周神经肌肉接头、脊髓、大脑及自主神经系统[12,30-33,104,131,132]。在局部破伤风中,毒素主要是从未发生血液扩散的被感染肌肉的神经-肌肉接合处传递,主要作用于脊髓甘氨酸抑制性神经元[1,139]。对于全身性破伤风,血液扩散使毒素更广泛地在神经-肌肉接合处所摄取,主要作用于γ-氨基丁酸(GABA)能则突上抑制性神经元[1]。临床症状同士的宁(strychnine)中毒几乎完全一样,后者是通过竞争性结合运动神经元突触后甘氨酸受体而发挥作用[140]。也有证据表明破伤风痉挛毒素干扰其他多种神经递质的释放,包括引起外周体神经和自主神经释放乙酰胆碱[107,123]。这就解释了病重时出现的自主功能异常、头面部破伤风时出现松弛性脑神经麻痹,以及外周肌无力,这些症状经常被中枢神经抑制这一更显著的临床表现所掩盖。有关破伤风毒素的更多细节参见近期综述[101,105,107,111,115,117,141]。

诊断

破伤风的诊断首先建立在临床基础上,其次也要得到流行病学的支持[1,28,142]。被土壤或其他物质污染过伤口或存在局部皮肤感染均有助于诊断,尽管这些诊断标准可能并不存在[12]。细菌学检测的结果通常为阴性,偶尔在感染部位的抽吸物中发现特征性的革兰染色阳性菌,有些带有末端或亚末端芽孢,但是组织或抽吸物的厌氧培养物中一般不呈阳性[57,143]。相反,在创伤部位发现这种微生物并不能证实临床诊断[1,144,145]。在有症状出现时,会产生低水平或检测不出的循环抗毒素,与诊断结果一致,但也有报告表明一部分患者在就医时检测到略高水平的抗毒素[146-153]。无可靠证据表明抗毒素在康复过程中会变化[138]。对于一些症状较轻者,建议采用肌电图进行辅助诊断[155],也有报告表明咽后壁刺激(压舌板测验)引发的牙关紧闭有助于临床鉴别诊断[156]。

鉴别诊断依赖于破伤风的临床类型与表现症状。头面部破伤风有可能与Bell麻痹(面神经麻痹)和三叉神经炎混淆。但是,头面部破伤风常常伴有其他脑神经症状,包括吞咽困难、牙关紧闭和颈项强直[12,50]。牙关紧闭可由多种原因引起,如牙齿感染、扁桃体炎、扁桃体周围脓肿、颞下颌关节功能障碍、腮腺炎、破伤风以外因素导致的中枢神经系统障碍等。狂犬病患者也可表现出反射亢进,但狂犬病似乎更与幻想、恐水、癫狂、昏迷和动物咬伤史有关,而不太可能伴有牙关紧闭。另外,狂犬病的发作通常是阵挛性的,而破伤风痉挛是长时间和强直的。脑炎很少有牙关紧闭现象,与破伤风相比,更有可能伴随意识障碍。细菌性脑炎由于有颈项强直现象,因此也会与破伤风混淆。还有罕见的僵人综合征被误诊为破伤风(CDC,资料未发表)[1,157]。

很多代谢状况和中毒症状都可以与破伤风很相像。尽管在低血钙性抽搐中也能观察到肌肉痉挛,但通常不伴有牙关紧闭现象[158]。低血清钙可以证实破伤风的存在。士的宁(strychnine)中毒症状与全身性破伤风很相似[140],但还具备以下特点:①很少伴有持续性牙关紧闭;②在两次痉挛间期有大肌肉松弛;③体温正常;④胃内容物或尿中可检出士的宁。吩噻嗪(phenothiazine)中毒与各种肌张力障碍包括牙关紧闭有关,在血液检出吩噻嗪或用苯海拉明(diphenhydramine)治疗后症状减轻可证实诊断结果。癔症与破伤风也很相像,但癔症病人在延长观察时间后或注意力被转移时通常很放松,而且更容易表现出阵挛而不是破伤风痉挛[159]。

由于新生儿破伤风特有的表现,进行验尸记录可对造成死亡的主要破伤风进行准确分类,记录内容包括症状的性质及其出现时间,并能证实婴儿在出生时情况正常[160]。世界卫生组织(World Health Organization,WHO)将新生儿破伤风定义为出生后2天内能正常吃奶和哭泣的新生儿,在3~28天时失去这种能力,变得僵直或者出现惊厥(参见第76章)[161]。

治疗

当破伤风病人表现出症状并寻求治疗时,毒素已进入神经系统,在淋巴和血液中循环,并在感染部位由破伤风梭菌持续不断地产生。破伤风治疗有如下目的:①灭活循环毒素;②通过消除破伤风梭菌,防止毒素进一步产生;③在病情持续期间给予支持治疗。这里概述了利用人破伤风免疫球蛋白(TIG)和药物治疗的基本原理。有关治疗的详细信息参见综述文献和有关章节[1,28,61,130,162-167]。

破伤风患者最初可能几乎无任何症状和表现,但通常数日后就会出现。有相当一部分临床病例,一经医院确诊,其病程就急剧恶化[1,12]。尽管预测病情进展和是否需要超常规治疗的临床评分法已经建立,但这些方法都是经验性的,主要用于划分病人严重程度以平衡治疗组的临床研究[10,168]。另外,这些方法也主要是在提高临床干预效果和降低破伤风病死率之前建立的。Thwaites等采用logistic回归,建立了一种破伤风严重性评分法，研究发现该法总体上比其他方法具有高特异性和敏感性[169]。病情快速发展的主要指标包括年龄、从第一次出现症状到被确诊的时间、感染部位以及第一天的血动力学指标。

确诊为破伤风之后，应注射 TIG，使循环毒素在到达神经系统之前被中和掉[1,13,163]。治疗性 TIG 的最适剂量尚未明确。在 20 世纪 60 年代开始使用 TIG 时，选择的剂量是 3 000~6 000U，其依据是诱导的抗体水平超过具有抗破伤风毒素保护作用的最低抗体水平所需的 TIG 量[170]。尽管无证据支持这一选择，单次肌内注射 3 000~6 000U 的 TIG 还是被采纳作为 TIG 疗法的剂量标准[12]。后来，对美国 1965—1971 年的破伤风病例报告的回顾性分析表明，500U 的 TIG 可以像更高剂量一样有效降低病死率[171]。同样，1981—2001 年两家医院收治的 236 名严重破伤风患者的观察性研究结果也表明，在治疗中将 TIG 剂量从 3 000~6 000U 降至 500U，并未对患者产生不良后果[21]。另外，500U 作为和高剂量同样有效的剂量，其所含抗毒素的体积也小，从而减少了肌内注射的次数，避免了反复注射给病人带来的痛苦的痉挛性刺激。因此，目前推荐使用的 TIG 总剂量为 500U[1,136,163-166,172-773]，但有些权威机构仍然倾向于 3 000~6 000U[28,61,174,175]。

马抗毒素可以静脉给药，但易引起严重的过敏反应，如过敏症和血清病[176-178]。肌内注射 TIG 后，血清抗毒素水平于 48~72 小时达到峰值，这在理论上是 TIG 的一个缺点，因此美国的产品标签上注明不能采用静脉给药[179]。不管怎样，目前还无数据表明静脉注射马抗毒素比肌内注射人破伤风免疫球蛋白更有效，因此，在能得到 TIG 的情况下，不推荐使用马抗毒素[180]。当无法得到 TIG 或不能进行肌内注射时，推荐使用静脉注射免疫球蛋白（IVIG）作为替代品[173,179,181,182]。尽管 IVIG 中的破伤风抗毒素含量因生产厂家而异，但市售的 IVIG 含有大量的抗破伤风抗体，当剂量为 200~400mg/kg 时即可达到保护水平[179,182,183]。IVIG 在美国还未批准用于此项治疗。

鞘内注射抗毒素是一种有争议的疗法[184,185]。全身使用的抗体并不能跨越血-脑屏障，鞘内注射因为能够通过突触空间，从理论上讲有可能中和 CNS 中的胞外毒素。动物实验和早期临床研究证实了这种疗法[186,187]。然而，评价鞘内注射治疗益处的研究却得出不一样的结果。大多数发表的鞘内注射马抗毒素或 TIG 治疗成人或新生儿破伤风的对照试验都表明死亡率无明显下降[185,187-190]。然而，尽管多数上述试验规模有限，结果确实显示死亡率呈下降趋势，在其中 6 项研究中，死亡率显著下降 1/3~1/2[191-196]。1991 年，Abrutyn 和 Berlin 对该课题进行英文 meta 分析，得出如下结论，即鞘内注射抗毒素疗法的益处尚无有力证据，安全性尚未建立，对该疗法的评价尚需设计精密的临床对照试验[185]。随后，有两项评价鞘内注射 TIG 治疗成人破伤风患者的随机对照临床试验证实该疗法能明显改善临床进程，缩短治疗周期[197,198]（与早期的一些观察结果一致[186,191]）。这种更大规模的研究显示了死亡率下降的趋势及治疗费用的减少[198,199]。对 2006 年报道的临床对照试验进行的 meta 分析补充了以上研究成果，并得出鞘内注射疗法在降低死亡率方面优于单独肌内注射抗毒素的结论[200]。令人费解的是这个分析并不包括 1991 年的分析中所有研究，且还存在其他不规范之处。三项最新研究再次支持了鞘内注射疗法的更优效果[201-203]。由于医疗保健的改善，破伤风的总死亡率持续降低，评价个体治疗干预对破伤风死亡率的影响越来越困难，也越来越不重要。不仅样本足够多的随机对照试验可以提供死亡率下降的确切证据，而且大多数研究已表明在病程早期鞘内注射 TIG 可以降低破伤风的发病率和死亡率。鞘内注射疗法为降低死亡率带来的额外的益处，即使有限，对重症监护资源稀缺的环境可能有更重要意义。在美国，由于 TIG 未被批准用于治疗破伤风，且无确切证据表明其益处，不推荐鞘内注射 TIG。

所有疑似破伤风患者在诊断时就应开始或完成破伤风类毒素的基础免疫，或者妥受一次加强免疫。能产生疾病的毒素的量是很少的，不能引发免疫应答[154]。旧病复发或再次感染的病例已有报道[75,150,204-210]。

当患者发生持续感染部位明确时，应该采取外科引流或清创术以及适当的抗微生物治疗，以防止持续产生破伤风毒素[191]。在无主动感染时，使用抗生素治疗破伤风的效果并不明确[1,28]，但来自加纳的一项研究表明，当不使用抗生素时，破伤风所引起的死亡率有所上升[65]。过去，杀灭微生物的繁殖体的方法是连续使用青霉素 5~10 天，如使用普鲁卡因青霉素，每天给药 120 万单位，或青霉素 G 粉针剂，每天 400 万 U，分数次给药，每 6 小时 1 次[12]。但青霉素是一种中枢 GABA 拮抗剂，可能具有潜在的破伤风毒素效应[1,163]，最近更倾向于以每 6 小时 500mg 的剂量静脉注射或口服甲硝唑[1]。在印度尼西亚进行的一项对照试验发现，与青霉素相比，使用甲硝唑可明显改善预后[212]。另一项研究未能显示出死亡率的差异，但却发现使用甲硝唑治疗的患者减少了对肌肉松弛剂和止痛药的需求[28]。但第三项随机对照试验未显示出甲硝唑疗法的任何优点[213]。因此，与青霉素相比使用甲硝唑可能只是理论上更有优势。其他对破伤风梭菌有效的抗生素有大环内酯类、匹环素和克林霉素[1]。

对破伤风患者采取严格的支持治疗是非常重要的[57,58,184]。为了最大限度地减轻痉挛，应将患者置于安静、微暗的房间里，避免突然的环境刺激如巨大的噪声。对高渗和痉挛的药物治疗视病情的严重程度而定，目的是控制痉挛和增加协调性，如有可能，应尽量不影响自发运动、意识或自主呼吸。由于破伤风痉挛阻碍中枢神经系统抑制神经元释放GABA，理想的治疗制剂应该能够逆转或抵消这种阻滞作用[1,130,163,214]。利用苯二氮䓬类药物，如地西泮，是$GABA_A$的激动剂，可间接抵消毒素作用[1,67,215,216]。静脉注射地西泮的剂量通常是 0.5~15mg/(kg·d)[143,217-220]。有些临床医生使用标准剂量，每2~8小时1次；还有一些医生在痉挛时给药，使用剂量为5~10mg，通常是每小时3次或更多[12,58]。如果低剂量无效，可使用高剂量。一些成人患者24小时需要和耐受的剂量>600mg。劳拉西泮也同样有效，而且由于其作用时间长，更可能被优先选用[1]。咪达唑仑连续输注也很有效，而且还具有不含丙二醇的优点。丙二醇是一种存在于注射药物——地西泮和劳拉西泮制剂中的防腐剂，可引起乳酸酸毒症[1,162,163]。

其他被使用的肌肉松弛剂还包括丹曲林和鞘内注射用巴氯酚[1,61,162,163,166,221,222]。异丙酚连续输注可作为苯二氮䓬类药物疗法的辅助镇静剂[1,61,163,223]。硫酸镁作为一种突触前神经肌肉阻滞剂，也被用于控制或减少全身性破伤风的肌肉痉挛和自主神经功能障碍（见下文）[43,61,166,167,22-229]。短效巴比妥类（仲巴比妥钠和戊巴比妥），可以在地西泮缺乏时使用，但应考虑到它们比苯二氮䓬类药物更容易导致呼吸抑制和昏迷[12,130,165]。氯丙嗪已与苯二氮䓬类药物及巴比妥类药物联合或单独用于治疗破伤风[12,28]。

如果保守疗法不能控制肌肉痉挛，或者病人出现严重痉挛而影响呼吸，则应使用神经肌肉阻滞剂辅以供氧治疗。维库溴铵是当前的首选制剂，因为其只引起极其轻微的自主神经不稳定性。也可选用阿曲库铵[1,61,130,163]。当无这两种药物时，可选用传统药物[12,130]。使用神经肌肉阻滞剂的患者还需镇静，以压制麻痹期间的意识及记忆[1,163]。

上述药物尽管对控制痉挛有效，但可能不会降低交感神经过度活跃，这可能使破伤风病程复杂化并增加致命后果的风险。使用拉贝洛尔或吗啡已成功治愈自主神经功能障碍[30,1-0,163,230-232]。β受体拮抗剂不应单独使用，因为能导致不可逆转的α-肾上腺素活性，从而引起严重高血压。其他用于治疗自主神经功能障碍的药物还包括连续静脉注射用硫酸镁以及可乐定和芬太尼[61,162,167,224,226,227,233,234]。

急性呼吸衰竭是全身性破伤风常见的早期并发症。破伤风引起的呼吸代偿是突发性的，因此在发病早期，对患者实施严密观察是非常必要的。可能需要辅助通气。如果需延长机械给氧时间、气管内插管加重上呼吸道痉挛，或患者不能咳嗽或吞咽时，则应实施气管切开术[12,28,57,166,235]。

中度或重度破伤风往往导致高代谢需求和高蛋白代谢状态。有时需要肠外营养[1,61,130,166,236,237]，最好在治疗的早期进行。其他支持治疗措施还包括对血栓栓塞、消化道出血及压疮的预防。

流行病学

发病率

尽管破伤风有着很高的死亡率及可怕的症状，但直至20世纪下半叶，破伤风对公共卫生的真正影响才引起广泛的重视。人们对破伤风认识不足的原因可能为该病主要发生于农村，多为散发病例而不是集中流行，并且缺少强制报告机制[41,238]。Bytchenko于1966年提交给WHO的一份综述的数据，其中补充了自20世纪50年代起发表的科学资料。该综述称非洲的破伤风总死亡率为2/10万~3/10万人，而在美洲中、南部和亚洲的一些国家和地区高达25/10万~100/10万[74]。Bytchenko估计每年全球因破伤风总死亡人数至少为50 000，但应注意该数据很可能被严重低估。

廉价、高效且容易获得的破伤风类毒素的开发促进了公共卫生领域对破伤风尤其是新生儿破伤风的关注；20年后，人们对全球破伤风带来的负担有了清楚的认识。在20世纪80年代以前，根据所报道的病例，估计低收入国家的新生儿破伤风发病率约为0.1例每1 000名活产婴儿[74]。根据医院报告的数据，估计1981年全球共有60万新生儿死于破伤风，死亡率约为活产婴儿的5‰[239]。然而，由于大多数的新生儿破伤风患儿并未被送至卫生机构进行治疗，在非洲、亚洲、南美洲及中东的40多个国家，只有当以社区为单位进行逐门逐户调查时，才能对新生儿破伤风的死亡率做出实际评估。调查结果表明，实际的新生儿破伤风死亡率远高于上述水平，在某些地区甚至>50例每1 000名活产婴儿[41,44,240,241]。将调查数据与报道数据进行比较,结果表明在低收入国家,新生儿破伤风的报告率常<5%[41,242,243]。据此调查结果,估计20世纪80年代早期全球每年的新生儿破伤风死亡人数约为100万,死亡率约占活产新生儿的10‰(图58.3)[42,244]。同时,在中、低收入国家估计每年会出现31万~70万的非新生儿破伤风病例,导致12.2万~30万人死亡[245],超过儿童病例的一半。与此形成对照的是,在同一时期,高收入国家据估计每年只出现2 000例破伤风,导致1 000人死亡。

从20世纪早期,高收入国家的破伤风发病率开始下降。到20世纪30年代中期,许多欧洲国家的破伤风死亡率降至<1/10万[74]。究其原因,包括城镇化、农业机械化、无菌外科医疗技术的采用、新法接生与伤口护理以及预防性破伤风抗毒素和抗生素的使用[41,74,245]。然而,低收入国家在破伤风类毒素纳入国家免疫规划之前,破伤风依然是主要的公共卫生负担。

高收入国家使用含破伤风类毒素的疫苗50多年、低收入国家使用30多年以后,破伤风病例及死亡人数显著下降(图58.3)[246,247]。采用不同数字模型进行估计的最新结果显示,2012年全球的破伤风死亡人数为66 129例[248],2013年为58 900例[249]。在两种模型中,高收入国家的破伤风死亡人数均<1 000。多数欧洲国家2014年报告的破伤风总发病率<0.03/10万人[250]。美国2000—2012年的平均破伤风发病率为0.01/10万[251,252]。

随着完善的破伤风类毒素基础免疫及加强免疫程序的建立,中低收入国家的破伤风病例也日益罕见[247,253,255]。例如,泰国2006年的破伤风发病率为0.23/10万,巴西约为0.17/10万,两国的破伤风发病率均在稳步下降[256,257]。在破伤风类毒素基础免疫普及较晚或加强免疫尚未实施的国家,破伤风发病率仍然为1/10万~2/10万(Roper M,资料未发表)。在这些国家,破伤风引起的住院及死亡依然占很大比例[62,258-262]。尽管自20世纪80年代以来,全球的新生儿破伤风死亡率已下降90%[263],但据估计,2013年仍有4.9万的新生儿死于破伤风(见后文"公共卫生前景")[264]。

目前对于破伤风发病率的估计依然存在一定的不确定性,报告情况略好于20世纪50年代。许多低、

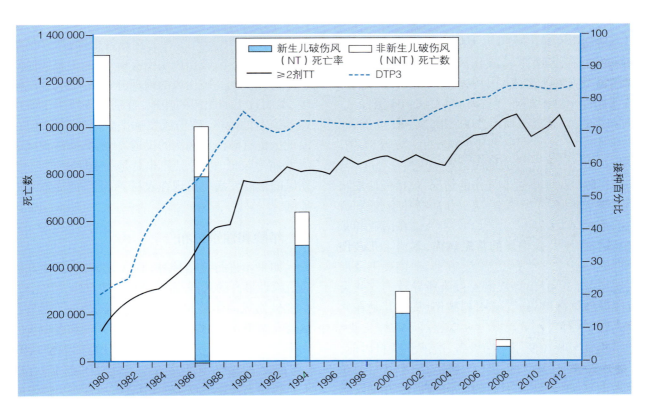

图58.3 1980—2013年估计的新生儿破伤风(NT)及非新生儿破伤风(NNT)每年死亡情况及12~23月龄儿童中包含白喉、破伤风类毒素和百日咳联合疫苗(DTP3)和怀孕妇女接种破伤风类毒素(TT)2+(≥2剂)的覆盖率(疫苗接种率引自WHO/IVB(世界卫生组织免疫、疫苗和生物制品部门)数据库,2014. 估算的破伤风死亡数引自参考文献[244]、[245]、[247]、[249]、[263]、[795]和[804]、世界卫生组织、UNICEF、世界银行和世界卫生组织2002年在瑞士日内瓦发布的State of the world's vaccines and immunization 以及M. Roper(未发表的资料)。

中收入国家仅报告新生儿破伤风病例,且报告的比例依然较低[243,265-267]。即使在发达国家,破伤风报告率也仅为 60% 左右甚至更低[41,268-272]。1989 年,美国的破伤风死亡病例中,报告率仅为 40%[268],据估计总体报告率 <20%[11]。在缺少可靠监测数据的情况下,对破伤风负担的评估只能依靠数学模型。

非新生儿破伤风

在应用破伤风类毒素之前,一个地区的破伤风流行病学取决于破伤风梭菌的感染风险及预防性破伤风抗毒素的应用。破伤风类毒素的广泛应用改变了该病的分布,在世界多地促进了社会经济发展。

感染源

在引起破伤风的各种损伤中,急性创伤特别是刺伤和撕裂伤占 50% 以上(47%~82%),其严重性从浅表的轻微损伤到大面积深度损伤不等。通常认为破伤风发病的先决条件是由于损伤太轻微而得不到医学处理。烧伤、开放性骨折、皮肤擦伤及表皮脱落通常也与破伤风的发生有关[11,17,74,273-277]。

历史上,破伤风往往是战争导致的严重后果,在受伤的军人中,破伤风的发病率高达 2‰[8,278],类似的高发病率在第二次世界大战期间亚洲地区受伤的平民中也有报道[279]。破伤风大规模集中暴发也出现在自然灾害所造成的大规模伤亡之后[166],包括 2004 年印度尼西亚的亚齐省海啸(发病 106 例,死亡 20 例)[280,281]以及巴基斯坦(2005 年,发病 139 例,死亡 41 例)[282,283]、印度尼西亚(2006 年,发病 81 例,至少死亡 25 例)[281,284]的地震。

破伤风也见于多种非外伤的情况,包括慢性皮肤溃疡、脓肿、坏疽、牙齿感染、昆虫和动物叮咬、蛇和黄貂鱼的毒液以及癌症[11,41,71,73,277,285-287]。在南亚和非洲,中耳炎是小儿破伤风的常见病因,多达小儿破伤风病例的一半[73,201,210,277,288-292]。在非洲、南美洲及加勒比地区,潜蚤病(由穿皮潜蚤侵染所导致的皮肤炎症及继发性细菌感染)经常引起破伤风,尤其是在儿童中[21,285,291,293,294]。

高收入国家在使用无菌设备、溶液和敷料以前,外科手术及注射等医疗手段经常引起破伤风,目前在低收入国家,这种情况引起的破伤风仍然占较大比例[74,261,273,295-299]。甚至接种疫苗,尤其是天花疫苗,也会引起破伤风[74,273,277]。肌内注射奎宁可引起死亡率极高的破伤风,其原因可能与奎宁引起的肌肉坏死加速了细菌的生长及毒素产生有关[72,261,300]。在不洁分娩和流产比较普遍的地区,与分娩与流产相关的破伤风(孕产妇破伤风)是孕产妇的常见死因,最高可占孕产妇死亡人数的 5%[43,74,301-303]。新生儿期和更年长期(男性和女性)的包皮环切术都与破伤风有关[60,240,258,293,298,304-306]。为预防 HIV 而进行的男性自愿包皮环切术也被鉴定与破伤风有关[307,307a,307b,307c]。传统的外科手术如葡萄膜切除术、打耳洞及宗教仪式上的划痕均与破伤风的发生有关[41,60,74,298,308]。与身体穿刺和文身相关的破伤风病例在美国已有报道[70,71,309,310]。

注射毒品长期以来一直被视为引起破伤风的高危因素[11,70,311-314],在最近来自富裕国家的一系列破伤风病例报告中已占 15%~89%[11,71,254,255,315,316]。在加利福尼亚州和英格兰已出现由于非法注射受污染的毒品引起的破伤风大规模集中暴发[316-318]。对先前的创伤或情况鉴定失败的例子并不罕见。在发表的资料中,有高达 25% 的破伤风病例病因不明(Roper M,资料未发表)[74]。

季节性及地理分布

破伤风的发病在温带国家呈季节性,其高峰出现在仲夏,因为此时破伤风梭菌的芽孢在土壤中适宜生长,同时人们在温暖的季节进行农耕和其他户外活动容易受伤[17,74,238,273,319,320]。在热带地区,尽管某些地区在潮湿的季节破伤风病例有所增加,但整体倾向于全年均有发生。破伤风的地理分布不平衡,在气候温暖、湿润且土地肥沃的洼地,特别是土地用于耕作或饲养家畜的地区,破伤风发病率较高[9,80,321],但在沙漠地区也有破伤风病例的报道[322]。高海拔地区破伤风发病率较低,但情况并非总是一成不变[74,323]。破伤风的最高发病率出现在农村,特别是离赤道最近的地区[41,73,74]。

年龄和性别分布

如果不进行疫苗接种,儿童是发生非新生儿破伤风危险性最高的人群,占病例总数的 50%~70%,<10 岁儿童破伤风的年龄相关发病率最高[41,74,238,245,273,324]。尽管儿童破伤风的发生率更高,但儿童和青少年的死亡率(并且仍然)大大低于成人,其死亡率为 5%~30%,低于成人的 50% 和更多[245,277,321,325]。破伤风在历史上对青年人的影响仅次于儿科病,通常对男性影响更大(2∶1 或更高),但在以妇女为主要劳动力的农村以及脓毒性分娩和流产比较常见的地区除外。

疫苗时代

在许多出生队列中大部分人群都系统接种了破

伤风类毒素,破伤风发病已经变得罕见了。在高收入国家,破伤风病例主要出现在未接种疫苗或接种疫苗次数不足的老年人中[11,41,58,59,245,269,272,325,327-331]。

许多国家自20世纪40年代起为男性军人接种破伤风类毒素,因此在老年组的破伤风病例中以女性居多[269,272,327,330,331]。

其他高危人群包括来自免疫规划不完善的国家的移民、由于宗教或哲学方面的原因拒绝接种疫苗的人群以及注射毒品者[11,71,254,332,333]。破伤风在发达国家的分布情况高度一致,人群血清学调查的结果证实了这一点。调查结果表明,对破伤风最易感的人群包括老年人、国外出生者以及反对接种疫苗者[272,334-341]。

在低收入国家,婴幼儿中3剂DTP(白喉破伤风类毒素百日咳疫苗)以及孕妇和育龄妇女中破伤风类毒素(TT)的接种率正稳步提高(见图58.3),因此破伤风在低龄儿童中已经很罕见,在妇女中也越来越少见。来自越南胡志明市主要医疗中心的一项破伤风纵向研究数据阐释了这种影响[62]。越南自20世纪80年代后期开始提高3剂DTP(DTP3)接种率,到20世纪90年代早期,接种率已>90%,在那之后的十年,开始对孕妇和育龄妇女大规模实施破伤风类毒素免疫计划。这一年龄和性别特异性的破伤风发病模式显示,在此研究过程中,<10岁的低龄儿童仅有小部分病例(5.8%)、成年女性病例减少了90%(1993年占病例的10%,2002年为1%),而大龄儿童及成年男性病例数则保持不变。相同的模式在其他亚洲和非洲国家也有报告,最受影响的是20岁到30岁年龄组,男性占比高达12:1(Roper M,资料未发表)[258,342-345,307a]。来自低收入国家的少数破伤风血清调查可以反映这种模式:在儿童年龄较大时,明显失去保护,在青春期和青年期,血清保护率低于65%(通常远低于50%),但接受TT以防止NT的妇女除外[346-353,353a]。在对儿童或青少年进行加强免疫的地区,破伤风发病的中位年龄在向中老年转化,并且男性稍占优势。

新生儿破伤风

新生儿破伤风集中出现在免疫水平低下的贫穷、偏远、落后的地区以及分娩条件及产后脐带护理措施不卫生的地区[43,243]。在感染率较高的地区进行的研究表明,新生儿破伤风的死亡率一度高达活产新生儿的50‰~110‰[241,354-356]。自20世纪70和80年代开始以社区为单位进行的研究表明,有23%~72%的新生儿死亡系由新生儿破伤风引起;在参与调查的46个国家中,39%的国家至少有1个观察点死于新生儿破伤风的人数占到死亡新生儿总数的一半以上[41,44]。

与低收入国家形成对比的是,高收入国家使用破伤风类毒素之前的新生儿破伤风发病率要低几个数量级。在丹麦,由于医院和门诊分娩越来越普遍以及无菌技术变得规范,新生儿破伤风的发病率从20世纪20年代活产新生儿的0.79‰,降至60年代中期的<0.05‰[357]。与此情况相类似的是,美国新生儿破伤风的死亡率从1900年活产新生儿的0.64‰降至20世纪50年代早期的<0.02‰[48,320]。自从20世纪下半叶高收入国家普及破伤风类毒素接种之后,新生儿破伤风已极为罕见(见后文"公共卫生前景")[313]。

新生儿破伤风的风险因素

Poper及其同事对文献记载的新生儿破伤风危险因素进行了详细综述[42]。居家分娩时,不洁的分娩物料表面、未经训练的接生人员、接生人员不洗手、不洁的脐带剪断器具以及在脐带残端使用传统物料,均会增加发生新生儿破伤风的风险[45,60,358-369]。非洲及南亚地区,当采用文明社会可接受的更清洁的方案后,新生儿破伤风的发病率则显著下降[370,371]。在饲养家畜盛行的地区,尤其当家畜离住宅较近或就在住宅内时,新生儿破伤风就更易发生[360,372,373]。用干牛粪作为燃料可能会导致手及脐带残端敷料的污染[374,375]。传统外科手术或穿刺也可导致新生儿破伤风的发生[60,74,304,308,368]。

与不接种疫苗相比,只通过专业接生人员在干净的分娩环境下接生,尽管预防接种对于减少新生儿破伤风的发生更有效,但对接生人员的培训还是可以全面降低由破伤风或其他感染引起的新生儿死亡[356,362,370,376-379]。预防脐带感染的措施对降低新生儿破伤风(包括其他新生儿感染)的发病率也很有效[370,371]。三项病例对照研究表明,在分娩或产后护理时外用抗生素可以降低新生儿破伤风的风险;抗菌剂也有保护作用,但干脐带护理本身则没有保护作用[380-382]。最近一项在南非农村社区中,评价洗必泰用于脐带残端护理效果的随机对照试验表明,脐炎发病率降低75%,新生儿死亡率降低20%[383,384]。纳入的试验在孕产妇TT免疫覆盖率高的地区进行;因此无法评估对NT预防本身的影响。即使没有经过培训的接生员,为家庭分娩提供清洁分娩包也可对新生儿出生情况产生积极影响。一篇关于洁净分娩和脐带护理对新生儿破伤风、新生儿败血症及各种原因导致的新生儿死亡影响的文献综述强调,很难对洁净分娩及产后护理措施在预防新生儿破伤风及其他原因导致的新生儿死亡方面的单独作用进行区分和评价[387]。基于现有证据及德尔斐(Delphi)专家意见,可以推断洁净分娩及产后护理措施能够有效预防婴幼儿死于新生儿破伤风及破伤风败血症,应当继续推广。洁净分娩措施还可以减少孕产妇破伤风及其他各种产后感染。在中国,生长至童年之后便不再进行 TT 免疫的国家,通过近乎普遍的清洁分娩措施消除了孕产妇和新生儿破伤风的风险*[388,389]。

许多发表的以社区和医院为单位的研究都显示男性新生儿破伤风发病率明显较高(男、女性别比为 1.5:1 或更高)[41]。然而,这一发现并不具有普遍意义,或者说,男性发病率通常只是略高一点,且与男性略高的出生率(出生性别比约为 1.05:1)相一致[42,360,369,379,390]。有些研究者把男性新生儿破伤风发病率略高归因于求医过程中的文化差异或回忆偏差,使男性病例/死亡能得到更多确认[42,44,364,391,392]。的确,许多较高的男性发病率(男、女之比高达 4:1)是在以医院为单位的研究中报道的。另有研究者认为,男性新生儿破伤风发病率和死亡率较高的真正原因是男、女新生儿脐带处理方式不同以及男性新生儿的包皮环切手术[240,304],或者是生物学方面的差异,包括男性脐带分离较迟[41,74,393]。

美国的破伤风流行病学

美国非新生儿破伤风

美国的破伤风流行病学阐释了高收入国家的流行模式。美国自 20 世纪早期起的死亡证明资料和自 1947 年起的国内监测数据表明破伤风的年死亡率在逐年稳定下降(图 58.4)。20 世纪 20 年代中期,随着用于预防和治疗马破伤风抗毒素的引入以及生活和医护水平的提高,破伤风的年死亡率快速下降[325]。1947 年开始实行国家报告制度时,发病率为 0.39/10 万[319]。到 2000—2009 年,破伤风的总发病率已降至 0.01/10 万[251]。各年龄组的发病率均有下降(图 58.5),其中婴儿和≥60 岁的下降幅度最大。根据 CDC(https://www.cdc.gov/mmwr/mmwr_nd/index.html),到 2015 年,每年仍有 25 至 37 例破伤风病例报告。在 20 世纪 50 年代,美国死于破伤风的患者 >1/3 是新生儿和 <1 岁的婴儿[319,320],相比之下,2000—2012 年只有 3 名新生儿病例(373 例中占 0.8%),超过 80%

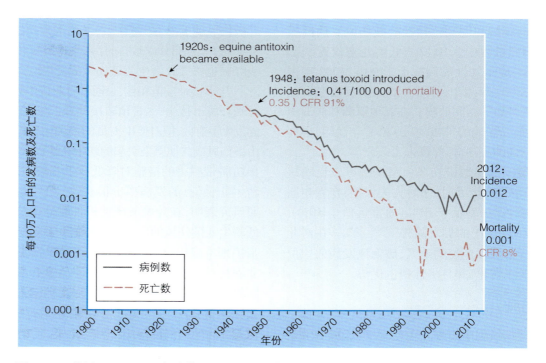

图 58.4 美国 1900—2012 年破伤风的报告发病率及死亡率。1932 年以前,并非每个州都报告破伤风死亡情况。图中发病率及死亡率估计是已报告的州的人口为基数的。全国性病例报告始于破伤风类毒素(TT)广泛使用的 1947 年。虽然在 TT 可用之前破伤风死亡率正在下降(见正文),但在引入之后,发病率,死亡率和病死率(CFRs)的降低加速了。
来自美国疾病控制和预防中心,未发表的数据。

---

* 消除孕产妇和新生儿破伤风定义为每个地区每千名活产婴儿的发病率低于 1NT。请参阅后文"公共卫生前景"。

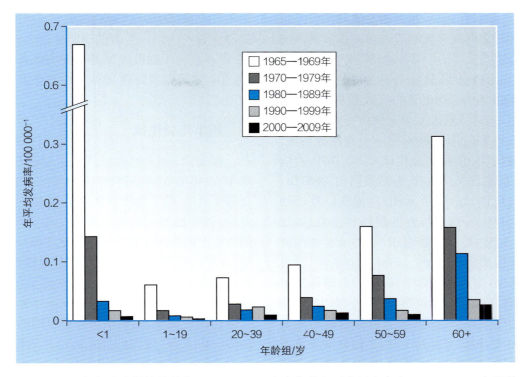

图58.5 根据报告病例估算的美国1965—2009年各年龄组破伤风发病率。2010—2012年的数据与2000—2009年的数据为相同模式。
资料来源：美国疾病控制和预防中心，未发表资料。

的死亡病例出现在≥60岁的人群（CDC，资料未发表）（见图58.1）。目前破伤风在儿童及青少年中已很罕见，2001—2009年1~19岁仅出现21例，且无死亡病例，相应的发病率为0.002/10万。这种趋势一直持续到2012年[252]。一篇关于1992—2000年间新生儿和儿科破伤风病例的综述报道，85%的儿童未得到疫苗的保护，因为其父母因宗教或哲学方面的原因而反对接种疫苗[332]。家庭学校也被确定存在儿童疫苗缺乏和破伤风的风险[333]。

在1972—2009年报告的所有破伤风病例中，52%为男性，男女发病率相似（分别为：0.022/10万和0.019/10万）。然而，对于除老年人（70岁或以上）以外的所有人，在此37年里，男性的发病率高于女性，其中在2000—2009年，男性比女性高1.7倍（每10万人分别为0.13和0.08）。在老年人破伤风病例中，女性占优势（2000—2009年占64%），发病率相应较高（每10万人中0.42人，而老年男性每10万人中有0.38人）（CDC，未发表的数据）[11,251]。这种情况持续到2014年。

美国进行的血清学调查结果也显示出免疫力具有类似的年龄及性别特异性[340,394-399]。1988—1994年在全国范围内对18 000多名5岁以上人群进行的血清学调查再次证实老年人对破伤风的易感性增高[340]。总体上，≥6岁的人群中，有72%其抗体达到保护水平，其中6~11岁儿童有>90%抗体达到保护水平，而在≥70岁的人群中，这一比例降至31%[340,398]。在70岁时，只有45%的男性和21%的女性破伤风抗体达到保护水平[340]。1990—2000年对急诊室患者进行的一项调查显示出相似的保护性抗体水平随年龄下降的模式。在该调查人群种，尽管50岁的患者仍有>90%抗体达到保护性水平但到了70岁时只有60%（不论男性和女性）抗体达到保护水平[400]。

从美国历史上看，破伤风主要由东南部各州报告，且夏天是明显的发病高峰季节[17-19,319,320,325]。近年来，美国各地均有例行病例报道，地理及气候对发病率的影响已不明显[11,68-71]。

在20世纪50年代，非白种人的破伤风发病率比白种人高5倍之多[319,320]。到20世纪90年代，白种人（0.01/10万人）与非白种人（0.01/10万人）的发病率已无实质差别。然而，美国的西班牙裔平均年破伤风发病率（0.02/10万人）是非西班牙裔（0.01/10万人）的2倍。相反，移民到美国的成年人可能比其他人群患破伤风的危险性更高。对1998—2000年被送到五个主要城市急诊室的1 988名外伤患者的血清学调查证实，出生于中美和南美洲的患者由于破伤风抗毒素达不到保护水平，发生破伤风的危险性明显较高[400]。来自华盛顿、洛杉矶和纽约市的其他研究也证明,来自亚洲、非洲及美洲的成人移民患破伤风的危险性增加[397,401-404]。

对非新生儿破伤风临床特点的研究来源于1972—2009年报道的2 012例的有效数据(美国疾病预防与控制中心,资料未发表)[11]。资料表明,在出现临床症状的736例中,88%属于全身性破伤风,12%是局部破伤风,头面部破伤风<1%。76%的病例由不同程度的急性外伤引起,包括贯通伤、撕裂伤、钝伤、挤压伤、烧伤、冻伤、手术伤口、枪伤以及动物咬伤和抓伤。17%的病例与慢性创伤和感染(如皮肤溃疡、坏疽、脓肿、疱疹和蜂窝组织炎)或非法注射毒品有关。牙齿感染占0.5%。1987—2009年(当时收集了糖尿病史)报道的882个病例中,有糖尿病史的占13%,而在这个时期的破伤风死亡病例中,有糖尿病史的占29%。据估计,糖尿病患者的破伤风平均发病率为0.043/10万[405](65岁以上糖尿病患者为0.061/10万)。1990—2009年,有注射毒品史者占病例数的10%。由于皮下注射毒品,很多这样的患者患有多处皮下注射脓肿[11,68-71]。在20世纪90年代由于注射毒品的原因,致使20~39岁的人群平均年发病率的稳步下降一度中断(图58.5)[11,71]。

在1972—2009年得到的破伤风病例中,有986例(49%)有接种史(美国疾病预防与控制中心,资料未发表):这986例中,有163例(16%)至少接受过3剂基础免疫,62例(6%)接种最后1剂的时间距发病<10年[71,251]。有接种史的病例通常比无接种史病例的病程缓和,且死亡率低[406-408]。在163例至少接种3剂破伤风类毒素基础免疫的患者中,死亡5例(死亡率为3%),且所有这5例接种最后1剂的时间距发病均≥10年。所有其他死亡病例(526例)均属于接种类毒素<3剂或接种史不明的1 849名患者人群(死亡率为28%)(美国疾病预防与控制中心,资料未发表)。

在1990—2009年报道的具有急性创伤和明确医疗史的514例患者中,只有197例(38%)对创伤进行了医疗护理,其中182例(92%)在创伤处理时被建议接种破伤风类毒素,但真正接种的只有79例(43%)(美国疾病预防与控制中心,资料未发表)。在适合接种预防性TIG的91例患者中,只有8例(9%)进行了接种。对美国在20世纪80和90年代报道的病例进行回顾分析表明,<60%适宜接种破伤风-白喉联合疫苗的伤者在创伤处理时接种了1剂疫苗[409]。这部分人群中,多数在进行急性创伤医疗护理时也适宜使用TIG,但并未使用(见后文"创伤处理中的破伤风预防")。在2004年进行的一项对5所医学研究中心急诊室收治的创伤患者的前瞻性研究也有类似的发现:需要接种1剂破伤风类毒素的患者中,58%未接种;504例适宜预防性接种TIG的患者中,只有1例使用[400]。

新生儿破伤风

在美国每1 000名活产儿中的破伤风死亡人数从1900年的0.64下降到1930年的0.07,到60年代又降至0.01[48]。由于婴儿破伤风几乎只发生于新生儿期,该年龄组的破伤风被视为是美国新生儿疾病的代表。破伤风死亡率整体上的下降反映出从20世纪40年代晚期开始,母亲通过常规接种破伤风类毒素获得免疫的普及趋势,也反映出生育条件包括医院分娩卫生条件的改善。自1961年起,开始监测婴儿破伤风发病率,发病率与死亡率的趋势是一致的。1967—1968年,报告的婴儿破伤风病例和死亡人数急剧下降。这种下降与得克萨斯州在高危母亲中实施严格的预防接种计划后报告病例数急剧下降相吻合。1968年以后,婴儿破伤风发病率以更缓慢的速度持续下降(见图58.5)。

在美国1972—2009年报道的32例新生儿破伤风中,28例(88%)是在医院外出生的。19例(59%)发生在得克萨斯州,而那里出生的婴儿占美国同期新生儿的比例<9%。只有6名母亲(19%)有破伤风类毒素接种史,且只有1名母亲接种了≥1剂的类毒素。在知道结果的28例患儿中,有21例(76%)存活(美国疾病预防与控制中心,资料未发表)。

1985—2012年之间,美国只报道了6例新生儿破伤风,分别在1989年、1995年、1998年、2001年、2011年和2012年各报告1例(美国疾病预防控制中心,未发表的资料)[252,410-412]。6名母亲中有3名出生于国外,未接种过疫苗或接种史不详。其余3名母亲虽然出生于美国,但由于宗教或哲学原因拒绝接种疫苗。在1998年有据可查的病例中,婴儿母亲因为反对疫苗接种,因而选择不接种类毒素;婴儿在医院经剖宫产出生,在家中使用非无菌的市售黏土粉末处理脐带残端以促进愈合[412]。这些病例都强调查明所有孕妇,特别是在国外出生的孕妇的接种史以及对拒绝接种疫苗的孕妇告知新生儿破伤风危险具有重要意义。

自然免疫

关于人类在不进行预防接种的情况下能否产生

抗破伤风循环抗体一直存在争议，现在看来该观点是不可信的[413]。在实施主动免疫和中和试验标准化之前，人体被破伤风梭菌感染后，很少发现产生针对类毒素其他破伤风梭菌抗原的抗体，或者抗体不是持续存在[81,84,86,88]。大多数旨在展示"自然免疫"的研究并不采用体内毒素中和分析法，而此方法是公认的临床保护性相关因素检测方法（见后文"免疫应答的评价"）。更多地采用体外分析方法［如酶联免疫吸附试验（ELISA）和被动血凝试验］，免疫阈值反常较低，许多研究者报道在巴西、中国、埃塞俄比亚、印度、意大利、以色列、西班牙、苏联及美国相当一部分据说未接受过免疫的人群中可以检测到抗毒素[394-396,414-420]。然而，在多数研究中，所检测的抗体水平为≤0.01IU/ml，由于检测值过低，很难与非特异结合区分。一项评价免疫记忆的研究证明，"自然免疫"并未出现接种高剂量破伤风类毒素［100或250絮状单位（Lf）］后第1周，由于免疫记忆或加强应答而产生的抗毒素水平快速升高的现象[415]。另外，这些研究中的血清阳性人群的比例并未像累积暴露理论所预期的那样随着年龄的增长而提高[413,414]。还有，接种疫苗史并未得到确证，可能并不准确[395,396,413,421]。

被动免疫

早期的研究者能够使用大型动物来源的抗毒素在动物模型中预防、改善或治疗破伤风。治疗所要求的抗毒素剂量远高于预防[422]。用马破伤风抗毒素进行被动免疫，以在创伤后治疗和预防破伤风，在第一次世界大战期间就已经很普遍，战争期间收集的数据表明一定的预防效果[8,9,80,278]。然而，注射马血清抗毒素频繁出现包括过敏反应和血清病在内的不良反应[158-160,374]。为降低人用马血清抗毒素的免疫原性，采用蛋白酶水解获得了保留中和活性的抗原结合片段[424]。进一步开发了用纯化马IgG抗毒素的方法，并进行了用巴氏消毒法降低病毒传播危险的试验[425]。尽管马血清抗毒素的质量有所提高，但被动免疫持续时间短。精制马抗毒素在人体内的半衰期在2周以下，而在先前致敏者体内可能要更短[425-427]。

20世纪60年代早期引进了人TIG，并发现其具有相当稳定的28天循环半衰期[423,428]。与TIG有关的局部和全身反应率明显低于马抗毒素[170,423]。TIG因其较好的安全性和较长的半衰期而成为被动免疫的首选破伤风抗毒素。尽管TIG比马抗毒素昂贵很多，妨碍了它在很多国家的使用，但是随着TIG的广泛供应，甚至在低收入国家也开始代替马抗毒素[28,429]。

TIG系采用超免疫人血浆经冷乙醇分段法制备。这种制备方法已被证实无肝炎病毒传播的危险。该制剂分装于1ml小瓶，含有250IU/ml的TIG。在下文"创伤处理中的破伤风预防"一节中，对伤口或身体状况有破伤风倾向的患者推荐使用TIG。破伤风类毒素总是与TIG共同使用，以在曾接种过类毒素的人群中诱导持久性免疫力，并为先前未接种过类毒素的人提供主动免疫[430-433]。

对动物或人来源的抗毒素效力，可通过使用固定剂量的毒素，与抗毒素国际标准品进行比较来定量标准化。1928年定义的国际抗毒素单位是美国国立卫生研究院（NIH）规定的单位效力的一半。1950年WHO重新设定的国际单位与NIH一致。在此之前的检测结果一般根据NIH参考标准，用每毫升抗毒素单位或美国单位（AU/ml）来表示。使用现行标准的报道结果用每毫升国际单位（IU/ml）表示。在1992年之前，唯一的抗毒素国际参考品是马来源的；而在这一年，世界卫生组织生物标准专家委员会建立了第一个人源抗破伤风免疫球蛋白国际标准品[434]。

主动免疫：类毒素

早期的方法

纯化破伤风毒素的目的是用化学方法灭活毒素，而不消除其免疫原性。最初，研究人员使用三氯化碘（iodine trichloride）。早期人体攻毒研究和血清转化研究支持使用破伤风类毒素预防人类破伤风[10]。后来，甲醛成为最方便也最有效的灭活工具。1927年，Ramon和Zoeller将破伤风类毒素和白喉类毒素联合使用，并且证明不存在产生免疫应答的抗原性竞争。他们同时也认识到新生儿破伤风是一种可通过对孕妇进行免疫接种来预防的疾病[435]。破伤风类毒素于1938年在美国上市，但直到1941年在军队中开始例行战前预防接种后才广泛使用。

类毒素的描述

目前采用液体培养基在大容量发酵罐（最大可达1 000L）中培养破伤风梭菌高产菌株来生产商品类毒素。培养基由Latham从经改进的Mueller和Miller培养基制备，含有一种酪蛋白胰酶解物，不含间氨磺丁脲（Berna）、威特胨（Witte peptones）和其他致敏性物质[78,436]。要避免使用含人血型特异性物质如牛心浸液肉汤的培养基。数据表明在液体培养基中通入氮气可促进破伤风毒素的产生[437]。细胞外毒素经过滤、纯化，并用40%甲醛于37℃脱毒4~6周[438]或更长时间后收集。有些生产厂家在纯化前对粗制毒素进行脱毒，以增大生产过程中人员的安全系数。

1965年，世界卫生组织将含有破伤风类毒素成分的疫苗效力标定方法标准化，并于第一个非吸附破伤风类毒素国际标准品建立不久后，又建立了第一个吸附破伤风类毒素国际标准品[439]。通过与标准品的小鼠检定法结果进行比较，建立了类毒素效价的国际单位。在美国，至今尚未通过国际标准检定法的审批和对破伤风类毒素含量批量标准化，因为小鼠试验的结果不稳定，[440-442]。不同品系小鼠中免疫应答变化很大[441,442]。在美国，破伤风抗毒素效价规程要求在豚鼠效力试验中诱导至少2IU/ml抗毒素，其结果较小鼠试验稳定性更好[443,444]。在2010年底，WHO第四个吸附破伤风类毒素国际标准品获得批准[445]。目前，WHO将豚鼠攻击试验专用于标定。

1979年，世界卫生组织将破伤风类毒素效价标准定为30IU/人份。1982年改为40IU（百白破联合疫苗中为60IU）[446]。自2003年起，世界卫生组织效价标准要求破伤风类毒素的效价在单价疫苗中为每剂（0.5ml）不低于40IU（豚鼠或小鼠试验测定），而在全细胞百日咳联合疫苗中为每剂不低于40IU（用豚鼠试验测定）或60IU（用小鼠试验测定）[436,447-449]。Lf检测有时可以代替效价检测。在美国注册的破伤风类毒素生产厂家用Lf含量来标明制品中类毒素的含量，并用每毫克蛋白氮中的Lf来标明纯度（纯类毒素3 000Lf/mg）[450]。但Lf分析能检测全面抗原含量，而该抗原含量与诱导的抗体水平却无很好的相关性。美国对破伤风类毒素商品中抗原含量和效价的要求在后文讨论（见后文"剂量和途径"）。

世界卫生组织标准[436]被推荐给商界和政府的疫苗生产者使用，同时也是向包括世界卫生组织（WHO）和联合国儿童基金会（UNICEF）在内的联合国机构提供疫苗的必要条件。

生产厂家

在20世纪70—90年代中期，全球已实现含有破伤风类毒素（TT）成分制品的本地化生产。1992年，全球42个国家共有63个DTP/TT疫苗生产厂家（WHO，资料未发表）。发现使用低效制品用于新生儿破伤风预防对1992年世界卫生大会通过的决议具有重要的历史意义，该决议规定用于国家免疫规划的疫苗制品应符合世界卫生组织要求[451-453]。当时对孕产妇的破伤风类毒素（TT）免疫已取得良好效果，可减少新生儿破伤风的发生[354-356,454-458]，但在接受预防接种的妇女所生的婴儿中仍有新生儿破伤风病例报道[149,151,359,413,459-462]。1990年孟加拉国的一项研究表明，接种2剂破伤风类毒素（TT）的有效率为45%；一项小规模的血清学调查证实了该结果[359]。WHO参考实验室随后对连续3批孟加拉国生产的破伤风类毒素进行研究，结果未检测到效价。这促使WHO对22个新生儿破伤风负担较重国家的商业和国有厂商破伤风类毒素的质量控制程序进行了评估，结果发现只有4个国家具有能够正常行使职能的质量控制部门。对来自21个厂家的80批破伤风类毒素进行效价检测，其中15批低于WHO的最低效价标准[451]。之后，这22个国家做了大量的努力促进其疫苗生产标准化，同时建立并强化生物制品的质量管理机构。根据监管要求，当地疫苗产品及生产厂家大幅度减少，以确保疫苗质量符合要求。世界卫生组织制定的监管要求以及预认证和资格后审程序确保了联合国机构采购的所有疫苗的一致有效性和安全性[453]。

在美国，破伤风类毒素（TT）与白喉类毒素、无细胞百日咳疫苗或其他抗原如b型流感嗜血杆菌（Hib）结合疫苗、乙型肝炎疫苗及灭活脊髓灰质炎疫苗结合。类似的制品也在美国之外的地区使用（见第15章特殊制品与生产）。生产的含有TT成分的制品符合世界卫生组织标准[436]，并且经过了预先认证，因而有资格供货给联合国机构的厂家可在WHO免疫标准网站查到[463]。

剂量和途径

与其他灭活疫苗和类毒素一样，破伤风类毒素需要接种>1次，以产生保护作用和持续免疫力。在进行基础免疫时，如果免疫程序的剂次被延迟接种，则无必要重复接种1剂。

在北美和全球，按世界卫生组织建议生产[436]的制品应为每剂0.5ml。吸附类毒素应采用肌内注射，液体类毒素可以皮下注射。两者均可采用喷射注射器接种。商品类毒素的含量用标准抗毒素絮凝法评估，以Lf单位表示。这种方法测定的类毒素蛋白含量不一定与豚鼠效价表示的免疫原性符合。在美国，吸附类毒素制品中类毒素含量为每剂2~10Lf；通过测量来自免疫豚鼠血清池中的中和抗毒素的量来确定的效价必须超过2IU/ml。

现有制品

全细胞百白破联合疫苗（DTwP）、无细胞百白破联合疫苗（DTaP）及白破疫苗（DT）均为用于婴儿及<7岁儿童的联合疫苗。除在对百日咳疫苗有禁忌证

的情况下建议使用 DT 外,建议对婴儿和儿童普遍使用 DTP/DTwP[173,464,465]。在美国,当对联合疫苗中的任一组分适应,而对其他的组分又无禁忌时,即可使用联合疫苗(见第 15 章)。

获批的用于较大儿童和成人的制品中,白喉类毒素含量(2~2.5Lf)与儿童型制品(6.7Lf)相比较低。过去在美国,破伤风类毒素和减少抗原含量的白喉类毒素联合疫苗(Td)用于 >7 岁人群。自 2005 年以来,两种 Tdap 产品(含量减少的百日咳抗原和白喉类毒素)获准在青少年和成人中一次性使用,以进行对百日咳破伤风和白喉的加强免疫[466-469]。(建议与限制详细信息见第 9 章图 9.1[467])。几乎在所有情况下,对较大儿童、青少年或成人接种应首选 Td 或 Tdap(破伤风、白喉、百日咳),而不是 TT,因为多数需要接种破伤风类毒素的人很可能也会对白喉易感[466,468,469]。在美国,单抗原的 TT 已无法获得。

目前使用的吸附破伤风类毒素含有不同的沉淀盐佐剂。在美国,使用氢氧化铝、硫酸铝钾或磷酸铝作为佐剂。这些佐剂使类毒素可以低于液体制剂的剂量诱导足够的免疫应答[470]。最初的液体类毒素免疫程序要求接种 4 剂,而吸附类毒素只需接种 3 剂。在预防新生儿破伤风的临床试验中,孕妇需接种 3 剂液体类毒素才能产生达到保护水平的抗毒素,而吸附类毒素只需 2 剂即可达到[471]。在主动 - 被动联合免疫中,TIG 对吸附类毒素的应答无明显影响,而对液体类毒素则不然[428,433,472]。因为液体和吸附制剂免疫后不良事件的发生率基本相同,所以吸附的类毒素是更优的选择[471,473]。在美国 Td 只能以吸附制剂形式得到。在美国以外的地区,使用的是一种磷酸钙吸附的类毒素[474]。磷酸钙吸附的制剂在理论上可能比铝吸附制剂引起的不良反应更少,但并未得到证实[475-477]。

MenAfriVac(PsA-TT),一种新的 A 群脑膜炎球菌结合疫苗,以 TT 作为载体蛋白,除了针对脑膜炎球菌病的免疫接种外,还用于破伤风免疫的加强接种。可确认其有效性[478]。

破伤风疫苗成分

(详见第 5、6、7 章佐剂及防腐剂)

按照世界卫生组织的要求,纯化的吸附 TT 成品中游离甲醛含量应不超过 0.2mg/ml[436]。在美国,监管要求规定甲醛残留量不得超过 0.1mg/ 剂。在吸附产品中,沉淀钙或铝盐佐剂的含量也有限制,每个人用剂量制品中铝含量必须低于 1.25mg。美国以外地区的产品中铝含量可能更高。DTaP(及其联合疫苗)、DT、Td 和 TT 的多人份制剂必须含有防止细菌污染物过度生长的添加剂,单人份包装不需要添加防腐剂。历史上使用的最常见的防腐剂是硫柳汞,其终浓度最高可达 0.1%,但更典型的是 0.01%。最近,苯氧乙醇已代替硫柳汞用于儿童制剂,其终浓度通常为 0.01%。针对 20 世纪 90 年代人们对硫柳汞暴露的担忧以及 1999 年美国对汞暴露的担忧,美国食品药品监督局(FDA)呼吁最终为婴幼儿和儿童提供的疫苗不含硫柳汞,苯氧乙醇作为儿童制剂的防腐剂,通常最终浓度为 0.01%。目前在美国使用的所有 DTaP、DT 和 Tdap 以及一些 Td 制品都不含硫柳汞或仅含有源自生产工艺的痕量(0.000 12% 以下,相当于 0.3μg 汞 / 剂以下)硫柳汞。多人份包装制剂含有 2- 苯氧乙醇作为防腐剂,该防腐剂在一些单人份包装制剂中也存在。某些 Td 制剂、TT 液体制剂及多人份包装的吸附制剂含有 0.003 3%~0.01% 的硫柳汞作为防腐剂,相当于 8.3~25μg 汞 / 剂。DTaP 疫苗也可含有微量的残留甲醛、残留戊二醛、明胶和聚山梨酯 80。

稳定性

制品应保存在 2~8℃,通常有效期为 2 或 3 年。破伤风疫苗的相对热稳定性使其比其他免疫生物制剂更少依赖于冷链。理想情况下,应避免在高温环境下保存,尤其不能超过 7 天,但在室温下暴露数周并不会大幅度降低类毒素效价,除非暴露在 ≥45℃[479]。最近在乍得农村进行的一项研究表明,TT 可以安全地在温度高达 40℃的"受控温度链"中维持 30 天或更短时间而不会明显丧失效力[352]。然而在 60℃下暴露 3~5 小时即可破坏破伤风类毒素。冻结亦可以降低类毒素效价,尤其是吸附类毒素[480,481]。这种效果是可变的,但反复冷冻可降低抗毒素平均应答水平[482]。无论单价还是联合吸附破伤风类毒素,在冻结引起吸附剂变化后都会出现颗粒化,但颗粒化并不是确定类毒素先前是否被冻结的可靠方法。有关温度稳定性的资料 1998 年已有综述发表[483,484],且在 2006 年进行了更新[485]。

主动免疫的结果

免疫应答的评价

主动免疫通过刺激产生血清抗毒素诱导抗破伤风免疫。用破伤风类毒素进行基础免疫也可在 74%~90% 的受种者中诱导细胞免疫应答[辅助性 T 细胞 1 或 Ⅳ 型过敏反应],研究认为这有助于评估一个人提高免疫记忆应答的能力[486]。尽管假阳性反应也会出现[490]，但采用破伤风类毒素皮内试验可筛选无应答者[487-489]。

体内分析法

评价破伤风类毒素血清免疫应答的金标准是体内毒素中和试验，它可检测血清中具有生物学活性的抗毒素水平[420,471,491-493]（见后文讨论抗毒素水平相关性的"保护作用的血清学相关因素"一节）。中和试验是通过将待检血清与致死剂量破伤风毒素孵育后，用血清参考品标准化，再进行系列稀释并注射给小鼠完成的。毒素中和试验可检出低至 0.001IU/ml 的抗毒素效价。尽管尚无普遍接受的操作细则，但在活体中评价实际中和作用，此法已被视为最可靠和最具相关性的评价方法。

体外分析法

由于体内中和试验费时且昂贵，各种体外血清学试验方法已经建立，其中有被动血凝法（PHA）、ELISA法、放射免疫法、免疫荧光分析、乳胶凝集法以及一些使琼脂凝胶沉淀的方法。对每种方法的优点和缺点已进行了综述[413,494]。总的来说，任何一种体外破伤风抗毒素检测技术都是有用的，前提是必须证实与毒素的中和性质相关。然而，多数体外试验都有很大局限性，即不能区分生物活性抗体和非中和抗体，从而导致缺乏特异性，在抗体滴度较低时尤其明显[413]。PHA 和 ELISA 法是目前最简便也最常用的体外破伤风抗毒素检测技术，下面的讨论只限于这两种方法。

PHA 技术是第一个广泛使用的替代中和试验的体外测定法[420,494-500]。尽管 PHA 技术的检测结果存在差异，但中、高滴度抗体与毒素中和反应有良好的相关性。不同实验室使用鸡红细胞的检测结果比较一致[494,498]。但 PHA 试验既检测 IgG，也检测 IgM，可能更适于检测 IgM[500]。但只有 IgG 具有生物学中和活性[491,501]。因此，PHA 检测的低滴度抗体尤其是在基础免疫早期产生的抗体可能并不代表中和抗毒素[413]。

标准（间接）ELISA 法检测与被动吸附在微量滴定板上的破伤风毒素或类毒素（固相抗原）结合的抗体。将标准 ELISA 与小鼠中和试验结果进行比较的研究表明，当 ELISA 检测的抗体滴度在 0.16~0.2IU/ml 时，这两种方法的检测结果之间具有很强的相关性。而当 ELISA 检测抗体滴度低于上述效价时，则会明显高估有效抗体浓度[413,502-508]。导致这种特异性缺乏的因素包括非特异性抗体与附着在测试板上的污染蛋白结合，除 IgG 外还检出 IgM 以及检出中和活性很低或无中和活性的抗体。生物学失活抗体是由于低亲和力、非对称（单价）结构和/或识别生物学上不重要的表位的结合位点，包括那些通过固相结合的变性作用在毒素或类毒素分子上产生的位点[505,506,508-510]。在审查用于对含有破伤风类毒素的产品进行注册和规范的血清学资料时，美国 FDA 将 ELISA 法测定结果为 0.1IU/ml 作为最低保护水平的替代标准[511]。

为了解决检测无生物学活性抗体的问题，对标准 ELISA 法作了一些改进。在竞争性抗原 ELISA 法中，将可溶性毒素或类毒素抗原与待测血清混合，并计算与可溶性抗原结合的抗体数量。即使滴度低至 0.004IU/ml 时，该方法的检测结果与中和试验仍具有良好的相关性[510,512]。另一种在抗体滴度较低时提高特异性的改进 ELISA 法是毒素结合抑制法。该法将已定量的毒素与血清标本进行预培养，随后暴露于抗毒素包被板，以检测未结合毒素[509,513,514]。最新的改进是双抗原 ELISA 法，该法将生物素标记的毒素或类毒素添加到预先用类毒素包被的微量滴定板上孵育的待测血清中。采用该法，只有同时与固相抗原和标记的可溶性抗原结合的抗体才可被检出。当抗体滴度在 <0.10IU/ml 时，双抗原法也与体内中和试验具有良好的相关性[515]。最近，双抗原 ELISA 法已被用于大型血清学调查[272,341,516,517]和其他研究[351,518,519]。破伤风类毒素的多重微珠阵列测定法也已用于大型血清学中，并且已被证明在检测低于 0.10IU/ml 的抗体滴度时是准确的[353,519a]。

使用指尖血液进行破伤风抗体测定的商业快速测试法将在后文的"创伤处理中的破伤风预防"中讨论。尽管正在努力开发口腔液中破伤风抗体的检测方法[520]，但现阶段，血清法仍为检测破伤风免疫力的最可靠方法。

当报告破伤风抗毒素检测结果时，应说明采用的方法，如果可能的话，还应说明与中和试验的相关性。旨在测定美国和加拿大人群中保护性破伤风抗毒素流行水平的血清学调查采用了标准 ELISA 法来检测抗毒素水平。免疫保护被定义为抗毒素水平 >0.15IU/ml[340,398,521]。这一相对较高的临界值低估了所研究人群中的保护水平，因为一些抗毒素水平较低的人也会得到保护；但使用远小于 0.16IU/ml 的临界值显然会高估保护水平。如前所述，在未来的血清学调查中，使用更具特异性的改进 ELISA 法可更准确地检测抗破伤风保护性免疫水平。

保护作用的血清学相关因素

一般认为，具有抗破伤风保护作用的最低

破伤风抗毒素水平用体内中和试验法检测为 0.01IU/ml[420,428,471,522]。此临界值主要是在研究动物主动与被动免疫保护效果的基础上建立的。1964年，MC-Comb 在对同源被动免疫减少马破伤风的资料进行综述时发现，马在急性创伤后注射 1 500IU（约 2.5IU/kg）的抗毒素后，相应的血清抗毒素水平达到 0.01IU/ml，没有出现临床破伤风症状[428]。这与早期研究中豚鼠接受主动或被动免疫之后，血清抗毒素水平≥0.01U/ml 时可抵抗致死剂量破伤风梭菌芽孢的攻击的结果相一致[523]。有趣的是，尽管血清抗毒素水平≥0.01AU/ml 的豚鼠无死亡现象，但有 13%（血清抗毒素水平最高达到 0.5AU/ml）的豚鼠出现轻度的、非致命的破伤风，血清抗毒素水平低于 0.01AU/ml 的豚鼠中，有 7% 未出现任何破伤风症状。正如 Looney 和他同事的综述中所言，其他动物的主动免疫研究表明血清抗毒素水平在 0.01~0.1AU/ml 时，保护作用逐渐提高[524]。唯一的一次人体试验是由 WoLters 和 DehmeL 进行的，他们用类毒素对自己进行免疫接种，达到 0.007~0.01AU/ml 的血清水平，这使他们能够抵抗"致命的两剂或三剂"破伤风芽孢的攻击。实际的攻击剂量未知[525]。对在妊娠期接受主动免疫的母亲及其新生儿的两项观察性研究表明，0.01AU/ml 水平的抗毒素足以预防婴儿感染新生儿破伤风[420,471]。当使用标准的体外试验时，最小的保护水平为 0.1~0.16IU/ml[413,510]，而改进的 ELISA 方法 0.01IU/ml 作为临界值。

一些文章中报道的新生儿和成人破伤风病例，其血清破伤风抗毒素水平在≥0.01IU/ml，这对 0.01IU/ml（体内测定；体外测定为 0.1IU/ml）的抗毒素水平总是具有保护作用的观点提出了质疑[146-148,150-153,526]。出现症状时，所检测的血清抗毒素的浓度范围为 0.15~25IU/ml。在许多报道中，血清抗毒素均采用体外方法检测，而这会高估中和抗体的含量。在一项研究中，采用 ELISA 法检测患者的血清抗体水平为 0.2IU/ml，而采用中和试验，则<0.01IU/ml[150]。因而，在许多这类病例中，具有生物活性的抗破伤风抗体水平低于 0.01IU/ml。但是，其他一些患者的抗体水平经中和试验检测却>0.01IU/ml[146,148,151,152]。他们中的一部分人具有深度坏死性创伤。很可能当大量毒素产生时，血清抗破伤风抗体浓度达到 0.01IU/ml 或更高也不足以提供保护。对这种现象的另一种解释是，这些患者的伤口已与体内循环抗毒素分隔开，导致产生的毒素在被中和之前就已到达神经系统；或者，在以前接种过疫苗的人群中，大剂量破伤风毒素进行抗破伤风抗体检测之前即引起了免疫记忆应答，

但这些报道仍表明 0.01IU/ml 抗毒素的保护作用不是绝对的。

效力及有效性

破伤风类素在非新生儿破伤风中的应用

破伤风类毒素由于开发较早，致使它在使用前未能进行系统的安全性及免疫原性检测，而这些是目前注册和 WHO 预认证所强制要求的。关于支持破伤风类毒素主动免疫有效性的第一份资料部分来自上文所述 WoLters 和 DehmeL 所做的自身实验[525]。有关破伤风类毒素（TT）效果的确切证据最早源自其在二战期间的使用。在美国军队中先进行了 2~3 剂的基础免疫，并在受伤后进行加强免疫。273 万美国受伤士兵仅出现 12 例破伤风（0.44/10 万），而第一次世界大战中，在前线的 52 万名受伤士兵中出现 70 例（13.4/10 万）破伤风。在二战中 12 名患破伤风的士兵中，仅有 4 名接受过基础免疫[527]。接种过破伤风类毒素的英国军队情况与此相似，破伤风发病率为 4/10 万 ~9/10 万，且病例主要出现在未接种破伤风类毒素的人群中。而在早期的战斗中，破伤风的发病率为 22/10 万 ~147/10 万[278]。

对破伤风类毒素在预防非新生儿破伤风的效力方向尚未进行正式评估，该评估需符合当前标准的随机对照临床试验。但在下一节中，对新生儿破伤风预防、免疫规划对减少新生儿及非新生儿破伤风的影响以及免疫原性与保护作用的相关性的研究结果表明，常规接种破伤风类毒素具有很好的效果[356,420,471]。

破伤风类素在新生儿破伤风中的应用

破伤风类毒素在第二次世界大战期间预防破伤风取得成功，激励着人们探讨通过孕妇免疫预防新生儿破伤风的可能性。评估这种可能性的首项研究是 1959 年在新几内亚进行的一项非随机对照试验，以评价妊娠期使用液体破伤风类毒素预防新生儿破伤风（NT）的效果。结果显示，3 剂疫苗的保护率为 94%，2 剂为 65%，而 1 剂液体破伤风类毒素无保护作用[355]。随后在哥伦比亚农村地区进行的双盲随机临床对照试验结果表明，育龄妇女接种 2~3 剂破伤风类毒素，可预防新生儿破伤风，保护作用最长持续到免疫后 4 年[356]。对照组每 1 000 名活产儿中有 78 名死于新生儿破伤风，而在至少接种 2 剂类毒素母亲的新生儿中，未出现新生儿破伤风。

随后，通过在新生儿破伤风死亡率监测过程中搜集到的资料，对≥2 剂类毒素的效果进行现场评价，

结果报告有效率在 70%~100% 之间[413,456,457,528-533]。最近，一篇系统综述和 meta 分析推断，为孕妇和育龄妇女接种 2 剂或 2 剂以上的类毒素，可使新生儿破伤风死亡率降低 94%（95% CI,80%~98%）[534]。

与降低有效性有关的因素

除使用低效制剂（见前文"生产厂家"）外，还有多种因素与破伤风类毒素免疫失败有关。这些因素包括既往免疫史不准确或未经核实、不适当地缩短接种间隔[483]以及对类毒素进行错误处理尤其是反复冷冻[12,480-483]。免疫抑制与接种疫苗应答降低或保护作用迅速消失有关（见下文免疫及免疫缺陷）。如果破伤风抗体水平已经很高，则很少或没有诱导额外的抗体产生[524,535-537]。Dietz 及其同事[483]总结了可能影响破伤风类毒素免疫应答的其他因素，包括可降低这种应答的疟疾感染、可增强这种应答的疟疾化学药物预防以及似乎对免疫诱导无显著影响的营养不良。

破伤风类毒素对新生儿破伤风的预防作用取决于母亲对接种疫苗产生抗体的能力，以及抗体从胎盘到发育中胎儿的传递[42]。出现高丙种球蛋白血症、母体人类免疫缺陷病毒（HIV）感染、慢性胎盘疟疾和早产时，经胎盘传递的抗破伤风 IgG 可能会减少[538-547]。在 HIV 感染、疟疾及早产儿较为常见的地方，即使免疫规划效果显著，体内抗破伤风抗体不足的新生儿数量也远高于预期。部分明显的抗新生儿破伤风类毒素免疫失败病例，其最终原因是脐带残端严重感染产生了大量毒素，使母体抗毒素无法正常发挥作用。病例调查对于确定某个地区新生儿破伤风流行的主要原因是疫苗无效还是接种失败至关重要。在导致新生儿破伤风的原因中，缺乏足够的疫苗远比疫苗失效重要。

适应证

由于主动免疫在军队中获得成功，同时由于破伤风梭菌芽孢分布广泛、破伤风死亡率较高、马抗毒素频繁引起不良反应且保护作用不完全[548]，美国儿科学会（AAP）于 1944 年推荐对儿童进行破伤风常规免疫。20 世纪 40 年代中期，将破伤风类毒素与白喉类毒素和百日咳疫苗联合（DTP），允许 3 种抗原一次注射。1951 年，AAP 建议在婴儿中常规使用 DTP，因此，DTP 开始被医生普遍采用。从那以后，包括 ACIP 在内的顾问小组，建议按年龄为所有人群接种 ≥3 剂合适的破伤风类毒素联合疫苗，并且每 10 年进行一次常规加强免疫[173,464,549]。

婴幼儿与儿童免疫

在高收入国家，基础破伤风免疫程序包括在出生后第一年内给予三剂 TT，随后通常是在大约 6 个月至 1 岁后给予第四剂量[145,173,550-553]。在美国推荐采用的常规破伤风免疫程序是在 2、4、6 月龄、15~18 月龄时分别接种一剂 DTaP 的基础免疫以及 4~6 岁（DTaP）和 11~12 岁（Tdap）时的加强免疫，此后每 10 年再用 Td 加强免疫 1 次（见第 9 章或 CDC 网站：website, https://www.cdc.gov/vaccines/acip/recs/index.html）[549,554]。

WHO 扩大免疫规划（EPI）强调婴儿早期的保护，建议低收入国家采用的快捷免疫程序为在 6、10、14 周龄时各接种 1 剂[449,555,556]。某些欧洲国家和其他地区也采用其他快捷免疫程序（在 2、3、4 月龄或 3、4、5 月龄各接种 1 剂[552]），在后文对其进行详细讨论（也见第 44 章，表 44.5）。由于在婴幼儿中使用联合疫苗已成为规范，应视发生流行的危险情况，将破伤风免疫程序与白喉类毒素、百日咳疫苗以及其他疫苗的免疫程序结合在一起。目前不同国家免疫规划的多样性基于不同的暴露情况或死亡风险和可用的卫生资源状况等[553]。

破伤风类毒素是儿童常规使用的最强有力的免疫制剂之一。这种在新生儿时期即开始的接种程序，可获得保护作用[443,557-562]。早产儿在特定的年龄段具有与足月儿相当的免疫应答[561,563]。

白喉类毒素的免疫应答在被动转移的母体抗毒素存在时可被抑制，与此相反，过去曾认为破伤风类毒素引起的免疫应答很少被母体抗毒素所抑制[559,560,564-566]。但是，许多对破伤风类毒素免疫应答潜在抑制作用的研究是在母亲获得高水平免疫之前进行的[567]。在美国，目前多数育龄妇女接受过免疫，且在学龄前、青少年时期还可能有其他时间接受过加强免疫。在低收入国家，也有越来越多的成年妇女在婴儿和童年时期或成年后接受过免疫。在美国进行的研究表明，在 2 月龄接受免疫前体内循环破伤风抗毒素几何平均滴度（GMT）较高的足月婴儿，对 3 剂免疫程序可产生足够的免疫应答[568-572]。Edwards 及其同事[570]对 13 种候选 DTaP 进行了评价（采用美国免疫程序，按 2、4、6 月龄接种），并将血清学应答与在美国获得许可的 DTwP 进行比较。结果表明接种第 1 剂之前，用改进的 PHA 法测得 GMTs 为 1.11~7.43IU/ml。接种第 3 剂后，GMTs 为 3.09~22.51IU/ml。再次证明了妊娠期接受免疫的母亲所生婴儿获得的高滴度抗毒素并未抑制主动免疫力的产生。尽管采用了快速免疫程序且先前存在高滴度母体抗毒素的婴儿的破伤风类毒素应答水平仍较低，但这在临床上无关紧要。完成快速免疫程序后6个月时，平均滴度仍高于最低保护水平[573-575]。

在出生后的第1年内，接种第3剂破伤风类毒素时的年龄越大，产生的抗毒素水平越高。Brown及其合作者对从3~7月龄开始以1或2个月的间隔接种3剂DTP的婴儿进行的研究发现[576]，总体来说，不论时间间隔长短，在较大年龄时完成整个免疫程序的婴儿几何平均滴度（21.2~29.1AU/ml，体内中和试验）高于较小年龄时完成的婴儿（13.5~24.0AU/ml）。但这些差异可能并不具有临床意义，因为无论采用何种免疫程序，所有婴儿在完成3剂基础免疫后至少12~18个月内，抗毒素滴度都远高于0.01AU/ml（最低为0.125AU/ml），且两组GMT不相上下。无论免疫程序如何，对加强剂次所产生的应答水平相似（GMT为1.2~2.9AU/ml），证明抗破伤风免疫程序可在年龄较小时开始接种，且可产生较好的效果。最近，许多研究支持Brown及其同事的观点。在英国DTP常规3剂免疫程序于1992年由在3、4.5~5月和8.5~11月龄接种改为在2、3、4月龄接种[557,575]。采用快速免疫程序（在4月龄前完成接种）的婴儿，在第3剂接种约8周后，放射免疫法检测其破伤风抗毒素的GMT（0.522IU/ml）仅相当于在较大月龄时完成免疫的婴儿的1/6（3.43IU/ml）。接种第3剂1年后，这种差异逐渐变小（快速程序免疫组0.197IU/ml，常规程序免疫组0.341IU/ml）。采用两种免疫程序的婴儿抗毒素滴度均不低于0.01IU/ml。虽然替代了全细胞制剂的含无细胞百日咳的联合疫苗对TT的诱导反应较低，但这种差异在接受了推荐加强剂量的人群中不具有临床相关性。

一些研究表明，接种1剂标准效力或高效力破伤风类毒素即可诱导保护性抗体[420,425,516-518]。然而，在通常情况下，多数受种对象并未获得最低保护水平的抗体。那些获得高于0.01IU/ml水平抗体者也只是略高于这一最低保护水平，且缺乏对其进行长期随访。由于首剂TT所诱导的抗体多为非中和IgM，且中和IgG的亲和力随着接种剂次的增多而增加[413]，通常认为在婴儿出生后的第1年里，至少接种2剂标准效力的破伤风类毒素才能产生最低保护水平的抗毒素[443,581-585]。来自美国的DTP观察数据表明，在大量抗毒素产生并持续存在之前，婴儿需接种3剂疫苗[568-570]。

建议前2剂或前3剂的时间间隔是1~2个月，无确切证据显示接种时间间隔与破伤风抗毒素的产生有关。Brown及其同事认为，虽然间隔2个月接种的婴儿抗毒素水平高于间隔1个月接种的婴儿，但在12~18个月后进行加强免疫时，各组婴儿GMT相似[576]。

在婴儿时期接受3剂基础免疫后，抗体水平会相对较快地下降[565,575,576,586-588]。尽管以1~2个月的间隔接种3剂疫苗的儿童，在接种最后1剂的1年后，很少有人抗体会降至保护水平以下，但此时进行加强免疫（第4剂）会诱导高水平抗毒素和长期免疫力，并且该保护水平能达到入学体检标准[565,568,575,576,585,587-591]。WHO百日咳疫苗意见书指出，在出生后第二年接种第4剂DTP疫苗（首次加强免疫）能获得更好的保护效果[592]。

1岁以上的儿童中，以1~2个月的间隔接种2剂可产生保护水平的抗毒素，并可持续至少6~12个月[586]。在接种前2剂后6~12个月接种第3剂，可诱导明显的加强免疫应答和持续高水平的抗毒素。因此多数1岁以上儿童的免疫程序要求接种3剂：前2剂间隔1~2个月，第3剂于第2剂后6~12个月接种。3剂间每剂间隔至少1个月[551,593]。然而，当破伤风类毒素与百日咳疫苗结合（如DTP）时，要求3剂间隔时间尽可能短（4~8周），则经常采用与婴儿相似的免疫程序，即接种3剂，每剂间隔1~2个月。

对于各年龄组破伤风的预防，WHO建议的理想免疫程序为，所有在婴儿时期接种过DTP的儿童均应至少接受3剂含破伤风类毒素的加强免疫，最好是在2岁、4~7岁及9~15岁[449,555,592,592a]。

成人免疫

人群对破伤风类毒素的免疫应答水平似乎随着年龄的增长而下降。比较研究数据显示，儿童产生的抗毒素水平通常高于成人[597]。尽管免疫原性下降，但大多数成人疫苗仍可诱导产生保护水平的抗毒素，并可维持多年[473,594]。多数现行成人免疫程序要求以1~2个月的时间间隔接种2剂，6~12个月后接种第3剂[449,464,595,596]。有些程序建议接种3剂，每剂间隔至少1个月[551]。

以至少4周的时间间隔接种2剂后，几乎所有成人的抗毒素水平都高于0.01IU/ml（或体外分析为0.10IU/ml）[597]。GMT因疫苗类型与免疫程序而异，但通常都低于1.0IU/ml。在新几内亚进行的一项大规模现场试验中，接受2剂磷酸铝吸附疫苗的成年妇女有78%抗毒素滴度达到或超过最低保护水平达40个月，33%达54个月，但应当指出的是，磷酸铝佐剂的浓度是目前使用的最大浓度的2倍（2.5mg）[454]。其他研究，特别是针对老年人的研究表明，如果不接种第3剂，抗毒素滴度达到或超过最低保护水平的时间较短[421,598]。

在前2剂接种后6~12个月接种第3剂与产生高

水平（5IU/ml 以上）且持久的抗毒素有关[597]。老年人的免疫应答可能有一定程度的减弱。在一项研究中，只有 77% 的老年人在接受 3 剂基础免疫 8 年后抗毒素达到保护水平[421]。其他研究也表明老年人的免疫应答较弱[599-604]。然而，在多数成年人中，每 10 年进行一次常规加强免疫足以维持免疫力[473,591,594,600]。

在美国，为降低百日咳的风险，美国免疫实施咨询委员会（ACIP）推荐将三剂 Td 成人基础免疫中的一剂或作为加强免疫的一剂 Td 用 Tdap 代替（见第 9 及 44 章，或 CDC 网网 站：https://www.cdc.gov/vaccines/acip/recs/index.html）[549,554]。

孕产妇和新生儿破伤风的预防

对于以前没有接种过疫苗的女性，接种≥2 剂破伤风类毒素，间隔至少 4 周，最后 1 剂距预产期至少 2 周，这样的免疫程序可使 >80% 的新生儿产生保护性抗体。第 2 剂最好在分娩前 4 周或更长时间接种，以确保产生高滴度母体抗体，并最大限度地通过胎盘传递给新生儿[42,413,579]。

早期临床试验发现，在所有对象都被观察到的情况下，孕产妇只接种 1 剂破伤风类毒素对新生儿破伤风的预防效果有限[355,356,420,577]。因此，数据并不支持"在孕期接种 1 剂标准效价的类毒素即可提供足够的抗新生儿破伤风保护"的观点[413,457]。在孟加拉国发现了相反的结果，对只接种 1 剂破伤风类毒素的妇女进行了长期随访，认为接种 1 剂类毒素具有部分效果，该效果可长达 4 年。这一结论必然因此受到一定程度的质疑[605]。这些妇女的免疫接种史未能得到确认，可能排除了实际接种的 TT 剂量，且该结果与同一项研究的早期报道并不一致[456]。

据估计，对大多数接种者来说接种 2 剂破伤风类毒素对新生儿破伤风的保护时间最长为 3 年，接种第 3 剂后，其保护作用最长可持续 10 年[42,413,454]。由于希望有效率达到 80% 以上，并获得长期保护，世界卫生组织为以前没有接种疫苗的妇女提供 5 剂有适当间隔的免疫程序，旨在在怀孕期间引发高抗毒素滴度以预防母体和 NT（MNT）（表 58.1，见下文"免疫持续"）[42,413,449,606]。

在孕产妇和新生儿破伤风负担最大的低收入和中等收入国家，自 20 世纪 70 年代中后期以来，国家 EPI 计划一直在向婴儿提供含 TT 疫苗的常规免疫接种，并在一些国家为儿童提供加强剂量。现在许多进入育龄的妇女都已接受过 TT 免疫。考虑到妇女在婴儿期，儿童期和青春期接种疫苗的历史，一项 TT 计划旨在避免给予过量的 TT——从婴儿到生育期最多给予六次免疫以防止 NT（见表 58.1）[413,449]。

在美国，长期以来，Td 一直被推荐用于未接种疫苗、没有完成针对破伤风的基础免疫或者在 10 年前接受最后一剂含 Td 的疫苗的孕妇[607]。ACIP 现在建议在每次怀孕的妊娠晚期，或在产后立即给予 Tdap，以降低婴儿百日咳的风险（见第 44 章）[608]。如果需要超过一剂含破伤风的疫苗来完成基础免疫，则应使用 Td 和 Tdap 的组合，在妊娠晚期给予 Tdap。需要接种第 3 剂的妇女，应在产后接受随访，以确保完成基础免疫。

免疫持续

每次接种破伤风类毒素以后，抗毒素水平在 2 周内达到高峰，在 2 个月内迅速下降，并在随后的数年中逐渐下降（图 58.6）[513]。有报告表明，抗毒素水平呈稳定的对数线性下降[473,590,591,609]。Simonsen 对长期保护作用进行了综述，这些资料大体上支持保护性抗毒素水平具有持久性，但终生都需要在基础免疫后进行加强免疫[610]。在婴儿免疫接种开始于 2 个月或更晚的高收入国家进行的研究中，即使距上一次接种的时间已超过 20 年，在接受破伤风类毒素加强免疫后，仍可产生可接受水平的免疫应答，但这类应答的敏感性、应答水平以及抗毒素保护水平的持续时间在一定程度上取决于完成基础免疫后的间隔时间[519,524,590,600,609,611-613]。来自喀麦隆的研究引起了人们的关注，即当根据快捷 EPI 程序（6、10 和 14 周）给予基础免疫时，如果在给予第一次加强剂量之前有 10 年或更长时间的延迟，免疫记忆可能会丢失，需要第二次加强以达到所需的抗体水平进行持续保护[614]。对此还需进行更多的研究。

来自丹麦的研究表明，在接受 3 剂基础免疫（其中前 2 剂间隔 1 个月，第 3 剂与第 2 剂间隔 9 个月至 1 年）后，96% 的受种对象体内抗毒素保护水平可持续 13~14 年，72% 的受种对象持续时间超过 25 年[589,609,610]。对于已经接种过效价高于其他地区的类毒素的丹麦人群，Simonsen 及其同事建议在完成基础免疫后，于学龄时进行加强免疫，并至少每 20 年进行 1 次常规加强免疫[609]。

在瑞典进行的一项研究表明，间隔 4~6 周接种 3 剂，10 年后 94% 以上的受种对象抗体仍可达到或超过最低保护水平。美国一项针对 2~15 岁儿童接种疫苗的研究显示，在接受 3 剂基础免疫，每剂间隔 1 个月且无加强免疫的情况下，91% 的受种对象抗体可持续 7~13 年[616]。在美国，儿童接种≥4 剂的破伤风类毒素，在随后的 90 个月的随访中内无 1 例抗毒素水

表 58.1　WHO 推荐的破伤风类毒素常规免疫程序[a]

第 1 剂接种年龄	基础免疫中各剂次年龄/间隔[b,c]			加强免疫[b]		
	第 1 剂	第 2 剂	第 3 剂	第 4 剂	第 5 剂	第 6 剂
婴儿期	6 周(至少)或第 1 次接触	4(至少)~8 周	4(至少)~8 周年龄 6 个月	生命的第二年第 3 剂后≥6 个月(至少)	4~7 岁	9~15 岁
儿童期(1~6 岁)	第 1 次接触	2 个月	2 个月	第 3 剂后≥6 个月(至少)	4~7 岁第 4 剂之后≥1 年(至少)	9~15 岁
较大儿童(≥7 岁)青少年及成人	第 1 次接触	2 个月	6~12 个月	第 3 剂后≥1 年(至少)	9~15 岁第 4 剂后≥1 年(至少)	
无免疫的育龄/妊娠妇女(预防 MNT)[d]	第 1 次接触或尽可能在怀孕初期	6~8 周(至少 4 周)[e]	6~12 个月或在下次怀孕期间[e]	第 3 剂后≥1 年(至少)或在下次怀孕期间[e]	第 4 剂后≥1 年(至少)或在下次怀孕期间[e]	
童年接受 3 剂 DTP 的育龄/妊娠妇女(预防 MNT)				第 1 次接触或尽可能在怀孕初期	6~8 周(至少 4 周)[e]	第 5 剂之后≥1 年(至少),或是下次怀孕期间[e]

[a] 关于美国推荐内容,参见第 9 章或:https://www.cdc.gov/vaccines/schedules/index.html
[b] 应在适当年龄使用的疫苗:DTP/DT 应用于≤6 岁儿童;Td/TT 应用于≥7 岁的个体;Td 应用于并且优先用于≥4 岁儿童;7 岁以上仅应使用 Td 联合疫苗。
[c] 应用于免疫程序中断,需要恢复免疫程序,但不重复之前剂次的人群。
[d] 在儿童期间或青少年时期接种过 DTP/DT/Td/TT 的育龄妇女再次接种 Td/TT 的细节参见下文。
[e] 如需在怀孕期间进行接种,时间最好在妊娠晚期,至少在预产期前 2 周。
DT:白喉和破伤风类毒素;DTP:白喉、破伤风类毒素及百日咳联合疫苗;MNT:孕产妇及新生儿破伤风;Td:成人用破伤风和白喉类毒素制剂;TT:破伤风类毒素。
资料来自 WHO 推荐的常规免疫一览表。
http://www.who.int/immunization/policy/immunization_tables/en/index.html
也参见 WHO 破伤风疫苗意见书,2017 年 2 月。Wkly Epidemiol Rec,2017;92:53-76
可参见:https://apps.who.int/iris/bitstream/handle/10665/254582/WER9206.pdf;jsessionid=45F2D4ADADC358419409C7A4C900579D?sequence=1

平<0.08IU/ml[591]。芬兰的一项研究发现,在 4 岁以前,进行 4~5 剂 DTP 接种,在 10~14 岁时进行 Tdap 加强,可以保护超过 97% 的个体长达 10 年[616a]。在这些资料以及其他类似研究基础上,美国 ACIP 建议在婴儿和儿童接种疫苗后,用于常规暴露前预防的加强免疫间隔时间不少于 10 年[173,464]。

一些专家对每 10 年进行 1 次加强免疫的必要性提出了质疑,一是因为最近一项基于人群的血清学调查表明,在观察时间无实质性延长的情况下,保护性免疫力至少可持续 20 年[334,336,517,617,617a],二是因为在完成≥3 剂基础免疫的人群中,不论是否接受加强免疫,都很少出现破伤风病例,与破伤风有关的死亡病例就更少[68-71,251,610,618-623]。尽管很少有人支持每 10 年加强免疫 1 次的建议,但在已接种疫苗的人群出现低发病率和死亡率的事实已经确定。2013 年的一项研究表明,在美国只有 63% 的成年人在过去 10 年中接受过破伤风加强免疫[624]。其他意见认为,对于在儿童时期接受过基础免疫、青少年时期接受过加强免疫的人群,在 30 岁或 50 岁以前无必要对其破伤风免疫状况进行进一步例行评估[595,622,617a]。仍建议在刨伤处理时采用破伤风类毒素进行预防。Gardner 认为,鉴于使用破伤风类毒素会出现很多不良反应,采用这种改进的程序是合理的,且采用这一程序可以更有效地监测人们的依从性[622]。一些国家已修订其成人加强免疫的建议,以期较长期的保护。例如,英国建议在婴幼儿、儿童及青少年时期接种 5 剂含破伤风类毒素成分的疫苗,当出现创伤时无需加强免疫,但需注射 TIG[551,623]。法国采用了一种基于年龄的方法,建议在 25 岁、45 岁、65 岁进行加强免疫,然后每 10 年一次成人加强免疫。

由于并非所有可导致破伤风的创伤都能得到临床治疗,且发生创伤或其他需要接种破伤风类毒素的情况时并非都进行破伤风加强免疫(见前文"流行病学"),依靠治疗期间的预防措施并不能确保高危人群得到保护[625]。另外,对在创伤处理时接种的加强剂

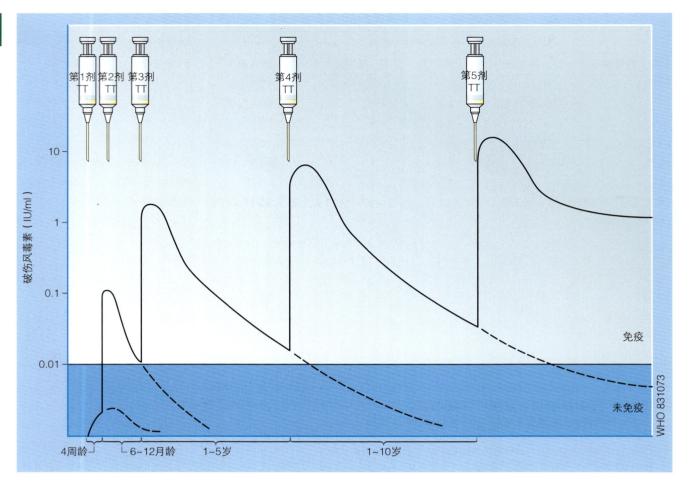

图58.6 破伤风类毒素的抗体应答。在以适当的时间间隔接种5剂后,多数接种对象的保护作用可持续≥20年时间(经体内中和试验或改进的酶联免疫吸附试验法测得保护临界值为0.01IU/ml;如采用标准酶联免疫吸附试验法,最低保护水平为0.10~0.16IU/ml)改编自:Borrow R,Balmer P,Roper MH. The immunologic basis for immunization:module 3:tetanus (update 2006). 瑞士日内瓦:WHO,2007. 可参见:http://apps.who.int/iris/bitstream/10665/43687/1/9789241595551_eng.pdf.

产生的抗体应答可能不会快速产生对潜伏感染的保护作用[413]。

目前在北美,建议对成人每10年进行1次破伤风类毒素加强免疫的最重要的理由,是为了尽量使所有受种对象的血清抗毒素远高于保护水平。尽管仅仅接受基础免疫即对减轻疾病严重程度有效,但在先前接种过类毒素的人群中仍有严重的破伤风病例和死亡病例的报道[17,71,152,153,251,548,626]。最近一项基于人群的破伤风抗毒素血清学调查结果显示,对每10年加强免疫1次的策略缺少依从性,其后果是明显的:抗毒素达到或超过最低保护水平的人群比例随年龄的增长而下降,大部分老龄人群远未得到保护[338,340,341]。另外,老年人单次接种类毒素后,与年轻人相比可能不易产生高水平或持续性免疫应答;在50岁时接受1剂加强免疫可能不会提供足够的保护[394,421,601,603,604,627],尽管在这些研究中免疫史通常未得到验证,部分接受加强免疫的老年人可能从未接受过基础免疫。随着越来越多在儿童或青少年时期接受破伤风免疫的人群进入老年,未受到保护的老龄人群的比例可能会逐渐下降[400,517]。

Balestra和Littenberg对每10年进行1次加强免疫的策略与仅在后半生进行1次加强免疫的策略进行成本-效益分析,并将结果进行了比较[621]。据他们估计,每10年加强免疫1次的保护率是仅在65岁加强免疫1次的4倍。他们还估计,实际上每10年加强免疫1次的成本-效益比更低:共需花费143 138美元,即每年的生命挽救成本为1 993美元;而在65岁时接受1次加强免疫,这一成本为4 527美元。但是,这项分析未考虑到创伤处理中预防破伤风的加强剂费用,并且可能高估了预防接种后并发症的治疗费用,从而使两种策略之间的成本差异加大。

建议成人每10年接受1次加强免疫,特别是用Td进行加强免疫的最终考虑,依据是白喉抗毒素水平比破伤风抗毒素水平的下降速度更快[464,628]。鉴于每 10 年加强免疫 1 次的策略对健康影响重大，ACIP 继续推荐采用这一策略[136,173,596]。

免疫缺陷者的免疫

由于含有破伤风类毒素成分的疫苗 Tdap、Td 都是灭活疫苗，在免疫力低下的人群中使用也很安全，包括先天性免疫缺陷者、人类免疫缺陷病毒（HIV）感染者、血液或其他系统恶性肿瘤患者、接受干细胞移植（SCTs）或器官移植者以及慢性肾衰竭（CRF）患者[607,629,630]。尽管在某些情况下资料不完整，但这些情况多数会降低破伤风类毒素疫苗免疫应答水平或缩短疫苗保护期或两者兼有[630-649]。除了对接受干细胞移植者和慢性肾衰竭患者的接种指导原则有所修订外，含破伤风类毒素成分的疫苗进行基础免疫和加强免疫的一般程序，同样也适用于已知或疑似免疫缺陷者[607,629,630]。但对免疫功能低下的人群可进行抗破伤风抗体测定，以评价接种疫苗后的免疫应答和保护力持续时间，并指导破伤风类毒素加强剂次的使用[643]。另见第 69 章，"免疫缺陷者疫苗接种"和第 70 章"人类免疫缺陷病毒感染者疫苗接种"。

HIV 与破伤风类毒素

感染 HIV 病毒后的成人和婴幼儿接种破伤风类毒素后，血清中抗毒素水平会有适当的增加，但是其抗毒素水平与未感染者相比有降低趋势，特别是 $CD4^+$ 细胞数量低于 300×10^6/L 的感染者[518,543,630,632,633,635,650]。虽然大多数在围生期感染 HIV 的婴幼儿对含破伤风类毒素成分的疫苗可产生正常应答，但是随着病情的发展，对疫苗的血清应答水平下降[634,635,651]。破伤风抗毒素在 HIV 感染者体内达到或超过最低保护水平的持续时间尚不确定，尽管已有证据显示抗体水平持续时间短于未感染者[630,652,653]。2010 年一篇关于 HIV 感染患儿对高效抗反转录病毒治疗（HAART）的免疫应答的综述指出，免疫重建不能确保产生长期保护作用。对接受 HAART 治疗的患儿需进行监控，如果具备适应证，则应进行加强免疫[654]。在接受 HAART 治疗的成人 HIV 感染者中也观察到类似结果，接受 HAART 治疗的老龄患者对 TT 产生应答的能力很低[655]。美国儿科学会（AAP）建议对带有可能感染破伤风伤口的 HIV 感染者，不论破伤风类毒素免疫史如何，均应使用 TIG[173]。（另见前文"与降低有效性有关的因素"和第 70 章）

移植与破伤风类毒素

关于移植患者接种疫苗的建议，干细胞移植（SCT）患者和实体器官移植患者有所不同。干细胞移植后，患者最初免疫力严重下降，可一旦他们获得的免疫系统成熟，即可实现对疫苗可预防的疾病的免疫重建[656,657]。建议接种 3 剂与年龄相适应的含 TT 疫苗；接种时间分别为移植后 12、14、24 个月[638,656]。有证据表明，如果在采集骨髓前 6~10 天为干细胞供者接种疫苗，其结果可将抗体合成 B 细胞和抗原特异性 T 细胞均移植给受者，从而可在移植后第 1 年内为受者提供一定程度的保护，并可增强移植后的第 2 年主动免疫应答[638]。

与干细胞移植相反，有关实体器官移植后对破伤风的免疫力以及对破伤风类毒素应答的资料比较少见。实体器官移植患者需要终身免疫抑制，以防止器官排异反应，维护同种异体移植器官的功能，因此感染的风险增加。成功接受肾或肝移植的儿童尽管接受免疫抑制治疗，但似乎仍可对破伤风类毒素产生正常应答[658,659]。成人肾移植患者也可对破伤风类毒素产生正常应答，虽然产生的抗毒素水平明显低于健康对照组[639]。不同移植中心的疫苗接种策略有所不同，且目前无足够的资料支持对实体器官移植患者的免疫策略进行更改。因此，仍建议对儿童和成人实体器官移植患者，继续采用标准程序进行破伤风类毒素疫苗的基础免疫和加强免疫[638]，另见第 69 章。

肾衰竭与破伤风类毒素

CRF 与由尿毒症引起的细胞免疫和 IgG1 变化所导致的免疫缺陷有关[639,658,660]。对成人慢性肾衰竭患者包括长期接受透析的患者进行的研究表明，患者对破伤风类毒素的免疫应答有着各种缺陷。慢性肾衰竭患者中破伤风抗毒素达到基线保护水平的比例，即接种破伤风类毒素后出现血清阳转的患者的比例低于健康人群[639,640]。慢性肾衰竭患者对类毒素产生应答而诱导的平均抗毒素水平低于健康对照组，且保护性免疫力的持续时间也缩短[639,641,642]。要使成人慢性肾衰竭患者的抗毒素达到保护水平，可能需要 >1 剂的加强免疫，而且，为了维持保护水平，需要的加强免疫次数可能比每 10 年一次更频繁。对这部分人群，需监测接种后抗毒素水平，并在此后定期监测，以对个人免疫策略进行指导。相对于成人，接受血液透析的慢性肾衰竭儿童患者对 DTP 最初可产生正常应答，但保护期限尚未确定[661]。大多数接受腹膜透析的婴幼儿也可对常规的 DTP 疫苗免疫产生正常应答，抗毒素达到或超过最低保护水平的时间可长达 24 个月[662]。

接种后的不良反应

接种破伤风类毒素后轻度局部反应比较常见,严重的反应包括神经和过敏反应,但罕见[663]。破伤风类毒素接种后的不良反应发生率和严重程度受多种因素影响:以前注射过的次数、先前体内抗毒素的水平、本次接种的制剂中类毒素含量、佐剂的类型和数量、注射途径、制剂中存在其他抗原以及采用有机汞作为防腐剂。TT的不良反应的因果关系评估因其与其他抗原组合的频率而变得复杂。医学研究所和医疗保健研究与质量机构进行的系统评价得出的结论是,在所评估的16种潜在严重不良反应中,证据仅足以支持TT与过敏反应之间的因果关系[663,664]。

注射破伤风类毒素后最常见的不良反应是局部反应。根据定义不同,在接种对象中报告的局部反应率为0~95%。大多数研究认为,不良反应率随着接种次数的增加而上升[597,624,665,666]。这是在创伤处理提供年度加强免疫时发生的[591]。然而,现在建议每次怀孕时用Tdap加强,因为新生儿存在百日咳发病死亡的风险,并且相隔4~5年给予非妊娠受试者该疫苗,局部反应的风险没有明显增加[666a,666b]。在健康、未妊娠的青少年和成人中进行短时间间隔(即,在21天或≤2年内)施用Td和Tdap或Tdap—灭活脊髓灰质炎联合疫苗的研究未发现严重的不良事件[666c,666d,666e]。在接种1剂吸附类毒素加强剂的人群中,50%~85%注射部位有疼痛感或压痛感,25%~30%出现水肿和红斑[667-671]。以明显的肿胀为特征的更严重的不良反应发生率<2%[665,672]。

一些研究者声称,增加抗原含量(Lf)会增加局部反应,但无明显的证据能说明这一点[665,666,673]。然而,先前存在的抗毒素水平越高,则局部反应发生率越高,反应严重程度也越高[324,665-668,673-676]。快速(在4天内)产生免疫应答的人群,提示先前接受过免疫,其局部反应发生率高于产生免疫应答比较慢的人群[324,666,673,675,676]。大面积的局部反应,如从肘部到肩部的肿胀,常见于多次接受类毒素加强免疫的人群。通常这些反应是在三角肌注射类毒素后2~8小时发生。这部分人群的血清抗毒素水平为2~160IU/ml,平均水平高出无不良反应的或者出现全身性不良反应的人群许多倍[673,677-680]。大面积局部反应的发病机制尚不完全清楚。先前存在的抗体可明显地与沉淀的类毒素结合成复合物,诱导产生炎症反应(例如,局部过敏坏死反应,或Ⅲ型超敏反应)[677,680]。其他未确定的宿主因素也存在,因为出现这些反应的人群,其抗毒素水平的范围很广,且在未出现这些反应的人群中也可检测到抗毒素水平。有些研究者建议,对接种破伤风类毒素后有大面积局部反应史的人群,在进行加强免疫时,其剂量应低于标准剂量(例如,1Lf),以获得足够的免疫应答,同时又不产生明显的不良反应[666,673,681]。对这部分人群,应在进行加强免疫前评估其抗毒素水平,以确定是否需要加强免疫。多数其他严重的局部反应都可通过在创伤处理时避免不必要的破伤风类毒素加强免疫来预防(见下文"创伤处理中的破伤风预防")。

关于铝佐剂与液体类毒素相比是否会增加局部反应发生率的问题,有着相互矛盾的报道[470,667,668,676,682]。由于佐剂可以激活补体并刺激巨噬细胞,吸附剂中的铝佐剂从理论上讲会比液体类毒素更频繁地引起局部炎症反应[683]。组织学证据显示,有些人群肌内注射含有氢氧化铝佐剂的疫苗后,氢氧化铝晶体可能残留在注射部位,从而产生局部炎症反应。目前这一发现的临床意义尚不清楚[684-686]。研究结果的不同可能是由于吸附类毒素的生产工艺不同,从而导致吸附率和佐剂活性不同[443]。又或者,类毒素的效力存在差异(含有或不含同等含量的Lf),这是所有接种破伤风类毒素后不良反应的比较研究中都存在的一个共性问题。一篇发表于2004年的系统综述认为,从评价铝佐剂诱导的反应的研究中得到的证据无说服力,但得出的结论却是,与液体疫苗相比,铝佐剂疫苗在低龄儿童中更多引起局部红肿和硬结,而在较大儿童中更多引起注射部位疼痛[687]。然而,无证据表明会增加严重不良反应,该综述作者建议对铝佐剂的担心完全无必要。

破伤风类毒素皮下注射出现局部反应的频率要高于肌内注射[665],这一点在使用吸附类毒素表现得更为明显[688]。铝佐剂在皮下注射时能引起无菌性脓肿[683]。当使用可将类毒素沉淀在皮下组织中的喷射注射器,注射部位水肿的发生率比采用针头进行肌内注射高2倍[689]。

在美国,破伤风类毒素一般与白喉类毒素联合使用,可以联合或不联合百日咳抗原[145,173,607](含有白喉和百日咳成分的疫苗的不良反应,在第19和44章陈述)。在某些对照试验中,注射Td比单独注射TT更经常出现一些轻微的不良反应,如肿胀或疼痛(Williams JJ, Ellingson HV. 商品化白喉破伤风类毒素的现场试验:新兵的免疫反应。1954年提交给武装部队流行病学委员会的未发表报告。)[669]。但其他研究并未发现Td与TT的局部反应率之间存在本质差异或TT的局部反应率高于Td[670,671,690]。观察到接种DTaP后的大面积局部反应发生率越来越高，其病原机制尚不完全清楚，但可能与明胶含量有关[691,692]。

反应原性资料表明，Tdap 在大龄儿童、青少年及成人中耐受良好。在英国和北美进行的一项关于单剂 Tdap 加强免疫的大规模随机对照试验表明，最为常见的不良作用为 5%~78% 受试者注射部位的局部反应。其他不良反应均为轻度，且处理后无任何后遗症[693]。对 Tdap 和 Td 的比较研究发现，尽管在接种 Tdap 的人群中更常出现局部反应，但反应率的增加并无临床意义（例如，接种 Tdap 后各种疼痛的发生率为 75.%，而接种 Td 后为 72%）[692]。Tdap 在与其他疫苗如流感和脑膜炎球菌疫苗同时接种时也耐受良好[694]。

1999 年之前，在美国破伤风类毒素中使用的防腐剂一直是硫柳汞。这种含汞的化合物可在部分人群中诱发迟发型超敏反应[681,695]。目前尚不清楚在肌内注射时，对硫柳汞的超敏反应要达到多大程度才会影响疫苗的局部反应。报告很少将局部反应与夸大的对破伤风类毒素本身的迟发型超敏反应联系在一起[677,696-698]。使用硫柳汞的长期效应尚不清楚[699]。然而，出于对汞暴露的担心，美国 FDA 对包括疫苗在内的所有含有该金属的医药制品着手进行审查。同样，欧洲药品评价局专利药品委员会（European Medicines Evaluation agency's Committee for Proprietary Medicinal Products）要求疫苗生产厂家最终取缔其制品中的有机汞防腐剂[700]。在美国，要求所有用于婴幼儿和<7 岁儿童的 DTaP 以及 DT 制品均不应含或仅含微量的硫柳汞（见前文"破伤风类毒素成分"）[701,702]。美国亦有其他不含或仅含微量的硫柳汞的含有破伤风类毒素的制品。

接种破伤风类毒素的全身反应不像局部反应那样常见。局部反应可伴有发热，特别是当局部反应较重或抗毒素水平较高的时候[669,672,680]。比较少见的情况是，某些抗毒素水平较高的人在接受加强免疫后的初期，未经历实质性的局部反应即出现高热和不适[680]。接种 Td 的受试者具有临床意义的反应并不比接种单抗原 TT 更为常见[703,704]。Td 加强免疫后有 0.5%~7% 的人会出现发热，但>39℃的高热比较罕见（Williams JJ, Ellingson HV. 商品化白喉破伤风类毒素的现场试验：新兵的免疫反应。1954 年提交给武装部队流行病学委员会的未发表报告）[669,672]。有关其他全身症状如头痛或不适的报道比发热要少[666,672]。接种类毒素后也可能发生淋巴结病[668,677]。通过对 Tdap 和 Td 进行比较研究发现，尽管局部反应、发热、头痛在接种 Tdap 的人群中更为常见，但这种反应的增加并无临床意义（例如，接种 Tdap 的发热率为 5%，而接种 Td 为 3%）[466,469,692,693]。

据报道，外周神经病变，尤其是臂丛神经病变，可发生在接种破伤风类毒素数小时至数周内[705-712]。关于这些报道和实验室发现已有综述发表[712-714]。虽无正式记载，这些报道却支持神经病变是类似于注射马破伤风抗毒素后产生的免疫复合物沉着病的表现[715]。美国医学研究所疫苗安全委员会（Vaccine Safety Committee of the US Institue of Medicine）于 1994 年得出结论，有证据支持注射破伤风类毒素与臂丛神经病变之间存在因果关系[714]。但该证据被认为不足以肯定或否定破伤风类毒素与单神经病变之间的因果关系。以 Mayo 诊所两个关于臂丛神经病变的系列病例报告为基础，其中包括破伤风类毒素暴露后的病例报告[710,711]，医学研究所委员会估计每 10 万名破伤风类毒素受种对象中，有 0.5~1 人会在免疫后 1 个月内出现臂丛神经病变[714]。由于这一估计只是以公开的系列病例报告为基础，其中还包括 6 名免疫史不详的类毒素暴露患者[710,711]，其所计算的归因危险度有可能被高估了。对美国在 1991—2001 年的预防接种后不良反应进行的被动监测中，发现 49 例臂丛神经炎，都发生在接种含破伤风类毒素成分的疫苗（38 例是单纯类毒素，11 例是联合疫苗）后的 0~60 天以上（中位时间为 2 天）。所报道的病例与接种剂次的比例为 0.69/1 000 万剂[716]，有力地证明真正的发生率远低于每 0.5/10 万 ~1/10 万。

有报道称，至少有 25 例吉兰 - 巴雷综合征（GBS）发生在接种破伤风类毒素后[705-708,714]。1 位患者共注射 3 次类毒素，每次都会出现 GBS 症状[706]。尽管在破伤风类毒素与 GBS 之间可能存在因果关系，但这种事件的发生是极其罕见的，且现有证据既不足以支持也不能排这种联系[663,664]。据估计，接种破伤风类毒素后 GBS 的发生率为 0.4/100 万[714]。人群研究并不支持 GBS 与破伤风类毒素间有因果关系。一项对接种 DTP 的 70 万名儿童的研究发现，接种后 GBS 发生率与预期的背景发生率相似[717]。在向估计有 120 万的儿童和成人接种破伤风类毒素后，另一项研究发现免疫后 GBS 发生率低于只以几率算得的发生率[718]。ACIP 建议，如果在接种含破伤风类毒素成分的疫苗后 6 周内发生 GBS，以后接种这类疫苗时应引起高度警惕[550]。

有报道表明，接种破伤风类毒素或 DT 之后会出现其他神经疾病，包括癫痫发作和急性脑病[680,714,719,720]。但无足够的数据支持接种后与这些疾病相关因果关系[663,664,714]。与所有免疫接种一样，接种后不久即出现全身症状本身并不表示因果关系，其间的联系可能只是一种不相关的偶然事件。对病例对照研究所作的 meta 分析就多发性硬化症与破伤风类毒素免疫之间关系得出了相矛盾的结论[721]。这个分析和其他报道都发现接种破伤风类毒素可以降低多发性硬化症的发病风险[722,723]。

破伤风类毒素,特别是铝吸附类毒素,偶尔可诱导机体产生 IgE[475,724-726]。尽管精制破伤风类毒素引起的真正过敏性反应(Ⅰ型超敏反应)罕见[714,727-729],医学研究所的结论是,证据足以证明 TT 与过敏反应之间的因果关系。1942 年以前,在美国的类毒素制品中含有培养基中污染的肽胨和过滤工艺中污染的丝纤维。这些疫苗在接种 61 000 剂后共出现 2 例过敏反应(占 0.003%)[730-733]。20 世纪 60 年代早期,在空军新兵中大规模接种类毒素后,归因于类毒素的严重过敏反应发生率为 0.001%[734]。1991—1995 年,美国对包括喉痉挛、支气管痉挛和过敏症在内的严重过敏反应进行被动监测,发现接种政府发放的 Td 后,严重过敏反应的发生率为 1.6/100 万(美国疾病预防控制中心,未发表的资料)。

皮肤试验一直被建议用于评价有破伤风过敏史的人接种破伤风类毒素后出现过敏反应的风险。然而,皮肤试验的益处是有限的,本身却带有一定风险[681,735]。在一项对 95 名有破伤风类毒素过敏史的美国空军新兵进行的研究中,94 名皮内皮肤试验结果呈阴性。所有新兵都能耐受全剂量类毒素,提示在先前的反应中缺乏 IgE 介导的超敏反应。在随后可耐受全剂量类毒素的研究对象中,观察到了皮试反应阳性[681]。但在另一项研究中,对 200 名有过敏史的人进行皮肤试验,结果有 3 人出现过敏反应;其他研究者也有类似的报道[729,735]。因此,由于皮肤试验缺乏特异性[736],不应过于看重其结果,进行试验时必须小心谨慎。

当得知个体有破伤风类毒素过敏史时,注射时应密切观察其反应。在年龄较大的有过敏史者中,一个潜在的问题是不能区分过敏反应是由用马抗毒素所致,还是由破伤风类毒素所致。在破伤风类毒素被广泛使用前,在注射"破伤风预防针"后所出现的不良反应提示接种的是马抗毒素或其他制品。当过敏史与速发型超敏反应一致时,检测血清抗毒素水平有助于评价类毒素加强免疫的实际需求。在伤口紧急处理的时候,检测血清抗毒素水平并不能马上得到结果,这时,可以在过敏反应紧急救治设施齐备的条件下先进行皮肤试验(该方案可参见:Jacobs 等)[681]。如果不能进行皮肤试验,或认为试验有一定风险,可采用 TIG 作为紧急预防措施,等血清抗毒素水平检测结果出现后,再决定用什么方法进行加强免疫。

与其他疫苗同时使用

破伤风类毒素可与白喉类毒素、百日咳疫苗(包括全细胞和无细胞疫苗)、乙型肝炎疫苗、灭活脊髓灰质炎疫苗和 b 型流感嗜血杆菌多糖结合疫苗一起制备成联合疫苗。接种联合疫苗后未降低抗破伤风免疫应答水平,与破伤风类毒素相关的不良反应也无实质上的增加(见第 15 章)。与全细胞百日咳疫苗联合使用可提高破伤风类毒素和白喉类毒素的血清学应答水平,因为全细胞疫苗具有佐剂作用。

随着破伤风类毒素-b 型流感嗜血杆菌磷酸多核糖基核糖醇(PRP)多糖共价结合疫苗的使用(PRP-T),人们在理论上开始担心结合疫苗中的破伤风类毒素是否会抑制或增强对破伤风类毒素的免疫应答,但这些问题并未在临床上表现出来。同时接种 DTP 和 PRP-T,最初产生的抗毒素应答水平略高于单独接种 DTP。但不论 DTP 是否与 PRP-T 联合使用,总体抗毒素水平均高于保护水平。从母体获得的破伤风抗毒素并不会干扰对 PRP-T 的免疫应答[737]。实际上,单独接种 PRP-T 也能诱导大量的破伤风抗毒素应答,但其水平低于使用破伤风类毒素诱导的应答[738]。因此,PRP-T 疫苗并不能替代破伤风类毒素。同时使用 PRP-T 和 DTP 并不会增加常见不良反应的发生率,其不良反应率与其他 Hib 多糖结合疫苗并无差异[739]。用同一支注射器接种 DTP 和 PRP-T 联合疫苗,其免疫原性和安全性与这两种疫苗分开接种相当[740,741]。

禁忌证与注意事项

必须详细了解可能的不良反应史,因为某些患者可能会将马抗毒素与类毒素混淆。美国 ACIP 及美国儿科学会(APP)传染病学委员会将有严重的超敏反应史或接种后出现神经系统疾病列为破伤风类毒素的禁忌证[173,464]。这个评价应区分神经系统疾病(作为进一步接种的禁忌证)与其他症状如晕厥(不作为进一步接种的禁忌证)。当属于接种类毒素禁忌证时,如果免疫状况不清,同时伤口较大且不清洁,应注射 TIG。如果伤口较小且清洁,则不需注射 TIG。硫柳汞引发的迟发型超敏反应并不是因为使用含有这种防腐剂的制品而引发的禁忌证,因为这类反应只是皮下/真皮反应,而不是全身反应。

研究始终未能确定孕期接种破伤风类毒素或破伤风白喉类毒素联合疫苗会导致胎儿畸形或其他伤害[742-747],但在供应商们确信孕妇还将继续接受孕期检查时,为谨慎起见,应将接种推迟到孕中期,以最大限度地减少对出生缺陷的担心。

创伤处理中的破伤风预防

对所有寻求治疗的有皮肤伤口或感染的人都应进行破伤风预防的评估。这些创伤应该按医嘱进行处理，包括清除异物、采用清创术去除坏死组织、切开引流和冲洗，以预防或消除厌氧环境及细菌污染[211,748-751]。应了解患者的破伤风类毒素免疫史，注意先前接种的次数以及最后1次接种至今的时间间隔，特别要记住，在急诊室和医生办公室询问的接种史并不一定准确，可能会高估那些声称近期接受过免疫的人群的保护作用，而低估了免疫史不完整的人群的保护作用[400,752-758]。关键问题是要确定患者是否已完成基础免疫。如果不能确定，那么在条件允许的情况下，必须考虑使用TIG。

在20世纪50年代，如果距最后1次接种类毒素已超过一年，建议对所有伤者采用类毒素进行加强免疫。频繁进行破伤风类毒素加强免疫与局部过敏坏死反应的关系，以及对加强免疫后的抗体应答动力学更深入的理解，致使人们对这一做法重新进行了评估[473,587,591,616,679]。表58.2总结了以现有的ACIP建议为基础，用于创伤处理中破伤风预防的破伤风类毒素与TIG使用指南[173,464,549,751]。在对先前未接种过Tdap的成年人进行创伤处理时，Tdap应该取代单一剂次Td[145,554,759,760]。

尽管任何伤口都有可能感染破伤风，但清洁的伤口被破伤风芽孢污染以及产生可促进芽孢萌发的厌氧和酸性环境的可能性均较小。一些有过≥3次类毒素接种史却检测不到抗毒素的人群，在加强免疫1剂后的4~7天内检出了抗体[524,611,613,761,762]。因此，有清洁创伤的人，如果过去接种吸附类毒素<3次或距上次接种的时间>10年，建议采用破伤风类毒素进行加强免疫，不必使用TIG。除老年人和部分移民外，在美国，多数人暴露前的抗毒素都达到或超过最低保护水平(对于更可能得不到保护的人群，参见上文"流行病学""免疫持续")。

伤口被污物、粪便或唾液污染，较深的伤口和贯通伤，伤口伴有坏死组织，如烧伤、冻伤、坏疽和挤压伤，所有这些情况更有可能造成破伤风梭菌的感染并产生毒素。在糖尿病患者或非法注射毒品者中出现的脓肿、蜂窝组织炎、慢性溃疡和其他创伤也容易感染破伤风。由于一些患者5年后体为的破伤风类毒素可能会下降到不起保护作用的水平，所以现在建议带有不洁净的大伤口的患者如果自上一次接种超过5年，则应再次接种一剂破伤风类毒素。另外，先前接种类毒素<3次者、免疫史不清者和免疫缺陷者如HIV携带者(见上文"免疫缺陷者的免疫")在遭受这类创伤时，应接种TIG作为预防。如果注射部位分开，TIG不会干扰吸附破伤风类毒素的免疫应答[428,433,472]。

美国免疫实施咨询委员会和美国儿科学会目前推荐的预防性TIG剂量为250IU，肌内注射[173,464]。这个剂量使接种人的TIG水平在接种后2~3天达到0.01IU/ml，并将至少持续4周[178,433,763-767]。考虑到高TIG剂量为保证保护作用所必需，权威部门建议采用250~500IU TIG预防伤口感染[163,751,768]。对预防性TIG最佳使用剂量的不确定性来自在抗毒素水平高于0.01IU/ml的人群中出现破伤风病例的报告(见上文"保护作用的血清学相关因素")以及接种了250IU预防性TIG的破伤风死亡病例报告[769]。400~500IU的TIG剂量能比250IU更早诱导保护水平的免疫应答[770]，且产生的血清抗毒素水平最高可达1.0IU/ml[178,423,771]。由于患者是在接受专业伤口护理的情况下接种预防性TIG，他们一般不会患破伤风或出现伴有高毒素水平的破伤风感染。因此，250IU的TIG剂量在多数情况下是合适的，但如果伤

表58.2 美国常规创伤处理中破伤风预防指导概要

吸附破伤风类毒素接种史(剂)	清洁小伤口		所有其他伤口[a]	
	Td[b]	TIG	Td[b]	TIG
未知或<3	需要	不需要	需要	需要
≥3[c]	不需要[d]	不需要	不需要[e]	不需要[f]

[a] 包括但不限于被污物、粪便、泥土、唾液污染的伤口，刺伤，撕脱伤以及导弹伤、挤压伤、烧伤和冻伤(见正文)。

[b] 对于<7岁儿童，最好应使用破伤风类毒素和减少抗原含量的白喉类毒素-无细胞百日咳联合疫苗(Tdap)(如果属于百日咳疫苗禁忌证，则采用DT)而不是单独接种TT；其他国家可使用全细胞DTP；对于7~9岁儿童，最好使用Td而不是单独接种TT；对于未接种过Tdap的≥10岁人群，最好使用Tdap而不是Td；对于≥10岁、先前接种过Tdap的人群或在无法得到Tdap时，可便用Td而不是TT(如果同时使用破伤风类毒素和破伤风免疫球蛋白，应使用吸附破伤风类毒素，而不是仅用于加强免疫的液体破伤风类毒素)。

[c] 如果只接种过3剂液体类毒素，则应接种第4剂类毒素，最好是吸附制剂。

[d] 如果距上1剂接种已>10年，则需要接种。

[e] 如果距上1剂接种已>5年，则需要接种(不需要更多加强免疫，否则会加重其副作用)。

[f] 如果有严重免疫缺陷，包括HIV感染，则需要接种。

注：DT：儿童用白喉破伤风类毒素；DTP：百白破联合疫苗；Td：成人用破伤风白喉类毒素；Tdap：成人用破伤风类毒素减量白喉类毒素无细胞百日咳联合疫苗；TIG：破伤风免疫球蛋白；TT：破伤风类毒素。

资料来源：来自免疫实践咨询委员会(ACIP)："ACIP疫苗建议"，见：http://www.cdc.gov/vaccines/acip/recs/index.html 和美国儿科学会的破伤风建议(lockjaw)，发表于：KIMBERLIN DW, BRADY MT, JACKSON MA, et al.eds. Red Book: 2015 Report of the Committee on Infectious Diseases. 30th ed. Elk Grove Village, IL: American Academy of Pediatrics, 2015:775-776.

口护理被延误或伤口感染破伤风的危险性较高,可以考虑使用500IU的高剂量TIG。

在TIG被广泛使用以前,伤口处理中采用抗生素作为马抗毒素的替代或辅助疗法来预防破伤风[772]。Smith和早期研究者使用动物模型证实了预防性抗生素的效果[773]。但是,从来无证据表明其在人群中预防破伤风的效果优于或等同于抗毒素[774,775]。目前就破伤风预防本身而言,不建议使用抗微生物制剂[748,774],而是应观察伤口感染情况,一旦发生感染,应立即采取治疗措施。

回顾美国从1972—2009年报告的破伤风病例,可以看出许多后来患上破伤风的人在要求对伤口进行医学处理时未得到伤口护理,或者未按照推荐采取足够的预防措施[11,68-71,251,409]。一些研究表明,在美国,当伤者在寻求医学护理的时候,有相当一部分人(最高达96%)采取的预防措施少于推荐要求,有8%~17%的患者在并不具备适应证的情况下接种了Td,伴或不伴有TIG的接种[68,251,776-778]。对先前未接受过基础免疫和伤口有感染破伤风倾向的患者,即最需要采取适当预防措施的人,未按推荐采取预防措施也很常见[400,776]。

不符合推荐的预防指南要求的情况在美国以外的地区也有报道[758,779-782]。几家急诊室、流动门诊和老年诊所评价了快速免疫色谱法鉴定血清破伤风抗毒素水平高于0.1IU/ml的性能和成本-效益[754-758,783-789]。虽然特异度非常高,但敏感度范围为55%~92%,中位数为86%。大多数假阴性测试发生在较低的抗体水平(通过标准ELISA测量为0.1~0.5IU/ml),破伤风加强剂的水平将是合理的[780,736,788,789a]。最近一项对体内中和试验的快速测试的验证显示特异性为1%,表明需要进一步的验证研究。尽管通过检测可以减少过度治疗或治疗不足的患者数量,但其不菲的价格(而破伤风加强剂量的价格足够低)使其成本-效益可能限制于部分患者,例如对年龄小于65岁且伤口暴露于破伤风环境的患者,可以避免使用大量不必要的TIG[756-758,783,787]。考虑到在采取适当的预防措施过程中,主要存在的问题是医生对指南并不熟悉,且有忽视指南的趋势,因此,在实现即时检测破伤风抗体来降低成本之前,需加大力度对医护人员进行教育培训,以提高整体预防措施的实施能力。

公共卫生前景

消除环境中破伤风梭菌的暴露因素是不可能的。然而,破伤风类毒素是目前可得到的最有效、最安全的生物制剂之一,因此破伤风引发的健康问题通过常规免疫几乎可以完全避免。尽管在破伤风患者的护理方面已取得了进展,但是对无法接受现代重症监护的患者来说,破伤风仍然是一种死亡率较高的严重而又久治不愈的疾病。破伤风亦是一种"昂贵"的疾病,在美国,据估计1988—2001年破伤风患者的平均直接医疗费用约为8.4万美元(从1 700美元到2005年的925 000美元),每年的总费用超过了1 260万美元[11]。在加利福尼亚州,2008年至2014年的住院费用中位数为166 259美元(范围:22 229美元至1 024 672美元)[787]。在法国,2010破伤风患者的年费用(直接和间接)估计为209 000欧元(2010年约为277 000美元)[787]。来自尼日利亚伊巴丹的数据资料显示,破伤风的治疗费用一般是患者平均年收入的1~3倍[790]。

非新生儿破伤风的控制

在高收入国家和提供破伤风加强剂免疫规划的中、低收入国家,最低的血清抗毒素阳性率和最高的破伤风发病率都出现在最大的年龄组及来自免疫规划欠发达国家的移民(见前文"流行病学")[334-336,338,340,341,400,403,404,517,623]。在这些比较富裕的国家,要想在预防破伤风方面取得更大进展,就应进一步遵循国家对于成年人尤其是老年人及国外出生人群的基础免疫和加强免疫的建议[595,596]。

WHO关于使用含TT成分疫苗的建议,反映了全球破伤风基本情况的变化,即新生儿和低龄儿童破伤风逐年减少,而青少年和成人,尤其是男性的破伤风负担持续加重(见前文"流行病学")[449]。现行建议包括不同年龄组和不同性别人群破伤风的防治(见表58.1)。由于全球范围内的破伤风主要为非新生儿破伤风,当各国能够按照建议实施加强免疫时,公共卫生收益及控制破伤风的花费的减少将会得到实质性的改善。

孕产妇和新生儿破伤风的消除

1974—1999年消除新生儿破伤风的历史

早在1974年WHO提出扩大免疫规划(EPI)的时候,低收入国家即开始为降低破伤风发病率而进行不懈的努力。女性使用的破伤风类毒素(Tetanus Toxoid,TT)是最初推荐的6种抗原之一。但WHO还是建议通过对传统助产士进行培训以提供"清洁分娩"服务,以及为孕妇接种TT来预防新生儿破伤风[606]。女性吸收TT较婴幼儿吸收DTP慢,据报道,在1980年和1985年，孕妇接种≥2剂TT（TT2+）的比例分别为9%和26%，而同期接种3剂DTP的比例从20%升至50%（图58.3）[42]。

20世纪80年代，人们认识到了新生儿破伤风引起的大量死亡，并开始使用平价有效的疫苗，使得1989年世界卫生大会提出了到1995年在世界范围内消除新生儿破伤风的目标[791,792]。届时每年的新生儿破伤风死亡人数约为78.7万，或者说新生儿破伤风死亡率为活产的6‰（见前文"流行病学"）[792-794]。由EPI全球顾问小组提出的核心策略包括快速提高破伤风类毒素在所有育龄妇女中的接种率，同时提高符合"三清洁"（手清洁、分娩表面清洁以及干净的脐带剪断和处理方式）分娩的比例，采用"高风险对策"在某些指定地区或社会群体中优先开展消除新生儿破伤风活动，并鼓励将新生儿破伤风发病率作为一个健康指标[792]。

在1993年，将在一个国家的所有三级行政区域内，每1000名活产儿中因新生儿破伤风死亡的人数<1‰人定义为消除新生儿破伤风[242]。由于新生儿破伤风呈现出在偏僻地区集中暴发的趋势，而在这些地区，沉重的疾病负担往往被国家和省级部门所忽视，所以为实现世界卫生大会的目标，在偏远难至的地区和社区应花费更多的努力以消除破伤风。

20世纪90年代，在已建立起相对完善的卫生服务体系、且国内资源充足的国家，消除新生儿破伤风的工作进展很快，主要是通过增加TT在孕妇中的常规使用实现的。到1996年，据报告，全球TT≥2剂的接种率已增至57%，据估计全球新生儿破伤风死亡人数也下降了44%，约为43.8万。在1990年，90个未达消除新生儿破伤风标准的国家中，有27个在1996年实现了该目标[795]。到1999年，又有5个国家消除了新生儿破伤风。但是在57*个国家，新生儿破伤风依然是一个公共卫生问题[796,797]。

高风险对策

高风险对策于20世纪90年代早期由美国率先提出，是实现全球消除新生儿破伤风目标的有效工具[42,242,792,795,796,798-803]。高风险对策将现有资源集中用于活产婴儿破伤风发病率≥1‰或若是监控不力的地方以及将资源集中于相关EPI或孕产妇和儿童健康相关的指标显示出实质性的疾病风险的地区[42,792]。高风险地区一旦确认，将对该地区所育龄妇女（通常为15~45岁）进行大规模的TT预防接种（补充免疫活动[SIAs]，也称为TT SIAs）。共进行3轮免疫，以提供最长可持续10年的保护。对所用育龄妇女进行TT接种，避免了常规孕产妇保健服务的局限性[241,804]，同时对脓毒性流产、堕胎及其他伤口所致的破伤风起到预防作用[301,805]。由于新生儿破伤风经常集中暴发于一贯缺少常规服务的地区，即使国家级指标未见明显改变，采用高危对策也会大大减轻新生儿破伤风的疾病负担（图58.7）[803]。

免疫计划监控及评价

为监测TT免疫的进展，首先采用的计划性指标就是TT2+，即每年孕妇在妊娠期间接种≥2剂TT的比例。该计划实施初期，在新生儿破伤风负担较重的国家，只有极少的妇女先前接种这TT，因此其免疫保护几乎全部来自于孕期TT接种。然而，目前TT2+经常低估对MNT保护的真实水平，因为在儿童时期、怀孕前、SIA，遭遇其他健康问题时接种的含有TT成分的疫苗经常未被计算在内，而随着时间推移，上述情况会越来越常见。因此，目前报道的TT2+覆盖率低估了抗体达到保护水平的妇女的真实比例[242,351,806-808]。

为提高第1剂DTP（DTP1）接种率较高的国家对计划监测效果的准确性，提出了另一个指标，即出生时保护作用（protection at birth, PAB）[792,808]。医务人员采用该方法，对来接DTP1疫苗的婴儿进行检测，基于其母亲完整接种过含TT成分的疫苗，判断其是否具有破伤风免疫力。该方法的另一个优点是，对于那些适宜接种TT疫苗的母亲可当场进行接种，使其可在以后怀孕时得到保护。尽管PAB较TT≥2剂指标更可靠，但其相对的复杂性阻碍了该方法在多数国家的常规使用[808]。

PAB监测也可用于全国性的免疫覆盖率和其他卫生指标调查。我们可获得一位母亲的累积接种史，用于判断其最近一次分娩时的免疫状况[808,809]。尽管PAB监测较TT≥2剂指标评价保护性更为准确，但如果人群中多数女性在婴幼儿时期接种过DTP和/或在儿童时期进行过TT接种，保护作用仍会被低估，因为先前接种的剂次经常未被计算在内。

血清学调查已经对母婴的真实保护作用以及孕产妇接种史与真实保护作用的相关性进行了免疫学评价[353,512,543,807,810,811]。1989年，一项在布隆迪进行的研究证实，血清学保护作用与由母体免疫记忆产生的PAB具有良好相关性[807]。1996年，在中非共和国和2012年在柬埔寨进行的类似的研究也表明母亲

---

* （当东帝汶民主共和国和南苏丹分别于2002年和2011年获得独立后，高风险国家总数从57个变为59个。）

接种史低估了真实的保护作用;由母体 TT 免疫记忆估计的 PAB 为分别为 74% 和 83%,但产后女性的保护性抗毒素的血清流行率分别为 89% 和 97%(双抗原酶联免疫吸附试验检测≥0.01IU/ml)[351,353]。

对新生儿破伤风进行可靠的监测是监测计划取得成功的最好方法。高危对策实施之后,各国被鼓励强化其新生儿破伤风监测系统,以监控干预结果,并把将来的行动落实到最需要的人群。对于出现的新生儿破伤风病例应进行调查,以判断是其母亲接受健康服务接种失败的孤立事件,还是为社区提供免疫和清洁分娩服务的保健体系的失败[161,797]。

孕产妇及新生儿破伤风的消除倡议:自 2000 年至今

到 1999 年为止,消除新生儿破伤风的工作进展缓慢。报道的≥2 剂 TT 免疫覆盖率停滞在 60% 左右(见图 58.7)[812],且采用清洁分娩方式孕妇比例自 1989 年以来未见明显改变,在许多低收入国家一直<50%[42,796,797,813]。59 个未能消除新生儿破伤风的国家中,多数面临着卫生基础设施极其薄弱,内战、冲突连年不断以及卫生预算严重短缺的情况[42,43,243]。

在这种环境下,由 UNICEF 牵头,UNICEF、WHO 及联合国人口基金会结成了强有力的合作关系。由于孕产妇破伤风(怀孕期间或怀孕结束前 6 周内的破伤风)的风险因素和预防措施与新生儿破伤风类似,该合作修订了全球目标,将消除孕产妇破伤风纳入 2005 年的可操作目标之中[243,796,797]。该合作项目的名称被修订为孕产妇及新生儿破伤风(MNT)消除倡议[the Maternal and Neonatal Tetanus (MNT) Elimination Initiative][814]。孕妇常规免疫、清洁分娩和脐带护理以及对新生儿破伤风进行有效监测的传统策略得到了持续的发展。通过采用更标准的方法鉴别需要 TT SIAs 的高危地区,有力地推广了高风险对策,且该项目的成果在严密的监控中[42,243,796,797,814]。

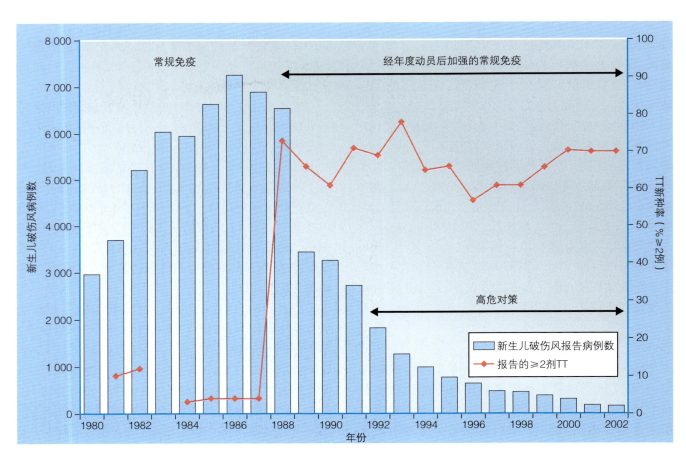

图 58.7 埃及的高风险对策。当破伤风类毒素补充免疫活动覆盖面较大时,可快速减少新生儿破伤风的发病数和死亡数。由于补充免疫活动针对的是数量有限的新生儿破伤风负担较重的社区,其降低新生儿破伤风发病率的效果常常比在提高国家水平的破伤风类毒素免疫水平及出生时保护作用更为明显。

改编自世界卫生组织免疫、疫苗和生物制品数据库和扩大免疫规划。Progress towards neonatal tetanus elimination, 1988-1994. The "high risk" approach: the WHO-recommended strategy to accelerate elimination of neonatal tetanus. Egypt. Wkly Epidemiol Rec, 1996, 71:33-36.

自 2000 年以来，已有 53 个国家采用了高风险对策，接种≥2 剂 TT 的妇女人数已 >13 亿。仅在 2010 年就有 23 个国家实施了 TT SIAs[243,814]。到 21 世纪前 10 年的中期，报道的≥2 剂 TT 接种率再次回升，2009 年已达到 75%。为了精确评估一个国家是否达到消灭新生儿破伤风的要求，人们提出了一种正规的调查方法[815]。如果已经实现消灭新生儿破伤风，那么便可认为孕产妇破伤风也被消除[796]。自 1999 年开始，59 个孕产妇及新生儿破伤风高风险国家中已有 41 个被证实已消除 MNT。在剩余的 18 个国家中，埃塞俄比亚（索马里地区除外）、菲律宾（17 个地区中的 16 个）以及巴基斯坦的旁遮普（Punjab）省已证实人群中 90% 的 MNT 已消除，许多其他地区也即将确认消除该病[243,814]。

在一些国家，阻碍计划执行的一个主要因素是关于疫苗接种目的的错误信息广泛散布。在柬埔寨、喀麦隆、肯尼亚、墨西哥、尼加拉瓜、巴布亚新几内亚、菲律宾和坦桑尼亚，流传着一些关于 TT 是一种隐性避孕药或消毒剂的说法，阻止了妇女和青少年的预防接种[816-819]。这些在互联网上随意传播的说法源于怀疑和担心破伤风免疫的真正目的是降低生育率。由于 MNT 预防行动的特定目标人群是育龄妇女，如果当地居民已经存在对政府或国际机构的不信任，则特别容易受到这些谣言的影响。在民愤已经沸腾，导致发出法院禁令或表明政治态度的地区，这已经严重影响了对妇女甚至是儿童的免疫接种[816-820]。这些指控仍在继续流传，必须通过强有力的教育活动予以打击，而这样的教育活动需要让在预测问题方面有威信的社区领导人的参与。

无论是作为常规产前服务包的一部分，还是在 SIAs 时使用，通过 TT 预防新生儿破伤风，都具有较高的性价比[243,821-827]。通过补充免疫接受 3 剂 TT，其费用约为 2.00 美元[534]。2004 年在巴基斯坦新生儿破伤风负担严重的农村地区进行的一项 TT SIAs 研究证实了目前的性价比：每避免 1 例死亡，进行 3 轮补充免疫的花费是 117 美元[825]。

一旦这些国家消除了孕产妇及新生儿破伤风，继续支持卫生基础设施对维持及推广清洁分娩，保持对妇女的 TT 免疫覆盖和对婴幼儿的 DTP 常规免疫高覆盖率以及引入合适的含 TT 疫苗的加强免疫都是必需的[42,243,449,828]。在许多国家，已证明采用基于上学的免疫策略是实施加强免疫很有效的方法[243,829,830]。加强新生儿破伤风的监测及对免疫计划质量指标进行持续监控，对发现孕产妇及新生儿破伤风风险增高的地区，并对该地区进行针对性的干预以维持其消除该病的状态是十分必要的。

（高健　张国民）

本章相关参考资料可在"ExpertConsult.com"上查阅。

第 59 章 蜱传脑炎病毒疫苗

Joachim Hombach、Alan D.T. Barrett 和 Herwig Kollaritsch

前言

蜱传脑炎病毒(tick-borne encephalitis virus, TBEV)属于黄病毒科,黄病毒科由 70 多种病毒组成,可引起登革热、日本脑炎、黄热病和西尼罗病毒所引起的神经系统疾病等诸多严重问题。TBEV 是主要的人类致病性黄病毒之一,有三种亚型可引起疾病,分别是欧洲亚型(TBEV-Eu)、远东亚型(TBEV-Fe)和西伯利亚亚型(TBEV-Sib)[1]。TEBV 是哺乳动物蜱传脑炎的原型株。哺乳动物蜱传脑炎是一群基因型和血清型相关的病毒构成,包括鄂木斯克出血热病毒(Omsk hemorrhagic fever virus, OHFV)、羊跳跃病病毒(louping ill virus)、兰格特病毒(Langat virus, LGTV)、科萨努尔森林病病毒(Kyasanur Forest disease virus, KFDV)、波瓦生病毒(Powassan virus, POWV)、阿尔库姆病毒(Alkhumra virus)。其中鄂木斯克出血热病毒、科萨努尔森林病病毒和阿尔库姆病毒可以引起出血热症状。波瓦生病毒和羊跳跃病病毒多导致亚临床感染,偶尔引起脑炎。兰格特病毒通常不会引起人类感染,并且这种病毒的毒力似乎会自然减弱。

Schneider[2] 早在 1931 年就首次报道了欧洲亚型的影响,他报道了奥地利 Lower Austria 省 Neunkirchen 区脑膜炎病例的季节性暴发,这是有文献记载的对蜱传脑炎(tick-borne encephalitis, TBE)的首次报道[2]。之后不久,前苏联远东地区也有该病例的报道,1939 年后在欧洲的其他国家也出现 TBE 的传播。总之,这种疾病出现在除欧洲南部以外的大部分地区,并且在俄罗斯和亚洲国家也有分布,这与 TBEV 的主要宿主-硬蜱的分布相一致。TBE 曾被称为春夏脑膜炎、中欧脑炎、远东脑炎、西伯利亚针叶林脑炎、俄罗斯春夏季脑炎、双相乳热症、Kumlinge 病和施氏病(Schneider's disease)。

TBEV 是流行地区人群中神经系统疾病的主要病因。1958 年进行的一项研究结果显示,在奥地利的病毒性中枢神经系统疾病中有 56% 是由 TBEV 感染引起的[3]。在疫苗接种项目实施之前,TBE 是成人中最重要和最常见的病毒性中枢神经系统疾病,每年有数百起住院病例的报道[4]。

在过去的 25 年里,全球每年有 5 000~12 000 的 TBE 临床病例报道,然而 TBE 的发病率实际更高,尤其是在该病流行国家及 TBE 还没有被正确诊断的一些地区。此外,人群的流动性越来越大,这增加了感染的风险。虽然已有安全有效的疫苗供应,然而 TBE 在欧洲和亚洲部分地区仍然是一个越来越严重的公共卫生问题。

背景

临床描述

TBE 的神经系统和其他急性病毒性脑炎的症状相似。病程可分为单病程或双病程两种。双病程,起始于流感样症状,病情于数日后好转,紧接着会出现第二阶段神经系统症状。双病程是 TBEV-Eu(72%~87%)和 TBEV-Sib(21%)感染的主要症状。TBEV-Fe 亚型感染主要引起单病程神经系统疾病[6-8]。

TBE 潜伏期无临床症状,可持续 4~28 天,但多数情况下为 7~14 天。第一阶段为病毒血症期,持续 1~8 天。其表现为非特异性的流感样症状,如疲劳、头痛、后背和肢端疼痛、恶心和全身不适,多数病例体温可达 38℃或以上,有些病例甚至可出现更高体温,该情况多发于儿童[9,10]。

TBE 感染第一阶段后,会有一段发热的间隔期,持续 1~20 天,这段时间内多数病人通常都是无症状的。体温的再次突然升高标志着疾病第二阶段的开始,这一阶段的临床表现更为严重。大约 50% 的病例有脑膜炎形式的中枢神经系统的表现,并伴有脑脊液细胞增多。40% 的病例比较严重,表现为脑炎症状,包括麻痹、昏迷和椎体束症状。脑膜脑炎与脊髓炎被定义为神经系统疾病,10% 的病例发生该症状,脑膜脑炎定义为神经系统症状,包括脊神经,有 10% 的病例极为严重,并且多见于老年人[10]。疾病中的麻痹型症状在退热后会持续 5~10 天,尤其是肩胛带部位的麻痹可长达 2 周,随后逐步缓解。最终发展为长期后遗症的风险与发病时的神经症状的严重性相关[10]。最近的一项研究表明，80%有脑脊髓炎的TBE患者在10年的随访期内没有完全恢复健康[11]。

有5%~12%的患者因为伴有呼吸麻痹或严重的意识紊乱而需要重症特别护理[9]。根据疾病的严重程度，住院时间为3~40周[10]，20%~30%的患者康复需要较长时间[11]。

并不是所有的TBEV感染者都表现出完整的单病程或双病程的临床症状。感染者在无临床表现的情况下就发生血清阳转是很常见的。平均只有25%的感染者表现出临床症状[5]。

但这一比例会伴随所感染病毒的亚型和被感染者的年龄的不同而发生变化。在儿童中，无症状感染的比例会比较高，通常会发生血清阳转进而建立机体免疫力[6,12]。

在表现出临床症状的感染者中，3%~8%的TBEV-Fe感染者，21%的TBEV-Sib感染者，72%~87%的TBEV-Eu感染者临床表现为双病程；而其他感染者仅表现为流感样症状。一小部分感染者，发病初期的感染不明显，临床症状发生的同时疾病进入到第二阶段[5]。

因年龄的不同，感染者的临床表现也有所不同[5,7-9,13]。老年人感染TBEV后临床症状较严重，多会有神经系统后遗症，而在儿童感染者中，无症状感染较常见[10]。在年幼儿童中还有一定数目的严重TBE病例的报道[14-19]。儿童和青少年中，脑膜炎是疾病的主要表现形式。然而35%~58%的年龄在15岁以下的患者出现长期的认知方面或神经疾病方面的后遗症，包括感觉障碍，共济失调，吞咽困难，脊髓神经麻痹，听力丧失，注意力不集中，记忆力减退和情绪不稳定[5,7,13]。年龄超过40岁的病人更容易发展为脑炎，尤其是60岁以上老年人感染TBE后，导致最严重的疾病为瘫痪，甚至死亡[5,10,20]。文献报道，在奥地利、德国、瑞典、瑞士和立陶宛等国家，超过50%的TBE病例发生在50岁及以上的高龄人群中[20]。因此，年长人群中的高感染率和高发病率使得该部分人群成为需要接种疫苗的特定目标人群[12]。7岁以下儿童感染者TBE症状较成年人轻微，并且发生永久后遗症的可能性较低，并且有较低的长期后遗症发生率。最近，一项小范围的调查研究结果显示，儿童感染者不完全康复的风险较高[21]。

由于所获得医疗服务的资源不同，疾病定义不同，诊断方法不同，病毒感染所致的疾病表现不同，所以难以评估感染者的临床严重程度[5]。在儿童中，TBEV-Sib感染所致临床病程比TBEV-Eu感染要严重，TBEV-Sib感染者中约有半数发生脑炎。然而，有报道显示，TBEV-Sib感染者中80%的患者可以完全恢复。

远东亚型的临床症状与欧洲亚型不同，其发病是逐步的而不是急性的，前驱期包括发热、头痛、食欲减退、恶心、呕吐和畏光。这些症状之后是颈强直、知觉改变、视觉障碍和多种神经系统功能紊乱，包括轻瘫、瘫痪、知觉丧失和癫痫。在一次暴发于新西伯利亚的TBEV-Fe，出血症状表现为肠道出血和局部的黏膜和皮肤出血[16]。有报道显示，25%的TBEV-Fe感染者可完全恢复并不留后遗症[15]。慢性感染的发生也偶有报道[22]。

除了年龄因素，TBE患者中的死亡病例也与所感染的病毒亚型相关。有报道显示，三个不同亚型感染者中的死亡病例所占比例分别为：TBEV-Eu（1%~2%），TBEV-Sib（6%~8%），TBEV-Fe（40%）[5,8,12,17,18]。然而，在东欧TBE流行地区感染TBE-Sib和TBE-Fe的高死亡率可能是由于所获得的有限医疗资源或不同的就医行为所导致[18]。

所有病毒亚型感染者均出现过脑炎后遗症并且病程持续超过3个月[19,23]。TBE-Sib导致1%的病例出现TBE的慢性形式，并已通过病毒分离被验证[5,22]。另外，由TBEV-Fe或TBE-Sib感染所致的初始疾病，数年后，极少发生进行性神经炎症和癫痫，但与TBEV感染有关的病因学确凿证据不足[24]。

病毒学和病理学

电子显微镜负染色法显示TBE病毒呈球形，直径约为50nm，表面有小的突起。病毒颗粒由一个直径约30nm的电子致密核衣壳组成，其上覆有脂质双层。经蔗糖密度梯度离心、纯化后的病毒沉淀物均匀分布在约200s处，平衡密度离心后条带约为1.19g/cm（参见Burke等综述[21]）。病毒基因组为单股正链RNA，长度约11 000个核苷酸。三个亚型的毒株基因已经测序完成，包括疫苗株TBEV-Eu-Neudorfl株、K23株和TBEV-Fe-Sofjin株，TBEV-Fe-205和TBEV-Fe-Senzhang株[25,26]。TBEV-Eu和TBEV-Fe亚型之间的核苷酸变异为16%或更少，各亚型之间的氨基酸变异仅为4%或更少，其中不同TBEV-Eu株之间的氨基酸变异不足2.2%。因此，TBEV的三种亚型在血清学上密切相关，针对一种亚型的疫苗可诱导对所有三种亚型的交叉保护性免疫（见下文）。虽然最初的研究表明这三种TBEV亚型局限于地理上不同的位置，但系统发育研究表明这三种TBEV亚型在地理上是重叠的。

成熟的病毒颗粒由3种结构蛋白组成，即包膜蛋白（E）、核衣壳蛋白（C）和膜蛋白（M），分子量分别为55kD、15kD和8kD。包膜蛋白E为糖蛋白，X射线晶体学显示该蛋白以90个平行于病毒表面的二聚体的形式存在[27]。细胞内的未成熟病毒颗粒含有膜蛋白的前体（prM）。糖基化的前体蛋白prM经弗林蛋白酶裂解后得到M蛋白。C蛋白是构成等轴对称核衣壳的唯一蛋白，里面包裹着病毒RNA。病毒RNA还编码7种非结构性蛋白（NS），正链RNA的编码列为5′-C-prM-E-NS1- NS2A-NS2B-NS3-NS4A-NS4B-NS5-3′。所有的病毒蛋白均由同一个开放框编码。多聚蛋白前体经翻译中和翻译后裂解得到各种蛋白[28]。E蛋白的结构元件参与了病毒粒子与细胞受体的结合、受体介导的内吞作用和低pH依赖的膜融合。糖蛋白E含有产生血凝抑制（HI）和中和作用的重要抗原决定簇，负责在被感染的宿主体内诱导产生免疫应答。E蛋白表位可在受感染的宿主中诱导保护性免疫应答，针对这些表位的单克隆抗体已被深入研究[29,30]。

被携带病毒的蜱叮咬后，病毒通常在叮咬部位的真皮细胞内繁殖。病毒从这里被传入淋巴管运输至局部淋巴结。在淋巴组织进一步复制后，病毒通过淋巴系统和血液系统扩散，侵入其他易感的器官或组织，尤其是单核-吞噬细胞系统。在此病毒大量复制，只有在这种情况下病毒才有可能到达中枢神经系统。由于毛细血管内皮并不容易被感染，病毒在被感染器官的大量繁殖是其通过血-脑屏障的先决条件。TBEV在细胞内膜进行组装以避免双链RNA（在病毒复制过程形成）被细胞质内的病原识别受体识别[31]，如此导致干扰素诱导产生时间会滞后约24小时。TBEV的非结构蛋白NS5通过介导并封闭JAK/STAT（Janus kinase-signal transducer and activator of transcription）信号使得干扰素的应答进一步减少[32,33]。对TBEV如何进入中枢神经系统了解甚少，可能涉及通过嗅觉或自主神经元穿过血脑屏障[34]。动物模型的研究揭示$CD4^+$ T细胞具有限制TBE的严重程度的作用，与之相反，$CD8^+$ T细胞似乎是免疫病理的递质[35,36]。

诊断

由于这种疾病的临床表现并非特异性且通常不足以据此进行诊断，因此TBE必须通过实验室检测技术方可确诊。在发病初期的病毒血症阶段，可通过在适合的细胞系或乳鼠体内的血液中培养而鉴定病毒[37]。然而PCR（polymerase chain reaction）技术已取代培养技术广泛用于病毒的鉴别[38]。疾病第二阶段出现后，病毒已经从血液中清除，因此在脑脊液中也很难检测到病毒[33]。由于影响中枢神经系统的症状通常在蜱咬后2~4周才出现，在病人入院时体内已有抗病毒的抗体，可很容易通过标准血清学实验检测到。最初，确认TBEV近期感染的方法有HI试验、中和实验或补体结合试验中抗体滴度的升高，或HI试验中经2-巯基乙醇处理过的血清中抗体滴度的降低，表明存在免疫球蛋白IgM抗体[39]。目前这些检测主要用于临床鉴定，已被基于检测TBE早期免疫球蛋白IgM的快速、灵敏和可靠的酶联免疫吸附法（enzyme-linked immunosorbent assay，ELISA）所取代。已研发出一种四层的ELISA系统用于检测TBEV特异性IgM，该系统十分灵敏，可防止当高滴度的TBE病毒特异性免疫球蛋白（IgG）存在的干扰[40]。在发病早期，血清样品稀释至1∶10 000仍可检测到抗TBE病毒IgM。然而，当其他黄病毒感染时（例如，黄热病和乙脑疫苗的接种，登革热感染），需要进行中和实验，如快速免疫荧光焦点抑制试验（rapid fluorescent focus inhibition test，RFFIT）以评估其免疫水平，这是由于黄病毒抗体在ELISA和HI试验中的交叉反应而形成的干扰[39,41]。中和实验仅能在具有生物安全三级或四级的专业实验室中开展，非常规实验室能做，而且生物安全级别需符合当地国的要求[40]。确定诊断的替代方法是，14天血清中ELISA抗体效价为4倍增高或更多。如果仅TBE感染而没有其他黄病毒抗原感染或疫苗接种，ELISA的IgG单位和HI抗体试验及中和试验中的抗体滴度具有良好的相关性[42,43]。在欧洲，检测TBEV的标准化血清学诊断和基因水平的RT-PCR方法已被公布[38,40]。

治疗

目前还没有针对TBE的特异性治疗手段。用取自牛胰腺的核糖核酸酶[44]和依米丁[45]治疗TBE病人的方法还没有被广泛认可。类固醇类药物可显著快速降低体温和改善主观症状[46]，但与仅对症治疗的患者相比，住院时间似乎更长。

由于没有针对病毒本身的特异性的治疗手段，需要对TBE病人进行对症治疗，临床治疗病人可采取的最重要措施是保持水和电解质平衡，保证足够的热量供应，以及服用镇痛药、维生素和退热药，如有必要可以服用抗癫痫药物。防止肌肉萎缩必须对四肢麻痹进行物理疗法[10]。由于从未发现该病毒在人际传播，没有必要对TBE患者进行隔离。随着我们对黄病毒蛋白结构的认知逐步加深，将有望加快抗病毒药物的研发进程。

流行病学

发病和流行数据

TBE 病毒几乎只局限在欧洲和亚洲地区，其他地方没有发病。TBE 病毒的分布几乎涵盖了整个亚热带欧亚森林带的南部地区，从阿尔萨斯-洛林起始，西至符拉迪沃斯托克，经中国的东北地区，直至日本的北海道和韩国部分地区[18,47]。1996 年为发病高峰，包括俄罗斯在内的 19 个欧洲国家报告了 12 000 多 TBE 病例。虽然，TBEV 经常在山谷和河流周边适宜蜱生存的地方被发现，而不是高纬度地区[47]。然而近年来，在高于海平面 2 100 米的纬度有发现 TBEV 的报道[48-50]。也有报道显示存在 TEBV 高活动频率的地理限制性区域[47,51]。TBEV 流行率每年不同[52]，这可能是由微生态环境所导致，例如，温度和湿度[12]。

在欧洲，有 8 种蜱被认为有能力传播 TBE 病毒。蓖子硬蜱，通常说的蓖麻豆蜱，是欧洲亚型的主要载体，而西伯利亚亚型和远东亚型的主要载体为全沟硬蜱。与西伯利亚和远东的一些区域 TBE 暴发与其他种类的蜱也相关。蓖子硬蜱多见于欧洲，并遍及土耳其、伊朗北部和高加索地区，全沟硬蜱则主要见于欧洲东部，俄罗斯、中国和日本。在德国南部的雷根地区 TEBV 在蜱中的流行率高达 21%，而在 Freyung-Grafenau 地区，流行率为 18%[52]。也有其他报道显示，TBEV 在蜱中的流行率高达 39%[1,18,53-55]。TBEV 亚型分布与蜱种类分布相关。蓖子硬蜱与全沟硬蜱存在的地区，TBEV 不同亚型共同流行。而且，在蓖子硬蜱中也有分离到西伯利亚亚型[56]，在全沟硬蜱中也有分离到欧洲亚型[57]。

欧洲亚型主要流行于欧洲的西部、北部、东部和俄罗斯的欧洲区域，但是在俄罗斯的亚洲区域也有检测到，例如阿尔泰，西伯利亚东部和北高加索地区[24,51,56,58]。西伯利亚亚型流行于日本，波罗的海国家和波斯尼亚[18,51,56,59]，而且有可能在俄罗斯的部分区域取代远东亚型[1,56]。在日本和俄罗斯最东端的部分岛屿与波罗的海国家之间的部分地区，包括中国和蒙古国，都发现了远东亚型[18,51,56]。

考虑到受感染的蜱的高度集中而又可变的比例，没有国际公认的何时可以将区域视为 TBE 地方病的定义。Suess 将 20 年内持续 TBEV 流行的区域或在当地有实验室确诊的 TBE 病例的定义为 TBE 地方病[1]。Dobler 及其同事将这一定义进行了延伸，包括动物 TBE 病例，及具有栖息地保真度的野生和家庭饲养动物中检测到 TBEV 特异性抗体[47]。如果在广泛接种 TBE 疫苗前，当地的 TBE 发病率超过十万分之五，这一地区则被视为高风险地区[18,47,60]。

自从 2007 年以来，TBE 疫苗在奥地利的接种率已达 88%。然而，在奥地利的未免疫人群中，发病率为十万分之六，根据之前所描述的定义，奥地利仍存在 TBE 流行[61]。报告系统通常会报告一个人被诊断为 TBE 的位置，这可能与感染的位置不同。因此，报告病例可能并不能反映 TBEV 的分布[47]；因此，有必要获得 TBE 患者的旅行史。

疾病监测和报告系统

TBE 是一种"新发疾病"，因为它正在传播到以前未检测到 TBEV 的地区[51]。在过去几年中已经在奥地利、中国、丹麦（大陆）、芬兰、德国、哈萨克斯坦、吉尔吉斯斯坦、蒙古国、挪威、瑞典、瑞士和乌兹别克斯坦确定了 TBE 感染的发生[1,47,51]。这可能是多种因素共同导致的结果，包括气候变化，人口往郊区迁移，休闲方式的变化，农业耕作方式的变化，增加植树造林和提高认识及改善报告系统[18,51,62-65]。总体而言，在低流行率国家，人们并没有意识到 TBE 的严重性，而且由于病例散发，所以并未得到正确诊断。并且，在没有建立监测系统的国家，该疾病没有报告统计[66]。此外，由于没有国际统一的 TBE 病例定义，阻碍了该疾病监测和报告的开展[1,67]，限制了不同国家间病例数据的比较。TBE 病例数据由国家研究机构，参比实验室，地方研究机构和欧洲疾控中心来收集[67,68]。在已实施 TBE 监测的 20 个欧洲国家中，16 个国家实施强制性报告（表 59.1），至 10 个国家和地区中都有病例定义（表 59.1）[47,68]。在捷克共和国，德国和匈牙利实施了包括临床症状和实验室诊断在内的病例定义[67]。自 1950 年以来，在俄罗斯虽然没有建立统一的病例定义，但 TBE 早已是要进行病例报告的疾病[60]。表 59.1 列出了所报告的 TBE 病例数量。

危险人群

已发现高危人群中的 TBEV 抗体阳性者比例很高，如在农田和森林工作者、徒步旅行者、漫步者、户外运动者和采蘑菇、浆果者。然而，随着人类生活行为的改变，越来越多的人接触到被感染的蜱，导致高危人群的比例越来越多。另外，越来越多未接种过疫苗的人们前往欧洲中部和东部旅游，使得许多旅

表 59.1 截至 2015 年 3 月各欧

	风险系数[47]	1990 年	1991 年	1992 年	1993 年	1994 年	1995 年	1996 年	1997 年	1998 年	1999
奥地利[a,b]	高(没有疫苗)	89	128	84	102	178	109	128	99	62	4
克罗地亚	低	23	60	27	76	87	59	57	25	24	2
捷克共和国[a,b]	高	193	356	338	629	613	744	571	415	422	490
丹麦	零星发生	—	—	—	—	—			1		4
爱沙尼亚[a,b]	高	37	68	163	166	177	175	177	404	387	185
芬兰[a,b]	低	9	?	14	25	16	23	10	19	17	12
法国	低	2	1	2	5	4	6	1	1	2	5
德国[a,b]	低	?	44	142	118	306	226	114	211	148	115
匈牙利[a,b]	低	222	288	206	329	258	234	224	99	84	51
意大利	低	0	0	2	2	8	6	8	8	11	5
拉脱维[a,b]	高	122	227	287	791	1 366	1 341	716	874	1 029	350
立陶宛[a]	高	9	14	17	198	284	426	309	645	548	171
挪威[a,b]	低	0	0	0	0	0	0	0	0	1	1
波兰	低	8	4	8	249	181	267	257	201	209	101
俄罗斯[a]	中等	5 486	5 225	6 301	7 893	5 596	5 982	9 548	6 539	6 987	9 955
斯洛伐克[a]	中等	14	24	16	51	60	89	101	76	54	57
斯洛文尼亚[a]	高	235	245	210	194	762	260	406	274	136	150
瑞典[a]	中等	54	75	83	51	116	68	44	76	64	53
瑞士[a]	中等	26	37	66	44	97	60	62	123	68	112
小计(不含俄罗斯)		1 043	1 571	1 665	3 030	4 513	4 093	3 185	3 550	3 267	1 929
总计		6 529	6 798	7 966	10 923	10 109	10 075	12 733	10 089	10 254	11 884

[a] 蜱传脑炎病例的登记是强制性的国家(希腊不列入名单,但也是强制性的)。
[b] 病例有定义(希腊未列出,但也有病例报道)。
数据源自 Prof. J. Suess, Friedrich-Loeffler-Institute, National Reference Laboratory for Tick-borne Diseases, Jena, Germany.

游者具有明显的 TBEV 感染风险[69],估计每年大约 50 000 000 旅行者前往 TBE 疫区旅游[70]。在高流行地区,TBE 的传播风险被定义为:在 TBE 流行季节(4~10 月)每 10 000 人中就有 1 人被感染[69]。并在英国和美国公民去欧洲、俄罗斯和中国旅行时感染 TBE 的病例研究中强调了 TBE 的暴露风险[71,72]。美国疾控中心[73]和世界卫生组织[74]已经分别在其网站上公布了为旅客接种疫苗的建议。 然而,这些建议的执行被流行地区外 TBE 疫苗供应问题所限制。

TBE 的遗传学风险也有报道,在 CCR5 基因突变(CCR5Δ32)[75]和 TLR3 基因的野生型突变者中发现 TBE 的发生风险较高[76]。

传播方式和感染宿主

TBE 属于动物疫源性疾病,蜱是自然界中 TBE 病毒的主要载体和宿主,在气温达到 8℃以上,相对湿度达到 70%~80%,蜱虫就会变得相当活跃。这进一步解释了 TBE 发病具有季节性特点,并且多发于欧亚大陆的森林地区。脊椎动物作为其他宿主可扩增病毒,起到传染源的作用。小的啮齿动物,例如小鼠和田鼠被认为是主要的储存宿主,但是大型哺乳动物,例如獐子,鹿和山羊也可能是储存宿主[8,77,78]。TBE 病毒可通过幼蜱、若蜱、成年蜱传播给人类或其他宿主,此病毒可以从病毒血症的宿主传给蜱,也可以从被感染的蜱在经同一宿主的被感染细胞时传给未感染的蜱。病毒经卵传播也有见报道。一旦被感染,蜱就会终生携带病毒。通常 TBE 病毒通过被感染蜱的唾液传给宿主。蜱往往会附着在头皮、耳朵、肘和膝关节,以及手和脚等部位。蜱用螯刺破表皮,插入垂唇。由于蜱的唾液有麻醉作用,叮咬并不引起疼痛,经常不为宿主所知。这也是患 TBE 的人有时想不起来何时被蜱咬过的主要原因。虽然 TBEV 的主要传播途径为蜱虫叮咬,但是通过接触未经巴氏消毒的奶制品导致的感染病例在不少欧洲国家有报道[1]。山羊,绵羊和牛作为蓖子硬蜱的宿主,也可以被 TBEV 所感染,因此人一旦饮用被感染动物在病毒血症期所产的奶则会被病毒所感染。在斯洛伐克有超过 50 个 TBE 病例是由于吃了生绵羊奶制作的奶酪所引发的

第59章 蜱传脑炎病毒疫苗

家和俄罗斯报告的蜱媒脑炎病例数

2000年	2001年	2002年	2003年	2004年	2005年	2006年	2007年	2008年	2009年	2010年	2011年	2012年	2013年	2014年
60	54	60	82	54	100	84	45	86	79	63	106	52	98	80
18	27	30	36	38	28	20	12	20	?	?	?	?	?	?
719	411	647	606	500	642	1 029	542	630	816	589	762	611	624	410
3	1	1	4	8	4		2	1	1	12	1	0	0	0
272	215	90	237	182	164	171	140	90	179	201	250	178	114	?
41	33	38	16	31	17	18	20	23	26	44	62	39	38	48
0	0	2	6	7	0	6	7	10	2	2	10	3	3	7
133	253	226	278	274	431	546	238	285	313	260	400	195	442	277
45	76	80	114	89	52	56	62	70	64	50	43	49	?	?
15	19	6	14	23	22	14	4	34	32	23	?	?	?	?
544	303	153	365	251	142	170	171	181	328	494	429	376	265	172
419	298	168	763	425	242	462	234	220	617	612	365	495	501	?
1	0	2	1	2	3	3	13	9	8	11	15	6	5	12
170	205	126	339	262	174	316	233	202	335	294	221	217	221	195
5 931	6 339	5 150	4 770	4 235	4 551	3 510	3 098	2 817	3 721	2 691	3 077	2 716	2 336	1 969
92	76	62	74	70	28	91	46	77	71	90	110	95	164	121
190	260	262	282	204	297	373	199	246	307	166	247	164	309	102
133	128	105	105	160	130	163	190	224	211	174	284	287	215	180
91	107	53	116	138	206	259	113	127	118	96	153	94	203	114
2 947	2 467	2 111	3 438	2 718	2 682	3 781	2 271	2 535	3 507	3 181	3 458	2 861	3 202	1 718
8 878	8 806	7 261	8 208	6 953	7 233	7 291	5 369	5 352	7 228	5 872	6 149	5 577	5 538	3 687

疾病感染[79]，此外，爱沙尼亚近期的一例 TBE 流行与生山羊奶有关[80]。文献报道，1997 年和 2008 年之间在捷克共和国报道了 64 例 TBE 病例与未经巴氏消毒的奶和奶酪相关[81]。逆转录 PCR 技术检测结果显示波兰疫区在超过 10% 的牛乳和 20% 的绵羊奶和山羊奶中检测到 TBE 病毒[82]。尽管还没有病毒在人-人传播的报道，当采用病毒血症期的捐献者血液为病人输血时，理论上也有可能发生感染。通过母乳传播感染婴儿在理论上也是可能的[12]。

公共卫生问题的重要性

在流行地区，TBEV 是病毒性脑膜炎和脑炎的病因，并且已成为一个严重的公共卫生问题。随着流行地区的不断扩大，公共卫生当局应当仔细监测邻近地区的情况，并且流行地区的海拔也在不断提高，已达 2 100 米[50,83]。欧洲国家包括俄罗斯每年平均报告约 8 000 病例(见表 59.1 和图 59.1)，但是每年变化较大。尽管自 2012 年以来 TBE 已成为应报告的病例[66]，但是其疾病负担被严重低估。值得注意的是，即使在受影响最严重的地区，这种疾病也仅限于某些疫源地，因此很难界定危险地区。总体上，所报告的病例中男性多于女性，可能是由于暴露风险不同所致。虽然 TBE 会影响所有年龄阶段人群，但是在不同流行地区，病例的年龄分布也有所不同。例如，在高流行地区西伯利亚西部，大多数所报告病例为成年人(年龄为 20~49 岁之间)，14 岁以下儿童仅占报告病例总数的 20%~30%[14]。相比之下，在德国，TBE 患者中只有 12% 为儿童，而很大一部分病例为老人[10]。这些 TBE 流行模式可能会因生活方式和娱乐方式的改变而改变。

对于包括长期后遗症在内的疾病负担定义不明确。这种疾病在成年人中往往比较严重，并且在成年人中，长期后遗症也较常见。然而，在儿童病例中也存在较高不能完全恢复的风险。

生态学研究表明，疫苗免疫可以影响 TBE 疾病的发生。世界卫生组织发布了关于 TBE 疫苗免疫的立场性文件[18,84]，推荐在高流行地区(病例数 5> 每年每 10 万人)为全体人群进行免疫，在中等流行地区(病例数 0.5> 每年每 10 万人)，为高危人群进行免疫。

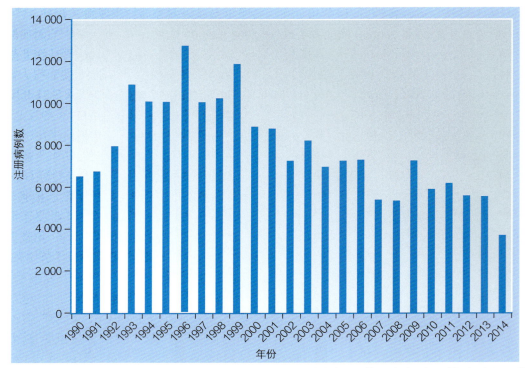

图 59.1　1990—2015 年 3 月的奥地利等国家蜱传脑炎的注册病例数（具体国家有：奥地利、克罗地亚、捷克共和国、丹麦、爱沙尼亚、芬兰、法国、德国、匈牙利、意大利、拉脱维亚、立陶宛、挪威、波兰、俄罗斯、斯洛伐克、斯洛文尼亚、瑞典和瑞士）

数据源自 Prof. J. Suess, riedrich-Löffler-Institute, National Reference Laboratory for Tick-borne Diseases, Jena, Germany.

被动免疫

一种含抗 TBE 病毒特异丙种球蛋白的免疫球蛋白浓缩液曾用于暴露前或暴露后的治疗；如今，这种治疗方式仅用于俄罗斯。但也有很多在儿童中使用 TBE 免疫球蛋白后怀疑导致感染加重的病例报道[85]，免疫球蛋白已在 20 世纪末期退出欧洲市场。尽管没有关于在人类中正确使用免疫球蛋白会加重 TBE 感染的确定性证据，且这种增强作用在小鼠模型中并没有表现出来[86]，但几乎所有欧洲国家已经不再推荐 TBE 免疫球蛋白用于暴露后治疗[8]。

另一方面，在俄罗斯当前的流行地区，被蜱虫叮咬后进行被动免疫是当前的应对方法。俄罗斯科学家的研究报道称，被蜱叮咬后早期应用 TBE 特异性免疫球蛋白可以预防大约 80% 的临床疾病。这种保护水平是通过给予单剂量 0.05ml/kg 的 TBE 特异性免疫球蛋白（滴度不低于 1∶80）来实现[88,89]。增加剂量至 0.1ml/kg 的 TBE 特异性免疫球蛋白并没有进一步提高保护效果。也有观点认为在一些商业制品中中和抗体的成分与被动免疫的疗效有关[89]。

主动免疫

疫苗研制史

1937 年在苏联和社会主义共和国联盟（USSR）的远东地区首次发现 TBEV 感染，数月后，在 1938 年首次进行了 TBE 疫苗的免疫接种[90]。Smorodintsev 和他的同事用鼠脑培养的 Sofjin 毒株研发出了一种福尔马林灭活疫苗，并将其接种给流行地区的林场工作人员[91]。虽然鼠脑疫苗具有免疫原性和有效性，但它们常常引起过敏反应。20 世纪 70 年代，随着减毒病毒株 LGT 的发现，LGT 作为候选疫苗进入研发阶段，并在 USSR 的林场工作人员中开展了 600 000 名志愿者的临床试验。结果显示涉及中枢神经系统的不良反应发生率很高（1∶18 570），该临床试验被终止[92]。

20 世纪 60 年代，前捷克斯洛伐克研发了首个抗 TBE 病毒欧洲亚型的疫苗[93,94]。这种甲醛灭活的疫苗是在禽类原代成纤维细胞培养基中生产的。研究表明，该疫苗在多种实验动物及人类志愿者中有效[95]。

1971 年，奥也纳病毒研究所、奥地利和英国 Porton Down 微生物研究机构共同研究开发可以大规模商业化生产的灭活疫苗。该疫苗基于奥地利蜱病毒分离株（Neudörfl）制备，该 TBE 病毒在无特定病原体（specific pathogen free, SPF）乳鼠脑中传代。其在 SPF 鸡胚细胞悬液中培养、增殖用于疫苗生产，之后收获病毒液，离心澄清，甲醛灭活后用羟基磷灰石色谱法纯化，再加入氢氧化铝作为佐剂。奥地利有超过 40 万人接种了疫苗，采用 HI 试验测定的两剂接种后的血清阳转率超过 90%，效果令人满意[96]。虽然疫苗有效，但局部和全身性不良反应也很常见。随后研究者与 Immuno AG 合作组共同建立起来一个更加高效的纯化流程，采用连续流区带离心技术[97]，这种区带离心纯化疫苗的纯化水平约是先前使用疫苗的 90 倍以上，由此疫苗相关的不良反应也大幅下降[96]。1999 年，从疫苗成品中去除了防腐剂硫柳汞，2000年，疫苗生产用毒种库通过原代鸡胚细胞连传两代而获得不含有潜在鼠脑蛋白组分污染的生产用毒种，而且也不采用人源血清白蛋白（HSA）。出乎意料的是，从最终配方中去除 HSA 导致婴幼儿的高热几率增加，并且在 24 个月以下的儿童中观察到一些高热惊厥的病例。后续的动物研究表明，HSA 在 α-肿瘤坏死因子的产生中具有抑制作用[98]。随后在 2001 年，疫苗的配制中又加入了 HSA，采用此改良的制剂配方（FSME-IMMUN）该疫苗的副反应报道比例随之减少[99]。Immuno AG 于 1996 年被 Baxter Healthcare 公司收购，随后 FSME-IMMUN 疫苗于 2015 年被辉瑞收购。

与 FSME-IMMUN 相似的第二种欧洲 TBE 疫苗于 1991 年在德国注册（商品名为 Encepur，德国凯荣贝林公司生产），随后被批准进入许多其他欧洲国家[100]。凯荣公司疫苗于 2005 年被诺华公司收购，2015 GSK 公司又收购了诺华公司的疫苗业务。该疫苗采用从德国南部地区分离的 K23 毒株，其核苷酸序列与 Neudörfl 株近似[25]。与原疫苗一样，该病毒在原代鸡胚细胞中生长，经甲醛灭活，连续流梯度密度离心纯化，加入经处理的牛明胶作为稳定剂并经氢氧化铝吸附[101]，有儿童和成人两种剂型[102]。然而第一代的儿童剂型 Encepur 在少数儿童中导致了急性过敏反应[103]。经过对这些病例的深入研究认为疫苗中稳定剂，明胶多肽，引起的 IgE 介导的反应。在 1994—1997 年之间，上市疫苗中发生 38 例，发生率大约为 1/20 万[104]。因此，1998 年初第一代儿童剂型的 TBE 疫苗由厂商从所有市场上主动召回[71]。随后研发出了一种新型儿童和成人 TBE 疫苗配方，其蔗糖含量明显增加，替代不必要的蛋白原稳定剂的使用，并在 1999 年商业化生产[103,105]。

在俄罗斯有两种鸡胚细胞来源的甲醛灭活 TBE 疫苗已上市使用，其中 TBE-Moscow 疫苗由俄罗斯医学科学院 M.P. 丘马科夫脊髓灰质炎及病毒性脑炎研究所（IPVE）采用远东标准株 Sofjin 生产的[106]；第二个俄罗斯疫苗 EnceVir（Microgen）是由 TBE 病毒远东亚型 205 株生产的[107]。

在中国制备上市的 TBE 疫苗为长春生物制品研究所（CIBP）以远东亚型"森张"株生产，该疫苗主要在国内销售使用[108]。该疫苗采用原代地鼠肾细胞生产的铝佐剂疫苗，甲醛灭活，并加入人血清白蛋白作为稳定剂。见表 59.2 当前 TBE 疫苗信息汇总表。

生产商

目前 TBE 疫苗的生产商有五家公司，即维也纳的辉瑞公司、德国马尔堡的 GSK 疫苗公司、俄罗斯的 IPVE 公司和 Microgen 公司和中国的长春生物制品研究所。GSK 和辉瑞公司采用的基本相同生产工艺，主要区别在于使用了不同的毒株和使用的疫苗稳定剂不同。他们都提供成人剂型和 1 岁以上的儿童剂型，前者如辉瑞的 FSME-IMMUN 疫苗和 GSK 的 Encepur 疫苗；后者如辉瑞的 FSME-IMMUN 少年剂型疫苗和诺华的 EnCepur 儿童剂型疫苗。FSME-IMMUN 在有些国家商标为 TicoVac，以上公司所生产疫苗的主要特点见表 59.2 所示。辉瑞公司、IPVE、中国长春所和 Microgen 公司采用人血白蛋白（HSA）作为疫苗稳定剂，而 GSK 公司采用加量的蔗糖作为稳定剂。TBE-Moscow 疫苗自 1982 年已被批准在成人中使用，在俄罗斯和周边国家已接种超过 2 500 万人[106]。Microgen 公司的 EnceVir 疫苗在 2001 年俄联邦获得许可，俄罗斯疫苗公司没有儿童剂型，并且不得用于 3 岁以下儿童。TBE-Moscow 自 1999 年开始批准用于 3 岁或 3 岁以上儿童用。EnceVir 可以给 3 岁到 16 岁的儿童接种使用，但在 2010 年被俄罗斯卫生部因疫苗接种并发症原因临时停止使用。中国的 TBE 疫苗批准用于 3 岁及以上的人群。

疫苗稳定性和贮存

FSME-IMMUN 疫苗可在 2~8℃下可保存 30（预充式带注射器）个月或 24 个月（预冲式但不带注射器）。在该温度下，Encepur 疫苗在和 TBE-Moscow 疫苗有效期为 24 个月，而 EnceVir 为 36 个月。目前中国 TBE 疫苗的稳定性数据未见报道。

疫苗的免疫原性

所有疫苗均根据其质量、免疫原性和安全性进行了注册，但目前尚未对任何 TBE 疫苗进行具有临床疗效终点的对照试验。免疫原性研究一致显示，首次

表 59.2　目前上市的 TBE 疫苗抗原、辅料及规格等详细信息

疫苗名称及生产企业	FSME-IMMUN 辉瑞公司	Encepur GSK 公司	TBE-Moscow 国家丘马科夫研究所	EnceVir Microgen 公司	长春生物制品研究所
抗原信息					
生产用毒株	TBEV-Eu Neudörfl	TBEV-Eu K23	TBEV-Fe Sofjin	TBEV-Fe 205 株	TBEV-Fe Senzhang
病毒传代	PCEC	PCEC	小鼠脑	NK	NK
生产基质	PCEC	PCEC	PCEC	PCEC	PHKC
抗原含量	2.4μg/1.2μg（儿童）	1.5μg/0.75μg（儿童）	0.5~0.75μg	2.0~2.5μg	NK
赋型剂					
佐剂	Al(OH)$_3$	Al(OH)$_3$	Al(OH)$_3$	Al(OH)$_3$	Al(OH)$_3$
防腐剂	无	无	无	无	NK
稳定剂	HSA	蔗糖	HSA,蔗糖	HSA,蔗糖	HSA
剂型规格					
剂型	0.5/0.25ml 液体	0.5ml 液体	0.5ml 液体	0.5ml 液体	NK
包装	预充注射器	预充注射器	预充注射器	预充注射器	NK
有效期	30 个月（2~8℃）	30 个月（2~8℃）	3 年（2~8℃）	2 年（2~8℃）	NK

注：Al(OH)$_3$：铝佐剂；HSA，人血清白蛋白；NK：未知；PCEC：原代鸡胚细胞；PHKC：原代地鼠肾细胞；TBEV：蜱传脑炎病毒。
数据来源：IL'CHENKO TE, et al. Organization of Public Health. Siberian J. Med. 2009;2:50-55; Vorob'eva MS, Rasshchepkina MN, Ladyzhenskaia IP. [Vaccines, immunoglobulins, and test systems for the prevention and diagnosis of tick-borne encephalitis] [in Russian]. Vopr Virusol. 2007;52(6):30-36; and Kollaritsch H, et al. Background Paper on Vaccines and Vaccination Against Tick-borne Encephalitis (TBE). Geneva, Switzerland：WHO Strategic Advisory Group of Experts on Immunization; 2011.

免疫接种后即可诱导强烈的特异抗体产生。由考科兰合作组织（cochrane collaboration）在 2009 年出版了一项包括儿童和成人在内 8 184 名参与者的 11 个随机或双盲临床研究综述，该综述中所有疫苗的临床血清阳转率高于 87%[109]。

关于 Encepur 的免疫原性的数据来自于对 7 500 名受试者的 8 个临床试验和上市后研究。数据显示，在首次免疫后，所有受试者的血清均阳转或抗 TBEV 特异性抗体水平获得 4 倍增高[103]。412 例 1~15 岁儿童经过首次免疫接种后，FSME-IMMUN 疫苗（儿童剂量）的血清阳转率（ELISA）分别为 98.5% 和 100%；64 例 12~15 岁的疫苗接种者血清阳转率为 96%。57 例 16~35 岁成人接种 FSME-IMMUN 疫苗（成人剂量）后的血清阳转率 98.2%[110]。

然而，由于用于免疫原性评估的试验系统不同，临床研究数据往往不具有直接可比性。已发表的 FSME-IMMUN 疫苗的免疫原性研究主要是检测 TBE 病毒的中和抗体或抗 Neudörfl 株病毒的总 IgG 抗体，检测方法主要是根据 Adner 等[111]或 Holzmann 等[42]报道的方法或商业化 ELISA 检测试剂盒[Immunozym FSME（TBE）-IgG, Progen Biotechnik 公司，德国海德尔堡]。Encepur 疫苗的免疫原性研究主要是检测 TBE 病毒的中和抗体和总 IgG 抗体（Enzygnost TBE, Dade Behring 公司，马尔堡），检测用病毒主要基于 K23 株。俄罗斯疫苗的免疫原性研究主要使用 HI 试验。虽然一般认为病毒 E 蛋白的抗体可以提供保护，但两者正式的对应关系并没有被确认，而且相关检测参考品也没有[61]。

除了 TBE-Moscow 外，所有 TBEV 疫苗采用传统的中和方法和快速的 ELISA 方法检测临床血清抗体（见表 59.3）。检索 Cochrane 数据库，对目前已获得许可的西方疫苗进行了四项随机对照试验（RCTs），其中包括 5 063 名儿童和成人，对这些疫苗的血清学和安全性数据进行了 6~12 个月的随访。所有疫苗的临床血清阳转率在 92%~100% 之间。血清抗体检测方法为 ELISA 法和 NT 法。其中 NT 法的阳转要求为 1∶10 甚至更高，ELISA 法与 NT 法需相应桥接试验[112-114]。随后的 RCT 试验中，在登记的 334 名接种者中 95% 以上的人阳转率高于 1∶10[115]。无论是常规免疫还是快速免疫，均可获得相似的免疫原性[114]。

TBE-Moscow 和 EnceVir 疫苗进行了两项 RCTs 试验。2001—2002 年，俄罗斯 TBE 疫苗的两项研究涉及 200 名成年人，每人接种两个剂量，2 个月和 5 个月的抗体检测结果显示 84% 和 93% 血清滴度

表59.3 世界卫生组织的建议的蜱传脑炎疫苗的免疫接种表[a]

	基础免疫传统接种程序（零天接种第一剂）		基础免疫快速接种程序（零天接种第一剂）			第一次增强接种	后续增强接种
	第2剂（月）	第3剂（月）	第2剂（月）	第3剂（月）	第4剂（月）		
FSME-IMMUN	1~3	5~12	14天	5~12	—	3	5[b]
Encepur	1~3（或间隔14天）	9~12	7天	21天	12~18[c]	3	5[b]
TBE-Moscow疫苗	1~7	12	—	—	—	3	3
EnceVir	5~7	12	21~35天[d]	42~70天[d]	6~12[c]	3	3
CIBP	1/2（或间隔14天）	无	—	—	—	1[e]	/

[a] 除非注明，否则间隔为数月[27]
[b] 年龄≥50岁者间隔3年（奥地利为年龄≥60岁）。
[c] 被认为是第一次加强接种。
[d] 双倍，但总剂量为1.0ml。
[e] 流行季节前的疫苗接种。

可达1∶80甚至更高；而相应的EnceVir疫苗分别为82%和89%[116-117]。同样，一个评估涉及325人，年龄分三组，分别3~6岁、7~14岁和15~18岁，接种TBE-Moscow疫苗临床血清中和抗体（HI）滴度四倍或更高倍数增高的血清阳转率分别为84%、93%和89%。相应的EnceVir疫苗血清阳转率分别为84%、97%和92%[115]。一项新的随机研究比较了TBE-Moscow、EnceVir、FSME-IMMUN（新）和Encepur疫苗成年型及TBEV-Fe疫苗的免疫原性[118]，接种3剂疫苗后的2~5个月以及2年后进行免疫原性测定，结果表明：所有疫苗均诱导产生针对TBEV-Fe亚型P-73株的中和抗体。对于TBE-Moscow疫苗，2~5个月和2年后临床血清阳转率分别为100%和94%；对于EnceVir疫苗分别为88%和84%；对于FSME-IMMUN疫苗，对应的数据分别为88.2%和78.1%；对于Encepur疫苗分别为100%和100%。

对于中国的TBE疫苗免疫原性方面没有数据报道。

由于TBE病毒有不同亚型，且在相同疫区有多种亚型并存的情况，因此TBE疫苗是否能够产生不同病毒亚型间的交叉保护抗体显得尤为重要。由于TBEV亚型之间具有高度的抗原相似性，所有目前上市的TBE疫苗都有望对所有TBE亚型病毒提供良好的交叉保护。多项研究结果显示TBEV-Eu疫苗对TBEV-Eu、TBEV-Fe和TBEV-Sib亚型都可产生有效的中和保护[116,117,119]。一项系统的综述[120]显示TBEV-Eu疫苗对TBEV-Fe和TBEV-Sib亚型病毒的可产生足够的中和抗体，但一株（TBEV-Fe P-69）表现出明显较低的中和水平。

充分的文献证明，对疫苗产生免疫应答能力随着年龄的增长而下降，通常被认为是免疫衰老，这一点同样适用于TBE疫苗，如在50岁以上的个体中，TBE疫苗已被证实首次免疫后及记忆性抗体应答均降低[121]。相反，没有迹象表明抗体的亲和力会随着年龄的增长而下降[122]。下面将讨论免疫加强接种的必要性。

疫苗管理及接种计划

免疫剂量和途径

根据各自的疫苗使用说明书和世界卫生组织的建议[51]，表59.3提供西欧和俄罗斯疫苗剂量接种程序的概述。标准的免疫程序是相似的。该程序为3剂次肌内接种，第一剂接种后1~3个月接种第二剂，间隔5~12个月接种第3剂（FSME-IMMUN），或第2剂接种后的9~12个月接种第3剂（Encepur）。之后的第一次加强一般建议应在3年之内，但总的来说，关于免疫接种后的长期保护性信息较少。因此，不同国家对加强接种的建议也各不相同。在大多数国家里，随后的加强免疫通常推荐60岁以下人群在5年后、60岁及以上老年人为3年后进行加强免疫[20,51,123]。在德国，对于50岁或者稍大人群推荐进行3年后再加强接种一次，有些国家的各自卫生部门对于接种Encepur疫苗的50岁或以上人群也建议3年后加强接种一次。然而，根据Encepur疫苗的产品特性，建议从60岁开始每3年增强接种1次。在奥地利，推荐对至少1岁以上的所有个体接种TBE疫苗，同时对于高发区域的6个月以上的儿童推荐接种[51,124]，如卡林西亚（Carinthia），施第利尔（Styria）或上奥地利州（Upper Austria）地区。瑞士建议在所有年龄组的初次免疫接种 10 年后加强疫苗接种 1 剂[125]。

针对需要应急接种的人群，例如要去 TBE 疫区旅行的人群或蜱的活动季节开始时，可采用应急接种免疫程序。Encepur 的应急接种免疫程序为第 0 天，第 7 天和第 21 天分别接种 1 剂量疫苗[105,114,126]，并在 12~18 个月后加强接种第 4 针。对于 FSME-IMMUN 的快速免疫程序则缩短了第 2 针和第 3 针的间隔时间，允许在第 1 剂接种后的 2 周接种第 2 剂，5~12 个月后接种第 3 针完成初始免疫接种程序[127]。Encepur 也批准使用 0 天第一针，14 天第二针和 9~12 月后第三针的免疫程序。

两种俄罗斯疫苗的标准初免程序为 1~7 个月内注射 2 个剂量，之后 12 个月后加强一针，并在之后的每三年加强一次。EnceVir 的快速免疫程序为第一针后 5~7 天之内接种第二针[18]。

中国 TBE 疫苗的接种程序为两剂，间隔 14 天接种，在疾病流行季节之前就应该加强免疫一次，然而，没有加强免疫接种时间间隔的数据。

非常规疫苗接种

TBE 疫苗在初级免疫接种时，若接种间隔延长，这并不影响疫苗的免疫效果[61,128]。在一项有 1 100 多人参与的队列研究中，他们接种了疫苗，但却偏离了推荐的时间表，在一次、两次或三次初级疫苗接种后的 20 年里，参与者只进行了一次增强接种[129]。这项研究结果表明，不管接种者的年龄和接种到最后一次疫苗的间隔时间，如果之前接种了两到三次疫苗接种，即使两次接种之间的间隔时间很长，也能看到有效地增强反应[129,130]。因此，在不完全的初次免疫接种或出现加强接种时间延迟的，不需要重新启动免疫接种程序。

免疫和保护持久性

TBE 疫苗在初免和增强免疫后血清抗体持久性及代谢动力学方面已有大量的调查研究[131-136]。正是基于这些数据，提出了 TBE 疫苗的免疫程序，然而后续增强免疫的时间间隔却没有相应惯例[18]。表 59.3 列举了不同疫苗的免疫程序。

有几项研究评估了 FSME-IMMUN 和 Encepur 免疫增强接种的效果，并评估两种欧洲疫苗相互替换的可行性。

在多个中心对 18~67 岁成人，2~3 岁儿童在进行 FSME-IMMUN 初次免疫后（第 1、2 剂次 FSME-IMMUN 或 Encepur；第 3 剂次，FSME-IMMUN）TBEV 抗体的持久性进行了评价（n=347）[137]，在初次免疫后 2 年和 3 年的血清阳性率分别是 96.8% 和 95.4%，这是通过中和抗体滴度来测定的。通过接下来的加强免疫，血清阳性率增加到了 100%。其他的研究分析了 3~7 年前接种 FSME-IMMUN 疫苗进行加强免疫前后的抗体滴度[121]。在免疫加强接种以前，小于 30 岁的年龄组的抗体滴度要明显高于 50 岁或大于 50 岁年龄组。30 岁年龄组对加强免疫的应答要明显高于 50 岁或 50 岁以上年龄组。然而在 50 岁或 50 岁以上人群对加强免疫应答没有不同。

在最后一剂疫苗接种后 2~10 年内对 430 名成年人进行中和抗体检测，以确定血清保护率（SPR；NT≥1：10 为阳性）持续时间和抗体持久性的年龄特异性差异[133,134,138]。该系列研究中的受试者在至少 3 年前接受 FSME-IMMUN 疫苗的常规基础免疫后，给予增强剂 Encepur[130,139]，并在增强接种 2~10 年后评估血清保护率（SPR）。受试者在 2 年、3 年、4 年后检测血清保护率分别为 95.9%、96.7% 和 93.8%。50 岁或 50 岁以上受试者 3 年后抗体滴度几何均值要明显低，并且在 60 岁或年纪更大的受试者中在 4 年后的抗体滴度几何均值也明显要低。4 年后，50~60 岁年龄的受试者和 60 岁以上受试者的中和抗体滴度 10 增高的比例分别降低到 93.0% 和 91.7%。5 年和 6 年后，在年龄小于 60 岁人中中和抗体滴度高于 10 的比例分别为 96% 和 94%。对于年龄大于 60 岁的人群，NT 抗体滴度高于 10 的比例在增强免疫后 5 年后和 6 年后分别降低到 89% 和 86%。最后，增强接种后 8 年和 10 年的 SPR 分别为 86.8% 和 77.3%，但年龄依赖性更加明显：10 年后，小于 50 岁的受试者 SPR 为 83.9%，而大于 50 岁的受试者为 66%[133]。这些结果表明，在健康志愿者中血清保护持续的时间比推荐的 5 年增强免疫接种间隔要长得多，但是随着年龄的不同，反应也不同。15 岁或以上的接种者在不同初级接种计划（常规、改良常规或加速）后的 5 年随访的数据也显示抗体可持续 5 年以上[140]。

大多数血清保护数据包括 50 岁以下接种 TBE 疫苗的受试者[133,140]。首次接种疫苗的年龄在 50 岁以上的人的数据有限，仅有一项研究比较了年龄较大和年龄较小的受试者的初级免疫反应[141]，这项研究表明，50 岁以上的人群滴度较低，且中和抗体滴度下降时间较快。然而，这两组增强接种后的血清保护率是相似的，这表明了 TBE 疫苗可诱导足够的 B 细胞记忆应答，即使在年龄较大的一组受试者中也是如此。

在临床研究及获得许可证后，有多项研究进行开展，以评估获得许可证的疫苗在免疫原性和血清耐受性方面的差异。然而，由于使用了不同的抗体检测方法，而且这些研究都是由疫苗制造商赞助的，使得 Encepur 和 FSME-IMMUN 疫苗的头对头(head-to-head)研究受到了一定程度阻碍[109,115,127,135,140,142,143]。然而,公开发表的数据并没有显示两种 TBE 欧洲疫苗之间的存在差异,因此它们被认为是等效的[51]。两种 TBE 俄罗斯疫苗的免疫原性和有效性数据有限,未能进行等效性评估[118,144]。

细胞免疫应答

对在接种人群中 T 细胞产生或其作用的数据比较少,但已有报道称使用灭活的 TBE 疫苗可以诱导 $CD4^+$ 细胞应答和非常低的 $CD8^+$ 应答[141,145]。近年来,通过对接种 TBE 疫苗后免疫反应较低者进行调查,结果表明,低细胞免疫水平、体液免疫水平和细胞因子响应水平(白介素 2 和 γ 干扰素)是彼此相关的[146]。

保护的相关性

尽管接种疫苗后人体的抗体应答情况与自然感染不同[147],但无论如何,都会产生对 E 蛋白的中和抗体[147]。根据世界卫生组织的说法,这些中和抗体可以作为免疫的替代标记[18]。如前所述,虽然效价为 1:10 或更高通常被定义为血清抗体阳转率达到保护作用[42],但在疫苗许可程序中,1:2 或更高的效价也被认可是与免疫相关的[123]。TBE 疫苗保护与抗体产生之间的关联尚未建立,相关国际参品也尚未建立。使用 ELISA 抗体效价作为保护指标,会引入许多缺陷,包括与其他黄病毒(来自感染或接种的抗体)的交叉反应,以及缺乏与保护相关性的定量数据("阳转值")。因此,ELISA 通常用于测量在筛选中有用,但不能用于免疫的最终评估。中和抗体检测因操作不占优势,现已很少使用。

疫苗的保护率和有效性

虽然未有报道过的临床试验以评估疫苗接种在预防 TBE 中的保护效果,然而,在奥地利 TBE 疫苗使用超过 30 年,该疫苗接种后的保护效果可以根据临床和流行病学数据来评价(图 59.2)。2000—2006 年间疫苗对定期接种人群的保护率大约为 99%,不同年龄组间没有显著性差异[61]。在上述时间段内奥地利接种的 TBE 疫苗 90%~95% 为 FSME-IMMUN。疫苗有效性分析的第二个证据是基于 2010—2011 年收集到的数据,Encepur 大约占奥地利使用的疫苗的三分之一,分析结果得出了相似的结论:常规疫苗接种人群中,疫苗的有效率为 96.3%(CI,95.5-97.0,接种人群免疫状况不清楚)-98.7%(CI,98.2-99.0,疫苗接种人群免疫状况清楚);非标准程序免疫人群有效率为 93.1(CI,88.9-93.3)-92.5%(CI,90.3-94.3)结果显示,这两年来,这两种疫苗具有相似的有效性[128]。最佳和最坏情况下灵敏度分析反映出不明疫苗接种史的 TBE 病例的免疫状况。在第一年中没有过度接种疫苗的人群中第二次疫苗接种后的有效性很高。然

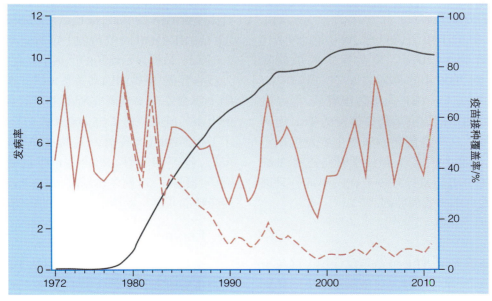

图 59.2 奥地利的蜱传脑炎(TBE)发病率(每年 100 000 人/年)
接种疫苗以红色虚线表示,未接种疫苗以红色实线表示;灰色线表示疫苗接种覆盖率。
引自 HEINZ FX, STIASNY K, HOLZMANN H, et al. Vaccination and tick-borne encephalitis, central Europe. Emerg Infect Dis, 2013, 19(1):69-76.

而,在没有完成接种程序的人群中疫苗有效性显著降低[61,128]。在未排除混杂因素情况下,未接种疫苗人群与完成标准接种流程的人群相比患 TBE 的风险高3~8 倍。然而,研究结果进一步强调了疫苗标准接种流程的重要性。尽管已经完成 TBE 免疫[148,149],但是突破性感染研究仍然无法提供结论性数据,尤其是在上一次加强免疫后,随着时间的延长,疫苗失效率增加的情况下。仅仅通过数据并也不能排除报告的突破病例数其实是初级免疫失败的结果[146]。

在 2000—2001 年间,在奥地利因疫苗接种减少了大约 4 000 TBE 病例和 20 多死亡病例的出现[61,128]。由于在流行地区疫苗使用量最高,在疫苗接种人群中 TBEV 暴露率也更高;因此,疫苗有效性实际上要比基于全国性数据所计算出的有效率要高。令人印象深刻的是,自从奥地利普遍接种疫苗以来,TBE 的发病率已显著下降,而邻国的前捷克斯洛伐克共和国因疫苗接种率较低(2009 年接种率为 16%)因此导致实际发病率上升[128]。斯洛文尼亚存在相似的情况,2009 年斯洛文尼亚只有 12% 的 TBE 接种率,而在2007 年的发病率为 9.9/10 万[83]。在 2006 年,斯洛文尼亚临近奥地利的 TBE 高发地区发病率为 47/100 万[150],而在奥地利 2003—2007 年间平均发病率为0.82/100 万。这进一步证明疫苗接种可有效减低疾病负担[61]。

在俄罗斯斯维尔德洛夫斯克(Sverdlovsk)地区,于 1996 年开始的一项大规模接种计划证实了俄罗斯 TBE 疫苗(TBE-Moscow 占 80%,EnceVir 占 6%,FSME-IMMU 占 12%,Encepur 占 2%)的效果。TBE 发病率从 1996 年 42.1/10 万降低至 2000 年的 9.7/10 万,到 2006 年降到 5.1/10 万。疫苗保护效果处在2000 年的 62% 到 2006 年的 89% 之间[144]。

尽管疫苗接种对于 TBE 的预防很有效,但经过部分或全部人群的基础免疫后仍有偶发的 TBE 病例报道[148,149,151,152]。这些疫苗突破病例主要发生在年龄超过 50 岁的人群中。近来,免疫学研究证实,T 细胞免疫反应不充分可能是导致疫苗在一小部分只进行基础免疫的人群中失效的原因[146]。

交叉保护

已有充分证据显示,TBE 疫苗不仅保护人群免于同源亚型病毒感染,而且对异源亚型病毒感染同样具有保护作用[153]。体内和体外研究证实,疫苗所诱导产生的中和抗体具有广泛的交叉反应和交叉保护作用[118,154,155]。目前,没有证据表明 TBE 疫苗所诱导产生的抗体能够使人群抵抗其他黄病毒的感染,尽管 TBE 疫苗接种者再次接种 SA-14-14-2 亚型灭活疫苗后,可以产生比仅接种 TBE 疫苗更多的针对日本脑炎病毒的抗体[156]。

安全性和耐受性

在过去几十年中,TBE 疫苗不断完善大大降低了疫苗的反应原性。目前,正在被使用的几种疫苗是十分安全的,无严重不良事件的报道[18,109]。但是,偶尔还是会发生发热和过敏反应。遵循良好的临床操作和广泛的药物警戒标准,TBEV-Eu 疫苗,FSME-IMMUN 疫苗和 Encepur 疫苗展现出了良好的安全记录。关于俄罗斯 TBE 疫苗的安全性公开数据很少,而关于中国疫苗的信息几乎没有[51]。与所有肌内接种的疫苗一样,接种 TBE 疫苗有可能发生如红肿、肿胀和疼痛等轻微局部不良反应,报道的全身性不良反应事件包括头痛、疲劳、不适、肌肉疼痛、关节痛和发热。这些症状在第一针后的发生率往往比后续的高。在二期和三期临床研究和上市后研究中,对全年龄组(>1 岁)的 13 500 名受试者进行疫苗接种后,FSME-IMMUN 的安全性数据表明,没有安全隐患[110,112,113,127,137,143]。通常局部的轻微反应包括发红,瘙痒和局部注射部位疼痛。表 59.4 从产品特征摘要中总结了相关数据。有证据表明 HSA 在用作疫苗稳定剂时,可以影响发热反应的频率。不含 HSA 的疫苗制剂[124]的实验数据[98]和临床报告均证实 HSA 可以使发热副反应率降低。HSA 被认为在疫苗接种后具有抑制肿瘤坏死因子-α 产生的作用[98]。然而,尚不清楚为什么不含 HSA 的 Encepur 疫苗与发热反应无关。

FSME-IMMUN 疫苗的上市后监测,包括给药近 4 200 万剂,数据显示给药的严重不良反应为 1.6/1 万(自发报告数据,未检测因果关系)[123]。另一项由奥地利绿十字会疫苗安全研究所所主导的对全科医生进行的上市后研究评估了 25 000 例疫苗接种者(85% 接种了 FSME-IMMUN 疫苗)。总共报告了 107 起多种不良反应,包括 69 名(64.5%)2 岁以下的幼儿。在这一研究中,报告了 63 例发热反应,其中 75.8% 为第一次接受免疫的儿童。发热超过 40℃的病例仅为 3 例[157]。

Encepur 疫苗

来自 Encepur 的数据显示,基于回顾性研究,疫苗上市后研究和年龄介于 1~76 岁的疫苗受试者的管理性文件得出了相似的结论(表 59.4)[105,114,158,159]。注射部位的短暂疼痛,全身不适,肌痛和头痛在报告中最为常见(>10% 的疫苗接种者);在 1%~10% 的疫苗接种者中观察到注射部位发红和/或肿胀,流感

表59.4 Encepur和FSME-IMMUN疫苗的安全性和致畸性

可能性	≥1/10	≥1/100 <1/10	≥1/1 000 <1/100	≥1/10 000 <1/1 000	未知
FSME-IMMUN 首次:n=3 512 第二次:n=3 477 第三次:n=3 277	注射部位的局部反应,如发红、肿胀、硬化	头痛,恶心,肌痛,关节痛,萎靡不振,疲劳	淋巴结肿大,眩晕,呕吐,发热(极少>39℃)	急性过敏反应;嗜睡,腹泻,腹痛	自身免疫性疾病加重;视力障碍,畏光,脑膜炎,癫痫,脑炎,神经炎;心动过速;荨麻疹,瘙痒,发疹;流感样症状,虚弱,水肿
Encepur(临床研究和上市后监管的合并数据)	注射部位的短暂的疼痛;全身不适,肌痛头痛	注射部位的发红、肿胀;类似流感的症状;恶心,关节痛	关节痛和肌痛(颈部)	注射部位肉芽肿;淋巴结肿大,神经炎样症状;腹泻;全身过敏反应荨麻疹,呼吸困难,支气管痉挛	罕见:吉兰-巴雷综合征

数据引自产品说明书。

样症状,恶心和关节痛。短暂发热大多是低热的,与FSME-IMMUN接种后的比率相当。

根据2002—2009年间免疫超过三百万剂的Encepur疫苗的统计数据分析后显示,包括儿童和成人免疫剂量在内,严重不良反应发生率为1.9/10万,与FSME-IMMUN疫苗的安全性相当[51]。

因此,来自疫苗生产商的有关临床研究和药物警戒数据显示TBEV-Eu疫苗具有可接受的安全性和耐受性。根据世界卫生组织的安全分级显示,这些严重不良反应与疫苗的接种没有因果关系[160]。

对于EnceVir和TBE-Mosccow疫苗,目前没有大规模随机对照实验数据发表,无法对其安全性进行评估。小规模的研究数据显示在儿童和成年人中只有较低的副作用和免疫原性反应[99,106,161]。在7~17岁儿童中,比较TBE-Mosccow疫苗和FSME-IMMUN疫苗(在2000年以前使用旧的疫苗配方)的免疫安全性,TBE-Mosccow疫苗接种者中有更多的发热报告,但是与FSME-IMMUN疫苗比较,差别无统计学意义[107]。对两种俄罗斯TBE疫苗的上市后监测数据显示,没有发现任何严重的副作用[162,163]。根据俄罗斯国家监管局的报告显示,EnceVir和TBE-Mosccow疫苗均有较好的安全性和耐受性,疫苗的生产过程符合世界卫生组织规范[18,123]。然而,没有关于这两种疫苗的质量评估和质控报告。直到最近发现有一些批次的EnceVir疫苗接种者中高达19%的人出现高热和急性过敏反应,主要集中在儿童接种者。这些批次的EnceVir疫苗随即被生产商撤出了市场,这一疫苗目前不允许被用于17岁以下的儿童和青少年[51]。中国生产的TBE疫苗尚无可获得的安全评估数据。

禁忌证和注意事项

需要治疗的急性炎症性疾病患者,在完全恢复后2周以后才可以接种疫苗。对疫苗成分过敏是禁忌证之一(表59.2)。对鸡蛋蛋白的非严重过敏通常不构成TBE疫苗接种的禁忌证。然而,具有以上过敏反应的人应当在适当的监督下进行免疫。由于黄病毒抗体的交叉反应等问题也很难研究清楚,因此仅推测黄热病感染和其他疫苗的接种可能影响TBE疫苗接种。有意思的是,虽然接种TBE疫苗后可以增强灭活乙型脑炎疫苗的免疫应答[156],然而没有证据显示,日本脑炎和TBE之间存在交叉保护。另外,怀孕不构成两种TBEV-Eu疫苗接种的禁忌证。

公共卫生考虑要点

即使没有正式的TBE疫苗功效或有效性研究,正如前面所讨论过的,有足够的证据显示,疫苗对公共健康的影响。最引人瞩目的数据来自奥地利,在奥地利TBE疫苗免疫始于20世纪80年代,从1972年起就开始收集可靠的流行病学数据。伴随着疫苗接种覆盖率从85%~88%(至少接受一次免疫),病例报告数量从5.7/10万(CI,3.9-9.0)降到0.9(CI,0.6-1.3)(图59.2)[128]。研究结果也从邻国的高发病率得到了间接证实,在邻国未进行全人群水平的疫苗接种。很少有报道TBE疾病负担的研究发表。在某些疾病流行率高的地区和那些具有长期神经系统后遗症的病例来说,TBE疾病无论对个人和社会都造成了巨大的负担。一项研究表明,自从1991年到2000年广泛接种疫苗,在病患护理、劳动力损失和提早退休方面节约了共计8.28亿奥地利先令(按美元计算为 8 000 万美元)[164]。这一估算价格受以下因素影响：疫苗价格，疾病发生率，疫苗获取和加强免疫策略[18]。

除奥地利外，目前没有任何国家拥有通用疫苗接种建议（表 59.5）。大多数的 TBE 流行国家已经针对危险人群发布建议，包括流行地区和职业暴露人群。由于 TBE 在儿童中并未导致严重的问题，所以一些国家的 TBE 疫苗接种建议限定为高龄人群。报销的规定不同，在很多国家，TBE 疫苗接种费用，仍需要个人来支出。此外，许多国家已经发布去 TBE 流行地区旅行者的疫苗接种建议。

表 59.5 疫苗接种建议

国家或地区	建议情况
奥地利	普遍建议 1 岁以上接种
保加利亚	没有政策
克罗地亚	高度流行地区和职业暴露者
捷克	高度流行地区和职业暴露者
爱沙尼亚共和国	建议，但仅限于职业暴露者
德国	建议疫情流行区进行接种
芬兰	建议疫情流行区进行接种
匈牙利	推荐，且政府买单
拉脱维亚	推荐，大部分情况下自费
立陶宛	推荐，但未报销
挪威	推荐用于高危人群，不报销
波兰	推荐用于高危人群，不报销
罗马尼亚	没有政策
俄罗斯	推荐在区域级
斯洛文尼亚	高度流行地区和职业暴露者
斯洛伐克	高度流行地区和职业暴露者
瑞典	建议高度流行区域的大于 1 岁接种；中度流行区域的大于 3 岁接种
瑞士	建议适用于所有流行区，>6 岁
土耳其	没有政策

数据来源：ZAVADSKA D, ANCA I, ANDRÉ F, et al. Recommendations for tick-borne encephalitis vaccination from the Central European Vaccination Awareness Group (CEVAG). Hum Vaccin Immunother, 2013, 9 (2)：362-374；European Centre for Disease Prevention and Control (ECDC). Epidemiological Situation of Tick-Borne Encephalitis in the European Union and European Free Trade Association Countries. Stockholm, Sweden: ECDC, 2012.

在 2011 年，世界卫生组织发布了针对 TBE 疫苗接种的立场性文件[18]。这一立场性文件承认了在高度可变的危险模式下经行 TBE 疫苗危险性评估的复杂性。世界卫生组织规定：在发病率为每年为 5/10 万的高发病地区进行全年龄组免疫；在低发病率地区，具有暴露风险的人群应当接受 TBE 免疫。世界卫生组织还注意到，针对是否需要进行加强免疫还具有不同意见[165]，所以鼓励开展研究以更好地确定加强免疫的必要性和免疫计划的成本效益分析。世界卫生组织还向计划在 4~11 月到流行地区进行户外活动的旅行者发布了疫苗接种建议[74]。

其他疫苗接种建议

适当着装能够有效阻止蜱虫叮咬。含 N, N-二乙基-3-甲基苯甲酰胺(DEET)达 20% 及以上的杀虫剂能够提供持续数小时的保护，经氯菊酯处理过的衣服也可提供保护[167]。每天检查皮肤是否有蜱虫叮咬，如果发现蜱虫黏附，应当使用细头镊子移除。更重要的需要被指出的是蜱虫也可以传播其他疾病，尤其是莱姆病(也被称为疏螺旋体病)。瑞士主管部门估计，2014 年瑞士发生了约 9 000 例疏螺旋体病和 150 例 TBE 病例[168]。由于没有针对这些细菌感染的疫苗，尽管可能会出现长期后遗症，但是可以用抗生素治疗。

相关和未来疫苗

除了上面描述的 TBE 疫苗，还有一种针对 KFDV 的疫苗已经在印度获得生产许可证。最初，这是福尔马林灭活的小鼠脑疫苗，但在 1990 年左右被福尔马林灭活的鸡胚成纤维细胞衍生疫苗替代，这一疫苗接种两次，间隔 28 天，在 6~9 个月内进行加强免疫，随后每 5 年进行加强免疫[169]。两剂疫苗的有效性估计为 93.5%；但是，保护性免疫的持续时间尚不清楚。尽管有针对 TBE 和 KFDV 的许可疫苗，但哺乳动物 TBE 血清群的其他成员具有致病性，因此疫苗的交叉保护问题很重要。迄今为止，还没有临床试验来评估 TBE 疫苗针对鄂木斯克出血热，Kyasanur Forest 病和间变性淋巴瘤激酶病毒的交叉保护作用。但是，已经有一些在小鼠身上进行交叉保护性研究。对 OHFV 和 TBEV 感染小鼠的血清进行中和测试，结果显示中和抗体具有交叉保护作用。TBEV-Fe 病毒 Sofjin 株感染小鼠所产生的针对 TBEV 和 OHFV 的中和抗体的几何平均数是相似的。FSME-IMMUN TBE 疫苗可 100% 预防 OHFV 感染。此外，在三剂疫苗接种方案之后，有 86% 的 FSME-IMMUN 或 Encepur TBE 疫苗接种者产生了针对 OHFV 血清转换，所产生的针对 OHFV 的中和抗体的几何均数与针对 TBEV 的抗体相当[170]。

当前，所有 TBE 疫苗均为纯化的全病毒灭活颗粒。一些候选TBE疫苗使用重组或病毒不同复制阶段进行减毒技术发展而成。已经开发出的嵌合减毒活TBEV候选疫苗是通过用TBEV-Fe病毒Sofjin株的相应基因替代登革4型病毒（DENV-4）病毒的prM和E基因而获得[171]。另一种嵌合候选TBEV疫苗是基于抗原性不同的LGTV（LGTV prM和E基因插入到DENV-4股价中）。这两种嵌合疫苗均可以通过单剂量接种便可以在猴子中产生有效抵抗LGTV野毒株感染的抗体[172]。随后在Ⅰ期临床试验中证明了嵌合的LGT/DEN-4候选疫苗是安全的[173]。但是，在一名受试者中检测到低水平的病毒血症，并且对TBEV的抗体反应较差。在后来的报告中，该候选疫苗可以在猴子的中枢神经系统中复制至中等滴度，导致四只猴子中的两只发生病理性病变，另外一只致病[174]。对TBEV/DEN-4候选疫苗的进一步研究发现在病毒基因组中的几个区域发生了突变（这几个区域分别为E，NS5和3′NTR），这些突变使得嵌合病毒在TBEV和DENV-4的自然宿主小鼠和节肢动物中的毒力得到了减弱[175,176]。研究表明，通过将可在CNS中表达的MicroRNAs插入到病毒基因组中，而使得TBEV/DEN4嵌合病毒的神经毒性得以降低[177]。

20世纪90年代和21世纪初，重组亚单位和核酸疫苗试验结果令人鼓舞[30,145,173-181]，但大多数这类候选疫苗未有后续的跟进研究报道或临床研究。然而最近又研发出一个新颖的应用复制缺陷的黄病毒（RepliVAX）作为载体的TBE候选疫苗，名为RepliVAX-TBE[182]，这个病毒疫苗通过衣壳蛋白基因阻止病毒复制来达到减毒目的；该病毒只能在顺式表达该衣壳蛋白的辅助细胞中得到复制[183]。RepliVAX-TBE基于西尼罗病毒基因骨架构建而成（RV-WN/TBE；prM和E基因来自TBEV-Eu病毒亚型Hypr株），该嵌合病毒可有效复制，与三剂灭活的TBE疫苗FSME相比，单次接种RepliVAX-TBE，在小鼠模型中免疫原性高且有效，在恒河猴中产生更高的免疫原性和体液免疫反应。这项研究还表明，候选活嵌合黄热病疫苗株17D/TBE，登革热2/TBE和LGTV株E5/TBE疫苗没有充分减毒，因此不能成为候选疫苗。

（曹守春　潘红星）

本章相关参考资料可在"ExpertConsult.com"上查阅。

第 60 章 结核病疫苗

Willem A. Hanekom、Thomas R. Hawn 和 Ann M. Ginsberg

卡介苗（Bacille Calmette-Guérin, BCG）是目前唯一获准用于预防结核病（tuberculosis, TB）的疫苗。该疫苗已被用于 40 多亿人进行预防接种，然而，结核病仍然对全球公共卫生构成重大威胁[1]。全世界 1/3 的人口被认为感染过结核分枝杆菌，2015 年新增结核病病例 1040 万，造成 140 万人死亡[1]。疾病的耐药性、治疗困难和昂贵的治疗费用等问题的出现，导致高发病率和高死亡率。干预结核病大流行需要最优地给予卡介苗、抗菌药及诊断方法。在可以提供这些现有诊疗工具最优的环境下，结核病的发病率每年大约下降 5%，而全球平均每年下降 1.5%[2,3]。即使每年下降 5%，世界卫生组织（World Health Organization, WHO）遏制结核病联盟的目标，2030 年发病率为每年 20/10 万，也不可能实现[4]。这种情况下，急需新的诊疗工具，而其中，一种有效预防成人肺结核病的疫苗可能产生最大的影响[5][6]。现有的结核病疫苗 BCG，预防肺部疾病的能力是可变的不稳定的，因为该疫苗主要保护婴幼儿免受播散型结核病的感染（见下文）。

结核病——简史

历史和流行病学

在有记录的历史中，结核病可能是欧洲和美国的主要死亡原因[7]。已知最早的结核病例发现于古埃及木乃伊，罹患脊柱结核，时间可追溯到公元前 4000—公元前 2000 年[8]。最近的研究分析了结核分枝杆菌在全球的分布和变异情况，结果表明，这种病原体在新石器时代随人类迁出非洲，并可能与人类共存了 7 万年之久[9,10]。

1882 年，Koch 鉴定出结核分枝杆菌是导致人类结核病的病原菌[11]。结核病是传染病的发现，促进了 4 种连续疾病控制策略的发展[7]。首先，疗养院运动于 1854 年在欧洲兴起，1882 年在美国建立，直到抗结核抗微生物治疗药物的出现。这项干预措施包括在社区环境暴露于新鲜空气和阳光下。在此期间其他干预措施还包括改善卫生和住房条件的条例制定。第二个发展是牛奶的巴氏灭菌，它实际上消除了由牛型分枝杆菌引起的人类疾病，牛型分枝杆菌是动物中最常见的结核病病因。第三个发展是 20 世纪初法国发明的 BCG（见下文）。最后一项发展是抗结核药物的发明，包括 20 世纪 40 年代首次使用的链霉素，接着是异烟肼和利福平，相继在 20 世纪 50 年代和 70 年代使用。这些抗结核药物既可用于治疗已确诊的疾病，也可用于以预防结核分枝杆菌感染潜伏期发展为活动性的进程。在过去的 50 年里，针对性筛选、化疗和对潜在结核病人暴露接触的人群调查相结合的方法，一直是美国结核病控制的重点。

值得注意的是，早在有化疗方法以及未使用 BCG 前，欧洲和美国的结核病发病率已下降[12]。发病率的下降与工业化、城镇化及社会经济地位的提高相关。

今天，结核病的全球负担仍然很高，2015 年估计有 1040 万病例，140 万人死亡[1]。尽管有这些数字，在过去 20 年里，全球所有地区在结核病控制方面取得了实质性的进展。联合国千禧年发展目标，2015 年底以前遏止并扭转全球结核病发病率的升高：2000—2013 年，结核病发病率每年降低 1.5%[1,13]。控制结核伙伴关系在 WHO 6 个区域中的 3 个区域实现了 1990—2015 年结核病死亡率减半的目标；在全球范围内，截至 2013 年，死亡率下降了 45%[1]。

15~54 岁之间的青少年和成年人在结核病病例中占绝大多数，那些患有肺结核病的人是传播结核病的罪魁祸首[1]。模型研究显示，阻断传播是对结核病流行最有效的干预措施[5]。相对于青少年和成人，患有结核病的儿童通常不会传播病原体，这是由于儿童疾病中含菌量少的结果。因此，许多结核病疫苗研发人员现在正努力将重点放在优先为青少年和成人提供疫苗上[6]。相比之下，目前的结核病疫苗 BCG 针对婴儿，在婴儿和儿童群体中效果最好（见下文）。最终，新的结核病疫苗策略应针对所有面临风险的人群，包括老年人，他们促成了西太平洋边缘地区结核病负担的增加[1]。

人类免疫缺陷病毒（human immunodeficiency

virus，HIV)的流行增加了实现结核病控制目标的挑战：全球范围约13%的结核病病例发生在HIV感染者中[1]。由于结核病和HIV药物之间的相互作用以及免疫重建炎症综合征[14]，HIV感染导致对结核病的易感性增加，并使治疗复杂化。如果要控制疾病负担，新疫苗最终也需要对HIV感染者有效。

耐多药(multidrug resistant，MDR)结核病的增加对全球的健康构成了威胁。WHO估计，2013年全球有48万MDR结核病新发病例[15]。广泛耐药和完全耐药的结核分枝杆菌的菌株已从患者体内分离出来，进一步增加了控制结核病的努力[16]。耐药结核病需要长期治疗，治疗的总成本比药物敏感性结核病高出许多倍。即使在耐药率较低的国家，管理这类疾病也会消耗掉控制结核病预算的大部分费用[17]。这种情况显然需要新的工具，其中新型的、更好的疫苗将特别具有吸引力。结核分枝杆菌耐药模式不太可能成为疫苗效果考虑的因素。

细菌学

分枝杆菌属的所有成员都具有抗酸性，这与细胞壁复杂的分枝菌酸成分有关。每个种类都有一种独特的分枝菌酸组成模式[18]。分枝杆菌的九个菌属——结核分枝杆菌、非洲分枝杆菌、卡氏分枝杆菌、牛型分枝杆菌、山羊分枝杆菌、鳍分枝杆菌、田鼠分枝杆菌、猫鼬分枝杆菌和羚羊分枝杆菌——在核苷酸水平上有99.9%的相似性，并具有相同的16S核糖体RNA序列，被归为结核分枝杆菌复合群。这些菌株有共同的生长特性和生化反应，它们都可引起人类和其他哺乳动物的临床结核病[19,20]。牛型分枝杆菌主要引起牛和其他动物的结核病，但也能引起经常接触感染动物或饮用含病原的动物奶的人患结核病。在美国，兽医控制规划几乎消除了牛型结核病，但在一些国家，人感染牛型结核病仍在发生[21]。

结核分枝杆菌基因组大约3 800个开放阅读框中，约有一半参与了脂质酸代谢。目前正在进行一项重大的研究，以确定脂质成分是否可用于将来的结核病疫苗中[22](见下文)。临床试验中的大多数新疫苗都含有免疫显性蛋白抗原，包括早期分泌靶抗原-6(ESAT-6)和培养分泌蛋白-10(CFP-10)(见下文)。这些抗原属于所谓的RD1区域，也包括一个分泌器官，负责将ESAT-6和CFP-10运输到细胞表面以介导宿主细胞膜破裂和细菌释放，促进细胞间感染[23,24]。重要的是，BCG缺失RD1区域。其他重要蛋白家族，一些已被纳入新型疫苗，包括分枝酰基转移酶(Ag85家族)，通过锚定分枝菌酸、主要伴侣蛋白DnaK、GroEL、GoeES和α结晶体等分子单位，从而在构建和稳定细胞壁中发挥着重要的作用。最近的研究，扩展了我们对抗原刺激机体T细胞反应的抗原广度的理解[25]。通过筛选策略发现了许多新的CD4和CD8免疫显性表位[26]。有趣的是，其中许多属于PE/PPE抗原组，显示似乎有免疫调节和毒力特性[27]。许多结核分枝杆菌蛋白的功能特性还未知。此外，还不清楚哪些特定抗原对预防抗结核病至关重要。相反，在全球范围内，面对可能数万年的免疫压力，结核分枝杆菌菌株的免疫显性抗原缺乏变异，全球，这表明，对这些成分的反应甚至可能对病原体具有进化优势[28]。

虽然在Koch发现结核分枝杆菌不久，人们就发现了非结核分枝杆菌，但直到20世纪40年代，即BCG开始使用大约20年之后，人们才认识到它们也是人类病原体[29]。非结核分枝杆菌是一个超过140种的种群，在世界各地都有发现，通常分布在土壤和水库中[30,31]。常见的是鸟结核分枝杆菌-胞内复合体。虽然环境分枝杆菌很少引起疾病，但对人体的免疫作用可能会调节结核分枝杆菌感染过程。此外，非结核分枝杆菌的相互作用可能部分解释BCG诱导的效力差异(见下文)。

发病机制

结核病是患有空洞性肺结核的青少年和成人传播的，他们主要通过咳嗽将病原体释放到空气中导致疾病的散播。约35%的病人接触者在吸入结核分枝杆菌后会受到感染；近距离接触和接触时间是感染的重要决定因素。仅有一小部分人群暴露后不会感染，同时通过结核菌素皮肤试验(tuberculin skin test，TST)或γ干扰素释放试验(interferon-γ release assays，IGRAs)持续阴性得到证实[32]。这些个体可能有先天性肺泡巨噬细胞，能应对结核分枝杆菌最初的感染，或者在T细胞反应发生前快速清除结核分枝杆菌。

吸入后，一旦浸入肺部，杆菌就会与巨噬细胞和其他髓细胞(如单核细胞、树突状细胞和中性粒细胞)上的受体结合，导致先天免疫系统可检测[33,34]。几种吞噬细胞介导这种检测，包括toll样受体(TLR：TLR1/2/6/8/9)、类节点受体(NLRs：NOD2)、C型血凝素受体(CLRs：CLEC4E或Mincle)、甘露糖受体(MR)、树突状细胞特异性细胞间黏附分子-3(ICAM-3)—捕获非整合素(DC-SIGN或CD209)和DNA传感器(STING)[35-38]。在动物模型中，接种结核分枝杆菌首先引起肺间质炎症、局部组织损伤和组胺前列腺释放。被感染的巨噬细胞分泌肿瘤坏死因子,导致局部组织细胞释放趋化因子。白细胞被吸引,包括中性粒细胞和 T 细胞。T 细胞迁移进入肺部,由这个区域的树突状细胞的局部淋巴结发生超敏反应。所谓的结核原发性复合体,由放射线检查可见,包括肺部局部浸润和局部淋巴结肿大,均由细胞聚集引起。

特异性 T 细胞免疫的发生极大地改变了致病谱。结核分枝杆菌进入人体与发生皮肤的迟发型超敏反应(T 细胞反应的一个标志)之间的潜伏期通常为 3~8 周。在此期间,感染部位形成肉芽肿。该肉芽肿是感染的病理组织学特征,包含巨噬细胞来源的细胞中心和淋巴细胞外环。肉芽肿可能含有内源性感染,可随着结核分枝杆菌的继续局部扩散分解导致干酪样坏死。也有学者认为,结核分枝杆菌的全身性蔓延至多器官发生在感染的早期发病机制。

只有 10% 未经治疗的感染者会发展成结核病,其中约 50% 的人在感染 2 年后进展为疾病,即所谓的原发性进行性感染。通过肉芽肿内所含的活杆菌的激活和生长,结核病也可能在生命后期发生。这种所谓的继发性、复发或成人型疾病,常与 T 细胞免疫的暂时性下降有关,也与年龄、肿瘤、营养不良或其他的免疫应答相关。在结核病流行的地方,原发性疾病会导致流行。在这种情况下,外源性再感染可能发生在以前感染过的人,并在临床疾病的表现中发挥作用。随着传染病控制的发展,复发和内源性激活的结核病占比变得更大。

有证据表明,原发性结核分枝杆菌感染可在一定程度上预防继发性外源感染。在结核病发病率较高地区开展的抗生素使用前时代的研究,比较了具有或不具有原发性结核分枝杆菌感染的活动性结核病发病率(以皮肤试验阳性反应为准)。对 18 项研究进行了荟萃分析,总样本量为 19 886 个,估计与未感染者相比,潜伏期结核分枝杆菌感染者(皮肤试验阳性反应)在再次感染后发生活动性结核病的风险降低了 79%(95% CI,70%-86%)[39]。其他研究也有类似的发现[40-42]。总之,这些研究表明,人类可以通过自然暴露获得对结核病的部分免疫,了解这种保护可能会为成功接种结核病疫苗提供线索。

控制结核分枝杆菌疾病的免疫学机制还不完全清楚[43]。CD4 T 细胞是必不可少的,通过产生辅助性 T 细胞 1 型(T-helper type 1,Th1)细胞因子,包括白细胞介素(interleukin,IL)-2 和 γ 干扰素(interferon,IFN),激活感染的巨噬细胞控制病原体。动物研究表明,CD8 T 细胞也可能通过细胞因子的产生或细胞毒性活动发挥作用。除效应器应答外,以控制过度炎症免疫机制为特征的宿主反应也很重要[44]。因此,最佳的疫苗接种反应不一定是在数量上更大的 T 细胞反应。迄今为止,尚未发现预防结核分枝杆菌感染和/或抗结核病的免疫相关性[45]。虽然在完成一项保护性疫苗的安慰剂对照试验之前,无法识别与结核病预防相关的因素,但在对接种 BCG 的婴儿或其他有结核病疾病风险的人群进行的前瞻性研究中已经出现了一些线索。对出生时接种 BCG 的婴儿进行的一项前瞻性研究(该研究不可能有未接种婴儿作为对照组)表明,由 BCG 诱导的并在疫苗接种后 10 周后测量的经典 CD4 和 CD8 T 细胞反应,在最终发展为结核病的婴儿和在 2 岁内未发展为结核病的婴儿之间没有差异[46]。这些结果表明,宿主反应不足以预防结核病。在另一项研究中,研究人员招募了感染结核分枝杆菌的南非青少年,并随访 2 年,以确诊患结核病和未患病的人群[47]。对发病前采集的血液进行检查,发现有 16- 个基因表达有危险性。在结核病确诊前 12 个月,该特征预测结核病进展的敏感性为 66.1%(95% CI,63.2%-68.9%),特异性为 80.6%(95% CI,79.2%-82.0%)。这个危险特征在不同的独立的非洲中得到了验证。虽然还需要进一步分析与疾病风险相关的宿主反应的特征,但这些结果代表着朝着更好地了解结核病保护相关因素迈出了一步。

在与人类共同进化的数千年中,结核分枝杆菌进化出多种策略来逃避或调节宿主反应。比如,杆菌利用吞噬溶酶体修饰和抑制固有细胞的凋亡(及促进杆菌存活)[48]。这种病原体还诱导细胞迁移到肉芽肿,使可感染的细胞数量增加,以提高其存活率[34,49-51]。感染后,T 细胞对病原体的反应延迟;大约 6 周后皮肤阳性反应才会出现[52-53]。在小鼠中也观察到有类似的 T 细胞免疫反应延迟,这与杆菌从肺到引流淋巴结的延迟运输有关[54-55]。抗原特异性 T 细胞常常无法识别和根除被结核分枝杆菌感染的巨噬细胞[34,56]。有几种可能的机制可能会损害杀菌作用,包括第一周内防止识别的病原体保护性细胞龛[57],巨噬细胞 IFN-γ 激活路径的抑制[58-60],以及产生过度调节性 T 细胞反应[61],从而抑制有效的免疫反应。

成功地接种结核病疫苗需要诱导对保护至关重要的免疫,而暴露于结核分枝杆菌时,可规避病原体抑制宿主固有和适应性反应的能力,并使炎症具有最佳性质和程度。一种可能的方法是以预防结核分枝杆菌感染而不是疾病为疫苗目标[62]。其优势包括,如果 CD4 T 细胞或其他效应细胞在暴露时出现反应,可避免被病原体延迟诱导 T 细胞。其次,与慢性感染相比,急性感染的细胞中结核分枝杆菌感染巨噬细胞的杀伤动力学可能会改变。如果T细胞在感染后立即产生IFN-γ激活巨噬细胞，则清除杆菌的可能性更大，因为形成对巨噬细胞的结核分枝杆菌修饰的时间更短。如果疫苗诱导的T细胞与慢性感染的T细胞在性质上不同，并且在暴露时在肺部的数量更多，那么就可能有保护作用。理解为什么在感染早期Th1效应细胞是无效的，以及识别有效的标记，或在效应器和调节器或衰竭宿主反应之间的最佳平衡，可能是成功开发结核病疫苗的关键。

临床特性

结核分枝杆菌暴露的结果为无感染、暂时性感染[63]，或已确定感染。已确定感染就是所谓的潜伏结核感染（latent tuberculosis infection, LTBI）。LTBI个体的TST或IGRA呈阳性，但没有活动性疾病的临床或影像学证据。当肺结核或肺外结核的临床或影像学表现变得明显时，就会发生结核病。

儿童肺结核的临床表现不同于青少年和成人。儿童原发性胸内结核的症状和体征往往异常轻微，这是该疾病的少杆菌特性的结果[64]。干咳、轻度呼吸困难和低热是婴儿最常见的症状。胸片可显示肺门或纵隔淋巴结肿大，是儿童疾病的特征，并有轻度浸润。"进展性原发疾病"的特征是结核的小叶或大叶播散，而肺播散的特征是粟粒性病变。呼吸道淋巴结压迫的并发症，如节段性塌陷较为常见，而实质性破裂则少见[65]。

相比之下，青少年和成人由于其疾病的多菌性而表现出更显著的症状和体征[66]。广泛的临床表现包括慢性咳嗽、低热、盗汗、疲劳和体重减轻。该病最常见于肺尖或肺上叶的中段或肺下叶的上段。典型的X线胸片为斑片状肺泡阴影或大片状影常形成空洞。纤维化导致病变肺的肺活量降低。老年肺结核更易有不同寻常的胸片表现，包括下肺野病变[67]。在所有年龄段，早期肺部疾病，通过胸片可识别，可能是无症状的。

大约15%有免疫力的成人和25%的儿童会出现肺外结核的病变表现[68]。实际上，全身的任何器官都可以受累。颈部或锁骨区域的浅表淋巴结疾病是最常见的临床表现。胸膜结核几乎占肺外结核病例的25%，但儿童不常见，婴儿罕见。结核病的其他好发部位包括泌尿生殖系统、骨骼和关节、腹膜和心包。

结核病的两种形式：播散性或粟粒性疾病和结核性脑膜炎，会危及生命。粟粒性肺结核早期临床表现多变，取决于累及的器官，包括肺、脾、肝、骨髓、脑膜或腹部[69]。未经有效治疗，中枢神经系统结核病会导致死亡[70]。脑膜渗出常集中在脑干周围，并且浸润皮质或脑膜血管，导致炎症、梗阻，紧接着发生大脑皮质梗死。脑神经受累和阻塞性脑积水一样常见，通常结果是死亡或严重残疾。

伴有HIV感染的成年人发生肺结核，其临床症状和胸片常常与HIV阴性者表现不同[71]。在晚期HIV感染中，影像学表现通常包括肺门或纵隔淋巴结肿大，弥漫性或粟粒性肺浸润，而空洞并不常见。下肺野受累和支气管内结核在HIV感染患者中更为常见。播散性或肺外结核常见。伴有晚期HIV感染且采用抗结核药物及抗反转录病毒治疗方案的结核病人，更容易发展为免疫重建炎性综合征，表现为原感染灶恶化或在身体其他部位发现结核分枝杆菌感染相关的新病灶[72]。病理生理学主要取决于结核分枝杆菌抗原的先天促炎性反应和后天免疫反应[73,74]。主要的治疗方法是肾上腺皮质激素控制炎症。

诊断

结核菌素皮肤试验

TST阳性是结核分枝杆菌潜伏感染的标志，并保持终生阳性，甚至是在化疗后[75,76]。金标准TST是Mantoux试验，用注射器及针头皮内注射纯蛋白衍生物。测试应在给药后48~72小时看结果。测量硬结而不是红斑。

TST阳性反应的合适判定尺寸根据临床和流行病学情况而异[77,78]。对于患结核病风险最高的成人和儿童来说，Mantoux硬结5mm视为阳性。对于肺结核的其他高危人群，10mm的硬结可以考虑阳性。在肺结核很少见的地区，没有其他感染或疾病危险因素的个体，可以将肺结核的判定标准增加到15mm。

10%患有结核病的成人和儿童的TST为阴性[79,80]。多种与宿主相关的因素，如年轻或年老、营养不良、疾病或药物引起的免疫抑制、病毒感染和过度的结核病都可以降低TST反应活性。假阳性反应可能是环境分枝杆菌暴露或接种BCG造成的。BCG接种后皮肤试验反应的大小变化随疫苗的菌株和剂量[81,82]、给药途径[83,84]、个体的年龄[85-87]、病人的营养状况、接种的年限[85,87,88]，以及皮肤试验的频率等情况的不同而不同。关于反复接种BCG是否会增加TST反应，存在着相互矛盾的发现[89-90]。

在对接种BCG的儿童进行的大量研究中发现，对TST的平均反应大小范围为0~19mm，虽然许多专家认为接种后大于 10~15mm 的反应为异常。在疫苗接种之后几年内,结核菌素反应性迅速减弱。Lifschitz 发现,大约 50% 出生后不久就接种 BCG 的婴儿,在 6 月龄时结核菌素呈阴性,而且几乎所有的儿童接种疫苗后 1 年,结核菌素呈阴性[85]。斯里兰卡儿童出生时即接种 BCG,1 岁时仅有 18% 有明显反应,5 岁时都没有明显反应[91]。一项加拿大的研究调查了婴儿期或者儿童期用划痕法在下背部接种过 BCG 疫苗的大龄儿童和成人[92]。参加皮肤试验平均年龄为 11 岁的儿童种,在婴儿期接种的,TST 阳性率为 4.9%,在儿童期接种的,TST 阳性率为 12.5%。参加皮肤试验平均年龄为 23 岁的年轻成人种,在婴儿时期接种的,TST 阳性率为 10.3%,在儿童期接种的,阳性率为 25.5%。一项类似的研究发现,曾在 8~15 年前接种过卡介苗美国海军新兵,仅 16% TST 反应阳性,为 10mm 或更大[93]。

总之,接种了 BCG 的人群,下列因素增加了皮试反应由结核分枝杆菌感染导致的可能性①硬结反应的大小;②与传染性结核病患者的接触史;③是否是结核病高危人群;④病人是否来自结核病的高流行地区;⑤接种疫苗和皮肤试验中间间隔时间比较长[90]。

γ 干扰素释放试验

最新的 γ 干扰素释放试验(interferon-gamma release test,IGRA)用于诊断潜伏性结核,其含有结核分枝杆菌的特异性抗原,BCG 不含该抗原,而该抗原在非结核分枝杆菌中是易变的[94]。QuantiFERON-TB GOLD In-tube 试验(德国 Qiagen 公司)根据全血酶联反应法,采用三种抗原:EAST-6、CFP-10 和 TB7.7。QuantiFERON-TB GOLD Plus 是这个试验的最新版本,包括额外的 CD8$^+$ T 细胞靶向的 EAST-6 和 CFP-10 抗原表位。这个试验设计在 CD4 T 细胞计数低的 HIV 感染者中实验结果较好,提高了灵敏度。T-SPOT.TB 检测(Oxford Immunotec,Oxford,UK)采用隔夜酶联免疫斑点试验测定 T 细胞刺激 EAST-6 和 CFP-10 释放使 IFN-γ。这些方法和其他新方法可能在新型结核病疫苗的临床试验中变得重要,解决以前 BCG 疫苗试验中遇到的许多方法学问题。

微生物学诊断

检测分枝杆菌最快和最广泛的可用方法是用显微镜检查痰液或其他体液的抗酸染色。荧光染色法比碳酸复红技术更敏感,但这两种方法所需的样本至少为每毫升 10^4 个抗酸菌。痰标本抗酸染色能检出 40%~75% 的成人肺结核[95,96]。虽然环境分枝杆菌可能出现在痰液中,造成假阳性涂片,但是痰的抗酸涂片的特异性较高,特别是在结核病流行时[97]。大多数患有肺结核的儿童不会自发咳痰,清晨胃抽吸物可用于诊断。由于儿童疾病的少杆菌性质,这些样品的抗酸涂片敏感性较低:即使在高流行地区,通常也不到 10%。

分枝杆菌培养通常被认为是诊断的金标准[98]。最好的培养标本是新鲜咳出的痰,成人肺结核约有 80% 的病例可从中分离出结核分枝杆菌。在儿童病例中,不到 50% 的胃抽吸液和诱导痰标本培养呈阳性[99]。

较新的直接检测痰中结核分枝杆菌的核酸扩增技术包括 Xpert MTB/RIF。除了快速检测病原体的存在,还可同时评估利福平的耐药性。Cochrane 最近对 15 项研究的回顾显示,Xpert 替代痰涂片镜检的综合灵敏度和特异性分别为 88% 和 98%[100]。

新的诊断试验

2014 年,由 WHO 召集的一个共识小组建议,结核病诊断试验开发应优先考虑适应证[101]。首先,一项基于非痰标本的即时检验能够检测所有类型的结核病。使用血液或尿液进行的这种测试的进展尚处于开发的早期阶段,并且侧重于检测特定的宿主特征或细菌成分,如脂阿拉伯甘露聚糖。最近上市的尿脂阿拉伯甘露聚糖检测试验显示出有限的灵敏度,但可能对诊断某些人群中的结核病有用,例如 HIV 感染者[102]。其次,一种简单、低成本的即时医疗分诊测试,给第一次接触的医疗保健提供者使用,以排除结核病。再次,一种基于痰液的即时检验可以代替痰涂片镜查。在一些地方,例如南非,Xpert MTB/RIF 已用于初级保健。下一代核酸扩增试验有望更简洁、更便宜,并且可能更适用于全球的初级保健机构[103]。最后,一种可能被纳入下一代核酸扩增试验的快速药敏试验,仍是重点[103]。

临床诊断

在资源丰富和资源匮乏的环境中,许多儿童结核病病例都是根据临床表现,利用综合了症状、体征和放射影像学发现(如果有的话)等的几种评分系统之一,进行诊断的[104,105]。这些系统虽然有用,但灵敏度和特异性较低。

治疗和感染控制

结核病可以通过抗菌药物治疗和预防。许多专家组都发布了治疗指南,包括美国胸科学会[106,107]、美国儿科学会[108]、美国疾病预防控制中心[109]和WHO[110]。一般而言,结核病应该用3种或4种药物治疗:异烟肼、利福平、吡嗪酰胺和乙胺丁醇(ethambutol)治疗2个月,随后4个月使用异烟肼和利福平。

结核分枝杆菌耐药菌株很难治疗。当存在额外的氟喹诺酮和注射用氨基糖苷发生耐药时,菌株被分类为广泛耐药。完全耐药的结核分枝杆菌菌株也被描述[111]。耐多药结核病的治疗具有挑战性,因为其疗效较低、持续时间较长且不良反应更多。随着世界范围内耐药水平的上升,有效疫苗的影响将会增强。

感染控制规划的目标是及时发现结核病,隔离那些患者或者疑似病人来预防空气传播,同时治疗结核病人或疑似病人。与成人传染性相关的因素包括咳嗽,肺空洞,痰涂片检测到抗酸杆菌,肺、呼吸道或喉部疾病以及坚持治疗不到2周[112]。

BCG 疫苗

BCG(Bacille Calmette-Guérin)是牛分枝杆菌的减毒活株。两位法国科学家——内科医生 Calmette 和兽医 Guérin,于1908年,选择了从一头患有结核性乳腺炎的牛中分离出的牛型分枝杆菌菌株[113],在含有甘油、马铃薯切片和牛胆汁的培养基中培养,并每隔3周传代培养一次,历经13年共完成239个周期。毒力减弱在动物模型中首先表现出来,注意到菌株表型也发生了变化,菌落从不规则、干燥和粒状变成黏稠、湿润和光滑。

该疫苗株于1921年首次使用,在巴黎给婴儿口服[114]。1928年,国际联盟宣布口服BCG疫苗安全。不幸的是,1929到1930年,在德国 Lübeck,250名儿童口服了被有毒结核分枝杆菌污染的制剂,导致72人死于结核病[115]。尽管发生了这样的悲剧,随着新的给药方法的引入,BCG接种仍在继续,并相继引入了新的接种方法:1927年开发了皮内注射,1939年是多穿刺法,1947年是划痕方法[116]。

1948年,第一届国际BCG大会在巴黎举行,得出结论,BCG是有效和安全的,即使没有进行对照临床试验或回顾性病例对照研究。第二次世界大战后,WHO 和联合国儿童基金会(United Nations International Children's Emergency Fund,UNICEF)在几个国家组织倡导促进BCG的接种。BCG种子批系统建立于1956年[113],1966年WHO制定了冻干BCG疫苗规程[117]。1974年以来,BCG接种已被纳入了WHO扩大免疫规划中,目的是加强在发展中国家儿童中预防与传染病。BCG接种率大幅上升;目前已有超过40亿人接种了疫苗,每年有1亿多婴儿接种BCG。

BCG 菌株的细菌学和疫苗成分

自 Calmette 和 Guérin 首次创造 BCG 以来的几十年中,由于使用不同的培养方法,产生了多个亚株(图60.1)[116-122],通过基因组测序对其进行了分类。BCG菌株谱系和特异多态性的时间表已被提出[118-121]。BCG各亚株在菌落形态、生长特征、生化活性、免疫原性和动物毒力等方面有所不同[123-134]。

BCG菌株之间的变异性值得关注,原因有两个。其一,与原始BCG菌株相比,大量连续传代可能无意中导致了毒力过度衰减[135]。其二,在一定程度是,亚株的变异性可能是临床试验中BCG效力差异的原因(见下文)。菌株变异的结果对人类疫苗效力和不良反应的影响仍有待充分阐释;多项研究表明,不同菌株在人体引起不同的宿主反应[136-138]。为了防止疫苗生产过程中基因型和表型差异的进一步积累,WHO和许多国家监管机构已经制定了标准化的生产程序(见下文)。

生产、质量保证和供应

BCG 是使用冻干的杆菌种子批生产的。主种子批定义为源自 Calmette 和 Guérin 的单个亚株的细菌悬浮液,被作为单一批次进行工艺处理,并组分一致[139]。20世纪50年代中期,为了使生产和疫苗特性标准化,采用了种子批系统。20世纪60年代,WHO建议通过冻干和冷冻保存来稳定子代菌株的生物学特性[140]。各种BCG菌株的种子批由WHO和哥本哈根的丹麦血清研究所(Statens Serum Institut)保存[117]。目前,在国家监管机构的监督下,BCG的生产是各个供应商的责任。

制造BCG的经典方法是将其接种到液体培养基中,使其作为表面的薄膜生长。或者,菌体通过液体培养基分散生长,导致菌落形态略有不同。无论如何,WHO建议,为防止菌株变异,从主种子批菌种到最终产品的传代不能超过12次[139,141]。生长6~9天后杆菌的早期收获对产品的最终存活至关重要。过滤并压紧后,将半干的分枝杆菌菌块在受控温度下匀化、稀释,然后冻干。在制剂中添加了稳定剂。

培养条件可能会对最终产品产生深远的影响[123,142,143]。例如,Tice株生长在含有甘油、天冬酰胺、柠檬酸、磷酸钾、硫酸镁和枸橼酸铁铵的培养基中。在制剂最终冻干前加入乳糖[144]。相比之下,丹麦株含有谷氨酸钠、七水合硫酸镁、磷酸氢二钾、柠檬

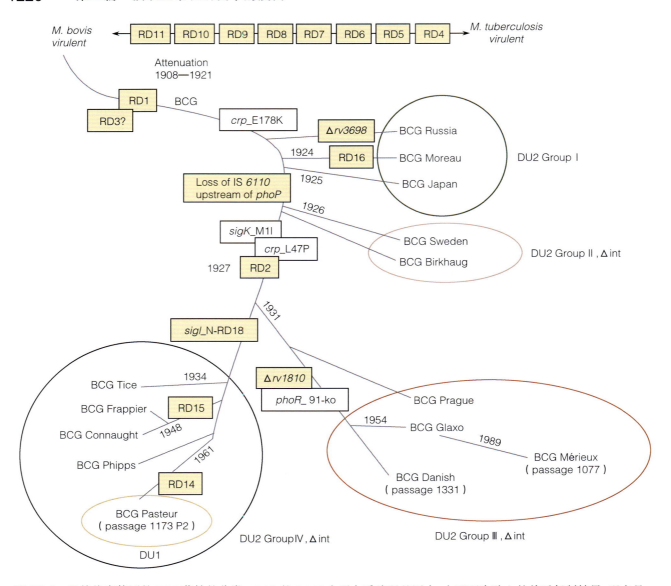

图60.1 目前临床使用的BCG菌株的分类。BCG的3 954个蛋白质编码基因中,由于两次独立的前后复制结果,现在是一式两份的58个,DU1和DU2。菌株可以根据DU1和DU2的变异分类。谱系以基因群[RD(分化区域)]或个体基因的缺失年份(均显示在方框中)来表示。
资料来源:BROSCH R,GORDON SV,GARNIER T,et al. Genome plasticity of BCG and impact on vaccine efficacy、Proc Natl Acad Sci USA,2007,104(13):5596-5601.

酸化合物、L-天冬酰胺化合物、枸橼酸铁铵、甘油和注射用水[145]。Connaught株含有单钠谷氨酸盐、氯化钠、磷酸氢二钠、磷酸二氢钠、聚山梨酯80和注射用水[146]。可以想象这些差异可能最终影响疫苗效力。

2013年,WHO颁布了最新的BCG质量、安全性和有效性规程[147]。WHO的规程侧重于生产与已证明对人类安全有效的先前批次没有显著性差异的批次,并且不申明一种疫苗优于另外一种疫苗[147]。WHO参考试剂亚株可作为活力测定中的有效性和一致性监测参照物[147]。BCG中的Danish 1331株、Tokyo 172-1株、Russian BCG-I株、和Moreau RDJ株可供选择[148]。(见下文"可获得的产品")。

细菌的活力可以使用国家监管机构认可的方法确定可培养颗粒的数量来评估,也可以通过生物发光或其他已验证的生化方法评估,例如腺苷三磷酸法[147]。由于冻干和复溶过程会导致细胞死亡,因此最终产物中既有活的也有死的杆菌。最终疫苗的总菌量似乎与局部反应原性相关,而可培养微生物的数量似乎与结核菌素敏感性相关[117]。某些疫苗中可培养杆菌数量也可能与新生儿并发症的发生率有关(见下文"安全性")。

其他常规质量控制程序包括鉴别试验,污染检查以及豚鼠的皮肤反应和安全性试验。热稳定性试验的要求由国家监管机构酌情考虑决定,通常基于样品保持适当温度达特定时间前后的可培养颗粒数量,前后值与国家监管机构批准的绝对值之比[147]。

所有冻干的 BCG 疫苗均对紫外线、荧光灯和热敏感,不应暴露在直射阳光下;BCG 疫苗以深棕色玻璃小瓶或安瓿瓶供应,通常以多剂量容器提供[150]。多剂量小瓶复溶后,疫苗应尽快使用,而剩余疫苗应在 2~8℃的温度下保存,总有效期由稳定性研究确定:通常为几个小时[147]。事实上,常规使用过程中大量的 BCG 疫苗被浪费,导致周期性的供应短缺。

联合国机构每年供应超过 1.2 亿剂 BCG。UNICEF 通过 WHO 预认证程序,决定不同疫苗的临床使用资格,来购买疫苗。目前,有 4 个经过 WHO 预认证的 BCG 疫苗生产商和分销商:BB-NCIPD/Intervax,BCG 日本,印度血清研究所(Serum Institute of India,SII)和丹麦血清研究所[151]。也有许多其他制造商当地使用生产疫苗。

可用的产品。 BCG 的各种菌株通常是以其被保存的国家或实验室的名称而为人所知。下面的疫苗占全球使用疫苗的 90% 以上:French(Pasteur)1173P2 株,Danish(SSI)1 331 株,Glaxo 1 077 株,Tokyo 172-1 株,Russion BCG-I 株和 Moreau RDJ 株[152]。其他常用的菌株还包括 Montreal 株(加拿大)和 Tice 株(美国)。Tice 株最初源自 Pasteur 1173 P2 株,由 Organon Teknika(现在由 Merck 所有)生产,是唯一在美国使用的批准产品。

剂量和给药途径

在世界范围内,BCG 最常见的用法是使用注射器和针头进行皮内注射接种。现在唯一的替代方法是使用多穿刺设备经皮肤接种[153-155]。在南非进行的一项Ⅳ期试验比较了日本 BCG 株经皮多穿刺接种和皮内注射接种两种给药途径,并证明两种途径在预防肺结核和不良反应方面的等效性[156]。

新生儿皮内注射技术上困难,但是其他接种方法还不成功。皮下注射会引起结核菌素敏感性,但可能导致脓肿和难看、收缩的瘢痕[157]。其他技术,例如划痕、喷射、和分叉针的使用,已经产生不同的结果[157-159]。

BCG 疫苗的推荐剂量因疫苗株和接种者的年龄而异。同样,每剂疫苗的菌落形成单位的数量也因疫苗株而异[117]。虽然可以使用身体许多部位进行疫苗接种,但最常见的部位是手臂三角肌区域,通常在右侧。

全球广泛存在 BCG 接种程序[160]。WHO 推荐婴儿期单剂接种[161]。研究了延迟 BCG 疫苗接种至新生儿期之后的效果,在不同情况下的结果各不相同(见下文"免疫原性")。BCG 可用于低出生体重的新生儿,因为这些婴儿会产生一种特异的免疫反应[162]。将妊娠 34~35 周的早产儿与妊娠 38~40 周的早产儿接种疫苗进行了比较,结核菌素反应性、瘢痕形成或免疫反应没有差异[163]。给妊娠 31 周的早产儿接种,显示了安全性和免疫原性[164]。Mangtani 和其同事在已发表的 BCG 研究的元回归分析中调查了疫苗接种年龄的问题[165],并且报道了接种年龄越小,BCG 越有效。此外,如果接种疫苗前的 TST 反应较小,则接受 BCG 的学龄儿童将得到更好的保护,这表明在通过非结核分枝杆菌甚至结核分枝杆菌致敏之前接种疫苗可能是成功的更重要的决定因素(见下文)。尽管 WHO 建议新生儿接种一剂,但一些国家仍然在婴儿期接种第一剂 BCG,随后在整个儿童期进行一次或多次疫苗接种[166]。虽然这是一个积极调查的领域,但目前尚无证据支持对大龄儿童和成年人进行疫苗接种(见下文)。在某些情况下,重复接种 BCG 疫苗是因为缺乏结核菌素敏感性、没有典型的 BCG 瘢痕或有个体暴露风险[167]。无论如何,BCG 疫苗接种后无瘢痕或结核菌素敏感性均与接种 BCG 疫苗后患结核病风险无关[168,169]。

免疫原性

预防结核病所需的 BCG 诱导免疫力的定性或定量决定因素尚不清楚。此外,关于结核分枝杆菌感染和结核病的自然宿主保护的知识还不完整(见上文)。众所周知,CD4 T 细胞应答对于预防至关重要,例如在存在 IL-12/IFN-γ 途径的基因突变时[170,171],分枝杆菌疾病的风险显著增加,以及由于未经治疗的晚期 HIV 而增加的结核病风险[172]。由于这个原因,结核病疫苗学很大程度上取决于一种范式,即诱导 CD4 T 细胞应答,并产生所谓的 1 型细胞因子、IFN-γ、IL-2 和肿瘤坏死因子-α。

多项针对人新生儿接种 BCG 的研究表明,强效诱导产生 CD4 T 细胞产生细胞因子 1(Th1 反应)[136,137,173-178]。然而,婴儿 Th1 免疫应答的大小和特征存在很大差异。在一项对近 6 000 名婴儿的研究中,BCG 的 T 细胞反应的大小和特征与出生后头 2 年的结核病风险无关[46],提示 Th1 反应可能不足以预防结核病。

BCG 特异性 T 细胞能够在体外增殖,并可能具有潜在细胞毒性。新生儿接种 BCG 疫苗诱导产生的 CD8 T 细胞,可能有助于预防结核病,尽管与 CD4 T 细胞相比,其频率低得多,而产生的细胞因子也少得多[46,175,180]。诱导的 CD8 T 细胞可能具有细胞毒性。通过人类新生儿疫苗接种诱导的 CD4 T 细胞表型是效应记忆和中央记忆细胞的混合物,也就是说,短时的准备就绪(效应)的细胞和寿命更长的(记忆)细胞混合物,需要额外的免疫刺激才能再次成为效应细胞[176,177]。

新生儿接种卡介苗后,免疫反应似乎在 6~10 周龄时达到高峰,之后,外周血中特异性细胞的含量逐渐下降[176]。检测的外周血细胞减少可能是归巢于特定器官的结果。

有学者还研究了 HIV 暴露和新生儿感染对 BCG 诱导的免疫反应的影响[181-185]。总之,HIV 暴露但未感染的婴儿,在 1 岁内显示对 BCG 诱导免疫应答方面的影响较小。HIV 感染婴儿的情况截然不同。在 HIV 感染者组中,如果未经抗反转录病毒治疗,特异性反应的峰值大大降低,并且在 1 岁时几乎检测不到特异性免疫反应[181]。

新生儿期之后的婴儿对卡介苗接种的宿主反应也已确定[175,177,186]。多个项目评估了将疫苗接种推迟到 6 周龄甚至更晚,是否会影响 BCG 诱导的免疫反应。结果是相互矛盾的——在某些情况下,疫苗接种的延迟与增强的免疫原性有关,而在另一些情况下,则没有增强。

流行病学背景对 BCG 诱导免疫的重要性已被系统地评估[178,187-189]。接种 BCG 的 Malawian 婴儿表现出 Th1 反应的定量和定性特征,与接种 BCG 的英国婴儿不同。这些结果也可能是群体之间遗传或其他差异的结果。

在考虑先前的分枝杆菌暴露时,由潜伏感染结核分枝杆菌的母亲所生婴儿与未感染的母亲所生婴儿相比,似乎对 BCG 疫苗接种的宿主反应较低[190]。同样,儿童和成人接种 BCG 之前暴露环境分枝杆菌都可能会导致较低的宿主反应[191]。这可能意味着较低的保护,因为疫苗接种时 TST 阴性与卡介苗诱导的抗结核保护有关(见下文)。这些研究表明,先前存在的分枝杆菌感染可能导致宿主对 BCG 的反应被掩盖或阻断。非分枝杆菌感染,特别是寄生虫感染对 BCG 诱导反应的影响已被广泛研究[192-194]。这些研究结果不一致——在某些情况下,报告了较低的宿主反应,在另外一些情况下则没有影响。同样,这些结果可能反映了研究设计、流行病学和遗传的多样性。

成人接种 BCG 确实会诱导的与新生儿疫苗接种相似的免疫反应,虽然引导的免疫反应在成人中可能更早达到峰值[84,186]。一项研究表明,潜伏感染结核分枝杆菌的人可安全接种 BCG,其基线免疫反应不会影响最终的疫苗反应(Thomas J. Scriba,个人通讯,2016)。

BCG 诱导的动物宿主反应和疫苗接种提供的保护的数据,应谨慎解释,因为这些都不能完全复制于人类疾病。例如,小鼠的结核病是一种慢性病,肺的组织学表现与人类不同。在中小鼠,肉芽肿的分解不常见,而在成人结核病中常见[195]。在小鼠中,BCG 诱导效应记忆 T 细胞占主导地位,而在人类,效应记忆和中枢记忆反应均被诱导。非人灵长类物种,例如恒河猴和食蟹猕猴,可能是人类结核病的最佳模型,其对 BCG 疫苗的免疫反应与人类的非常相似[196,197]。

TST 的变化已被广泛用于评估一个人对接种 BCG 的反应;在过去,如果检测到没有反应,通常建议重新接种。不幸的是,疫苗接种后 TST 反应的存在或大小均不能可靠地预测 BCG 所提供的保护[198,199]。英国医学研究理事会的 BCG 试验结果证实,疫苗接种对结核病的保护水平很高,并显示结核菌素敏感性的程度与疫苗接种的保护程度无关[200]。其他研究,例如印度南部的 Chingleput 试验,表明保护效果较差,而疫苗诱导的结核菌素敏感性较高[201,202]。

卡介苗的效力和有效性

总之,BCG 似乎最能预防播散性儿童结核病,例如粟粒性结核病和结核性脑膜炎,总效力约为 80%(见下文)。对活动性肺部疾病的保护作用存在差异,范围从 0%~80%;在儿童早期,接种疫苗前为 TST 阴性的人和生活在距赤道较远的人中,保护更强——后两个变量可能与环境分枝杆菌的暴露有关(见下文)。BCG 似乎对预防结核分枝杆菌感染有些作用:总体而言,效力约为 20%(见下文)。最后,BCG 可能预防其他分枝杆菌疾病:预防麻风病非常有效[203],但对布鲁氏溃疡的保护作用有限[204]。

精选的 BCG 对照试验的效力

图 60.2 和表 60.1 总结了大多数病例对照研究、队列研究和家庭接触研究中已证明的 BCG 效力。因为受试者筛选标准、疾病监测方法、诊断/结果标准、疫苗菌株和接种方法、试验设置和环境因素等的差异,比较这些试验是困难的。Comstock 发表了关于 BCG 主要研究的全面综合比较[205]。在另外的研究和本书先前的版本中,可以找到比较对照试验的大量讨论[206-209]。

这里讨论的是规模最大的临床对照试验,每个试验都涉及超过 1 万名参与者的年随访情况。三项试验显示出非常好的预防肺结核病和其他形式结核

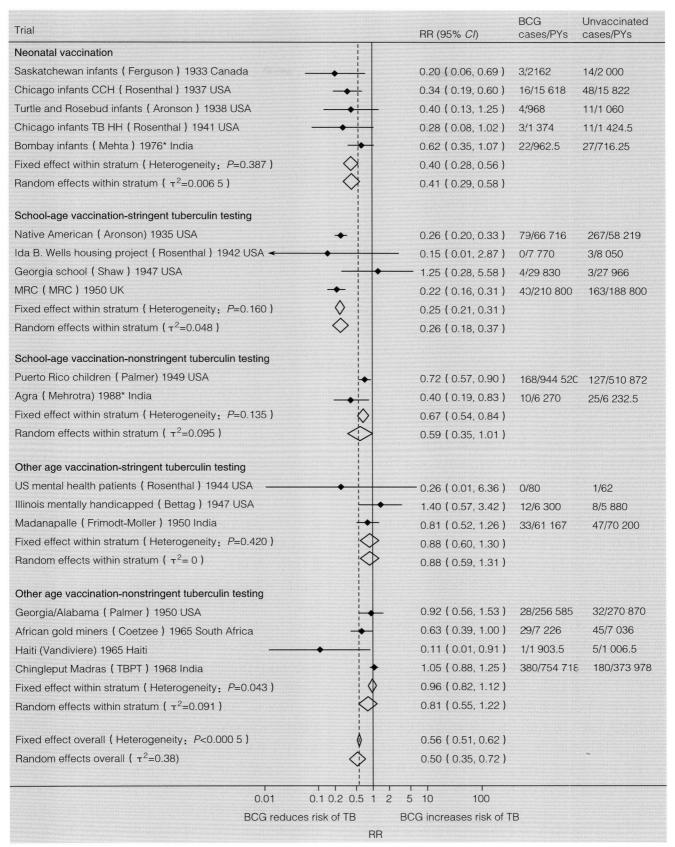

图 60.2　BCG 预防肺结核效力的 RR 值和 95% CIs，按接种年龄和结核菌素检测的严格程度划分。试验按照入组年龄排序（详见表 60.1）。"其他"年龄组包括对老年人进行疫苗接种的研究，以及那些接种卡介苗的任何年龄的。固定效应和随机效应荟萃分析均用于确定汇总结果（方法见参考文献 165）。

* 如果研究开始日期未获知，则使用研究发表日期。

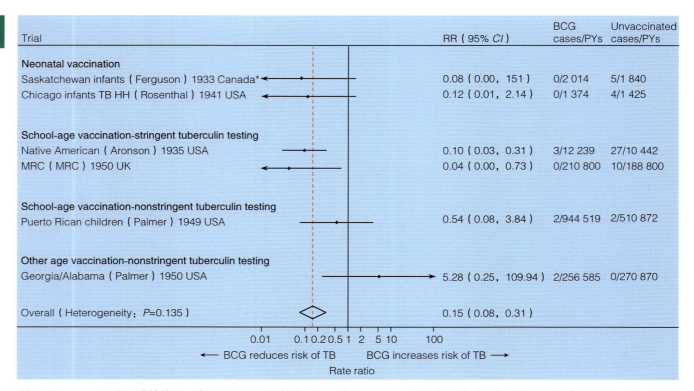

图 60.2 BCG 预防脑膜结核和/或粟粒性结核的效力的 RR 值和 95% CI，按疫苗接种时的年龄和结核菌素检测的严格程度进行划分。研究结果表明，由于研究的数量少，固定效应荟萃分析的结果差。

* 结果仅是粟粒性结核。

注：MRC：医学研究理事会；PY：人年；TB：结核病。

改编自 MANGTANI P, ABUBAKAR I, ARITI C, et al. Protection by BCG vaccine against tuberculosis: a systematic review of randomized controlled trials. Clin Infect Dis, 2014, 58: 470-480.

病的效果[200,210,211]。第一次是在 20 世纪 30 年代在美国原住民学龄儿童中进行。该试验中预防肺结核的估计效力为 74%（95% CI, 67%-80%）[210]。第二项研究也是 20 世纪 30 年代在芝加哥生活在高风险地区的婴儿中进行，预防肺结核的保护效力为 66%（95% CI, 40%-81%）[211]。第三项试验是 1950 年，在英国的学龄儿童中进行，结果显示，对肺结核的保护效力为 78%（95% CI, 69%-84%）[200]。这三个临床试验有三个共同的特征。首先，他们是在环境分枝杆菌的流行率低的北部地理区域进行（见下文）。第二，受试者为婴儿或入学儿童。第三，在随后对所有对照试验进行关键评估时，这三项试验的方法学和统计学精度均优于其他主要 BCG 试验——例如，每种试验的保护效力都有窄的 95% CI，而其他大多数试验并非如此[165,209,212]。

其他对照试验显示了从中等到差的保护效力。第一项试验是美国公共卫生服务部赞助的，于 1949 年在波多黎各开展[213]。在学龄儿童预防结核病的效力为 28%（95% IC, 10%-43%）。在印度南部（Madanapalle）于 1950—1955 年间注册的学龄儿童中进行了一项研究[214,215]。随访 15 年后，保护效果降至 19%（95% CI, -26%-48%）。1947 年开始在佐治亚州 Muscogee County 进行的一项研究，对照组发生了 3 例结核病和接种疫苗组中发病 5 例，结果为负的保护效果，且 CI 范围宽[216,217]。类似的，20 世纪 50 年代在佐治亚州和亚拉巴马州的研究也显示无保护效力（效力，8%；95% CI, -53%-44%）[218]。所有这些研究的共同点是环境分枝杆菌的高流行性（见下文）和方法学上的诸多问题[165,209,212]。

1968 年，在印度南部的 Chingleput 区进行迄今为止规模最大的 BCG 现场试验，有 26 万名参与者[201,202]。除小于 1 月龄的婴儿外，所有年龄的人不论皮试反应如何，均被随机分配，接受两种疫苗之一，接种 1 剂或者 2 剂，或接受安慰剂。随访持续了 10 年，每 2.5 年进行一次积极的研究访问。这项研究因偏差而造成困惑；例如，由于采纳的皮试反应的大小、年龄和对风险的认知度不同，其跟踪结果在各组之间出现很大差异。此外，仅对一部分结核病病例进行了微生物学检测；无论如何，培养确认是最终认可的结果，因为其他结果测量方法未统一应用。由于这些和其他缺点，幼儿

表60.1 BCG预防肺结核和粟粒性结核或结核性脑膜炎的特点

Trial	Years, Start of Entry to End of Follow-Up	No.BCG Vaccinated/ No.Unvaccinated	Age at Vaccination and Tuberculin Testing Stringency, Where Applicable	Vaccine Strain
Saskatchewan Infants (Ferguson[228])a	1933—1948	306/303	Neonatal	Frappier/Pasteur 450-S1, 468-S1
Native American (Aronson[265])a	1935—1998	1 551/1 457	School age, stringent	Phipps/Pasteur 317 used at U.S. sites; Pasteur 575 used at Alaskan sites
Chicago Infants CCH (Rosenthal[211,389])a	1937—1960	5 426/4 128	Neonatal	Pasteur, Tice
Turtle and Rosebud Infants (Aronson[390])	1938—1946	123/139	Neonatal	Phipps
Chicago Infants (TB HH) (Rosenthal[211,389])	1941—1953	311/250	Neonatal	Pasteur, Tice
Ida B. Wells Housing Project (Rosenthal[391])	1942—1956	699/625	School age, stringent	Pasteur, Tice
U.S. Mental Health Patients (Rosenthal[391])	1944—1948	20/15	Other age, stringent	Pasteur, Tice
Illinois Mentally Handicapped (Bettag[392])	1947—1959	531/494	Other age, stringent	Not specified
Georgia (School) (Shaw[383])	1947—1967	2 498/2 341	School age, stringent	Tice 811K, 811L, 812E, 812L, 813E
Puerto Rican Children (Palmer[213])a	1949—1968	50 634/27 338	School age, nonstringent	Phipps
Madanapelle (Frimodt-Moller[214,215,394])	1950—1971	5 069/5 803	Other age, stringent	Danish/Copenhagen
Georgia/Alabama (Palmer[213])a	1950—1970	16 913/17 854	Other age, nonstringent	Tice
MRC (MRC[200])a	1950—1970	20 800/13 300	School age, stringent	Danish/Copenhagen
African Gold Miners (Coetzee[395])	1965—1968	8 317/7 997	Other age, nonstringent	Glaxo
Haiti (Vandiviere[396])	1965—1968	641/340	Other age, nonstringent	Frappier/Montreal, 1202
Chingleput (Baily[397])	1968—1983	73 459/36 404	Other age, nonstringent	Danish/Copenhagen/1331, Paris/Pasteur-1173 P2
Bombay Infants (Mehta[398])	1976b	396/300	Neonatal	Danish/Copenhagen
Agra (Mehrotra[399])	1988b	1 259/1 259	School age, nonstringent	Not specified

a 报告的粟粒性结核和/或结核性脑膜炎结果和肺结核结果。
b 如果研究开始日期未获知,则使用研究发表日期。
注:BCG:卡介苗;CCH:Cook Countyyiy 医院;CI:置信区间;MRC:医学理事会;PY:人年;RR:相对值;TB HH:结核病家庭接触者;TBPT:结核病预防试验。
改编自 MANGTANI P, ABUBAKAR I, Ariti C, et al. Protection by BCG vaccine against tuberculosis:a systematic review of randomized controlled trials. Clin Infect Dis, 2014, 58:470-480.

中的病例可能被忽略了。值得注意的是,这项研究是在环境分枝杆菌流行的地理区域开展的。第一次结果在随访7.5年后于1979年发表。与安慰剂相比,所研究的两种疫苗无论是全剂量还是减剂量,都没有证据显示对肺结核的保护(效力,–5%;95% CI, –25%-12%)

荟萃分析和其他BCG效力和有效性证据

1994年,Colditz发表了第一个关于BCG效果的荟萃分析[219]。这个分析包括了14项前瞻性试验和12项病例对照研究。随机效应模型估计了加权平均相对风险或者优势比,并从中扣除保护效力。在前瞻性试验中,BCG预防任何形式的结核病的保护效力是51%(95% CI, 30%-66%),而在病例对照试验研究中,BCG预防任何形式的结核病的保护效力是50%(95% CI, 46%-61%)。在7项以死亡为终点的研究中,BCG的保护效应为71%(95% CI, 47%-84%),有五项研究报告了对脑膜炎的保护效应为64%(95% CI, 30%-82%)。BCG在儿童中具有更好的保护作用,特别是仅包括病例对照研究,且阳性培养或组织学用于诊断时(保护效应为83%, 95% CI, 38%-93%)。

Mangtani和同事发表了一个非常全面的评估报告,包括18项关于BCG诱导抗结核病保护的随机试验,其中包括6项报告结果为脑膜炎[165]。固定效应模型和随机效应模型均用于系统评价、荟萃分析和元回归分析。BCG对肺结核的整体保护效力是50%(95% CI, 28%-65%)。对比老年人,在婴儿中的保护率是最高的,达69%(95% CI, 42%-71%)。在婴儿中对结核性脑膜和粟粒性结核的保护率为90%(95% CI, 23%-99%)。

Roy关注的14项研究多数是回顾性病例对照

研究,在系统性回顾和荟萃分析中讨论 BCG 是否能在儿童时期预防结核分枝杆菌感染[220]。通过两种 IGRA 试验之一(酶联免疫斑点试验或 QuantiFERON)的阳性结果判定感染。整体保护效力为 19%(95% CI,8%-69%)。当分析仅限定于 6 项有关发展为活动性结核病的信息研究时,BCG 对感染的保护作用为 27%(95% CI,13%-59%),对活动性疾病的保护作用为 71%(95% CI,42%-85%)。在那些感染者中,防止疾病进展的保护为 58%(95% CI,23%-77%)。

在 20 世纪 80 年代,WHO 发起了一项全球研究,利用标准化病例接触试验设计来评估通过家庭接触感染结核病的儿童。该评估对 BCG 效果进行了估计,得出的结果与那些主要的对照试验相似,有效性范围从在 0%~80% 以上[221-238]。评估儿童脑膜炎或粟粒性疾病的研究结果表明,BCG 提供了良好的保护作用[153,198,238-243]。病例对照和接触研究优点是易于操作和费用较低,但是却有增加偏移的可能。

效力差异的原因

主要的 BCG 现场对照试验证实,疫苗的保护范围从 0% 到 80%。在本节中,讨论了可能影响这些疫苗试验结果和当前疫苗接种实践的变量。

实验方法学。可以肯定的是,实质性的差异是由不同的试验设计、在不同的时间段(1935—1975 年之间)、在 3 个国家的 9 个不同地理区域、由不同的调查人员和多个组织进行引起的。对 8 项主要 BCG 试验,重点评估了方法学和统计学差异上的作用[205,212,244]。一些作者认为,方法的不同可能会造成试验产生偏差并造成结果的差异,然而另一些人则认为,这些不足并不会对结论产生显著性影响。Mangtani 及其同事在元回归分析中系统地评估了研究执行中的偏差[165]。作者证实,很多研究中 BCG 效力的缺失表明可能是根源偏差的结果,例如诊断检测偏差,尽管这一发现与并不适用于所有的偏差来源[165]。

疫苗株。在试验中至少使用了 6 种不同的疫苗。除了 Chingleput 试验外,所有研究均使用了解冻的疫苗制剂,Chingleput 试验是使用冻干复溶小瓶。疫苗株的差异(参见上文"BCG 菌株的细菌学和疫苗成分")可能影响结果。

环境分枝杆菌、结核分枝杆菌和寄生虫暴露。暴露于环境分枝杆菌可能导致结核菌素敏感性和对结核分枝杆菌和牛型分枝杆菌 BCG 产生免疫;环境分枝杆菌与这些微生物有许多共同抗原[245]。环境分枝杆菌是热带和亚热带地区区域性流行菌,包括美国南部地区,而在欧洲和北美北部人类较少暴露于这些微生物。总之,BCG 在远离赤道维度地区似乎保护作用更强[165]。3 个对照试验在分枝杆菌流行性低的地理区域进行,这些研究显示出最高的疫苗效力。相反,在分枝杆菌流行性高的美国南部和印度南部进行的 5 个试验,显示出低的疫苗效力。

环境分枝杆菌可能阻断 BCG 诱导的免疫,因为环境分枝杆菌诱导的免疫可能杀死疫苗中活的微生物,或者因为环境微生物本身诱导产生了保护而掩盖了 BCG 诱导的保护[246]。例如,在英国和马拉维进行 BCG 疫苗接种后,通过全血 IFN-γ 测定或纯蛋白衍生物皮肤试验,测得的 BCG 诱导的宿主反应有所不同;马拉维的儿童基线反应数量大,而英国儿童接种疫苗后反应增加明显[189,247]。这一结果表明,非结核分枝杆菌致敏可抑制对卡介苗接种的免疫反应。

在巴西进行的一项观察者单盲、整群随机试验显示,在环境分枝杆菌暴露较低的沿海城市 Salvador,学龄儿童接种 BCG 疫苗的效力较高(效力 34%;95% CI,7%-53%),而亚马孙河流域城市 Manaus,环境分枝杆菌疑似为较高流行,疫苗效力较低(有效性 8%,95% CI,−39%-40%)[248]。相反,Salvador(效力,40%;95% CI,22%-54%) 和 Manaus(效力,36%;95% CI,11%-53%) 的新生儿疫苗接种的效力是相近的。这项发现与阻断机制一致,正如马拉维和英国研究所表明的。

尽管一些研究表明非结核分枝杆菌类的异源免疫可能有作用,但这些研究存在重要的知识缺口。目前还没有合格或者可靠的免疫学检测方法来测量非结核分枝杆菌先前的暴露或当前的感染。虽然有趣,这些先前的研究规模小并且动力不足,主要针对局限的免疫反应,如血 IGRA 或皮肤迟发型超敏反应,并使用全细胞试剂而不是单一蛋白质或肽链,同时仅在全球几个地区评估有限数量的非结核分枝杆菌。随着不断努力开发新的结核病疫苗,了解非结核分枝杆菌暴露和异源免疫反应的作用可能是成功的关键。需要开发经过验证的非结核分枝杆菌特异性免疫分析方法来评估这一重要问题。

来自动物和人类研究的证据表明,对环境分枝杆菌的敏感性可提供与 BCG 类似的抗结核病保护。在一项对 62.5 万名海军新兵进行连续皮肤测试的研究中,使用结核分枝杆菌和胞内分枝杆菌的纯化蛋白衍生物[249],胞内分枝杆菌皮肤试验个体的活动性结核病的发病率比较低,这个结果数量远大于结核分枝杆菌皮肤试验。综上所述,结核分枝杆菌感染似乎也有保护作用——潜伏感染对再感染介导的结核病的保护作用的荟萃分析,结合无抗生素时代的研究分析,显示其保护效力约为 80%[39]。从这一观察结果得出的警告是,在无抗生素时期许多人死于结核病,因此偏离的结果对人口偏移产生了积极影响。

其他感染也可能影响BCG诱导的反应。例如,潜伏结核分枝杆菌和蠕虫合并感染的埃塞俄比亚成年人,在接种BCG之前通过阿苯达唑治疗,证明对疫苗的特异性免疫反应增加[193]。然而,乌干达的一项大型研究表明,在孕妇怀孕期间治疗蠕虫感染,对婴儿的BCG诱导免疫反应[194]或已接种过BCG的五岁儿童分枝杆菌特异性免疫反应几乎没有影响[250]。如前所述,BCG诱导抗结核病保护的免疫相关性尚不清楚;因此,应谨慎解释结果。有趣的是,BCG接种与降低蠕虫感染率相关[251]。

宿主遗传、微生物和环境因素。 BCG试验在遗传多样性的人群中完成。人和动物的证据表明,遗传因素可能决定宿主对BCG的反应[252-255],并且可能具有保护效果。已经综述了对分枝杆菌疾病易感性的遗传变异作用和婴儿疫苗接种的免疫反应[171,256,257]。

人体微生物组对多种健康指标有显著影响;有限的证据表明,婴儿微生物组成分也可能对BCG诱导的免疫反应产生影响[258]。

实验研究表明,营养缺乏会影响BCG疫苗接种免疫反应的大小和性质[259-262]。然而,人体研究仍存在争议[218-263]。

结核分枝杆菌菌株的区域差异。 在世界不同地区,7个主要结核分枝杆菌群落存在显著的异质性[10,264]。这种异质性体现在对病原体的不同宿主反应中,并且流行病学证据表明BCG可能使流行病偏向更加突出某些结核分枝杆菌菌株。因此,一个合理的假设是,在不同环境中发生的菌株之间的变异可能混淆了BCG的临床试验结果。

保护持续时间和再次接种

1935年的美洲原住民BCG试验参与者随访60年,发现预防疾病的效力是52%(95% CI, 27%-69%)[265]。结果表明,单剂量卡介苗可能具有长期的保护。相比之下,一项病例对照研究调查新生儿BCG接种在生命最初20年的效力,发现:15岁以下儿童的保护效力是82%,15~24岁年龄段的保护效力是67%,25~34岁的人的保护效力是20%,表明在年轻群体中保护效力较好,免疫力随着时间减弱[266]。此外,新生儿BCG疫苗接种的宿主免疫反应动力学表明免疫可能是相对短暂的[176,181]。

BCG再次接种的实践在世界很多地方仍在继续进行(见上文)。BCG再接种的唯一大规模效力试验是在巴西完成,出生后接种过BCG的学龄儿童接受第二剂BCG[248]。有趣的是,在巴西沿海地区,再次接种对预防结核病效果不佳,并且在亚马逊地区完全无效。在沿海地区,先前未接种过BCG的儿童比以前接受过BCG的儿童表明有更好的保护效力;保护效力分别为19%(95% CI, 7%~53%)和1%(95% CI, -27%~33%)。结果表明,这个结果与BCG效力的荟萃分析结果一致,该研究推测在亚马逊地区环境分枝杆菌暴露较高,而沿海地区较低。在巴西的案例研究中,事先接触BCG导致BCG效力降低[165]。

安全性

世界各地数以亿计的人已经安全接种了卡介苗。并发症很少见,但其发生率取决于接种技术和方法、菌株、剂量、接种者的性别、年龄和免疫状况[117,267,268]。Pasteur 1173 P2株和Danish 1331株比Glaxo 1077株、Tokyo 172-株1或Moreau RDJ株引起更多不良反应[117]。BCG中活粒子的浓度范围约为每剂量5万~300万,具体取决于菌株;每剂活菌数量相对较少的疫苗通常反应原性较低[269]。女性和老年接种者通常更容易发生局部反应和脓肿,小于6月龄接疫苗比大于6月龄者耐受性更好[270]。

非免疫功能低下人群常见的不良事件

BCG接种后出现局部不良反应是常见的,但严重的长期并发症很少见(见表60.2)。总之,高达95%的BCG接种者会发生局部反应(见图60.3)。常见的是红斑、硬结和压痛。在接种疫苗后2周或以上,可能会出现红色细嫩的硬结。之后可能会发生溃疡,如果发生这种情况,愈合需要2~5个月,然后形成瘢痕。也可能出现同侧淋巴结肿大,在腋窝可见,最大尺寸小于1.5cm。

表60.2 根据年龄阶段评估使用BCG后发生并发症的风险

并发症	每百万接种者发生率	
	<1岁	1~20岁
局部皮下脓肿、局部淋巴肿大	387	25
肌肉骨骼损伤	0.39~0.89	0.06
多淋巴结炎,非致命性播散性损害	0.31~0.39	0.36
致命性播散性损害	0.19~1.56	0.06~0.72

资料来源:Lotte A, Wasz-Hockert O, Poisson N, et al. Second IUATLD study on complications induced by intradermal BCG vaccination. Bull Int Union Tuberc. 1988;63:47-59.

美国一项对健康结核菌素皮肤试验阴性的成人

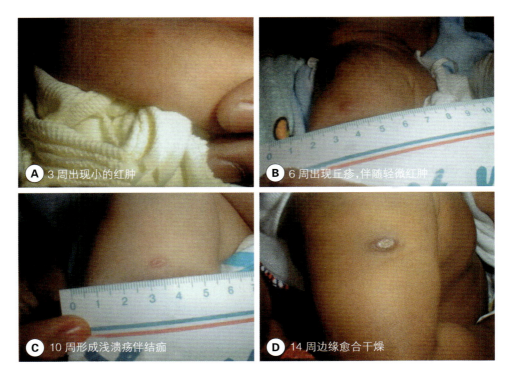

图 60.3　皮内注射卡介苗后注射部位的演变特征

进行皮内接种 BCG 的小型研究发现,所有患者在疫苗接种的部位出现红斑、硬结和压痛,75% 出现肌肉酸痛,70% 局部溃疡并引流[271]。只有 2% 发展为局部轻微腺病。总体而言,接受皮内接种的有免疫能力的受试者中,不到 1% 发生局部溃疡和局部淋巴结炎[272]。某些 BCG 菌株,例如 Tokyo 株和 Moreau 株,很少与淋巴结炎相关,而使用 Pasteur 株时,这种并发症似乎更常见[272-274]。据报道,将新的 BCG 菌株引入疫苗接种规划后,暴发了淋巴结炎[275,276];给药技术的改变可能也是原因之一。在新生儿中,化脓性淋巴结炎的风险比大些的婴儿和儿童更大,尤其是给予全剂量疫苗后。

尽管婴儿早期接种疫苗出现皮肤瘢痕的可能性较低,但是大多数病人都会出现持久的皮肤瘢痕[277]。

将局部腺炎作为 BCG 接种并发症的治疗是有争议的,治疗范围从观察、外科引流、抗菌药物的使用,到外科治疗和药物的结合[278]。非化脓性淋巴结通常会自发改善,尽管消退可能需要几个月。几项研究表明,一些患有淋巴结炎的儿童对持续数周或数月的异烟肼治疗有反应[279-281]。然而,对 4 的项随机对照试验的荟萃分析显示,红霉素和异烟肼治疗组的化脓发生率与对照组没有显著差异,结论是药物治疗不会降低化脓的发生率[282]。此外,一项 Cochrane 评估得出结论:没有证据表明抗菌治疗或吸脓与改善结果相关[283]。

潜伏期结核分枝杆菌感染者似乎会加速 BCG 疫苗接种的不良反应,严重程度无明显差异[284]。在一项对 82 名南非成年人的研究中,再次接种后 1 周,出现注射部位红斑(68%)和硬结(86%)的达到峰值;而在 2 周后,出现溃疡的(76%)达到峰值,除 3 名受试者外,其余均在 3 个月内消退。残留瘢痕很常见(85%)。

罕见不良事件

BCG 接种后骨炎的风险从 0.01/100 万剂量到 300/100 万剂量不等[267,285-288]。在一项对 132 例之前接种 BCG 的骨炎患者的对照研究中,TLR2 和 TLR6 基因的变异基因型与 BCG 骨炎高风险有关,而 TLR1 变异基因型与低风险相关[289]。

在免疫功能正常的患者中,全身性的 BCG 感染罕见[290-294]。对死于非相关原因的儿童的尸检研究显示,表面上免疫系统完整的接种婴儿体内不同器官出现了肉芽肿,这表明正常宿主可能发生全身非致命性播散[292,295,296]。

泰国的一份报告描述了 4 名有免疫力的新生儿,接种 BCG 72 小时后发热并且从血液中分离出结核分枝杆菌复合群[297]。所有婴儿未经治疗康复并保持健康。一个分离株为牛分枝杆菌 BCG 的基因型,并且所有 4 个婴儿被推测为有 BCG 菌血症。

罕见的并发症包括寻常狼疮、结节性红斑、虹膜炎、骨髓炎以及播散性 BCG 疾病等,其治疗应该包含使用全身性抗结核药物,但不应使用吡嗪酰胺,因为所有BCG菌株都对该药有抗药性[298]。

免疫功能低下个体的不良反应

据报道,致命播散性BCG疾病发病率为每百万接种者0.19~1.56[272]。这些病例无一例外地发生于有严重细胞介导免疫缺陷的患者中,如HIV患者、重症联合免疫缺陷患者以及完全性DiGeorge综合征,但是这些病例也与慢性肉芽肿性疾病、营养不良、癌症和IL-12-IFN-γ轴异常(在IL-12P40、IL-12R、IFN-γR1、IFN-γR2和STAT1中发现的遗传缺陷)有关。

自HIV时代到来以来,对未经治疗的HIV感染儿童进行BCG接种,很明显会增加他们面临潜在严重和致命不良事件的风险;在这一人群中,播散性BCG疾病的发病率接近1%[299-301]。尽管早期治疗大大降低了风险[303],但这些并发症也可能发生在接受抗反转录病毒治疗的接种BCG的HIV感染婴儿中[302]。在成年时感染了HIV并且在发病前30年接受过BCG的人中也被发现了BCG疾病[304]。

HIV感染儿童中所有的BCG病例都是在新生儿期接种过疫苗,似乎与特定的BCG菌株没有明确关系[199-301]。发病年龄中位数为8个月(范围为3~35个月)。大多数婴儿的患病表现为局限性或局部淋巴结肿大。许多播散性疾病的病例已被报道,通常涉及骨骼、非局部淋巴结肿大和其他多个器官。疾病主要与CD4 T细胞极低有关,并经常与其他机会致病性感染一起发生。在缺乏抗反转录病毒治疗的情况下,即使进行了抗分枝杆菌治疗,结果也很糟糕:80%以上的婴儿为播散性疾病,50%以上的婴儿因局限性或局部疾病死于播散性感染。抗反转录病毒治疗可明显改善预后。

在出生后的第一年,暴露于HIV但未感染的婴儿可能有更大风险患其他传染病[305],但没有证据表明这些婴儿中BCG相关不良事件增加。在这一人群中,新生儿BCG接种的免疫原性的不同结果已报道[181,184],无论如何,将BCG接种推迟到8周龄并不影响该疫苗诱导强烈免疫反应的能力[183]。

使用推荐

美国

美国从未普及过BCG接种计划[166]。在美国,结核病控制包括病患的治疗、接触者调查和预防潜伏感染[306,307]。在这种情况下,仅考虑在特殊情况下接种BCG,如不可避免地持续暴露且其他控制办法失败的情况下。美国疾病预防和控制中心的消除结核病咨询委员会和免疫实施咨询委员会已经出版了针对儿童和医护工作人员的BCG使用指南[308]。在美国,BCG仅考虑用于没有感染HIV、TST阴性且长期不可避免暴露于MDR结核病的人群;2个月以下有上述暴露风险的婴儿接种BCG前不需要进行TST。对于持续接触传染性结核病且不能避免接种或不能接受抗结核治疗的儿童,也应考虑使用BCG。

在积极实施控制措施并且失败的MDR结核病感染的高风险地区,应考虑对医护人员接种BCG[309]。即使在高风险环境中,因为疫苗的效力不确定,并且不保护未接种的患者或探视者,以及令人困惑的TST结果、监测和预防治疗措施,BCG都不应该成为控制或预防的主要方法。

在美国,建议在考虑接种BCG时联系当地结核病控制机构[309]。

其他国家

Zwerling及其同事出版了180个国家的全球BCG接种政策和实践图集[166,310]。像美国、加拿大、意大利、比利时和荷兰从来没有普及过BCG接种计划,并建议仅在特定情况下使用疫苗。厄瓜多尔、澳大利亚、新西兰和除比利时和荷兰以外的西欧国家以前都有普及的免疫计划,但现在建议只对特定的人群接种疫苗。在欧洲,仅有葡萄牙和爱尔兰实行BCG普遍接种,通常是给新生儿接种。

国际结核病和肺病防治联合会(International Union against Tuberculosis and Lung Disease,IUATLD)建议了各国从常规的BCG普遍接种转向对特定的高危人群进行接种时应考虑的标准[311]。IUATLD建议只有在下列情况下才能停止接种BCG:已建立长期有效的疫情报告系统;平均每年痰涂片证实的结核病阳性率低于5/10万,或者过去五年中5岁以下儿童的结核性脑膜炎平均每年的发病率低于1/1 000万,或结核病的平均年感染的风险小于0.1%。

众所周知,BCG对麻风也具有一定的效力[204],并且在一些国家,如巴西、古巴和委内瑞拉等,推荐对麻风患者的接触者接种BCG[150]。BCG在特定人群中的广泛使用对降低麻风病发病率发挥了一定的作用[312,313]。BCG对溃疡分枝杆菌疾病或布鲁里(Buruli)溃疡(其表现为皮肤病变和骨髓炎)也有短暂的保护作用[204]。最后,目前在高收入国家使用BCG的最常见适应证之一是通过膀胱囊内给药治疗膀胱癌,疫苗具有非特异性免疫刺激作用;值得注意的是,这种适应证的供应和剂量与预防结核病的不同。

HIV 感染的情况下

HIV 感染者会增加 BCG 接种后并发症的风险；通过抗反转录病毒治疗可降低这种风险，但是不能完全避免。在感染 HIV 的母亲所生的婴儿中这些问题变得突出，尽管大多数婴儿未感染 HIV。然而，这种情况在出生后不会立即知道，即大多数国家常规接种 BCG 的时间。此外，在资源较少的环境中，往往无法保证对未受感染婴儿进行后续 HIV 检测和 BCG 接种。母亲 HIV 感染和结核病常见的国家，例如南非，大部分婴儿不接种疫苗，可能会导致婴儿播散性结核病和肺结核的流行。

WHO 的最新建议和后续立场声明解决了这一难题[315,316]。目前，禁止 HIV 感染者接种 BCG，包括婴儿在内。HIV 暴露的婴儿处理方法取决于现有的公共卫生结构。如果符合某些条件，应推迟 BCG 接种，直到婴儿被排除 HIV 感染。这些情况包括大量进行孕产妇的 HIV 检测以及有效的预防母婴 HIV 传播的策略；HIV 感染的早期病毒学诊断以及尽早进行的抗反转录病毒治疗；协调预防母婴 HIV 传播、BCG 接种和结核病控制规划，以最大限度地降低后续损失，实施替代结核病预防战略，以及为出生时未选择疫苗接种的人接种 BCG。尽管在全球范围内推广这些方案取得了重大进展，但在世界许多地区，感染 HIV 的婴儿在出生时仍在接种 BCG。

BCG 接种的禁忌证

禁忌证因国家而异，常反映出当地可获得的医疗保健服务资源不同。在美国，BCG 被禁止用于免疫力受损的人，包括 HIV 感染者、先天性免疫缺陷者（congenital immunodeficiency）、白血病（leukemia）患者、淋巴瘤（lymphoma）患者、全身恶性疾病（generalized malignant disease）患者，以及使用抑制性糖皮质激素（suppressive corticosteroids）、烷化剂、抗代谢药物或接受放射治疗的患者，以及怀孕的人[309]。HIV 感染高危人群应谨慎接种 BCG。

BCG 的非特异性影响

20 世纪上半叶，在英国和美国进行的重要的对照试验评估了 BCG 诱导的对结核病的保护，显示出意想不到的效果：非意外死亡减少了 25%（95% CI, 6%-41%）[317]。随后，主要在西非进行的观察性研究表明，与未接种 BCG 的儿童相比，接种 BCG 可以使全因死亡率降低 40%~60%[318-326]。这种效果在新生儿期尤为明显，对新生儿败血症和呼吸道感染有重要影响[327,328]。在几内亚 Bissau 对 2 343 名婴儿 BCG 的即时与延迟接种随机试验中，6 个月死亡率的主要结果没有差异。次要分析表明，卡介苗即时接种可能的死亡益处[328]，特别是对低出生体重婴儿。这些结果是有争议的，由于在疫苗接种后 3 天就观察到了死亡率趋势，没有注射安慰剂，并且存在分配偏差的风险[329]。BCG 诱导单核细胞表观遗传改变——疫苗似乎"训练"了先天细胞，这可能导致对其他病原体的防护，这一发现为 BCG 的非特异性作用提供了一些合理性[330]。

在某些情况下，BCG 还可以增强抗体反应和对其他儿童疫苗的 T 细胞反应，如乙型肝炎、破伤风类毒素、百日咳和肺炎球菌疫苗等[241,331-334]。这种有益作用的机制尚不清楚。

不完整的数据表明，BCG 也可能有非特异性作用，可扩展到癌症和其他慢性炎症疾病。新生儿接种 BCG 可能会降低某些儿童癌症的发病率[335]。一项对 542 名恶性黑色素瘤患者的队列研究显示，儿童期接种 BCG 或牛痘疫苗可显著延长寿命[336]。丹麦一项大样本病例队列研究发现，接种 BCG 会降低淋巴瘤的风险[337]。多项观察性研究表明，新生儿接种 BCG 对哮喘的进展要么有保护作用，要么没效果。之后的荟萃分析显示不太可能有作用，如果有，也可能是短暂的[338,339]。此外，一项系统回顾和荟萃分析显示，儿童接种疫苗与炎症性肠病的出现无关[340]，尽管丹麦的一项研究表明，4 月龄以下的婴儿接种 BCG 与较低的发病率相关[341]；炎症性肠病的假设原因之一是分枝杆菌慢性感染[342]。

新的结核病疫苗

多模型研究表明，阻断结核分枝杆菌的传播将对全球结核病流行产生显著影响。这可以通过预防感染或预防疾病来实现。在高流行率的环境中，预防疾病会将具有更早和更大的影响[56,62,343]。尽管理想型疫苗应该同时具有这两个作用，但我们目前不知道这是否可行；不管怎样，结核病疫苗的开发正在转向将预防感染目标添加到预防疾病的目标中。

主要目标人群应该是青少年和年轻人，而不是婴儿；一种新型结核病疫苗的首次现代Ⅱb 试验在婴儿中进行[344]。全球大部分结核病发生在青少年和年轻人身上[1]。这些人群传播结核分枝杆菌，因此应将期作为影响的目标。相比之下，婴儿和儿童一般不传播病原体。模型显示，与婴儿疫苗相比，成人疫苗对流行病早期有较大影响，而且成本效益高，即使效力相对较低,保护期也短[6]。婴儿、HIV 感染者、合并症患者(如糖尿病患者)和老年人应包括在新入组的第二阶段试验中。

临床开发中的新疫苗

在过去的 15 年里,人们共同致力于开发出比 BCG 更安全、更有效的新型结核病疫苗,并让全球高危人群仍能负担得起并接种这些疫苗。一些研究旨在用改进的疫苗替代婴儿接种的 BCG,尽管现在人们认为这种方法会对全球流行病的影响有限[6]。相反,研究重点已转移到给青少年和成人开发可接种的疫苗。

在撰写本文时,全球有 16 个候选结核病疫苗正在临床开发区(图 60.4)。候选菌包括全细胞活分枝杆菌,比如重组 BCG 和重组结核分枝杆菌疫苗、全细胞分枝杆菌裂解疫苗、亚单位疫苗(加佐剂的重组蛋白)和病毒载体候选疫苗[345-348]。还在进行一些工作,以评估这些疫苗方法的组合。两个候选疫苗已完成或正在进行Ⅲ期试验,两个候选苗已完成或目前正在进行Ⅱ期概念验证试验,多个候选苗疫苗正在进行早期试验。更多的候选疫苗正在进行临床前产品开发。

全细胞疫苗

多年来,牛分枝杆菌以外的分枝杆菌被认为是结核病候选疫苗。20 世纪 30 年代,研究了一种灭活的结核分枝杆菌疫苗,发现其对人类疾病的保护效力约为 50%[349]。直到现代,只有 BCG 和田鼠杆菌(M. microti)被认为是主要的候选疫苗。全细胞分枝杆菌疫苗,或衍生于全细胞分枝杆菌的疫苗是有吸引力的,因为有关宿主对结核菌的保护性应答的特定抗原的知识仍然有限[350]。

一个全细胞疫苗候选苗 SRL172,已在Ⅲ期临床试验得到测试。SRL172 在当时被认为来源于环境结核分枝杆菌母牛分枝杆菌(Mycobacterium vaccae),但最近通过 16S 核糖体 RNA 序列被确定为大府分枝杆菌(Mycobacterium obuense),是母牛分枝杆菌的近亲。证实在坦桑尼亚的成人 HIV 感染者中对结核病效力有限,连续 5 次皮内注射给药[351]:对微生物学证实的结核病的保护为 49%(95% *CI*,4%-61%)。显示对播散性肺结核或非微生物学证实结核病没有保护作用。该疫苗通过非规模化生产,但是针对该候选苗开发了一种基于液体发酵的生产工艺。新产品 DAR901 经过热灭活,目前正在进行首次人体试验。

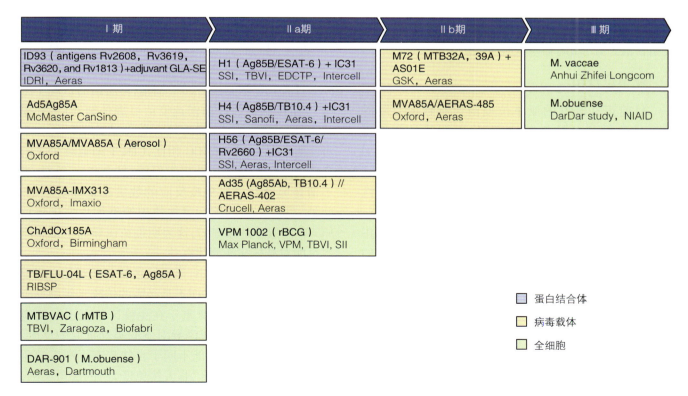

图 60.4 目前结核病候选疫苗的临床进展

注:EDCTP:欧洲和发展中国家联盟的临床试验;GSK:葛兰素史克;IDRI:感染性疾病研究所;NIAID:国立过敏与传染病研究所;RIBSP:生物安全问题研究所;SSI:丹麦血清研究所;TBVI:结核病疫苗倡议。

一种热灭活型的母牛分枝杆菌已在中国获得批准用于免疫治疗（微卡，Vaccae），目前正在中国进行Ⅲ期临床，评估其在 TST 强阳性患者（即潜伏性结核感染个体）中预防结核病的效果，预计 2017 年会有结果。

一种被称为 MTBVAC 的减毒活结核分枝杆菌候选苗，在欧洲首次成功进行人体试验后，目前正在南非进行Ⅰ期试验。候选苗有两个突变的 phoP 和 fadD26，使其对免疫能力低下动物的致命性比 BCG 低[352]。虽然最初是作为婴儿 BCG 的替代品而开发，但现在这种疫苗已转变策略也用于青少年和成人。

已出现多个重组 BCG 候选苗。进展最快的候选苗是 VPM1002，其设计能促进吞噬体酸化，溶酶体在可以吸收有机体的巨噬细胞或树突状细胞中逃逸，因此可能增强诱导 CD4 和 CD8 T 细胞免疫[353]。该疫苗目前在印度进行Ⅱ期临床试验，目标是替代 BCG。AERAS-422 是另一种具有溶酶体逃逸机制的重组 BCG，但其研发被暂停，因为首次人体试验中出现了安全信号——两名参与者出现了带状疱疹（Tom Evans，个人通讯，2016 年）。rBCG30 是一种过度表达抗原 85B（一种 30kD 抗原）的重组 BCG，已完成了首次人体研究，证实了免疫原性和可接受的安全性[354]。至今为止，该疫苗未得到进一步研发。

RUTI 是结核分枝杆菌细胞脱毒片段的制备物，在脂质体内传递，正在开发用于预防 LTBI[355-357]。该疫苗目前正处于Ⅱ期临床试验阶段。

亚单位疫苗

目前正在开发的亚单位疫苗含有数量有限的免疫优势结核分枝杆菌抗原，代表性的是便于生产的融合蛋白，并配制在 Th1 细胞诱导佐剂中，如 AS01E[358]，GLA-SE[359,360]，CAF01[361]，或 IC31[362]。每个候选疫苗都证明了可接受的安全性、免疫原性和一定程度动物模型的结核分枝杆菌的保护。这一类候选苗中进展最快的是 M72/AS01E[363-367]，目前正处在概念验证的Ⅱb 试验阶段，在非洲潜伏性感染的 HIV 阴性的健康成年人口试验是否能预防结核病。另一种亚单位疫苗是 H4:IC31[368]，目前正处于概念验证Ⅱ期临床试验阶段，测试在没有 LTBI 的青少年中是否可以预防结核分枝杆菌感染。

病毒载体候选疫苗

在结核病疫苗中，病毒载体作为抗原传递平台研发，包括改良的安卡拉痘苗（疫苗 MVA85A）[344,369-375]、流感（TB/FLU-04L）和几种人和黑猩猩腺病毒（Ad5/Ag85[376] 和 Ad35/AERAS-402）[377-380]。大多数平台包含减毒的、活的、复制缺陷腺病毒，并且每个临床候选疫苗表达抗原来自免疫优势结核分枝杆菌 Ag85 复合物，要么作为唯一抗原，要么与一个或多个结核分枝杆菌抗原组合。

最近在南非婴儿中进行一项 MVA85A 候选疫苗的Ⅱb 期临床试验，对出生时接种 BCG 的婴儿，4 月龄加强接种受试疫苗，测试其是否可以预防结核病[344]。在婴儿中 MVA85A 可诱导产生轻微免疫反应，并且未表现出超出 BCG 的功效，这就留下了一个问题：究竟是诱导免疫反应的性质还是强度不足以提供保护。在 HIV 感染者中也对 MVA 进行了Ⅱ期临床试验评估，主要评价安全性和免疫原性，预防疾病作为次要终点。尽管安全性可接受，也显示了免疫原性，但证实无保护作用。最近，接种 1 剂或 2 剂一种腺病毒载体抗原 85A 表达候选疫苗，之后接种单剂量的 MVA85A 的组合方案，显示了更强的 $CD4^+$ 和 $CD8^+$ 细胞免疫反应（Tom Evans，个人通讯，2016）。

疫苗开发的新概念

针对不同免疫区位的目标

目前临床试验的新型结核病疫苗产品组合依赖于诱导相对窄的经典的免疫组库——主要组织相容性复合体（major histocompatibility complex, MHC）Ⅱ类——限制性 Th1 CD4 细胞，在某些情况下，经典的 MHC Ⅰ类——限制性 CD8 T 细胞，即所谓的常规 T 细胞。（全细胞分枝杆菌候选疫苗可能是例外）这种模式可能会受到挑战，因为 MVA85A 试验结果的一个可能解释是，与单独 BCG 相比，CD4 T 细胞对 85A 的免疫力不足以对新生儿提供保护（见上文）。然而，尚不清楚究竟是诱导免疫反应的数量还是性质不足。此外，目前全球结核病菌株使用的疫苗免疫优势抗原/表位似乎是保守的，这表明疫苗诱导的 T 细胞应答可能对结核病病原体有益。

在一个模式转变中，该领域正朝着针对免疫假说的疫苗开发方向发展，而不是必需的传统 T 细胞反应保护[381,382]。新研发侧重于在免疫区位上引起反应而不是常规 T 细胞，或诱导对不同类别抗原的反应。新模式引起的免疫可能不同于自然状态下产生的免疫；已经存在许多诱导"非天然免疫力"的疫苗实例，例如，自然感染破伤风杆菌不会诱导长期保护，而接种破伤风类毒素疫苗可以，并且各种多糖蛋白结合的疫苗提供了免疫记忆，而这在 2 岁儿童以下儿童仅使用多糖进行免疫时年不会发生。

非常规免疫诱导包括抗体诱导,传统上认为抗体在预防胞内细菌(如结核分枝杆菌)方面不发挥主要作用,但可能在预防感染而非疾病方面起作用[62]。诱导非常规免疫的其他实例包括利用较少多态性的抗原提呈,包括 CD1、HLA-E 和 MR1 等分子,或使用新型抗原,如糖脂或磷酸抗原。靶向细胞包括 CD1-限制性 T 细胞、γδT 细胞和黏膜相关定量 T 细胞[381,382]。最后,使用复制减毒活巨细胞病毒载体的初步结果表明,新型 T 细胞(例如,HLA-E 限制性 CD8 T 细胞和 MHCⅡ限制性 CD8T 细胞)被诱发,可能有助于预防结核病,因此建议用于 HIV 感染者(Louis Picker,个人通讯,2016)。

抗原选择

目前,尚不清楚结核分枝杆菌基因组中的哪些抗原与宿主反应的防御机制相关。结核分枝杆菌可能过度保护免疫优势抗原,可能有其自身致病优势[383,384],这推动了为许多下一代结核病候选疫苗选择非优势抗原。这是一个活跃的研究领域。

针对肺部的疫苗接种

临床前数据表明,黏膜接种预防结核病的疫苗可引起肺部和全身免疫,这与肠胃外接种的免疫不同,在某些情况下可增强保护。此外,目前所谓的组织驻留记忆 T(T_{RM})细胞的知识正在涌现[385,386],该细胞表达受体能够存在于肺部,并在那里长期存活(经典中央记忆或长久 T 细胞优先存在于淋巴结受体[387])。T_{RM} 细胞被认为对预防肺病原体特别重要,可通过黏膜疫苗接种方法优先诱导。该领域的新方法旨在确定这些细胞在预防结核病方面的作用。总之,对于气溶胶疫苗接种方法的研发已经提出了强有力的理论基础,该类方法目前正在试验中[370,388]。

致谢

我们感谢 Kim Connelly Smith、Ian M. Orme、和 Jeffrey R. Starke 对本章之前版本所做的工作。

(高文慧 杨陵江)

本章相关参考资料可在"ExpertConsult.com"上查阅。

第 61 章 伤寒疫苗

Myron M. Levine

疾病的历史

伤寒是由伤寒沙门菌感染单核吞噬细胞系统、肠道淋巴组织及胆囊引起的一种急性全身性感染。感染导致一系列的临床症状,较为典型的严重症状包括持续高热、腹部不适、全身乏力和头痛等。在尚无抗生素的年代,伤寒病程可达数周,病死率为10%~20%。19世纪20年代以前,人们对伤寒还没有一个清晰的临床认识,经常与其他持续性发热综合征(尤其是立克次体感染引起的斑疹伤寒)混淆。关于清楚地区分斑疹伤寒热与斑疹伤寒样伤寒热的第一人,医学史学者一直有较大的争议,Huxham(1782)[1]、Louis(1829)[2]、Gerhard(1837)[3]和Schoenlein(1839)[4]都有可能获得这一荣誉。美国费城的Gerhard提出有两种类似却截然不同的发热疾病,根据病理学检查结果,可以很清楚地将两者区分出来,其中伤寒有明显的小肠病变。Schoenlein提及有两种不同的斑疹伤寒:红疹型和腹部型。然而,最终消除争议的是William Jenner[5,6]。Jenner对伤寒作出了精确的临床定义,结合尸检后病理学状态的观察,来区分这两种截然不同的疾病。Jenner提出肠道集合淋巴结和肠系膜淋巴结的病理损害是伤寒所特有的,从未在斑疹伤寒中观察到此损害。1847年,人们引入名词"肠热症"以代替伤寒,避免与斑疹伤寒混淆[7]。但是尽管人们经常使用这一名词,它却并没有取代人们习惯上使用的"伤寒"和"副伤寒"的名称。

William Budd 于 1837 年出版了《伤寒:本质、传播方式和预防》一书[8],这是流行病学的一个里程碑。这本书清楚地描述了伤寒的传染性本质,并推测其是通过被粪便污染的水源传播的,这比通过病原体鉴定早好几年。Eberth(1880)[9]从患者的组织切片中观察到了致病菌,Gaffky(1884)[10]进行了纯培养。早些年人们把这种杆菌称为 Bacillus typhosus、Eberthella typhosa、Salmonella typhi 以及 Salmonella typhosa,现名 S. enterica serovar Typhi(Salmonella Typhi,伤寒沙门菌)[11,12]。甲、乙型(及不常见的丙型)副伤寒沙门菌均可引起肠热症(副伤寒),多数情况下其临床症状与伤寒区别不明显。

早在 1896 年,德国的 Pfeiffer 和 Kolle[13]以及英国的 Wright[14]就采用灭活的伤寒沙门菌(加热灭活,苯酚防腐)作为非口服疫苗。Wright 为印度军队的两名军医接种了这种疫苗(共接种3剂,每剂间隔2周),其中一人在口服了野生株伤寒沙门菌后并没有发病。

Wright 随后在印度军队的 2 835 名志愿者中评估了他的疫苗[15]。尽管局部和全身性不良反应比较常见,但评估结果足以促使人们下决心为前往南非参加布尔战争的军队进行接种。针对不断出现不良反应的强烈抗议曾使疫苗接种工作一度停止。但是,在 Wright 的坚持下,疫苗的反应原性和效力得到全面调查评估。调查委员会认定疫苗是有效的,它在预防伤寒方面的有效性价值要大于不良反应的代价。因此,到第一次世界大战时伤寒疫苗实际上已经在英国军队中常规接种。

伤寒的重要性

恶劣的卫生条件、未经处理的水源、长期或短期的伤寒沙门菌携带者等传染源的存在助长了伤寒的传播。在这种情况下,人类的排泄物会污染水源。在大多数疾病流行地区,往往观察到临床症状可辨别的、细菌学确证的伤寒发病高峰是在学龄儿童中。发展中国家的儿童,刚从 5 岁以下多见的腹泻和痢疾感染的折磨中幸存下来,便受到了伤寒这个主要肠道疾病的威胁[16]。

在尚无抗生素的年代,由于伤寒的病死率高达10%~20%,所以,在当时它是一种令人生畏的疾病。随着 1948 年人们发现氯霉素(以及其后陆续发现的其他抗生素)可以成功地治疗伤寒[17],将其病死率降至远低于 1% 以后,预防伤寒沙门菌抗生素耐药株的流行成了人们对伤寒疫苗研究兴趣的风向标。只要有廉价、有效的口服抗生素,人们对伤寒疫苗的关注度就下降。但当耐药株出现并导致治疗无效时,人们的兴趣就会被再次点燃。大约从 1990 年开始,对所有的口服抗生素都表现出质粒编码耐药性的伤寒沙门菌耐药株开始在整个亚洲和非洲东北部肆虐,而这些抗生素是20世纪70年代和80年代的主力治疗品种(氯霉素、复方磺胺甲噁唑、阿莫西林)[16,18-22]。20世纪最后10年这种多重耐药伤寒菌株的出现导致了重症发病率、住院率、并发症发生率以及伤寒病死率的升高[16,18-20,22]。

伤寒的临床表现

伤寒的临床严重程度差异较大。典型的伤寒病例开始时有不适、厌食、肌痛、发热（逐步升高至39~40℃）、腹部不适和头痛[23-25]。支气管炎咳嗽常见于疾病的早期。发热通常分为三个阶段，开始时体温逐渐上升，每日升高0.5~1℃，5~7天后维持在39~41℃。如无合适的抗菌治疗，体温可在这个水平保持约10~14天。在恢复期，体温在数天内逐步下降。在持续发热期，约有20%的白种病人出现皮疹（称之为玫瑰糠疹），呈细小的橙红色斑点，直径约为2~4mm，按压后变白。玫瑰疹常出现在胸、腹和背部，从玫瑰糠疹处可分离培养出伤寒沙门菌[26]。年龄较大儿童和成人患病常出现便秘或者便溏，而幼儿可能多见腹泻。

伤寒患者的外周血白细胞计数常低于4.5×10^9/L（4 500/mm³），这有助于鉴别诊断。血小板减少至8.0×10^9/L（8 000/mm³）以下也很常见。大多数病人肝功能失调，表现为轻度的血清转氨酶值升高。在使用环丙沙星等氟喹诺酮类抗生素之前，约有10%的病人在早期使用了抗菌药物如氯霉素、复方磺胺甲噁唑或阿莫西林等进行治疗后出现临床复发；值得注意的是，复发时的临床症状要轻微得多。

偶见一种特别严重的伤寒，病人出现脑功能紊乱（包括反应迟钝、谵妄或昏迷）和休克[27]。20世纪70和80年代，这种严重伤寒病例在印度尼西亚的爪哇岛并不少见。如不进行类固醇加适当的抗菌治疗，这种严重伤寒病例的病死率会超过20%[27]。

尽管婴儿可表现出严重的伤寒临床症状，但在2岁以下儿童中伤寒菌血症感染通常比较轻微，临床上无法识别为伤寒，而认为是一种非特征性的发热综合征[28,29]。

伤寒的并发症

伤寒的并发症几乎可以影响到任何器官。两个严重的并发症为肠穿孔和肠出血，是伤寒沙门菌感染肠损害的典型病理改变后果。这些并发症的发生率为0.5%~1.0%，在持续发病数周而未经适当抗生素治疗的个体中更为常见。其他不常见的伤寒并发症有伤寒性肝炎、脓胸、骨髓炎和精神病。更为罕见的并发症有关节炎、脑膜炎、心肌炎和胆囊积脓。根据年龄和性别的不同，约有2%~5%的伤寒病人会成为伤寒沙门菌的胆囊慢性携带者[30,31]。偶见肾脏或膀胱慢性携带者，后者包括埃及血吸虫或曼氏血吸虫膀胱共感染的患者。

细菌学

沙门菌属的分类一直在演变，令人混淆不清。最初，根据其不同的临床症状进行分类。Kauffman-White的血清学分类方法是将每一个不同的O:H血清亚型归为一个种，但这种分类方法很快变得过于死板。1980年，人们认可的名单中有五个种：肠炎沙门菌(Salmonella enteritidis)、伤寒沙门菌(S. typhi)、鼠伤寒沙门菌(Salmonella typhimurium)、猪霍乱沙门菌(Salmonella choleraesuis)和亚利桑那沙门菌(Salmonella arizonae)[32]。根据DNA相关性和分子生物学分析，最新的种属分类方法将沙门菌属减少至两个种：肠道沙门菌(S. enterica)和邦戈尔沙门菌(Salmonella bongori)。肠道沙门菌还可进一步分为许多亚种，分别用罗马数字代表[11,12,33]。但肠道沙门菌亚种I型的血清型在之前的属/种名称中仍然经常被提及。因此，为避免混淆，大多数的国际微生物学、传染病、流行病学和疫苗学期刊仍然将肠道沙门菌伤寒血清型(S. enterica serovar Typhi)称为伤寒沙门菌(Salmonella Typhi)，用首字母大写的正体Typhi，代表它是血清型而不是种的名称。本章根据最新的分类方法，采用伤寒沙门菌(Salmonella Typhi, S. Typhi)的名称。

伤寒沙门菌按照其免疫显性脂多糖(LPS)结构特性的(O)抗原9分类，在血清学上属于D群沙门菌[34]。伤寒沙门菌是可运动的，其噬菌体I周边鞭毛上有鞭毛(H)抗原d，在约80种其他生物血清型的沙门菌中也有此抗原[34]。从印度尼西亚分离的一些罕见菌株的鞭毛上有其他抗原存在(z和z66)[35,36]。从病人中新鲜分离到的菌株表面表达的荚膜多糖，称之为Vi(即毒力)抗原[34,37-40]。Vi多糖由重复单位$(1 \rightarrow 4)\alpha$-D-半乳糖醛酸的一个同聚物构成，其40%-80%C3位置被O-乙酰化[41,42]，Vi抗原的存在阻碍抗O抗体与O抗原结合[38]。有证据表明O、Vi和H抗原在不同的伤寒疫苗中分别发挥保护作用。

在临床微生物学实验中，伤寒沙门菌种与沙门菌属的其他种实验现象非常一致。伤寒沙门菌很少表现出生物化学或血清学变异。在印度尼西亚发现了一个特例,人们发现自当地分离的少数菌株中含鞭毛抗原 j 或 z66,而不是 d。过去,鉴别来自不同地区的菌株时只能用 Vi 噬菌体、脉冲场凝胶电泳和核糖体基因分型作噬菌体分型[45-46]。目前,部分和全基因组高通量测序已经彻底改变了鉴别不同来源的伤寒沙门菌的能力[47-52]。伤寒沙门菌不发酵乳糖,它产生硫化氢(H_2S),但并不产生气体。由于伤寒沙门菌落为乳糖阴性菌落,因此在通常的含乳糖培养基如沙门-志贺菌属琼脂或 MacConkey 琼脂上,可疑的菌落会很明显。其在三糖铁琼脂中的生化特性相当有特征性,表现为产酸不产气、偏碱性并产生明显的 H_2S。新鲜分离的菌株通常可与 Vi 抗血清发生凝集,但未必与 D 群抗血清凝集。然而,如果煮沸细菌破坏脂多糖 O 抗原上的 Vi 荚膜,可以很容易看到其与 D 群抗血清的反应,伤寒沙门菌的 O(细胞壁)、Vi(荚膜多糖)和 H(鞭毛)抗原之间的关系示意图,见图 61.1。

已有报道称多重抗生素耐药伤寒沙门菌株 CT18[47] 和抗生素敏感菌株 Ty2[49] 的基因组全序列含约 480 万个碱基对。基因组中有 70%~80% 的主链结构的基因序列和排列与大肠杆菌和其他沙门菌类似。在这个主链上嵌有肠道沙门菌特异性和伤寒沙门菌特异性的基因簇(即未曾在鼠伤寒沙门菌或其他的肠道沙门菌的血清型中发现的基因)以及 200 多个假基因(包括部分在鼠伤寒沙门菌中发挥毒力作用的假基因)。除了在 CT18 菌株中已发现的一个编码抗生素耐药性的含 218 150bp 的质粒以外,还发现了另一个含 106 516bp 的质粒,此质粒与鼠疫耶尔森菌编码毒力的质粒 pFra 具有同源性[47,48]。

发病机制

急性伤寒的发病机制

伤寒沙门菌和甲、乙型副伤寒沙门菌具有高度的侵袭性,可快速、高效地穿过人肠黏膜最终到达网状内皮系统,经过 8~14 天的潜伏期后,引起急性全身性疾病[53]。伤寒沙门菌是一种高度宿主适应性的病原体,人类是其唯一自然宿主和传染源。

人们对伤寒发病机制的理解来源于以下四个方面:①人类的临床病理学观察[54,55];②志愿者研究[55,56a-c];③黑猩猩模型研究[57,58];④从小鼠的鼠伤寒沙门菌和肠炎沙门菌感染得到的推论(鼠伤寒模型)[59,60]。人类感染伤寒沙门菌的可能发病过程总结如下。

易感人群宿主摄入污染的食物和水中的致病菌。摄入量以及摄入媒介物的类型大大影响伤寒发病率,也影响其潜伏期。志愿者摄入 45ml 脱脂乳中的 10^9 和 10^8 菌量的致病性伤寒沙门菌后,可分别在 98% 和 89% 的个体中诱发临床症状;10^5 的菌量可在 28%~55% 的志愿者中导致伤寒,然而摄入了 10^3 无脱脂乳菌量的 14 人中无人出现伤寒临床症状[56]。

一种现代的伤寒模型,通过使用碳酸氢钠中和生物体的胃酸,能够降低引起临床疾病和菌血症所需的伤寒沙门菌的接种量[61]。接种 103 株或 104 株伤寒沙门菌,分别有 55% 和 65% 的志愿者被诱发产生伤寒疾病[61]。当摄入的伤寒沙门菌经过幽门到达小肠时,会迅速地通过两种机制之一渗入肠黏膜上皮细胞到达固有层。侵袭的机制之一为 M 细胞对伤寒沙门菌的主动摄取[62-64],M 细胞为穹顶状上皮细胞,覆盖于肠道集合淋巴结和其他肠淋巴组织上。伤寒沙门菌由此进入位于下层淋巴组织的单核和树突状细胞。另一种截然不同的侵袭机制是伤寒沙门菌被肠上皮细胞内化,进入与膜相连的空泡并通过细胞,最终在不破坏肠上皮细胞的情况下从细胞的基部被释出。Takeuchi 曾提供了类似的详细描绘鼠伤寒沙门菌穿过肠黏膜时的电子显微照片[65]。也有人提出了第三种细胞旁路侵入模式[66]。

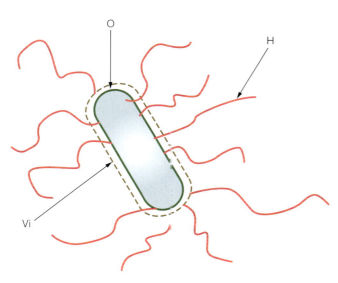

图 61.1 伤寒沙门菌 O 抗原、Vi 抗原和 H 抗原的关系示意图。按照特异性 O 抗原免疫表位(O_9)将伤寒沙门菌归入沙门菌 D 群,由一个四糖的重复序列组成,此序列中双脱氧己糖泰威糖与甘露糖-鼠李糖-半乳糖主链连接。深入细菌内部,这些 O 四糖重复序列先与核心多糖铔结构连接,再与细胞壁脂质 A 组分连接。Vi 抗原荚膜多糖覆在 O 抗原上。伤寒沙门菌菌体的周身鞭毛携带 H 蛋白抗原 d(有些印度尼西亚分离的伤寒沙门菌例外,其鞭毛抗原为 z6)

伤寒沙门菌一旦到达未获得保护性免疫的宿主固有层，便引发巨噬细胞的聚集，巨噬细胞多数情况下可吞噬但不能杀死细菌。部分伤寒沙门菌自然地留在了小肠淋巴组织的巨噬细胞内。而另一些则被排入肠系膜淋巴结，在此进一步增殖并被巨噬细胞吞噬。侵袭入肠黏膜后不久，会发生第一次菌血症，伤寒沙门菌被单核吞噬细胞系统的固定吞噬细胞从循环系统中过滤出去。一般认为，伤寒沙门菌在很早期就进入血液的主要路径是通过从肠系膜淋巴结排出的淋巴液，最终到达胸导管，而进入主循环。可以想象，大量细菌摄入后，继发肠黏膜的广泛侵袭，可能会导致快速而直接的血液侵袭。因此第一次菌血症的后果是病原体快速到达遍布于网状内皮系统器官的细胞内"避难所"，在那里度过潜伏期（一般是8~14天）直至临床伤寒症状出现。

临床疾病伴有相当持久的第二次菌血症。Hornick及其同事在志愿者中进行的试验性伤寒沙门菌攻击研究的报告中描述，某志愿者在摄入病原体仅1天后就开始7天的口服氯霉素的治疗疗程，但在停止抗生素9天后仍可产生临床伤寒症状[56]。此报告证明伤寒杆菌在被摄取后24小时内已到达细胞内的"避难所"[56]。

Vi抗原是一个毒力特征[37,40,67]。最先发现并命名此抗原的Felix和Pitt证明Vi抗原增强了伤寒沙门菌对小鼠的致病性[37,67]。事实上，所有从病人中新鲜分离的菌株均有此荚膜多糖。流行病学观察及在志愿者中的研究均支持下述论点：含Vi抗原的伤寒沙门菌株比无此荚膜多糖的菌株毒性更大[56]。不过，给志愿者喂食不含Vi抗原的伤寒沙门菌株时也会引起伤寒。

以上，对伤寒沙门菌毒素进行描述，但其在发病机制中的作用尚未确定[68,68a]。

慢性伤寒携带者的形成机制

在伤寒杆菌被摄入以及植入单核吞噬细胞系统之后的第一次菌血症期间，此菌也会到达胆囊，这是伤寒沙门菌格外偏好的一个器官。家兔静脉接种后，伤寒沙门菌会快速地出现在其胆囊中[69,70]。也可从急性伤寒病人的胆汁或含有胆汁的十二指肠液中体外培养出伤寒沙门菌[71-74]。2%~5%的患者胆囊感染会转为慢性[30,31]。其中女性转变成慢性携带者的倾向更大，并且急性伤寒沙门菌感染时的年龄越大，其倾向越大，这与胆囊疾病的流行病学特征相类似。在急性伤寒沙门菌感染时已有胆囊病变的个体更倾向于转为慢性。

诊断

细菌学诊断

确诊伤寒需要从合适的临床样本中分离到伤寒沙门菌。由于血液样本实用且相对易采集，应从临床诊断可疑的病人中多次采集血液进行培养。伤寒沙门菌在血液培养中的分离率取决于多种因素，包括培养量、血液量与其接种所用的肉汤培养基的比例（理想比例为至少1:8）、培养基中包含的抗补体物质（如多聚茴香磺酸钠或胆汁）以及患者是否已接受过伤寒沙门菌敏感的抗生素治疗。进行3次5ml的血液培养后，伤寒沙门菌可在大约70%的可疑病例血液中分离到。

伤寒细菌学诊断的金标准是骨髓培养，其在病例中的阳性率是85%~96%，甚至可用于已接受抗生素治疗的病例[26,75]。20世纪80年代，人们对用十二指肠纤维管装置来获取含有胆汁的十二指肠液进行细菌培养产生了浓厚的兴趣[70-72,74]。在细菌学诊断上，十二指肠纤维管培养结合两次血液培养基本上可达到与骨髓培养相同的敏感性，但无后者的侵害性[71]。粪便培养只能在45%~65%的病例中分离到细菌，其发现率往往在儿童中较高[72]。

伤寒的血清学诊断

从19世纪晚期人们就开始尝试伤寒的血清学诊断，Widal和Sicard（1896）[76]及其他实验员[77,78]发现伤寒患者的血清可凝集伤寒沙门菌。至今仍在许多领域应用的肥达反应是在病人血清中寻找凝集素，可用试管中或玻片上的抗原进行试验，一般来说前者更准确。通过仔细地选择抗原，O抗体和H抗体均可选择性地检测。使用缺少鞭毛和Vi抗原的伤寒沙门菌株O901可选择性地检测伤寒沙门菌O抗体。要检测抗合适H_d抗原的抗体，需选择与伤寒沙门菌含有相同的鞭毛抗原H_d但不含相同O抗原的菌株，比如弗吉尼亚沙门菌（S. Virginia）[79]。大多数伤寒病人在临床发病时O抗体和H抗体水平升高[79,80]。Anderson[81,82]以及Anderson和Gunnell[83]强调了H抗体滴度测定在伤寒血清学诊断中的重要性和有效性。然而，也有报道在流行地区的成人中H抗体阳性率普遍太高以至于此检验方法在此年龄组中无效[79]。不过，此方法仍有助于诊断流行地区小于10岁的儿童以及非流行地区任何年龄段的人群[79]。有非肠道全菌体灭活疫苗接种史可使肥达反应失效。报道证实了即使在流行地区的成人中也可应用 O 抗原的玻片凝集试验来检测[84]。有数个相对简单的商用血清诊断试剂盒可应用于检测抗伤寒沙门菌 O 抗原的抗体和一个 50kD 外膜蛋白抗原的抗体[85-88]。

已有使用高纯度 Vi 抗原来检测 Vi 抗体的血清学试验[89-91,91a]。尽管血清 Vi 抗体的滴度测定可应用于检测伤寒沙门菌慢性携带者,因为其中大多数 Vi 抗体的水平升高显著[91],但是这种方法对诊断急性伤寒几乎无效,因为急性感染的病人中只有少数出现可检水平的 Vi 抗体。

快速免疫测定

最近数年,已有许多尝试研发检测血液、尿液或者体液中伤寒沙门菌抗原或核酸的试验方法,用于伤寒的快速诊断检测[92-104]。这些试验结果大多令人失望,尚没有被批准的初步报告。免疫学测定方法基于用协同凝集试验、ELISA 或者对流免疫电泳的方法来检测血液或尿液中伤寒沙门菌的 O 抗原、Vi 抗原或其他抗原;聚合酶链反应(PCR)的方法用于扩增伤寒沙门菌的基因。利用这些试验方法旨在比细菌学培养更敏感、更实用、更经济、更快速,但仍具有同等的特异性。但目前为止还没有一种方法能完全达到此目标。可以用来替代细菌学培养的令人满意的检测方法仍是一个美好但难以预料的目标。

抗菌治疗

急性伤寒的治疗

Woodward 及同事[17]在 20 世纪 40 年代末的标志性报告中首次证明,抗生素氯霉素可大大地减轻临床症状的严重程度,将病例死亡率降至低于 1%(早期开始治疗)。一些综述总结了目前的治疗方法[105-107]。如果菌株已知或很可能是抗生素敏感的,那么口服环丙沙星也是高效的选择。在发展中国家治疗费用是个关键因素,如果流行菌株对阿莫西林和复方磺胺甲噁唑敏感,两者仍是有效的口服药。在菌株对环丙沙星及其他口服氟喹诺酮类耐药的情况下,口服阿奇霉素及注射头孢曲松明显有效。

慢性携带者的治疗

在氟喹诺酮类抗生素出现之前,为提高伤寒沙门菌慢性胆汁携带者的治愈率,会在数周的氨苄西林静脉滴注或口服阿莫西林和丙磺舒后,施行胆囊切除术。当开始使用环丙沙星和诺氟沙星后,人们发现不用手术移除胆囊,4 周的口服治疗也能成功治疗 90% 的慢性携带者,虽然仍有胆石存在[108,109]。由于这些口服的抗生素可在胆汁中达到高浓度,因此其具有显著的临床效果。

流行病学

发病率和阳性率

在流行地区,通过对因病就医患者的被动监测发现,伤寒的年龄别发生率特征是:小于 1 岁的婴儿发病率极低,2~4 岁学龄前儿童发病率较低或中等,学龄儿童(5~19 岁)发病率最高,35 岁以上成人的发病率低。婴儿中明显的低发病率在某种程度上是由于婴儿与传播媒介接触较少,并且婴儿感染伤寒沙门菌的临床症状即使在菌血症感染时期也常较轻微,呈非典型的表现[28,29]。最近通过系统地收集(主要在监测员上门随访或在儿童去门诊就诊时)发热儿童的血液培养结果,发现在一些亚洲国家中,伤寒沙门菌在 2~4 岁儿童中的菌血症感染要比以前意识到的普遍得多[110-115]。此外,在南亚和东南亚的一些地区,通过被动监测记录了学龄前儿童伤寒的高发病率[116,117]。据推测,发展中国家由于垃圾处理较简单且供应水普遍污染,水源成为最普遍的传播媒介,并且摄取的菌量通常较少。因此,认为每个临床病例均出现过多次亚临床和轻微感染。相反,在卫生条件较好的发达国家,伤寒沙门菌主要由慢性携带者个人卫生习惯不当而污染食品来传播的。在这种食源性疾病暴发时,摄入的菌量可能较大,继发较高的发病率,此时亚临床病例很少。

伤寒的临床症状与其他发热感染(包括副伤寒)有许多相似之处,且在发展中国家的大多数地区不能进行常规的细菌学诊断,因此很难量化其在全球的影响程度[118-120]。尽管如此,仍有两个来源提供了伤寒发病率的数据。首先是在 1980—2011 年在拉丁美洲、亚洲以及非洲进行的几个疫苗现场试验中,经数年的监测后可以确认伤寒在未免疫的对照人群中的发生率。在这些试验中,曾记录每 10 万观察的人年数(PYO)的高伤寒发生率,包括在印度尼西亚是 810/10 万[121]、尼泊尔是 653/10 万[122]、南非是 470/10 万[123]、智利是 227/10 万[124]、越南是 375/10 万[125,126]、印度是 255/10 万[127]和巴基斯坦是 210/10 万[128]。在智利、印度尼西亚、印度和巴基斯坦,监测的方法完全是被动的,即仅发现了那些病情非常严重而需要去医疗机构就诊的病例。然而，在尼泊尔、南非和越南的现场试验中监测方法还包括了主动病例监测，通过家庭随访寻找发热病人(在南非此项措施包含在被动监测系统);越南的后续随访包括被动监测[126]。其次，在20世纪末和21世纪初，基于被动的治疗机构监测数据，以人口数据为基础的研究已在巴基斯坦的卡拉奇[113,116]、印度的加尔各答[116,129]、越南的湄公河三角洲[117]、印度尼西亚的北雅加达[116]以及中国[116,130]进行，以检测经细菌学确证的伤寒发病率。

检测伤寒沙门菌H抗体阳性率的血清流行病学研究在量化不同地区伤寒的流行程度时非常有用[79,118,131]。然而，此血清的流行病学技术尚未得到广泛应用。

出现在南亚的由多重耐药的甲型副伤寒沙门菌引起的副伤寒，无论对当地的贫困人口[132,133]还是对从发达国家来的游客[134]都是一种威胁，因为目前没有批准上市的副伤寒疫苗，而批准上市的口服Ty21a疫苗和非肠道伤寒Vi多糖疫苗都不能为副伤寒提供交叉保护。

危险人群

三类人群感染伤寒的风险极高，如果能使用一种安全、有效、便宜、实用的疫苗，他们将从免疫预防中受益。这些人群包括流行地区的儿童[28,79,110,112,113,115-117,129,135-137]、去发展中国家流行地区访问的发达国家旅行者和军事人员[138-142]以及临床微生物学技术人员[143-145]。

20世纪70年代秘鲁和智利(当时这些国家伤寒高度流行)的血清流行病学研究发现，50%~80%的15~19岁青少年有既往感染伤寒沙门菌的血清学证据[79,118,131]。在流行地区，伤寒是缺工和缺课的主要原因。住院治疗和药物治疗的直接花费进一步增加了此疾病的公共卫生费用支出[111,146]。在公共卫生设施和水处理设施近期内不能完善的地区，选用一种能提供长效保护的安全疫苗(例如Ty21a[147]或者Vi多糖结合疫苗[126])相对于其成本来说还是非常有利的，因为初期免疫投入可提供多年的保护。由于伤寒在学龄儿童(此类人群在许多国家中易被集中管理)发病率最高，所以通过预防接种就能保护学龄儿童这一高危人群[148-151]。在亚洲的一些城市贫民窟和其他人口中，学龄前儿童的伤寒发病率可能很高，第二剂含麻疹成分疫苗在生命的第二年的使用不断增加，这为在9~15月龄儿童实施Vi多糖结合给药方案提供了一个机会，或者对初学走路的孩子(或者较年长的婴儿)实施单一剂量，如果在那些年龄组中使用单剂量疫苗可以产生高免疫性[152-153]。发达国家的旅游者去伤寒流行区的发展中国家时尤其存在患此疾病的风险[138-142]。在流行地区的旅行者可能特别危险，因为他们没有基础免疫力，而本地居民由于多次亚临床感染可能已获得了这种免疫力。美国CDC的最新数据显示，对美国旅行者来说，印度半岛(印度、巴基斯坦、孟加拉国)、墨西哥、菲律宾和海地是风险最高的地区[142]。自从1990年以来，亚洲和东北非洲的分离株中对临床用抗生素(如氯霉素、阿莫西林、复方磺胺甲噁唑)的耐药性增加[21,105,119,154]。东南亚和其他一些地区也开始出现对环丙沙星及其他氟喹诺酮类药物的部分耐药性[155-157]。

最近几年，人们开始意识到在实验室尤其是临床实验室的微生物学技术人员也是患伤寒的高危人群。美国CDC报告，美国在33个月间报告的散发(即非暴发相关)伤寒病例中有11.2%为实验室技术人员[143]。这些个体在工作过程中要对尚未确定是否含有伤寒沙门菌的粪便以及血液样本进行处理。实验室工作者易患伤寒的现象提示，在这些特殊条件下此疾病可能通过空气或直接接触传播。而在自然的条件下，此感染不会通过接触传播。这可能是由于细菌在实验室内是纯培养。

传播方式和传染源

人类是伤寒沙门菌唯一的传染源和天然宿主。此感染在易感宿主摄入排泄物污染过的食物和水中传播。相比较而言，人与人之间的直接接触传播罕见。伤寒的此种流行病学特征体现出它是一种典型的传染病，其传播与卫生设施的水平以及供水质量有关。伤寒可在任何卫生设施和食品卫生状况落后的地方蔓延。伤寒的最高发病率通常出现在供大规模人口饮用的供水系统被排泄物污染的情形下。在19世纪末美国和西欧的大多数大城市中就曾出现这种情况[158]。那些地方已有管道水供应，但通常水并未处理过，而且水源(通常为河流)也作为城市污水外排的场所。如此，伤寒的传播扩大，引起此疾病在美国和欧洲的大城市中高度流行。19世纪末20世纪初，随着包括沙滤以及加氯在内的水处理措施的引入，尽管美国大城市中仍有许多伤寒沙门菌的慢性携带者，但伤寒发病率直线下降[158,159]。在水源仍被排泄物污染的全球大多数发展中国家和地区伤寒依然流行，包括非洲、亚洲和拉丁美洲的许多国家。

公共卫生问题的重点

据估计,世界范围内每年大约有2 200万~3 300万伤寒病例,其中有21.6万~50万死亡病例[118-120,160]。从参与大规模伤寒疫苗临床试验的对照组(通常使用安慰剂)或准备现场试验的人群中,可以得到经细菌学确诊的伤寒发病率的具体数据。也有争论认为这些人群代表了伤寒发病的易感人群,从这些地区得出的发病率不能真正地代表其他发展中地区。不过,从准备进行伤寒疫苗现场试验评估的地点,以及20世纪70年代末到2009年间在南美(智利)、非洲(南非)和亚洲(尼泊尔、印度尼西亚、印度和巴基斯坦)进行的现场试验来看,记录的年发病率为198/10万到810/10万(学龄儿童是受监测的主要年龄组)[113,117,121-124,127-129]。

被动免疫

借助于抗血清和免疫球蛋白的被动保护措施对预防伤寒和副伤寒无效。

主动免疫

疫苗发展史

从历史和实用性来看,各种经临床试验评估的以及极少数已经批准的伤寒疫苗产品可以分成以下三类:
- 不再使用或不再研究的疫苗。
- 目前在各国使用的已经被批准的疫苗产品。
- 正进行积极临床评估的未来疫苗。

各种过去的、现在的和将来的伤寒疫苗可分成五个大组来综述:
- 非肠道全菌体灭活疫苗。
- 非肠道(包括纯化Vi多糖)或喷雾亚单位疫苗。
- 口服全菌体灭活疫苗。
- 口服伤寒沙门菌减毒活疫苗。
- 非肠道多糖-载体蛋白结合疫苗。

已淘汰的早期疫苗制备方法

关于早期疫苗的详细评述,读者可参阅本书第1、2版的"伤寒疫苗"章节[161,162]。在此节中提及的一些疫苗都是被批准并一度相当广泛应用的产品。其他提及的疫苗可能由于安全性不好、免疫原性差、与其他伤寒疫苗相比,效力低或者生产加工困难(例如冻干后效价降低),均未通过前期临床试验或者大规模现场试验。

乙醇灭活的非肠道全菌体疫苗

20世纪40年代Felix制备了最早的乙醇灭活伤寒疫苗。公布的实验证据表明,在小鼠的保护实验中用乙醇灭活伤寒沙门菌的疫苗在保留Vi抗原方面比加热灭活苯酚防腐的疫苗更优[163,164]。这种疫苗取代加热灭活苯酚防腐的疫苗在英国武装部队中常规使用了多年。

甲醛灭活苯酚防腐的全菌体非肠道疫苗

此疫苗的效力经对照现场试验评估[165],制备时将伤寒沙门菌用甲醛灭活,加苯酚防腐。

丙酮灭活的干燥非肠道全菌体疫苗

制备这种类型的疫苗是因为有证据表明丙酮灭活保留了Vi抗原(因此提高了在小鼠保护实验中的效力),并且延长了疫苗长期保存时的稳定性[166-168]。在制备丙酮灭活的干燥疫苗时,用丙酮沉淀并灭活伤寒沙门菌,然后真空干燥或冷冻干燥[167]。丙酮灭活的干燥疫苗的制备工艺比加热灭活苯酚防腐的疫苗要求高很多。因此,尽管此疫苗直到20世纪90年代仍有一些生产商(包括Wyeth,曾为美国军队制备一种冻干剂型供其使用)使用,但进一步的生产已经停止。

加热灭活苯酚防腐的非肠道全菌体疫苗

从19世纪末就开始应用加热灭活苯酚防腐的非肠道全菌体疫苗预防伤寒[14,15,169],其经验也有了综述[170]。这种疫苗较易制备和标准化,是最早被广泛使用的伤寒疫苗,尤其在20世纪前25年的英国和美国的部队中。这种应用一直延续到20世纪90年代早期,包括液体和冻干剂型(少数使用铝佐剂吸附)。目前,这种疫苗已不再生产。读者可以从本书的早期版本中获得这种疫苗的技术信息。

口服全菌体灭活疫苗

早在20世纪20年代,Besredka[171,172]就发表了采用灭活或减毒的伤寒沙门菌作为口服疫苗来诱发"局部免疫"。在20世纪60和70年代,进行了几项大规模的现场试验[173-178]及志愿者实验性攻毒研究[179]来评估当时在欧洲广泛销售和使用的口服全菌体灭活疫苗的效力。现场试验和志愿者研究评估的口服灭活疫苗包括丙酮灭活疫苗和甲醛灭活疫苗。

非肠道亚单位（包括早期纯化 Vi 多糖）或喷雾亚单位疫苗

许多人曾试图提取或用超声波降解伤寒沙门菌来纯化抗原,用作非肠道疫苗。各种亚单位免疫制剂（在 20 世纪 60 年代被称为"化学"疫苗）的效力在对照现场试验（或在志愿者研究）中进行考核。这些疫苗包括：冻融法提取的疫苗[180]、胰蛋白酶消化法提取的疫苗[181]、纯化的 LPS 疫苗（热水-苯酚提取法）[182]、变性多糖法制备的纯化 Vi 多糖疫苗[183,184]。还有一种胰蛋白酶消化法提取的化学疫苗以气雾方式接种后，进行对照现场试验对其效力进行评估[173]。

在波兰进行的一对照现场试验中，对一种采用 Grasset[180]冻融法提取制备的非肠道疫苗的效力进行了评估[185]。根据 Topley 及其同事的方法[181]，数个用胰蛋白酶消化法提取的疫苗在前苏联和波兰进行了现场试验以评估其有效性[165,185,186]。两种由热水-苯酚提取法制备[182]的含伤寒沙门菌 O 抗原的非肠道纯化 LPS 疫苗在波兰[185]和前苏联[165]进行的对照现场试验中进行评估。在 20 世纪 50 年代早期，Landy 及其合作者[183,187]从弗氏枸橼酸杆菌（此细菌的前称包括 Paracolon ballerup、Bethesda ballerup 和大肠杆菌 5396/38）和伤寒沙门菌中分离得到了 Vi 抗原用作非肠道疫苗。将在固体琼脂培养基上生长的细菌用丙酮灭活，接着将此干燥的丙酮灭活后的细菌用盐水、乙醇和醋酸进行多次萃取，使得 Vi 抗原与蛋白质、LPS 和核酸分离。此早期制备纯化的 Vi 抗原的方法会使多糖明显变性,导致 O-乙酰基完全丢失和 N-乙酰基数目减少[40,188,189]。Landy 方法制备的变性 Vi 多糖疫苗的效力从未经过现场试验评估。然而，志愿者实验性攻击研究显示，单剂 25μg 注射仅能提供轻微的无意义的保护（25% 的疫苗有效率）[56]。

口服减毒活疫苗

减毒的伤寒沙门菌株中，曾进行过 I 期和 II 期临床试验的评估，但放弃进一步研发的有以下几种：链霉素依赖株[190-192]；Ty21a galE 突变株的 Vi 阳性变异体[193]；来自野生株 Ty2 的 galE 重组突变株（Vi 阴性）EX642[194]；G 2260 杂合株（携带有大肠杆菌 K-12 株和福氏志贺菌的 DNA）[195]；野生株 CDC10-atta L、Taylor DN 衍生的 ΔaroA,ΔpurA 营养缺陷株 541Ty[196]；营养缺陷株 541Ty 的 Vi 阴性衍生株——543Ty[196]；ΔaroC,ΔaroD 双突变重组株 CVD 906（来自于野生株 ISP 1820，噬菌体 46 型）[197,198]；Δcya,Δcrp 突变株 χ3927（来自于野生株 Ty2）[199,200]；ΔaroA,ΔphoP/phoQ 株 Ty445（来自于野生株 CDC10-80）[201]；ΔaroA,ΔaroD 株 PBCC211（来自于野生株 CDC10-80）[202]；ΔaroA,ΔaroD,ΔhtrA 株 PBCC222（PBCC211 的 ΔhtrA 衍生株）[202]。

对这些菌株的详细信息及其临床评价感兴趣的读者可参阅本书的早期版本。

目前批准的在用疫苗

目前批准的在用的商品化伤寒疫苗罗列在表 61.1，包括：

- 纯化的 Vi 多糖非肠道疫苗。
- 减毒的 *galE* 突变株（Vi 阴性）Ty21a，用作口服活疫苗。
- 纯化 Vi 多糖结合破伤风类毒素的非肠道疫苗（两种结合疫苗已在印度注册，一种结合疫苗正在广泛使用）[153,203-206,206a]。

目前可用的伤寒疫苗经各种临床试验和现场试验确定的安全性、免疫原性、效力的结果将在本章的其他单元中描述。

表 61.1 目前批准的伤寒疫苗

疫苗类型	产品名称	生产商	生产地点
非肠道纯化 Vi 多糖	TyphimVi	Sanofi Pasteur	法国
	Typherix	GlaxoSmithKline	比利时
	TypBar	Bharat Biotech	印度
	Shantyph	Shanta Biotech	印度
	Typho-Vi	BioMed	印度
	Zerotyph inj	Boryung	韩国
	Typhevac inj	上海生物制品研究所	中国
口服活疫苗 Ty21a	Vivotif	Berna Biotech（Crucell）	瑞士
	Zerotyph caps	Boryung	韩国
非肠道 Vi 多糖结合	Typbar-TV	Bharat Biotech International	印度
	Peda Typh	Bio-Med	印度

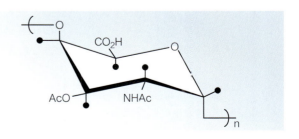

图 61.2 Vi 多糖的化学组成,为(1→4)-α-右旋半乳糖醛酸均聚体,3 位 C 原子被乙酰化

纯化 Vi 多糖疫苗

Wong 和他的同事[207]以及 Robbins[40]在非变性的条件下纯化 Vi 抗原，使用去污剂十六烷基三甲基溴化铵处理伤寒沙门菌[208]。与 Landy 及其同事使用的变性 Vi 抗原的生产方法相比，此提取方法获得了保留多糖 O- 乙酰基及 N- 乙酰基部分的非变性纯化 Vi 抗原。图 61.2 为 Vi 多糖的化学结构。

口服伤寒减毒活疫苗 Ty21a

Ty21a 由野生株 Ty2 经诱变剂亚硝基胍处理后衍生而来[209]。人们筛选出一种完全缺失尿苷二磷酸（UDP）-半乳糖-4-差向异构酶活性，同时半乳糖激酶和半乳糖-1-1 磷酸尿苷酰基转移酶这两种 Leloir 酶的活性降低约 80% 的突变体。之后进一步筛选出 Vi 抗原缺失的突变株，命名为 Ty21a[209]。

多年以来人们认为 galE 和 Vi 共同突变是 Ty21a 体内试验安全性很高的原因[210]。现在人们认识到 Ty21a 中的 galE 和 Vi 突变并不是此菌株减毒的全部原因[194]。Ty21a 株经非特异性化学诱变剂诱导产生的其他突变也是此口服疫苗株安全性高的重要原因[211]。这些突变中有一种可能存在于 *rpoS*（*katF*）基因中，它编码 RNA 聚合酶 σ 因子，此突变降低了细菌在各种应激条件（包括营养缺失）下的生存力[212]。

纯化 Vi 多糖结合疫苗

由 Vi 多糖和破伤风类毒素共价连接的两种 Vi 多糖结合疫苗 Typbar-TCV（Bharat Biotech）和 PedaTyph（BioMed P）已经在印度批准上市，它根据一项多中心临床试验证实了疫苗在儿童和婴儿中的安全性和免疫原性（血清 Vi 抗体）[153,203,205,206]。对较年长的儿童和 45 岁以下的成年人也进行了 Typbar-TCV 测试。[153]

其他尚未批准的在研结合疫苗将在本章后部分讨论（表 61.2）。

疫苗的成分

纯化 Vi 多糖非肠道疫苗

供使用的纯化 Vi 疫苗为含 25μg Vi 多糖的 0.5ml 的等渗缓冲溶液，苯酚作为防腐剂。单次免疫剂量含 25μg Vi 多糖，少于 1.25mg 的苯酚（Typhim Vi 中）或 1.1mg 苯酚（Typherix 中），0.5ml（或足够量的）等渗缓冲液（4.15mg 氯化钠、0.065mg 二水合磷酸氢二钠、0.023mg 二水合磷酸二氢钠及 0.5ml（或足够量的）注射用水）。上海生物制品研究所生产的 Vi 多糖疫苗含 30μg Vi 多糖。

表 61.2 国家监管机构或临床开发许可的 Vi 结合物的特征和状态

产品	开发商（生产商）	Vi 荚膜多糖的来源	载体蛋白	结合策略	每一剂量的结合 Vi 量	国家监管机构的许可证状况	世界卫生组织资格预审
Typbar-TCV	Bharat Biotech（印度，海得拉巴）	*S.Typh*	破伤风类毒素（TT）	通过连接同双功能连接基己二酸二酰肼（ADH）来修饰 TT。然后使用 1-乙基-3-(三甲基氨基丙基)碳二亚胺（EDC）偶联化学将 Vi 与 TT-ADH 连接	25μg	印度药物管制局许可	申请准备
PedaTyph	BioMed	*S.Typh*	破伤风类毒素	尚未描述	5μg	印度药物管制局许可	无
Vi-rEPA	NIH（兰州生物制品研究所，中国，兰州）	*S.Typh*	重组铜绿假单胞菌外毒素 A	通过连接同双功能接头 ADH 来修饰 rEPA。然后使用 EDC 偶联化学将 Vi 与 rEPA-ADH 连接	25μg	在高级临床开发阶段	
Vi-CRM197	Sclavo Behring 全球卫生疫苗研究所（BioE，印度，海得拉巴）	*Citrobacer freundii*	CRM197	通过连接同双功能接头 ADH 来修饰 CRM197。然后使用 EDC 偶联化学将 Vi 连接到 CRM197-ADH	5μg		

口服 Ty21a 活疫苗

Ty21a 肠溶胶囊剂型的外壳是含邻苯二甲酸成分的凝胶胶囊,具有耐酸性。每粒胶囊含 2×10^9~6×10^9 CFU 的 Ty21a、5×10^9~50×10^9 个非活性的 Ty21a、26~130mg 蔗糖、1~5mg 抗坏血酸、1.4~7.0mg 氨基酸混合物、100~180mg 乳糖以及 3.6~4.4mg 硬脂酸镁(美国规格)。蔗糖、抗坏血酸和氨基酸混合物用作冻干工艺中的保护剂。在冻干的细菌加入乳糖保护其活性。加入硬脂酸镁可使冻干的菌粉易于分散。

Ty21a 的液体菌悬液剂型为袋装,其中含 2×10^9~10×10^9 CFU 的 Ty21a、5×10^9~60×10^9 的非活性 Ty21a、15~250mg 蔗糖、0.6~10mg 抗坏血酸、0.8~15mg 氨基酸混合物、1.5g 乳糖、20~30mg 阿斯巴甜。附带的缓冲液袋中含 2.4~2.9g 碳酸氢钠、1.5~1.8g 抗坏血酸和 0.18~0.22g 乳糖。将两袋内容物混合于 100ml 水中制成混悬液。

非肠道纯化 Vi 多糖 - 破伤风类毒素结合疫苗

每剂(0.5ml)的 Typbar-TCV 结合疫苗包含溶于等渗生理盐水的 25μg 与破伤风类毒素有关的伤寒沙门菌 Vi 多糖。

每剂(0.5ml)的 Peda Typh 结合疫苗包含溶于等渗生理盐水的 5μg 伤寒沙门菌 Vi 多糖和 5μg 破伤风类毒素。

制造

非肠道纯化 Vi 多糖疫苗

工业化大规模生产 Vi 疫苗的工艺最早由美国国立儿童卫生和人类发展研究院的 Robbins 实验室以及赛诺菲·巴斯德公司的科学家研制[213]。将伤寒沙门菌 Ty2 株在 1 000L 发酵罐中培养,接着用甲醛固定细菌,用十六烷基三甲基溴化铵螯合上清液的 Vi 多糖。Vi 多糖再进一步纯化、干燥、溶解于缓冲液,并过滤除菌。此原料经质量检定后,分装成单剂。

口服减毒活疫苗 Ty21a

在野生型伤寒沙门菌中,半乳糖残基是光滑型 LPS 的 O 抗原的重要组成部分。galE 基因编码的酶为尿苷二磷酸(UDP)-半乳糖-4-异构酶,它催化 UDP-葡萄糖和 UDP-半乳糖同分异构体之间的互变。UDP-半乳糖含半乳糖残基,可加入伤寒沙门菌光滑型 LPS 的 O 抗原中。在无半乳糖培养时,由于缺少 UDP-半乳糖来源,Ty21a 不能表达光滑型 O 抗原,所以这种状态无免疫原性[214]。相反,当 galE 基因突变株 Ty21a 在含外源性半乳糖的条件下培养时,另两种 Leloir 途径的酶允许此单糖同化为 UDP-半乳糖并被利用以合成光滑型 O 抗原。然而,由于缺少此异构酶,在含外源性半乳糖的条件下培养时,Ty21a 株(类似于其他的 galE 突变株)会产生半乳糖-1-磷酸和 UDP-半乳糖的堆积。如果半乳糖的浓度达到一定水平,这些中间产物的堆积可致细菌裂解死亡[209]。在生产的前几步,应加入合适浓度的半乳糖以确保光滑型 O 抗原的表达。

非肠道纯化 Vi 多糖 - 破伤风类毒素结合疫苗

为了生产 Typbar-TCV,巴拉特生物技术国际公司使用 Vi 纯化多糖,就像他们的非结合 Vi 疫苗 Typbar 一样。通过连接同双功能的连接己二酸二酰肼(ADH)来修饰载体蛋白破伤风类毒素(TT)。然后使用 1-乙基-3-(3-二甲基氨基丙基)碳二亚胺(EDC)偶联化学将 Vi 与 TT-ADH 连接。

对于 PedaTyph,目前还没有关于纯化 Vi 多糖组分或与 TT 载体蛋白结合的特定方法的详细介绍。制造商声称研发了"一种独一无二的结合工艺"。

目前在用的伤寒疫苗的生产商

非肠道纯化 Vi 多糖疫苗

在西方发达国家中,目前有两家批准生产纯化 Vi 多糖疫苗的生产商:Sanofi Pasteur 疫苗公司(产品为 Typhim Vi®,在美国、许多欧洲国家及其他国家使用)和 GSK 生物制品公司(产品为 Typherix®,在许多欧洲国家和其他国家使用)。另外,亚洲(中国、印度、越南)[151,215,216]、俄罗斯和古巴的几个疫苗生产商也生产 Vi 疫苗产品供本地及地区使用[217]。

口服减毒活疫苗 Ty21a

Ty21a 疫苗现在有两家公司生产:Vivotif® 由瑞士伯尔尼的 PaxVax Berna 生物技术公司生产和 Zerotyph® 由韩国首尔的 Boryung 药业有限公司生产。经批准后,此产品被许多其他疫苗经销商分销。

非肠道纯化 Vi 多糖 - 破伤风类毒素结合疫苗

Typbar-TCV 由印度海得拉巴的 Bharat 生物技术公司生产[153]。Peda Typh 疫苗由 Bio-Med 公司生产,其位于印度加济阿巴德[205,206]。

现有的制剂（含联合疫苗）

非肠道纯化 Vi 多糖疫苗

纯化 Vi 多糖疫苗为含 25μg Vi 多糖的 0.5ml 的等渗缓冲液,含苯酚防腐剂。通常规格为单人份。有特殊订单时,也可生产 20 剂/瓶和 50 剂/瓶的规格。上海生物制品研究所生产的 Vi 疫苗剂型含 30μg Vi 多糖。

口服减毒活疫苗 Ty21a

Ty21a 相继有三种商品化剂型,每一种均比前者有显著提高。最初的 Ty21a 商品剂型(仅使用了很短时间)既有含 $NaHCO_3$($0.4\sim0.5$g) 的明胶胶囊,也有含冻干的疫苗($2\times10^9\sim6\times10^9$CFU/剂) 的明胶胶囊[148,218-220]。用此剂型接种时,需先服两粒含 $NaHCO_3$ 的明胶胶囊,再服用第 3 粒含冻干疫苗的胶囊,疫苗每隔 1 天服用 1 次,共服 3 次。

在智利的圣地亚哥进行的现场试验比较了带有 $NaHCO_3$ 明胶胶囊的剂型和一种无需进行缓冲液预处理中和胃酸的肠溶胶囊剂型冻干疫苗($2\times10^9\sim6\times10^9$CFU/剂)的效力[149,218]。此次对照现场试验的结果证实肠溶胶囊剂型优于明胶胶囊。因此,后者被弃用和取代。服用肠溶胶囊时应空腹、少量饮水。肠溶胶囊制剂是目前唯一制造和可用的。

1997 年,Ty21a 的液体菌悬液剂型在几个国家被批准。推荐免疫接种程序为 3 剂,每隔 1 天接种 1 剂。不过,此剂型目前不再生产。当时这种剂型为双袋装,一袋含 $2\times10^9\sim10\times10^9$CFU 的冻干菌体,一袋为缓冲液。两袋内容物加入 100ml 水中搅拌,重悬菌体。一些有志控制流行地区伤寒的当局已经敦促这一制剂再次制造,用 Ty21a 口服疫苗对幼儿进行免疫接种[220a,281]。目前,肠溶胶囊制剂是目前世界上唯一制造和可用的制剂,由于其实用性受到成人和年龄较大的儿童的青睐,这种口服疫苗也是唯一用于自我给药的疫苗。

Vi 多糖联合疫苗

伤寒-甲型肝炎联合疫苗(主要供旅行者使用)由 GSK 生物制品公司(产品名为 HepaTyrix)[221-223] 和 Sanofi Pasteur 公司(产品名为 Viatim)[223-226] 研发。HepaTyrix 装于预充式注射器中,包含 25μg Vi 多糖疫苗和 1 440 单位灭活甲型肝炎病毒抗原(吸附于 0.5mg 铝佐剂),制成 1ml 菌悬液。Viatim 使用双腔注射器,一个 0.5ml 腔室含 25μg Vi 多糖,另一个 0.5ml 腔室含 160 抗原单位灭活甲型肝炎病毒;另外此双腔注射器附有一 25 号针头。当双腔注射器的活塞压下时,两个腔内的疫苗混合形成联合疫苗[223]。Viatim 采用双腔是因为生产商的原始实验数据显示,与单独注射时相比,预混会降低对 Vi 组分的免疫应答。这些联合疫苗均可刺激针对疫苗抗原组分的血清阳转,其方式和单一的 Vi 多糖疫苗和甲型肝炎疫苗相同。

非肠道纯化 Vi 多糖-破伤风类毒素结合疫苗

单剂(0.5ml)的 Typbar-TCV Vi-TT 结合疫苗小瓶含有 25μg 与 TT 连接的纯化 Vi,悬浮在等渗盐水中。多剂量(2.5ml)小瓶在等渗盐水中含有 5 剂 Typbar-TCV,含有 5mg 2-苯氧乙醇防腐剂。一瓶 PedaTyph 每剂 0.5ml,含 5μg 伤寒 Vi 多糖与 5μg 破伤风类毒素蛋白,溶于等渗生理盐水。

剂量和途径

非肠道纯化 Vi 多糖疫苗

现代非变性的 Vi 多糖疫苗常以含 25μg 纯化多糖的单剂皮下或肌内注射[122,123,213,227,228]。单剂含 30μg 和 50μg 纯化多糖的疫苗也进行了Ⅱ期、Ⅲ期和Ⅳ期临床试验[122,151,215,216,229]。

口服减毒活疫苗 Ty21a

不论何种剂型,采用 3 剂还是 4 剂口服免疫接种程序,单剂 Ty21a 疫苗(胶囊或者冻干袋)均含 $2\times10^9\sim6\times10^9$CFU 的 Ty21a。对于肠溶胶囊剂型,美国和加拿大推荐使用 4 剂口服免疫接种程序;而在其他国家,多使用 3 剂免疫接种程序。Ty21a 疫苗每隔 2 天接种 1 剂。延长肠溶胶囊疫苗接种的间隔时间至 21 天并不能增强保护效果[149,218]。在智利的圣地亚哥进行的一项现场试验显示,Ty21a 疫苗在 8 天之内免疫接种 4 剂所提供的保护明显优于接种 3 剂[150]。根据此现场试验的结果,美国食品药品管理局(FDA)和加拿大批准 Ty21a 疫苗以 4 剂免疫接种程序,每隔 1 天接种 1 次。

智利[230]和印度尼西亚[121]进行的两项现场试验均直接比较了 3 剂肠溶胶囊剂型相对于液体菌悬液(将一袋冻干疫苗和一袋缓冲液加入 100ml 水中配制而成)接种的效力。在智利的试验中,每隔 1 天接种 1 次,而在印度尼西亚则每隔 1 周接种 1 次。这两次试验均显示 3 剂 Ty21a 液体菌悬液剂型比肠溶衣胶囊剂型保护效果好。在智利的现场试验中这两种剂型所提供的效力的差别更加明显[230]。1997年，许多国家批准了Ty21a疫苗的液体悬浮剂，推荐使用3剂免疫接种程序，每隔2天接种1次。但是这种剂型在旅行者中应用不广，生产商没有继续生产。

当接种者没有完成Ty21a疫苗的全部3~4剂免疫接种程序时，常有这样的疑问：人们只是需要完成这些接种数量，还是必须完成全部接种程序。现在尚无明确的答案。然而根据经验，如果自前一剂接种完成后时间少于3周，接种者仍可继续完成漏掉的剂量；如果已经超过3周，则需要从头开始完整地接种这种耐受性良好的疫苗。

非肠道纯化Vi多糖-破伤风类毒素结合疫苗

对6个月及以上婴幼儿、儿童或成人肌内注射0.5ml剂量的Typbar-TCV。单剂量足以满足所有年龄组，包括6个月及以上的婴儿[153]。制造商表示可在3年后给予加强剂次。然而，血清学反应的持续时间尚未完全阐明，因此，在需要加强剂次之前，可能需要更长的间隔时间。在2岁以上的受试者中，PedaTyph Vi结合疫苗是肌内注射疫苗，免疫程序为共两剂，间隔4~8周进行。推荐每10年进行加强免疫，还没有有效的数据支持这种特殊的疫苗加强免疫的时间间隔。对于3~23个月的婴幼儿，推荐间隔4~8周免疫两次，然后在24~30个月龄时进行加强免疫。生产商也推荐此年龄段初次免疫后每隔10年进行加强免疫。

疫苗稳定性

非肠道纯化Vi多糖疫苗

Vi多糖疫苗高度稳定。理论上，即使在热带也不需要冷链，因其在37℃保存6个月或22℃保存2年后仍保持物理化学特性。不过，生产商的标签中仍推荐产品在2~8℃冷藏贮存最多18个月，并警告不能冷冻。

口服减毒活疫苗Ty21a

Ty21a疫苗的长期保存温度应为4℃。冻干Ty21a疫苗的保质期与残余水分的含量以及是否在冷链中保存有关[231,232]。Ty21a若要发挥效力至少需要每剂（包括肠溶胶囊或冻干疫苗袋）的活菌数大于$2×10^9$CFU。若室温（20~25℃或73~82℉）下延期保存7天，则随着时间延长活菌数逐渐降低。尽管如此，所有的10个批次样品经过7天的试验期后仍可达到最低的效价要求[233]。同样，3个独立批次的Ty21a在37℃（98.6℉）保存12小时后，仍保持其效价[233]。

非肠道纯化Vi多糖-破伤风类毒素结合疫苗

生产商推荐该疫苗在2~8℃贮存并禁止冷冻。稳定性数据未见发表。

免疫原性

非肠道全菌体灭活疫苗

尽管这种疫苗由于保护力有限已不再使用，但其激发的免疫应答可以作为背景资料与对新疫苗的免疫应答进行比较。

血清抗体应答

通常情况下，测定非肠道伤寒全菌体灭活疫苗接种后的血清阳转时检测的是抗O抗原、H(d)抗原以及Vi抗原的血清抗体。检测O抗体以前采用细菌凝集试验（肥达反应）[234]，但现在凝集法已经被使用纯化LPS的ELISA法所取代[198,200,235-240]。检测H抗体可采用凝集试验，选用弗吉尼亚沙门菌等菌株（与伤寒沙门菌含有相同的鞭毛抗原，但无Vi抗原，所含的O抗原不同）的全菌体抗原；或者利用ELISA方法，选用纯化的伤寒沙门菌的鞭毛[235-238]。检测Vi抗体可用被动血凝法[89,90]、放射免疫测定法[40,122,229,241]或者ELISA[91,123,153,242]。非常重要的一点是，要利用高度纯化的非变性Vi抗原以避免交叉反应。正因为如此，只有自20世纪80年代以后，Vi多糖的血清学测定的特异性才变得可靠。

有证据显示H抗体可能具有保护效果。在前南斯拉夫、波兰、前苏联以及圭亚那，对几种不同的非肠道灭活全菌体疫苗（包括乙醇灭活的、加热-苯酚处理的以及丙酮灭活的疫苗）的效力进行了现场试验。在疫苗组以及免疫实验动物中，这些疫苗诱导的血清学应答的检测结果显示保护效力与抗体应答相关。在现场试验中产生的保护效果最好的灭活非肠道全菌体疫苗，其刺激产生的H抗体水平也最高。在参与20世纪60年代和70年代进行的用于评估伤寒疫苗效力的攻毒试验的健康青年志愿者中，也发现了类似的H抗体滴度与抗伤寒保护作用的相关性[214,243,244]。H抗体滴度已升高（大概来自于自然感染或多年前服兵役时接种疫苗）的对照组志愿者可明显受到保护而防止伤寒的进一步发展。

然而，证实H抗体重要性的最可信的证据来自

Wahdan 及其同事[245]进行的现场试验,他们采用了一种以缺少 H 抗原的伤寒沙门菌株制备的丙酮灭活的冻干疫苗。这种疫苗不诱生 H 抗体,不能诱导明显的保护。

非肠道伤寒全菌体灭活疫苗接种后出现的 O 抗体主要是 immuno globulin(Ig)M,而 H 抗体应答最初为 IgM,接着以 IgG 为主[246-251]。

黏膜免疫应答

并不意外的是,少数观察非肠道全菌体灭活疫苗接种后黏膜免疫的研究报告有低水平 sIgA 抗体或肠来源的 IgA 抗体分泌细胞(ASC)应答[246,252-254]。

细胞介导的免疫应答

关于人群中免疫接种非肠道全菌体灭活疫苗后的细胞介导免疫应答的一些检测已有报道[255-258]。这些疫苗接种后的细胞介导免疫应答并不显著。

非肠道纯化 Vi 多糖疫苗

血清抗体应答

非肠道 Vi 多糖疫苗可在 85%~95% 的成人或 2 岁以上儿童中诱发血清 Vi IgG 抗体应答。表 61.3 显示由 Tacket 等[229]报道的在青年人中接种由伤寒沙门菌制备的两种纯化 Vi 抗原疫苗之一后的血清 Vi 抗体和 O 抗体应答。两种疫苗的纯度不同,一种 Vi 多糖中含有 5% 的残余 LPS,另一种 Vi 多糖纯度是 99.8%。此差别反映在血清学应答上。尽管任何一种制剂接种者均有大约 90% 的 Vi 血清抗体阳转,但是接种较纯制剂的人只有 26% 的 O 血清抗体阳转,而接种较低纯度疫苗的人 O 抗体的血清阳转率为 83%。

用 25μg 剂量的 Vi 多糖疫苗和用抗体放射免疫分析或 ELISA 测定后,非流行和流行地区的其他成人和儿童群体的血清学反应如表 61.4 所示[122,153,241,258,260,261]。在工业化试验国家和发展中国家的儿童中,一般观察到高比例的血清转化率(76%~95%),而在尼泊尔成年人中观察到较低的血清转换率(62.5%)。与此相反,免疫后 1 个月,有 87% 的美国成人具有 1.0μg/ml 以上水平的 Vi 血清抗体,12 个月时这一比例为 57%,24 个月时为 46%[260]。

也有报道接种 Typherix 疫苗后,ELISA 检测到在学龄前儿童(99%)[262]、4~14 岁学龄儿童(99.5%)[227]、11~18 岁青少年(99%)[228]中有很高的血清阳转率。在 96% 的成人中也可见到凝集抗体应答[263]。在比利时成人中进行的一项研究比较了接种 1 剂 Typhim 疫苗或 1 剂 Typherix 疫苗后的血清学应答[264]。接种后 28 天,94% 的 Typhim 和 95% 的 Typherix 疫苗接种者有血清 Vi 抗体。接种后 12 个月再次检测,仍分别有 74% 和 67% 的接种者 Vi 血清抗体滴度升高。两种疫苗接种者的几何平均滴度在接种后 28 天和 12 个月时非常接近[264]。

纯化的 Vi 多糖具有 T 淋巴细胞非依赖性抗原的性质。与其他 T 细胞非依赖性纯化多糖疫苗一样,Vi 多糖疫苗在婴儿中的免疫原性不佳。多数婴儿无

表 61.3　两种伤寒沙门菌 Vi 多糖候选疫苗诱导的免疫应答

	Vi 抗体[a]			伤寒沙门菌脂多糖抗体(ELISA)		
	几何平均滴度		血清阳转率/%[b]	几何平均滴度		血清阳转率[c]/%
	接种前	接种后		接种前	接种后	
Vi 批号 53226[d]						
马里兰州学生	0.17	2.57	100	0.11	0.78	83
智利新兵	—	—	—	0.15	0.77	83
Vi 批号 IMS1569[e]						
法国志愿者	0.07	2.73	95	0.12	0.22	26[f]

[a] 经放射免疫法检测;
[b] 抗体滴度增加 0.15μg/ml;
[c] 光密度净增 0.15;
[d] 53226 批号的 Vi 多糖疫苗有 5% LPS 残留。
[e] IMS 1569 批号的 Vi 多糖疫苗纯度为 99.8%;
[f] 与批号 53226 的接种者相比,$\chi^2=28.3$,$P<0.001$;
注:ELISA:酶联免疫吸附试验。
资料来源:TACKET CO, FERRECCIO C, ROBBINS JB, et al. Safety and characterization of the immune response to two Salmonella typhi Vi capsular polysaccharide vaccinecandidates. J Infect Dis, 1986, 154:342-345.

第61章 伤寒疫苗

表61.4 在成人和儿童接种25μg液体剂型纯化Vi多糖疫苗后经放射免疫法检测的血清Vi抗体应答

地点	年龄组/岁	人数	几何平均滴度/(μg·ml^{-1}) 接种前	几何平均滴度/(μg·ml^{-1}) 接种后4~6周	血清阳转率/%[a]	血清反应阳性的百分比	参考文献
美国[b]	18~55	37	0.2[c]	2.8[c]	—	87[d]	258
美国[b]	18~40	182	0.2[c]	3.2[c]	93	79[e]	234
比利时[f]	18~40	24	3.8[g]	52[g]	88	—	307[a]
比利时[f]	18~40	19	2.2[g]	37[g]	95	—	307[a]
尼泊尔[h]	15~44	43	0.38[c]	3.68[c]	79.1	—	118
尼泊尔[h]	45~55	8	0.51[c]	4.44[c]	62.5	—	118
尼泊尔[h]	5~14	25	0.24[c]	1.89[c]	76.9	—	118
印度[h]	2~4	90	10[g]	454[g]	94.4	—	200[c]
肯尼亚[b]	5~15	97	0.3[c]	2.0[c]	76.2	—	252

[a] 滴度有4倍或以上的增长。
[b] Typhim Vi许可前批次或许可后批次(赛诺菲巴斯德)。
[c] 通过放射免疫测定法测量抗Vi抗体。
[d] 血清中抗体浓度≥1.0μg/ml的百分率。
[e] 血清中抗体浓度≥1.5μg/ml的百分比。
[f] Typherix(GSK Biologics)。
[g] 通过ELISA测量抗Vi抗体。
[h] Typbar(Bharat Biotech International)。
注:ELISA:酶联免疫吸附试验。

应答;在有应答的婴儿中,其应答也很微弱且时间短。尤为重要的是,无论成人还是儿童,额外接种多剂Vi多糖疫苗均不能加强血清抗体应答,并且(与其他纯化多糖疫苗一样)没有免疫记忆的证据[241,265]。Vi多糖疫苗,与其他纯化多糖疫苗一样,据推测是通过交叉反应结合B细胞受体,激发短期的B细胞应答[266]。这促使B细胞分化成诱导Vi抗体的浆细胞,导致记忆B细胞耗尽后没有新的记忆B细胞补充[266]。因此,由于没有诱导免疫记忆,用Vi多糖非肠道初次免疫后,无论血清抗体水平达到多少都不能通过再次免疫获得加强的效果。疫苗单剂免疫后血清Vi抗体水平随时间逐步减少[241]。在大部分接种者中,血清抗体水平2年后下降到推测的保护性水平以下,3年后降得更低[260]。

记忆B细胞的消耗提示,T细胞非依赖的多糖疫苗再次免疫后可能只伴随有比初次免疫后更低水平的血清应答(低应答性)。这种现象已经在脑膜炎球菌多糖疫苗[267,268]和肺炎球菌多糖疫苗[269,270]中证实。只有少数研究对有限的数据进行分析,以解决Vi疫苗是否发生低反应性以及数据是否存在冲突的问题[226,241,264,271,272]。有数据显示Vi多糖疫苗初次免疫2~3年后抗体滴度下降时,再次免疫的应答没有达到初次免疫的抗体峰值[226,264]。但与之相反的是,Keitel等[241]研究显示,Vi多糖疫苗初次免疫27个月后再次免疫的抗体滴度确实恢复到了2年多之前初次免疫后的峰值,Roggelin等[271]没有发现在先前接受过Vi疫苗的旅行者身上有减少反应的证据。在中国开展了一次针对本土生产的Vi多糖疫苗的研究,考察了学龄儿童Vi多糖疫苗初次免疫3年后再次免疫的安全性和免疫应答,并与Vi多糖疫苗初次免疫应答进行了比较[272]。通过被动血凝试验测得的儿童血清Vi抗体的几何平均滴度在初次免疫后为1:40,在再次免疫后为1:29($P=0.24$);儿童抗体增长在初次免疫后是7.7倍,在再次免疫后是3.1倍($P<0.001$)[272]。

与低反应性问题相关的是,在Vi疫苗接受者外周血单核细胞(PBMCs)中寻找B记忆(BM)细胞的报道只有一篇。在8名Vi患者均未检测到Vi的IgG BM,但有2名接种者的Vi特异性IgA BM细胞水平较低[273]。Vi多糖疫苗接种后产生的不同水平的血清Vi抗体滴度构成了一个特定时间点上保护作用的阈值,范围为1.0[274]~1.5μg/ml[275]。有个别发表的数据指出Vi多糖疫苗的大部分血清IgG抗体为IgG1亚型[153,276]。

一项在英国成人中开展的随机临床试验比较了接种Viatim(Sanofi Pasteur公司)或者Hepatyrix(GSK

公司)伤寒-甲型肝炎联合疫苗后针对 Vi 和甲型肝炎抗原的应答。Viatim 能诱发较强的抗伤寒和甲型肝炎疫苗抗原的血清学应答,同时也引起了更加明显的不良反应(尽管很轻微)。

黏膜抗体反应

没有关于用 Vi 多糖进行肠外接种后肠道液或粪便提取物中出现黏膜 sIgA 抗 Vi 抗体的报道。然而,有一种假说认为,在发展中国家人的小肠中,血清 IgG 大量地转移到黏膜表面,可能具有保护作用[277]。因为发展中国家居住在受污染环境中的儿童和成人的小肠黏膜经常出现环境肠病[278],因此,这种 IgG 的转移确实很常见。

细胞介导的免疫应答

在用 T-非依赖性 Vi 多糖免疫后,没有关于 T 细胞研究的报道。然而,有一项报告试图在 8 例 Vi 的患者中检测 IgG 和 IgA Vi 特异性 BM 细胞。未检测到 Vi 特异性 IgG 细胞,但 8 例中有 2 例检测到 Vi 特异性 IgA BM 细胞。

口服减毒活疫苗 Ty21a

血清抗体应答

Ty21a 引起的血清抗体应答已有广泛的研究。Gilman 及其同事[214]注意到在半乳糖存在下(可导致细菌为光滑型,含 LPS O 抗原)生产的 Ty21a 疫苗具有高度的保护力,然而在缺少半乳糖的条件下(产生粗糙型细菌)生产的疫苗则没有。该研究报道,在半乳糖存在的条件下生产的疫苗,其接种者血清 O 抗体阳转率会有显著升高。

Levine 及其同事[149]曾在智利的现场试验中,用 ELISA 法检测 15~19 岁人群的血清 IgG O 抗体,证实了不同剂量程序和接种方案的血清阳转率与保护效力有相关性(表 61.5)。对于目前批准的肠溶胶囊剂型,血清抗 O IgG 抗体明显上升的接种者人数按 1 周之内服用 1 剂、2 剂、3 剂疫苗逐步增长。尽管血清抗 O 抗体据信不是减毒株诱发免疫的主要机制,但是它显然与保护效果相关。ELISA 检测针对伤寒沙门菌 O 抗原的血清 IgG 抗体是一种简单的技术,因此其为研究者提供了一个实用工具,以比较免疫接种程序以及剂型,并评估新的候选口服活疫苗。

两项研究记录了泰国 2~6 岁儿童接种三种液体制剂为 Ty21a(每隔一天一次)后,血清 IgG O 抗体血清转换的高比率[279,280]。孟加拉国的研究人员也对

表 61.5 一周内口服 1~3 剂 Ty21a 伤寒活疫苗后 ELISA 检测抗伤寒沙门菌 O 抗体 IgG 血清阳转率

剂型	剂次	血清阳转率 /%	现场试验的效率 /%
肠溶胶囊	3	61/96(64)	67
	2	22/50(44)	47
	1	9/50(18)	18
明胶胶囊疫苗 /NaHCO₃	3	99/195(50)	21

注:ELISA:酶联免疫吸附试验。
血清学数据来自:LEVINE MM,FERRECCIO C,BLACK RE,et al. Progress in vaccines to prevent typhoid fever. Rev Infec Dis 11(suppl 3):S552-S567,1989。
现场试验监测数据来自智利圣地亚哥的 Norte 区(BLACK RE,LEVINE MM,FERRECCIO C,et al. Efficacy of one or two doses of Ty21a Salmonella Typhi vaccine in enteric-coated capsules in a controlled field trial. Vaccine 8:81-84,1990)和 Occidente 区(Levine MM,Ferreccio C,Black RE,et al. Large-scale field trial of Ty21a live oral typhoid vaccine in enteric-coated capsule formulation. Lancet 1:1049-1052,1987)现场试验最初 36 个月的随访结果。

2~5 岁儿童进行免疫接种三剂 Ty21a 液体制剂,并记录了血浆 IgA 和 IgG 对 Ty21a 制剂的强烈反应[281]。几项大规模临床试验已经评估了将 Ty21a 菌悬液剂型的第 1 剂或第 3 剂与单剂霍乱口服减毒活疫苗 CVD 103-HgR 混合成联合口服疫苗共同接种的安全性和免疫原性[282-284]。这些研究证实与这两种疫苗单独服用相比,以联合疫苗的形式服用时,伤寒沙门菌血清抗 O IgG 抗体应答以及血清杀弧菌抗体应答均无降低[282-284]。

黏膜免疫应答

过去 10 年间,针对 Ty21a 和几种新型口服活疫苗的肠道黏膜免疫应答的研究已相当多。多数经常规 3 剂 Ty21a 口服接种程序的接种者有针对 O 抗原的局部抗体应答[246,253,254,285-294]。Forrest[295]报道免疫接种 Ty21a 后,肠道内的 sIgA 抗 O 抗体明显上升的倾向与免疫前肠道抗体的基线水平呈负相关。与缺少 sIgA 抗 O 抗体或者抗体滴度较低的接种者相比,sIgA 抗 O 抗体基线水平较高的接种者抗体升高的倍数明显较少。这种基线滴度与血清阳转倾向的负相关性也在接种口服霍乱减毒活疫苗[296,297]和表达 O1 群霍乱弧菌 O 抗体的 Ty21a 疫苗[298]后引起的血清杀弧菌抗体应答中有报道。

口服抗原后,集合淋巴结和其他肠相关淋巴组织中激活的淋巴细胞迁移至局部淋巴结并成熟。成熟之后,它们返回至肠道以及黏膜免疫系统的其他器官(例如唾液腺、呼吸道、泌尿生殖道和乳腺)的固有层。

Kantele 和同事[246,285-288,292,294]以及 Forrest[299]已证实在口服接种 Ty21a 之后，可在外周血中检测到这些肠来源的迁移细胞，并且在特异抗原存在的条件下这些细胞分泌特异性 IgA 抗体的能力可用酶联免疫斑点检测法[300]或类似的技术[299]进行定量。这些分泌 IgA 的迁移细胞只能在免疫接种后几天内检测到。口服免疫 Ty21a 后检测到的外周血中肠源性 IgA 抗体分泌细胞的峰值大概出现在接种后 7 天[246,285-288,292]。

Kantele[285]用 Ty21a 的不同剂型和免疫程序在芬兰的成人志愿者中进行免疫接种，试图对比在智利和印度尼西亚的 Ty21a 现场效力试验中使用的不同接种方案的效果。Kantele 的试验结果证实肠源性 IgA 抗体分泌细胞应答与现场试验中记录的疫苗效力密切相关（表 61.6）。因此，3 剂（每隔一天服用 1 剂）Ty21a 肠溶胶囊比单剂使用时免疫原性明显增加，而且 Ty21a 的液体剂型比肠溶胶囊剂型的免疫原性更好。

表 61.6 使用不同的剂型和剂量程序接种口服伤寒活疫苗 Ty21a 后，针对伤寒沙门菌 O 抗原的转运肠源 IgA 抗体分泌细胞应答的程度

Ty21a 剂型	剂次	活菌/剂（次）	IgA 抗体分泌细胞应答	
			应答数[a]/%	几何均数[b]
明胶胶囊/NaHCO$_3$	3[c]	2×10^9	7/10[c] (70)	6
肠溶胶囊	3[c]	2×10^9	18/20 (90)	23
液体剂	3[c]	2×10^9	19/20 (95)	63
液体剂	2[c]	2×10^9	16/20 (75)	12
液体剂	1	2×10^9	10/20 (50)	3

[a]：应答人数/疫苗接种人数
[b]：每 10^6 外周血单核细胞中的 IgA 抗体分泌细胞的几何平均数
[c]：间隔一日的接种程序
资料来源：KANTELE A. Antibody-secreting cells in the evaluation of the immunogenicity of an oral vaccine. Vaccine 8：321-326, 1990.

Forrest 及其同事[301]研究了 3 剂 Ty21a 经直肠接种后 0、2 和 5 天时的黏膜免疫应答。单剂疫苗含 2×10^{11} CFU，含量为商业化 Ty21a 剂型的 100 倍。这些疫苗可明显增加空肠液、血清和唾液以及肠源性 IgA 抗体分泌细胞中的抗伤寒沙门菌 sIgA O 抗体[301]。

Wahid 等[273]采用美国的 Ty21a 4 剂接种方案，口服免疫的北美人外周血单核细胞中检测到疫苗能够诱导明显的对细菌鞭毛的 IgG 和 IgA BM 细胞应答。值得注意的是，文献记载口服免疫 Ty21a 后，抗原特异的记忆 B 细胞中既有 T 细胞非依赖型（LPS），也有 T 细胞依赖型（鞭毛）。记忆 B 细胞通常表达高水平的 CD27，对鞭毛应答的 IgG 和 IgA 记忆 B 细胞的表型是 CD19$^+$ IgD$^-$ CD27$^+$，与对其他记忆 B 细胞特异的细菌蛋白的记载是一致的。检测为对 T 细胞非依赖型的 LPS 特异性应答的 IgA 记忆 B 细胞中，也存在经典的 CD19$^+$ IgD$^-$ CD27$^+$ 表型。

Bhuiyan 及其同事[281]测量了对 Ty21a 膜抗原的黏膜免疫应答，包括粪便提取物中的 IgA 抗体和淋巴细胞分泌物中的抗体，以及 2~5 岁的孟加拉国儿童摄入三剂 Ty21a 液体制剂。

细胞介导的免疫应答

Ty21a 接种后能够检测到细胞介导的免疫应答[254-256,302-311,311a]。口服免疫 Ty21a 疫苗会同时刺激 CD4$^+$ 辅助 T 细胞和 CD8$^+$ 细胞毒性 T 细胞应答（CTL），这二者据信都在机体防御伤寒沙门菌感染中发挥着作用。随 Ty21a 口服免疫产生细胞介导的免疫应答包括：淋巴组织增殖应答、Th1 型细胞因子（如 IFN-γ 等）分泌、肿瘤坏死因子 α（TNF-α）分泌、经典的 Ia 类限制性 CD8$^+$ CTL[305,312]和新的非经典的 Ib 类 HLA-E 限制性 CD8$^+$ CTL[307,312]以及抗体依赖的伤寒沙门菌杀伤性单核细胞的出现[254-256,302]。更新型的口服活疫苗可刺激产生相当强的细胞介导的免疫应答[312-317]。

Murphy 等[303,304]在口服接种 Ty21a 后针对各种伤寒沙门菌抗原的淋巴细胞增殖应答研究中，观察到最敏感和特异的抗原是加热灭活苯酚防腐的伤寒沙门菌菌体颗粒。Sztein 及其同事[313,314,318,319]发现从伤寒沙门菌中纯化的鞭毛也是刺激淋巴细胞免疫的良好抗原。

Tagliabue 等[254-256,302]报道了一次口服接种 Ty21a 后强烈的抗沙门菌免疫应答，此过程涉及外周血单核细胞（PBMC）和免疫血清。来自中性供体的 PBMC 同来自疫苗接种者的免疫后血清混合可明显抑制伤寒沙门菌的生长。单核细胞本身或者单独的免疫后血清均无此作用。研究者认为这种血清抗体有属于 IgA 类的特征，且肠道 sIgA 可代替血清 IgA。

Salerno-Goncalves 等[305,307]观察到接种 Ty21a 后可诱导特异性 CTL，后者可溶解感染的伤寒沙门菌并分泌 IFN-γ，IFN-γ 是一种抗胞内病原体的重要效应分子。大多数 Ty21a 接种者表现出由免疫后的 PBMC 产生的较免疫前有更持续增强的 CD8 介导的靶细胞溶解作用。Salerno-Goncalves 等[305]使用他们研发的 IFN-γ 酶联免疫斑点测定，来定量 Ty21a 接种者 PBMC 中分泌 IFN-γ 的斑点形成细胞（SFC）的数量，检测到免疫接种后 IFN-γ SFC 较接种前明显升高。IFN-γ 主要由 CD8$^+$ T 细胞分泌。CTL 的细胞溶解活

性和 IFN-γ SFC 接种的频率有很强的相关性[305]。

Lundin 等[320]证实口服 3 剂 Ty21a 疫苗可诱导产生 CD4⁺ 和 CD8⁺，产 IFN-γ 细胞以及抗原特异性 CD4⁺ 和 CD8⁺ 记忆 T 细胞。此外，他们还研究了 T 细胞应答的归巢特征，发现几乎所有的产 IFN-γ 记忆 T 细胞均可表达肠归巢整合素 β-7。

通过归巢分子（CD62L，CCR7）、CD45RO 或 CD45RA 的表达，两种常见记忆 T 细胞被识别出来：中心记忆 T 细胞和效应记忆 T 细胞（T_{EM}）[321,322]。尽管 T_{EM} 常出现于免疫效应产生之前，但中心记忆 T 细胞是新一波效应 T 细胞产生的重要因素。流式细胞分析发现来自 Ty21a 疫苗接种者的 T 细胞克隆有一个 T_{EM} 表型——CCR7（-）、CD27（-）、CD45RO（+）、CD62L（-），也共表达肠归巢分子（例如，高水平的整合素 $\alpha_4\beta_7$、中等水平的 CCR9 和低水平的 CD103）[307]。对 Ty21a 的长效 T 细胞应答是寡克隆的，涉及 T 细胞受体（TCR）Vβ 家族。口服 Ty21a 免疫后出现的具有明确 Vβ 特征的伤寒沙门菌特异性的 CD8⁺T 细胞，在表型和功能性方面与有肠归巢能力的 T_{EM} 细胞是一致的[307]。这一关键发现中有的是其他研究者证实的[290,320]。最近用 Ty21a 免疫接种后的两个重要观察结果有助于解释保护长寿作用，即产生白细胞介素（IL）-17A 的 CD8⁺ T 细胞的出现以及同时产生 IL-10 组合的多功能 CD8⁺ Tmemory 亚群的鉴定，IL-17A、IL-2、IFN-γ、肿瘤坏死因子 -α 和巨噬细胞炎性蛋白 -1β[310]。这些应答可能通过多种机制对抵御伤寒沙门菌产生重要影响，包括提高巨噬细胞杀菌活性、增强抗原提呈以及裂解被细菌感染的靶标。需要注意的是，在多个研究中，都没有获得细胞介导的免疫和血清抗体应答的相关性[313,314,323]。

非肠道纯化 Vi 多糖 - 破伤风类毒素结合疫苗

目前还没有关于 Vi 结合疫苗受体中骨髓或细胞反应的监测报告。

血清抗体反应

非肠道纯化 Vi 多糖 - 破伤风类毒素结合疫苗。 Vi 结合疫苗免疫后，在比较一种结合物与另一种结合物的相对免疫原性时，对血清抗 Vi 抗体应答的解释仍存在障碍。造成这种困境的因素有以下几个：①目前还没有一种标准化的 ELISA 方法，所有的 Vi 疫苗开发人员、评估人员和监管机构一致认为，该方法应该是普遍接受的抗体检测方法；②直到最近才有一项拟议的人类血清标准可行[324]；关键利益相关者尚未就阈值滴度达成一致，该阈值滴度表示采集标本时的保护或预测长期保护的预免疫滴度，两者正在使用商定的 ELISA 方法和公认的血清标准进行测量[325]。正因为如此，尽管从临床试验中对 Vi 结合物的血清学数据进行研究内解释是可能的（例如，在同一项研究中，vi 蛋白结合疫苗所获得的效价与未结合 Vi 多糖疫苗所获得的效价进行对比[153,242,326]），由于到目前为止还没有在相同的研究中使用两种不同的结合物，所以不容易对不同的结合物进行直接比较的研究。在回顾几种 Vi 结合疫苗免疫原性试验的血清学数据时，需要考虑这几点，详见表 61.7。

Typbar-TCV。 表 61.7 总结了 Typbar-TCV 刺激不同年龄组个体血清 Vi 抗体的免疫原性[153]。在 2 岁或 2 岁以上的参与者中，未结合的 Vi 作为对照组。注射 Typbar-TCV 后，Vi 抗体反应明显强于单剂量未结合 Vi 多糖（Typbar）疫苗。抗体的质量也有很大的差异。Typbar-TCV 刺激的抗体比未结合的 Vi 疫苗诱导的抗体亲和力高[153]。当第二剂量的 Vi 结合物在初始剂量后 720 天被注射时，该共轭物还引起疫苗接种者强烈的增强反应。增强剂的反应包括所有 IgG 亚类的成分，与初始剂量的未结合的 Vi 疫苗 720 天后注射的第二剂未结合的 Vi 引起的抗体相比，IgG4 和 IgG3 显著增强[153]。

Vi-CRM$_{197}$。 表 61.7 显示了由 BioE（印度，海得拉巴）开发的 Vi-CRM$_{197}$ 结合物对成人、儿童、大婴儿和小婴儿的免疫反应[242,261,327]。显示了由 SclavoBehring 疫苗全球卫生研究所开发人员进行早期《产品生产质量规范（GMP）》试点的临床试验结果。尽管有三个间隔剂量，幼年婴儿（即在生命的前 6 个月内免疫）对该缀合物产生适度的抗 -Vi 应答，并且随后的两个剂量提高第一剂量引起的抗体滴度并不明显。除了仅含有 5μg 的 PedaTyph 和 Vi-CRM$_{197}$ 缀合物之外，表 61.2 和表 61.7 中总结的所有 Vi 缀合物含有 25μg 的 Vi 多糖作为糖类成分。基于欧洲成人中的 I 期试验的结果选择该制剂，该试验检测了含有 1.25μg、5.0μg 或 12.5μg Vi 抗原的三种浓度的 Vi-CRM$_{197}$ 后的血清抗 -Vi 反应。

PedaTyph。 在获得印度药品监督管理局的许可时，没有任何同行审查出版物记录了 PedaTyph 的临床安全概况和免疫原性[204]，这是第一个获得许可的（在印度）Vi 结合疫苗。只有在生产商的网站上能看到有限的血清学结果[328]。一个新疫苗，只基于很有限的安全性和免疫原性数据，没有有效性数据，就能被批准上市，甚至用于婴儿，是国家注册准则和疫苗使用需要的不同造成的[203,204,327,329]。但是，在印度，安全性、免疫原性、有效性方面已发表的或批准前公

表 61.7 许可或临床开发的 Vi 结合疫苗的免疫原性

产品	印度多地点研究	血清采集时间	年龄组										
			24月龄~45岁			24月龄~4岁			5~15岁				
			Typbar-TCV[b]	Typbar[b]	P值	Typbar-TCV[b]	Typbar[b]	P值	Typbar-TCV[b]	Typbar[b]	P值		
Typbar-TCV(Bharat 国际生物技术公司，海得拉巴，印度)[153]	GMT, EU/ml[a] (95% CI) [N]	第0天	10.4 (9.6-11.3) [332]	11.6 (10.5-12.9) [305]	>0.05	8.8 (8.0-9.6) [100]	10.0 (8.5-11.7) [90]	>0.05	10.2 (9.1-11.3) [146]	11.1 (9.5-12.9) [146]	>0.05		
		第42天	1 293 (1 153-1 449) [332]	411 (359-471) [305]	0.001	1 334 (1 081-1 648) [100]	454 (356-578) [90]	0.001	1 701 (1 473-1 965) [146]	409 (334-499) [126]	0.001		
		第720天	81.7 (73-92) [243]	45.8 (40-53) [197]	0.001	64.1 (58-99) [56]	31.7 (23-44) [39]	0.001	84.4 (71-101) [114]	47.6 (39-58) [87]	0.001		
		第762天（增强剂后42天）	1 685 (1 468-1 797) [175]	446 (323-615) [57]	—	—	—	—	—	—	—		
	血清转化，比第0天基线上升≥4倍 (95% CI) [N]	第42天	97.3% (94.8-98.6) [332]	93.1% (89.6-95.5) [305]	0.01	99.0% (94.0-99.9) [100]	94.4% (87.3-97.9) [90]	0.08	99.3% (95.8-99.9) [146]	95.2% (89.8-98.0) [126]	0.39		
		第720天	74.1% (68.2-79.2) [243]	53.3% (46.3-60.1) [197]	0.001	76.8% (64.1-86.0) [100]	48.7% (33.9-63.8) [39]	0.001	74.6% (65.8-81.7) [114]	56.3% (45.8-66.2) [87]	0.001		
	较基线GMT的上升倍数	第42天	124	35	0.001	152	46	0.001	168	37	0.001		
		第720天	7.8	3.8	0.001	7.5	3.0	0.001	8.8	4.6	0.001		
	印度多地点研究	血清采集时间	6~23月龄			6~11月龄			12~23月龄				
	GMT, EU/ml[a] (95% CI) [N]	第0天	9.5 (8.7-10.3) [307]			9.6 (8.4-10.9) [139]			9.4 (8.3-10.5) [168]				
		第42天	1 937 (1 785-2 103) [307]			1 851 (1 628-2 104) [139]			2 012 (1 811-2 236) [168]				
		第720天	48.3 (42-55) [220]			45.3 (37-55) [105]			50.9 (42-61) [115]				
		第762天（增强剂后42天）	1 722 (1 503-1 972) [187]			—			—				
	血清转化，比第0天基线上升≥4倍 (95% CI) [N]	第42天	98.1% (95.7-99.2) [307]			97.8% (93.6-99.5) [139]			98.2% (94.6-99.6) [115]				
		第720天	59.5% (52.9-99.2) [220]			59.0% (49.5-67.9) [105]			60.0% (50.8-68.5) [115]				

续表

产品			年龄组		
		3月龄~5岁	≤2岁		2~5岁
PedaTyph (BioMed, 加济阿巴德, 印度)[205-206]	GMT, EU/ml^c (95%CI)[N]	第0天 0.22(0.20-0.25)[163]	0.24(0.20-0.27)[101]		0.21(0.18-0.24)[62]
		第56天 2.08(1.76-2.48)[163]	2.72(2.22-3.31)[101]		1.35(1.02-1.79)[62]
		第890天 14(4.8-29.8)[20]^g	—		—
	血清转化, 比第0天基线上升≥4倍(95% CI)[N]	第56天 83%	89%		73%
	较基线GMT的上升倍数	第56天 9倍	11倍		6倍

产品			年龄组	
		血清采集时间	2~5岁^c	幼儿(2, 4和6月龄给予三次初级剂量, 12月龄给予增强剂)
Vi-rEPA^d (兰州生物制品研究所, 兰州, 中国)[125,126,332]	GMT, EU/ml^c (95%CI)[N]	脐带血	—	0.66(0.30-1.46)[100]
		第0天	0.11(0.06-0.18)[36]	—
		第2次给药后第28天(~70天)	72.9(50.7-124)[36]	—
		第2次给药后6个月	22.5(13.8-47.3)[~48]	—
		第2次给药后12个月	18.7(10.3-32.6)[~48]	—
		第2次给药后24个月	10.7(6.4-24.8)[~48]	—
		第3给药后第28天(7月龄)		17.42(7.33-47.25)[90]
		第3给药后6个月(12月龄)		4.76(2.20-12.71)[85]
		第4给药后第28天(13月龄)		50.07(22.33-133.6)[80]

产品		巴基斯坦地点				
		血清采集时间	9~12月^e, Vi-CRM197	24~59月^e		6~8周^f, Vi-CRM₁₉₇
				Vi-CRM₁₉₇	Vi	
Vi-CRM₁₉₇ (BioE, 海得拉巴, 印度)[242]	GMT, EU/ml^c (95%CI)[N]	第0天	1.65(1.27-2.14)[20]	1.65(1.27-2.14)[20]	2.23(1.72-2.9)[20]	2.77(2.1-3.66)[20]
		第28天	201(138-294)[20]	201(138-294)[20]	93(64-135)[20]	—
		第56天	—	—	—	28(20-38)[20]

第61章 伤寒疫苗

续表

产品		年龄组		
		9~12月[e]	24~59月[e]	6~8周[f]
Vi-CRM197 (BioE, 印度得拉巴)[242]	血清转化, 比第0天基线上升≥4倍[n/N]% (95%CI)			
	第1次给药后 第28天	20/20 100% (83-100)	20/20 100% (83-100)	18/20 90% (68-99)
	第2次给药后 第28天	19/20 95% (75-100)	19/19 100% (82-100)	17/19 89% (67-99)
	第3次给药后 第28天	—	—	16/20 80% (56-94)
	第2次给药后 6个月	16/18 89% (65-99)	19/20 95% (75-100)	17/20 85% (62-97)
	第3次给药后 6个月	—	13/19 68% (43-87)	—
				5/20 25% (9-49)
菲律宾	GMT, EU/ml[c] (95%CI) [N]			
	第0天	2.33 (1.64-3.32) [20]	3.62 (2.6-5.04) [20]	2.88 (1.95-4.25) [20]
	第28天	249 (130-477) [20]	368 (234-580) [84]	193 (123-304) [19]
	第84天	—	—	103 (67-159) [20]
	血清转化, 比第0天基线上升≥4倍[n/N]% (95%CI)			
	第1次给药后 第28天	20/20 100% (83-100)	20/20 100% (83-100)	20/20 100% (83-100)
	第2次给药后 第28天	20/20 100% (83-100)	20/20 100% (83-100)	19/19 100% (82-100)
	第3次给药后 第28天	—	—	20/20 100% (83-100)
	第2次给药后 6个月	17/20 85% (46-88)	18/20 90% (68-99)	18/19 95% (74-100)
	第3次给药后 6个月	—	—	14/20 70% (46-88)

[a] 通过商业ELISA(Vacczyme,S.Typhi Vi IgG ELISA试剂盒,Binding Site Ltd.,伯明翰,英国)和室内ELISA测量Vi抗体。
[b] 给予单剂量。
[c] 室内ELISA测量Vi抗体。
[d] 两次剂量,间隔6周。
[e] 两次剂量,间隔8周。
[f] 三次剂量,间隔4周。
[g] 目前尚不清楚该参与者样本是随机选择还是方便抽样本。

注意:Typbar是指Bharat生物技术国际公司的未结合化多糖疫苗,Typbar-TCV是指它们的Vi结合疫苗。
注:CI:置信区间;ELISA:酶联免疫吸附试验;EU/ml:酶联免疫吸附测定单位/毫升;GMT:几何平均滴度;Ig:免疫球蛋白;N:数量。

开的数据的匮乏已经引起了争议[203,204,329,330]。

随后,出版了两份后续出版物,概述了印度5岁以下儿童使用PedaTyph免疫接种后的安全性和免疫原性结果[205,206]。其他旨在生成更多临床数据的更大规模的后续试验正在与此Vi结合物一起进行。

Vi-rEPA。大量血清学数据证实,进行了许多临床试验但仍未获批准的,使用重组铜绿假单胞菌外膜蛋白A作为蛋白载体的Vi多糖结合疫苗能激发血清Vi抗体应答(参见表61.7)[125,326,331,332]。表61.7总结了参与疫苗有效性试验的越南学龄前儿童的抗Vi抗体反应的一部分。2剂量方案后24个月的GMT仍比基线高约97倍。婴儿在2、4和6个月时服用Vi-rEPA,然后在12个月时服用增强剂,在13个月时,即在增强剂后的1个月,出现了显著的抗-Vi升高。

与自然感染比较

自然感染后能获得交强的分泌性和细胞介导的循环免疫应答,有明显的血清和细胞介导的成分[56,79,333-339]。注射用全菌体灭活疫苗诱导的血清抗体应答和自然感染相似,但细胞介导的应答不同。口服减毒活疫苗情况相反。

Murphy等[303,304]发现生活在伤寒流行地区的健康成年人,尽管没有已知的急性伤寒发病史,但其PBMC暴露于伤寒沙门菌抗原时会明显增殖。从而支持抗体阳性率研究结果,即可能有过轻微或亚临床感染发生。

在伤寒流行地区,大约80%的伤寒沙门菌胆囊携带者中发现针对覆盖伤寒沙门菌表面的Vi多糖抗原的高滴度血清IgG抗体[89,91],但在健康者中很少见[89,91,259];12%~38%的急性伤寒患者血清Vi抗体滴度表现出逐步升高的趋势[89,91]。因此,血清Vi抗体的检测被成功用于流行和非流行地区筛查伤寒沙门菌慢性携带者[89-91,340-342]。在流行地区,存在低滴度Vi抗体的健康人比例是变化的,疾病流行程度随着年龄而增长[122,343]。在流行地区的人们,随野生型伤寒沙门菌感染而获得的低滴度Vi抗体主要是IgG2亚类[343]。

Pulickal等[343]记录了一次用乳兔补体所做的血清杀菌试验,他们使用从居住在伤寒高流行区(尼泊尔加德满都)不同年龄段居民中和脐带血中得到的去补体人血清,与伤寒非流行区(英国)进行了比较。结果英国各年龄组的杀菌抗体都比较低。在尼泊尔的血清中,杀菌抗体的GMT在脐带血中比较高,而在婴儿期和儿童期大幅回落,至9~15岁时达到"成人"水平。但没有在尼泊尔的血清中发现杀菌抗体滴度和Vi抗体滴度的相关性。

伤寒疫苗的效力和效果

对照现场试验的结果

非肠道全菌体灭活疫苗

虽然灭活的全菌体疫苗不再使用,但其在对照现场试验中的效力结果为目前在用疫苗(Vi多糖和Ty21a)的成功获准上市提供了有用的背景资料。从20世纪50年代中期到70年代初,世界卫生组织(WHO)在伤寒流行地区发起了一系列精心设计的随机对照现场试验,以评估各种伤寒疫苗的绝对和相对效力及其保护作用持续时间。在这些研究中,计算发病率和疫苗效力时只使用经培养确诊的病例。第一项试验在前南斯拉夫进行,比较了2剂乙醇灭活疫苗和加热灭活苯酚防腐疫苗的效力,并用破伤风类毒素疫苗作对照[344-346]。结果显示两种疫苗均有明显的保护力,但加热灭活苯酚防腐疫苗证明是优于乙醇灭活疫苗的。

20世纪50年代早期,实验室研究证实丙酮灭活的伤寒疫苗更好地保留了Vi抗原[166],因此人们猜测此疫苗是否可能比加热灭活苯酚防腐疫苗更好。Walter Reed军事研究所制备了大量丙酮灭活和加热灭活苯酚防腐的标准参考疫苗[167,168],分别命名为K疫苗和L疫苗,供WHO在前南斯拉夫[347]、圭亚那[348,349]、波兰[185,350]和前苏联[165]进行大规模现场试验。K疫苗和L疫苗及其制备方法也被用作后续现场试验制备更多此类疫苗的国际标准。例如,除K和L参考疫苗以外,还有两种K型疫苗在对照现场试验中被评估,并提供了很多关键信息。这包括在汤加进行的随机对照现场试验中使用的一种K疫苗,用于直接比较疫苗单剂使用与2剂使用时的效力[351];另一种K疫苗由无鞭毛的伤寒沙门菌株制备,在埃及的亚历山大进行了现场试验评估其效力[352];还有一种单剂使用的K疫苗与铝吸附的、加热灭活苯酚防腐的疫苗的效力也进行了比较[353,354]。

从这些现场试验可得出如下主要结论:

• 经2剂皮下接种后,丙酮灭活疫苗和加热灭活苯酚防腐疫苗均可提供明显的抗伤寒保护效力,但是丙酮灭活疫苗稍优(K疫苗的保护率为79%~88%,而L疫苗为51%~66%)[165,185,347,349]。

• 参考的K疫苗和L疫苗的效力因地区而异。

• 当在随机试验(在汤加进行)中直接比较时,2剂丙酮灭活疫苗的保护率明显优于1剂使用[351]。

而在此之前进行的非随机比较中,1剂或2剂使用的效力无明显差别[349]。
- 一种由无鞭毛伤寒沙门菌株制备的K疫苗无明显的保护效力[352]。
- 1剂无佐剂K疫苗的保护效力与1剂铝吸附加热灭活苯酚防腐疫苗相仿[353,354]。

曾在北美志愿者中进行攻毒试验来评估K疫苗和L疫苗的效力[56]。这些试验给出最重要的实质性结果可能是观察到了疫苗产生的保护效力与攻击试验中使用的致病性伤寒沙门菌的数量有关。当用10^5致病性伤寒沙门菌攻毒时,K疫苗和L疫苗提供约70%的保护率。然而,当用10^7菌攻毒时,实际上就没有明显的保护效果了(0%~14%的疫苗有效性)。实际上攻毒量大小的不同可能是一些疫苗的效力随试验点或随时间改变的原因。

非肠道纯化Vi多糖疫苗

尼泊尔[122]和南非[123]进行了两项大规模随机对照现场试验来评估第一个非变性纯化Vi多糖疫苗的效力。在尼泊尔经17个月的随访,证实25μg Vi多糖单剂可提供72%的保护率;在南非经21个月的监测,证实其效率为64%。尼泊尔的试验包含从学龄前儿童到成人的各年龄组,而南非的试验仅在学龄儿童中进行(表61.8)。南非试验的后续报道显示,经过3年的随访,疫苗的效率为55%[274]。

随后,上海生物制品研究所生产的一种Vi多糖疫苗在中国广西进行了随机对照双盲现场试验的评估[215]。总计65 287人接种了单剂30μg剂量的Vi多糖疫苗,65 984人作为对照组接种了生理盐水;92%的接种者在接种时是5~19岁的儿童[215]。在19个月随访中,疫苗组检出7例血液培养确诊的伤寒,而对照组确诊23例,证明疫苗效率为69%(95% *CI*:28%~87%)(表61.8)[215]。已有使用此疫苗预防伤寒暴发有效性的数据报道[216]。

伤寒沙门菌的Vi阴性菌株在自然界中罕见,但是此变异株可引起伤寒的临床症状[56,355]。有些人提出,由于Vi多糖疫苗不能保护机体免受此菌株的感染,广泛应用该疫苗可能会筛选出此类菌株[356-358]。这种假设在生物学上似乎有合理性,因为伤寒沙门菌的染色体内的毒力岛7含有编码Vi表达的基因,是一个相对不稳定的区域[47]。迄今为止,尚无伤寒沙门菌Vi阴性分离株出现的可靠证据。然而,争议又认为,Vi多糖疫苗在高流行区的使用还不够广泛和持久,尚不能提供对已知存在于一些人群中的Vi阴性株的选择压力[335]。

表61.8 随机对照双盲现场试验[a]评估单剂非变性纯化Vi多糖疫苗预防细菌学培养确证的伤寒的效果

	随访时间	Vi疫苗	对照疫苗
尼泊尔试验[b]	17个月		
接种人数		3 457	3 450
病例		9	32
发病率/100 000[-1]		260	928
效率		72%	—
(95% *CI*)		(42%~86%)	
南非试验[c]	21个月		
接种人数		5 692	5 692
病例		16	44
发病率/100 000[-1]		281	773
效率		64%	—
(95% *CI*)		(36%~79%)	
	36个月		
病例		30	66
发病率/100 000[-1]		527	1 160
效率		55%	
中国试验[d]	19个月		
接种人数		65 287	65 984
病例		7	23
发病率/100 000[-1]		10.7	34.9
效率		69%	
(95% *CI*)		(28%~87%)	

[a] 25μg Vi疫苗在尼泊尔和南非的试验中及另一种30μg Vi疫苗在中国的现场试验中的评估结果。

[b] 参与者随机肌内接种0.5ml含25μg纯化Vi多糖或者23价肺炎球菌多糖的疫苗。

资料来源:ACHARYA VL, SHRESTHA MB, CADCZ M, et al. Prevention of typhoid fever in Nepal with the Vi polysaccharide of Salmonella Typhi:a preliminary report. N Engl J Med, 1987, 317, 1101-1104.

[c] 参与者随机肌内接种单剂25μg Vi疫苗或者50μg脑膜炎球菌多糖疫苗

资料来源:KLUGMAN K, GILBERTSON IT, KOORNHOF HJ, et al. Protective activity of Vi polysaccharide vaccine against typhoid fever. Lancet 2:1165-1169, 1987; and Klugman KP, Koornhof HJ, Robbins JB, et al. Immunogenicity, efficacy and serological correlate of protection of Salmonella Typhi Vi capsular polysaccharide vaccine three years after immunization. Vaccine, 1996, 14:435-438.

[d] 参与者随机肌内接种单剂0.5ml含30μg Vi多糖的疫苗或者生理盐水

资料来源:YANG HH, WU CG, XIE GZ, et al. Efficacy trial of Vi polysaccharide vaccine against typhoid fever in south-western China. Bull World Health Organ, 2001, 79:625-631.

口服减毒活疫苗 Ty21a

早期在成人志愿者中进行的研究发现多剂新鲜收获的 Ty21a 菌是安全的,可针对实验性攻毒提供显著的保护力[214]。因此,在埃及的亚历山大进行了疫苗效力的现场试验,大约 16 000 名 6~7 岁学龄儿童在一周内的星期一、三、五接种了 3 剂含 10^9 菌的疫苗[245,359]。儿童咀嚼含 1.0g $NaHCO_3$ 的片剂 1~3 分钟后,再服用玻璃瓶中用 30ml 稀释液复溶的冻干疫苗。在此随机双盲对照现场试验中,还有约 16 000 名儿童接种了安慰剂。经过 3 年的流行病学观察,疫苗组中仅有 1 例细菌学培养确诊的伤寒病例,而对照组中有 22 例(96% 的保护率)(表 61.9)。

表 61.9 埃及亚历山大 6~7 岁学龄儿童接种 3 剂液体 Ty21a 疫苗及 $NaHCO_3$ 的现场效力试验

分组[a]	人数	确诊的伤寒病例数	发病率/(10万$^{-1}$)	疫苗效率/%
疫苗	16 486	1	6.1	96(77~99)[b]
对照	15 902	22	138.3	—

[a] 观察时间为 1978—1981 年。
[b] 95% 可信区间。

资料来源:WAHDAN MH,SERIE C,CERISIER Y,et al. A controlled field trial of live Salmonella Typhi strain Ty21a oral vaccine against typhoid:three-year results. J InfectDis,1982,145:292-296.

尽管 Ty21a 的初步现场试验结果令人鼓舞,但是还需要进行大量的深入研究以确定 Ty21a 能否成为实用的公共卫生工具。在埃及使用的液体剂型不易进行大规模生产,因此要制备和评估另一种剂型。尚需研究如下问题:验证更小剂量(1 剂或 2 剂)能否提供保护;评价保护作用的持续时间;研究延长疫苗各剂时间间隔的效果;确认能否安全成功地免疫婴儿和幼儿。这些问题不少已经由 WHO 和泛美卫生组织(Pan American Health Organization,PAHO)于智利圣地亚哥(4 次)和印度尼西亚(1 次)进行的 5 次系列随机对照现场试验中得到了答案[124,147-150,218,230]。

智利的 4 次现场试验中,大约有 532 000 名 6~19 岁的儿童参与,通过校园计划接种,并由国家卫生服务健康中心进行了流行病学观察。在计算发病率及疫苗效力时,只计入细菌学培养确诊的病例。

在圣地亚哥西部行政区(Occidente 区)进行的现场试验中[218],比较了 3 剂肠溶胶囊剂型与 3 剂明胶胶囊 -$NaHCO_3$ 剂型的效力。从表 61.10 可看出,经过 3 年的观察,肠溶胶囊疫苗的保护效果明显更优。经过 7 年的随访,3 剂 Ty21a 肠溶胶囊(每剂间隔 1 天)可提供 62% 的保护率[147]。

表 61.10 智利圣地亚哥 Occidente 区进行的两种剂型 Ty21a 疫苗经两种免疫程序接种后的效率比较 *

	安慰剂	肠溶胶囊		明胶胶囊 -$NaHCO_3$	
		长间隔[†]	短间隔[‡]	长间隔	短间隔
接种人数	21 906	21 598	22 170	21 541	22 379
病例数	68	34	23	46	56
发病率[§]	310.4[e]	157.4[a]	103.7[b]	213.5[c]	250.3[d]
效率	—	49%	67%	31%	19%
95% 可信区间		(24%~66%)	(47%~79%)	(0%~52%)	(0%~43%)

*36 个月随访结果(1983 年 9 月—1986 年 8 月)。
[†] 3 剂,每剂间隔 21 天。
[‡] 3 剂,每剂间隔 1~2 天。
[§] 显著性:a 对 e:$P=0.000\ 6$;d 对 e:$P=0.21$;b 对 e:$P<0.000\ 01$;a 对 c:$P=0.23$;c 对 e:$P=0.002\ 3$;b 对 d:$P=0.000\ 52$;a+b 对 c+d:$P=0.001$。

圣地亚哥北部(Norte 区)进行的一项随机对照双盲现场试验证实,只接种 1 剂或 2 剂的 Ty21a 肠溶胶囊可使机体产生短期的中度保护(表 61.11)[124]。尽

表 61.11 在智利圣地亚哥 Norte 区进行的大规模的随机对照双盲试验中 1 剂与 2 剂口服 Ty21a 活疫苗肠溶胶囊的效率比较

	1 剂 (27 618 人)	2 剂 * (27 620 人)	安慰剂 (27 305 人)
第 1 年(1982 年 7 月—1983 年 6 月)			
病例数	47	30	62
发病率/100 000^{-1}[†]	170.2[a]	108.6[b]	227.1[c]
效率	25%	52%	—
第 2 年(1983 年 7 月—1984 年 6 月)			
病例数	25	11	38
发病率/100 000^{-1}[†]	90.5[d]	39.8[e]	139.2[f]
效率	35%	71%	—
第 3 年(1984 年 7 月—1985 年 6 月)			
病例数	19	15	19
发病率/100 000^{-1}	68.8	54.3	69.6
效率	0%	22%	—
第 4 年(1985 年 7 月—1986 年 6 月)			
病例数	30	23	28
发病率/100 000^{-1}	108.6	83.3	102.5
效率	-6%	19%	—

* 两种剂量间隔一周。
[†] 显著性:a 对 c:$P=0.15$;b 对 c:$P<0.001$;d 对 f:$P=0.10$;d 对 f:$P<0.001$。
注意:在随访的前 2 年内,双剂量方案的疫苗效力为 71%(95% CI,41%-71%;$P<0.001$);单剂量方案为 29%(95% CI,4%-47%;$P=0.03$)。
资料来源:BLACK RE,LEVINE MM,FERRECCIO C,et al. Efficacy of one or twodoses of Ty21a Salmonella Typhi vaccine in enteric-coated capsules in acontrolled field trial. Vaccine,1990,8:81-84.

管在观察的头两年，2剂疫苗可提供60%的保护率，但是到第3年效力就明显下降至无意义水平，到第4年则实际上已无保护。

在圣地亚哥的南部（Sur区）和中央行政区进行了一项超过20万名学龄儿童参与的超大规模现场试验，直接比较2剂、3剂或4剂Ty21a疫苗肠溶胶囊的保护效果，评估能否将Ty21a用作公共卫生工具[150]。在此试验中未设置安慰剂组。此试验的突出特点是观察到接种4剂疫苗后伤寒发病率比接种3剂明显降低（表61.12）。此次试验的结果是Ty21a在美国和加拿大获批准后推荐使用4剂接种程序的依据（在其他地区均使用3剂接种）。

表61.12　2剂、3剂和4剂Ty21a疫苗肠溶胶囊剂型的效率比较*

监测时间从1984年11月—1987年10月	2剂	3剂	4剂
接种人数	66 615	64 783	58 421
病例数	123	104	56
发病率/(10万$^{-1}$)†	184.6^a	160.5^b	95.8^c
95%可信区间	152~271	130~191	71~121

* 智利圣地亚哥Sur区和Central区进行的随机现场试验的结果。疫苗采用的是隔天免疫的程序。

† 显著性：a对c：$P=0.0004$；b对c：$P=0.002$；c对b：$P=0.32$。

数据来源：FERRECCIO C, LEVINE MM, RODRIGUEZ H, et al. Comparative efficacy of two, three, or four doses of Ty21a live oral typhoid vaccine in enteric-coated capsules: a field trial in an endemic area. J Infect Dis, 1989, 159: 766-769.

20世纪80年代中期，瑞士血清和疫苗研究所成功制备了用于大规模现场试验的且可大量生产的Ty21a菌悬液剂型。这种新的剂型含两袋，一袋为单剂冻干疫苗，另一袋为缓冲液。在装有100ml水的小杯中混合两袋的内容物，接种者服用此菌悬液进行免疫。智利圣地亚哥[230]和印度尼西亚布拉朱[121]进行的现场试验直接比较了这种新的Ty21a液体剂型（与在埃及亚历山大现场试验使用的剂型有些类似）与肠溶胶囊剂型的优劣。此两个现场试验的结果见表61.13。疫苗以菌悬液剂型服用时比肠溶胶囊更优。在圣地亚哥的试验中，它们之间的区别非常明显。菌悬液剂型的Ty21a既可保护较大年龄段儿童，也可保护幼儿[230]。而在之前使用肠溶胶囊疫苗的试验中，幼儿受到的保护效果不及较大年龄段的儿童[218]。

非肠道纯化Vi多糖-破伤风类毒素结合疫苗

两种（在印度）被批准的Vi多糖结合疫苗，Typbar-TCV和PedaTyph的安全性、临床耐受性和免疫原性，通过临床数据已经得到证实。在随机、对照、双盲现场试验中，没有关于评估这些结合物疗效的报道。然而，2016年有一份关于Ped-Typh的准随机、开放标签试验的报告，其中包括905名6个月至12岁的加尔各答儿童，他们接受了两剂结合物，间隔6周，并接受了主动监测（每周一次）电话和月度学校访问1年，以及860名未接种疫苗的对照儿童[206a]。总体而言，接种者中，61.8%的人年龄大于5岁，29.1%的人年龄为3~5岁，9.1%的人年龄为6个月2年。对照儿童的年龄分布相似，61.8%的人年龄大于5岁，29.1%的人年龄为3~5岁，12.7%的人年龄为6个月至2岁。值得注意的是，在监测1年期间，905名接种者中没有记录到血培养证实的伤寒病例，而860名未接种疫苗的对照儿童中有11例确诊病例，表明疫苗效率为100%（95% CI, 97.7-100）（$P<0.001$）。

表61.13　三剂肠溶胶囊剂型或菌悬液剂型Ty21a疫苗的效力比较^a

	智利圣地亚哥			印度尼西亚布拉朱		
	肠溶胶囊	菌悬液	安慰剂	肠溶胶囊	菌悬液	安慰剂
接种人数	34 696	36 623	10 302	5 209	5 066	10 268
伤寒病例数	63	23	28	61	48	208
发病率/100 000^{-1}	182	63	272	468	379	810
效率	33%	77%	—	42%	53%	—
95% CI	0~57%	60%~87%	—	23%~57%	36%~66%	—

^{a} 智利圣地亚哥和印度尼西亚布拉朱进行的随机安慰剂对照现场试验的结果。

数据来源：Levine M, Ferreccio C, Cryz S, et al. Comparison of enteric-coated capsules and liquid formulation of Ty21a typhoid vaccine in a randomized controlled field trial. Lancet 336: 891-894, 1990; 和 Simanjuntak C, Paleologo F, Punjabi N, et al. Oral immunisation against typhoid fever in Indonesia with Ty21a vaccine. Lancet, 1991, 338: 1055-1059.

保护作用的相关机制

考虑到伤寒沙门菌临床感染的发病机制较复杂,推测很可能是由肠道内分泌性抗体(阻止细菌黏膜侵袭)、循环抗体(抗菌)和细胞介导的免疫(清除细胞内细菌)共同起到保护作用。对非肠道疫苗来说,循环抗体应答是显著的,应该是它们提供了主要的保护效果。而在口服减毒活疫苗中,循环抗体应答比较弱,但活跃的肠道分泌性 IgA 和细胞介导的免疫应答提供了保护功能。

然而,由于对伤寒沙门菌主要保护性抗原的意见并不一致,因此现场数据有时会有矛盾。对于非肠道全菌体疫苗,在疫苗致力现场试验和志愿者攻毒试验显示,H(鞭毛)抗体的激发与保护相关,而 O 抗体和 Vi 抗体与之无关(当时还没有高纯度非变性的 Vi 抗原可供使用)[234,344,348,352]。相反,对口服减毒活疫苗来说,主要是激发了针对 O 抗原和 H 抗原的黏膜 IgA 抗体和细胞免疫应答,而不是针对 Vi 抗原的[149,198,200,235-239,246,255,256,285-290,302,313,314,318-320,360-362]。事实上,一株缺乏 Vi 抗原的减毒株((Ty21a)[209]仍然能提供明显的保护作用[21,124,147,150,218,230,359]。

非肠道全菌体灭活疫苗

H 抗体似乎能够提供长效保护。现场试验中具有很强保护性的非肠道全菌体灭活疫苗激发了最高水平的 H 抗体。在参加评估伤寒疫苗效力攻毒试验的年轻志愿者中,H 抗体的滴度和抗伤寒感染的保护力有相关性[214,243,244]。对照志愿者中,具有逐渐升高的 H 抗体滴度者(可能来自自然感染或多年前军队服役时的免疫)与没有 H 抗体者相比,能显著预防伤寒病程的发展。Wahdan 等[245]的现场试验,证明了 H 抗体重要性最令人信服的证据,他们用一种缺少 H 抗原的伤寒沙门菌制备的丙酮灭活干燥疫苗进行试验,这种不能激发 H 抗体的疫苗难以提供显著保护作用。

激发高水平 Vi(以及 H)抗体的 K 型全菌体疫苗,相比能激发低水平 Vi(以及 H)抗体的 L 型全菌体疫苗,能够提供更好的保护[40]。

非肠道纯化 Vi 多糖疫苗

非肠道 Vi 多糖疫苗的保护作用明确与其激发血清 Vi 抗体的能力相关[122,123]。非结合的 Vi 多糖疫苗能够诱生相对短期(约 2 年)的抗体应答[343],与它能够提供保护的时间长度是一致的。

口服减毒活疫苗 Ty21a

Levine 等[149]在智利的现场试验中用 ELISA 法检测了 15~19 岁人群的血清抗 O IgG 抗体,发现针对不同剂量和剂型的疫苗抗体阳转率与疫苗保护力有相关性(见表 61.5)。对于目前批准的肠溶胶囊,血清抗 O IgG 抗体明显升高的接种者的比例逐步增长,取决于 1 周内接种了 1 剂、2 剂还是 3 剂疫苗。虽然血清 O 抗体并不被认为是减毒株免疫的作用机制,但它与保护作用明显相关。由于 ELISA 检测血清抗伤寒沙门菌 O 抗原的 IgG 抗体简单易行,它给研究者提供了一个比较免疫程序和剂型以及评价新口服活疫苗的实用工具。

Kantele 和同事[246,285-288,292,294]已经发现,芬兰成人志愿者以不同剂型和免疫程序口服免疫 Ty21a 后,在外周血中检测到的肠源性迁徙 O 抗原 IgA 抗体分泌细胞与现场试验中记录的效力结果密切相关(见表 61.6)。Ty21a 的肠溶胶囊 3 剂(间隔一天)的免疫原性明显高于 1 剂,而其菌悬液比肠溶胶囊有更好的免疫原性。

非肠道纯化 Vi 多糖 - 破伤风类毒素结合疫苗

充足的血清学数据记录了印度许可的 Typbar-TCV Vi 结合疫苗的免疫原性。尽管仍未获得许可,但大量数据显示血清 Vi 抗体对广泛测试的 Vi-rEPA 结合物的反应,该结合物已在随机对照现场试验中显示出功效[125,326,331,332]。Typbar-TCV 在给药 6 个月及以上的受试者中单次给药后显示出强大的免疫原性。没有进行任何预先或事后的试验来评估 Typbar-TCV 赋予的保护水平。有限发布的许可后数据文件记录了 PedaTyph 的免疫原性;一个小的随机开放标签试验比较了 905 名每隔 6 周接受 2 剂 Vi 结合物的儿童和 806 名未接种疫苗儿童的免疫原性,随访 1 年,表明疫苗效率为 100%。在 905 名接种者中没有确诊病例,而 860 名同样年龄的对照组中有 11 名确诊的伤寒病例[206a]。

保护作用的相关机制总结

综上所述,基于 Vi 的肠外疫苗(包括未结合 Vi 多糖和 Vi 结合物)的保护作用与 ELISA 或放射免疫法检测的血清 IgG 抗体有关。然而,目前尚未就作为保护阈值的效价达成一致,也没有任何特定的检测或标准的参考血清被所有关键利益相关者都接受。最后,目前正在进行研究和试图确定抗体的生物活性(例如杀菌或噬细胞活性),这些活性可能提供一种机制上的保护关系。

对于口服 Ty21a 活疫苗,黏膜 IgA 对伤寒沙门菌脂多糖的应答,特别是对脂多糖抗体的 IgA ASCs,构成保护作用的一个相关因素。抗 LPS 抗体的血清转化率也与 Ty21a 的田间试验结果有关。在现场试验中引发最强的血清抗 O 反应的制剂和方案与更好的疗效相关。最后,长寿命的主要组织相容性复合物 I 限制性 CD8 细胞毒性 T 细胞对感染了伤寒沙门氏菌的靶标的反应的激发构成了最可能的免疫反应,这解释了该口服活疫苗刺激的长期保护作用。然而,细胞介导的免疫应答与功效之间尚未确定更正式的定量关系。遗憾的是,当 Ty21a 的大规模功效试验正在进行时,这些现代细胞介导的免疫方法还没有得到应用。

疫苗诱导免疫的持续时间

非肠道全菌体灭活疫苗

非肠道全菌体灭活疫苗效力的最长(7 年)监测是在圭亚那和汤加的现场试验中进行的。在圭亚那,2 剂丙酮灭活的 K 疫苗提供了 7 年的高水平保护效力(88%)[349]。然而,在汤加,2 剂 K 疫苗只提供了 5 年的中度保护,5 年以后便不显示有保护作用[351]。在圭亚那试验的 2 剂加热灭活苯酚防腐疫苗(L 疫苗)在前 3 年显示有中度保护效力(77%),但在后 4 年的观察中,其保护水平降至 47%。在其他几项观察时间仅 2.5 年的现场试验中,丙酮灭活和加热灭活苯酚防腐的疫苗都可提供至少 30 个月的明显保护作用[165,1851,347]。

非肠道纯化 Vi 多糖疫苗

南非现场试验的观察时间为 3 年。在此 3 年中,Vi 多糖疫苗的效力为 55%(表 61.8)[274]。在中国南部进行的现场试验的结果与此类似,保护效力仅持续 2 年。另外来自驻科特迪瓦的法国军队中伤寒暴发的流行病学研究数据证明,Vi 多糖疫苗的保护效果不超过 3 年。伤寒暴发的研究显示,接种 Vi 多糖疫苗时间超过 3 年的士兵患伤寒的风险是少于 3 年者的 2 倍[363]。

口服减毒活疫苗 Ty21a

在埃及亚历山大进行的现场试验中,接种 3 剂液体剂型疫苗获得的高水平保护(96%)可持续 3 年(此观察一共进行了 3 年)[359]。在智利圣地亚哥进行的现场试验中,间隔 1 天接种的 3 剂次肠溶胶囊疫苗,其 3 年随访的保护效力为 67%[218],7 年随访的保护效力为 62%[147]。同样在智利圣地亚哥试验中,少于 3 剂次(1 或 2 剂)的肠溶胶囊疫苗仅提供 2 年的有效保护[124]。

圣地亚哥进行的现场试验中,3 剂 Ty21a 菌悬液 3 年的保护效力为 77%,第 4、第 5 年的保护效力为 79%(5 年随访的保护效力为 78%)[147]。

非肠道纯化 Vi 多糖-破伤风类毒素结合疫苗

关于在印度获得许可的 Vi-TT 结合物有效期的唯一数据是对 PedaTyph 功效的 1 年疗效评估,该评估显示在短期随访期间 905 名接种者中没有病例。因此,没有关于这两种许可的 Vi 结合疫苗赋予的功效持续时间的数据。对越南学龄前儿童进行原型 Vi-rEPA 结合物疗效的现场试验,在 46 个月随访期间(包括 27 个月的主动家访和 19 个月的被动健康中心监测)提供了 89% 疗效评估。

疫苗诱发的免疫与天然免疫的比较

几个不同来源的研究数据提示,致病性伤寒沙门菌临床感染后所产生的免疫力是相对的,且可被压制。Marmion 及其同事[364] 以及其他人报道,在数月内经历 2 次不同伤寒的士兵仍会患伤寒。Hornick 等[56] 和 DuPont 等[179] 进行的志愿者试验报道了 2 个相关的观察结果:其一,摄入大感染剂量时,对伤寒的免疫力是相对的,可被压制;其二,伤寒临床感染后的保护效果仅为 33%。也就是说,22 名已经从伤寒沙门菌感染后康复的志愿者中,有 5 人(23%)在再次接触致病菌时仍会患上伤寒,而 34 名对照组志愿者中则有 11 人(32%)患病($P > 0.05$)。

根据这些观察结果,可以说与野生型伤寒沙门菌感染引发的天然免疫相比,Vi 多糖疫苗、Ty21a 疫苗以及不再使用的非肠道全菌体灭活疫苗刺激产生了相当可靠的免疫力。假设最近获得许可的 Vi-TT 结合物具有与 Vi-rEPA 相似的保护水平和持续时间,Vi 结合疫苗可能也是如此。毋庸置疑的是,在流行地区多数个体经历过多次亚临床伤寒沙门菌感染,每次感染均可进一步加强免疫;有明显症状的人群只是所有感染人群中的一小部分。

暴露后预防和治疗性免疫

伤寒疫苗不能用于暴露后的预防,这是因为人体摄入大量细菌后的潜伏期一般少于 1 周,摄入后细菌会快速(24 小时以内)到达它们在细胞内的位置。因此,在暴露之后,接种目前已批准的疫苗来不及产生有效免疫应答。也有些非正式报道称,胆囊的慢性带菌者通过疫苗免疫未能阻断其慢性携带状态。

不良反应

非肠道全菌体灭活疫苗

常见不良反应。 尽管非肠道全菌体灭活疫苗可提供中度至良好的保护效果，但是其使用时带来的全身及局部的高不良反应率使它不能成为令人满意的公共卫生工具[165,347,348,365-367]。

罕见不良反应。 罕见的较严重反应归咎于非肠道伤寒全菌体灭活疫苗接种。这些反应包括：血小板减少性紫癜[368,369]、急性肾病[370-374]、皮肌炎[375]、阑尾炎[376]、结节性红斑[377]、多发性硬化[378]及高热、严重不适和毒血症综合征[366,367]，并且有时伴有凝血病、血小板减少、肝炎、肾功能不全[379]。罕见地，非肠道全菌体灭活疫苗接种后出现猝死[379]。在上述罕见的严重不良反应中，高热、毒血症综合征以及猝死有其生物学可能性，这是基于有些个体对非肠道伤寒沙门菌全菌体疫苗的内毒素应答异常强烈，导致细胞因子释放引起一系列反应，最终导致休克，并可能死亡。

非肠道纯化 Vi 多糖疫苗

高纯度 Vi 多糖疫苗有良好的耐受性[213,227-229,241,272,380]。但疫苗中即使仅含 5% 的 LPS 杂质，也可在一部分接种者中引起全身性不良反应，此结果强调了生产高度纯化 Vi 多糖疫苗的重要性[229]。在美国成人中进行的Ⅱ期对照临床试验中，包括疼痛和压痛在内的局部反应是最常见的不良反应[229,241]。现场试验中进行的被动监测也显示，Vi 多糖疫苗与试验中用作对照组的其他批准的（脑膜炎球菌和肺炎球菌）多糖疫苗一样，具有良好的耐受性[122,123]。

在比利时的一项试验中，在成人中随机接种了 Typhim Vi 多糖疫苗和 3 个批次的 Typherix 疫苗中的一批[264]，比较了疫苗的全身和局部反应原性。此试验不是双盲实验。两种疫苗的接种者均无高热（≥39℃）；0% 的 Typhim Vi 多糖疫苗接种者以及 2% 的 Typherix 疫苗接种者报告有低热（<39℃）。100 名 Typhim Vi 多糖疫苗接种者中报告有局部红斑、酸痛、肿胀的比例（分别为 21%、33% 和 17%）明显高于 300 名接种各批次 Typherix 者的比例（分别为 3%、8% 和 2%）。

美国 CDC 和美国 FDA 的疫苗不良事件报告系统（Vaccine Adverse Event Reporting System，VAERS）报告了自 1994 年（批准上市时间）到 2002 年 6 月间 Vi 多糖疫苗的上市后监测结果[381]。单独接种或与其他疫苗联合接种 Vi 多糖疫苗的个体中总共报告有 321 起不良事件。总报告率为 4.5 次不良反应/10 万剂 Vi 多糖疫苗，其中严重不良事件报告率为 0.34/10 万剂。意外的常见报告不良事件的症状还包括头晕和瘙痒。

口服减毒活疫苗 Ty21a

Ty21a 提供了重要的保护，并且看起来相当安全[121,149,245,279,280,382]。三项利用主动监测方法来评估 Ty21a 在成人和儿童中反应原性的双盲、安慰剂对照研究的结果见表 61.14。评估成人和儿童中 Ty21a 反应性的监测方法见表 61.14。疫苗接种组中的不良反应率在任何症状或体征上均没有显著高于安慰剂组。

表 61.14 三剂肠溶胶囊或缓冲液菌悬液剂型 Ty21a 疫苗的随机、安慰剂对照双盲临床试验，以评估疫苗在成人、学龄儿童和学龄前儿童中的反应原性

不良反应[a]	智利成人		智利 6~7 岁儿童		印度尼西亚所有年龄段人群			
	肠溶疫苗 (n=385)	肠溶安慰剂 (n=367)	肠溶疫苗 (n=172)	肠溶安慰剂 (n=172)	肠溶疫苗 (n=311)	肠溶安慰剂 (n=291)	菌悬液疫苗 (n=333)	菌悬液安慰剂 (n=255)
腹泻	1.8[b]	1.1	1.2	9.9	3.9	3.1	3.8	5.5
呕吐	0.5	0.3	2.3	11.0	1.0	1.7	1.5	0.8
发热	0.3	0.5	0.6	0.6	4.8	1.7	4.8	3.5
皮疹	0.5	0.5	ND	ND	1.0	0.3	1.2	0.4

[a] 在这些临床试验中，疫苗组的不良反应发生率与安慰剂组相比，并无明显升高。所有试验均利用主动监测手段来确定不良反应。
[b] 有反应的接种者在整个人群中的比例。
ND：未检测

资料来源：LEVINE MM, BLACK RE, FERRECCIO C, et al. The efficacy of attenuated Salmonella typhi oral vaccine strain Ty2 evaluated in controlled field trials. In: Holmgren J, Lindberg A, Molly R, eds. Development of Vaccines and Drugs against Diarrhea. Lund, Sweden: Studentlitteratur, 1986:90-101; BLACK RE, LEVINE MM, YOUNG C, et al. Immunogenicity of Ty21a attenuated Salmonella typhi given with sodium bicarbonate or in enteric-coated capsules. Dev Biol Stand, 1983, 53:9-14; SIMANJUNTAK C, PALEOLOGO F, PUNJABI N, et al. Oral immunisation against typhoid fever in Indonesia with Ty21a vaccine. Lancet, 1991, 338:1055-1059.

涉及智利大约 550 000 名学龄儿童、埃及 32 000 名学龄儿童以及印度尼西亚大约 20 000 名年龄段在 3 岁到成年之间的接种者的 Ty21a 大规模现场试验中，被动监测均未发现疫苗相关的不良事件[121,124,218,230,245,383]。

VAERS 系统报告了 Ty21a 疫苗从 1990 年（1989 年 12 月批准上市后不久）到 2002 年 6 月间上市后监测的结果[381]。18~65 岁年龄段个体中，共报告与单独接种 Ty21a 疫苗或与其他疫苗联合接种有关的 345 次不良事件。全部发生率为 9.7/10 万剂 Ty21a 疫苗，其中严重不良事件为 0.59/10 万剂。意外的常见报告症状包括疲劳和肌痛[381]。有一篇文献报道，两例反应性关节炎可能与 Ty21 疫苗接种有关[384]，而且有趣的是，这两人都是 HLA B27 阴性者。

非肠道纯化 Vi 多糖 - 破伤风类毒素结合疫苗

除了一个印度结合疫苗的一次小型许可后临床外，试验确定 Vi 结合疫苗安全性的大多数数据来自于许可前临床试验[153,205,206,242,326,331,332]。两种许可的 Vi-TT 结合物和临床开发中的各种其他结合物的综合经验表明，它们与儿童和成人中的其他结合疫苗一样具有良好的耐受性。

适应证

疫苗适用于以下人群：
- 那些去已知或估计会有伤寒流行的发展中地区的旅行者；
- 军事人员（旅行者中的一类特殊群体）；
- 伤寒流行地区尤其是多重抗生素耐药株流行区的学龄儿童；
- 流行病学数据表明有显著疾病负担的学龄前儿童（例如南亚的一些城市贫民窟）；
- 使用伤寒沙门菌的临床微生物实验室或研究实验室中的微生物技术人员。

表 61.15 总结了针对不同年龄组以及针对口服 Ty21a 疫苗、非肠道 Vi 多糖疫苗和加热灭活苯酚防腐全菌体疫苗的免疫接种程序和剂量[148,385]。

伤寒疫苗一般不应在饮用水和污水系统可能受到洪水、地震或其他自然灾害导致的结构性破坏之后使用[386,387]。与其使用疫苗，不如直接修复受污染的水源。因为修复水源可以在大规模接种完成并出现保护效果之前就完工。然而，也有些情况下伤寒疫苗可用作其他控制手段的有力帮手。例如，当伤寒流行

表 61.15　伤寒 Ty21a、Vi 多糖和 Vi 多糖结合疫苗的免疫接种程序

疫苗	剂型	途径	年龄	剂数	两剂间隔时间	加强免疫的间隔时间
Ty21a						
初次	肠溶胶囊	口服	≥6 岁	3 或 4[a]	2 天	5 年
	重溶菌悬液[b]	口服	≥2 岁	3	2 天	5 年
加强	肠溶胶囊	口服	≥6 岁	3 或 4	2 天	5 年
	重溶菌悬液[b]	口服	≥6 岁	3	2 天	5 年
Vi 多糖						
初次	液体	肌内注射(0.5ml)	≥2 岁	1	—	3 年
加强	液体	肌内注射(0.5ml)	≥2 岁	1	—	3 年
Vi 多糖结合[c]						
初次	液体	肌内注射(0.5ml)	≥3 岁	1	—	3 年[d]
加强[d]	液体	肌内注射(0.5ml)	≥3 岁	1	—	—
初次	液体	肌内注射(0.5ml)	9~12 月龄[e]	1	—	
加强	液体	肌内注射(0.5ml)	24~36 月龄	1	—	3 年

[a] 美国和加拿大为 4 剂；其他国家为 3 剂。
[b] 菌悬液剂型仅在几个国家批准上市，但目前没有商用。
[c] 表中给出的信息适用于 Bharat 国际生物技术公司 Vi-TT 结合物(Typbar-TCV)，因为这是目前唯一获得许可的 Vi 结合疫苗(印度)，并建议将其用于免疫咨询委员会（印度儿科学会疫苗和免疫实践咨询委员会）。
[d] 仅有有限的临床和免疫原性数据来支持生产商提出的初次和加强免疫程序。
[e] Typbar-TCV 已被许可作为单剂量给予 6 个月大的婴儿。然而，印度儿科学会疫苗和免疫接种实践咨询委员会目前建议对 9~12 个月婴儿使用 Typbar-TCV，在婴儿首次接种麻疹 - 腮腺炎 - 风疹(MMR)疫苗前 1 个月或 1 个月后并且在 24 至 35 个月之间给予第二剂 Vi 结合疫苗[152]。如果数据可用，表明 Typbar-TCV 不会干扰 MMR 疫苗免疫反应的程度，反之亦然，预计将来 Typbar-TCV 将被批准与 MMR1 同时使用。

国家的某个地区发生大规模动乱时,强大的经济和政治阻力很有可能阻碍供应水质量和卫生设施的及时改善,此时选择性地在高危人群中接种疫苗可能会更有意义[388,389]。

有些人认为接种第1剂非肠道全菌体灭活疫苗后大约10天患伤寒的风险增加,这被称为接种后的阴性期[390-393]。但Vi、Ty21a或Vi结合疫苗未发现有此现象。

禁忌证

除了对疫苗组分有超敏反应外,免疫接种非肠道Vi多糖疫苗是无禁忌证的。因为重复使用脑膜炎球菌多糖[267,268]和肺炎球菌多糖[269,270]疫苗出现了低应答,人们对在近几年内多次接种Vi多糖免疫后再次免疫会有一种理论上的担心。尚无有力的数据表明用Vi多糖疫苗重复免疫后频繁出现低应答,抑或如果出现,将导致临床后果[226,241,271,272]。因此,几年前的多次Vi多糖疫苗接种史并不是再次使用这种疫苗的禁忌证。

尽管尚无孕妇和胎儿发生不良反应的报告,但一般情况下孕妇不宜接种Ty21a疫苗。同样,在已知细胞介导免疫功能低下的人群中接种Ty21a时应采取谨慎态度。然而,Ty21a疫苗对免疫损害接种者的家庭接触者并无危险,因为从未在任何接种了目前在用的$2 \times 10^9 \sim 6 \times 10^9$CFU/剂疫苗的接种者的排泄物中检测出Ty21a。

如果免疫损害的个体,包括人类免疫缺陷病毒(HIV)感染者,必须去流行地区旅行,则应接种Vi多糖疫苗[394]。对秘鲁艾滋病毒感染者的一项研究表明他们患上伤寒的风险大大增加,而在坦桑尼亚,HIV阳性似乎对伤寒有保护作用[395]。

Ty21a不宜对正在使用抗生素的个体进行接种。一些抗疟药,尤其是甲氟喹,在体外有抗Ty21a活性[233,396,397]。在临床试验中,免疫接种Ty21a后,同时服用氯喹、甲氟喹或者氯喹加乙胺嘧啶-磺胺多辛不会明显抑制抗O IgG抗体应答[282,398],但是同时使用氯胍却会引起抑制[282]。基于这些数据,有人建议Ty21a不能和氯胍同时使用。然而,一项随机、双盲、安慰剂对照临床试验显示,儿童(4~16岁)给予一共3剂液体剂型的Ty21a后,每日服用Malarone®(阿托伐醌加氯胍)持续12周不会降低血清抗伤寒沙门菌O IgG抗体应答。值得注意的是,第1剂Ty21a是和1剂CVD 103-HgR口服霍乱活疫苗同时服用的[399]。Ty21a可以与氯喹一起服用,但是在服用甲氟喹时,应在服用后等待8~24小时才能免疫接种Ty21a。

公共卫生

疫苗接种的流行病学结果

由于非肠道全菌体灭活疫苗存在反应原性,伤寒流行地区的公共卫生规划中已经很少系统使用。唯一的特例是泰国,在20世纪80年代学校免疫接种计划中使用了非肠道加热灭活苯酚防腐疫苗来控制伤寒流行。在一篇回顾性综述表明,泰国的控制计划是非常成功的[400]。

由于口服减毒活疫苗Ty21a或非肠道Vi多糖疫苗罕有频繁或严重不良反应,故十分适用于公共卫生的学校免疫接种计划。在一项大规模有效性试验中,使用Ty21a肠溶胶囊疫苗对智利圣地亚哥的216 692名学龄儿童进行了免疫接种,证实此疫苗在校园内大规模使用时非常实用[150]。同样,在中国南方进行了目标人口为118 000人的大规模非肠道Vi多糖疫苗接种,证明了其在应用实施方面的可行性和适用性。当然,需要特别注意注射安全问题[151]。在印度尼西亚北雅加达[401]和越南顺化[402]也进行了以校园为基础的Vi多糖疫苗大规模使用项目。这些项目证明了通过校园免疫计划接种Vi多糖疫苗的可行性、安全性和实用性。

在印度加尔各答的城市贫民区内进行了一项针对Vi多糖疫苗有效性的上市后大规模分层随机试验[127]。试验中观察到两个新的现象。首先,接受Vi多糖疫苗免疫组的伤寒发病率(12 206例观察者中有16例;0.19/10万观察每位劳动者工作日)显著低于未接受Vi多糖免疫的甲型肝炎疫苗免疫组(12 877例观察者中有31例;0.35/10万观察每位劳动者工作日)[127],这是疫苗有显著性间接保护的证据,转换成间接保护效率是45%(95% CI,1%-70%;$P=0.04$)。其次一个值得注意的结果是,加尔各答的试验显示在2~5岁学龄前儿童中Vi疫苗的效率(82%;95% CI,58%-92%)要高于5~15岁年龄段儿童(59%;95% CI,18%-78%)或者大于15岁的少年(48%;95% CI,44%-81%)[127]。这是不常见的,因为在其他伤寒疫苗(如非肠道菌体灭活疫苗、口服Ty21a疫苗)和早期的Vi多糖疫苗试验中,疫苗对幼儿的保护水平总是低于年长儿童[218,349,403]。实际上,与此次加尔各答的试验结果相反,另一次在巴基斯坦卡拉奇贫困的棚户区的2~16岁人群中进行的分层随机上市后有效性试验(与加尔各答使用同样的Typherix Vi多糖疫苗)发现,Vi多糖疫苗不能保护对5岁以下学龄前儿童,但对较大儿童具有显著的保护作用[128]。卡拉奇的有效性试验中,也没有观察到间接保护的证据[128]。间接保护结果的分歧可能是由于加尔各答和卡拉奇免疫覆盖水平存在差异,且卡拉奇试验中包含了成人。但是,至于为何在加尔各答试验中学龄前儿童出现不寻常的高保护水平而在卡拉奇试验中却没有出现这种情况,还没有清楚的解释。

在智利圣地亚哥的大规模现场试验中,有流行病学证据显示Ty21a产生一种群体免疫效应[149]。在圣地亚哥的现场试验中,随着后续其他区进行的另外三次现场试验陆续开始,Norte区进行的第一次Ty21a现场试验中的安慰剂组儿童的伤寒发病率也逐渐下降[149]。此类人群的发病率比进行现场试验的3年前的平均发病率降低了大约70%。这些数据提示,即使单剂口服伤寒活疫苗只有大约60%~70%的效率,但系统应用也可明显降低此疾病在流行地区的发病率。

表61.16总结了近年来可用的两种伤寒疫苗的显著特征:口服Ty21a和肠外Vi多糖,以及获得许可的两个ViTT结合物。一项报告显示,905名儿童接种了两剂PedaTyph和860名未接种疫苗的对照者,他们被积极随访1年,为印度Vi-TT结合物提供了第一个疗效数据[206a]。预计对Typbar-TCV以及其他(未来许可的)Vi结合物的有计划的许可后评估将产生更多有效性数据。

疾病控制策略

由于在大多数流行地区有临床症状的伤寒发病高峰年龄段为5~19岁的学龄儿童(基于卫生机构的被动监测,即只监测需要就医的严重病例),这是一类易感人群,因此理论上应该可以设计控制规划,将有良好耐受性的Ty21a或Vi多糖疫苗纳入学校免疫接种[148,149]。现场试验已经明确证实,Ty21a和Vi多糖疫苗均可提供持续数年的中度水平保护。此外,Ty21a和Vi多糖疫苗的现场试验均支持此方法在实施保障上的可行性[150,151,401,402]。Ferreccio等[150]报道了学校免疫接种的适用性,他们在216 692名学龄儿童中进行了有效性试验,比较2剂、3剂和4剂(所有剂量均在8天以内接种)Ty21a的效果。Levine等[149]观察到在圣地亚哥,随着伤寒疫苗在其他城区的大规模使用,在一些地域分离的地区群体免疫效应非常明显。他们的观察结果进一步支持了伤寒疫苗的计划性应用。类似的试验结果也证实了Vi多糖疫苗学校免疫的可行性[401,402],Vi多糖疫苗在未免疫的接触者中能够提供间接保护的证据也有记载[127]。另有报道,中国广西面临伤寒流行时一项在441名学生中进行的校园免疫接种计划的疫苗有效率为71%(尽管其可信区间比较宽)[216]。

遗憾的是,除了少数例外,迄今为止流行地区的公共卫生部门对Ty21a或Vi多糖疫苗的校园免疫接种计划并不热心。卫生部门拒绝进行Ty21a或Vi多糖疫苗校园免疫接种的一个原因是担心这样一个项目需要动用扩大免疫规划(EPI)的有限资源,而EPI在发展中国家主要针对12月龄以下的婴儿。这种担

表61.16 口服Ty21a活疫苗和非肠道Vi多糖疫苗的特征比较

特征	Ty21a		Vi	Vi Conjugate[a]
剂型	肠溶胶囊	菌悬液[b]	液体	液体
疫苗类型	活菌	活菌	亚单位	亚单位
接种途径	口服	口服	非肠道	非肠道
接种程序	3或4剂[c]	3剂[c]	1剂	1或2剂
需要冷链	是	是	是	是
耐受性好	是	是	是	是
效率范围	35%~67%	55%~96%	64%~72%	89%~100%
效力持续时间	7年以上62%	5年以上78%	3年55%	46月龄89%
群体免疫效应	是	是	是	?
是否会影响血清Vi抗体在检测慢性伤寒携带者的筛选试验时的使用	否	否	是	是

[a] 本表中给出的关于给药途径、免疫接种时间表和临床耐受性的信息适用于Bharat国际生物技术公司Vi-TT结合物(Typbar-TCV),因为这是目前唯一获得许可的Vi结合疫苗(印度)并已向免疫咨询委员会提出使用建议(印度儿科学会疫苗和免疫实践咨询委员会)[152]。有关疗效水平和持续时间的信息是基于Vi-rEPA现场试验的许可前数据[125,126]和PedaTyph(限定为1年的随访)的术后疗效评价[206a]。

[b] 冻干疫苗同缓冲液一起加入100ml水中配成疫苗菌悬液。

[c] 隔天接种(间隔48小时)。

心是有根据的，因为在许多发展中国家 EPI 基础设施薄弱且缺乏专业人员。因此，作为一种替代性策略，一些国家的卫生部门表示对伤寒疫苗纳入婴儿的 EPI 计划感兴趣。此策略使伤寒防治工作的开展无需动用传统的以婴儿为目标人群的 EPI 资源。然而，目前尚无数据证明将 Ty21a 或 Vi 多糖疫苗用于婴儿后，其引起的免疫力是否可持续保护数年直至儿童达到高危的学龄年龄段。商品化的 Ty21a 液体疫苗经证明在幼儿和 2~5 岁学龄前儿童中具有免疫原性[279,280]，但此剂型尚未在 12 月龄以下婴儿中进行过试验，目前尚未上市。不推荐给婴儿使用未结合的 Vi 多糖疫苗[213]。如果流行地区的卫生部门期望将对婴儿有免疫原性和保护作用的伤寒疫苗纳入 EPI，这些疫苗正在获得 Vi 结合物的批准并上市（已经在印度上市的 Typbar-TCV 和 PedaTyph，印度儿科学会已经针对 Typbar-TCV 的儿科目标人群提出了具体建议）。在未来的几年内，临床试验中改良的口服减毒活疫苗可能很快就会获得批准并上市，它们有望像 Ty21a 一样具有长期保护作用。

成本-效益

已有数项研究关注了使用伤寒免疫接种作为控制流行病手段的成本-效益、成本-效果和其他卫生经济评估[111,146,404-407]。这类分析根据背景不同，结果也非常不同。Ferreccio 等[146]的数据提示，一般情况下促使分析结果有利于成本-效果的两个最重要的因素是疾病负担（发病率）以及疫苗提供保护作用的持续时间。

根除或消除

虽然慢性携带者是伤寒沙门菌的感染源，但维持伤寒的高发病率也需要有伤寒沙门菌向易感人群大量传播的条件。通常情况下，这包括大量人群饮用受到排泄物污染的水源。19 世纪晚期和 20 世纪早期已在欧洲和美国证实，即使尚有大量慢性携带者持续存在，治理市政供水系统也可使伤寒发病率大幅下降。经过 10~20 年的治理，这个方法已经使伤寒在许多地区接近绝迹[158]。

尚不清楚计划性使用 Ty21a 或 Vi 结合疫苗能否像水和卫生设施的改善一样达到基本消除伤寒这一公共卫生问题。具有相对短期保护作用的非结合 Vi 疫苗和需要三次间隔剂量的 Ty21a 不太可能成为这场消除伤寒运动的关键。另一方面，Vi 多糖结合疫苗和一些可单剂口服的减毒株更有望达成这一目标。如果这些未来疫苗有良好的耐受性，在婴儿中有高免疫原性[332]，并能提供长期高水平保护，那么它们就可作为伤寒控制规划的基础。在特定人群中，如果能达到高的接种率，这种积极的控制规划或许能基本消除伤寒，因为剩余的慢性伤寒携带者最终会死亡，很少有新的慢性携带者会取代它们。

伤寒在世界范围内被消灭在流行病学上是可行的。这需要多方面结合起来，包括治理供水系统和卫生设施来减少传播、系统筛检慢性伤寒携带者、对携带者进行治疗以消除传染源、计划性使用有良好耐受性的可提供长期保护的高效伤寒疫苗。然而，全球范围内其他更急需优先考虑的问题和消灭伤寒所需的巨大成本使其仍处于理论上的水平。尽管在世界上一些伤寒大流行地区伤寒已被消除，临床症状与伤寒难以区分的甲型副伤寒沙门菌引起的甲型副伤寒的地方流行并不受 Vi 多糖结合疫苗或伤寒沙门菌活疫苗的影响。

最近获得许可的和未来的疫苗

由于纯化的 Vi 多糖是 T 淋巴细胞非依赖性抗原，接种额外剂量的 Vi 多糖疫苗不易增强血清抗体应答[241]。而将 Vi 多糖连接到载体蛋白（比如破伤风或白喉类毒素、霍乱毒素、霍乱毒素 B 亚单位或重组铜绿假单胞菌外毒素 A）后，它就成了 T 淋巴细胞依赖性抗原[42,265,408,409]。在动物模型中，Vi 多糖结合疫苗接种之后可明显增加血清 Vi 抗体滴度[42,265,408,409]。在越南的成人、学龄儿童和学龄前儿童中进行的临床试验比较了用两种结合方法制备的两种剂型的 Vi-外毒素 A 结合物的免疫原性。用已二酸二酰肼处理载体蛋白，并在 1-乙基-3-（3-二甲基氨基丙基）碳二亚胺存在下偶联 Vi 多糖制备得到结合物，激发的血清 Vi-IgG 抗体滴度明显高于另一种 Vi 多糖结合物（也比单独的 Vi 多糖高），还具有良好的耐受性。这种更优质的结合物注射单剂次（含 24μg Vi 和 21.5μg 外毒素 A）后在所有年龄段均诱导很高的血清阳转率，但是几何平均滴度从成人到幼儿逐渐降低。6 周后接种第 2 剂的接种组中，Vi-IgG 抗体滴度有明显的增强。

Szu 及其同事[265,326]进行了逐步改良，研发出一种优化的 Vi 多糖结合疫苗。这是一种结合有重组铜绿假单胞菌外毒素 A 的 Vi 多糖（Vi-rEPA），最终成为临床试验的候选药物。此结合物的安全性和免疫原性经证实后[326]，又在越南 2~5 岁儿童中进行了大规模随机对照现场试验以评估其经两剂（间隔 6 周）免疫程序的效力[125]。在评估其有效性的Ⅲ期临床现场试验中使用的结合物为单剂 0.5ml,含 22.5μg Vi 和 22μg rEPA[125]。

在越南开展的现场试验中,总计 5 525 名儿童接种了 2 剂 Vi 多糖结合疫苗,5 566 名儿童接种了安慰剂。经 27 个月的随访,通过每周随访儿童、询问病史以及记录腋下体温的方法实施主动监测来发现伤寒病例。接种者体温达到 37.5℃ 或更高且持续至少 3 天时则被送至卫生中心,抽取 5ml 血液进行细菌学培养。疫苗组的 5 525 名接种者中,有 4 人被诊断为伤寒;而对照组 5 566 接种者中有 47 人,显示疫苗效率为 91.5%(95% CI,77.1%-96.6%)(表 61.17)[125]。在 2~5 岁年龄组中,疫苗效力并不随年龄而变化,同时到第 2 年监测时效力不出现下降。

主动监测停止以后,又借助被动监测的方式追加了 19 个月的随访。在这 19 个月期间,去医院就诊的人群中疫苗组检出 3 例确诊的伤寒病例,安慰剂组检出 17 例(疫苗效率 82.4%;95% CI,22.3%-99.1%)。整个 46 个月的观察(27 个月主动监测及 19 个月被动监测),疫苗总效率是 89.0%(95% CI,76.0%-96.9%)(表 61.17)[125,126]。

随后,原型 Vi-rEPA 结合疫苗已经在越南婴儿中按 EPI 程序免疫(在 2 个月、4 个月和 6 个月时用 3 个剂量进行初次免疫,然后在 12 个月时进行加强剂量),证实其有令人满意的免疫原性,并没有与其他 EPI 疫苗产生相互干扰[322]。

除了在印度注册的两种 Vi 结合物(TyparTCV 和 PedaTyph)和 Vi-rEPA,临床开发中的 Vi 结合疫苗还包括一种由 BioE(印度海得拉巴)生产的 Vi-CRM$_{197}$ 结合疫苗[327,410]。其他亚洲制造商正在开发白喉类毒素结合疫苗,计划在 2017 年和 2018 年进行临床试验。

新型重组伤寒沙门菌株口服活疫苗

许多研究者应用重组 DNA 技术制造新的伤寒沙门菌候选疫苗株,以期达到和 Ty21a 一样的良好耐受性,但是免疫原性比 Ty21a 更强,这样单剂就能产生保护性免疫。人们为达此目标,已经通过灭活多个基因制备了一些候选减毒疫苗,这些基因包括编码生物化学通路[194,196,197,411]、整体调控系统[199,412]、应激蛋白[413]、其他调控基因[414,415],以及可能编码毒力特征的基因[411]。

根据已完成的Ⅰ和Ⅱ期临床试验的结果,这些菌株中有 3 个为活疫苗候选株,其作为口服活疫苗或者活载体正处于临床研究的不同阶段。这些疫苗株的研发状态概述如下。

△*aroC*、△*ssaV* M01ZH09 菌株。SsaV 蛋白是肠道沙门菌Ⅲ型分泌系统的一部分,在细菌毒力中起重要作用,包括影响全身性侵袭(在小鼠模型中)和

表 61.17 越南进行的随机双盲对照现场试验中非肠道 Vi 结合疫苗或安慰剂接种儿童[a]中的伤寒病例

	Vi-rEPA 结合物	安慰剂	疫苗效率(95% CI)	P 值
27 个月主动监测				
两剂接种者	5 525	5 566		
伤寒病例数[b]	4	47	91.5%(77.1%-96.6%)	<0.001
病例数/千儿童$^{-1}$	0.72	8.44		
所有儿童(1 或 2 剂)	5 991	6 017		
伤寒病例数	5	56	91.1%(78.6%-96.5%)	<0.001
19 个月被动监测				
伤寒病例数[c]	3	17	82.4%(22.3%-99.1%)	<0.001
病例数/千儿童$^{-1}$	0.50	3.05		
总共 46 个月的随访(27 个月主动监测加 19 个月的被动监测)				
伤寒病例数[c]	8	73	89.0%(76.0%-96.9%)	<0.001
病例数/千儿童$^{-1}$	1.45	13.1		

[a] 接种时儿童年龄为 2、3、4 或 5 岁,并在此之后监测了 27 个月。
[b] 完成治疗分析。
[c] 意向性治疗分析。

数据来源:LIN FYC, HO VA, KHIEM HB, et al. The efficacy of a Salmonella Typhi Vi conjugate vaccine in two-to five-year-old children. N Engl J Med, 2001, 344:1263-1269; MAI NL, PHAN VB, VO AH, et al. Persistent efficacy of Vi conjugate vaccine against typhoid fever in young children. N Engl J Med, 2003, 349:1390-1391.

在巨噬细胞中复制[411]。Hindle 等[411]报道了一种野生型菌株 Ty2 的 $\Delta aroC$、$\Delta ssaV$ 突变株 M01ZH09 的小规模 I 期临床试验的结果。在此试验中,疫苗耐受良好,排泄很少,免疫原性适中[411]。一项在美国成人中进行的 II 期剂量试验,比较了同时服用碳酸氢盐缓冲液和单剂 5×10^7、5×10^8 或 5×10^9 CFU 疫苗的反应原性和免疫原性(每个剂量的接种者 16 人,安慰剂组共有 12 人)[362]。两个大剂量组中的 5 名接种者有轻度发热。最大剂量组接种者的免疫应答最显著。另一项 II 期临床试验显示,单剂 5×10^9 CFU 无论单独服用还是在服用缓冲液(以中和胃酸)之后再服用均具有免疫原性[239]。在 187 名健康的美国成人中(免疫 150 人,安慰剂 37 人)评估了 5×10^9 CFU 和 1.7×10^{10} CFU 的单剂疫苗的临床接受性和免疫原性[416]。该疫苗有良好的耐受性和令人满意的免疫原性。在一次 5~14 岁的越南青少年中进行的随机对照 II 期临床试验中评价了 M01ZH09,101 人口服 5×10^9 CFU 的疫苗,50 人口服安慰剂[417]。该疫苗有良好的耐受性和免疫原性,血清学应答强度适中。

Darton 等[214]随机分配牛津大学的年轻成人接受单次口服剂量的 M01ZH09(n=33)或 1 剂安慰剂(n=33)或(开放标签)3 剂 Ty21a(n=33)。接种疫苗后 28 天,志愿者参加野生型伤寒沙门氏菌的实验挑战。在二级分析中,将每个发热(>38℃)随机组的病例数作为临床终点加血培养确认,M01ZH09 的疗效为 52%(95% CI,-25%-81%)和 Ty21a 为 80%(95% CI,16%-95%)。这种分析有两个原因。首先,案例的定义类似于 20 世纪 70 年代早期马里兰大学 Ty21a 的早期志愿者挑战研究(具有相同的 Quailes 挑战株),显示出 Ty21a 的疫苗效力为 87%。因此,该分析提供了不同的旧马里兰州和新的牛津挑战模型之间的"桥梁"。其次,将病例定义为同时具有临床疾病和血培养阳性的分析模拟了疫苗效能现场试验中可能发生的后续行动,其中血培养只能从患有发热性伤寒疾病的登记受试者中获得。该分析表明 M01ZH09 单剂量给药时保护不足,即使它证实了 3 剂量 Ty21a 方案的疗效。

$\Delta aroC$、$\Delta aroD$、$\Delta htrA$ CVD 908-htrA 菌株。Chatfield 等[413]观察到编码一种丝氨酸蛋白酶应激蛋白的基因 htrA 的失活可减弱野生型鼠伤寒沙门菌对小鼠的毒性,将其口服免疫小鼠后可保护小鼠抵抗致死剂量的野生型鼠伤寒沙门菌的攻击。基于这些观察结果,在 $\Delta aroC$、$\Delta aroD$ 的伤寒沙门菌株 CVD 908 中引入 htrA 缺失突变,得到进一步的衍生株 CVD 908-htrA。单剂 5×10^7~5×10^9 CFU 的 CVD 908-htrA 与亲本株 CVD 908[237]一样具有良好的耐受性;尽管 I 期临床试验中 22 名 CVD 908-htrA 接种者中有 2 人出现便溏[237],但 CVD 908 接种者中无人观察到轻度腹泻[200,236]。在 90%~100% 的疫苗接种者中,CVD 908-htrA 可刺激产生血清 O-IgG 抗体、肠源性 IgA 抗体 ASC,以及细胞介导的免疫应答明显升高。随后对 CVD 908-htrA 进行了 II 期临床试验,79 名接种者接种了 10^7 或 10^8 CFU 的冻干重溶疫苗[314,323],在此相对较大的试验中,疫苗也表现出良好的耐受性和免疫原性[314,323]。

CVD 909 菌株。如果口服活疫苗除了能像口服 Ty21a 活疫苗一样引起体液应答和细胞应答以外,还可刺激产生 Vi 抗体(类似于 Vi 多糖或 Vi 多糖结合疫苗),那么便可能提供更高水平的保护[149,252,255,285,299,307]。但令人失望的是,其他有希望的活疫苗菌株 CVD 908-htrA、Ty800 和 M01ZH09 在口服后尽管表达 Vi 多糖,但不能持续刺激产生血清 Vi 抗体或 Vi-IgA 的 ASC[237,323,360]。这种现象很正常,主要是由于急性伤寒病人中只有 20% 的人有血清 Vi 抗体[89,91]。反之,伤寒沙门菌的胆囊慢性带菌者则表现出典型的高滴度血清 Vi 抗体,这证实了伤寒沙门菌的感染可刺激产生血清 Vi 抗体[91]。外界信号(例如渗量等)可高度调控 Vi 多糖表达的事实在一定程度上解释了这一矛盾的结果[418]。此调控过程包括 2 个独立的双组分系统[414,418]。当伤寒沙门菌存在于某些胞外环境(如血液和胆汁)时,会发生 Vi 多糖表达以保护其免于补体介导的 O 抗体依赖的杀菌作用[40,67,418,419],但是当细菌到达巨噬细胞内的"避难所"时此调控作用就会关闭。据猜测,如果口服活疫苗的 Vi 表达可以是组成性的,以使其持续表达,那么这一作用可刺激口服免疫的接种者产生血清 IgG 和黏膜 Vi-IgA 抗体。伤寒沙门菌的 viaB 位点含 Vi 多糖合成、表面转运和锚定所必需的基因[420,421]。Wang 等[422]将 CVD 908-htrA viaB 位点中最上游的 tviA 基因的启动子替换为一个强的组成性启动子,得到可持续表达 Vi 多糖的菌株 CVD 909。I 期和 II 期临床试验显示 CVD 909 有良好的耐受性[273,423,424]。但令人失望的是,在摄入 CVD 909 以后只有极少数的接种者产生血清 Vi-IgG 抗体。相反,在口服免疫和血清调理吞噬抗体 1 周后,单剂口服 10^8 或 10^9 CFU 的接种者中有 75% 能在 PBMC 中检测到强烈的肠源性 O-IgA 的 ASC 应答[423,425]。单剂 CVD 909 口服免疫能够激发很强的 T 细胞介导免疫应答,包括 T 细胞到肠道的归巢应答[315,316]。CVD 909 还能刺激产生很强的记忆 B 细胞 IgA 应答[273]。

减毒重组伤寒沙门菌株用做活载体疫苗

减毒的伤寒沙门菌株可用作所谓的活载体来表达其他微生物的重要基因并将其呈递至宿主的免疫系统[426-428]。沙门菌属的菌株适合作为活载体的特征包括：①疫苗可通过黏膜（口或鼻）免疫接种；②沙门菌株引起广泛的免疫应答，包括血清抗体、黏膜sIgA抗体以及不同类型的细胞介导免疫应答；③最近几年已获得了大量沙门菌遗传操作的经验。已发表的携带外源性抗原作为活载体的新一代减毒伤寒沙门菌的临床试验并不多[429-432]。在动物模型中，伤寒沙门菌可用作DNA疫苗的黏膜呈递系统[433-435]。

甲型副伤寒疫苗。 多重耐药性甲型副伤寒沙门菌的出现成为南亚国家[132,133]和前往流行区的旅行者[134]中肠热症流行的重要原因，也推动了预防甲型副伤寒的疫苗的研究。

甲型副伤寒结合疫苗。 有几个公司和研究机构正在研发甲型副伤寒沙门菌O多糖结合载体蛋白的甲型副伤寒结合疫苗，所有载体蛋白有CRM_{197}（GSK全球卫生和生物研究所）、TT（Bharat生物技术国际公司）、白喉类毒素（国际疫苗研究所）和甲型副伤寒A鞭毛蛋白（H:a）亚基（马旦兰大学疫苗开发中心[CVD]）。这些结合物处于各种临床前阶段，将于2017年底和2018年进行临床试验。

作为活载体疫苗的减毒重组副伤寒沙门菌株。 已经研发出两株减毒的副伤寒沙门菌，$\Delta phoPQc$突变株MGN 10028[436]和$\Delta guaBA, clpX$突变株CVD 1902[437]。MGN 10028口服免疫后显示出免疫原性；而CVD 1902已经进行了Ⅰ期剂量递增的临床试验，发现其有较好的耐受和免疫原性，准备进入Ⅱ期临床试验。

（夏胜利 刘大卫）

本章相关参考资料可在"ExpertConsult.com"上查阅。

第62章 水痘疫苗

Anne A.Gershon、Mona Marin 和 Jane F.Seward

水痘-带状疱疹病毒(varicella-zoster virus,VZV)可引起水痘和带状疱疹(HZ)两种疾病。在温带地区未接种疫苗的40岁人群,VZV感染率接近100%。尽管部分人病情可能轻微,但流行病学研究显示,既往健康人群原发感染可致较高的发病率和部分死亡率。1974年,Takahashi开发了水痘减毒活疫苗(Oka株)[1],且于1986年在日本获得上市许可。1995年,美国批准水痘疫苗常规用于儿童。单价水痘疫苗已在全世界范围内获得上市许可且用于预防健康儿童、青少年和成人感染。预防麻疹、腮腺炎、风疹和水痘的联合疫苗于2005年在美国首次获得上市许可。随着对HZ发病机制认识的深入,一项大型临床试验已证实老年人可通过接种疫苗有效预防HZ及其主要并发症——疱疹后神经痛。除在韩国获得上市许可的水痘疫苗外,世界范围内所有VZV疫苗均基于Oka株;预防带状疱疹的活疫苗所含病毒量至少是水痘减毒活疫苗的14倍[2]。本章主要介绍水痘疫苗;第63章讨论带状疱疹疫苗。

前言

历史上,人们常常将水痘和天花混淆;1767年,Heberden从临床角度对二者进行了区分。在随后的大量研究中,研究员通过给志愿者接种水疱液或将其暴露于水痘或HZ患者来诱导志愿者患上水痘。结果显示,水痘是一种传染性疾病(1875年)[3],这两种疾病是由同一因子引起[4-6],且HZ是早期感染的病毒再激活的结果[7]。1952年,Weller和Stoddard采用细胞培养方式首次自水痘患者水疱液中分离出该病毒[8]。后来的研究显示,分离于水痘和HZ患者的病毒在形态学和血清学上完全一致,且将该病毒命名为VZV[9-11]。

分子研究显示,来自水痘和随后发生HZ受试者的病毒基因组限制性内切酶图谱[12]同接种疫苗后发生HZ个体的[13,14]完全一致,证明HZ是由潜伏VZV再激活所致。

临床特征

水痘

VZV通过空气途径传播[15-17]。尽管传播不如麻疹迅速,但仍具有高度传染性,水痘患者易感家庭接触者的继发感染率为61%~100%[18-21]。研究表明,尽管传播病毒的风险远低于水痘,HZ患者也能将VZV传播给易感者。一项家庭研究显示,暴露于HZ的15岁以下易感儿童中,71例中有16%发生了水痘,其风险比水痘低5倍[22]。在日托中心进行的一项小型研究发现,1例3岁HZ患儿将水痘传播给了该中心约30%的易感儿童[23]。

免疫功能正常的儿童及成人

典型的水痘患者出现全身性水疱疹,集中于头部和躯干,并伴有发热。虽然免疫功能正常个体也可能于发生皮疹前1或2天出现不适及发热,但这些症状与皮疹同时出现更为常见,这就是水痘与天花的主要区别(图62.1)[24-26]。皮疹分批出现;每一批皮疹通常在24小时内从斑点进展为丘疹、水疱、脓疱并最终结痂。新一批皮损于随后几天陆续发生,因而病程中可见处于不同愈合阶段的皮损。皮损伴有瘙痒并可结疤。

一些健康儿童患病时皮肤水疱的平均数量为250~500个[20,27]。发热程度越高,皮疹范围越大,患病时间一般为5~7天。皮疹呈中央分布,集中于躯干、头皮及面部。免疫功能正常的个体也可能出现水痘二次感染,但发生率未知[28-32]。一种假设是与未发生二次感染的个体相比,发生二次感染个体的VZV抗体亲和力较低[31]。另一种可能是,VZV通过免疫逃避暂时性地破坏了免疫系统[33-35]。也出现过VZV再感染的亚临床病例[36-38]。

有些健康儿童的水痘通常并不严重,但可出现多种少见的皮肤外表现或并发症[39],包括肺炎、脑炎、小脑性共济失调、关节炎、阑尾炎、肝炎、肾小球性肾

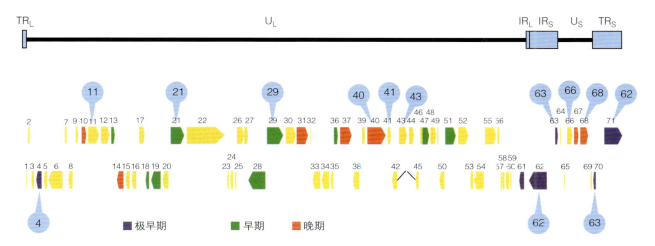

图62.1 在人三叉神经节中检测的水痘-带状疱疹病毒(VZV)转录子。含125 000个碱基对的VZV基因组由单一长片段(U_L)和单一短片段(U_S)组成,每个片段有各自的转置末端重复($TR_{L/S}$)和内部重复($IR_{L/S}$)。共有71个开放读码框架被标注在病毒基因组上。三个开放读码框架(ORFs)62、63和64分别位于IR_S内,ORFs 71、70和69分别位于TR_S内。疱疹病毒基因根据其感染后的转录时间和对新生蛋白质或VZV DNA合成的依赖程度可分为极早期、早期或晚期;然而,VZV基于与单纯疱疹病毒Ⅰ型的同源性分类。对人三叉神经节和背根神经节的多项分析已确定了位于整个病毒基因组中的VZV ORFs转录图谱(蓝气球)。(Courtesy Randall Cohrs, PhD.)

炎、心包炎以及睾丸炎[40-43]。儿童中最常见的并发症为皮肤的继发性细菌感染[40,42]。葡萄球菌或A族β-溶血性链球菌是常见病原体。水痘后继发的A族链球菌感染可能非常严重,甚至致命[44-47]。水痘后的严重A族链球菌感染的发病机制可能是多因素的,可能包括皮肤破损、链球菌的类型以及病毒对白细胞功能的短暂影响。

皮疹出现前直至皮疹出现后10天均可发生急性小脑性共济失调,通常情况下躯干的共济失调为唯一的神经系统症状。15岁以下水痘患儿的小脑性共济失调发生率约为1/4 000,预后通常良好[48]。荷兰的一项研究显示,5岁以下水痘患儿发生需要住院的小脑性共济失调风险为1/20 000[49]。与小脑性共济失调相比,水痘性脑炎在水痘患儿中是一种更为严重和少见(1/33 000~1/50 000)的并发症,预后更差[48,50]。与儿童相比,成人初次感染VZV时有更高的发病率及病死率[42,51-54]。

成年水痘患者发热温度更高、持续时间更长、皮疹通常更严重、皮损数量更多、痊愈所需的时间也更长[55,56]。成人水痘的体征、症状和前驱症状通常更严重[25]。

孕妇和新生儿

与其他成人相比,孕妇(尤其是妊娠最后3个月)水痘更为严重[57,58],其胎儿水痘发病率升高[57,59]。妊娠期水痘可损害胎儿的中枢神经系统,导致永久性皮肤瘢痕、肢体发育不全、脉络膜视网膜炎、小眼畸形、视神经萎缩、白内障、Horner综合征、失明、智力障碍、胎儿死亡以及婴儿HZ和死亡发生率升高。妊娠期水痘导致婴儿出现的这一系列问题,临床上诊断为先天性水痘综合征。肢体畸形与严重中枢神经系统损害之间高度相关[57]。各种研究显示,妊娠期水痘后的该综合征发生率为0.4%~2%。Harger及其同事观察到,347名于妊娠期罹患实验室确诊水痘病例的后代中,有0.4%罹患先天性水痘综合征[60]。据对106例妊娠期水痘妇女的前瞻性病例对照研究及结合其他已发表的前瞻性研究结果的荟萃分析结果估计,如果在妊娠的前三个月感染VZV,发生水痘胚胎病的风险为2%[61]。Enders及其同事对1 373名妊娠期水痘和366名妊娠期HZ妇女进行了前瞻性研究[59],结果显示,妊娠期水痘致胎儿罹患综合征的风险在妊娠第1~12周期间为0.4%,在第13~20周期间为2.0%。尽管在本研究中妊娠24周后的妊娠期水痘孕妇(有346例孕妇于妊娠25~36周患水痘)的胎儿,无1例发生先天性水痘综合征,但在妊娠晚期感染水痘的孕妇中仍然有发生先天畸形的个别病例,表现与先天性水痘综合征一致,最近的一例发生在妊娠第28周[62,63]。这些不同的比率可能没有显著性差异,但该罕见的综合征的确存在。

Enders及其同事对366名妇女开展了迄今为止最大的一项有关妊娠期HZ后果的前瞻性研究[59]。未见其后代患先天性水痘综合征的病例报告。虽然妊娠妇女患HZ后有罕见的胎儿畸形病例报告[64,65],但尚不清楚他们是否发生了先天性水痘综合征[63]。

即使妊娠妇女患HZ后其胎儿确实发生了先天性水痘综合征,也极为罕见[57]。胎儿期任何时间发生的VZV感染可导致宿主难以控制的潜伏性感染,并随后在婴儿期或儿童早期因VZV再激活而发生HZ[57,59,66,67]。

母亲于分娩前5天或分娩后2天内罹患水痘对于新生儿而言是最危险的[57]。因为母体尚未形成抗VZV抗体或抗体尚未通过胎盘,所以在分娩前后VZV可以感染婴儿。此外,由于婴儿的细胞免疫尚未成熟,特别是如果没有母源抗VZV抗体,则婴儿有发生重症水痘的风险。被感染的婴儿可发生出血性皮肤损伤以及原发水痘性肺炎。重症水痘通常可以通过预防性被动免疫接种和阿昔洛韦治疗避免[57,68-71]。育龄期妇女孕前接受疫苗接种是首选策略[72]。

免疫功能低下个体

发生在免疫缺陷患者的水痘会非常严重[73]。那些正在接受化疗、放疗(或两者兼有)、大剂量类固醇治疗(因器官移植、严重哮喘等任何原因)患者以及那些先天性细胞介导免疫缺陷患者发生重症水痘的风险最高。20世纪50年代初即观察到癌症治疗与重症水痘之间的相关性[74]。到1975年,发现30%的白血病患儿出现播散性水痘,死亡率为7%[75]。即便在抗病毒治疗时代,在病程早期给予治疗可改善预后[76],但是死亡继续发生。伴随着越来越多的儿童恶性疾病[75]、移植[77]和哮喘[78,79]的治愈,重症水痘变得尤为常见。尽管艾滋病患儿也可发生重症水痘,但其风险性不及白血病患儿[80]。

带状疱疹

在VZV原发感染期间,病毒通过病毒血症和感觉神经移行至感觉神经节。然后潜伏在背根和脑神经的神经元以及肠肌间神经元[81-86]。在晚年或免疫抑制期间,抗VZV细胞介导免疫功能减弱,便重新激活VZV导致HZ,通常为单侧分布、伴疼痛的水疱疹。与健康人相比,免疫功能低下者发生的HZ可能更严重且呈播散性。有关HZ的其他信息请参阅第63章。

病毒学

VZV属α疱疹病毒[73]。感染局限于人类及部分高等灵长类动物,仅有1个血清型。病毒颗粒由大约125 000个碱基对组成。已对病毒基因组进行测序[87]。线性基因组的相对分子质量为$(80 \pm 3) \times 10^6$Da,其内含有反向末端序列,从而形成2个主要异构DNA分子[88-90]。病毒颗粒为圆形或多边形,中心为双链DNA核心。核衣壳直径约100nm,由162个六边形壳粒组成,排列成二十面体[87]。核衣壳由皮层及来自部分细胞膜的包膜包绕。VZV颗粒直径为180~200nm。74个开放读码框架(ORFs)编码至少71种病毒基因产物(图62.1)。VZV DNA以级联方式合成,首先表达极早期(IE)基因或称α调节基因,随后表达编码调控蛋白和结构蛋白的早期(E)基因或称β基因,再后表达编码结构蛋白的晚期(L)基因或称γ基因。VZV DNA级联合成中断,特别是发生在IE阶段,可能导致无法合成具有感染性的病毒[91]。

在VZV中已检测到至少30种多肽,至少有9种糖基化产物[91]。已知的糖蛋白(gps)分别命名为B、C、E、H、I、K、L、M和N,与单纯疱疹病毒(HSV)的相对应。然而,在VZV中未发现与HSV的主要糖蛋白gD相对应的糖蛋白[87]。糖蛋白表达于病毒颗粒和被感染细胞表面;即可促进其他细胞感染,又是中和抗体的作用靶点[73]。gE是VZV的主要糖蛋白,是VZV表达最丰富的一种糖蛋白,并且具有高度的免疫原性。gE可与gI相连接且与gI一起作为被感染细胞上的Fc受体[92]。gE也可与病毒内的其他糖蛋白一起与甘露糖-6-磷酸受体结合,这些糖蛋白对于VZV感染是至关重要的。gE提供运输序列,介导病毒蛋白装配且在反面高尔基体内包被[93,94]。据认为gE及gI起"领航"糖蛋白的作用,将其他糖蛋白引导到细胞表面及反式高尔基网,在那里进行病毒颗粒最终包被[95-98]。甘露糖-6-磷酸受体是VZV糖蛋白的受体,其与VZV的相互作用在病毒进入和离开细胞中起着关键作用。gH在VZV的传播中发挥作用,针对它的单克隆抗体可以阻止传播[99,100]。胰岛素降解酶也是gE的受体,其对病毒的细胞间传播及传染性十分重要[101-103]。

从美国、加拿大和欧洲的6名个体分离到存在gE突变的新变异株VZV病毒[104-106]。这些病毒可能是逃逸突变体。该突变的生物学意义尚待确定。有人描述了一位免疫功能正常的15岁男孩,因感染该突变VZV而发生了致死性肝炎病例[107]。因为此为仅有的1例患者,且没有该突变的水痘也会导致死亡,因此这种突变病毒的潜在致病性仍然未知。除糖基化蛋白以外,VZV部分IE基因产物同样具有免疫原性[108]。由VZV ORF62编码的IE62蛋白与HSV 1的调节多肽ICP4密切相关。人们曾经认为该蛋白纯粹是一种非结构蛋白,就像ICP4之于HSV一样[109]。然而,现在已确定IE62蛋白是VZV皮层的主要成分[110],且具有高免疫原性[111]。IE62蛋白是

VZV 的初始反式激活蛋白。VZV 的其他调节蛋白分别由 ORF 4、10、61 及 63 编码[112-116]。据报道，在潜伏期，6 个基因在感觉神经节表达：即 IE 基因（ORF 4、62、63 和 66）和 E 基因（ORF 21、29），无 L 基因表达[91,117-124]。然而，对尸检获得的人类神经节标本的研究表明，可能存在某些基因表达，且潜伏不完全[125]。所列举的假阳性结果是 A 型血患者抗原交叉反应的结果[126]，神经黑色素可能被误认为是 VZV 蛋白的免疫证据[127]。然而，对接受手术的无症状患者的胃肠道神经元的研究并没有受到所有这些可能性的影响，并且揭示在人类肠神经节中发现了同样的 6 组 RNA 转录物[86,128]。因此，VZV 基因在潜伏期的表达仍然是一个悬而未决的问题。

潜伏的 VZV 只出现在神经元中[129-133]。细胞介导免疫功能受损患者的 HZ 发病率增高，与抑制 VZV 再激活受免疫控制的假设相一致[73]。啮齿动物模型有助于阐明 VZV 潜伏感染是如何维持的[121,134-136]。一种体外模型显示，潜伏于分离自豚鼠肌肠感觉神经节内的 VZV，经过处理可使 VZV 再激活[81,117,137,138]，与使用人胎背根神经节的模型相一致[85]。

在单层细胞中培养的 VZV 生长较慢，传染性差，上清液中缺乏感染性病毒颗粒。病毒直接从一个被感染的细胞传播至另一个未被感染的细胞。在已被感染个体中，VZV 也几乎完全是从细胞传播至细胞，因此细胞免疫对于宿主的防御反应是决定性的。为了在体外获得无细胞的 VZV，必须通过诸如超声处理等方法破坏细胞以人工释放感染性病毒颗粒[73]。VZV 的细胞相关特性往往妨碍了对该病毒的研究，并且无疑迟缓了疫苗的开发。

尽管 VZV 只有 1 种血清型，但不同的基因型已被鉴定出来[139-154]。迄今为止，已发现了 5 个主要的野生型 VZV 基因型（进化枝 1~5），另外 2 个推测的进化枝（6 和 7）有待全基因组测序后确认（图 62.2）[145,147,150,153]。尽管所有进化枝在其优势地区外均有低水平传播，但是 VZV 进化枝显示出独特的地理分布[141,146]。例如，进化枝 2 亚洲株已在美国和澳大利亚被确认[147,154]，而进化枝 5 非洲株已在英国被确认[148]。然而，仅有最常分离于温带地区的进化枝 1 和进化枝 3 株在欧洲多数国家和新西兰被发现过[144,147]。这可能反映了毒株分布的持续漂移，可能与移民和旅行方式有关。尽管进化枝 1 和进化枝 3 的分离株占主导地位（约占 80%），但全部 7 个进化枝

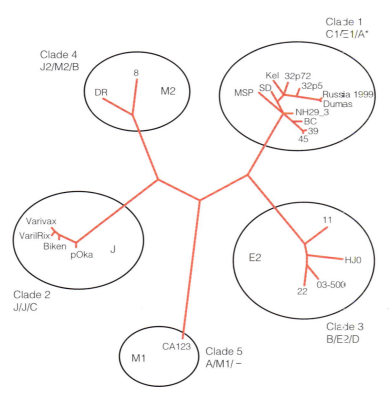

图 62.2　系统发生树显示 5 个主要 VZV 进化枝。
注：J：日本；E：欧洲；M：嵌合。
资料来源：LOPAREV VN, GONZALEZ A, DELEON-CARNES M, et al. Global identification of three major genotypes of varicella-zoster virus: longitudinal clustering and strategies for genotyping. J Virol, 2004, 78: 8349-8358.

都已在美国被观察到。在日本和中国最流行的基因型是进化枝 2 毒株[146,149]；Oka 疫苗衍生自进化枝 2 毒株，含有 10% 的野生型进化枝 2 毒株的基因组标记（在日本为 Pst 1 阴性）。携带此标记的罕见进化枝 2 野生株现已在美国、澳大利亚和中国被确认[142,147,154]。最近对 VZV 进行的全基因组序列分析显示，少量毒株特异性标记的存在可能有助于对 VZV 进化枝进行亚基因分型[150,152]。系统进化分析提示循环的基因型来自于有限的突变和毒株间的重组[151]。

与预防有关的发病机制

水痘是一种高度传染性疾病[155]。据推测病变皮肤水疱液中的病毒颗粒可经气溶胶传播造成传染[156,157]，也可能在较小范围内通过呼吸道分泌物传染[158]。有报告描述了在医院环境中可经空气的传播[15,16]。在患白血病的疫苗受种者中进行的有关疫苗型 VZV 传播的研究暗示，皮肤的皮损为传染性病毒的来源[157]。对于水痘患者而言，采用细胞培养的方式很容易从其皮肤疱疹液中分离出病毒，而从呼吸道分泌物中分离 VZV 则极为困难[159]。由于表皮表面缺乏甘露糖-6-磷酸受体，因此在皮肤水疱中可产生高浓度无细胞 VZV，这些来自于皮肤的病毒颗粒可能经雾化后传播给其他人[156]。采用聚合酶链反应（PCR）对呼吸道分泌物进行研究得到了不同的结果，且未能阐明 VZV 经呼吸道传播是否有意义[160,161]。在一项对 45 例水痘患者呼吸道分泌物进行的检测研究中发现，第 1 天 28 例患者（62%）、第 6 天 50% 患者、第 6 天以后 22% 患者的 VZV DNA 检测结果呈阳性[162]。在 54 例 HZ 患者的唾液样本中，VZV DNA 检出率为 100%[163]。PCR 阳性率的不同可能反映了引物的不同和呼吸道分泌物收集方法的差别。采用 PCR 检测到 VZV DNA，并不一定表示样本中存在具有感染性的病毒。长期存在于分泌物或灰尘中的 VZV DNA 与该病毒的适应性传播无关。

1981 年，Grose[164]基于 1948 年 Fenner 水痘发病机制的概述[165]，形成了水痘发病机制的概念。据认为，VZV 的侵袭部位为宿主的眼结膜或上呼吸道黏膜（包括扁桃体）。据推测，原发感染时 VZV 在局部淋巴结复制数天，导致轻度的原发性病毒血症并递送至内脏进一步增殖。随后出现明显的继发性病毒血症。在皮疹出现前 5 天至皮疹出现后 2 天的自然水痘患者单核细胞培养物及外周血单核细胞 PCR 产物中均可检测到 VZV[162,166-171]。采用病毒分离或 PCR 方法，同样证实 HZ 患者也存在病毒血症[172-175]。采用原位杂交方法在早期水痘患者的 CD4$^+$ 及 CD8$^+$ T 淋巴细胞中也发现了 VZV[176]。在人皮肤移植重症联合免疫缺陷小鼠（SCID-hu）的 VZV 感染模型中，也可在人 T 淋巴细胞中检测到 VZV[177]。

采用 SCID-hu 小鼠模型（将人皮肤植入免疫缺陷小鼠体内）所做的试验提示水痘可能存在另外的发病机制[178]。将感染 VZV 的单核细胞注入免疫缺陷小鼠体内，发现 VZV 在 24 小时内感染了皮肤移植物。在被感染的角质形成细胞中下调了天然免疫机制，但在邻近细胞中并未发生。上述观察结果显示，VZV 进入宿主后可早期感染皮肤，并随记忆 CD4$^+$ T 淋巴细胞循环而导致其他角质形成细胞的局灶性感染。水痘的长潜伏期应归因于 VZV 克服皮肤细胞固有抗病毒反应所需的时间[178]。尚不清楚这种情况与 Fenner 内脏感染模型有何确切的关系。

VZV 免疫应答

体液免疫及细胞介导免疫在预防 VZV 感染中的确切作用尚不完全清楚，概述如下[41,179]。

体液免疫

血清免疫球蛋白 M 抗体应答

罹患水痘和 HZ 后数天至数周，若是发生了免疫应答，则可在血清中检测到抗 VZV 免疫球蛋白（Ig）M。与许多 IgM 检测一样，可出现假阴性及假阳性反应[180]。图 62.3 呈现了临床水痘患者自出疹前 10 天至出疹后 20 天的体液、鼻咽以及细胞免疫的动力学[181]。

血清免疫球蛋白 G 抗体应答

在自然感染出现皮疹后 4 天内的大多数患者中[180]，均可采用膜抗原荧光抗体（FAMA）试验检测到具有中和活性的 VZV 特异性 IgG 抗体[182]。IgG 抗体水平于 4~8 周达到峰值，并通常会保持在较高水平长达 6~8 个月，此后滴度降低 2~3 倍。患临床水痘数十年后，抗 VZV IgG FAMA 抗体仍呈阳性[38,183-186]。

血清免疫球蛋白 A 抗体应答

在水痘病程早期即可检测到针对自然感染的血清 IgA 抗体应答[181]。直至水痘后 14 个月，仍可自 44% 受试者中检测到血清 IgA 抗体[181]。

鼻咽部免疫球蛋白 A 抗体应答

自然感染患者出现临床症状时即可检测到鼻咽

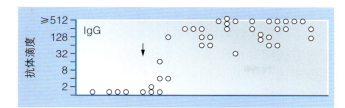
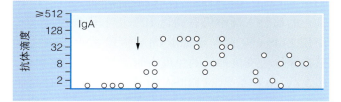
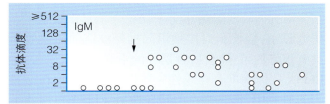
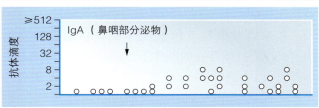
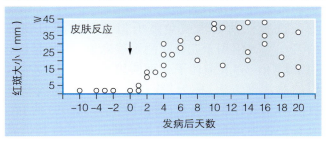

图 62.3 临床水痘患者的体液（血液）、鼻咽（NPS，分泌物）及细胞（皮肤反应）免疫的动力学。抗体滴度采用膜抗原荧光抗体试验检测。0 天时的箭头表示发生水痘感染。
资料来源：BABA K, YABUUCHI H, TAKAHASHI M, et al. Seroepidemiologic behavior of varicella zoster virus infection in semiclosed communitity after introduction of VZV vaccine. J Pediatr, 1984, 105: 712-716.

部 VZV 特异性 IgA 抗体应答[187]，于病后第三周达到最高滴度[41]。

细胞介导免疫

细胞介导免疫似乎是宿主控制 VZV 的重要反应。水痘期间，T 淋巴细胞识别 VZV 的结构蛋白及调节蛋白，从而防止进一步的 VZV 感染。该免疫力通常可维持数十年，由 CD4+ 和 CD8+ T 淋巴细胞共同介导。记忆 T 淋巴细胞属于 CD45ROC+CCR7- 表型[188]。记忆反应得以维持的部分原因是机体周期性地外源性再暴露于其他水痘或 HZ 患者，也可能是在 VZV 亚临床再激活期间的内源性再暴露于病毒。来自水痘免疫个体的 T 淋巴细胞可产生 Th1 型细胞因子，如白细胞介素 -2 及 γ- 干扰素，在机体暴露于 VZV 抗原时它们可增强病毒特异性 T 淋巴细胞的克隆扩增[41]。作为天然免疫的一部分，自然杀伤细胞是 γ- 干扰素的另一来源，并在宿主防御 VZV 中发挥作用[189,190]。CD4+ T 淋巴细胞有助于机体在患水痘后产生并维持针对 VZV 抗原的体液免疫应答[191]。gE 特异性 CD4+ 淋巴细胞可能在长期控制 VZV 增殖中起作用[192]。ORF4 蛋白是持久性 VZV 特异性 CD4+ T 细胞的靶抗原[193]。

在自然感染后即可检测到细胞介导的免疫反应，其峰值出现在感染后 1~2 周内，然后逐渐降低[181,194-197]。在体外采用 VZV 抗原刺激淋巴细胞[198,199,200-203]，以及采用 VZV 抗原刺激细胞毒性 T 细胞致组织相容性靶细胞的裂解，可检测到针对 VZV 的细胞介导免疫[204-206]。酶联免疫斑点检测（ELISPOT）试验显示，免疫接种可提高 VZV 抗原刺激所致的 T 细胞 IFN-γ 合成[207]。也可以采用皮内接种含 VZV 抗原的试剂评估细胞免疫[196,197,208]。通过四聚体分析，已证实了在水痘恢复过程中，针对 gE 的 CD4 反应和细胞免疫的重要性，IE63 在控制病毒潜伏以及 VZV 的亚临床再激活中的作用[191,192,209-211]。细胞介导免疫可多年保持阳性；然而，细胞介导免疫自 50 岁起随年龄的增长而减弱[202,212,213]。针对 VZV 的最强细胞免疫应答似乎是在成年早期[214,215]。

临床观察显示，单纯无丙种球蛋白血症患者水痘病程正常且对该疾病具有免疫力，而细胞介导免疫缺陷的个体则有发生播散性或致死性 VZV 感染的风险[198]。细胞介导免疫可能在 VZV 感染过程中是至关重要的，因为 VZV 在体内通过细胞内途径进行传播，而非像发生在水疱液中那样通过释放无细胞病毒进行。细胞介导免疫减弱时 HZ 发生的风险性会增加，提示需要细胞介导免疫来维持宿主与潜伏 VZV 之间的平衡[198,199]。与此相反，老年人通常具有较高的抗 VZV 抗体水平，并不特别易于发生二次水痘感染。因此，抗体和细胞免疫均有保护作用，提示免疫系统冗余提供了最佳的预防疾病的方式。

亚临床再激活

亚临床或临床再激活均可导致抗体和细胞免疫应答。在既往有水痘病史的健康志愿者中，抗 VZV 抗体反应偶尔特征性地表现为无症状的高活性，提示或者是暴露于 VZV 导致外源性免疫增强,或者就是 VZV 亚临床再激活所致。在 HZ 后细胞介导免疫通常增强,即使在免疫功能低下患者中也是如此[216]。利用 PCR 技术,在健康及免疫功能低下者中均已经证实了 VZV 亚临床再激活[163,217-220]。

诊断

通常根据特征性皮疹即可做出 VZV 感染的临床诊断。对于患突破性水痘的受种者来说,因为轻度皮疹意味着部分免疫,其临床和实验室诊断可能更困难。诸如患者年龄、无水痘病史以及 2~3 周前曾暴露于水痘或 HZ 等流行病学信息,均有助于诊断水痘。水痘不寻常的皮肤表现已在慢性皮炎或晒伤后领域进行了描述[221]。HZ 具有特征性单侧疼痛性的皮区皮疹,有时瘙痒。HZ 可能与复发性 HSV 感染相混淆[222]。HZ 也可以表现为无皮疹,诊断极为困难[223]。

水痘或 HZ 的实验室诊断,最好采用 PCR 方法证实水疱或体液样本中存在病毒抗原或 DNA[180]。VZV 的病毒分离费用昂贵、不敏感且耗时,所以现在很少使用。也可采用直接免疫荧光法进行快速诊断。直接免疫荧光试验的方法是擦拭可疑皮损处,涂于载玻片上,以荧光素标记的抗 VZV gE 单克隆抗体染色[180]。

斑丘疹皮损处的水疱液和擦拭物、呼吸道分泌物、唾液或口腔分泌物、脑脊液(CSF)、尿液以及尸检时的组织样本均可利用 PCR 检测 VZV[180,224-230]。因为可以自水痘和 HZ 患者唾液中检测到 VZV DNA,因此在不出现皮疹的情况下,可通过唾液 PCR 检测作出诊断[224,231]。对于出现神经系统症状的患者,对 CSF 进行 PCR 检测可发现 VZV 感染[154]。

PCR 用于诊断比 DFA 更敏感[224,230]。然而,用 PCR 鉴定出 VZV DNA 并不一定表示病毒具有感染性。

血清学检测方法在水痘实验室诊断方面不如抗原检测方法有用,且在 HZ 诊断方面价值有限[224]。虽然血清中存在抗 VZV IgM 抗体能够作为水痘诊断的证据,但是 IgM 抗体阴性并不能排除水痘[224]。要准确地证实水痘感染,还需要对 IgM 应答动力学进行进一步研究。因为 HSV 在对水痘具有免疫力个体中再激活时会发生抗 VZV 抗体滴度的异源性升高,故血清学试验诊断 HZ 的价值有限[180]。此外,HZ 及水痘发病后可出现短暂的 IgM 应答。

检测抗 VZV IgG 抗体的血清学试验常常用于评价人群对水痘的免疫力,最常用于医护人员的检测,最好在上岗前进行。不幸的是,这些测试往往缺乏敏感性,可能产生假阴性结果,特别是在疫苗受种者中。至少 2 剂次水痘减毒活疫苗的接种记录或水痘病史记录方表明对水痘具有免疫力。FAMA 方法被认为是检测抗 VZV 抗体的金标准,但很少使用。主要商用血清学检验为检测抗 VZV IgG 抗体的酶联免疫吸附试验(ELISA)。ELISA 具有相当高的特异性,但在真正的易感人群中仍有高达 10% 的假阳性反应[232]。商用 ELISA 检验也不如 FAMA 检验敏感[180,233],尤其在评价免疫接种后的免疫力时更是如此。据报道,用 VZV gp 作抗原的 ELISA 敏感[234],但还没有商业化。而且,在未被免疫过的低龄儿童中,采用该种方法测得抗体滴度阳性,提示该方法可能过于敏感[235]。研究显示,该检验对接种不同批号疫苗的免疫效果具有很好的可重复性,且诱导的中和抗体水平与 gp-ELISA 抗体滴度存在线性一致性[236]。不过,在已发表的研究中,作为终点的特异性 gp-ELISA 单位并不总是一致的。

基于乳胶颗粒上包被 VZV 糖蛋白的乳胶凝集法,在 VZV 抗体存在的条件下,其敏感性与 FAMA 法相似,但已不再商品化[184,185,237]。在英国,正在对一种用于测定抗 VZV 抗体的时间分辨荧光免疫分析法的敏感性和特异性进行评估[238-240]。尽管 VZV 皮肤试验评估对水痘免疫力似乎是敏感且特异的[196,232,241],但用于儿童检测则很麻烦,目前还不能用于临床。有人描述了一种使用 5 种重组 VZV 抗原的血清学方法(称为"线性分析"),发现接种过疫苗的儿童对某些抗原(蛋白质 4、14 和 49)的 IgG 应答比曾患过自然水痘的儿童弱。如果将其扩展和确认,该技术可能不但为区分水痘免疫和易感人群提供了一种切实可行的方法,而且可用于确认接种过疫苗的个体[242]。

仍然需要开发一种可靠、灵敏、快速、实用的方法以识别那些特别是在免疫接种后对水痘有免疫力的群体。总之,目前最可靠的对水痘有免疫力的指标是经医学诊断的水痘或接种 2 剂次水痘减毒活疫苗的书面文件。

治疗和预防

针对水痘及 HZ 的有效的抗病毒治疗方法最早出现于 20 世纪 70 年代早期。抗病毒治疗有助于加快恢复,但不能终止病毒排出,也无法预防隐性感染。阿糖腺苷是第 1 种成功使用的抗病毒药物,但已被阿昔洛韦(一种毒性较低的 DNA 链终止剂和 DNA 聚合酶抑制剂)所替代[243-245]。静脉注射阿昔洛韦可加速免疫功能低下患者水痘及 HZ 的康复，口服大剂量阿昔洛韦可用于治疗 HZ 患者[246,247]。口服阿昔洛韦可用于治疗其他方面健康的水痘患儿，但对水痘的抗病毒效果很小，部分原因是口服该药吸收很差，且 VZV 对其敏感性较 HSV 低。

在一项双盲、安慰剂对照研究中，102 名健康儿童于出现皮疹后 24 小时内，每日服用阿昔洛韦（40~80mg/kg）或安慰剂，共 5 天。结果显示，平均皮损数目由 500 余个明显减少到 336 个[27]，平均发热天数少 1 天。一项针对 815 名儿童接受类似治疗的多中心合作研究，每日服用阿昔洛韦（80mg/kg），获得了相似的结果[248]。阿昔洛韦对家庭内继发性病例（通常比家庭内原发病例更为严重）的治疗效果与原发病例相似。鉴于水痘的典型自限性，阿昔洛韦适度的治疗效果并不令人奇怪。针对青少年[249]及成人[250]的研究中，尽管他们较健康儿童患重症水痘的风险更高而推荐经常服用阿昔洛韦，但并未显示出更显著的抗病毒效果。一项针对其他方面健康的水痘患儿研究显示，口服阿昔洛韦 5 天与 7 天的效果一致[251]。

口服抗病毒前药伐昔洛韦经胃肠道吸收良好，在体内迅速转化为阿昔洛韦，结果阿昔洛韦的血药浓度明显高于口服阿昔洛韦。尽管伐昔洛韦可有效治疗 HZ[252]，但尚未进行伐昔洛韦治疗水痘的研究。然而，最近有一项研究旨在解决伐昔洛韦的儿童使用剂量[253]。目前，使用伐昔洛韦治疗 2 岁以上水痘患儿是可以接受的[254]。

泛昔洛韦也是口服给药，在体内可迅速转化为喷昔洛韦；喷昔洛韦的作用与阿昔洛韦相似。目前，首选伐昔洛韦或泛昔洛韦治疗非免疫功能低下青少年或成年人的 HZ。尚未进行泛昔洛韦治疗水痘研究[255,256]。由于缺乏超过阿昔洛韦的显著疗效和对接受癌症治疗患者的潜在毒性，抗病毒药物索洛维丁[257]尚未得到美国食品药品监督管理局（FDA）的批准。这种药物在美国以外的国家有售。

在几个小型研究中，曾尝试用抗病毒疗法预防暴露后水痘的发生，并获得了一些成功。给 25 名家庭暴露后儿童服用阿昔洛韦，结果显示绝大多数未发生水痘[258]。即使没有临床水痘证据，但其免疫力似乎持续了数年[259]。然而，经过这种预防措施后仅有不足 85% 的患者产生了抗 VZV 抗体[260]，且不能确保足以预防水痘。因此，如有可能，随后应对未患水痘的儿童接种 2 剂次水痘疫苗。尽管阿昔洛韦的给药剂量及时间存在差异，但通常于暴露后 7~14 天内给予阿昔洛韦，10~20mg/kg，一日 4 次。暴露后 1 周内进行预防性给药似乎不能提供良好的保护[261]。尚未发表免疫接种与抗病毒治疗联合预防 VZV 感染的相关研究。尚未在免疫功能低下者中开展暴露后预防性抗病毒治疗的研究，因为最佳选择是用免疫球蛋白进行被动免疫。如果无法进行被动免疫，对于免疫功能低下的水痘患者也可于最早出现水痘体征时即刻给予阿昔洛韦治疗，但这种方法并不适用于所有患者。对于健康的未孕妇女，暴露后疫苗接种优于预防性抗病毒治疗（见后面的"被动免疫"）。

流行病学

水痘是一种高度传染性疾病，在全球均有发生，在未实施免疫规划前，几乎所有人至中年期都受过感染。HZ 病例经常暴露并将 VZV 传入人群，否则不可能大到足以维持 VZV 的流行性传播。在温带与热带地区之间水痘的流行病学存在差异，这些差异可能与 VZV 特性、气候、人口密度及暴露风险相关[262-266]。在温带地区，大多数青年人均被 VZV 感染过，尤以学龄前儿童或刚入小学的儿童发病率最高[266-274]。

在温带和一些热带地区，水痘表现出强烈的季节性，冬、春季呈发病高峰。每 2~5 年可能发生 1 次周期性的大疫情[265,268-270,275-278]。水痘疫情好发于儿童聚集场所，如儿童保育中心和学校，但也有报道发生于医院、儿童和成人救助机构、难民营及成人场所，包括卫生保健工作者、军人以及矫正机构[279-291]。

美国在实施水痘疫苗免疫规划之前，根据全国家庭调查数据测算，水痘年平均发病率为每 1 000 人 15~16 例[265,267]。来自其他国家报告的发病率一般低于美国，最可能是由于研究方法的不同而导致确诊病例较少[265,268-270,275-278]。除了年龄外，与水痘发病率或血清阳性率差异相关的因素，还包括城市（相对于农村）居所、儿童保育设施的出勤率、学校的出勤率和规模及家中有年长的兄弟姐妹，所有这些都有可能增加暴露的风险[265,292-294]。在实施常规水痘免疫规划的国家中，未被免疫者是发生水痘的风险因素。在美国，尽管已经达到很高的疫苗覆盖率，最近的一项研究强调，父母拒绝对其进行水痘免疫接种的儿童发生需要就医的水痘风险性会升高（约高 9 倍）[295]。

VZV 血清阳性率所反映的是年龄组别发病率。来自美国的全国数据显示，在使用水痘疫苗前（1988—1994 年），美国人群的 VZV 血清阳性率较高：6~11 岁年龄组为 85%，12~19 岁年龄组为 93%，20~29 岁年龄组为 95.5%，30 岁及以上年龄组为 99% 或以上[296]。与此相似，在世界上许多进行了 VZV 血清阳性率检测的国家，超过 90% 的青少年（10~15 岁）

或青壮年的 VZV 血清反应阳性[277,297-306]。使用来自1995—2003 年期间在 11 个欧洲国家采集的血清开展的疫苗接种前 VZV 血清阳性率的比较研究证实，尽管绝大多数儿童在儿童期感染了 VZV，但国家间的 VZV 传播率有相当大的差异。荷兰的 5 岁儿童 VZV 血清阳性率为 97%，西班牙和德国约为 70%，意大利为 38%[305]。本研究同时强调，在一些欧洲国家，有 10% 或更多的 10~14 岁青少年对水痘易感（例如，意大利为 18%），与澳大利亚的结果相似[307]。另一项在希腊对 70 226 名学校儿童进行的水痘发生情况调查显示，21.4% 的六年级学生无水痘病史，进入青春期后很可能对水痘易感[308]。

对不同种族、性别、原籍国以及家庭中兄弟姐妹数量的血清阳性率差异已有描述[296,298,309-313]。由于市场上可用于检测疫苗诱导免疫力的抗 VZV IgG 检验灵敏度较低，在实施水痘疫苗免疫规划的国家检测成了新挑战[314]。采用对疫苗诱导免疫力检测具有良好灵敏度的 gp-ELISA 方法，美国最新的血清调查表明，6~11 岁儿童的血清阳性率从疫苗接种前的 86% 上升到 2019—2010 年的 98%，这归功于儿童免疫规划，而其他特定年龄组与疫苗接种前相似[315]。

虽然基于人口的流行病学数据不够完整，但 VZV 血清阳性率显示，热带地区国家的平均感染年龄高于温带地区国家[266,316-321]，且成人更易感。在这些国家因存在农村与城市间以及其他的差异，青少年或青壮年的 VZV 血清阳性率包括从圣卢西亚的 10%~20% 到中国台湾和印度加尔各答城区的 80%~100%[262-265,283,318,320,322-333]。据报告，此种低 VZV 血清阳性率亦见诸厄立特里亚孤立的部落成人（44%）和孟加拉国农村 17~25 岁成人（42%），相反，在厄立特里亚年龄相仿非孤立成人的 VZV 血清阳性率就要高得多（91%~96%），加尔各答 17~25 岁的孟加拉国成年人为 96%[264,334]。对考虑纳入筛查和免疫接种规划的成人亚组的研究表明，医护人员中血清阴性水平，从埃及的 11% 到马来西亚和沙特阿拉伯的 14%~19%，到泰国的 22% 或以上，再到斯里兰卡一年级医学和工程专业学生更可高达 51%[290,335-337]。对育龄期妇女的研究表明，抗 VZV 抗体阴性率，伊朗为 27%，斯里兰卡为 56%，而 24% 的新加坡新兵抗 VZV 抗体呈阴性[338-340]。

在可能没有足够的人口基数以支持连续流行性传播的岛屿人群中，其血清阳性率也可能随着与血清学研究相关的上一个流行年份的时间而变化。对一些国家来说，发病率最高的月份是最干旱、最凉爽的月份[263,341]。一项在加拿大新移民中进行的易感性的风险因素调查中发现，那些来自最高气温和每年最潮湿月份（热带雨林）的移民中，水痘易感性最高[342]。在人口稠密城市或家庭中的拥挤可能会克服 VZV 在热带气候中传播能力下降的问题。在一些南美国家，包括巴西、阿根廷、墨西哥或玻利维亚均报道了儿童中较高的 VZV 血清阳性率和成人中较低的易感性[343-346]。

公共卫生问题的重要性

有些国家已通过常规使用儿童期疫苗免疫规划中建议采用的疫苗，使得其他疫苗可预防的疾病得到了控制或根除[347]。当各国考虑水痘疫苗免疫规划时，了解水痘和 HZ 的卫生负担和成本以及疫苗接种战略的成本和效益是非常重要的。在美国即将开始疫苗接种之前，每年平均有 400 万水痘病例，导致平均每年有 11 000~13 500 人住院治疗（4.1/10 万~5.0/10 万）和 100~150 人死亡（0.4/100 万~0.6/100 万）[52,53,267,348-350]。水痘也显著加重了侵袭性 A 族溶血性链球菌在儿童中感染所致的疾病负担[44-46,351]。

重症水痘的风险因素包括年龄过大及过小、疾病（如急性白血病）或药物治疗导致细胞免疫功能障碍及暴露强度[52,75,267,352]。在有死亡率数据报告的发达国家，美国、澳大利亚以及英国的水痘总体死亡率为 0.20/100 万~0.65/100 万人[52,353-355]。目前只有发达国家报告了基于人群的病死率数据，在疫苗前时代中报道，美国的水痘总病死率为 2.6/10 万。成人的病死率最高（20/10 万，较学龄前儿童高 20~25 倍）[52,354,355]。在发达国家，水痘引起的住院率仅次于死亡率，是评估严重疾病负担的次好方法。不同研究显示，每年的水痘住院率为 4.0/10 万~4.5/10 万[53,354]，有些研究报告了更低或更高的住院率（2.6/10 万~9.9/10 万）[268,356]。多数住院病例是儿童，反映儿童发病率高；然而，与 1~9 岁的儿童相比，婴儿及成人发生重症水痘并住院的风险显著升高[48,53,267,354,357,358]。水痘不但导致儿童大量缺课，而且导致成人患者和照顾患儿的父母大量缺勤。这些数据对于描述水痘发病率以及计算水痘的经济及社会成本是十分重要的，现在可以通过免疫接种预防水痘。

在发展中国家、高 HIV 血清阳性率的国家以及处于热带气候的国家（成人中水痘病例比例较高），有关水痘健康负担的资料较少。基于上述情况，水痘发病率及死亡率可能高于发达国家。然而，对不同国家的结果进行比较时，必须将可能影响住院确认、患者数量核实及获得医疗服务方法上的差异考虑在内。在 2000—2001 年于几内亚比绍共和国开展的一项大型前瞻性家庭研究确定了 1 539 例水痘病例,其中 80% 发生于 1~9 岁儿童,仅 4% 发生于 15 岁以上个体[352]。然而,婴儿水痘病例占 12% 且 2 例死亡病例,因此,在这一小型队列中的病例病死率为 130/10 万,较美国的病死率高出约 50 倍[52]。在斯里兰卡进行的几项研究均强调了水痘感染中位数年龄高达 14.5 岁及相关的发病率[340,359]。在 2000—2001 年对斯里兰卡一家主要传染病医院所有住院患者进行的一项研究证实,总计 1 690 例住院病例中,58% 由水痘导致。水痘是传染病医院治疗的最常见疾病,且为成人发病和死亡的重要原因[359]。

据估计,全球每年水痘疾病负担将包括 1.4 亿例,约 6 200 人死亡[360]。

被动免疫

1962 年,首次报告了暴露于 VZV 后给予人免疫球蛋白(Ig)可改善水痘症状[20]。结果表明,给予家庭暴露后 72 小时内的水痘易感儿童 Ig 可减轻其水痘病情。为试图改善被动免疫效果,免疫球蛋白仅以具有高抗 VZV 抗体滴度的 HZ 恢复期患者血清制备。将其给予暴露于水痘的健康儿童,可预防水痘[361]。应用这种被称作带状疱疹免疫球蛋白(ZIG)的物质,在患有潜在白血病的高风险儿童中开展的双盲、对照试验结果显示,ZIG 具有改善水痘的作用[362]。

随后,为增加这种供不应求产品的产量,用不一定患过 HZ、抗 VZV 抗体滴度高的人血浆制备高效价免疫球蛋白,它的抗体滴度与 ZIG 的相当,这增加了潜在献血资源[363]。在 20 世纪 80 年代早期,在美国,该产品以水痘-带状疱疹免疫球蛋白(VZIG)为名获准上市,并获得美国疾病预防与控制中心(CDC)免疫实施咨询委员会(ACIP)的推荐使用[364]。据估计 VZIG 中含有的 VZV 抗体是普通 IgG 的 10 倍以上。然而,自从水痘疫苗在美国获得批准后,VZIG 的使用量显著下降,已不再生产。它被一种加拿大产品 VariZIG 所取代,该产品最初可在研究性新药申请(IND)协议下使用,于 2012 年被批准上市。VariZIG 可通过拨打 FFF 企业(800-843-7477)或 ASD 医疗保健(800-746-6273)的 24 小时电话号码获得[365]。

将被动免疫推荐用于有重症疾病和并发症风险的无水痘免疫力证据个体,以及水痘疫苗禁忌者,包括免疫功能低下患者、母亲在分娩前后(分娩前 5 天至分娩后 2 天)患水痘的新生儿、没有免疫力证据的母亲妊娠 28 周或以上的住院早产儿、妊娠未满 28 周的住院早产儿或无论母体免疫力如何但出生体重不足 1 000 g 的婴儿以及孕妇[365]。如果对免疫功能低下者的水痘免疫力存在不确定性,许多专家建议,当近距离暴露于 VZV 后进行被动免疫是最安全的。特别是在这种情况下,不能指望对 VZV 免疫力的血清学检测结果。高风险患者暴露于 VZV 后,应在暴露于 VZV 后的 10 天内尽快给予 VariZIG 预防[365]。

现已很少使用的带状疱疹免疫血浆,虽然它可有效预防或减轻免疫功能低下患者的水痘病情[366,367],但用于治疗免疫功能低下患者的播散性 HZ 是无效的[368]。尽管被动免疫通常可有效预防水痘,但有时被动免疫会使免疫功能低下儿童的病情更严重[76,362,368,369]。

主动免疫:Oka 疫苗株

除了 1988 年在韩国生产的疫苗(SuduVax)外,Oka 株 VZV 是目前唯一可用的疫苗株。SuduVax 的分子图谱与 Oka 株的极为相似[370]。

SuduVax 含 MAV/06 株水痘病毒,该毒株系于 1989 年分离自韩国首尔一患有水痘的 33 月龄韩国男孩[371]。在 20 世纪 70 年代采用 Oka 株进行临床试验前,美国已经对 KMcC 株进行了几项临床试验,证明在减毒方面劣于 Oka 株[372-375]。

为开发 Oka 株水痘疫苗[1,376],自一患有由野生型(WT)VZV 感染所致典型水痘而其他方面健康的 3 岁男孩(姓 Oka)的水疱中抽取水疱液。在原代人胚肺成纤维细胞培养物中分离出 VZV。该病毒于 34℃ 在人成纤维细胞中连续培养 11 代,随后在豚鼠成纤维细胞中传代 12 次进一步减毒。最后,在 WI-38 人二倍体细胞中传 2 代制备主种子批病毒,再在 MRC-5 人二倍体细胞中传 3 代制备工作种子批病毒。通常,在 MRC-5 细胞中再传 2~3 代制造疫苗原液。

制备疫苗时,以磷酸盐缓冲液洗涤受感染的组织培养物,在含有乙二胺四乙酸的条件下收获受感染的细胞。采用超声波处理疫苗培养基中的细胞悬液,从而获得无细胞病毒;通常所获得的 VZV 滴度为 1 500~5 000 蚀斑形成单位(PFU)/ml。疫苗的初期安全性试验包括经肠道外及脑内接种小动物及猴子后应无致病性,且从形态学及生物化学方面证实不存在 C 型颗粒及潜伏病毒。

疫苗病毒特性与水痘-带状疱疹病毒株鉴定

Oka 疫苗病毒具有有别于 WT 病毒株的各种生物学、生物物理学及分子特性[13,277]。该疫苗株为冷适应株,可在 34℃ 条件下生长,而在 39℃ 生长不如

WT 株[13]。与 WT VZV 相比，Oka 株在豚鼠细胞中生长更好，并对豚鼠具有更强的免疫原性[378-380]。所有水痘疫苗都是由 Oka 疫苗株变异体的混合物组成，即使有些序列与 WT VZV 类似，也可能极少对受种者或疫苗株实验室鉴定的毒性产生影响[381-385]。

已对 Oka 株（亲本株/野毒株及疫苗株）和 Dumas WT VZV 进行测序。在由 125 000 个碱基对组成的全基因组中，已鉴别出了 42 个单核苷酸多态性（SNP）位点，其中仅三分之一导致氨基酸置换。最近，对疫苗进行的深度测序已鉴别出了其他推测的多态性，其中有些已经被确认[385-387]。这些差异大多存在于 ORF62 及其复制品 ORF71 中[383,388,389]。然而，尚不清楚哪个变异（如果存在）造成了疫苗株的减毒[381,390-394]。两个独立实验室已经表明，在记录的疫苗不良事件中分离出的所有毒株中普遍存在四个疫苗点突变，突变都位于 ORF62 中[383,386,388,389]。这些发现为评价单个高风险点突变对 VZV 致病性的作用提供了合乎逻辑的出发点。对超过 100 例有明确记录的疫苗株水痘和 HZ 病例进行疫苗相关 SNPs 分析显示，ORF62 上的 2 个基因位点出现了 WT 等位基因。尽管机制尚不清楚，但这些数据提示疫苗病毒此位点的等位基因促进了皮疹的形成[386]。

自增殖于细胞培养的病毒中提取的纯化 DNA，经限制性核酸内切酶切割后，证实了疫苗株病毒和 WT 株病毒的 DNA 片段迁移模式存在差异。比较源于疫苗株病毒和 WT 株病毒的 DNA 时发现，使用 HpaI、BamHI、BglI 以及 PstI 酶存在不同的酶切模式[376,395-397]。在美国早期使用 BglI 的研究中，证实了疫苗株病毒中 1 个新的限制性位点[396]。后来发现大约 20% 的美国野毒株也呈 BglI 阳性。采用 PstI 酶时，证实了在美国循环的 WT 株病毒存在另外 1 个酶切位点（PstI 阳性），而在疫苗株病毒未发现该位点[395,398]。Oka VZV 为 PstI 阴性，除极少数例外，在美国循环的 WT VZV 均为 PstI 阳性[154]。然而在日本，大约 10% 的循环 WT VZV 为 PstI 阴性，vOka 株及其亲本株 pOka 也是如此。

历史上，首个无需进行病毒分离就可以鉴别疫苗株和 WT VZV 的实用方法是，将经 PCR 扩增的 DNA 片段用特定的限制性内切酶进行消化[398]。这种方法是基于 WT VZV 和 Oka 株之间的差异（前面已经提到）。在一种方法中，使用两对引物，其中 1 对在疫苗株病毒 BglI 限制性位点侧面生成片段（基因 54），另 1 对产生的片段在所有 WT VZV 中被 PstI 所裂解（基因 38）[398,399]。所有 Oka 株均无 PstI 限制性位点，但具有 BglI 限制性位点。在美国大约 80% 的 WT VZV 缺乏 BglI 限制性位点，且直到最近，所有 WT VZV 均具有 PstI 限制性位点。对得自纽约、加利福尼亚以及澳大利亚（113 份标本）的病毒所做的早期研究，未能确定具有 Oka 株 DNA 特征的循环病毒；尽管发现了几个循环的日本基因型病毒（进化枝 2），但没有一个缺乏 PstI 限制性位点[147]。2001—2002 年期间，经美国 CDC 实验室测试的来自于美国西海岸的病毒株中有 3%（N=130）为进化枝 2，但它们为 PstI 阳性[143]。然而，最近对分离自西海岸的 HZ 脑膜炎/脑炎病例的 VZV 进行研究，首次在美国鉴定出缺乏 PstI 限制性位点的 3 个野生型 Oka 株样的进化枝 2VZV，表明疫苗样 WT 株已被引入[154]。在没有日本 VZV 野病毒循环的国家，对识别疫苗株有用的标记是其缺乏 PstI 限制性位点。然而，最近在美国[54]、澳大利亚[147]和中国[142]罕见地鉴定出 PstI 阴性的日本 WT 株，突出了单独使用 PstI 标记作为疫苗株标志的局限性。在日本，使用对部分基因 14 进行 PCR 扩增及分析 PstI 位点的方法来鉴别 vOka 株及其他临床分离株[400]。在 ORF 62 上的 SmaI 及 NaeI 限制性位点可以明确区别 vOka 株与所有 WT 株[390,401]，已被用于快速实时定量 PCR 分析，以鉴别与水痘疫苗相关的不良反应[226,402]。

目前，为确定不良反应是否归因于疫苗 VZVs，推荐使用基因 38（PstI）、54（BglI）和 62（特别在位点 106262，108011）上的标志[377]。基因 62 上 106262 位点的标志是疫苗株的 C 替换 T 所产生的，导致 vOka 出现 SmaI 限制性位点。有一次，研究人员在一位老年 HZ 患者分离的 WT VZV 中发现了 107252 位点上的标志，因此该标志可能不适用于鉴定疫苗型 VZV[403]。尽管如此，为确认疫苗接种后致不良事件的 VZV，推荐检测 105705、106262、107252 和 10811 位点的标志（图 62.4）[385]。人们也使用 ORFs 21、22 和 50 的基因型区分美国 WT 株和 Oka 疫苗株[141,143,147]。

目前认为，在患有严重皮疹、神经系统事件或其他疑似严重不良事件的受种者中，区分其病原体是疫苗株还是野生株 VZV 是有医学意义的，即可用于确定是否与 Oka 株相关，也可用于确定既往接种疫苗的 HZ 患者是由 Oka 株还是 WT 株引起的。区分疫苗株与 WT VZV 及不同基因型的能力，促使发现了不止一种型别的急性或潜伏期（罕见）VZV 感染患者[404,405]。现已详细地发表了临床微生物学实验室的方法学[180]。

减毒的分子证据

与其亲本株 VZV 相比，Oka 疫苗株 VZV 的核酸

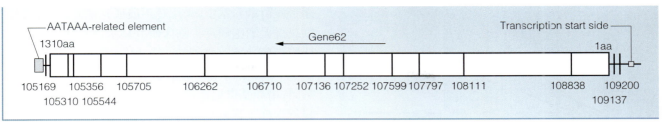

图 62.4 Oka 疫苗病毒的 9 种不同分离株克隆及 Oka 亲本病毒的 9 种分离株克隆的序列分析概要。A. 基因 62 的结构。N 端至 C 端的氨基酸残基（aa）分别以数字 1~1310 编号。竖线为 Oka 疫苗病毒与其亲本病毒之间存在差异的核苷酸位点；B. Oka 疫苗及其亲本病毒克隆的序列分析。亲本病毒的所有 9 种克隆均含有相同的 DNA 序列，而疫苗病毒则为至少 8 种不同克隆的混合物，这些克隆在 15 个位点存在多种变异。有 8 个位点的核苷酸改变导致了氨基酸的转换。
资料来源：GOMI Y, OZAKI T, NISHIMURA N, et al. DNA sequence analysis of varicella-zoster virus gene 62 from subclinical infections in healthy children immunized with the Oka varicella vaccine. Vaccine, 2008, 26: 5627-5632.

序列在 IE62 发生了明显变异[381,391,392]。如图 62.4 所示，疫苗株病毒基因 62 由在 15 个核苷酸位点发生变异的不同序列混合物组成，而 Oka 株亲本病毒基因 62 仅有 1 个序列。在基因 4、10、61 或 63 均无核苷酸改变，已知所有上述基因的产物均可转录调节 VZV 基因。Oka 疫苗株基因 62 上的核苷酸改变导致了新的限制性位点的产生，该位点可为 BssHⅡ、SmaⅠ 以及 NaeⅠ 所识别，而 Oka 株亲本病毒以及其他超过 200 个临床分离株均无上述酶切位点。因此，采用 NaeⅠ、SmaⅠ 以及 BssHⅡ 进行简化限制性内切酶片段长度多态性分析，可将 Oka 疫苗株与其亲本病毒以及其他临床分离株区别开来[392,406,407]。

在病毒颗粒外膜上存在大量的 VZV 基因 62 片段[110]，转染基因 62 表达质粒后极大地促进了 4 种重叠黏粒克隆所致的传染性病毒的产生[408]。因此，Oka 基因 62 的变异可对病毒的复制产生影响，并且在 VZV 减毒中起作用。在瞬时转染试验中对基因 62 调节活性的研究显示，与 WT 病毒相比，疫苗株病毒中的该基因在激活 IE 基因启动子（如基因 4）、E 基因启动子（如 DNA 聚合酶的基因 28 及主要 DNA 结合蛋白的基因 29）以及 L 基因启动子（如糖蛋白 E 的基因 68）方面的转录激活活性较弱（图 62.5）[38]。最近，有人认为 ORF0 过渡终止密码子突变是导致 OKA VZV 减毒的原因[382]。尽管 WT 株 VZV 和 Oka 株有明确的分子差异，但其确切的减毒的分子机制有待进一步确定。

减毒的临床证据

Oka 株 VZV 减毒的临床证据如下。首先，无论是通过皮下注射或吸入方法给予水痘疫苗，其皮疹发生率均远低于自然感染皮疹及其他症状的发生率[409]。其次，在罕见情况下不慎将疫苗病毒传播给健康易感者时，所患疾病总是轻微的或呈亚临床表现[157,229,410-414]。在白血病疫苗受种者家庭中 Oka 株的传播比率较 WT VZV 低 4~5 倍[157]，且来自于健康疫苗受种者的传播几乎是可以忽略的。尚未观察到任何 Oka 株毒力恢复的临床证据。有关减毒的其他证据包括，与自然感染相反，接种 vOka 后很少出现病毒血症。在 18 例健康或 10 例免疫功能低下且无临床症状的疫苗受种者中均未检测到感染性病毒血症[415]。然而，在 166 名接种过疫苗的日本儿童中，有 5 例（3%）经 PCR 确认发生了无症状的病毒血症[416]。2 名白血病患儿分别在病情缓解了 5 个月和 6 个月

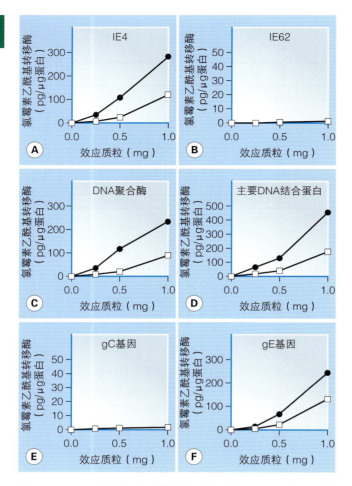

图62.5 Oka疫苗（□）及其亲本病毒（●）IE62对水痘-带状疱疹病毒（VZV）基因表达的转录激活活性比较，包括极早基因（IE）、E基因（DNA聚合酶与DNA结合蛋白）及晚期基因（糖蛋白C和E）。CV1细胞经0.25μg报告质粒（repoeter plasmids）与相同数量的pVac-IE62或pPar-IE62共转染。每种蛋白的浓度都以CAT浓度作为标准。所有试验均独立重复至少3次

资料来源：GOMI Y, IMAGAWA T, TAKAHASHI M, et al. Comparison of DNA sequence and transactivation activity of open reading frame 62 of Oka varicella vaccine and its parental viruses. Arch Virol Suppl, 2001, 17: 49-56.

时接种疫苗后，均发现了疫苗株病毒引发的病毒血症，其中一人死亡。他们分别在疫苗接种后32天和20天出现水疱和发热[417,418]。因此，免疫接种后可能发生病毒血症，但其发生频率较WT水痘低。在发生HZ和接种HZ疫苗后，也有病毒血症报道（见Levin的综述[419]）。病毒血症可导致神经元潜伏性VZV感染，并解释了为什么水痘疫苗受种者可以从疫苗株病毒发展为HZ，尽管他们从未经历过VZV皮疹。

疫苗生产及成分

在疫苗制备中，收获VZV侵染时细胞并将其悬浮于疫苗培养基中，采用超声波或其他方法将其破碎以获得无细胞病毒。临床研究显示，病毒抗原与感染性病毒的比率可能对疫苗接种后诱导的免疫应答很重要[420]。疫苗培养基依制造商的不同而存在差异，然而，培养基中通常都含有蔗糖及缓冲盐。上市疫苗制备为冻干形式以提高稳定性。依照制造商的使用说明，以无菌蒸馏水复溶疫苗。所有制造商均随疫苗提供复溶液。

Oka株水痘疫苗分别由美国（Varivax; ProQuad; Merck & Co.）、比利时（Varilrix; Priorix-tetra; GlaxoSmithKline）、日本（Okavax; Biken，由Sanofi Pasteur销售）和中国（四个制造商为：上海生物制品研究所、长春祈健生物制品有限公司、长春百克生物科技股份公司[百克]及长春长生生物科技股份公司）生产。SuduVax由韩国生产（Green Cross）。上述疫苗在人二倍体细胞中的传代次数、为确保无菌而加入的微量抗生素、稳定剂及其他次要组分均存在差异。Merck疫苗的非活性成分包括蔗糖、水解明胶、氯化钠、谷氨酸钠、磷酸氢二钠、磷酸二氢钾、氯化钾、尿素、新霉素及牛血清。GlaxoSmithKline疫苗含下列非活性成分：注射用氨基酸、乳糖、甘露醇、硫酸新霉素、山梨醇和注射用水。

Oka株疫苗的种子批系将病毒在人胚肺成纤维细胞中传代11次，在豚鼠成纤维细胞中传代12次，在人二倍体细胞中传代5次制得。为满足市场需求，制造商将其在人二倍体细胞中再传代3~9次以制备足够多疫苗。依据制造商的使用说明，水痘疫苗贮存于冷藏温度（2~8℃）或冷冻温度（-15℃以下）。

疫苗免疫原性、效力和安全性

1974年，Takahashi用Oka株疫苗在日本开始临床试验[1]。该疫苗最初被用于70名健康儿童，剂量为100~2 000PFU。vOka剂量在200PFU以上时，具有免疫原性，未观察到明显反应。最初的保护效力是通过立即给暴露后的易感家庭接触者接种疫苗证实[421]。健康儿童在暴露后3天内接种水痘疫苗，其中18名受种者均未发生水痘，而19名未接种过疫苗的密切接触者均发生了水痘。在日本的其他早期研究还包括，为患有严重基础疾病（包括恶性肿瘤）的儿童接种疫苗，此类儿童发生重症水痘的风险很大。其他几家制药公司通过授权获得了Oka株的生产许可，后来分别在欧洲、亚洲、美国以及加拿大进行了临床试验[422,423]。在美国自1995年水痘疫苗获准上市以来，一直用于健康儿童，因此积累了丰富的疫苗有效性和安全性证据（见综述[424-426]）。

VZV 疫苗在健康儿童中的应用

接种剂量和途径

当前获准上市的单价水痘疫苗包括 Varivax (Merck)，保证在有效期内病毒滴度应大于 1 350PFU/剂(0.5 ml)，且出厂时应为 3 000~17 000PFU/剂；Varilrix(GSK)，在有效期内病毒滴度应为 2 000PFU/剂；Okavax(Biken)，在有效期内病毒滴度应不低于 1 000PFU/剂；四个在中国获得批准的疫苗在有效期内病毒滴度应不低于 2 000PFU/剂(0.5ml)[制造商为：上海生物制品研究所、长春祈健生物制品有限公司、长春百克生物科技股份有限公司(百克)及长春长生生物科技股份有限公司]；SuduVax(Green Cross, South Korea)，在有效期内病毒滴度应大于 1 350PFU/剂。

Oka 株疫苗为皮下注射。尽管有关肌内注射的数据有限，但似乎也是安全、有效的[427]。所有制造的水痘疫苗均为冻干制品，包括冷藏稳定及冷冻疫苗配方。2006 年，默克公司研制出一种可储存于冷藏温度的改良水痘疫苗，VZV 含量达 50 000PFU，在 1 366 名 13 岁以上儿童中进行了试验。注射部位的反应较 Varivax 高出 10%，但并不严重。给予 2 剂次疫苗是安全的，免疫原性与 Vavivax 相似[428,429]。在美国批准了 6 种含 vOka 配方的 Merck 疫苗：单价疫苗、麻疹-腮腺炎-风疹-水痘(MMRV)和 HZ 疫苗(都是冻干的)，包括冷藏稳定及冷冻配方两种，但只有冷冻配方可用。

MMRV 疫苗(ProQuad, Merck)获得批准用于 12 月龄至 12 岁儿童，其中所含的麻疹、腮腺炎、风疹(MMR)组分与 MMRII 相同，但含有较 Varivax(在有效期内为 1 350PFU)更高浓度的水痘疫苗病毒(在有效期内为 10 000PFU)。MMRV 疫苗中的高剂量 VZV 可产生针对疫苗中水痘成分的可接受的免疫反应。明显干扰 VZV 免疫的原因尚未得到证实，但据推测与麻疹病毒成分有关。GlaxoSmithKline 制造的 MMRV 疫苗(Priorix-Tetra)也在一些国家获得批准使用。其中所含 VZV 的病毒滴度与 Varilrix 的相同[428,430]。GlaxoSmithKline 制造的水痘疫苗是冻干剂型且贮存在冷藏温度[431-433]。

水痘疫苗在获准上市前，开展了几项皮下给药剂量范围的研究。为确定最低有效剂量，给予日本儿童皮下接种不同剂量的 vOka 株疫苗[434-441]。现已明确，接种剂量越大，所产生的免疫应答越强。

人们还研究了水痘疫苗的其他给药方法，如吸入法给药。疫苗具有良好的耐受性和免疫原性，但这些给药方法未获批准[442,443]。

针对疫苗接种的免疫应答

由于水痘疫苗的上市前及上市后安全性及免疫原性研究系采用不同剂量的 Cka 株、不同制造商制造的疫苗，因此很难进行横向比较。此外，采用不同的血清学试验去评价疫苗的免疫原性，包括中和法、FAMA 法、gp-ELISA 法以及其他免疫荧抗体光法。最后，人们重新定义了 gp-ELISA 法的血清阳转阈值，由初始研究时采用的大于 0.6gp-ELISA U/ml 直至新近研究采用的大于 5gp-ELISA U/ml 的临界水平或血清应答率。

用至少 500PFU Oka 株疫苗免疫接种后 1 个月内，很容易检测到血清 IgG 抗体应答，并且在之后数月至数年都能检测到该抗体。然而，免疫接种后的个体及平均 IgG 抗体滴度可能会比自然感染的低 10~30 倍，这取决于给予的疫苗病毒剂量、剂次及免疫接种时受种者的年龄[38,420,444,445]。早期对疫苗诱导免疫持久性的研究中可以观察到抗 VZV 抗体滴度随时间而升高。推测当暴露于 WT 病毒及可能的潜伏 VZV 亚临床活化时[218,446]，导致了免疫应答的亚临床增强，最终导致 IgG 抗体滴度与自然感染后相似[447,448]。一项早期研究表明，接种过疫苗儿童的抗 VZV 抗体滴度呈现无症状升高，但尚不清楚这种升高是由于暴露于 WT VZV 还是疫苗病毒的亚临床活化所致，或者两者兼有[449]。需要对实施常规疫苗规划的国家进行长期研究以评估免疫应答的持久性及在没有水痘暴露导致的外来加强时疫苗对水痘的预防作用。来自潜伏 Oka 株 VZV 静默再激活的内部加强可能也有助于加强免疫力。

采用吸入方式免疫接种时，仅能偶尔在受种者中检测到较低水平的血清 IgA 抗体，而经皮下免疫接种时，几乎检测不到[409]。与水痘感染后的免疫应答不同，无论疫苗免疫接种剂量及免疫接种途径如何，免疫接种后均未证实存在分泌型抗 VZV IgA 抗体应答[409]。尚不清楚黏膜部位的 IgA 是否可提供抗感染保护作用。

一项研究提示，遗传因素在针对水痘疫苗的体液免疫应答中发挥一定的作用[450]。一项针对 141 个多子女家庭的研究发现，在某些家庭兄弟姐妹中的体液免疫应答呈现或强或弱的聚集现象。

预防水痘的免疫学因素

已就水痘防护的免疫学因素进行了研究，但需要进一步明确与发展。被动免疫的部分保护效力显示抗体至少在一定程度上起保护作用，但细胞介导的杀伤也很重要，特别是在疾病控制方面。因此，免疫诱导的B细胞和T细胞可能起协同保护作用。Merck公司于1982—1991年在美国所做的上市前临床试验中,观察了疫苗接种剂量与gp-ELISA法检测的抗体水平之间的关系[448]。20世纪80年代后期,在美国开展的一项涉及3 303名儿童的临床试验中,采用VZV gp-ELISA方法检测了免疫后6周的抗VZV抗体滴度[451]。其血清阳转率为96%,几何平均滴度(GMT)为1:12gp-ELISA U/ml。然而,未给出用gp-ELISA法检测的血清阳转阈值。默克公司在2004年进行的后续分析中,将5gp-ELISA U/ml定义为体液免疫反应阳性的临界值。依照该临界水平,给予1 104名受种者接种1剂次Varivax后,血清阳转率为87.3%,GMT为12.8gp-ELISA U/ml[452]。作为该研究的一部分,1 017名受种者在首次接种后3个月接受第2剂次水痘疫苗。其血清阳转率升至99.5%,GMT升至141.5gp-ELISA U/ml,提示接种第2剂次后发生了明显的加强反应。

据报道,免疫接种后6周≥5gp-ELISA U/ml的血清抗体滴度与个体受种者的保护密切相关。与水痘抗体滴度<5gp-ELISA U/ml的儿童相比,水痘抗体滴度≥5gp-ELISA U/ml的儿童突破性病例(定义为尽管在至少6周前接种了水痘疫苗但仍然因WT VZV感染而发生的水痘)的发生率显著降低[235,453-455]。接种1剂次水痘疫苗后达到该抗体水平的儿童占85%~89%,而接种2剂次后超过99%的儿童达到该抗体水平。无论是在接种第1剂次后3个月还是3~5年后给予接种第2剂次,均会导致体液免疫和细胞免疫的显著加强[452,456-466](也可参见Varivax及ProQuad说明书)。然而,gp-ELISA法并没有商品化,正如上所述,可能会出现假阳性结果。

如果自然水痘后的FAMA抗体滴度或皮肤试验阳性,则预示该个体在暴露于VZV时,能够有效地抵御该疾病[196,232,241,467]。疫苗接种后的FAMA抗体阳性,也意味着该个体在暴露于该病毒时会受到保护[232,467]。2006年,采用FAMA法对来自1998—2003年期间受种幼儿血清进行的血清阳性率研究,结果显示接种1剂次Varivax后6~16周的血清阳性率为76%(FAMA法>1:4)[467]。在韩国婴幼儿中开展的一项在12月龄时接种了疫苗且采用FAMA方法检测其抗VZV抗体的类似研究结果表明,免疫接种后中位数为6个月的血清抗体阳性率为84%[468]。因此推测,多数接种过1剂次疫苗后的水痘病例可能是基础免疫失败所致。

在上市前临床试验中发现[451],采用gp-ELISA法在13~17岁青少年中检测的血清阳转率仅为79%;此外,其GMT为1:6,仅为本项研究中健康儿童的一半。这些结果导致美国早期建议为13岁及以上人群接种2剂次疫苗。自2007年以来,美国已建议所有健康儿童接种2剂次水痘疫苗。

很少有关使用市售抗VZV抗体试剂盒检测健康儿童的血清转化率的数据发表。一项在韩国开展的商用ELISA法与gp-ELISA法或FAMA法检测抗VZV抗体的对比研究显示,对在12月龄接种疫苗后中位数为6个月的血清样本检测中,采用商用ELISA法(Dade Behring,Margurg,德国)检测,只有45%健康儿童的抗VZV IgG抗体呈阳性,而用FAMA法则为84%,证实了该商用方法的灵敏度低[468]。一项研究提示,德国制造的商用ELISA试剂盒(Serion)可能更适用且更优于Dade Behring ELISA[469]。

在美国和其他几国获准上市了Merck MMRV疫苗(ProQuad),其4种病毒组分均具有极佳的免疫原性。该联合疫苗在美国却难以进一步开发,这是因为最开始抗水痘组分的抗体滴度低得令人无法接受[470-473]。在上市前临床试验中,针对1 559名12~23月龄健康儿童开展了3个剂量的试验:分别含有3.48 $\log_{10}$(约3 019)、3.97 $\log_{10}$(约9 333)以及4.25 $\log_{10}$(约17 738)PFU的VZV。由于安全性和免疫原性在接受较高剂量的儿童中是最佳的,因此,选择接近该滴度的配方申请许可——不低于3.99 $\log_{10}$[457,458,462]。获准上市含有3.99 $\log_{10}$(约10 000PFU)VZV的MMRV配方对所有4种病毒成分的抗体应答情况如表62.1所示[474]。

在美国及加拿大开展的另一项涉及2 925名儿童的研究中,测试了配方一致的3批ProQuad疫苗,结果显示,接种1剂次疫苗后高于5gp-ELISA U/ml的应答率为93.5%[460]。MMRV中针对VZV的免疫原性与在1 012名儿童中于不同部位分别接种MMR及Varivax时获得的免疫原性相仿。

在371名儿童中评价GSK公司生产的MMRV疫苗(Priorix-Tetra)时,采用间接免疫荧光法(Virgo)检测抗VZV IgG抗体滴度。间隔6~8周给予2剂次疫苗接种后的血清阳转率为100%[430]。对MMR疫苗组分也产生了极好的免疫应答。

细胞介导的免疫应答

在接种过疫苗的健康儿童中,约有一半在免疫接种后4天,即检测到中和抗体前7~9天,皮肤试验即呈阳性[194]。同样,在另一项研究中,于检测到中和抗体前约1周时,淋巴细胞转化试验即呈阳性[475]。74名美国健康儿童接受免疫接种后6周的针对VZV抗原刺激指数(SI)为58.6(±6.5)(表62.2)[459,476]。

表62.1 临床试验中对1剂次或2剂次ProQuad的抗体应答

抗原	时间	受试者(N)	应答率[c]%(95% CI)	GMT滴度[b](95% CI)
麻疹	1剂次后	943	97.8%(96.6%-98.6%)	2 966.0(2 793.4-3 149.2)
	2剂次后	943	99.4%(98.6%-99.8%)	5 919.3(5 486.2-6 386.6)
腮腺炎	1剂次后	920	98.7%(97.7%-99.3%)	106.7(99.1-114.8)
	2剂次后	920	99.9%(99.4%-100%)	253.1(237.9-269.2)
风疹	1剂次后	937	97.7%(96.5%-98.5%)	91.2(85.9-96.6)
	2剂次后	937	98.3%(97.2%-99.0%)	158.8(149.1-169.2)
水痘-带状疱疹病毒	1剂次后	864	86.6%(84.1%-88.8%)	11.6(10.9-12.3)
	2剂次后	864	99.4%(98.7%-99.8%)	477.5(437-520.7)

[a] 血清阳转:≤1.25至≥5gp-ELISA U/ml。
[b] GMT单位:麻疹,mIU/ml;腮腺炎,Ab U/ml;风疹,IU/ml;VZV,gp-ELISA U/ml。
注:95% CI:95%置信区间;Ab:抗体;GMT:几何平均滴度;gp-ELISA:糖蛋白酶联免疫吸附试验;VZV:水痘-带状疱疹病毒。
改编自 KUTER BJ, BROWN ML, HARTZEL J, et al. Safety and immunogenicity of a combination measles, mumps, rubella and varicella vaccine (ProQuad). Hum Vaccin, 2006, 2:205-214.

表62.2 1~12岁儿童接种1剂次及2剂次水痘疫苗(Varivax)和MMRV(ProQuad)后的免疫应答

免疫应答	第1剂次后6周		第2剂次后6周 2剂次间隔3个月		第2剂次后6周 2剂次间隔4~6年	
	水痘疫苗(Varivax)	MMRV(ProQuad)	水痘疫苗(Varivax)	MMRV(ProQuad)	水痘疫苗(Varivax)	MMRV(ProQuad)
VZV IgG gp-ELISA(%阳转)	85~92 [452,458]	90~94 [458,460,462]	99.6 [452]	99.2 [458]	99.4 [456]	99.4 [61]
GMT VZV IgG gp-ELISA(U/ml)	12~13 [456,458]	13~15 [452,453,458]	145 [456]	588 [458]	212~219 [459,461]	317 [456]
平均刺激指数[a]	A组 28.6±6.21 [463] B组 22.1±3.84 [463]	—	B组 36.9±9.3 [463]		B组 58.6±6.52[b],[476]	

[a] 对来自于不同实验室、不同研究的平均刺激指数不应直接进行比较。
[b] 接种第2剂次水痘疫苗前的即刻平均刺激指数为40.3±5。
注:GMT:几何平均滴度;gp-ELISA:糖蛋白酶联免疫吸附试验;IgG:免疫球蛋白G;MMRV:麻疹-腮腺炎-风疹-水痘;VZV:水痘-带状疱疹病毒。

在斯坦福大学进行的1项研究中,给予39名健康儿童接种1剂次水痘疫苗,给予相似数量的受试者接种2剂次水痘疫苗,2剂次间隔3个月。接种1剂次疫苗1年后的平均抗VZV刺激指数为9.3(±1.3),接种2剂次疫苗后则为22.2(±6.42)[463]。在类似的研究中,419名健康儿童于接种第1剂次后4~6年给予第2剂次水痘疫苗。接种第2剂次前的平均抗VZV刺激指数为40.3(±5),3个月后则为61.4(±6)[459]。

抗VZV抗体和细胞免疫力的持久性

数项研究显示,健康儿童接种1剂次疫苗后体液免疫可持续多年,尤其是在WT VZV传播持续存在时。在日本,对26名经过免疫的健康儿童随访5年的研究显示,100%儿童可被检测到中和抗体,96% FAMA滴度阳性[447]。尽管多数人曾暴露于VZV,但26名受试者中无1例发生突破性水痘。随后在106名日本儿童中(其中有14人免疫接种时正接受类固醇治疗最长达10年)的研究显示,有5例突破性水痘[477],其中有4例发生在接种后1年。其中的147名儿童曾在公认场合暴露于VZV。获得38例儿童血清标本,其中37例FAMA抗体滴度≥1:4(占97%),GMT为1:9。在29例发生自然水痘的对照组儿童中,FAMA滴度≥1:4者达100%,GMT为1:10。每组各有97%的受试者VZV皮肤试验阳性。由于免疫接种后的平均抗VZV抗体滴度低于自然水痘后,因此,上述结果提示在受种者发生了抗体滴度的加强,这可能是暴露于外源性病毒后发生亚临床再感染的结果。

对上述日本受试者进行10年随访以及随后进行的20年随访显示,25名儿童期接受免疫接种的年轻人均保持血清反应阳性[477-479]。

对 87 名接种了约 17 000PFU 疫苗的美国受种者的随访显示,其中 97% 在免疫后 5~6 年仍保持抗VZV 免疫应答阳性(gp-ELISA 法测定)[480]。在美国进行的其他研究中,127 名受种者中的大多数接受了 1 000~3 000PFU 剂量的水痘疫苗,其中 95% 直至免疫后 6 年仍保持血清反应阳性[480]。另一项研究显示,36 名幼儿在接种过疫苗后 2 年,仍有 94% 受种者的抗体持续存在[481]。另外,还有在美国进行的各种不同研究中,对超过 500 名健康儿童进行了免疫接种,且经长达 6 年随访后,经 gp-ELISA 法检测,超过 95% 受种者仍保持血清反应阳性[453,482,483]。另外一项研究中,603 名儿童在免疫接种后 6 年,超过 89% 的水痘抗体仍呈阳性[484]。在一项研究结果显示,53 名儿童在免疫接种后 10 年,经 FAMA 法检测,绝大多数儿童抗 VZV 抗体仍保持阳性[485]。FAMA 法检测表明,健康儿童的抗 VZV 体液免疫应答似乎比被免疫的成人或白血病儿童更持久[232,486]。

在 3 928 名健康儿童中接种 ProQuad 的免疫后抗体持久性研究显示,免疫接种后 1 年,95% 的受试儿童仍然可被检测到抗 4 种病毒的抗体(采用 gp-ELISA 法检测 VZV)[460]。该研究也检测了接种 MMRV(作为第 2 剂次水痘疫苗接种)前 3~5 年接受过 Varivax 接种的 4~6 岁儿童的抗体水平。上述儿童给予第 2 剂次水痘疫苗接种前,88% 的抗 VZV gp-ELISA 抗体水平超过 5U/ml[461]。

在后疫苗时代,人们很少暴露于 VZV,目前一个主要问题是疫苗诱导的针对 VZV 的免疫力能否仍然保持阳性。在一小群接种水痘疫苗后 5 年无 VZV 暴露史的日本福利院残疾儿童中,采用 FAMA 法检测,评估了免疫接种后是否需要暴露及随后的加强免疫以保持抗 VZV 抗体滴度阳性[487]。16 名接受过免疫接种和 7 名患过自然水痘的儿童,其抗 VZV 抗体滴度阳性保持 5 年。16 名受种者中 14 人的皮肤反应试验也保持阳性。6 名抗 VZV 血清抗体阴性儿童在 5 年随访期间仍保持血清阴性,提示在该孤立人群中无 VZV 流行。因此,在没有自然感染加强情况下,由疫苗诱导的体液及细胞免疫可至少保持 5 年。潜伏 VZV 的亚临床再激活可用以刺激免疫力从而无须外源性 VZV 暴露就可保持免疫记忆。

在美国及日本进行的一系列其他研究证实,细胞介导免疫(通过淋巴细胞刺激试验或皮肤试验检测)阳性可持续多年,然而,所有这些试验均是在 WT VZV 持续流行的条件下进行的[477-480]。

在一项对 11 356 名美国加利福尼亚儿童开展的主动监测随访研究中,探讨了接种单剂次水痘疫苗后免疫力减弱的可能性。然而,突破性水痘并没有通过实验室检测得到证实;与间隔时间较短而出现突破性疾病的儿童相比,在疫苗接种后 5 年以上患儿发生中度 / 重度(定义为出现 50 个以上皮肤病变)的可能性是前者的两倍。9 年前接种过疫苗的儿童比 5 年前接种过疫苗的儿童的疾病年突破率更高[488]。尽管该研究提示免疫力在减弱,但 16%~24% 儿童接受 1 剂次疫苗后,发生基础免疫失败也可能是 1 剂次疫苗不能提供完全预防水痘的一个重要原因[467,489]。在一项病例对照研究中,重新考查了接种 1 剂次水痘疫苗后免疫功能减弱的可能性,结果发现突破性水痘的发生与接种疫苗后的时间间隔直接相关。然而,这项研究是回顾性的,尚未得到实验室确认的水痘病例[490]。重要的是,最新的研究还没有发现接种 1 剂次或 2 剂次水痘疫苗儿童的接种后水痘免疫力下降[491,492]。其他研究也提出了关于水痘疫苗免疫后的免疫力是否减弱的疑问。

保护作用的评价

上市前的效力研究

在日本、美国和欧洲获得疫苗许可之前,在日本等地进行了一些开放性(剂量范围)研究;在美国及欧洲进行了两项双盲、安慰剂对照试验。使用的疫苗剂量从低于 500PFU 到 17 500PFU 不等,因而难以在各研究之间进行比较。Takahashi 及其同事在最初的研究是通过免疫接种的方法以终止潜在的医院内水痘疫情[1]。结果所有被免疫的健康儿童均产生了特异性抗体且未再发生新的水痘病例。接种过疫苗的儿童在随后的四次院内水痘暴露后均得到保护[493]。尽管这不是一项经典的效力研究,但上述数据强烈提示水痘活减毒疫苗对预防水痘疾病是有效的。

已经在健康儿童中进行了 3 次双盲、安慰剂对照的疫苗效力试验。第 1 次是在 20 世纪 80 年代早期,在美国费城郊区采用 Merck 公司的 Oka 疫苗进行[494]。在该项研究中,有 468 名儿童接种了 1 剂次含量约为 17 000PFU(最初报告的 8 700PFU 是错误的)的水痘疫苗,446 名儿童接受安慰剂。在 9 个月的随访期内共发生 39 例水痘,均在安慰剂组,经计算疫苗的效力为 100%。在该项研究中,有 33 名疫苗受种者在家庭内发生暴露,但无 1 人发生水痘,因此,发生家庭暴露时疫苗的有效性也是 100%。在随访第 2 年,有 1 名接种过疫苗的儿童暴露于水痘后发生了轻型水痘,有 17 处皮损,导致疫苗的总体效力为 98%,发生家庭暴露后的效力为92%。在7年随访期间,据估计95%的疫苗受种者未患水痘[482]。然而,这些数据在某种程度上很难与随后在美国进行的研究相比较,因为这些儿童接受的是在美国能够使用的最大剂量的单价水痘疫苗。

第二次双盲、安慰剂对照试验是在芬兰进行的,采用SmithKline Beecham(现为GlaxoSmithKline)生产的疫苗。该项研究包含513名10~30月龄的健康儿童,分为3组,分别给予他们高剂量疫苗(10 000PFU或15 850PFU)、低剂量疫苗(630PFU或1 260PFU)或安慰剂。8例初始血清反应阳性的儿童从分析中被剔除。所有受试儿童的平均观察期为29个月。经血清学确诊,有65名受试者出现水痘病例:高剂量疫苗组5例(发病率3%,经计算疫苗效力为88%),低剂量疫苗组19例(发病率11.4%,经计算疫苗效力为55%),安慰剂组41例(发病率25.5%)。在疫苗受种者中发生的突破性水痘病例极轻微,平均皮损少于30个[495]。

第三次双盲、安慰剂对照试验是在中国进行的,采用长春祈健生物制品有限公司生产的vOka株减毒活疫苗(10 000PFU)[496]。该项研究包含5 000名3~7岁无水痘病史或水痘疫苗接种史的儿童,用腮腺炎疫苗作为安慰剂,随访期为12个月。疫苗组和对照组的水痘发病率依次为0.8/1 000(2/2 476)和8.7/1 000(22/2 543),疫苗效力为90.8%(95% CI,88.7%-95%)。

将2 216名1~12岁的健康儿童随机分组,他们被分别接种1剂次或间隔3个月被接种2剂次水痘疫苗(5种不同批号的疫苗,病毒含量为2 900~9 000PFU)(疫苗在有效期内应为1 350PFU),随访期为10年。结果显示,1剂次组及2剂次组的效力分别为94.4%和98.3%($P < 0.001$)[452]。在家庭暴露后,1剂次组及2剂次组的效力分别为90.2%和96.4%($P=0.112$)[452]。

上市后疫苗预防水痘的效果研究

在上市后阶段,有必要监测疫苗性能以评价上市疫苗产品在社区使用条件下的效果。20多年来,从美国的水痘疫苗使用中以及其他国家的儿童普种计划使用中获得了大量疫苗上市后经验。采用包括前瞻性及回顾性队列研究、病例队列(筛选方法)研究、病例对照研究以及家庭继发性发病率研究在内的多种方法,对疫苗效果进行了研究。水痘病例以及中重度疾病定义在不同研究间的差异,可能会对所评估的疫苗效果产生影响;那些采用临床病例定义的研究可能低估了疫苗的效果,而采用实验室确诊的研究则可能高估了疫苗的效果[497]。

接种1剂次疫苗。2008年对在美国进行的17项上市后疫苗效果研究所做的回顾表明,接种1剂次水痘疫苗(Varivax)的效果为84.5%(中位数;范围,44%~100%),在预防重症水痘方面的效果为100%(平均数与中位数)[230,425,498-513]。通过对截至2014年末的42篇全球出版物进行回顾、系统性地评价了水痘疫苗的有效性[230,425,498-514,515-538]。本综述报道,在接种1剂次单价疫苗后,对预防所有水痘的疫苗效果评估有58个,对预防中重度水痘的疫苗效果评估有34个(包括两项研究仅对中度水痘进行评估),对预防重度水痘的疫苗效果评估有25个[514]。上述研究多数检验了在学校和儿童保育中心发生疫情时的水痘疫苗表现,其他为病例对照、队列和家庭内继发病例发病率研究。对评估报告的数据荟萃分析表明,接种1剂次水痘疫苗对预防所有水痘是中等有效的(81%;95% CI,78%-84%),对预防中重度水痘非常有效(98%;95% CI,97%-99%);对重度疾病的效果是100%[514]。数据是疫苗接种后第一个10年内的效果,自疫苗接种以来的平均时间可能不足10年。无论是按单个疫苗还是按研究设计进行分层分析,疫苗效果估计值都是相似的(表62.3);Varivax的汇总疫苗效果估计值为82%(95% CI,79%-85%),Varilrix为77%(95% CI,62%-85%),其他疫苗(包括Okavax、祁建、上海、百克和长生疫苗)为86%(95% CI,78%-91%),非特定的或使用一种以上疫苗为81%(95% CI,76%-85%)。大多数报道的预防所有水痘的1剂次疫苗效果估计值都接近汇总估计值。然而,有两个估计值低于50%,分别是Varivax(44%)和Varilrix(20%)。

一些疫情调查得出较低的疫苗效果估计值的一个可能解释是,引起公众卫生注意的疫情更可能代表的是疫苗接种失败的情况,因而得出的是疫苗效果极端估计值[539]。只有一项研究直接比较了接种1剂次Varivax和Varilrix的效果,发现Varilrix的效果较低(56% vs 86%),但是重叠的置信区间提示二者没有显著性差异[517]。同样研究仅提供了接种1剂次MMRV疫苗效果的唯一估计值(55%),该估计值介于单价疫苗报告范围的低端,但与单价疫苗的置信区间宽泛重叠。

自1999年开始在美国康涅狄格州的一家私人机构进行了一项长期病例对照效果研究[230,511]。该项研究的初期结果表明,接种1剂次疫苗预防经PCR确诊水痘的效果为85%(95% CI,78%-90%),而预防重症水痘的效果为97%(95% CI,93%-99%)。接种

表62.3 根据疫苗类型和水痘严重程度评估的1剂次水痘疫苗效果

疫苗	预防所有水痘			预防中重度水痘			预防重度水痘		
	评价(N)	汇总估计值(95% CI)	估计值范围	评价(N)	汇总估计值(95% CI)	估计值范围	评价(N)	中位数	范围
Varivax	26	82%(79%-85%)	44%-100%	18	98%(95%-99%)	86%-100%	10	100%	100%
Varilrix	10	77%(62%-85%)	20%-92%	6	98%(89%-100%)	86%[a]-100%	7	100%	100%
其他疫苗	5	86%(78%-91%)	77%-93%	1	100%(91%-100%)	—	1	100%	—
非特定/使用1种以上疫苗	17	81%(76%-85%)	60%-100%	9	99%(95%-100%)	84%-100%	7	100%	85%[b]-100%

[a] 仅指预防中等疾病86%。
[b] 严重疾病定义为需住院治疗的。
中等的,50~500个皮损,并无发症;重度的,(a)>500个皮损或伴有需要医生诊视的并发症,或任何并发症(多项研究);(b)无论皮损数目任何住院治疗的(1项研究);(c)>250、>200及>150个皮损(分别在3项研究中);(d)用于临床试验的疾病严重程度量表:皮损数目、发热、全身体征、主观病情评估或其他临床标准的组合(5项研究);(e)家长对严重程度的评估(2项研究)。
改编自 Marin M, Marti M, Kambhampati A, et al. Varicella vaccine effectiveness worldwide: a systematic review and meta-analysis. Pediatrics. 2016;137(3):e20153741.

过疫苗的儿童患轻微疾病比率为86%,相比之下,未接种过疫苗的儿童患轻微疾病则为48%($P<0.001$)。该研究继续随访至2004年,结果显示疫苗效果从接种后第1年的97%下降至接种后第2年的85%,继续随访最长至8年,在此期间疫苗效果无进一步的下降[511]。一项随访分析评估了1剂次和2剂次疫苗的效果,证实8年随访期间1剂次疫苗的效率为86%[518]。另一项美国研究报告,接种1剂次疫苗的效果显著下降,从疫苗接种后5年内的94%下降到5~9年间的88%,以及疫苗接种后10年或更长时间的82%[519];其他四项研究也报告疫苗效果随着接种疫苗后时间的推移而下降,但差异没有统计学意义[422,520-522]。

总之,现有数据支持单价水痘疫苗预防水痘的相似效果(表62.3)。尚未完全了解或研究接种1剂次疫苗后的保护期,特别是在水痘发病率较低的情况下。进一步的研究可能是有益的,尤其是关于MMRV疫苗的效果,但为儿童制定常规接种第2剂次疫苗是提高疫苗效果和提高群体免疫的更好方法。

导致免疫失败的风险因素。已有一些研究确定了导致疫苗效果降低(或免疫失败)的潜在风险因素,其中包括哮喘、湿疹、低龄疫苗接种、接种后时间、在接种MMR疫苗后28天内接种水痘疫苗以及发生突破性疾病期间口服类固醇药物[499,502-506,510,540,541]。许多其他疫苗效果研究对导致疫苗效果降低的可能原因进行了考察,未发现上述或诸如疫苗贮藏和操作问题在内的其他与免疫失败有关的因素。许多研究病例数较少,使得研究者无法进行多因素分析,因而无法对每种风险因素的独立效应进行考察。与Vazquez等描述的接种后1年内疫苗有效性较高的发现相一致[511],中国的一项大规模病例对照研究(1 000例)也提示接种1年后疫苗效果较低,但差异没有统计学意义[422]。预计常规接种2剂次水痘疫苗方案将有助于降低所有疫苗受种者的突破性水痘发生率。

2剂次接种。评估在儿童中接种2剂次单价水痘疫苗后疫苗效果的研究较少,因为常规接种2剂次疫苗方案是较新的推荐(例如,2007年在美国),其他国家/地区则较少采用。在荟萃分析研究中,2剂次疫苗总体保护率比1剂次至少高10%[514]。基于截至2014年的8个评估报告,接种2剂次疫苗预防所有水痘的汇总效果为92%(95% CI, 88%-95%)[515,516,518-521,532];其中有两项来自疫情调查的估计值都低于90%,这可能将汇总估计值降低到了90%以下[515,516]。随后发表的一项研究报告了疫苗效果为94%[532a]。据报道,接种2剂次 MMRV/Priorix-Tetra 的疫苗效果仅为91%(95% CI, 65%-95%)[517]。

美国自2007年起推荐对儿童常规接种2剂次水痘疫苗,为研究这一政策的效果提供了契机。2010年,对康涅狄格州病例对照研究进行的随访证实,2剂次疫苗比1剂次疫苗提供更好的保护。接种2剂次疫苗后预防经PCR确诊水痘的疫苗效果为98%,而接种1剂次则为86%($P<0.001$)。在该病例对照研

究中，经实验室确诊的71例水痘病例均不是接受2剂次疫苗接种的儿童[518]。随后的研究证实了2剂次接种方案的优越性[299]。对一所学前教育和小学教育的综合学校内880名儿童发生的84例水痘疫情开展早期调查提示，超过97%的儿童至少接种了1剂次水痘疫苗，39%接种了2剂次，接种2剂次的保护效果并未比接种1剂次的明显提高（分别为88.1%和83.4%）[515]。对推定的水痘病例进行实验室检查，但25名接受2剂次疫苗接种的儿童中仅2名发生了实验室确诊的水痘。基于疫情调查，对2剂次疫苗的第二次效果评估低于90%；两所学校的疫情调查显示，若只考虑在校学生病例，其中一所学校的疫苗效果为84%，另一所学校为95%[516]。在这项研究中，虽然实验室检测不能确认水痘是该疫情病因，但临床和流行病学数据具有提示性。一所小学水痘疫情期间的研究结果显示，对于教室内暴露的学生，接种第2剂次对控制疫情的增量收益为76%（95% CI，44%~90%）。接受第2剂次疫苗接种的学生在接种后4天被归类为2剂次受种者，因而推断具有快速的记忆性免疫应答。当接种第2剂次后10天评估其免疫状态时，增量效果上升至94%[532]。尽管所发表的文章中没有进行计算，但使用其提供的数据（接受1剂次的粗发病率，4.9/1 000人天；接受2剂次，1.4/1 000人天；未接受疫苗接种，25.8/1 000人天）估算出接种1剂次和2剂次疫苗的效果分别为79%和95%。在西弗吉尼亚所有的公立学校开展的一项病例对照研究中，入组了133例病例和365名对照者，报告2剂次疫苗效果为94%[519]。本研究还考查了接种2剂次疫苗后随时间变化的疫苗效果，接种第2剂次后5年内未发现差异；由于接种第2剂次后5年以上的受试者太少，无法获得可信的效果。2009—2011年期间在两个水痘活跃监测点进行的另一项研究报告显示，4岁及以上儿童（45例和247名对照组）接种2剂次疫苗的效果为94%。本研究中，约半数病例经实验室确诊（26例）；仅考虑实验室确诊病例时，2剂次疫苗预防所有水痘的效果为96%[532a]。在美国之外，德国和西班牙各开展了一项依PCR确诊病例且采用匹配病例对照研究设计，评估了接种2剂次疫苗效果；报告的估计值分别为95%和97%，分别高于接种1剂次的72%和87%[520,521]。

暴露后的效果研究

在20世纪70年代和80年代早期，日本研究者就不同配方水痘疫苗的暴露后应用进行了广泛研究，他们给予在医院、社区及家庭中暴露后1~5天以上的儿童疫苗接种[1,18,435,493,542-544]（图62.6）。在两项血清阴性的健康儿童暴露后研究中，比较了家庭暴露后3天内接种疫苗和未接种疫苗的情况，其中一项研究的疫苗预防效果为94.2%，另一项则为100%[421,545]。如果在暴露后3天内接种疫苗，则疫苗在预防中、重度水痘方面的效果为100%。

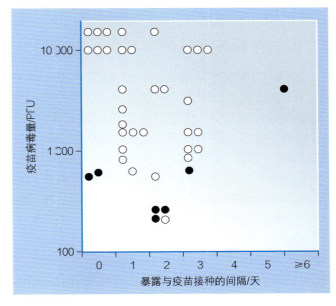

图62.6　暴露后抗水痘-带状疱疹病毒的免疫接种。家庭接触者接种水痘减毒活疫苗的保护效应随其所接种的病毒剂量及暴露与接种时间之间间隔不同而异。
〇未患水痘；●患水痘。
资料来源：ASANO Y，HIROSE S，IWAYAMA S，et al. Protective effect of immediate inoculation of a live varicella vaccine in household contacts in relation to the viral dose and interval between exposure and vaccination. Biken J，1982，25：43-45.

在美国开展了一项双盲、安慰剂对照的暴露后试验，受试者为健康的血清阴性儿童，在家庭暴露后1~5天内给予接种Oka/Merck疫苗（4 350PFU）[546]。结果显示，如果在暴露后3天内接种疫苗，该疫苗预防疾病的效果为90%；如果在暴露后5天内接种，效果为67%。其预防中度或重度水痘的效果为100%。

使用已批准的水痘疫苗进行的暴露后研究结果显示，在预防任一严重程度疾病方面的结果不一致，但在预防中度和重度疾病方面均高度有效。在以色列对30个家庭中42名在暴露后3天内接种疫苗的儿童中进行的一项双盲、安慰剂对照试验发现，疫苗在预防疾病方面没有效果（疫苗受种者继发感染率为42%，安慰剂受种者为45%），但在预防中度至重度疾病的暴露后效果为86%[547]。在2014年Cochrane合作回顾中总结了使用对照组的三项研究结果[548]。这些研究共涉及110名健康儿童,他们是家庭接触水痘的兄弟姐妹。作者的结论是,有证据表明家庭内接触后3天内给予水痘疫苗接种可降低感染率和病例严重程度。

其他未设对照的观察研究已证实,暴露后3~5天内接种疫苗对预防水痘或重度水痘均高度有效[549-552]。目前在美国推荐暴露后使用水痘疫苗[553]。

突破性水痘

突破性水痘定义为免疫接种42天后发生的水痘。多数已发表的健康儿童接种1剂次疫苗后的长期随访研究报告,尽管有很高的血清阳转率(通过gp-ELISA检测),每年仍有1%~3%的受种者发生突破性水痘[235,451,453,482,554]。对上市前临床试验中已接种疫苗的美国儿童进行了长达10年的突破性水痘发生率研究,结果显示,每年突破性水痘发生率为0~4%,较低发病率与较高剂量疫苗相关[448]。接种了17 000PFU水痘疫苗研究组中,95%儿童于接种后7年内未患水痘[480,482]。接种该剂量水痘疫苗后的保护明显高于其他研究中给予较低剂量疫苗后的保护力。例如,在Johnson及其同事的研究中(N=280,疫苗剂量为950~3 250PFU),接种10年后的水痘发生率为17%[485];在Clements及其同事的研究中(N=465,疫苗剂量为950~3 250PFU),接种5年后的水痘发生率为19%[453];在Takayama及其同事的研究中(N=459,疫苗剂量为1000PFU),接种7年后的水痘发生率为34%[555]。

在已接种疫苗的儿童中突破性水痘通常是一种较轻的疾病[451]。在美国进行的临床试验发现,有12%接种了1 000~1 625PFU Oka(Merck)疫苗的健康儿童于家庭暴露后发生了突破性疾病;这些突破性感染非常轻微,皮损数量仅为正常水痘预计数量的约1/10[451]。上述观察结果与其他多数研究者的观察结果是一致的[374,447,453,481,485,499,554]。

绝大多数突破性水痘病例的皮损少于50个,且不伴有发热。皮损可能是水疱,但通常情况下为非典型的伴有丘疹的皮损,并不发展为水疱。在一项上市前临床调查中,对自然水痘以及突破性水痘进行了比较;由不知疫苗接种状况的临床医生采用标准检测方法对水痘患儿进行检查。结果表明,突破性水痘较原发性感染轻微。接种过疫苗的儿童可能较少发热(体温 >37.8℃者和 >38.9℃者分别为12%和3%),而未接种过疫苗的儿童分别为57%和15%(两两比较,$P<0.001$)。接种过疫苗的儿童皮损中位数量也较低[53 vs 300($P<0.001$)],皮损≥500者占比也较低[1.7% vs 17.4%($P<0.001$)],且病程较短[6天 vs 7天($P<0.001$)][554]。仅考虑家庭暴露时,突破性水痘皮损数更高(中位数为118),但仍然低于自然水痘病例(中位数为326)。除发热以外,2组间的相关全身症状差异无统计学意义,自然水痘病例的瘙痒发生率为89%,而突破性水痘病例的瘙痒发生率为84%[554]。

上市后数据证实,突破性水痘的临床表现较未接种过水痘疫苗者轻微[229,499,501,504,509,546,556,557]。

一项为期9年基于人群的水痘主动监测数据总结,比较了1 671例接种过1剂次疫苗和5 609例未接种疫苗的1~14岁水痘患儿的临床和流行病学特征[557]。与上市前研究所了解的相同,接种过疫苗的病例与未接种过疫苗的病例相比,皮损数量更少(少于50个皮损者75% vs 34%),发生持续性高热、中度或重度疾病的可能性更低(38% vs 89%),出现并发症的可能性也更低(5% vs 12%)。然而,大约25%接种过疫苗的病例皮损数量超过50个,且有些发生了与未接种过疫苗病例中相似的严重并发症。推测未减轻的水痘和并发症发生于那些未从免疫接种中获得足够的基础免疫应答的个体。疫苗受种者所发生的严重并发症包括肺炎、败血症和继发性感染导致的菌血症、最终被证实是由WT水痘引起的脑炎和无菌性脑膜炎[558,559,563a]。正是在接受过1剂次水痘疫苗者中,罕见发生因水痘而住院或死亡的病例,已将这些病例报告给疫苗不良反应报告系统(VAERS),主要发生在免疫接种时因身体状况或药物治疗(如全身类固醇治疗哮喘)导致未知的免疫功能低下患者中[229,560-563]。已有6例突发性水痘死亡病例报道[563a]。

几项上市后研究就接种过1剂次或2剂次疫苗儿童中突破性水痘的临床表现进行过考察,尽管与接种过1剂次者相比较,接种过2剂次疫苗水痘患者的皮疹严重程度似乎较低,但二者在皮疹严重程度上无显著性差异,且迄今为止,尚未发现在2剂次疫苗受种者中出现严重皮疹或皮肤以外其他器官参与的播散性VZV(译者注:原文为VSV)感染在内并发症的报道[491,519,563a,564]。目前尚不清楚,在接种过1剂次和2剂次者中,突破性水痘的严重程度是否真的相似,或者在接种过2剂次疫苗者中是否只诊断了更严重的突破性水痘病例。

突破性水痘轻微及非典型的属性使得对其做出临床及实验室诊断相当困难[179,224,557,565,566]。医护人员应追溯水痘或HZ的暴露史,而在实行常规儿童免疫接种规划的国家,当疾病降低至低水平时,更需要凭借实验室检测确诊突破性水痘。一项上市后疫苗效果研究中,获得了采用 PCR 方法确诊突破性疾病的经验,尽管该研究的目的并非评价 PCR 方法诊断突破性疾病的准确性。在该研究中,接种过疫苗的病例确诊率(46%)低于未接种过疫苗的(90%),这可能是由于更多地对皮疹非常轻微的儿童进行了 PCR 试验,而与未接种过疫苗者相比,在疫苗受种者中检查这种非典型皮疹中 VZV 的可能性更大[567]。在另一项对 33 例接种过疫苗的可疑水痘患儿研究中,采用 PCR 方法在 58% 的病例中检测出 VZV,其中 76% 有足够的组织样本[565]。尽管如此,对皮疹进行 PCR 检测仍然是诊断突破性水痘的最佳方法[224]。

与 Oka 株罕见人间传播不同的是,接种过疫苗的突破性水痘患者可将 WT VZV 传播给水痘易感个体。据报告,WT VZV 从患有突破性疾病的儿童向其接种过疫苗的家庭接触者传播的比率为 12%[556]。在一项上市后大型家庭接触研究中,研究了健康疫苗受种者中 WT VZV 的接触传染性,包含原发病例与其未接种/接种过疫苗的兄弟姐妹的接种状况资料。从患突破性感染的接种过疫苗儿童向未接种过疫苗接触者的传播率为 37.1%(26/70),该比率是未接种过疫苗水痘病例向其未接种过疫苗兄弟姐妹的传播率(71.5%,1 071/1 499)的一半[509]。皮损数量少于 50 处的接种过疫苗病例,其传染性仅为未接种过疫苗病例的 1/3。然而,当疫苗受种者患皮损达 50 处以上的突破性感染时,其传播率与未接种过疫苗的水痘患儿相似[509]。在美国,部分水痘疫情起始于接种疫苗的病例,且疫情在高接种率的学校人群中持续存在[502,510,513,515]。对所有儿童接种 2 剂次疫苗可以大幅降低学校内的水痘疫情数及 WT VZV 在高接种率人群中的传播。

理论上,降低突破性水痘发生率是为了减少 VZV 传播并防止 WT 病毒建立随后可能再激活并引发 HZ 的潜伏感染。无论是 WT 株或 Oka 株引起的 VZV 皮疹,随后均可能发生 HZ,但不是必需条件[199,568]。给予健康儿童免疫接种后的 HZ 发生率低于自然感染后[568-570,787]。HZ 的发生也可能受遗传控制[571]。在仅常规接种 1 剂次水痘疫苗时期,在免疫接种后大约 50% 的 HZ 报告病例是由 WT VZV 引起,推测这些是无症状以及有症状的 WT 病毒再感染所致[561,562,570]。在开展水痘疫苗接种规划期间,这一比例将随着 WT VZV 流行的持续减少而降低。可以预计,在常规给予 2 剂次接种的人群中,不仅水痘发病率会下降,而且 WT VZV 导致的 HZ 发生率也将下降。

VZV 疫苗在青少年及成人中的应用

安全性及免疫原性

水痘易感成人因免疫接种而受益[54,572,573]。与接种过疫苗的健康儿童相比,接种过疫苗的成人具有较低的血清阳转率。早期研究显示,水痘疫苗在成人中的免疫原性高于目前公认的水平。1985 年在瑞士,给予 32 名血清抗体阴性的健康成人(主要为医务人员)接种了 RIT 公司生产的 Oka 株疫苗,报告的血清阳转率为 90%[574]。与此同时,在英国给予 34 名血清抗体阴性的护士接种了同样的 Oka 株疫苗(RIT),采用包括 ELISA 及免疫荧光在内的多种血清学试验检测,血清阳转率均为 94%[575]。在美国的早期研究中[546],给予成人接种 1 剂次疫苗后,采用 FAMA 法检测,53 人中有 89%~94% 血清阳转。

在美国国家变态反应与传染病研究所(NIAID)的协作研究中,大约自 1980 年至 1990 年,采用开放性研究方式给予 350 名以上平均年龄为 27 岁的健康成人接中了水痘疫苗[38,486,576]。多数受试者接受了间隔 3 个月的 2 剂次疫苗接种,采用 FAMA 法检测,接种 1 剂次后的血清阳转率为 82%,接种 2 剂次后的为 90%。这一结果也与 79 名青少年接受 1 剂次疫苗接种后采用 gp-ELISA 法测定的血清阳转率一致[451]。在 NIAID 研究中,轻微疫苗相关支疹(平均 9 个皮损)的发生率为 10%,但未设对照组。尽管可从少数疫苗受种者皮损中分离出疫苗型 VZV,但未发现传播给其他个体。

在成人中使用 Varivax 开展的大规模研究表明,成人需要接受 2 剂次疫苗接种,其血清阳转率才能达到 90% 以上(采用 gp-ELISA 法测定)[577]。同儿童一样,健康成年人血清阳转率的数据很少,并且这些数据仅基于商用试剂检测。然而,鉴于商用试剂的敏感性不高,发现很多成年受种者的真实血清阳转率用标准 ELISA 方法不能检测到,这并不奇怪。在一项比较研究中发现,给予 48 名成年人接种疫苗后 1~3 年,采用乳胶凝集法、FAMA 法以及商用 ELISA 法检测,抗 VZV 抗体阳性率分别为 52%、69% 和 36%[184]。

在澳大利亚的一项研究中,给予 100 名 17~49 岁易感医护人员接种 2 剂次 GlaxoSmithKline 制造的水痘疫苗,结果显示,采用商用免疫测定法,95% 受试者于接种第 1 剂次后 2 个月可检测到抗 VZV 抗体,100% 受试者于接种第 2 剂次后 6 周可检测到抗 VZV 抗体[578]。罕有成年人在接种过疫苗后发生并发症的报告。据报道，一名医护人员在疫苗接种后经历了长时间的水痘病毒血症、链球菌感染和中毒性休克[579]。

在美国进行的研究中，在接种过疫苗的成人中观察到了针对VZV四种蛋白的细胞毒性T淋巴细胞[206]。研究发现，23名成年疫苗受种者的细胞毒性T淋巴细胞应答与在有自然水痘病史成人中观察到的相似。在其他研究中，成人针对水痘疫苗的细胞介导免疫应答弱于在儿童中观察到的[463,486]。

免疫持久性

NIAID协作研究表明，给予美国成年人接种疫苗后长达13年，采用FAMA法或乳胶凝集抗体法检测，血清反应阳性者达60%~90%（表62.4）[486,572]。随后对上述受种者中的一个亚群（120名医护人员）的随访研究中发现，平均8年后，用FAMA法检测，31%受试者的抗VZV抗体为阴性；12名受试者（10%）发生水痘，尽管未检测到抗VZV抗体，但均为轻度感染[232]。在该研究的另一项分析中，近500名成年受种者中，9%发生水痘，其中部分受试者随访期长达21年。大多数人接受了至少2剂次疫苗接种。家庭暴露后发生18例（占21%）水痘（n=85）。家庭暴露后无论是突破性水痘的严重程度还是发病率似乎均未随时间的推移而增加（图62.7）[573]。

表62.4　健康成人水痘疫苗接种后的随访[a]

随访年	人数（N）	发生水痘的人数 [N(%)]	接种后血清阴性的百分比/%
1	343	8(2)	34
2	234	8(3)	33
3	174	2(1)	40
4	115	5(4)	10
5	68	4(6)	30
6	45	2(4)	10
7~13	40	2(5)	18

[a] 长期随访关注突破性疾病及抗体随时间的损失。在13年随访期间，9%受试者发生突破性水痘。

资料来源：GERSHON A. Varicella-zoster virus: prospects for control. Adv Pediatr Infect Dis, 1995, 101: 93-104.

最近的一项研究发现，101名有2剂次水痘疫苗接种史的医护人员，疫苗接种后中位数4年，使用敏感的gp-ELISA法检测，12%的受种者呈血清反应阴性；7名血清反应阴性的医护人员接种了第3剂次水痘疫苗后均阳转；然而，7人中的3人产生了低亲和力抗体，提示他们可能对第3剂次产生了初级免疫反

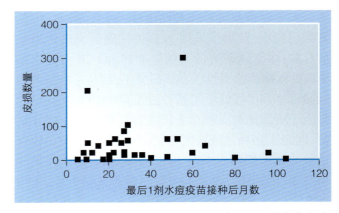

图62.7　31名接种过疫苗的成人在接受最后1剂次水痘疫苗接种数月至数年后发生突破性水痘的皮损数。注意疾病的严重程度并未随免疫接种后间隔时间（月）延长而增加。皮损平均数量为43个。

资料来源：GERSHON A. Varicella-zoster virus: prospects for control. Adv Pediatr Infect Dis, 1995, 10: 93-124.

应[580]。在61名具有可检测到的疫苗诱导抗体并且样本可用于检测抗体亲和性的卫生保健人员中，14%的抗体亲和性较低，这表明T细胞免疫可能在疫苗接种后没有完全发挥作用。对接种2剂次疫苗后的抗体水平进行解释是一项挑战，目前还不清楚缺乏疫苗诱导的抗体是否意味着缺乏保护作用。

随访100名接受2剂次水痘疫苗（GlaxoSmithKline）接种的医护人员显示，接种第2剂次后12个月，采用间接免疫荧光技术（Virgo）对81例受试者进行血清学检测，其中3例（4%）未检测到抗体[578]。

效力与效果

在NIAID协作研究中，57名成人具有家庭内暴露于水痘的经历，其中15名发生突破性水痘，发病率为26%。预期完全易感时的发病率可达80%。该26%的发病率似乎高于接种相似批号及剂量疫苗的儿童。只有用FAMA法或乳胶凝集法检测的抗VZV抗体转为阴性的成人发生了突破性水痘。然而，在过去1年内仅50%抗体阴性的成年人在家庭暴露后发生临床水痘。其中绝大多数水痘症状轻微[38,576,581]。

在免疫功能低下患者中的应用

在免疫功能低下儿童中的安全性及免疫原性

20世纪70年代中期在日本，给予39名患有肾病、肾炎、哮喘及肝炎等基础疾病的儿童接种了水痘疫苗，其中1/3正在接受类固醇激素治疗。用Biken公司生产的Oka株疫苗接种，剂量为1 000~2 000PFU。

采用补体结合法检测,所有儿童均产生了抗 VZV 抗体[1,376]。

对患有白血病或其他恶性疾病的儿童实施活病毒疫苗接种是疫苗免疫的一个重大飞跃[582]。在此之前,活疫苗被禁止用于免疫功能低下儿童。然而,基于自然水痘的高风险性,在日本为 11 例白血病及 6 例处于缓解期的实体肿瘤患儿接种了疫苗。在接种前 1 周至接种后 1 周均停止化疗(包括 6-巯基嘌呤以及甲氨蝶呤)[582-586]。在上述试验中,以补体结合法或免疫吸附血凝法检测的血清抗 VZV 抗体阳转率达到 100%。随后,日本又发表了 326 例白血病患儿接种疫苗的报告,证实并且扩充了这些数据[437]。上述大多数患儿在免疫后,采用 FAMA 法或免疫吸附血凝法检测,血清抗 VZV 抗体发生阳转。

在 20 世纪 70 年代早期,美国白血病患儿的水痘感染率为 30%,病死率为 7%[75]。基于日本对白血病患儿接种疫苗的成功研究,1979 年在美国及加拿大对处于缓解期的急性淋巴细胞白血病患儿开展了一项开放性临床试验。正是上述研究首次将水痘疫苗引入了美国。

由 NIAID 发起并组织针对白血病儿童的最大规模临床试验,且由水痘疫苗协作研究组实施[199,201,411,486,581,587-590]。患儿接受疫苗接种时必须符合以下标准:白血病已缓解至少 1 年,FAMA 法检测抗 VZV 抗体阴性,体外丝裂原反应阳性,循环淋巴细胞 >700/mm^3。在 10 年研究期间,共有 64 例完成化疗的以及 511 例暂停化疗 2 周(泼尼松暂停 3 周[591])的白血病患儿接种了疫苗。大多数患儿的化疗方案为每日一次 6-巯基嘌呤、每周一次甲氨蝶呤或者每月一次泼尼松及长春新碱,这一化疗方案比早期研究中日本儿童接受的化疗方案强度更大。到 20 世纪 80 年代后期,在美国开始给予更大剂量的甲氨蝶呤、泼尼松及环磷酰胺。尽管最初计划接种 1 剂次疫苗,然而由于接种 1 剂次疫苗后经 FAMA 法检测有 15% 的受试者血清未阳转,且 1 年后约有 5% 的白血病受种者经 FAMA 法检测抗 VZV 抗体转阴,因此最终推荐接种 2 剂次疫苗,间隔 3 个月。该项研究发现,82% 的白血病患儿在给予 1 剂次疫苗接种后、95% 的白血病患儿在给予 2 剂次疫苗接种后,血清抗 VZV 抗体发生阳转。总体上,约 80% 受种者接种 1 剂次疫苗后和 90% 受种者接种 2 剂次疫苗后的细胞介导免疫应答呈阳性,映射于体液免疫应答。

接种第 1 剂次疫苗后 1 个月内,5% 不再接受化疗的白血病患儿以及约 50% 仍然接受维持性化疗的白血病患儿发生了皮疹[486]。接种第 2 剂次疫苗后皮疹较少见,仍在进行维持性化疗的患儿中仅有 10% 发生皮疹。接受疫苗接种后,急性淋巴细胞白血病患儿产生的皮疹一般表现为斑丘疹伴有水疱,类似于轻度水痘。对约 40% 接受化疗并出现皮疹的儿童给予了大剂量口服阿昔洛韦治疗(900mg/kg^2,4 次/d,特别是皮损多于 50 个或皮损持续 7 天以上的患者)。对发生更严重皮疹(通常皮损多于 200 个)的患儿以标准剂量经静脉给予阿昔洛韦。Oka 株 VZV 对阿昔洛韦治疗敏感,且阿昔洛韦治疗不会对免疫应答产生干扰[486]。与自然水痘患儿相比,在给予疫苗接种的白血病患儿中的白血病复发率并未增加[587,592]。在其他较小规模研究中,给予 84 名白血病患儿免疫接种[593,594]。血清阳转率与协作研究中观察到的结果相似。在该项合作研究中,也为 22 例实体肿瘤患儿(肾母细胞瘤及横纹肌肉瘤)接种了疫苗(Gershon 及其同事,未发表结果,1980—1990 年)。接种 2 剂次疫苗后,采用 FAMA 法检测,血清阳转率为 77%,32% 受试者发生了轻微的疫苗相关性皮疹。

在日本,报告了 5 例水痘疫苗严重不良反应,包括大面积皮疹及高热[437]。所有这些患儿均使用了大剂量免疫抑制剂并且在免疫前未暂停使用。这些患儿均未发生永久性后遗症,且均完全康复。在美国,一些白血病患儿在接受已停用的某一批疫苗接种后产生了一些严重的疫苗反应[538,595]。在上市后安全性研究中,几名免疫缺陷病患儿(稍后讨论)接受 Varivax 接种后被确诊发生了并发症[229]。

另外还有一些给予少数免疫功能低下儿童接种疫苗的报道。在一项研究中,对 23 例法国尿毒症患儿在进行肾移植前接种疫苗。疫苗耐受性良好,接种 1 剂次后的血清阳转率为 87%[596]。在西班牙,给予 34 名儿童(一半接受透析,另一半肾移植术后)接种了疫苗。接种 1 剂次后,用 ELISA 法检测,血清阳转率为 85%,10% 的患儿发生轻微皮疹[597]。在 1980—1994 年间,另有 212 名法国肾衰竭儿童在肾移植前接受了免疫接种。免疫后 1 年,采用 FAMA 法及 ELISA 法检测,抗 VZV 抗体阳性率为 62%[598]。此外,还有针对肾衰竭[599]和肾、肝移植后患儿[600]的安全性及免疫原性临床试验报道。

儿科艾滋病临床试验组所做的另外几项研究已就在 HIV 感染儿童中接种水痘疫苗进行了评价。其中一项临床试验中涉及 41 例 CD4$^+$ T 淋巴细胞水平相对正常(>25%)且仅有轻微症状(CDC 分期:N1 或 A1)的 HIV 感染儿童,给予 2 剂次疫苗接种后,85%HIV 感染儿童出现了抗 VZV 免疫应答。采用 FAMA 法检测的抗体阳性率达 60%,且刺激指数阳性率为83%。疫苗相关的皮疹发生率为5%,与白血病受种者不同的是,均不需要给予抗病毒药物治疗以控制源于疫苗的皮疹[601]。在一项儿科艾滋病临床试验组开展的涉及44例CD4水平低到15%的HIV感染儿童研究中,受种者对水痘疫苗也具有良好的耐受性,接受2剂次疫苗接种后,80%受种者产生了免疫应答[602]。其他针对HIV感染儿童的小规模研究已显示水痘疫苗具有免疫原性和安全性[603,604]。

通过刺激有水痘病史HIV感染者的抗VZV细胞免疫应答,加强他们的抗VZV免疫力,以期预防HZ发生,这是一个令人感兴趣的课题。使用不同剂量疫苗的研究正在儿童和成人中进行[605,606]。看来,Zostavax对CD4计数大于200/mm^3(ACTG 5247)的HIV感染成年人是安全的[607]。详情参阅第63章。

在免疫功能低下的水痘易感儿童中的进一步研究较少。在泰国,安全地给予29例慢性肝病患儿免疫接种,血清阳转率达100%[608]。在一项临床试验中,在肝移植前约3个月,给予11名6月龄至8岁(中位数:10月龄)儿童接种了1剂次水痘疫苗。仅3名儿童出现血清阳转,在暴露之后还是实施了被动免疫[609]。在瑞士,一项涉及6月龄至18岁儿童(中位数:7.8岁)在肝移植和低免疫抑制治疗至少1年后的研究显示,给予疫苗接种后,所有36名血清反应阴性儿童均达到既定的保护性抗体水平,至中位数1.7年,97%保持血清反应阳性水平。随访中位数4.1年,无突破性疾病报告[610]。在这项研究中,给予接种2剂次GlaxoSmithKline水痘疫苗,但其中22%的儿童需要接种第3剂次疫苗才能维持其保护性抗体水平(≥50IU/L)。21名加拿大儿童于实体器官移植前接种水痘疫苗后,显示出极佳的抗体滴度的持久性,且没有突破性水痘病例[611]。

在一项针对肝脏及肠移植后的儿童开展的Varivax安全性及免疫原性研究中,移植后257~2 045天,给予16名13~76月龄水痘易感儿童接种疫苗。有5名儿童出现轻微发热和非注射部位皮疹。86%~87%的受试者产生体液及细胞免疫。5次暴露于水痘后未发生1例水痘[612]。还有对少数肝移植后儿童接受免疫接种的报道[613,615,616]。在一项针对正接受甲氨蝶呤和类固醇治疗的幼年型类风湿性关节炎患儿,给予水痘疫苗接种的小规模研究中,未出现任何显著性安全问题,采用商用ELISA检测,接种1剂次水痘疫苗的抗体应答率为50%(对照组为72%)[617]。一项针对异位性皮炎患儿接种GlaxoSmithKline水痘疫苗的小规模研究中,结果显示该疫苗具有良好的耐受性和免疫原性[618]。另一项在哮喘患儿(12月龄至8岁)的研究中,评估了吸入用布地奈德混悬液是否降低Merck水痘疫苗的免疫原性。通过gp-ELISA检测,在吸入用布地奈德混悬液组(85%)(129/151)和非类固醇常规治疗组(90%)(83/92),抗VZV抗体水平≥5gpU/ml的患者比例无差异(RR=0.95;95% CI,0.86~1.04)[619]。少数成年人(n=45)在接受干细胞移植后4.5个月和6.5个月接受了Oka-RIT疫苗接种。很多成年人在免疫接种前呈血清反应阳性,在所有患者中抗VZV免疫反应均较弱。疫苗接种后无严重不良事件,但在随访期间,一些患者出现水痘样疾病(来自Oka株或WT株VZV),还有些患者发生了临床HZ。此结论为在干细胞移植患者中有必要采取其他策略预防VZV感染[620]。

在免疫功能低下患者中的免疫持久性

虽然低于健康儿童,但在接种过疫苗的白血病患儿中抗VZV抗体持久性比例仍较高。11年后采用FAMA法或乳胶凝集法检测发现,当初血清阳转的受种者中有13%抗体转阴[486]。其中许多儿童暴露于水痘但未发病。当血清抗体再次阳转后,通常可以检测到白血病患儿的抗体滴度;在许多发生无症状血清再次阳转的患者中,蛋白印迹法抗体带型是发生记忆性应答所特有的[588,621]。进一步研究发现,白血病受种者中血清抗体再次转阴且有家庭内暴露者的临床水痘发病率仅为30%,而并非如水痘易感者中预期的80%[588]。白血病患儿接受疫苗接种后突破性水痘的发病率与严重程度均不随着时间的增加而上升,即使受种者成年后亦是如此[486]。难以解释免疫接种数年后检测不到抗体的意义,但某种程度上可以代表免疫力的减退。然而,目前并不推荐对于该类人群实施加强免疫。

在另一项仅有的长期随访免疫功能低下患者的研究中,受试者为接受肾移植的法国患儿。在肾移植前接受免疫接种并考察其免疫持久性。10年后,用灵敏度通常较低的ELISA法检测发现42%的患儿抗体反应阳性[598]。因此,如果利用更高灵敏度的检验方法进行检测,抗体持久性的比率应该更高。

上市前后疫苗在免疫功能低下受种者中的效能

NIAID合作研究收集了来自美国和加拿大的免疫功能低下白血病患儿关于疫苗效力的重要信息。在这组人群中,10年以来共有123次家庭内水痘暴露,发生17例突破性水痘,疫苗保护率为86%[201,411,486,581]。研究期间共有39例接种过疫苗的儿童发生水痘,其中大部分并无家庭内暴露史；通常症状轻微，平均皮损 96(1~640)个。发生突破性水痘的白血病患儿均不需要接受抗病毒药物治疗。

在 212 例肾移植前接受免疫接种的法国儿童中考察了水痘疫苗的保护效力。将他们分别与 49 名无水痘疫苗接种史或水痘病史的相似儿童及 415 名有水痘病史的相似儿童进行比较。结果发现，已接种疫苗组的发病率(12%，26/212)远低于未接种疫苗组(45%，22/49)。已接种疫苗组中的病例病情也较轻，无死亡病例；而未接种疫苗组则有 3 例患儿死于水痘。已接种疫苗组中的水痘病例仅发生于免疫接种后抗 VZV 抗体消失的受种者，而抗体持续阳性者则无水痘病例发生。415 例有既往水痘病史的儿童中有 4 例(1%)二次发病，与已接种疫苗组的发病率相似[598]。经过计算，该研究中疫苗效力为 73%。

已有研究尝试确定接种水痘减毒活疫苗对 HIV 感染儿童的效果。一项针对 356 名 HIV 感染儿童的研究提示疫苗可有效预防 HZ，但无法区分保护效果是来自于高效抗反转录病毒治疗(HAART)还是来自于疫苗自身[622]。随后在一项针对 77 名已接种疫苗的 HIV 感染儿童开展的协作研究中，基于比较每 1000 人年(PY)的疾病发病率，确定了疫苗预防任何水痘的有效性为 85%，预防 HZ 的有效性为 100%[623]。该项研究以未接种疫苗的儿童做对照，同样没有证据显示主要是 HAART 在高度有效地预防 VZV 感染中单独地起作用，对水痘和 HZ 的卓越保护作用应归因于疫苗本身。

尚未公开发表关于水痘疫苗在肝移植后或实体肿瘤患儿中保护效力的信息。

疫苗不良事件

上市前研究

两项包括 Merck[494]和 GlaxoSmithKline[495]产品的安慰剂对照的研究表明，给予健康儿童接种水痘疫苗后的最常见不良反应都很轻微，包括注射部位轻微的压痛与发红、发热(仅在一项试验报告中)和轻度皮疹[494,495]。在美国的双盲、安慰剂对照临床试验中[494]，已接种疫苗组与安慰剂组比较，具有显著差异的不良反应仅有注射部位疼痛(26.4% vs 17.5%)及发红(5% vs 2.5%)($P<0.05$)[494]。接种后 43 天内，安慰剂组非特异性皮疹发生率为 2%，疫苗组为 4%，尽管在疫苗组中发生了少数几例水痘样皮疹。注射部位皮疹发生率相似，通常为 2~4 个皮损。

给予 13 岁及以上的人群注射 1 剂次和 2 剂次疫苗后，注射部位的不良反应分别为 24.4% 和 32.5%(Varivax 使用说明书)。1 剂次和 2 剂次疫苗受种者的注射部位水痘样皮疹发生率分别为 3% 和 1%。在首次注射疫苗后，5.5% 的受种者出现非局部皮疹，第二次注射后 0.9% 出现非局部皮疹。高峰期分别为接种后 7~21 天和 0~23 天，未设接种安慰剂作对照组。

在 480 名 12~23 月龄健康儿童中，进行了一项关于 MMRV 疫苗的研究，该疫苗现已在美国获得许可(ProQuad，Merck)。将这些儿童随机分为两组，一组接种 MMRV 和安慰剂，另一组接种 MMRII 和 Varivax。接种 MMRV 和安慰剂的受试者在 3 个月后接种第 2 剂次 MMRV。接种第 1 剂次 MMRV 后 5~12 天的麻疹样皮疹和发热(>38.9℃)发生率(皮疹：5.9%；发热：27.7%)明显高于接种 MMR 和 Varivax 后的(皮疹：1.9%；发热：18.7%)。两组受种者麻疹样皮疹的持续期平均为 6 天，呈轻度至中度。患麻疹样皮疹的受种者中，30% 并发发热。接种单剂次 MMRV 后的水痘样皮疹发生率(2.2%)与接种 Varivax 组相当。接种第 2 剂次 MMRV 后的不良事件发生率普遍低于接种第 1 剂次后[458]。另一项研究显示，给予 4~6 岁儿童接种 MMRV(ProQuad)以作为第 2 剂次 MMR 或水痘疫苗，接种后 43 天内出现包括发热在内的全身反应没有差异[461]。未提供疫苗接种后 5~12 天的发热分析。使用 MMRV 疫苗的注射部位的不良反应，包括疼痛/压痛/酸痛、红斑和肿胀，比单独或联合使用 MMR 或 Varivax 的更常见。然而，接种 MMRV 后的注射部位反应数量没有实质性增加。与接种 MMR 和单价水痘疫苗相比，尚不完全清楚接种 MMRV 后的麻疹样皮疹发生率增加的原因，但这可能提示，随着麻疹病毒复制增强，免疫应答更加强烈；接种第 1 剂次 MMRV 疫苗的儿童在接种后 6 周麻疹 GMTs 值高于同期接种第 1 剂次 MMR 和水痘疫苗的儿童，而水痘 GMTs 值则相似[458]。统计模型分析显示，接种 MMRV 疫苗后的麻疹抗体滴度与发热率、麻疹样皮疹发生率呈正相关[474]。

葛兰素史克生产的 MMRV 疫苗(Priorix-Tetra)已在加拿大、澳大利亚和欧洲一些国家获准上市。在 12~18 月龄儿童中开展了给予第 1 剂次或间隔 6~8 周给予第 2 剂次该联合疫苗的安全性研究；给予 371 人接种 MMRV，给予 123 人接种 MMR+水痘疫苗[430]。接种第 1 剂次后 15 天内的发热率，MMRV 疫苗组明显高于 MMR+水痘疫苗组的(67.7% vs 48.8%，$P<0.05$)。但两组间 3 级发热(直肠温度 >39.5℃，腋下温度 >39.0℃)发生率无显著性差异(11.6% vs

10.6%，$P=0.87$）。接种第 2 剂次疫苗 4 天内包括疼痛和发红在内的局部反应发生率，MMRV 疫苗组高于 MMR+ 水痘疫苗组。尽管二者无显著性差异，但这种倾向在给予第 1 剂次接种后也存在[430]。在 GlaxoSmithKline MMRV 疫苗的安全性和免疫原性研究中也有类似发现[624,625]。

上市后研究

单价水痘疫苗

在约 900 名 12 月龄至 12 岁儿童中进行的接种 2 剂次疫苗与接种 1 剂次疫苗比较的上市后临床试验中，2 剂次接种程序的安全性与 1 剂次接种程序的相当。接种第 2 剂次后 3 天内的注射部位反应发生率（25%）略高于接种第 1 剂次后的（21%）（$P=0.015$）。接种第 2 剂次疫苗后的全身反应发生率较低；接种第 1 剂次后 7~21 天的发热发生率为 7%，接种第 2 剂次后的为 4%（$P=0.009$）；接种第 1 剂次后的水痘样皮疹发生率为 3%，而接种第 2 剂次后的为 1%（$P=0.008$）；高峰期为疫苗接种后 8~21 天[456]。

在美国，Merck 公司水痘疫苗于上市后的 20 余年间共销售 15 000 万剂，其上市后安全性监测结果再次确保了水痘疫苗的安全性。1995—1996 年间，加利福尼亚州北部一个大型保健组织（疫苗安全性数据链接站点）针对近 90 000 名儿童和成人进行的一项上市后早期研究发现，该疫苗是安全的，没有罕见的并发症。对接种水痘疫苗 30 天内可能增加风险的各种临床情况进行了分析。据报道自然水痘后每 4 000 例中有 1 例出现小脑共济失调，但在该研究队列中接种水痘疫苗后没有发生。该项研究中，未发现脑炎或出血性疾病，尽管该研究规模尚不足以确定该疫苗能否防止由疫苗接种导致的这些较罕见水痘并发症发生[626]。

水痘疫苗接种后的严重不良事件仍然罕见。1995—2005 年，在美国销售约 4 800 万剂水痘疫苗，共有 25 306 例不良事件报告（52.7 例/销售 100 000 剂）；其中，5% 归属为严重不良事件（2.6 例/销售 100 000 剂）。最常见的不良事件始终为皮疹、发热和注射部位反应，占全部报告的 67%[562]。同样，在欧洲进行的 Varivax 使用最初 5 年（大约 330 万剂销量）的上市后监测发现，疫苗接种后报告的大多数（88%）不良事件是非严重的，报告率为 30 例/销售 100 000 剂[627]。

已报告的与水痘疫苗接种在时间上相关的严重不良事件，包括死亡、荨麻疹（包括一些复发性丘疹性荨麻疹病例）、共济失调（中位数 16 天，1~61 天）、血小板减少、肺炎、过敏、脑炎（中位数 20 天，4~365 天）、多形性红斑、卒中和横断性脊髓炎（也可参见 Varivax 使用说明书）[229,561,628-631]。发现绝大多数严重不良事件均与疫苗病毒无关（见后）。在一项研究中，没有发现水痘疫苗和随后发生的缺血卒中相关[632]；卒中是自然水痘后的罕见并发症[633]。在日本，1999—2000 年使用了 1 300 000 剂无明胶水痘疫苗，过敏反应的报告率显著降低（无严重反应报告，有 5 例非严重反应）；而 1994—1999 年间，共使用 1 410 000 剂含明胶水痘疫苗，有 28 例严重过敏反应报告及 139 例非严重不良反应报告[634]。

对于免疫接种后报告的可能与疫苗有生物学联系的不良事件，对提供的标本进行 VZV 株鉴定非常关键。疫苗在美国上市初期，Merck 公司与哥伦比亚大学的研究者合作，利用 Merck 公司的全球不良反应系统将严重不良反应报告与实验室检测相结合进行安全性研究[229]。该项研究正在进行中。报告临床数据并以盲法检测编码的实验室样本，然后将结果合并分析[229,399]。该研究尤其探讨了以下事件：免疫后 42 天内发生超过 50 个皮损的皮疹；Oka 株 VZV 可能继发性传播给他人的例子；疫苗接种后发生的水痘和 HZ；以及免疫后 VZV 感染所致神经、皮肤和其他可能的并发症。对在美国使用约 4 800 万剂水痘疫苗后的数据进行分析，结果表明 Oka 株所致皮疹发生在接种后 5~42 天（中位数为 21 天），皮损数量为 1~500 个（中位数为 51）。对于既往接种过疫苗者，由 WT VZV 所致皮疹发生在免疫后 1~20 天（中位数为 8 天），皮损数量 10~1 000 个（中位数为 100）[561]。在美国，也能通过 CDC 的 VZV 实验室进行毒株鉴定以支持疫苗安全性评价。在其他国家（如：加拿大、澳大利亚和德国）和地区（欧洲），也已建立了类似的检测机构[627]。健康人及免疫功能低下者均可能发生由疫苗株 VZV 导致的 HZ[229,561,562,570]。（详述见后"免疫接种人群中的带状疱疹"）

美国一个医学研究所对 2010 年以前水痘疫苗相关不良事件的流行病学、临床和生物学证据进行了系统回顾，其结论认为，证据支持五种不良事件的因果关系：①疫苗株病毒传播未累及器官（例如，水痘样皮疹扩展至最初注射部位以外的皮肤区域）；②疫苗株病毒在免疫缺陷个体中传播累及器官（如肺炎、脑膜炎）；③疫苗株病毒再激活（HZ）未累及器官；④疫苗株病毒再激活（HZ）累及器官；⑤过敏反应[635]。这些事件是不寻常或罕见的。接下来回顾了从该医学研究所报告结束到 2012 年的证据，确认与该医学研究所的报告一致。已证实由 Oka 株 VZV 导致了值得注意的罕见并发症,包括肺炎、肝炎、HZ 性脑膜炎、复发性 HZ、重度皮疹、继发性传染、视网膜坏死[636]、中枢神经系统血管病变伴免疫缺陷[637]及极罕见的死亡(见下文)。常常给予抗病毒治疗,患者通常可以从并发症中痊愈。其中大多数为免疫接种时尚未确诊的免疫功能低下或其他严重疾病患者,其他为基本健康者[154,229,561,562,638]。有人发现,2 名患播散性 Oka 株 VZV 感染患儿的恒定自然杀伤细胞异常[639,640]。尚未确诊 HIV 感染及其 CD4+ 淋巴细胞非常少的 2 名儿童和 1 名成人发生了由 Oka 株 VZV 导致的播散性水痘(作为其感染 HIV 的表现)[641-643]。1 名受种者发展为重度 Oka 水痘,随后被诊断患重症联合免疫缺陷[644]。2 名神经母细胞瘤患儿因为 Oka 株 VZV 罹患慢性 HZ,经过长时间抗病毒治疗后产生了耐药性;随后,采用膦甲酸钠治愈[645,646]。有人报道,1 名两岁健康男童患 Oka 株 VZV 所致的复发性 HZ[647]。下文将更详细地描述疫苗株 VZV 所致 HZ 及传播。

据报道 5 种因 Oka 株 VZV 感染的死亡情况,均发生在免疫功能低下患者中。一个病例是来自德国的白血病患儿,其在病情缓解后仅 5 个月就接受了疫苗接种[418]。另一个病例是 15 月龄的美国儿童,尚未确诊其免疫缺陷症状,因无意中接种水痘疫苗后死亡[648]。这两名儿童均患有肺炎和水痘。据报道,儿童时期曾患水痘的一位成年人为治疗淋巴瘤而移植干细胞后,又接受了水痘疫苗接种。尽管采用了伐昔洛韦治疗,但患者仍发展为累及皮肤和肝脏的持续性 HZ。后来发现患者对阿昔洛韦具有耐药性[649]。一位有慢性淋巴细胞白血病的老年患者,在停止免疫抑制治疗 6 个月后接受了带状疱疹疫苗接种[649a]。随后发展为累及多器官衰竭的弥漫性 VZV 感染。还有一名患迟发、罕见的免疫缺陷病(亚等位基因 RAG2 缺陷)患儿,在接种疫苗前未确诊此病。该患儿历经了自身免疫性溶血性贫血、肝肾衰竭和弥散性血管内凝血[649b,649c]。此外,一名患 DiGeorge 综合征患儿和一名在接受疫苗接种后被诊断为重度联合免疫缺陷患儿在接种 MMRV 和分别接种 MMR 和水痘疫苗后均死于肺炎,但尚不清楚这些死亡是否由水痘引起[650,651]。

采用 PCR 法,在脑脊液(CSF)中已至少确认了 9 例 Oka 株 VZV 所致 HZ 相关的脑膜炎和脑炎:1 例正在接受化疗的癌症患儿发生局部眼带状疱疹[561,562],2 例正接受化疗的神经母细胞瘤患儿发生播散性 HZ[645,646],6 例为健康儿童,包括 1 例脑炎[154,405,559,627,652-654]。这些患者已全部康复,他们多数接受了阿昔洛韦进行治疗。还有人报告了其他接种过疫苗的健康儿童发生采用 PCR 法在 CSF 中确认存在 VZV 的 HZ 和脑膜炎[559,561,562]。这些儿童全部康复了,但因为没有毒株分型,因此不可能评估与 vOka 株的因果关系。值得关注的是,已确认 WT 株 VZV 与一名老年妇女 HZ 疫苗接种后 1 天发生的脑膜炎有因果关系[655],类似情况亦见于几名疫苗接种后的儿童中[154,562,656]。这些经验说明了对可能导致受种者严重不良事件的 VZVs 进行分型的重要性;并非所有严重不良事件均由 Oka 株 VZV 导致,要对 VZVs 进行分型以评估疫苗安全性。

1995 年,Merck 公司与 CDC 合作建立了妊娠登记,以追踪随访孕前 3 个月或孕中意外接种水痘疫苗的后果。10 年后,对源自美国和加拿大报告的数据回顾显示,在 531 名前瞻性登记妇女的活产婴儿中,包括 131 名水痘易感妇女的后代,均无先天性水痘综合征的表现(发生率 =0;95% CI,0-6.7%)[657]。一份包含 17 年登记数据的更新报告(至 2012 年)仍然显示,在 788 名前瞻性登记妇女的活产婴儿中,包括 160 名血清反应阴性妇女的后代,没有先天性水痘综合征的风险(发生率 =0,95% CI,0-2.4%)[658]。值得关注的是,澳大利亚实施水痘免疫接种规划后,先天性水痘综合征发病率显著下降[659]。尚未见任何由 Oka 株疫苗导致的先天性水痘综合征的报道。由于报告减少且没有数据表明风险,Merck/CDC 水痘疫苗妊娠登记已于 2013 年终止[660]。

最近,人们对患诸如线粒体功能异常等中间代谢缺陷病患儿接种各种疫苗的安全性有所担心。然而,一项对 54 名此类患儿的回顾性研究揭示,发生临床水痘时 8% 的患儿需要住院。该项研究的结论是需要对这类患儿进行水痘疫苗临床试验,以确定免疫接种是否比自然感染更安全[661]。

利用分子生物学对来自发生水疱性皮损的受种者皮疹中的 VZV DNA 进行扩增,可深入研究 Oka 株病毒的可能毒性,现已知晓 Oka 株病毒是由具有不同 SNP 的 VZV 组成的混合物[662]。一些研究已经鉴定了从水疱中分离的克隆或单态的 VZV[383,389],而其他研究则发现疫苗株以变异体混合物为主[663]。如果检测到混合株,可能是由于采样时多个水疱混合进同一标本所致。两个研究小组主要研究了未经培养的水疱液,其难以用病毒体外增殖来解释上述的混合株现象。其中的一项研究结果提示,疫苗中含有通常与皮疹发生相关、并可能与毒力相关的特异性类 WT 株样 VZV SNP[386]。目前,一个相当引人关注的问题是广泛接种疫苗后是否会出现重组 VZV(在 WT 株和 Oka 株之间)。

已确定 Merck 和 GlaxoSmithKline 制备的疫苗中

存在不同的 SNPs。Merck 水痘疫苗中 WT SNP 的含量比 GlaxoSmithKline 的多 20%，这可能与对水痘的保护率及疫苗接种后 HZ 的发生相关[393]。似乎可用 4 组核心 SNPs 区分野生型和疫苗型 VZV[385,393]。

水痘联合疫苗（MMRV）

由于在上市前研究已发现，与分别接种 MMR 和水痘疫苗相比，接种第 1 剂次 MMRV 疫苗后会发生较高的发热率，由美国疫苗生产商（Merck）及 FDA 和 CDC 联合进行了上市后研究以评估高热惊厥的风险[664,665]。两项研究均证明，接种第 1 剂次 MMRV 后 5~12 天（$RR=2.0$；95% CI，1.4%-2.9%）或 7~10 天（$RR=2.2$；95% CI，1.0%-4.7%），受种儿童（主要为 12~23 月龄）的高热惊厥发生率比单独接种 MMR 和单价水痘疫苗的高 2 倍，每 2 500 名受种儿童中额外发生 1 例高热惊厥。现已确定，与在同一访视期接受 MMR 和单价水痘疫苗的同龄儿童相比，接受第 2 剂次 MMRV 的 4~6 岁儿童并没有增加高热惊厥的风险[666]。经过对上市后数据和其他证据的综合考虑，ACIP 于 2010 年采纳了关于第 1 剂次和第 2 剂次 MMRV 疫苗使用的修订建议，确定了有个体或家庭（即兄弟姐妹或父母）惊厥史者使用 MMRV 疫苗的警告[667]（见后"常规疫苗接种程序"）。在德国的一项研究发现，给予第 1 剂次混合型疫苗（GlaxoSmithKline 的 MMRV）后的高热惊厥风险相似[668]。

疫苗病毒的传播

在白血病受种者中，病毒传播的风险与受种者的皮损数量成正比。在 93 名未接种疫苗且暴露于已患疫苗相关皮疹的白血病受种者的易感兄弟姐妹中，21 例（23%）发生血清阳转。其中的 5 人（24%）从未发生过皮疹[157]。相比之下，正常情况下的亚临床 WT 水痘发病率约为 5%[20]。在受感染发生皮疹的兄弟姐妹中，皮损中位数为 12（范围，1~200）[157]。皮损越多，Oka 株病毒的传播概率就越大。仅 1 例三级传播报告，这进一步提示疫苗病毒传播能力有限[157]。在 112 名暴露于未发生疫苗相关皮疹的白血病受种者的兄弟姐妹中，未发现病毒传播[157]。

Merck 疫苗获得批准前，两项针对健康儿童开展的临床研究着眼于 Oka 株病毒的传播[439,669]。在其中一项研究中，给予同一家庭儿童随机接种疫苗或安慰剂[439]。该研究中未发生临床疾病的传播。然而，在 439 例初始血清反应阴性且暴露于疫苗受种者的安慰剂受种者中，有 3 例发生了无临床症状的抗 VZV 血清阳转。未见接触疫苗受种者后发生皮疹的报告。考虑到皮疹在传播中的重要性，上述结果更可能是由于血清学检测误差而非 VZV 真实传播所致。在另一项研究中，给予免疫功能低下易感儿童（大多数被诊断为白血病）的兄弟姐妹接种了疫苗[669]。在所研究的约 30 个家庭中，没有临床或血清学证据显示，在接种疫苗后会发生 Oka 株病毒传播。

与在白血病受种者中的研究相反[201]，Oka 株病毒在健康受种者中的传播罕见，仅 9 名受种者发生了 11 次有记录的传播（两名受种者分别将病毒传染给另外两人[412,414]），最常见于家庭暴露后。例外情况是发生于机构和学校环境的传播。一名在接种疫苗后发生 500 余个皮损的 15 岁福利院男孩，将 Oka 株病毒传播给该机构的其他 2 人，包括 1 名未接种过疫苗的医务工作者[412]。1 名 23 岁无水痘病史或水痘疫苗接种史的幼儿园教师，在暴露于她的班级中的 1 名已患 HZ 17 天的 5 岁男孩后，发生了 50~100 个水疱样皮损并被确诊为 vOka 病毒感染。该男孩在 13 个月前接受了水痘疫苗（Varilrix）接种[670]。尽管在 1995—2000 年期间，世界范围可能已分销超过 1.5 亿剂疫苗，仅有这 11 例传播报告。虽然还有其他疑似传播，但未经实验室检测记录，或可能未被文献报道。相反，在相同条件下（例如家庭接触），WT 病毒从未接种者向易感者的二代侵袭率高达 87%[20]，而接种过疫苗的自然水痘病例的传播率为中度（二代侵袭率：约 37%）[509]。在每一例确诊的疫苗型 VZV 传播病例中，受种者均发生 Oka 株病毒导致的皮疹。在继发病例中，7 例皮疹来自于患水痘样皮疹的受种者，其他 4 例则来自 Oka 株病毒所致的 HZ 患儿[229,410,412,414,627,670-673]。1 名健康受种者在接种疫苗后不久直接将 Oka 株病毒传播给 7 人，包括 1 名 4 月龄同胞、1 名健康父亲、1 名怀孕母亲、2 名健康受种儿童、1 名福利院的青少年和 1 名医护人员[229,412,414,671]。所有这些接触病例的病情均轻微。此外，一例发生于母亲产后接种疫苗后 22 天的新生儿水痘报告，经确诊系由疫苗株 VZV 所致；虽然该患儿母亲没有皮疹，但在给予母亲接种疫苗时该患儿在房间内，人们认为最合理的传播方式是，由排除装有疫苗注射器中的气泡时产生的气溶胶所致，而不是由母亲传播所致[672]。

Oka 株病毒的低传播率非常重要，因为疫苗型 VZV 具有从健康受种者（如医务人员）向易感者传播的可能性。如果健康受种者无皮疹发生，病毒传播的机会几乎不存在。

受种者的带状疱疹

在水痘疫苗上市前的临床试验中，关于水痘疫苗的一个主要问题就是疫苗病毒能否建立潜伏、从而导致将来发生HZ。目前已证明在健康和免疫功能低下人群中，疫苗病毒均可以建立潜伏，而后再激活引发HZ[649,674,675]。在上市后期间，实验室已证实野生和疫苗株VZV均可导致免疫接种后的HZ[229,561,562,570]。有些疫苗株引起的HZ病例需要住院治疗，如前所述9例并发脑膜炎或脑炎的HZ病例即被证实为疫苗株VZV所致[154,405,561,562,627,645,646,652-654]。被动报告给生产商的受种者HZ数据显示，HZ发生于免疫接种后中位数362天；其中30%~40%的病例是由WT VZV导致的[229,561,562]。然而，这些数据不是基于人群的数据，且有报告偏倚的倾向。一项来自美国的保健组织针对172 163名受种儿童进行的中位数为2.6年随访的队列研究显示，HZ的发生率为0.27/1 000人年。多数儿童在12~18月龄时接种疫苗。儿童发生HZ的平均年龄为4.1岁[676]。没有这一年龄段患水痘后发生HZ风险的对比数据。一项大型管理式医疗实践中针对儿童的回顾性分析发现，经实验室确诊的已接种疫苗儿童的HZ发病率为0.48/1 000人年，未接种疫苗儿童的HZ发病率为2.30/1 000人年；118名已接种疫苗儿童的HZ发病率比未接种疫苗儿童的低79%。50%受种者的HZ系由WT VZV所致[570]。有必要开展对健康受种儿童的长期随访，从而提供详细的贯穿整个生命周期的HZ风险性和严重性数据。目前尚不清楚Oka株病毒相关的HZ发病率是否明显低于WT病毒感染相关的[569,570]。仅一例成年受种者(Varivax)由Oka株病毒导致HZ的记录[649]，但成年受种者人数比儿童受种者少得多。该病例系一免疫功能低下的中年男子，最终死亡[649]。最近报道一例68岁免疫功能正常的妇女在接受Zostavax接种后9个月，被确诊患Oka株病毒所致HZ[677]。VZV疫苗对HZ发生的影响详见第63章。

疫苗接种适应证

当前，单抗原(单价)水痘疫苗遍及世界各地，MMRV疫苗的供应量也紧随其后。水痘疫苗获准适用于12月龄及以上健康儿童，而GlaxoSmithKline公司水痘疫苗在有些国家更可应用于9月龄儿童。Okavax被批准适用于轻度免疫功能低下的特殊人群(详见说明书)。在美国，单价水痘疫苗(即Varivax)最初在一个特殊方案中被用于缓解期的急性淋巴细胞白血病儿童，该方案现已不再实施[678]。MMRV(ProQuad)疫苗在美国被批准用于1~12岁健康儿童(详见说明书)。在中国，已有4种水痘疫苗获得批准，并可供使用。

出于水痘免疫规划的目标，水痘疫苗的使用适应证因国家而异。国家制定免疫策略时需要考虑的内容包括9月龄或12月龄儿童的常规接种，或是更优先对年龄更大的儿童或青少年进行补种，以防止易感(既未接种过疫苗又未曾暴露于野生VZV)人群的持续累积。其他策略包括，青少年和成人(包括育龄期妇女)的免疫接种、或针对高危人群(包括HIV患儿、候选器官移植者、医护人员及免疫功能低下者的家庭接触者)的免疫接种。因白血病或其他恶性肿瘤正接受治疗或其他免疫功能低下的儿童均不应接受疫苗接种；在实施普种的国家，因VZV的传播减少，他们患水痘可能性比以前小。若他们暴露于水痘或HZ，推荐使用VariZIG进行暴露后预防。一旦发生水痘，应立即给予阿昔洛韦治疗。

1995年，美国成为首个推荐全国性常规儿童免疫规划的国家。目前，已经实施常规儿童免疫规划的其他国家和地区，包括澳大利亚、加拿大、哥斯达黎加、德国、希腊、以色列、日本、卡塔尔、拉脱维亚、卢森堡、中国台湾地区、沙特阿拉伯、土耳其、韩国、阿拉伯联合酋长国、乌拉圭以及意大利和西班牙的一些地区。特定人群的免疫规划，则多应用于易感的医护人员和免疫功能低下人群，由于针对他们使用的疫苗已被批准，故已被多个欧洲国家采纳[679,680]。

在实施接种1剂次儿童免疫规划的国家，均推荐9月龄或12月龄至12岁儿童接受1剂次水痘疫苗接种；13岁及以上个体接受2剂次接种，间隔4~8周。2007年，美国ACIP和美国儿科学会推荐儿童常规2剂次水痘疫苗接种，与推荐的MMR疫苗接种策略相似[553,681]。德国于2009年作出了相同推荐[682]。1996—2007年间，美国的疫苗推荐政策不断演变[553]。在1995年和1996年，推荐于12~18月龄健康儿童，19月龄至12岁健康易感儿童及与重症水痘患者密切接触的高危人群，常规接种1剂次水痘疫苗[683,684]。1999—2000年和2007年的更新推荐，逐步将接种范围扩大至整个易感人群(框62.1)[553]。

框62.1　2007年美国对水痘疫苗的接种推荐

常规儿童接种计划：2剂次(间隔至少3个月)[a]

学龄前和在校儿童：
- 第1剂次于12~15月龄
- 第2剂次于4~6岁时[a,b]，或儿童入学前

13岁及以上人：
- 2剂次(间隔4~8周)[a]

[a] 除非有其他免疫力证据；见框62.2。
[b] 或在第1剂次接种后至少3个月。

将疫苗接种策略变更为推荐儿童常规接种 2 剂次是基于以下因素：初次及可能发生的二次免疫失败的情况、在接种率较高的学校中持续发生水痘疫情、调查与控制疫情的费用、突破性水痘的传染性、接种第 2 剂次疫苗后可加强体液免疫与细胞免疫水平以及接种 2 剂次疫苗后更高的保护效力[553,681]。同时，也推荐了针对仅接种 1 剂次疫苗儿童的补种规划。若不接种第 2 剂次疫苗，预计将累积部分青少年受种者，他们或是在接种 1 剂次疫苗后血清未阳转，或是没有产生完全保护性抗体应答，因此有成为水痘易感年轻人的风险，并有患重症水痘的潜在高风险。因为循环 WT VZV 的减少导致了缺少免疫加强的机会，这种情况就更可能发生。虽然常规接种 2 剂次水痘疫苗后，并不一定会产生针对水痘的完全保护作用，但预计突破性病例的数量将会显著下降，继而病毒的传播减少。下面将详细阐述美国的现行推荐策略。

常规免疫程序

13 岁以下儿童

2007 年，美国推荐常规接种 2 剂次水痘疫苗政策（见框 62.2）[553]。所有健康儿童应接受皮下接种 2 剂次水痘疫苗（0.5ml/ 剂）。推荐的 MMR 和水痘疫苗的第 1 剂次接种年龄（12~15 月龄）和第 2 剂次接种年龄（4~6 岁）相一致。然而，在第 1 和第 2 剂次接种间隔至少 3 个月的情况下，第 2 剂次疫苗可以提前接种。对于 12~47 月龄接种第 1 剂次者，可使用 MMR 疫苗和单价水痘疫苗或者 MMRV 疫苗。鉴于接种 MMRV 疫苗相比同时接种 MMR 和单价水痘疫苗的高热惊厥发生风险增高（见前述"疫苗不良事件"），CDC 推荐在该年龄组首次同时接种 MMR 和单价水痘疫苗，除非其家长或其看护人表示选择 MMRV 疫苗。如果在 48 月龄或以上接受第 1 剂次和第 2 剂次疫苗接种，与分别接种含有相同成分的疫苗（即 MMR 和水痘疫苗）相比，应优先选择 MMRV 疫苗[667]。

成人和 13 岁及以上青少年

由于青少年和成人的水痘感染更加严重，因此在这些人群中通过免疫接种进行预防非常重要。尚未被批准 MMRV 疫苗用于这一年龄组。没有已产生免疫力证据的 13 岁及以上人员应接种 2 剂次单价水痘疫苗，间隔 4~8 周。即使接种第 2 剂次间隔大于 8 周，第 2 剂次也可直接接种，无须重新开始接种程序。应优先给予处于暴露/传播的高风险成年人群、或与发生严重水痘的高危人群密切接触的成人接种。这些人群包括：在学校、大学和其他高中后教育机构的学生及教职员工、惩教机构的犯人及工作人员及军事人员、国际旅行者、免疫功能低下者的家庭接触者和医护人员。由于孕妇感染水痘后可能影响胎儿，应该评估育龄期妇女的水痘免疫力证据。如果尚未怀孕，那些没有免疫力证据者应接受免疫接种。如果已经怀孕，应在妊娠结束或中止后接受免疫，且应在出院前接受第 1 剂次疫苗接种。

医护人员

VZV 的医院内传播是一个公认的医学和公共卫生问题[580,685-687]。医护人员存在暴露于水痘或 HZ 的高风险，因此除非有其他免疫力证据，密切接触可能发生严重并发症的人群都应接受 2 剂次水痘疫苗常规接种。1980 年之前出生在美国不能视作该人群拥有免疫力的证据。在医疗机构中，由于约 80% 的工作人员已产生免疫力，因此在接种前对没有或不能确定水痘病史者进行血清学筛查可能是具有成本效益的。由于小部分曾患水痘者可能仍然易感，因此部分机构选择在接种前对所有员工进行血清学检测[688-692]。除非使用敏感和特异的试验方法，否则不推荐接种后进行血清学检测。现有的商用试剂在检测免疫接种后的低水平抗体时不够敏感[238-240,553]。

在美国，推荐水痘疫苗用于暴露后免疫、疫情控制以及一些有充分的疫苗安全性、免疫原性或效力数据的人群[553]。这些包括经选择的 HIV 感染人群和某些免疫功能低下者（见下文）。

哺乳期母亲

可给予哺乳期母亲接种水痘疫苗。一项针对 12 名血清反应阴性、产后接受水痘疫苗接种并进行母乳喂养妇女的小型研究显示，没有疫苗 VZV 分泌于母乳中的证据[693]。采用 PCR 方法在 217 份母乳样本中均未检测到 VZV DNA。婴儿血清反应抗体均为阴性，在其中 6 名婴儿的血清样本中，采用 PCR 方法均未检测到 VZV DNA。

人类免疫缺陷病毒感染者

在一项小规模临床试验中，给予 1~8 岁 HIV 感染儿童接种 2 剂次单价水痘疫苗，间隔 3 个月。其中，41 名儿童的 $CD4^+$ T 淋巴细胞水平 >25%，44 名儿童 ≥15%，超过 80% 的儿童在免疫后一年可以检测到抗 VZV 的免疫应答（抗体和/或 CMI）[601,602]。因为 HIV 感染儿童患水痘或 HZ 的风险比健康儿童更大，因此ACIP推荐,在充分权衡潜在风险和收益的情况下,考虑可给予CD4⁺T淋巴细胞水平≥15%的HIV感染儿童接种单价水痘疫苗。符合条件的儿童应接受2剂次单价水痘疫苗接种,间隔3个月。目前尚无在HIV感染的青少年和成年人中使用水痘疫苗的数据。尽管接种疫苗后的免疫原性可能较低,且年龄较大的HIV感染儿童、青少年和成人的安全性与1~8岁儿童的不同,但必须认识到WT VZV引起重度疾病的风险和疫苗接种的潜在益处。专家建议,仍应考虑给予在这些年龄组中CD4⁺T淋巴细胞计数>200个细胞/μl的HIV感染者接种2剂次疫苗,间隔3个月。如果HIV感染者在免疫接种后发病,应用阿昔洛韦缓解病情。单价水痘疫苗可有效预防HIV感染儿童的水痘和HZ[623]。目前尚缺乏在HIV感染儿童中使用MMRV疫苗安全性、免疫原性或效力的数据,因此在为这些儿童接种疫苗时,MMRV疫苗不应做为单价水痘疫苗的替代品。

免疫力的证据

框62.2列出了评价抗水痘免疫力证据的标准。免疫力证据包括各年龄段适当的免疫接种记录、免疫力的实验室证据或疾病的实验室确诊、1980年前出生于美国、医护人员对水痘或HZ的诊断、或已确认的既往水痘病史或HZ病史。注:1980年前出生于美国的医护人员、孕妇或免疫功能低下者不被视为具有免疫力的证据。

框62.2　免疫力证据

1. 年龄适当的免疫接种记录
   - 12月龄及以上的学龄前儿童:接种1剂次
   - 学龄儿童、青少年和成人:接种2剂次[a,b]
2. 免疫力的实验室证据[c]或疾病的实验室确诊
3. 1980年之前出生于美国[b,d]
4. 医护人员对水痘的诊断或水痘病史的确认[e,e]
5. 医护人员对带状疱疹的诊断或带状疱疹病史的确认

[a] 除非有其他免疫力证据。
[b] 对于在12月龄以后、13岁之前接种第1剂次疫苗的儿童,如果2剂次间隔至少28天,则视第2剂次为有效接种。
[c] 商用法可用于评价疾病诱导的免疫力,但在任何情况下用于检测疫苗诱导的免疫力时灵敏度都较低(即可能产生假阴性结果)。
[d] 不应认为1980年之前出生的医护人员、孕妇和免疫功能低下者具有免疫力。
[e] 任何医护人员(如,学校或职业临床护士、助理医师或医师)都可以确认。对于报告或发生非典型或轻微疾病的患者,推荐由医生或指定人员进行评估,寻找以下证据之一:①与典型水痘病例之间的流行病学关联;②疾病急性期完成的实验室确诊证据。由于某些疾病很像轻度非典型水痘,因此当缺乏此类依据时不应认为患者有水痘病史。

禁忌证和注意事项

在接受水痘疫苗接种之前,应仔细阅读产品说明书所提供的信息。有关MMRV疫苗中MMR组分的禁忌证和注意事项,详见第37、46和53章。虽然尚无婴幼儿继发于疫苗株病毒所致先天性水痘综合征的报道[657,658,660,694],但怀孕仍然为免疫接种的禁忌。

公共卫生的考虑

免疫接种的目标和成本-效益

水痘疫苗免疫规划的目标多种多样,可以是预防水痘及其并发症、预防重度疾病或死亡的发生、或在部分目标人群(例如青少年、成人或医护人员)中进行疾病的防控。美国疫苗免疫规划的目标是将水痘发病率降低90%以上。为达到该目标,美国采取了常规儿童疫苗免疫策略。

世界卫生组织(世卫组织)在其2014年关于水痘疫苗的立场文件中,确认了强有力的科学证据,即水痘疫苗在免疫功能正常个体中使用是安全的,并且可以有效预防水痘的发病率和死亡率[695]。WHO推荐在水痘已构成重大公共卫生负担的国家,可考虑将水痘疫苗接种纳入常规儿童免疫规划。WHO还推荐,在这些国家,应确保有足够的资源,使水痘疫苗覆盖率达到并保持≥80%。在一些地方,水痘疫苗覆盖率长期低于80%可能使水痘感染年龄上移,尽管病例总数有所减少,但由于成人患重度疾病的风险增加,导致该人群水痘发病率和死亡率升高。WHO推荐,如果疫苗接种规划的目标是减少水痘的严重发病率和死亡率,则接种1剂次;如果目标还包括进一步减少水痘病例数和疫情,则接种2剂次。医护人员是一个特殊群体,他们更有可能接触到免疫功能低下患者,应该为他们接种2剂次水痘疫苗。

在美国将水痘疫苗纳入儿童免疫规划时,考虑了数项公开发表的关于水痘作为一项公共卫生问题的研究[40,696-698]。2008年的一项最新分析根据对美国水痘发病率和死亡率的评估,考察了对儿童实施1剂次和2剂次免疫接种规划所致的经济成本和收益,该评估解释了在1剂次疫苗接种规划期间报告的下降,依据免疫接种对HZ的可能影响(类似于前述分析)及更新时的直接和间接成本的中性假设。与无疫苗免疫规划相比,接种1剂次后可以从医疗保健支付方和社会角度两方面节约成本;而接种2剂次则从社会角度可以节约成本;如果已接种1剂次疫苗,则接种第 2 剂次疫苗节约的增量成本为 109 000 美元 / 质量调整生命年[699]。在其他国家的几项分析已聚焦于在儿童早期、青少年期或二者兼有时的 2 剂次水痘疫苗免疫规划费用。从社会角度这些免疫规划具有成本效益,但从直接支付方角度则没有[700,701]。提供水痘成本数据的其他研究,以及对儿童疫苗免疫规划和在青少年、成人、育龄期妇女、军队新兵、医护人员、海员、小儿肝脏和肾脏移植接受者中的选择性疫苗免疫规划提供经济评估的成本-收益和成本-效益的研究,已经在许多国家和评论文章中发表[280,614,686,687,690,702-721]。大多数研究没有包括社区保护效果的动态模型,而且可能低估了水痘疫苗接种的影响。目前已经达成共识,由于可以避免父母误工而造成损失,从社会角度来看,给予出生后第二年的儿童常规接种 1 剂次或 2 剂次水痘疫苗是有益的。而从医疗费用支付方角度,大多数研究表明就目前的疫苗价格而言,常规儿童免疫规划不会节省成本。与此相反的是来自以色列的研究和美国 2008 年的分析发现,从卫生服务的角度,国家水痘免疫规划分别为可能降低成本或收支平衡[699,707]。目前尚没有来自中、低收入国家关于常规儿童水痘免疫的成本-效益数据。

因为模型预示了水痘免疫规划可能在短、中期导致 HZ 增加以及由 HZ 导致的重大卫生负担,一些经济学家坚持认为应将这些成本纳入经济学分析,这在中、短期内可能导致水痘免疫规划的成本-效益更低,甚至没有。然而,长期来看,由于 HZ 发病率低至目前水平以下,模型预测接种水痘疫苗所节约的净健康成本会显著增加[307,722]。

最近一项研究模拟了水痘(儿童期接种 2 剂次)和 HZ 疫苗免疫规划的联合效应,得出的结论是水痘免疫规划将导致 40 年内 HZ 病例净增加,由于预期增加的 HZ 中很多发生于低龄成年人,他们低于现行 HZ 疫苗接种年龄,从而无法接受疫苗接种,因此这一联合免疫策略效果有限[723]。尽管对易感青少年进行免疫接种预期对水痘的发病率和死亡率的影响有限,但预期该规划对 HZ 流行病学的潜在影响可能更小。然而,这些分析没有考虑罹患水痘或接种水痘疫苗后可能涉及的抗 VZV 免疫力维持的潜在复杂交互作用。亚临床再激活和外源性加强均可能在维持 VZV 免疫力方面起重要作用,而亚临床再激活的增加可能补充外源性加强的减少。此外,该分析没有认识到可以根据流行病学需要调整 HZ 的疫苗接种年龄。

关于诸如工休、血清学检测、患者隔离、被动免疫管理、医护人员费用、传染控制费用等因素对医院中水痘疾病的成本和公共卫生影响,已有详细记载[280,686,687,709,716]。大多数研究表明,通过给予医护人员接种疫苗以预防医院内 VZV 暴露和传播至高风险患者的免疫规划可降低雇主的成本[280,686,687,709,716,724,725,725a]。对研究结果影响最大的因素是疫苗价格和病史筛查的准确性,因为该因素与真实的易感性相关联。在美国,因为医护人员有与严重疾病高风险人群密切接触的风险,故在免疫规划启动时指定他们为优先免疫组群。由于医院内 VZV 问题普遍存在,当成年易感医护人员所占比例较高时,该问题更为严重,因此即使在不优先考虑儿童免疫规划的国家,通过免疫接种保护医护人员仍是重中之重[685]。

疫苗后流行病学

美国:1 剂次水痘规划

在美国,自实施 1 剂次水痘疫苗免疫规划以来,水痘发病率和死亡率已大幅下降。截至 2005 年实施 2 剂次免疫规划前,在 19~35 月龄儿童中的疫苗覆盖率为 88%[553]。2007 年覆盖率达到了 90%,随后一直保持或超过该水平。在美国,最常采用国家法定疾病监测系统来监测传染病的发生。然而,在进行水痘接种规划之初,水痘并不是国家法定报告疾病,因此于 1995 年在总人口 120 万的 3 个社区建立了主动水痘监测体系。在这些社区中记载了最初的免疫规划影响,其中两个社区的主动监测持续到 2010 年。与 1995 年相比,截至 2000 年,这三个社区 19~35 月龄儿童中的疫苗覆盖率已达到 74%~84%,报告的水痘病例数分别下降了 71%、84% 和 79%[509]。与水痘相关的住院减少了约 80%。

截至 2005 年,在加利福尼亚州羚羊谷和宾夕法尼亚州西费城的 2 个监测区域的疫苗覆盖率分别约为 92% 和 94%,水痘发病率均下降了 90%,且各年龄组的发病率都有所下降[726]。其中 1~9 岁儿童的降幅最大(>90%),不适合接种疫苗的婴儿发病率亦下降约 80%(图 62.8)[726]。在所有年龄组的水痘发病率均下降背景下,水痘感染高峰年龄从 1995 年的 3~6 岁上升到 2005 年的 9~11 岁,而同期接种疫苗的人群比例也从不足 1% 增加到 60%[726]。从 1995 年至 2005 年,儿童保育中心和学校水痘疫情的次数、规模和持续时间的下降反映了发病率的降低[727]。

根据来自四个州(伊利诺伊、密歇根、得克萨斯、西弗吉尼亚)向被动国家法定疾病监测体系的连续水痘报告和来自马萨诸塞州和康涅狄格州全州的调查或监测数据,也可以了解到水痘免疫接种对水痘发病

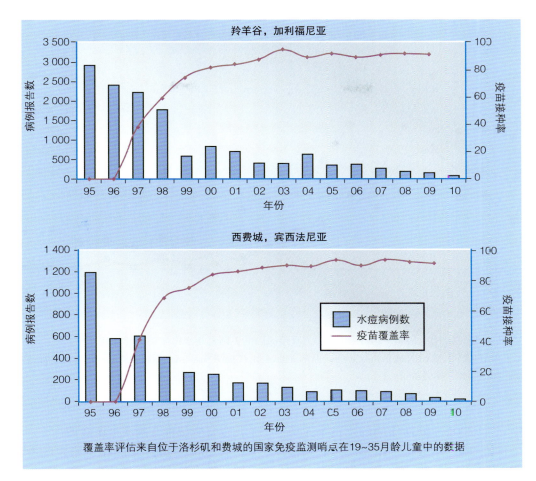

图 62.8 1995—2010 年间美国 2 个疫苗接种覆盖哨点县报告的水痘病例数和疫苗覆盖率
资料来源：GURIS D, JUMAAN AO, MASCOLA L, et al. Changing varicella epidemiology in active surveillance sites: US, 1995-2005. J Infect Dis, 2008, 19 (Suppl 2):S71-S75; and Bialek SR, Perella D, Zhang J, et al. Impact of a routine two-dose varicella vaccination program on varicella epidemiology. Pediatrics, 2013, 132(5):e1134-e1140.

率的影响[424,728,730,731]。

从全国水平来看，自实施免疫规划 5~6 年内，就初步注意到与水痘相关的死亡、住院、就诊和卫生开支均有明显降低（图 62.9、图 62.10）[349,350,732-735]。与免疫规划开始前 5 年（1990—1994 年）相比，如果 1999—2001 年间全国所有年龄段水痘作为潜在的和外在的死因，则死亡病例从年平均 145 例下降到 66 例。如果认为水痘是潜在死亡原因，仅在这段时间内 1~4 岁儿童的死亡率就下降了 92%，而 1 岁以下婴幼儿和 5~49 岁人群的死亡率降低了 74%~89%[350]。到 2005—2007 年，1 剂次免疫规划对儿童持续产生影响，与 1990—1994 年相比，水痘所致平均年龄调整死亡率降低了 88%，从 1990—1994 年间的 0.41/100 万下降至 0.05/100 万，在 20 岁以下的儿童和青少年中的年龄特异性死亡率下降了 97%，在 20~49 岁成人中下降了 90%，在 50 岁及 50 岁以上成人中下降了

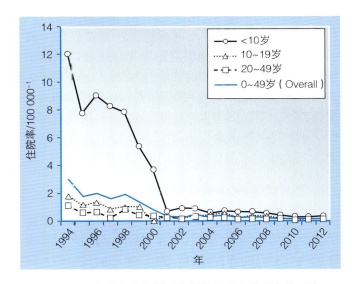

图 62.9 实施免疫规划后各年龄组水痘住院率均下降
资料来源：Leung J, Harpaz R. Impact of the maturing varicella vaccination program on varicella and related outcomes in the United States: 1994-2012. J Pediatric Infect Dis Soc, 2016, 5(4):395-402.

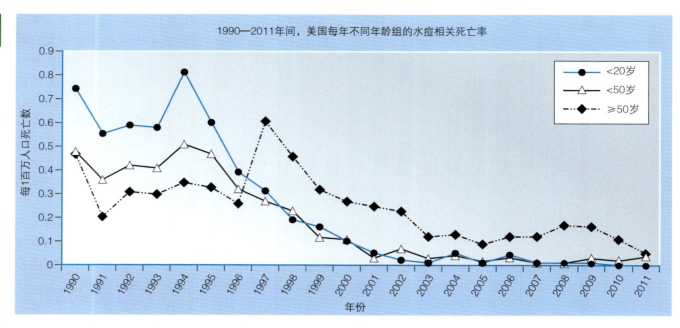

图62.10 1990—2011年间，列为直接原因的美国每年水痘年龄特异性死亡率。
资料来源：LEUNG J, BIALEK SR, MARIN M. Trends in varicella mortality in the United States: data from vital statistics and national surveillance. Hum Vaccin Immunother, 2015, 11(3): 662-668.

67%（图62.10）[732]。2002—2007年间的死亡率无种族差异，与第一次在2001年取得的结果一致。水痘住院率也显著下降（图62.9）。与1994—1995年相比，到2002年，水痘住院率下降88%，门诊就诊率下降59%，在10岁以下儿童及10~19岁青少年中的降幅超过90%。水痘住院和门诊就诊的直接医疗支出下降了74%[734]。

更新的分析显示，2000—2006年所有年龄组水痘住院率均持续减少，在这段时间内，估计有5万人免于住院。到2004年，0~4岁患儿的水痘住院率降低了98%[735,736]。其他研究记录了地区性范围内水痘免疫规划对住院治疗的影响，包括减少非裔美国人和白人儿童间急诊水痘住院率的差异、土著美国人和阿拉斯加土著居民间水痘住院率的差异，以及对侵袭性A群链球菌感染的影响[564,737,740,742]。在后一项研究中，住院患者的水痘负担没有向更大年龄组转移[742]。

美国：2剂次水痘疫苗免疫规划

尽管美国在控制水痘及其严重并发症方面取得了显著成就，但如上所述，在接种率较高的学校儿童中仍然有水痘疫情，尽管其病情轻微且病程较短。同时，有证据显示给予儿童接种1剂次疫苗，可能无法产生足够的免疫学"暴发"以提供充足而持久的免疫记忆，导致部分或全部已接种疫苗的儿童进入青春期和成年时成为易感者[743]，因此美国于2007年采取给予儿童常规接种2剂次疫苗政策。

与2000—2006年间相对稳定的发病率相比，在采用2剂次免疫规划后的头5年，报告的水痘发病率是自疫苗免疫规划开始以来的最低水平，疫情减少，病情较轻[564]。2010年，在美国2个水痘主动监测点的水痘发病率分别比2006年下降了76%和67%，而自1995年实施免疫规划以来，这两个点的发病率均下降了98%[564]。与2006年相比，2010年所有年龄组的年龄特异性发病率均较低，在5~9岁儿童（2剂次免疫规划的目标年龄组）中的发病率下降尤为明显（下降79%和88%），其次为10~14岁青少年（下降了75%和91%）和1~4岁儿童（下降了54%和73%）[564]。

到2010年，在前述2个主动监测点管辖区，4~6岁儿童中的2剂次覆盖率分别为84%和59%。在已接种疫苗患者中水痘感染的中位数年龄从6~8岁上升到7~9岁，在未接种疫苗患者中则从12~15岁上升到16~20岁，但所有年龄组病例数均显著降低。从6个州向CDC报告的水痘疫情分析表明，常规2剂次规划显著减少了疫情数量、规模和持续时间；疫情数量从2005年的147例下降到2012年的33例，下降了78%，中位数从12例下降到7例[744]。在水痘监测良好的康涅狄格州也报道了类似的2剂次免疫规划影响[745]。对被动国家法定疾病监测系统数据的分析表明，2005—2006年间（1剂次水痘免疫规划结束）到2013—2014年间，水痘发病率下降了85%。在自实施疫苗免疫规划前持续报告的四个州中,从1993—1995年间至2013—2014年间,发病率平均下降了97%（CI,93%-98%）[745a]。

自实施2剂次水痘免疫规划以来,人们记载了与水痘相关的住院和门诊人数显著额外的下降[746]。在2006—2012年间,门诊和住院人数分别下降了60%和38%,与使用疫苗前（1994—1995年间）相比,总体下降了84%和93%[746]。

2008—2011年间,水痘作为潜在死亡原因的总死亡率自1剂次免疫时代结束以来保持不变,20岁以下人群死亡率有所下降,在2008—2011年间的1~9岁人群或在2010—2011年间的10~19岁人群中,均没人死亡[563]。

在疫情环境和主动监测点均已证实,在接种2剂次疫苗儿童中出现了经实验室确诊的水痘病例,但不常见。

其他国家

随着其他国家已实施1剂次儿童水痘免疫规划,现在已有更多关于这些免疫规划影响的数据。在德国,于2004年实施1剂次国家免疫规划,从基于医生的哨点监测数据观察到水痘及其并发症的发病率有所下降[682,748]。从2005年4月到2009年3月间,报告的水痘病例减少了55%,其中在0~4岁儿童中减少了63%。对比2005年和2009年的水痘季节,显而易见水痘病例减少了63%,并发症减少了81%[748]。在慕尼黑及其周边地区的一项监测项目中,除发病率下降以外,在2005—2009年期间17岁以下儿童的水痘住院率下降了43%,其中5岁以下儿童的下降了78%;在2008—2009年间的覆盖率达到53%[747]。由于已接种过疫苗的儿童中仍有水痘病例发生,并参考美国的经验,因此,德国于2009年7月正式推荐了2剂次免疫程序[682]。

在意大利威尼托地区,在常规免疫规划实施后2.5年水痘发病率明显下降,并且疫苗覆盖率超过了70%以上[749]。

在加拿大,1999年推荐了水痘免疫规划,在2000—2008年期间,据报道水痘住院病例数从81%下降到88%,免疫规划启动1~2年后,它的效果正在引起注意;有人还观察到对受种者之外人群的间接保护[750]。2007—2008年间少数省份的疫苗接种覆盖率从74%上升到91%。

人们还描述了中国台湾、乌拉圭、西西里岛和澳大利亚的1剂次免疫规划对水痘及其并发症的影响[738,741,751-755]。来自澳大利亚的研究表明,始于2005年的国家免疫规划均已显著地促使先天性水痘综合征（100%）和新生儿水痘（85%）的发病率下降[659]。

在西班牙纳瓦拉地区,从一开始就采用2剂次常规儿童免疫规划,实施后很快即实现高覆盖率,在仅仅5年期间内,儿童发病率下降了98.5%,住院率下降了89%[756]。

在欧洲开展的一项随机对照研究表明,接种2剂次GlaxoSmithKline的MMRV疫苗预防所有水痘的效力为94.9%（97.5% CI,92.4%-96.6%）,而接种1剂次后的效力则为65.4%（97.5% CI,57.2%-72.1%）[757]。在此研究中,接种2剂次MMRV的间隔为6周。随访持续3年。

水痘疫苗和带状疱疹

由于Oka株VZV具有再激活导致HZ的能力,所以了解水痘疫苗对HZ流行病学的影响很重要。这包括Oka株疫苗受种者发生HZ的风险,以及在普通人群中因病毒传播减少而导致的水痘发病率下降可能对HZ的潜在影响。该潜在影响可能降低或增高HZ的风险。发生HZ的风险与抗VZV细胞介导免疫缺失有关。Hope-Simpson首先提出了假说,认为通过周期性内部再激活以及通过暴露于水痘或HZ（或两者兼之）的外部加强免疫可以维持抗VZV免疫力[446]。在下一章节中总结了疫苗上市前后对已接种疫苗的免疫功能低下患者和健康人中HZ的研究,考察了在疫苗接种前、后时期不同人群中通过暴露于水痘的外部加强免疫和内部再激活而增强的抗VZV免疫力对HZ发病率和风险以及HZ流行病学的影响。

水痘免疫和带状疱疹的发生风险（发病率）

免疫功能低下个体。上市前后的临床研究已表明,与曾患自然水痘者相比,受种的白血病患儿、肾移植儿童和HIV感染儿童发生HZ的风险非常低。

鉴于在免疫功能低下人群中HZ发生的严重性,在上市前阶段仔细研究了水痘疫苗接种对HZ发生的风险。有既往水痘病史的患者HZ发生的概率要远高于健康儿童,因此可以在相对较短的时间内研究HZ的发生率,对该类人群进行队列研究很实用[758]。人们密切随访已接种疫苗的白血病患儿的HZ发生情况,并与有水痘病史的白血病患儿进行比较。在日本的一项研究发现,52例已接种疫苗的白血病患儿中有8例（15%）发生HZ,而63例既往有水痘病史的白血病患儿中则有11例（18%）发生HZ[759]。在美国,34例已接种疫苗的白血病患儿中无人患HZ,而73例既往有水痘病史的白血病患儿中则有15例

(21%)患HZ（$P=0.017$），提示免疫后HZ的发生率通常低于自然感染者[760]。在NIAID的合作研究中发现，受种者中HZ的发生率为2%，而有水痘病史的对照组中则为15%。按不同化疗方案，对受种者中的一个亚组成员与96例曾患水痘的白血病患儿匹配，进行了前瞻性研究。寿命表分析揭示，受种者的HZ发生率（8.0/1 000人年）大约为所匹配的曾患水痘白血病患儿（24.6/1 000人年）的1/3（$P=0.01$）[199,592]（图62.11）。因此，在该队列中水痘疫苗预防HZ的效力大约为67%。在已接种疫苗的肾移植受体儿童中亦获得了相似的研究结果。在一项针对法国肾移植受体儿童的研究中发现，受种者的10年以上HZ发生率为7%，而肾移植前曾患水痘者的为13%，移植后感染水痘者的为38%[598]。

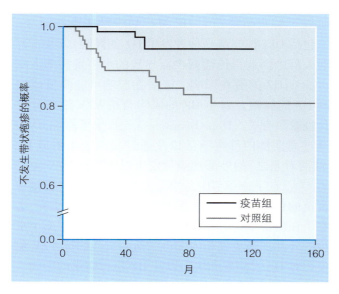

图62.11 自然感染水痘和免疫接种后白血病患儿的HZ发生情况。96例水痘疫苗接种白血病患儿和96例在白血病诊断前/后自然感染水痘患儿不发生HZ概率的Kaplan-Meier（乘积极限）法分析

数据来源：HARDY IB, GERSHON A, STEINBERG S, et al. The incidence of zoster after immunization with live attenuated varicella vaccine: a study in children with leukemia. N Engl J Med, 1991, 325: 1545-1550.

在上市后阶段，一项针对HIV感染儿童的研究中，在调整HAART接受者并剔除HAART开始6周内发生的HZ患者（可能由免疫重建炎性综合征导致）后，发现在免疫后中位数4年的随访期间，水痘疫苗预防HZ的效力为100%（95% CI，67%-100%）[623]。另一项1989—2006年的研究，报告了2000年以后HIV阳性儿童中的HZ下降，与水痘疫苗接种和HAART治疗的引入相一致。作者推测这一下降可能反映了免疫接种和HAART的联合效果[622]。

健康人群。几项上市前的长期随访研究，报道了在健康的接种过疫苗儿童和成人中的HZ发生率。在其中的一项研究中，随访42 884人年后报告，7 000名1~17岁的接种过疫苗儿童中发生6例HZ，即0.14例/1 000人年[761]。在疫苗使用前，在5~9岁儿童中的HZ发生率为0.3例/1 000人年[762]。然而，其中很多儿童不曾患过水痘，因此应该需谨慎对待此项比较研究。如果仅考虑有既往水痘病史的儿童，则该年龄组儿童的发病率将会更高。

由于数量少，健康成人受种者的HZ风险数据有限[763,764]。在NIAID合作研究中，对成人组进行了1~27年（平均5年）的主动随访，363名受种的健康成人中仅有2例发生HZ。这两名成人均曾发生过突破性水痘，其中1例HZ已证实由WT病毒所致，未能确定另1例患者的VZV基因型[764]。该成人组的HZ发生率为1/1 000人年（95% CI，0.12%-3.62%），对于中年人来讲较低。对这些及其他成年受种者进行长时间随访，以进一步评估水痘免疫对HZ发病率的可能影响十分关键[763]。如前所述，仅记录在案了一例因接种Varivax而发生Oka株HZ的成人病例；该病例发生于免疫功能低下患者且已死亡[649]。

上市后阶段

在已接种疫苗健康儿童中的HZ发生率和趋势。在上市后阶段，在健康受种儿童中评估HZ的风险是可行的，但由于儿童中HZ罕见且有水痘病史儿童的对照组数据有限，使得这项工作很具挑战性。在南加利福尼亚，一个保健组织针对172 163名已接种疫苗儿童进行了中位数为2.6年（25%，0.9年；75%，4.9年）的随访队列研究显示，HZ的发生率为0.27/1 000人年。儿童发生HZ的平均年龄为4.1岁[676]。没有相似年龄段有水痘病史儿童发生HZ风险的比较数据。

另一项基于水痘人群且在HZ主动监测点进行的研究中，调查了已接种疫苗的健康儿童发生HZ的风险并与有水痘病史的同龄儿童进行了比较。在美国启动水痘免疫规划后4~5年，即2000—2006年间，随着水痘发病率的下降，在10岁以下儿童中的HZ发病率降低了55%。在此期间已接种疫苗儿童的HZ发病率为0.19/1 000人年；采用两种不同方法计算的HZ发病率，为有水痘病史儿童的1/12~1/4[569]。可以将这些风险性解读为接种过疫苗的儿童的HZ发病率降低了77%~92%。与有水痘病史的儿童相比，已接种疫苗儿童HZ的临床表现也往往较轻，且疼痛较少（45% vs 77%；$P<0.001$），当报告疼痛时，其强度较

低（P=0.03）。已接种疫苗患者的疱疹也可能较少，且皮疹较小，但这些在不同免疫状态下的特征性差异无统计学意义。这些数据提供了具有说服力的证据，即至少在接种过疫苗后5~10年的儿童中，发生HZ的风险低于有水痘病史的健康儿童[569]。

正如前述，在2005—2009年间，美国俄勒冈州波特兰的一个保健组织基于人群对144 000名低于18岁的儿童和青少年进行了第三项研究，调查并经实验室确诊了在接种过和未接种过疫苗儿童中的全部疑似HZ病例。接种过疫苗儿童的HZ发病率为0.48/1 000人年，未接种过疫苗儿童的为2.30/1 000人年，也就是说接种过疫苗儿童的HZ发病率比未接种过疫苗儿童的低79%。由于未接种过疫苗儿童组既包括未曾感染VZV的儿童，也包括有水痘病史的儿童，因此可能低估了该组儿童的HZ发病率[570]。接种过疫苗儿童中的一半HZ病例是由WT VZV导致。与此相反，未接种疫苗儿童中96%的HZ病例有水痘病史。与前述提及的研究不同[569]，此研究不同VZV株的临床表现无显著差异。

以色列的一项研究报告称，接种过疫苗儿童的HZ发病率比未接种过疫苗儿童的低36%，据估计这里儿童的水痘疫苗接种覆盖率为28%[765]。

对于免疫接种后HZ发生率低于自然感染后的原因有几种可能性，他们之间并不相互排斥。其一是，疫苗株为减毒株，再激活能力低于WT病毒。另一种是，疫苗株病毒进入感觉神经建立潜伏的机会较小，因为接种疫苗后皮肤感染的发生率较自然感染的低[156]。最后，接种疫苗后潜伏的病毒量可能低于自然感染后的。然而，不是所有发生HZ的受种者都有既往皮疹史，毫无疑问地，病毒血症（其中有些可能是在接种1剂次疫苗后的亚临床突破性感染）在建立潜伏中起重要作用。在2005—2009年美国受种者中的HZ病例中，多达一半接种过疫苗的儿童的病例是由WT VZV所致，且发生于没有临床水痘病史的儿童中[561,562,570]。

据观察，在日本免疫功能低下的儿童中，免疫接种后发生疫苗相关皮疹者（83例中的16%）比无皮疹者（249例的2%）更易发生HZ[568]。NIAID合作研究证实并扩充了这一观察结果[199,592]。在13例接种疫苗后患HZ的白血病患儿中，11例（85%）有既往VZV相关皮疹史，或与疫苗相关（8例），或曾患突破性水痘（3例）。另外2例无皮疹史的儿童在接种部位发生了HZ。在268例患任一类型VZV相关皮疹的受种者中，继发HZ的概率比280例无VZV相关皮疹史的受种者高5倍以上（P≤0.02）。在NIAID合作研究中，可对导致HZ的4例病毒进行分型。其中2例由疫苗型病毒引起，另2例由WT VZV引起[486]。然而，现在已认识到，VZV从皮损通过神经或从病毒血症两种途径潜伏到神经元。未曾患过临床水痘的受种者WT HZ，极可能是通过无症状病毒血症潜伏到神经元的VZV所致。由于能够更好地预防突破性水痘和减少病毒血症的发生，在接受2剂次水痘疫苗接种的儿童中，可进一步降低HZ的发生风险。

通过暴露于水痘获得的外部加强免疫及HZ风险。几项研究直接或间接地考察了免疫功能低下和健康两种人群暴露于水痘对HZ风险的影响。Garnett和Grerfell在一项时间序列分析中，考察了每周报告的病例资料，虽然发现某些年龄组的年度数据存在一定相关性，但并未发现水痘发病率与HZ发病率之间存在的联系[317]。暴露于水痘确实可以加强个体抗VZV特异性免疫；尽管多项研究结果支持此种假说，但尚不确定通过终身持续暴露进行的外源性加强对维持VZV免疫力是否关键。尤其是随着人口的老龄化。一些研究考察了被认为有各种暴露于儿童（相当于暴露于水痘）风险的不同风险职业人群发生HZ的风险性。两项小规模研究报告称，与普通人群[766]和精神科医生[767]相比，儿科医生的HZ发病率更低；然而，这些研究有严重的方法学局限性。Terada等[766]的发现是基于少数病例，而Solomon等[767]的发现是基于低应答率（儿科医生中31%）并发现他们与皮肤科医生和精神科医生之间无差异，而认为这些组之间具有不同的水痘暴露率。两项研究均没有VZV感染的实验室记录。还有一项在中国台湾进行的流行病学研究，使用全地区保险数据库，考察了医护人员HZ发病率并与同龄成年人进行比较，年龄按10年分层，研究发现在期望VZV暴露率可能会更高的医护人员中HZ发病率较高[768]。在英国进行的一项病例对照研究中，Thomas等研究了职业暴露，特别是水痘暴露与HZ风险的相关性[769]。研究发现在过去10年内超过5次暴露于水痘者发生HZ的风险显著低于未曾暴露者（OR=0.29；95% CI，0.10%-0.84%）。随后经过对同一数据的分析，Thomas报告经调整年龄、性别、种族和家庭中生活的儿童后，与低龄儿童一起的工作者（小学教师、保育员、托儿所负责人和其他幼儿看护人员）发生HZ的可能性较低（RR=0.70；95% CI，0.58%-0.85%）[770]。其他几项研究发现，与儿童一起生活或暴露于儿童（相当于暴露于水痘）者与较低的HZ风险相关[771,772]。在美国，在实施水痘免疫规划的头十年间，这一潜在影响已然消失[772]。然而，在美国通过比较不同州水痘疫苗覆盖率的高低，没有发现

HZ发病率有任何区别。认为这些州的分组是代表不同的群体水痘暴露率[772]。然而,在另两项用于检验这些相关性的研究中,没有重现暴露于VZV与低HZ风险的相关性[773,774]。第一项是在美国进行的大规模病例对照研究,没有发现HZ与接触水痘次数有任何关联;即使在最高暴露水平上(3次或更多次接触)也没有这种趋势。同样,与暴露于HZ患者或儿童、或与工作场所也没有相关性[773]。在讨论该研究与Thomas研究的不同发现的可能解释时,Donahue及其同事[773]注意到,在美国不同程度暴露于水痘的病例和对照的比例低于在英国,与免疫规划相符。

第二项研究考察了美国全国随机电话调查的数据,获得了关于自我报告的HZ病例、人口统计学特征以及过去10年暴露于水痘患儿的信息。该人群中既往暴露于水痘并没有预防HZ。65岁及以上人群中的7%报告在过去10年曾暴露于水痘患儿。作者认为暴露于水痘作为维持细胞介导免疫力以预防HZ的机制,其潜在贡献可能仅限于该人群中的小部分[774]。这与Thomas等的发现一致,即仅有很小比例的HZ病例报告了最高水平的水痘暴露与HZ风险的降低相关。对于全人群而言,其对HZ总体风险的影响可能有限。几项研究,包括最近Leung等的分析发现,女性HZ发病率较高,包括比男性更有可能成为主要看护者的年轻女性[769,772,775-777]。正如一些研究者所评论的那样,至少在人群水平上,这一发现与影响HZ风险的水痘暴露不相符。最近在加拿大安大略进行的研究显示,引入公共资助水痘免疫规划后,尽管儿童中HZ发病率已下降,但一般人群中没有上升[778]。在美国,一项研究考察了在1992—2010年间水痘免疫规划对65岁以上人群中HZ发病率趋势的影响,发现尽管在这段时间内老年人的HZ发病率有所增加,但水痘疫苗的引进和广泛使用似乎没有影响这一增长。HZ发病率的增长早于1996年,而且实施水痘免疫规划后并没有加速增长。此外,该研究报告了国家水痘免疫覆盖并没有影响HZ发病率[779]。最后,针对欧洲的一个与儿童不接触的隐蔽宗教人群进行的研究表明,在30年的时间内,他们的HZ发病率与公众的相似;该研究得出的结论是通过接触循环VZV加强的免疫力对HZ没有长期的预防作用[780,781]。

数学建模师利用上述一些研究数据,预测了水痘免疫规划可能对HZ发病率造成的影响。假设暴露于水痘是防止VZV再激活的重要机制,则预计实施水痘免疫规划后的短至中期内的(一项研究为10~40年,另一项研究为70年)HZ病例可能会增加,虽然从长远来看,假设疫苗受种者发生HZ的风险低于自然感染者,则预计HZ病例将会减少[724]。在已实施和未实施水痘疫苗免疫规划的国家,通过观察HZ流行病学已获得了相当丰富的经验。现已观察到,预测的水痘疫苗接种继发HZ短期增长水平与模型预测的不一致,似乎不大可能将HZ发病率的上升趋势仅仅归因于水痘疫苗的免疫接种。在多个国家(美国、英国、加拿大、西班牙、日本)进行的研究已经证实,在没有免疫规划时或在水痘疫苗应用前数年,HZ发病率已呈现升高趋势[722,775,776,779,782-784]。

在监测水痘疫苗接种对HZ发病率影响的国家面临以下的挑战:①还缺乏对HZ随时间变化趋势的详细描述,尤其是在即将开始疫苗接种时期,因此可能缺少基线数据而无法解释HZ发病率的趋势;②因研究方法不同,使得横向比较困难重重;③HZ为临床诊断,很少经实验室确诊;④不同研究的人群年龄构成差别显著,需要计算年龄调整发病率以比较各项研究结果,并解释各研究内HZ发病率随时间的变化趋势;⑤极少有HZ流行病学研究详细考察了其他可能影响HZ的因素,尤其是致免疫功能低下的疾病、药物和某些其他条件(例如,糖尿病、精神压力)。

2013年就暴露于水痘患者降低HZ风险的系统性多学科的综述,分析了如下有关外源性加强研究的同行评审出版物:13项关于广泛接种水痘疫苗后HZ发生率的观察研究;4项关于再暴露后VZV免疫力的纵向研究;9项流行病学风险因子研究;7项数学建模研究;以及若干其他研究。作者得出的结论是,尽管并非所有人或所有情况下都存在外源性加强,但在任何实地研究中均尚未充分确定其程度[785]。

除了VZV的外源性加强外,潜伏病毒的无症状再激活也会引发内源性加强。如前述的无症状再激活,最初表现为无症状的血清抗体升高[786],随后,在免疫功能低下和健康个体的血液或唾液中均可检测到处于沉寂状态的VZV DNA,如宇航员或有精神压力的人[217-220]。

人群中的HZ发病率趋势。在美国和其他国家,HZ的发病率正在上升。在美国,通过监测水痘疫苗免疫规划对HZ影响已获得了最长的经验,其儿童免疫规划已实施了20年。在美国,HZ并非全国法定疾病。因此,已利用各种方法并针对不同的人群研究了HZ的流行病学。7项研究已报告了自实施免疫规划后总人群中HZ的趋势;其中一些研究获得了水痘免疫规划前的基线数据以进行比较,但另一些研究则未能获得。如前所述,2项研究证实了10岁以下儿童以及18岁以下儿童和青少年的HZ有下降的趋势,与接种过疫苗儿童的低HZ风险相一致[569,570]。

第一项研究报告称，在 2000—2006 年期间，青少年的 HZ 发病率有所上升[569]。一项对随访 4 年以上的数据分析显示，10 岁以下儿童的发病率持续下降，而在 10~19 岁的较大儿童和青少年中，2006 年的发病率没有持续增长，且到 2010 年的发病率有所下降[787]。随着在这些大龄儿童中 WT VZV 感染率下降，人群中越来越多的是已接种过水痘疫苗且 HZ 风险较低的儿童和青少年，较早期在 10~19 岁人群中 HZ 发病率的增长现在似乎正在逆转。另两项研究报告了实施水痘免疫规划的最初 7~8 年间，随着水痘发病率下降，总人群的年龄调整 HZ 发病率没有变化[729,788]。其中一项研究发现，在 10~17 岁儿童中 HZ 发病率的显著升高可归因于口服类固醇使用量的增加[729]。

另外三项研究显示总人群 HZ 发病率上升。其中第一项研究采用来自马萨诸塞州电话调查的数据考察了全州在 1999—2003 年间水痘和 HZ 发病趋势，注意到水痘发病率降低了 66%，HZ 发病率则从 2.77/1 000 人年显著升高至 5.25/1 000 人年（$P \leq 0.001$）[730]。第二项研究着眼于 1993—2006 年间在美国的参保人群中的 HZ 发病率，数据来源于 MarketScan 医疗理赔数据库，报告的总体 HZ 发病率从 1994—1995 年间的 1.9/1 000 人年上升至 2000 年的 3.4/1 000 人年（疫苗出现显著影响之前阶段），再至 2006 年的 4.4/1 000 人年。然而，该项研究最初几年的发病率低于其他人群的估计值。除 0~17 岁儿童以外，在所有年龄组均观察到发病率呈上升趋势，在 1999 年以后的 HZ 发病率保持稳定，与该人群中接种过疫苗亚组的发病率下降相一致[772]。

在居住在明尼苏达州奥姆斯特德县的 22 岁及以上成年人中开展的一项回顾性研究显示，在 1945—1947 年、1980—1982 年和 2005—2007 年 3 个时间段的年龄调整 HZ 发病率均呈持续上升[788a]。尽管方法学上的差异使研究间的比较变得复杂，但其于 1945—1947 年间所描述的成人发病率仅为 0.76/1 000 人年，远低于过去 50 年间在其他研究中所描述人群的 HZ 发病率[最常见的为（3~4）/1 000 人年]，其中，英国 Hope-Simpson 在其全科医学中描述的 1947—1962 年间的 HZ 发病率为 3.4/1 000 人年[446]。一项利用 1992—2010 年间的医疗保险索赔数据在 65 岁以上人群中开展的 HZ 发病率调查研究报告称，年龄和性别标准化的 HZ 发病率增加了 39%，从 1992 年的 10.0/1 000 人年上升到 2010 年的 13.9/1 000 人年[779]。同样值得注意的是，从 2000 年至 2007 年，美国老兵中的 HZ 年发病率几乎翻倍，从 3.1/1 000 到 5.2/1 000，但仅限于 40 岁以上年龄组[789]。

其他国家陆续提供的数据有助于解释疫苗接种后的 HZ 变化趋势。这些国家或没有实施免疫规划，或正处于实施免疫规划的初期。在澳大利亚，常规公费儿童水痘免疫规划始于 2005 年，在 1998—1999 年和 2008—2009 年间的水痘显著减少，却伴随 HZ 的显著增加[790,791]。然而，HZ 的增加不一定归因于免疫规划。在加拿大的 3 项研究记载了在公费免疫规划之前或之后 HZ 均有增加的趋势[722,775,784]。Brisson 及其同事[771,772]报告了在 1979—1997 年间加拿大和英国的水痘和 HZ 趋势：在此期间，在加拿大和英国的总体 HZ 就医率分别由 2.58/1 000 人年上升至 3.48/1 000 人年和由 3.15/1 000 人年上升至 3.82/1 000 人年。据报道，在韩国[776]、马德里[782]和日本[783]的研究，分别考察了 2003—2007 年、1997—2004 年和 1997—2006 年的 HZ 趋势，HZ 发病率呈上升趋势，主要表现为老年人发病率的上升。

总之，尽管在接种过疫苗的健康儿童中的研究显示了 HZ 发病率降低，且有些对人群中 HZ 发病率的研究显示发病率随时间保持稳定，但大多数世界各地 HZ 总人口比率的考察研究证明 HZ 呈上升趋势，这既不能用已知的包括年龄和免疫功能低下状况等 HZ 风险因子来解释，也不能用水痘免疫规划导致的暴露于水痘减少所造成的潜在影响来解释。这些增长在使用水痘疫苗之前就已出现，且也有人在未实施全国水痘疫苗免疫规划的国家和已经实施了疫苗免疫规划的国家描述了这种情况。需要进一步研究从而对解释这些上升的可能因素进行了解，包括方法学问题、改良的确诊手段、就医途径或就医行为的改变及目前尚未被准确描述的 HZ 风险因素（例如：慢性病如糖尿病、精神压力和药物治疗可能导致的免疫功能低下）。目前，已批准 HZ 疫苗用于预防 HZ（用于 50 岁及以上人群）和疱疹后神经痛（用于 60 岁及以上人群），为降低成人 HZ 所致的疾病负担提供了机遇（见第 63 章）。

消除及根除地方性疾病传播的潜力

水痘发病期间，VZV 具有传播性，且能够建立潜伏并导致 HZ，成为 VZV 向社区传播的另一种潜在传染源。此外，接种 1 剂次水痘疫苗的儿童暴露后约有 15% 发生突破性水痘。由于这些原因，常规接种 1 剂次水痘疫苗的免疫规划不可能消除该病毒的传播。在美国，通过接种 1 剂次疫苗的免疫规划已实现了部分控制疾病，且通过常规接种 2 剂次疫苗的规划将提高疾病控制能力。然而，即便通过接种 2 剂次政策消除了该疾病的地方性传播，也许仍不能根除水痘，且将持续发生暴露于源自 HZ 患者 VZV 的现象。无论如何,水痘疫苗的广泛使用,特别是将其纳入国家疫苗规划后,已显著地减少了病毒传播,并且改善了大量儿童、青少年和成人的健康状况,使之不再罹患水痘及其重症并发症,并将降低 HZ 的发病率。似乎不可能完全根除 VZV 所致的疾病,但开发一种无潜伏性的高效亚单位带状疱疹疫苗可能对进一步减少 VZV 的传播发挥重要作用[792]。

在不远的将来,终将获得无潜伏性且可预防水痘和 HZ 的新型灭活或亚单位疫苗,为减少 VZV 传播提供了新的可能性。

致谢:

本章旨在纪念发明水痘减毒活疫苗的高桥理明博士教授(Prof. Dr. Michiaki Takahashi,1928—2013 年)。

我们感谢 Judith Breuer 和 Scott Schmid 对 VZV 分子流行病学和基因分型章节的审阅。

本章节工作由国立卫生研究院 R01-AI24021、AI41608、AI127187 和 DK09394 基金提供部分资助。

(朱昌林　贾维　是翡)

本章相关参考资料可在"ExpertConsult.com"上查阅。

63 第63章 黄热病疫苗

J. Erin Staples、Thomas P. Monath、Mark D. Gershman 和 Alan D.T. Barrett

黄热病(Yellow fever)病毒是黄病毒科(*Flaviviridae*,拉丁文 *flavus* 意即"黄",源自该病所见黄疸)家族病毒的原始成员。该病毒可致病毒性的出血热,一种以高水平病毒血症、肝肾及心肌损伤为特征的全身性疾病,致死性很强。1936年开发的一种非常有效的疫苗(17D),被广泛用于保护南美和非洲热带地区的疫区居民以及前往疫区的旅游者。尽管该疫苗可提供持久的免疫力,然而罕见但严重的不良反应也提示了根据个体情况决定疫苗接种和不断探索新疫苗的重要性。

黄热病历史

由于过去对黄热病的临床和流行病学描述不明确,黄热病的早期历史不是很清楚。Carter 在一则玛雅人的手记中发现了关于黄热病的最早记录,其中描述了1648年发生在尤卡坦(Yucatan)的一种伴有呕血(*xekik*,"黑色呕吐物")的传染病[1],提示该病毒及媒介蚊在400年前的贩奴贸易期间从西非输入[2]。疾病分类学上"黄热病"这一术语是1750年在巴巴多斯(Barbados)的一次疾病暴发中首次使用的[3]。黄热病成为18世纪困扰美洲和西非殖民地的一个主要问题[4]。该疾病通过远洋帆船上的埃及伊蚊(*Aedes aegypti*)在乘客和船员中持续传播病毒而不断输入美国和欧洲的港口。如1793年,时为美国联邦首都的费城出现黄热病,导致10%的人口死亡[5]。整个18世纪和19世纪,同样的厄运也降临在其他城市[6,7]。1878年美国密西西比河谷下游的黄热病流行导致超过13 000人死亡,成为美国早期历史上最严重的医学灾难事件之一。

20世纪前,黄热病被普遍认为是垃圾、污水和腐败有机物所产生的臭气传播所致。而一些医生则认为黄热病是由蚊子传播的,其中最著名的是古巴的 Carlos Findlay[8]。直到1900年 Walter Reed 及其同事在古巴志愿者中用实验证明病原体是通过埃及伊蚊传播的一种滤过性病毒,黄热病经蚊子传播才有了证据[9]。该发现使20世纪前20年通过灭蚊预防黄热病获得成功。美国最后一次黄热病暴发是在1905年的新奥尔良,8 399例发病,908例死亡。美国最后一个黄热病流行病例发生在1911年的夏威夷,就在其成为美国的一个州之前[10]。

1925年,位于尼日利亚拉各斯 Yaba 的洛克菲勒基金会西非黄热病委员会(Rockefeller Foundation's West African Yellow Fever Commission)的实验室使用进口的猴子分离病原体,开始了黄热病的病原学研究。1927年6月30日,加纳 Kpeve 村的一名28岁男性村民 Asibi 在出现轻度黄热病症状后33小时采血,血样在位于 Accra 的现场实验室被接种至一只恒河猴。4天后该猴进入濒死状态并有与黄热病相符的肝损伤。该猴的血样又经腹腔接种了第二只猴,并在潜伏期将这只猴运往 Yaba。在到达后次日该猴发生黄热病。Stokes 等经猴体内连续直接传代和通过埃及伊蚊间接传代建立了黄热病病毒 Asibi 株[11]。同期位于达喀尔的巴斯德研究所(Institut Pasteur)也从一名身患轻度黄热病的叙利亚人(François Mayali)体内分离了法国株(French strain)[12]。1927年 Asibi 株和法国株的分离使得黄热病疫苗研究在英国、美国、西非、巴西很快发展起来。多年后对 Asibi 株和法国株基因组的比较证实,尽管两者的传代历史不同,但其基因序列99.8%相同,仅有23个核苷酸和9个氨基酸的差异[13]。

刺激当时黄热病疫苗加速开发的部分原因在于不断增长的实验室感染。自1927年分离出黄热病病毒后的5年中,有32名实验室人员感染(5人死亡)[14]。1928年,伦敦惠康研究实验室(Wellcome Research Laboratories)的 Edward Hindle 描述了制备灭活疫苗的第一次尝试[15]。但该项工作和同期其他研制灭活黄热病疫苗的努力均未获成功。1931年,纽约洛克菲勒研究所(Rockefeller Institute)的 Sawyer 等首次将混有免疫血清的减毒活病毒(神经适应的法国株)接种于人体[16]。

1932年,Sellards 和 Laigret 用不含免疫血清的法国株鼠脑传代病毒作为疫苗法国嗜神经疫苗(French neurotropic vaccine)进行了人体测试[17]。1934年,Mathis、Laigret 和 Durieux 描述了该疫苗的第一次临床研究[18]。基于鼠脑组织病毒在人体使用安全性上的担心，洛克菲勒基金会(Rockefeller Foundation)的 Theiler 和 Smith 研制了一种将 Asibi 株在鸡胚组织培养物中连续传代而获得减毒的活疫苗(17D)[19-21]。1936 年，17D 疫苗在纽约的少数志愿者中进行了测试[22]，并在随后的几年中在巴西(Brazil)开展了临床研究[23]。至 1939 年，已有超过 100 万巴西人接种了 17D 疫苗，在当时的法属西非(French West Africa)也有超过 10 万人接种了法国嗜神经疫苗[24-26]。在这一时期，首先在南美然后是非洲，围绕黄热病的流行病学有几个重要的发现显示，黄热病病毒可在猴和森林蚊子之间循环传播。这些发现提示黄热病病毒是不大可能被根除的，并因此产生了一项规定，凡是有暴露于此野生病毒循环风险地区的人群都必须接种黄热病疫苗。20 世纪 40 年代，在非洲法语区(francophone Africa)通过一个法国嗜神经疫苗划痕接种的强制性免疫项目在群体水平上实现了黄热病的防控[24]。通过对疫区实验室工作人员、旅行者、军队及侨民的免疫接种，消除了罹患这种疾病的威胁。到第二次世界大战结束时这一疾病已渐渐淡出了公众的视线，从一个人类的主要瘟疫演变成了一个医学研究对象。

黄热病和疫苗的重要性

尽管有非常有效的疫苗，但这仍不足以完全控制黄热病，这是因为疫苗常规接种做得不够，以及未接种人群进入或移居疫区，和自然疫源中循环存在的病毒[27]。自 20 世纪 80 年代以来，黄热病一再死灰复燃，尤其是在几十年都没有病例报告的地区[28-32,32a,32b,32c]。黄热病是《国际卫生条例》(International Health Regulation)所规定的第一个要求来自疫区国家的旅行者在入境(有埃及伊蚊孳生的国家)前必须提供疫苗接种证明的疾病。

2001 年，一种前所未知的 17D 疫苗接种后引起的严重嗜内脏性不良反应(serious viscerotropic adverse event)首次见诸报道。这一不良反应类似于自然感染的黄热病并且有着相同的致死性，不过幸运的是它是罕见的。对于这种严重不良反应的了解需要我们对个体接种者和接种群体进行更加仔细地疫苗接种风险 - 收益分析，并不断地探索疫苗的减毒以及毒力和人体免疫应答的分子决定机制。

本章在详细介绍现有黄热病疫苗的开发、免疫原性和反应原性之前，先介绍一些黄热病的背景内容包括基本的病毒学、病毒传播、临床表现、发病机制及流行病学。最后介绍一些灭活疫苗的开发进展，为节约疫苗接种剂量在其他接种途径方面的探索，以及利用黄热病疫苗病毒开发嵌合疫苗等。

背景

病毒学

黄热病病毒是黄病毒科(*Flaviviridae*，拉丁文 *flavus* 意即"黄")家族病毒的原始成员。该病毒家族包括约 60 个有包膜单股正链 RNA 病毒。这些病毒大部分经由蚊子或蜱传播[33]。本节将重点阐述黄热病病毒的基本病毒学和 17D 黄热病疫苗减毒的分子机制。对于黄病毒家族基因组和蛋白质结构、病毒的入侵、复制以及装配的综述参见 Chambers 和 Monath[34]、Bollati 及其同事[35]、Kaufmann 和 Rossmann[36]及 Perera 和 Kuhn[37]的相关文献。

分类和亲缘关系

黄病毒属成员之间可通过中和试验进行血清学分型，最初被分为 8 个抗原群[38,39]。在综合了流行病学、抗原性和遗传学种系发生的现代分类系统中，黄热病病毒归属于伊蚊传播黄病毒群，该群还包括 Wesselsbron 病毒、Sepik 病毒、Edge Hill 病毒、Bouboui 病毒、Uganda S 病毒、Banzi 病毒、Jugra 病毒、Saboya 病毒和 Potiskum 病毒[40-42]。

黄热病病毒归属于一个单一的血清型。与很多其他 RNA 病毒相比野生型黄热病病毒较高的基因稳定性对于一个单一毒株(17D)疫苗的有效性来说非常关键。对不同地理学起源的野生型黄热病病毒株进行的基因测序仅发现了 7 个不同的基因型[2,43-59]。非洲的毒株分别归属于 5 个不同基因型，核酸序列差异在 0%~26% 之间，氨基酸序列差异在 0%~9% 之间[49,51,62a]。这 5 个基因型分别是西非基因型 I (主要代表来自该地区东部地带的毒株，如尼日利亚)和西非基因型 II (主要代表来自西非西部地带的毒株，如塞内加尔、几内亚比绍)，东非和中非基因型(中非共和国、埃塞俄比亚、苏丹、扎伊尔、乌干达)，东非基因型(乌干达、肯尼亚)以及安哥拉基因型(1971 年和 2015—2016 年的暴发)。中非、东非和安哥拉基因型与西非基因型之间有显著差异(7% 的氨基酸差异)[54]，这与它们在生态学上的，也即媒介蚊上的差别是一致的。近期的分子时钟研究揭示了中非的黄热病病毒起源，是在过去约 1 000 年时间内由一个共同的祖先病毒进化而来[60]，也确认了约 400 年前的贩奴贸易将西非的黄热病病毒传播到了新世界。

根据结构基因(包膜 E)、非结构基因(NS；NS4A-

NS4B)和 3′非编码区基因的序列分析,南美病毒可区分为两个基因进化组[53,61]。与非洲的情况有所不同的是,南美只发现了两个基因型(Ⅰ和Ⅱ)。基因型Ⅰ在南美广泛分布,包括巴西、玻利维亚、哥伦比亚、厄瓜多尔、巴拿马、委内瑞拉和特立尼达岛,而(明显更为古老一些的)基因型Ⅱ则在南美大陆的西部地带(秘鲁、玻利维亚、巴西西部的部分地区)流行,氨基酸序列上存在 0%~4.6% 的差异。

黄热病病毒株间的生物学差异也被考虑在病毒特异因素之内。通过多克隆血清的交叉吸附试验,对非洲和新世界的黄热病病毒可以进行血清学上的区分[62]。可在东非和西非毒株间观察到抗原性上的微小差异[63]。野生型毒株在和单克隆抗体的反应性上存在差异[64],但是尚无法和地理学起源或基因型进行关联分类[65]。

基因组结构和基因产物

黄病毒是单股正链 RNA 球形小颗粒病毒(约 50nm),具有一个脂质包膜、两个包膜蛋白以及一个衣壳蛋白。原型 17D-204 株黄热病毒基因组含有 10 862 个核苷酸,基因组由一个 5′端Ⅰ型帽子结构、一个短的 5′非编码区、一个包含 10 233 个核苷酸的单一开放读码框架及一个 3′非编码区组成[34,66]。5′和 3′非编码区的高级结构及配对序列在形成核衣壳及病毒复制过程中对基因组的环化有重要作用。3′和 5′非编码区在病毒复制中的功能分别是负链和正链 RNA 的启动子,这些基因区域的突变或缺失会影响病毒的复制和毒力。

开放读码框架从 5′端开始先是编码三个结构蛋白[衣壳蛋白(C)、前膜蛋白(prM)和 E 蛋白],接着是七个非结构(NS)蛋白。各个蛋白编码的次序为 C - prM/M - E - NS1 - NS2A - NS2B - NS3 - NS4A - NS4B - NS5(见图 63.1)。

毒力的分子机制

黄热病 17D 疫苗病毒和法国嗜神经疫苗病毒以及他们的野生亲代株 Asibi 病毒和法国嗜内脏病毒(French viscerotropic virus)的全基因组序列已被测定[13,67,68],包括许多厂家用于疫苗生产的 17D 病毒的两个亚株(17D-204 和 17DD)[13,69-73]。由于在 230 次以上的传代过程中产生的大量突变使疫苗株有别于它们的亲代株并且现已无法获得那些原始的衍生株,所以既无法确定哪些突变会导致减毒,也不清楚哪些位点编码了嗜内脏性和嗜神经性。

对具有不同生物学特性的各病毒株序列进行比较减少了各种猜测并令其有所阐释。尽管已确定了一些潜在的重要突变,但很明确的一点是,毒力是多基因作用的结果,由病毒的结构基因和非结构基因共同决定。还有一点需要注意,几乎所有的病毒毒力分子机制研究都是使用野生型小鼠模型的,只能揭示黄热病病毒两个重要生物学特性中的一个(嗜神经性)。而干扰素 -α/β(IFN-α/β)受体(A129)或 STAT1 信号分子(STAT129)缺陷型小鼠则表现出对病毒感染和疾病的高度易感性,在 6~7 天内死亡。重要的是,这些在转基因小鼠中建立起来的嗜内脏性疾病再现了人类的黄热病,而不是通常在野生型小鼠中仅可观察到的脑炎症状[74]。Asibi 株病毒可在这类转基因动物模型中产生致死性感染,但用 17D-204 疫苗株病毒攻击只会产生亚临床感染,这提示该模型也许可以应用于黄热病病毒毒力和减毒的分子机制研究。有研究显示仓鼠可产生黄热病病毒的致死性感染,经过仓鼠肝组织连续传代适应的黄热病病毒感染仓鼠后,可致类似黄热病的肝功能障碍和肝组织坏死[75,76]。这个模型也可用于嗜内脏性相关分子机制的研究(至少是对仓鼠的嗜内脏性)。

17D-204 株(ATCC)和 Asibi 株之间核苷酸及氨基酸差异的比较最初是由 Hahn 等开展的[68]。总计 10 862 个核苷酸中找到 67 处变化(0.62%),对应于 3 411 个氨基酸中的 31 个突变(0.91%)。这些突变不是随机分布在基因组中的,突变发生率最高的是编码 E、NS2A、NS2B 的基因和 3′非编码区。随着更多 17D-204 和 17DD 疫苗亚株基因序列的测定,亲代 Asibi 病毒株和减毒的 17D 株之间氨基酸差异(为不同来源的疫苗株所共有)的数目,由 31 个减少到 20 个,3′非编码区核苷酸差异的数目由 6 个减少到 4 个(见表 63.1)[69,73,77]。尽管可能的分子机制已经聚焦至有限数量的突变上,但是仍无法精确地判定哪些就是疫苗株毒力下降的原因。

E 蛋白含有与受体相互作用及病毒进入细胞相关的结构。因而 E 蛋白在 Asibi 病毒株和疫苗株之间的 8 个氨基酸差异可能在减毒上发挥了一定的作用。一项研究阐明了 E 蛋白在神经毒力上的作用,该研究构建了多个黄热病病毒嵌合体,含有 17D 黄热病病毒骨架和来自其他具有不同神经毒力特性的黄病毒 prM 及 E 蛋白基因[78]。

E 蛋白 N 端的 400 个氨基酸形成胞外结构,C 端部分含有一个茎 - 锚区可将 E 蛋白锚定在病毒包膜上。胞外结构含有三个结构域(Ⅰ、Ⅱ和Ⅲ)(见图 63.2)[79]。结构域Ⅰ和Ⅱ在一级氨基酸序列中并不连续,结构域Ⅲ含有一个 100 氨基酸的线性区,大约位

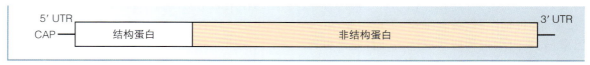

Ⓐ

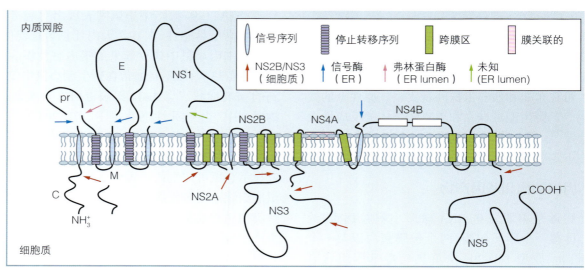

Ⓑ

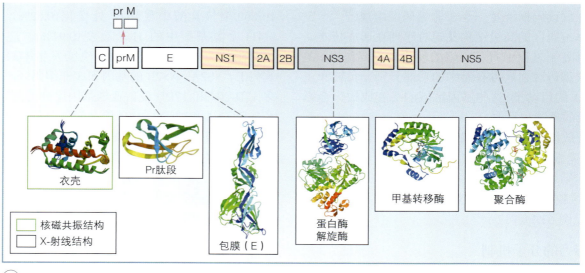

Ⓒ

图63.1　**A.** 黄病毒基因组结构，一条11kb长的正链RNA。结构蛋白由5'端的1/3基因组编码，随后是非结构蛋白。**B.** 病毒RNA翻译成为聚合蛋白后受到宿主细胞和病毒的蛋白酶加工处理（箭头所示）。在病毒成熟过程中，前膜M蛋白在分泌面高尔基体网（trans-Golgi network）中被弗林蛋白酶剪切成为前膜蛋白片段和M蛋白。**C.** 黄病毒的结构蛋白质组。磁共振（NMR）结构及X-射线结构显示了C蛋白、prM蛋白、E蛋白、NS3蛋白和NS5蛋白的甲基转移酶及聚合酶的结构域。标为红色的蛋白结构目前未知。

注：E：包膜；ER：内质网；NMR：磁共振；NS：非结构；pr：前膜；UTR：非翻译区。

资料来自 PERERA R, KUHN RJ. Structural proteomics of dengue virus. Curr Opin Microbiol, 2010, 11(4): 369-377.

表63.1 Asibi病毒株与17D疫苗减毒株之间的氨基酸差异

核酸位点	编码基因	氨基酸位点	Asibi病毒	17D-204和17DD疫苗
854	M	36	Leu	Phe
1 127	E	52	Gly	Arg
1 482		170	Ala	Val
1 491		173	Thr	Ile
1 572		200	Lys	Thr
1 870		299	Met	Ile
1 887		305	Ser	Phe
2 112		380	Thr	Arg
2 193		407	Ala	Val
3 371	NS1	307	Ile	Val
3 860	NS2A	118	Met	Val
4 007		167	Thr	Ala
4 022		172	Thr	Ala
4 056		183	Ser	Phe
4 505	NS2B	109	Ile	Leu
6 023	NS3	485	Asp	Asn
6 876	NS4A	146	Val	Ala
7 171	NS4B	95	Ile	Met
10 142	NS5	836	Glu	Lys
10 338		900	Pro	Leu
10 367	3′非编码区		U	C
10 418			U	C
10 800			G	A
10 847			A	C

注:有些作者[73,77]报告了E331在Asibi株的LYS到17D株的ARG的突变,但是与所有其他已测序的黄热病病毒基因组比较,Asibi的E331氨基酸是独有的,可能是在减毒过程中消失的。

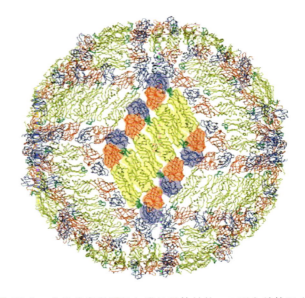

图63.2 成熟黄病毒颗粒包膜的晶体结构。E蛋白单体以人字呢纹样组成首尾相连的二聚体。每一个单体由β折叠主导的三个结构域构成。图中结构域Ⅰ、Ⅱ和Ⅲ分别显示为红色、黄色和蓝色,融合肽显示为绿色。E蛋白二聚体以人字呢纹样形成30组筏样结构,图中突出显示了其中一组。
资料来自ZHANG Y,CORVER J,CHIPMAN PR,et al.Structures of immature flavivirus particles EMBO J,2002,22:2604-2613.

于氨基酸残基295-395。E蛋白中三个主要区域的突变会改变黄热病病毒以及其他黄病毒的毒力。这些区域包括结构域Ⅱ中融合肽的尖端、结构域Ⅰ和结构域Ⅱ之间的分子铰链、以及结构域Ⅲ的上部侧面可能含有的受体配基[79,80]。在区分Asibi病毒株和17D疫苗株的8个氨基酸中(见表63.1),4个是非保守的变异:E52的Gly→Arg、E200的Lys→Thr、E305的Ser→Phe及E308的Thr→Arg。野生型黄热病病毒株(Asibi病毒、法国嗜内脏病毒和秘鲁株1899/81)亦含有这些氨基酸残基,提示17D疫苗株在这些位置的一个或数个氨基酸变异可能导致毒力的减弱[13,68,81]。

分子铰链区内的氨基酸残基E52、E173和E200在结构域Ⅱ中处于病毒颗粒的外侧顶端,展露出来与细胞的受体和结合基团发生相互作用。铰链区的突变会改变病毒进入细胞所需的E蛋白酸性依赖的构象变化。如果对黄热病病毒17D株进行神经组织适应将导致其小鼠神经毒力的增强,这与它E173残基的回复突变(Ile→Thr)相关[78,82]。在一株黄热病病毒-乙型脑炎病毒嵌合体中,观察到铰链区E176和E177的突变致其毒力减弱[83]。还有,E173残基参与形成一个可与野生型特异的单克隆抗体(MAb 117)结合的抗原表位[84]。在17D-204疫苗株衍生的变异株(17D(wt+))中,该氨基酸回复突变为野生型的Thr与其神经毒力增强性相关[85]。

在由黄热病17D株骨架和乙型脑炎病毒prM-E基因构建的一株嵌合病毒中,分子铰链中E279位点向野生型乙型脑炎病毒的一个氨基酸突变可致其小鼠神经毒力增强,但其猴体嗜内脏性却减弱了[86]。这一结果提示,黄热病病毒的神经毒性和嗜内脏性可能在分子水平并无关联。这也解释了为何经128次以上的鼠脑传代适应后建立的法国嗜神经疫苗对小鼠具有很强的神经毒力,但在猴体和人体却丧失了导致肝炎的能力。同样,鼠脑连续传代适应的2型登革病毒在人体也呈弱毒性[87,88]。该适应株病毒在铰链区的E126位点有一个关键的非保守突变(Glu→Lys)[87,89]。

E305和E380位点上黄热病疫苗特异性的突变位于结构域Ⅲ中，E299位点上的突变位于结构域Ⅰ和结构域Ⅲ的交界面上。E305和E380在结构域Ⅲ中处于病毒颗粒的最外侧表面。由于结构域Ⅲ含有与细胞受体相互作用的配基，这些突变使疫苗株病毒的细胞亲和性有所改变。经神经组织适应性处理后具有神经毒力的黄热病17D株病毒在E305、E325和E380位点存在回复突变，（以及此前发现的E52和E173位点的回复突变）[78,82,90,91]。同样，森林脑炎病毒E308-E311区域的突变也会使其产生明显的减毒[80]。此外，从一例黄热病疫苗相关嗜神经不良反应死亡儿童脑组织中分离的黄热病17D株病毒，其基因序列分析也阐释了E305突变的可能意义[92,93]。该株17D病毒的小鼠和猴体神经毒力增强，与17D疫苗株不同的是E303的Glu→Lys，位于结构域Ⅲ上非常靠近17D-204亚株特异性的E305氨基酸。然而，这个脑组织分离株中还有另外两个突变（在E155和NS4B76）可能也在毒力恢复中发挥了一定的作用。

17D疫苗株E380氨基酸突变发生的基团是细胞受体整合素的推定配体，该基团内的序列变化是从Asibi病毒的Thr-Gly-Asp到17D疫苗株的Arg-Gly-Asp(RGD)[68]。尽管RGD序列的突变会改变它与整合素的结合作用而不会干扰17D病毒的复制[94,95]，但另一个黄病毒，墨累河谷脑炎（Murray Valley encephalitis）病毒的研究结果却也显示了RGD突变所致的小鼠神经毒力减弱[96,97]。墨累河谷脑炎病毒突变体的增殖也可以被肝素抑制，这提示除了整合素以外还有别的细胞受体与病毒的配体相结合。乙型脑炎病毒和墨累河谷脑炎病毒的神经系统侵袭性可经腺癌细胞传代后减毒，该毒力变化与其结构域Ⅲ中推定的细胞受体结合区域（两病毒分别在E390和E306）的突变有关[98]。这些突变体病毒可被肝素抑制并在非神经细胞中具有增强的氨基聚糖（glycoaminoglycan，GAG）受体亲和力，提示产生GAG受体亲和力增强的带电氨基酸改变会降低病毒血症和神经侵袭力。

所有这些研究提示在黄热病17D病毒的减毒中，结构域Ⅲ中一个共同的突变发挥了作用，有两个研究小组对其进行了论证。一组在重症联合免疫缺陷模型中证明三个氨基酸置换（305Phe→Val、326Lys→Glu和380Arg→Thr）对于小鼠的神经侵袭性非常关键。拥有E326-Glu的病毒可很快引起致死性的脑炎，而有E380-Thr或E305-Val的突变体单独不会产生神经侵袭性的影响。对E326位一系列不同氨基酸置换后的测试结果显示，神经侵袭毒力的减毒需要该位点上具有带正电荷的氨基酸(Lys或Arg)。结构域Ⅲ的蛋白分子模型建立研究显示，E326和E380在结构域Ⅲ的外侧表面提供了带电的簇团，组成了推定的肝素结合位点[91]。另一组研究了E305、E325和E380，阐明了这些氨基酸残基可抑制17D病毒在细胞外组织中的播散并在Ⅰ/Ⅱ型干扰素缺陷型小鼠中呈现降低的毒力。其中一个残基(E380-Arg)是一个主要的GAG结合决定簇，相对于17D衍生的具有野生型样E蛋白的变异株，该决定簇介导体内的17D病毒从血流中更加快速地清除[95]。然而，这些研究并没有将野生型毒株Asibi作为比较对象。

E蛋白的茎-锚区在低pH诱导的融合与病毒进入过程中参与其从二聚体到三聚体的重构并在病毒颗粒装配过程中该包膜蛋白在ER的定位及保留上发挥一定作用[99-101]。Asibi病毒的E蛋白氨基端茎-锚区在E407氨基酸位点产生了Val→Ala的突变。该区域的突变可影响病毒的结构完整性和prM-E蛋白异质二聚体的三维结构，从而导致某些黄病毒的减毒，包括登革病毒、蜱传脑炎病毒、乙型脑炎病毒和黄热病病毒-乙型脑炎病毒嵌合体[83,87,102,103]。不仅是E蛋白，在登革病毒的一个凋亡序列中发现M蛋白在氨基酸残基36位也有一个单一替换(L36F)[104]。

由于17D疫苗的神经毒力未予"固定"，所以疫苗在小鼠脑内连续传代会导致它对小鼠毒力的增加[105]。神经适应的17D病毒在氨基酸残基E52和E173位点恢复为野生型(Asibi)序列，同时也在推定的毒力决定簇E305(Ser→Val)位点和非结构蛋白基因(NS1、NS2A、NS4A、NS4B和NS5)中积累了一些突变[78,82]。与原始17D病毒相比，原始17D骨架构建的带有神经适应性E蛋白序列的嵌合病毒并无增强的神经毒力。相反，将神经适应病毒株的E和NS基因的所有突变都引入17D感染性克隆时，就会增强其神经毒力，这说明多个基因与毒力相关并涉及病毒的NS蛋白或3′非编码区的突变。其他黄病毒的研究也显示，NS编码区的突变可能减弱神经毒性，这很可能是通过降低病毒复制率来实现的[73,106]。

在Asibi病毒株演化为17D疫苗株的过程中，在NS蛋白中发生了11个氨基酸的变化（见表63.1）：一个在NS1蛋白上；四个在NS2A上；NS2B、NS3、NS4A和NS4B上各有一个；还有两个在NS5上。尽管NS2A上突变的作用尚不清楚，但该蛋白在RNA复制和病毒装配及释放中扮演一定角色[107-109]。NS3上的突变发生在485位氨基酸残基，位于负责在复制中打开RNA的解旋酶和三磷酸酯酶的编码区内。NS5 RNA依赖的RNA聚合酶上的两个突变可能会影响复制效率而可能参与了17D病毒的减毒。从17D疫苗分离的一个蚀斑变异株具有减弱的小鼠神经毒力，其NS5的137位氨基酸残基存在Pro→Ser突变[110]。该突变位于NS5甲基转移酶活性的编码区内。

3'非编码区在复制中扮演关键角色，该区基因序列的变异可致减毒。黄热病病毒各株3'非编码区的近段长度各异，其中包括1~3个重复序列单元[61]。3'端区域包含了一个90核苷酸到120核苷酸大小的保守区，折叠形成茎-环结构作为复制过程中负链合成的启动子。茎-环区的变异会干扰病毒的复制[111,112]。在4型登革病毒中，它的3'非编码区的近段区域似乎对复制并不重要，但该区域的突变或缺失却可导致毒力的减弱[113]。现已明确17D病毒在3'非编码区中无论是可变区还是保守近段区的变异均可致疫苗毒性减弱。但10367核苷酸位点的突变可能存在争议，因为17D疫苗是一个包含野生型序列在内的多种突变体的混合物[71]。

对于黄热病病毒嗜内脏性的分子机制知之甚少，主要是因为在非人灵长类动物体内测试这一特性十分困难。如前所述，黄热病病毒的嗜神经性和嗜内脏性两者可能位于不同的基因区域，所以不能推断一个特性的减毒一定对应于另一个特性的减毒。然而，E蛋白铰链区明显含有嗜神经性和嗜内脏性都相关的氨基酸残基。在一株黄热病-乙型脑炎嵌合病毒的铰链4区E279位点的突变减弱了该病毒的非人灵长类动物嗜内脏性[86]，提示黄热病病毒基因组铰链区在17D病毒衍化过程中的变异可能是其嗜内脏性减毒的原因。黄热病-乙型脑炎嵌合病毒在E279位点Met→Lys的变异位于二级结构的β折叠中，增加了该蛋白的净正电荷量从而导致β折叠二级结构的缩短。

Wang等比较了法国嗜内脏株和减毒的法国嗜神经疫苗的序列，后者通过小鼠脑内连续传代适应获得[13]。法国嗜神经疫苗对于猴体或人体不具嗜内脏性，而对于小鼠和猴体却具有增强的神经毒力。对比母代毒株和子代疫苗株发现35个氨基酸变异(1%)，C、M、E、NS2A和NS2B中的变异发生频率最高。这些位点变异的特定含义未知。法国嗜神经疫苗和17D疫苗序列对比显示，这两株与母代毒株和其他野生型毒株之间仅有2个共同变异。这两个在疫苗株研制过程中经不同宿主适应后产生的共同变异位于M蛋白(M36 Leu→Phe)和NS4B(95 Ile→Met)中。总之，嗜内脏性的相关分子结构尚不确定。

在金黄色仓鼠体内引发的肝炎类似人类的黄热病，该动物模型具有用于确定嗜内脏性分子机制的潜在可能[75]。但不便的是，为了引发仓鼠的嗜内脏性疾病，必须先将野生型黄热病病毒通过肝-肝的连续传代进行适应。Asibi病毒传至第6代到第7代时成为仓鼠致病株。具有嗜内脏性的7代病毒基因组含有七个氨基酸突变，其中五个发生在E蛋白中(E27(Gln→His)、E28(Asp→Gly)、E155(Asp→Ala)、E323(Lys→Arg)和E331(Lys→Arg))[114]。两个变异(E323和E331)发生在结构域Ⅲ中疑为细胞受体配体的部位，它们可能是病毒在仓鼠中表现出嗜肝性的原因。还有两个氨基酸突变发生在NS2A48(Thr→Ala)和NS4B98(Val→Ile)。NS4B中靠近后部的一个位点(95位残基)的突变与黄热病17D病毒和法国嗜神经疫苗的减毒相关。此外，黄热病17D病毒在E155的突变与黄热病17D病毒(嗜神经性)毒性逆转相关[92]。

McArthur等在尝试再次进行连续传代时在嗜内脏性基因方面有了一些新的发现[114,115]。尽管仍会在肝脏产生组织病理学改变，但第二株7代病毒不再具有致死性。第一株(致死)和第二株(不致死)7代病毒的基因序列在两个氨基酸位点(E98和E331)上存在差异。尽管这些在仓鼠体内的研究还无法确定产生17D病毒对人体减毒的氨基酸位点，但的确指出了基因组中相关的功能区和特定的决定簇，为进一步的研究奠定了基础。相对于仓鼠而言，IFN-α/β受体缺陷型小鼠(A129小鼠)或STAT1信号分子缺陷型小鼠(STAT129小鼠)被未经适应的野生型黄热病病毒感染后即可产生嗜内脏性疾病，可作为将来的病毒毒力机制研究的一个有用模型[74]。17D疫苗株在这些小鼠体内表现为弱毒性，不会产生嗜内脏性感染或损伤。

Asibi病毒和法国嗜内脏病毒在HeLa细胞中传几代后即丧失嗜神经性和嗜内脏毒性[116,117]。HeLa细胞适应株病毒含有10个氨基酸突变，E蛋白中有五个，NS2A中一个，NS4B中三个。NS4B中的突变(95 Ile→Met)与Asibi病毒在鸡胚组织中传代产生17D病毒以及法国嗜内脏病毒在鼠脑内传代产生法国嗜神经疫苗相关，该突变在HeLa细胞适应过程当中也会出现，提示它在黄热病疫苗的减毒中发挥一定的作用。如前所述，NS4B98位点邻近的一个突变与仓鼠嗜内脏性相关。HeLa细胞、鸡胚，以及鼠脑适应的病毒具有相同的两个标志性表现：丧失嗜内脏性和丧失埃及伊蚊传播能力。NS4B95的作用尚不清楚，但NS4B却有许多功能，其中包括病毒复制复合体的形成,以及通过阻断Ⅰ型干扰素信号抑制宿主先天免疫应答。经HeLa细胞传代病毒的E蛋白变异发生于E27(Gln→His)、E155(Asp→Ala)、E228(Met→Lys)、E331(Lys→Arg)和E390(His→Pro)。其中三处突变(E27、E155、E331)也和仓鼠适应相关,提示它们可能是产生嗜内脏性毒力的因素[114]。

Palmer等研究了17D病毒与树突状细胞的相互作用,树突状细胞是黄热病疫苗接种后病毒早期复制部位。17D病毒在这些细胞中的复制局限于溶酶体内,经迅速加工很快表达出活化标志物,提示了该疫苗病毒的减毒和免疫原性上的基础因素[118]。然而一项较早的研究发现,17D病毒在成熟和非成熟树突状细胞中都可复制[119]。显然,在此领域还需要做更多的研究。然而,值得关注的是两组研究使用的17D病毒来源不同因而可能序列也不同。在IFN-α/β缺陷型(A129)小鼠体内产生播散性感染并导致嗜内脏性疾病的能力,与其对A129小鼠来源(但非野生型129小鼠来源的)树突状细胞的体外感染性相对应,提示这些细胞在病毒的致病性上扮演了重要的守门人角色[74]。如后文所述(见后文"不良反应"),已经发现黄热病17D疫苗与发生在有或无已知危险因素的接种者中的嗜神经性和嗜内脏性罕见不良反应相关。该疫苗残余的导致人体发生类似野生型黄热病的能力显示其减毒并不完全。尽管许多动物实验可显示17D病毒的残余嗜神经毒力,但迄今只有一个尚待完善的嗜内脏性不良反应小鼠模型(干扰素受体缺陷型小鼠)[74]。该动物模型可以用于研究残余嗜内脏毒性的分子基础,也可用于设计更先进的疫苗和治疗方案。

除了嗜内脏性和嗜神经性的减毒以外,17D疫苗还有一个关键特性是丧失了在蚊子体内从中肠向其他组织播散的能力,因此它无法在蚊子和脊椎动物宿主之间传播。Higgs及其同事曾采用感染性克隆技术构建了Asibi病毒和17D病毒的嵌合体以确定哪些病毒基因对病毒在埃及伊蚊体内播散起作用。研究发现播散与嵌合病毒是否具有Asibi病毒或17D病毒E蛋白结构域Ⅲ有关,但E蛋白结构域Ⅲ似乎并非唯一的控制播散的基因要素[120,121]。

虽然精确的减毒和毒力的分子决定机制尚未阐明,但是近期的一些研究数据也进一步揭示了17D疫苗减毒的分子机制。已知包括黄热病病毒在内的所有RNA病毒均以相似体(quasispecies)形式存在,或者说是在一个病毒群落中一组经相似突变或竞争性突变相关联的核酸序列,其原因是RAN依赖RNA聚合酶本身的高出错率。直至最近,经"第一代测序"比如Sanger测序法(链末端终止法)获得的核酸序列,一直是病毒群落中占优势的核酸序列,而其他相似株序列则被掩盖了。不过"下一代测序"(NGS)可以对单一核酸分子进行扩增从而获得相似株的序列。用NGS法测序比较17D-204商业疫苗批次病毒与野生型Asibi病毒发现,野生型病毒群落的构成情况与疫苗有所不同。Asibi病毒具有RNA病毒典型的相似体构成,而不同的是疫苗病毒则相对较为均一,提示17D疫苗病毒群落构成上缺乏异质性可能是其减毒的原因之一[122]。

黄热病病毒和疫苗株抗原决定簇的分子鉴别及其与毒力的关系

单克隆抗体(monoclonal antibody,MAb)可以识别黄热病病毒E蛋白在结构上的一些独特区域,包括疫苗株特异的抗原表位、黄热病病毒特异的抗原表位及可与其他特定黄病毒和黄病毒群广谱抗原表位交叉反应的决定簇[123-130]。抗疫苗株特异性表位的、抗病毒特异性表位的和抗黄病毒群反应性表位的抗体可以中和病毒,其中许多抗体可以对小鼠脑内注射攻击产生被动保护作用。有趣的是,17D病毒免疫后产生的单克隆抗体可以中和野生型(Asibi)病毒却不会中和17D病毒,用17D病毒、Asibi病毒,或者其他黄病毒免疫后产生的黄病毒群反应性单克隆抗体可以中和野生型病毒[124,125,131]。这种中和决定簇的多样性有助于解释17D疫苗何以具有针对野生病毒株的广谱保护性免疫,也有助于解释其他黄病毒产生的对黄热病病毒的部分交叉保护性。

另一些研究确定了亚株特异性的抗原表位,可将17D-204疫苗与其他黄热病病毒区分开,也可将17D-204疫苗与17DD疫苗区分开,甚至可以将同一亚株不同厂家生产的疫苗区分开[64,125]。由17D疫苗纯化得到的蚀斑大小变异株病毒也可经中和试验和血凝抑制试验进行区分[64,23,132]。有一些单克隆抗体是17D特异性的,无法识别野生型病毒[126,133]。17D疫苗在抗原性上的不均一性,是由于它未经克隆纯化的自然属性以及在生产和实验过程中不同的传代历史所致。17D疫苗中某些野生型抗原决定簇的缺失在保护性免疫方面的实际意义目前尚无定论。

野生型的Asibi病毒在HeLa细胞中传代所致的减毒与其获得一个疫苗特异性的抗原表位有关,该表位可被MAb H5识别[117]。Gould等发现一株源自17D疫苗的蚀斑变异株会和野生型病毒特异性的单克隆抗体发生反应,而源自Asibi病毒的变异株却可以和17D-204疫苗特异性的单克隆抗体发生反应,这提示17D是在连续传代中经过一个亚群筛选的过程而衍化出来的[84]。

通过对17D疫苗衍生的中和逃逸突变株和野生型抗原变异株进行测序定位了一些中和抗原表位。位于E173残基的一个表位是已经定位的唯一的野生型特异性抗原决定簇[85]，该位点也是一个推定的神经毒力决定因素。在野生型病毒和17D病毒的E蛋白中都确定了一个中和决定簇，位于E蛋白结构域Ⅱ中的E71/72氨基酸残基[90,134]。Ryman等在结构域Ⅰ中的E155或E158位点发现了另一个中和表位[90]。这些结果均通过使用可中和17D、西非、中非和东非各基因型的野生型黄热病病毒的人类单克隆抗体片段得到了确认[135]。这一研究提示E71和E155氨基酸在E蛋白二聚体上形成了一个单一构象性表位的一部分。

在后期试验中，Ryman等[179]用17D-204病毒特异的单克隆抗体（MAb864）从三个17D的亚株中筛选出一些逃逸突变株，该单克隆抗体具备包括中和、血凝、溶血和被动保护等多种活性功能[64,85,124]。他们研究了这些逃逸突变株的小鼠神经毒力和prM-E核苷酸序列。与亲代病毒相比，一组逃逸突变株的小鼠神经毒力减弱，且在E325发生Ser→Leu的突变。在17D-204从Asibi病毒的衍化过程中发生的Pro→Ser的一个突变就发生在E325位点，但在17DD亚株中不存在该突变，因此与疫苗减毒表型无关[68,69]。

相反，另一个中和逃逸突变株具有小鼠神经毒力，并在E305位点具有一个氨基酸突变（Phe→Ser），该突变为所有17D株所共有的保守变异（见表63.1）。它代表了病毒在E305位点向野生型氨基酸残基的逆转。E蛋白结构域Ⅲ中的E305和E325位氨基酸残基在空间上邻近而形成一个构象性表位，可被筛选出其他不同逃逸株的MAb 864所识别[85,136]。该抗原表位的位置与阻断病毒附着细胞和胞内脱壳的抗体作用位点一致。显然，该表位在发病机制和神经毒力中也很关键。免疫印染试验显示，MAb 864对prM蛋白和E蛋白都可识别[84]，提示在病毒装配过程中E305-E325表位参与了prM-E的相互作用[137]。

尽管中和表位和保护表位的研究尚未穷尽，但黄热病病毒（像其他黄病毒一样）在E蛋白中似乎只含有少量（但多于一个）这类结构上具有多样性的决定簇。这些表位肯定在野生型毒株中是保守的，从而使黄热病疫苗对野生型毒株具有广谱的保护活性。

参与细胞介导免疫的抗原决定簇已经在黄热病17D病毒、登革病毒和墨累河谷脑炎病毒中得到定位[138-144]。黄热病病毒E蛋白和多个非结构蛋白（NS1、NS2B、NS3、NS4B和NS5）中均存在细胞毒性T淋巴细胞决定簇[145-147]。这些T细胞表位高度保守，并很可能在17D疫苗针对野生型黄热病病毒的所有地理性变异株均有交叉保护作用上发挥作用。黄热病病毒的细胞毒性T细胞表位位于E、NS1、NS2B和NS3上，这些表位序列在多个黄热病病毒株中具保守性[145]。T细胞应答具有交叉反应的倾向[143,144]。尽管决定簇的序列同源性相对较低，墨累河谷脑炎病毒诱导的细胞毒性T效应细胞与经黄热病病毒来源的NS3蛋白修饰的靶细胞之间仍可呈现显著的交叉反应性[148]。

传播模式

黄热病病毒对人体的主要传播模式是通过已感染病毒蚊子的叮咬。参与黄热病病毒储存和循环的蚊子种类很多，病毒就储存在疫源地的这些蚊子和野生非人灵长动物之间的不断循环中。其他传播模式比如对感染性血液和气溶胶的暴露，曾主要发生在未经疫苗接种的实验室工作人员中。

传播循环

动物之间的传播循环包括猴和白天活动的树洞孳生蚊（南美的趋血蚊和非洲的非洲伊蚊）（见图63.3）。当人类在职业或休闲活动中侵入了该循环则会以散发形式暴露（"丛林型黄热病"）。这种传播循环在南美地区和非洲雨林地带造成丛林型黄热病的发生。在潮湿的非洲热带草原地区，树洞孳生伊蚊的种群密度很高，造成病毒在当地的传播和流行，并将病毒从猴传播给人，或在人与人之间传播。埃及伊蚊，这种在人类制作的容器里孳生的蚊子，可在城市环境中达到很高的种群密度，可在人与人之间传播黄热病病毒（"城市型黄热病"）。

许多品种的非人灵长类动物都对黄热病感染具有易感性[149]。非洲大多数品种的非人灵长类动物都有足以感染媒介蚊的黄热病病毒血症但不会发病，而某些新热带品种（如吼猴）则可产生致死性感染。自然感染获得免疫和动物在疫情暴发中死亡这两种方式对黄热病自然宿主数量的消减是影响黄热病活动态势的一个因素。在许多地区，森林采伐和狩猎活动已经导致猴子的数量大幅减少，人类则成为黄热病传播循环中的宿主[150,151]。尽管这一观点仍有争议，但动物之间的传播有非灵长类动物参与的证据还很少[150,152-154]。

南美黄热病病毒活动模式的特点是在亚马逊地

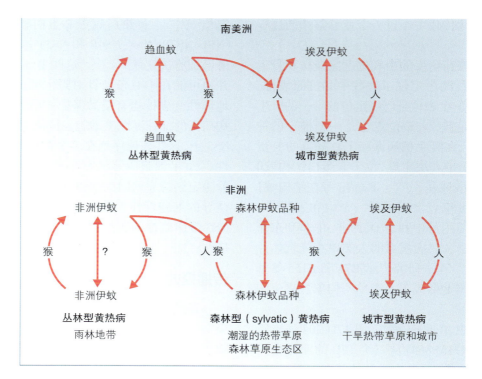

图63.3 南美(图上部)和非洲(图下部)的黄热病病毒传播循环。在这两个大陆中,丛林型黄热病是从动物间的循环传给人的。城市型和森林型黄热病则通过黄热病的流行循环传播。图中垂直箭头表示的经卵传播显示了病毒可从蚊子的母体传给子代,这可能是病毒可以在旱季长期活动的重要机制。西非的伊蚊品种包括变须伊蚊、泰勒伊蚊、黄头伊蚊、非洲伊蚊、欧佩克伊蚊、条纹伊蚊和金属伊蚊。东非的伊蚊品种有非洲伊蚊和辛浦森伊蚊(复合体)。

区周边地带间歇性地发作。这些暴发之前可见亚马孙河流域中猴子与趋血蚊之间病毒传播增长的证据,或是在雨林内部形成循环模式,或是沿河流路线传播。参见Mondet[155]和Vasconcelos等[156]对巴西的黄热病流行前和流行中病毒活动模式的详细分析。

黄热病生态学在非洲雨林地带边界上的不同地区有所不同。沿河地带错落的草原和林地是这种植被分布形态的特点。在这一区域和周边的潮湿草原(几内亚)地区,黄热病通过品种繁多的树洞孳生媒介蚊传播[150,153,157-159]。在西非的热带草原地区,传播黄热病病毒的主要媒介蚊品种包括变须伊蚊、条纹伊蚊、黄头伊蚊以及非洲伊蚊[157]。在东非则是非洲伊蚊和辛浦森伊蚊品种复合体(辛浦森伊蚊、百合伊蚊、凤梨伊蚊)中叮咬人类的品种[160-162]。在雨季和旱季早期,媒介蚊达到很高的密度,它们在植被区和人类居住地附近活动并可进入屋内[158]。传播循环中的人类和非人灵长动物都有可能成为宿主,病毒传播率远高于雨林地带。热带草原和雨林生态区以及围绕几内亚的热带草原被描述为黄热病的"生发地带",代表了非洲黄热病流行中主要的受累地区[150,159]。

埃及伊蚊有一种在流行病学上独特的传播循环方式,该媒介蚊在贮水的容器中孳生或在人类住宅附近积存了雨水的器皿中孳生,主要以吸食人血为生。埃及伊蚊在人与人之间传播黄热病病毒,人是该传播循环中的唯一宿主。该媒介蚊多见于干旱地区和人口密度高的地区,但也广泛分布于乡村地区。城市中的暴发在来自丛林型黄热病活动区的有病毒血症者进入本地之后发生[163,164]。美洲的城市型黄热病多见于成功控制媒介蚊之前[165-167],目前的暴发显示出黄热病重新抬头的迹象可能是由于多数城市地区埃及伊蚊数量的增长。南美大陆着手控制埃及伊蚊以前最后一次有记载的暴发是在1942年的巴西西部。其后有很长一段时间没有城市型黄热病的报告。然后在1954年特立尼达岛[168],1998年玻利维亚的圣克鲁兹[169],以及最近在2008年巴拉圭的亚松森[32]报告了由埃及伊蚊传播的黄热病。

非洲深受埃及伊蚊传播的黄热病流行之苦,因为该媒介蚊在城市和乡村地区广泛存在。在干旱地区(苏丹和萨赫勒热带草原地区),孳生于民居地点的埃及伊蚊可能是维持黄热病传播的唯一媒介,有病毒血症者带来病毒后即可产生疾病暴发。在过去30年中由埃及伊蚊传播所致的黄热病流行包括:1965年和2002年塞内加尔；1971年、2015—2016年安哥拉；1969年、1977—1980年和1983年加纳；1982年、2001年和2008年科特迪瓦；1987—1991年间尼日利亚；以及很可能在2016年的刚果民主共和国[32a,170,171]。毫无疑问，非洲的其他黄热病暴发也是由埃及伊蚊导致的，但是由于很少开展昆虫学调查或者调查结果过于肤浅，从而无法在当地蚊媒的作用上得出结论。在非洲，除了吸食人类的血液外，某些野地环境中的埃及伊蚊更倾向于吸食哺乳动物的血液。除了埃及伊蚊以外其他可在人与人之间传播黄热病病毒的伊蚊品种参见前文。

黄热病在自然界中的存续

在漫长的旱季，森林型媒介蚊实际上已经消失，此时黄热病病毒存活下来的方式仍然不是非常明确。伊蚊及趋血蚊的卵在树洞里抵抗干旱，在雨季重来时孵化。实验室及野外研究的结果提示，经卵传播是病毒度过旱季的一种手段[172-178]。不过，蚊子的这种垂直传播中子代的病毒感染率太低，这种病毒存续方式难以长久维持，所以每年必须在非人灵长动物体内扩增病毒池。由抗旱的媒介蚊进行的低水平的水平传播以及与蜱[179]相关的水平传播和垂直传播交替循环可能是病毒旱季存活的辅助机制。实验室感染的非人灵长动物可建立持久感染[180,181]，但这样的感染很可能不会伴有足以感染媒介蚊的病毒血症。

媒介蚊体内的黄热病病毒

蚊子的感染起始于吸食含有阈值浓度（约$3.5\ \log_{10}/ml$）病毒的血液所致的中肠上皮细胞感染。病毒从中肠释放到血淋巴中并扩散到其他组织，尤其是生殖道和唾液腺。从吸食病毒到唾液中分泌病毒的时间（外潜伏期）取决于温度情况，在25℃时该时间的中位数为10天[182]。在外潜伏期过后该媒介蚊再次叮咬易感宿主时便可传播病毒。蚊子生殖系统的病毒感染为黄热病病毒从雌性蚊子垂直传播至其后代以及交配时从先天感染的雄性蚊子传播至雌性蚊子提供了一种途径[172,177,178]。

活疫苗病毒的传播 活疫苗的使用在理论上产生了经蚊子二次传播的风险并可能产生疫苗病毒传代后恢复至毒力增强表型。由于两个理由这种情况不太可能发生：一个理由是，17D疫苗接种后的病毒血症非常轻微，低于媒介蚊吸血感染的阈值病毒量[183,184]。但也有几个例外情况，病毒血症在某些嗜内脏性不良反应患者中可能更重一些，并且从未在婴儿中检测过病毒血症的情况，而婴儿可能比成人更有持续传染性，或者在免疫抑制的人群中病毒血症也可能更重一些。另一个理由是，17D病毒对蚊子的感染性很弱。Whitman将埃及伊蚊的幼虫浸在17D病毒中可使其感染，但其成虫却无法传播该病毒[185]。Bhatt等报道，17D疫苗病毒经胸腔接种（这样可绕开中肠屏障）后，在埃及伊蚊和白纹伊蚊（Aedes albopictus）体内可见低水平复制，但经口器暴露的蚊子在为期22天的外潜伏期内未检出病毒[186]。Jennings等报道，喂食含有高浓度17D疫苗病毒人造血液的成年雌性埃及伊蚊中有45%发生中肠感染，但在它们的头部组织中却未检出病毒[92]。另一个研究发现，在32只经口器暴露的埃及伊蚊中仅有1只发生了头部组织的感染，并且没有一只蚊子有传播病毒的情况[187]。所以，黄热病17D病毒已经丧失了经埃及伊蚊传播的能力，有可能是因为该病毒无法穿越中肠屏障。

在分子水平，目前还没有确定17D病毒中的哪些突变导致了媒介蚊传播受阻。然而有趣的是，Asibi病毒经Hela细胞传代可丧失蚊媒传播能力，这个变化可能与其NS4B 95位点的一个突变有关[117,187]。在研究非结构基因在决定蚊媒传播能力中的作用时，嵌合病毒研究结果显示，17D感染性克隆被插入来自乙型脑炎病毒、西尼罗病毒和登革病毒的prM-E基因后，在蚊体内仍保留了17D病毒的表型[186,188]。这些研究结果的结论是，蚊体内无法有效复制的原因在于病毒的非结构基因，而含有细胞受体结合决定簇的结构基因则在病毒播散中起关键作用。

有研究发现，野生型Asibi病毒的一个感染性克隆可以感染埃及伊蚊并通过其传播，可通过该感染性克隆的基因修饰来确定病毒感染蚊子的分子基础[189]。当17D病毒包膜基因的结构域Ⅲ插入有毒力的野生型（Asibi）感染性克隆后，该病毒在播散性上受到明显限制，表明疫苗株病毒上细胞附着决定簇的该结构性组件与其减毒有关[120]。然而，病毒仍有较低的几率穿过中肠屏障，因此该研究提示病毒在蚊媒体内的播散也可能同时由非结构基因决定。

后续在Asibi病毒骨架中以17D病毒非结构基因NS2A或NS4B做的取代试验显示，所得病毒播散能力大幅降低[120]。而且，当Asibi病毒prM-E结构基因被插入17D病毒的感染性克隆后，所得病毒对蚊子呈弱毒性[190]。这些研究显示结构和非结构基因上含有多个突变，使得17D病毒因其多基因属性上的改变而在蚊子传播性上获得减毒。

人体感染

在蚊子吸血过程中大约会有10^3个病毒颗粒进

入人体[191]。蚊子唾液内的病毒会在蚊子探查宿主皮肤的过程中进入而主要存积在皮肤血管外周组织中,这是因为蚊子注入血管内的唾液显然会在其吸血时又被吸回蚊体[192]。病毒复制起始于叮咬部位的表皮和真皮中,很可能是在郎格罕细胞(Langerhans cell)内,并通过淋巴管路传播至局部淋巴结,然后通过血流传播到其他淋巴器官和脏器。在有免疫力的宿主中,蚊子注入的少量病毒在细胞外液和淋巴液中会遭遇大量的抗体。这提示即使是低水平的免疫力也足够保护宿主免受该疾病的侵害。免疫力是否足以清除蚊子注入的病毒目前未知。但在人工条件下为此前接种过疫苗的人注入17D疫苗或在注入疫苗病毒的同时注入免疫血清,都可观察到病毒的有效复制而分别产生加强应答和初免应答[16,183,193]。接种的这点抗原量(50 000~100 000个病毒)似乎不大可能通过活跃的复制来刺激机体产生加强的应答。

黄热病病毒在蚊子和哺乳动物细胞中增殖时中和表位(以单克隆抗体定位)的表达有所不同[125]。该观察结果在进化上和功能上的相关性尚不确定,但这可能为蚊体感染的黄热病病毒逃避其所吸血液里抗体的中和作用提供了一种手段。从黄病毒疫苗研发的角度来说,这种中和抗原决定簇的宿主特异性也提示,可能无法用某种节肢动物细胞来生产对脊椎动物有效的灭活抗原或亚单位抗原。

其他传播方式

疫苗出现以前,实验室感染黄热病是常见的,即使现在仍受关注,尤其是发生未接种疫苗的实验室人员接触疾病早期患者的血液时。部分实验室感染可能是由于被实验感染的蚊子叮咬所致,或者被叮咬过黄热病病毒实验动物的野生蚊子叮咬所致,其他病例为直接接触血液或干燥病毒气溶胶所致[14,194-196]。黄热病病毒的稳定性足以让其在实验室中产生感染性气溶胶后在短时间内具有传播活性[197]。在实验室条件下,仅10个小鼠半数死亡剂量(MLD_{50}),相当于大约100个蚀斑形成单位(plaque-forming units, PFU),以气溶胶方式接种可有效导致恒河猴的致死性感染[198]。人类之间不会发生直接的传播说明病毒不会以足够高的剂量水平通过分泌物或排泄物排出体外以造成接触感染或呼吸感染。没有证据表明黄热病患者的黑色呕吐物或尿液具有传染性。不过已有许多案例显示,饲养于同一房间不同笼具中的猴子之间发生了病毒传播,可能是气溶胶播散所致[199]。Findlay和MacCallum[199]通过黏膜(胃内)途径感染了猴子,而Bauer和Hudson[200]则通过向无损皮肤上摩擦病毒液的方式,可能将表皮郎格罕细胞暴露于病毒,而将黄热病病毒传播给了猴子。猴子可以通过使用一种剥去角质层的装置对皮肤进行摩擦而有效地感染17D疫苗[201]。实验室工作人员发生的部分感染可能是由于接触了病毒血症患者的血液,但仍不清楚病毒是否会通过完整皮肤、破损处、或黏膜表面接触造成感染。

已有至少一例围生期传播野生型黄热病病毒的案例,这位母亲在婴儿出生前3天开始出现黄热病早期症状[202]。婴儿则在出生后3天开始出现症状,并在发病后5天血样中检出黄热病病毒RNA。该婴儿不幸于出生12天因急性黄热病夭折。除围生期传播外,近期观察到17D疫苗通过哺乳传播给了几名婴儿的情况提示,自然界存在的黄热病病毒也有可能以同样的途径通过母乳、吞入的血液、或可能是吸入而发生传播[202-205]。

黄热病病毒在美国生物武器项目中得到了全面研究。尽管该病毒可以通过气溶胶途径感染,但因其热稳定性太差而不适宜用来开发武器。不过,在使用埃及伊蚊作为"昆虫武器"运载病毒方面已有大量研究[206,207]。

临床表现

黄热病的临床类型较多,包括完全的亚临床感染、非特异性流感样的顿挫感染及潜在致死性出血性疾病。这种临床类型的多样性给散发病例的临床诊断造成困难,会造成发病率的低估,并且如果仅仅是发病情况明显的黄热病病例被计算在内的话,也会造成病死率的高估。同很多其他的传染病一样,这种临床类型多样性是由于宿主先天的和后天获得的抵抗力情况不同,也可能是由于不同病毒株的致病性不同所致。

在2~9天(中位数4.3天)的潜伏期后[182],黄热病的发病会很突然,出现寒战和头痛。典型的病程包括三个阶段[14,208-210]。第一阶段称为感染期,持续3~4天,特点是血液中存在病毒[14,211]。病毒血症峰值在病程的第2天和第3天出现,滴度可达$5.6\log_{10}$鼠脑内LD_{50}/ml,可能与$6.6\log_{10}$的细胞培养PFU大致相当[211]。该阶段病程表现为发热、乏力、虚脱、头痛、畏光、腰骶部疼痛、下肢疼痛(尤其是膝关节)、全身肌肉痛、厌食、恶心、呕吐、烦躁、易怒及眩晕等[212]。患者查体可见中毒性症状,表现为皮肤充血,结膜、牙龈、面部充血,上腹部压痛,肝区压痛并可伴肝大。患者具有较为独特的舌体变小、舌尖和两侧有小点并呈鲜红色、舌体中央有白苔等表现。早期医生们积累下来的许多这类体征上的经验至今仍有诊断价值。患者的脉率一开始高，但第二天出现发热相对性脉缓（法盖征，Faget sign）。平均体温38.9~39.4℃，持续3.3天，但体温也可升高到40.6℃。幼儿可能会出现高热惊厥。实验室检查结果异常情况包括白细胞减少症（1.5~2.5×10⁹/L）伴中性粒细胞减少症。白细胞减少症会在黄热病发病同时突然出现[14]。在发病后48~72小时之间，血清转氨酶水平通常会在黄疸出现之前升高[213]。

患者在感染期之后可能会进入一个明显的缓解期（又称平静期），发热和各种症状减轻，持续时间可达48小时[214]。缓解期常不明显或非常短暂。顿挫感染的患者在此期间即可痊愈。这部分病例不会出现黄疸，若非黄热病流行期，这些仅有非特异性症状的病例会漏诊。近期的一个研究模型使用此前的暴发数据和血清学调查数据估算，有55%的比例为黄热病病毒无症状感染，有33%的比例为轻症感染[215]。

病程的第三阶段为发病后第3~6天的中毒期。该阶段以黄疸为特征并发展出常常危及生命的症状和体征。大约有12%的黄热病毒感染者病程会进入中毒期[210,215,216]。此时患者再次出现发热、相对脉缓、恶心、呕吐、上腹疼痛，并出现黄疸、少尿和出血。病毒从血液中消失，而抗体在血液中出现。此后的病程反映了多脏器系统功能的障碍，包括肝脏、肾脏及心肌系统。血循环中存在高水平的炎性细胞因子，临床上总体表现为全身性炎症反应综合征（systemic inflammatory response syndrome, SIRS）和多脏器衰竭。

发病第二周早期，血清中谷草转氨酶（AST）和谷丙转氨酶（ALT）达到峰值，如患者康复，该值将在几天内迅速回落。黄热病患者的AST水平通常高于ALT，这一点很可能是由于病毒对于心肌和骨骼肌的直接破坏造成的。通过这一点可将黄热病与病毒性肝炎区分开，因为病毒性肝炎患者的ALT水平通常是高于AST的。碱性磷酸酶的水平正常或略高。直接胆红素水平通常在5~10mg/dl之间[217]。

肾功能障碍表现为尿蛋白增加、尿量减少和氮质血症。尿中白蛋白水平通常在3~5g/L之间，但也可高至20g/L。血清肌酐水平比正常值高3~8倍。某些患者虽然从肝损伤期存活下来，但肾衰竭却很严重[218]。先是出现完全无尿，然后便是死亡。出血性体质表现为咖啡色呕血、黑便、血尿、子宫出血、瘀点、瘀斑、鼻出血、牙龈渗血和针刺处过量出血。实验室相关指标包括血小板减少、凝血和凝血酶原时间延长及肝脏合成凝血因子减少（凝血因子Ⅱ、Ⅴ、Ⅶ、Ⅸ和Ⅹ）。部分患者的凝血异常提示有弥散性血管内凝血（disseminated intravascular coagulation, DIC），包括纤维蛋白原和Ⅷ因子减少并有纤维蛋白裂解产物存在[219,220]。

心肌损伤的临床意义目前仍所知甚少。心电图（electrocardiogram, ECG）可显示无传导异常的窦性心动过缓、ST-T异常、T波显著抬升、以及期外收缩[14,221]，推测这可能是病毒复制和病毒直接损伤心肌所致。心动过缓可导致相关的生理性失代偿，包括低血压、低灌注，并在严重者出现代谢性酸中毒。黄热病感染期内可发生急性心扩张（acute cardiac enlargement）[14]。

中枢神经系统（central nervous system, CNS）体征包括谵妄、躁动、惊厥、恍惚和昏迷。重症病例的脑脊液压力增加，脑脊液内蛋白含量可增加，但不会出现细胞。曾有一个病例，死亡后从脑脊液中分离出了黄热病病毒[222]。由于脑组织实际上并无炎性病变，在濒死的黄热病患者中，CNS症状似乎是由于脑水肿或代谢因素所致。病理学改变包括瘀点（血管周围出血）和水肿[223]。真正的黄热病病毒性脑炎罕见，现存仅有的几例瘫痪、视神经炎和脑神经麻痹的报道虽然提示有神经系统感染，却没有切实的病毒学证据以区分是脑炎还是脑病[224,225]。

病程的第5~10天之间会出现疾病的关键期，这时患者将会迅速康复或者走向死亡[214,217,226]。一个研究模型整合了多次暴发的数据后估算，严重黄热病的病死率为47%[215]。与黄热病死亡预期相关的潜在风险因素包括，男性、年龄较大（40岁以上）、黄疸、白细胞增多，以及高水平的肝转氨酶、胆红素和血液尿素氮[209,211-213,217,226-228]。

在尼日利亚103例的一系列患者中，存活患者的平均住院时间为14天（CI, 5天-42天），黄热病病程平均持续时间为17.8天[226]。尽管可能伴有虚弱及乏力的康复期会持续数周，但肝脏和肾脏通常可以彻底治愈，不会发生坏死后纤维化。某些病例的黄疸和转氨酶升高会从发病开始一直持续数月[213,217,229]。还不确定有此不典型状况的患者是否存在其他基础血液病或肝病。有一项研究显示，乙型肝炎表面抗原（hepatitis B surface antigen, HBsAg）阳性和阴性的黄热病患者疾病转归结果相似[230]。

黄热病的并发症包括与肾小管坏死恢复相关联的叠加性细菌性肺炎、腮腺炎和败血症[208,226]。在康复期内较晚发生的死亡归因于心肌炎、心律失常、或心力衰竭，但相关临床资料尚少[212]。

黄热病的危险因素和严重程度的影响因素

人口学和职业危险因素。黄热病在年龄、性别以及职业上的分布情况非洲和南美有所不同。在南美，大多数病例的感染来自丛林传播循环。栖息在雨林中的蚊子在叮咬了具有病毒血症的猴子之后将病毒传染给人类[153,165]。因此人类的职业活动，如森林开荒、伐木以及修路等，会增加患病的风险[165]。从事这些职业活动的多为年轻的成年男性[231,232]。在男性居民中的黄热病免疫力是女性居民的2.5~7.5倍[233]。丛林型黄热病病例在年龄和性别上的分布与20世纪初在南美发生的埃及伊蚊传播的流行中所观察到的情况不一样。埃及伊蚊在居民的房屋里和房屋周边栖息，造成人与人之间的持续传播，因而常见儿童和妇女中黄热病高发的情况，蚊子活跃时他们在家的可能性更大。

在非洲，随着年龄段的提高，具有自然获得免疫力的人口比例迅速增加，所以这些地区的儿童罹患黄热病的风险最高（见表63.2）[163,209,212,234-251]。儿童的高发病率（高于70%）是一种典型现象，反映出当地年长者都因早先的大规模黄热病疫苗接种活动受到了保护（如1965年塞内加尔、1983年布基纳法索和加纳、1987年马里）。然而在某些影响未接种疫苗人群的黄热病流行中，发病率也是在儿童中较高。在冈比亚0至19岁人群中的发病率显著高于年龄较大的成年人（$P<0.01$），可能是成年人中自然获得的黄热病或其他黄病毒的免疫力所致[252]。在非洲的黄热病流行中可观察到男性居民的病例数稍高（见表63.2）。这一情况无论其传播媒介是城市栖息的埃及伊蚊还是森林栖息的其他媒介蚊都可观察到，所以这就很难从人类行为习惯或是否容易暴露于蚊虫叮咬这些方面的差异来解释这一现象了。男性患者比例较高的情况不仅见于发病或住院的患者，亦见于以一般人群为对象的流行病学调查，这表明其原因并非女性患者不愿就医。血清学数据显示，男性居民并非总是感染率更高，也没有更为易感的情况[234,252]，但这些研究的样本量较小或抽样不均可能会造成小的差异看不出来。

黄热病严重程度与年龄之间关系的数据很少。在秘鲁1921年的流行中，婴儿、0~5岁儿童以及老年人（50岁以上）的病死率是最高的[228]。其他相关研究显示老年人的病死率较高[209,211,227]，但并非所有研究都对婴儿的病死率进行了评估。对于17D疫苗接种者来说，老年人比年轻成人发生严重不良反应的风险高[253-255]。并且如后文"免疫应答的影响因素：年龄"中所述，老年人在疫苗接种后与年轻人相比具有更高的病毒血症和抗体应答延迟的情况[256]。已知其他黄病毒感染者中老年人的病情多较重，主要见于乙型脑炎、圣路易斯脑炎和西尼罗脑炎。在一个小鼠研究模型中，年龄依赖的对西尼罗病毒抗体应答的缺陷与感染部位淋巴结生发中心生成的延迟相关联[257]。

尽管一些黄热病暴发和病例研究的数据提示男性比女性更易病死[227,258]，但在另一些报道中也有不同的结论。1992—1993年肯尼亚的暴发中，在病死的可能性上女性是男性的10.9倍[236]。

人种因素。早期的文献记载了许多黄热病致死性方面的人种差异，在西非、美洲热带地区和美国的疾病暴发期间，黑人较白人的病死率低[209,259,260]。黑人明显较强的抵抗力究竟是特异性免疫的反映还是由于遗传因素尚未可知。黄热病在易感性上的人种差异这个问题只能在涉及不同人种的疾病暴发时通过良好对照的流行病学和血清学研究来回答。

遗传因素。对于包括黄热病病毒在内的黄病毒的抵抗力或易感性有可能与遗传因素有关，但是即便如此，在人类也是多因素共同作用[261]。小鼠对黄病毒的易感性已在基因图谱中定位，这是位于8个编码2′5′寡腺苷酸合成酶（oligoadenylate synthetase，OAS）基因（*Oas1b*）中一个等位基因上的一个突变。该酶对于1型干扰素介导的非特异性免疫起重要作用[262,263]。在人类，*Oas1*基因的高度多态性和黄病毒易感性突变可能决定了人体对于黄病毒的易感性[264]。在一个17D疫苗接种后嗜内脏性疾病的死亡病例中，发现在*Oas1*的一个等位基因上有一个突变可能导致了易感性的增加[265]。

遗传背景也会影响小鼠对黄病毒的免疫应答，而在人类则影响有限[266,267]。一个17D黄热病疫苗接种后嗜内脏性疾病患者具有野生型OAS基因而CCR5及其配体RANTES（regualted upon activation, normal T-cell expressed and secreted，正常T细胞表达和分泌的活性调节蛋白）基因具有多态性[266]。遗传因素在黄热病感染的非特异性和特异性免疫应答中究竟有何作用，目前尚未得到直接评估，这是一个未来需要研究的领域，无论是在自然感染方面还是在17D疫苗相关的严重不良反应方面。

病毒特异性因素。基于序列分析，非洲和南美的野生型黄热病病毒被分为至少7个基因型，并且这些基因型组别中的各株之间在基因序列水平上具有微观不均一性[2,43,44,57]。在动物中，这些野生型黄热病病毒之间在小鼠的神经毒力和猴的嗜内脏性方面的表现有所不同[268-270]。Deubel等发现南美毒株对8日龄的小鼠具有神经毒力[65]，而来自非洲的毒株则没有，这一现象提示南美更高的病死率可能是毒株间的毒力差异所致。另一方面，早期的学者有一种

表63.2 非洲1926—1995年[a]间部分流行中的黄热病病例在年龄和性别上的分布情况

流行		年龄分布			男女比例	可能媒介蚊（伊蚊）	文献
年份	国家	儿童病例数[年龄分布（岁）]	总病例数	儿童在总数中的百分比			
1926—1928	加纳、尼日利亚	32（0-19）	122	26	2.3:1	疑似为埃及伊蚊	Beeuwkes H,1936[209]
1940	苏丹（Nuba 山区）	110（0-19）	306	36	1.7:1	埃及伊蚊 条纹伊蚊 其他森林虫媒	Kirk R,1941[212]
1965	塞内加尔（Diourbel）	86（0-19）	89	97	—	埃及伊蚊	Brès 等,1967[247]
1969	尼日利亚（Jos Plateau 地区）	38（0-19）	209	18	2.5:1	黄头伊蚊	Carey 等,1972[238]
1969—1970	加纳	99（0-15）	164	60	—	埃及伊蚊	Addy 等,1986[240]
1970	尼日利亚（Okwoga 区）	35（0-19）	76	46	约1:1	非洲伊蚊	Monath 等,1973[239]
1977—1980	加纳（Volta 和东部地区）	87（0-15）	294	30	—	埃及伊蚊	Addy PA,Minami K, Agadzi VK,1986[240]
1982	科特迪瓦（Mbahiakro Subprefecture）	43（0-15）	90	48	—	埃及伊蚊	Lhuillier 等,1985[235]
1983	布基纳法索（Manga 和 Fada N'Gourma 地区）	40（0-15）	45	89	约1:1	变须伊蚊	Baudon 等,1986[234] Roux 等,1984[241]
1983	加纳（北部地区）	74（0-15）	87	85	—	埃及伊蚊	World Health Organization, 1989[249]
1986	尼日利亚（Oju LGA）	20（0-19）	39	51	2:1	非洲伊蚊	De Cock 等,1988[244]
1987	尼日利亚（Oyo 州）	72（0-19）	102	71	1.4:1	埃及伊蚊	Nasidi 等,1989[163]
1987	马里（Kati Cercle）	100（0-15）	143	70	2.1:1	变须伊蚊 埃及伊蚊	Kurz X,1988[248]
1990	喀麦隆（北端省份）	91（0-9）	182	73	—	埃及伊蚊	Vicens 等,1993[242]
1991	尼日利亚	1209（0-15）	2229	54	1.1:1	埃及伊蚊	WHO,1993[245]
1992—1993	肯尼亚（Baringo 和 Elgeyo Marakwet 区）	18（0-19）	54	33	1.8:1	非洲伊蚊	Sanders 等,1998[236] WHO,1993[246]
1993—1994	加纳（上西部地区）	47（0-15）	69	68	2:1	未知	WHO,1994[250]
1994	尼日利亚（Imo 州）	37（0-15）	116	32	1.3:1	疑似非洲伊蚊	WHO,1995[237]
1995	塞内加尔（Koungeheul 区）	58（0-19）	110	53	1.4:1	埃及伊蚊 变须伊蚊 金属伊蚊 黄头伊蚊	Taonnon 等,1998[251]

[a] 该表格数据来自已经明确记录了年龄和性别的各次暴发中的黄热病病例。对于近期的暴发（例如乌干达、苏丹、埃塞俄比亚、安哥拉及刚果民主共和国），尚无这些数据。

认识，觉得南美的病毒很少会引起恒河猴的死亡[271]。Miller 等的研究显示，在尼日利亚引起流行性传播的蚊子其媒介能力有限[272]，他们认为该媒介蚊作为一个遗传瓶颈可筛选出引起人类高病毒血症的强毒株。

不同野生型黄热病病毒毒株在人类的潜在毒力方面的资料尚缺。在每个基因型中必须评估众多的毒株并且一个突变就可能影响到黄热病病毒的生物学行为，因此这类资料应该是很难获得的。

发病机制

黄热病病毒有两个固有的生物学特性：一个是嗜内脏性，是其导致病毒血症并感染和破坏肝脏、脾脏、心脏和肾脏的能力；另一个是嗜神经性，是其感染大脑实质并导致脑炎的能力。野生型黄热病病毒主要在包括人类的灵长类动物宿主中具有嗜内脏性。即便是在易感的非人灵长动物脑内注射病毒后导致的死亡，也是由肝炎所致而不是脑炎。然而，当脑内注射病毒的同时或稍早给猴体注射少量的抗体，其死亡原因则是脑炎，推测其原因可能是抗体可以保护外周器官但无法保护脑组织[225]。该试验显示了野生型黄热病病毒所具有的这两个基本特性（嗜内脏性和嗜神经性）。

抗体和（可能的）细胞应答与临床重症（中毒期）同时发生，此时可在血液中同时发现游离病毒颗粒和可能是 NS1 的血凝抗原、补体结合抗原、或免疫沉淀抗原以及抗体，提示清除感染细胞的免疫过程及与之关联的细胞因子释放可能在微血管渗漏和休克的发病机制中扮演一定的角色[273,274]。ter Meulen 等发现一种炎性和抗炎细胞因子（IL-6、TNF-α、单核细胞趋化蛋白 -1、IL-1 受体拮抗剂、IL-10）水平同时提升的模式，在致死性黄热病患者中颇似败血症的情形，而在没有凝血障碍的非致死性黄热病患者中则仅有抗炎细胞因子水平的升高[275]。在 17D 疫苗相关的嗜内脏性疾病患者中也报道了相似的发现。总之，这些发现提示细胞因子的暴增尤其是旺盛的免疫应答所致的血管异常，可增加疾病的致死性。

体内嗜内脏性感染中被感染的细胞类型仅部分得到明确。在主要的靶器官肝脏内，库普弗细胞（Kupffer cell）和肝细胞是病毒复制的靶细胞。17D 病毒体外感染人树突状细胞的研究已有所进展。近期的一项研究发现，在比较了不同来源的死亡病例组织样本的组织病理学特征和免疫组化染色结果后，无论是该病例是因野生型黄热病病毒感染而死亡的还是因 17DD 疫苗接种后嗜内脏性疾病而死亡的，肝细胞和库普弗细胞在两种情况下的组织病理学和免疫组化染色结果是一致的[276]。不过，在嗜内脏性疾病病例中，肝脏以及其他器官中也可见间质细胞着色，这提示 17DD 病毒导致的嗜内脏性疾病方面，间质细胞着色是其独特的发病机制。

在啮齿动物，该病毒主要表现为嗜神经性，神经系统以外器官仅肾上腺可呈现显著病毒复制[271]。鼠仅在经脑内、眼内、或鼻内接种病毒后产生脑炎。典型的死亡时间是 7~10 天，取决于接种的毒株及其脑内传代历史（神经适应性）。如果血脑屏障尚未发育完全（如 5~7 日龄乳鼠）或血脑屏障为假性脑内接种所破坏的话，经外周途径感染的鼠也会发生脑炎。通常黄热病病毒在人类不会有嗜神经性。但正如在年幼小鼠中所发现的情况一样，人类婴儿接种黄热病疫苗后发生嗜神经性疾病的风险较高。几例幼小婴儿发生的脑炎所感染的黄热病 17D 疫苗病毒，是婴儿在母乳喂养时因母亲近期接种了疫苗而通过乳汁经口感染的，提示了幼小婴儿对嗜神经性感染的易感性[203-205]。经非消化道途径接种后病毒如何入侵脑组织的路径尚不确定，但很可能是通过血流，而婴儿经口服途径暴露于带病毒母乳这种情况，其入侵路径还不太清楚。也许是通过嗅觉器官或是某种黏膜途径进入了血流。在实验室研究中，猴子可经胃部插管注入而感染[199]。易感性与年龄相关的机制目前尚不清楚。血脑屏障起初并不完整，在一岁以内逐步发育成熟。Zisman 等所做的研究提示，随年龄增长建立起来的抵抗力与在清除黄热病病毒方面发挥作用的巨噬细胞的成熟有关[277]。

恒河猴及人类黄热病的病理生理学表现特征为肝功能不全、肾衰、凝血功能紊乱及休克[273,278,279]；猴子比人类发病更为迅猛，仅持续 3~4 天。更高的病毒量只会缩短潜伏期但不会改变病程或是预后[280]，这说明天然免疫反应（如干扰素、细胞因子及自然杀伤细胞）受到了抑制，无法有效地清除哪怕是最低限度的感染。包括黄热病病毒在内的黄病毒具有多种病毒特异性的机制以逃避天然免疫反应，其中包括对干扰素诱导的 JAK（Janus Kinase，Janus 激酶）/STAT（signal transducer and activator of transcription，信号转导和转录激活因子）信号路径的阻断[281]。在嗜内脏性黄热病的仓鼠模型中，炎性细胞因子（IFN-γ、IL-2 及肿瘤坏死因子 -α（TNF-α））显著减少，并且在病毒复制的关键时期肝脏中的调节细胞因子 IL-10 则显著增加，提示功能性免疫处于损伤状态[282]。病毒很快入侵细胞，即便病毒复制可能处于受限状态，细胞也会被激活并开始产生抗原[118]。体外试验中人类血管内皮细胞很容易感染，会释放 RANTES 和 IL-6，提示血管内皮的感染和随之产生的炎性反应可能是体内血管渗漏产生的原因[283]。

猴体动物模型中皮下接种野生型黄热病病毒后的感染过程虽未经研究，但在感染的初期似乎与 17D 疫苗株病毒研究所阐述的过程一致，病毒在接种部位的皮肤中增殖并传播至引流淋巴结，然后是中心淋巴结，并随后到达各脏器[284]。恒河猴经腹腔内注射野生型病毒后，肝脏中的库普弗细胞最先被感染（接种后24小时）。病毒于第2天可在血清和肾脏中检出，于第3天可在骨髓、脾脏和淋巴结中检出[273]。猴体经皮下接种感染后也观察到库普弗细胞受累较早的情况[279,285]。肝细胞感染和变性的发生则相对较晚，在猴子死亡前24~48小时出现，在人体则出现在感染的终末期。在人类致死性病例中，中位数为75%（范围5%~100%）的肝细胞会出现凝固性坏死[286]。

感染黄热病病毒会引发多个器官的病理学改变，包括肝脏、肾脏、心脏和淋巴组织。其原因来自于病毒细胞病变效应的直接作用，小叶中区肝细胞的坏死和凋亡，伴以最低程度的炎性反应、低流量缺氧和细胞因子过剩。Quaresma等[287]对这些问题进行了综述。黄热病病毒感染的典型受累区域是肝小叶的中区，而中心静脉和门管区周边的细胞则未见受累。这种独特的肝脏损伤分布现象的原因未知。肝小叶中区坏死可见于低流量缺氧时，由ATP耗损和处于缺氧和有氧界限之间的低含氧细胞氧化应激引起[288]，黄热病的感染损伤可能也有类似的机制。然而，黄热病病毒抗原和RNA主要存在于小叶中区的肝细胞中[289,290]，提示这些细胞是病毒复制的主要场所。

肝细胞损伤表现特征为嗜酸性变性伴核染色质浓聚形成康斯尔曼小体（Councilman bodies），表明肝细胞凋亡，这不同于病毒性肝炎和Labrea肝炎的肝细胞膨大和稀疏性坏死[291]。肝细胞凋亡现象已在一些研究中得到确认，包括登革出血热死亡病例肝组织内的细胞凋亡，体外培养的人类肝细胞中由登革病毒和黄热病病毒诱发的细胞死亡现象，以及死亡病例肝脏样本在免疫细胞化学研究中呈现的肝小叶中区细胞Fas配体（Fas ligand）着色现象[292-295]。细胞死亡过程的这种凋亡模式而不是膨大坏死，也许可以解释为何黄热病受损肝组织内以$CD4^+$ T细胞为特征的炎症反应很小[296]。Quaresma等揭示，与细胞凋亡相关的小叶中区细胞应答包括了巨噬细胞、NK细胞和$CD4^+$、$CD8^+$、$CD68^+$库普弗细胞，以及$CD20^+$细胞[289,292,297]。门管区也显示了免疫活化的证据。尽管局部的炎性反应较轻，但可反映出与黄热病肝组织靶位感染相关的先天和获得性的免疫活化机制也在其中持续发挥了一定的作用。与黄热病肝脏感染相关的其他肝组织改变包括小泡性脂肪和蜡样或脂褐质沉积以及核内（Torres）小体。由于炎性反应轻微，网状蛋白骨架得以保留并可完全修复而无纤维化残留。

肾脏的病理改变也以肾小管上皮细胞嗜酸性变和脂肪性变而无炎症为特征。这些改变可能代表了休克之后发生的晚期损伤。猴体试验显示，少尿和肾小管功能的维持说明存在和低血压及肝肾综合征有关的肾前性肾衰，而急性肾小管坏死则在终末阶段发生[279]。人类死亡病例的肾小管细胞中可检出黄热病病毒抗原，提示存在直接的病毒性损伤[298]。猴体试验发现，感染后2~3天可见肾小球的损伤（基底膜Schiff-阳性改变[241]和肾小球囊内侧细胞变性），并可在肾小球内检出黄热病病毒抗原，这意味着在肾衰之前可观察到的蛋白尿应是直接的病毒性损伤所致（Monath TP，未发表数据，1980）[299]。据有关报道，对所有接种疫苗的受试者在疫苗接种后25天所取尿样检查结果发现，其中44%的人尿液中会检出黄热病17D病毒（基因组），这提示人类的肾脏是病毒复制场所之一，因为通常病毒血症在疫苗接种后的第二周就已清除[300]。然而，在猴体接种17D疫苗后未在肾组织中检出17D病毒基因组，但在病毒被血液中的抗体清除之后其淋巴组织仍呈病毒阳性[284]。所以，尿中所排出的病毒基因组可能反映了肾脏对来自其他脏器的病毒的清除。其他黄病毒的此类试验中，包括登革病毒和乙型脑炎病毒复合体成员也可在尿中检出。

对心肌纤维直接的病毒性损伤表现为混浊肿胀和脂肪性变，可检出病毒抗原，该直接病毒性损伤可致休克[298,301,302]。DIC和肝脏维生素K-依赖的凝血因子合成减少导致凝血障碍的发生[278]。有报道显示在猴体动物模型中观察到体现为胶原和ADP刺激聚合的血小板功能的紊乱现象（Fisher-Hoch S等，未发表数据，1985）。黄热病死亡患者尸检中可见脑水肿，很可能是微血管功能异常的结果。

脾脏、淋巴结、扁桃体及Peyer's淋巴丛生发中心内的淋巴成分可见耗竭现象，并且在脾脏的淋巴滤泡中可见大量单核细胞或组织细胞积聚[279,286]。生发中心的坏死在猴体表现得较人类更为严重。目前尚不清楚直接由病毒复制导致的淋巴系统损伤有多大。

自然感染的免疫应答

我们对于黄热病病毒感染的特异性和非特异性免疫应答知识大多来自对17D活病毒疫苗接种者的研究（见后文"疫苗接种的免疫应答"）。这里仅就已知的野生病毒感染后抗体应答模式进行介绍。

对野生型黄热病病毒的体液免疫应答以发病第一周内免疫球蛋白（Ig）M抗体的出现为特征，通常采用酶联免疫吸附试验（ELISA）或间接免疫荧光试验（IFA）进行检测[234,303,304]。IgM水平在发病后第二周到达顶峰后迅速回落，绵延至30~60天消失。IgM抗体在17D疫苗接种后可存在较长时间，所以在野生型黄热病中可能也是如此，但后者尚未经确认。初次感染黄热病的患者,其IgM应答的幅度显著高于那些曾有黄病毒暴露史的患者,后者体内的IgM和IgG的比值较低。具有生物学活性(鹅红细胞血凝抑制活性和中和活性)的抗体很快出现,典型的时间是发病后的第5天[17,305,306]。然而,血凝抑制(HI)抗体和中和抗体应答并非在所有病例中都相互关联,这反映出病毒包膜上存在着不同的HI抗原和中和抗原决定簇[307]。HI抗体可识别病毒的抗原并可阻止病毒抗原产生红细胞凝集作用,许多病毒都有这一普遍特性。HI抗体峰值出现在感染后30~60天之间,其滴度在随后的6个月时间内出现显著下降。中和抗体可中和活病毒并阻止其对幼鼠或易感细胞培养的感染。中和抗体即便不是终生存在也可持续存在多年,并可在再次暴露于病毒时提供完全的保护。已有记载表明黄热病中和抗体可在病愈后持续存在长达78年之久[308,309]。尚无曾经感染过黄热病病毒者再次发生临床感染的报道。

补体结合(CF)抗体在发病后第二周出现,在疾病恢复期升高,并在发病后的4~12个月之间下降。17D疫苗接种后的IgM和中和抗体应答与此基本一致(见后文"疫苗接种的免疫应答"),不同的只是在无黄病毒暴露史的接种对象中不会出现CF抗体。黄热病初次感染时最初应答的抗体是黄热病病毒抗原特异性的。到发病后第二周,抗体的亲和力成熟、特异性下降、并出现与相关黄病毒的交叉反应[305]。已有其他黄病毒免疫力的患者会发生广谱的交叉免疫性抗体应答。其免疫应答的特异性随试验方法的不同而有所差异:血凝抑制试验的特异性最低,补体结合试验居中,而中和试验的特异性最高。IgM抗体捕获酶联免疫吸附试验在初次感染的病例中显示特异性,但随着时间的推移会出现交叉反应,并且在曾有黄病毒暴露史的病例也呈交叉反应性。由于间接荧光抗体试验具有较低的敏感性,IgM抗体在二次感染的患者中呈特异性[304]。

黄热病抗体蛋白及表位特异性和功能性

黄热病病毒(和其他黄病毒)的E蛋白含有中和应答及细胞毒性T细胞应答的抗原决定簇,从而在保护性免疫中发挥基础作用[130]。这已通过表达E蛋白的重组痘苗病毒在小鼠中的主动免疫[310]和抗E蛋白单克隆抗体对小鼠的被动免疫[311,312]而被证实。这些研究阐述了中和抗体在针对黄热病保护性免疫中所扮演的重要角色。

黄热病病毒中和表位是构象性的(由序列上不连续的多肽形成空间结构)或线性的[85,90,136]。黄热病病毒含有多种中和决定簇,其中有一些在不同毒株间呈现保守性[90,134,135]。对逃逸突变的测序在基因水平筛选出三个型特异性的中和表位,分别在结构域Ⅱ的E-71/72(由黄热病病毒型特异性MAb 2E10识别)、结构域Ⅰ的E155(由黄热病病毒型特异性MAb B39识别)及结构域Ⅲ的E305/325(由黄热病病毒亚株特异性MAb 864识别)。其他表位可呈交叉反应中和活性,其中某些表位的抗体中和活性很强(例如一个位于E蛋白融合环结构中的表位可阻断病毒的细胞内化作用[313]。)各种表位的详细情况参见Vaughan等的报道[314]。所以只要不是所有表位都不同,针对众多表位的多克隆免疫应答可以保护可能有一个或几个表位差异的多种毒株的感染。这样的抗原组成结构很可能是黄热病疫苗免疫效果的基础,表现为一个黄热病病毒株(17D)可以预防所有野生型黄热病病毒的感染。

中和现象是多重作用的结果,并且中和病毒所需抗体分子的数量取决于表位的可及性(一般而言,结构域Ⅲ上展露于表面的表位具有强中和性,而结构域Ⅰ和Ⅱ中的表位则较弱)和抗体的亲和力。最强的中和抗体所需的结合空间也最小[315]。位于完整病毒颗粒表面180E蛋白分子复合阵列上的表位,其可及性的重要性在多个针对登革病毒和西尼罗病毒的精巧研究中已得到论证[315,316]。在一项针对17D黄热病疫苗抗体应答精准特异性的研究中,有很大一部分中和活性与针对病毒颗粒表面的四级结构表位的抗体相关。有趣的是,结构域Ⅲ特异的抗体(推测其中和活性最高)和黄病毒广谱交叉反应性抗体不是检测不到就是滴度太低[317]。登革病毒中和机制中四级结构表位也具有相同的重要作用。

中和作用既可在细胞外发生(抗体与病毒的结合干扰了病毒颗粒与细胞受体的结合)也可在细胞内发生[315]。细胞内的中和作用经由抗体介导抑制了酸性环境依赖的病毒颗粒与内质网膜的融合,从而阻止了病毒RNA向胞质内的释放[313,315,318]。中和抗体Fc段的重要性在比较了单克隆抗体F(ab')₂片段在体内和体外的活性后得以证实[319]。F(ab')₂片段在体外具有强中和作用但在体内却无法保护黄热病病毒的感染,而完整的IgG分子则有保护作用。也许其保护性由补体介导或者由Fc段介导的抗体依赖性细胞介导的细胞毒作用介导,但结合抗原决定簇的抗体高变区反应性的变化也可能发挥了一定作用。许多黄病毒的prM蛋白上有弱中和活性的表位,但至今这类表位尚未在黄热病病毒中发现。

针对黄热病病毒非结构蛋白的体液免疫应答尚

未在人体感染中做过深入研究,但其作用已在实验室研究中进行了部分探索。对登革病毒、乙脑病毒和西尼罗病毒自然感染后非结构蛋白NS1、NS3和NS5的抗体应答已有论述[320]。这些抗体可以对自然感染性免疫和针对灭活疫苗的免疫加以区分[321]。使用免疫印染法(Western blot)分析自然感染的抗体应答后发现,抗NS1抗体具有型特异性,因此在有交叉反应的黄病毒感染时具有诊断价值[322]。NS1蛋白存在于细胞质内和感染细胞表面,由感染细胞分泌,含有诱生CF抗体的决定簇。对NS1进行单克隆抗体分析可见其既有型特异性表位也有交叉反应性表位,这些表位主要是构象依赖性的[323]。

经天然或重组NS1蛋白主动免疫的小鼠和猴子可在没有中和抗体存在的情况下抵抗致死性黄热病[324-326],其抵抗力主要来自补体介导的溶细胞性抗体。具有高补体结合活性的抗NS1单克隆抗体,但非低或无补体结合活性的抗体,经被动免疫后可提高保护力[327]。这些研究提示,能够识别细胞膜结合NS1的抗体可能通过调节感染细胞对C1q介导溶胞作用的敏感性而促进病毒的清除。抗NS1抗体的保护活性需要有免疫球蛋白分子上完整的Fc段,以及保护活性中抗体独特型上的区别,都在相关研究中得以阐释[319,327,328]。

在黄热病病毒自然感染的急性期,血液中会出现可溶性的补体结合抗原(NS1)[273],随后出现强劲的CF抗体应答(也许是直接针对NS1的)。在疾病早期检测NS1抗原已知是登革热的一项重要诊断试验,似乎该试验对于黄热病的诊断也很有价值(尤其是初次感染)。由于CF抗体应答在感染后较晚才发生,而17D疫苗接种也无法诱生CF抗体应答[329,330],所以尚不清楚体内的补体依赖性抗NS1抗体在疾病痊愈和保护上发挥了多大的作用。需要在人体中开展更为深入的研究以明确自然感染后抗NS1抗体应答的动力学情况。

交叉保护

尽管尚有争议,曾经感染过某些黄病毒可能会减轻黄热病的临床严重程度。早在1815年进行的一些观察性的研究显示对黄病毒的免疫力(如登革)是疫区的常住居民具备黄热病抵抗力的基础[331-333],后来有人提出这可能也是黄热病输入亚洲的一个屏障[334-336]。早期的试验研究显示,被动输入登革病毒抗体并不能保护猴子抵御黄热病病毒的攻击[332],反之,以登革病毒主动免疫后的猴子则有一定能力抵抗黄热病病毒的攻击,这就提示细胞免疫在交叉保护性上发挥了作用[337]。用丙种非洲的黄病毒(Zika和Wesselsbron)对猴子进行主动免疫后可抵抗黄热病病毒的攻击,但West Nile病毒或Banzi病毒不行[338]。在冈比亚(1978—1979年),感染者对发病者(有黄疸)的比率在曾有黄病毒感染史的人群中较高[252]。然而在尼日利亚(Oju地区,1986年),黄疸的发生率在黄热病病毒初次感染者[14/84(17%)]和重复感染者[13/53(25%)]这两个人群之间没有显著性差异(比值比,0.62;95% CI,0.24%-1.56%)(De Cock KM和Monath TP,未发表数据,1987)。不同的观察结果可能反映了产生已有免疫力的其他黄病毒之间的差异。

在回顾性研究中,从具有登革免疫力而未经黄热病疫苗免疫的人体采集的血清可以中和黄热病病毒[339,340](这一发现还需要在血清阴性的登革感染者中以前瞻性研究来证实)。对厄瓜多尔军队新兵中的一次黄热病暴发所做的一项回顾性分析显示,已有的2型登革免疫力可以显著降低黄热病的临床严重程度并保护患者免于死亡[341]。

确认登革免疫力具有对黄热病的保护力这一点十分重要,因为在非洲和美洲的黄热病流行区内也会发生登革热的流行。一项有限的回顾性分析显示,黄热病的免疫力无法提供针对西尼罗病毒感染的交叉保护[342]。有人曾提出一种假设,已有黄热病的免疫力可能会增强登革病毒的感染,导致登革出血热和休克综合征发病率的增加[343],但尚无证据可证实此假设。同理,已有的登革免疫力也有可能会在理论上降低黄热病疫苗的免疫应答。这一问题将在后文"免疫接种的结果"中的"其他黄病毒免疫力"里讨论。

抗体依赖性增强作用

曾有登革病毒感染的患者如果再次感染新的血清型登革病毒,则其原有的非中和性抗体将产生感染的免疫增强作用,并在登革出血热的发病机制中扮演一定的角色。尽管在单核细胞/巨噬细胞中黄病毒复制的抗体依赖性增强作用已在包括黄热病在内[344-347]的多个黄病毒体外试验中得到证实,但体内由黄热病抗体介导的增强作用的证据比较复杂。在一项研究中,曾接种过黄热病17D疫苗的志愿者对2型登革活疫苗产生了增强的免疫应答,可能是抗体介导的登革病毒复制增强作用所致[348,349],或者是群反应性记忆T细胞和B细胞克隆快速增殖的结果。在一项黄热和乙脑的嵌合体活疫苗研究中有一个有趣的发现,在有黄热病免疫力和无黄热病免疫力的人体中,有免疫力的个体具有发生更高病毒血症的趋势,提示存在免疫增强作用的可能性[193]。不过该研究中所显示的效果轻微，且它的样本量不大。嵌合体病毒系统为在人体测试免疫增强理论提供了一个理想的平台。

诊断

对黄热病的初步诊断是基于患者的临床表现，黄热病疫苗的接种情况，以及黄热病疫区的居住史或近期曾到过疫区而做出的。轻微的黄热病是无法和临床上许多其他的感染性疾病区分开的，很难判断为黄热病。有黄疸的黄热病病例也要和其他疾病进行鉴别，包括病毒性肝炎、疟疾、钩端螺旋体病、虱传回归热（Borrelia recurrentis 回归热螺旋体）、刚果-克里米亚出血热、裂谷热、伤寒、Q 热、斑疹伤寒，以及由外科药物引起的和中毒导致的黄疸[350]。还需要和其他病毒性出血热相鉴别，而这些疾病往往没有黄疸，包括登革热、拉沙热、马尔堡病和埃博拉病毒病，以及玻利维亚、阿根廷和委内瑞拉出血热[351]。

特异性实验室诊断可以是病毒、病毒 RNA，或血液中病毒抗原的检测，也可以是血清学的检测。病毒在发病开始后的 4 天内可以在血液中分离到，但是也有晚至 12 天或更久的记载[352]。在 1982 年科特迪瓦的一次黄热病暴发中的 90 个确认病例中，有 27（30%）个通过血液病毒分离法确诊，除了三例病毒检测阳性患者以外所有的病例都处于黄疸出现之前的阶段[235]。患者病死后从肝组织中也可分离到病毒。

可采用乳鼠脑内接种法或巨蚊（Toxorhynchites）胸内接种法这样的传统方法分离病毒。乳鼠在接种后 7~14 天可发生脑炎，时间取决于接种剂量。脑组织压片的免疫荧光法或血清学方法可以用于病毒特异性的诊断。接种病毒的蚊子经过 10~12 天的孵育期后可通过其头部压片的免疫荧光法进行病毒抗原的检测。目前细胞培养法是分离病毒最常用的方法，也较传统方法更为敏感[353]。使用假鳞斑伊蚊（Aedes pseudoscutellaris）AP61 细胞在黄热病病毒首次分离中较其他体外方法更为敏感[353,354]，可在接种后 5~7 天内出现细胞病变，并且在细胞病变出现之前（如接种后 3 天）就可通过免疫荧光检测到病毒抗原。白纹伊蚊（Aedes albopictus）C6/36 细胞、巨型巨蚊（Toxorhynchites amboinensis）细胞及哺乳动物细胞（如 Vero、SW13）也可采用，尤其是结合 RT-PCR 检测或病毒抗原检测时多见[355]。

由于 RT-PCR 较病毒分离法具有更短的试验周期和更高的灵敏度，该法目前在急性期黄热病的诊断中较病毒分离法应用得更为普遍[356]。利用 RT-PCR 可从病毒分离结果阴性的血清中检测到可能含有的病毒 RNA[357]。有一项 17D 疫苗免疫后对病毒血症的分析研究采用了敏感的半套式 PCR 法，其灵敏度可达 1.15PFU/ml[358]。尽管 RT-PCR 检测过去只能在先进的实验室内开展，近来随着便携式 RT-PCR 装置的开发，以及基于解旋酶依赖的扩增技术（RT-tHDA）而发展出来的更加特异的单温试验方案，已在资源有限的情况下显出其优势[359]。RT-PCR 已用于从血清和人体组织（肝、脾）中检测野生型黄热病病毒基因组和 17D 病毒基因组[360-363]，以及从接种 17D 病毒的非人灵长动物的多种组织中检测病毒基因组[284]。RT-PCR 和基因测序是区分野生型黄热病和疫苗相关嗜内脏性疾病的优选方法。利用沿病毒基因组全长上的不同引物组合，RT-PCR 可以用来对正在造成感染的病毒进行序列测定以确定该病毒的起源，并可鉴别自然感染和在疫区内可能由疫苗病毒造成的严重不良反应。尽管 RT-PCR 已经用于疫苗接种后病毒血症的研究，但只有很少的黄热病患者曾经利用 RT-PCR 进行过评估。近期对开展 RT-PCR 检测黄热病病毒 RNA 的实验室进行的一项质量评估提示，野生型感染的检测灵敏度上存在问题，38%（12/32）的实验室没检测出来野生型黄热病毒株[364]。在特异性上也有问题，78%（25/32）的实验室存在黄热病 RT-PCR 假阳性结果。这些数据提示开展 RT-PCR 检测工作的实验室之间存在的明显差异，从而强调了在参比实验室实施确证性检测的必要性。

通过免疫学方法检测血清中的黄热病病毒抗原也可进行快速、早期的诊断[353,365]。从血清中检测病毒的方法灵敏度大约为 $3\log_{10}$PFU/0.1ml，明显低于 RT-PCR 法。在现场研究中，抗原检测 ELISA 法与 AP61 细胞培养病毒分离法相比，其灵敏度为后者的 69%，特异性为后者的 100%。

理想状态下，诊断用样品应当冷藏或者用干冰或液氮冰冻保存以维持感染性病毒和 RNA 的稳定。不过还有一个比较合适的选择是将样品干燥在滤纸片上，这一方法常用在抗体测定的样本上。当保存在室温条件下时，90 天后采用培养法和 RT-PCR 仍可检出黄热病病毒的感染性及其 RNA[366]。RT-PCR 样品和 ELISA 样品不需要采用可保持感染性的方法进行处理。标本还可以在诊断危险病原体（如其他病毒性出血热）时出于安全防护的考虑特地进行灭活处理。

黄热病病毒的鉴别现已可通过一种高度灵敏的基因芯片扩增和杂交法以及新型测序实现[367,368]。利用具有多探针的基因芯片技术或新型测序技术，在鉴别诊断中将非常有用，尤其是在病因不明时或有可能多个病原体同时在同一区域传播时将发挥更大作用。

对肝脏的病理学观察可见包括小叶中区坏死在内的典型黄热病病理解剖学特征[369,370]。不过千万不要对黄热病患者进行肝脏活组织检查，因为这会导致致命性的出血。组织病理学诊断在那些发病后第二周即死亡的患者可能比较困难。电子显微镜观察在胞内液泡中可见典型的黄病毒颗粒[371]。如患者死亡可以采用肝脏、心脏、或肾脏中黄热病病毒抗原的免疫细胞化学染色法确诊[290,298,372-374]，即使是在室温下存放了多年的样品也可诊断。肝脏中黄热病病毒的分布在小叶中区，提示中央静脉和门管区周围的肝细胞受病毒复制所累较少。病毒基因组也可在福尔马林固定的组织包埋样本中通过杂交法检测到[290]。RT-PCR可以用来检测固定组织中提取的RNA[375]以从死亡病例还有历史样本中获得黄热病病毒序列来开展流行病学和进化学研究，不过这也取决于福尔马林固定的质量。

尽管其他传统的血清学方法（如血凝抑制法和补体结合试验）也可用于诊断，但已被IgM捕获ELISA法和间接免疫荧光检查等较新的方法取代[376,377]。单一样品中检出IgM抗体可提供初步诊断，确诊可用蚀斑减少中和试验来观察成对的急性期和恢复期样品之间病毒特异性抗体滴度的升高，或恢复早期和恢复后期样品之间滴度的下降。总体上来说，目前采用的黄热病IgM检测方法灵敏度对于野生型黄热病感染的诊断还是不错的（尽管对于疫苗接种后形成的IgM检测灵敏度较低）[364]。IgM ELISA法在初次感染的病例和许多二次感染的病例特异性很高[303]。然而交叉反应性使所有采用血清学方法的黄热病诊断复杂化，尤其是在有多种黄病毒流行的非洲。在哥伦比亚开展的一项研究显示，在野生型黄热病患者和17D疫苗接种者两组人中大约都有40%的人登革IgM阳性[339]。而且，一种称为"原始抗原痕迹"的现象也使黄病毒的血清学研究变得复杂。曾有其他黄病毒感染的患者发生黄热病感染时可出现对先前病毒更高的应答，而曾感染黄热病的患者或黄热病疫苗接种者随后又感染了其他黄病毒时则会对黄热病病毒产生更高的应答[342,378]。

急性期疾病过程中检测血清NS1抗原是一个重要的新诊断方法，已经成功地应用于登革病毒初次感染的诊断中[379]。不过个别非结构蛋白抗体用于黄热病诊断的研究还没有开展过，但由于它能做成试纸形式非常方便临床使用，该法很值得探索。

在使用17D疫苗的黄热病流行区有一个重要的诊断问题，就是如何区分黄热病疫苗相关的嗜内脏性疾病（YEL-AVD）和野生型黄热病，因为两者无法从临床上加以区分。有一个案例是在一项（假定的）野生型黄热病毒株基因序列的回顾性研究中确定了一例YEL-AVD[380]。这个问题的鉴别诊断只能通过对分离到的病毒或RT-PCR扩增产物进行基因测序，或者用单克隆抗体对分离病毒进行分析方可实现[163]。

治疗

尽管已有多种药物经验性地评估或应用于黄热病的治疗，但是至今仍无一个药物被证明具有特殊的功效[381,382]。治疗方案都是针对症状以及受累脏器的支持疗法。

支持疗法

1987年，一个专家小组[39]建议了一些治疗措施以改进对黄热病患者的照料和管理[210]。这些措施包括营养维持和防止低血糖；鼻胃管抽吸以避免胃胀和误吸；补液以治疗低血压，必要时可用血管活性药物；吸氧；纠正代谢性酸中毒；使用新鲜冰冻血浆治疗出血；如有肾衰则行透析；以及使用抗生素治疗继发感染。为出现凝血因子耗竭状态的患者预备肝素治疗DIC方案以活化纤溶机制。

黄热病终末阶段的特征类似细胞因子风暴或败血症休克[279]。已知高剂量的类固醇（200~300mg/d）对感染性休克患者有疗效，至少对肾上腺功能不全者有效[383]，并且似乎对很像野生型黄热病的YEL-AVD患者也有效[384]。类固醇可用于治疗与黄热病疫苗相关的急性播散性脑脊髓炎（acute disseminated encephalomyelitis，ADEM）的特定患者。对于黄热病晚期尚无其他治疗方案的实验室或临床资料，包括针对细胞因子的单克隆抗体疗法或全血过滤疗法在内。最终，理论上可以考虑在黄热病导致的急性重型肝炎患者行肝移植，因为黄热病的主要发病机制为细胞凋亡。然而对于肝移植的可行性应首先开展猴体试验，并且即使猴体试验成功，在黄热病患者中的使用也会因为病例多发生在肝移植无法实现的地区而非常有限。

其他疗法

黄热病发病后用免疫血清注射或由免疫供体动物行交叉循环术者均疗效甚微[381]。曾有一个YEL-AVD患者在急性期使用静脉注射用免疫球蛋白（IVIG）进行治疗最终未能幸存，提示该法也无疗效[265]。在另一个案例中，给一名黄热病患者用了小鼠单克隆中和抗体作为最终治疗方案，患者当时处于肝肾衰竭的晚期,结果也没有疗效[385]。不过在 IFN 基因敲除小鼠中,在 17D 病毒致死性攻击前或至 48 小时后使用一种人/鼠嵌合 IgG 单抗(但非 IgM)可对小鼠形成保护[386]。基于这些现有数据,除非是在暴露后预防方面在临床发病前给药,或是用于黄热病早期阶段治疗,或是具有潜在可能性地用于免疫抑制的个体,其他情况下抗体疗法应该是没用的[386,387]。

有一些使用 INF-α 治疗人感染黄病毒的报道(登革热、乙型脑炎和圣路易斯脑炎),死亡率有所下降,尽管这些研究的样本量较小并且也没有设置对照[388-390]。曾在猴体中研究过干扰素对黄热病的预防和治疗作用。病毒攻击前 8 小时或攻击后 8 小时静脉给药剂量为 3.0mg/kg 的干扰素诱生剂聚肌胞(poly I:C)可使猴体的病毒血症处于低水平,与对照组(0% 的存活率)相比具有明显的保护性(71%~75% 的存活率),但在病毒攻击后 24 小时给药无法提供保护[391]。在病毒攻击前 24 小时给猴体使用 IFN-γ 并每日给药持续 4 天可降低病毒血症水平并可显著延迟肝损伤和死亡的发生[392]。同在脑内注射黄热病病毒后,IFN-γ 基因敲除的 C57BL/6J 小鼠与正常的 C57BL/6J 小鼠相比显示出对病毒清除的缺陷和炎性细胞数量下降[393]。不过如果需要在感染前很短的时间内或在潜伏期过程中使用 IFNs,则对于野生型黄热病来说这样的疗法没什么可行性。在一个黄热病仓鼠模型中,一种表达 IFN-α 的腺病毒载体在致死攻击前 7 天或在攻击后 2 天鼻喷给药,可观察到保护效果[394]。该观察结果似乎和外源性途径使用 IFN 所能达到的效果类似。

抗黄病毒药物设计和开发的分子靶标包括病毒特异性的功能蛋白(如 NS5 聚合酶和甲基转移酶)[395] 和宿主细胞的酶[396]。该领域的迅速进展应归功于抗登革热及丙型肝炎病毒药物开发的热潮,本章在这一点上未做全面论述。一份列出了具有黄热病病毒体外抗病毒活性的和(某种情况下)具有体内抗病毒活性的部分化合物清单中包括,针对靶分子为 IMP 脱氢酶的核苷和植物源性生物碱(利巴韦林、EICAR、噻唑羧胺核苷、硒唑呋喃和霉酚酸)[397-403],一种腺苷酸抑制剂[404]、OMP 脱羧酶(吡唑呋喃菌素和 6-氮杂尿苷)、吡嗪酰胺衍生物[402],CTP 合成酶(卡波啶和环戊烯基胞嘧啶)、2'-C-甲基胞苷[397],二氢叶酸还原酶(甲氨蝶呤),以及可干扰病毒与细胞表面硫酸肝素亲和力的硫酸化多聚体(苏拉明、戊聚糖多硫酸酯、葡聚糖硫酸酯和 PAVAS)[400,404]。

利巴韦林在体外具有较强的抗黄热病病毒活性,其抗病毒机制似乎是胞内肌苷单磷酸脱氢酶抑制作用造成胞内鸟苷三磷酸(GTP)池的耗竭[405],但其体内治疗所需的安全有效浓度太高(9~10mg/ml)。以利巴韦林对猴子治疗无法提供针对黄热病病毒攻击的显著保护[406],但治疗剂量和配方可能尚需优化。在嗜内脏性黄热病的仓鼠模型中,只要在感染病毒后 5 天(不给药的对照组肝损伤高峰时间)给药,利巴韦林可显著降低肝损伤[407]。其疗效可能归因于该研究使用了高剂量的利巴韦林[80mg/kg 初始剂量随后 7 天 40mg/(kg·d)剂量],该剂量是治疗出血热患者(如拉沙热和汉坦病毒感染)剂量的近 3 倍。如果治疗时间提前一些(如攻击前开始治疗直至攻击后两天这段时间)的话,低一些的剂量[50mg/(kg·d)]也有效[408]。静脉使用高剂量的利巴韦林以改善黄热病病毒感染方面尚无临床数据支持其安全性。利巴韦林和其他如噻唑羧胺核苷及硒唑等化合物已在体外试验证明具有协同效应,但体内研究尚未开展。

以 E 或 NS1 基因为靶标的干扰 RNA 在细胞和小鼠中已显示治疗活性[409]。已在小鼠中证明脑内病毒攻击前 12 小时由脑内途径注射短发卡结构的 RNA 编码质粒可提供保护,多组对照结果显示,这种疗效并非由干扰素诱生所致。干扰 RNA 开发上的挑战在于 RNA 干扰制品(RNA interference, RNAi)的配置和交付系统。其他 RNA 治疗(如 RNA 核酸适配体)方法尚未在黄热病治疗方面开展研究。

流行病学

详细了解黄热病病毒的地理分布、季节消长及疾病发生等情况,是在疫区或旅游者人群中正确使用黄热病疫苗的关键。有关黄热病风险因素方面更多的细节见前文"临床表现"中的"黄热病的危险因素和严重程度的影响因素"一节。

黄热病病毒的分布

地理分布

黄热病病毒存在于南美热带和亚撒哈拉非洲一带,生存在当地非人灵长动物和树洞孳生的蚊子之间的传播循环中(详见前文"传播循环")。第一张黄热病疫区分布图是 20 世纪 30 年代由国际检疫委员会(International Quarantine Commission)根据黄热病血清学调查结果绘制[410,411],并由联合国善后救济总署(United Nations Relief and Rehabilitation Administration, UNRRA)于 1946 年发布。这张地图随着新的信息产生而不断更新。2008 年 WHO 和美国 CDC 召集了一个协作项目全面审议了黄热病的风险地图[31,412-414]。目前这版风险地图在综合了所有数据的基础上将黄热病发生风险分级为疫区、过渡区、低风险、或无风险。不过，许多用于确定某个区域风险高低的数据都是很久以前的数据了，并且一些区域的风险判定是基于有限的血清学数据作出的。我们需要在黄热病发生风险的区域分布方面掌握更多的知识，就需要更新这些已有的数据，尤其是非洲的数据。

季节和气候

在南美，黄热病在降雨量最大、湿度最大及温度最高的月份（1~5月，2月和3月为最）中发病率最高，与趋血蚊的活动态势同步。趋血蚊在树洞中孳生因而其活动消长受雨水影响。人类在从事农业活动时对趋血蚊叮咬的暴露也在每年的这一时期内增加。在西非的热带草原地区，黄热病出现在雨季中期（8月）并至旱季早期（10月）达到顶峰，与森林媒介蚊最为活跃的时期同步[415]。城市栖息的埃及伊蚊在人类的贮水容器中孳生，因而受降水的影响较小。那些有埃及伊蚊传播病毒的村庄和人口密集的城市，黄热病可以在旱季发生。所以在决定旅行者是否需要接种疫苗时，季节只可作为判断黄热病暴露风险的部分参考因素。

降雨量的波动会显著影响媒介蚊的密度和黄热病流行的潜在可能性[150,158-160,416-418]。1978年在冈比亚暴发的黄热病发生在连续两年的过量降雨之后[416]。同样，1986年在尼日利亚发生的森林黄热病流行之前也有过量降雨和雨季延长的情况，反映在卫星照片上的植被指数变化上[418]。在巴西，1999年12月至2000年一季度期间发生的过量降雨和异常高温（由于阿尔尼诺现象）与一次丛林黄热病大型暴发同步[419]。

温度会影响几种虫媒病毒的传播活动[420]。在媒介蚊体内的外潜伏期内，黄热病病毒对温度特别敏感，温度上升几度即可缩短外潜伏期数天，可致传播活动大大增长[182,421]。甚至短期经受高温环境（如森林里有阳光照射的空地）也可产生这种效果。温暖的气温也会增加埃及伊蚊的叮咬活动和繁殖活动[422]。所以，长期的环境变化（全球变暖）可能会增加黄热病病毒的传播活动[423]。

发病率

疫区和流行区

最近对黄热病病例数和死亡数的一次全球性评估是在20世纪90年代早期由 WHO 发布的。据当时 WHO 的评估，全球每年大约有200 000例黄热病和30 000例死亡[424]。此后发布的非洲黄热病评估更新数据估计2013年有130 000例黄热病和78 000例死亡[425]。总的来说，2013年评估的病例数比20世纪90年代的要少，但死亡病例数却上升了。病例数的减少要归功于近年来主要在西非开展的大规模疫苗接种项目，而死亡病例数的上升则归因于对疾病发生和严重程度更为精确的评估[27,215,425,426]。美洲近年也在免疫覆盖率上有类似的提升[427]，从而进一步提示全球黄热病的发病情况较早先评估的结果已经有所下降。

黄热病发病情况评估结果大大高于每年从流行区报告上来的实际病例数和死亡数。自1995—2014年，每年报告的黄热病病例的中位数为273（范围，21-2 794），死亡的中位数为88（范围，12-287）（见表63.3）[30,426,428-434]。造成评估结果和上报数量之间明显差异的原因，也许部分上是由于病例发生在偏远地区、疾病的暴发发现较晚及缺乏用于诊断的设施条件。在那些可以进行特异性病例调查的地方，实际病例数和官方提供数据之间的差异在1∶1和311∶1之间（见表63.4）[163,214,236-240,244,247,249,252,435]。

非洲有33个国家被认为是黄热病传播疫区[27]。不过黄热病的发生风险在各国并不相同[51,160]，在同一个国家内往往也有所不同，因为许多国家并非全域流行[412]。发生风险最高的地区是西非，每年病例报告情况见表63.3[436]。中部和东部非洲的国家黄热病发生风险相对较低，往往几十年没有一个病例报告[32a,51,160]。例如埃塞俄比亚，首次认定的黄热病暴发是在20世纪60年代早期，之后一直到2013年便不再有病例报告[30]。另一个例子是安哥拉，在2015—2016年曾发生过一次近期史上最大规模的暴发，而上次病例报告的时间则是在1988年了[33]。黄热病在非洲的发生风险自西往东和往南的降低，其潜在的原因可能与这些因素有关：不同地区循环的毒株不同，人类接触森林循环的频率不同，群体免疫水平的不同，以及季节性消长情况的不同[51,160]。

自1995年至2014年非洲国家共报告7 714例，不过每年报告的病例数从7例至2 677例（中位数165）不等，提示存在病例上报不准确的情况（见图63.4和表63.3）。在1995—2014年间非洲国家共报告了1 062例的死亡病例，据此所得的病死率为14%。由于缺乏病死人数方面的数据，官方报告很可能低估了病死率。而且，重症黄热病的患者常常被亲属转出医院，导致这些患者的疾病结果没有记录。黄

表63.3 1995—2014年世界卫生组织各国官方报告的黄热病病例数 [a]

国家	1995年	1996年	1997年	1998年	1999年	2000年	2001年	2002年	2003年	2004年	2005年	2006年	2007年	2008年	2009年	2010年	2011年	2012年	2013年	2014年	总计
非洲																					
贝宁	124		18	6		28															176
布基纳法索			1	2		1	22		29	10	609	2	2	1							679
喀麦隆									3	6	2	2	1	23		196		7	10		252
中非共和国								1		1	1	3		1	1						11
乍得														1		1		139			140
刚果															1			1			2
科特迪瓦			11				31	156	92									2			889
刚果民主共和国							280	158	126	16	2					3	14	2			185
埃塞俄比亚									29	140										141	141
加蓬	16																				16
冈比亚							2														2
加纳		27	6				1	7	1							3					599
几内亚							651	172	60	492	263	1		25		9					1216
几内亚比绍						1			6	1											1
肯尼亚	3		3						5		1										3
利比里亚	360		3	25		110	59		25												631
马里									2			1									105
毛里塔尼亚																2					0
尼日利亚			7			22	1	20	2		1										49
塞内加尔	79	128					134		105										2	3	455

续表

国家	1995年	1996年	1997年	1998年	1999年	2000年	2001年	2002年	2003年	2004年	2005年	2006年	2007年	2008年	2009年	2010年	2011年	2012年	2013年	2014年	总计
塞拉利昂	33	4					90			3			9				2				141
苏丹								222		605								847	48		1 722
多哥					8			3	5												16
乌干达					5											273					283
小计	491	283	46	33	1	193	1 029	490	207	2 283	432	7	22	36	18	329	987	206	7	7 714
南美																					
阿根廷													9							9
玻利维亚	15	30	63	57	68	8	15	6	10	16	6	2	1			2	3			322
巴西	4	15	3	34	76	85	15	64	5	3	13	2	46	42	2	2		1		453
哥伦比亚	3	8	5	1	2		9	112	30	20	6	5	3							234
厄瓜多尔	1	8	31	4	5	2				5					1					52
法属圭亚那				1																1
巴拉圭													28							28
秘鲁	499	86	44	165	58	6	28	35	26	66	61	23	15	8	18	13	11	22	13	1 260
委内瑞拉	2		15		1		1	3	5	12			5							73
小计	524	147	146	277	210	106	83	87	242	117	86	48	102	55	22	18	14	23	14	2 432
总计	1 015	430	192	310	211	299	1 112	577	856	318	2 400	518	55	124	91	40	347	1 001	229	21	10 146

a 表中仅列出 1995—2014 年有病例报告的国家。因此以前曾有黄热病病例报告的几个应当考虑为黄热病疫区的国家（如安哥拉、苏里南）没有列入此表。

数据来自直至 2004 年的世界卫生组织黄热病数据库（www.who.int/globalatlas/dataQuery）和此后每年的 WHO 流行病学周报发布的非洲和南美黄热病发病情况[30,426,428,429,431-434]。表中已红色标记出该三处错误。

译者注：上表原文有 3 处错误：最后一列总计数字有 3 个与表中实际所列数据不符。特此说明。

表 63.4　非洲黄热病流行的实际病例估计数和报告病例数的对比[a]

流行年份	国家	官方报告病例数	直接调查估算病例数	实际与报告病例数之比	文献
1960—1962	埃塞俄比亚	3 010	100 000	33∶1	Serié 等，1968[214]
1965	塞内加尔	243	2 000~20 000	8~82∶1	Brès 等，1967[247]
1969	西非	322	>100 000	311∶1	Carey 等，1972[238]
1970	尼日利亚	4	786	197∶1	Monath 等，1973[239]
1977—1978	加纳	713	2 400	3∶1	Addy 等，1986[240]
1978—1979	冈比亚	30	8 400	280∶1	Monath 等，1980[252]
1987	马里	305	1 500	5∶1	WHO，1989[249]
1986	尼日利亚	1 289	9 100	7∶1	De Cock 等，1988[244]
1987	尼日利亚	2 676	120 000	45∶1	Nasidi 等，1989[163]
1990	喀麦隆	173	5 000~20 000	29~116∶1	WHO，1992[435]
1992—1993	肯尼亚	54	55	1∶1	Sanders 等，1998[236]
1994	尼日利亚（OrsuLGA）	120	在一个社区里 775 例相当于总人口的 22%	>6∶1	WHO，1995[237]

[a] 表中列出的这些暴发均有基于流行病学调查估算的实际病例数和官方报告病例数的对比。

热病的年度发病率随国家和地区的不同而有所变化，这反映出黄热病病毒活动的周期性活跃态势，但病例报告的准确性限制了这一分析的可靠性。

非洲主要的黄热病流行归因于高密度的城市栖息埃及伊蚊以及野生树栖伊蚊在低免疫覆盖率的稠密人口聚居区造成的人间传播。在非洲的黄热病暴发过程中，经过血清学调查估计的总体人群感染黄热病病毒的比率在 20%~40% 之间[163,214,237,241,242,244,247,252,437]。然而疫区的黄热病病毒感染情况实际上并未得到很好的评估。尼日利亚（1970—1971年）在没有黄热病疫情的地区从 205 个有黄疸的患者中实验室诊断出来 2 例黄热病（1%）[438]。利用尼日利亚血清学调查的数据和估计为 7∶1 的感染-发病比，每年伴黄疸发生的明显感染病例估计在 1.1‰~2.4‰ 的水平，而黄热病死亡病例估计在 0.2‰~0.5‰ 的水平[439]。非洲的发病情况评估结果会自西向东减小。根据一项 2009 年在中非共和国开展的血清学调查结果，伴黄疸的黄热病病例为 0.9‰，死亡是 0.2‰[243]。这些结果提示我们，地方性的黄热病可能是导致明显发病的一个隐性因素，其发病率较黄热病流行期间要低 25~50 倍，也因此处于目前被动监测系统的监测能力范围之外。或许地方性的黄热病活动情况会随着年份的不同而有显著的变化，但是在西非每年都会造成数千例没有记录的死亡，这为预防性的免疫接种提供了强有力的依据。

在南美洲和中美洲有 13 个国家被认为是黄热病疫区。尽管只有散发的病例和很小的暴发，但几乎所有的美洲热带的主要城市区域都被埃及伊蚊重新侵袭，而且在这些地区生活的许多人都没有接种过疫苗[32b]。道路的改善增加了亚马孙流域的居住率，这些地区越是容易通行就越容易导致没接种过疫苗的人不断出入黄热病传播区。

1995—2014 年间，南美洲国家共有 2 432 例发病（中位数 95 例；范围，14~542 例/年）和 1 164 例死亡（病死率 48%）报告（见表 63.3 和图 63.4）。每年发病率的波动归因于动物间传播态势的消长，这取决于当地猴子的群体免疫水平。与非洲的黄热病发病率相比南美较低的发病率是由于南美的病毒传播是通过野生蚊子从动物传人（主要是猴子传给人）、媒介蚊的密度较低、猴子与人类宿主的易感性及相对较高的免疫接种覆盖率等原因。南美相对较高的病死率很可能是其严重病例均入院治疗，有基于死亡报告的疾病监测系统，以及死后肝组织要进行病理检查等等的结果，而非南美毒株的毒力比非洲的更强[65]。

病毒传播态势的增长，尤其是在南美洲的疫区，有着 7~10 年的周期。部分原因是处于易感免疫状态的猴子群体在动物间传播增长之后群体免疫状态得到了提升。对位于疫区边缘地带如阿根廷、巴拉圭、特立尼达岛及巴西沿海地带等地区的更大规模的黄热病传播很少发生，往往要 30~40 年才有一次。上一次发生是在 2016 年底至 2017 年初[32,32b]。

南美的黄热病病例报告总是来自玻利维亚、巴西、哥伦比亚和秘鲁。相比较而言，圭亚那、巴拿马、

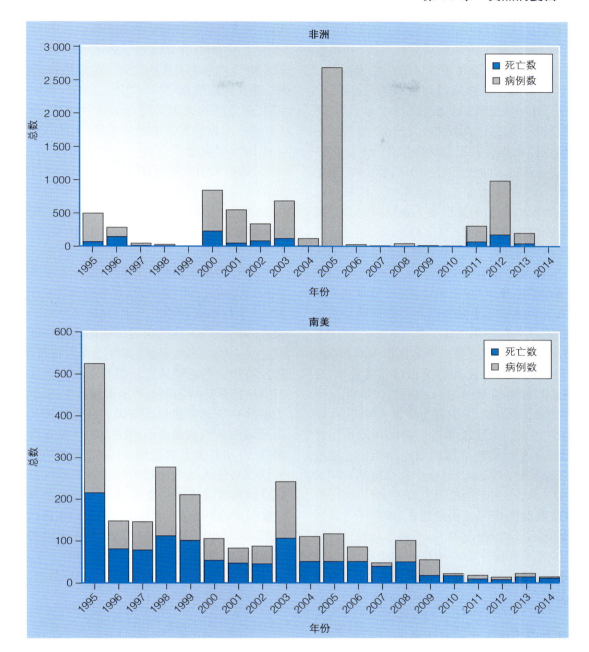

图 63.4　1995—2014 年非洲和南美上报 WHO 的年度黄热病病例数及病例转归。
请注意纵轴尺度上的差异。总体上非洲的病例报告数量增加，但南美在确诊黄热病后的死亡比例却远高于非洲。

苏里南和特立尼达岛则好几十年都没有过病例报告了。法属圭亚那上次报告的实验室确认黄热病病例是在 1998 年，委内瑞拉是在 2005 年，厄瓜多尔则是 2011 年。阿根廷和巴拉圭上次病例报告时间是 2008 年，这也分别是两国自 20 世纪 60 年代和 70 年代以来的首次发病情况报告[440]。

有关黄热病流行病学方面更多的综述详见文献[28]、[170]、[441]和[442]。

发生在侨民、旅游者和军人中的黄热病

在开始疫苗接种以前的时代，黄热病是侨居或旅行至热带美洲和非洲的外来人口以及美军海外基地人员的一个主要威胁[443]。1919 年在洪都拉斯和尼加拉瓜有 14 名海军人员发病[444]，1929 年在巴西报告了一个疑似病例[445]。1938 年位于费尔南多波岛的一个波兰热带商船队的 2 300 名船员中发生一例黄热病[446]。美国上一次在疫苗接种时代前发生的输入病例为得克萨斯州 1924 年的一个墨西哥移民的死亡病例。

黄热病病例在疫苗接种普及后就很少发生了。第二次世界大战期间，1941 年在苏丹的暴发中[212]和暴发后[447]，以及 1942 年在西非的英军中有几例欧洲

人的病例报道[448]。1952年，一名在乌干达工作的接种过疫苗的欧洲人发生黄热病后死亡[449]。1979年在塞内加尔一个与冈比亚接壤地区的两名未接种过疫苗的法国游客发生黄热病后死亡[450-452]。这几例感染发生在当地一次主要的暴发后一年，当时该地居民群体具有较高的疫苗免疫背景。法国游客发病后在病程早期返回法国并在巴黎的医院中死亡。1979年，一名居住在达喀尔的欧洲人在访问冈比亚边境地区时发生黄热病后康复[450]。1981年一名未接种过疫苗的居住在塞内加尔的黎巴嫩人在访问邻近冈比亚的一个露营地后发病死亡[453]。1985年，荷兰一名女性旅游者访问冈比亚、塞内加尔和几内亚比绍时发生黄热病，后康复[454]。1988年，一名接种过疫苗的西班牙女性在游览马里、布基纳法索、尼日尔和毛里塔尼亚时发生黄热病[455]，时值西非黄热病活动大面积增加后1年。

自1996年至2015年，曾有6名来自美国和欧洲的未接种疫苗旅游者在进入南美和西非后发病（见表63.5）。这些病例都在回国后病逝。1996年在未经疫苗接种的美国游客[369]和瑞士游客[456]中发生两例黄热病死亡，他们访问了邻近巴西的玛瑙斯丛林地带，并分别在发病早期或潜伏期返回家中。这些病例发生在亚马孙河谷地区的一个黄热病活动增长期。1999年8月，一名未经疫苗免疫的40岁男子在德国发病，此前他刚访问过科特迪瓦，该男子4天后在医院病逝[362,457]。1999年9月，一名未经疫苗免疫的48岁美国男子在前往委内瑞拉的途中发病，他在病后第5天返回加利福尼亚并在病后第11天在医院病逝[457]。2001年11月，一名未经疫苗免疫的47岁比利时女性旅游者在冈比亚发生黄热病，病后返回家中，并在医院病逝[362,385,458,459]。2002年3月，一名未经疫苗免疫的美国居民在尼格罗河（巴西亚马逊地区）的一次垂钓旅游中发生黄热病，后在得克萨斯的一家医院中病逝[370,460]。

2016—2017年间，在旅行者或有流行区工作经历的非疫区居民中出现了空前的病例报告数。在非洲和南美（E. Staples，未发表数据）与暴发区域不相邻的几个国家至少报告了16例当地居民黄热病[463a,463b]。

旅行中得黄热病的风险。 旅行者发生黄热病的风险高低由几种因素决定，这些因素分别是疫苗接种状态、旅行地点、季节、逗留时间、可致蚊子叮咬的活动及当时当地黄热病病毒传播的活跃程度。在一个黄热病暴发区发生暴露，即使是非常短暂的时间，也可能有很高的感染风险。尽管最近在未接种疫苗旅行者中的黄热病病例与当地黄热病活动增强有关，但当时往往缺乏黄热病感染风险升高的相关信息。一个区域的黄热病病毒活动增强的情况常持续两年或多年，并扩张累及邻近地区，但这种在某时某地的扩张情况可能无法被黄热病被动监测系统监测到。而且在疫苗普遍接种的地区，黄热病可以静默态势在猴子和蚊子之间循环，而只在当地居民中造成很少的人类感染。2001年那名在冈比亚待了1周的比利时旅行者所发生的黄热病就是这样的例子[385]。那时并无

表63.5　1970—2015年报告的旅行者黄热病病例

年月	年龄/岁	性别	曾接种疫苗	居住地	暴露地	结果	文献
1979年10月	42	男	否	法国	塞内加尔	死亡	Bendersky等，1980[452]
1979年10月	25	男	否	法国	塞内加尔	死亡	Bendersky等，1980[452]
1985年8月	27	女	否	荷兰	几内亚比绍、冈比亚、塞内加尔	幸存	WHO，1986[454]
1988年10月	37	女	是	西班牙	尼日尔、马里、布基纳法索、毛里塔尼亚	幸存	Nolla-Salas等，1989[455]
1996年4月	53	男	否	瑞士	巴西（亚马逊区域）	死亡	Barros and Boecken，1996[456]
1996年8月	42	男	否	美国	巴西（亚马逊区域）	死亡	McFarland等，1997[369]
1999年8月	40	男	否	德国	科特迪瓦	死亡	Bae等，2005[362] WHO，2000[457]
1999年9月	48	男	否	美国	委内瑞拉	死亡	WHO，2000[457]
2001年11月	47	女	否	比利时	冈比亚	死亡	Bae等，2005[362] Parent等，2005[458] Berneau，2006[459]
2002年3月	47	男	否	美国	巴西（亚马逊区域）	死亡	Hall等，2002[370]

黄热病正在传播的证据，而且当地居民的疫苗接种率也很高。季节是一个重要的危险因素，多数旅行者中的病例都是在病毒活跃期(雨季后期至旱季早期)感染的。

在非洲的黄热病流行病学间期，典型黄热病的发病率在现有疾病监测系统的监测能力范围以外。这种流行病学间期的状态在某些特定的国家或地区可持续多年甚至几十年。流行病学上的沉默期可使人产生旅行安全的错觉而不接种疫苗就前往疫区。在西非乡村疫区的流行沉默期所做的调查结果表明，该地年度黄热病发病率为1.1‰~2.4‰，黄热病死亡率为0.2‰~0.5‰，低于现有监测系统的监测水平[31]。在去往这些地区的未接种疫苗旅行者中，发生黄热病的风险可以估算为每月1‰，黄热病死亡率估算为1‰(典型的两周旅程中黄热病发病风险为1:2 000，黄热病死亡风险为1:10 000)[461]，但该风险还会因季节和旅行地点(如西非比东非或中非的风险要高)的不同而发生显著的变化。这些基于当地居民发病风险的估算对于采取防蚊措施并较当地人群较少户外活动的旅行者来说可能偏高了一些。

南美的黄热病发病率较非洲低。旅行者发生黄热病及死亡的风险大约较西非乡村地区低10倍，后者的两周旅程发病率和死亡率分别为0.5/万和1/10万，但风险高低很大程度上受地点和季节的影响[461]。就像非洲的野外环境中病毒传播常在流行病学上是沉默的，所报告的黄热病发病率很低，旅行者因而对黄热病风险不够重视。例如在巴西，主要的人口聚居区在疫区之外的沿海地带，未接种疫苗的休养度假者如果进入内陆的话往往成为黄热病的受害者。1996—2002年间来自美国和欧洲的旅行者中的6名黄热病受害者中的4个就是在南美感染的(见表63.5)。

当前黄热病病毒的活动情况可以在WHO网站上查询(http://www.who.int/csr/don/archive/disease/yellow_fever/en/)，该信息也会刊登在WHO周报Weekly Epidemiological Record上，美国CDC的Division of Global Migration and Quarantine上。年度或两年度的黄热病发病情况和流行病学态势也会总结刊登在Weekly Epidemiological Record上。尽管这些资料由于病例漏报的存在而具有很大的局限性，但它还是让我们对当前黄热病病毒活动高发地点的分布有了一个总体的认识。这些官方报告的使用者应当注意，疫区(甚至流行区)的黄热病处于静默传播状态。

许多有埃及伊蚊的非疫区国家都规定来自黄热病疫区的入境者提供一份有效的黄热病疫苗接种或预防国际证书(International Certificate of Vaccination or Prophylaxis, ICVP)。在最新的WHO《国际旅行和健康》(International Travel and Health)绿皮书和美国CDC的《国际旅行健康信息》(Health Information for International Travel)黄皮书中都有一份清单，列出了当前需要提供有效证明的那些有输入风险的国家[413,414]。

非疫区的输入风险

有高度输入风险和经埃及伊蚊二次播散风险的地区位于美洲，包括该媒介蚊肆虐的阿根廷、巴西、秘鲁、玻利维亚、厄瓜多尔、委内瑞拉、哥伦比亚、圭亚那、中美洲、西印度群岛、墨西哥及美国南部等国家和地区的沿海和内陆城镇。所有这些地区都曾在过去受到过黄热病的危害并在近期有登革病毒和寨卡病毒的传播，这两个黄病毒相关成员和黄热病病毒拥有相似的城市型传播模式。目前这些国家中个别受到黄热病影响的国家，未接种疫苗的居民可能在本国没有黄热病活动的地区旅行至有黄热病活动的地区时得病[462]。这种情况在南美很多见，多在当地由沿海地区或安第斯山高地移居至亚马逊地区的未接种疫苗的工人中发生。巴西在2000年上半年的病例报告中，77例中的11例(14%)是从本国沿海地区来到疫区的旅居者[419,463]。非洲的类似情况肯定也很普遍，但估计仅在有大量集中病例发生而被监测系统观察到之后才显现，或在病毒活动传入有埃及伊蚊的城市地带之前先在森林地带出现病例[418,464]。

城市型黄热病将会重度出现的风险已有所增加，这是因为城市中心的扩张、乘飞机旅行的不断增长及埃及伊蚊的不断扩散所致[170,418,465,466]。而这些也是导致全球其他埃及伊蚊传播疾病发病率升高的因素，如登革病毒、基孔肯雅病毒和寨卡病毒[465,467,468]。有埃及伊蚊栖息的南部欧洲、中东、亚洲、澳大利亚和大洋洲也存在黄热病输入的风险。但该病毒从未在印度或其他亚洲地区被发现过。可能的原因包括人口学和生物学因素两个方面[336]。黄热病从疫区输入亚洲可能性最大的模式是通过有病毒血症的患者搭乘飞机旅行。所有的输入风险区都可在黄热病潜伏期内经飞机从疫区到达[465]。不过，黄热病发生在边远地区并危害从事初级农耕的人类，这些人中罕有国际旅行者。即使发生在更城市化一些的地区如2016年安哥拉的罗安达，也需要一定程度的病毒扩散条件(人群未经免疫覆盖)来增加病毒传入亚洲非疫区的风险，而且要在埃及伊蚊活跃的时间段传入[469]。限制黄热病输入的生物学因素包括来自登革病毒和乙型脑炎病毒的交叉保护作用，亚洲几乎所有居民都有针对登革的免疫力，也常有乙型脑炎免疫力。还有一种假设是埃及伊蚊的亚洲株对于黄热病的媒介作用低[470,471]。很可能所有这些机制合在一起共同消减了黄热病病毒输入亚洲的可能性。

黄热病跨越传统边界的传播，和非洲或美洲城市型黄热病的再现，会使黄热病疫苗的需求大增。正如2016年应对安哥拉疫情时需求超过供应的情况。在动物间传播活动增长期间，黄热病输入疫区外部大量未接种疫苗的沿海地区人群中的风险很高[472]。森林砍伐引起的生态变化也正在改变森林型黄热病的活动态势[473]。非人灵长动物和某些媒介蚊栖息地的破坏可能会在某些地区减少黄热病的传播，但整体上这些因素会被人类对疫区侵入的增加和病毒在人与人间传播机会的增加所抵消[469]。

被动免疫以及被动-主动免疫

产自马、猴子、或猩猩的抗黄热病病毒抗血清在攻击后1~3天给药，可以保护恒河猴抵抗致死性的黄热病病毒攻击[381,474,475]。

如前文"治疗"章节所述，试验猴在野生型黄热病病毒暴露前和暴露后短时间给以α干扰素，可以观察到较低的病毒血症和与未治疗对照组相比较高的存活率[391]。要在感染前很短的时间内或在潜伏期中使用干扰素进行治疗很可能无法用于临床来预防野生型黄热病。不过，在一个已知暴露的患者（如未经疫苗接种的实验室人员的意外感染），则应使用α干扰素做早期的暴露后预防，或优选使用免疫血浆。如前述，在攻击后两日内给药，装配了α干扰素共有序列基因的一个缺陷5型腺病毒载体可以保护仓鼠抵抗致死攻击[394]。可以设想在大规模疫苗接种活动有效开展之前的一段时间内，在受黄热病暴发影响的人群中使用这一策略可能奏效。

在黄热病疫苗研制出来之前，被动免疫已广泛应用于该病的暴露前预防。19世纪提出这一概念[476]，20世纪初期人们首次使用黄热病病人恢复期的血清来抵御黄热病的感染[477]。黄热病病毒成功分离后开展了实验室验证研究。1928年，Stokes等报告少量恢复期病人的血清可保护猴子抵抗致死剂量黄热病病毒的攻击[11]。由于实验室感染病例的不断增长，对高危实验室的工作人员注射病人恢复期血清或是对偶然感染病毒的人员注射大量血清成为惯例。因为没有严格地控制血清质量和免疫程序，例如注射血清剂量不足或是注射血清与发生感染的时间间隔太长[280]，先前注射过血清的人员也会发生实验室感染[478]。在猴子试验中，先于病毒攻击之前注射血清可使猴子获得有效的保护，在病毒攻击之后24小时注射血清，保护率为55%，在病毒攻击之后48或72小时注射血清，保护率仅为15%~20%[479]。在临床发病之后注射血清则无效。

由于很难获得足够且有效的人类血清，所以人们倾向于从非人灵长动物——马和山羊中获得高效价的血清[480,481]。从猴和马获取的血清被证明可以保护易感的恒河猴不受病毒感染。虽然给人体重复注射异源性血清的效果有限，但是将其和部分减毒的病毒联合使用也可达到主动免疫的效果。被动和主动免疫逐渐成为预防黄热病的常规方法，它将人或动物血清与部分减毒的病毒（法国嗜神经株）联合使用可诱生主动免疫而没有不良后果[17,18]。不过这种方法很麻烦，所需的血清量又要足够预防黄热病，但又不能将疫苗病毒全都中和而致其活性感染丧失[482]。异源性血清也存在诸多问题，山羊血清可引发85%的接受者发生超敏反应，而且一些病例的迟发型反应与异常终止的黄热病病毒感染非常相似，可能是由于异源性血清在体内被很快清除而不能控制减毒不足疫苗（例如17E株）的复制。猴子血清相对安全（从过敏反应角度来说），但是由于抗血清对疫苗的中和使得血清阳转常不成功。1936年，被动-主动免疫方法由于疫苗的出现而停止使用，因为无须注射血清直接接种的疫苗在临床上更为安全[22]。

被动免疫的近期应用

美国5%~10%的免疫球蛋白原料血浆供应者是军人，他们在服役期间多数接受过黄热病疫苗的免疫，因此美国市售批次的免疫球蛋白中含有高滴度的黄热病病毒中和抗体（Monath TP，未发表数据，2004）[483,484]。目前静脉注射免疫球蛋白（IVIG）用于疫苗主动免疫有禁忌证者的被动免疫预防尚无公开报道。一位有接种禁忌的慢性淋巴细胞白血病患者（CLL），计划去亚马逊地区做一次短期旅游，临行前注射了对数中和指数（LNI）为0.3的IVIG，获得高水平被动免疫滴度，并且保护性抗体在几周的短期旅行中维持在一个较高的水平（McMullen R等，未发表数据，2000）。在对非人灵长动物的研究中显示，LNI为0.7的抗体具有保护作用[485]。在另一个病例报告中，一名肾移植患者尚处免疫抑制的治疗阶段时，根据他的肝功酶的情况在疫苗接种后第20~22天接受了3剂IVIG[484]。该患者没有出现任何严重的不良反应，并在疫苗接种后产生了中和抗体及T细胞应答，只是较正常对照要低。尽管这种方法可以为那些向往去高危地区做短期旅行的免疫缺陷病人提供一定的保护措施，但是该方法价格昂贵，需要监测IVIG中及患者体内的抗体水平，而且缺乏有效临床数据的支持。

针对野生型和疫苗黄热病病毒的表位开发的人源化鼠单抗将为被动免疫策略带来希望。这种抗体有几个潜在的好处，比如容易生产、更易控制给药量、较作为血液制剂的 IVIG 相对安全。一项针对 E 蛋白结构域Ⅱ表位的人源化单抗(2C9-cIgG)研究在免疫缺陷小鼠和免疫功能正常地鼠中同时开展，试验动物抵抗攻击的存活率上升[386,387]。源自该抗体的人/鼠嵌合 IgG 单抗和 IgM 单抗在 IFN 敲除小鼠的保护性试验中，17D 病毒的致死性攻击前或攻击后 48 小时内给药，只有 IgG（而非 IgM）显示了保护性[386]。不过，要确定如果这些抗体用于有疫苗接种安全性问题的人会不会提供足够的保护性还需要做很多工作。

母体抗体

黄热病病毒中和抗体可经过胎盘转移已经在猴体[486]和人体[167]中得到证实，并且在母乳中也检测到中和抗体[487]。黄热病 17D 疫苗不能接种 6 月龄以下婴儿是出于安全性方面的考虑，而黄热病母体免疫力通常并非有效免疫的障碍。在疫区，母体抗体也会给婴儿抵抗野生型黄热病病毒提供一些初始的保护。

主动免疫

灭活疫苗

自从 1927 年分离出黄热病病毒后，Wellcome 科学研究所[16,488]、巴西 Oswaldo Cruz 学院[489]和巴黎巴斯德研究所[474]均尝试过灭活疫苗的研究。使用苯酚和甲醛处理病毒感染的猴子肝脏和/或肾脏用于疫苗的制备。Hindle 用单剂灭活肝组织乳剂免疫恒河猴，该乳剂每克含有 10 000 个猴体致死剂量的病毒，发现 80% 免疫的猴子可以抵抗病毒的攻击[15]。然而，这些试验未设是否存在残余活病毒的对照且无相关血清学研究。随后的猴体试验结果不甚理想[490,491]，同时巴西的 25 000 例临床试验结果也不明确[474]。Burke 和 Davis[478]报告了曾免疫过灭活肝组织疫苗的人发生黄热病。

随着病毒学技术的发展，试验用抗原比感染猴子的内脏更适合用于疫苗的生产。Gordon 和 Hughes[492]用热灭活或是紫外线灭活已知数量的病毒感染的内脏组织（嗜内脏病毒）或是小鼠脑组织（嗜神经病毒）来制备病毒。制备物中残存的活病毒导致猴子发生感染而得病，存活动物则对病毒攻击产生保护。然而，使用不同剂量的完全灭活疫苗免疫猴子，不能产生抗体也不能使其获得保护。有可能这种制备物缺乏足够的抗原潜能或是这种制备完全灭活病毒的方法破坏了抗原活性。不过所有这些研究都仅仅做了单次免疫，这种免疫方法通常在灭活疫苗都不能激发很有效的免疫反应。Sellards 使用苯酚灭活小鼠脑组织然后以不同剂量连续免疫小鼠，可保护小鼠免受病毒的攻击，同样的方法免疫兔子可产生中和抗体[493]。然而，初免-加强的免疫策略没有在猴体和人体中研究。

抗原制备的方法，病毒灭活及效价检测，对免疫机制的认识不足以及缺少合适的佐剂都成为早期灭活疫苗开发的障碍。根据黄热病病毒的增殖特性，细胞培养收获的病毒滴度可达 $10^7 \sim 10^8$，再借鉴其他黄病毒（乙型脑炎病、森林脑炎病毒）灭活疫苗成功的经验，在今天研制出一种令人满意的黄热病灭活疫苗是没有问题的。早期致力于灭活疫苗开发的失败从某种意义上说是好事，因为如果成功将会改变活疫苗开发的道路。

在人们意识到 17D 疫苗可致严重不良反应之后，对全病毒灭活疫苗和重组亚单位疫苗重新产生了兴趣[494]。三家公司（Xcellerex、Bio-Manguinhos 和 Najit Pharma）进行了全病毒灭活疫苗的研发，他们用 Vero 细胞培养 17D 株或 17DD 株，然后用不同方法对其纯化灭活[495-498]。通过对这些灭活疫苗的分析确定了 E 蛋白和 NS4B 蛋白上的突变，提示疫苗病毒适应 Vero 细胞的表现[499]。至少有两个已开发的灭活疫苗是 β-丙内酯灭活的氢氧化铝佐剂疫苗[496,498]。这两个疫苗都可在啮齿类动物体内诱生中和抗体并抵御致死性攻击。由 Xcellerex 公司开发的疫苗还可保护地鼠抵抗致死性攻击并在猴子和人体诱生中和抗体[496,500]。在一个Ⅰ期临床试验中，2 剂 4.8μg 疫苗（与商用乙型脑炎疫苗相同的剂量）间隔 21 天分别接种，所有疫苗接种者在第 2 剂接种后 10 天内都能检测到中和抗体[500]。中和抗体滴度水平与商用乙型脑炎疫苗和森林脑炎疫苗所诱生的抗体水平一致。

活疫苗

法国嗜神经疫苗（已停用）

1930 年，Theiler 证实小鼠对大脑内接种黄热病病毒是易感的[501]。追随巴斯德在兔脑中传代狂犬病毒以获得减毒株的方法，Theiler 将黄热病病毒法国株在小鼠脑内进行一系列传代获得病毒适应株，该毒株在猴子体内失去了嗜内脏性并保护其免受感染。然而随后的研究发现，该神经适应病毒可使大部分猴子出现发热和病毒血症,并在脑内或鼻腔接种疫苗后,甚至在个别动物经皮下接种疫苗后可产生致死性脑炎[16,225,271,493,502]。该病毒接种同时如果不注射免疫血清则过于危险。因此第一批志愿者在接种神经适应病毒的同时注射了免疫血清(见前文"被动免疫和被动-主动免疫"),该免疫方法结果产生了主动免疫反应[16]。

1932年,Sellards和Laigret报告了第一例在没有注射免疫血清情况下接种法国病毒株的人体试验[17,503]。产生的全身不良反应被归因于病毒减毒不足。为解决这个问题,有一个建议方法是将鼠脑病毒在室温下老化以减弱其毒性。试验对象每隔20天接种一次老化后的病毒,每次接种的病毒老化时间递减,共接种三次[504]。初步研究结果显示该免疫程序有很好的耐受性,且第二次免疫后接种对象的血清阳转率达到90%。至1934年,法属西非地区共3 196人按上述程序进行了免疫接种,第一次接种后有70%的接种对象产生抗体[18],1/3接种对象第一剂接种后出现发热,有两例严重不良反应(脊髓炎和脑膜炎)。1935年,Nicolle和Laigret[505]将该方法简化,接种1针老化24小时并用橄榄油或蛋黄处理的鼠脑病毒,以减缓病毒从接种部位的扩散。到1939年,在西非地区超过20 000人接受了1针或3针免疫。尽管偶有疫苗接种后脑炎的报告,不过随着疫苗的不断使用人们对疫苗反应性的顾虑也随之降低[25,506]。没有常规实施仔细地随访研究,自然感染的威胁盖过了人们对疫苗安全的担忧。

1939年,Peltier等人[507]将用于天花疫苗的划痕法取代了皮下法从而简化了黄热病疫苗的接种方法。同年,大约10万人同时接种了法国嗜神经疫苗和天花疫苗,没有发现副反应。对其中1 387人进行随访,96%的接种者在免疫后一个月产生了中和抗体。截至1941年,在非洲法语地区有190万人通过划痕方式接种了法国嗜神经疫苗,此后变为强制性的疫苗接种。到1947年,该疫苗共免疫了1 400万人次[24]。1946年,联合国善后救济总署(UNRRA)卫生支持技术委员会批准法国嗜神经疫苗接种,WHO也于1948年批准了该疫苗。

法国嗜神经疫苗由达喀尔巴斯德研究所制备,方法为20 000LD$_{50}$的法国株病毒脑内接种2.5~3月龄小鼠[508]。尽管传代水平受到限制,但未使用种子批系统。处死出现症状的小鼠,无菌条件下取出脑组织并冻干。无菌检查后取同一批次脑组织研磨成粉末,再次进行无菌检查。将小鼠脑组织粉末按每安瓿1/10个鼠脑(0.4g)相当于100个人用剂量分装后,进行无菌和效力检定。用2ml稀释液复溶后,效力试验标准为5 000个小鼠LD$_{50}$/剂。该疫苗稳定性很好,4℃保存并可在常温条件下运输。疫苗经阿拉伯胶溶液复溶后,滴一滴于接种者皮肤上,用种痘针或接种天花疫苗类似的器械以划痕方法接种。

到1953年,在非洲法语地区接种了5 600万剂疫苗(数量为该地区人口的两倍)[26]。结果显示,这些地区与没有接种疫苗的邻国尼日利亚和加纳相比黄热病发病率明显下降(见图63.5),血清阳转率超过95%[509]。1952—1953年,法属西非地区人口调查结果说明,接种疫苗后免疫覆盖率由原来的20%左右上升至86%[510]。

法国嗜神经疫苗从开始免疫到完全普及的过程中,它的安全性一直没有得到谨慎评估。已知法国嗜神经疫苗会导致2/3的接种对象发生病毒血症,10%~15%的人会在接种后4~6天出现发热、头痛和背痛等轻微反应,也有罕见的接种后10到15天脑膜脑炎病例[25,511,512]。最初估计脑炎发生率在1:3 000~1:10 000之间[512],由于脑炎患者可以完全恢

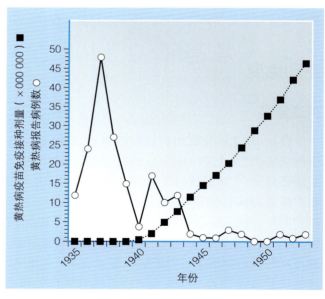

图63.5 1935—1953年间法属西非地区法国嗜神经疫苗的使用剂量数和黄热病病例数。在当地居民中的强制免疫接种结果是黄热病实际上几乎消失。邻近的英语国家因未实施免疫接种政策而一直有黄热病流行

引自MONATH TP. Yellow fever vaccines:the success of empiricism, pitfalls of application, and transition to molecular vaccinology. In: Plotkin S, Fantini M, eds. Vaccinia, Vaccination, and Vaccinology: Jenner, Pasteur and their Successors. Paris:Elsevier, 1996:157-182. 数据来自DURIEUX C. Mass yellow fever vaccination in French Africasouth of the Sahara. In:Smithburn KC, Durieux C, Koerber R, Penna HA, eds. Yellow Fever Vaccination. Geneva: World Health Organization, 1956:115-121.

复以及法属西非地区超过 4 000 万的疫苗接种者并未出现严重的副反应，疫苗安全的重要性被忽视了[24,513]。但同期也有报告称黄热病疫苗在法属赤道非洲地区免疫接种后脑炎病例集中出现和死亡[514]。

虽然英国和美国专家认为法国嗜神经疫苗太过危险，但是当尼日利亚（1951—1952 年）和中非（1950—1952 年）黄热病暴发流行时，黄热病的危险性则远远超出了疫苗相关的风险。在尼日利亚接种法国嗜神经疫苗后出现脑炎暴发，患者多为儿童，发病率达 3%~4%，病死率达 40%[515,516]。验尸报告显示直接病毒性损伤所致的脑炎病变，因从脑组织中分离出了黄热病病毒，而确认是法国嗜神经疫苗而不是其他病毒性外源因子所致。哥斯达黎加和洪都拉斯也发现儿童接种疫苗后发生脑炎，其中 10 例确诊是疫苗接种所致，5 例为疑似病例[517]。

由于人们逐渐认识到儿童接种疫苗后会发生严重副反应，因此法国嗜神经疫苗的使用策略发生了改变。1959 年和 1960 年，疫苗使用限制在 10 周岁以上的儿童和成人[518]。疫苗的接种剂量由每年的 800 万剂减少至 400 万剂。停止儿童常规接种疫苗的 5 年期间，塞内加尔地区 28 年来再次出现黄热病流行[247]。1965 年黄热病在久尔贝勒的流行为西非地区规模最大的一次，感染人数达到 2 万人。由于儿童中黄热病发病率高同时更安全的 17D 疫苗供应不足，法国嗜神经疫苗的接种年龄限制又放宽至原来的 2 岁。498 887 人接种法国嗜神经疫苗后，有 231 例发生脑炎[519]。多数病例为 2~11 岁的儿童，该年龄段的儿童脑炎发生率约为 1.4‰，病死率 9%[519,520]。Collomb 等描述了急性脑炎的相关临床表现和神经精神遗留症状[521]。

高发病率和西非儿童中的疫苗不良反应事件明确了非洲儿童需要更高的接种率和更安全的疫苗。1966 年，巴斯德研究所在 WHO 的支持下扩大了达喀尔的 17D 疫苗生产，1970 年制定的一项官方政策规定 17D 疫苗用于 5 岁以下儿童[522]。17D 疫苗热稳定性较差，很难在一部分偏远地区推广使用，这些地区仅有少量的法国嗜神经疫苗接种，但从 1982 年开始该疫苗不再生产。

法国嗜神经疫苗中可能有鼠类病毒（如淋巴脉络丛脑膜炎病毒）污染的问题，虽未彻底澄清，但从死亡病例的脑组织分离出黄热病病毒[515]且法国嗜神经疫苗产品批中不含鼠类病毒[523]这些事实均支持不是外源因子导致脑炎的发生。除了该疫苗自身固有的嗜神经性外，实验室传代过程中发现，病毒的突变和表型变化表明在基因水平上法国嗜神经疫苗不如 17D 疫苗稳定[524]。某些不良反应的原因可能是疫苗生产过程中或疫苗病毒在人体内的复制增殖过程中基因发生了改变。

黄热病 17D 疫苗

17D 疫苗是目前唯一被批准用于黄热病免疫接种的疫苗产品。已有几种利用 17D 病毒构建的重组或亚单位疫苗研究的报道（见后文"黄热病疫苗的未来和黄热病病毒载体疫苗"）。

疫苗开发和早期临床研究。 Lloyd 等[525]以及 Theiler 和 Smith[19]描述，该疫苗的开发最初是借鉴以前的经验将野生型 Asibi 病毒在病毒生长限制性培养基上持续传代而开始的。这种方法有利于将生物学特性发生改变的毒株筛选出来，该法没有像法国嗜神经疫苗那样在鼠脑中进行神经适应性传代。Asibi 病毒首次体外成功传代是在破碎小鼠胚胎组织培养中实现的。18 次传代培养后，病毒被转入破碎的全鸡胚组织培养中继续传代。再经 58 次传代后，即开始现在称为 17D 的病毒系列传代，此时开始在去掉脑部和脊髓的全鸡胚组织培养中继续传代。在用于人体接种前最后的传代是在胚蛋中进行的。

在第 89 代至第 114 代间，传代株的猴体神经毒力降低并失去了嗜内脏性，在第 114 代至第 176 代间，其小鼠神经毒力降低。采用非脑内的外周途径接种猴不会发生脑炎，脑内接种的猴子会出现相关的组织病理学改变，但仅 5%~10% 发展为脑炎。试验动物产生中和抗体，可以抵抗 Asibi 病毒的攻击。临床前的安全性和有效性研究结果为进行人体试验提供了有力的支持。1936 年使用第 227 和 229 代传代株，先后在有黄热病免疫力的志愿者和无免疫力者中进行了人体观察[21,22]。试验表明疫苗耐受性可以接受并产生了中和抗体。1937 年初，17D 疫苗被引进巴西，并在临床试验中逐渐扩大使用规模，促成当地的疫苗生产并在 1938 年开展了一次大规模疫苗普种活动[22,23,526]。1938—1941 年之间，巴西有超过 200 万人进行了免疫接种。

种子批系统。 1937—1941 年黄热病疫苗在纽约洛克菲勒中心和巴西生产的这段早期时间内，使用了许多不同的亚株，这些亚株是从大约第 200 代开始从原始 17D 株系分支出来的平行传代系（见图 63.6）。其中两个主要的传代系（17D-204 和 17DD）用于疫苗生产。（见后文"17D 疫苗亚株"）。

1938—1941 年间，临床试验和实验室研究揭示了代次控制和病毒亚株控制的重要性。17DD high 亚株（传代水平在 305~395 代）和 $17D_2$ 亚株（220 代）减毒过度，导致人体血清阳转率很低，在猴体的病毒血症和免

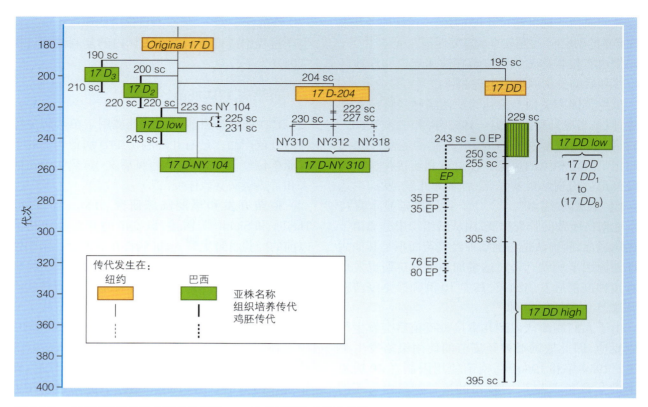

图63.6 在种子批系统建立以前从原始17D病毒起源的早期疫苗批。
资料来自FOX JP,PENNAHA. Behavior of 17D yellow fever virus in rhesus monkeys. Relation to substrain,dose and neural or extraneural inoculation. Am J Hyg,1943,38:152-172;BRÈS P,KOCH M.Production and testing of the WHO yellow fever primary seed lot 213-77 and reference batch 168-73.WHO Expert Committee on Biological Standardization,36th Report.Geneva:World Health Organization;1987.

疫原性也很低[269,527],说明免疫原性可能在短短的20次破碎鸡胚组织培养传代中即可丧失。更重要的是部分亚株与脑炎的发生相关。1941年,巴西发生一起疫苗接种后脑炎暴发事件,在接种同一亚株(NY17D-104)不同批次疫苗的55 073人中进行的调查结果显示,273人(0.5%)发生严重全身反应,其中199人(0.36%)出现中枢神经系统(CNS)症状,1人因脑炎死亡[528]。

在一项对照研究中,19 000人接种了与严重不良反应高发生率相关的不同批次疫苗,包括EP、17D₃、17D-NY 310和17D-NY 104(见图63.7),以及用未种毒鸡胚制备的对照疫苗。5~14岁的儿童脑炎发病率最高,在免疫后9~12天出现CNS症状。17D-NY 104疫苗接种者中脑炎发病率最高(13/1 000)。在猴子的神经毒力试验中,该亚株也导致最高的脑炎发病率。其他亚株(17D-NY 310和17D₃)也与脑炎相关,但是发病率比17D-NY 104低,在猴体可致早期出现和持续时间长的发热。可惜的是,这些病毒亚株及疫苗产品批没有保留下来,无法开展基因序列分析方面的研究了。

在认识到持续传代可能会导致17D疫苗株生物学特性的改变后,里约热内卢实验室于1941年建立了一个"种子批"系统,一级种子和二级种子批被制备出来,后者用于多个疫苗产品批的制造。一级种子批和二级种子批均经过彻底的生物学特性检测,而所有疫苗批次均产自该唯一代次的二级种子批。这个系统1942年后被许多生产商所采用,1945年UNRRA将其正式确立为一项生物制品标准[529]。然而适宜的种子批并未供给所有的生产商,20世纪50年代仍有部分国家继续通过连续传代生产疫苗,并且没有进行充分的神经毒力检测。曾有这段时间内在巴斯德研究所接种此类疫苗后发生数例脑炎的报告[530]。1957年,WHO发布《黄热病疫苗规程》,进一步促进了种子批和生产过程的标准化[531]。

生产

疫苗生产商。现在至少有6个黄热病17D疫苗生产商(见表63.6)。位于印度Kasauli的中央研究所(Central Research Insititute)2011年停止了生产,但计划将来再恢复。位于巴西、法国、俄罗斯和塞内加尔的生产商通过了WHO预认证,其黄热病疫苗产品可以由联合国儿童基金会(UNICEF)采购用于EPI和应急接种。2002年以前,WHO预认证供应商

表63.6 黄热病17D疫苗的生产商

国家	生产商	商品名	WHO预认证	备注
巴西	Bio-Manguinhos,里约热内卢	—	是	只有17DD疫苗,国内使用,有出口
中国	中国生物技术集团公司,北京	—	否	国内使用
法国	赛诺菲巴斯德,Marcy l'Etoile	Stamaril	是	国内使用,有出口
俄罗斯	丘马科夫研究所,莫斯科	—	是	国内使用,有出口
塞内加尔	巴斯德研究所,达喀尔	—	是	国内使用,有出口
美国	赛诺菲巴斯德,Swiftwater,PA	YF-VAX	否	国内使用,少量出口

Sanofi Pasteur 大约生产了500万剂黄热病疫苗供应UNICEF。自2002年以来，全球正携手努力通过大规模免疫活动在西非地区增加疫苗接种覆盖率，EPI和疫苗库存的建立也提高了疫苗的需求。2013年，共有3100万剂疫苗产出并用于30个全球疫苗和免疫联盟(GAVI)国家项目[532]。不过，2014—2017年这些国家支持EPI、大规模接种活动和应急安全库存每年计划需要疫苗6200万剂。此外，泛美健康组织(PAHO)估计其区域内国家每年需要至少2000万剂疫苗。疫苗供应受困于几个因素，如无病原体鸡蛋的供应问题，生产设备问题，以及通过预认证的生产商保持GMP水准的问题[532]。未来一段时间内，黄热病疫苗的需求大于供应的局面将不会改变。

Sanofi Pasteur 的出口疫苗针对旅行者市场，其他生产商向有限人群供应疫苗(见表63.6)。自1900年起疫苗生产厂家不断减少，位于英国、荷兰、德国、哥伦比亚、澳大利亚、尼日利亚和南非的工厂也不再生产。Berna Biotech 公司从德国 Robert Koch 研究所收购了17D疫苗，之后 Berna 又被 Crucell 收购。Crucell 公司对该疫苗(BERNA-YF 或 Flavimun)开展了Ⅲ期临床研究，并在瑞士完成了预注册。然而，2011年 Crucell 被强生收购之后，该疫苗项目在2014年停止。有趣的是源自 WHO 种子批(YF17D-213/77)这个疫苗的神经毒力却比两个已获批的17D-204来源病毒要低[533]。

17D疫苗亚株。所有黄热病疫苗均为17D病毒株来源的鸡胚培养减毒活疫苗。WHO制定了该疫苗的安全性和有效性标准(见后文"生产方法")。血清阳转率、应答水平、免疫持久性、安全性和耐受性等生物学特性在所有17D疫苗中被认为是相同或相似的。但是，目前生产的疫苗在各方面也有所不同，如17D的不同亚株、传代水平、含稳定剂的配方、热稳定性、盐类和其他保护剂及复溶稀释液等都是不同的。17D疫苗并不是单一的生物学克隆，而是多种病毒亚群(基因群)的异质性复合物[122]。因此，目前使用疫苗的蚀斑大小[534,535]和核苷酸序列[70-73,77]存在差异也就不奇怪了。没有证据表明这些差异会影响疫苗的安全性或有效性。

在开始减毒传代之前，Asibi 病毒在猴体内连续传代54次，传代方法为直接注射前次传代动物的血液或是利用埃及伊蚊作为中间体进行(见图63.7)。在这一段传代历史中病毒全程维持了对恒河猴的毒力。图63.6~图63.8显示了最初17D疫苗开发时的传代历史。体外培养始于1933年12月，强毒 Asibi 株先在小鼠胚胎组织培养中传代，随后在鸡胚组织

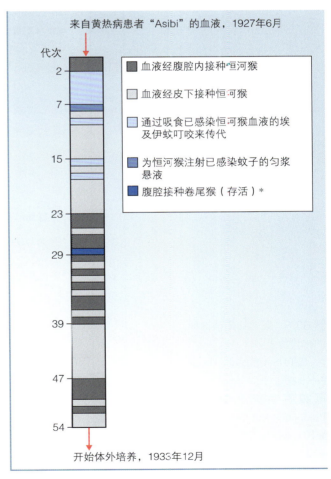

图63.7 Asibi 病毒从最初分离至17D疫苗开发开始体外培养这段时间的传代历史。

*本次接种未被研究者计算在代次累计内，但在体外培养开始前的 Asibi 病毒传代历史中应当将其算一个代次。

培养中传代以产生减毒的17D疫苗(见图63.8)[525]。目前用于疫苗生产的17DD和17D-204两个亚株,是在纽约洛克菲勒中心产生的两个独立传代产物(见图63.6)。17DD亚株和17D-204亚株分别是原始17D株在第195代和第204代的产物(见图63.6和图63.8)。17DD病毒在第229代被送至巴西进行传代,随后继续在破碎鸡胚组织培养中传代14次,然后在第243代开始在完整胚蛋中培养(见图63.6中的EP系)。巴西制备的病毒一级种子批和二级种子批分别为第284代和第285代,现在生产的疫苗为第286代。两个17DD一级种子批中的一批转移至塞内加尔达喀尔的巴斯德研究所,用于制备疫苗生产用的新种子批,后来的疫苗生产转而使用17D毒种。

其他的疫苗生产商全部使用17D-204亚株(及其衍生物,17D-213/77)。在第222代时,毒株在胚蛋中培养制备出来疫苗批NY75(见图63.8)。该疫苗传入哥伦比亚的波哥大黄热病实验室,继续采用胚蛋传代。1940年,传代产物Colombia No. 88返回洛克菲勒研究所,然后在洛克菲勒中心或落基山实验室(美国国立卫生研究院)又进行了小代次胚蛋传代,最后在法国、美国、澳大利亚、荷兰、德国、哥伦比亚、南非、英国和印度用于建立一级种子批(见图63.9)。对原

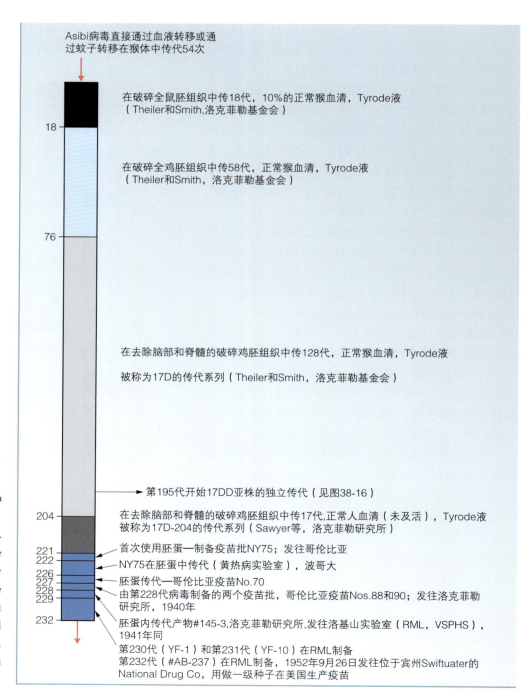

图63.8 黄热病疫苗毒种的传代历史。
注:USPHS:US Public Health Service。
改编自 BRÈS P, KOCH M. Production and testing of the WHO yellow fever primary seed lot 213-277 and reference batch 168-173. WHO Expert Committee on Biological Standardization, 36th Report. Geneva: World Health Organization, 1987.

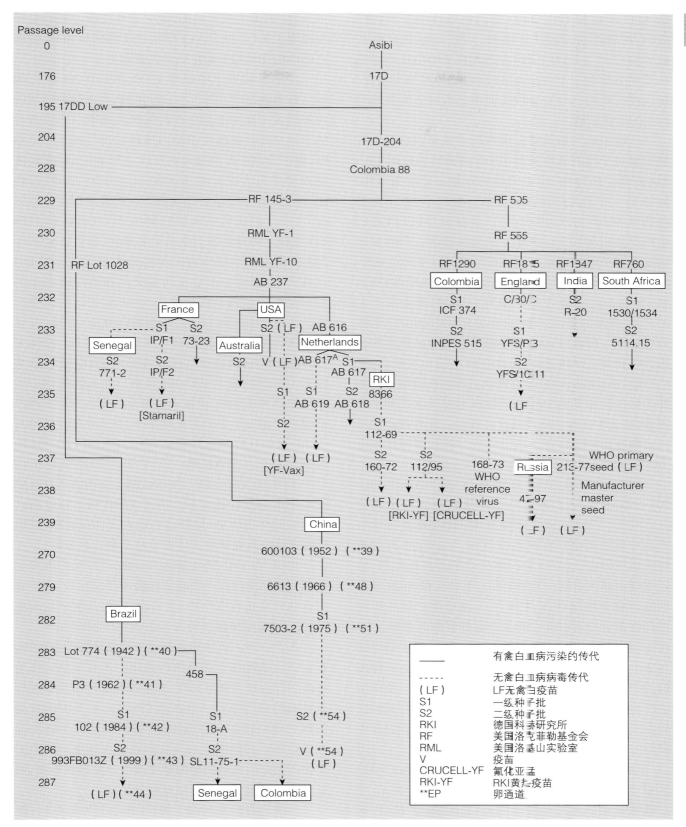

图63.9 17D疫苗和参考病毒的历史及溯源

资料来自 World Health Organization. Recommendations to Assure the Quality, Safety, and Efficacy of Live-Attenuated Yellow Fever Viruses, WHO Document TRS 872, Annex 2. Geneva, Switzerland: World Health Organization, 2010.

译者注:原文图63.10中有一处错误:根据WHO TRS报告所载谱系图,中国系传代历史在疫苗水平代次应为55,原文图中误为54,特此说明。

始 Asibi 病毒和 17D-204 病毒（YF-Vax）的全面测序揭示，两者都含有相似体序列，只是 Asibi 的比疫苗株要少些[122]。而且，该研究还发现 17D-204 病毒的减毒突变没有一个会在 Asibi 病毒的相似体中出现，提示疫苗株的突变是分散的而不是因野生型群体基因组的筛选所致。

达喀尔的巴斯德研究所在制备无禽白血病病毒的二级种子批时从原先的 17DD 病毒转为使用 17D-204 病毒。1977 年，位于柏林的科赫研究所为 WHO 制备了一批无禽白血病病毒的一级种子，并作为参考物质（称为 17D-213/77）[536]妥善保存，以供新的生产商使用和作为应急生产的资源储备。科赫黄热病疫苗被伯尔纳疫苗公司收购后在瑞士生产。随后当 Crucell 公司收购伯尔纳疫苗公司时，该疫苗（商品名 Flavimune）正处于临床研究后期，但尚未批准上市[537]。俄罗斯是仅有的也在使用 17D-213/77 毒株的生产商。目前，17D-204 疫苗用于生产的代次均在第 233 和第 239 代之间。17DD 疫苗的代次较高，其生产商（Bio-Manguinhos）有两次直接在胚蛋中进行额外的传代制作新的工作种子批而不是从主代种子批制备，因为主代种子批当时已经耗尽。额外代次的传代产物在生物学特征上通过序列分析和猴体神经毒力试验进行了全面评估。

通过单克隆抗体分析法区分 17DD 和 17D-204 亚株时发现，E 蛋白的一个抗原决定簇出现变异[131,132,135,538]。不同生产商采用 17D-204 亚株所生产的疫苗之间也存在抗原性差异[132]。通过 T_1 寡核苷酸指纹图谱检测 11 个国家生产的黄热病疫苗，结果发现很高的基因一致性，可区分 17D 和 Asibi 亲代株的所有突变均存在[536,539,540]。南非生产的一级种子和疫苗分别存在 1 个和 2 个寡核苷酸的差异。Xie 在序列水平上证实了这种差异[110]，发现 3′非编码区有 2 个核苷酸改变。通过对巴西生产的 17DD 亚株疫苗，WHO 参考疫苗（17D-213），以及美国、法国和英国生产的 17D-204 亚株疫苗的核苷酸和氨基酸序列的比较发现，17DD 株与 17D-204 株相比在减毒传代过程中累积的核苷酸和氨基酸序列改变更少[71,72,539]。

基于不同的亚株，17DD 和 17D 亚株疫苗的编码区最多会有 17 个氨基酸的差异[69,72,539]。在 12 个其他氨基酸残基上。除此之外，17D-204 亚株（包括 WHO 的 17D-213/77 病毒株）的不同疫苗产品之间可有 12 个氨基酸残基的差异。这些差异中的 6 个是中国 17D-Tiantan 亚株所特有的，提示了该亚株的变异性最大[72]。由于这些疫苗株都是减毒株，并且每个位置的一个或多个疫苗株均有一个残基和亲代（强毒）Asibi 病毒的残基相同，说明这些疫苗之间的差异与减毒无关（参见表 63.1 中所有疫苗株与 Asibi 病毒之间可能在减毒中起作用的共有差异）。

在小鼠和猴子中观察 17DD 和 17D-204 亚株的神经毒力表型[268,534,541-543]，通过分析鼻内接种疫苗后的年轻成年鼠的平均生存时间和致死率以比较两者的不同，17DD 亚株疫苗鼻内接种动物后具有神经毒性，而 17D-204 疫苗则无此反应。在 WHO 标准猴体脑内神经毒力试验的测试猴中，与 17D-204 疫苗相比，接种 17DD 疫苗后动物脑组织病理学损伤分数更高[541,544]。后来另一项研究揭示了 17D-204 和 17D-213 亚株之间神经毒力上的更多差异，结果显示 17D-213 在猴体和小鼠体内的神经毒力要低于 17D-204 亚株[534]。这两个 17D 疫苗株之间在神经毒力上的差异是由于包膜 E 编码区和 NS4B 编码区的突变所致。不过 17DD 和 17D 疫苗均符合 WHO 标准，并且在猴体试验中安全性都在可接受限度之内。总体来说，经动物实验，这些数据或许显示 17DD 疫苗的神经毒力可能稍强于 17D-204 疫苗。而人体使用中的结果却并不是这样，由被动监测系统报告的严重神经系统副作用发生率的对比结果为，使用 17DD 的巴西（每 10 万剂 0.37 例神经疾病）略低于使用 17D-204 的美国（每 10 万剂 0.8 例）[255,259a,545]。该比例每年均有所不同，尤其是巴西。提示这两个疫苗的不良反应发生率可能没什么差异。由于 17DD 和 17D 疫苗已有很长的使用历史，接种过上亿人次，因此没有理由怀疑这些疫苗亚株在人体安全性上有什么差异。

17DD 和 17D-204（包括 17D-213/77）疫苗的安全性和免疫原性已在一项临床试验中经过比较，事实证明这两种疫苗在安全性、血清阳转率、几何平均滴度（GMTs）以及抗体滴度分布等方面都是相同的[546-548]。

生产方法。黄热病疫苗的生物制品标准由 WHO 制定[531]，批准在全球范围内使用的所有黄热病疫苗都必须符合这一基本标准，并且按照生产质量管理规范（GMP）进行生产。各国监管机构，如美国的食品药物管理局（FDA），掌管上市许可，因此该生物制品标准在不同的国家也有一定的差异。各生产商当前均使用无禽白血病病毒的种子批生产黄热病疫苗，但对其他外源因子的检测却有所差异。

一级（主代）毒种和二级（工作）毒种均须进行细菌、真菌、支原体和外源病毒的检定，并在恒河猴或短尾猴中进行一项标准的安全性和免疫原性检定[531]。含有 5 000~50 000MLD$_{50}$ 的相当于 3.7~4.7log$_{10}$IU 国际单位病毒量（见后文本小节的效力检测部分）的 0.25ml 疫苗经脑内接种至少 10 只猴子，30 天内监测动物的临床表征、病毒血症、抗体应答和半定量神经病理损伤,并进行统计学分析(见表63.7)[531,549,550]。作为参比,为另外10只猴子接种对照参考品。某些国家的监管机构曾要求使用神经病理分值高的参考品而致神经毒力试验不合格,如17D 6 766批[541,549],但一般来说,生产商在制备新的病毒种子批时会采用以前合格的内控参考品作为对照(如正在使用的工作种子)[531,534,543]。

表63.7　17D疫苗毒种猴体安全性试验*的生物制品标准

标准	检测	结果
嗜内脏性	第2、第4、第6天的病毒血症水平	所有样本的病毒血症<500IU/0.03ml,且有一个以上样本不高于100IU
免疫原性	中和抗体	第30天阳转率>90%
嗜神经性	持续30天临床观察	脑炎发生率和半定量临床分值低于参考品
	组织学评价(第30天)	平均病变分值低于参考品[‡]

* 10只未免疫的恒河猴或短尾猴以5 000~50 000个MLD_{50}的病毒量接种额叶后观察30天。

[‡] 组织学打分在5个大脑层面和6个颈髓及腰髓层面上进行,对炎症和神经元病变做半定量分级打分。观察的大脑区域包括目标区(显示更加严重病变的区域不管被测病毒的神经毒力强弱)、附属区及可区分疫苗神经毒力高低的辨识区。计算目标区辨识区合并的和辨识区单独的平均分组打分。试验猴的平均打分与注射参考疫苗的猴子总平均分相比应无显著性差异(5%显著性水平)。

注:MLD_{50}:鼠半数致死量。
资料来自:World Health Organization. Recommendations to Assure the Quality, Safety and Efficacy of Live Attenuated Yellow Fever Vaccines. TRS 872, Annex 2. WHO Tech Rep. Ser. Geneva, Switzerland: WHO, 2010.

神经毒力试验被广泛应用于使用17D作为载体的新型嵌合疫苗[542]。这种检测方法的灵敏度很高,病毒中单一的突变就会导致神经病理分值的改变[86]。该试验在分辨17D疫苗(毒种)是否存在嗜内脏性增强(通过观察病毒血症)方面的价值尚无定论。

在一项研究中,恒河猴经脑内或皮下途径接种17DD疫苗后,每天用蚀斑法或是RT-PCR检测其病毒血症[551],结果显示脑内途径接种后产生病毒血症的恒河猴比例比皮下途径的比例高,这就产生了一个疑问,即神经毒力试验(脑内接种)是否适宜作为评价嗜内脏性的方法。不过综合考虑这两组动物(脑内或皮下)可见,病毒血症仅持续2~6天,蚀斑法测定的平均滴度为1.62(SD,0.76)$\log_{10}$PFU/ml。

用于生产的许多病毒种子序列已经测定出来,且测序很可能成为以后的规程要求[552]。不同厂家的疫苗或传代株在个别氨基酸位点上略有差异(见前文"17D疫苗亚株")。

黄热病疫苗的生产方法为,病毒工作种子无菌接种活的胚蛋[553,554],同时设置未接种的胚蛋作为对照(每批80个)用于检测(见后文)。目前所有的生产商使用的胚蛋均来自封闭的无特定病原体鸡群,现在这已是规程要求[551]。每个7~9日龄的鸡胚接种0.1ml种子病毒,含有2 000~5 000个MLD_{50}的病毒量或以国际单位表示的等量病毒(见本节后文关于效价试验的内容)。接种3到4天后(病毒滴度达到峰值[555]),无菌收获感染鸡胚。收获时鸡胚日龄不应超过12天。一个生产班次接种的鸡胚收获后形成一个单一收获物。

从感染胚胎提取病毒的方法各厂家不尽相同,但均包括添加灭菌注射用水(通常每胚1~2ml)、匀浆和离心收获上清液。每组合并鸡胚匀浆离心后收获的上清液分别冷冻保存等待无菌检定结果。

该疫苗不可采用分装前最终除菌过滤工艺否则会导致病毒大量损失,所以疫苗的制备过程必须保证无菌操作。单一收获物在用于半成品(可含一个单一收获物或多个单一收获物的合并物)配制前会在某一工序或多个工序进行无菌检定。半成品的配制量主要取决于冻干机的能力。根据效力试验结果(病毒滴度)稀释病毒液并加入稳定剂(如水解猪明胶和山梨醇,但不同生产商的稳定剂各不相同)后分装入玻璃小瓶并冻干。分装前没有除菌过滤工艺,因为产品本身的特性使过滤难以进行,并会导致病毒滴度的显著下降,因此其生产工艺为100级(A级)条件下的无菌操作。

半成品配制的目标滴度应根据可预期的滴度损失作出调整,这些滴度损失包括冻干过程中的损失和产品放行至有效期满之间的损失。因此放行滴度必须高于规程规定的最低标准(3.0$\log_{10}$IU)。目前各生产商提供的数据显示,每剂效价的范围在3.5~6.0$\log_{10}$IU/0.5ml之间[552],放行时超出最低标准的滴度应可确保有效期满时(视厂家不同2至3年)产品仍符合该最低效价要求。每个胚蛋的产量通常为100~300剂。

WHO最初制定的生物制品标准中效价是以小鼠LD_{50}中位数(MLD_{50}通过4~6周小鼠脑内接种法测定)或等值的蚀斑形成单位表示的。由于小鼠法和蚀斑法自身固有的可变性以及建立PFU:MLD_{50}比值关系的难度,英国国家生物制品标准研究所(NIBSC)开展了一项旨在建立国际标准品的研究[556]。该研究确定PFU:MLD_{50}比值大约为10:1,并制备了一个17D疫苗国际标准品批(NIBSC标准品编号99/616),

该标准品已由 WHO 批准用于生产商和国家检定实验室的质控[552,556]。新的最低效价标准是 $3.0\log_{10}$IU，约相当于 $3.0\log_{10}$MLD$_{50}$ 和 $4.0\log_{10}$PFU[552]。

疫苗效价的上限标准从未制定过，因而有些疫苗批次的滴度高达 $6.0\log_{10}$ IU。在这个问题上目前的观点是，生产商应该利用多批次的趋势分析在内部建立自己的上限标准，并由所在国的国家监管机构批准。不过还没有对高滴度的和标准滴度的 17D 疫苗之间进行比较的临床研究数据，但有一项剂量范围研究显示，使用低于正常标准剂量 10 倍的 17DD 疫苗却可以产生和标准剂量相同的血清阳转结果和病毒血症水平[557,558]。高剂量接种在动物实验中可产生前滞效应，免疫原性降低（见后文"疫苗亚株或剂量"）。

原液需做外源因子检查。各国国家监管机构规定的检测标准有所差异，但都包括细菌（含禽类分枝杆菌）检查、真菌检查和支原体检查。由于黄热病 17D 疫苗的开发早于现代外源因子检测方法的应用，因此某些国家的检测标准并不像新疫苗那么严格。对照组（未接种病毒）胚蛋与疫苗生产胚蛋一起常规孵育后检测鸡胚活力、无菌和血凝病毒。某些国家的监管机构还要求用细胞培养做病毒因子的体外法检测并在小鼠、豚鼠和胚蛋内进行病毒因子的体内法检测。

这些检测需要做传代或盲传培养，由于必须中和掉样品中的本病毒（黄热病 17D 病毒）方可在细胞培养或体内法宿主中观察到潜在的外源性病毒因子，该检定试验较为复杂。中和本病毒需要高效价的抗血清，可经无病原体动物宿主免疫黄热病病毒抗原加以制备，除了鸡蛋以外其他动物宿主都可以。完全中和可能比较困难，特别是必须在敏感指示细胞或乳鼠中检测高滴度样品时。加入稳定剂之前的蛋白含量规定不应超过 0.25mg/剂。

分装后的成品需进行一系列检定，包括采用中和试验方法的鉴别试验、效价测定、热稳定性、无菌检查、小鼠和豚鼠中的异常毒性检查、残留水分测定、卵清蛋白残留量测定和细菌内毒素测定等。某些国家要求每个疫苗批均进行猴体安全性试验。按照 WHO 标准[531]，效价应不低于 $3.0\log_{10}$IU/ml。成品中的病毒剂量需超过规定最低剂量的 50 倍，以备产品在贮存过程和热稳定试验过程中可能的效价损失（见后文"疫苗热稳定性"）。

赛诺菲巴斯德曾对超过 12 年间生产的 17D 疫苗批次进行了全面的分析[623]。该疫苗在遗传学方面很稳定，在蚀斑大小、小鼠 LD$_{50}$ 和平均存活时间及定量 PCR 测定的病毒含量等方面也呈现均一性[560]。该分析中的一个重要结果是明确了病毒基因组当量和感染性单位之间的比率，这个比率大约为 1 000∶1[559,561]，和其他黄病毒研究的同类结果一致。由于黄热病疫苗中含有大量类似缺陷病毒颗粒，这或许可以解释动物试验中高剂量疫苗可致前滞效应产生的原因。是否感染性病毒颗粒的实际含量会超出小鼠或细胞培养检测的结果，是否在体内环境中疫苗里的缺陷病毒对感染性会有调节作用，均不得而知。

疫苗成分。 黄热病疫苗不含抗生素或防腐剂。由于疫苗复溶后细菌污染的风险和疫苗病毒的热不稳定性，单剂装和（特别是）多剂装疫苗复溶后必须在短时间内及时使用，如疫苗包装标签所示：通常为 1 小时内，或者在冰块上最多 8 小时内使用。不同生产商疫苗的盐、缓冲液和稳定剂辅料有所差异。法国赛诺菲巴斯德（Stamaril）生产的含有稳定剂的疫苗中没有动物源性成分，以 0.4% 的盐水复溶。每剂疫苗含 16.0mg 乳糖、8.0mg 山梨醇、833μg L-盐酸组氨酸、362μg L-丙氨酸、1.6mg 氯化钠、54μg 氯化钾、598μg 十二水磷酸氢二钠、63μg 磷酸二氢钾、39μg 氯化钙和 29μg 硫酸镁。相比之下，该生产商在美国生产的黄热病疫苗（YF-VAX）则使用山梨醇和水解猪明胶作为稳定剂，以 0.9% 的盐水复溶。该疫苗每剂中的猪明胶含量约为 10mg。17D 疫苗的渗透压比正常血清水平略高。

外源性病毒。 1966 年，黄热病 17D 疫苗被发现有禽白血病病毒污染[562]。由于该病毒对鸡胚的高感染率，所有当时生产的疫苗均受此病毒污染。20 世纪 70 年代开发了新的无禽白血病病毒污染的毒种，所有生产商均使用符合 WHO 标准的无禽白血病病毒污染的种子批[531]。禽白血病病毒可能会在人基因中引入白血病原癌基因，当然不希望黄热病疫苗中有禽白血病病毒的污染，不过尽管如此，尚无证据显示该病毒与什么人类疾病有牵连。通过对二战老兵中肿瘤死亡病例的回顾性研究，这一问题有了答案[563]。该研究表明，接种黄热病 17D 疫苗 5~22 年后，接种者的各类癌症、淋巴瘤和白血病的发生率与未接种疫苗者无显著差异（实际上更低）。目前所有生产商均被要求必须使用无特定病原体鸡群所产鸡蛋进行生产。

包括黄热病 17D 疫苗在内，胚蛋生产疫苗的产物增强性逆转录酶（product-enhanced reverse-transcriptase，PERT）检测结果均呈阳性，这反映了含有内源性禽白血病病毒序列或逆转录病毒序列的缺陷病毒颗粒的存在。在人体还没有发现活性逆转录病毒感染或诱生性复制的证据，也没有发现禽白血病病毒感染或内源性禽逆转录病毒感染的证据[564-567]。不过有一项研究发现禽白血病病毒的核酸是产生鸡群种系内生性逆转录病毒的原因[564]。通过禽类细胞培养扩增后定量 PCR 法对逆转录病毒污染的检测或许可以纳入以后胚蛋生产黄热病疫苗批准的法规要求中。

早期制备的 17D 疫苗配方中以及早期的 17D 疫苗使用过程中，会使用合并后的人血清作为稳定剂。疫苗因此受到乙肝病毒的污染，导致接种后黄疸的暴发[568-570]。从 1942 年起黄热病疫苗中不再使用人血清。现在的黄热病疫苗本身没有人类肝炎病毒污染的危险。

现有剂型与联合疫苗。 目前使用的黄热病疫苗均为 17DD 或 17D-204 亚株病毒制备的减毒活疫苗，在胚蛋中培养并制备为冻干剂型。不同疫苗的稳定剂和无机盐成分有所差异。部分疫苗含氯化钠和缓冲盐，使用灭菌注射用水复溶，其他疫苗则用生理盐水复溶。

疫苗有效期可有不同，但所有疫苗均要求在使用地点应存放于 2~8℃ 条件下，并应在复溶后 1 小时内使用完毕。但在大规模普种活动中和 EPI 接种中，复溶后的疫苗如果置于冰块上则可在一个 8 小时工作日内全天使用。疫苗供应规格可为单剂瓶装和多剂瓶装，最多可达每瓶 20 剂[574a]。

法国（Stamaril，Sanofi Pasteur）、巴西（Bio-Manguinhos）、俄罗斯（Chumakov Institute）和塞内加尔（Pasteur Institute）生产的疫苗可出口投放国际市场，或通过 UNICEF 和 PAHO 招标采购（预认证疫苗）供应 EPI。其他地区生产的疫苗几乎仅用于国内旅行者和军人免疫。

尽管有几个联合疫苗已经开展了临床研究（包括黄热病-麻疹和黄热病-伤寒），但目前尚无商用联合疫苗上市。

基因稳定性

疫苗热稳定性。 1987 年，WHO 颁布了一项黄热病疫苗生物制品标准附录，这是一个稳定性标准的指南（不是正式规程）[571]。该指南包括两项标准：冻干疫苗在 37℃ 条件下放置 14 天后必须①不低于最低效价要求（每 0.5ml 剂量大于 1 000MLD$_{50}$）；②滴度下降平均不超过 $1.0\log_{10}LD_{50}$。当时全球 12 家批准的生产商中仅有 5 家能够达到该稳定性标准[572]。现行 WHO 黄热病疫苗规程已将该稳定性标准作为正式规定，该标准经过重新审议并被确认适用于黄热病疫苗[531]，全球范围内生产的黄热病疫苗都符合这个标准[552]。

未添加稳定剂的黄热病疫苗在 37℃ 放置 14 天后滴度会降低 $1.5\sim2.5\log_{10}$/剂，而添加稳定剂的疫苗则仅会损失 $0.3\sim0.5\log_{10}$/剂。一项研究表明，塞内加尔生产的冻干疫苗在 2~8℃ 条件下储存了 3 年以上后仍可达到 WHO 标准[573,574]。在 -20℃ 储存比 2~8℃ 储存更好。与其他用于 EPI 的热敏感疫苗（包括脊髓灰质炎、麻疹和百日咳疫苗）相比，添加稳定剂的黄热病疫苗具有相似或更佳的稳定性表现。尽管冻干黄热病疫苗必须在适宜条件下储存和冷链运输，但黄热病疫苗并非 EPI 系统中的薄弱环节。

不同生产商使用不同的稳定剂。美国和英国生产的疫苗使用山梨醇和明胶。YF-VAX 的产品标签[575]提供了产品在 35~37℃ 和 45~47℃ 条件下的稳定性数据。用 Vero 细胞蚀斑法测定的上述储存条件下该冻干疫苗的半衰期分别为 14 天和 4.5 天。法国生产的疫苗采用糖、氨基酸和二价阳离子作为稳定剂（见前文"疫苗成分"）。黄热病疫苗的一项弱势为疫苗复溶后的不稳定性，尤其是多剂装疫苗。根据产品标签所示，复溶的疫苗必须置于冰块上并在 1 小时内使用完毕，未使用者应废弃。不过在接种现场的实际操作中，WHO 推荐保存在冰块上的复溶疫苗可延长使用时间（6 小时）[531]。

在宿主体内复制的遗传稳定性。 17D 疫苗株没有经过蚀斑纯化，含有不同大小蚀斑毒株的异质性亚群，这些亚群对小鼠的神经毒力也不相同[85,110,534,535]。经蚀斑纯化获得的一个 17D 疫苗变异株有一个野生型表位，在 E-173 位点存在氨基酸变异[84,85]。17D 疫苗的蚀斑大小变异株的相对比率随着传代培养而变化[534,535]。对 17D 疫苗序列一致性分析和后来的全面测序结果表明，在结构基因、非结构基因和 3′非编码区存在核苷酸异质性，而 17DD 二级种子及其制备的疫苗批在结构基因和非结构基因中存在 4 个核苷酸异质性，这些都提示了黄热病疫苗相似体（quasispecies）的特性[71,112,543]。

鉴于 17D 疫苗自制备代次稳定以来良好的安全性记录，基因型和表型的异质性不会有什么安全性问题。17D 病毒株的蚀斑变异体没有表现出超过疫苗株本身的小鼠神经毒力，因此在人体的复制过程中变异体的比例变化可能也不会改变其毒力。Xie 等[576]从 6 名接种了美国产 17D-204 疫苗的受试者体内分离出 17D 病毒株，测序后发现结构基因中没有突变发生，NS5 区域仅发生不到 2 个核苷酸的变异。与此相似，脑内接种 17D-204 疫苗 12 天后的猴血清中分离所得病毒株，在 NS5 区域没有突变或仅有单个沉默突变。这些结果说明，17D 病毒在宿主体内的复制具有高度遗传稳定性。其变异累积速率明显低于RNA病毒应有的预期速率[577]。另外,采用真正克隆了的17D黄热病病毒作为外源基因载体的研究非常成功,这一点说明17D疫苗的相似体(quasispecies)特性对安全性和有效性并不重要,要开发一个17D病毒的分子(或生物)克隆作为疫苗株是有可能的。

17D疫苗在宿主体内复制出现的罕见变异曾引起致病性的改变。1965年首次报告了两例脑炎的致死性病例,其中一例为17D-204疫苗接种后的3岁儿童[97]。Jennings等[92]在同等实验室传代水平上分析了脑组织来源的病毒及商用17D疫苗的特征。与商用疫苗相比,脑组织分离病毒具有更高的小鼠神经毒力,在一只短尾猴中导致严重脑炎,并可与野生型特异的单克隆抗体发生反应。与17D-204疫苗基因相比,脑组织分离病毒的E基因两个残基(E-155和E-303)和NS4B的一个残基发生变异。这些神经毒力方面的变异,尤其是E-303位点的变异,是具有一定潜在作用的。一个嵌合黄热病疫苗的异源性E蛋白在体外传代培养过程中的一个点突变即可增强该病毒的神经毒力[86]。

严重不良反应(尤其是嗜内脏性不良反应)的发生,令人担心这是否因疫苗病毒在体内的变异致其毒力或侵袭性变化或强毒变异体在体内获得了优势选择所致。至今所有的数据,包括对患者脏器中分离的多株病毒进行的序列一致性分析结果均表明,是宿主的易感性而非病毒变异所致。

生物分布。通过在短尾猴中进行的研究,17D疫苗免疫后在体内的病毒复制部位得以确认,并且描述了中和抗体反应和病毒清除的关系[284]。接种17D疫苗后的第2~5天,检测15只中有7只(47%)猴子的血清中存在病毒,平均峰值滴度(±SD)为67.3(±94.8)PFU/ml,平均病毒血症天数为1.4天±1.6天。第7天时,15只猴中的12只(80%)检出中和抗体,而到第14天时100%的猴子都出现了中和抗体。第3天时可在皮肤(接种部位)、淋巴结和骨髓检出病毒RNA,第7天时可在皮肤、淋巴结、脾、胸腺、肾上腺、肝和骨髓检测出病毒RNA。到第14天时,病毒RNA仅可从淋巴组织检出,至第46天,病毒完全清除(第15~45天之间未检测)。病毒载量普遍较低,在50~500PFU当量(Eq/g)范围内。

在前文"发病机制"中提到过一个现象,就是疫苗病毒在血液中被清除后能在人的尿液中检出(RT-PCR检测疫苗病毒基因组)[300]。这个现象并不意味着17D疫苗病毒感染了肾脏或泌尿系统,因为在其他部位产生的病毒也可能在尿液中排出(在免疫接种的猴子肾脏中没有发现17D疫苗病毒)[284]。人类尿液中发现疫苗病毒基因组可能是由于持续感染导致的,这也可作为该疫苗很强的免疫持久性和IgM抗体持续产生现象的一种可能解释。该现象没有什么临床后果,倒是那些遭受嗜神经性不良反应的患者可能需要注意,但神经系统异常在急性反应之后很晚(数年)才出现。

疫苗剂量和接种途径。黄热病疫苗通过皮下方式接种0.5ml,常规接种部位为上臂。20世纪30年代洛克菲勒研究所在非人灵长动物中采用皮下接种方式对17D病毒进行充分的临床前评估后,开始在人体通过这种接种途径使用该疫苗,当时皮下接种方式在疫苗接种中广泛使用。欧洲人用医疗产品(Medicinal Products for Human Use,CHMP)委员会批准了法国产17D疫苗(Stamaril)的产品特性说明(Summary of Product Characteristics,SPC),其中规定该疫苗通过皮下途径或肌肉途径接种都可以。不过尚无这两种免疫接种途径的临床比较研究数据,现存的肌肉接种的文献报道仅有一篇[483]。

规定的最低接种剂量为$3.0\log_{10}$IU/剂。由于商用疫苗含有更多的病毒以备疫苗贮存过程中的效价损失,因此出厂的剂量高于该最低标准。大多数疫苗在放行时的效价在$3.7\sim4.7\log_{10}$IU/剂之间,但也有效价高达$6\log_{10}$IU/剂的[552]。

如"疫苗亚株或剂量"一节中所详细讨论的与剂量相关的安全性和有效性方面的担忧,无论是低剂量还是高剂量都存在。为扩大疫苗供应,节约接种剂量的研究正重新唤起人们的兴趣,相关的临床研究正在开展以降低剂量范围。WHO近期发布了一本策略建议专家组(SAGE)批准的白皮书,用于应对暴发时采用小剂量疫苗策略[574a]。已有临床研究表明标准(全)剂量1/10剂量的疫苗就可以产生相似的病毒血症水平和血清阳转率[557,558]。

尝试用17D疫苗通过耐酸胶囊以口服或肠道途径免疫猴子未能成功(与一个早期报道相反)[199],而通过鼻内喷雾接种病毒均可产生血清阳转[579]。鼻内免疫没有在人体中尝试过,17D病毒残存的嗜神经性令人担忧鼻内接种的安全性,因为鼻腔内的嗅神经可能受到感染,并且病毒有通过筛骨途径直接进入脑内的潜在可能性。三名接种了疫苗的哺乳妇女的婴儿所发生的嗜神经性疾病[203-205]明确提示我们,无论是鼻内或胃肠道可能是有效的接种途径而产生血清阳转,但是也有可能导致神经系统的不良反应。

皮肤免疫。1950年,尼日利亚决定生产皮上划痕法接种用17D疫苗,以简化和降低接种费用,也可降低产品的无菌要求[580]。从1951年开始以这种方法单独接种17D疫苗、联合天花疫苗接种、或与天花疫苗同时在不同部位接种的临床试验[580-584]。疫苗采用胚蛋培养制备或先在胚蛋中培养再接种鼠脑制备。临床试验结果显示,此法单独接种时会有约15%的受试者不发生血清阳转,而与天花疫苗联合免疫者则有35%未发生血清阳转[585]。间隔14天再次接种17D疫苗可提高血清阳转率[586]。

在西非和马来半岛开展的研究显示,这些免疫失败产生的原因可能是异源性黄病毒的交叉保护作用[587-589]。采用划痕法在17D疫苗和法国嗜神经疫苗之间进行一对一的比较研究显示,法国嗜神经疫苗的血清阳转率较高[580]。皮上划痕法接种17D疫苗血清阳转率明显偏低的原因很可能不是由于疫苗滴度上的差异[586],而更可能是由于同样的剂量采用这种方法接种的法国嗜神经疫苗本身固有的更强的复制能力。此后的一项研究将17D疫苗采用皮下和划痕两种方法接种,发生或没发生特异性皮炎的接种者都有,结果发现接种30天后在划痕接种17D疫苗的人中阳转率较低(82%),低于皮下接种者(91%)($P=0.059$)[590]。与正常对照组血清阳转率对比后有显著差异($P=0.02$),皮下组为100%(21/21),而划痕组为74%(14/19)。有特异性皮炎的患者血清阳转率在皮下组(93%)和划痕组(90%)之间是相似的,但在总体上却偏低。在这一组当中观察到免疫应答和IgE水平呈负相关。该研究的作者考虑划痕组偏低的血清阳转率部分原因是病毒穿透和感染皮肤不充分所致。此前,非洲英语地区未采用划痕法进行17D疫苗的常规接种,其原因包括有效性不能确定、缺乏有效的冷链、殖民统治结束后黄热病疫苗生产和免疫接种公共卫生政策的缺失及新型皮下接种方法(射流注射器)的开发。

早期通过表皮途径(皮肤划痕)进行免疫接种的工作人员并不知道朗格罕细胞是人体黄病毒感染的初始靶细胞。皮肤无针接种或表皮微针接种活疫苗均比原始的划痕法更具可控性,是17D疫苗和其他黄病毒活疫苗接种的可靠替代方法[591]。通过用疫苗搓擦皮肤并借助剥除角质层的装置给猴子接种黄热病17D和乙型脑炎嵌合疫苗,可使猴子有效免疫[201]。

在研究17D疫苗不同接种方法的临床试验中,受试者中有155名初次免疫者和20名再次免疫者,按1:1随机分成两组,分别通过皮内注射途径接种0.1ml(1/5标准剂量)和皮下注射途径接种标准剂量[592]。100%的受试者都产生了中和抗体,并且皮内和皮下途径产生的抗体滴度也没有差异。皮内注射组在接种部位出现红斑和肿胀的比例较高,与其他皮内注射疫苗所见一致。两种免疫途径组中初次免疫者在病毒血症方面没有差异(再次免疫者未观察到病毒血症)。作为无针接种和小剂量接种的一种实现手段,皮内接种法令人期待。

制造成本和疫苗价格。黄热病疫苗的生产成本适中,但很大程度上取决于不同地区的条件(人员工资、管理费用等)。价格和销售利润因不同市场而不同。2013年UNICEF采购用于非洲地区的和PAHO招标的用来供应南美国家的5剂瓶装和10剂瓶装的黄热病疫苗价格范围在每剂0.67~1.40美元之间[532]。而美国旅行诊所的每剂收费则在150~350美元之间[461,593]。

疫苗接种结果

疫苗免疫应答

疫苗接种的先天性免疫应答

黄热病疫苗的先天性免疫应答有两个重要功能:可提供相对迅速的抗病毒分子表达以刺激和调节获得性免疫应答,包括混合的$CD4^+$辅助T细胞(Th1/Th2)应答及$CD8^+$细胞毒性T细胞的快速活化[594,595]。17D疫苗免疫后严重(嗜内脏性)不良反应易感性的免疫学机制被疑为先天性免疫应答的不足或功能障碍。普遍认为,令黄热病疫苗成为强免疫原的主要原因是对先天性免疫力的强力活化,并借助早期建立的$CD4^+$ Th2记忆细胞和持久的B细胞群产生持久的免疫力。

疫苗接种后几天之内就会产生很强的先天性免疫应答,第7天达高峰并随后衰减。这一过程包括自然杀伤性细胞活化、Toll样受体(TLR)活化、非TLR依赖的传感器活化、炎性细胞因子、干扰素及各种干扰素刺激的具有抗病毒活性的基因产物在病毒复制早期出现,早于病毒特异性的细胞毒性T细胞和免疫球蛋白的出现[596,597]。在外周血中可观察到$CD86^+$髓样树突状细胞、浆细胞样树突状细胞、单核细胞和$CD14^+$、$CD16^+$炎性单核细胞百分比增加[59]。

在疫苗接种者中,观察到一种NK细胞和单核细胞早期活化的模式,包括TLR3和TLR9以及活化相关标志物CD69、CD38和CD16的表达上调,主要组织相容性复合体(major histocompatibility complex, MHC)Ⅱ类抗原的表达增加,以及外周血INF-γ水平的升高[598]。已知CD38是NK细胞毒活性的触发分子,而CD16则参与抗体依赖的细胞介导的细胞毒作用。TLR信号系统也通过调节细胞凋亡和抗凋亡分子控制着树突状细胞的生命周期,其效果可显著影响免疫应答。疫苗接种后,15名接种者中有10名在血循环中产生α干扰素[599]。干扰素在病毒血症后出现并在24小时后达峰值,与血凝抑制抗体的出现相一致,随后迅速衰减[599]。一项后续研究显示的17D疫苗免疫接种之后的结果也与此相符,外周血单核细胞的2′5′寡核苷酸合成酶(OAS)活性4天内升高并在第7天达峰值[600]。

干扰素在17D病毒清除中的作用,以及它对同时接种的疫苗所产生的免疫抑制作用尚不清楚。17D疫苗一些常见的不良反应(头痛、肌痛、虚弱)以及接种后轻微白细胞减少很可能与α干扰素和其他细胞因子的释放有关[596,601]。血清β₂微球蛋白、新蝶呤[358],以及TNF-α的水平也在17D疫苗接种后一周内有所升高,但在再次接种后不会出现。β₂微球蛋白水平的升高反映了携带MHC I类抗原T细胞的活化,而新蝶呤则由单核/巨噬细胞响应活化T细胞释放的γ干扰素后释放。17D疫苗接种后水平一定会升高的两个细胞因子是γ干扰素诱生的蛋白10(IP-10)和白介素1α[594]。

Silva等[602]在黄热病疫苗接种后患者外周血细胞上表达的炎性细胞因子和调节细胞因子进行了表型研究。第一周观察到先天性免疫细胞增加,包括TNF⁺的中性粒细胞及单核细胞以及IFN-γ⁺的NK细胞。随后(15~30天),调节细胞因子的表达增加,如IL-10⁺的单核细胞。他们的研究表明,炎性细胞因子模式在早期出现,随后出现炎性-调节细胞因子的混合模式。

系统生物学方法现已用于阐释健康成人在17D疫苗接种后基因的活化和下调[594-596,603-605]。在一些研究项目中,多达125个不同的基因在17D疫苗接种后活性上调。与识别异体(病毒)RNA相关的基因包括膜关联传感器,活化的TLR2、TLR7、TLR8和TLR9(TLR3很可能也被活化),非TLR依赖的胞质传感器,维A酸诱导的基因I(RIG-I),以及黑色素瘤分化关联基因5(MDA5)。例如TLR7传感器转导一个信号,通过调节素MyD88(髓样分化88)上调炎性细胞因子的表达,如白介素-6、白介素-12和TNF(通过丝裂原活化蛋白激酶和核因子κB的活化),以及I型干扰素(通过干扰素调节的因子7的活化)。这些通路包括多个中间分子,如TRIM(三基序)和TNFR相关因子(TRAF),以及泛化素步骤,而转录谱则显示了这些基因通路的活化。TLR2通路与促进Th2表型的细胞因子相关,而TLR7、TLR8和TLR9则与Th1通路相关。TLR活化模式与17D疫苗接种后Th1/Th2 CD4⁺细胞混合应答的情况一致。

产生α干扰素和β干扰素的结果是,多个干扰素诱生的抗病毒应答相关基因得到广泛活化,这些基因包括STAT1,OAS 1、OAS 2、OAS 3和干扰素刺激基因(ISG)20,可降解病毒RNA双链RNA活化蛋白激酶(PKR),抑制病毒复制的MX1、MX2和EIF2AK2,以及参与ISG化和泛素化的ISG15[594,595,600,603]。上调的其他主要通路和转录因子包括整合应激反应基因、补体系统基因、单核/巨噬细胞和NK细胞相关基因。补体系统的激活包括C1Qa、C1Qb、C3AR1和SERPING1。对西尼罗病毒的研究表明,该补体系统对能否存活以及T细胞和B细胞应答至关重要[606]。NK细胞相关基因上调,这些细胞表现为TLR3、TLR9及CD69、CD38、CD16等多种标志物的表达增加[598]。

炎性体的活化包括细胞凋亡蛋白酶-1、细胞凋亡蛋白酶-5、白介素-1β的产生。炎性体的活化可能依次需要TLR触发器、干扰素调节因子-3及核因子κB的活化。白介素-1β可能作为T细胞和B细胞应答的佐剂。还有一个重要的转录因子会上调ETS2,它转导多个基因参与激活NK细胞、抗原递呈细胞及T细胞和B细胞。TNF受体超家族(TNFRSF)基因活化,包括TNFRSF17,这是一种B细胞活化因子受体(BAFF,也称为TNFSF13B),已知作用于调节B细胞应答。

对17D疫苗接种后活化基因的研究为先天性和获得性应答之间的相互作用提供了更为详细的观察,并阐明了与T细胞和B细胞应答相关的特定基因标签[594,595,603]。包括EIF2AK4和C1qB在内的一个基因标签与CD8⁺T细胞应答精确相关,而B细胞生长因子TNFRS17对中和抗体反应的预测准确率高达100%[594]。与B细胞活化相关的基因的活化往往发生在较晚的时候(第10~14天),与中和抗体的出现时间一致。在这些研究中,由于这些基因是细胞凋亡的递质,FOXO3A和E2F1基因的激活也很显著[595]。与野生型黄热病相比这是17D病毒感染细胞的早期表现,也可能是17D减毒表型的重要因素[607]。

先天性和获得性应答之间的桥梁依赖于树突状细胞上MHC和共刺激分子的上调(如CD40、CD80和CD86),CD4⁺和CD8⁺T细胞的募集和抗原递呈,树突状细胞寿命的控制,以及白介-6诱导的对调控T细胞的抑制。由于多种TLRs的活化,诱生的是一种混合的Th1/Th2细胞因子和T-辅助性应答[603,608]。对17D病毒非常强烈的先天性应答可能是其快速、强烈和持久的获得性应答的基础。而且很可能黄热病预后不良者和疫苗接种严重不良反应者的先天性和获得性免疫应答有缺陷，导致病毒在感染早期战胜了免疫系统，或在较晚时期产生免疫病理性应答，这是以过于旺盛的炎性细胞因子应答为特征的无调节的免疫应答，如细胞因子风暴[275]。

疫苗接种的获得性免疫应答

对黄热病免疫的关键保护因素是T细胞和中和抗体。黄热病疫苗在第二周诱导细胞毒性 $CD4^+$ 和 $CD8^+$ 细胞破坏被疫苗病毒（或野生型病毒，如果暴露）感染的细胞，并产生混合的 Th1/Th2 $CD4^+$ 辅助性应答以产生抗体。疫苗在被感染蚊子叮咬前产生的中和抗体是免疫力和防止病毒复制和传播的关键递。先天性或获得性免疫缺陷的患者可因17D疫苗引起严重感染。幸运的是，这种情况罕见。

体液免疫应答。 尽管17D疫苗的免疫应答广谱且全面，由病毒特异性抗体介导的体液免疫仍是形成免疫力的基本要素。利用基因敲除小鼠模型，$CD4^+T$ 细胞、B细胞和抗体都是为小鼠应对病毒攻击提供充分保护的必要条件[609]。体液抗体在保护中的主要作用也可通过黄热病病毒攻击前后输入免疫的仓鼠和猴子血清来展现[280,479,610]。

检测方法对抗体应答的结果分析的影响。 中和试验是衡量接种后免疫应答的金标准。可惜的是这种方法实施起来比较困难且耗时，应用并不广泛。

现有多种方法用于检测中和抗体，这些方法的敏感性有所差异（见表63.8）。20世纪50年代普遍使用小鼠法，其后也一度为某些实验室沿用，但这些试验的变异性很大（见 Smithburn 综述[611]）。在新生小鼠或18~21天小鼠腹腔内进行中和试验的结果显示，其检测中和抗体的灵敏度高于脑内中和试验，脑内法中病毒对小鼠的致死性太强也太快[612,613]。

组织培养法中和试验已经替代了小鼠法。这些试验避免了动物的使用，更方便而且费用较低，获得检测结果的时间较短（5~7天，而小鼠法为21天），同时结果更可靠、定量也更精准[612,614,615]。部分文献描述了一种标准的蚀斑减少试验[612,616]，但这些都已是很久以前的文献了。

多种传代细胞系，包括猴肾细胞（MA-104、LLC-MK2、Vero）、仓鼠肾细胞（BHK-21）和猪肾（PS）细胞以及原代鸡胚或鸭胚细胞可用于蚀斑检测。一项比较性试验结果显示，用于检测中和抗体的新生鼠腹腔内中和试验比 MA-104 细胞内的蚀斑减少试验（血清浓度固定-病毒含量变化）更为灵敏[612]。不过细胞培养法的灵敏度还是要比乳鼠或成鼠脑内法高的。同样，Poland 等[614]所进行的 Vero 细胞内病毒含量固定-血清稀释度变化的蚀斑减少试验结果显示，该法的灵敏度也比成鼠脑内法中和试验要高。

尽管试验灵敏度的不同会导致临床研究结果中抗体应答几何平均值上的差异（见表63.9）[329,358,361,537,547,548,592,601,617-647]，不过当疫苗接种后早期（如接种后1个月或几个月）检测血清阳转率

表63.8 人体或试验动物免疫应答产生的黄热病中和抗体检测方法

宿主	描述	终点	备注
恒河猴	试验血清和病毒同时皮下或腹腔接种	死亡	在小鼠模型建立之前早年的研究中使用
成年小鼠	固定量病毒（100LD$_{50}$）与血清混合预孵后脑内接种	存活率或存活时间。定量检测法（log$_{10}$中和指数）检测试验血清和对照血清之间在病毒滴度上的差异。	在筛查试验中，以存活时间为终点灵敏度更高
成年小鼠	脑内注射糊浆后腹腔注射血清-病毒混合物。	存活率	在早年的血清学研究中被普遍采用
18~21日龄小鼠	腹腔接种血清-病毒混合物	存活率	较使用成年小鼠检测更为灵敏（血清抗体滴度更高）
新生小鼠	皮下、腹腔、或脑内接种血清-病毒混合物	存活率	
细胞培养	固定血清稀释度-变化病毒液稀释度	观察蚀斑减少或细胞病变计算 Log$_{10}$ 中和指数	检测被未稀释或低稀释血清中和掉的病毒量。
细胞培养	固定病毒液稀释度-变化血清稀释度	可致固定比例蚀斑减少的血清最高稀释度	灵敏度随试验终点设定的不同（50%、70%、90%蚀斑减少率）而不同

表 63.9 黄热病 17D 疫苗临床研究的血清阳转率和中和抗体应答

疫苗制造商	疫苗特性	剂量	方法	间隔时间[a]	年龄	研究地点	受试者人数	血清阳转率 /%	滴度	试验方法	文献
National Drug Co. (美国)		$6.1\sim6.4\log_{10}$ SMLD$_{50}$	NSI	21 天	成人	美国, 日本	41[b]	100	>500	SDNT (IC, 小鼠)[c]	Wisseman 等, 1962[633]
National Drug Co. (美国)		$6.8\log_{10}$ SMLD$_{50}$	JI	3 周	$5\sim54$ 月	布基纳法索	72	97	NT	LNI (IC, 小鼠)	Meyer 等, 1964[626]
Wellcome (英国)	ALV 污染	$4.1\sim4.4\log_{10}$ MLD$_{50}$	NSI	1 个月	成人	英国	38	97.4	1.6	LNI (IC, 小鼠)	Draper 1967[646]
	无 ALV	$4.1\sim4.4\log_{10}$ MLD$_{50}$	NSI	1 个月	成人	英国	59	98.3	1.7	LNI (IC, 小鼠)	
National Drug Co. (美国)	ALV 污染	$6.2\sim6.7\log_{10}$ MLD$_{50}$	NSI or JI	28 天	成人	美国	187	>99	2.2-3.5	LNI (细胞培养)	Tauraso 等, 1972[632]
	无 ALV	$5.6\sim6.0\log_{10}$ MLD$_{50}$	NSI	28 天	成人	美国	187	>98	2.2-3.1	LNI (细胞培养)	
National Drug Co. (美国)	单独或同时不同时同与天花疫苗同时接种	$4.3\sim5.0\log_{10}$ MLD$_{50}$	NSI	28 天	成人	美国	483	99.8	2.2-2.6	LNI (细胞培养)	Tauraso 等, 1972[627]
威康 (英国)	无稳定剂	$4.4\log_{10}$ MLD$_{50}$	NSI	28 天	成人	英国	10	100	2.7	LNI (细胞培养)	Freestone, 1977[634]
	有稳定剂	$4.2\log_{10}$ MLD$_{50}$	NSI	28 天	成人	英国	20	100	2.9	LNI (细胞培养)	
巴斯德研究所 (塞内加尔)		ND	JI	25 天	成人和儿童	冈比亚	41	92.7	≥13.1	PRNT	Monath 等, 1980[329]
威康 (英国)	无 ALV, 有稳定剂	$>3.0\log_{10}$ MLD$_{50}$	NSI	2-11 周	成人	英国	600	96.0	2.19	LNI (细胞培养)	Moss-Blundell 等, 1981[624]
康纳 (美国)	无 ALV	$3.7\log_{10}$ PFU (LLC-MK$_2$)	NSI	1 个月	成人	美国	28[d]	100	415	PRNT	Bancroft 等, 1984[635]
巴斯德梅里厄 (法国)	有稳定剂, 无 ALV	$5.3\sim5.4\log_{10}$ PFU (PS)	NSI	1 个月	1-5 岁	中非共和国	209	94	见注解[e]	PRNT	Georges 等, 1985[628]
巴斯德-梅里厄 (法国)	无稳定剂	ND	NSI	1 个月 +	成人	法国	143	99.3	14	PRNT	Roche 等, 1986[636]
	有稳定剂	ND	NSI	1 个月 +	成人	法国	115	100	13	PRNT	

续表

疫苗制造商	疫苗特性	剂量	方法	间隔时间[a]	年龄	研究地点	受试者人数	血清阳转率/%	滴度	试验方法	文献
巴斯德研究所（塞内加尔）	与DTP-脊灰、麻疹、（有或无）乙肝疫苗同时接种	ND	NSI	60天	18-26天	塞内加尔	188	91.5-93.6	19.4-31.8	PRNT	Yvonnet 等，1986[637]
FioCruz（巴西）	17DD亚株无稳定剂	3.7log$_{10}$ MLD$_{50}$	NSI	28天	成人	巴西	15	100	1656	PRNT	Lopes Ode 等，1988[638]
	17DD亚株有稳定剂	3.8log$_{10}$ MLD$_{50}$	NSI	28天	成人	巴西	31	100	1790	PRNT	
巴斯德-梅里厄（法国）	有稳定剂，无ALV	ND	NSI	45天	6~7个月	科特迪瓦	50	91	>1:5	PRNT	Lhuillier 等，1989[629]
巴斯德-梅里厄（法国）	有稳定剂，无ALV	3.91log$_{10}$ MLD$_{50}$	NSI	30天	6~12个月	喀麦隆	68	92.6	22.63	PRNT	Mouchon 等，1990[639]
巴斯德-梅里厄（法国）	有稳定剂，无ALV	ND	NSI	195~240天	4~8个月	马里	52	96.2	19.8	PRNT	Soula 等，1991[640]
巴斯德-梅里厄（法国）	有稳定剂，无ALV	ND	NSI	195~240天	12~24个月	马里	19	94.7	29.5		
康纳（美国）		ND	BJS	4-6 wk	成人	美国	32	81	49.5	PRNT	Jackson 等，1993[641]
巴斯德-梅里厄（法国）	有稳定剂，无ALV	ND	JI	2~4 wk	成人	尼日利亚	331[f]	88.5	NT	PRNT	Nasidi 等，1993[625]
巴斯德-梅里厄（法国）	有稳定剂，无ALV	ND	NSI	45 days	成人	法国	36	100	NT	PRNT	Receveur 等，1993[630]
巴斯德-梅里厄（法国）	有稳定剂，无ALV	3.9 log$_{10}$ TCID$_{50}$	NSI	35 days	成人	欧洲	41	100	26.6	PRNT	Ambrosch et al，1994[642]
巴斯德-梅里厄（法国）	与麻疹或乙肝+麻疹疫苗同时接种	ND	NSI	30天	9个月	塞内加尔	172	96	16.8	PRNT	Coursaget 等，1995[643]
BioManguinhos（巴西）	17DD亚株有稳定剂	ND	JI	6个月	>6岁	巴西	161	86.8	NTh	PRNT	Guerra 等，1997[631]
巴斯德-梅里厄（法国）	与甲肝和伤寒疫苗同时接种	ND	NSI	28天	成人	瑞士	56	100	752	PRNT	Dumas 等，1997[644]

续表

疫苗制造商	疫苗特性	剂量	方法	间隔时间[a]	年龄	研究地点	受试者人数	血清阳转率/%	滴度	试验方法	文献
康纳（美国）	有稳定剂，无 ALV	ND	NSI	28~30 天	成人	美国	~35	未知	226.3	PRNT	Dukes 等，1996[645]
科赫（德国）	有稳定剂，无 ALV	ND	NSI	26 天	成人	德国	12	100	88	PRNT	Reinhardt 等，1998[358]
巴斯德研究所（塞内加尔）	有稳定剂，无 ALV	ND	NSI	3 个月	6 个月、9 个月	加纳	139 150	98 98	158.5 129.8	SDNT(Vero)[g]	Osei-Kwasi 等，2001[620]
巴斯德-梅里厄（法国）	有稳定剂，无 ALV	ND	NSI	10~14 天和 28 天	成人	英国	93	D10-14: 86 D28:100	124 (D28)	PRNT	Lang 等，1999[622]
Evans Medical[h]（英国）	有稳定剂，无 ALV	ND	NSI	10~14 天和 28 天	成人	英国	92	D10-14: 88 D28:99	91 (D28)	PRNT	
安万特-巴斯德[i]（美国）	有稳定剂，无 ALV	ND	NSI	30 天	成人	美国	291	99	2.21	LNI	Monath 等，2002[601]
Evans Medical（英国）	有稳定剂，无 ALV	ND	NSI	30 天	成人	英国	283	98	2.06	LNI	
安万特-巴斯德[i]（美国）	有稳定剂，无 ALV	ND	NSI	30 天	9 月龄~10 岁儿童	秘鲁	369	90.6	1.26	LNI	
Evans Medical（英国）	有稳定剂，无 ALV	ND	NSI	30 天	9 月龄~10 岁儿童	秘鲁	738	94.9	1.32	LNI	
Berna Biotech[i]（瑞士）	有稳定剂，无 ALV	≥ 6.3 × 10³ PFU/0.5ml	NSI	29 天	成人	瑞士	143	100	1 184	PRNT	Belmusto-Worn 等，2005[619]
科赫（德国）	有稳定剂，无 ALV	每剂≥ 6.3 × 10³ PFU/0.5ml	NSI	29 天			73	100	1 050	PRNT	Barban 等，2007[559]
安万特-巴斯德（法国）	有稳定剂，无 ALV	每剂≥ 6.3 × 10³ PFU/0.5ml	NSI	29 天			72	100	612	PRNT	

第 63 章 黄热病疫苗 1357

疫苗制造商	疫苗特性	剂量	方法	间隔时间[a]	年龄	研究地点	受试者人数	血清阳转率/%	滴度	试验方法	文献
安万特-巴斯德 i (美国)	有稳定剂,无ALV	ND	NSI	30天	成人	美国	11	91	2.29	LNI	Monath 等, 2003[617]
Bio-Manguinhos (巴西) 17DD 013Z[k]	有稳定剂,无ALV	≥1 000MLD$_{50}$/0.5ml	NSI	≥30天	14.8-67.7岁	巴西	270	98	14 536	PRNT	Camacho 等, 2004[547]
17DD 102-84	有稳定剂,无ALV	≥1 000MLD$_{50}$/0.5ml	NSI	≥30天			270	99.5	15 691	PRNT	
17D-213/77	有稳定剂,无ALV	≥1000 MLD$_{50}$/0.5ml	NSI	≥30天			270	99.5	18 649	PRNT	
安慰剂	N/A	N/A	NSI	≥30天			271	6.4	32	PRNT	
Bio-Manguinhos (巴西) 17DD	有稳定剂,无ALV	ND	NSI	30天	成人初免者	巴西	8	100	30 321mIU/ml	PRNT	Santos 等, 2005[618]
		ND	NSI	30天	成人再免者	巴西	9	88	5 840mIU/ml → 28 526mIU/ml	PRNT	
安万特-赛诺菲-巴斯德(美国)	有稳定剂,无ALV	ND	NSI	35~365天	成人再免者 免前 PRNT1:10	美国	829	78	GMT 10→101	PRNT	Hepburn 等, 2006[621]
		ND	NSI	35~365天	免前 PRNT1:20-40	美国	121	65	GMT 26→109	PRNT	
		ND	NSI	35~365天	免前 PRNT>1:40	美国	79	10	GMT 152→177	PRNT	
赛诺菲-巴斯德(法国)	有稳定剂,无ALV	3.5×10^{4}PFU 7.0×10^{3}PFU	NSI 皮内	2,4,8,52周 2,4,8,52周	成人初免者	荷兰	78 77	100 100	~128(峰值,4周) ~128(峰值,4周)	PRNT PRNT	Roukens 等, 2008[592]
Bio-Manguinhos (巴西) 17DD	有稳定剂,无ALV	ND	NSI	多种间隔时间直至1年	成人,初免者(82%登革血清阳性)	巴西	238	100	GMT(1~2个月)912	PRNT	de Melo 等, 2011[623]
Bio-Manguinhos (巴西) 17DD	有稳定剂,无ALV	4.7 log$_{10}$PFU	NSI	30天	12~23个月	巴西	457	89	3 664mIU/ml	PRNT	Nascimento Silva 等, 2011[548]
17D-213/77	有稳定剂,无ALV	4.91 log$_{10}$PFU	NSI	30天			428	87	3 106mIU/ml	PRNT	
赛诺菲-巴斯德(美国)	有稳定剂,无ALV	ND	NSI	30天	18~40岁	美国	80	100	log$_2$ 8.3-8.90	PRNT	Edupuganti 等, 2013[361]

续表

疫苗制造商	疫苗特性	剂量	方法	间隔时间[a]	年龄	研究地点	受试者人数	血清阳转率/%	滴度	试验方法	文献
赛诺菲-巴斯德（法国）	有稳定剂，无ALV	ND	NSI	29天	18~60岁	德国，捷克共和国	201	97-100	GMTs 9→5 244	PRNT	Alberer等，2015[647]

[a] 免疫接种与血清学检测之间的时间间隔。
[b] 临床研究中免疫前没有黄热病免疫力的志愿者。
[c] 稀释血清固定病毒量的乳鼠脑内法中和试验。
[d] 28名受试者中的17名以前曾接种过登革2型试验性疫苗。
[e] 78%的接种者有高滴度中的所有抗体（≥320）。
[f] 除孕妇以外包括临床试验中的所有受试者。
[g] 稀释血清固定病毒量的Vero细胞培养法中和试验，采用细胞病变作为终点。
[h] 疫苗原液由威康生产，Evans Medical进行半成品配制及成品制造；该制造商先后被Powderject Corp和凯隆疫苗收购。
[i] 最早是康纳，然后是巴斯德-康里厄-梅里厄-康纳，随后是安万特-巴斯德，目前是赛诺菲-巴斯德。
[j] Flavimun由17D-213-77二级种子批制造，该毒种也用于Robert Koch研究所所的疫苗生产，后停产。
[k] 疫苗批由新的二级种子批制造：17DD 102-84批疫苗是由前一个二级种子批制备的。

ALV，禽白血病病毒；BJS，BioJect系统；DTP，白百破疫苗；GMT，几何平均滴度；HAV，甲肝病毒；HBV，乙肝病毒；IC，脑内注射；JI，射流注射；LLC-MK₂，猴肾细胞；LNI，log中和指数；MLD₅₀，按WHO规程在4~6周龄小鼠中进行的LD₅₀检测；M=小鼠中和试验；N/A，未做；ND，未做，但疫苗符合WHO标准（>1 000MLD₅₀）；NSI，有针注射器注射；NT，未检测；PFU，蚀斑形成单位在细胞培养中滴定，细胞类型已给出；PRNT，以血清几何平均稀释度判定的蚀斑减少中和试验；PS，猪肾细胞；SDNT，血清稀释中和试验；SMLD₅₀，半数组织感染剂量；TCID₅₀，乳鼠LD₅₀；WHO，世界卫生组织。

时，它们似乎并不影响血清阳转率的结果。然而，当使用不灵敏的试验检测低抗体水平（如免疫后多年的免疫反应时）可能会有问题。Poland 等[614]检测了免疫后 30~35 年的人血清中的抗体水平，与蚀斑减少试验相比，脑内接种成年小鼠法的结果会有 52% 假阴性率，这些假阴性血清的抗体滴度较低。

在不同的临床试验中并未采用标准化的抗体滴度检测方法（见表 63.9）。血清稀释蚀斑减少中和试验作为一种可选方法近年来被应用于包括随机化研究在内的许多黄热病疫苗临床研究中[496,547]。用于判定血清滴度终点的蚀斑减少百分率在 50%~90% 之间不等（50% 是疫苗临床研究中最常用的终点，但诊断性评估会用 90% 做终点）。有些研究者用达到特定蚀斑减少的最高血清稀释度的倒数来表示抗体滴度，而另一些研究者则尝试用国际参考血清来标准化这个试验并用 IU/ml 来表示抗体滴度[547]。因此由抗体的几何平均滴度反映出来的试验敏感性差异很大，可能是由于病毒毒株和细胞系不同而致的方法学的差异，也可能是辅助因素（补体）的作用、琼脂覆盖物的组成及蚀斑染色方法等差异造成[556]。由于这些差异的存在而无法利用不同临床试验中的抗体滴度来比较免疫原性。

有些学者则考虑使用固定血清稀释度改变病毒量的中和试验作为检测黄热病疫苗抗体应答的首选方法[193,601]。该法已与小鼠中和试验进行过对比试验[612]，并在一项Ⅲ期临床研究前做过正规的验证[601]。更为重要的是，该方法的检测结果可作为疫苗保护性的替代指标，因为已在致死性野生型病毒感染的猴子中通过该方法确定了抗体阳性试验的临界值（LNI 为 0.7）[485]。而且未稀释或最低稀释度血清的中和水平（中和掉的病毒量）比用血清终点稀释度表示的滴度应该更具生物学意义。相反，固定病毒量改变血清稀释度的中和试验所反映的血清保护力还没有得到任何管理机构的认可。然而，LNI 法的灵敏度可能比固定病毒量改变血清稀释度的中和试验略低，并且随着时间变化会受到抗体亲和力的影响。在个体的免疫应答检测中，免疫前后的血清滴度的不同可采用 LNI 来表示血清的中和能力。

固定血清-改变病毒量的中和试验方法如下：将一体积空白或试验血清（未稀释或稍稀释）与等体积的病毒十倍系列稀释液混合，系列稀释范围应包括病毒滴度终点，如 10^{-2}、10^{-3}、10^{-4}、10^{-5}、10^{-6}。将病毒-血清混合物孵育合适的时间后（如37℃ 1 小时），在细胞培养物上滴定进行蚀斑检测。从对照组的病毒滴度（用 $\log_{10}$PFU/ml 表示）中扣除试验系列的病毒滴度以判定 LNI。例如，空白血清的病毒滴度为 5.0 $\log_{10}$PFU/ml，而试验血清为 2.0$\log_{10}$PFU/ml，则其 LIN 为 3.0，说明样本有 3$\log_{10}$ 病毒的中和能力。如果无法获得免前血清，可以采用普通人血清做对照计算中和指数。由于补体可以增加黄热病病毒中和试验的灵敏度，并且补体水平在保存的血清中不稳定，最好采用热灭活方式处理样品。但有些实验室会在病毒-血清混合物中加入补体（或新鲜冰冻的标准血清）。

间接荧光抗体试验、ELISA、血凝抑制试验及补体结合试验等方法都曾被用于检测黄热病疫苗的免疫应答[376,536,612,632,648,649]。与蚀斑减少中和试验相比，用一种商品化的间接荧光抗体试验（Euroimmun AG, Lvbeck, Germany）检测初次黄热病疫苗免疫后的 IgG 抗体，其特异性和敏感性都大于 95%，似乎很适于血清学应答的快速检测[376]。间接荧光亢体与 IgG 亚类应答具有高度相关性（98%），但是与中和抗体滴度之间却没有相关性[364]。而中和抗体滴度是保护性免疫反应的关键因素，所以间接荧光抗体试验还需要提供足够的数据，并且经过中和试验验证才能证明方法可靠。血凝抑制试验不如中和试验敏感，同时在先前感染黄病毒个体中表现为低特异性[650]。选择不同的黄热病病毒抗原用于试验可能会影响试验结果；检测疫苗诱导的免疫反应试验中，采用 17D 病毒抗原比用法国嗜神经病毒或野生株（JSS）更敏感[649]。

无黄病毒暴露史的个体接种 17D 疫苗后通常不会产生补体结合抗体[329,330]。因此补体结合试验可以考虑作为区分近期野生型病毒感染与疫苗免疫应答的方法。然而一项研究表明，一个有异源黄病毒免疫力的个体，接种 17D 疫苗后出现了广泛的交叉反应性补体结合抗体[329]。补体结合试验可能与抗 NS1 蛋白特异抗体相关。17D 疫苗初次免疫后个体用 ELISA 和蛋白质印迹法未能检出抗 NS1 蛋白抗体，而有黄病毒免疫力的个体再接种 17D 疫苗则会产生 NS1 蛋白抗体。IgG ELISA 方法不敏感且不适合用于 17D 疫苗免疫血清阳转的检测[364,600,651]。

间接荧光抗体法和 ELISA 对 IgM 抗体应答的检测将在后文"抗体亚类的免疫应答"中阐述。

临床试验中的中和抗体应答。自从 20 世纪 30 年代后期出现 17D 疫苗以来，已有大量研究致力于检测 17D 疫苗免疫后机体发生的中和抗体应答。Theiler 和 Smith[21]以及 Smith 等[22]均认为，免疫后 1~2 周内会出现中和抗体。巴西（1937—1938 年）的一项现场研究发现，882 例接种者免疫后有 94% 发生血清阳转[22]。随后的临床试验证实了黄热病 17D 疫苗的高免疫原性，几乎所有这些研究都观察到了超过

90%的中和抗体阳转(见表63.9)。自2000年以来,为在当地国家监管机构注册[537,548,601,619]或新二级毒种制造的疫苗批比较和17D及17DD亚株疫苗比较[547]。不管是否添加稳定剂及是否含有禽白血病病毒,17DD和17D-204(或17D-213)亚株疫苗的免疫应答率均相似。

17D疫苗免疫后的中和抗体水平会在某种程度上表现出个体差异(见图63.10)[317,601]。然而,当一个随机临床试验采用了经验证的LNI检测法时,其95%可信区间很窄:血清阴性个体接种YF-VAX后(n=291),LNI几何平均值为2.20,95% CI为2.12%~2.28%;而接种Arilvax疫苗的个体其LNI几何平均值为2.08,95% CI为1.97%~2.13%[601]。这些数据与使用蚀斑减少中和试验检测的其他临床研究结果相似[547]。

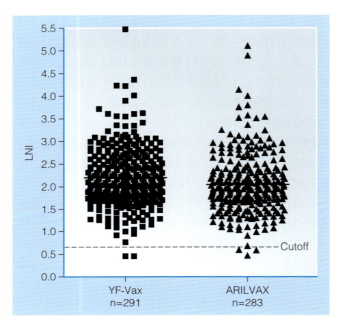

图63.10 YF-VAX疫苗和ARILVAX疫苗的一个Ⅲ期临床研究中血清阴性的健康成人之间中和抗体应答的差异情况。
注:LNI:log10中和指数。
资料引自Acambis Inc.,Clinical study report,Protocol H-070-005,1999;见Monath TP,Nichols R,Archambault WT,et al. Comparative safety and immunogenicity of two yellow fever 17D vaccines (Arilvax and YF-VAX) in a phase Ⅲ multicenter, double-blind clinical trial. Am J Trop MedHyg 66(5):533-541,2002.

抗体应答动力学。恒河猴试验表明接种17D疫苗后第6或第7天可检测到血清中和抗体,此时动物可完全抵抗攻毒。在中和抗体可检出前的1~2天也可观察到明显的保护作用[611,613],说明抗体水平很低的情况下也有保护性。偶尔也会有17D疫苗免疫动物可抵抗更为早期的攻毒,提示干扰素或其他抗病毒机制或许也参与了保护作用。

人体接种17D疫苗后也会快速出现中和性抗体,抗体检出时间取决于所用中和试验方法的灵敏度。早期研究所采用的小鼠保护试验在免疫接种后第7天无法检出抗体,但大部分受试者在第14天可检出血清阳转[21,22]。Smithburn和Mahaffy[613]在一小组受试者中发现,10%的受试者在免疫后第7天出现中和抗体,而90%的受试者在第10天出现。Wisseman等[633]在免疫后第6天没有发现免疫力产生的证据,但到第14天时所有受试者血清均阳转。在一项最新的研究中,Lang等[622]发现在免疫后第14天有86%~88%的成人血清阳转,第28天阳转率可达99%~100%。同样,Reinhardt等[358]也报告了所有受试者在免疫后第6~13天之间血清阳转,并且观察到平均抗体滴度从免疫后第13天的1:71上升至第26天的1:88。Monath等[193]发现80%的受试者在免疫后第11天血清阳转,第31天100%阳转,抗体水平从LNI 1.26显著抬升至3.98。Silva等[602]发现30%的受试者在免疫后第7天产生中和抗体,在第15天达到100%。基于在人体和猴体中的研究Courtois[652]得出结论,"人类不像恒河猴那么早产生抗体,但到免疫后第10天人体血清已有很高保护活性。从猴体研究结果判断,人体的保护性机制很可能在第8或第9天时开始运作。"该结论被录入《国际卫生条例》[653],规定黄热病疫苗接种证明的生效时间是17D疫苗接种后10天。

采用更为灵敏的中和试验方法会发现17D疫苗接种后抗体出现的时间更早。Monath[654]通过蚀斑减少试验发现了最早的中和抗体出现时间,在4名志愿者中有1名中和抗体在免疫后第4天即可检出,而所有受试者在第8天均血清阳转。抗体出现时间不会因为采用了更灵敏的中和试验而缩短。Bonnevie-Nielsen等[600]发现免疫后第4天采用蚀斑减少中和试验未检出抗体;25%的受试者在第7天检出抗体,87.5%在第12天检出。因此,似乎只有一小部分疫苗接种者会在免疫后一周内产生黄热病免疫力。在免疫后第1个月内中和抗体水平会持续增长,滴度峰值会在第3~4周出现[633,654]。巴西的一项研究中在免疫后17个月内不同时间点检测238名受试者发现,中和抗体滴度大约在13个月时开始下降[623]。

抗体亚类应答。17D疫苗免疫后IgM抗体很快出现,但如后文所述,IgM抗体能持续存在很长一段时间,因此检出IgM抗体并非近期免疫的指征。与分离血清成分做中和试验的方法相比,ELISA和间接荧光抗体法是检测IgM抗体更为实用的方法。

初次免疫应答表现为免疫后 4~7 天出现中和性 IgM 亚类抗体，比 IgG 抗体出现早几天[654]。免疫后 4~6 周，IgM 中和抗体滴度为 IgG 抗体的 16~256 倍。尼日利亚的一个现场研究发现，385 人接种 17D 疫苗后有 141 人（37%）采用抗体捕获 ELISA 法检出血清 IgM 抗体阳转[163]。然而，这一人群此前黄病毒暴露比例较高，或许降低了 IgM 应答。在欧洲开展的临床研究表明，初次免疫后 2 周内采用捕获 ELISA 法可在 83% 的受试者检出 IgM 抗体[358,601]，De Melo 等[623]在巴西给 238 名受试者接种 17DD 疫苗，其中有 82% 的受试者先前感染过登革病毒。既有登革免疫力没有显著降低黄热疫苗的 IgM 抗体反应。在这项研究中，71% 的受试者通过 ELISA 检测到了 IgM 抗体。

Nogueira 等[655]发现免疫 17DD 疫苗后 IgM 抗体可持续存在至少 2 个月。De Melo 等[623]也报告了 43% 的受试者在免疫后 100~349 天 IgM 抗体仍阳性。Gibney 等[656]报告了 73% 的受试者在免疫后 3~4 年 IgM 抗体仍阳性。相反，在另外一个研究中受试者在初次免疫后 2 年并未检测出 IgM 抗体[601]。见后文"免疫持久性"中更多的论述。

在初次免疫和再次免疫的间隔相对较短（2 年）的情况下，黄热病疫苗免疫后的记忆 B 细胞应答与 IgM 应答并无相关性[601]。而再次免疫与初次免疫时间间隔为 10 年的另一项研究中，5 名受试者中的 4 名产生了抗黄热病的 IgM 抗体[358]。两名个体分别在 23 年后和 45 年后通过输血再次将黄热病疫苗引入体内并产生了抗黄热病病毒的 IgM 抗体[657]。间接荧光抗体法在已有异种黄病毒免疫力的受试者中检测 IgM 应答并不常用，但所有受试者均有 IgG 抗体应答[376]。

在 21 例接种 17D 疫苗的古巴受试者中对 IgM 捕获 ELISA 法进行评估后发现[377]，该方法与蚀斑减少中和试验的灵敏度相当。在 17 例初次免疫受试者中 IgM ELISA 法检出 16 例（94%）血清阳转。该方法的特异性很高，与登革病毒抗原无交叉反应。然而采用黄热病毒抗原的 IgM ELISA 在检测登革免疫血清时则会有 11% 的交叉反应。存在或不存在乙型脑炎抗体的受试者免疫 17D 疫苗后结果与此相似[658]。17D 疫苗免疫后第 10 天，19 例受试者中有 6 例检测到中和抗体，7 例可检出 IgM 抗体。第 14 天，所有受试者均有 IgM 抗体和中和抗体产生。这些研究似乎显示 IgM 捕获 ELISA 法可能与中和试验具有相同的灵敏度，可用于免疫后较早采集的血清检测以观察 17D 疫苗的血清学应答。

在 17D 疫苗初次免疫者中比较间接荧光抗体法和蚀斑减少法发现[376]，两种方法的总体相关性为 99%，对 IgG 和 IgM 应答的检测灵敏度和特异性均在 94% 以上。

尽管早期研究工作显示了 IgM 的中和抗体功能活性，但 IgM 抗体在抗感染保护或恢复中所起的作用尚不明确。在一项研究中发现，具有相同抗原结合区但独特型不同（IgG 或 IgM）的两个 2C9 单抗，只有 IgG 抗体保护 AG129 小鼠抵抗了外周途径的黄热病病毒攻击[386]。这一观察结果提示 2C9 IgG 抗体的保护能力来自其 IgG 分子上的 Fc 段。另一方面，在小鼠模型观察到的对其他黄病毒（西尼罗病毒）的保护则很大程度上依赖早期的 IgM 应答[659]。

血清学特异性。 17D 疫苗初免的中和抗体应答具有高度的特异性，其特征为没有针对其他黄病毒的抗体或即使有滴度也特别低[342,633]。17D 疫苗接种者针对疫苗病毒的中和抗体滴度要高于针对野毒株的中和抗体滴度，但中和表位的抗原保守性已足够确保疫苗的效力。中和抗体在初免接种者中血清 IgG 和 IgM 中和抗体均表现出特异性，而一名曾经接种过三次的人在最后一次接种后 18 个月的测定结果则显示，其 IgG（而非 IgM）有一定程度的黄病毒交叉反应[654]。以间接荧光抗体法或 ELISA 法测定的 IgM 应答即使在已有异种黄病毒免疫者中也显示出黄热病特异性，尽管这样的受试者与初免者相比很少会产生 IgM 抗体[339]。相比之下，具有异种免疫力者对 17D 疫苗将产生交叉反应范围更广的应答，不仅会产生同种（黄热病）抗体也会产生异种的 N、HI、IgG ELISA 及 IFA 和 CF 抗体[329,633,654]。同样，已有 17D 疫苗免疫者对异种黄病毒自然感染也会产生黄病毒交叉反应范围更广的应答[342,660]。有黄热病免疫力者接种单价的 ChimeriVax-2 型登革疫苗也会产生针对 1 型、3 型和 4 型登革病毒的高滴度异种中和抗体[661]。

在曾接种过 17D 疫苗之后又有其他黄病毒感染的人中可以出现一种所谓"原抗原之罪（original antigenic sin）"的现象。在这些病例中，因记忆应答会产生黄热病抗体水平的迅速升高，而对当前（异种）抗原的应答却被延迟。该现象可在有黄热病免疫力的志愿者接种了试验性 2 型登革疫苗后观察到[348,662]。原抗原之罪现象可能会造成临床症状类似黄热病患者的误诊[378]。

抗体依赖的增强作用。 临床经验表明没有证据显示黄热病疫苗接种会增加发生严重登革热的风险。这是一个非常重要的问题，由于登革病毒逐渐侵入南美洲的黄热病疫区，而这些区域会常规开展 17D 黄热病疫苗的免疫接种。应针对登革出血热的个体病例开展血清学研究阐明已有黄热病免疫力的作用。在乙型脑炎病例中,已有免疫力不会增加 17D 疫苗接种后的病毒血症水平[183]。

细胞免疫应答。细胞毒性 T 淋巴细胞介导了黄热病病毒感染细胞的杀伤效应,在初次感染中是病毒清除的一个重要效应机制。17D 疫苗接种后的 T 细胞应答既广泛(多样寡克隆细胞集)也持久(许多年)[145,146,604,663,664]。从免疫接种的第一周开始,具抗病毒活性的 $CD8^+$ 细胞毒性效应 T 细胞和 $CD4^+$ 混合型 Th1/Th2 细胞很快出现[594,595,665,666]。在免疫接种后第 2 周至第 4 周,所有效应细胞群落达高峰,随后缩减为一个记忆性 $CD45RA^+T$ 细胞群落[667]。

抗原特异性 T 细胞应答的第一个研究是由 Co 等[145]开展的,他们研究了 4 名 17D 疫苗接种者的 T 细胞应答。通过淋巴细胞增殖、细胞毒性 T 细胞和 IFN-γ 的 ELISPOT 检测,所有 4 名受试者均产生了应答。ELISPOT 检测的 INF-γ 抗原特异性应答在研究中最早出现(14 天)并且在免疫接种后 19 个月仍可检出。$CD8^+$ T 细胞系列应答主要为 HLA B35 限制性,其识别表位为病毒蛋白 E、NS1、NS2B 和 NS3。对这些表位特异性的 T 细胞频率范围在 4~10 之间。随后,Co 等对受试者体内 HLA-B5- 限制性 17D 表位的 $CD8^+$ T 细胞应答动力学进行了研究。在第 7 天的较早时间即可检测到阳性细胞而峰值则在免疫接种后 2 周,此时约有 1% 为表位特异性细胞[663]。

Miller 等[665]和 Akondy 等[146]在健康成人中研究了 17D 疫苗接种后的 $CD8^+$ T 细胞应答。免疫接种后 2 周时,观察到效应 $CD8^+$ T 细胞群的最大增殖(见图 63.11)。这些细胞以表达 T 细胞活化标志物、CD38、CD127、CCR7 和 HLA-DR 为特征。此外,在第 15 天应答达到峰值时,多达 15% 的 $CD8^+$ T 细胞被特异性地活化,并表达 Ki-67、穿膜蛋白和粒酶 B。有趣的是,这些细胞会下调 Bcl-2 抗凋亡分子的表达,提示应答产生的 T 细胞在增殖和获得细胞毒性潜能的同时对细胞凋亡的易感性也增加了。在免疫接种后 2 至 4 周,病毒特异性的效应细胞群缩减 90%,活化标志物的表达减少,并逐渐分化为再次表达 CD127、Bcl-2、及 CD45RA 的长期记忆细胞。这些分化出来的 CCR7- $CD45RA^+$ 记忆性 $CD8^+$ 细胞具有多功能性,产生的多种细胞因子包括 INF-γ、TNF-α、IL-2 和 MIP-1β,在再次受到抗原刺激时产生强烈增殖,并可能在黄热病感染的长期保护性中起重要作用[146]。除此以外在其他的实验室研究中,对 17D 疫苗接种者中巨细胞病毒、EB 病毒和流感病毒特异性 $CD8^+$ T 细胞活化状态

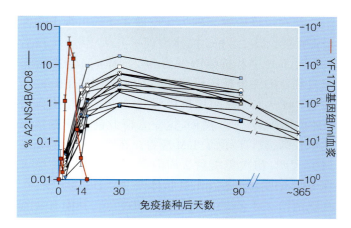

图 63.11 黄热病 17D 疫苗人体特异性 $CD8^+$ T 细胞应答动力学,采用 I 类主要组织相容性复合物四聚体染色法测定。红色线条表示血液中 17D 病毒 RNA 水平(均数 ± 标准差)。黑色线条表示每个受试者的应答,显示了针对 NS4B 上的一个主要免疫表位阳性的细胞百分比。

资料来自 Akondy RS, Monson ND, Miller JD, et al. The yellow fever virus vaccine induces a broad and polyfunctional humanmemory $CD8^+$ T cell response. J Immunol, 2009, 183:7919-7930.

的监测结果显示,非特异性活化作用与抗 17D 病毒的 $CD8^+$ T 细胞应答峰值的产生无关,表明这些研究中观察到的 T 细胞应答主要是 17D 病毒特异性的。在其他的研究结果显示,17D 疫苗初免者的疫苗病毒接种量和 $CD8^+$ T 细胞应答幅度呈正相关性[668]。然而在病毒量达到一定水平之后,$CD8^+$ T 细胞应答幅度就会饱和或持平。这些结果加上那些疫苗剂量节省研究的结果提示一个特定的黄热病疫苗必须有足够水平的病毒抗原,以确保完全的免疫应答[557,558,66]。

在其他的研究中,17D 疫苗初免者和再次接种者体内的淋巴细胞亚群观察结果[618]印证了上述结果,在初免和再免后表达 CD38 的活化 $CD8^+$ 细胞发生增殖。此外 $CD3^+$ 和 $CD4^+$ 细胞亚群也同时增殖,在再免者中 $CD4^+$ 和 $CD8^+$ 记忆细胞的增长更多。在已有其他黄病毒免疫者,抗原决定簇特异性和交叉反应性记忆性辅助 T 细胞和 B 细胞是产生快速记忆性抗体应答的基础。

利用存在各种 T 细胞和 B 细胞缺陷的各种基因敲除小鼠,Bassi 等发现当小鼠被脑内攻击 17D 病毒时,疫苗接种后建立保护性免疫应答中实际上并不需要 $CD8^+$ 细胞[609]。但 $CD8^+$ 细胞会促进病毒的清除,在保护 B 细胞缺陷小鼠抵抗致死攻击方面也是必需的。而且,$CD8^+$ 细胞还在接种疫苗小鼠第 28 天攻击时的病毒清除方面表现出促进作用。如果没有 $CD8^+$ 细胞,病毒会在被攻击小鼠的脑内持续存在。这些结

果提示 CD8+ 细胞帮助控制病毒增殖并可能是病毒完全清除的必要条件。

17D 疫苗免疫接种后受试者外周血中细胞表面标志物的详细分析结果显示,存在复合性的 B 细胞和 T 细胞次第活化和调节作用[604]。研究人员推测,这种对特异性和非特异性免疫应答中细胞活化的精细调节作用决定了黄热病感染的转归(重获免疫力相对于感染失控和疫苗相关不良反应)。在第 7~15 天特异性免疫应答产生的这段时间内会发生最显著的变化。B 细胞中的变化包括活化和调节,IL-1OR、CD69+、CD32(FcγR) 表达上调和 CD23+ 表达下调。CD4+T 细胞活化的发生时间较早而 CD8+T 细胞活化发生较晚。同样,无论是 T 细胞活化标志物还是调节性 T 细胞的同期增长均可被观察到。该研究为以后在嗜内脏性不良反应患者中进行 B 细胞和 T 细胞失调状况的分析打下了基础。

免疫应答的影响因素

年龄。一些报告提示年幼儿童对 17D 疫苗的应答不如年长者,或者年幼儿童会更快的丧失对 17D 病毒的免疫力[669,670],但是该结果在其他研究中却未得到证实[648,671]。后来的新研究也存在冲突的结果。

在加纳 6 月龄和 9 月龄血清阴性婴儿中进行的一项研究显示,采用塞内加尔的巴斯德研究所生产的 17D 疫苗接种 3 个月后,血清阳转率分别为 99% 和 98%,50% 蚀斑减少平均中和滴度分别为 159 和 130[620]。相比之下,2 个在南美开展的儿童研究项目则显示儿童的血清阳转率较低[548,619]。

一项小儿临床研究的确显示了对 YF-XAX 和 Arilvax 疫苗较低的中和抗体应答(血清阳转率分别为 90.6% 和 94.9%,LNI 的几何平均值分别为 1.26 和 1.32)[619],而成年人中相同疫苗的一项研究却显示抗体阳转率分别为 99.3% 和 98.6%,LNI 几何平均值 LNIs 分别为 2.21 和 2.06(见表 63.9)[601]。这两个临床研究的血清学检测方法和实验室相同,只是在不同的人群中进行(秘鲁的儿童和美国的成人)。虽然约有 15% 的儿童免前有登革抗体,但这对血清阳转率和抗体几何平均滴度没有影响[619]。在巴西儿童中进行的一个大型双盲临床研究对 17DD 和 17D-213/77 疫苗进行了比较发现,血清阳转率分别为 89% (95% CI, 85%-91%) 和 87% (95% CI, 83%-90%)[548]。该结果比此前在成人中进行的相似临床试验 99% 的阳转率结果要低[547]。基于这些研究数据,WHO 倡议为此做更多的研究工作[672]。不过在近期对所有儿童数据进行了回顾之后,Staples 等[673]给出了一个血清阳转率的估算结果,当不同的临床研究规模和不同研究之间的差异纳入一个随机效应模型后,4 675 名 1~2 月龄儿童黄热病疫苗初次免疫后的阳转率为 93%(95% CI, 88%-96%)。并且,当该随机效应模型被用于比较小于 9 月龄和大于等于 9 月龄的儿童时,结果显示没有区别。对于小于 9 月龄的儿童,来自 4 个研究项目的数据产生的血清阳转率估算值为 95% (95% CI, 91%-98%)。而在大于等于 9 月龄的儿童中,来自 11 个研究项目的数据产生的血清阳转率估算值为 92% (95% CI, 86%-96%)。

在一项大型临床试验中,年轻成人和年长者(60 岁以上)在对 17D 疫苗的血清阳转率上没有区别[674]。所有年龄组的血清阳转率均为 97%~100%,罕见的疫苗初免失败仅见于较年轻的一组。不同组间 LNI 几何平均值相似(见图 63.12)。在一项较小的比较研究中,18~30 岁年龄组的和 65 岁及以上年龄组的在疫苗接种后第 28 天几何平均滴度结果相似[256]。但是在疫苗接种后 10 天,年龄较大组的阳转率结果较低(50% vs 77%),几何平均滴度显著低于年轻成人。该研究还发现年长成人的病毒血症水平更高,持续时间也更长。所有这些结果提示 T 细胞免疫应答可能会推迟但 B 细胞应答的幅度即抗体的产生应该不会受到影响。

性别。黄热病疫苗免疫应答在性别上的差异不大。一项大型临床研究显示,尽管男性和女性之间的血清阳转率没有差异并且 LNI 几何平均值上的差

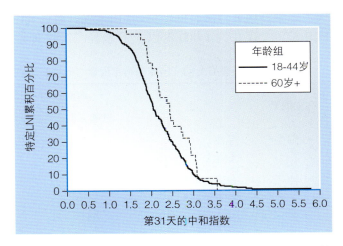

图 63.12 年龄在 18~44 岁之间者和 60 岁以上者中和抗体滴度(LNI)的反向累积分布

资料来自 Monath TP CM, McCarthy K, et al. Yellow fever 17D vaccine safety and immunogenicity in the elderly. Human Vaccines, 2005, 1: 207-214.

异也无生物学相关性(小于 0.3 $\log_{10}$),但男性免疫后中和抗体应答的幅度高于女性,差异有统计学显著性(见表 63.10)[601]。巴西的一项研究表明,男性的血清阳转率(但不是抗体滴度)比女性高[547]。Niedrig 等也报道男性接种者产生更高的中和抗体和 IgM 抗体[376]。自然状态下男性更容易感染黄热病,这在一定程度上可以归因于流行病学因素,虽然其依据尚不充分。另外,由法国嗜神经疫苗引起的疫苗接种后脑炎也是男性发生率比女性高,说明男性可能更具有易感性。然而,对于一些非复制性疫苗(如,肺炎球菌和脑膜炎球菌的多糖疫苗),男性也具有更高的血清学反应[675],因此黄热病疫苗免疫应答中观察到的性别差异或许代表了一种和病毒复制无关的免疫学机制。

人种。两项研究结果均报告黄热病疫苗接种后欧洲裔美国人的平均中和抗体应答比非洲裔美国人高(见表 63.10)[601,621]。同时与西班牙裔美国人相比,欧洲裔美国人的免疫应答较高也有统计学显著性[601,676]。野生型黄热病对白人的致死性似乎也比黑人高。临床研究数据中白人较高的抗体应答或许是易感性(例如缺乏已有的黄病毒免疫力)、病毒复制及抗原表达水平较高的反映。

遗传限制。没有黄热病免疫应答遗传限制方面的研究报告。但这是一个值得研究的领域,因为有小鼠试验显示动物种系会影响黄病毒的复制[261,262]和活病毒的免疫应答[267,677]。

疫苗亚株或剂量。所有黄热病 17D 疫苗的最低效价要求为每剂 $3\log_{10}$IU[531]。生产批次的疫苗效价需超过最低效价 5~50 倍以抵消贮存过程中效价的损失。感染性检测方法会低估基因组的数量(通过 RT-PCR 检测),存在约 1 000 倍以上的差异[559],这种差异由非感染(缺陷的)和感染性检测方法不能检出的感染性病毒颗粒构成。

尽管已有好几项研究记录了不同毒株的黄热病疫苗在免疫接种后会获得相似的中和抗体应答和滴度水平,但很少有研究探索不同亚株疫苗接种后的先天和细胞免疫反应。在一项比较研究中,无论 17DD 还是 17D-213/77 在 9~12 月龄的试验儿童中对细胞因子的诱生都是均衡的[678]。不过不同亚株疫苗与 17DD 疫苗相比在细胞因子的诱生上存在微妙差异,17DD 疫苗在中性粒细胞来源的 TNF-α、中性粒细胞和单核细胞产生的白介素-12 的诱生上略占优势,而 17D-213/77 疫苗则在白介素-12$^+$CD8$^+$T 细胞和白介素-10 的产生上更具优势。目前还不清楚这些差异是否足以影响长期免疫。

一项在恒河猴中进行的剂量-反应关系的观察[485,679]结果显示,肌内注射 17D 疫苗后,90% 接种动物出现 LNI 值高于 0.7 的剂量约为 1 000MLD$_{50}$(约等于 $4\log_{10}$PFU),并且达到 90% 保护致死性攻毒所需剂量约为 200MLD$_{50}$(约 400PFU)。50% 的免疫剂量(ID$_{50}$)约为 2MLD$_{50}$(约 20PFU)。PFU 和 MLD$_{50}$ 的关系比约为 10∶1[263]。

1943 年 Fox 等[680]首次确定了人体的剂量-反应关系。研究表明,导致血清阳转的最低剂量在 14~140MLD$_{50}$ 之间(假定和 IU 的病毒含量相同的话则估计在 140~1 400PFU 之间)。接种 14MLD$_{50}$ 的剂量可致 70% 的志愿者出现血清阳转。多批次疫苗的大规模现场试验中部分效价不达标批次的结果表明,剂量在 10~50MLD$_{50}$ 的疫苗可以获得 85% 的血清阳转率。

近期更多的剂量-反应研究(见表 63.11)显示,100~300PFU 的接种剂量可致超过 90% 的初次接种

表 63.10 特殊的宿主因素对一项临床研究中两种 17D 黄热病疫苗对数中和指数的影响

宿主因素	组	Arilvax N=283		YF-VAX N=291		P 值
		试验人数	LNI 平均值	试验人数	LNI 平均值	(方差分析)宿主效应
性别*	男性	108	2.16	111	2.35	0.001
	女性	175	1.99	180	2.12	
人种	非洲裔美国人	37	1.93	42	2.06	0.017
	拉丁美洲人	15	1.95	15	1.85	
	其他(白人、亚洲人)	231	2.09	234	2.26	
吸烟	吸烟	54	2.26	73	2.27	0.017
	不吸烟	229	2.01	218	2.19	

* Niedrig 等[376]也报告了中和抗体(以及 ELISA 法测定的 IgM 抗体)滴度在男性疫苗接种者中高于女性。
注:ELISA:酶联免疫检测;LNI:log 中和指数。
数据来自 MONATH TP, NICHOLS R, ARCHAMBAULT WT, et al. Comparative safety and immunogenicity of two yellow fever 17D vaccines(ARILVAX and YELLOW FEVER-VAX)in a phase Ⅲ multicenter, double-blind clinical trial. Am J Trop Med Hyg, 2002, 66(5):533-541.

表63.11 黄热病17D疫苗剂量与中和抗体应答之间的关系 *

疫苗制造商	剂量	受试者人数	阳转率/%	平均抗体滴度(LNI)	50%免疫剂量†	文献
South African Institute for Medical Research	5 000MLD$_{50}$	4	100%	1.55	~5MLD$_{50}$	Smith 等,1962[681]
	500	7	100%	1.80		
	50	8	100%	3.04		
	5	8	62.5%	2.80		
Wellcome(英国)	200 000PFU	20	100%	2.93-2.96	42PFU	Stuart,1956[682]
	200	13	85%	2.97	(~7MLD$_{50}$)	
	50	12	58%	3.10		
	10	13	0%			
Bio-Manguinhos(巴西)	2 000PFU‡	12	100%	—	~20PFU	Lopes Ode 等,1988[638]
	1 000-2 000	34	100%	—	(~60MLD$_{50}$)	
	500-1 000	10	100%	—		
	200-500	34	100%	—		
	100-200	32	93.7%	—		
	50-100	59	81.3%	—		
	20-50	25	84.0%	—		
	< 20	53	41.5%	—		
Bio-Manguinhos(巴西)	27 476IU	131	97.7%	13 479mIU/ml	未建立	Martins 等,2013[557]
	10 477IU	115	99.1%	12 190mIU/ml		
	3 013IU	132	97.7%	11 608mIU/ml		
	587IU	131	96.9%	12 145mIU/ml		
	158IU	122	88.5%	6 837mIU/ml		
	31IU	118	66.9%	1 970mIU/ml		

* 血清阳转定义为免前血清阴性的受试者产生中和抗体。
† LD$_{50}$ 与 PFU 的关系比在不同的疫苗研究中有所差异,基于这些研究所采用的检测方法之间在灵敏度上的差异或者(有可能)疫苗小鼠毒力上的差异。Wellcome 疫苗的 MLD$_{50}$/PFU 比为 0.17[634],而 Bio-Manguinhos 疫苗的 MLD$_{50}$/PFU 比为 2.9[638]。
‡ 志愿者接种该研究中检测的不同批次疫苗的剂量范围。
注:LNI:log 中和指数;MLD$_{50}$:小鼠半数致死剂量;PFU:蚀斑形成单位。

者血清阳转[557,558,638,681,682]。此外一项未发表的关于 Arilvax(以前在英国生产的17D-204疫苗)的研究中,15例受试者接种200PFU后有13例(93%)血清阳转,而当剂量达到2 000PFU或更高时,全部受试者均血清阳转。Roukens 等[592]通过皮内途径接种1/5剂量的17D疫苗,发现和皮下免疫标准剂量产生的抗体应答没有差异,但是该试验设计无法阐明是否由于皮内免疫途径更有效,还是该皮内剂量尚未低至17D疫苗有效性降低的程度(正如前文所期望的)。

这些数据有望降低疫苗的抗原量,从而对疫苗供应产生显著影响。由于安哥拉和刚果民主共和国在2016年暴发了大规模疫情,WHO回顾了现有数据,并在SAGE的批准下批准使用小剂量疫苗,以应对疫情即将扩大和当前疫苗供应不足的紧急情况[575]。事实上,刚果民主共和国金沙萨市使用了1/5剂量的17DD疫苗来控制疾病的传播。向所有2岁及以上的人提供了部分剂量,两岁以下的儿童和孕妇接种了全剂量的疫苗[574a]。

要重新设定低剂量疫苗的效价合格标准,就需要修订本国的产品批件和WHO的规程,并提供长期稳定性、临床研究的非劣效性终点、异种黄病毒免疫的影响,以及免疫持续时间的后续研究的数据。

有趣的是,研究发现疫苗剂量和抗体效价之间存在负相关关系[269,634,638,681]。Smith 等[681]发现,受试者接种剂量为5~50MLD$_{50}$时的抗体应答显著高于剂量为500~5 000MLD$_{50}$时。猴体试验中,接种大剂量的17D病毒可以导致病毒血症的出现偏早,但与接种低量稀释病毒后的病毒血症相比,这种病毒血症不典型、强度较低、且持续时间较短[479]。接种大剂量后的病毒复制受限或许可以解释较低的免疫应答强度。这种剂量前滞效应在小鼠中也很明显(见图63.13),也许可以解释为干扰素(由病毒培养鸡胚产生)、缺陷干扰颗粒的存在,或有非感染性抗原竞争细胞受体,或是大剂量接种引发了过强的非特异性免疫应答。

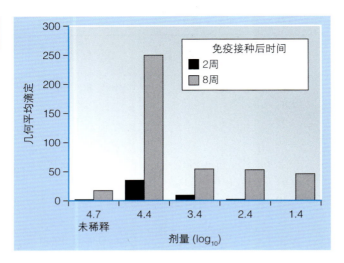

图63.13 小鼠对黄热病17D疫苗的中和抗体应答。每组5只Swiss Webster小鼠皮下接种0.1ml含梯度剂量病毒的商用黄热病17D疫苗并于2周和8周后测定抗体几何平均滴度。抗体滴度为50%蚀斑减少终点的几何平均值。在高剂量低应答小鼠中观察到了剂量前滞效应（F. Guirakhoo和TP. Monath，未发表数据，1997.)。

利用黄热病毒作为载体表达异种黄病毒包膜蛋白的嵌合病毒研究也可观察到类似效应[193,284]。

Panthier[530]提出，17D疫苗的小剂量接种可能导致抗体反应的延迟并且增加发生脑炎的危险。这一假说基于1例4周龄婴儿被沾有17D疫苗的针刺破皮肤后发生了脑炎，且Fox和Penna[269]在猴体内的试验也支持该假说。在某些流行区接种法国嗜神经疫苗后，由于低剂量导致疫苗效价的丧失被认为是脑炎发生的因素之一[682]。然而，现在已知小于4个月的婴儿接种疫苗会因年龄相关的易感性而发生脑炎的风险较高，而不是疫苗剂量。另外，低剂量17D疫苗的划痕接种与不良反应并无相关性。而那时法国嗜神经疫苗以标准剂量接种后也发生了大范围的接种后脑炎的情况[68,519,580]。

异种黄病毒免疫力

具异种免疫力者的疫苗接种。在中和试验中黄热病病毒与其他黄病毒可以区分开来[38]，但采用其他方法如结合试验、血凝抑制试验和补体结合试验检测时却可观察到它们之间相同的抗原决定簇[305]。由于这些交叉反应性决定簇，17D疫苗的免疫应答在免疫空白者和那些已有异种免疫力者之间有所差异。

由异种免疫力产生的对17D疫苗干扰。人体中的17D疫苗干扰证据存在相互矛盾的情况，各研究项目之间相左的结论可能源于过去黄病毒感染的次数、异种免疫应答的交叉范围、或过去是哪种黄病毒感染。过去乙型脑炎复合体成员病毒的感染似乎不会改变17D疫苗的免疫应答。Pond等[650]观察到St.Louis脑炎病毒自然感染免疫力对17D疫苗的血清阳转率没有影响。有单一型别乙型脑炎病毒中和抗体者或有多黄病毒交叉反应性者对17D疫苗的中和抗体应答与那些免疫空白者一样[633]。而且17D疫苗引起的病毒血症应答在有或无乙型脑炎免疫力者之间也没有显著差异，表明17D病毒的复制没有降低[183]。这些研究的结果和那些来自Pond等[650]的结果是一致的，因为St. Louis脑炎病毒和乙型脑炎病毒在抗原性上具有很近的亲缘关系。

Pond等[650]还观察到有登革自然免疫力者对17D疫苗的血清阳转率较无免疫力者低，该结果与以野生型黄热病病毒攻击有登革免疫力的猴子的实验室结果相符[337]，也与人群中存在交叉保护的流行病学证据相符[334-336]。不过在有和无登革免疫力儿童中开展的一项大规模研究结果显示，既有的登革中和抗体对17D疫苗免疫接种后的阳转率及中和抗体几何平均滴度没有明显影响[619]。通过在巴西初免者中进行的一项研究，Melo等[623]发现有登革免疫力的受试者中和抗体几何平均滴度（GMT 860）较没有免疫力者（GMT 1 120）低，不过该差异在统计学上没有显著性。

通过自然感染异种黄病毒而获得的黄热病抗体可显著抑制17D黄热病疫苗中和抗体应答的幅度[329,681]。当17D疫苗以皮肤划痕方式接种时干扰作用特别显著，可能是这种方式接种剂量小所致。皮肤划痕法接种17D疫苗的低应答率是在非洲开展的多项研究中发现的，与已有的异种黄病毒免疫力相关[586,588,589]。而相比之下，曾接种过登革减毒活疫苗的志愿者继之接种17D疫苗后，其黄热病免疫应答和无登革免疫力的对照组相同，提示黄热病病毒的复制没有受到干扰[348]。没有干扰可能与登革疫苗病毒的减毒特性有关。在尼日利亚开展的一项研究中，Omilabu等[684]发现在既有黄病毒免疫力模式各不相同的受试者中，17D疫苗中和抗体应答都没有受到抑制。然而通常情况下，接种疫苗时的免疫激活可能会阻碍免疫应答，正如对乌干达疫苗受试者和瑞士疫苗受试者的免疫应答进行比较时所显示的那样[676]。与瑞士受试者相比，乌干达受试者中有病毒血症者的比例较低，且病毒血症的水平也较低，受试者个体所产生的中和抗体滴度也较低。作者发现，在基线水平上，乌干达人的$CD8^+$ T细胞和B细胞以及促炎单核细胞水平更高，这与随后的抗体滴度呈负相关。这些发现表明，疫苗接种前的免疫活化降低了对疫苗的反应，并可以解释与登革热免疫有关的一些发现。

多个利用17D病毒作为载体插入外源基因构建的新型疫苗已经被开发出来，包括几个将17D病毒的prM-E基因置换为异种黄病毒相应基因的嵌合病毒[685-687]。由于嵌合体含有非结构基因可诱生抗载体的免疫力，相关研究观察了17D疫苗和嵌合体疫苗之间的相互作用。其中一篇发表的研究结果显示，先接种黄热-乙脑嵌合体疫苗（ChimeriVax-乙脑）后30天再接种17D疫苗，后者的阳转率及中和抗体几何平均滴度有降低的倾向（统计学上无显著性）[617]。不过在一项大规模临床试验中，同样在ChimeriVax-乙脑疫苗接种后30天接种17D疫苗却没有发现后者的应答受到了干扰[688]。登革免疫力与黄热病免疫应答之间的相互作用似乎有所不同（见下一节）。没有明显证据表明已有的黄病毒免疫力会促进17D病毒复制或提升17D疫苗免疫应答（见前文"抗体依赖的增强作用"）。

17D疫苗免疫后的异种免疫。几种黄病毒的减毒活疫苗已经在接种过17D疫苗的人中进行了评估，其中包括传统方法制备的登革2型疫苗[349,662]。在已有黄热病免疫力者中，对登革疫苗的应答与接种剂量无关，且免疫应答的程度和持久性较无黄热病免疫力者强。这一结果提示交叉反应性非中和抗体可能增强了登革病毒的体内复制效率。同样，以17D病毒为载体插入登革2型病毒prM-E基因构建的一个嵌合体疫苗经临床研究观察后发现，在有黄热病免疫力者中产生了明显更高且持续时间更长的登革中和抗体应答。此外，这样的免疫应答范围可包括所有4个登革病毒血清型，提示对先前的17D疫苗的交叉反应性共有抗原发生了记忆应答[661,689]。一个含有登革1~4型病毒包膜蛋白基因的4价17D病毒嵌合体疫苗为有黄热病免疫力者和无黄热病免疫力者接种后也观察到了同样的结果[690,691]。当嵌合四价登革热疫苗在接种黄热病疫苗后3年内而不是3年或3年以后接种时，也出现了略高的几何平均滴度[692]。最后，四价登革热疫苗使以前接种过黄热病疫苗的儿童的黄热病抗体几何平均滴度略有增加[692]。

黄热病17D疫苗和嵌合体疫苗之间相互作用方面的研究结果存在不一致的情况。在两个公开发表的研究中，接种过黄热病疫苗不影响ChimeriVax-乙脑疫苗的免疫应答[193,617]。但是在另一个研究中，虽然在ChimeriVax-乙脑疫苗接种前30天接种黄热病17D疫苗对乙脑病毒中和抗体的阳转率没有影响，不过中和抗体滴度却有所下降[688]。该结果提示，当一个免疫原性更强的疫苗（17D）先于一个更为减毒的活疫苗（ChimeriVax-乙脑）接种的话，针对黄热病病毒载体骨架的交叉反应性抗体和/或T细胞应答将会压制下一个疫苗的复制和中和抗体应答。

有趣的是，在几个研究中对有黄热病免疫力者和无黄热病免疫力者接种了ChimeriVax-2型登革疫苗[661]和ChimeriVax-乙脑疫苗[193]后的病毒血症进行观察后发现，在有黄热病免疫力者中发生病毒血症的比例更高，提示存在体内免疫增强作用，不过病毒血症之间的差异较小也没有统计学显著性。在一项4价登革疫苗的研究中，早期出现病毒血症这一特征在有黄热病免疫力者和无免疫力者中十分一致[689]，该案例提示，已有的黄热病免疫力调整了抗体的应答（通过免疫记忆）而没有压制病毒的复制。现在已经有登革疫苗可供临床研究了，掌握登革疫苗的预先接种是否会导致17D疫苗接种后病毒血症的减弱这一点非常重要，答案将会在能够显示登革热与黄热病之间单向交叉保护性的流行病学和实验室研究中得到[337,341]。

已有的17D免疫会通过IgG分泌B细胞的记忆应答和记忆性T细胞的活化对灭活的黄病毒疫苗应答产生调节作用。与无黄热病免疫力者相比，接种了森林脑炎（tickborneencephalitis，TBE）灭活疫苗的有黄热病免疫力者的抗TBE抗体出现较早并且滴度也更高[693]。该记忆应答也为交叉反应性异种抗体的出现所表征。

同时接种和联合接种。黄热病疫苗已在不同部位或以混合方式与其他多种疫苗同时接种，其中11种灭活疫苗和10种减毒活疫苗中至少含有18种独特的抗原（表63.12）[483,548,617,626,627,629,630,637,639,640,642-645,6-7,661,688,690,691,694-711]。这些研究适用于儿童常规免疫规划中使用17D疫苗以及旅行者的免疫接种，但许多研究存在局限性，包括：①几十年前进行的研究使用了不同于目前可用的疫苗制剂；②受试者人数少；③排除目标人群（例如儿童或成人）；④排除特殊人群（例如免疫系统改变的人群）。

根据现有的灭活疫苗数据，黄热病疫苗和灭活疫苗的联合用药不存在安全问题。当黄热病疫苗与灭活疫苗同时接种时，大多数疫苗的免疫原性似乎没有受到损害。

对于黄热病疫苗与其他减毒活疫苗的联合接种，与大多数疫苗的联合接种不存在安全问题。然而，两项关于黄热病疫苗联合用药和基于黄热病疫苗骨架的登革热嵌合疫苗的研究的数据发现，全身和局部不良事件的发生率均有所上升[661,691]。虽然没有发现严重不良事件的增加，但发现严重事件的能力有限。当黄热病疫苗与其他减毒活疫苗同时接种时，大多

表63.12　黄热病疫苗与其他疫苗同时接种的免疫原性和反应原性

	年龄组	黄热病疫苗免疫应答	反应原性	其他疫苗免疫应答	文献
灭活疫苗[a]					
霍乱	成人和儿童	可能下降[c]	未改变	可能下降[c]	Wolga 等, 1986[694]; Felsenfeld 等, 1973[696]; Gateff 等, 1975[697]
白喉	成人和儿童	未改变	未改变	未改变	Wolga 等, 1986[694]; Yvonnet 等, 1986[637]; Ruben 等, 1973[699]
甲肝	成人	未改变	未改变	可能下降[c]	Receveur 等, 1993[630]; Jong 等, 2002[705]; Gil 等, 1996[706]; Dumas 等, 1997[644]; Bovier 等, 1999[700]; Bock 等, 2000[704]; Bienzle 等, 1996[703]
乙肝	儿童	可能下降[c]	未改变	未改变	Yvonnet 等, 1986[637]; Coursaget 等, 1995[643]
流感	成人	未改变	未评估	未改变	Goullin 等, 1993[709]
流脑	成人	未改变	基本未改变[e]	增强	Dukes 等, 1996[645]; Albert 等, 2015[647]
百日咳	儿童	未改变	未改变	未改变	Ruben 等, 1973[699]
脊灰	成人和儿童	未改变	未改变	未评估	Wolga 等, 1986[694]; Yvonnet 等, 1986[637]
破伤风	成人和儿童	未改变	未改变	可能下降[c]	Wolga 等, 1986[694]; Yvonnet 等, 1986[637]; Ruben 等, 1973[699]; Gateff 等, 1973[710]
伤寒	成人	未改变	未改变	未改变	Jong 等, 2002[706]; Dumas 等, 1997[644]; Dukes 等, 1996[645]; Ambrosch 等, 1994[642]; Albert 等, 2015[647]
减毒活疫苗[a]					
结核（BCG）	儿童	未改变	未改变	未改变[d]	Gateff 等, 1973[710]
霍乱	成人	未改变	未改变	未改变	Kollartsch 等, 1997[701]; Tsai 等, 1999[711]; Foster 等, 1999[707]; Wolga 等, 1986[694]
登革[b]	成人和儿童	未改变[d]	更坏[d]	未改变	Qiao 等, 2011[690]; Poo 等, 2011[691]; Guirakhoo 等, 2006[661]
乙脑[b]	成人	未改变[d]	未改变	可能下降[c]	Nasveld 等, 2010[688]; Monath 等, 2003[617]
麻疹（单价）	成人	未改变	未改变	未改变	Stefano 等, 1999[695]; Adu 等, 1996[702]; Soula 等, 1991[640]; Mouchon 等, 1990[639]; Lhuillier 等, 1989[629]; Gateff 等, 1973[710]; Yvonnet 等, 1986[637]; Ruben 等, 1973[699]
麻腮风	儿童	下降	未改变	下降	Nascimento Silva 等, 2011[548]
脊灰	成人	未改变	未改变	未评估	Wolga 等, 1986[694]; Kaplan 等, 1984[483]
痘苗	成人和儿童	未改变	未改变	未改变[d]	Gateff 等, 1973[710]; Ruben 等, 1973[699]; Tauraso 等, 1972[627]; Meyer 等, 1964[626]
伤寒	成人	未改变	未改变	未改变	Kollartsch 等, 1997[701]; Tsai 等, 1999[711]

[a] 按抗原成分而非疫苗名称列出；疫苗及其生产厂家在不同的研究中有所不同。
[b] 用 17D 疫苗作为骨架的特定嵌合疫苗，插入了各个病毒的 prM-Env 基因。
[c] 几何平均滴度或血清阳转率在至少一个研究中出现明显下降，但并未见于全部研究。
[d] 全部研究都没有提供具体的数值。
[e] 当流脑疫苗/黄热病疫苗/伤寒疫苗同时接种和流脑疫苗单独接种进行比较时，有一项研究中有更多的不良反应事件报告。

译者注：表63.12中原文文献索引有误，原文 "Jong 等, 2002[706]; Gil 等, 1996[901]" 应为 "Jong 等, 2002[705]; Gil 等, 1996[706]"。特此说明。

数疫苗的免疫原性也不受影响。当活牛痘或麻疹疫苗[626]或灭活乙肝疫苗[637]与17D疫苗同时接种时，有可能会干扰黄热病疫苗的免疫应答，但这些结果没有在针对这些特定抗原的其他试验中得到证实。然而，一项同时接种黄热病疫苗和麻腮风联合疫苗的研究中，与间隔28天分别接种相比，可观察到同时接种的情况下12~23月龄的儿童对黄热病、腮腺炎、风疹的血清阳转率和抗体几何平均滴度的显著下降；没有观察到麻疹的免疫应答下降的情况[548]。另一项在非洲的研究中，儿童分别单独接种脊髓灰质炎疫苗、黄热病疫苗和麻疹风疹联合疫苗或者同时接种，发现血清阳转率的结果与此类似。与单独接种相比，黄热病抗体的几何平均滴度在和麻疹风疹疫苗同时接种时有显著下降[720a]。在黄热病疫苗接种1年后又接种了基于黄热病疫苗骨架的四价登革热嵌合疫苗的受试者中，也观察到了免疫干扰的情况[690]。该研究发现已接种黄热病疫苗的受试者对登革-1型的抗体反应最初出现延迟。在另一项研究中，已接种黄热病疫苗2~5年的或6~11年的两组儿童对嵌合登革热疫苗的免疫应答没有差异[692]。

一项与当前疫苗接种实践无关的有趣观察是，同时或连续接种17D疫苗和灭活的注射用全细胞霍乱（Vi）疫苗所造成的相互干扰[696,698]。在另一项研究中没有证实17D疫苗杀弧菌作用所引发的这一干扰现象，因而可能并不存在。其干扰的机制尚不清楚，因为霍乱疫苗和黄热病疫苗之间的免疫间隔长达4周。黄热病疫苗和口服霍乱活疫苗（单独使用或与Ty21a活疫苗联合使用）的研究表明，抗霍乱免疫或黄热病抗体反应之间没有单向干扰[701,707]。众所周知，脂多糖具有佐剂活性，伤寒Vi疫苗似乎能提高黄热病抗体滴度，特别是当伤寒疫苗与黄热病疫苗同时使用时[642]。然而，在其他研究中，当伤寒Vi疫苗和流脑结合疫苗与17D疫苗同时接种时，没有观察到增强效果[645,647]。在一项关于17D-麻疹联合疫苗的研究中，观察到黄热病中和抗体应答的增强，这可能是由于无关病毒诱导的细胞因子所致[639]。

以17D为活载体的实验性乙脑疫苗（ChimeriVax-JE）与黄热病疫苗的相互作用在前文的"异种免疫对17D疫苗的干扰"中进行了讨论。

目前还没有关于黄热病疫苗与炭疽疫苗、B型流感嗜血杆菌疫苗、人乳头瘤病毒疫苗、流感减毒活疫苗、乙脑灭活疫苗、肺炎球菌疫苗、狂犬病疫苗、轮状病毒疫苗、森林脑炎疫苗及水痘带状疱疹疫苗同时接种的研究报道。有一人在接种黄热病疫苗之前21天前接种了带状疱疹疫苗[712]，结果没有发现安全性问题，也产生了抗黄热病病毒的保护性免疫。

免疫血清球蛋白与黄热病疫苗同时接种。 在17D黄热病疫苗接种前后0~7天给药，肌内注射5ml含有高滴度黄热病中和抗体的商用免疫球蛋白不会影响血清阳转率和中和抗体滴度[483]。这是在甲肝疫苗问世之前的一项具有实践重要性的发现。考虑到被动-主动免疫的成功和已有中和抗体的再次接种者中所观察到的增强的应答，因此结果并不意外[621,713]。在2007年，美国献浆者来源的IVIg血液制剂含有黄热病中和抗体滴度在80~320之间[484]。

在旅行前接种17D疫苗的同时应用免疫球蛋白预防甲型肝炎的做法一直沿用到20世纪90年代中期甲肝疫苗问世前。这也可以用来解释为何没有YEL-AVD的严重不良反应病例。2006年进行的一项临床研究探讨了免疫球蛋白对17D疫苗接种后病毒血症和免疫应答的影响，作为一种可能的手段来管理有17D疫苗禁忌证或有年老等不良反应危险因素的受试者，与免疫球蛋白同时接种的情况下，黄热病疫苗的免疫应答没有发生显著变化[361]。

黄热病疫苗保护力证据

非人灵长动物中的大量临床前研究数据已经证明黄热病17D疫苗对致死性攻击具有保护活性[485,611]。目前还没有对照临床试验显示17D疫苗对人体的有效性。但几项观察性研究可以证实这一点。

黄热病的实验室感染在常规疫苗接种开始前常有发生，但其后即再未出现。超过50年的观察结果显示，巴西和其他南美国家的丛林黄热病仅在未接种17D疫苗者中发生，并且在疾病暴发过程中开展免疫接种会使新发病例迅速减少[167]。非洲法语区在1941年建立法国嗜神经疫苗强制免疫接种的规定后，黄热病实际上已经消失（见图63.6）[714]。当地人口中的高免疫覆盖率带来了黄热病发病率的显著下降，尽管人们仍可能暴露于病毒的自然疫源中。而周边未实行常规疫苗接种的英语区邻国尤其是尼日利亚，则在20世纪40—50年代一直有黄热病的流行。

1986年在尼日利亚的一次流行中，17D疫苗的免疫保护效果得到了评估（De Cock KM和Monath TP，未发表数据，1986）。通过确定接种覆盖率和疫苗接种者中和非疫苗接种者中血清学确诊的黄热病病例，估算出来的疫苗保护效果为85%。该评估因同期发生的自然感染和人群中已有的免疫力、疫苗免疫力产生之前的自然感染潜在可能性及对疾病和疫苗接种历史数据的依赖而有其复杂性。

由于黄热病疫苗接种是法定常规接种项目,现在还不能开展安慰剂对照的保护效果临床试验。新的黄热病疫苗将会依据血清学替代指标的非劣效性结果进行审批。将来可采用病例对照法来开展的黄热病疫苗保护效果进一步研究应该会被批准,尤其是在HIV感染者或营养不良人群中的研究,这些人群也许会出现疫苗保护效果不良的情况[715]。

免疫持久性

中和抗体滴度峰值大约出现在接种后30天并在此后衰落。已知具可检出水平(LNI=0.7;蚀斑减少滴度的50%临界值=10)中和抗体者能够抵御野生型病毒的临床感染,尽管某些动物模型研究提示保护力可能需要更高的抗体水平(例如滴度=40)[485,617,679,716]。中和抗体的水平决定了保护力的程度,如17D疫苗再次接种的受试者中所观察到的情况,高滴度的中和抗体会导致消除性免疫,而较低滴度者则可有足够的疫苗病毒复制以加强免疫(见图63.14)。而初次接种或再次接种17D疫苗后中和抗体的水平也决定了抗体的持久性[621]。

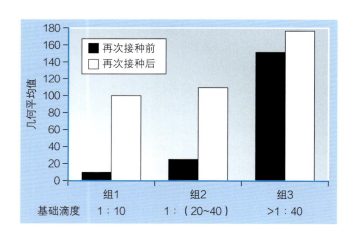

图63.14 已有的黄热病17D中和抗体水平和再次接种应答(抗体滴度增长情况)之间的关系。免前基础滴度越高,再次接种后的增长越弱

数据来自 Hepburn MJ, Kortepeter MG, Pittman PR, et al. Neutralizing antibody response to booster vaccination with the 17D yellow fever vaccine. Vaccine, 2006, 24(15): 2843-2849.

17D疫苗接种后产生的免疫力具有很长的持久性,并且已知该疫苗接种可产生近乎终生的免疫力[672,673]。在过去两年中,SAGE和ACIP都对黄热病疫苗接种后的长期免疫力数据进行了回顾。在一篇全面综述中,Gotuzzo等发现有75%~100%的疫苗接种者具保护力水平的抗体持续了10年以上[717]。此外他们还发现疫苗接种失败的情况非常少见(10例)。当ACIP的黄热病疫苗工作小组在其后开展同样的数据回顾时发现了另外一项研究,该研究提供了1 137名10年或更久前曾接种过疫苗的受试者的免疫数据(见表63.13)[340,358,614,623,649,651,660,718-723]。采用一种随机效应模型来管理不同研究中的受试者人数后,可以估算出10年或更久前曾接种过疫苗者的血清阳转率为92%(95% CI,85%-96%)[673]。在164名20年或更久前曾接种过疫苗者的血清阳性比例估算结果为80%(95% CI,74%-86%)。ACIP的工作组也发现了13起疫苗接种失败报告,在超过5.4亿剂次的用量中共涉及24例疫苗接种失败[448,449,455,724-726]。在这24例接种失败者中,有5例在接种后10日内发生黄热病,很可能他们在发病前没能产生血清阳转;有16例是在过去10年内接种过疫苗的个体中发生的;只有3例是在接种疫苗超过10年的个体中发生的,分别是11年、20年和27年[673,726]。基于这些数据,SAGE和ACIP不再建议健康人黄热病疫苗的加强免疫。

根据黄热病疫苗不再需要加强剂量的建议,世界卫生大会审查并批准了一项提案,将加强免疫的要求从国际卫生条例中删除。这一决定于2016年6月生效。20世纪60年代发表的研究成果显示,接种疫苗16~19年后92%~97%的人体内仍存在中和抗体,以前每10年提供一次疫苗接种证明的建议即据此而来[649,660]。

尽管世卫组织建议取消黄热病疫苗的加强剂次,但某些管理当局尚未接受。基于疫苗接种后各个时间中和抗体滴度和记忆T细胞和B细胞亚群的研究[720,728],巴西的药监当局推荐,成人在初次免疫后10年加强一剂,儿童9月龄第一剂接种后在5岁时加强一剂。来自巴西651名成人组的研究数据发现,93%(95% CI,88%-96%)的疫苗接种者在接种疫苗后30天呈血清阳性,而在接种疫苗后12年或更长时间为85%(95% CI,80%-90%)[720]。有趣的是,较低的血清阳性率(76%;95% CI,68%-83%)出现在接种疫苗后5~9年的人群中。作者注意到他们的研究结果与其他研究结果的差异,并指出这些差异可能是由于对特定疫苗株(即17DD相对于17D-204)免疫应答的不同所致。或者是由于已有的黄热病免疫力所致,或非疫区没有而疫区可能存在的免疫刺激作用所致,这在另外一项瑞士和非洲黄热病疫苗免疫应答的比较研究中已有报道[676]。巴西黄热病疫苗研究合作小组实施了一项更全面、前瞻性的纵向研究,以进一步探索巴西黄热病疫苗接种后的免疫持续时间。

第63章 黄热病疫苗

表63.13 黄热病疫苗接种后10年及以上具可检测水平抗体的人员数量和比例

地点	抗体检测方法及临界值[a]	接种后年数	具可检测水平抗体 人数	%	文献
非疫区					
德国	PRNT$_{90}$≥10	≥10	5/5	100	Reinhardt等, 1998[358]
美国	小鼠保护	10-15	24/24[b]	100	Rosenzweig等, 1963[660]
巴西[c]	小鼠保护	17	105/108	97	Groot等, 1962[649]
德国	PRNT$_{90}$>10	11-38	38/51	75	Niedrig等, 1999[651]
法国	PRNT$_{80}$≥10	10-60	80/84	95[d]	Coulange Bodilis等, 2011[721]
美国	PRNT$_{90}$≥10	10-69	68/81	84[e]	CDC, 2014[723]
美国	PRNT$_{90}$≥2	30-35	91/116	78	Poland等, 1981[614]
疫区					
乌干达	小鼠保护	10	156/202	77	Dick等, 1952[718]
巴西	PRNT$_{50}$≥20	10	20/20	100	de Melo等, 2011[623]
巴西	PRNT$_{80}$≥10	≥10	19/19	100	Machado等, 2013[722]
巴西	PRNT$_{50}$≥10	10-18	307/329	93	Collaborative Group for Studies on Yellow Fever Vaccines, 2014[720]
刚果民主共和国[f]	小鼠保护	12	76/79	96	Courtois, 1954[719]
哥伦比亚	PRNT$_{75}$≥10	10-24	13/19[b]	68	Gomez等, 2008[340]

[a] 对于小鼠保护试验,使6只小鼠中的至少3只存活的疫苗接种者血清判为阳性。PRNTx%是可使x%的黄热病病毒被中和的最高血清稀释度的倒数。
[b] 该数为估计数,因数据收集范围内的某些案例此前疫苗接种时间小于10年。
[c] 该研究开展时,位于巴西Minas Gerais州的Pouso Alegre从未有任何人类感染黄热病的报道。
[d] 对于此前疫苗接种时间在20年及以上者,88%(15/17)的个体血清阳性。[721]
[e] 对于此前疫苗接种时间在20年及以上者,84%(26/31)的个体血清阳性。[723]
[f] 比属刚果的Uélé现对应刚果民主共和国内的相应区域。
注:CDC:美国疾病预防控制中心;PRNT:蚀斑减少中和试验。

尽管黄热病疫苗加强免疫已不再对大多数旅行者推荐,对于某些特定人群如孕妇、接受造血干细胞治疗者及艾滋病毒感染者,由于初次免疫未能血清阳转,或者因基础疾病所致的抗体滴度下降过快,他们可能需要额外剂量的黄热病疫苗(参见"初次免疫失败")[673,729]。尽管最初对儿童的血清转化数据显示他们的黄热病疫苗免疫应答与成人类似[673],还是需要开展抗体持久性的评估工作以确保个体在童年接种了疫苗后不会几十年后因抗体滴度的下降而无力抵抗黄热病[672]。

黄热病免疫力长期持久性的机制尚无定论。已有研究显示在人体细胞培养中黄热病17D病毒可形成持续感染[730]。一个人巨噬细胞系和一个人外周血单核细胞系可形成持续感染,表现为持续产生感染性病毒但不形成细胞病变效应,其病毒复制的波动性显示该病毒的缺陷干扰颗粒可能在其中起一定的作用[344]。脑内接种恒河猴,可在长达159天后[181]从脑内或30天后从血液中分离到黄热病病毒[180]。从17D疫苗产生的多个病毒培养物都可在小鼠脑内形成持续无症状感染[84]。尽管从免疫清除角度看大脑可能是一个特殊区域并且在绝大多数17D疫苗接种者中这里都不会受到感染,这些观察结果包括在疫苗接种者中的IgM抗体持续合成[654,656]都提示有慢性持续性感染或体内病毒抗原储存的存在,可能的部位在滤泡性树突状细胞中,这或许可以解释人体免疫应答的长期持久性。在一项对44名旅行者的研究中,两名受试者在接种疫苗后21天和6个月的尿液中检测到黄热病疫苗病毒RNA[731]。然而,其余42人在接种疫苗后0~11个月的测试中尿液中未检测到黄热病疫苗病毒RNA。另一种关于疫苗接种后IgM抗体持续存在的假说是抗体亚类的不完全转换,可能由于减毒过程引起的疫苗病毒变化所致,也可能是在亚类转换所需分子的调节或识别中潜在的疫苗病毒干扰所致[656]。

黄热病17D疫苗可在小鼠及人体产生很强的先天性免疫应答,活化Toll样受体2、7、8和9[608]。这种先天性免疫应答可驱动产生强烈的获得性免疫应答,而这显然就是持久性抗体分泌浆细胞群存在的原因。持久免疫是否需要有抗原的再次刺激(如前所述)或者长期的抗体产生仅仅是早期强烈先天性应答的结果还不清楚。

再次免疫

黄热病疫苗免疫后会产生大量记忆 B 细胞和 T 细胞,对以后的野毒暴露或再次免疫会产生应答。17D 疫苗通过长寿命浆细胞持续产生持久性抗体形成抗感染的第一道防线,在再次暴露于病毒抗原时记忆 B 细胞的应答会增强抗体的产生。此外,17D 疫苗免疫后产生的高效 $CD45RA^+$ 记忆性 $CD8^+$ T 细胞会在再次刺激时快速应答、增殖并产生多种效应细胞因子和细胞毒性酶类[146,665]。

根据《国际卫生条例》最近的修订[732],国际旅行者的黄热病免疫接种证明有效期为终生。大多数国家采纳了这个规定,可在 WHO 和美国 CDC 的旅行者健康网页上对黄热病疫苗的相应规定处查询[742a]。然而并非所有规定黄热病疫苗入境接种的国家都采纳了这一修订。在实际执行中,旅行诊所中的黄热病疫苗接种者绝大多数都是初免者。在美国的旅行者中开展的一项研究显示,3 207 名在旅行诊所接种黄热病疫苗的旅行者中,只有 149(5%)名声称 10 年或更久前接种过黄热病疫苗[733]。该数据和来自法国(2003—2005 年)3 个诊所的未发表数据类似,6%(102 112 人中的 6 211 人)的 17D 疫苗接种者是再次免疫(Goujon C 和 Godineau J-P,私人通信,2006)。而相比之下,在巴西等国家的流行病区域则进行过多次大规模普种活动,多次重复免疫也是常见现象。

在一些研究中观察到之前的免疫力会抑制再次接种的应答,这种情况在活疫苗的免疫接种中并不意外。中和抗体滴度低的人再次接种疫苗时产生增强性应答的可能性更大[621,734]。另一些研究则显示,在再次接种疫苗后或已有自然感染免疫力受试者接种疫苗后,大部分受试者均出现增强性应答,说明有充分的病毒复制或是疫苗中被中和掉的病毒抗原量足以诱导记忆性应答。

Smith 等[681]在 8 位受试者中进行了 17D 疫苗再次接种的研究,这些受试者在以前的 1 至 14 年间曾至少接种过 1 次(最高 5 次),其抗体 LNI 在 2.1~3.6 之间。仅有 1 个受试者出现中和抗体显著升高。Wisseman 和 Sweet[713]在 11 名成人初次免疫后 14 个月给他们再次接种疫苗,发现没有一个受试者产生病毒血症,但所有受试者均有中和抗体水平上升,其中 7 例(64%)受试者的抗体滴度上升了 4 倍以上。再次接种疫苗后的 GMT 从 121 上升至 576,但大部分受试者的免疫应答低于初次免疫。后一个研究中的疫苗接种剂量比 Smith 等[681]的剂量高出 10~30 倍,这个情况加上此前免疫次数较少可能是这两个研究结果差异的原因。Fox 和 Cabral[670]也认为已经免疫接种过的人需要较高剂量的 17D 疫苗才能产生增强性应答。另外一项研究中,2 名受试者在上次免疫后 3~18 个月再次接种,结果显示血凝抑制抗体水平上升但中和性抗体滴度未升高[654]。Reinhardt 等[358]报告,全部 5 例受试者在间隔 10 年以上再次接种后,中和抗体出现适度升高,而 Monath 等[193]发现在一个较短的间隔期(9 个月)后再次免疫,6 例受试者中仅有 3 例出现中和抗体升高。

Hepburn 等[621]根据再次免疫前的中和抗体水平比较了健康成人再次免疫后的应答。此研究中未明确前次免疫和再次免疫的时间间隔。结果正如研究人员所预料的,已有的中和抗体水平会显著影响再次免疫的中和抗体应答程度(见图 63.14)。再免前中和抗体滴度为 10 的受试者滴度会增长 10.1 倍(95% CI,9.26-10.95),而再免前抗体滴度为 20~40(几何平均滴度 25.6)者则增长幅度为 2.46 倍(95% CI,3.63-5.01)。免前抗体滴度高(大于 40;几何平均滴度 152)的受试者对再次接种的应答很小或没有(病毒完全被中和)。不过免前抗体滴度低的受试者再次免疫后中和抗体减少的速度也更快。再次免疫前基础滴度为 1∶10 的受试者免疫后中和抗体滴度下降到低水平(小于 1∶40)的时间更快(中位数 768 天),相比之下,那些基础滴度在 20~40 之间或高于 40 的受试者所需时间则分别为 3 340 天和 7 709 天。

保护力的免疫指标

与黄热病病毒自然感染相比,多数情况下疫苗免疫后的抗体滴度水平较低且出现较晚[14,22,308],说明减毒株的病毒复制和抗原表达水平较低。通过剂量反应研究来检测 17D 疫苗免疫恒河猴后诱导产生中和抗体的最低保护水平,免疫后用致死性黄热病病毒株攻毒[485,539,679]。通过蚀斑减少试验检测的攻毒前(免疫后 20 周)血清 LNI 大于 0.7 与保护性高度相关。在攻毒后死亡的 11 只免疫的猴子中,10 只攻毒前 LNI 小于 0.5,1 只为 0.9。17D 疫苗的临床试验显示,在一个免疫接种后相对短暂期间内(通常为 1 个月)测得的 LNI 几何平均值大于 2.2(见表 63.9)。通过血清稀释蚀斑减少试验检测的抗体滴度差异较大。目前 WHO 在生产商的新种子批次生产指南中认为,血清稀释-蚀斑减少试验的 50% 判定终点效价应为 10 或更高,作为对非人类灵长动物保护力的免疫指标[531]。

其他实验室证据也支持保护力需要的最小免疫力。17D病毒免疫后6~7天在恒河猴血清中开始出现中和抗体。然而部分猴子在免疫后短期(1、3、5天)攻毒仍可存活,尽管攻毒时还检测不出抗体[20,613]。早期的保护作用可能由低水平特异性抗体应答(见前文"抗体免疫反应动力学")或非特异性免疫应答所介导。

1999—2001年间开展了一些黄热病17D疫苗的关键临床试验,基于公开发表的动物研究结果以及被动免疫抗体足以提供保护(见前文"被动免疫和被动-主动免疫")的数据,美国FDA认可了中和抗体作为黄热病保护性免疫的替代指标,并且接受了LNI 0.7为最低保护水平[485,601,619]。由于已有可接受的免疫替代指标,使关键临床试验中采用血清阳转率(以LNI0.7为临界值)作为主要研究终点成为可能。

被动免疫法也是测定病毒攻击所需保护性抗体水平的方法之一。仓鼠被注射不同剂量的黄热病免疫血清或对照血清,24小时后攻毒。攻毒前采血测量仓鼠被动获得的中和抗体水平(用$PRNT_{50}$法)。攻毒后观察仓鼠的发病、死亡、及体重变化情况。$PRNT_{50}$滴度在40及以上的仓鼠能完全抵抗攻毒,而$PRNT_{50}$滴度在10~20之间的仓鼠则为部分保护[716]。该保护性抗体滴度水平比脑炎病毒(如乙型脑炎)所需的滴度稍高,后者在小鼠和人体中$PRNT_{50}$滴度为10即可保护[735]。这可能是由于抵抗嗜内脏感染比抵抗嗜神经感染需要更高的中和抗体滴度。

初次免疫失败

少数健康个体接种17D疫苗后未能检测到中和抗体的产生(见表63.9)。尽管针对这一问题有几例报道,但似乎对初次接种不产生应答并不代表完全耐受,因为再次接种仍可产生中和性抗体[600]。

17D疫苗接种后发生黄热病仅出现在很少病例中。在至少5.4亿疫苗接种者中仅有约24例报道(见前文"抗体免疫反应动力学")[448,449,455,672,673,724-726]。

营养不良和维生素缺乏

对17D疫苗不能产生免疫应答与蛋白质-卡路里不足性营养不良相关。在一项研究中,8名恶性营养不良儿童(平均年龄2岁)里只有一名接种17D疫苗后发生血清阳转,而对照组6名儿童中有5人血清阳转[736]。需深入研究以评估这一现象对西非EPI中使用17D疫苗的影响,尤其是合并HIV感染等其他因素会减弱免疫应答的情况。尽管在这些有蛋白质-卡路里不足性营养不良的少数患者中未见明显疫苗接种不良反应,但对营养不良的婴儿接种黄热病疫苗的安全性还没有做过充分评估。Gandra和Scrimshaw[737]的研究表明,为营养不良恢复期的4至11岁儿童接种17D疫苗后引起明显的消耗性代谢,持续时间可达12天,未见发热或其他代谢率增高指征。这提示17D疫苗接种可致体内氮素的净损失并加重营养不良病情。在成人节食者中开展的进一步研究显示,与黄热病疫苗免疫相关的代谢变化和蛋白质消耗与食物结构有关,在高蛋白饮食者中未观察到消耗性代谢[738,739]。

维生素A缺乏可致辅助性T细胞功能受损、抗体应答受损及易患传染病。在一个双盲对照的临床试验中为具有高水平和低水平维生素A的成人接种黄热病疫苗后,以增殖试验、一些细胞因子指标以及中和抗体水平来衡量T细胞应答,结果可见维生素A水平低的受试者有低应答倾向[740]。

妊娠

在尼日利亚的一项现场研究中,与未孕育龄妇女、男性学生和普通人群相比,孕妇接种17D疫苗后的IgM ELISA结果和中和抗体应答较弱,统计学上具有显著差异[625]。多数观察对象(88%)在妊娠末期接种。只有39%的孕妇产生了中和抗体,相比其他各组则有82%至94%的受试者产生了中和抗体。这种差异源于妊娠相关的免疫抑制,无意间在孕期接种了黄热病疫苗的妇女有罹患黄热病的风险,所以有必要再次接种。

相比之下,在巴西的一项研究显示,433名无意间在孕期或怀孕前不久接种了17DD疫苗的妇女中,中和抗体检测显示了98%的血清转换率[741]。多数研究对象接种时处于怀孕早期(疫苗接种时的平均孕龄为5.7周;标准差为4.9)。这项研究与Nasidi等研究结果的差异可以基于孕龄、营养因素、或已有的其他黄病毒免疫(不确定)来解释,而不太可能是疫苗亚株间的差异所致。

接受造血干细胞移植治疗者

黄热病疫苗在接受造血干细胞移植治疗者中的安全性和免疫原性的数据不多。但有数据显示大多数患者在接受移植后对活病毒疫苗抗原的血清应答为阴性[742]。美国传染病学会的指南推荐,如果他们的血清为阴性并且不再处于免疫抑制状态,需要给接受移植后的患者再次接种活病毒疫苗,如麻疹、腮腺炎、风疹疫苗以及水痘疫苗[743]。

HIV 感染

尚无足够证据表明无症状 HIV 感染会降低人体对黄热病疫苗的免疫应答[715,744]。HIV 感染可降低几种非复制型疫苗和儿童减毒活疫苗的免疫应答。对于一些黄病毒灭活疫苗,HIV 感染可降低乙型脑炎疫苗的血清阳转率或抗体几何滴度偏低[745,746]。与无感染对照组比较,HIV 感染可使森林脑炎疫苗的血清阳转率下降[747]。有几例报告显示无免疫抑制状态的 HIV 感染者($CD4^+$T 淋巴细胞 >500/mm^3)接种疫苗后可产生血清阳转[748]。

Tattevin 等[742]接种了 12 名 $CD4^+$ 细胞计数低至 240/mm^3 的受试者未发现不良效果,所有受试者都产生了黄热病中和抗体,且没有发现 $CD4^+$ 细胞计数或是病毒载量方面的明显改变。另一方面,以 17D 疫苗为 33 名 HIV 感染的成年旅行者接种,这些疫苗接种者的 $CD4^+$ 细胞计数均高于 200/mm^3,[750]但仅 70% 的人接种后 1 个月产生了应答,其中 1 人在接种后 1 至 3 个月间产生了血清阳转。另一个研究发现 93%(13/14)的 HIV 感染者初免后产生了血清阳转,但达到血清阳转标准的时间相对较长[751]。

一项回顾性队列研究发现与非 HIV 感染者相比,在接种疫苗一年后 HIV 感染者产生黄热病中和抗体者明显偏少(分别为 83% 和 97%;$P=0.01$)[715]。在一个发展中国家的 HIV 感染婴儿中,仅有 17% 的婴儿在 10 个月以内产生了黄热病中和抗体,而作为对照的相同年龄段和相同营养水平的非 HIV 感染婴儿中这一比例则为 74%[752]。HIV 感染者除了初免效果不理想以外,一项小型研究还发现再次接种黄热病疫苗的 HIV 感染者中,9 名接种者中只有 3 个观察到了增强效应[751]。

经抗反转录病毒治疗 $CD4^+$ 细胞计数回升后可改善黄热病疫苗的免疫应答。如果可行,开始进行抗反转录病毒治疗的患者可暂缓接种 17D 疫苗,直到几个月后 $CD4^+$ 细胞计数超过 350~400/mm^3 并且 HIV RNA 水平转阴时再接种。

这些众多研究的结果显示,HIV 感染可致 17D 疫苗免疫应答受损。因为无论是 HIV 还是 17D 病毒都趋于在人类淋巴细胞中复制[753],所以可能是 HIV 的感染会干扰 17D 疫苗病毒的复制。有研究发现似乎 HIV 病毒载量而非 $CD4^+$ 细胞计数更可能是黄热病疫苗免疫应答的决定因素[744,754]。利用体外研究和临床试验比较 HIV 感染者和非感染者的 17D 病毒血症将有助于解释 HIV 感染究竟是如何影响疫苗免疫应答的。

黄热病疫苗、抗疟药物及结核菌素皮试

已知氯喹会抑制狂犬病灭活疫苗和口服霍乱活疫苗的免疫应答,并且会在体外干扰黄病毒的复制。在人体当中没有发现该药物预防疟疾的正常使用剂量会对 17D 黄热病疫苗免疫应答产生抑制效应[755]。

尽管早期有相反的研究结果,黄热病疫苗似乎不会抑制结核菌素皮肤试验的敏感性[756],而且也不太可能对活动性结核的病程产生不利影响。然而,目前还没有关于这一问题的临床研究。

其他宿主特异性因素

在一项大型临床研究中评估的中和抗体应答结果揭示了此前所未知的一些情况和影响免疫应答的一些特殊宿主因素(见表 63.10)[601]。LNI 的中位数在吸烟者中较不吸烟者高。有几项关于吸烟和免疫系统之间相互作用的研究,但多数报告都是吸烟对免疫应答的抑制效应,如乙型肝炎疫苗接种的例子[757]。在 17D 疫苗的案例中,推测由吸烟所致的非特异性免疫应答(如 NK 细胞功能)抑制作用可能会对特异性免疫应答起增强作用。

不良反应

17D 疫苗被普遍认为是最安全的疫苗之一。已经有超过 5.4 亿人接种过该疫苗,并且在耐受性和安全性方面有长久的良好记录[672,682,758,759]。然而因新出现的称为嗜内脏性疾病的严重不良反应,2001 年以来 17D 疫苗的临床、病理和病毒学证据一直在受到密切关注。

17D 疫苗接种后的病毒血症

野生型黄热病毒会导致猴子和人体产生高滴度病毒血症,而 17D 疫苗在外周血中的病毒滴度则很低。检定 17D 疫苗低嗜内脏性的一项质量控制试验为,猴体脑内接种疫苗后测定第 2、第 4 和第 6 天的病毒血症,任何一天均不能超过 500IU/0.03ml,且不能持续一天以上超过 100IU/0.03ml[531]。

有学者检测了成人接种 17D 疫苗后的病毒血症,Smith 等[22]研究发现,28 例接种了 3.0 至 4.0 $\log_{10}MLD_{50}$ 的 17D 疫苗受试者中有 13 例(46%)血清中检测出病毒。最早的病毒血症发生于第 4 天,最晚的发生于第 10 天。这 13 例有病毒血症的受试者中,有 4 例的病毒血症持续 1 天,5 例持续 2 天,4 例持续 3 天。这些受试者血液中的病毒数量均非常少(小

于 2MLD$_{50}$/0.03ml)。Sweet 和 Kitaoka[183]检测了有或无乙型脑炎病毒中和抗体受试者的病毒血症,所用17D 疫苗(National Drug 公司,费城)含约 6.4log$_{10}$ 乳鼠 ICLD$_{50}$/剂(相当于大约 5.3 至 5.8 log$_{10}$MLD$_{50}$[679],实际上显著高于 Smith 等所用剂量)[22]。用未稀释血清接种到幼鼠脑内检测病毒血症,25 例先前无黄病毒免疫的受试者中有 15 例(60%)在 6 天采样期(免疫接种后第 3~8 天)内的 1 天或数天可检出病毒血症,病毒血症发生率在第 5 天最高(48%),平均持续时间为 1.9 天。滴度水平很低,因为没有任何血清样本导致幼鼠 100% 死亡。事先有或无乙型脑炎免疫力不影响受试者病毒血症的发生率或持续时间[679]。

Wheelock 和 Sibley[599]用一种更灵敏的方法检测了 15 名年轻成人受试者接种 17D 疫苗后的病毒血症:以 0.1ml 血浆接种于试管培养的 BHK-21 细胞中。14 例受试者(93.3%)可检测到病毒血症。病毒血症开始的平均时间为第 4.4 天(范围 3~6 天),而平均持续期为 2.5 天(范围 1~5 天)。病毒血症大多持续,但有一例间断出现,在第 4、第 8 和第 9 天可检出。通过不同体积血清接种细胞培养,研究人员可以粗略评估病毒血症的水平。所得病毒滴度结果很低,接种 0.001ml 血清的细胞培养中,14 例中仅有 3 例检出病毒。

Actis 和 Sa Fleitas[760]在研究了接受巴西产不明剂量的 17DD-EP 疫苗免疫的 12 例成人。脑内接种离乳小鼠检测病毒血症发现,其水平和持续时间与先前的研究相似,但发生病毒血症的受试者比率比其他采用小鼠方法检测的试验结果稍高。两项黄热病-乙型脑炎嵌合疫苗的临床试验中,黄热病 17D 疫苗(YF-VAX)被用于该嵌合疫苗在 18~59 岁健康成人中安全性观察的对照,并采用 Vero 细胞蚀斑法检测病毒血症[193,617]。几乎所有受试者都有 1 天或数天的病毒血症。有 30%~60% 受试者的病毒血症发生于疫苗接种后第 4~6 天,而在更早或更晚一些的时间点上,有病毒血症的受试者比例较低(见图 63.15)。病毒血症平均持续时间约为 2 天。病毒血症的水平低(平均峰值滴度小于 20PFU)且没有一例超过 2log$_{10}$PFU/ml。6 例曾接种过疫苗的受试者再次接种后未出现病毒血症。

与此相似,Reinhardt 等[358]将科赫研究所生产的黄热病 17D 疫苗接种于 12 例初次免疫和 5 例先前免疫过的 18 至 50 岁的健康成人。采用 PS 细胞蚀斑法和 RT-PCR 法检测病毒血症水平。发生病毒血症的模式和程度均与前述研究相似。病毒血症水平与中和抗体反应高低无关。蚀斑法检测的病毒血症最

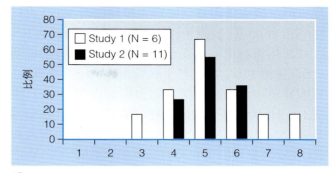

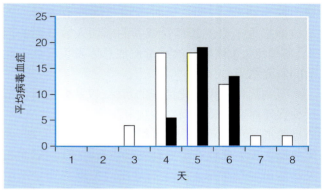

图 63.15 A,两组健康成人中在接种黄热病 17D 疫苗(YF-VAX)后可用蚀斑法检测到病毒血症的百分比。B,同一研究中的病毒血症平均水平。病毒血症主要在第 4 至 6 天之间出现,所有受试者都没有超过 2log$_{10}$PFU/ml。PFU,蚀斑形成单位。数据来自 MONATH TP,MCCARTHY K,BEDFORD P,et al. Clinical proof of principle for ChimeriVax:recombinant live, attenuated vaccines against flavivirus infections. Vaccine,2002,20(7-8):1004-1018;以及一项未发表研究,2004.

高发生率在第 5 天(42%)和第 6 天(33%),病毒血症持续时间为 1~3 天,滴度峰值为 97PFU/ml,而大部分滴度均小于 20PFU/ml。包括 5 例蚀斑法检测病毒血症阴性者在内的所有 12 例初次免疫者 RT-PCR 法检测结果均为阳性,并且血清中可检出病毒 RNA 的天数比蚀斑法阳性天数至少多一天。再次接种者 RT-PCR 或蚀斑法均无阳性结果。

以相同的 80 名无黄病毒免疫成人为研究对象的两项为期较近的研究中,感染性检测发现 54 例(68%)阳性,并且用 TaqMan 实时 PCR 法均可检测到病毒基因组[361,668]。早至疫苗接种后 2 天即可检出病毒基因组,而接种后 11 天大多数接种者中不再能够检出。就全部受试者而言,病毒血症的高峰出现在疫苗接种后 5~7 天,这与之前使用敏感性较低方法的研究结果相似。

令人意外的是,有一项研究在无黄热病疫苗免

疫史的8例血清阴性健康成人接种巴西17DD黄热病疫苗后,在第2、4和第7天采用蚀斑法和RT-PCR法均未检出病毒血症[618]。之前没有数据说明17DD株比17D-204株产生病毒血症的能力更低,并且在猴子中两个毒株的病毒血症表现相似[551]。事实上,一项为期较近的研究利用定量RT-PCR法测得最多15%的受试者在17DD疫苗接种后产生病毒血症,在疫苗接种后第5天病毒血症达高峰[557]。在巴西1 087名成人中开展的一项大规模研究显示,接种17D-DD和17D疫苗的受试者中分别有2.2%和3.7%检出病毒血症,说明这两种疫苗之间没有差异[547]。不过该报道未提供各组受试者的确切人数或影响因素(基础免疫),该研究的病毒血症总体发生率低于此前的研究结果。

节约剂量和无针化免疫的目标,以及低剂量疫苗接种促使研究人员重新对表皮和皮内免疫产生兴趣。通过给猴子免疫黄热病-乙型脑炎嵌合疫苗发现,表皮免疫比皮下免疫产生更高的病毒血症[201]。然而相关临床试验结果显示,1/5剂量皮内免疫与完全剂量皮下免疫相比,其病毒血症发生比例以及RT-PCR法评估的滴度水平均无差异[592]。在一项探索对17DD疫苗不同剂量所产生的病毒血症和免疫应答的研究中,现用剂量的1/10可以产生相同水平以及相同动力学模式的病毒血症[557,558]。低于标准50~1 000倍的剂量也可产生低水平的可以检测到的病毒血症,但其动力学模式则不同。而低于17DD病毒标准200倍的剂量所产生的血清阳转率较低。

总体上说,这些研究说明了17D疫苗接种后在外周血会出现短期的低水平病毒血症。病毒血症发生在免疫后第一周的后半部分,而病毒的潜伏期和病毒血症持续时间与黄热病病毒的天然感染都是相似的。病毒血症的终止时间与免疫后8~9天中和抗体的出现时间也是一致的(见前文"抗体免疫应答动力学")。血液中的病毒滴度远低于媒介蚊的感染临界值。17D疫苗接种后的低病毒血症或许也可以解释为何妊娠期接种的女性(见后文"妊娠与不良反应")将病毒传给胎儿的危险性很低,以及为何该疫苗的神经侵袭事件和以前称为疫苗接种后脑炎的YEL-AND很罕见。不同检测方法会影响病毒血症的检测结果。PCR比蚀斑法更为敏感[358,559],可以检测到蚀斑法阴性时的病毒RNA,比如在抗体出现后。

没有接种17D疫苗婴儿或儿童在病毒血症方面的临床数据。年幼婴儿接种疫苗后发生YEL-AND的高危险性提示其病毒血症发生率可能更高或更持久,或者其易感性也可能是由于血脑屏障尚未发育成熟。老年人群接种疫苗后的病毒血症水平和持续时间方面数据很少。一项研究发现,与年轻成人相比60岁及以上的旅行者更易发生可检出的病毒血症,且水平较高持续时间也更长[256]。这一发现加上老年人较年轻人抗体应答推迟的情况,理论上可以作为年老的疫苗接种者中会更多发生严重不良反应的原因之一。免疫抑制人群接种疫苗后的病毒血症水平和持续时间方面尚无数据。

病毒血症被认为是野生型黄热病病毒嗜内脏毒性的标志之一,并且也是17D疫苗猴体安全性试验的基础,该试验规定了病毒血症水平的限度用于毒种的质量放行。为了区分普通免疫后正常的短暂低水平病毒血症和可能导致嗜内脏性不良反应的那种持久的或异常增高的病毒血症,已在布莱顿病例定义中编入黄热病疫苗的嗜内脏性疾病[761]。对一名YEL-AVD患者的病毒血症模式深入观察后发现,其病毒血症会持续更长的时间,同时可以达到正常接种者病毒血症水平的100倍以上[266]。

历史问题

17D疫苗史上有两次著名的事件导致该疫苗生产和使用上的变化。第一个事件是接种后脑炎(见前文"黄热病17D疫苗"下"种子批系统"一节的描述)的发生,与早年疫苗生产中未对17D亚株的代次进行控制有关[269,528,682]。这个问题在1941年对疫苗生产过程中代次的稳定后得以解决。第二个事件是接种17D疫苗后发生急性肝炎,这一情况早在1937年就由Findlay和MacCallum发现[762]。在1938—1940年间的疫苗大规模接种中,巴西也报道了多例该不良反应,经仔细研究后定性为疫苗中的某种外源因子污染而非17D疫苗的嗜内脏性所致[763]。1942年在美国军队中发生了一次17D疫苗接种后肝炎的大规模暴发,导致大约28 000名病例和62人死亡[570]。这些疫苗接种后反应是由于使用了合并的人血清(为乙肝病毒所污染)作为疫苗稳定剂所致[568]。这种做法于1940年在巴西停止,美国于1943年停止[764],随后该问题得以解决。

一般不良反应及其临床研究

历史情况和相关研究

最初对17D疫苗的研究中就有发热、头疼、后背疼痛等轻微不良反应的记载[21]。1937年至1938年间在巴西进行的大规模现场观察中,Soper等记载了5%~8%的疫苗接种者有轻度的全身反应[527]。Smith

等在巴西进行"理论上精确"的临床随访,随访者2 457人中有15%抱怨有1~2天的头痛,10%有肢体疼痛(通常伴有头痛),1.4%发生误工(通常仅1天),0.2%卧床1天或多天[22]。这些一般被认为是轻微的反应发生在接种后第5~7天。注射部位的局部反应没有观察,没有全身过敏反应的记载。

近期的临床研究

从1953年到2014年间进行的24项临床研究对17D疫苗的反应原性进行了监测,其中包括一项安慰剂对照研究(见表63.14)[537,546,548,557,601,619,620,622,624,627,629,632,634,636,639,640,642,644,647,694,765-768]。少数接种者在接种后3~7天后会发生自限性的轻微局部反应(注射部位红斑和疼痛)和全身反应(头痛、头痛伴发热、无症状发热)。以1岁以下为代表年龄的婴幼儿接种反应并不比成人高(也可能低于成人)。1937—1938年在巴西开展的早期研究中也得到了这样的结论[22]。

当受试者用日记录卡片来记录局部和全身不良反应而进行日常监测时,则会观察到更高的不良反应发生率(见表63.15和表63.16)[624,634]。

在一个对1 440名对象进行的监测研究中,半数受试者接种了YF-VAX疫苗(美国产),另一半则接种了Arilvax疫苗(英国产)[601]。通过日记录卡和临床探视来评价疫苗的安全性并记录所有症状和体征,未发现与两种疫苗有关的严重不良反应。在YF-VAX疫苗组中,发生一个或多个非严重性疫苗相关不良反应的受试者比例(72%)明显高于Arilvax组(65%,$P=0.008$)(见表63.16)。不同之处在于YF-VAX的轻度至中度局部反应发生率较高。

表63.14　使用标准化方法生产的17D疫苗临床研究中经专门监测所记录的不良反应

参考文献	疫苗	是否安慰剂对照	受试者	国家	监测人数	结果
Kouwenaar W, 1953[765]	美国落基山实验室	否	成人	荷兰	1 130[a]	4.5%有轻度发热,7.6%有轻微头痛、肌痛、不舒服,可持续数小时至4天
Tauraso等, 1972[632]	美国National Drug Co.	否	成人囚犯	美国	1 676	低反应性,很少有主观及客观的不良反应
Tauraso等, 1972[627]	美国National Drug Co.	否	商船队实习生	美国	181[b]	没有局部或全身不良反应
Freestone等, 1977[634]	英国威康	否	成人	英国	30[c]	见表63.15
Moss-Blundell等, 1981[624]	英国威康	否	成人男性军人	英国	514[d]血清阴性 64[d]血清阳性	3.9%报告有反应;0.2%仅头痛;3.3%有局部反应;0.4%其他反应;1.6%主诉有局部反应
Fabiyi等, 1983[766]	法国巴斯德-梅里厄	否	成人	尼日利亚	762	无不良反应
Wolga等, 1986[694]	法国巴斯德-梅里厄	否	成人	法国	195	无不良反应
Pivetaud等, 1986[767]	法国巴斯德-梅里厄	否	成人	法国	370	见表63.15
Roche等, 1986[636]	法国巴斯德-梅里厄	否	成人男性军人	法国	297	未见疫苗相关的不良反应
Lhuillier等, 1989[629]	法国巴斯德-梅里厄	否	6~9月龄婴儿	科特迪瓦	74[e]	无不良反应
Mouchon等, 1990[639]	法国巴斯德-梅里厄	否	6~12月龄婴儿	喀麦隆	75[e]	无不良反应

续表

参考文献	疫苗	是否安慰剂对照	受试者	国家	监测人数	结果
Soula 等, 1991[640]	法国巴斯德-梅里厄	否	4~24 月龄婴儿	马里	115[c]	21% 有 >38℃的发热; 2.6% 有注射局部硬化; 1.7% 有皮疹; 7% 有结膜炎
Ambrosch 等, 1994[642]	法国巴斯德-梅里厄	否	年轻成人	奥地利	41	2.4% 有 >38℃的发热; 4.8% 有不舒服; 持续时间短
Dumas 等, 1997[644]	法国巴斯德-梅里厄	否	成人	瑞士	59	42% 的受试者存在至少一种: 虚弱、胃肠不适、头痛、肌痛、不舒服或发热
Lang 等, 1999[622]	法国巴斯德-梅里厄和英国 Evans Medical	否	成人	英国	211	见表 63.15
Osei-Kwasi 等, 2001[620]	塞内加尔巴斯德研究所	否	6~9 月龄婴儿	加纳	420	6 月龄组 23.18% 发热, 9 月龄组 21.5% 发热; 两组中普遍发生咳嗽、腹泻、轻微注射部位反应。
Monath 等, 2002[622]	美国安万特-巴斯德和英国 Evans Medical	否	成人	美国	1 440	见表 63.16
Camacho 等, 2005[546]	巴西 Bio-Manguinhos	是	成人	巴西	1 081	见表 63.16
Pfister 等, 2005[537]	瑞士 Berna-YF; 德国科赫研究所; 法国安万特巴斯德	否	成人	瑞士	340	见表 63.15
Belmusto-Worn 等, 2005[619]	美国安万特-巴斯德和英国 Evans Medical	否	儿童	秘鲁	1 107	见表 63.16
Ripoll 等, 2008[768]	赛诺菲巴斯德(Stamaril) 和 Bio-Manguinhos (17DD)	否	成人	阿根廷		见表 63.15
Nascimento Silva 等, 2011[548]	Bio-Manguinhos (17DD) 和 17D-213/77	否	儿童(12~23 月龄)	巴西	1 828	14.2% 发热; 1.9% 呕吐; 3.3% 敏感; 2.8% 注射部位疼痛; 1.5% 注射部位红斑
Martins 等, 2013[557]	Bio-Manguinhos (17DD)	否(剂量选择研究)	成人	巴西	900	15.2% 发热; 约 20% 头痛; 约 20% 疲乏; 21.3% 局部疼痛(普通剂量)
Alberer 等, 2015[647]	赛诺菲巴斯德 (Stamaril)	否	成人	德国, 捷克共和国	299	2%~12% 注射部位疼痛; 4%~8% 头痛; 2%~3% 疲乏; 1%~8% 流感样不适

[a] 包括 465 名有过敏史者。
[b] 这是一个依次或同时接种天花疫苗和 17D 黄热病疫苗的研究, 在有 181 名受试者的该接种组中, 两疫苗接种时间间隔为 28 天。
[c] 接种标准剂量 17D 疫苗的受试者。
[d] 17D 疫苗接种前的黄热病中和抗体状态, 由于不是所有受试者都得到了不良反应的随访所以数字和表 63.16 所示有所不同。
[e] 这是一个结合的或依次免疫的研究, 只有单独接种了 17D 疫苗的受试者列于表中。

表63.15 17D黄热病疫苗接种后普通不良反应的发生率[a]

研究	受试者	不良反应 类型	人数	%
Freestone等,1977[634]	30名成人	任何反应	10	33
		仅头痛	1	3
		头痛伴发热	2	7
		仅局部反应[b]	2	7
		局部反应伴头痛	4	13
		淋巴结病	1	3
Moss-Blundell等,1981[624]	86名成人	任何反应	36	42
		仅头痛	9	10
		仅发热	7	8
		头痛伴发热	4	5
		仅局部反应	1	1
		局部反应伴头痛	6	7
		其他[c]	9	10
Pivetaud等,1986[767]	370人,年龄1~84岁,主要集中在20~39岁	任何反应	94	25
		流感样全身反应	42	11
		疲乏虚弱	28	8
		胃肠不适伴或不伴呕吐	9	2
		仅头痛	5	1
		头痛发热呕吐	1	0.3
		头痛眩晕	1	0.3
		局部反应[b]	17	5.0
Lang等,1999[622]	211名成人 Stamaril疫苗和Arilvax疫苗	至少有1个反应的比例 全身反应	36	17.0
		反应人数:		
		仅发热	0	0
		虚弱	19	9.0
		头痛	25	11.8
		肌痛	15	7.1
		关节痛	2	0.9
		胃肠不适	7	3.3
		局部反应[d]	33	16.0
Pfister等,2005[537]	304名成人,Berna YF、Robert Koch Inst和Stamaril疫苗	全身反应	155	51.0
		关节痛	38	12.5
		虚弱	72	23.7
		发热	26	8.6
		胃肠不适	40	13.2
		头痛	96	31.6
		淋巴结病	20	6.6
		肌痛	55	18.1
		皮疹	13	4.3
		局部反应	127	41.8
		红斑	84	27.8
		硬化	53	17.4
		疼痛	69	22.7

续表

研究	受试者	不良反应		
		类型	人数	%
Ripoll 等,2008[766]	共 2 496 名 1 252 名受试者接种了 17D-204 疫苗(Stamaril) 1 244 名受试者接种了 17DD 疫苗(Bio-Manguinhos) 没有差异,结果可合并分析	任何征集到的全身反应	774	31.0
		发热	222	8.9
		虚弱	406	16.3
		关节痛	188	7.5
		头痛	433	17.3
		肌痛	322	12.9
		恶心	125	5.0
		呕吐	40	1.6
		皮疹	27	1.1
		任何严重的全身反应	39	1.6
		任何征集到的局部反应	410	16.4
		疼痛	378	15.1
		红斑	35	1.4
		硬化	38	1.5
		任何严重的局部反应	20	0.8

[a] 在 [a] 这些研究中,不具既有黄热病免疫力的受试者在接种了 17D 黄热病疫苗后进行了每日记录或得到主动随访。研究为非盲法,未设安慰剂对照。
[b] 注射部位疼痛和/或发红。
[c] 腹痛(1),恶心与呕吐(1);上呼吸道感染(6),皮疹(1)。
[d] 疼痛、红斑、硬化/肿胀,或血肿。

最常见的全身不良反应是头痛、乏力、肌痛、不适、发热和发冷。这些全身不良反应是由 T 淋巴细胞激活和细胞因子释放引起的,包括病毒血症期的干扰素和 TNF-α[358]。这些反应通常是轻度或中度的,但所有需治疗的反应中有 7%~8% 较为严重,据报告会影响到日常活动。3% 的受试者报告有皮疹,0.3% 报告有风团。没有过敏、血清病、或其他严重过敏反应病例。年长受试者的普通不良反应发生率低于年轻人,头痛、不适、注射部位肿胀和疼痛等反应的差异具有统计学意义。Philipps 等[769]也报告了 17D 疫苗在年长者中的反应原性比年轻成人旅行者要低。注射部位反应在第 1~5 天间发生。全身反应在这段时间内也有较高的发生率,但会持续到第 6 至第 11 天。在接种后至第 11 天之间会出现平均白细胞计数轻微降低,伴轻度中性粒细胞减少症。未见受试者出现有临床意义的血小板减少症(小于 $0.5 \times 10^5/\mu l$)。

有 3.5%~3.9% 的受试者出现 AST 升高,在接种当日至第 11 天之间有 3.9%~4.6% 的受试者出现 ALT 从正常范围升高到异常范围。大部分病例的这些指标水平升高的幅度很小,且在第 31 天之前这些指标已恢复正常或已下降。血清酶水平升高的受试者没有相关症状或其他临床实验室异常的征象。在血清酶升高与同期的药物治疗之间没有关系。

在另一项随机双盲的 17D 疫苗Ⅲ期临床研究中,在 Sullana(秘鲁北部)共招募了 1 107 名 9 月龄到 10 岁之间的健康儿童(见表 63.17)[619]。安全性是通过日记录卡和临床访视记下所有症状和体征来评价的。没有与疫苗接种相关的严重不良反应报告。各小组相近比例的受试者至少报告了一种不良反应:在 Arilvax 疫苗组 738 人中有 441 人(59.8%),而 YF-VAX 疫苗组则是 369 人中有 211 人(59.9%)。多数反应(591;96.7%)是轻微的,无须治疗自行恢复。上述试验是两种疫苗的比较性研究,旨在显示与对照疫苗相比的非劣效性。因为没有安慰剂对照,很难将全身不良反应和少数实验室指标异常归因于疫苗。

有一项双盲研究则设立了安慰剂对照[546],该临床研究在巴西进行,招募了 1 087 个年龄在 15~68 岁之间的受试者,其中 272 人接种了一剂 17D-213 黄热病疫苗,543 人接种了两个批号的 17DD 疫苗,还有 272 人接种了安慰剂(见表 63.16),受试者在日记录卡上记录了 10 天内的所有症状和体征。该临床研究中未观察到严重的和直接的不良反应,有 4 名受试者在接种后 30 天内因为与疫苗无关的病因住院[546]。与安慰剂组相比,疫苗接种组的局部反应略高于安慰剂

表63.16 三个设有对照的临床研究中使用每日记录和频繁随诊对黄热病疫苗不良反应[a]进行的评估和主动监测

全身不良反应分类	至少2%的成人受试者中的相关不良反应发生率(Monath等[601])						成人受试者中的相关不良反应发生率(Camacho等[546])								至少5%的儿童中的相关不良反应发生率(Belmusto-Wom等[619])				
	Arilvax		YF-VAX			P^b	17DD 批号1		17DD 批号2		17D-213		安慰剂		Arilvax		YF-VAX		
	N	%	N	%			N	%	N	%	N	%	N	%	N	%	N	%	
受试者人数	715	100	725	100			269		269		269		271		738		369		
无不良反应的人数	248	34.7	204	28.1															
至少有1个不良反应总人数	467	65.3	521	71.9		0.008	48	17.8	57	20.9	59	21.7	39	14.3	441	59.8	221	59.9	
全身不良反应总人数	435	60.8	496	68.4		0.003													
寒战	76	10.6	73	10.1		0.730													
发热	102	14.3	109	15.0		0.710	15	5.6	8	3.0	17	6.3	12	4.4	197	26.7	98	26.6	
发热(腋温>38.5℃)							12	4.5	7	2.6	11	4.1	6	2.2					
头痛	225	31.5	228	31.4		1.000	28	10.4	35	12.8	25	9.2	19	7.0	44	6.0	26	7.0	
肌痛	171	23.9	182	25.1		0.624	14	5.2	18	6.7	20	7.4	7	2.6					
流感样症状[c]	16	2.2	9	2.6			14	5.2	19	7.1	20	7.4	7	2.6					
感染																			
不舒服	134	18.7	129	17.8		0.682									57	7.7	26	7.0	
疼痛	15	2.1	11	1.5															
其他症状							23	8.6	26	9.7	31	11.5	17	6.3					
局部反应(注射部位)																			
水肿	61	8.5	144	19.9		<0.001													
浆症	113	15.8	213	29.4		<0.001													
红斑							9	3.3	11	4.0	14	5.1	7	2.6					
疼痛	171	23.9	286	39.4		<0.001	9	3.3	9	3.3	13	14.8	7	2.6					
刺激	26	3.6	41	5.7		0.080	9	3.3	11	4.0	14	5.1	7	2.6					
消化系统																			
一般	48	6.7	37	5.1		0.219	11	4.1	13	4.8	10	4.3	12	3.7	91	12.3	40	10.8	
腹泻																			
恶心	23	3.2	22	3.0			7	2.6	8	3.0	6	2.2	8	3.0					

续表

全身不良反应分类	至少 2% 的成人受试者中的相关不良反应发生率 (Monath 等[601])					成人受试者中的相关不良反应发生率 (Camacho 等[546])								至少 5% 的儿童中的相关不良反应发生率 (Belmusto-Worn 等[619])				
	Arilvax		YF-VAX		P^b	17DD 批号 1		17DD 批号 2		17D-213		安慰剂		Arilvax		YF-VAX	
	N	%	N	%		N	%	N	%	N	%	N	%	N	%	N	%
食欲缺乏	174	24.3	185	25.5	0.626									62	8.4	34	9.2
呕吐	34	4.8	35	4.8	1.000									43	5.8	11	3.0
肌肉骨骼系统																	
全部	44	6.2	29	4.0	0.071												
神经系统																	
全部	16	2.2	10	1.4													
呼吸系统																	
一般														64	8.7	32	8.7
鼻咽炎														129	17.5	54	14.6
咽炎														45	6.1	21	5.7
咽扁桃体炎														55	7.5	20	5.4
咳嗽	18	2.5	12	1.7													
鼻炎																	
皮肤及肢体																	
全部	25	3.5	31	4.3	0.496												
皮疹	21	2.9	23	3.2													

a 被认为是临床研究用药相关的不良反应。相关性包括相关性很小、可能相关、很可能相关及肯定相关等多种情况均统计在内。
b 基于 Fisher's 精确检验；如果某研究组的百分比例不低于 5% 则每种不良反应均计算 P 值。
c 定义为肌肉痛伴头痛或发热。

数据源自 BELMUSTO-WORN VE, SANCHEZ JL, MCCARTHY K, et al. Randomized, double-blind, phase Ⅲ, pivotal field trial of the comparative immunogenicity, safety, and tolerability of two yellow fever 17D vaccines (Arilvax and YELLOW FEVER-VAX) in healthy infants and children in Peru. Am J Trop Med Hyg, 2005, 72(2):189-197; CAMACHO LA, DE AGUIAR SG, FREIRE S, et al. Reactogenicity of yellow fever vaccines in a randomized, lacebo-controlled trial. Rev SaudePublica, 2005, 39(3):413-420; MONATH TP, NICHOLS R, ARCHAMBAULT WT, et al. Comparative safety and immunogenicity of two yellow fever 17D vaccines (ARILVAX and YELLOW FEVER-VAX) in a phase Ⅲ multicenter, double-blind clinicaltrial. Am J Trop Med Hyg, 2002, 66(5):533-541.

组(5% vs 2.6%；P=0.23)，全身不良反应高于安慰剂组(20% vs 14%；P=0.11)，因全身不良反应寻求医疗服务或误工的比例也是疫苗接种组高于安慰剂组(7.9% vs 5.1%，P=0.26)。

发热、肌痛和头痛是最多见的症状，疫苗接种者发生流感样症状（肌痛和/或头痛伴发热）多于安慰剂组(6.5%相对于2.6%，P=0.06)，相对而言，恶心、呕吐和胃肠道反应发生率在疫苗组和安慰剂组则相当(4.2% vs 3.7%，P=0.93)。也许可以认为注射了17D-213/17DD黄热病疫苗的接种者中，50%的局部反应和34%的全身反应可归因于疫苗病毒。在疫苗接种前血清阳性者中，总体上看疫苗接种者和安慰剂接种者在全身反应和局部反应发生率上几乎没有差异。在接种后10天内，3%至6%的疫苗接种者可检出病毒血症，安慰剂组和疫苗组在接种后肝细胞酶水平的变化相似。

2001年在科特迪瓦的阿比让进行的黄热病疫苗大规模接种活动中，也对17D疫苗的安全性进行了研究[770]。在该活动开展过程中建立了一套主动监测系统，进行为期4周的免疫接种后不良反应(AEFI)监测。超过260万剂的疫苗接种后，共报告87例不良反应。其中包括一名男性死亡病例，他患有严重的脓肿，进而发展为肌炎，最后死于糖尿病(事先未知)并发症。其中13人(15%)需住院治疗，54人(62%)在门诊治疗，其余20人(23%)未做进一步处理自行恢复。86名幸存病例中未观察到任何后遗症。男女性别比例为1∶1。不良反应病例报告的平均年龄是25岁（中位数23，范围1~61岁）。没有YEL-AVD病例的报告。

严重不良反应

速发不良反应

对黄热病疫苗中所含鸡蛋蛋白质成分的过敏反应极为罕见。最初接种该疫苗的超过200万人中没有观察到严重反应。17D疫苗的豚鼠过敏试验显示，用小于13日龄的胚蛋生产的疫苗，其豚鼠过敏反应程度会降低[771]。因此17D疫苗生产中病毒收获时胚蛋的日龄为12日或更小[531,554]。黄热病疫苗中含有来自蛋清和蛋黄的多种蛋白质成分[772]。17D疫苗的WHO规程规定每剂疫苗所含的卵清蛋白残留量必须符合国家药监机构的要求[531]。有一个商业17D疫苗主要品牌规定其卵清蛋白的上限为5μg/0.5ml（剂）。在一项研究中，产自美国的17D疫苗卵清蛋白含量是7.8μg/0.5ml（剂）[773]。

第一例报道与17D疫苗有关的过敏反应的发生是在1942年军人大规模接种过程中。Sulzberger和Asher描述了3个接种者在接种不同批号17D疫苗后第3~7天出现血清病症状（荨麻疹或多形性红斑样皮疹伴不适感、发热、关节痛、瘙痒、恶心和呕吐）[774]。1943年，Swartz描述了一个有鸡蛋和其他食物强过敏史的患者，在同时接种了17D疫苗和霍乱疫苗后5分钟发生了过敏反应[775]。皮肤试验显示该患者对蛋清和鸡肉有明显反应，对17D疫苗（而非霍乱疫苗）有中度反应。Sprague和Barnar报告了一个对鸡蛋过敏的男性，在接种17D疫苗后15分钟内发生了严重的过敏反应[776]。

基于17D疫苗刚开始使用的前20年里所进行的观察，普遍认为过敏反应是极为罕见的，通常只发生于已知对鸡蛋过敏的人，发生率不到1/100万。反应一般都较轻微，因此有可能存在漏报。

Kouwenaar发现黄热病疫苗过敏反应发生率高于预期，特别是在有各种过敏史的人中[765]。他为242名有过敏史的人用皮内注射的方式接种了0.1ml的17D疫苗，如果在45分钟内没有发生反应，则受试者可继续皮下接种剩余的0.4ml疫苗。有9名受试者(3.7%)出现过敏反应，其中4名患者临床表现为已知的潜伏过敏加重（湿疹、哮喘、鼻炎）；2例在疫苗接种后不到3天出现荨麻疹，3例在接种后第6~14天之间出现"血清病样疾病"——荨麻疹或皮疹。在对黄热病疫苗过敏的9名受试者中，2人有明确的鸡蛋过敏史，其余人对其他各种食物过敏、有哮喘或枯草热。在465名无过敏史者组成的对照组中，只有3人(0.6%)出现对黄热病疫苗的迟发反应（面部红斑2例，荨麻疹1例）。另外一组由185名无过敏史者组成，接受17D疫苗的再次免疫，发现1例(0.5%)全身荨麻疹。皮肤试验对黄热病疫苗过敏反应的阳性预测值很低，而针对皮肤试验阴性预测值的更多重要疑问尚无足够数据。

关于过敏反应发生率的近期和更确切的数据很少，主要因为对鸡蛋、鸡蛋制品、肌肉蛋白、或用鸡蛋生产的疫苗、或疫苗中作为稳定剂的明胶有过敏史或不耐受历史均被认为是17D疫苗的接种禁忌证，很少会给这样的个体接种该疫苗。黄热病疫苗和其他鸡蛋制造疫苗的使用指南推荐鸡蛋敏感者接受1∶10稀释的疫苗划痕或针刺测试，并设立阴性、阳性(组胺)对照。如果测试结果为阴性，则用1∶100稀释的疫苗0.02ml做皮内测试[575,777]。Mosimann等描述了这种在临床上应用的皮肤试验方法[778]。皮内试验阳性(5mm或更大的丘疹)但确实需要黄热病疫苗免疫的时候，患者可在有经验的医生监测以控制过敏反应并发症的情况下，接受一个15~20分钟间隔皮下注射剂量递增的脱敏程序。在一项为期较近的研究中，采用皮肤试验对6名对鸡蛋过敏者确定过敏反应发生的程度[779]。皮试反应在3mm以下者给与了皮内接种10倍稀释的疫苗，并将剩余疫苗皮下接种。皮试阳性者进行了7步脱敏疗法。全部6名患者均成功接种疫苗，一个皮试阳性者产生了全身荨麻疹。

在一项研究中，30 000名海军及陆战队军人筛查了鸡蛋敏感史后，42名过敏者接受了天然蛋清和包括17D黄热病疫苗在内的多种鸡蛋制造疫苗的划痕和皮内试验，其中多数人也接受了口服鸡蛋挑战试验[780]。该项研究显示，鸡蛋过敏史并非鸡蛋制造疫苗的严格禁忌证，因为只有16%的鸡蛋敏感者有反应，并且这些反应都是轻微的。鸡蛋敏感者中有31%皮肤试验呈阳性。39名受试者（不包括3名皮内试验强阳性者）接种了鸡蛋制造疫苗。用疫苗进行皮内试验可得较高阴性预测值（0.80），但对过敏反应的阳性预测值偏低（0.57）。然而，皮内试验的阳性强度似乎与疫苗接种后的过敏反应程度相关。

有报告显示，先前接种鸡胚细胞生产的狂犬病疫苗可产生对鸡蛋清蛋白质成分的敏感性，继而在黄热病疫苗皮内或划痕试验中呈阳性[781]。这类病例中没有全身过敏反应的报告。同样也有报告显示，先前接种过黄热病疫苗者对用鸭胚细胞生产的狂犬病疫苗产生过敏反应[782]。目前尚无鸡细胞或鸡组织中制造疫苗连续使用方面的接种注意事项，但已开展了一些关于鸡蛋或鸡细胞制造疫苗之间相互作用方面的研究。虽然流感疫苗是用鸡蛋生产的，但其鸡蛋蛋白质残留量较低，通常可以为鸡蛋过敏者实施安全接种[783]。如后文所述，明胶（作为一种疫苗稳定剂）在评价疫苗交叉敏感性时必须被考虑进来。

曾有一名没有鸡蛋过敏史的女性在黄热病疫苗免疫后发生了过敏反应[784]，该患者不能耐受含有生鸡蛋成分的食物，但吃熟鸡蛋没问题。她对生鸡蛋抗原的皮肤试验呈阳性，对未经加热的鸡蛋组织生产的黄热病疫苗的皮肤试验也呈阳性。由于很少有食物会含有生鸡蛋成分，并且通常与其他成分混在一起，因此对生鸡蛋敏感的人在接种前的问询中也许无法提供过敏史。

1990年以来，美国CDC和FDA通过建立疫苗不良反应报告系统（VaccineAdverse Events Reporting System，VAERS）强化了疫苗不良反应报告的流程[785]。从1990年至1997年间收集的数据记录了40例非致死性过敏反应（荨麻疹、血管性水肿、支气管痉挛、过敏症）在时间上与黄热病疫苗接种关联[786]。过敏反应的发生率虽无法准确给出，但基于观察期内美国配送的疫苗剂量（520万），并假设所有上报的反应都是由17D疫苗引起的，由此估算的过敏反应发生率是0.8/10万。另一项分析报告显示，2000—2006年间VAERS收到的17D疫苗接种后过敏反应共有28例。基于这段时间内美国配送的黄热病疫苗总剂量（150万），则估算的过敏反应发生率为1.8/10万[255]。在最近的分析报告中，2007—2013年期间VAERS共有30例过敏反应报告，估算的过敏反应发生率为1.3/10万[259a]。尽管已知鸡蛋的蛋白质成分与黄热病疫苗的过敏反应有关，但其他成分可能也会起一定作用，如某些厂商用作稳定剂的水解猪明胶。已知麻疹疫苗、水痘疫苗和乙脑疫苗的过敏反应与明胶有关[787,788]。

2007—2010年，西非8个国家开展了大规模的疫苗接种运动，共有3 800万人接种了17D疫苗，有11例过敏反应，其中1例死亡[789]。过敏反应发生率计算结果为0.03/10万。一项发表的综述估计，全世界使用17D-204疫苗Stamaril共17年期间（2.76亿剂次）的过敏反应发生率为0.01/10万[790]。在黄热病非流行国家（欧洲、澳大利亚和新西兰），在同一时期分发了1 620万剂黄热病疫苗，有33例报告符合布莱顿协作体系所定义的各级过敏反应病例，报告率为0.2/10万。目前尚不清楚为什么这些报告率低于美国公布的发生率，但部分原因可能是黄热病流行国家的疫苗不良反应监测系统的敏感性较低，而绝大多数剂量的17D疫苗是在这些国家使用的。

可能与17D疫苗接种相关的罕见不良反应

多个不良反应个案报告可能与黄热病疫苗接种相关[791-806]。尽管有一些是可信的，如一个1型糖尿病患者在接种后4天出现酮症酸中毒[791]，但其他如慢性淋巴细胞白血病[792]和疟疾复发[804]，可能仅为时间上的偶合。在黄热病疫苗长久使用历史中没有发现类似的情况可以支持这种观点。

美国报道了一个严重胃瘫病例，与17D疫苗接种有时间相关性。胃瘫曾被描述为其他疫苗接种后的一种罕见不良反应[807]。在一名50岁女性接种了17D疫苗和甲型肝炎疫苗后10天左眼开始出现快速进展的视力丧失，该例不良反应以多重渐逝白点综合征（multiple evanescentwhite dot syndrome）上报，这是一种炎性视网膜功能失调症[793]。她的视觉症状和眼底检查结果6周内自行恢复正常。一名33岁的男性在接种甲肝疫苗、黄热病疫苗和伤寒疫苗后3周突发间歇性飞蚊症和右眼闪烁[806]。他被诊断患有急性多灶性脉络膜炎,8周后痊愈。另有一例12岁男孩接种17D疫苗后20天出现川崎病症状的报告[794]。一名31岁女性在接种了17D疫苗和甲肝疫苗后发生自体免疫性肝炎[795]。该名女性包括瘙痒在内的症状从接种后11天开始出现。后来她出现了黄疸、明显的肝功能检查指标升高及肝组织活检中发现的符合自体免疫性肝炎特点的组织病理学改变。另一例不良反应报告描述了一个免疫系统正常的64岁女性接种黄热病疫苗后3天出现局限性的带状疱疹[797]。在其他活疫苗(天花疫苗和水痘疫苗)和灭活疫苗(甲肝疫苗、流感疫苗、狂犬病疫苗和乙脑疫苗)也有类似的情况。有文献提及黄热病疫苗减少了11名患者口唇单纯疱疹复发的积极作用[801],但这一观察结果未被后续的临床研究所证实[808]。

一份病例报告描述了一名患者接种疫苗后1周出现意识混乱和行走困难,疑为YEL-AND,不过她的症状没有消失。她被检查出患有听觉神经瘤和脑积水,她的医生推定是YEL-AND导致了她的疾病加重[809]。有两份病例报告显示17D疫苗接种后发生皮肤病症状,包括一名男性患者发生少见的玫瑰糠疹[810],以及一名女性患者发生局部大疱性固定药疹[811]。还有一例报告描述了在细胞培养中从一名流感样疾病的女大学生呼吸道拭子分离出黄热病疫苗病毒的案例[812]。

由不当操作和使用所致的黄热病疫苗反应

由于黄热病疫苗不含防腐剂,多剂量包装的小瓶如操作不当会导致细菌污染,有时候会有严重后果。重复使用针头和注射器,或将泥土或其他物质弄进注射部位,以及其他不当行为都可能导致感染。在非洲已知有四次严重疾病暴发与黄热病疫苗瓶或注射器材污染有关(见表63.17)。全部四次事故的临床状况相似,患者在接种后数小时出现接种侧上臂明显肿胀和疼痛,大多数严重病例会发展为心血管休克,数小时或数天内死亡[813-815]。一些病例但不是全部,有坏死性肌炎(坏疽)的迹象。在全部事故中,存在多剂装疫苗瓶复溶后被污染、注射器材灭菌不当或注射器与针头重复使用等已知或潜在问题。尽管病原体不确定,但怀疑是梭状芽孢杆菌和A群或厌氧性链球菌。

至少有三个报告是关于无意间接种了过量的黄热病疫苗[816-818],其中一个报告是14名成人在Minas Gerais(巴西)的一次疾病暴发控制接种中被无意注射了25倍普通剂量的黄热病疫苗[816]。没有观察到不良反应。另一个案例报告了12.5倍普通剂量的疫苗接种[817],也没有观察到不良反应。最后一个报告是由49人在巴西的一次应急接种活动中意外接种了10倍普通剂量的疫苗[818]。所有人都接受了45天的观察,仅有一例(一名6岁女孩)因发热、腹痛和呕吐在接种疫苗后2日看了急诊,发现有轻微的胆红素升高,作者推断她可能有轻微的嗜内脏性疾病。

妊娠和不良反应

由于在黄热病流行后未观察到自然流产、死产和先天性畸形,因此对野毒株来源的减毒活疫苗的使用也很少有人担忧。在一例孕妇黄热病(野毒株)死亡病例报告中,没有发现胎儿发生肝炎的证据[819]。在另一个报告中,两个死于黄热病的分别怀孕2个月和5个月的孕妇均未发现胎儿的肝脏坏死[820]。不过在巴西的一个案例中,一名新生儿在出生后3天感染了

表63.17 与17D疫苗复溶后细菌污染或接种部位感染相关的以蜂窝织炎或坏死性肌炎为特点的多个严重接种事故

年份	地点	病例数	死亡人数	%	发生率*	备注	文献
1974	科特迪瓦	39	8	20.5	5.3/100 000次接种	病例分散在9个指定的接种中心;5剂装疫苗瓶之间合并以制备50~100剂装量的射流注射器。	World Health Organization,1986[815]
1982	加纳	6	2	33.3		病例均发生在一个接种中心;可能是50剂装疫苗瓶污染或注射器污染。	World Health Organization,1986[815]
1984	贝宁	31	11	35.5	4/10 000	病例与一个疫苗接种团队、六次集中接种相关,使用的多剂装疫苗瓶和射流注射器。	World Health Organization,1985[814]
1987	尼日利亚	25	5	20		非法诊所,无资质接种者,重复使用注射器,多剂装疫苗瓶。	Oyelami等,1994[813]

* 估计值,因为使用了受污染疫苗的人数不详。

野生型黄热病后死亡[202]。这名婴儿的母亲在分娩前3天开始出现黄热病轻微症状。病毒可能在分娩前不久经由胎盘传播、或在分娩过程中传播、或可能在出生后经母乳喂养传播。

早先对于妊娠妇女没有接种黄热病疫苗的限制，许多女性接种了疫苗后没有任何不良反应。1936—1946年间，Stefanopoulo和Duvolon[813]在巴黎为200名以上的孕妇接种了黄热病疫苗。在巴西，Smith等[22]为"相当多的处于孕期各阶段的孕妇"接种后"没有不良效果"。

一开始，妊娠并非黄热病疫苗接种禁忌证，许多女性接种了疫苗，没有不良反应的报告。Stefanopoulo和Duvolon于1936—1946年间在巴黎为200名以上的孕妇接种了疫苗。而Smith等在巴西"为相当多的处于各个妊娠阶段的女性接种了疫苗未见不良反应"[22]。

一些研究已经指出，在应急疫苗接种活动中由于疏忽给孕妇接种了17D疫苗存在导致先天性感染的风险。Nasidi等研究了1986年在尼日利亚接种黄热病疫苗的101名女性[625]。其中4名女性（4%）在孕期前3个月接种，8名女性（8%）在孕中期的3个月内接种，89名女性（88%）在孕后期的3个月内接种。在密切随访的40名婴儿中没有发现任何因疫苗接种引起的胎儿或新生儿不良反应。通过检测40名婴儿的脐带血IgM抗体，没有发现胎盘途径感染的证据。但在应急接种期间，女性在孕期接种疫苗的血清阳转率与对照组相比明显偏低（39%），见前文"初次免疫失败"中"妊娠"一节的更多阐述。

另一项研究是1989年在特立尼达岛的一次疫苗接种活动后进行的[822]。大约有40万人接种了黄热病疫苗，估计有100~200人在孕期无意接种了17D疫苗。在孕前期3个月内接种疫苗的母亲所生婴儿中，对41名婴儿采脐带血检验，其中1名（正常，足月儿）脐带血IgM呈阳性，提示可能发生了17D疫苗病毒的先天性感染。

在一项病例对照研究中，孕早期接种17D疫苗发生自然流产的相对危险度估计为2.3，但统计学强度较低[823]。

在另一项研究中，对2000年在巴西开展的大规模疫苗接种运动中无意接种了黄热病疫苗的孕妇进行跟踪，以评估17D疫苗对妊娠的可能影响，并评估（如有）免疫接种导致的先天性感染[741]。共检测了480名孕妇，她们接种疫苗时的孕期平均为5.7周（95% CI, 5.2-6.2）。在最小为6周的间隔期后，共有20%的女性报告了轻微不良反应，如头痛、发热、或肌痛。所有婴儿出生时都未检测到黄热病IgM抗体，胎盘和脐带血样PCR也未见阳性。畸形（2%，或7/304婴儿），流产（3%，或11/441孕妇），死产（0.7%）和早产（8%）的发生率都与普通人群相同。将黄热病疫苗接种活动中接种疫苗的304名孕妇所生的婴儿，与在疫苗接种活动前出生的大约1万名婴儿构成的参照人群相比，未见严重缺陷发生率增高[824]。接种黄热病疫苗的孕妇所生婴儿的唯一有统计学意义的差异是痣的发生率，但研究者提示该结果可能是评估偏差所致。其中有1名婴儿被诊断为短暂性双侧听力减退。3名眼底检查结果异常婴儿及4名神经系统异常婴儿在1岁时IgG抗体为阴性。由于报告延误而未能对流产风险进行精确的评估。

一个黄热病疫苗生产商综述了其Stamaril疫苗17年的药物警戒数据。该疫苗在除北美以外的全世界都有使用。该综述报告了195个孕期无意接种了黄热病疫苗的案例，除一例外全部来自欧洲[790]。有24例（12%）发生了自然流产，这一比例并不高于欧洲普通人群报道的10%~15%的本底发生率。有14例先天性异常或精神运动迟缓，但没有一致的模式。该报告的先天性异常发生率被认为与欧洲已知的主要先天性异常发生率相一致。

发生率

严重不良反应的定义是，在接种包括17D疫苗在内的任何疫苗后产生有害的作用，结果可能是死亡、危及生命的疾病、先天性畸形、住院治疗、延长住院时间、持续和显著的残疾。在一些国家，重大的医疗事件也被报告为严重不良反应。

自20世纪30年代至2014年，全球黄热病疫苗接种总数约为5.4亿人次，其中大多数是在发展中国家。对不良反应的被动监测及其不敏感性使得罕见反应不易发现。

Khromava等利用VAERS数据来估计在美国城市人口中严重不良反应的总体发生率，美国每年大约配送30万剂次的黄热病疫苗[253]。VAERS数据库包含不良反应的报告，但没有指定因果关系，而只有时间上的关联性。1990—2002年间，接种黄热病疫苗后的严重不良反应总体发生率为1.6/10万。（年轻的）军人接种黄热病疫苗后不良反应发生率大约为城市居民的一半，与那些非复制型疫苗（如伤寒疫苗）的发生率没有不同。Lindsey等[500]对VAERS的数据进行分析后评估了2000—2013年间美国普通居民中的严重不良反应发生率，在此期间平均每年配送268 000剂疫苗[255,259a]，其总体发生率为4.2/10万。

Cottin等使用了1993—2010年间在欧洲、澳大利亚和新西兰使用的1 620万剂Stamaril疫苗的药物警戒数据,估计严重不良反应发生率为5.1/10万[790]。Bruegelmans等估计,2007—2010年在西非8个国家的预防接种运动中严重不良发生率为0.43/10万,期间共接种约3 800万剂黄热病疫苗[789]。Biscayart估计,2008年阿根廷东北部米西奥内斯省暴发黄热病后的约200万剂疫苗接种过程中,严重不良反应发生率为1.8/10万[825]。此后,比斯卡亚特及其同事报告称,阿根廷各省每10万剂药物中发生1.8例严重不良事件。然而,目前尚不清楚这些近期研究中不良事件的"严重"分类是否与之前发表的使用美国VAERS数据的研究相同。

年龄是17D疫苗不良反应严重程度的一个重要决定因素。几个期刊报告了年龄和接种黄热病疫苗严重不良反应发生率之间关系的研究。有三篇文章通过相似的年龄分层,报告了不同年龄组严重不良反应的发生率[674,826,827]。在美国和澳大利亚居民中,接种YF-VAX和Stamaril 17D疫苗后,65岁以上人群发生严重不良反应的风险比25~44岁成人高出9~16倍,这提示免疫功能衰退可能起了一定的作用(见表63.18)。当应用每十年分层的年龄分层法进行严重不良反应相对危险度分析时,一项研究结果显示60岁以上人群的风险比年轻人群高出6~10倍[253],而另两项研究结果则显示相关风险高出1.5~4.1倍[255,259a]。表63.19总结了在美国居民和军队中研究的结果。应该指出,这些回顾性的分析没有一个能充分确定疫苗与不良反应之间的因果关系,而年长者比年轻人更容易偶合发生其他疾病。

表63.18　美国和澳大利亚的黄热病疫苗接种者中严重不良反应发生率回顾性分析

年龄/岁	剂量	严重不良反应数*	报告率/10万$^{-1}$	相对报告率(95% CI)
美国 1990—1998年间				
15~24	18 999	2	1.05	
25~44	702 783	2	0.29	文献报告率
45~64	442 605	5	1.13	3.97(0.77-20)
>65	108 307	5	4.52	16.2(3.2-84)
总计	1 443 686	14	9.7	
澳大利亚 1993—2002年间				
15~24	32 423	0	—	
25~44	120 552	3	2.49	文献报告率
45~64	48 697	4	8.21	3.3(0.62-9.9)
>65	8 984	2	22.26	8.95(1.5-53.5)
总计	210 656	9	4.27	—

* 严重不良反应报告的数量,包括神经系统和多脏器系统发生的需要住院治疗或死亡的病例。

美国的数据摘编自 Martin M, Weld LH, Tsai TF, et al. Advanced age a risk factor for illness temporally associated with yellow fever vaccination. Emerg Infect Dis 7(6):945-951, 2001.

澳大利亚的数据来自 Lawrence GL, Burgess MA, Kass RB. Age-related risk of adverse events following yellow fever vaccination in Australia. Commun Dis Intell 28(2):244-248, 2004. Erratum in Commun Dis Intell 28(3):348, 2004.

表63.19　美国的黄热病疫苗严重不良反应发生率估算

性别和年龄	剂数	SAE (N=72)	报告数/100 000			
			过敏症(N=28)	YEL-AND(N=12)	YEL-AVD(N=6)	
男性	743 305	5.9	2.3	1.2	0.7	
女性	790 865	3.5	1.3	0.4	0.1	
1~18岁	178 454	4.6	3.4	1.1	0.0	
19~29岁	389 018	4.1	3.1	0.3	0.5	
30~39岁	210 545	3.8	4.3	0.5	0.0	
40~49岁	223 233	4.5	0.0	0.9	0.0	
50~59岁	254 719	2.7	0.4	0.4	0.0	
60~69岁	191 025	6.3	0.0	1.6	1.0	
≥70岁	871 77	12.6	0.0	2.3	2.3	
总计	1 534 170	4.7	1.8	0.8	0.4	

SAE,严重不良反应;YEL-AND,黄热病相关神经疾病;YEL-AVD,黄热病相关嗜内脏性疾病

数据来自一份回顾性调查报告:Lindsey NP, Schroeder BA, Miller ER, et al. Adverse event reports following yellow fever vaccination. Vaccine 26:6077-6082, 2008.

英国的黄热病疫苗 Arilvax 上市后监测的数据分析得到年龄与风险相关的相似结论[674]。该报告也对比了年轻人和老年人的中和抗体后未发现差异,这提示如果免疫功能衰退发挥作用的话,这可能是年龄依赖的细胞免疫损害的反映。

已经建立出了一个数学模型,用来评价出现严重不良反应的风险[828]。研究者使用美国的数据[253]得到一个结论,60 岁及以上年龄的人出现严重不良反应(包括死亡)的风险较高,应列为黄热病疫苗的禁忌证。当 Martins 等人将美国的数据应用到一个黄热病疫区国家时发现了几个问题[545]。这些问题包括,年长者患野生型黄热病时其死亡率较高的问题,由旅行者将黄热病重新引入新的国家的风险问题,以及在疫区国家中再次接种或自然免疫者因疫苗导致严重不良反应风险较小的问题。在对 Stamaril 疫苗生产商的药物警戒数据库的一项分析中,涉及非疫区国家在 17 年时间内使用的 1 620 万剂疫苗,Cottin 等的结论是,没有证据表明 60 岁以上的旅行者在疫苗接种后发生严重不良反应的风险高于年轻旅行者[790]。这项年龄分析存在缺乏疫苗接种者年龄分布数据的局限。然而,为了获得黄热病非疫区国家 Stamaril 疫苗接种者年龄分布的粗略估计,研究者使用了来自英国的计算机初级保健数据库,其中包含 Stamaril 疫苗接种者的数据。

黄热病疫苗相关神经疾病

已知在黄热病疫苗接种后有两种类型的黄热病疫苗相关神经疾病(Yellow fever vaccine-associated neurologic disease,YEL-AND)。第一种是黄热病疫苗病毒侵入中枢神经系统引起脑炎或脑膜炎;这通常被称为嗜神经性疾病。第二种是黄热病疫苗病毒引起自身免疫性反应,在这种反应中针对疫苗产生的抗体或 T 细胞导致中枢或外周脱髓鞘,可导致许多临床症状,如 ADEM 或吉兰-巴雷综合征。

疫苗神经毒力的历史

通过小鼠与猴脑内注射黄热病 17D 疫苗株病毒[542],以及少数在人体神经系统发生的接种后严重反应说明,17D 疫苗株仍保留了一定的神经毒性。发生这些神经系统严重反应的风险具有年龄相关性,年龄分布呈双峰特点,婴幼儿与老年人的风险性最高。

历史上与 17D 疫苗相关的典型症状一直是脑炎,其特征是在接种后 2~24 天出现症状和体征,包括发热和多种神经系统体征,如假性脑膜炎、抽搐、迟钝及面瘫。脑脊液(CSF)中的细胞数达到 100~500 个(包括多形核细胞与淋巴细胞),蛋白浓度增加。其临床病程一般较短,大多能完全恢复,但也有两例死亡报告,包括一名 3 岁女童在接种了存在毒力升高突变的黄热病疫苗株后死于脑炎,以及一名 53 岁男性 HIV 无症状感染者 CD4$^+$ 细胞计数为 108/mm^3 的情况下接种黄热病疫苗后死于脑膜脑炎[587,829]。还有一例并发症的报道,一名 29 岁男子发病后 11 个月仍留有轻度的共济失调症[830]。疫苗接种后神经系统不良反应的总体病死率很低,基于疫苗接种后有限的神经性疾病死亡报告,似乎低于 1%。

嗜神经性疾病病例的临床表现为急性病毒性脑膜脑炎或脑膜炎,其发病机制考虑为 17D 病毒对神经系统的侵袭和直接病毒性损伤。从 1 名死于脑炎的患者脑组织中分离出了病毒[92],并通过 PCR 法从其他嗜神经性疾病患者的 CSF 中检出 17D 病毒基因组(美国 CDC 的未发表数据,2015)[203]。此外,在数名病例的脑脊液中检出 IgM 阳性[545,831]。不过正如下文所指出的,相当多的研究对象有先天性自身免疫方面的其他表现,如 ADEM 和吉兰-巴雷综合征,尚不明确是否在这些病例中可能发生了脑部低水平的病毒感染,也不清楚这是否为发生嗜神经性疾病的必要条件。

自从 20 世纪 40 年代建立起 17D 黄热病疫苗标化生产规程以来,起初的大约十年时间内中并无疫苗接种后脑炎病例的报道[682,821]。从 1945 年至 1988 年间,全球共有 17 例黄热病疫苗相关脑炎的病例报告,其中仅 1 例死亡[587,682,832-842]。1952—1953 年间,巴黎巴斯德研究所对 1 800 名小于 1 岁的婴幼儿接种黄热病疫苗后出现了 5 例,发生率为 2.8‰(见表 63.20)[682]。该发生率在小于 6 月龄的婴儿中更高达 4‰。这些病例是严格遵循生物学标准及严格传代生产的 17D 疫苗也可能导致婴幼儿脑病的首个证据。20 世纪 50 年代共发生了 15 例,当时对婴幼儿使用黄热病疫苗还没有年龄限制。这 15 个病例均小于 7 月龄,有 13 例(87%)为小于 4 月龄婴儿。在推荐实施 17D 疫苗必须在 6 月龄以上人群接种的限制政策之后,接种后脑炎的发生率下降[843]。在 1960—1988 年间,只有两例报告,其中一例是法国的一名 1 月龄婴儿,当时接种年龄限制尚未普及(见表 63.20)[832]。在此期间唯一一例死亡病例报告是在 1965 年 1 名 3 岁女孩死于脑炎的病例[587],分离到的黄热病病毒存在一个突变[92]。

在 6 月龄以上人群接种的限制政策被广泛采纳后再无为国际旅行而接种疫苗的婴儿发生脑炎的报告。目前世界各国接种 17D 疫苗的最低年龄限制有

表63.20 法国婴儿接种17D疫苗后YEL-AND的发生率

地点	年份	年龄	接种数量	脑炎病例数	发生数/1 000^{-1}	病死率/%	文献
巴黎	1952—1953	<6月龄	1 000	4	4	0	Stuart,1956[682]
		7~12月龄	800	1	1.25	0	
里昂	1958—1978	<1月龄	1 830	1	0.5	0	Louis等,1981[832]

所不同,一般都在9~12月龄之间,这与各国卫生机构对当地黄热病自然感染暴露风险评估相关。在黄热病流行期或流行期到来前,可建议对6月龄以上的婴儿接种黄热病疫苗,但禁止在任何情况下为小于6月龄的婴儿接种。

低龄婴幼儿发生接种后脑炎风险更高的机制未明,但黄热病病毒及其他黄病毒在乳鼠的神经侵袭和神经毒力实验中也观察到了类似的易感性增强的现象。可能的原因包括:血-脑屏障不成熟;病毒血症更严重、持续时间更长;免疫系统不成熟延迟了病毒的清除。目前尚没有儿童或婴幼儿17D病毒血症水平以及免疫应答动力学方面的数据。

17D疫苗接种后脑炎发生率男性高于女性,法国嗜神经疫苗接种后脑炎的发病率男性(56%)也略高于女性[519]。

病例定义

2002年由美国CDC组织的黄热病疫苗安全性工作组审阅了VAERS数据库中的脑炎病例报告。根据审阅结果,该工作组对黄热病疫苗接种后脑炎到YEL-AND的各种病症的鉴别进行了修订和扩展,以囊括所有17D疫苗接种后报告的神经系统不良反应病症。该工作组建立了相应的病例定义,这些定义包括嗜神经(脑炎)病例,CNS自身免疫(黄热病疫苗相关的自身免疫疾病,YEL-AAD-CNS)病例,或外周神经系统自身免疫(YEL-AAD-PNS)病例[729,831]。

除了病例定义外,工作组还给出了17D疫苗作为病因的判断标准[729,831]。对于嗜神经性疾病,是否由17D疫苗所致主要基于对CSF中病毒、病毒RNA、或IgM抗体的检测。尽管ADEM和吉兰-巴雷综合征的临床诊断都有适宜的方法,包括神经成像法、脑电图(EEG)、脊髓电图(EMG)、神经传导测试及髓鞘抗体检测等,但还是没有针对这两个自身免疫作用介导不良反应的特异性检测方法。因为针对ADEM和吉兰-巴雷综合征尚无黄热病疫苗特异性的实验室确认性检测,两者与疫苗接种因果关系的肯定程度还只能定性为"疑似"和"可能"。如果没有另一个诊断加以佐证,则一个病例将根据17D疫苗是否为唯一接种疫苗进一步分类[831]。

嗜神经性疾病(脑膜脑炎)与ADEM之间的区别不总是很清晰的,无论是临床表现上还是诊断测试结果上。对于嗜神经性病例,无论是通过细胞培养还是核酸扩增的方法,在CSF中检出17D病毒均可做出诊断。由于IgM抗体通常不会透过血脑屏障,如在CSF中出现则可考虑局部CNS感染。已有多例黄热病接种后ADEM病例在CSF中检出IgM,但没有常规开展中和抗体检测以确定是否为黄热病病毒特异性抗体[831,844]。ADEM的发病机制可能会导致交叉反应性非特异自身抗体的产生,或者会产生低水平的病毒神经侵袭而在病毒被清除之前尚不足以引起明显的病症,却足以刺激黄热病病毒特异性IgM抗体的产生并启动自身免疫程序。在CSF中检出黄热病病毒中和抗体也许可以对病毒神经侵袭相关的特异性IgM抗体和ADEM自身免疫性发病机制引起的非特异性交叉反应抗体加以区分。

布莱顿合作组织以通过建立标准病例定义来促进疫苗安全性数据的可比性为目标,该组织自2007年以来发表了一系列疫苗接种后神经系统不良反应报告的病例定义,包括无菌性脑膜炎[846],吉兰-巴雷综合征[847],脑炎、脊髓炎,以及ADEM[848]。拥有可以在各种情况下使用的(无论数据来源如何)更标准化的病例定义,应该有助于更好地识别YEL-AND病例并改进其可比性。

1992—2014年间病例报告总结

1992—2014年间,全球共有超过200例YEL-AND病例报告。这些病例主要包括脑膜脑炎、ADEM和吉兰-巴雷综合征[253,255,259a,545,790,825,829,831,844,849-854],但也包括以前未曾报告过的神经病学表现,如共济失调、贝尔麻痹、横向脊髓炎、纵向脊髓炎、延髓性麻痹、单神经炎、视神经炎,以及伴卒中的中枢神经系统血管炎[259a,796,799,800,803,805,855,856]。这些特别病例并非都和疫苗接种有着清晰的关联性,特别是其中一些也以独立事件的形式在人群中发生。

尽管传统上都认为YEL-AND的嗜神经性表现为脑炎或脑膜脑炎,但无菌性脑膜炎似乎也是该疾病谱系中的一部分。近期发表的几篇报道讨论了无菌性脑膜炎病例[851,853],包括巴西的南里奥格兰德在

2009年17D疫苗大规模接种活动后发现的35例。实际上,无菌性脑膜炎和脑炎在临床上的区别并不明显。

最近的YEL-AND病例和1992年以前报告的较早病例相比,报告的病例数有了显著的增加,病例发生的流行病学也发生了变化。自1992年以来,YEL-AND病例基本都是成人,而早先的时间段大部分病例都是婴儿(见前文"疫苗神经毒力的历史")。其中一些差异产生的原因可解释为疫苗接种最低年龄限制的规定、病例监测和报告体系的强化及黄热病疫苗在老年旅行者中接种数量的增长等。

对1992年以来全世界报告的所有病例做详细描述性统计是不可能的,因为数据并不完备且报告的细节差异很大。然而,从1992年到2013年向美国VAERS报告的所有YEL-AND病例(美国的VAERS始于1990年)的数据已足够完备,可以描述基本的人口统计学特征并探讨各类病例之间的差异(见表63.21)。在这52例患者中,YEL-AND的分布情况为23例嗜神经性综合征(44%),10例ADEM综合征(19%),20例吉兰-巴雷综合征(38%)。1例由于临床和实验室特征重叠而被归为脑炎/ADEM。所有病例的中位年龄为45岁,范围为16~78岁;83%(43/52)为男性。接种疫苗后产生症状的中位发病时间为13天(范围为2~56天)。在四种神经综合征中,男性占绝大多数,但ADEM和脑膜炎综合征患者的中位年龄低于脑炎综合征患者。综合征之间的年龄差异,特别是脑炎和脑膜炎之间的年龄差异,与西尼罗病毒感染病例的报道相似[857]。

虽然男性发生YEL-AND比例更高的部分原因可能是因为两性之间在疫苗接种率上的差异,VAERS病例中也可以观察到相似的情况,1989年之前在男性婴儿中YEL-AND病例的报告率更高,另一个类似情况是法国嗜神经疫苗接种者中男性更易发生脑炎[519]。男性黄热病疫苗接种者更易发生YEL-AND的这种明显倾向原因未知。

发生风险

根据表63.21中两篇报告所提供的数据,低龄婴幼儿疫苗接种后YEL-AND发生率估计为0.5‰~4‰,而9月龄以上接种者脑炎发生率却低得多(9月龄是目前美国推荐常规免疫的最小年龄[729])。据三项对VAERS数据的研究估算,美国居民中1990—2013年间YEL-AND的总体发生率为0.4/10万~0.8/10万(见表63.22)[253,255,259a]。这与英国疫苗上市后监测所得数据相同[849]。但来自其他地区的报告所显示的发生率差异很大,从几个非洲国家的0.016/10万[789]到法国的9.9/10万不等(见表63.22)[850]。

YEL-AND的报告率在非疫区和疫区之间以及因监测水平不同而常有差异(见表63.23)。2013年,Cottin等[790]报告了2.76亿剂Stamaril(法国生产的17D疫苗)使用后24例YEL-AND,所得全球总体报告率为0.008/10万。相比之下,来自非疫区(如欧洲、澳大利亚和新西兰)的旅行者的发生率则更高,为0.15/10万。2007—2012年的免疫接种活动后,从巴西的国家免疫接种后不良反应监测系统数据产生的YEL-AND总体报告率为0.2/10万,但该报告率在2009年南里奥格兰德则高达1.1/10万。巴西全境和南里奥格兰德州之间的差异可以归因于不同地区AEFI监测系统的监测强度在这个大国有所不同。值得注意的是,在巴西接受初次接种的人群中YEL-AND的发生率,与其他国家报告的主要针对旅行者人群的发生率(例如,VAERS的数据)并无不同。

如前文所述,YEL-AND发生率的高低与接种者年龄具有相关性,尤其是在旅行者人群中。其中60岁以上老年人YEL-AND发生率为1.4/10万~2.2/10

表63.21 1992—2013年间美国报告的黄热病疫苗接种后神经疾病病例描述性统计[a]

类别	报告病例数	男性	女性	平均年龄/岁	中位年龄/岁(范围)	平均发病时间/天	中位发病时间/天(范围)
脑炎	16	14[b]	2	52.3	65(16-78)	13.2	11.5(2-34)
脑膜炎	7	6	1	39	34(19-67)	19.3	13(10-56)
ADEM	10	9[b]	1	29.9	21.5(17-61)	13.2	10.5(2-44)
GBS	20	15	5	47	48(17-76)	13.5	13.5(2-29)
总计	52[b]	43[b]	9	44	45(16-78)	14.3	12.5(2-56)

[a] 所有的黄热病疫苗相关神经疾病(YEL-AND)病例既符合美国CDC黄热病疫苗安全工作组的YEL-AND病例定义,也符合布莱顿合作组织对脑炎、无菌性脑膜炎、ADEM或GBS的病例定义。

[b] 一名男性病例被分类为脑炎/ADEM。该病例仅在病例总计中计数1次,但在脑炎和ADEM的类别中均分别计数。

注:ADEM:急性播散性脑脊髓炎;GBS:吉兰-巴雷综合征。

表63.22 黄热病相关神经疾病报告率[a]

病例所在地	报告年份	病例数	剂次	每10万剂的报告率	文献
非疫区					
英国	1991—2003	4	3 046 007	0.13	Kitchener,2004[849]
欧洲,澳大利亚,新西兰	1993—2011	24	16 200 000	0.15	Cottin 等,2013[b][790]
美国	1990—2002	8	2 230 760	0.4	Khromava 等,2005[c][253]
美国	2000—2006	12[d]	1 534 170	0.8	Lindsey 等,2008[c][255]
法国	2000—2008	4	40 404	9.9	Guimard 等,2009[850]
美国	2007—2013	17	2 224 790	0.8	Lindsey 等,2016
疫区					
巴西	2000—2008	85[e]	101 564 083	0.084	Martins 等,2010[f][851]
西非国家	2007—2010	6	38 009 411	0.016	Breugelmans 等,2013[789]
阿根廷	2008—2009	12	1 943 000	0.6	Biscayart 等,2014[840]
巴西,全境	2007—2012	65	31 434 631	0.21	Martins 等,2014[545]
巴西,仅南里奥格兰德	2007—2012	46	4 895 123	0.94	Martins 等,2014[545]

[a] YEL-AND,包括脑膜炎、脑炎、脑膜脑炎、ADEM、GBS及其他不常见神经性综合征。
[b] 该研究计算了YEL-AND的全球报告率为0.008/10万,基于2.76亿剂次的全球疫苗用量。但是由于全部24例YEL-AND报告均来自非疫区国家,因此全球报告率低的原因很可能反映出疫区国家存在明显漏报的情况。
[c] 仅为美国居民的报告数据。
[d] 该已发表研究中自2000—2002年这一时段与Khromava在2005年的研究有重叠。2003—2006年间独特的YEL-AND病例报告数为6例。
[e] 该已发表研究中自2007—2008年这一时段与Martins在2014年的研究有重叠。2000—2006年间独特的YEL-AND病例报告数为79例。
[f] 报告数据来自巴西全境。
注:ADEM:急性播散性脑脊髓炎;GBS:吉兰-巴雷综合征;YEL-AND:黄热病疫苗相关神经疾病。

万[253,255,259a]。60岁以上老人YEL-AND的相对危险度是年轻成人的2.4~3.5倍。Roukens等发现与年轻人相比,初次17D疫苗接种后,老年(60~81岁)旅行者的抗体应答较慢,PCR检测的病毒血症水平较高[256]。如果病毒血症与神经侵袭性有关,可能为老年人发生YEL-AND的风险较高提供一个解释。需要进一步的研究来证实这一理论。在巴西的流行地区,即使只看初次接种者,也是5~9岁儿童中YEL-AND的发生率最高[545]。目前还不清楚为何基于年龄计算的风险与总体人群之间存在差异,但可以假设这与两组人群对黄病毒(如黄热病病毒和登革热病毒)的基础暴露率有关。

黄热病疫苗相关嗜内脏性疾病

黄热病疫苗相关嗜内脏性疾病(Yellow fever vaccine-associated viscerotropicdisease,YEL-AVD)是肝脏和其他脏器被17D疫苗病毒的暴发感染,其临床和病理生理学表现均与自然感染的黄热病类似。虽然它比较罕见但具致死性,有超过60%的确诊病例死亡[729]。YEL-AVD的严重性令疫苗接种前仔细的风险收益权衡十分重要[494],并督促人们去关注旅行地理位置上暴露于黄热病的风险。

历史

2001年,YEL-AVD因17D疫苗接种后多系统衰竭而首次见诸报道[374,858-860]。共有7例报告,涉及巴西生产的疫苗(17DD亚株)以及法国和美国生产的疫苗(17D-204亚株)。其症状与野毒株导致的疾病症状相似,在接种疫苗后2~5天,出现骤起高热、委靡不振、肌肉疼痛,之后出现黄疸、少尿、心血管异常及出血。7例患者中6例死亡。从肝脏、心脏及其他受累器官中检出大量黄热病病毒抗原。

在2001年YEL-AVD首次见诸报道后不久,又有3篇报道描述了接种17D疫苗后内脏功能障碍较轻的非致死性病例[861-863]。此后有更多关于YEL-AVD的病例报告发表,有死亡病例也有幸存病例[265,266,360,849,854,864-874]。疫苗生产商也报告了一些未发表的病例,包括巴西的18例[851]在内多数病例死亡(Bio-Manguinhos未发表数据,2011)。

除了对YEL-AVD病例的前瞻性报道外,另有报告对已确诊和疑似的YEL-AVD病例进行了回顾性研究,至少可追溯到1970年代的病例[44,380,515,864]。

在分析巴西 79 名黄热病病例样本时,发现一名患者 1975 年因"黄热病"病死,但其部分基因序列测定结果却为 17DD 疫苗病毒的存在提供了证据[44,380]。2010 年一篇有关美国历史上病例报告的综述描述了 1973 年时一名 75 岁的男性在接种了 17D-204 疫苗后 6 天发病[864],随后出现脓毒血症样症候群伴多脏器衰竭,并于接种后 11 天死亡。肝脏组织病理学检查发现该患者不具备黄热病全部特征,但符合目前嗜内脏性疾病的诊断标准。如果当时有 YEL-AND 的临床鉴别和更多的可靠检测手段的话,估计当时就已经确诊了。即使追溯到 20 世纪 50 年代,也有一篇 Macnamara 描述可能的 YEL-AVD 病例的报道[515],他报告了好几例"疫苗接种几天后开始的发病情况,在一家提供疫苗大规模接种服务的医院中,医生发现患者出现黄疸、呕吐和蛋白尿。而当时正在流行黄热病,所以无法排除这是黄热病自然感染的情况所致,尽管该当值医生还是觉得疫苗接种才是原因"。

病例定义

YEL-AVD 的病例定义是由美国 CDC 组织的黄热病疫苗安全性工作小组在 2002 年首先制定的[729]。疑似病例定义为黄热病疫苗接种后出现提示器官衰竭的临床症状和体征的人。高度怀疑病例和确诊病例是在疑似病例的基础上,其组织病理学检测异常或特异性检测结果证实了黄热病疫苗病毒或特定抗原在血液或组织中的异常存在及其浓度[729]。南美和欧洲的其他黄热病疫苗安全工作组也采用了该病例定义和因果关系分类[360,790]。

2008 年,布莱顿合作组织成立了一个工作组将嗜内脏性疾病作为免疫接种后的不良反应确认为一个新的病例定义。该病例定义与黄热病疫苗因果关系的非关联性评估结果于 2012 年发表[761]。

病例报告总结

截至 2017 年 2 月,全球共有至少 100 例不同厂家的 17D 疫苗接种后嗜内脏性疾病病例报告。也许并不意外的是,除了一个以外其他 YEL-AVD 病例都是首次接种疫苗者,并且可能没有预先存在的黄热病免疫。那个加强剂量接种后 YEL-AVD 的孤例未经黄热病病毒特异性检测确证。在一份疫苗生产商的药物警戒数据库生成的 YEL-AVD 病例汇总报告中,该病例可以获得的临床细节极少[790]。从所提供的少量信息来看,这个病例很可能不符合现有的任何一个病例定义。

对全世界报告的所有病例做详细描述性统计是不可能的,因为数据并不完备且报告的细节以及病例分类的差异都很大,往往仅是单个的病例报告。然而,美国的全部 24 个 YEL-AVD 病例报告的数据足够完备,可以用来描述基本的人口统计学特征和病例的临床转归(见表 63.24)。所有病例的中位年龄为 66 岁(范围为 21~79 岁),71%(17/24)为男性。接种疫苗后产生症状的中位发病时间为 4 天(范围为 1~18 天)。总体上有 46% 的患者死亡,距疫苗接种后的死亡中位时间为 11 天(范围为 8~30 天)。YEL-AVD 男性和女性之间存在一些显著的人口统计学和临床差异。与男性相比,女性的中位年龄 31 岁比男性的 70 岁要低得多,但年龄范围相似。此外,女性的病死率为 71%,而男性仅为 35%(见表 63.23)。尽管样本量不大,而且有可能是因为监测偏差,但总体而言,该疾病似乎在年轻女孩和妇女中病情更为严重[875,876]。这一性别差异仍然无法解释。

症状和体征综述

YEL-AVD 的症状通常在接种疫苗后 3~4 天开始(范围为 1~18 天)(美国 CDC 2015 年未发表数据)[729],通常包括发热、肌痛、不适、头痛和胃肠道症状(如厌食症和腹泻)[877]。实验室检测指标异常包括肝转氨酶升高、血清总胆红素和肌酐升高、血液血小板计数下降和促炎细胞因子升高。较少报道的异常包括肌酸磷酸激酶升高,提示横纹肌溶解,凝血时间延长和/

表 63.23 1973—2014 年间美国的黄热病疫苗接种后嗜内脏性疾病病例描述性统计 [a,b]

患者	人数	年龄/岁			发病(接种后天数)			死亡(接种后天数)			死亡人数	病死率/%
		平均	中位数	范围	平均	中位数	范围	平均	中位数	范围		
男性	17	61.6	70	21-77	4.9	4	1-18	15.2	12	8-30	6	35
女性	7	44.6	31	22-79	2.9	2	2-5	11.8	10	8-21	5	71
总计	24	56.6	65.5	21-79	4.3	4	1-18	13.6	11	8-30	11	46

[a] 美国的嗜内脏性疾病病例来自 VAERS 的报告或医学期刊发表文章。
[b] 所有的嗜内脏性疾病病例既符合美国 CDC 黄热病疫苗安全工作组的 YEL-AVD 病例定义,也符合布莱顿合作组织对嗜内脏性疾病的病例定义。

或纤维蛋白降解产物升高,如果这一情况足够严重的话,表示有 DIC 存在。

据报道,有几名病情较轻的患者也被认为是 YEL-AVD[360,790]。然而,大多数报告的病例都有更严重的休克症状,表现为低血压、器官灌注不足和呼吸衰竭。这些患者常需静脉滴注加压药、呼吸机辅助通气及血液透析等治疗。致命的野生型黄热病与 YEL-AVD 之间的一个明显区别是后者在病程后期没有严重的出血(黑色呕吐物)。对存活时间较长的几名患者进行了免疫应答的评价后发现,针对黄热病病毒的抗体滴度通常比典型的 17D 疫苗应答(≥1:10240)要高[360,374]。如希望详细了解各个病例的临床表征和实验室检查结果的异常情况,请参阅 Martin M 等[374]、Vasconcelos PF 等[858]、Whittembury A 等[360],和 Monath TP 等[878]的相关文献。

报告率

在世界范围内,已经有一些研究估计了来自疫区国家和非疫区国家的 YEL-AVD 报告率,包括一些在涉及数百万剂 17D 疫苗的大规模国家疫苗接种运动之后的报告率(见表 63.24)。报告率从若干非洲国家 0.013/10 万的低水平[789]到秘鲁 7.9/10 万的高水平[360]不等。非洲很低的发生率很可能反映了有关非洲国家存在显著的漏报;而秘鲁报告的高发病率则是一种无法解释的独特现象,下文将详细讨论。

与 YEL-AND 相似,YEL-AVD 的报告率往往在非疫区和疫区之间有所差异(见表 63.24)[254]。根据 VAERS 的数据,估计美国居民中 YEL-AVD 的发生率为 0.25/10 万～0.4/10 万[253,255,259a]。这与英国疫苗上市后监测所得数据相同[849]。然而在非疫区(如欧洲、澳大利亚和新西兰),Stamaril 疫苗接种后的 YEL-AVD 发生率较低,为 0.07/10 万[790]。相比之下,疫区的发生率范围在 0.004/10 万～0.6/10 万之间[789,790,825,851]。最高发生率 0.6/10 万是由阿根廷报告的[825](来自疫区其他报告的发生率均小于 0.02/10 万),和非疫区国家报告的发生率相似。对此的一种可能解释是,与该国北部的较小疫区(米西昂斯省)相比,阿根廷的国家数据包含了相当数量的接种疫苗的旅行者。最后,YEL-AVD 的报告率也因年龄而异,发现年龄较大的组发生率有所增加(见后文"YEL-AVD 的危险因素"下章节"高龄")[254]。

发病机制

17D 病毒在普通非人灵长类动物中的生物分布[284]显示该病毒的复制基本局限在淋巴组织内。相反 YEL-AVD 患者则有不同的 17D 病毒生物分布涉及多脏器内广泛的复制[276,360,858,859,868]。YEL-AVD 的发病机制实际上与野生型黄热病非常像。该疾病的

表 63.24 黄热病相关嗜内脏性疾病报告率

病例所在地	报告年份	病例数	剂次	每 10 万剂的报告率	文献
非疫区					
英国	1991—2003	4	3 046 007	0.13	Kitchener,2004[849]
欧洲,澳大利亚,新西兰	1993—2011	12	16 200 000	0.07	Cottin 等,2013a[790]
美国	1990—2002	7	2 230 760	0.3	Khromava 等,2005b[253]
美国	2000—2006	6c	1 534 170	0.4	Lindsey 等,2008b[255]
美国	2007—2013	6b	2 224 790	0.3	Lindsey 等,2016
疫区					
秘鲁	2007	5	63 174	7.9	Whittembury 等,2009[360]
巴西	1999—2009	20	107 649 393	0.019	Martins 等,2010[851]
西非国家	2007—2010	5	38 009 411	0.013	Breugelmans 等,2013[789]
阿根廷	2008—2009	12	1 943 000	0.6	Biscayart 等,2014[825]

a 该研究计算了 YEL-AVD 的全球报告率为 0.004/10 万,基于 2.76 亿剂次的全球疫苗用量。但是 12 例 YEL-AVD 报告中有 11 例均来自非疫区国家,那 1 例来自哪个国家也未知。这提示全球报告率低反映出疫区国家存在显著漏报的情况。
b 仅为美国居民的报告数据。
c 该已发表研究中自 2000—2002 年这一时段与 Khromava 在 2005 年的研究有重叠。不过全部 6 例 YEL-AVD 都是在 2003 年至 2006 年的非重叠时间段报告的。

注:YEL-AVD:黄热病疫苗相关嗜内脏性疾病。

特征为 17D 病毒在肝、肾、心及其他重要器官中复制并造成病理解剖学上的改变,这和野生型疾病中所观察到的情况一样,包括肝脏细胞凋亡性的 Councilman 小体。与野生型疾病相比似乎大出血在 YEL-AVD 中表现得并不突出。而终末阶段的血液循环休克和多脏器衰竭则与野生型疾病的系统性炎症反应综合征(SIRS)类似。

个别 YEL-AVD 患者的免疫应答状况曾被报道过。这些研究显示了细胞因子活化的状况,与野生型黄热病一致,促炎细胞因子((IL-6、IL-8、IL-17、MCP-1、生长相关的致癌基因(GRO)和 RANTES)以及调节细胞因子(IL-4、IL-5、IL-10)水平均有升高,NK 细胞增多,细胞表达细胞因子增多,T 细胞和 B 细胞大量活化[867,879]。这些超乎寻常的细胞因子改变和免疫应答状况是对严重感染的一种反映,会导致病理作用的发生。这样的患者本身非特异性免疫功能可能有缺陷[266,865,880]。特异性免疫应答在 YEL-AVD(和野生型黄热病)发病机制中所起的作用仅为推测,但有观点认为广泛存在于各组织中的抗原以及强力的细胞毒性 T 细胞和抗体应答可能导致病理性的破坏后果[381]。

YEL-AVD 的危险因素

高龄。最先在美国发现了高龄与 YEL-AVD 的相关性[826]。随后的分析发现 SAEs 多在老年人中出现。对 1990—2002 年间 VAERS 的报告分析后计算出来的 60~69 岁、70 岁及以上的美国人群中 YEL-AVD 的发生率分别较年轻成人高出 4.4 倍和 13.4 倍[253]。在此期间,60 岁以上年龄者的 YEL-AVD 总体发生率为 1.8/10 万,而 60 岁以下人群该发生率则为 0.1/10 万,发生率的计算基于民众 220 万剂 17D 疫苗的使用量。利用 2000—2006 年间 VAERS 报告所作的一个分析结果显示,基于此期间民众 150 万剂的疫苗使用量所算出的 YEL-AVD 的总体发生率为 0.4/10 万。对于 60~69 岁人群和 70 岁及以上人群,发生率的估算结果则分别为 1/10 万和 2.3/10 万[255]。对多个研究的报告率所作的一项分析显示,60 岁及以上者(或在一些研究中是 65 岁及以上者)的发生率是年轻人的 2~37 倍[254]。不过,虽然 YEL-AVD 的报告率在老年人中较高,但严重程度(以病死率反映)似乎是年轻人高[875,876]。为何 YEL-AVD 在年轻人中的病情更严重尚不清楚,但可能和更强劲的免疫应答所致的 SIRS 和细胞因子风暴有关,亦见于登革热。

直至最近,巴西报告的 YEL-AVD 病例仍主要集中在儿童和年轻或中年成人[851]。以前曾认为老年人更易产生严重反应这一潜在倾向可能在巴西不明显,因为许多老年人以前已经接种过疫苗因此已经有了对 YEL-AVD 的免疫力。2008—2009 年期间为应对一次大的黄热病自然传播疫情,巴西南部的南里奥格兰德州和圣保罗州开展了大规模免疫接种活动,结果有 3 例 60 岁以上者 YEL-AVD 的报告(Bio-Manguinhos 2011 的年未发表数据)。相关人群大多都没有接种过疫苗,因为这一区域已经很多年都没有发生过黄热病暴发了[881]。这一经验提示我们,在巴西如果首次接种疫苗的话,高龄将是发生 YEL-AVD 的一个危险因素,就像在美国的情况一样。实际上,用 YEL-AVD 和 17DD 疫苗使用量的年龄分层数据可得 1999—2009 年间发生率的概算结果为 60 岁以下人群 0.017/10 万,60 岁及以上人群则为 0.047/10 万[851]。

胸腺疾病。胸腺疾病史也是已知的 YEL-AVD 危险因素之一[869]。最早的全球 23 名发生 YEL-AVD 的 17D 疫苗接种者中有 4 名(17%)有胸腺方面的病史,这 4 例胸腺疾病均罕见,因此提示胸腺功能不全可能是发生 YEL-AVD 的另一个独立的危险因素。在美国一名 67 岁女性病例在接种黄热病疫苗前 2 年因恶性胸腺瘤而做过胸腺切除手术。第二个病例为美国 70 岁男性,有甲亢和重症肌无力病史,疫苗接种前 20 年因胸腺瘤切除胸腺,该患者幸存。第三个病例是瑞士 50 岁男性在疫苗接种前 8 年因胸腺瘤切除胸腺,该患者也幸存。最近一次的报告来自哥伦比亚,一名 44 岁男性发生 17DD 疫苗相关的暴发性肝衰竭,该患者因良性胸腺瘤于疫苗接种前 2 年切除胸腺。

自此 4 例报告之后,有胸腺疾病史已经作为黄热病疫苗接种禁忌证加入包装说明书中并纳入疫苗使用策略声明。此后只有一例胸腺瘤患者被确诊为 YEL-AVD。患者在接种疫苗时不知道有胸腺瘤,直到她出现 YEL-AVD 症状后才被发现[873]。死后尸检确诊了胸腺瘤和 YEL-AVD。

遗传因素。遗传因素对 17D(也许是黄病毒)易感性的决定性可能在 YEL-AVD 中发挥某种作用。巴西报告了两个家族性病例集中的情况,每个家族各涉及两个病例。第一个家族性病例集中是在 2001 年一名 19 岁女性死于 YEL-AVD(由多器官 17D 病毒 RNA 扩增结果确认)之后被发现的[870]。访谈家人后了解到,该患者的妹妹在 1999 年 12 岁时接种了黄热病疫苗后,发生了与她十分相似的疫苗接种后反应,有黄疸、低血压、出血、血小板减少及肾功能不全。没有对这位妹妹的临床标本进行过黄热病病毒特异性检测,因此将该病例列为回顾性疑似病例。第二个家族性病例集中发生在 2009 年,当时年龄分别为30岁和34岁的兄弟两人在接受17DD疫苗后死于与YEL-AVD临床相符的疾病,他们都患有肾上腺皮质功能衰竭(Addison病),均接受了生理性皮质类固醇替代治疗[851]。两人均未进行尸检,然而一人肝组织(死后肝脏活检)中的黄热病抗原免疫组化结果呈阳性,另一人接种疫苗后9天从血清中扩增到17D病毒RNA(Bio-Manguinhos2011年的未发表数据)。

小鼠对黄病毒的易感性已在基因图谱中定位于8个基因(Oas1b)中的1个等位基因上的1个突变,该基因编码2′5′-寡腺苷酸合成酶(OAS),一个在1型干扰素介导的非特异性免疫中起重要作用的酶[262,264]。Belsher等[256]确定了一名患YEL-AVD死亡的22岁女性的OAS基因型并在Oas1和Oas2基因中发现了多态性,这可能导致对控制感染的非特异性免疫有重要作用的酶功能受损[265]。CCR5或RANTES基因、TLR-3(西尼罗脑炎的一个易感因素)、或作为主要黄病毒受体的DC-SIGN均未见异常。

Pulendran等研究了一名64岁的严重但未致命的YEL-AVD患者[266],未在该病例发现OAS基因、TLR-3、或DC-SIGN方面的突变,但该患者有RANTES和CD14$^+$和CD16^{bright}血液单核细胞水平的显著升高,这些细胞为RANTES表达CCR5受体并可反映出这些细胞在转运功能上的损伤。该患者在CCR5-Δ32位是有突变的杂合子(已知决定对HIV的抗性)并在RANTES基因的启动子区域存在多态性以调节基因的活化。CCR5和RANTES基因多态性的意义尚不明确,但它们可以破坏非特异性免疫中的重要效应机制。由于该病例的CCR5-Δ32突变和CCR5缺陷在西尼罗病毒易感性上的作用[882],可能对用诸如maraviroc等CCR5抑制剂治疗的HIV感染者进行黄热病接种时需要加以注意[883]。宿主遗传因素还在其他几例YEL-AVD病例中得到研究,但没发现什么类似的缺陷[360]。

由于对17D的嗜内脏性反应可能与疫苗接种者的遗传性有关,因此建议询问旅行者是否在其家庭成员中发生过对17D疫苗的严重反应,并避免为有严重不良事件家族史的人接种疫苗。

其他考虑因素

疫苗病毒。几乎所有YEL-AVD报告病例相关的疫苗批次均不相同。不过,曾有一次未知的5例YEL-AVD聚集性事件与同一批次的黄热病疫苗相关[360]。该次事件发生在2007年秘鲁一个非疫区内的一次疫苗接种活动后。4名患者死于确诊的YEL-AVD。此次免疫接种活动的YEL-AVD总体发生率为7.9/10万,而涉事批次特异性的发生率则为11.7/10万。经彻底调查未发现涉事批次疫苗存在异常,这5名患者之间也没发现什么共同的危险因素。秘鲁这次免疫活动中YEL-AVD的发生率显著高于其他国家此前所做的风险评估结果,其原因仍无法解释。此外,没有其他YEL-AVD聚集性事件的报告。

通过对1990—2002年间生产的12批原液进行基因序列分析,研究了Stamaril疫苗17D-204黄热疫苗株的遗传稳定性,结果确定序列一致[559]。此外对病毒蚀斑大小分布情况(遗传稳定性的另一个标志)也进行了综合分析,同样确定了这些原液批间病毒种群的同质性是一致的。定量RT-PCR检测的总病毒量也同样均匀。从而证实了生产过程的一致性。从这些批次的黄热病病毒的动物试验中获得的数据也是一致的。

对病例相关的疫苗批次和毒种的分析显示,疫苗中没有可以解释该不良事件的突变证据。更重要的是,分析自患者组织中分离的17D和17DD病毒没有发现与疫苗株相比存在突变,表明即使经过体内的扩增和选择来筛选致病性相关的突变体,也没有获得病毒发生了相应变化的证据[360,374,858,868]。此外,从YEL-AVD患者分离的疫苗病毒株接种到健康的灵长类动物和金黄色仓鼠时也不会产生类似的症状[380,868,884]。总的来说,这些数据提示疫苗在生产过程中不大可能发生了突变而成为YEL-AVD的一个危险因素。虽然当时在对患者分离株进行检测时还没有深度测序的方法,但由一致性序列所确定的来自重要器官的主要病毒种群,应该就是引发病理过程的病毒种群。

自身免疫病。12例发展为YEL-AVD的患者有自身免疫病病史。其中包括3个系统性红斑狼疮患者,1个皮肤红斑狼疮,2个Addison病,1个克罗恩病缓解期,1个曾有风湿性多肌痛和甲状腺功能减退,1个溃疡性结肠炎,2个重症肌无力,还有1个恶性贫血(美国CDC2015年未发表数据)[360,374,851,864,867,869]。没有这些患者所服用药物的完整信息,这些药物可能包括免疫抑制药物。其中6例自身免疫病患者的年龄大于60岁,这6例中有2例曾因胸腺瘤接受过胸腺切除术,这两个因素都是YEL-AVD高风险的独立因素。

需要更多信息以了解多少有基础自身免疫病的患者安全地接种了疫苗,从而更好地解决自身免疫病患者发生YEL-AVD的潜在风险问题。但不管怎样,在约100例YEL-AVD报告患者中,就有12例(约12%)有自身免疫病病史,而美国自身免疫病的患病率为3%[885]。这表明自身免疫病,可能与包括免疫抑制药物在内的其他危险因素一起,会增加 YEL-AVD 的风险。缺乏明确的风险评估数据来指导对这些患者进行黄热病疫苗接种的决策。然而,卫生保健提供者在决定是否为这些患者接种黄热病疫苗时,应考虑自身免疫病本身和/或治疗药物导致免疫功能下降的可能性。

监测。在疫区,对嗜内脏性不良反应的识别尤其困难,因为其症状可能与野生型黄热病混淆[380]。2001 年夏天,卫生当局在巴西的米纳斯吉拉斯州发起了大规模免疫运动,以控制涉及 81 例疑似病例和 32 例确诊病例的黄热病暴发,包括 17 例死亡(病死率为 53%)。2 个黄热病死亡病例,一名 39 岁男子和一名 69 岁男子,分别在 17D 疫苗接种后 2 天和 14 天出现症状和体征,高度怀疑为 YEL-AVD。然而,从新鲜组织和血清中分离的病毒的分子特征显示为野生型黄热病病毒[886]。因此,对于疫区报告的黄热病病例暂疑为黄热病疫苗接种相关者,利用分子技术对病毒分离株进行仔细分析是很重要的。

使用免疫球蛋白。发达国家不久前发现 YEL-AVD 可归因于强化的疫苗相关不良反应监测体系。也有其他的解释,特别是用于预防甲肝的免疫球蛋白在甲肝疫苗上市前(1995 年)可能提供了对嗜内脏性疾病的保护。然而这一理论在一项随机、双盲、对照研究中并未得到证实[361]。在该研究中,40 名受试者在接种 17D 疫苗的同时肌内注射人免疫球蛋白,另外 40 名受试者则接种 17D 疫苗和生理盐水安慰剂。免疫球蛋白与 17D 疫苗联合使用并未减少疫苗引起的病毒血症的发生率,疫苗的抗体或 T 细胞应答也没有改变。不过该研究在设计上有一些局限性[887],考虑到被动抗体在预防黄热病方面的确定作用,该结果出乎意料。

对疑似 YEL-AVD 病例的评估建议

应调查接种疫苗后 10 天内发生未确诊发热性疾病的患者,并对转氨酶水平升高和血小板计数减少的患者住院观察。为了提供急需的因果关系数据,应采集病毒血症、抗体和细胞因子定量研究的系列样本,并对白膜层细胞或外周血单核细胞进行适当冻存,以便将来进行免疫学和遗传学研究。如果对死亡病例进行尸检,应保存多个器官的样本用于组织病理学和免疫细胞化学研究,并冷冻(在干冰或液氮中)用于病毒学研究。在美国,这类病例应立即向 VAERS(800-822-7967)报告,并咨询位于柯林斯堡的 CDC 虫媒传播疾病司(970-221-6400),以获得诊断检测支持。在其他国家,应立即向国家卫生当局报告此类病例,并就获得诊断检测征求意见。

严重不良反应的影响

对旅行者疫苗接种的影响

对于绝大多数旅行者和旅行目的地来说,前往黄热病疫区或流行区旅行过程中罹患黄热病的风险很可能要高于发生 YEL-AVD 的风险[461]。但即使在疫区黄热病传播的流行病学风险也因时因地而异。因而医师应对接种黄热病疫苗后发生严重并发症保持警觉,尤其是年长者初次接种的风险更高。医师还应更新对黄热病地方流行及流行区域的认识[412]。

人类病例发生情况的信息可能在指导接种上不充分,因为猴子之间的传播可能发生在偏远和人烟稀少的地区,而疫区的疫苗接种率可能很高。还需特别注意的是,至少有 1 个病例其计划的旅行目的地不在黄热病疫区地带范围之内,所以没有必要接种疫苗[347]。这个情况对于另外 2 名病例来说可能也适用(尽管未发表),第 4 个病例因军事部署在军队中接种疫苗(接种黄热病疫苗的行为在军队中通常并不考虑实际目的地是否为黄热病疫区)[888]。

对疫区的影响

YEL-AND 和 YEL-AVD 在南美的黄热病疫苗免疫策略实施中已经被作为一个重要因素加以考虑,尤其是在此前没有开展过常规免疫的地区在实施大规模免疫接种时。尽管南美疫区国家每年的 EPI 活动中会使用数百万剂的黄热病疫苗,通常是为 9 月龄的孩子接种,目前总共也只有 5 例年幼儿童(10 月龄至 5 岁)发生 YEL-AVD 的报告(全部在巴西)。所以对于这个年龄组来说,17D 疫苗的安全性还是令人放心的,而且作为保护民众免受流行性和地方性黄热病危害的一种长期手段,该疫苗具有超凡的成本效益比。

另一方面,当大规模免疫接种已经从传统疫区向外扩展到自然疫源地周期性扩张所及的周边地区时,例如 1998—2000 年和 2007—2008 年在巴西的东部和南部,或是 2007 年在秘鲁的 Ica 省开展的免疫接种活动过程中,都涉及为非常多的未免疫成人进行接种,YEL-AVD 病例随之出现[360,858,881,889]。管理当局辩称如果没有疫苗接种活动,许多生命将会被野生型黄热病夺走,并且为黄热病预防所付出的代价仅仅是相对很少的几个生命殁于疫苗事故而已。但是在有 5 例 YEL-AVD 的 Ica 省,在未发现黄热病病毒的地区进行了疫苗接种并且可能也不应该接种,这表明在考虑接种疫苗时需要仔细评估危险因素。

在非洲，许多疫区国家已经建立了9月龄婴儿常规接种黄热病疫苗的制度，并且补种活动也作为后文"公共卫生考虑"中描述的黄热病行动计划（Yellow Fever Initiative）的一部分正在实施。至今，已通过强化监测体系在大规模免疫接种活动过程中监测到11例可能的 YEL-AND 或 YEL-AVD 病例[789]。不过这是在超过3 800万剂的疫苗使用量的基础上发生的，并且这也为生活在黄热病病毒感染高危地区的民众提供了保护。

适应证、禁忌证和注意事项

适应证

所有居住在黄热病疫区国家或地区内的居民都应当常规接种黄热病疫苗，最好在9月龄接种。在这些国家中，可以建立与黄热病病毒暴露风险相关的免疫接种优先级系统。例如，乡村地区和黄热病传统流行区的居民相对于大城市或黄热病已沉寂多年地区的居民来说处于更高的感染风险中。从非疫区迁移至疫区的人处于高感染风险中，应当进行疫苗免疫接种。由于这类迁移很难控制，并且有从乡村向城市传播黄热病的潜在可能性，许多国家都推行疫区的全面接种政策。

然而，在许多国家的国境内也划分了疫区和非疫区，例如南美的许多国家，沿海地区不在疫区范围内，为人口稠密的都市化地区，这些地区被排除在黄热病疫苗常规免疫接种之外。17D 疫苗使用安全性上新的担忧强化了将这些沿海区域排除在外的政策。2007年在秘鲁非疫区（Ica 省）成人中开展的大规模接种活动存在 YEL-AVD 高发的情况[360]。不良反应也导致了2000年巴西沿海非疫区的大规模免疫接种活动的中止。

在黄热病流行期间，大规模免疫接种应当在尽可能早的暴发阶段开始实施。按照地理位置和年龄组，哪个群体需要优先接种是由疾病暴发的进展和此前免疫覆盖率等当地信息决定的。

侨民、旅行者和军人军属必须在到达疫区前至少10天进行免疫接种，即使在病毒传播区域短暂的逗留都是非常危险的[461,732]，由于本地居民可能已有免疫力，且病毒能够在动物间静默循环，一个地区近期没有黄热病报告并不代表不接种疫苗进入这一地区是安全的。另一方面，过去1~2年的人类病例报告却是高风险的信号。去往疫区大城市（如西非沿海的阿克拉、拉各斯、达喀尔、阿比让）的短期旅行者，如果没有疾病暴发报告的话风险较低。然而2001年科特迪瓦首都阿比让城内发生了城市型黄热病，2008年又再次发生[428,890]。同样，位于疫区的城市地区如秘鲁的伊基托斯，则是风险区域。显然，去往有黄热病报告的城市区域或有持续病毒活动的区域附近者必须接种疫苗。东非和大部分南美的沿海地区虽不在黄热病传播范围内，但是巴西的沿海各州在2008年底至2009年初时有黄热病活动扩张现象，在2016年底至2017年初再次发生。当前黄热病的地方性和流行性活动可在 WHO 网页[891]和美国 CDC 旅行者健康网页[892]获得。

某些疫区内国家和一些虽在疫区以外但有埃及伊蚊繁衍可传入黄热病的国家会要求来自疫区国家的旅行者出示有效的免疫接种证书。可在 WHO 文件 International Travel and Health 中查到这些国家的完整清单[414,893]，也可从美国 CDC 的 Health Information for International Travel 获得[413,894]。在某些国家，即使旅行者中途曾在疫区国家转机，即使过境的转机旅行者，也要求提供有效的接种证明。各个机场和边境的控制要求差异很大，但旅行者遵守这一规定可避免不必要的延误。有接种禁忌证者（见下一节）应当由其医生填写疫苗接种或预防国际证书（International Certificate of Vaccination or Prophylaxis）中疫苗接种项下的医学禁忌证一栏，并由该医生出具一封信声明为何不能进行免疫接种。

禁忌证和注意事项

由 ACIP 推荐的黄热病 17D 疫苗接种禁忌证和注意事项[729]见框63.1及本节的阐述。医生在接种黄热病疫苗时负有评估 17D 疫苗接种风险、评估自然感染黄热病的暴露风险及评估黄热病疫苗免疫接种证在法规和实用性上的需求等等责任。应当综合考虑疫苗接种者的详细病史、旅程安排及当前法规要求。2项在寻求旅行健康建议者中开展的普查活动显示，2%~6% 的人有1个或多个潜在的黄热病疫苗接种注意事项或禁忌证[733,895]。

幼龄

婴儿患 YEL-AND 的风险很高，而且这种风险与年龄成反比。小于5月龄的婴儿应禁止接种黄热病疫苗[672,729]。常规免疫可在9月龄婴儿进行。6~8月龄是黄热病疫苗接种的注意事项[729]。该年龄段的婴儿仅在有显著自然感染风险时方可接种，如居住或旅行至黄热病疫区中的乡村地区或黄热病正在流行地区的婴儿。如果可能应将旅行计划推迟到孩子9月

> **框63.1** ACIP推荐的黄热病疫苗接种禁忌证和注意事项[a][729]
>
> **禁忌证**
> - 对疫苗成分过敏[b]
> - 年龄小于6个月
> - 有症状的HIV感染或CD4$^+$ T淋巴细胞少于200/mm^3（或6岁以下儿童＜总数的15%）
> - 与免疫功能异常相关的胸腺异常，胸腺切除病史
> - 原发性免疫缺陷
> - 恶性肿瘤
> - 移植
> - 免疫抑制或免疫调节治疗
>
> **注意事项**
> - 6至8月龄
> - 60岁及以上年龄
> - 无症状HIV感染并且CD4$^+$ T淋巴细胞在200~499/mm^{3}之间（或6岁以下儿童计数占总数的15%~24%）
> - 妊娠
> - 哺乳
>
> [a] 这是为美国的旅行者和实验室工作者所做的推荐[736]，可能与其他国家或黄热病疫区的推荐内容有所不同。
> [b] 包括鸡蛋过敏（口服鸡蛋不耐受）。

龄以后。如果黄热病暴露风险很小的话（如去往疫区中的大城市，尤其是短暂停留的观光客），建议等到孩子12个月大以后再接种。

老龄

60岁及以上年龄是黄热病疫苗接种的注意事项之一[729]，在这一人群中有更高的严重不良反应报告率，包括YEL-AND和YEL-AVD（见前文"不良反应"）[253-255,259a,826,827,849]。60岁以上者随着年龄的增加发生严重不良反应的相对危险度也会增高，所以该注意事项应当加以重视。这个年龄组人群的YEL-AND和YEL-AVD风险也高，发生率分别为1.8/10万和1.4/10万。而以所有接种者为基数的发生率则分别为0.8/10万和0.4/10万[255]。不过，YEL-AND和YEL-AVD仅发生在初次接种时，而60岁及以上年龄者如果是再次接种的话则几乎没有风险，除非有获得性免疫抑制的情况。不良反应的这一高风险因素的原因尚未完全阐明但一项研究发现老年成人对黄热病疫苗接种的免疫应答较慢，并且与年轻成人相比疫苗接种后会产生更高水平的病毒血症[256]。

妊娠

先天性感染的内容请参见前文"不良反应"中"妊娠"章节。

据推测黄热病有经胎盘感染的风险，加上年幼的婴儿（所以未出生的胎儿也有可能）对17D病毒的神经侵袭具有易感性，所以推荐黄热病疫苗除非因高自然感染风险而有明确的接种需要时，不可为妊娠妇女接种[672,729]。ACIP和WHO推荐对所有考虑接种黄热病疫苗的妊娠妇女进行风险效益评估。不小心接种了黄热病疫苗的孕妇（通常都是妊娠早期）肯定不必考虑流产，孕妇虽然应当对此风险持谨慎态度，但也不必过虑，尚无胎儿因此受到伤害的先例。由于害怕潜在的不良反应可能导致了1977—1978年间在特立尼达岛的一次疫苗接种活动中流产事件的增加[896]。如果可能的话，建议女性应当在黄热病疫苗接种4周以后再怀孕[729]。

对于已接种了疫苗的妊娠女性应当告诉她们不用担心，孕妇本身接种黄热病疫苗没有风险，她们的胎儿风险也非常小。对这些孕妇应当建立随访直至分娩，如果发现胎儿异常，应取脐带血检测IgM确定是否为先天性感染。在孕期对黄热病疫苗的免疫应答是否会受损上，各家文献的数据之间相互矛盾（Goujon C和Godineau J-P，私人通信，2006），可能与妊娠期间接种疫苗的时间有关[625,741]。

哺乳

接种了17D疫苗的哺乳女性和她们的婴儿在安全性方面的数据很少，也没有进行定量风险评估的可能性。尽管在紧急免疫接种活动中有很多哺乳期女性成功地得到免疫并且在不良反应方面没有发现什么特别的情况，但在接种了疫苗的母亲母乳喂养的婴儿中发生的严重不良反应病例令人对哺乳期女性接种黄热病疫苗产生了担忧[729,897]。在母亲接种了黄热病疫苗的婴儿中已有2例YEL-AND可能病例和1例确诊病例报告[203-205]。这些婴儿仅母乳喂养，暴露时不到1个月大，婴儿本身也没有接种疫苗。母乳喂养婴儿发病和母亲接种疫苗之间的时间间隔为3至4周。从确诊病例的CSF中分离到了黄热病疫苗病毒，并在可能病例的CSF中检出黄热病特异性的IgM抗体。这几个病例都未对母乳进行检测以确定是否有疫苗病毒存在。

曾在人类的母乳中检出过西尼罗病毒的RNA[898]，一些蜱传播的黄病毒（森林脑炎和Powassan脑炎）可自家畜的乳汁分泌，这可成为人类经口感染的一个途径。基于这些发现，ACIP将哺乳作为黄热病疫苗接种注意事项之一[729]。WHO建议，对正在考虑接受黄热病疫苗接种的哺乳期妇女进行风险效益评估，但同时指出，哺乳期妇女应被告知，母乳喂养的好处远远

大于其他选择[672]。尚需进一步的研究以确定哺乳可能暴露于疫苗的风险。

免疫状态改变

有免疫功能状态改变的个体接种黄热病疫苗的安全性和有效性数据尚少。然而，黄热病疫苗禁止用于因原发性或获得性免疫缺陷或药物治疗而导致免疫抑制的患者，因为这些患者理论上有发生严重不良反应的风险，对此也偶有文献记载。具体来说，黄热病疫苗禁止在以下患者使用：原发性免疫缺陷病、恶性肿瘤、移植、辐射或免疫抑制药物治疗（包括大剂量糖皮质激素、烷化剂、抗代谢物、TNF-α抑制剂和IL-1阻滞剂及针对免疫细胞的单抗（如利妥昔单抗））[729]。此外，有症状的艾滋病毒感染者或CD4$^+$计数低于200/mm^{3}或6岁以下儿童小于15%的淋巴细胞总数者禁用黄热病疫苗[729]。关于理论上使用CCR5受体阻滞剂的问题可见前文HIV一节。低剂量皮质类固醇治疗（每天20泼尼松或同等剂量）、短期皮质类固醇治疗（疗程小于2周）、局部、吸入、关节内或囊腔注射皮质类固醇并不构成黄热病疫苗的禁忌证[729]。如果可行，在黄热病疫苗接种前应停止免疫抑制药物，直到免疫功能恢复或改善。

最初报告的23例YEL-AVD患者中有4例(17%)曾因胸腺瘤做过胸腺切除术[869]，2003年，"胸腺异常"作为接种禁忌证之一增补入17D疫苗的使用说明书中。自从这一建议提出以来只报告了一例YEL-AVD死亡病例，患者在接种疫苗时不知道有胸腺瘤，直到她出现YEL-AVD症状后才被发现[873]。至今尚无证据显示因事故摘除胸腺者或很久以前做过间接放疗者存在免疫功能障碍或黄热病疫苗相关严重不良反应风险增加的情况。

虽然最近有越来越多的HIV感染者接种了黄热病疫苗，但相应的安全性和免疫原性数据仍仅限于大约800名HIV感染者，并且在接种疫苗时仅有不到25人的CD4$^+$计数小于200/mm^3 [715,744,748-752,899-901]。如前文所述，有HIV感染症状或CD4$^+$计数低于200/mm^{3}的患者禁用该疫苗。提出这一建议的部分原因来自一名健康成人的病例报告，由于感染了HIV其CD4$^+$细胞计数较低，在接种了17D疫苗后发生YEL-AND死亡[829]。ACIP也考虑将无症状HIV感染和CD4$^+$T细胞计数在200~499/mm^{3}之间（或在6岁以下儿童中该计数占总数的15%~24%）纳入黄热病疫苗接种注意事项中。部分原因是出于理论上的安全性考虑，但同时也因为与健康人相比，HIV感染者接种疫苗的血清阳转率较低且抗体衰减较快（见前文"初次免疫失败"中的"HIV感染"章节）[715,744]。对于HIV感染者中经抗反转录病毒治疗后免疫重建的患者来说，要用他们当时的CD4细胞计数和HIV感染症状（如稳定时间在3个月以上），而不是CD4细胞计数低点和之前的机会感染/艾滋病症状病史，来判定他们的HIV感染状态所应归属的类别[413]。最后，如果基于CD4$^+$计数（≥500个细胞/mm^3）无症状HIV感染者没有免疫抑制证据，并且根据其旅行目的地特定的黄热病风险推荐接种的话，可以接种黄热病疫苗。

制定疫区的17D疫苗接种政策时，包括控制暴发的应急接种策略或是常规的免疫接种规划，也必须要考虑与人群中HIV的感染率以及不良反应检测系统的有效性相关的收益和潜在风险比[902]。曾在非洲HIV感染率相对较高的地区开展过应急接种活动并且实施了随访，没有发现安全性方面的问题[770,901,902]。当前的政策支持使用活疫苗，包括为儿童接种黄热病17D疫苗，无论是否存在HIV感染的情况，这是保证免疫接种覆盖率从而控制黄热病流行的一个手段[903]。

来自病例报告的越来越多的证据表明自身免疫病是发生YEL-AVD的危险因素之一（见前文"其他禁忌证"中的"自身免疫病"章节内YEL-AVD的相关内容）。2010年有65个病例中的11个(17%)有自身免疫病病史，如系统性红斑狼疮，或有导致自身免疫病潜力的其他疾病。也许还存在其他更复杂的危险因素（如老龄、胸腺切除、药物治疗），但自身免疫病的这种关联性会令人谨慎对待有任何免疫失调状况的患者接种黄热病疫苗，并进一步分析不良反应的风险和发病机制。

必须对每一个有免疫抑制病史并且打算去疫区旅行的患者进行单独的风险-收益评估。如果旅行是不可避免的，并且存在黄热病疫苗接种禁忌证，医生应提供医疗豁免证明并就避免蚊子叮咬的措施向患者提供咨询。经过筛选后的适宜旅行者也可考虑被动免疫（见前文"被动免疫和被动-主动免疫"章节中的更多介绍），但这种做法既复杂又昂贵，很可能对大多数免疫抑制患者来说也不可取。

血液、骨髓和器官捐献

已有报告记载了输血相关的黄热病疫苗病毒传播，相关患者输入了采集自黄热病疫苗近期接种者的血液制品[657]。血液捐献中心应当筛查献血者以根据他们最近2周内是否曾接种过黄热病疫苗而决定是否延期采血。不过各个血液采集中心的做法各不相同，疫苗接种史这样的问题也许并非常规询问的内容。所以应该建议疫苗接种者在接种 30 天以后再去献血。

对于曾在较长时间以前接种过黄热病疫苗者,如果现在需要捐献器官或骨髓,其适宜性问题尚无正式建议。这个问题被提出来的原因是 17D 病毒有可能会形成潜伏的持久性感染(见前文"疫苗接种结果"中的"免疫持久性"章节),虽然对疫苗接种者本身来说仅是携带也没有影响,但有可能会导致免疫抑制的器官移植受体发生全身性的感染。受体的风险纯粹是理论上的。除非疫苗病毒在潜伏过程中改变了组织嗜性和毒力,对于器官移植的受体来说,就算被感染了,出问题的风险也很小。有一份单一病例报告显示,一个双胞胎供体在取骨髓前 1 个月接种了 17D 疫苗,其骨髓被移植给了同卵双胞胎中的另一个[904]。该骨髓移植受体未能产生黄热病抗体,提示没有黄热病特异性的 B 细胞克隆被移植过来或是免疫抑制治疗效果可能压制了随骨髓转移过来的疫苗病毒在骨髓接受者体内诱生的免疫应答。没发现潜在的 17D 病毒转移造成了什么不良的结果。

尚无关于黄热病疫苗是否可以引起 HIV、梅毒或其他血液传播病毒血清检测短暂假阳性结果的数据,这在流感和天花疫苗中有过报告[905]。

对疫苗成分过敏

明确的黄热病疫苗成分过敏史,包括鸡蛋(熟的或生的)、鸡蛋产品、鸡肉、明胶,或者对以前接种过的疫苗(或其他用鸡蛋制备的疫苗,如流感疫苗)发生严重的过敏反应,这些都是黄热病疫苗的接种禁忌证。在黄热病疫苗 YF-Vax 的产品标签上也提示疫苗瓶塞中含有乳胶橡胶,可能产生过敏反应[575]。通常,可以吃鸡蛋和鸡蛋产品而没有过敏反应的人就可以接种黄热病疫苗。鸡蛋过敏在儿童中较成人更为常见。如果怀疑有鸡蛋过敏,可以做个测试看蛋清 IgE(皮肤针刺或血清检测)情况,或使用适宜的对照,先用 1:10 稀释的疫苗液进行划痕或针刺试验(如果呈水疱红肿等阳性结果)再用 1:100 稀释的疫苗液 0.02ml 做皮内试验,观察黄热病疫苗本身的过敏情况。黄热病疫苗 YF-Vax 的使用说明书中有这个方法的描述[575]。如因旅行必须接种但有过敏情况时可考虑脱敏疗法,这已在少数鸡蛋过敏者中显示有效[779]。脱敏疗法最好是由变态反应专科医生来做。

值得注意的是,在皮肤过敏试验中所给的小剂量疫苗可能足以产生有效的免疫。Roukens 等[906]使用 0.1ml 的皮内试验剂量(未稀释)测试了 7 名鸡蛋过敏者后发现,所有受试者都发生了血清阳转。不过,本案例中没有按说明书的皮试程序做(使用比美国黄热病疫苗 YF-Vax 标签剂量小得多的剂量)。但无论如何,在为一名已接受了皮内试验剂量疫苗的已知的过敏患者做脱敏治疗前,(如果可行的话)等待 14 天以后做一个中和抗体检测会很有用。如果发现患者已经产生了中和抗体,则可认为该患者黄热病疫苗已接种成功。

黄热病疫苗接种豁免

如果存在黄热病疫苗接种禁忌证或者注意事项,医生将在不良反应风险和野生型病毒暴露风险之间进行权衡,也许会提议豁免接种。黄热病疫苗免疫接种医学禁忌证表格是疫苗接种或预防国际证书的一部分,应签署后由指定的黄热病疫苗接种中心盖章生效[413,732]。

有禁忌证患者接种了黄热病疫苗及其不良反应风险

免疫抑制患者无意间接种了黄热病疫苗后,可考虑静注丙种球蛋白(仅来自美国献血浆者)、IFN-α 或 IFN- 利巴韦林[408](均为商业化产品)组合用药。应尽早开始治疗,而且一定要在接种疫苗后 48~72 小时内开始。虽然并没有临床数据提供用药指导,似乎 IFN-α 比聚乙二醇干扰素要好,因为 IFN-α 药代动力学时间短(3~12 小时血药峰值)且聚乙二醇干扰素的作用时间晚(15~44 小时)。在疫苗病毒活跃复制期间,IFN-α 治疗可每日重复进行并持续数日。

由于这些治疗方法并非这种情况的规定疗法,而且只有临床前研究数据,因此这里不提供给药方案。遇到这类病例的医生应向传染病专家寻求建议。治疗可能会对疫苗的效力造成干扰,患者的中和抗体水平应在接种疫苗后 14 天或更长时间以及在前往疫区之前得到确认。

公共卫生考虑

免疫接种推荐及流行病学调查结果

南美

据估计,南美洲黄热病疫区国家的总人口中约有 25% 居住在黄热病疫区内,这意味着大部分人口居住在南美大陆东西两岸的人口密集区内(见图 63.4)。黄热病免疫计划已在南美洲所有黄热病疫区国家实施了数十年,但各个国家疫苗接种覆盖率及实施策略差别很大。在 PAHO 的推动下，黄热病疫苗免疫接种策略已经有所调整，即注重黄热病疫苗 EPI 活动的贯彻落实而减少间断性的大规模接种活动。目前，在被认为是黄热病疫区的 13 个国家中，有 10 个国家作为 EPI 的一部分为 9 月龄至 12 月龄的所有儿童接种了黄热病疫苗。只有阿根廷、巴西和苏里南将免疫覆盖范围限制在危险地区儿童中。然而，其疫苗接种覆盖率各不相同，且低于保护高危人群和预防疾病暴发的目标。从 2010 年到 2014 年，该地区黄热病疫苗接种覆盖率约为 75%，但不同国家之间的疫苗接种覆盖率差异从 51% 到 99% 不等。疫苗接种率较低的其中一个原因是供应不足[440]。

在病毒活动态势增强或活动地理范围扩大时，则实行全覆盖的强化免疫。相关的一个例子是 1999—2000 年期间，一场自然疫源性大流行席卷了巴西，导致 192 名人类病例并威胁着流行区域边缘的人口密集区。这段时间内的大规模接种活动中使用了超过 3 500 万剂的疫苗，从而引发了将常规免疫引进疫区之外沿海地区的思考。在 2007—2009 年另一次主要的自然疫源性流行中，巴西南部的几个州受到危害，为此开展了额外的大规模接种活动。事实上，在 1999—2009 年间这几次主要的黄热病疫源地扩大疫情的发生过程中，巴西共使用了 1.04 亿剂的黄热病疫苗[907]。

政策制定者持续争论的焦点在于是否需要对暴露在城市型黄热病风险中的巴西沿海非疫区的大量人群进行免疫接种[908]。尽管知道黄热病疫苗纳入 EPI 接种已经将高风险的老年人群排除在外了，并且并能够逐步建立起对城市型黄热病的免疫屏障来，但是由于严重不良反应尤其是 YEL-AVD 的发生风险，这一举措还是被判定为弊大于利[828]。黄热病严重的临床表现及感染病例监测系统的完善是促进这一公共卫生政策出台的重要因素，因为既可以很快知道哪里出现了城市型黄热病暴发也可以很快地加以控制。

南美洲疫苗接种政策的实施结果很难通过与疫苗前时代的历史比对来评价，因为除了大面积普种活动以外其他影响因素也同时存在，包括主动监测系统的引入（从 1930 年开始采用肝组织刺取术）及疫区人类聚居地的扩大等。不过历史上像巴西这样制定了免疫接种规划的国家，随着疫苗覆盖率的增加，丛林型黄热病的发病率随之下降[909]。

非洲

非洲始于 20 世纪 80 年代中期的黄热病流行频率增加[28,170,910]以及对该疾病主要影响儿童的认识[28,163]，使非洲的黄热病疫苗接种政策得到了重新评估。1988 年，UNICEF 及 WHO 非洲地区免疫接种技术组以及 EPI 全球顾问组共同建议，黄热病疫区国家应将 17D 疫苗纳入常规程序，可在 6 月龄或 9 月龄与麻疹疫苗一起接种[911,912]。1990 年该建议被再次强调，并附加建议高风险国家大龄儿童需要补种。1987 年到 1990 年期间进行的调查提示冈比亚、科特迪瓦及塞内加尔 1 岁以内婴幼儿的覆盖率约为 80%，但布基纳法索、乍得、毛里塔尼亚及中非共和国的覆盖率却仅有约 40%。

至 1991 年，有黄热病风险的 14 个国家（安哥拉、布基纳法索、喀麦隆、中非共和国、乍得、科特迪瓦、冈比亚、加纳、马里、毛里塔尼亚、尼日尔、尼日利亚、塞内加尔、多哥）将 17D 疫苗依法纳入 EPI，但是大多数国家得到的疫苗量很少，主要原因是用于疫苗采购的捐助资金短缺。1992 年（基于 13 个国家报告），总体覆盖率为 19%，1993 年（基于 12 个国家报告）覆盖率为 14%，1993 年（基于 11 个国家报告）覆盖率为 29%[913]。至 1995 年除了冈比亚、中非共和国及布基纳法索外，其他国家的覆盖率均不及 50%。冈比亚在 1978—1979 年间经历了一场严重的疫情暴发后[252]，作为应对措施在儿童及成人中开展了大规模普种活动，并随后在 EPI 中始终保持婴儿的高度免疫覆盖，成为非洲少数几个黄热病疫苗覆盖率保持在高水平状态的国家之一。

1998 年在 WHO 召开了另一场技术磋商会，此时 34 个黄热病疫区国家中已有 17 个将黄热病疫苗纳入 EPI，尽管覆盖率仍低。最近几年疫苗覆盖率逐渐增加，部分原因是捐赠机构，包括比尔-梅琳达·盖茨基金会（BMGF）及全球疫苗及免疫联盟（GAVI）为黄热病疫苗采购提供了资金。根据覆盖率增长得出的疫苗需求量预测很有意思。1997 年，UNICEF 只向非洲国家供应了 400 万剂疫苗，而要想让生活在中高度风险地区的 34 个受累国家中儿童的免疫覆盖率达到 80%，却需要 2 400 万剂疫苗，而进行预防性的大规模普种活动则需要 2.4 亿剂疫苗。应对疫情暴发时的疫苗需求将使疫苗生产商的生产能力显得严重不足。这些需求情况应当和供应非洲市场的疫苗生产商约 3 000 万剂的年产能比较一下。用于控制疾病流行的疫苗曾经发生过短缺，如 2000—2001 年几内亚的疫情暴发[911,914]，这导致了 UNICEF 疫苗战略储备制度的产生。

几内亚案例研究导致了一项由 GAVI 推动和支持的行动，将黄热病疫苗纳入 EPI，促进补种活动的开展，并提供 600 万剂应急储备疫苗以备紧急情况下的迅速配送。2007年GAVI保证花费5 800万美元来实施黄热病疫苗免疫补种活动,以实现4 800万西非人口获得免疫的目标[915]。至2010年,实施常规婴儿免疫接种的非洲国家的数量已经由1999年的15个上升到24个。

2006年,WHO推出了黄热病行动计划[27,916]。其目的是确保将9月龄及以上婴儿的黄热病疫苗接种纳入EPI,在高风险地区对老年人实施预防性大规模接种,并保证疫苗的充足供应。该行动计划非常成功,在非洲为超过9 500万人提供了黄热病预防,并将疫苗产能从2000年的3 000万剂增加到2009年的7 500万剂以上[426,916]。从2007年到2014年,大规模预防性接种活动已在13个国家实施,包括西非、中非共和国和苏丹等地的11个高风险国家。由于尼日利亚对疫苗超乎预期的需求,尼日利亚已部分免疫覆盖,并预计将在2007年前对所有风险人群实施免疫接种(假定疫苗供应充足)[426]。这些预防性大规模接种活动所报告的疫苗接种覆盖率在80%以上,且已接种疫苗的地区未再有疫情暴发。

为了指导非洲补种活动中的疫苗部署,WHO制定了一个确定高风险地区的模型[436]。该风险评估模型采用了黄热病病毒暴露和人群易感性的指标,并用于确定西非国家中疫苗接种地区的优先次序。使用这个模型后,WHO牵头与其他合作伙伴一起更好地评估了非洲其他国家中有风险的地区[149]。第二个风险评估方法是将不同国家按黄热病循环模式的相似性划分为不同的生态区。然后在每个生态区随机选择不同地点,并派遣小组前往这些地点开展人体血清学调查和媒介蚊的监测[243]。然后利用人体黄热病病毒特异性抗体阳性率以及各生态区内蚊媒的种类和数量,来推荐是否需要进行大规模预防性接种或引入黄热病疫苗常规接种[426]。为更好地确定危险地区和提高疫苗接种覆盖率所做的这些重大努力大大降低了高危人群的患病风险,并有助于减少随后大规模暴发(如20世纪80年代尼日利亚的情形)的可能性。然而,在完成所有风险评估和大规模接种活动,并且高疫苗接种覆盖率得以保持之前,一个地区仍将持续存在疾病暴发的风险,如2016年的安哥拉和刚果民主共和国。最后,尽管这些措施将有助于降低疾病风险,但这些方法不能保证未接种疫苗的人在疫区旅行或生活时不会受到感染。

有风险旅行者的黄热病疫苗接种

观光和旅行一直保持着快速增长的势头。据国际旅游协会(International Tourism Association)的估计,2014年有320万人从美国前往南美和非洲旅行[917]。由于黄热病是一种致死性疾病并且某些入境国需要提供疫苗接种证明,因此黄热病疫苗成为最重要的旅行疫苗之一。黄热病疫苗是《国际卫生条例》规定唯一需要提供接种证的疫苗。《国际卫生条例》还规定黄热病疫苗只能由经批准的接种中心接种。该限制性规定为疫苗的合规使用提供了保障,包括疫苗良好的储存以及复溶后特定时间内采用无菌技术接种。免疫接种证中会注明接种日期和疫苗批号,并由接种中心工作人员签署后加盖统一印章生效,为国际旅行提供了有效免疫接种的证明。

美国的接种中心批准权限在CDC,这一批准权会轮流授予各州的卫生部门[918]。目前在美国大约有6 700家以上有资质的接种中心,主要集中在大城市和入境城市并由有组织的旅行诊所运营[919]。难以获得黄热病疫苗接种中心的医疗服务可造成无法接种疫苗[369,920]。

一项对从约翰内斯堡国际机场前往非洲黄热病疫区的旅行者进行的研究发现,76%的人有黄热病疫苗接种证明[921]。在波士顿一家旅游健康诊所就诊的美国旅行者中,90%~93%前往黄热病疫区国家或部分疫区国家的旅行者在旅行之前接种了疫苗[733]。然而,这些观察结果也与许多旅行者从不寻求旅行前咨询的事实并存。波士顿洛根国际机场的另一项研究发现,前往低收入或中低收入国家的旅行者中,只有46%的人寻求旅行前建议[922]。对不良反应的恐惧也可导致疫苗接种的减少。而不幸的结果可能是旅行者中出现黄热病死亡报告。

黄热病疫苗应当在黄热病疫区国入境前10天或以上接种。在以色列旅行者中开展的一项调查结果显示,11%去往南美的旅行者和33%去往非洲的旅行者接种疫苗的时间距启程日不足10天[923]。从实际操作角度来讲,由于旅行者一般会在进入有暴露风险的乡村地区之前一段时间入境,接种时间稍晚应该没什么后果。但是特定情况下如果接种时间晚的话则有可能变成风险,例如某人在某国家内部从非感染区前往感染区时或从感染区前往传入敏感区时。

无必要的黄热病疫苗接种也是一个重要问题。至少在一名从澳大利亚前往沙特的麦加朝圣者发生了一例医源性YEL-AVD死亡[924],沙特没有自然暴露的风险,其法律也没有来自非疫区国家的旅行者需要提供黄热病疫苗接种证的规定[924]。另一个病例是,一名西班牙旅行者因前往毛里求斯而接种了17D疫苗,而毛里求斯从未发现过黄热病。最后,不久前一名打算前往巴基斯坦的美国旅行者被接种了黄热病疫苗后因 YEL-AVD 而死亡（美国 CDC 未发表数据，2015 年）。这些不幸的病例强调了采用个案分析来判定每一名接种者是否需要接种黄热病疫苗的重要性。

免疫接种的成本效益分析

在一项对黄热病风险与免疫接种效益的分析中，Brès[758]认为"救火"法（面临疫情暴发时的大规模应急免疫接种）比预防性普种法成本小。Monath 和 Nasidi[439]采用一个模型也对这个问题进行了探讨，假设将黄热病疫苗常规接种纳入尼日利亚的 EPI 中，他们推断将需要 15~18 年的时间来获得防止流行扩散的有效免疫屏障。届时，常规免疫接种在控制病例及死亡人数方面的效率将是应急接种的 7 至 8 倍。黄热病流行期间，防止一个病例发生的常规免疫接种成本估计为 763 美元，预防一例死亡则为 3 817 美元，如果将地方性黄热病预防考虑在内的话成本会低一些。这些成本效益比与非洲其他 EPI 疫苗可预防疾病的成本效益比具有良好的匹配性[925]。当 WHO 关于黄热病疫苗接种的立场文件更新时，一项新的成本效益分析发现，不同免疫策略下的每剂黄热病疫苗成本相似[926]。

每一种免疫策略（如 EPI、预防性或应急大规模接种）的每剂估算成本约为 0.67 美元，但费用的细目（如冷链、疫苗价格）因不同的免疫策略而有所差异。这些数据表明，疫苗使用策略应由成本以外的因素（如疫苗供应）来驱动。

根除还是消除？需要达到的群体免疫水平

早在 20 世纪 30 年代就已确定，通过人体免疫接种的方法实现黄热病根除（eradication）是不可能的，因为病毒会在人类以外的非人灵长动物和蚊子之间独立循环[927]。要通过免疫接种实现消除（elimination）黄热病的目的，则必须有几乎 100% 的免疫覆盖率来预防因暴露于野生病毒循环而发生的丛林型黄热病。在非洲或南美对埃及伊蚊或森林蚊媒造成的人间传播黄热病流行的预防也需要很高的免疫覆盖率。这在 1965 年塞内加尔发生的严重流行已有体现，当时在疾病流行前 10 岁以下儿童（这次暴发中受累的年龄组）的免疫覆盖率估计为 57%[247]。

Brès 认为群体免疫水平必须超过 90% 方可阻止黄热病的流行[758]。数学模型被应用于计算维持黄热病流行（感染再生率大于 1）所需的易感人类宿主比例，但还需要有蚊子叮咬率、人类宿主被叮咬的可能性及蚊媒的传播效率等方面的数据[272,421,928]。Monath 和 Nasidi 在不同蚊媒丰度假设背景下对群体免疫阻断黄热病传播的效果进行了探索[439]。阻断流行所需的人群免疫覆盖率估计要达到 60%~90% 之间。在另一项独立的分析中，Massad 等[928]得到了与此非常近似的结论，在巴西的圣保罗州估计需要有 55%~88% 的黄热病疫苗免疫覆盖率方能阻止城市型黄热病的发生。据近期的一个模型估计，一个地区的疫苗接种覆盖率达到 67% 的结果是该地区可能出现 1~12 个病例，采用 R_0 为 4.1 的中等传播能力时，只有 7% 的情况下不会传播到新的地区[469]。

黄热病疫苗的未来和黄热病病毒载体疫苗

在南里奥格兰德的 Oswaldo Cruz 基金会，WHO 发起了一个旨在开发一种 17D 疫苗特殊生产方法的研究项目。该方法使用了 17D-204 病毒的完整 cDNA 克隆。该 cDNA 经逆转录成为完整的单股正链 RNA 后被转染至原代鸡胚细胞中。经研究发现，由于所产生的子代病毒神经毒力处于可接受的边缘状态，无法作为疫苗候选株[541]。现在的黄热病疫苗是各种亚群病毒颗粒的混合物，而与此不同的是这种新的黄热病疫苗在基因上是一致的。

最近，一个研究小组在巨细胞病毒载体后插入全长 17D cDNA，结果表明他们能够在小鼠体内获得血清阳转并产生中和抗体[929]。很可能通过进一步的研究，可以研制出安全有效的基于 cDNA 的疫苗。这种方法的好处包括：该疫苗在遗传上的同质性，可以减少某个亚群在体外或体内被筛选出来的可能性，可以用细菌质粒来制造毒种（降低病毒外源因子风险），可以在细胞培养系统中进行疫苗生产，以及比灭活疫苗更持久的免疫力。然而必须认识到，一般情况下 DNA 疫苗的免疫原性弱，仅可通过电穿孔接种，而这种方法不适用于婴儿常规免疫。

构建感染性克隆的重要性在于为新型嵌合疫苗的开发提供了先例，嵌合疫苗是将不同黄病毒（如乙型脑炎病毒、西尼罗病毒、或登革病毒）的 prM-E 基因插入黄热病 17D 病毒感染性克隆中[193,284,617,685-687,930-933]。用这种方法生产的乙脑疫苗（Imojev，赛诺菲巴斯德）已获准在一些国家使用，嵌合登革热疫苗正在进行许可注册。这种嵌合型病毒的特征表现为，黄热病 17D 病毒的非结构基因使候选疫苗株呈毒力高度减弱的表型，这些表型包括病毒媒介蚊中复制能力受限等等，但保留了疫苗在鼠、猴及人体的有效免疫原性。17D 病毒也被研究作为非相关抗原的载体（Bonaldo 等 2014 年综述[934]），包括拉沙热病毒的糖蛋白[935,936]、疟疾的细胞毒性T细胞抗原表位[937]、猿猴免疫缺陷病毒和HIV的 gag 序列[938-940]、克氏锥虫的无鞭毛体表面蛋白-2[941,942]、流感病毒表位[943]及一个肿瘤抗原[944]。外源性基因的承载能力会因17D病毒较小的基因组而有所限制。外源性基因片段会被插入诸如NS2B和NS3之间或E和NS1之间的蛋白酶剪切位点[945]，以保持E基因的完整性，这样的话对以前接种过疫苗的人来说或者对免疫应答增强作用来说，抗载体病毒的免疫力就不会成为问题。外源性抗原表位也可插入到E蛋白的fg环中[946]，但承载能力因其构造而受限。

巴西Bio-Manguinhos公司采用原代鸡胚细胞培养而非胚蛋制备了新的毒种库和黄热病疫苗。基于细胞的生产工艺对于疫苗生产和控制有明显优势，可获得更高的产量（大于$6.0\log_{10}$PFU/ml），并且收获的病毒在保守序列或免疫原性上没有变化，不过由于在猴体神经毒力试验中的打分结果偏高，该疫苗开发没有再继续[947]。正在开发中的新型嵌合疫苗是在Vero细胞而非原代鸡胚细胞中制备的。产量很高（7~8 $\log_{10}$PFU/ml），并且有效剂量的标准也低。现有的嵌合型黄热病疫苗数据表明这种方法可以用于黄热病疫苗的大规模生产。

有几个研究小组正致力于开发非复制型黄热病疫苗，包括在Vero细胞中制备以化学方法灭活的多种全病毒灭活疫苗[495,496,498,500]和一种植物系统表达的重组亚单位疫苗。这些疫苗的优势在于不会导致因病毒复制导致的严重不良反应而可以给有17D疫苗禁忌证者接种。已知其中一种灭活疫苗的安全性好免疫原性在I期临床研究中表现良好[500]。美国Fraunhofer公司利用烟草植物表达系统产生黄热病病毒E蛋白，它与iBio公司就该技术的商业应用达成了协议。最近iBio与Bio-Manguinhos签订了一项许可协议，以进一步开发相关亚单位疫苗[948]。这类疫苗在疫区使用时的一个劣势是隔一段时间就要加强免疫一次，而活疫苗产生的保护性则很持久。

全球的生产商都对黄热病的联合疫苗不是很感兴趣。具备联合潜力的疫苗可能包括EPI的黄热病疫苗和麻疹疫苗，以及17D疫苗和一些灭活疫苗（例如甲型肝炎、伤寒）的联合，后者有助于简化旅行者的免疫过程。还想再提一次的是，黄热病疫苗为载体的嵌合疫苗研发，将有助于开发黄热病和登革热的联合疫苗以及登革热和乙型脑炎的联合疫苗，这些疫苗在EPI中再与麻疹疫苗或脑膜炎疫苗的联合将十分令人期待。

（徐程林　李娟）

本章相关参考资料可在"ExpertConsult.com"上查阅。

第 64 章 寨卡病毒疫苗

Stanley A. Plotkin 和 Barney S. Graham

尽管针对寨卡病毒(Zika virus, ZIKV)疫苗的开发还处于早期阶段，但鉴于科研工作者为此付出的努力和该方向的研究深度，对目前的进展和成果进行归纳是很有必要的。该病毒原产于非洲，并于 20 世纪 40 年代首次从位于乌干达寨卡森林的哨兵猴(sentinel monkey)中分离出来，作为现在乌干达病毒学研究所对蚊媒病毒进行监测工作的一部分。该病毒最终蔓延到非洲其他地区、东南亚以及位于中太平洋的密克罗尼西亚地区(特别是 Yap 岛)，在那里它引起了广泛的疾病，包括下文描述的一些在后期的回顾性分析中出现的症状[1]。寨卡病毒在世界范围内传播过程中，病毒的基因组发生了突变并被记录下来，这些突变被认为是寨卡病毒能够从非洲扩散到世界各地的原因，但是新 RNA 序列与发病机制或传播之间的直接关联尚未得到证实[2,3]。在 2013 年或 2014 年某个时候病毒从密克罗尼西亚转移到巴西之后，世界开始关注寨卡，该病毒可能是由参与巴西北部体育赛事的受感染者携带传播。该病毒的传播媒介是埃及伊蚊(Aedes aegyptii)和白纹伊蚊(Aedes albopictus)，它们无处不在。来自巴西的寨卡病毒已经扩散到哥伦比亚，中美洲，墨西哥，加勒比群岛和佛罗里达州[4]。寨卡病毒可以持续存在于血液，精液，尿液中，也可能长期存在于女性生殖器分泌物中，因而可能通过性接触和输血进行传播[5,6]。

寨卡病毒是典型的黄病毒，含有单股正链 RNA，编码衣壳蛋白(C)、膜蛋白(prM/M)、包膜蛋白(E)和其他非结构蛋白(图 64.1)。感染寨卡病毒可引起机体免疫应答，特别是针对蛋白 E、prM 和非结构蛋白 NS1 的应答。$CD4^+$ 和 $CD8^+$ T 细胞均可通过感染引发，虽然体液免疫是有益的，但细胞免疫也可能参与控制病毒复制。已知针对 E 蛋白的结构域Ⅲ的抗体对于保护免受其他黄病毒特别重要[7,8]。先前开展的登革热病毒(dengue virus, DENV)感染对 ZIKV 的感染的影响，是积极研究的主题，特别是抗体依赖性增强方面[9,10]。反过来亦然。已经表明，迄今为止，寨卡病毒仅由一种血清型组成，并且一种 ZIKV 毒株的中和将预测所有其他寨卡病毒亚型的中和[3]。虽然感染寨卡病的人中有 20% 有发热和相关症状，并且大约 1/4 000 感染发生吉兰-巴雷综合征[11-13]，但怀孕期间感染妇女对胎儿的影响特别引起了对 ZIKV 的关注。ZIKV 可以入侵和破坏胎儿神经干细胞，导致小头畸形和其他对胎儿大脑的不良影响[14-17]。在怀孕的头三个月感染后，大脑异常发育的风险最高，但即使在怀孕后期感染也可能导致胎儿受损(框 64.1)。先天性寨卡综合征的完整特征目前尚不清楚，但在感染的母亲所生婴儿中，至少有 0.88% 发生小头畸形，

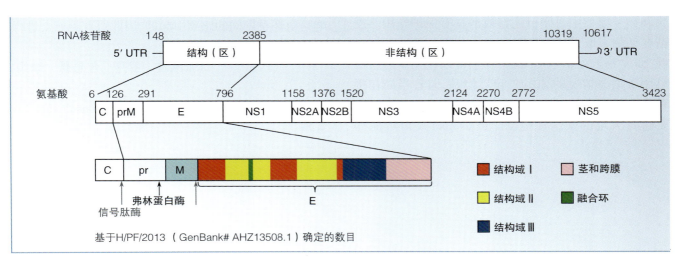

图 64.1 寨卡病毒基因图

在妊娠早期感染后可能高达13%[14]。在啮齿动物中，睾丸损伤也已显示出来[18]。

疫苗研发

框64.1　Zika病毒引起的胎儿畸形

小头畸形
皮质下钙化的薄脑皮层
黄斑瘢痕
挛缩
压力过高

针对其他黄病毒的疫苗的开发表明针对寨卡病毒的疫苗研发是可行的。接种疫苗的目的是诱导针对E蛋白上表位的病毒中和抗体。除灭活病毒疫苗外，大多数候选疫苗构建基于E蛋白和prM或M蛋白的疫苗。减毒活疫苗还具有刺激CD8+T细胞应答的优点，所述CD8+T细胞应答阻止病毒复制，但也具有更多持续性或脱落和无意感染的风险。表64.1列出了目前临床前和临床开发中的一些Zika疫苗研制方法，尽管我们目前还不知道的其他方法也可能正在研究中[3,7,19-21]。所采用的策略是针对黄病毒和其他病毒的疫苗开发的经典策略，包括活减毒株，化学灭活的全病毒，DNA质粒或编码关键蛋白的mRNA；自我扩增的病毒RNA；亚病毒颗粒或病毒样颗粒；和嵌合的寨卡黄热病或登革热复制病毒，亚基蛋白和多肽。对成功至关重要的是，被动抗体在动物模型中具有保护作用，并且中和滴度与保护相关[3,19-21]保护的相关性可能是构象依赖性E蛋白特异性抗体。包膜还含一个融合环区域，诱导与其他黄病毒交叉反应的中和抗体[22,23]。在临床前研究中，基于DNA质粒，mRNA，腺病毒载体或灭活病毒的疫苗在啮齿动物和猴子模型中对寨卡病毒攻击具有保护作用。疫苗在动物上取得的功效以及人体免疫原性的证据表明，研发寨卡疫苗是可行的，并且可以在几年内获得可用于紧急情况的Zika疫苗。但是，监管当局在接种疫苗后对吉兰-巴雷综合征或胎儿异常的担忧需要进行大量的安全性检测。虽然Zika疫苗可能具

表64.1　研发中的寨卡病毒疫苗（数据不完整）

疫苗类型	抗原	研发者
DNA质粒	M-E	Beth Israel
DNA质粒	PrM-E	NIAID, Inovio
mRNA	PrM-E	Moderna, University of Pennsylvania
灭活病毒	All	Walter Reed, Sanofi Pasteur, Takeda, Emergent Biosolutions, Valneva
嵌合登革热病毒疫苗	PrM-E	NIAID
嵌合黄热病毒疫苗	PrM-E	Sanofi Pasteur
自复制RNA疫苗	PrM-E	GlaxoSmithKline
减毒活疫苗	All	UTMB（突变操作），Codagenix（密码子去优化）
水疱性口炎病毒载体疫苗	PrM-E+/-C	Harvard
腺病毒载体疫苗	M-E	Beth Israel (possibly J&J)
麻疹病毒载体疫苗	PrM-E	Institut Pasteur (with Themis)

有商业利益，但是流行病预防和创新联盟（Coalition for Epidemic Preparedness and Innovations, CEPI）呼吁加紧开发用于急性传染病的疫苗，这将有助于实现抵御Zika的目标。该国际基金的建立是为了加速针对流行性传染病的疫苗开发，即使商业市场是不可预期的。

Zika疫苗的使用将取决于其未来的流行病学，但除非病毒由于人群中的高免疫力而自行消失，否则流行国家的居民以及前往这些国家的旅行者将成为疫苗接种的候选人。由于寨卡病毒的最具破坏性的影响是由怀孕期间的感染引起的，因此对育龄妇女进行疫苗接种将具有高度优先性。

（张家友　罗丹　年悬悬　李娟）

本章相关参考资料可在"ExpertConsult.com"上查阅。

第 65 章 带状疱疹疫苗

Myron J. Levin

带状疱疹（herpes zoster，HZ，或 shingles）是一种出现在皮区的水疱样疾病（皮区是指某一感觉神经支配的皮肤区域，因此，具有双侧对称性，一般不超过中线）图 65.1 描述了右侧第 4 和第 5 神经节颈部皮区［C4-C5］）。HZ 的皮肤症状通常为受累皮肤区域疼痛，随后 1~3 天皮肤出现水疱样损害同时伴有疼

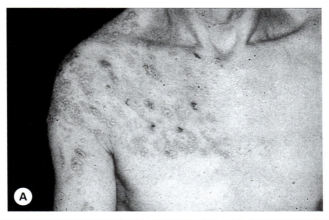

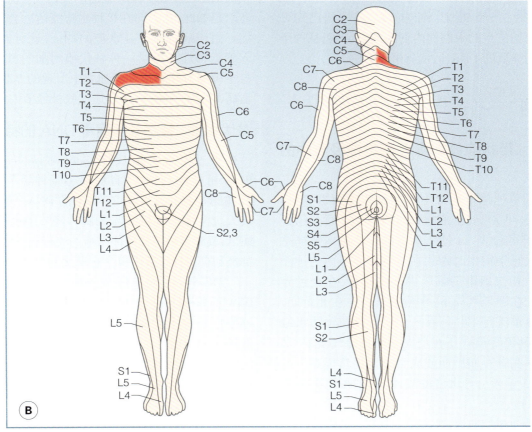

图 65.1 **A**. 带状疱疹位于右侧 C4-C5 皮区。**B**. 皮区图表示各感觉神经元支配的皮肤区域；阴影部分皮肤表示 A 图中的皮区。

痛，此疼痛常持续至皮肤损害痊愈[1]。

1892年，Bokay进行的一项开创性观察提示了HZ的发生原因。他报道了5名儿童在接触HZ成人患者后发生水痘，这引起他的疑问："我想提出这样一个问题：在水痘疱疹液中是否存在一种不明确的传染性物质在特定情况下可表现为束带样出疹，而不是全身性出疹"[2]。接下来的半个世纪，临床和组织学证据支持了这一设想[3-6]。

20世纪50年代，研究发现从水痘或HZ患者标本中分离到的病毒具有相似的组织培养特性。利用水痘或HZ患者疱疹液中的抗原可使水痘或HZ患者恢复期血清与补体结合。应用免疫荧光技术证实水痘发病后3天内血液中产生一种新的抗体，此抗体能使从水痘或HZ患者中分离到的病毒所感染细胞同等程度染色[7]。水痘发病后产生的抗体随后被证明可中和从水痘或HZ患者标本中分离到的病毒。Weller及其同事认为引起两种疾病的是同种病毒，并将其命名为"水痘-带状疱疹病毒（varicella-zoster virus，VZV）"[8]。

从一名免疫损害的儿童体内分离到两种病毒株后，这两种疾病的病因学联系得到完美证实。当该儿童患水痘时，分离到第一个病毒株，数年后当其患HZ时，分离到第二个病毒株。针对VZV基因组已知可变区多个酶切位点的限制性内切酶图谱证实，从两个病毒株分别提取的DNA是完全相同的[9]。

发病机制

潜伏水痘-带状疱疹病毒在感觉神经节中的定植

VZV和单纯疱疹病毒均属于α疱疹病毒亚科，可感染人类。VZV属于疱疹病毒科，第62章介绍了VZV的分子病毒学。α疱疹病毒的一个基本特征是能够在初次感染宿主时潜伏在感觉神经节内的神经元中。VZV初次感染的临床表现是水痘，在全世界均有流行。在温带气候下，水痘通常发生在儿童期，一般在冬春季流行[10,11]。在广泛接种疫苗预防水痘的国家，这种流行模式正在消失。在热带气候下，水痘的患病率在青春期后期或成年早期仍然很高。由于美国1995年才引入水痘疫苗，因此97%以上的成人曾患过水痘[12]。

VZV是通过空气传播途径传播的，如从咽部传播的液滴，或从水痘或HZ的皮肤病变的气溶胶传播（见第62章）。推测VZV最初在鼻咽部上皮组织内复制，随后蔓延到邻近的淋巴组织，然后感染扁桃体淋巴组织内丰富的记忆性$CD4^+$T细胞[13-15]。在这个过程中树突状细胞发挥重要作用[16]。在感染后的几天内，表达皮肤归巢标志的活化$CD4^+$T细胞可被优先感染，然后在感染后几天内将VZV递呈到上皮组织[14,15,17]。在真皮与表皮连接处的细胞感染导致的最明显结果是VZV病毒血症，其典型特征为水疱样损害[18]。暴露于病毒后出现水痘症状前潜伏期的长短取决于循环T细胞传递VZV、组织中初始细胞间传递、延迟VZV复制的固有免疫应答以及导致皮肤损害的特异性免疫机制形成等这四方面所需的时间[15]。

水痘损害对于了解HZ发病机制的意义在于，感觉神经轴突的末端位于皮肤水疱基底部的真皮与表皮连接处。研究假设VZV从这一部位进入并沿轴突逆行到感觉神经节的神经元胞体内潜伏下来。临床观察结果证实了这一机制，即HZ最频繁受累的皮区是水痘发病期间损害最密集的皮肤区域，并且水疱液中含有高滴度水平的游离VZV[1,10,13]。此外，水痘疫苗的早期研究表明，如果水痘疫苗接种者在接种后出现疫苗相关的皮疹，他们以后很可能发生疫苗病毒株引起的HZ[19]。另外，水痘疫苗接种者发生的疫苗相关HZ往往见于接种疫苗的皮区[20]。然而，情况并非总是如此，这表明在接种水痘疫苗后会发生病毒血症。由于病毒血症是水痘的特征，这可能为VZV进入感觉神经节提供一种替代或附加的机制[13,15,17]。自主神经节和肠道神经细胞中出现的VZV也表明水痘病毒血症期间，病毒可达这些神经节内[21,22]。

潜伏水痘-带状疱疹病毒DNA的特性

通过聚合酶链反应（polymerase chain reaction，PCR）可检测到颅根、脊后根感觉神经节、自主神经节和肠神经细胞中含有VZV的DNA。超过90%的成人三叉神经节和70%的胸神经节中也检测到VZV DNA，反映了疫苗使用前水痘的流行病学特征；其他脑神经和自主神经节中也含有潜伏的VZV DNA[21-26]。

2%~5%感觉神经节的神经元中含潜伏的VZV DNA，而非神经元的卫星细胞中不存在VZV DNA[27,28]。感染性病毒不能从神经节中分离出来，从这个意义上讲，VZV DNA在神经元中是潜伏的。潜伏的VZV DNA以环状形式存在于神经元的细胞核内，这一环状形式不同于VZV DNA在完整病毒颗粒中的存在形式[24,29]。

游离DNA也是感觉神经节中潜伏单纯疱疹病毒物理状态的特征。VZV DNA在神经元内的拷贝数少于感染的成纤维细胞中DNA最大拷贝数的千分之一，表明感染的神经元中 VZV 复制已快速停止[27,28,30]。潜伏期 VZV DNA 的作用是活性模板,在此基础上可转录 5 或 6 个极早期或早期 VZV 基因,并且可检测到这些基因的转录产物[24,31]。一些潜伏的基因产物,其中许多为强的反式激活因子,在潜伏期内不被转运到细胞核内,而是在裂解性感染期被转运到细胞核内。有假设认为这种一个或多个早期基因产物的转运失败将阻止细胞核内导致病毒复制的一系列级联反应[32]。

通过 VZV 特异性免疫应答维持病毒潜伏

虽然 VZV 潜伏的机制尚不清楚,但有力的证据表明病毒潜伏的维持与宿主中的 VZV 特异性免疫水平密切相关,这一针对 VZV 的特异性免疫应答在感染水痘皮肤出现损害时或不久后就已经出现[33]。这些免疫反应包括多克隆 VZV 特异性抗体和 T 细胞介导的免疫应答(VZV-CMI),具体包括 CD4$^+$ 和 CD8$^+$ T 效应细胞和记忆 T 细胞。该免疫应答持续终身,保护宿主抵抗以后的水痘感染并预防 HZ[34,35]。

许多不同的临床证据表明 VZV-CMI 和 HZ 的发生具有明显联系。早期发现,在因基础疾病(如 HIV 感染)导致免疫损害,或因恶性肿瘤、自身免疫疾病、器官抑制而接受免疫抑制治疗的患者中,HZ 年龄别发病率和疾病严重程度大幅增加[36-40]。自然和医学实验证实,VZV-CMI 是维持 VZV 潜伏和预防 HZ 的充分必要条件[41]。例如,先天性单纯 γ-球蛋白缺乏症患儿不会发生严重的水痘,或面临更高的 HZ 发病率或更严重的 HZ,然而,严重联合免疫缺陷患者感染 VZV 时病情通常更严重[42,43]。淋巴瘤化疗患者患 HZ 的可能性与 VZV-CMI 的维持或恢复有关,而不受是否存在抗 VZV 抗体的影响;骨髓移植术前患者体内抗水痘抗体无法预测 HZ 的发生情况[40,44]。此外,接受同源造血干细胞移植的患者,其免疫应答完全被抑制后接受静脉注射 γ 球蛋白(含有高水平的抗 VZV 抗体)的替代治疗,尽管如此,HZ 发病率仍很高,且症状较为严重。只有当特异性 CMI 的潜在作用被激发和恢复的情况下,HZ 的发生风险才会减少[45]。VZV-CMI 在维持病毒潜伏方面的重要作用已得到证实,干细胞移植后通过接种实验性灭活疫苗激发 VZV-CMI(而不是抗 VZV 抗体)产生,从而降低 HZ 的发病率和严重程度[46,47]。

临床表现

由于水痘在全球流行,VZV 在大多数人的多个神经节中潜伏,并且有可能以亚临床表现的形式间歇性地再激活。其原因可能在于 VZV 特异性抗体不明原因地增加和 VZV 特异性 T 细胞间歇性地被激活,以及在无症状免疫抑制和免疫正常人群的血液中间歇性检测到 VZV DNA[38,48-52]。由于 VZV-CMI 的存在能充分抑制 VZV 在神经节中的增殖,因此推测这些发生频率不明的随机事件没有产生不良后果。病毒以亚临床形式再激活以及机体免疫力随之增强也许是终身维持 VZV-CMI 的一个因素(称为"内源性增强")。当具有免疫力的机体暴露于水痘或 HZ 患者时,VZV 特异性免疫水平同样增强(称为"外源性增强")[53,54]。在年长者中激活的 VZV 特异性 CD4$^+$ T 细胞不断聚集可能就是这一现象的反映[55]。

当 VZV-CMI 低于某一临界水平(尚不明确),病毒再激活就会导致 HZ 发生。在这种情况下,神经节中感染性 VZV 无法受到机体 VZV-CMI 的抑制将导致神经节炎,炎症期间,许多神经元和支持细胞因广泛感染及/或随后的严重炎症反应而受损[56-61]。VZV-CMI 的潜在作用之一是直接阻止(而不是限制)VZV 再激活。目前尚没有区分这两种作用的足够证据。尽管与治疗或疾病相关的免疫抑制会引起免疫系统对 VZV 再激活的免疫应答不充分而最终导致 HZ,但大多数情况下主要原因可能是随着年龄逐渐增大,VZV-CMI 水平也下降[62-67]。在任何年龄,VZV 特异性免疫水平也可能由于幸福感的改变[68]、抑郁症[69-71]、紧张[72]、或并发突然感染可改变 CMI 应答的病毒(如 Epstein-Barr 病毒和巨细胞病毒[73,74])而出现暂时性下降。皮区的损伤可使支配该皮区的神经节发生病毒再激活,并且症状出现的阈值降低[75]。这些因素可以解释为什么有时儿童也会得 HZ[76,77]。种族和家族史也可能影响 HZ 的年龄特异性发病率及其并发症[70,78-81]。

伴有广泛 VZV 再激活的神经节炎及相关神经元损害是导致皮区神经性前驱疼的病因,此皮区随后出现皮肤损害。在老年人中,70%~80%HZ 患者会出现前驱疼痛[1,82-84]。典型的前驱疼痛持续 3~4 天,但也可能持续 1 周或更长的时间。疼痛特征因人而异,如刺痛、钻痛、酸痛、抽痛等。这种疼痛可能是持久的,也可能是间歇性的。强烈的瘙痒也很常见[85]。起初医务人员也不明确皮区局部疼痛的原因,常检查疼痛区域的内脏器官,如当左胸皮区局部性疼痛时检查心肌梗死,当涉及腰部皮区时检查肾结石或腰椎间盘疾病,涉及右侧中下胸部皮区时检查腹部(如胆囊炎、阑尾炎)。在美国大约 12% 的医疗费用发生在皮肤损害出现前[86,87]。

前驱症状持续时间代表 VZV 在神经节中复制的速度和程度,然后沿神经下行到表皮-真皮连接处,随后 VZV 在皮肤进行增殖并诱发典型皮疹。皮损出现时即可解释前驱疼痛的原因并明确诊断。轻微的全身症状并不多见(10%~20%)。免疫正常的 HZ 患者出疹特点是仅涉及单一皮区,因此,皮损不会超过身体的中线(图 65.1)[82,83]。几个相邻皮区也会产生损害,或者少数个体神经节分布存在变异而表现为皮损超过中线的情况。上皮细胞感染引起水疱样皮疹,这种皮疹局限于受损皮区。在斑点和丘疹阶段后,皮肤出现典型的皮疹(如,红斑上出现囊泡)。新囊泡成群出现持续 3~4 天,并趋向聚集成簇地出现在受累皮肤感觉神经分支处。1 周内囊泡开始化脓,3~5 天后形成溃疡和/或结痂。皮损可能持续较长时间,对于年长或免疫抑制患者可能变成出血性皮损[1]。出疹通常伴随与前驱期相同的疼痛,这种急性期疼痛会加重,或好转,或在皮损出现后才第一次出现[88]。急性期疼痛和前驱期疼痛会非常严重,使患者失去活动能力,对日常生活和工作产生较大的影响。伴有大面积皮损的疼痛使神经性疼痛加剧,瘙痒也可能增多[85,89]。

VZV 也经常进入血液,这一点通过在 HZ 早期检测出 VZV DNA 血症得到证实[51,90,91]。这对大多数患者并不会产生严重后果,但对于免疫损害者,由于缺乏有力的免疫应答,严重的病毒血症会导致播散性 HZ,引起严重的多器官疾病[39,92-94]。发生 HZ 后,唾液中也可以存在 VZV[51]。

此外,通过观察发现,易患 HZ 的老年人会在离受累皮区一段距离的位置出现皮损,从而说明 VZV-CMI 的降低与年龄有关[1]。这就反映出老年患者不能在 VZV 再激活之后及时激发足够的 VZV-CMI,因而产生严重的病毒血症、或 VZV 在离受累点较远的皮区增殖、或两者兼有。

除了急性期疼痛,大约 8% 的 50~59 岁患者和超过 12% 的 70 岁以上患者伴有 HZ 并发症[87]。并发症包括皮肤的双重细菌感染(2%);节段性运动神经损害,包括面神经损害、肢体无力及其他神经系统并发症(3%~5%);骶神经损害导致肠及膀胱功能障碍[83,87]。

如果神经病学专家细心筛查,运动神经损害可能会超过 10%[95]。运动神经损害并非永久性的,但老年患者运动神经损害不能完全恢复。运动神经损害表现与资料显示的一致,即 VZV 常常通过神经节根蔓延到中枢神经系统。

在 HZ 患者的脑脊液中常常发现淋巴细胞增多和 VZV DNA,磁共振成像研究显示 HZ 感染时常伴有脊髓炎症[96]。当 HZ 患者死于其他疾病时,在组织学上也证实病毒可蔓延到脊髓[26,57,97]。虽然这些异常通常并不重要,但也许它们能够解释在免疫功能正常和异常的患者中为什么会出现连续皮区受损、横贯性脊髓炎等罕见并发症以及双侧皮区受损[98,99]。HZ 患者会发生 VZV 脑膜炎和脑膜脑炎[26,100,101]。由于 10%~15% 的患者三叉神经眼分支受累,因此眼部结构损害是一种常见的情况(占老年 HZ 患者的 5%)[87,102,103]。

HZ 最常见的并发症是在出疹后持续几个月的剧烈疼痛[88,89,104-106]。HZ 后神经痛(postherpetic neuralgia,PHN)的发生频率受患者年龄的影响较大。PHN 是指 HZ 发病(如前驱疼痛出现后)或 HZ 出疹后持续一段较长时间的疼痛。因此,PHN 的年龄别发生率因定义不同而有所差异。过去定义 PHN 的出疹后间隔时间是 30~90 天,由于出疹易于识别和记忆,大多数研究者现在以此为起始点,多数 PHN 定义是在皮疹出现后 90 天持续存在的疼痛[83,84,106,107]。

年龄为是否发生 PHN 的最重要的预后因素,小于 40 岁的 HZ 患者中 PHN 并不常见,但是 50 岁以上的患者中 PHN 较常见。由于对 PHN 定义不同,估计 HZ 患者中 PHN 发生率在 7%~25% 之间。HZ 疫苗的前瞻性试验显示,在安慰剂组中,60 岁以上的受试者在发生 HZ 时伴有疼痛持续 30 天以上(有时疼痛出现在皮疹之后)或在皮疹出现后超过 30 天才发生疼痛的占 30%;疼痛持续 60 天者占 17%,持续 90 天者占 12%[107]。一些患者的 PHN 会持续 1 年或更长的时间。

PHN 可能是间歇性的或持续性的刀刺痛、撕裂痛、深度烧灼感或抽痛,或是异常性疼痛,这是由于刺激其他正常皮肤引起的疼痛感觉。在美国,PHN 是第三大导致慢性神经性疼痛的常见病因,每年估计有 50 万病例[108]。急慢性疼痛严重影响患者生活质量,包括对身体、心理、社会和功能方面的影响,这些影响对老年患者尤为严重[109-112]。

流行病学

HZ 是内源性的,只能由感觉神经节中潜伏的 VZV 再激活所致。由于在美国出生的 20~29 岁成年人中 95.5% 体内存在抗 VZV 抗体,40 岁以上人群超过 99.6% 的体内存在抗 VZV 抗体,因此,这些人都是 HZ 高危人群[12]。在 1995 年推荐普遍接种水痘疫苗后的几年,HZ 的危险性发生了改变。虽然疫苗接种者可能会发生疫苗株 VZV 引起的 HZ[20,76,113],但其发生率和严重程度要比水痘自然感染后患 HZ 低 3~5 倍[76,114,115]。

Hope-Simpson 对 HZ 进行了开创性的研究,在他 16 年的实践中发现 HZ 发生率与年龄增加紧密相关[116]。其研究结果已在许多国家经过长时间的观察而被验证。全世界 HZ 的年龄别发病率是相似的(图 65.2)[87,117-119]。60 岁以上人群的 HZ 发病率是儿

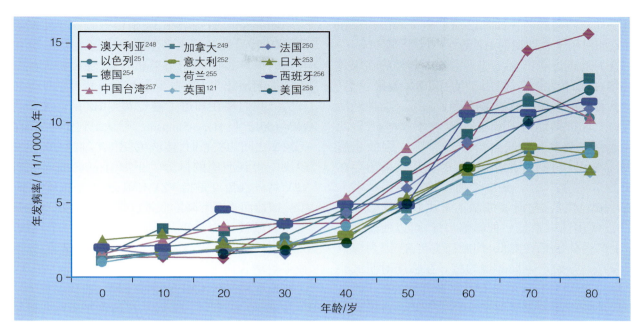

图 65.2 随年龄变化的带状疱疹年龄别发病率
资料来源：J. Pellissier and M. Brisson，Merck & Co，Inc.

童的 5~10 倍。因此，尽管 HZ 在普通人群的发病率为 1.2~4.8/1 000 人年，但对于 60 以上人群发病率增加到 7.2~11.8/1 000 人年[87,118,120]。采用目前人口普查数据和年龄别比例，估算美国每年患 HZ 的病例数超过 100 万例。其中，45%~50% 的病例为 60 岁及以上老人，近 20% 的病例为 50~59 岁人群[87]。80 岁以上人群一生中患 HZ 的风险达 50%。60 岁及以上人群中每年患 HZ 的风险超过 1.1/100 人[107,121]。女性和有 HZ 家族史的人患 HZ 的风险更高，而黑人的患病风险更低[122-124]。HZ 的严重性也随年龄增长而增加，表现为随年龄增加 PHN 发生率增加、持续时间延长以及并发症增多[87,106,118,120,125]。除了年龄，某些疾病或免疫抑制治疗导致的免疫损害是另一种危险因素，但是由此造成的 HZ 社会负担小于 10%[36,86,126]。PHN 和 HZ 其他并发症的其他高危因素包括前驱疼痛强度、急性疼痛强度和皮疹范围[83,87,89,105,127]。每一个危险因素的存在都可能表示 VZV 再激活之后患者无法快速产生 VZV-CMI 免疫应答来将病毒诱导的损害限制在受累神经节内[128]。

治疗

HZ 的急性期应尽快使用核苷类似物（如阿昔洛韦、伐昔洛韦、泛昔洛韦）治疗[106,129]。这些都是极有效的抗病毒药物，可以在体外抑制 VZV，同时在体内限制其增殖（即缩短排毒时间）。这些药物的使用总是不十分及时，因为在鉴别诊断 HZ 方面会有所延误，这期间神经节炎仍在发展。然而，六项安慰剂对照的临床试验发现在皮疹出现后 72 小时内使用这些抗病毒药物，能明显减少新皮损形成，缩短痊愈时间，减少急性疼痛的严重性和持续时间[83,130,131]。

伐昔洛韦和泛昔洛韦均比阿昔洛韦具有更好的生物利用度，因此可以减少用药频率，但这些药物中哪一种更具临床优越性尚未确定。抗病毒药物对 PHN 的作用尚有争议，三项荟萃分析和一些（但不是所有）对照试验中并没有发现抗病毒药物可以减少 PHN 发病率，但一些试验发现抗病毒药可以缩短一些患者长期性疼痛的持续时间[83,106,130-132]。这些关于治疗急慢性疼痛的良好结果是在理想的前瞻性试验条件下获得的，在常规治疗中难以达到，特别是由于不足 60% 的患者在出疹后 72 小时内接受抗病毒药物治疗，而这一点是临床试验所要求的。此外，老龄患者参加临床试验的比例通常低于大多数临床治疗比例。即使在推荐皮疹出现后 72 小时窗口期之后才开始使用抗病毒药物也可能有一定意义，尤其是在免疫应答延迟的老龄患者中[83]。

HZ 急性期患者经常需要强效止痛剂辅助治疗[83]。阿片类药物在 HZ 早期阶段有效，并是持续性疼痛的主要止痛剂[133-135]。皮质类固醇与抗病毒药物同时使用可缩短痊愈和急性疼痛的持续时间，并加快恢复正常的生活，但使用这些药物必须权衡其潜在的副作用[136,137]。皮质类固醇不能阻止 PHN 的发生。

作用于神经传递的药物如加巴喷丁和普瑞巴林正在被研究如何用于急性期的 HZ 治疗[133,138,139]。

除了镇痛药,用于治疗急性期 HZ 药物的临床效果虽然有统计学意义,但用于治疗 PNN 效果一般。许多患者使用普瑞巴林或加巴喷丁和另一类神经活性药物三环抗抑郁药来减轻疼痛[106,140,141]。严重的 PHN 通常需要多药物联合治疗[83,106,142]。强效止痛剂(通常阿片类药物)是必需的,尽管其效果还存在争议[83,133-135,140,143]。一些患者通过局部应用利多卡因贴片减轻痛苦,它能够抑制正常皮肤的异常性疼痛[144]。使用辣椒素是一种局部治疗,可以使感觉神经元上的受体敏感性降低,抑制痛觉传递,因为辣椒素可以在一开始产生局部烧灼感。在临床对照试验中很难开展这一研究,但是有可靠报道显示在一些患者中局部使用辣椒素缓解了 PHN[145,146]。对于顽固的 PHN,可以由治疗疼痛的专科医生提供更复杂的治疗方法[82,83]。

尽管有诸多治疗方法,但治疗 HZ 急性期疼痛,特别是 PHN,仍是困难的[106]。只有约 50% 的患者受益于上述各种疗法,而且只能部分缓解疼痛。此外,许多药物经常会导致不可逆的副作用,尤其是在最有可能患 HZ 和 PHN 的老年患者中。有些副作用,如注意力难以集中、平衡障碍、肠或膀胱功能障碍等,对于许多老年人本来就存在的问题。此外,药物的不良反应在以下情况下是非常普遍的,如联合用药治疗顽固性疼痛、药物在老年患者中代谢缓慢、或药物用于那些已经接受其他许多具有潜在副作用或可能有相互作用药物的患者等。治疗严重 PHN 对医生来说是费时且昂贵的。正如对于任何感染来说,预防胜于治疗。

被动免疫

考虑到 HZ 的流行病学特征,被动免疫作为预防措施将是不可行的。尽管术后患者在移植术后几个月静脉注射免疫球蛋白可接受大量 VZV 特异性抗体,在接受同种异体造血干细胞移植的患者中经常发生 HZ,说明采用 VZV 特异性抗体进行 HZ 的预防和治疗都是不成功的。另外,经常有 HZ 的老年患者体内存在较高水平的 VZV 特异性抗体[62-64,147-150]。

主动免疫

带状疱疹疫苗的原理

Hope-Simpson 在其开创性研究中证实 HZ 发生率随年龄增加而增加,还指出这是由于年龄相关的 VZV 特异性免疫水平下降而引起的[116]。该结论与当时所获得的临床结果一致,免疫抑制疾病及免疫抑制治疗与 HZ 发生率和严重程度的明显增加有关。我们现在知道了避免发生 HZ 的必要条件为 VZV-CMI。当 Hope-Simpson[115] 认识到年龄与 HZ 发病频率之间的关系时,体液免疫和 T 细胞介导的免疫还没能得到明确的区分。正如 Hope-Simpson 猜想,VZV 特异性免疫是指 VZV-CMI,而不是抗体水平,随年龄增加而逐渐下降的假设已被反复证实,如今这种免疫衰减被认为是正常老龄化进程的一个特征(图 65.3)[62-64,66,151,152]。VZV-CMI 下降和 HZ 发病率随着年龄增长而上升的密切联系被认为是因果关系。这种关系和 VZV-CMI 的持续下降一直保持到 60 岁、70 岁和 80 岁[65,67]。抗 VZV 抗体水平不随年龄增长而下降[62-64,147,148]。此外,Hope-Simpson[151] 指出在老年患者中发生第二次 HZ 的很少,这表明在大多数患者中,HZ 的发生充分刺激了 VZV 特异性免疫从而防止二次发病。许多研究人员也证实 HZ 二次发病并不普遍(2%~5%)[87,107,116,118,120,153],但是最近一项研究质疑了这一结论[154]。总之,20 世纪 80 年代的资料促使许多研究者认为能增强老年人 VZV-CMI 的疫苗也许能够预防和降低此类人群发生 HZ 的概率[155]。在具有 HZ 高风险的器官移植患者中,通过使用 VZV 灭活疫苗提高 VZV-CMI 水平也证实了类似的假设[46,47]。

VZV 减毒活疫苗预防老年人带状疱疹的初步试验

1984—1999 年间开展了 VZV 减毒活疫苗相关试验[155]。受试者体内原来具有 VZV 特异性免疫力,

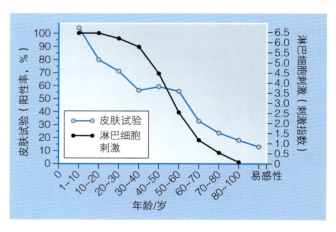

图 65.3 年龄相关水痘-带状疱疹
E. Bresnitz.Merck Vaccine Division 免费提供资料。[68]

试验目的是阻止内源性潜伏感染再激活,而不是阻止新发感染,因此,存在下列因素需要考虑:一是受试者体内已经存在的免疫力可能限制减毒活疫苗在体内的复制;二是减毒活疫苗是通过非自然的皮下途径接种于对VZV免疫力减弱的人群。

两项关于疫苗免疫原性的研究尤为重要。第一项研究是由Trannoy及其团队完成的,200名55岁以上受试者接种了Oka株VZV减毒活疫苗,接种剂量分别为3 200~41 000空斑形成单位(plaque-forming unit,PFU)[156]。通过比较,目前水痘疫苗中VZV的含量为1 340PFU/剂。VZV-CMI有2.5~3倍的升高,但并未观察到剂量-应答关系。第二项研究由Levin及其团队完成,240名60岁以上受试者接种了Oka/Merck株VZV减毒活疫苗(Merck实验室),接种剂量从3 000~12 000PFU[157]。接种疫苗者体内VZV特异性CD4记忆性T细胞数量增加了近2倍。尽管并未观察到在峰值出现时有剂量-应答关系,但是免疫应答的持续时间与接种疫苗的病毒滴度具有相关性。对于所有不同年龄组,加强效应的半衰期是56个月。对于最大剂量组,疫苗的免疫效果在5年内无明显降低[147,157,158]。注射部位不良反应的发生率和严重程度与肺炎球菌疫苗相似[156]。未发现年龄可以影响疫苗诱导的免疫增强作用。

到20世纪90年代末,大量研究结果证实在年长的接种人群中该疫苗具有较好的安全性及耐受性。Ⅰ和Ⅱ临床试验表明通过多种不同检测手段可以测得VZV特异性$CD4^+$T细胞有所增加,且这种增强作用可以持续很长时间。尽管如此,目前尚不清楚这种诱导产生的免疫增强应答是否与预防HZ相关生物标记物有关。

随后的研究证实,细胞毒性$CD8^+$T细胞的数量也会因接种疫苗而增加[159]。VZV灭活疫苗诱导产生的$CD4^+$T细胞记忆应答与活疫苗相似,但是减毒活疫苗诱导的细胞毒性T细胞应答更强。随后以造血干细胞移植患者为受试者的研究证实VZV灭活疫苗可预防和/或减轻HZ[50,51]。在开展HZ疫苗的效果研究之前,完成了几项其他试验。通过问卷调查了HZ疼痛和不适的情况[148]。通过实验确定了VZV-CMI的检测方法[160-163]。一项临床实验研究确定Oka/Merck株VZV疫苗的接种剂量大约为25 000PFU,该剂量从生产的角度看是比较实际的,能提供理想的VZV-CMI增强效果而副作用最小[163]。另外,此疫苗剂量对于患有多种疾病的老年人也是安全的,特别是对于患有可控制的糖尿病或慢性阻塞性肺疾病的老年患者[163,164]。

HZ疫苗的组成成分

HZ疫苗包含用于制备水痘疫苗的VZV Oka株(见62章水痘疫苗)[165-167]。该疫苗由Merck公司生产,命名为Zostavax。2006年5月该疫苗在美国获得批准,在欧盟、加拿大、澳大利亚和一些东亚国家(超过50个国家)也获得批准。

在美国,HZ疫苗是冻干制剂以提高其在较长的保存期内的稳定性,而在其他国家以一种能在冰箱稳定保存的疫苗获得批准使用[168]。这种形式在美国正在进行许可评估。当疫苗复溶时(0.5ml稀释液),每0.65ml中包含至少19 400PFU(注:按最终有效期计算,效力是已注册水痘疫苗的14倍)。冻干疫苗随附稀释液。初产品包含猪明胶、L-谷氨酸、稳定剂、微量DNA、MRC-5细胞蛋白、微量新霉素和牛血清,不含防腐剂。

对HZ疫苗的免疫应答

一项疫苗效力临床试验(1999—2004年)的免疫学研究中,在两个研究点共招募1 200名研究对象,分成疫苗接种组和安慰剂对照组,检测疫苗接种前和接种后3年内的VZV特异性抗体和VZV-CMI水平[65]。基线的抗体水平不受研究对象年龄的影响,但是发现年龄的增加与VZV-CMI水平的降低具有很强的相关性。这个结果证实了年龄相关的VZV-CMI下降趋势可持续到80岁及以上,并且解释了随着年龄增加,HZ发生率增加的原因。该结果也解释了随着年龄的增加,HZ严重性、PHN发生率和严重性也增加的原因。

在疫苗免疫学研究中,VZV抗体水平和VZV-CMI相关的指标在接种HZ疫苗后均显著增强[65]。通过疫苗接种,VZV-CMI大致增加2倍,与Trannoy等[156]和Levin等[15]早期初步研究中的报道结果近似。但是,疫苗所诱导的抗体和VZV-CMI的增强也随年龄而变化,70岁以上接种者免疫应答的增强明显小于较年轻的接种者(图65.4)。这一结果与在两个年龄组人群中开展的疫苗效力试验相一致(下一段中将进行描述),即两组中都观察到显著的效力但是在较年轻接种者中,保护作用更强。免疫反应资料同样可以解释为什么在较年轻接种者中疫苗效力主要来源于HZ预防,因为在大多数较年轻接种者中增强的VZV-CMI足以阻止VZV在神经节中再激活的任何临床结果(例如,保持亚临床状态)。相反,在老年接种者中,HZ疫苗增强的VZV-CMI较弱,不足以阻止神经节中病毒的早期再激活,但仍足以支持快速且

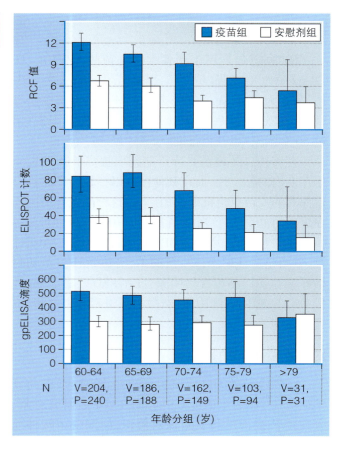

图65.4 带状疱疹疫苗临床试验中不同年龄组接种疫苗后6周的水痘-带状疱疹病毒特异性免疫应答。疫苗接种者中RCF和ELISPOT在接种后6周存在明显的年龄效应的线性关系（年龄为斜率）（$P<0.001$）。年龄和gpELISA反应的关系没有统计学意义（斜率为1%，$P=0.034$）。应答细胞频率（Responder cell frequency, RCF）：每10^5外周血单核细胞（peripheral blood mononuclear cell, PBMC）中的应答细胞数；ELISPOT计数：每10^5 PBMC中的斑点形成细胞数；糖蛋白酶联免疫吸附试验（glycoprotein-based enzyme-linked immunosorbent assay, gpELISA）滴度：gpELISA单位/ml；误差线：几何平均数的95%可信区间；N：每个年龄组采集血标本的人数。V：表示疫苗接种组的人数。表示不同年龄组间差异的P值列于图下。（资料来自 LEVIN MJ, OXMAN MN, ZHANG JH, et al. Varicella-zoster virus-specific immune responses in elderly recipients of a herpes zoster vaccine. J Infect Dis, 2008, 197:825-835. 已获准翻印）

充足地动员免疫防御系统，从而限制神经炎的发生，进而减轻HZ。HZ发生后的情况也说明了HZ严重性和VZV-CMI应答的关系[128]。

VZV-CMI增强的峰值发生在HZ疫苗接种后1~3周[169]。这与未发表的HZ疫苗临床试验结果相一致，即接种疫苗后第1个月可预防大约50%的HZ。临床试验的免疫学研究部分也反映了这一点，接种疫苗后1年VZV-CMI的增强水平下降了40%~50%，第2年和第3年维持在一个稳定水平[65]。

此结果与临床试验结果相一致，疫苗效力在接种后6个月达到高峰，然后下降至较低疫苗效力，并维持至研究第3年（图65.5）。

随后的免疫学研究比较了老年人和年轻人接种HZ疫苗前后的VZV-CMI。疫苗接种前，老年人的VZV特异性辅助性Th1和Th2细胞、CD4$^+$细胞、早期效应CD4$^+$T细胞、早期效应CD8$^+$和效应记忆T细胞较年轻人低。通过使用带状疱疹疫苗，可以消除老年受试者的这些差异[55]。有研究评价了HZ疫苗的皮内注射剂量。注射剂量减少的情况下，如疫苗剂量减少三分之二，诱导的VZV特异性抗体和VZV-CMI反应与疫苗的标准剂量相同[170]。

带状疱疹疫苗的效力

60岁及以上人群

HZ疫苗的临床效力试验是一项随机双盲安慰剂对照试验，共计有38 500名60岁及以上的受试者，其中70岁以上的受试者占46%，80岁以上者占6.5%[107]。一半受试者皮下接种1剂Oka/Merck株VZV减毒活疫苗，含量为24 600PFU的中等效价，一半受试者接种安慰剂，为不含VZV或者细胞成分的赋形剂。所有受试者均有水痘病史或已经在美国居住超过30年。他们在各研究点通过观看录像了解如何识别HZ，并被要求如怀疑出现HZ立刻联系研究机构。每个月，受试者都要拨打1次自动应答电话，电话会询问受试者HZ相关的阶段性症状，再次告诉他们HZ的临床症状和体征，并提醒他们如果怀疑发生HZ应与研究机构取得联系。当有疑似HZ报告或者无法联系到受试者时，自动应答电话系统将会通知这些研究机构。

当接到疑似HZ报告后，研究点的调查人员会尽快对受试者进行检查，详细描述每一个疑似HZ患者的情况；同时获取用于PCR（也可由研究点决定开展局部培养）的样本和数码照片。采用问卷形式评估疼痛，包括典型疼痛、异常痛觉和皮肤瘙痒等[161]。只要疼痛等级在3级或以上（共1~10个等级），疼痛评估定期重复开展，最长的疼痛评估长达181天。疼痛测量的结果表明小于3级的疼痛对生活质量不会造成明显影响。HZ引起的并发症也需要记录。对出现HZ的受试者，根据当地标准进行抗病毒治疗和局部对症治疗。

预定的疫苗效力分析的主要终点为疾病负担（burden-of-illness, BOI）。BOI定义为疼痛曲线下的总面积，该曲线是根据一段时间内每一个治疗组中个

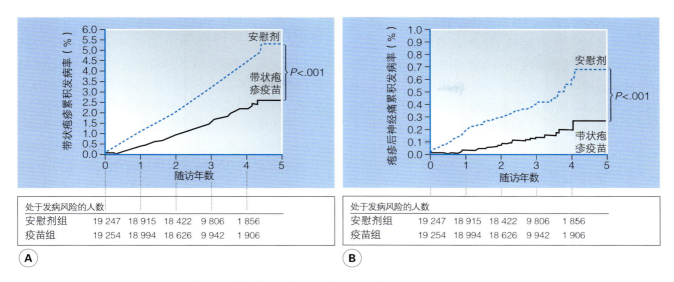

图 65.5 **A**. 疫苗接种降低带状疱疹发病率。**B**. 疫苗接种降低带状疱疹后神经痛发病率

资料来源 OXMAN MN, LEVIN MJ, JOHNSON GR, et al. A vaccine to prevent herpes zoster and postherpetic neuralgia in older adults. N Engl J Med, 2005, 352: 2271-2284.

人疼痛程度而绘制的。未出现 HZ 的受试者对这个总和不产生影响。因此 BOI 包含了人群中 HZ 的发生频率、持续时间、严重程度等测量数据,在此项试验中,它代表了疫苗组与安慰剂对照组中所有受试者 HZ 的平均严重程度。PHN 是次要终点,定义为皮疹发生后至少 90 天存在 3 级或以上的疼痛。HZ 的发生率最初未被选择为研究终点,后来增加为研究终点。研究的平均随访时间为 3.13 年,95% 的受试者完成了研究,1% 的受试者失访或退出了研究,4% 的受试者在研究期间死亡。

研究机构对于疑似 HZ 采用较低的诊断标准。1 308 例疑似 HZ 病例中,481 例来自疫苗接种组,827 例来自安慰剂对照组。在疑似 HZ 病例中,根据预先设定的标准,疫苗接种组中 315 例、对照组中 642 例被确诊为 HZ,这个标准排除了接种疫苗后 30 天内发病的病例(表 65.1)。大约 93.5% 的病例经 PCR 方法确诊[171],1% 的病例通过局部培养确诊,(在没有实验室诊断的情况下)5%~6% 的病例经有经验的临床评估委员会确诊。只有当实验室检验无法进行时,临床诊断方可成为 HZ 诊断依据。

预防 HZ 的总体疫苗效力(VE_{HZ})为 51.3%(5.42 例/1 000 人年 vs 11.12 例/1 000 人年;表 65.2;$P<0.001$)。疫苗效力不存在性别差异。BOI 的总体疫苗效力(VE_{BOI})为 61.1%(2.21 分 vs 5.68 分;$P<0.001$)。预防 PHN 的总体疫苗效力(VE_{PHN})为 66.5%(27 例 vs 80 例;$P<0.001$)。在敏感性分析中,当 PHN 的定义在出疹后 30~180 天之间变化时,VE_{PHN} 不受影响。在一项时间-事件分析中,免疫接种组的 HZ 5 年累积发病率明显低于对照组(图 65.5A),PHN 的 5 年累积发病率同样如此(图 65.5B)。

三项回顾性研究证实了疫苗预防 HZ 的有效性。一项研究在医疗机构中开展,这项研究显示 76 000 名 60 岁以上的疫苗接种者与 227 000 名匹配的未接种疫苗者相比,HZ 的发生危险概率下降 55%(危险

表 65.1 带状疱疹疫苗[a] 临床试验中的 HZ 和相关事件

年龄/岁	疫苗				安慰剂			
	HZ 病例数	HZ 发病率[b]	BOI 分值	PHN 病例数	HZ 病例数	HZ 发病率[b]	BOI 分值	PHN 病例数
全年龄段	315	5.42	2.21	27	642	11.12	5.68	80
60~69	122	3.90	1.50	8	334	10.79	4.33	23
≥70	193	7.18	3.47	19	308	11.50	7.78	57

[a] 带状疱疹疫苗注册名为 Zostavax。

[b] 每 1 000 人年的 HZ 病例数。

注:BOI:疾病负担;HZ:带状疱疹;PHN:带状疱疹后神经痛。

资料来源 OXMAN MN, LEVIN MJ, JOHNSON GR, et al. A vaccine to prevent herpes zoster and postherpetic neuralgia in older adults. N Engl J Med, 2005, 352: 2271-2284.

比为 0.45；95% *CI*,0.42-0.48)[172]。HZ 疫苗同样减少了并发症的发生,如眼部 HZ,但是与临床对照试验不同,该研究没有发现疫苗保护效果的年龄效应。另一项研究利用医疗大数据和少量个人保险数据,发现了相似的结果,疫苗预防带状疱疹后疼痛的效力在 48%~61% 之间[173,174]。这项研究明确显示了在社区常规临床实践中 HZ 疫苗的效力。

带状疱疹疫苗效力的持久性

对于年长的接种者,疫苗诱导的保护作用的持久性是一个主要问题。基于大约 58 000 人年,平均随访 3.1 年（范围 0~4.1 年）的 HZ 疫苗上市前临床试验显示疫苗效力为 51.3%。后续短期持久性研究覆盖了大约 10 000 人年,随访 3.3~7.8 年,研究结果显示预防 HZ 的总效力为 39.6%[175]。在临床试验中给安慰剂组人群接种 HZ 疫苗使得研究结果变得复杂,这样导致研究期间安慰对照组人群不断减少。另有覆盖 25 000 人年,随访 7~11 年的持久性研究显示预防 HZ 的总效力为 21.3%（表 65.3)[176]。由于缺少安慰剂对照组人群而影响持久性研究结果。因此在整个临床试验过程中需要建立基于年龄别 HZ 发病率的数据模型作为对照组。并且需要进一步根据日期效应调整年龄别发病率。此外,在最近几年的随访期间,效力估计值具有较宽的置信区间。预防 BOI 和 PHN 的效力略高,为 35%~37%。

保护作用与衰减效应

在老年人群中,衰老对疫苗效力的影响在其他疫苗（例如流感疫苗和肺炎球菌疫苗）中反复得到证实,反映了年龄相关的免疫衰退现象[152,177]。表 65.2 显示了 HZ 疫苗的这种效应。VE_{HZ} 从 60~69 岁人群的 63.9% 下降到 70 岁及以上人群的 37.6%。VE_{HZ} 的进一步分析显示,70~79 岁接种人群中疫苗效力为 41%（*CI*,28%-52%),80 岁及以上接种人群中为疫苗效力 18%（*CI*,-29%-48%）[165]。然而,VE_{BOI} 在 60~69 岁和 70 岁及以上接种人群之间是接近的,表明 VE_{BOI} 主要通过预防较年轻人群中的 HZ 得以实现,而在较大年龄组,BOI 的降低主要源于 HZ 的衰减。至少 79 岁老年人群中 VE_{PHN} 也能证实这一衰减效应。HZ 引起的个体疼痛分值等于或超出 600（相当于为期 60 天的最严重疼痛或更久的稍轻疼痛）的人数为 60~69 岁疫苗接种组 1 人,安慰剂对照组 9 人。在 70 岁以上人群中类似疼痛程度的人数为疫苗接种组 10 人,安慰剂对照组 31 人[178]。

通过测量老年人群中急性和慢性 HZ 产生的影响也可以证实老年人群抵御 HZ 的衰减效应。通过 HZ 疫苗效力临床试验记录 HZ 对日常生活活动的影响（例如,工作、心情、人际关系、睡眠、自我照顾、梳妆）来完成这一研究[111]。这些数据（表 65.4）显示在患 HZ（尽管接种了疫苗）的年轻接种者中,疫苗接种

表 65.2　带状疱疹减毒活疫苗分年龄的疫苗效力[a]

测量	全部	年龄/岁		
		60~69	69~79	≥80
VE_{BOI}(95% *CI*)	61.1(51-69)[b]	65.5(52-69)	55.4(40-70)	NA
VE_{PHN}(95% *CI*) 如果 HZ 发展	3(7-59)	5(-107-56)	55(18-76)	26(-69-68)
VE_{HZ}(95% *CI*)	51.3(44-58)	64(56-71)	41(28-52)	18(-29-48)

[a] 带状疱疹疫苗注册名为 Zostavax。
[b] 括号中的数据为 95% 可信区间。
注：*CI*:可信区间;HZ:带状疱疹;NA:无数据;VE_{BOI}:针对疾病负担的疫苗效力;VE_{HZ}:预防 HZ 的疫苗效力;VE_{PHN}:预防 PHN 的疫苗效力。
数据来源 OXMAN MN,LEVIN MJ,JOHNSON GR,et al. A vaccine to prevent herpes zoster and postherpetic neuralgia in older adults. N Engl J Med,2005,352:2271-2284;Merck & Co. Zostavax (Zoster Vaccine Live)[package insert]. 可在此查询:http://www.merck.com/product/usa/pi_circulars/z/zostavax/zostavax_pi.pdf。

表 65.3　带状疱疹减毒活疫苗[a] 效力持久性

接种后时间（年范围）	人年	预防 HZ 效力（95% *CI*)	预防 PHN 效力（95% *CI*)
关键核心试验（0-4.9 年）	58 200	51.3(44.2-57.6)	66.5(47.5-79.2)
短期持久性研究（3.3-7.8 年）	9 975	39.6(18.2-55.5)	60.1(-8.8-86.7)
长期持久性研究（4.7-11.6 年）	52 502	21.1(10.9-30.4)	35.4(8.8-55.8)

[a] 带状疱疹疫苗注册名为 Zostavax。
注：*CI*:可信区间;HZ:带状疱疹;PHN:后遗神经痛。
数据来源 MORRISON VA,JOHNSON GR,SCHMADER KE,et al. Long-term persistence of zoster vaccine efficacy. Clin Infect Dis,2015,60:900-909.

表65.4 带状疱疹疫苗[a]对于维持带状疱疹患者日常生活活动的影响

年龄组/岁	HZ 导致的 ADL 降低[b]		VE[e](95% CI)
	HZ 疫苗[c]	安慰剂[d]	预防 ADL 损失
所有年龄	57.8	81.6	29.2(7-46)
60~64	50.7	66.2	23.4(-5-61)
65~69	53.8	62.0	13.3(-49-49)
70~74	59.2	85.3	30.6(-15-58)
75~79	63.4	106.6	40.5(-11-68)
≥80	72.1	146.1	50.7(-7-77)

[a] 带状疱疹疫苗注册名为 Zostavax。
[b] 数字越大说明日常生活损失越多。
[c] 带状疱疹疫苗组，n=19 254(315 例 HZ 病例)。
[d] 安慰剂组，n=19 247(642 例 HZ 病例)。
[e] 预防 HZ 导致的 ADL 降低的疫苗效力。通过计算 HZ 发生后 ADL 随时间变化的图形曲线下面积得出。按照图形中的任意单位进行测量。见 Schmader, Johnson, Ciarleglio 等研究[111]。
注：ADL：日常生活活动能力；HZ：带状疱疹；VE：疫苗效力。

给 HZ 患者带来的日常生活影响很小，然而接种疫苗的老年 HZ 患者中，疫苗能较大程度地减少对 HZ 导致的日常生活影响。最后，HZ 疫苗对于预防衰减效应的优势作用在老年人中较强，因为 HZ(包括 PHN)的发生频率和严重程度随着年龄的增加不成比例地增加。

免疫力的相关物

在前面章节中描述了 VZV 特异性 CMI 对于维持 VZV 的潜伏是充分且必要的，这些临床和实验室信息是非常重要的。HZ 相关疼痛的严重程度也与特异性 CMI 密切相关，与抗体无关[128]。然而，一项老年人群中大型疫苗临床试验显示，抗体增加量(采用糖蛋白酶联免疫吸附试验测量)和 VZV-CMI 两个测量结果(应答细胞频率和 ELISPOT 试验)与预防 HZ 均相关[65]。对于这些相关性的解释尚不确定，因为这两种类型的免疫应答彼此不相关。接种 HZ 疫苗后的抗体应答尽管不是最终的保护途径，也许与反映疫苗免疫应答的机制存在尚不明确的关联。抗体应答仅在此大型 HZ 疫苗临床试验的 50~59 岁人群中测得，并且抗体增强与预防 HZ 也具有相关性。这些年轻的接种者体内抗体的增加也与针对 HZ 的保护有关[179]。进一步分析接种 HZ 疫苗后的抗体反应发现疫苗接种后 6 周抗体滴度的升高与 HZ 发生的可能性呈负相关，抗体反应的幅度更大[180]。

HZ 疫苗的安全性

在两个试验组中死亡和严重不良反应的发生频率近似[107,181]。疫苗接种者注射部位反应的发生率(48%)高于安慰剂组受试者(16%)，但是这些反应的严重程度和发生频率与老年人群接种其他疫苗近似。疫苗接种者接种部位发生单个或少量水疱的频率为 0.11%，而安慰剂组受试者为 0.04%。轻微的全身反应(如头痛)在疫苗接种者中也更常见(6.3% 与 1.4%)，但是发热的发生情况在两组受试者中无差异。

一项预先设计的亚组研究(6 000 名受试者)在接种者接种疫苗后 42 天内记录到更严重的不良反应(1.9% vs 1.3%，$P<0.03$)，但是，根据身体系统和不良反应类型，发现这些不良反应的分布情况在两组之间的差异无统计学意义，并且从这些不良反应的病例生理学、属性、发生时间、强度和结果方面未观察到两组之间存在临床上有意义的差异。时间 - 事件分析未表明疫苗相关的严重不良反应存在时间聚集性。若将 38 500 名受试者接种疫苗后 42 天内的表现全部考虑在内，不良反应的发生频率在两组间近似(1.4%)。

在接种疫苗后 42 天的观察期间内，疫苗接种者中发生 7 例 HZ，安慰剂组受试者中发生 24 例 HZ，表明疫苗不会引起或诱导 HZ 发生，并且疫苗在接种后很短时间就能发挥作用。另外，在疫苗接种者中出现的 HZ 病例的 321 份 DNA 样本中没有测得疫苗株 VZV(按照 PCR 分型)，表明 HZ 疫苗不会诱导 HZ 发生。另一项安慰剂对照试验和 8 个健康管理组织系统记录了 193 000 名年长成人接种疫苗后情况，证实了 HZ 疫苗的安全性[182,183]。接种 HZ 疫苗后 2 周内报告了 5 例视神经炎、葡萄膜炎或角膜炎，通常发生在原来已有疾病存在的患者中[184]。因而，尚未建立因果关系。已证实接种 HZ 疫苗后发生 1 例带状疱疹(接种已超过 2 000 万剂次)。[185]

50~59 岁人群 HZ 疫苗接种

在欧盟,由于实验显示 50~59 岁疫苗接种人群的 VZV 特异性抗体的增强与 60 岁及以上疫苗接种人群相仿,因此 HZ 疫苗在此年龄组的使用获得批准。随后,在美国和欧洲 22 500 名受试者参与的一项双盲安慰剂对照临床试验显示 HZ 疫苗效力为 69.8%,安全性良好[186]。现在美国也批准 HZ 疫苗用于此年龄组。这一决定非常重要,因为在美国近 20% 的 HZ (17 000~21 000 例)发生在此年龄人群、47% 的 HZ 发生在 60 岁及以上人群中。大于 11% 的 PHN 发生在 50~59 岁人群[87]。急性疾病的严重程度、并发症和费用与更年长者相似。主要依据持续疼痛的严重性和持久性来区分更年长的 HZ 患者。另外,70% 的 50~59 岁人群仍在工作。这个年龄人群的 HZ 患者大约耽误 3.4 天的工作[187,188]。对工作损失的预防将在 50~59 岁人群接种 HZ 疫苗的成本效益分析中产生巨大影响。

适应证

2006 年 5 月,HZ 疫苗批准上市,用于之前无 HZ 患病史的 60 岁及以上老年人预防 HZ 和相关疾病,随后美国免疫咨询委员会(Advisory Committee on Immunization Practices,ACIP)推荐这一人群接种疫苗。2011 年目标年龄下限降至 50 岁,但是美国 ACIP 推荐人群没有增加 50~59 岁人群。该疫苗为单剂皮下注射[165]。美国批准的疫苗必须以冻干形式冷冻保存(-15℃),复溶后 30 分钟内使用,尽管这种形式可以在复溶前长达 72 小时内在冰箱温度下(2~8℃)储存和/或运输。

禁忌证

HZ 疫苗不适用于免疫抑制人群、孕妇、活动期肺结核患者或对任一疫苗成分过敏的人群。HZ 疫苗中的 Oka/Merck 病毒株已经导致至少 23 人患有严重性或致死性疾病,除 1 人外,其他人都是曾经接种过水痘疫苗、未感染过 VZV 的易感者[189]。正在接受或近期接受(例如 48 小时内)针对疱疹病毒的抗病毒药物治疗的人群不得接种疫苗,因为这些药物可能干扰 HZ 疫苗的保护效应。接种 HZ 疫苗后 10 天内应该避免使用这些药物[190]。美国国家血库政策规定接种 HZ 疫苗后 30 天内不允许献血。

既往患过 HZ

美国免疫实施咨询委员会重申了许可证上规定的适应证,除了疫苗应当在 60 岁以上人群(目前许可的年龄为 50 岁以上)使用,无论其以前是否感染 HZ[190]。这一修改是基于以下几个方面考虑:①HZ 二次发生率并不确定,某些报道中是 2%~5%[87,116,118,120];②到 60 岁,15%~20% 的目标人群已经患有 HZ;③误诊以及对以往 HZ 患病史的错误回忆是经常发生的且通常不能被证实;④不可能出现安全性问题[190];⑤疫苗可能会增强保护效果,尤其是很久以前初次患有 HZ[192]。

以前患 HZ 可能会对后续几年里的再次患 HZ 具有明确的预防作用[128]。虽然这种加强免疫应答会随着年龄的增加而衰减,但并未明确在 HZ 发生后以多长时间间隔重复接种疫苗是有效的。一些专家建议初次患 HZ 后 3~5 年。已经在 101 名受试者中开展了这种情况下疫苗接种的安全性和有效性研究[192]。另外,HZ 疫苗效力临床试验结束后,安慰剂对照组中 420 名患 HZ 的受试者接种了一剂 HZ 疫苗,没有发生任何疫苗相关的严重不良反应[193]。

同时接种

尽管 HZ 疫苗与每年接种一次的流感疫苗同时接种是很方便的,但是建议 HZ 疫苗接种不要因此而被拖延,对于符合接种条件的成年人,如有机会就应该立即接种。通常,同时接种广泛使用的减毒活疫苗与灭活疫苗并不会引起不良反应的增加和疫苗免疫原性的降低[194]。对 750 多名受试者进行 HZ 疫苗与三价流感灭活疫苗同时接种的试验显示,两种疫苗的免疫原性均未降低[195]。HZ 疫苗与四价流感灭活疫苗同时接种的试验正在研究中。

一项研究报道了 HZ 疫苗与肺炎球菌多糖疫苗同时接种,结果显示在同时接种组 VZV 特异性抗体水平出现显著降低[196]。尽管临床试验的结果不一致,且没有评估对 VZV-CMI 的影响,但美国食品药品管理局要求 HZ 疫苗包装说明书做出修订,声明这两种疫苗不能同时接种,需间隔 30 天[165]。然而,一项在健康管理机构中开展的涉及近 76 000 名疫苗接种者的回顾性队列研究显示,HZ 疫苗效力不受与肺炎球菌多糖疫苗同时接种的影响[172]。这两种疫苗目前经常同时接种。与成人无细胞百白破疫苗同时接种的研究尚未开展。

公共卫生问题

各个年龄组HZ及并发症的负担

HZ在急性期带来的疼痛对许多患者的生活质量产生明显影响[197-200]。对于老年患者,这种影响在数量上近似于充血性心力衰竭、严重抑郁症、急性心肌梗死和无法控制的糖尿病[201]。年轻患者的工作能力常常被严重的急性疼痛所影响[187]。患有HZ后平均造成27小时工作损失和34小时其他能力降低[202,203]。慢性疼痛对生活质量影响更大,如劳动能力丧失和情绪抑郁都是PHN患者中常见的现象。PHN对老年患者的影响更突出,一部分原因是他们有更剧烈的疼痛,另一部分原因是体质较弱,同时患多种疾病。他们承受着身体(例如疲劳、厌食、体重下降、失眠)、心理(例如抑郁症、精神难于集中)、社会(例如社会活动减少、社会角色变化)和功能(例如穿衣、洗浴、行动、购物)方面的不良后果[109,111,197,199,204]。老年患者承担的这些后果常常不易受到重视,导致其身体状况不断变差,其结果是必须依赖他人照顾,甚至死亡。表65.4显示了HZ疫苗明显降低了那些接种疫苗后仍患HZ人群的日常生活活动能力损失[111]。HZ疫苗对降低损失的影响在老年人群中更明显。

HZ疫苗的社会价值

100万目标人群接种HZ疫苗将大约预防70 000例HZ、20 000例PHN,避免250 000人次就医、350 000个处方、8 700次急诊、8 000人住院[126]。美国有5 400万60~79岁老年人(2020年预计6 400万)和1 200万80~100岁老年人(2020年预计1 310万)。1例HZ所需的治疗费用(对于2014年)对于50岁患者约500美元,70岁患者约1 000美元。发生并发症则医疗费用增加,例如患眼部疾病会增至1 500美元、患神经系统疾病会增至2 100美元、患皮肤双重感染会增至2 115美元[126,203]。HZ住院病例,尤其是免疫抑制患者,医疗费用将大幅增加[203,205]。美国HZ的医疗费用接近22亿美元[203]。

已有超过15项关于HZ疫苗成本效果分析,包括3项美国研究,2项加拿大研究,8项欧洲研究,以及澳大利亚和韩国研究。大部分是在HZ疫苗临床试验发表文献的基础上开展的[119,126,205-208]。大部分研究,但不是所有的研究结果支持HZ疫苗广泛使用。个别研究显示支持的力度与受一些因素的影响,如包括预防并发症尤其是PHN、接种年龄、年龄对疫苗效力的影响、保护的持久性、当地卫生医疗费用、疫苗价格、用于评价质量调整寿命年的效用。

直到最近,关于疫苗耐久性的数据是有限的,并且大多数研究没有充分考虑疫苗对病情严重性的影响。部分研究已经影响了国家对疫苗使用的策略。例如,英国推荐达到70岁的老年人接种HZ疫苗,并且制定了逐步补种计划,每年为那些已经达到79岁的人群补种[209]。更年轻和更年长的人群未被疫苗免疫规划覆盖。在美国,60岁以上人群接种HZ疫苗,每挽回一个质量调整寿命年的成本为86 000美元,70岁以上人群接种成本是37 000美元[210]。

接受疫苗的障碍

目前批准的HZ疫苗价格,联邦政府购买是118美元,私人市场交易是188美元(为推荐给成人的疫苗中价格最高),并不包括接种费用。因此,为了广泛使用,卫生保健机构和政府部门能够达到的覆盖范围是至关重要的。尽管这些来源已经覆盖大约85%的疫苗目标人群,但是保险覆盖范围常常是有限的,尽管在一些卫生保健部门覆盖率已经超过60%,大多数人仍然要支付高额的剩余费用,这一点加上其他障碍是HZ疫苗接种率小于25%的主要原因。

最大的障碍是财政因素,包括美国老年人医疗保险制度D部分中对于医生和患者的退还程序存在困难。其他因素包括:①缺乏管理人员强有力的推荐(流感和肺炎球菌疫苗的接种率分别为<50%和>90%);②患者缺乏意识;③HZ疫苗储存费用高以及需要冰箱内冷冻保存;④缺乏较强的成人疫苗接种医疗认知[211]。

广泛接种水痘疫苗对HZ流行病学和HZ疫苗使用的潜在影响

如果因为普遍接种水痘疫苗使HZ的年龄别发病高峰向更年轻的人群转移,那么这一人群接种HZ疫苗可能是必要的。这种担心已经被提出,因为当成人暴露在水痘的环境中可以增强VZV-CMI,对于维持VZV的潜伏性至关重要[50,53,54]。这种环境暴露的缺乏会导致VZV-CMI水平的快速下降,从而在更低的年龄出现HZ。这是两个病例对照研究验证潜在水痘暴露对于HZ发病年龄影响的结论[50,212]。两项研究采用数学模型预测了广泛使用水痘疫苗对假定的HZ发病年龄提前负面作用的影响程度[213,214]。这些结论影响了部分国家关于水痘疫苗免疫的公共卫生策略。这种担心是否正确很难用流行病学的方法进行评价,因为使用疫苗前后可利用的数据质量和方法存在很大不同。另外,医疗保健系统和研究人群的纵向变化也会导致潜在的偏差。很多研究显示 HZ 发病率的增加开始于水痘疫苗使用前,或没有表明目前 HZ 发病率有所增加[87,118,120,215,216]。但是大多数研究发现在引进水痘疫苗前,HZ 发病率有所增加已经有一段时间了,并且一些没有使用水痘疫苗的国家,HZ 发病率有所增加[217,218]。一项基于 300 万老年人的医疗卫生系统数据库的详细分析显示水痘疫苗引入后 HZ 的发病率未发生显著变化(疫苗引入前发病率逐渐上升),同时随着水痘疫苗接种率的变化,HZ 发病率未出现变化[219]。这一结果采用同样样本量的个人医疗保险数据库分析得到了验证[220]。

其他问题

免疫损害前的免疫接种

在其他一些情况下,HZ 疫苗可对目前批准的 50 岁以下的年轻患者接种。其中包括有潜伏 VZV(即,以前患过水痘)、可能会出现免疫抑制的年轻患者,如计划进行器官移植、自身免疫性疾病治疗或恶性肿瘤化疗的患者。这些人群接种疫苗的疫苗效力尚未得到证实。然而对于在今后会发生预料不到的免疫功能低下疾病的免疫功能正常的年长者接种 HZ 疫苗,在接种后几年内都将得到保护[222]。

虽然免疫抑制患者是 HZ 疫苗接种的禁忌人群,然而免疫抑制却没有严格定义。例如,HIV 早期感染的患者(CD4 细胞计数≥15%)可能是 HZ 疫苗接种的推荐人群,包括那些年龄小于 50 岁的患者[223]。对于患有慢性基础疾病,正在接受 5~20mg 泼尼松的患者来说,HZ 疫苗是安全的,且免疫原性良好[224]。患者可能处于轻微免疫抑制,或免疫抑制治疗周期的间歇期,尽管目前这些情况属于接种禁忌证,但在这种情况下患者可能从接种 HZ 疫苗中获益。这种例子也见于水痘疫苗在易感人群(如计划做肾移植手术的儿童)中的使用[225]。由于 VZV 对于严重免疫缺陷患者具有致病性,因此这种超说明书的使用应该谨慎[189]。考虑下列因素可以减小风险,如原来存在免疫力的患者推荐接种 HZ 疫苗,这样会极大增加安全性,疫苗株对核苷类似物抗病毒治疗具有敏感性。研究人员正在进行调查在不同的临床情况下对患者接种 HZ 疫苗的安全性,以确定接种疫苗能安全诱导和维持足够强的 VZV-CMI。为慎重起见,应当在最近免疫抑制治疗后至少 2 周和预计下一次免疫抑制治疗前 2 周接种 HZ 疫苗[190]。当使用大剂量的皮质类固醇治疗更长时间时,这个窗口期应该更长一些。

既往未患过水痘的老年人群意外接种 HZ 疫苗

这种情况是罕见的,因为多数成年人都有针对 VZV 的免疫力。在两项 HZ 疫苗效力试验中(50~59 岁,60 岁及以上),招募的受试者均要求有水痘患病史或在美国定居 30 年以上。在这两项试验中,采集的受试者 3 754 份血清标本中,仅有 5 人既往没有 VZV 感染的血清学证据。即使 VZV 易感者接种了 HZ 疫苗,由于疫苗的减毒特性,也不可能引起任何严重不良反应。这一点也得到了证明,大约有 150 名大于 13 岁的 VZV 易感者接种了疫苗,其中约 20 人年龄大于 30 岁,均未发现严重的全身反应,没有皮疹或疫苗病毒株播散的体征或症状[226]。

老年人的家庭接触者中存在水痘带状疱疹病毒易感的免疫功能低下患者和孕妇

如果老年人与 VZV 易感人群和得严重水痘的高风险的人群存在定期接触,接种 HZ 疫苗是非常必要的。

正在开发的疫苗和预防带状疱疹的其他研究

免疫力衰减的问题可能使提高 HZ 疫苗效力变得更困难。目前 HZ 疫苗接种 2 剂与接种 1 剂相比,在增强 VZV-CMI 应答方面并不具有更强的免疫原性[169,227]。然而,有研究显示接种第 2 剂疫苗后 4 周 VZV 抗体水平有所升高,同时,一些早期试验显示加强剂次并不能增加 VZV-CMI 反应峰值,但可以大大增加免疫反应的持久性[158]。更高剂量(高达 5 倍)的接种是安全的,但并不清楚能否明显增强 VZV-CMI 应答(Levin 等,未发表数据)[228],并且可能不具有市场的可行性。考虑到接种带状疱疹 7~8 年后保护水平存在明显的衰减,接种第 1 剂 10 年后对 200 名受试者接种加强剂次是安全的。这一临床试验显示 VZV-CMI 在接种后间隔 10 年存在明显的下降,但仍高于没有接种疫苗的年龄匹配的对照人群。加强剂次恢复了 VZV-CMI 的衰减,加强剂次组人群接种后 1 年的免疫应答高于对照组人群[229]。

热灭活疫苗

考虑到带状疱疹减毒活疫苗不能用于明显存在免疫抑制的患者,一种灭活的疫苗(默克研究实验室)正在通过加热感染性 Oka-Merk VZV 病毒株而制备。最初的对照试验对正在接受自体骨髓或造血干细胞移植或同种异体骨髓移植的患者接种 2 900PFU 50℃

加热灭活 VZV 疫苗（4.5U 抗原量）[46]。单剂量的接种程序是无效的。3 个月的剂量显示了 VZV-CMI 得以早期恢复。尽管这样的接种程序不能避免 HZ 的发生，疾病的严重性明显降低。接下来的对照试验在正在进行自体移植的淋巴瘤患者中开展[47]。4 个月的剂量（6 115PFU，灭活）在患者计划移植前 1 个月开始接种，在接种疫苗的患者中 VZV-CMI 很快得到明显恢复，与预防 HZ 的效力存在明显的相关性。4 剂次的接种程序（现在是 4.8U 抗原）在另外一些造血干细胞移植和免疫抑制的患者中也进行了评估[230]。患有实体瘤、血液恶性肿瘤、需进行自体干细胞移植以及 HIV 感染 CD4$^+$ 细胞少于 200 的免疫抑制患者中接种 HZ 疫苗后 VZV-CMI 明显增加，但是同种异体骨髓移植患者中 VZV-CMI 没有明显增加。疫苗效力并不是研究终点。更多的研究正在进行中（疫苗新的灭活方法），如在各种免疫低下的患者中开展研究，包括伴有或不伴有氨甲蝶呤的生物反应调节，但是不包括免疫力随年龄增加而降低的老年人群。

水痘-带状疱疹病毒重组糖蛋白 E 疫苗

重组亚单位疫苗为免疫抑制患者提供了另一种疫苗选择，并且此疫苗结合适当的佐剂[231]也可以为老年人预防 HZ 提供一种疫苗选择。糖蛋白 E（gE）是 VZV 衣壳上一个重要的成分；在 VZV 感染细胞上表达最丰富的糖蛋白。糖蛋白是中和抗体的主要靶点，是复制和细胞间扩散所必需的物质；也是 VZV 特异性 B 和 CD4$^+$ T 细胞反应的主要靶点。[52,232-237] 重组亚单位 HZ 疫苗含有 50ugVZV 糖蛋白 E 和 AS01B 佐剂体系。疫苗将糖蛋白 E 与单磷酰脂质 A（由细菌脂多糖而制备的 Toll 受体 4 激动剂）和 QS-21（植物三萜烯糖苷）结合形成脂质体。在老年人群中的 Ⅰ/Ⅱ 期和 Ⅱ 期临床试验显示 60 天间隔的 2 剂次接种程序可以产生较强的免疫应答，并且至少持续 3 年[238-240]。免疫应答产生的 VZV 和糖蛋白 E 特异性抗体的数量与对照的 VZV 活疫苗相比要大得多。重要的是，包括记忆性细胞在内的具有多功能的糖蛋白 E 和 VZV 特异性 CD4$^+$T 细胞经刺激可达到很高水平。这种效应与原发性免疫系统的短暂性激活和大量高效的抗原呈递树突细胞形成有关[241]。引人注目的是，Ⅰ 期和 Ⅱ 期临床试验中，年龄对免疫应答的产生没有显著性影响。当去掉疫苗佐剂后，无法产生很强的免疫应答。与已注册的带状疱疹减毒活疫苗相比，局部和全身副作用报告得更多，但是大多数是短暂性地，轻度到中度的，可耐受的不良反应。

对重组糖蛋白 HZ 疫苗（商品名 Shingrix，葛兰素史克）进行的一项随机、安慰剂对照 Ⅲ 期临床试验，研究对象为 15 400 名受试者，人群被分层为三个年龄组，分别为 50~59 岁、60~69 岁和 70 岁及以上[242]。这个疫苗预防 HZ 的效力超过 97%，在各年龄层的疫苗效力接近（表 65.5）。与一些其他经常接种的疫苗，包括已注册的 HZ 疫苗相比，此疫苗的局部和全身不良反应的发生较频繁和较严重。一般而言，这些不良反应是可以耐受的，疫苗试验中 96% 的受试者接种了第 2 剂疫苗。然而，9.4% 受试者发生了持续 1~2 天的 3 级全身反应（不能继续日常生活活动）。

重组糖蛋白 HZ 疫苗的疫苗效力改变了目前老年人接种疫苗的现状，包括接种带状疱疹减毒活疫苗的结果。也就是说，其疫苗效力明显更好，且不随着年龄增加而衰减。这两个结果在 Ⅱ 期临床试验的免疫学研究部分得到了印证。持久性研究正在进行中。

接下来又报道了覆盖 14 800 名 70 岁以上老年人（其中包括 2 850 名 80 岁及以上的老年人）的确定性安慰剂对照试验[243]。基于 70 岁以上老年人的两个临床试验的数据均证实了重组糖蛋白 HZ 疫苗在此人群中的疫苗效力（表 65.6），70~79 岁人群中疫

表 65.5　佐剂糖蛋白 E 带状疱疹疫苗的疫苗效力[a]-初期安慰剂临床对照试验（≥50 岁人群）

年龄分组[b]（岁）	糖蛋白疫苗		年龄分组（岁）	安慰剂		疫苗效力（95% CI）
	HZ 病例数	发病率（/10^3 人年）		HZ 病例数	发病率（/10^3 人年）	
50~59（n=3 492）	3	6.3	50~59（n=3 525）	87	7.8	96.6（89.6-99.31）
60~69（n=2 141）	2	0.3	60~69（n=2 166）	75	10.8	97.4（90.1-99.7）
≥70（n=1 711）	1	0.2	≥70（n=1 724）	48	9.4	97.9（87.9-100.0）
合计（n=7 344）	6	0.3	合计（n=7 415）	210	9.1	97.2（93.7-99.0）

[a] 带状疱疹疫苗是重组糖蛋白疫苗（Shingrix，葛兰素史克）
[b] 参照安慰剂
注：CI：可信区间。
资料来源 LAL H, CUNNINGHAM AL, GODEAUX O, et al. Efficacy of an adjuvanted herpes zoster subunit vaccine in older adults. N Engl J Med, 2015, 372: 2087-2096.

表65.6 佐剂糖蛋白带状疱疹疫苗的疫苗效力[a]-验证性安慰剂临床对照试验(≥70岁以上人)

年龄分组[b]/岁	糖蛋白疫苗		年龄分组/岁	安慰剂		疫苗效力 (95% CI)
	HZ病例数	发病率(/10^3人年)		HZ病例数	发病率(/10^3人年)	
合计(n=6 541)	23	0.9	合计(n=6 622)	223	9.2	89.8(84.2-93.7)
70~79(n=5 114)	17	0.9	70~79(n=5 189)	169	8.8	90.0(83.5-94.4)
≥80(n=1 427)	6	1.2	≥80(n=1 433)	54	11.0	89.1(74.6-96.2)
年			年			
第1年(n=6 541)	2	0.3	第1年(n=6 622)	68	10.4	97.0(88.8-99.7)
第2年(n=6 379)	6	1.0	第2年(n=6 372)	68	10.9	91.3(79.9-96.9)
第3年(n=6 137)	9	1.5	第3年(n=6 372)	48	8.1	81.6(61.9-92.1)
第4年(n=5 896)	6	1.1	第4年(n=5 776)	39	7.1	85.1(64.4-94.9)

[a] 带状疱疹疫苗是重组糖蛋白疫苗(Shingrix,葛兰素史克)。
[b] 参照安慰剂。
注:CI:可信区间。
资料来源 CUNNINGHAM AL, LAL H, CHLIBEK R, et al. Efficacy of the herpes zoster subunit vaccine in adults ≥70 years of age. N Engl J Med, 2016, 375: 1019-1032.

苗效力为90%,80岁以上人群疫苗效力为89%。疫苗安全性结果与初期的研究结果类似。随访4年发现疫苗效力下降很小。70岁及以上人群预防PHN的疫苗效力是88.8%。预防PHN的持久性数据尚不能得出结论。两项研究所显示的疫苗效力均很好,从而说明疫苗预防HZ或PHN方面存在相关性。疫苗对于PHN的预防作用主要是源于对于HZ的预防作用。

考虑到在这些老年人群接种一种含有强作用佐剂的疫苗,期待关于预防HZ的持久性和疫苗长期安全性的其他研究结果。尽管AS01B佐剂作为乙肝疫苗[244]疟疾疫苗[245]的一个成分已经研究很多年,在美国注册的任何疫苗仍不存在此佐剂。迄今为止,监察两项关键临床试验安全性的委员会尚没有发现任何明显的安全性信号。

对于不能接种减毒活疫苗的免疫抑制患者来说,佐剂重组糖蛋白HZ疫苗尤其具有价值。在HIV感染患者和自体造血干细胞移植患者中,重组糖蛋白HZ疫苗的免疫原性和安全性得到了证实[246,247]。在这些研究中,接种第1剂后6个月接种第2剂疫苗,观察可接受和容忍的不良反应。HIV感染和造血干细胞移植的稳定状态归因于疫苗接种,并且糖蛋白特异的VZV-CMI和抗体反应都进一步增强。至少8项其他研究正在计划继续开展,包括特殊的临床状态(如之前接种过带状疱疹减毒活疫苗或之前得过带状疱疹)和其他免疫抑制状态。

(李娟 孔健 李含硕)

本章相关参考资料可在"ExpertConsult.com"上查阅。

第三篇 新技术

第 66 章 新型疫苗研制技术

S. Sohail Ahmed、Ronald W. Ellis 和 Rino Rappuoli

前言

近数十年来,由于新一代测序技术、抗体谱分析、分子生物学、结构生物学、遗传学(反向疫苗学)、蛋白质和多糖化学、免疫学、病毒学、细菌学、发酵、大分子纯化、疫苗剂型及相关技术等方面的研究进展,使得新型疫苗研制技术和方法发展十分迅速。

现有的绝大部分疫苗主要用于感染性疾病的预防。但是新技术的应用已将疫苗的范畴延伸到非感染性疾病(例如:自身免疫病、癌症、过敏反应、药品成瘾症)和治疗(一些感染性疾病和非感染性疾病)中。该范畴的延伸将使疫苗的概念不停地被重新定义。

免疫接种主要分为主动免疫和被动免疫两大类。主动免疫刺激机体免疫系统产生特异的抗体或/和细胞免疫应答,以预防、减轻或消灭疾病。被动免疫是指个体在已知或可能暴露于病原体之前或当时、或已感染或已发病者注射抗体制剂,以中和病原体或与人细胞抗原结合。通常提到的疫苗接种属于主动免疫。但是在某些情况下,特别是针对免疫缺陷患者、一些癌症的治疗、一些紧急情况下主动免疫产生的免疫应答不能迅速阻止感染的发生等情形下导致主动免疫无效或无法实施时,被动免疫接种也是必要和必需的。被动免疫会在"抗体产生"章节中讨论。

根据疫苗的稳定性和物理特性,疫苗可以贮存于溶液中(液态或冷冻)或为冻干剂型。冻干疫苗在接种前需用稀释液(重悬液)复溶。疫苗溶液及稀释液可含有以下成分:①防腐剂或抗生素,以防止多剂量容器内微生物的生长;②稳定剂,包括蛋白质或其他有机成分,以延长疫苗的有效期;③佐剂,以增强免疫应答(见下文"佐剂");④递送系统,可将疫苗抗原提呈到相应的免疫细胞、维持抗原在体内的完整性及构象的稳定性(见下文"递送系统")。疫苗分子和各种添加剂构成了疫苗的剂型。

本章概括了与疫苗研制有关的主要技术、关键问题,以及不同种类疫苗的开发和免疫学目标。表 66.1 列举了一些重要疫苗的研制状态,包括研制方法、是否获得批准或正在进行临床研究或临床前研究。表 66.2 列举了一些病毒或细菌性疫苗实例,有些已获准上市、有些是值得关注的一些非感染性疾病研究的新进展。这些技术和实例有助于读者更好地了解以前无法研制的新型疫苗的研究与开发方法的多样性。

主动免疫疫苗

理想的状态是一剂或多剂疫苗主动免疫后可诱导产生较强的并持续终生的保护性免疫应答,而不良反应(反应原性)最小。但是现有的和那些正在研制的疫苗往往达不到这种理想状态,从而激励着该领域的研究者不停地进行新型疫苗的研究开发。在本节,免疫原性是指抗原刺激机体产生免疫应答的能力,而抗原性是指抗原的体外免疫学反应性。

主动免疫类疫苗主要有三种,表 66.3 列举了其各自的特征。活疫苗一般是指能够在宿主中自我复制或可感染细胞的、具有免疫原性但不引起疾病的微生物。灭活疫苗是指被化学物质、加热或者辐射杀灭[1],不能像病原微生物一样在宿主体内复制的免疫原性物质。核酸疫苗(通常为 DNA)也不能在人体内复制,但被细胞摄取后可合成疫苗抗原。

在进行疫苗研制策略的选择时,不论是活疫苗、灭活疫苗还是 DNA 疫苗,均需综合考虑感染或疾病的发病机制、流行病学和免疫学特征,以及可选择的疫苗研发技术策略的可行性。流行病学可以确定疫苗的目标接种人群。目标人群的年龄和健康状态可能使得一些设计更加有利于刺激机体产生保护性免疫应答。如果疫苗的目标接种人群为健康人群(尤其是婴幼儿),尽量降低反应原性就显得尤为重要,与降低易感人群中慢性自身免疫性疾病发生的风险一样重要。毒理学研究涉及前者而关于后者,生物信息学技术已可以帮助识别可能通过分子模拟导致对正常

表66.1 不同技术研制的代表性人用疫苗

疫苗类型[b]	研制状态[a]			举例[f]	参考文献
	临床前评估[c]	临床评估[d]	已批准制品[e]		
		主动免疫			
活疫苗					
经典病毒					
细胞培养减毒		×	×	脊髓灰质炎病毒	2
		×	×	轮状病毒	3
		×	×	麻疹病毒	4
		×	×	腮腺炎病毒	5
			×	水痘-带状疱疹病毒（VZV）	6、299
其他种属的变异体		×	×	天花（痘苗病毒）	11
	×			轮状病毒	13
基因组重配		×[g]		轮状病毒	2、16、18
			×	流感病毒	17
温度敏感突变株		×	×	风疹病毒	19
		×	×	流感病毒	20
		×		流感病毒	21
	×			呼吸道合胞病毒（RSV）	22
重组病毒					
基因组改造	×			单纯疱疹病毒（HSV）	23、24
去优化密码子	×			脊髓灰质炎病毒	25
重组病毒载体	×			痘苗病毒[h]源HIV	26-28
	×			结核	34、35
	×			腺病毒[i]源HIV	38
	×	×		甲病毒[j]源埃博拉病毒、过敏原、巨细胞病毒（CMV）	20、43-46
	×				
	×				
	×	×		黄热病毒源登革病毒	48
经典细菌		×	×	结核病（BCG）	51
		×		膀胱癌（BCG）	55
		×		伤寒（伤寒沙门菌）	57
重组细菌	×			霍乱（霍乱弧菌）	58
	×			志贺菌	59
重组细菌载体	×			伤寒沙门菌[k]	60
	×			霍乱弧菌[l]	61
	×			福氏志贺菌[m]	62
	×			戈登链球菌	68
	×			单核细胞增多性李斯特菌	63
	×			BCG	64、66
树突状细胞		×		前列腺	70-72
	×			胶质母细胞瘤	73
	×			自身免疫	75、76

续表

疫苗类型[b]	研制状态[a]			举例[f]	参考文献
	临床前评估[c]	临床评估[d]	已批准制品[e]		
灭活					
全病原体					
灭活细菌		×	×	百日咳(百日咳杆菌)	79
			×	霍乱	80
			×	肠产毒性大肠埃希菌	81
灭活病毒		×	×	脊髓灰质炎病毒	82
		×	×	流感病毒	83
			×	狂犬病病毒	84
			×	乙型脑炎病毒	85
		×	×	甲型肝炎病毒	78、86
人全细胞			×	黑素瘤	90-94
	×			多发性骨髓瘤	95
蛋白类/亚单位					
病毒/细菌		×	×	乙型肝炎病毒(HBV)	100
		×	×	百日咳	101-103
肿瘤细胞		×		癌症	106
化学灭活		×	×	破伤风(破伤风杆菌)	107
		×	×	白喉(白喉杆菌)	104
基因灭活		×		百日咳	108
重组多肽		×	×	乙型肝炎病毒(HBV)	110
		×[g]		莱姆病(柏氏疏螺旋体)	115
		×		霍乱	262
		×	×	人乳头瘤病毒(HPV)	112、141
	×	×		人类免疫缺陷病毒(HIV)	116
	×	×		单纯疱疹病毒(HSV)	119
		×		流行性脑膜炎球菌(B群奈瑟氏菌)	120
		×	×	水痘-带状疱疹病毒	122
融合蛋白		×		肺炎球菌(肺炎链球菌)	124
		×		A群链球菌(化脓性链球菌)	125
		×	×	B群脑膜炎球菌	126-128
		×		呼吸道合胞病毒	136
		×		过敏	137
		×		糖尿病	138-140
肽类					
B细胞表位					
多聚体		×		阿尔茨海默病	147
融合蛋白			×	疟疾[1]	149

续表

疫苗类型[b]	研制状态[a]			举例[f]	参考文献
	临床前评估[c]	临床评估[d]	已批准制品[e]		
		×		肺癌	154
融合肽		×		高胆固醇血症	155
结合物		×		疟疾[m]	157
		×		生育[m]	158
		×		胰腺癌[g]	159
		×		非小细胞肺癌[m]	160
复合肽	×			疟疾	162
模拟表位	×			癌症	164
		×		HIV	165
T 细胞表位					
CTL 表位		×		HBV	166
		×		HIV	167
T 细胞活化	×	×		肾肿瘤	168
T 细胞受体			×	多发性硬化	170
碳水化合物和多糖类					
多糖			×	b 型流感嗜血杆菌（Hib）	171
			×	脑膜炎球菌（A、C、W、Y）	172
		×	×	肺炎球菌	173
多糖结合类		×	×	Hib[n]	174
		×	×	肺炎球菌[o]	175、176
			×	脑膜炎球菌（A、C、W、Y 型）	180、181
	×			B 群链球菌（无乳链球菌）[l]	182
其他碳水化合物		×		卵巢、乳腺癌	183
		×		黑色素瘤	184
其他		×		乳腺癌	188
		×		血吸虫	189
		×		可卡因	190
核酸类					
裸 DNA		×		流感病毒	192
易化 DNA		×		HBV	196
		×		HIV	199
		×		转移性肾细胞癌	200
	×			流感	197
病毒载体	×			癌症	203
	×			黄病毒	204

续表

疫苗类型[b]	研制状态[a]			举例[f]	参考文献
	临床前评估[c]	临床评估[d]	已批准制品[e]		
病毒递送		×		鸡痘病毒源 HIV、疟疾、黑色素瘤、前列腺癌[p]	205、207、208
		×		金丝雀痘病毒源 HIV[p]	206、209、210、266
细菌递送	×			福氏志贺菌	211
非微生物递送	×			黑色素瘤	215
被动（抗体制剂）					
多克隆					
人免疫球蛋白（IG）			×	HBV（HBIG）	271
			×	VZV（VZIG）	272
			×	巨细胞病毒（CMVIG）	273
抗体片段			×	RSV（RSVIG）	274
			×	破伤风（TIG）	275
			×	地高辛	276
单克隆					
非人源类		××		卵巢癌	285
天然人抗体		×		CMV	286
重组人抗体			×	黑色素瘤	287、291、292
人源的		×		HIV	288
鼠源的		×		白念珠菌	290
重组人源化的		×		结肠直肠癌和肾癌	294
			×	RSV	297
			×	乳腺癌	277
			×	过敏症	298
重组嵌合			×	非霍奇金淋巴瘤	278

[a] 表示每个示例所获得的最近发展状态。
[b] 这些种类以相同的顺序出现并叙述于正文中。
[c] 还没有经过临床试验评估。
[d] 处于临床试验中，但尚未获批准，"××"表示批准前的大规模或Ⅲ期临床试验阶段。
[e] 在世界上一个以上主要国家已获批准，"××"表示在多个国家广泛使用。
[f] 这些是每种疫苗的代表例子，并不是所有例子的综合列表，附说明每个例子主要参考文献。
[g] 批准后撤回。
[h] 表达超过 50 个不同的外源多肽，包含艾滋病和结肠直肠癌。
[i] 表达包含 HIV-1 gag 和 env 基因的外源多肽。
[j] 表达包含埃博拉和马尔堡病毒糖蛋白的外源多肽。
[k] 表达包含大肠埃希菌，霍乱弧菌，破伤风杆菌的类毒素及肿瘤特异性抗原的外源多肽。
[l] 融合部分为乙型肝炎表面抗原。
[m] 结合载体为 TT。
[n] 结合载体为 TT、DT、CRM_{197} 和外膜蛋白复合物。
[o] 结合载体为 CRM_{197}。
[p] 表达外源多肽，尤其包含 HIV。

表 66.2 非感染性疾病疫苗靶位点

靶位点	疾病名称
癌症	
膀胱细胞表面	浅表膀胱癌
前列腺酸性磷酸酶	前列腺癌
神经节苷脂 GM_2	黑色素瘤
黏液糖蛋白 MUC-1	非小细胞肺癌
糖蛋白 HER-2	乳腺癌
糖蛋白 CD20	非霍奇金淋巴瘤
癌胚抗原	癌症
成瘾症	
可卡因	药品依赖
尼古丁	吸烟
心血管疾病	
血管紧张素	高血压
胆固醇酯转移蛋白	高胆固醇血症
胃肠疾病	
胃泌素 17	胃食管反流病(GERD)
自身免疫	
髓鞘碱性蛋白	多发性硬化
肿瘤坏死因子 α	克罗恩病
胰岛素、胰岛素原及其他	糖尿病
豚草及其他	过敏症
毒性	
地高辛	毒性
生殖	
人绒毛膜促性腺激素	生育

人体组织(自身)的交叉反应免疫反应的免疫原。但对治疗性癌症疫苗而言,反应原性的程度就显得不那么重要。总之,对免疫学特征的了解有助于确定疫苗诱导产生的免疫应答的类型,以保证疫苗的有效性。

活疫苗

一些活疫苗在接种一剂或两剂后可以产生接近理想状态的终身免疫保护,并且反应原性极低。这类疫苗在宿主经自然感染或疾病后能产生终身免疫保护的情况下才具有可行性。病毒性或细菌性活疫苗(DC 细胞疫苗除外,见"树突状细胞作为自体疫苗"章节)在宿主体内可以与自然微生物相似的方式进行一定程度的复制,从而引起与自然感染类似的免疫应答。活疫苗通常是减毒的,其致病能力已经通过生物学或人工操作消除。活疫苗既不能过度减毒(没有足够的感染能力而失去疫苗的作用),也不能减毒不彻底(还保留一定程度的致病性)。活疫苗通常能够同时诱导产生体液免疫(抗体)和细胞免疫[如细胞毒性 T 淋巴细胞(cytotoxic T lymphocytes, CTL)]。

目前对于大部分正在研制的疫苗而言,活疫苗在技术上并不可行,这主要是由于对于一些病毒或细菌,较难把握不完全减毒(仍具有致病能力)和完全减毒(免疫原性差)之间的平衡。因为活疫苗能够在宿主内复制,除非有多重减毒突变体,否则其在某些情况下可能回复突变为自然病原体的形式。并且,一些活疫苗能够从接种者传播给未免疫者,当被传播者为免疫缺陷病人(如 AIDS,正在进行化疗的癌症患者)时,后果将会更严重。当病毒自然感染不能引起机体产生有效的免疫保护时,不通过进一步的试验手段,

表 66.3 主动免疫疫苗的比较

特点	优点	挑战
活疫苗		
• 能够在宿主体内复制	• 可以诱导广泛的免疫应答	• 衰减窗口不明确
• 致病性降低	• 接种针次少	• 在大范围使用前安全性不明确
• 诱导抗体和细胞免疫应答	• 保护时间长	• 稳定性
		• 成品检定分析能力
灭活疫苗		
• 不能在宿主体内复制	• 不能繁殖、不会发生致病性回复	• 可能需要佐剂
• 主要诱导抗体免疫应答	• 不会传播给其他人	• 可能需要递送系统
	• 反应原性低	• 免疫原性
	• 技术上更可行	• 有效性不稳定
核酸类疫苗		
• 仅在细胞内刺激抗原合成	• 生产和分析方法标准化	• 建立证明原理
• 大多数引起细胞免疫应答	• 潜在的持续的免疫刺激	• 免疫原性

减毒病毒同样也不能够产生有效的保护作用。就像在下面章节中所讨论，活疫苗可能通过经典策略或重组途径来生产。

针对目标病毒的传统研发策略

通过细胞培养传代减毒。活病毒疫苗的生产依赖于病毒在细胞上的有效繁殖。这是一种经验性方法，将从自然感染的个体分离的野生型病毒通过在体外一种或几种细胞上连续传代，以期降低其致病性。相反，病毒和细菌通过宿主体内传代可以增加致病性。体外传代中通过基因突变导致毒力减弱的机制仍不清楚。有些病毒，如脊髓灰质炎病毒[2]，可通过灵长类动物实验证明其毒力是否减弱，但有些病毒只能通过人体临床试验来验证其毒力是否减弱。传统减毒技术已经成功应用于大量被批准上市的疫苗，如口服减毒活疫苗(口服脊髓灰质炎疫苗[2]和轮状病毒[3])和肌内注射(非肠道)减毒活疫苗(例如麻疹[4]、腮腺炎[5]、水痘[6])等。这些疫苗反应性很低，其中一些如脊髓灰质炎疫苗、麻疹疫苗已经被全世界广泛接受并运用于常规儿童免疫接种。麻疹、腮腺炎、风疹疫苗作为三价麻风腮疫苗(MMR)已被广泛应用了几十年。最近，经过大量的稳定性和免疫原性研究，MMR和水痘联合疫苗[7]已获准生产和上市。通过OPV的广泛免疫接种，脊髓灰质炎正在世界范围内逐渐消失。作为减毒问题的一个突出实例，腮腺炎病毒Urabe株经临床试验证实了其安全性后被批准使用，但经过对数百万名儿童接种该疫苗后几年的观察，发现1/10 000的接种者出现无菌性脑膜炎症状[8]；由于有不存在这种严重不良反应的其他腮腺炎疫苗供应，疫苗市场已经不再使用Urabe株[9]。另外一个高度相关案例，是口服减毒脊髓灰质炎病毒疫苗罕见情况会导致疫苗相关麻痹型脊髓灰质炎(每240万剂发生1例)。但是，在许多国家因其方便、廉价和诱导肠道免疫等原因仍用于脊髓灰质炎的预防[10]。

来源于其他种属的变异体。可引起与人类相似疾病的动物病毒，经过分离、培养后，对人类而言毒力降低，但仍足以引起针对人类病毒的保护性免疫。人类第一个疫苗——天花疫苗，就是这类疫苗的原型。200多年前，Jenner首次观察到暴露于牛痘的个体对天花具有抵抗力，所以他采用人群接种牛痘(痘苗病毒)的策略来预防天花(由天花病毒所致)。这种采用在牦牛皮肤中生长的痘苗病毒免疫接种策略在全世界被广泛应用[11]，从而使天花于20世纪70年代中期在世界范围内被彻底根除，天花也是唯一被彻底根除的感染性疾病。目前采用现代细胞培养工艺进行生产的天花疫苗主要作为储备疫苗[12]，用于抵御将天花病毒作为生物武器而引起的天花传播。

含有猕猴[13]和牛来源的非重配动物病毒的第一代轮状病毒疫苗也正是基于这种模式。但这种轮状病毒疫苗作为人用疫苗效果不理想，且生产上有一定难度。美国开发的含有与疾病保护相关蛋白VP7和VP4的新型口服轮状减毒活疫苗RV1于2008年获批上市[14]。重配的RV5活疫苗将在后续章节来讨论。

基因重配。含有两个亲本病毒基因的重配病毒是通过亲本病毒共感染一个细胞后发生基因组片段置换后产生的。为了提高动物轮状病毒的免疫效果，分离的重配轮状病毒大部分基因来自动物轮状病毒，除和人轮状病毒表面蛋白编码基因一样能引起针对人轮状病毒血清特异性中和抗体外[15,16]，其对人类而言为减毒表型。与非重配动物病毒疫苗相比，这些重配轮状病毒疫苗能引起更有效的免疫应答。同样的方法也被用于流感疫苗的研究，免疫原性相关的表面糖蛋白(血凝素和神经氨酸酶)基因来源于流感病毒毒力株，其他基因来源于减毒株，重配病毒为减毒表型[17]。四价重配猕猴轮状病毒疫苗是减毒活疫苗研究面临挑战的另一个实例[15]。在美国上市使用一年后发现，该疫苗接种后即刻引起肠套叠的发生率提高了1:10 000。尽管其效益风险比很高，该疫苗最终也退出市场。随后，另一个五价重配牛轮状病毒疫苗于2006年获准生产和使用[3,18]。

温度敏感突变株。根据病毒在不同温度下的生长特性不同而筛选出病毒突变株。这类病毒被称为温度敏感株，或称为冷适应株，不能在高温下生长，在低于生理温度(37℃)，如25℃选择性生长。由于冷适应株或温度敏感株病毒在体内的生长能力比野生型亲本病毒低，从而可通过这种策略获得低毒力和减毒表型的病毒株。作为MMR疫苗的一个组分，冷适应风疹疫苗已得到了广泛使用[19]。经过大量的临床研究和评价，重配冷适应流感疫苗[20]，成为第一个被批准上市使用的鼻腔接种疫苗，其中一种冷适应流感疫苗在俄罗斯已经被广泛使用[21]。双突变呼吸道合胞病毒(respiratory syncytial virus, RSV)疫苗也已经过临床试验研究[22]，与单突变相比，双突变(一个病毒含有两个独立的突变)是一个重要的技术改进，可降低回复突变率。

针对病毒的基因重组技术策略

对病毒特定的基因进行修饰或删除使病毒稳定减毒。通过这种方式获得的减毒表型比较稳定,通过回复突变导致毒力回复的可能性小。相反,传统减毒方法由于只有单一位点突变,容易发生毒力回复。为了获得一种新疫苗,单纯疱疹病毒(HSV)可以通过三种策略进行基因工程改造[23]:①减毒;②提供区别于野生型 HSV 感染方式的疫苗接种抗体标记;③制备的疫苗可同时预防 HSV-1 和 HSV-2 感染。例如,HSV 的一个特殊糖蛋白基因被敲除后,其在细胞中丧失了复制能力,但可以在转化有该缺失糖蛋白基因的体外细胞株中繁殖,在体内虽可引起感染但不能复制[24](复制缺陷类型)。

另一种新的分子生物学减毒策略就是对密码子进行优化以降低病毒复制能力。脊髓灰质炎病毒衣壳蛋白密码子优化改造后,感染性和毒力减弱,但在小鼠攻击模型中依旧能诱导产生保护性中和抗体[25]。

也可通过基因重组技术将病原体的外源多肽嵌入载体中进行活病毒载体疫苗的研究。这种载体疫苗的原理是通过活病毒的感染过程中将外源抗原呈递给免疫系统,从而刺激机体产生针对这种抗原的免疫反应,以期诱导产生比亚单位多肽疫苗更广泛的免疫应答(体液免疫和细胞免疫)。外源抗原在感染细胞中表达,或被运送到细胞表面来刺激抗体产生,或被降解为肽运送到细胞表面引发 CTL 应答。当活载体进行多轮复制时,免疫原性信号同时也被放大(非复制性载体会在"投递系统"章节讨论)。如果载体病毒是一种常用疫苗,理论上一剂接种即可同时获得针对载体病毒及其所携带病原体的免疫应答。但体内已经存在的或其诱导的针对这种活病毒载体免疫应答通常会限制再次免疫的效果[26]。

DNA 病毒载体

原型病毒载体是痘苗病毒,该载体已表达过多种外源多肽[27]。多种感染和肿瘤动物模型研究发现,重组痘苗病毒载体疫苗接种后可预防编码相应外源多肽的病原体感染或肿瘤的发生。表达 HIV-1 gp160 的重组痘苗病毒的预防和治疗作用也已经临床验证[28]。

尽管在世界范围内消灭天花的进程中曾出现过接种后不良事件(免疫功能低下个体更严重),但痘苗病毒作为活病毒载体已经过改造,毒力明显降低而有效性未受影响[29,30]。痘苗病毒通过在鸡胚成纤维细胞数百次传代,获得了在免疫缺陷动物体内具有安全性的高度减毒株 Ankara,以其为载体的重组 HIV 疫苗已进入临床研究[31],包括表达单体 gp120 的修饰载体疫苗[32,33]。表达结核分枝杆菌的 85A 蛋白的改良 Ankara 载体疫苗在婴幼儿和成人体内具有较好的耐受性和免疫原性,但无保护效果[34,35]。其他两个痘病毒科成员,鸡痘病毒和金丝雀痘病毒也改造成自然减毒活病毒载体,它们可以感染人类细胞但是不会产生感染性的子代病毒。这种不能传播的特性使得鸡痘和金丝雀痘病毒载体也可被列为 DNA 疫苗(见"核酸疫苗"章节)。表达癌胚抗原的重组痘苗病毒和鸡痘病毒对表达癌胚抗原的肿瘤具有较好的临床效果[36]。

其他哺乳动物病毒也可被改造为载体,腺病毒因其基因组易于操作,在具有免疫能力的成年人中仅引起轻微的疾病,其复制缺陷特性可减少不必要的副作用,从而成为很有吸引力的候选疫苗载体[37]。目前已从人类分离出 51 种血清型,从猿猴(包括 7 种黑猩猩)中分离出 27 种血清型的腺病毒。人类血清型可分为 6 个亚组(A~F 血清型),其中 B 型包括腺病毒 7 型和 35 型,D 型包括腺病毒 4 型和 26 型。基于腺病毒 4 和腺病毒 7 的载体具有复制能力,已用于军事人员预防急性呼吸道疾病口服腺病毒载体疫苗,而基于腺病毒 26 和 35 的载体不具有复制能力[37]。这些载体已被设计用于表达外来多肽,特别是用于 HIV 疫苗,并在几种病毒挑战动物模型的中诱导了保护性免疫[38],并已进行了临床试验研究[39]。如前所述,还有 HSV 和 CMV 也被用于载体疫苗研究[23,40]。优化活病毒载体中外源多肽的表达仍然是一个重要的免疫学目标。

RNA 病毒载体

RNA 病毒也可作为载体业余外源多肽表达。淋巴细胞脉络丛脑膜炎疫苗就是采用 RNA 病毒作为载体[41]。辛德毕斯病毒和其他甲病毒由于具有较宽的宿主范围、可感染非分裂细胞以及单个细胞高表达的潜能,而受到了广泛关注[42]。基于此,辛德毕斯病毒被发展成病毒载体疫苗(见"核酸疫苗"章节)。表达丝状病毒(filovirus)蛋白的水泡性口炎病毒(VSV)载体可以抵抗埃博拉病毒和马尔堡病毒[43]的致死性攻击。表达 CMV 糖蛋白甲病毒载体疫苗目前已成为 CMV 候选疫苗[44]。甲病毒载体疫苗的通用性在非感染性疾病的预防被进一步证实,小鼠实验显示,一种编码牧草花粉过敏原的甲病毒载体疫苗能够阻止过敏反应的发生[45]。

鉴于2014年5月在非洲暴发的埃博拉疫情，全球加快了疫苗努力步伐，研发出两种基于载体的候选疫苗进入人类的有效性研究。一个是表达的埃博拉病毒糖蛋白的黑猩猩腺病毒载体疫苗，另一个是表达的埃博拉病毒糖蛋白的水泡性口炎病毒载体疫苗[46]。最近一项基于水泡性口炎病毒的疫苗Ⅲ期研究结果证明有效性100%[47]。另一个需要国际优先发展疫苗的是威胁越来越大的登革热。研究机构和生产厂家通过尝试多种技术发展登革热疫苗，目前唯一成功的（最近在报道的Ⅲ期有效性数据）[48]是一个四价重组减毒的登革热疫苗（CYD-TDV）。该疫苗由四种登革热疫苗重组病毒组成（CYD1-4），每种重组病毒均由相应型别野生型登革热病毒包膜前体和膜蛋白编码基因替代黄热疫苗病毒株17D相应区域产生嵌合互补DNA后，再转录为RNA后转染入Vero细胞制备而成[49]，长期随访和综合保护性效果分析结果显示，其明显降低了9~16岁接种儿童的患病住院风险，所有参与者在前25个月内的综合保护效果达60.3%[50]。

针对细菌的基因重组技术策略

由于难以解决毒力回复等难题，因此无法采用传统方法进行减毒活细菌疫苗的研制。另外，细菌在体外可能会停止表达毒力因子，但在体内却会重新表达。

连续传代

卡介苗（BCG）是一种被广泛应用的、采用基于体外连续传代获得的牛型结核分枝杆菌的减毒株制备的活菌疫苗[51]。20世纪初，牛结核分枝杆菌株通过231次体外连续培养减毒，传代减毒时间长达13年；现在世界上使用的许多BCG疫苗株，均来源于该原始株。由于使用的疫苗株、临床试验研究方案、人群不同，这些疫苗在耐受性、免疫原性和保护率（0~80%）结果上也存在差别。世界上有超过30亿人接种过BCG，接种者对其耐受性较好，在幼儿肺结核防护中起到重要作用[52]。BCG疫苗也可通过口服接种[53,54]。通过观察发现，肺结核病人的癌症发生率降低，因此BCG疫苗作为第一个癌症疫苗，被用于浅表性膀胱癌的灌注治疗[55]。BCG疫苗也可作为一些癌症疫苗基础免疫的佐剂。

突变

选择后通过化学诱变被用于伤寒杆菌Ty21a[56]减毒株的制备。经过3~4剂接种后，被证明为一种安全、有效（大约60%）的疫苗，而获准用于预防伤寒[57]。

rDNA技术可望用于一些新菌株的减毒以用于减毒活疫苗的研制，而单独使用传统策略获得新活菌疫苗的可能性较低。

重组细菌

细菌基因组大小约为病毒的100倍，因此细菌减毒远比病毒复杂。和病毒一样，细菌减毒策略为确定与细菌毒力、细菌在宿主特定组织中增殖、存活能力相关的基因及消除（优先考虑）或调节该基因在细菌体内的表达。像病毒的突变修饰一样，需平衡好菌株毒力和免疫效果之间的关系，如果菌株过度减毒，其在体内就不能充分复制，也就不能作为有效的免疫原。霍乱弧菌菌株已被用于霍乱活疫苗的研制，其毒力因子（如霍乱毒素CT）[58]编码基因已通过rDNA技术被删除。为降低恢复突变以保证减毒彻底，至少要删除2个与毒力相关的独立基因或遗传位点。在进行志贺菌活疫苗株研究时，也曾尝试通过突变特定染色体或质粒基因以降低其致病性[59]。

重组细菌载体

也有一些合适的菌株被改造成活载体用于外源多肽的表达。研究较多的是，以改造后的肠道病原体作为载体，通过口服接种诱导产生针对外源多肽的黏膜免疫。就免疫原性、分子设计和临床试验等而言[60]，伤寒杆菌是最常用的细菌载体。同样，霍乱弧菌[61]、福氏志贺菌[62]和单核细胞增多性李斯特菌[63]也可被改造成细菌载体。细菌载体面临的挑战是既要保持足够的毒力以利于其在肠道中的复制，又要充分减毒并表达合适水平的外源多肽。BCG已被成功改造成可表达外源多肽的载体[64]，通过不同途径（口服、鼻内和皮内接种）[65]免疫小鼠，都有很好的效果。第一项重组BCG疫苗（rBCG30）的Ⅰ期临床试验已经启动，Tice重组BCG株是通过分枝杆菌-大肠杆菌穿梭载体pSMT30重组获得，结核分枝杆菌30-KD蛋白表达量是母本株的5倍[66]。rBCG30比BCG[67]具有更好的耐受性和免疫原性。许多细菌具有细胞内复制能力，可以明显增加外源多肽的表达，从而引起针对多种病原体广泛而强烈的免疫应答。

戈登链球菌是一种革兰氏阳性共生菌（非致病性），经过基因改造融合其M蛋白的黏附序列后，可在表面表达外源多肽[68]。但其面临的一个重要挑战是，该细菌不会引起机体产生免疫应答而被自然清除，其表达的外源蛋白是否具有足够的免疫原性等。

树突状细胞作为自体疫苗

树突状细胞（dendritic cell，DC）是肿瘤特异性抗原的专职抗原呈递细胞（antigen-presenting cell，APC）。DC 从患者体内分离后，在体外与肿瘤组织的混合抗原或重组免疫刺激蛋白混合，DC 接受和处理抗原并重新表达于细胞表面，这些细胞被重新输入至患者体内用于抗原提呈和 T 细胞的免疫刺激[69]。装载有前列腺特异性抗原与粒细胞巨噬细胞集落刺激因子（GM-CSF）细胞因子基因工程结合物的 DC，在前列腺癌的免疫治疗中显示出较好的临床效果[70-72]，并已于 2010 年获准上市。这种混合抗原方法在胶质母细胞瘤的治疗中也具有较好的应用前景[73,74]。自身免疫病的一个显著特征是缺少对自身抗原的免疫耐受，因而可通过开发 DC 作为 APC 来获得免疫耐受，其作用已在糖尿病、多发性硬化及自身免疫性脑炎的动物模型中得到证实[75]，并于 2011 年开始了临床研究（例如糖尿病和类风湿关节炎）[76,77]。

灭活疫苗

灭活疫苗不能增殖，所以具有一定的安全优势（见表 66.3）。这类疫苗一般具有较好的耐受性，尤其是通过纯化去除了其他大分子物质的疫苗（比如亚单位疫苗）。亚单位疫苗主要包含可以有效刺激免疫系统的抗原，在某些情况下，可以是抗体和 T 细胞识别和结合具体的抗原表位。因为亚单位疫苗只包含必要的抗原而不是所有微生物组分，所以不良反应的机会也降低[1]。亚单位疫苗会在"蛋白源/亚单位疫苗"章节中详细讨论。考虑到其研究方法较多，灭活疫苗在技术上比活疫苗更可行，可通过加入佐剂或递送系统提高其免疫原性（见"佐剂"章节）。但这类疫苗需多次加强免疫才能获得持久的保护性免疫应答。下面就是一个短期免疫保护的案例，2~16 岁儿童单次免疫甲肝灭活疫苗后 10 个月的随访中，发现可获得保护免受感染[78]，其主要引起体液免疫应答和免疫记忆反应，当加入适当佐剂或递送系统时也可以刺激 CTL 免疫。开发灭活疫苗存在多种方法，下面将从传统方法到重组策略等方面进行讨论。

全病原体

全病原体疫苗是 20 世纪最早的，也是唯一可行的疫苗研制技术，当时几乎没有任何有关特异性抗原及其在免疫中的作用的概念。灭活的全细菌和全病毒抗原可以诱导产生针对多个抗原的抗体，其中一些抗体可能会中和病原体或者毒力相关物质。

灭活细菌。这些疫苗的制备过程包括细菌（如百日咳杆菌）培养、加热或化学物质（如硫柳汞或苯酚[79]）灭活全菌体，未经过后续纯化。由于它们是粗制的疫苗，因而在经非肠道免疫时反应原性比其他类型疫苗强。由此发展了一系列新的非细胞疫苗（亚单位疫苗），已在第 44 章节中描述。另一方面，通过口服途径接种，机体对灭活霍乱[80]和肠产毒性大肠杆菌全菌体疫苗[81]会有较好的耐受性。虽然后者正在积极地研究中，但如果拥有大量的纯化疫苗制备技术和更严格的质量标准，新的细菌疫苗不会再按以前的方法研制。

灭活病毒。按同样技术制备的灭活病毒疫苗也被应用了几十年，也具有良好的耐受性。收获感染细胞液，病毒释放到细胞培养基或无细胞培养基中，因此，收获感染细胞培养上清液，简单的纯化技术即可将大分子的病毒颗粒富集，采用该方法已成功地研制出脊髓灰质炎病毒[82]、流感病毒[83]、狂犬病病毒[84]和乙型脑炎病毒疫苗[85]。由于甲型肝炎病毒（HAV）为胞内感染，因此灭活 HAV 疫苗的研制，需先裂解感染细胞，然后进行病毒颗粒纯化[86]、化学方法灭活，通常采用福尔马林处理、铝佐剂吸附。许多无包膜小病毒表面能够引起保护性免疫的关键表位（保护性抗原表位）为构象依赖性表位，由病毒蛋白高度有序地组装成精确的结构而成。对于大多数这类病毒灭活疫苗的研制[82-86]，采用其他技术如重组多肽不可能模拟这些表位的构象。灭活病毒疫苗往往是高效的免疫原。采用传统技术策略研制的疫苗具有良好的耐受性和有效性，因此仍可用于许多病毒性疫苗的研制。与活疫苗类似，灭活疫苗也可有罕见的不良反应，麻疹疫苗[87]引起非典型麻疹（发热伴有头疼、畏光、咳嗽和单侧肺浸润）和福尔马林灭活的 RSV 疫苗[88]导致肺部疾病。铝佐剂流感裂解灭活疫苗（病毒通过去垢剂裂解）[89]和嗜睡罕见不良反应存在关联，但是在铝佐剂亚单位流感疫苗（去除或减少流感病毒中除血凝素和神经氨酸酶组件）中没有发现，具体将在"佐剂"章节讨论。

全人源细胞

针对癌症疫苗的设计有很多种，其中一些基于纯化或载体表达的个体肿瘤特异性抗原。在疫苗中使用个体抗原主要是考虑到接种或注射抗体后引起的免疫应答会刺激靶抗原的抗原性调节和表达减少，或主要组织相容性复合体（MHC）I 类分子的表达缺失，或其他 T 细胞受体相关信号的缺失，因而使疫苗效力降低。采用灭活的异源全肿瘤细胞作为疫苗的优点是可以将广谱的肿瘤抗原提呈给机体免疫系统。全肿瘤细胞疫苗系经肿瘤细胞系在体外增殖、合并和灭活而制成。含有合成佐剂的来源于两个肿瘤细胞系的黑色素瘤疫苗已在加拿大被批准使用[90],但是在欧洲和美国市场开发中断[91]研究显示,半抗原二硝基酚修饰的自体肿瘤细胞和BCG佐剂对黑色素瘤有一定的临床治疗效果,最初在澳大利亚获批,但随后因经费限制撤回,最终停止生产[92,93]。

通过基因修饰表达免疫调节因子的肿瘤细胞可增强抗原特异性抗肿瘤免疫应答。转入了重组载体的细胞经放射处理后不能增殖但仍可以分泌免疫调节因子。转入了表达GM-CSF的重组腺病毒载体的自体黑色素瘤细胞经放射处理后,回输至黑色素瘤患者体内,具有抗肿瘤作用[94]。同样,转入表达白细胞介素2(interleukin-2,IL-2)的重组腺病毒载体的自体血细胞,经放射处理后回输至多发性骨髓瘤患者体内,也可起到治疗作用[95]。

蛋白质/亚单位疫苗

鉴于前期提到的灭活菌苗的复杂性,发展针对病原体保护性表位多肽的蛋白疫苗(纯化)是一种很好的策略。该技术必须依赖遗传学、生物化学和免疫学分析来确定针对多肽抗原的保护性抗体的特异性。基因组学可以对新疫苗进行鉴定。一旦获得DNA、RNA全基因序列(或部分序列),开放读码框(ORF)就可以确定。通过推导氨基酸序列就可以了解其表面定位特征(如与其他候选疫苗蛋白或疏水N端序列的同源性)。重组宿主细胞(如大肠埃希菌)表达的基因和重组多肽纯化后免疫动物,或者将基因作为DNA疫苗注射小鼠(见下文"核酸疫苗")。制备的多克隆抗血清可被用于生物学分析(病毒中和、细菌调理,与病原体或人癌细胞表面结合),以判断蛋白是否能作为候选疫苗。新的蛋白也可以用于动物模型的攻击试验。在完成丙型肝炎病毒(HCV)全基因组序列克隆后,基因组学技术首先被应用于HCV[96]。通过脑膜炎球菌的基因组序列,已对600多个可能的蛋白质进行分析,并确定了多个候选疫苗抗原[97]。这种脑膜炎球菌疫苗已在欧洲、加拿大、美国和澳大利亚被许可使用[98]。

大量新技术被用于识别可作为候选癌症疫苗的人类蛋白(或碳水化合物),包括独特的肿瘤特异性抗原、在肿瘤和肿瘤产生组织中表达的组织特异性抗原,及在部分肿瘤中表达但正常组织中不表达的共同抗原[99]。通过下述技术可将这些抗原用于多肽疫苗的研究开发。

病毒蛋白疫苗。第一个蛋白类疫苗来源于天然抗原。如最早的HBV疫苗采用的就是来源于人体(血浆)的疫苗抗原。慢性乙型肝炎病毒(HBV)感染患者的肝细胞可以释放大量病毒表面蛋白,如HBV表面抗原(HBsAg)。HBsAg是一个含有保护性表位的直径为22nm的颗粒抗原。疫苗制备过程包括,长期慢性携带者的血浆采集、HBsAg纯化、1~3次灭活工艺(因生产厂家而异)来杀灭HBV和其他外源性物质[100]。该疫苗具有良好的耐受性和保护效果,但因重组技术疫苗的出现不再使用。

细菌蛋白疫苗。无细胞百日咳疫苗为从百日咳杆菌培养液中纯化的蛋白制备而成,已在许多发达国家取代全细胞百日咳疫苗用于儿童常规免疫。根据其含有的蛋白抗原的种类和数量,目前获准使用的P_{ac}疫苗可以分为一价、二价、三价、四价或五价结合疫苗[101-103]。这些疫苗中均含有百日咳毒素[104],和其他百日咳成分一起,制备成无细胞百日咳疫苗。其制备将在后面"基因失活"章节进行描述。

肿瘤细胞。从肿瘤组织中分离出的蛋白可用于癌症疫苗的制备。如从肿瘤组织中分离、纯化、制备肿瘤自体gp96热激蛋白,患者接种后,可刺激产生CTL应答[105]。

化学灭活。许多细菌产生的蛋白毒素与感染机制有关。从细菌培养物中纯化的毒素分子,如破伤风杆菌和白喉杆菌等,再通过化学方法,如福尔马林或戊二醛脱毒。脱毒的毒素称为类毒素,白喉、破伤风和百日咳(DTP)联合疫苗中包括这些类毒素成分[106,107]。

基因失活。化学脱毒方法存在一定的缺点,如可能会造成保护性表位的改变(降低免疫原性)和生物毒素活性的回复。但是采用rDNA技术则可获得稳定的毒素。如,百日咳毒素基因通过突变(两个位点突变保证稳定)后,降低酶活性。用突变的基因代替百白破原来的基因,就可获得具有免疫原性且稳定的灭活百日咳类毒素[108]。这种双突变百日咳类毒素(在温和条件下采用福尔马林处理,也可提高其免疫原性或稳定性)是一种目前尚未应用于临床的特殊无细胞百日咳疫苗成分[101],其他无细胞百日咳疫苗采用的是非重组百日咳类毒素,已在第44章节中详述。基因改造技术也被成功应用于白喉毒素的突变,从突变白喉杆菌培养物中筛选出无酶活性但是有毒性抗原分子的物质,这种基因工程毒素(CRM_{197})[109]是已获准上市的Hib结合疫苗和肺炎球菌结合疫苗的蛋白载体(见下文)。该技术也被应用于候选黏膜免疫佐剂霍乱毒素和肠产毒性大肠杆菌(ETEC)毒素的制备

（见下文）。

重组多肽。人们对重组多肽用于亚单位疫苗颇有争议，但 rDNA 技术已被广泛应用于新疫苗的研制，这些技术总结概述如下。

颗粒疫苗。第一个应用 rDNA 技术研制的疫苗是酿酒酵母乙型肝炎疫苗[110]，其为 22nm 的 HBsAg 颗粒；大肠埃希菌也可以表达 HBsAg 多肽，但不能包装成颗粒。这些病毒样颗粒（virus-like particle，VLP）表面结构与 HBV 病毒颗粒高度类似。重组酵母乙型肝炎疫苗由纯化的重组 HBsAg 吸附铝佐剂而制成，已在很大程度上取代了同样有效和耐受性好的血源疫苗，血源疫苗最初在 1981 年获得美国 FDA 批准随后在 1990 年暂停（美国未再获准）。为进行食用疫苗研究，研究者在转基因马铃薯块茎中成功表达出 HBsAg，并在临床研究中发现具有较好的安全性和免疫原性[111]。

颗粒的免疫原性通常优于多肽（图 66.1）。并且颗粒（包括 VLP）可以诱导产生针对颗粒（及其他病毒）构象表位的抗体，但分离到的颗粒表面多肽则不可能诱导产生这类抗体。采用颗粒免疫原制备的疫苗有甲肝病毒颗粒（低至 50ng 剂量在人体即具有免疫原性）和人乳头瘤病毒 VLPs 颗粒（HPV）。HPV 病毒颗粒是一个高度有序的结构，主要蛋白为 L1，一旦在真核细胞表达就会组装成 VLPs 颗粒，并诱导 HPV 中和抗体。这类疫苗被证明可以诱导保护性免疫，二价、四价和九价疫苗目前已证明有效并获准上市[112-114]。

天然蛋白序列。rDNA 技术已被大量应用于病毒、细菌及寄生虫感染候选疫苗抗原蛋白的制备。大肠埃希菌表达的伯氏疏螺旋体表面蛋白[115]（OspA）已作为重组脂蛋白用于莱姆病的预防，但该疫苗已停止生产。中国仓鼠卵巢（CHO）细胞[116]表达的重组 HIV-1 gp120（rgp120）已进入 III 期临床试验研究，但结果显示无效[117,118]。同样，CHO 细胞表达的重组 HSV 糖蛋白也正在进行 III 期临床试验[119]，显示总体保护性为 9%，对 HSV-2 的初次感染和复发均无效。大肠杆菌表达的含有两个 H 因子结合蛋白的 B 群脑膜炎奈瑟菌重组疫苗已在美国获批 10~25 年[120]。最近，以 AS01 为佐剂[121]的重组水痘-带状疱疹病毒糖蛋白 E 亚单位疫苗，III 期临床试验证明，其对 50 岁以上成年人[122]带状疱疹保护效果达 97%，为细胞免疫受损人群提供了一个更安全的替代疫苗[123]。

融合蛋白。包含多个肽序列的重组融合蛋白可用于多表位疫苗抗原的制备。含有两种肺炎球菌表面蛋白细胞外结构域的融合蛋白已进入临床研究阶段[124]。包括 26 个 M 蛋白型特异性肽序列的 4 个重组融合蛋白的重组化脓性链球菌疫苗，可以刺激产生针对化脓性链球菌所有 26 个血清型的免疫应答[125]。同样，已对 B 群脑膜炎球菌疫苗中 5 个抗原蛋白中的 4 个抗原进行融合蛋白表达以增强其免疫原性[126,127]，该疫苗已获批应用于 2 月龄及以上人群[128]。基于结构生物学新技术的一些疫苗产品也已获得应用。X 射线衍射会揭示这些纯蛋白质的晶体结构。截至 2017 年，已有超过 126 000 种生物分子结构已存入在线蛋白质数据库。这些蛋白质结构可以揭示其功能和分子相互作用，帮助开发更好的疫苗。而一些如与防护感染有关抗体的结构分析，可以帮助研究人员理解为什么它们是有效的、什么免疫原可被有效识别，这样可以设计出高效诱导产生抗体的重组免疫原[129]。HIV-1 和 RSV 疫苗的研究进展得益于结构生物学的发展。例如，通过结构生物学破解病毒中和抗体如何识别与宿主细胞受体相关病毒刺突，有助于 HIV-1 疫苗设计，其也被用于流感和埃博拉病毒疫苗研究[130-133]。RSV 结构生物学表明，RSV 人源化单克

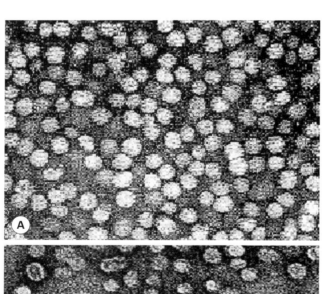
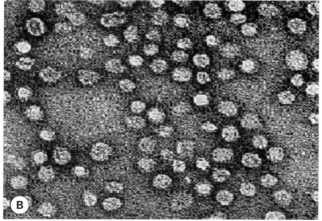

图 66.1　**A.** 重组乙型肝炎病毒样颗粒；**B.** 重组 HPV 病毒样颗粒。

隆抗体莫托维珠与已被许可上市的帕利珠抗体相比，虽然只有 13 个氨基酸残基差异，但却比帕利珠抗体高效 10 倍，这可能是由于其识别不同的（F）融合糖蛋白所致[134]。莫托维珠单抗可结合并诱发 F 糖蛋白三聚物化，其不同于 PIV5 F 前体结构的构象。随后对 RSV F 糖蛋白前体特异性抗体进行结构生物学研究发现，其与一个新的抗原位点ø[135]结合能力比帕利珠抗体更强。针对这个新抗原位点设计融合糖蛋白疫苗，免疫小鼠和猴产生的 RSV 特异性中和抗体活性数倍于保护阈值[136]。

非传染性疾病。对研究开发的一系列针对非传染性疾病如过敏反应、肿瘤、自身免疫病的疫苗效果进行评价，发现过敏原粗提物如豚草可作为治疗性疫苗来缓解过敏症状，过敏原的编码基因在异源宿主细胞表达后可作为抗原也在研究中。在过敏患者具有必需 T 细胞表位的条件下[137]，重组尘螨过敏原多肽可缓解皮肤过敏反应，并降低嗜碱性粒细胞释放的组胺量。

1 型糖尿病患者发病前，就可检测到针对胰腺β细胞自身抗原（如胰岛素）的抗体，随后β细胞被自身免疫系统攻击。小鼠模型研究发现，一种重组自身抗原可阻止 1 型糖尿病的发展。随后临床试验表明，在患者发病前皮下注射重组大肠埃希菌表达的胰岛素，可有效延缓 1 型糖尿病的发展[138]。最近的研究表明，鼻内接种重组胰岛素效果很有前景[139]。编码胰岛素原 DNA 质粒疫苗的 I/II 期初期研究显示通过减少特异性 T 细胞可以保护β细胞来防止 1 型糖尿病[140]。虽然有前景，但这种 DNA 疫苗的效果需要较大的临床研究来证实。

传统设计。出于特异性免疫的目的，可以针对不同使用者进行特异性重组融合蛋白的表达。观察发现，微生物热激蛋白可诱导 CD8$^+$ CTL 的产生，小鼠接种牛型结核分枝杆菌 BCG $hsp65$ 与 HPV-16 E7 的融合蛋白后，可诱导产生 CD8$^+$T 细胞，有效地杀伤 HPV E7$^+$肿瘤细胞[141]。关于该融合蛋白在 HPV 相关肿瘤中的治疗作用，正在进行进一步的临床试验研究。

DNA 重组。除了设计特异性分子外，也可以反复构建新的重组分子，筛查并选择其中具有免疫学特性者作为候选疫苗。这种 DNA 混合方法已经应用于一些恶性疟原虫、登革热病毒、HIV-1、乙肝病毒等候选疫苗的研究，但未进入临床研究[142]。

宿主细胞表达系统。许多宿主细胞可用于异源重组基因的表达（框 66.1），包括细菌、真菌细胞和哺乳动物传代细胞系（CCLs），如 CHO 细胞、非洲绿猴肾（Vero）细胞等。翻译后不需要修饰的一些小分子蛋白均可在微生物表达系统表达，并具有免疫原性。2013 年，杆状病毒昆虫细胞传代细胞系表达的包含重组血凝素蛋白的流感疫苗批准用于 18~49 岁的人群[143]，成为首个昆虫细胞表达类药物批件。

在微生物系统表达的、用于人类疾病治疗的其他一些非疫苗蛋白有胰岛素、生长因子、干扰素、白细胞介素 -2。相反，经适当折叠及翻译后修饰才能具有较好免疫原性及活性的多肽（如糖蛋白）均可在哺乳动物 CCL 中表达。已获批准的在哺乳动物 CCL 表达的非疫苗性、治疗用蛋白有：组织纤溶酶原激活剂、红细胞生成素、集落刺激因子、单克隆抗体。整个动物（绵羊、牛和山羊）或植物个体（如烟草）也可作为宿主用于重组蛋白的表达[144,145]。

框 66.1	表达重组蛋白的宿主
细菌	**哺乳动物**
大肠埃希菌	山羊
百日咳杆菌	绵羊
霍乱弧菌	奶牛
酵母	**昆虫细胞**
酿酒酵母	草地贪夜蛾
汉逊酵母	**植物**
哺乳动物细胞	西红柿
中国仓鼠卵巢细胞	马铃薯
非洲绿猴肾细胞	烟草
淋巴细胞	

肽类疫苗

中和抗体可识别的 B 细胞表位（中和表位）可能位于多肽内部。一些 B 细胞表位为构象依赖性（如 VLP），它是由多肽不同部分的氨基酸残基在三维空间排列而成，这也就意味着这样的表位必须有完整的多肽链才具有免疫原性。而其他表位为线性表位，6~20 个氨基酸残基序列即具有抗原性。在整个多肽中，许多线性表位免疫原性较弱，含有中和表位的整条或部分多肽可能没有足够的免疫原性（这也是病原体逃避免疫监视的机制之一）。例如，已知恶性疟原虫（疟疾）环孢子蛋白（重复的 4 个氨基酸序列）为线性中和表位[146]，环孢子多肽包含一个可被中和抗体识别的线性表位，其诱导产生中和抗体的能力很弱。

一些技术可用于提高包含有 B 细胞表位的肽链和 T 细胞表位的肽链的免疫原性（表 66.1 中所列），包括融合蛋白、融合肽和偶联物。

B细胞表位

多肽聚合物。一些肽在合适的孵育条件下,可以形成免疫原性更强的小的或大的聚合物。与阿尔茨海默病(Alzheimer disease,AD)的发展有关的β淀粉样(Aβ)蛋白被加工成由42个氨基酸残基组成的肽链,其在体内可形成大的纤丝和可溶性聚集体。一种AD候选疫苗即为诱导Aβ肽链(1-42)聚合成不可溶的纤丝制备而成。转基因小鼠模型研究显示,这种疫苗可阻止痴呆的发展[147]。但在临床研究中发现,这种疫苗诱导产生了可引起严重不良反应[148](如无菌性脑膜炎)的细胞免疫应答,故需重新进行疫苗设计。

融合蛋白。将肽表位与载体蛋白颗粒基因融合后可增强表位的免疫原性。如HBsAg[149]与乙型肝炎核心抗原[150]基因融合后,得到一个直径为28nm的HBV编码颗粒。融合位点可以在载体蛋白颗粒的N端、C端或中间位置,主要取决于表达蛋白是否具有良好的免疫原性并能维持颗粒结构。疟疾环孢子肽与HBsAg融合蛋白疫苗已经取得临床许可,免后18个月随访显示,AS01佐剂疟疾疫苗接种3剂次后,在儿童中有效性为46%、在婴儿中为27%,其可能成为控制非洲疟疾的主要保障[151]。尽管欧盟以外地区使用效果有限,但考虑到疫苗在两个年龄组的利益风险比(特别是在高传播地区儿童死亡率非常高)[152],2015年7月24日已经收到欧洲药品局的委员会将其作为人用医药产品(CHMP)的肯定意见。黑色素瘤相关抗原3(MAGE-A3)是一种在黑色素瘤细胞、非小细胞肺癌和血液肿瘤上表达的肿瘤特异性抗原[153]。MAGE-A3和流感嗜血杆菌蛋白D融合蛋白配伍专有的佐剂后被开发成治疗肺癌疫苗,但最近的Ⅲ期研究结果表明,它因没有达到延长无病生存的主要终点而停止[154]。

融合肽。目的蛋白的B细胞表位与Th表位融合后可增强免疫原性。如来自胆固醇酯转移蛋白(CETP)的含有16个氨基酸残基的肽链与来自破伤风类毒素(TT)的14个氨基酸的Th表位融合,可增加用高胆固醇饮食饲养兔血浆中的高密度脂蛋白水平,减轻主动脉病变,在人体可诱导抗CETP抗体的产生[155]。然而,Ⅱ期研究表明,因试验组相比没有达到增加血浆高密度脂蛋白胆固醇浓度的主要研究终点,所以正在进一步开发佐剂疫苗的临床前研究[156]。

偶联。多肽是由氨基酸残基组成的化合物,肽链可通过氨基酸残基与载体蛋白共价连接或偶联。最常用的载体蛋白为细菌蛋白,如TT,疟原虫环子孢子蛋白表位与TT的结合疫苗已进入临床试验阶段[157]。偶联技术同样适用于以人绒毛膜促性腺激素(hCG)或促黄体素释放激素(LH-RH)为基础的生殖疫苗的研制。目前已证明这些激素的抗体可抑制受精,但LH-RH及hCG免疫原性很弱。实验动物研究结果表明,LH-RH或hCG与TT偶联后诱导产生的抗体可抑制受精,这些结合物临床上称为生殖疫苗[158]。而且,由于hCG在胰腺与前列腺肿瘤细胞表达,一种hCG结合疫苗作为治疗性癌症疫苗正在进行临床评价[159]。肿瘤特异性抗原MUC-1与KLH的偶联物也正在进行非小细胞肺癌的免疫治疗研究[160]。

复合肽。肽序列多聚体如将多价抗原合成肽连接为重复阵列,以增强肽的免疫原性[161],如应用于疟原虫环子孢子蛋白肽表位[162]。免疫原性较弱的肽链采用以上四种策略后,免疫原性明显增强,其诱导产生的中和抗体滴度高于单肽或天然的全长多肽。但在临床上选用哪种策略最有效,需根据具体情况而定。

模拟表位。采用抗血清可从肽库中筛选出与抗血清反应的免疫原的抗原性相似的肽(模拟表位)。该方法可用于通过重组或合成方法难以获得的免疫原的制备。HBsAg S多肽上的模拟表位,不仅可与抗-HBs抗体反应,其与载体蛋白融合后也可诱导机体产生抗-HBs抗体[163]。LeY抗原是在人肿瘤细胞表达的一种新乳糖系列碳水化合物。由于通过分离或合成方法难以制备足量的LeY抗原作为疫苗的免疫原,故分离出一种可模拟LeY抗原肽的模拟表位肽;用多价抗原模拟表位肽免疫小鼠后,可诱导抗-LeY抗体的产生,并在小鼠肿瘤模型中可抑制肿瘤的生长[164]。同理,我们也可用HIV-1上的碳水化合物表位的模拟肽诱导HIV-1中和抗体的产生[165]。

T细胞表位。除了中和抗体以外,一些疾病有效的免疫预防与治疗需要CTL或其他T细胞免疫来完成。T细胞表位可以诱导多种T细胞免疫应答,主要应用于治疗性疫苗研究。

CTL表位。被CTL识别的肽表位可能是HIV、结核分枝杆菌及慢性疾病如乙型肝炎免疫治疗有效的免疫原。CTL肽表位免疫原性通常较弱。因此对于治疗型乙型肝炎疫苗研究而言,需将HBV核心蛋白的CTL表位与辅助性T细胞抗原表位(来自TT)和两个软脂酸分子共价连接[166]。临床研究表明,这种疫苗可有效诱导HBV特异性CTL及记忆CTL的产生。T细胞表位肽与胞嘧啶磷酸鸟苷(CpG)寡核苷酸佐剂偶联后,可增强CTL活性[167]。

T细胞活化。抗原肽与肿瘤表面的人类白细胞抗原结合可以制备肿瘤相关肽的混合物。注射肿瘤相关肽可以激活T细胞，进一步攻击并摧毁肿瘤细胞。发展最快的疫苗是已进入Ⅲ期临床研究的肾癌疫苗[168]。

T细胞受体。自身免疫病的治疗可采用T细胞疫苗[169]，其靶抗原为T细胞受体，目标为抑制T细胞介导的自身免疫反应。这种方法已成功应用于醋酸格拉替雷[170]（glatiramer acetate, GA）的研制中，醋酸格拉替雷是由丙氨酸、赖氨酸、谷氨酸、酪氨酸组成的肽共聚物，已获准用于多发性硬化的免疫治疗。其可引起Th1型免疫应答向GA特异性Th2型免疫应答的转换，从而介导旁路抑制，减轻抗髓鞘自身免疫反应。

碳水化合物和多糖疫苗。许多细菌都有外层多糖荚膜。抗荚膜多糖抗体可以预防荚膜细菌感染，因此荚膜多糖是首选的疫苗抗原。脂多糖（LPS）是革兰阴性细菌的另一种含量丰富的表面分子，也可作为疫苗抗原。除此之外，有些癌细胞表面的碳水化合物也可作为疫苗抗原。

多糖。天然荚膜多糖由几百个重复单位组成，是细菌分类和血清分型的依据，每个单体由单糖、磷酸基团及其他小的有机基团组成。在细菌的生长过程中，多糖脱落后被收获、浓缩。这些多糖在成人及2岁以上儿童中具有免疫原性。这些多糖诱导产生的抗体，可介导溶菌和调理作用，从而达到抗感染的目的。已获准上市的多糖疫苗有单价Hib疫苗[171]、4价脑膜炎球菌疫苗[172]和13价肺炎球菌疫苗[173]。由于多糖是非T细胞依赖性抗原，因此这些多糖疫苗不能诱导免疫系统未发育成熟的2岁以下儿童产生免疫应答，并且多糖抗原在成年人及2岁以上儿童体内不能诱导产生免疫记忆及免疫增强。

多糖结合疫苗。婴儿及2岁以下儿童可产生针对T细胞依赖性免疫原（如蛋白质）的免疫应答。多糖与载体蛋白偶联后可由非T细胞依赖性抗原转变为T细胞依赖性抗原。因此，多糖结合疫苗可诱导婴幼儿产生保护性IgG及免疫记忆应答。这些实验不同载体的结合疫苗在以下特性中表现出一种或多种不同：2月龄婴儿对第一剂疫苗的应答、4月龄和6月龄婴儿对第二、第三剂的应答、一岁以上儿童对加强剂次的应答、抗体水平衰减曲线、最高抗体滴度、保护效果出现的年龄等。该策略对于Hib、肺炎球菌和脑膜炎球菌等荚膜细菌尤为重要，因为2岁以下婴幼儿的侵袭性疾病主要由这些细菌引起。

Hib只有一个血清型（"b"）。已获准上市的Hib结合疫苗有多种[174]，分别与不同大小、不同多糖链长度、不同偶联工艺而导致不同免疫学特性的载体蛋白（TT、DT、CRM$_{197}$和脑膜炎球菌外膜蛋白）偶联。例如，膜蛋白偶联Hib疫苗抗体反应快，CRM$_{197}$偶联Hib疫苗抗体反应更高。

根据荚膜多糖结构的不同，肺炎球菌可分为90个血清型。在发达国家中，儿童肺炎球菌结合疫苗包含其中7个血清型，60%~75%的儿童肺炎球菌疾病（急性中耳炎、肺炎、脑膜炎）由这7个血清型引起。7价肺炎球菌结合疫苗已获准在儿童中使用[175]。一种含13价肺炎球菌多糖的结合疫苗已于2010年获得批准，这是目前抗原偶联最高价次[175-178]。在1983年获批的23价肺炎球菌多糖疫苗（PPSV23）包含更多的抗原，但其非蛋白偶联疫苗。因此，PPSV23对肺炎球菌病可能提供更广泛的保护，因为它涵盖了更多血清型（相比PCV13多60%，达到85%~90%），但没有证明偶联疫苗免疫原性更高[179]。

侵袭性脑膜炎球菌疾病分别由含有五种不同荚膜多糖的菌株引起：A、B、C、W135和Y。一种以白喉类毒素为载体蛋白的四价脑膜炎球菌结合疫苗已在美国和加拿大上市使用。一种以白喉毒素突变体（CRM$_{197}$）为载体蛋白的结合疫苗可在2岁以下婴幼儿中产生免疫力，目前已被应用于青少年和成年人[180,181]。

孕妇接种B群链球菌结合疫苗[182]可以预防新生儿B群链球菌脑膜炎。综上所述，多糖结合疫苗优于多糖疫苗，它可以诱导机体产生高的抗多糖抗体滴度，产生足量可通过胎盘的保护性IgG，保护胎儿免受B群链球菌感染。

其他碳水化合物。肿瘤细胞具有其他类型细胞不具备的独特的碳水化合物结构，因此这些碳水化合物可用于肿瘤疫苗的研制。例如，用于卵巢癌和乳腺癌[183]治疗的STn碳水化合物、用于黑色素瘤[184]治疗的GM2神经节苷脂。与荚膜多糖相同，这类碳水化合物与载体蛋白结合后，免疫原性会更强。

其他

其他策略包括抗独特型抗体和霍乱毒素B亚单位衍生物的结合物。用模拟HBsAg的抗独特型抗体[185]免疫黑猩猩，可防御HBV感染[186]，证明抗独特型抗体用作疫苗的策略的可行性。应用该策略治疗癌症包括使用抗独特型抗体模拟肿瘤抗原（为不同抗原，不是自身抗原），可诱导针对肿瘤抗原的免疫应答[187]。针对转移性乳腺癌[188]和曼氏血吸虫感染[189]的类似研究已在进行。有一种新方法用于抗可卡因成瘾疫苗的制备。临床前研究提示,抗体可与可卡因结合并清除可卡因。可卡因滥用者及戒断者接种可卡因衍生物与霍乱毒素 B 亚单位(CTB)的偶联物后,体内可产生抗可卡因抗体,并可减轻可卡因的欣快效应[190]。

核酸疫苗

使用编码疫苗抗原的 DNA 技术于 20 世纪 90 年代开始盛行。携带疫苗抗原基因的质粒在体外转染细胞后,可以在细胞内合成疫苗抗原。体内细胞摄取疫苗抗原编码基因后,疫苗抗原可分泌或表达于细胞表面,并诱导体液或细胞免疫应答。可以通过化学方法或非复制型病毒、电穿孔或非复制型病毒或细菌递送系统使 DNA 被摄入,后者与 DNA 疫苗(体内非复制型)的定义相符。尽管该方法尚缺少临床有效依据,但具有长期发展潜力,因为 DNA 和 RNA 技术在本质上是类似的,下面的例子会专注于 DNA,但在非病毒递送总结时会专注于 RNA。

裸 DNA

最初的策略是采用肌内注射含有疫苗抗原编码裸基因的溶液[191]。细胞摄入 DNA 后,转录其表达盒、合成抗原,与活病毒感染过程相似。编码抗原可诱导细胞或体液免疫应答(图 66.2)。DAN 疫苗的优点是制备技术相对容易,可合成大量拷贝的信使 RNA(mRNA),因此增加抗原的表达量、增强免疫应答。这种疫苗在动物感染模型尤其是病毒感染模型中十分有效[192]。DNA 疫苗作为一种新技术,与理论上安全相关的问题有待解决。临床前研究尚未发现可检测水平的抗 DNA 抗体的产生。虽然检测到质粒 DNA 与染色体 DNA 整合,但整合率远低于自发整合率[193]。

临床研究表明人体对流感、HIV 和疟疾裸 DNA 疫苗有很好的耐受性[194,195]。第一代 DNA 疫苗免疫后偶尔可诱导产生较低水平的特异性抗体,不能起到保护作用。受试者接种约 1mg 的疟疾 DNA 疫苗后特异性 CTL 为阳性。DNA 疫苗具有极好的安全性,但初期临床试验研究表明,DNA 疫苗的免疫原性需进一步增强以使临床效果更好,这方面的内容在下面一节会提到。这些疫苗最好用于诱导细胞免疫应答或初免-加强免疫策略中的初次免疫(见下文)。

易化 DNA

递送。易化可在细胞吸收 DNA、mRNA 表达或免疫激活水平进行。DNA 经基因枪直接"射"入细胞内后,细胞可表达 DNA 编码抗原并刺激机体产生免疫应答。基因枪可将 DNA 吸附于金颗粒表面,通过无针装置以干粉的形式注入表皮细胞内;这种乙型肝炎疫苗具有免疫原性[196]。为了增加 DNA 摄入量,可用阳离子脂质、脂精胺或其他分子包被 DNA,这些分子可以中和其表面电荷并含有脂质基团,便于细胞膜转运[197]。该方法也用于可引起黏膜免疫的注射途径以外的其他疫苗接种途径(除肠道外途径外)研究。麻醉剂丁哌卡因(bupivacaine)与 DNA 结合使用可增强 DNA 的吸收与表达[198]。

组成。DNA 的基础成分可能会影响其效力。细菌中非甲基化的 CpG 二核苷酸代表了那些可刺激针对细菌感染的天然免疫的结构,其在哺乳动物中含量极低。作为 DNA 疫苗的一部分或作为佐剂本身(见下文),CpG 二核苷酸可诱导 B 细胞增殖及免疫球蛋白分泌,从而调节免疫原性[199]。

DNA 疫苗既可诱导特异性抗体产生,也可诱导包括 CTL 在内的细胞免疫应答的产生。因此,裸(或易化)DNA 疫苗可用于肿瘤的免疫治疗,目前正在对质粒 DNA-脂质复合物在转移性肾细胞癌中的治疗作用进行研究[200]和白介素 2 为递送系统的质粒用于治疗黑色素瘤进行Ⅲ期临床研究[195]。使用电穿孔法将质粒 pUMVC3-hIL-12-NGVL3 细胞因子复合物直接进入肿瘤表面的第 I 期临床试验,显示转移性肿瘤患者表现出不同程度的好转[201]。

病毒 DNA 载体

另一种表达质粒的设计策略为使用病毒 DNA 表

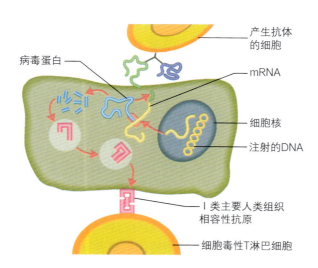

图 66.2 注射编码外源蛋白的 DNA 可诱导机体产生抗体和细胞毒性 T 淋巴细胞、MHC、主要组织相容性复合物;mRNA、信使 RNA。

达系统来提高 RNA 和蛋白表达水平,与活病毒的感染过程相似。已研制出辛得毕斯病毒(Sindbis virus) DNA 载体表达系统[202]。

病毒 RNA 载体

编码肿瘤抗原、具有自身复制能力的 RNA 可用作核酸疫苗。塞姆利基森林病毒(Semliki Forest virus)RNA 复制酶多聚蛋白编码基因与疫苗抗原基因结合后,以 RNA 注射后,可产生多聚蛋白酶启动抗原复制,诱导抗体产生、激活 CTL,保护小鼠免受肿瘤攻击,用于治疗后延长存活时间[203]。其疗效与转染细胞凋亡有关,死亡细胞随之被 DC 吸收,可能会提供一个免疫原性增强的机制。

非感染性 RNA 可被用于模拟黄病毒感染[204];非感染性 RNA 转染入宿主细胞后,宿主细胞可分泌非感染性亚病毒颗粒。将包被有 RNA 的金微粒注入小鼠体内后,可诱导中和抗体产生,保护小鼠免受致死性攻击。

病毒递送

对鸡痘病毒和金丝雀痘病毒递送的 DNA 疫苗而言,重组蛋白的表达盒被整合入病毒基因组。这些痘病毒在禽类细胞中可大量复制,其虽然也能感染哺乳动物细胞并表达蛋白产物,但不能复制产生感染性病毒[205,206]。这种一次性自限性感染足以诱导产生针对感染细胞中禽类痘病毒表达的重组多肽病原体的广泛的免疫应答,但反应原性低于痘苗病毒(假如禽类痘病毒不能传播)。鸡痘病毒已被试验用于 DNA 初免(pHIS-HIV-B)和重组鸡痘病毒(rFPV-HIV-B)加强免疫策略[207,208]。表达 HIV-1 rgp160 或 rgp120 的重组金丝雀痘病毒(见"病毒 RNA 载体"章节)已被用于 HIV-1 疫苗初免 - 加强免疫策略(见下文)[209,210]。

细菌递送

细胞内复制增殖的细菌经过改造后,可作为递送系统向宿主细胞递呈质粒 DNA 并使其表达疫苗抗原[211]。福氏志贺菌的一个必需基因 asd 被删除后,即可成为减毒株。在二氨基庚二酸(DAP)的存在下,这种减毒志贺菌可以在体外复制增殖,并可感染细胞(如果含有编码侵袭相关多肽的质粒),但由于体内缺乏 DAP,其在体内不能复制增殖。含有真核启动子和重组基因的质粒转染减毒福氏志贺菌后,获得的重组福氏志贺菌在体外感染哺乳动物细胞、表达质粒编码蛋白质作为疫苗抗原。因为福氏志贺菌可在肠组织内复制增殖并刺激黏膜免疫,因此这种载体可以通过口服途径递送,并可有效地向黏膜免疫刺激后的细胞提呈 DNA。其他可以感染哺乳动物细胞的细菌也可通过这种方式递送重组质粒并表达重组蛋白作为疫苗抗原。

非微生物 RNA 递送

因为体内 RNA 不稳定,注入裸信使 RNA 或自身扩增的 RNA 产生免疫反应效力有限[212],阳离子脂质体聚合物可增加信使 RNA 疫苗的稳定性[213,214],临床前研究证明这种方法可以预防黑色素瘤的发展和转移[215]。在这个新递送系统中,脂质纳米颗粒可减少对 RNA 的干扰,自身复制型 RNA 疫苗也被开发出来,它只包含一个甲病毒基因组编码 RNA 复制原件,结构蛋白基因被目的抗原所取代,其可引起广泛的、强有力的保护性免疫反应,与病毒递送系统类似[216]。

活疫苗的其他策略

剂型

灭活疫苗、亚单位疫苗、DNA 疫苗的免疫原性可以通过剂型改变而得到提高,剂型指用于疫苗接种的最终形态。疫苗剂型除了抗原、DNA 等有效成分外,还包括佐剂和/或投递系统。佐剂是一种可以刺激机体产生针对与其一同接种的抗原更强烈体液和/或细胞介导免疫应答(CMI)的物质。递送系统是一种可以保证疫苗在体内提呈至免疫细胞、稳定和长时间缓慢释放抗原的工具。预计将来很多疫苗可能会包含新的佐剂和递送系统。已有很多关于多种实验型佐剂和递送系统研究的文献综述发表[217,218]。一些佐剂主要刺激产生体液免疫应答,另一些则主要刺激产生包括 CTL 在内的细胞免疫应答。表 66.4 列出了使用新型佐剂和递送系统的利弊。

佐剂

铝盐。铝盐(氢氧化物或磷酸盐)是唯一获准广泛用于人类疫苗的佐剂。这种佐剂在全球范围内用于注射疫苗已经应用了近 70 年、超过十亿人次。疫苗抗原通过离子键与铝盐结合[219],这种佐剂主要促进 Th2 型免疫应答(即抗体免疫应答),不能刺激细胞免疫应答的产生。虽然铝盐佐剂对一些已获准上市的疫苗(例如,乙型肝炎、百日咳)很有效,尚不足以诱导所有疫苗产生有效的抗体应答。

表66.4 佐剂和递送系统

潜在优点	主要问题
给药量↓	佐剂靶向的免疫系统常见组分的细胞、受体、信号通路和组织分布的种属差异,可能会导致对人类的安全性和耐受性错误的结论
给药次数↓	低反应性个体的慢性不良事件(自身免疫性疾病)、缺乏长期可行的随访和人类白细胞抗原基因差异对某些安全性信号的作用,使得长期安全性难以确定
T细胞应答↑	需要证明预防性疫苗针对健康或年轻人群与癌症患者或难防治传染病不同的利益风险比
抗体水平↑	基于他们的来源、作用机制或生化属性(如主动免疫刺激剂、载体、递送工具、给药途径、盐、表明活性剂、乳剂、脂肽)的分类,分析性定义佐剂是复杂的
抗体质量↑	理想的佐剂是稳定长效和可生物降解的,但并不容易获得
免疫损害者的应答↑	在药学方面明确佐剂真的是什么,抗原在哪里,和所有组件潜在的长期稳定性
黏膜免疫	制剂需要考虑给药途径,可能增加了复杂性/制造成本

由于上述铝盐佐剂的不足,许多化学试剂、天然生化药剂、有免疫调节活性的蛋白质(细胞因子)等均被作为潜在的佐剂正在进行研究。几乎所有已知配方的佐剂由于机械或非特异性损伤,均可引起局部或全身不良反应[220]。理想的佐剂需要在不良反应和免疫增强作用之间达到平衡。特定疫苗的免疫生物学作用决定了佐剂的选择,或增强体液免疫应答,或增强细胞免疫应答。

其他获准使用的新佐剂:MF59、ASO4、ASO3、脂质体和AS01。 MF59(一种水包油乳液)用于灭活流感病毒裂解疫苗,可明显增强疫苗的免疫原性,并具有可被接受的临床耐受性,于1997年在欧洲被批准使用。另一种以鲨烯为基架的水包油乳液AS03,在2009年H1N1大流行时被广泛应用[222,223]。流感大流行大约1年后,一些欧洲国家曾报道,接种AS03佐剂大流行性流感疫苗者会发展为神经睡眠障碍,嗜睡症[224,225]。截至2015年1月,欧洲医药管理局数据库已经接到1300多例疫苗相关嗜睡症的主动报告[226]。相比之下,MF59佐剂大流行性流感疫苗则没有风险增加的报道[227],这可能会引起人们对某些佐剂疫苗使用安全性的推测。2015年7月发表的一项研究论文中,通过抗原分子拟态建立流感病毒疫苗和嗜睡症之间的免疫联系,验证AS03触发嗜睡症的可能机制[228],发现在AS03佐剂大流行性流感疫苗的流感抗原(核蛋白质)和部分人类的大脑中促进觉醒受体(下视丘分泌素受体2)之间存在分子拟态片段。另外作者还阐释抗体能够和流感核蛋白质的和下视丘分泌素受体交叉反应,理论上可以绑定下丘脑分泌素受体2的下丘脑分泌素蛋白而扰乱正常信号。大量质谱数据证实,与AS03佐剂灭活裂解大流行性流感疫苗相比,由于附加的纯化步骤,MF59佐剂灭活亚单位大流行性流感疫苗(与嗜睡症无关)中流感核蛋白含量大约减少73%(见"灭活疫苗"章节)。这些嗜睡症与流感感染的发现和联系证实,佐剂独自引发自身免疫性疾病的可能性较小。这证明由AS03、MF59佐剂大流行性流感疫苗不会引发或加重患者的自身免疫性疾病[225]。其他如AS04[脱酰基单磷酰脂质A(MPL)加铝],用于重组酵母表达的乙肝疫苗可明显增强抗-HBs抗体的产生[229],最近在欧洲和美国被证实可提高乙肝疫苗和HPV疫苗的免疫原性[222]。脂质体(病毒体)是另一种获得认可和被批准的季节性流感疫苗和甲肝疫苗佐剂[230,231]。AS01是一种包含单磷酸酰脂质A(3-O-desacyl-4′-monophosphoryl lipid A, MPL)和皂素QS-21的脂质体佐剂,已经应用在RTS,S疟疾疫苗和糖蛋白E水痘带状疱疹亚单位疫苗[121]。

开发中的佐剂。 如前所述,许多不同类型的临床试验研究显示,含非甲基化CpG基序的寡核苷酸对蛋白和多肽疫苗具有佐剂效应[232]。

某些具有腺苷二磷酸(ADP)核糖基化功能的细菌毒素也被开发为黏膜佐剂。当CT通过口腔、鼻腔、阴道和直肠途径和抗原共同免疫时[233],其显示出强烈的黏膜免疫佐剂活性,随后介绍的ETEC的不耐热毒素也是如此。这些细菌毒素由一个具有催化活性的A亚单位和五聚体B亚单位组成,可以和多种细胞的GM1神经节苷脂结合。CT和不耐热毒素对人类有毒性,尤其是口服后(引起腹泻);含有不耐热毒素的全病毒流感疫苗通过鼻腔接种后,也可观察到贝尔面瘫的发生[234]。因此,通过诱导点突变获得的毒素,虽然毒性减弱、ADP核糖基化功能丧失,但在小鼠实验中仍具有佐剂活性[235]。另一种方法是,用人工合成的可与免疫球蛋白(Ig)结合的金黄色葡萄球菌蛋白A二聚肽(DD)替代CT的B亚单位。含有可与Ig阳性细胞结合的DD结构域的CTA亚单位毒性减弱、仍有ADP核糖基化功能,在小鼠实验中具有较强的佐剂活性[236]。这些改良佐剂的耐受性和有效性需在人类进行进一步验证。

一种新的佐剂已应用于癌症疫苗。如来自 MUC-1 肿瘤相关抗原的 25 个氨基多肽与 MPL 和 3 个脂质组成脂质体样物,接种非小细胞肺癌和前列腺癌患者后,可产生积极的临床效果[237]。

生物信息学和疫苗安全性

在"佐剂"一节中提到,在 2010 年一个含有鲨烯为基架佐剂的流感疫苗与嗜睡症相关,而另一个含有鲨烯为基架佐剂的流感疫苗则没有,证明抗原在引发这种慢性睡眠障碍中的作用[225]。这个抗原相关假说也符合 2009 年流感感染嗜睡症[238]。佐剂和自身免疫没有内在联系,但可能会引起 B 或者 T 细胞类似表位,存在与微生物及正常的人体组织的潜在交叉反应性。计算机技术已经被开发用于帮助发现潜在的、可产生交叉反应的抗原表位,从而避免可能诱导有害的免疫反应的疫苗组分。除了生物信息学工具用来比较微生物肽和人类蛋白质的相似性[即基本的局部比对搜索(BLAST)算法和序列比对],有些包含与某些自身免疫性疾病的有关的人类白细胞抗原分子的结构的数据库,这些分子结构对理解 T 细胞与交叉反应肽的因果关系有帮助[228]。运用先进的计算机算法可通过观察 T 细胞受体的表位"部分"而快速发现交叉反应表位[239,240]。未来可通过创新技术,进行疫苗佐剂筛选,增强诱导产生的免疫反应,从而提供疾病保护。目前计算机技术越来越成熟,在发现可能导致易感人群自身免疫病的交叉反应抗原表位基础上,进一步对疫苗抗原进行设计,保留可诱导保护性免疫的蛋白质或抗原表位,去除交叉抗原表位。

例如,在流感疫苗研发中(已经发现流感核蛋白质与嗜睡症下视丘分泌素受体可交叉反应表位),可以应用在本章中讨论的一些技术来减少或删除可交叉反应的抗原表位如下:①通过纯化有效地减少流感疫苗终产品的核蛋白质总量[228];②流感病毒基因工程重组菌株(类似于一些减毒活疫苗 HSV 疫苗[23,24])这样的交叉抗原表位被删除或突变,使其与下视丘分泌素受体相似性丢失(从而使疫苗制造商继续使用他们的常规技术生产减毒、裂解灭活或灭活亚单位流感疫苗)。或者,传代昆虫细胞系生产的重组血凝素流感疫苗[143]于 2013 年获得生产上市许可,但未被批准用于 18 岁以下人群。当这种重组血凝素疫苗在低年龄人群中一旦获批,另一个疫苗相关性嗜睡症(由流感核蛋白交叉反应引起)的解决方案也将实现,但不具备其他疫苗如包含高度保守的流感核蛋白或非血凝素疫苗的优势(如代交叉保护的"通用"流感疫苗)。这个特殊的例子说明疫苗研发人员在疫苗研发时,需平衡好疫苗有效性和安全性。

递送系统

递送系统除具有将抗原或 DNA 递呈至体内靶细胞的作用外,还具有其他一些非常重要的作用。它具有储存效应,可将抗原贮存在适当的位置从而给予机体持续的免疫刺激。其可以增强抗原或 DNA 在体内的稳定性。黏膜途径接种的疫苗抗原经递送系统有效提呈给 M 细胞,经摄入处理后,通过细胞转运进入淋巴结、提呈给淋巴细胞诱导黏膜免疫应答[241-243]。同时可以使疫苗在机体内存在于一定的物理结构内部,缓慢或以脉冲状态释放抗原,从而达到单次接种即有效的目的。目前尚无获准广泛使用的递送系统。获得更多的有关新型递送系统和佐剂的临床和药学研究数据是该领域研究的主要目标。临床前研究显示,一些病毒、细菌的蛋白具有佐剂效应和黏膜递送效应。呼肠孤病毒蛋白和多聚 -L- 赖氨酸混合物可作为 DNA 疫苗的佐剂、有效提呈 DNA,刺激产生黏膜免疫应答[244]。有报道称化脓性链球菌的 sfp-1 蛋白也具有黏膜佐剂作用[245]。

载体技术比较。开发通过不同途径(例如,口服、鼻腔、经皮途径)递送疫苗的特殊技术也是一个快速发展的领域。一旦疫苗被递送到人体的目的部位,充足数量的抗原和佐剂必须进入目的细胞以激活免疫系统。可用于这个目的的载体包括减毒活病毒、减毒活细菌、共生细菌载体、病毒颗粒、病毒样颗粒、脂质体、脂肽、免疫刺激复合物(ISCOM)、微粒和纳米颗粒[246-250]。病毒是典型的抗原递送途径,因为它们进入和利用细胞进行自我复制,使有效抗原成倍增加,通过激活趋化因子和细胞因子诱导产生天然佐剂的效果。重组病毒通过整合有异源抗原表达基因可起载体作用,具有传统减毒活病毒疫苗的同样优点。他们将外源 DNA 或 RNA 递送入细胞并进行复制和激活机体免疫系统。病毒作为疫苗载体必须没有潜在的致病性,可控制外源基因的表达,这在免疫缺陷人群中尤为重要。对 DNA 疫苗免疫来说,与病毒相比,细菌有更大的外源抗原、佐剂或质粒的基因容量等优点。DNA 疫苗免疫就是将质粒准确递送入宿主细胞来表达外源抗原。

包括 ISCOM、脂质体、微粒、纳米颗粒、病毒体和 VLP 在内的非复制性疫苗递送系统模拟活病毒递送抗原和佐剂的方式,它们和病毒颗粒大小类似,可以被抗原呈递细胞摄取。非复制性疫苗递送系统中含有许多脂质组分,可以增强细胞膜通透性,提高病毒和细菌的刺激免疫系统的能力。脂质体是由磷脂双分子层膜组成的囊泡,抗原可以被包裹入其水核内、双磷脂层膜中或膜表面[251-253]。ISCOM 是由 12 亚单位的皂素(例如 Quil A)和胆固醇组成的直径约为 40nm 的笼状结构物质。将抗原或佐剂包裹入微粒或纳米颗粒中,递送系统作用也会被增强,这些微粒或纳米颗粒是由丙交酯、丙交酯-乙交酯共聚物、壳质、壳聚糖等可降解的生物材料组成的聚合体[254-260]。可以设计具有缓释抗原作用的微粒,从而提高抗原在机体的存在时间。许多重组细菌载体可通过口服给药。抗原和 CT、LT 或其类毒素衍生物混合后,经皮肤接种可以刺激产生皮肤免疫[261]。

配伍策略

历史上,疫苗多采用单一技术研制、通过 1 剂或多剂接种。最近,随着对特殊感染和疾病的生物学了解的深入,与传统的常规单一技术的疫苗相比,人们已研发出使用不同技术研制的疫苗混合物(混合疫苗)或不同种类疫苗(启动-加强方法)的接种方案。

混合疫苗

缺乏 CT(及其毒性作用)的口服灭活霍乱全菌体疫苗(WCC)具有良好的耐受性和有效性[80]。为了诱导 CT 中和抗体的产生,可将单独表达、纯化的重组 CTB(rCTB)加至 WCC 疫苗中。由于 CTB 与 LT 的 B 亚单位具有交叉免疫原性,因此这种 WCC+ rCTB 联合疫苗表现出比单独 WCC 更好的效果[262],并且对 ETEC 的 LT 阳性株感染也有临床预防效果。

Kinoids 是灭活细胞因子的衍生物,第二代 Kinoids 依然是和钥孔虫戚血蓝蛋白(免疫调节载体蛋白)的结合物。这种复合物可引起机体针对外源载体蛋白的 T 细胞应答,从而帮助产生针对该细胞因子的 B 细胞应答。这种策略可以诱导提高某些细胞因子的中和抗体来对抗局部过度表达的细胞因子引起的病理反应。肿瘤坏死因子-α-Kinoids 疫苗在克罗恩病患者中进行了早期临床试验研究[263],在无症状艾滋病患者进行了 II/III 期临床研究[263],和在肿瘤坏死因子拮抗的类风湿关节炎患者进行 II 期临床研究[264]。α 干扰素疫苗也在系统性红斑狼疮患者中进行了 I/II 期研究[265]。这些研究显示了安全性/耐受性和临床研究进一步前进的趋势。

初免-加强策略

将一系列不同疫苗按不同顺序进行免疫,一些疫苗在初始免疫更有效,另一些疫苗对加强免疫记忆更有效;已对这种初免-加强方案进行了评价,尤其是 HIV-1 疫苗。金丝雀痘病毒表达的重组 HIV-1 的 rgp160 蛋白或 rgp120 蛋白经过两剂的初次免疫接种后,用 rgp160 蛋白加强免疫[266],所诱导产生的中和抗体水平比单独 rgp160 免疫高。金丝雀痘载体疫苗初次免疫、蛋白质亚单位疫苗加强免疫的初免-加强免疫策略,在泰国首次被证实可诱导产生针对 HIV 感染的预防作用[267]。同样,临床研究显示,rgp160 经过两剂的初次免疫接种后,再用 gp160 型特异性中和抗体表位肽加强免疫,所诱导产生中和抗体水平也比单独 rgp160 免疫高[268]。采用腺病毒表达的 HIV-1 gp160 进行初次免疫、HIV-1 rgp120 进行加强免疫,可诱导产生较持久的中和抗体滴度、CTL 活性,可保护黑猩猩免受 HIV-1 攻击[269]。

以上研究表明,采用具有激发特性的疫苗进行初次免疫及适当的相关疫苗进行加强免疫是一种比较好的免疫接种方案,可诱导产生较高滴度的抗体。这种方案在研制工艺、临床研究方面均比单一疫苗方案复杂,因此,在单一疫苗如 Hib 结合疫苗有效的情况下不适用,但对 HIV-1 和疟疾等疫苗研制困难的情况可能有用。

联合疫苗

随着疫苗数量的增多,人们倾向于接种较少的针次就完成所有疫苗的接种,由此便催生了联合疫苗,联合疫苗指 2 种或 2 种以上的疫苗通过物理方法混合制备而成的疫苗。联合疫苗主要有两类:①多疾病——不同类型疫苗的混合物;②多价——同一种靶疫苗的不同血清型疫苗的混合物。有些联合疫苗既是多疾病又是多价疫苗。开发一个新的多价疫苗要面临许多难题,包括物理兼容性、稳定性和可能存在的免疫学干扰。MMRV 疫苗[8]的研制经历了二十年时间的无数次尝试努力才取得成功。联合疫苗技术是一个复杂的学科,其远远超出了我们这章所涉及的技术范围。本书包括"联合疫苗"[270]在内的其他章节介绍了一些与这类疫苗研制有关的技术。

抗体制剂

抗体制剂,可以是单克隆抗体(monoclonal antibody, MAb)或者是多克隆抗体。表 66.5 列出了一些多克隆抗体制剂和获批的单克隆抗体疗法的例子,提供对某些感染、癌症或病理状态的即时预防或治疗。如:①暴露后预防,或已知或疑似曾暴露于 HBV[271]、水痘-带状疱疹病毒[272]的人群,而这些人群以前未曾

表66.5 多克隆抗体制剂（免疫球蛋白）的目标例子和获批单克隆治疗传染病（所有年份）和非传染性的疾病（仅近10年）

多克隆抗体制剂[a]	单克隆抗体制剂[b]
传染病	
巨细胞病毒	炭疽感染（瑞希巴库单抗）
乙型肝炎病毒	呼吸道合胞病毒（帕利珠单抗）
狂犬病	
破伤风	
水痘-带状疱疹病毒	
免疫缺陷/自身免疫病（从健康供体获得的多价免疫球蛋白G抗体）	
非传染疾病	
淋巴细胞	成神经细胞瘤（达妥昔单抗）
血型分型	银屑病（苏金单抗、优特克单抗）
	黑色素瘤（纳武单抗、派姆单抗）
	非小细胞肺癌（纳武单抗）
	急性淋巴性白血病（博纳吐单抗）
	胃癌（雷莫芦单抗）
	溃疡性结肠炎/克罗恩病［维多珠单抗、妥珠单抗（仅克罗恩病）］
	卡斯特雷曼氏症（司妥昔单抗）
	慢性淋巴细胞白血病（奥法珠单抗、奥法木单抗）
	乳腺癌（ado曲妥珠单抗、帕妥珠单抗）
	霍奇金淋巴瘤，系统性间变性大细胞淋巴瘤（本妥昔单抗）
	系统性红斑狼疮（贝利单抗）
	转移性黑色素瘤（易普利姆玛单抗）
	骨流失（狄诺塞麦单抗）
	类风湿性关节炎（托珠单抗、戈利木单抗）
	Muckle-Wells综合征（康纳单抗）
	强直性脊柱炎，银屑病关节炎（戈利木单抗）
	恶性腹水（卡妥索单抗）
	阵发性睡眠性血红蛋白尿症（依库丽单抗）
	黄斑变性（兰尼单抗）
	结肠癌（帕尼单抗、贝伐单抗）
	多发性硬化（那他珠单抗）

[a] 信息来自检索"球蛋白"PDR.net http://www.pdr.net/search-results?q=globulin.
[b] 抗体技术 www.antibodysociety.org/news/approved-antibodies/.

接种疫苗或免疫抑制；②高危人群如病理状态下（感染CMV的器官移植受者）[273]的个体、肺部病变或感染呼吸道合胞病毒的新生儿暴露前预防[274]；③给感染CMV[273]的孕妇进行接种以防止新生儿围生期感染。由抗体介导的保护作用包括：①中和病毒的感染性；②与细菌结合，随后被吞噬细胞破坏；③结合并中和病原体（如破伤风[275]）产生的毒素或像地高辛[276]等治疗性物质。

多克隆抗体

人免疫球蛋白或抗体片段

最早有效用于抗菌治疗的制剂如抗体或免疫球蛋白（IG），主要从注射细菌类毒素的马等物种体内制备而成。尽管这种抗血清治疗效果好，但是其中的异源抗体可引发严重的副作用，如血清病。最近研制的马抗狂犬病免疫球蛋白，在发展中国家被广泛用于挽救患者的生命（过敏反应发生率2%）。尽管如此，除非没有其他任何可替代的治疗方法，尤其是在发达国家，对人类应尽量减少这类IG产品的使用。

一系列的人多克隆IG产品已经使用20多年了（表66.5）。出于上述考虑，这些产品是从通过疫苗接种或自然感染获得高效价的特异性靶抗体的健康志愿者（已知特异目的抗体的效价）的混合血浆中制备而成。混合血浆经乙醇分馏法富集抗体。通过热灭活以破坏其中病原体,如 HIV-1 的感染性。终产品中含有标准化的特异性抗体含量。人多克隆 IG 产品可有效预防感染疾病的发生[271-275]。尽管如此,大剂量注射(相对于体重而言)和高蛋白(抗体)含量(1mg/次)可导致受体发生不良反应。多克隆抗体可以被加工为 Fab,整个免疫球蛋白的抗原结合片段(图 66.3)[276]。

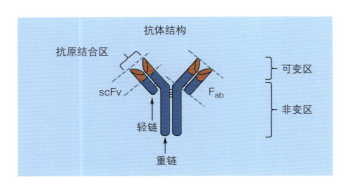

图 66.3　抗体分子的结构。
注:Fab:抗原结合片段;scFv:可变片段的分泌成分。

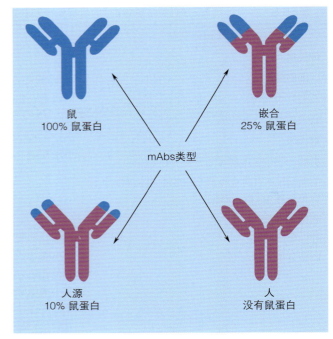

图 66.4　不同类型鼠源和人源单克隆抗体的比较和术语

单克隆抗体

MAbs 已经开始用于癌症的免疫疗法评价[277,278]。Mabs 潜在的免疫机制等包括抗体依赖细胞毒性、直接细胞毒性、结合到肿瘤细胞并标记,随后被吞噬细胞攻击和破坏,和刺激细胞凋亡。艾滋病毒领域有新的活动,虽然是第一代单克隆抗体组合很大程度上无效,但使用单细胞源抗体克隆方法制备的新一代抗体揭示了对 HIV-1 普遍的中和活性[279]。这些包括 CD4 和 CCR5 在内的 Mabs 宿主细胞受体[279,280]。

MAbs 的使用可有效避免接触人源 IG,减少了蛋白含量和注射量从而提高被动疫苗的耐受性,并且可保证高度特异性、绝对标准化、产量高的抗体供应。有时,单克隆抗体的混合物可能需要提供与多克隆血清同种的多个表位识别位点。20 世纪 70 年代中期,杂交瘤细胞技术的诞生促进了鼠 MAb(mMAb)的制备,其只需要获得鼠特异性免疫原[281]。20 世纪 80—90 年代,rDNA 技术的发展使得人们可在特异的 CCL 中表达高水平的重组 mMAbs、人源化或嵌合 mMAb(图 66.4)、从转基因鼠体内分离人 MAb(hMAb)、从 MAb "库"中筛选特异性 hMAb,代替使用大量的抗原免疫制备方法。此外,随着新一代测序技术的发展,可以通过高通量 DNA 测序和阐释包括保护和致病性免疫反应在内的抗体功能。将感染后恢复患者获得的血液样本(快速清除或长期封存相关位点)与未恢复患者的血液样本进行比对(快速死亡或需要更长的时间来清除感染),采用生物信息学技术鉴别出感染后恢复患者血清中独特的抗体克隆系,可以进行治疗性抗体的重组表达("被动/抗体疫苗制剂"),识别与免疫反应的相关的疫苗研发靶抗原("主动疫苗")[282]。目前已有多个用于开发整个 Mabs 片段或多聚体的技术在评估中[283]。

非人源

第一个获准的治疗性 MAb 是 1986 年的 OKT-3,该 MAb 是用于抑制肾移植排斥反应的鼠源 CD3 特异性 IgG2a[284]。假如拥有人源的、人源化或嵌合抗体制备技术,以及出于对非人源抗体的耐受性的担心,其他非人源 mMAb(见图 66.4)不大可能成为被动免疫制剂。但在外源性鼠序列存在的情况下只刺激产生肿瘤定向抗 Ig 免疫应答的一个 mMAb 是个例外[285]。

天然人源单克隆抗体

第一代 hMAb 的制备方法来源于鼠杂交瘤技术[286,287]。从接种相应疫苗或近期感染过相应病原体的人体内收集;或将从健康人体中获得的 B 淋巴细胞在含有相应病原体或抗原的培养基中进行体外培养。这种 B 细胞经 EB 病毒体外转化或与人或鼠的骨髓瘤细胞融合后而被永生化。从获得的细胞群体克隆、筛选出特异性 hMAb。阳性细胞为单个细胞克隆,经扩增后保存。永生化细胞在相应的培养基中适应、并扩增至生产规模。另外,也可在CCL中克隆、表达hMAb基因,从而获得重组MAb。CCL分泌表达的重组单克隆抗体稳定、表达水平高,而杂交瘤细胞仍存在稳定性和大规模持续生长特性等方面的技术挑战,因此重组CCL方法不失为hMAb制备的首选方法。

重组人源抗体

人源抗体。杂交瘤细胞[288]中hMAb重链和轻链基因可在已知具有高水平表达重组MAb能力的CCL(如CHO或NS0细胞)中克隆并共表达。另外,收获人B淋巴细胞,提取IgG重链、轻链可变区基因并一同克隆至大肠埃希菌制备联合可变区表达文库,不同的重链和轻链可在一个大肠埃希菌中同时表达[289]。筛选可与特异性抗原结合的联合表达文库。筛选出的特异性V区基因进行再次克隆、并与恒定区(C区)组装成完整的人H和L链基因,然后在CCL中共表达(一个天然的hMAb)。另外,筛选出的特异性V区也可作不完全的抗体分子,如Fab片段或是单链FV(scFv)分子(见图66.3)。这种MAb片段正被用于白念珠菌感染治疗研究[290]。这种联合方法中,人B淋巴细胞供体无须抗原免疫,因此来源方便,另外,与多克隆抗体制备相比,能发现高亲和力的MAb。CTLA-4重组hMAb已被证实能增强肿瘤浸润T淋巴细胞的激活和增殖、减少T调节细胞的功能,于2011年获批用于治疗黑色素瘤[291]。2014年,另外两个hMAbs也获批用于治疗黑色素瘤,可抑制或阻止程序死亡(PD)受体配体(PD-L1或PD-L2)激活T细胞表面的PD-1受体[292]。

鼠源抗体。最近被广泛使用的一项技术是转基因小鼠xenomouse,即把鼠Ig基因位点敲除,转入活化的人Ig基因[293]。这种通过传统的杂交瘤技术获得的MAb为完全人源化抗体。但这种技术制备hMAb的缺点是,转基因鼠中的人类Ig基因不完全。这种MAb将会进一步用于结肠癌和肾癌等临床治疗研究[294]。

重组人源化抗体

鼠源MAb可转变为具有相同抗原特异性的人源化MAb(见图66.4)。人体免疫系统不会把人源化抗体作为异源蛋白,因此不会产生针对人源化抗体的抗体(抗-Id除外)。H和L链的V区含有3个高变区或互补决定区(CDR),各由5~18个氨基酸组成。一个完整分子中的6个CDR在三维空间聚合形成抗体分子的特异性抗原结合区(如前所述,该区包括Id和互补区)。每条链的3个CDR在V区的4个非可变框架区(FR)之间呈线性排列。抗体人源化是指在DNA水平上,将鼠的H、L链上的3个CDR取代人H、L链基因中4个FR之间的3个CDR区[295](选择与鼠FR序列同源的人FR区域进行重组)。取代的H、L链V区与人H、L链C区重新组装,在CCL中进行规模化共同表达以制备重组hMAb。获得的人源化MAb除CDR为鼠源序列外,其他区域均为人源序列,因此没有免疫原性,但其他所有抗体一样也可诱导抗-Id的产生[296]。

人源化MAb已批准应用于癌症、过敏反应及感染性疾病的治疗(表66.5)。帕利珠单抗(Palivizumab),一种具有中和活性的人源化抗体,可预防新生儿RSV感染,也是第一个被批准用于预防感染性疾病的MAb被动疫苗[297]。曲妥珠单抗(Trastuzumab),HER2蛋白特异性MAb,用于HER2阳性乳腺癌的治疗[277]。奥马珠单抗(Omalizumab),通过与IgE结合后阻止IgE与肥大细胞结合和组胺释放,从而减轻过敏反应症状[298]。

重组嵌合抗体

人源MAb和人源化MAb的生产仍存在一定的技术限制。因此,嵌合抗体(图66.4)技术被用于制备抗体。将mMAb H、L链的V区基因与H、L链C区基因联合,然后在CCL中表达嵌合抗体。与人源化MAb相比,这种嵌合抗体含有更多的鼠源序列。尽管如此,这种MAb在大量应用中仍表现较好的耐受性和有效性。利妥昔单抗(Rituximab),是一种CD20特异性嵌合MAb,用于非霍奇金淋巴瘤的治疗[278]。

总结

随着近几十年来科学技术的快速发展,促进了大量新型疫苗研发策略的诞生。疫苗研发技术会继续增多,几乎所有的抗原和表位都可以在活疫苗、灭活疫苗中以高免疫原性的形式出现,或通过DNA疫苗进行高表达。随着对病毒和细菌病原体基因的进一步了解,研制的活疫苗会更稳定、减毒更充分,并可作为活载体接种后预防其他病原体感染。佐剂和递送系统技术的发展可以提供一种比使用铝盐佐剂更有效、耐药性好的剂型及除注射途径外更多的免疫接种方式。生物信息学工具可以使疫苗精确排除那些可能与正常人体组织交叉反应的抗原,从而避免致病性自身免疫反应的产生。同样，合理的 DNA 疫苗剂型不仅可提高 DNA 疫苗的效果，还可以使 DNA 通过更好的途径递送以诱导黏膜免疫。MAb 技术可以提供更好的表位特异性、增加抗原识别的多样性。在成功研制多发性硬化症疫苗、全细胞癌症疫苗以及治疗非霍奇金淋巴瘤和乳腺癌的 MAb 的基础上，疫苗在非感染性疾病如癌症、自身免疫病中的应用还应有更大的发展（见表 66.2）。

（李秀玲　卢莉）

本章相关参考资料可在"ExpertConsult.com"上查阅。

第 67 章 基因载体疫苗的研发

David B. Weiner 和 Gary J. Nabel

疫苗可通过不同途径的适应性免疫应答来提供免疫保护以抵御感染因子的侵害。由体液免疫系统产生的抗体在中和细菌、病毒、真菌和寄生虫的感染中发挥了有效的作用。细胞介导的免疫应答在抵御感染因子和消灭病原细胞方面也起到了重要作用。T 淋巴细胞由多种不同的细胞组成,这些细胞的生理功能依赖于辅助 T 细胞,辅助 T 细胞能精确地产生多种细胞因子并刺激 B 细胞产生抗体以及诱导细胞毒性 T 淋巴细胞(cytotoxic T lymphocytes,CTLs)的产生。CTL 识别处理与主要组织相容性复合体(major histocompatibility complex,MHC)分子结合的抗原,释放细胞因子,影响病原体复制并裂解被感染的细胞。此外,调节性 T 细胞被诱导产生作为免疫应答的一部分,在清除慢性感染因子和阻止病原细胞清除方面可以发挥抑制作用。

疫苗诱导产生的体液免疫和细胞免疫都有通过各自不同方式灭活病原体的作用(框 67.1)。众所周知,体液免疫可产生保护作用,但近期人们对 CTLs 在抵御病毒感染方面的作用已有更多的认识。这些细胞的功能和特异性为了解 MHC 的限制性及其在预防病毒感染方面的重要性奠定了基础[1,2]。细胞免疫应答与抗体反应相协调有助于控制传染病或难以产生中和抗体的疾病,如获得性免疫缺陷综合征(acquired immune deficiency syndrome,AIDS)、疟疾、丙型肝炎或结核病。体液免疫易受纯化蛋白或加有佐剂的灭活病毒的诱导;基因疫苗、以 RNA 或 DNA 为基础的非病毒工程或病毒重组系统,似乎对诱导 CD4 和 CD8 等 T 细胞产生免疫应答特别有效。同时,一些基因疫苗在与特异性载体或特异性初免 - 加强免疫组合使用时,或通过加强传递或配伍,能够诱导体液免疫应答。现在,已经开发了各种病毒载体和非病毒载体(图 67.1),本文对近年来临床研究的热点问题进行了回顾。

在疫苗的发展过程中,大多数佐剂的利用影响了体液免疫,而且在不诱导细胞免疫的情况下,增强了抗体反应水平。相反,基因载体疫苗能够激活体液免疫和细胞免疫,这给感染性因子的选择带来了困难。本章主要概述基因疫苗临床试验进展、每种载体的优缺点以及免疫系统中不同效应途径的影响。尽管有大量关于灭活病毒和蛋白质疫苗的试验研究,但基因载体疫苗的发展刚处于起步阶段,缺少经验。基因疫苗诱导体液免疫和细胞免疫的能力、安全性和抗原呈递方式是其显著特征,而这些受到临床疗效、生产方法和抗载体免疫相关知识的限制(框 67.2)。然而越来越多的临床经验正指导这些方法以及最近备受关注的疫苗有效性数据的分析。基于在概念发展方面的早期成功和优势,这些载体在未来很可能会为疫苗学做出空前的贡献。

框 67.1	适应性免疫应答的免疫保护机制
细胞免疫	**体液免疫**
裂解被感染的细胞	减少初始微生物
清除病毒和细胞内病原体	直接中和病原体
产生抗微生物细胞因子	补体介导的细菌和寄生物的裂解
募集固有免疫效应细胞	通过抗体依赖细胞介导的细胞毒作用裂解感染的细胞
诱导长期免疫记忆	通过补体依赖机制募集炎性细胞
产生趋化因子增强炎性反应	产生分泌型 IgA 促进黏膜清除病原体
分泌蛋白质封闭病原体受体	

框 67.2	基因载体疫苗的优点和局限性
优点	**局限性**
对人和动物传染病具有高效的免疫原性	人体对某些载体具有高度免疫力
能够诱导细胞免疫,有或无体液免疫	需要合格的包装细胞株
多种病毒或非病毒载体相对容易生产	初次注射病毒疫苗后诱导抗载体免疫,限制同源加强的效果
实验室中易于分析和筛选	初免 - 加强免疫中多种载体的复杂性
在体内良好的安全性和无残留	有限的长毒安全数据
高效的细胞间转导和适当的复制能力	需要大规模的制造工艺
多种初免 - 加强的联合免疫	

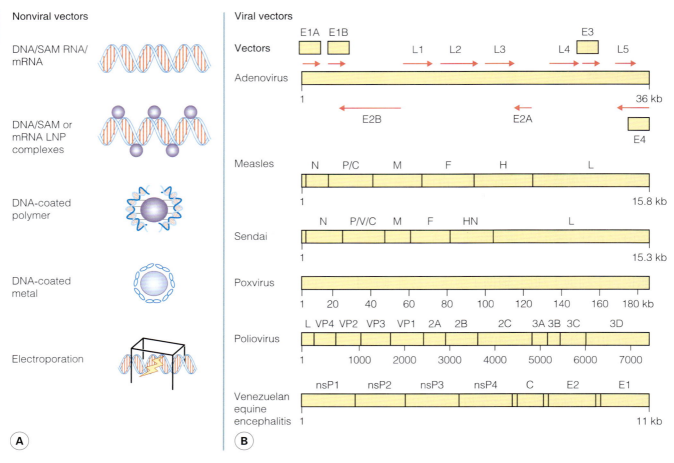

图 67.1 已进入临床试验的以基因为基础的疫苗代表性载体平台。显示基因免疫通过（**A**）非病毒载体和（**B**）复制缺陷重组病毒基因载体。**B** 中显示了天然具有复制能力病毒的基因组织和病毒结构。

非病毒载体和 DNA 疫苗

20 世纪 90 年代初，重组质粒 DNA 疫苗的出现，使得这一领域的研究开始兴起。当时，4 个独立的研究小组同时发布，质粒基因的传递可导致体内抗原表达，并对质粒编码的抗原产生免疫应答。Stephan Johnson 的实验室，使用一种叫作基因枪的设备，将编码人类生长激素的质粒金珠"发射"到小鼠体内[3]，用这种方法，动物体内产生了生长激素抗体。其他组尝试利用可实现疫苗接种的质粒进行研究，并在 1992 年秋天冷泉港疫苗会议中介绍了他们的工作。Margaret Liu（默克研究实验室）和 Harriet Robinson（马萨诸塞大学）的实验室，给小鼠肌内注射表达流感抗原的质粒，诱导出抗原特异性免疫应答[4,5]。David Weiner（宾夕法尼亚大学）报道称含有 HIV 包膜或肿瘤抗原的质粒可介导小鼠产生细胞和体液免疫应答，或者在肿瘤抗原制剂的情况下，影响肿瘤生长[6]。这些新成果结合简单的生产工艺，催生了针对大量病毒、细菌、寄生虫和肿瘤 DNA 疫苗的研究[7-12]。

DNA 疫苗被科学界认为是一种重要的新方法，从理论上说，DNA 疫苗较传统的减毒活疫苗、灭活疫苗、合成肽和病毒载体疫苗具有多项优势[13,14]。例如，DNA 易于操作，而且它结合了合成化学或细菌生产的简单性和基因组学的强大功能，通过完全消除使用病原体衍生材料开发疫苗的需要，能够快速设计和构建多种候选疫苗。其次，DNA 载体非常稳定，不仅减少了对冷链的需求，还延长了产品使用寿命。因此，方便、稳定、经济效益好的特点使这个操作平台成为发展中国家制造疫苗的理想选择。此外，DNA 载体本身不具有免疫原性，因此可反复接种，且不会产生免疫干扰。重要的是，DNA 疫苗具有复制型疫苗诱导细胞免疫以及体液免疫的能力可在无菌、无扩散性平台进行安全简便生产[15,16]。由于 DNA 疫苗无法进行复制，因此消除了它们在受免疫人群中衰减逆转、传播、未接种者中非预期二次感染、高危人群包括免疫力低下人群中的传播的风险，使得其可用于高危人群，包括免疫功能受损的个体。DNA 疫苗在过去十五年的临床研究中提供了无可比拟的安全性[17]。在特定条件下，DNA疫苗可采用重复使用的设备生产，因而极大地节省了产品生产和开发成本。

作用机制

了解基因疫苗抗原特异性免疫应答的产生机制相当重要。把感兴趣的抗原序列设计为针对病原体或肿瘤抗原的特定抗原或抗原组，进行适当的修饰（如下所述），优化后插入哺乳动物质粒表达载体中[18-25]。临床上，这些载体通常具有共同的特征，包括用于生产的高拷贝复制起点，人类巨细胞病毒即时-早期（CMV-IE）启动子启动体内表达，可促进核糖体功能的RNA多聚腺苷酸序列（通常由牛生长激素或类似序列衍生而来），以及质粒生长选择序列，如卡那霉素细菌限制基因或卡那霉素抗性基因或非抗生素选择序列，以维持生产过程中兴趣质粒的稳定表达[15,17]。质粒疫苗通过皮肤或肌肉注入体内。质粒一旦进入细胞的细胞质内，便转染进局部区域的细胞[例如肌细胞、角质形成细胞或附近的抗原呈递细胞（antigen presenting cells，APC）]的细胞核[26-28]。在这些被转染的细胞内，质粒编码的序列介导宿主细胞转录，生产外源性抗原。这些宿主合成抗原进而成为宿主体内MHC Ⅰ类和Ⅱ类分子免疫监视的对象。

DNA疫苗接种与疫苗所预防的病原体感染之间存在明确的差异。对于DNA来说，当质粒转染进细胞后抗原呈递静止，但仍有小范围的抗原表达影响机体的其他区域。质粒本身是惰性的，它们代表主要抗原，抗原表位或病原体的多个抗原，而非整个病原体。

DNA疫苗诱导免疫的具体细节仍具有争议。肌内注射是最常见的DNA疫苗接种方法，经证实，肌内注射DNA疫苗后诱导CD8$^+$T细胞产生少量抗体[7]。肌内注射后，肌细胞可能被转染，在转染的肌肉中存在的树突状细胞能够有效地交叉呈递抗原激活MHC Ⅰ类限制性T细胞[27]。另外，肌肉中的APC可直接转染，通过MHC Ⅰ类途径表达抗原，激活CTL[29]。与肌内注射相反，皮内注射（ID）引起更强的体液免疫并产生IgG1抗体[4,30]。由于真皮层富含APCs，如朗格汉斯细胞和树突状细胞，ID接种疫苗，可导致APC转染和抗原分泌，MHC呈递表现为Ⅰ类分子或Ⅱ类分子。APCs也通过内吞作用对环境持续采样，导致主要由MHC Ⅱ类细胞摄取分泌的表达抗原。认为质粒编码的DNA通过刺激固有免疫传感器，包括PAMPS（病原体相关分子模式）或STING（干扰素基因刺激器）-TBK1（TANK binding kinase 1）通路来激活免疫应答[31,32]。这些活化的APCs可表达趋化因子和细胞因子，增强免疫细胞的转运和炎症反应。

动物实验

几种DNA疫苗已获准用于动物[33-36]，包括狗黑色素瘤免疫治疗、猪重组生长激素、鱼类预防横纹肌病毒疾病的疫苗和马用西尼罗河病毒疫苗。但这些研究结果尚未应用于人体。

初免-加强免疫的发展

DNA疫苗在临床前模型研究的成功使其在20世纪90年代早期进入到人体临床研究。这些人体研究的目的是评估该平台的安全性、耐受性和免疫功能。研究了用于多种预防和治疗的DNA疫苗，包括HIV-1[37]、流感、癌症抗原、乙型肝炎、疟疾[38-42]及其他[43]。尽管用于人类的早期DNA疫苗研究反映出DNA疫苗良好的耐受性和安全性[15,43]，但DNA疫苗诱导的免疫应答明显弱于临床前数据预期的效果，对该技术刺激强大免疫应答能力的担忧推动了重要的初免-加强免疫领域的发展，该策略寻求利用DNA和重组病毒载体的特性，当两者结合时，产生对转基因的集中免疫（见下文）[44]。

研究对于高度减毒重组活痘病毒，包括痘苗病毒纽约株（NYVAC），修饰的痘苗病毒安卡拉株（MVA）和ALVAC金丝雀痘病毒载体[45-49]，以及重组腺病毒平台[50-52]均有极大兴趣。尽管这些平台在临床前模型中诱导出强烈的抗原特异性细胞应答，但是预先存在的痘病毒或腺病毒产生的免疫力可削弱匹配的重组疫苗载体诱导的免疫应答[53-55]。这限制了这些载体在多剂量免疫程序中的使用潜力。此外，其他有关预先存在的免疫力问题也是有疑问和不确定的。下面就这些问题进一步讨论[56]。

早期的DNA疫苗能够诱导小而集中的免疫应答，这会随着编码相同抗原的重组载体DNA疫苗来扩大免疫应答，初免-强化策略也提供了更有力的免疫应答。

这种策略首先由小鼠疟疾模型的研究提出，在这一策略中DNA初免后，MVA或NYVAC加强免疫可刺激诱导比任何单独转化平台更强的CD8$^+$T细胞应答[57,58]。Schneider和他的同事们报道使用一种疟疾疫苗，DNA和MVA初免可增强免疫力，从而实现了比单独一种疫苗制剂更大的保护效果[57]。这些发现迅速扩展到许多其他DNA疫苗和重组载体疫苗的组合中。

重要的是猴-人免疫缺陷病毒或猴免疫缺陷病

毒（SHIV/SIV）疫苗模型研究使用 DNA 初免再用重组 MVA 加强免疫，据报道可诱导非人灵长类动物的强烈的细胞免疫应答，并且在病毒攻击后可减少病毒血症的发生[59-63]。异源 DNA 初免加上病毒载体疫苗加强的免疫模式的流行是由于它提供了一种简便可行的方法，以改善两种不同的疫苗平台的免疫应答，使得疫苗特异性细胞免疫和体液免疫处于更强烈的水平。

McConkey 和其同事对于异源初免-加强免疫接种的早期临床评价很能说明这些好处[64]。在这项对疟疾抗原免疫接种的研究中，用带有编码红细胞前疟疾抗原、血小板反应蛋白相关黏附蛋白（TRAP）的质粒抗原盒免疫，随后 ID 递送含有 TRAP 抗原的重组修饰 MVA。DNA/MVA 结合体是安全的并且它诱导的细胞免疫部分防御受照射的子孢子疟疾的攻击。

GeoVax（生物技术公司）研究表明，DNA 初免-MVA 加强免疫作为联合疫苗形式是有吸引力的[65]。作者研究了 DNA 和重组 MVA HIV 抗原疫苗，这些疫苗可编码 Gag、蛋白酶、逆转录酶，以及天然的膜结合三聚体形式的包膜（Env）作为抗原。研究显示，DNA 初免-重组痘病毒加强免疫较单纯的痘病毒疫苗可引起更强的 CD4 和 CD8 T 细胞免疫应答。研究人员进行了后续研究，对 HIV gp120Env 蛋白疫苗接种方案获得的数据进行对比，组 1 接种 3 剂次蛋白疫苗；组 2 先接种 4 剂次 HIV 痘病毒载体疫苗随后接种 2 剂次 HIV 蛋白疫苗；组 3 接种 3 剂次 HIV env 编码质粒疫苗，随后用 gp120 蛋白两次加强免疫[66]。研究显示三组之间产生的抗体反应有显著性差异，组 2 中和抗体滴度最低，但结合抗体反应水平较高。组 1 和组 3 产生的中和反应抗体水平较高。值得注意是，DNA 初免-蛋白加强免疫组（组 3）产生的广泛中和抗体滴度最高，这表明 DNA 初免对于蛋白加强免疫的作用突出。

美国国立卫生研究院（NIH）疫苗研究中心报道了几项 I 期临床试验，目的是针对 HIV 形成一个 DNA 初免重组血清 5 型腺病毒（rAd5）载体加强免疫的方案[67]。在这些研究中，载体系统、质粒和腺病毒血清 5 型（Ad5）都含有类似的插入物。VRC-HIVDNA009-00-VP 疫苗由编码 B 亚型 Gag-Pol-Nef 融合蛋白的质粒和 3 种修饰 Env 结构的 A、B、C 亚型共 4 种结构组成。对 4mg 或 8mg 剂量的质粒均进行了研究，但效果相似。在初免-加强免疫研究中每剂次在三角肌位置接种 1ml（10^{10} 个颗粒单位）腺病毒载体。结果显示每次接种均会产生独立的免疫应答[55,67,68]，当联合接种（DNA 初免 3 次，随后 Ad5 加强免疫）时免疫原性提高。DNA/rAd5 序贯接种使得偏向 Env 的 HIV-1 特异性 CD8$^+$ 细胞免疫应答水平提高 7 倍，酶联免疫吸附法测定的抗体滴度水平提高 100 倍。

异源初免-加强免疫方案的一个潜在的优势是免疫应答的诱导，这区别于那些由任一疫苗重复剂量诱导的应答。具体而言，Cox 和他的同事们[62]报道异源 DNA/rAd5 方案中 HIV 疫苗表达 Gag、Pol 和 Nef，它们比同源 rAd5/rAd5 方案在人体中诱导更强的 Gag 特异性 CD4$^+$T 细胞应答[70]。此外，Schneider 和他的同事们[71]与 Robinson 和他的同事们[72]在异源 DNA/痘病毒初免-加强免疫策略的研究中发现，异源 DNA/痘病毒策略产生的 T 细胞免疫应答比任一平台高 10 倍[64,73,74]。两种研究证实，异源 DNA 初免-加强免疫接种可引发较相同载体的初免和加强免疫策略更大更强的免疫应答（图 67.2）。

然而，专项研究的结果有些意想不到且不那么乐观。一项重点 II 期研究评估了 HIV-1 DNA 初免随后 rAd5 加强免疫的方案，对接种后自然感染的研究对象是否能预防感染或减少其病毒载量进行了研究[75]。该研究是在 STEP 研究之后设计的，STEP 研究测试了编码 gag、pol 和 nef 抗原的 rAd5 载体，但由于该 STEP 实验结果无效，且担心疫苗接种组可能比对照组有更大风险感染 HIV 而提前终止了实验。这项新实验的设计很特别，考虑到了 STEP 实验中的潜在风险，如将 env 抗原作为疫苗的一部分纳入 505 研究。但由于实验结果无效也提前结束了[76]，证实了这一结论：即使使用

测，rAd5 可能不是最好的 HIV 基因疫苗平台，因为其强大的免疫细胞激活功能可能在 HIV 临床挑战中对疫苗起到相反的作用。该研究的结果导致转向其他非人类腺病毒载体，如黑猩猩腺病毒载体[77]。总之，初免-加强免疫在针对多种复杂病原体的疫苗中起核心作用。但如上所述，仍面临很多挑战，人们对进一步提高这些方法的免疫效力很感兴趣。

提高 DNA 平台的免疫效力

为提高 DNA 疫苗诱导的免疫应答，已经采取了很多方法（表 67.1）。包括质粒载体的重组以更好地在体内传递和表达抗原，优化启动子区和转录元件来提高抗原表达水平[78-88]，改进前导链[89-95]以及优化质粒骨架本身，开发改良基因序列[26,28,96]，配方中加入分子佐剂或免疫调节剂，以及多种新一代传递方法的开发[97-108]。这些领域中许多已有综述[15,109]，部分将在下面重点详述。

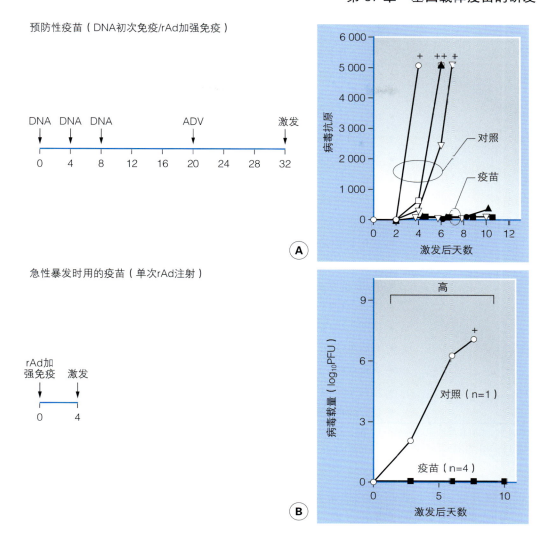

图67.2 埃博拉病毒疫苗在模型中初免-强化免疫与单次注射的对比。免疫的替代途径依赖于疫苗想如何使用。
A. 在非人灵长类攻击模型中,重组腺病毒载体(rAd)GP和NP基因DNA疫苗的强化,对致死性冲击提供了初免后8个月的保护。B. 相对,单次注射编码相同基因的rAd载体激发了较弱的免疫反应,但这种快速疫苗接种在急性暴发期间可提供足够的免疫力。标记表示来自实验疫苗和对照组的个体受试者。时间框架按周显示了DNA或ADV载体免疫接种及后续冲击(左)
资料来源:SULLIVAN NJ, SANCHEZ A, ROLLIN PE, et al. Development of a preventive vaccine for Ebolavirus infection in primates. Nature, 2000, 408:605-609; SULLIVAN NJ, GEISBERT TW, GEISBERT JB, et al. Accelerated vaccination for Ebolavirus haemorrhagic fever in non-human primates. Nature, 2003, 424:681-684.

DNA技术具有高度可塑性,有报道介绍了高度改良的DNA疫苗的免疫属性。已解决的主要领域是质粒的构建和设计,包括优化启动子和增强子元件,聚腺苷酸化[78-88],掺入前导序列[89-95],设计载体,抗生素抗性和序列选择,复制原点选择,以及删除多余的DNA序列后高效而轻薄的骨架设计等,所有以上这些均有助改善平台性能。提高质粒介导的免疫效力需要考虑的重要因素是序列优化[18-26,28,96]。细菌的RNA中含有丰富的AU序列,而哺乳动物的DNA中含有丰富的GC。因此在人类细胞中需要进行翻译的转移RNA池青睐富含GC的序列。由于密码子使用冗余,细菌、多变的病毒、寄生虫甚至是宿主的肿瘤抗原之间存在特殊的转录差异,这可能受益于对遗传设计的关注。密码子优化后的DNA序列有利于转移RNA池在人细胞中进行转录,使编码的mRNA进行更有效的翻译。

提高免疫效力一个重要的修饰是RNA优化,即改变RNA序列而并不影响最终疫苗抗原的氨基酸序列。例如,富含GC的序列更易形成二级结构,进行缓慢的翻译,从而降低体内蛋白质产量。RNA优化还包括去除内部的顺式作用基序TATA框,从而导致不稳定的重复序列,潜在剪接位点以及不必要的核糖体结合位点。以上这些和其他基因优化策略的组合对蛋白质表达和疫苗免疫原性具有极为正面的作

表 67.1 质粒疫苗优化的一些主要方法[a]

质粒修饰	序列修饰	基因佐剂和配方	传递加强
• 启动子选择	• 修饰 GC/AT	• 分子佐剂	• 电穿孔
• 骨架大小	• 物种密码子优化	• 细胞因子	• 喷射注射器
• 增强子元件	• RNA 优化	• 趋化因子	• 基因枪
• 反式激活序列	• 强大的 Kzozack 启动序列	• Toll 样受体	• 皮肤擦伤
• 内部终止序列	• 前导序列	• HSP	• 显微针
• 多聚 AAA 尾	• 终止序列	• 共刺激基因	• 外用贴剂
• 为生产优化 ORI	• 定位序列	• 转录因子	• 无针系统
• 用于生产的抗生素选择序列	• 糖基化序列	• 黏附分子	• 流体传递
	• 优化免疫原序列	• 配方	
	• 表位串	• 明矾	
	• 共识(抗原)	• 皂素	
	• 嵌合(抗原)	• 纳米粒子	
	• 树中心(序列)	• 脂质体	
	• 基质免疫原	• 聚合物	
	• 多价或粒子构成		
	• 定位序列		
	• 设计的免疫原		

[a] 变换方法修饰质粒,编码和非编码序列的变化,配方或佐剂,可以提高插入表达或免疫原性的传递方法。
注:HSP:热激蛋白;ORI:复制原点(DNA 复制的起始点)。

用[110-112]。最近的研究探讨了一些改进的临床方法。例如,一项关于西尼罗病毒 DNA 疫苗的研究,在 30 个实验参与者中大多数用改良的启动子诱导相关抗体应答[113]。试验中严重急性呼吸综合征(SARS)或埃博拉病毒质粒疫苗诱导产生了较低但呈现阳性血清学结果,同时产生较低的 T 细胞应答,这表明该疫苗设计的进一步改善仍然很重要[114,115]。

DNA 平台的主要优势是能够快速精准地定制疫苗抗原,打破了特异性疫苗设计的局限。如,HIV 包膜序列多样性使得亚型间的差异高于 15%,不同分支间的差异高于 30%。类似的多样性问题包括鼠疫、流感、丙型肝炎和疟疾疫苗开发等。仅含有单一病毒序列的疫苗无法满足应答的多变性,而这些应答对于人类多种循环序列的交叉保护是必要的。打破这些限制的方法是结合计算机预测,利用化学合成设计免疫原,从而改善疫苗抗原性质。一些有影响力的方法包括共识抗原、祖先基因、树中心序列设计[116-119]、嵌合抗原[120-122]或表位串[123-128]。所有这些方法旨在令化学合成基因盒诱导的人免疫应答更加稳定。这种基因盒针对特异性表位、天然抗原区域或由计算机分析预测的抗原。从理论上讲,这种靶向性将优先扩展自然无法驱动的最理想的 T 细胞和 B 细胞反应。这些策略寻求最大限度地诱导抗病原体不同株的 T 细胞交叉应答。目前丙型肝炎、乙型肝炎和 HIV 等疾病的临床上正在研究共识抗原、嵌合抗原和表位串。下面将对 HIV 和人类乳头瘤病毒(HPV)的数据做进一步讨论。

分子佐剂

DNA 疫苗非常适合利用呈递基因编码的佐剂来调节免疫应答。由于这些佐剂都源自已知生物学特性的宿主基因,因此对佐剂选择的深入见解达到前所未有的水平。不同于传统的佐剂,分子佐剂作为质粒编码载体的一部分或随抗原编码的载体一起传递[93,129-139]。在接种疫苗时,分子佐剂载体在接种部位转导进细胞,然后可在局部分泌佐剂分子,从而同时短暂靶向同一区域的 APC[28,29]和引流淋巴结。

粒细胞-巨噬细胞集落刺激因子(GM-CSF)是首批能清楚证明细胞因子质粒可调节 DNA 疫苗诱导免疫的基因佐剂中的一个[129],它是具有相当于佐剂特性的白细胞生长因子。在接种狂犬病病毒抗原 DNA 的小鼠中,添加 GM-CSF 可作为 DNA 增加抗体产量、CD4[+]T 细胞应答及致死性攻击后的保护作用。因此,GM-CSF 成为了被广泛研究的 DNA 分子佐剂,已在恒河猴中进行测试,而且还用于疟疾疫苗的临床研究[140]。然而,佐剂的效果在人体中的研究并没有在动物中的研究清楚。它作为初免-加强免疫部分新的传递形式,仍处于研究中[139]。

另一种细胞因子基因,白细胞介素(IL)-12作为一种DNA疫苗佐剂也获得了极大的关注[131,135]。IL-12是强T辅助细胞1型佐剂,它扩充了包括CD8⁺T细胞功能在内的T细胞免疫。小鼠模型中,IL-12使CD8⁺T细胞裂解靶细胞增加4.5倍[131]。非人灵长类动物(NHPs)接种HIV-1 DNA疫苗和编码IL-12的质粒后,细胞免疫应答增强,病毒血症得到了控制,嵌合性SHIV病毒临床症状得以改善。NHP挑战病毒由SIV核心抗原和HIV-1 Env抗原组成,被命名为SHIV98.6P。IL-12载体佐剂能增强对HIV-1 DNA疫苗的HIV-1特异性应答,这个项目目前还处于人体临床研究阶段。其中质粒协同传递的IL-12的佐剂作用可明显增强疫苗诱导的CD4和CD8T细胞免疫应答水平[136]。另外,IL-12-Ig作为一种T细胞生长因子,与HIV抗原DNA疫苗同时接种,在小鼠和猕猴模型中得到肯定的结果,并已开始人体试验[134]。一项70人参与的研究中,单独接种HIV DNA疫苗与疫苗和IL-12-Ig同时接种或者疫苗接种2天后再接种IL-12-Ig做比较,结果显示,疫苗接种2天后再接种IL-12-Ig的受试者较其他两组酶联免疫吸附斑点有所改善[141]。在一项使用检查点抑制剂的SIV模型DNA疫苗研究中,报道了抗CTLA-4或41BB Ig佐剂[142]。结果显示相比单独接种DNA疫苗组或DNA+CTLA佐剂添加组,41BB佐剂添加组诱导的CD8 T细胞免疫应答水平更强。此外,当41BB组受到高致病性SIVmac251猴子病毒的攻击时,14只动物中有7只表现出较低的病毒血症峰值并很好地控制感染。在DNA疫苗领域,这样组合佐剂方法的易用性和特殊性已经产生大量重要的研究,如细胞因子基因、共刺激分子、趋化因子基因、热休克抗原和其他免疫调节分子等方面。这一领域似乎还将继续受到关注,尤其是报道称临床上早期显现出积极的作用。

增加疫苗剂量

由于DNA疫苗的递送没有病毒载体衣壳包被所带来的益处,无法促进附着和进入宿主细胞,导致它们的转染效率有限,缺乏复制和传播能力。因此,研究主要集中在改进DNA进入体内靶细胞。在某种程度上,可以通过增加质粒剂量来提升DNA疫苗的效果。因而在早期的临床研究中,与使用1mg以下的剂量相比,剂量高达8mg后抗体产生的一致性和频率都有所改善[114]。最近研究发现一种很有前景的新方法,使用12mg高剂量制剂,连同组胞因子表达载体和电穿孔,可刺激T细胞应答[143]。

新型转染试剂

早期研究的重点主要集中在对新型转染试剂的研究上。此外,物理传递也是研究中的一大重点。DNA递送主要是生物可降解聚合物微粒(参考综述[105])或脂质体[97,101,108]。目前正在研究微粒和脂质体递送系统,在包括小动物[99,100,102,106]和非人灵长类动物[97,104]等多种不同的宿主和抗原疫苗平台上都证实了该系统可以有效递送并增强免疫原性,目前,已完成巨细胞病毒(CMV)和流感DNA疫苗人体临床试验。该化合物具有双重功效,促进质粒进入细胞以及发挥佐剂作用。例如聚乙烯亚胺、氨基化聚甲基丙烯酸酯、阳离子脂类聚合物、泊洛沙姆和聚乙烯吡咯烷酮聚合物等化合物在特定系统中可以增强DNA疫苗免疫力[103,106]。在临床前实验中已经证实多聚物CRL1005可以提升猿猴HIV疫苗免疫力[97,108]。此外,正在进行的研究显示脂质体载体也可增强DNA疫苗诱发的免疫应答。总的来说,脂质体有助于提高抗体反应和T细胞免疫应答水平,但效果有限。脂质体具有结构多样化的特点,由此导致基团表面携带电荷(阳离子或阴离子脂质体)、基团大小、脂含量变化,能与其他佐剂一起递送,可以根据特定的DNA应用来进行定制[99,100,103-106]。

有研究指出由聚氨凝胶或纳米颗粒组成的DNA疫苗也能够增加质粒载体的摄入量并增强体内抗原表达水平。在这个领域开展了大量的基础研究,但是该方法与脂质体及其聚合物法相比,临床研究进度缓慢。然而,单凭这些配方似乎都无法从DNA平台诱导免疫应答,而DNA平台的免疫应答可与病毒载体诱导的免疫应答水平相媲美。

疫苗接种方法

另一个重要的研究领域是物理转运法制成的DNA联合疫苗。用物理方式将更多的质粒DNA转入细胞,提高转染细胞数量,提高基因表达水平。通过使用几种简单的转运器械,可以增强免疫应答,如基因枪或生物喷射注射器[146-155]。喷射注射是通过高压将DNA液体制剂注入皮下几厘米处。喷射注射在临床应用的局限在于需要大量DNA以及DNA在高压注射会发生降解。但是在实验模型中,与普通针头或注射器相比,这是一种提高免疫应答的较简单的技术。与众不同的是基因枪通过高压将DNA包被的金纳米粒子射入真皮内。虽然基因枪已经显示出其强大的转染力并能在包括人的多个物种中增强抗体应答[152,153]，但是对提高细胞免疫的作用较小。

电穿孔法（electroporation，EP）应用于体外转染细胞已经30年了，最近被用于在体内提高DNA疫苗的转染率[17]。EP是在注射部位产生一个小电场引起膜暂时性的不稳定，并形成电场梯度，从而增加细胞对质粒的吸收[18,24]。这种技术在改善化疗药物杀死特定肿瘤细胞的效果方面已经研究了20年[147-149]。已经对多种动物（如狗、猪、牛、非人灵长类动物）开展了基因传递方面的研究，如编码多种激素、细胞因子、酶或抗原的基因[146,150-152,156]。

然而，对一种预防方法来说，EP所需的条件太苛刻。过去的10年里，EP技术已经开发出更加良性的由计算机操作控制的传输设备，这种器械能够进行肌内注射、皮内注射和体内微针转染[20,21]。这些方法使用的电压更低、更易忍受。令人高兴的是，在大动物模型中，EP增加了细胞和体液免疫应答[22,23]，可与病毒载体相比[157]。如果联合其他最优方法，联合方法产生的免疫应答的程度增加一倍[110,156,158-164]。随着控制电流、电压和时间设备的开发，EP技术也可以被精确调整到一个特定的DNA疫苗形态。与分子佐剂组合的疫苗看起来非常有前途[136,165,166]，正在测试通过皮肤、肌肉和黏膜的传递。在灵长类动物模型中的数据表明可通过接种质粒疫苗，大大提高免疫原性和效力[167,168]。

临床研究

DNA疫苗在临床上的初步研究证明其安全性和易生产性，但免疫反应不充分。对DNA疫苗最初的担心是随着基因的激活或抑癌基因的失活，DNA疫苗有整合到宿主染色体的风险。然而，研究表明体内的DNA整合率实际上比自发突变率低三倍。此外，诱导自身免疫性或抗生素抗性标记转移方面也未观察到负面影响。随着新的方法在临床应用，成千上万的志愿者都接种了DNA疫苗，没有显著的不良事件报道。事实上，截至2016年12月，临床研究中测试的DNA疫苗数，与所有其他重组平台相比，已经从2000年的4%增加到18%。一些重要的试验在表67.2中列出。

可以作为一个实验平台的晴雨表的区域就是HIV疫苗试验。由艾滋病毒疫苗试验网络（HVTN）赞助的18项临床试验中，有7项正在评估DNA疫苗是否能够单独或与多种病毒载体联合诱导免疫应答。此外，建立在HVTN80数据观察之上新的单独EP递送DNA疫苗研究和EP递送DNA初免-加强免疫策略正在开发中。另一个方法是DNA初免刺激T细胞和B细胞的应答，然后重组蛋白加强免疫产生更强烈的抗体应答。通过增强的物理传递在非初免-加强免疫环境中对DNA疫苗开展研究，例如，在HVTN 080实验方案中，EP将多密码子和基因优化的DNA加质粒IL-12作为佐剂递送给健康志愿者。研究显示90%的志愿者产生了T细胞免疫应答。事实上，这三种免疫方案诱导产生的T细胞免疫应答水平与先前报道的DNA初免、痘病毒或腺病毒加强组成的5种免疫方案的诱导水平一致。此外，在最终免疫6个月后仍可检测到CD4和CD8 T细胞反应[169]。这是首个表明EP和IL-12结合可以显著改善人类T细胞反应的研究。

最近在18个患癌前子宫颈疾病（Cin2或Cin3）的妇女中开展了多优化（合成）共识的第一阶段研究，通过EP给药的DNA-VGX3100治疗早期HPV。受试者在第1周、第4周和第12周分别接种合成DNA编码的两种不同HPV致癌基因（E6和E7）和两种不同的HPV菌株（16型和18型）。研究测试了3个质粒疫苗剂量组（0.6mg、3.0mg和6.0mg），并对受试者进行抗体诱导和CTL诱导的评估。与以往的DNA疫苗研究相比，本研究中所有妇女在第二次注射疫苗后，任一剂量组血清转化率均>90%。末次接种后抗体至少持续6个月，78%的妇女通过ELISPOT、80%以上的妇女通过细胞毒性试验产生了细胞免疫应答。高剂量组，6名妇女均对目标物产生杀伤力[167]。基于这些令人鼓舞的数据，一项ⅡB研究对147名患有宫颈疾病的妇女（CIN2或CIN3）使用最高剂量的疫苗，第一个终点是疾病的消退，第二个终点是疾病的消退和病毒清除。研究结果显示50%受试者的宫颈疾病已消退，40%的受试者完全清除了HPV感染（P=0.001）。与Ⅰ期的研究类似，接近100%的妇女血清转化为疫苗抗原，90%以上表现为较强的T细胞反应。已清除疾病的妇女的宫颈样本中T细胞升高[168]。

在额外环境中研究由EP递送的优化的DNA疫苗，将这些发现扩展到额外的目标，扩大DNA平台的应用将是非常重要的。正如第一份有效性数据报告，从前述的讨论清晰可见，技术的进步正在推动这一领域的发展（见表67.2）。临床试验的进展将受到密切关注，因为随着各种DNA方法的成熟，未来的几年，其发展将令人振奋。

表 67.2 截至 2015 年 8 月最近的 DNA 疫苗临床试验

期	方法	试验数	疫苗目标
I	DNA	17	癌症、传染性疾病
	初免/加强免疫[a]	3	癌症、传染性疾病
II	DNA	3	癌症、传染性疾病
	初免/加强免疫[a]	3	癌症、传染性疾病

[a] 加强免疫研究包括痘病毒加强免疫、重组蛋白加强免疫、腺病毒加强免疫；七个使用电穿孔法的 DNA 研究。

多个 DNA 研究中发现了基因佐剂，包括粒细胞-巨噬细胞集落刺激因子和白细胞介素 2。ID 和癌症研究均已得到认可。

动物研究

几种 DNA 疫苗已获准用于动物。兽用授权产品[33-36]包括狗黑色素瘤免疫治疗、猪重组生长激素、预防鱼弹状病毒病疫苗以及在 DNA 疫苗现场试验成功的基础上的马西尼罗病毒疫苗。该技术在动物健康和人类中重要的安全记录、临床免疫应答不断增长的一致性数据、已报道的第一个人体有效性临床数据以及兽用产品的成功获批，表明 DNA 疫苗接种将成为疫苗及免疫治疗持续发展的重要平台。

RNA 疫苗

核酸编码基因（核酸疫苗）在体内的应用为疫苗/免疫治疗提供了另一种新的方法。20 多年前首次报道了使用质粒 DNA 在体内产生抗原和 mRNA 来递送编码抗原[170-171]。最初，DNA 疫苗因易于生产和其稳定性成为人们关注的焦点，但很快出现了免疫原性的问题。因而，基于 mRNA 的方法已重新成为一个重要的基因疫苗平台。因为不受宿主中和免疫反应的限制，即使在以前血清阳性个体中也是如此，基于 RNA 的疫苗方法允许无限增强。RNA 疫苗在体内生产、定制并由宿主处理。它们是自然折叠的，可通过内源性宿主细胞系统进一步修饰。与 DNA 疫苗方法类似，体内产生的抗原可在内源性 APC 上表达，刺激产生 CD4 和 CD8 细胞反应，模拟自然感染诱导的免疫反应。还对 RNA 混合物进行了测试[172]。然而，与 DNA 疫苗的免疫原性差类似，早期应用 RNA 疫苗的研究也受到小动物免疫原性低、因生产问题导致产量低、产品不稳定等的困扰。

过去 10 年，RNA 疫苗体外转染的相关研究有所进展[173,174]。转染病人来源的树突状细胞进行 RNA 免疫，可以在体内诱导产生免疫反应。基于这些数据，人们对使用患者来源的细胞进行癌症免疫治疗产生了兴趣，这些细胞通过转染自身癌细胞的 mRNA 或抗原特异性合成的 mRNA 进一步修饰，以集中诱导免疫应答。上述方法在胰腺癌、神经母细胞瘤、黑色素瘤、结直肠癌、肺癌和前列腺癌等癌症中进行了测试，早期研究的耐受性良好。此外，还研究了以 RNA 为基础的直接靶向肿瘤抗原的嵌合 T 细胞受体的传递方法[175,176]。由于 RNA 生产、存储及其他方面的困难，体外方法是首选的。

由于技术进步，预防接种时直接注射 RNA 变得越发重要[177]。该情况的出现是 RNA 疫苗领域取得进展的结果。一个进步是在生产过程中稳定 mRNA 的能力。二是基于甲病毒平台存在更强的自我扩增 RNA 载体。在最近一项研究中使用一种编码流感抗原的合成 mRNA，优化了 RNA GC 含量，并与鱼精蛋白混合，小鼠或雪貂接种该制剂后血清转化为流感抗原，并在单次免疫后获得保护[178]。该制剂对猪等大的动物同样具有免疫原性，虽然猪对流感不能获得完全保护，但疾病症状减轻了。mRNA 疫苗目前正进行人体测试，主要用于治疗癌症，尤其是前列腺癌[179-182]。前列腺癌 mRNA 疫苗包含"自佐剂"信使 mRNA 编码的前列腺疾病相关抗原，包括前列腺特异性抗原、前列腺干细胞抗原、前列腺特异性膜抗原和 6 种前列腺跨膜上皮抗原，在 44 例晚期、不切除的前列腺癌患者中进行了免疫原性和安全性评价，这些基于 mRNA 的疫苗含游离的和鱼精蛋白质复合的 mRNA，以支持 mRNA 的稳定和递送。在小鼠中，疫苗具有免疫原性，表明这些疫苗驱动了固有免疫反应，该免疫反应部分是由 toll 样受体 7 激活介导的。在临床研究中，mRNA 疫苗推荐皮内接种 5 剂次，推荐接种剂量为 1 280μg。结果显示，在 33 例可评估患者中，有 26 例可检测到至少对一种疫苗抗原产生免疫反应，15 名对一种以上抗原产生免疫反应。有 39 (89%) 例患者出现治疗相关不良事件，包括注射部位红斑和注射部位反应、疲劳 (18%)、发热 (16%)、寒战 (11%) 及流感样疾病 (11%)。虽然大多数反应在本质上被认为是温和的，但还需要进一步的安全性研究。有趣的是，与非免疫应答者相比，免疫应答者的生存率有升高的趋势。诱导产生的抗原反应越多，其趋向于临床效果越佳；对三种抗原产生免疫反应的病人比仅对一种或两种抗原产生反应的病人有更好的临床结果。因只有 4 名患者对测试疫苗抗原的抗体滴度增加，故疫苗诱导的抗体反应不像 T 细胞反应那般强烈。在 mRNA 疫苗领域的进一步研究将是很重要的。

非病毒 RNA 疫苗递送平台中甲病毒系统的重现是 RNA 疫苗领域的一项重要内容[183,184]。例如，诺华公司的研究报道了自我扩增 RNA 技术[185]，该技术将甲病毒基因编码 RNA 复制机制与重组病毒靶抗原在实验室进行了合成。该项技术的应用者称给小鼠接种抗呼吸道合胞病毒 F 蛋白后快速产生了强效抗体反应，在一项非人灵长类动物的 HIV 免疫原性研究中也产生了抗体反应[186]。自我扩增 HIV 疫苗可同时诱导 T 细胞反应（由 ELISPOT 检测）和抗体反应，且该反应可通过 MF59 佐剂 HIV env 抗原进一步增强。总之，以上数据明确显示该平台可诱导免疫反应。与 mRNA 疫苗一样，在自我扩增疫苗进入临床评估时对其进行监测是十分重要的。

RNA 方法具备概念优势，因为它仅聚焦免疫原而不需要核定位来产生表达。复制载体，如自我扩增载体，通过甲病毒复制机制扩大 mRNA 复制，从而获得最大限度表达。与早期的 mRNA 疫苗相比，新的稳定的 mRNA 方法具有更长的半衰期。这些进步提高了传递和表达水平。此外，RNA 途径通过激活 toll 受体 3 和 toll 样受体 7/8 通路在一定程度强烈刺激宿主的固有防御系统[187]。

固有反应可能是免疫启动的一个优势，有待进一步研究。总之，尽管 RNA 领域需赶上其他的基因疫苗平台，而下一代 RNA 疫苗作为一个独立平台或作为初免 - 加强免疫方法的一部分，提供了机会。

病毒载体

分子病毒学的进展加深了对病毒复制、基因表达和分子发病机制的规律的了解。同时，这种认识使得新的病毒载体的发展应用于疫苗接种。各种类型的载体已进入临床前和临床研究（图 67.1）。在多种传染病模型中，依赖靶抗原呈递细胞的能力、开发组装生产线的能力、载体和插入物的固有免疫原性以及其他因素（框 67.2），这些病毒载体正有助于提高疫苗效力。这些更具前景的载体性能和它们开发过程中最新的进展会在接下来的内容中介绍。

复制缺陷型腺病毒载体

在已研究的病毒载体中，重组腺病毒载体现已被证明在多种动物模型中具有免疫原性和保护性。这些病毒通过基因改造，以便能传递和表达特异性重组基因产物，它们无法独立生长，故称复制缺陷。与 DNA 疫苗相似，这些载体转导进入细胞合成自身基因产物，并高效诱导辅助细胞和特异性细胞毒性 T 细胞免疫[188]。尽管在 6 个亚科中（A-F）已知超过 51 种人类血清型，然而大多数临床载体是由 5 型腺病毒（adenovirus serotype 5，Ad5）载体衍生而来。Ad5 是由 C 亚科衍生而来，它是最常见和研究最为深入的血清型。然而，人群中 Ad5 的较高免疫力可能会限制这些载体的应用[189]。

体内存在的抗 Ad5 免疫力能够抑制 rAd5 疫苗接种的免疫应答。为避免这种影响，已开发了替代血清型和嵌合载体。对于 rAd5 免疫接种方面的关注是源于它在各种临床前期动物模型和人体 I/II 期临床试验取得的成功。关于动物模型，已证实复制缺陷型腺病毒无论单剂次单独注射或是初免 - 加强免疫方法均可诱导强烈的免疫应答和预防埃博拉病毒感染（图 67.2）[190-191]。初免 - 加强免疫方法能够诱导更有效、更持久的免疫力，符合常规使用的预防性疫苗的需要，而单一的 rAd5 疫苗接种可诱导更快速的免疫应答，足以即时产生保护作用（图 67.2）。后一种方法对于遏制埃博拉病毒感染的急性暴发可能有一定的作用，这种方法也适用于其他病原体[39]。此外，已证明在猕猴中重组 rAd5 疫苗和 DNA 初免 -Ad5 加强免疫可产生部分保护力以抵御多个 HIV 分离株，包括 SHIV-89.6P[37,192]、SIV mac239[193] 和 SIV mac 251[194-196]。复制缺陷型腺病毒也被用于多种其他传染病动物模型，包括鼠疫、炭疽、流感和疟疾[51]。

多个小组已开展了 HIV- I 的复制缺陷型腺病毒载体的 I 期和 II 期临床研究。STEP 试验是对编码 HIV-1 Gag、Pol 和 Nef 基因的 rAd5 载体的临床有效性研究，主要评估疫苗诱导的 T 细胞反应对控制病毒载量的影响。尽管这种疫苗具有免疫原性，但是未见 HIV 感染的减少或感染后病毒血症的长期控制[197]。进一步分析显示，特定的人类淋巴细胞抗原类型的人，以及那些对 Gag 和 Nef 的 HIV 表位产生 CD8[+] T 细胞应答者，选择性地防御体内含疫苗抗原表位的病毒[198]。疫苗受试者与未施行环切术者和疫苗接种前对 Ad5 有免疫力者之间的感染也存在一种意想不到的关联。在免疫接种后的前 18 个月，这一亚组的 HIV 感染率似乎更高，尽管该结果仍存在争议。

505DNA 初免 -rAd5 加强疫苗的临床应用如上面关于初免 - 加强免疫的讨论。505 试验类似于默克公司的 STEP 研究，该研究也因无效而提前结束。结果表明，改进 Ad5 载体途径必须考虑改善临床结果。这可能是一个载体问题，因为在 505 试验中，env 抗原的加入并没有对效力产生积极影响。与 Ad5 载体相关的血清学问题以及关于是否存在 HIV 感染风险增加的争议[199] 使得人们对其他非 Ad5 腺病毒载体产生了兴趣。

抗载体预存免疫和腺病毒血清型的影响

尽管 rAd5 能够对各种传染病病原体诱导有效而持久的免疫应答,人们仍然担心抗 rAd5 的预存免疫力可能会有损其效力,非洲的某些地区 Ad5 血清中和抗体阳性率大于 90%,且具有高度的中和抗体,限制了载体的应用。当细胞免疫应答和体液免疫应答均对抗 Ad5 免疫力起作用时,Ad5 中和抗体很有可能在抑制诱导 rAd5 免疫方面发挥主要作用,这种免疫应答已在人体试验中得到了证实。这种预存免疫力能够降低腺病毒疫苗在小鼠[200,201]、恒河猴[202]和人类体内的免疫原性[203,204],但这种人体内预存免疫力是否会对疫苗的免疫原性产生很大影响目前尚不清楚。

现已制定若干策略以克服潜在的 rAd 免疫力问题。正在探讨提供重组 Ad 载体的新方法,如大剂量的 Ad5 重组载体有可能克服抗 Ad5 免疫力。这个策略的局限性在于毒性因剂量加大而增强[204-206]。DNA 初免后用 Ad 加强免疫也可克服免疫抑制,尽管在上述的 HVTN 505 研究中并未发现这一点[200,201]。通过黏膜途径使用 Ad5 载体有助于规避这一问题[207]。然而,这一方法的安全性,特别是对于鼻内给药途径来说仍有待观察[208]。此外,一些研究人员探索使用化学物质(如聚乙二醇)包被 rAd5 颗粒的可行性,但这可能会阻碍抗体进入病毒表面。

Ad5 免疫逃逸的替代方法包括载体工程,可用此来逃避显性的 Ad5 免疫应答。多种嵌合纤维或六邻体蛋白能保持其免疫原性并可逃避中和抗体,无论是抵御这种纤维[209-212]还是通过使用六邻体蛋白都将成为中和抗体应答的目标[213,214]。另一个抗载体免疫的方法涉及替代血清型的新载体。为了开发这类载体,调查人员已经评估了低血清阳性率人群的腺病毒载体和非灵长类动物的 rAd 载体。有关人类血清型重组 Ad 载体前面已做了详细介绍[215-217]。51 种 Ad 血清型的血清阳性率提示 Ad11 和 Ad35 亚科以及 D 亚科中的腺病毒(包括 Ad26),在人类[218]中都是罕见的,因此它们作为载体较 Ad5 可能更具优势。已经开发了基于 rAd35 和 rAd11 的新载体,临床前期研究表明它们对于小鼠体内抗 Ad5 免疫具有抵抗力[54,219],一些替代载体的抗体反应弱于 rAd5,不同的"罕见"血清型 rAd 载体血清阳性率似乎存在地区差异。例如,虽然 rAd26 和 rAd28 B 血清型显示北美早期临床试验和血清阳性率低,这些病毒的血清阳性率在非洲部分地区接近 80%[220,221],这使得载体开发和监管问题复杂化。

除复制缺陷型 Ad 载体外,Ad4 和 Ad7 减毒复制完整载体也已用作疫苗载体,用于预防军队中腺病毒介导的疾病,该疾病在军队新兵中发病率很高。这些活疫苗对 Ad4 和 Ad7 高度耐受和有效[222,223]。这些血清型也被开发为重组载体平台,如抵御 HIV[222,224]。这些疫苗不仅提供替代血清型,而且口服时也产生对肠黏膜的免疫刺激,这可能对一些疾病有良好的保护效果。重组腺病毒载体可利用其他物种制备,如绵羊、猪、牛、猕猴和黑猩猩[190,225-233]。黑猩猩腺病毒载体似乎正在临床评估中获得牵引力,特别是 Ad5 埃博拉疫苗被一种新的黑猩猩腺病毒疫苗所取代[234]。黑猩猩衍生的复制缺陷腺病毒(chAD)疫苗诱导猕猴对急性致命性埃博拉病毒产生一致保护,但保护是短暂的。当接种 MVA 埃博拉疫苗对 chAD 加强时,机体对致命性埃博拉病毒产生了更持久的保护。在人体研究中,最高剂量(5×100^{-10vp})组 68% 的受试者检测到疫苗诱导的抗体反应,而 ELISPOT 试验中 100% 受试者产生了抗体反应[235]。总之,数据是令人鼓舞的。令人惊讶的是,在撒哈拉以南的非洲,观察到人体中预存黑猩猩腺病毒载体中和抗体,这表明在某种程度上,黑猩猩腺病毒或相关病毒已经以某种频率进入人类群体。该发现不仅对 HIV 病毒疫苗造成影响,因为美国国立卫生研究院(NIH)开发的 chAD3-EBO-Z 病毒疫苗是在西非近期暴发埃博拉疫情的背景下正在研究的重要候选疫苗之一。预存免疫对该疫苗或正在开发的其他疫苗的影响需要进一步研究[235,236]。

总之,rAd 载体的免疫原性促进了它们作为预防多种传染病候选疫苗的发展。这些载体有很好的耐受性而且在中等剂量时有很高的免疫原性。对现有 Ad5 免疫的关注为 Ad 载体的研究提供了一些新的途径。新型传递载体、分子工程技术生产的 rAd5 以及其他物种替代 Ad 血清型为各种传染病的临床研究和癌症免疫治疗提供了多种选择。

痘病毒免疫载体

痘苗病毒作为疫苗载体的效力代表了接种疫苗以预防传染病的最完美的一个例子。然而,使用痘苗病毒株预防天花产生的安全问题是实质性的[237,240],已研发出一些替代痘苗病毒株作为免疫媒介(汇总列框 67.3)。这些减毒痘苗病毒也被用作基因产物的疫苗载体,以抵御天花以外的特异性病原体。

痘病毒减毒株之一是 MVA,是由痘苗病毒安卡拉株在原代鸡胚成纤维细胞(chicken embryo fibroblasts, CEFs)中反复传代建立的,是比天花疫苗更安全的替代产品。这导致了多种基因变化,使病

> **框67.3　作为免疫载体的痘病毒株**
>
> **痘苗病毒**
> - 痘苗病毒纽约株（NYVAC）（删除18个ORF）
> - 修饰的痘苗病毒安卡拉株（MVA）（适应于CEF）
>
> **禽痘病毒**
> - 鸡痘病毒：FPV/TROVAC
> - 金丝雀痘病毒：CPV/ALVAC（适应CEF）
> - 金丝雀痘病毒：ALVAC(2)（+E3L和K3L基因）
>
> 注：CEF：鸡胚成纤维细胞；ORF：开放阅读框。

毒能够在多种非禽类细胞类型上有效复制。第二个替代减毒株叫作痘苗病毒纽约株（New York vaccinia，NYVAC），其病毒基因组经基因改造，包括删除哥本哈根株中与毒力和宿主范围相关的18个开放阅读框[241-244]。NYVAC和MVA相似，在动物模型中应用的是它们的减毒株，而且在人体和动物体内均显示良好的安全性和免疫原性[242,245,246]。尽管这些病毒能够在非洲绿猴肾细胞和原代鸡胚成纤维细胞CEFs中有效的复制，但它们在早期却阻断复制。

ALVAC来源于纯化蚀斑病毒，是从金丝雀痘病毒株canapox中分离出来的[247]。ALVAC能够表达插入的转基因，并且在动物和临床早期试验中均证实其具有免疫原性[245,246,248-251]。其他病毒载体包括禽痘和犬痘。这些载体不仅经过了单独评估，还在多种传染病的初免加强和癌症模型中进行了评估（参考综述[245]）。

痘病毒基因组较大，能够在不影响复制能力的前提下表达重组基因，因而引起人们的广泛关注。多价重组体已用于免疫实验动物，而且已被证明在多种传染病模型中有用，这些传染病包括狂犬病、麻疹、SIV、犬瘟热、呼吸道合胞病毒（respiratory syncytial virus，RSV）、疟疾[57,252]和流感[253]。此外，这类载体已在多种动物HIV攻击感染模型中进行了研究。也进行了痘苗[259-267]、NYVAC[268-271]和ALVAC[268,269,271-276]人体的研究[45,254-258]，并已进展到人体效力研究。ALVAC-EnvGag/Pol（分支B和AE）与gp120蛋白加强免疫结合在泰国进行了Ⅲ期临床研究，与安慰剂组相比，接种疫苗的异性恋的男性和女性感染HIV的频率降低了31%[277]。这项研究是具有里程碑意义的试验，它提供了疫苗可以预防HIV-1感染的证据，尽管其效力不高。尽管减毒痘病毒载体在多个人体研究中进行了评估，但显然开发用于人体的疫苗具有挑战性。部分原因是重组转基因代表了一小部分基因产物表达结果，而并不代表大载体。因此，并不确定免疫应答是否将集中于外源性转基因，而不是集中于由痘病毒内源性合成的基因产物。此外，与rAd类似，抗载体免疫仍然存在问题，尽管对金丝雀痘病毒载体的关注较少。

痘病毒载体具有热稳定性，可以结合大的外源转基因，缺乏持续性或基因组整合，成功消灭了天花。然而，难以在原代CEFs高产量地繁殖病毒，以及抗原的复杂性和反应原性和免疫原性低的特点限制了它在人体试验中的应用。在人类疟疾挑战模型中测试了一种痘病毒疫苗[278]，该疫苗表达了一种多蛋白插入物，该物质由恶性疟原虫的一连串六种红细胞前抗原组成。在对单剂疫苗进行安全性评估之后，15名志愿者接受了异源性初免-加强免疫接种方案，接种了包含插入物、FP9-PP和MVA-PP的两种不同痘病毒疟疾亚单位疫苗。接种后，受试者接受了疟疾孢子挑战，疫苗是安全的，但T细胞干扰素-γELISPOT反应较弱，并未观察到疫苗效果。在南非对婴儿进行的安慰剂对照Ⅱb期试验中，评估了一种表达结核分枝杆菌抗原85A的新型MVA疫苗[279]。曾接种过卡介苗（BCG）的婴儿被随机分为皮内接种MVA85A和安慰剂两组，随后对其进行免疫应答和结核病防护的随访。虽然疫苗是安全的，免疫原性尚可，但并未对结核感染及结核病产生保护。这两项关于疟疾和结核病的研究均表明，需要更有效的免疫应答来预防这两种疾病。因此，人们正在助推初免-加强免疫策略。除传染病领域的研究外，痘病毒载体已成为靶向不同肿瘤类型的多种癌症免疫治疗方案的重要工具[280]。在这些研究中，T细胞被诱导；然而痘病毒载体似乎诱导温和的抗体反应。在一个重组痘病毒载体Ⅱb期研究中，首次报告了阳性效果。Prostvaco-V/F是治疗前列腺癌的候选抗癌免疫疗法，最初由国家癌症研究所倡导，该方法是为无症状或最轻微症状转移性不切除的前列腺癌患者开发的。该疗法用重组痘病毒载体疫苗初免，随后进行5个月每月1次的鸡痘病毒载体免疫接种。载体包含相同的基因插入物，这些插入物编码一种经修饰的免疫刺激前列腺特异性抗原盒，以及包含三种人类免疫刺激分子（称为TRICOM）、白细胞功能相关抗原3、细胞间黏附分子1和B7.1的附加基因盒。临床试验中，该疗法在高达57%的受试者中产生了明显的抗前列腺特异性抗原CTL反应，但几乎没有抗体反应[281]。这些CTL具有裂解肿瘤靶点的能力[282]。在一项随机、安慰剂对照、双盲的Ⅱ期临床试验（NCT00078585）中，Prostvaco-v/F使转移性不切除的前列腺癌患者的总生存期提高了8.5个月，这意味着死亡风险降低了44%[283]。目前，Bavarian Nordic 公司联合丹麦国家癌症研究所（National Cancer Institute）正在开展一项名为 PROSPECT 的全球双盲随机Ⅲ期有效性试验（NCT01322490），对使用或不使用 GM-CSF 佐剂的 Prostvac 进行测试。在检查点抑制剂治疗的背景下，对这种免疫治疗疫苗进行临床评价将是很有意义的。进一步改善痘病毒免疫原性仍然很重要。

腺相关病毒

腺相关病毒（adeno-associated viruses，AAV）最初的定义是因其作为辅助病毒而存在，它们能够促进野生型腺病毒在细胞培养中的繁殖。相对于 rAd 和痘苗病毒载体的大基因组，这种病毒的大小十分有限，与插入物一起接近 5kb。与其他复制缺陷型病毒相似，这些颗粒能够在包装生产线上生产，它们由细胞而不是病毒提供合成的互补的结构蛋白。已经确定了多种血清型[284]，一种在 AAV2 中的表达 HIV 疫苗已在人体Ⅰ期研究中进行了评价，结果免疫原性较差。替代血清型（包括 AAV1）目前正在开发，并可能进行单独免疫和初免-加强免疫方案的人体有效性评估。重组腺相关病毒载体已被研究作为一个平台，为直接在体内产生抗体提供重组抗体基因。载体免疫预防策略允许先前发现的罕见中和抗体被工程化为重组腺相关病毒载体，在感染后在体内产生保护性抗体。载体免疫预防还可在体内产生保护性抗体，这是接种疫苗尚未实现的[285]。几项研究已证明该传递策略在保护 NHPS 免受 SIV 感染[285,286]、人源化小鼠免受 HIV 感染[287,288]、小鼠和雪貂免受流感病毒感染[289,290]方面的有效性。第一个载体免疫预防方法已达到临床抑制 HIV 感染的目的，用 EP 传递 DNA 载体也描述了类似的方法。这种 DNA 单克隆抗体传递方式显示，在体内产生了广泛中和的 HIV 抗体[291]，以及能够抵御登革热感染的抗体[292]。总的来说，载体免疫预防和相关平台是令人兴奋的，尽管它们还处于早期阶段，有许多障碍需要克服。它们说明了基因载体是如何彻底改变我们对预防传染病的传统疫苗接种的看法。

研发中的载体

甲病毒代表负链 RNA 病毒，可以被修饰以表达外源重组基因而不产生原型病原体感染。这些原型包括委内瑞拉马脑炎病毒（venezuelan equine encephalitis virus，VEE）[293,294]、辛德毕斯病毒（Sindbis virus）[295,296]和塞姆利基森林脑炎病毒（semliki Forest virus，SFV）。复制缺陷型单纯疱疹病毒（herpes simplex virus，HSV）可以利用包装细胞系生产，类似于用于复制缺陷型 rAd5、AAV 或甲病毒载体的那些包装细胞系。研制这些疫苗不仅为了传递外源基因作为潜在免疫原，而且也是针对 HSV 自身的载体，包括 HSV1 和 HSV2[297]。最近，水泡忄口炎病毒、4 型登革热病毒、黄热病病毒和甲病毒已被修饰以表达传染病异源病毒基因的疫苗，这些病毒包括 HIV、西尼罗病毒、丝状病毒、CMV 和其他病原体[298-305]。

尽管尚未进入临床，一种新型重组复制猿类 CMV 载体（RhCMV/SIV）已经在 NHP 挑战模型中产生了有趣的数据。这是基因改造使四个独立的 RhCMV 载体分别包含了 siv 抗原 env、gag、pol 和 vpr/vpx。依据的概念是 CMV 感染是一种强有力的 T 细胞记忆驱动感染，因此该载体表达的重组抗原可能代表一种新的 CTL 诱导的疫苗平台[306]。在一个例证中，给动物接种两剂次的 RhCMV/SIV 载体，每剂次间隔 98 天，545 天后给受试动物重复接种低剂量致病性 SIVmac[293]。随着时间推移，50% 接种了疫苗的受试动物对 SIV 的挑战表现出近乎完全的控制[307]，令人惊讶的是，CD8 T 细胞反应并不是造成这种令人印象深刻的控制的原因；相反，CD8 T 细胞反应的杀伤力似乎是在 MHCⅡ分子的环境下被重新定向的[308]。多个重要的问题均有待进一步研究，包括制订更适合现场应用的疫苗接种方案、了解为何保护效果在特定的 50% 的受试动物中观察到、了解观察到的 CD8 T 细胞二级杀伤力及其与人类的相关性、开发类似的作用于人类的适合载体用于研究、猿类 CMV 和人类 CMV 载体之间的独特差异性等。然而，难治性 SIV 挑战模型的影响以及相关的控制和免疫清除是控制 HIV 和其他慢性感染研究的重要途径。

一种迅速进入临床的独特载体是基于水泡型口炎病毒平台（VSV），VSV 埃博拉病毒疫苗（rVSV-ZEBOV）是由加拿大公共卫生署（Public Health Agency of Canada）开发的，由一种重组的、复制能力强的 VSV 组成，其目的是表达来自于埃博拉病毒扎伊尔株的表面糖蛋白（图 67.3）。在小鼠和 NHPS 中进行的临床前试验表明，皮内注射 rVSV-ZEBOV 后诱导的中和抗体能够保护动物免受致命剂量埃博拉病毒的攻击[309]。疫苗安全性Ⅰ期临床试验报告，rVSV-ZEBOV 疫苗接种剂量在蚀斑形成单位（Plague forming units，PFU）$3 \times 10^5 \sim 50 \times 10^6$ 范围内不会导致严重不良反应，报告的副作用仅为轻度发热、关节痛和水泡型皮炎[310]。重要的是，接种疫苗导致了短暂的全身感染，从而产生了能够在体外中和病毒的埃博

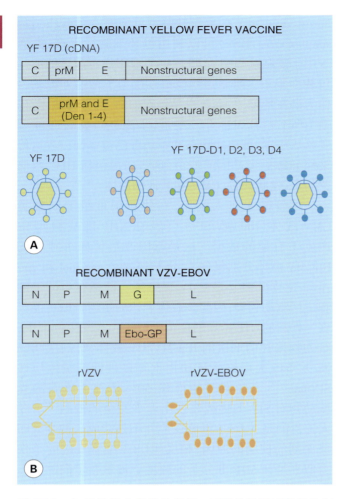

图 67.3　**A.** 重组嵌合登革热疫苗。该图描绘了减毒黄热病疫苗（上部）和嵌合疫苗的基因组，嵌合疫苗的基因组插入了 prM 和 E 基因（橙色），分别位于四个不同的骨架中。prM 和 E 基因结合形成一种复合物以达成 env 运输和正确的表面定位，使 E 抗原附着，使减毒疫苗感染和复制。抗原中含有重要的免疫保护靶点。由于登革热病毒有四种不同的血清型（Den 1-4），因此构建了不同的嵌合病毒来包含每种血清型。这是描绘在示意图底部的数字左侧衰减 YF17D 病毒粒子动画。**B.** 水疱袋装疱疹病毒 - 埃博拉病毒（VZV-EBOV）。该图描绘了减毒 VZV 病毒的基因组（上部）和在 L 抗原上游插入埃博拉糖蛋白的监督 VZV 病毒的基因组。黄色是 VZV 的糖蛋白；橙色是来自埃博拉病毒的糖蛋白。图下部显示了水泡性口炎病毒骨架和构建的作为病毒颗粒的 VZV-EBOV 病毒疫苗之间的糖蛋白转换。为了构建疫苗，删除了 VZV 的自然包膜基因。将来自 Zaire-Kikwit 的 1 995 株埃博拉病毒的糖蛋白插入重组的病毒基因组。

拉病毒抗体（在第 20 章有详述）。一个Ⅲ期临床研究采用环免疫策略和单剂次免疫方案。令人兴奋的是，几内亚进行的 rVSV-ZEBOV Ⅲ期临床试验初步结果显示：与在患者确诊后三周才接种疫苗相比，立即接种疫苗可 100% 有效地保护埃博拉病毒患者的密切接触者免受感染[311]。基于这些令人鼓舞的初步数据，世界卫生组织批准继续进行试验，取消了研究中暴露后 3 周接种疫苗测试组。需要进一步测试和量化受试者产生的抗埃博拉病毒免疫反应，确定产生保护的时长，并评估针对不同埃博拉病毒株产生的免疫反应。尽管如此，这些数据令人印象深刻，在埃博拉和其他大流行疫情的背景下仍然十分重要。

VSV 埃博拉病毒是一个示例，由于一种严重威胁生命的新兴疾病的紧迫性，迫使一个重组平台投入使用。相比之下，表达登革热病毒抗原的嵌合性减毒黄热病病毒载体的开发，让人想到重组痘病毒疫苗载体的开发。黄热病减毒活疫苗 17D 株被认为是世界上最有效、最安全的疫苗之一。自 20 世纪 50 年代以来，该疫苗已投入使用达数百万剂次。最初由 Max Theiler 于 1937 年通过传代开发，单剂次疫苗即可产生终生免疫。该病毒已被用作构建新的嵌合四价登革热疫苗（CYD-TDV 或 ChimeriVax）的基础，该疫苗由四种重组的、活的、减毒黄热病病毒 17D 疫苗骨架组成，其中的表面 Env 和前膜基因被替换为四种登革热病毒血清型之一（图 67.3）[312]。给药剂量为每种嵌合载体 1×10^5 CCID50（细胞培养感染剂量的中值终点），每名受试者接受三剂次，间隔 6 个月。Ⅱb 期临床试验报告显示，该疫苗在预防任何登革热感染方面的有效性为 30%，而且该疫苗主要对登革热 1、3 和 4 血清型提供保护，而对 2 型血清型未能提供保护[313,314]。在登革热流行地区进行的两项Ⅲ期试验发现，ChimeriVax 在预防登革热病毒感染（包括登革热血清 2 型感染）方面的有效性为 56%~60%。需要进行更多的试验和研究来确定疫苗保护的免疫相关性，在获得许可后可能需要进行Ⅳ期临床试验，以监测使用 ChimeriVax 疫苗接种的持续安全性、有效性和大规模接种的可行性。一个重要的事实是，研制该疫苗花费超过 15 亿美元、耗时达 20 多年才达到这一里程碑。重要的是，ChimeriVax 有望成为首个成功获得重组基因疫苗注册许可的例子。

细胞基质

近年来病毒载体的研究进展依赖于适当的包装细胞系的开发和供病毒繁殖的细胞基质。监管要求的改变已被证明对于促进用于病毒生产的转化细胞系的进展是无价的。对于复制重组腺病毒，PERC6 和 GV11 细胞系支持临床级别的 Ad5 的复制，对于 HIV 的试验已取得了进展，另外还研究了其他传染因子，如埃博拉病毒、马尔堡病毒、结核病和疟疾。一旦获得批准，这些细胞系就能用于不同载体，并且现在 PERC6 细胞系已用来开发多种疫苗，包括西尼罗病毒和流感病毒疫苗。在后一种情况下，增殖的病毒在用于人体前就相继失活了。

对于复制缺陷型病毒载体的产生，这些细胞系使这些载体的产物可用于人类疫苗的研究。为疫苗而研发的病毒，其代表性的成员均列于图67.1B，包括重组Ad、痘病毒、麻疹、VEE和AAV，以上这些均进行了人体试验。不断转化和持续繁殖的细胞系的发展，与先前的标准相反，禽类无原发灶白血病病毒的原代CEF代表了疫苗生产技术的重大进步，主要是由于这些细胞系提高了复制缺陷型病毒载体在稳定转染细胞系中的生产，还能够提高产量和稳定生产力。历经多年，这些细胞系的开发才得以实现，是因为法规监管关注外源因子、致肿瘤性及其他安全性和一致性的考虑。根据几年前的指导原则[316,317]，仍继续对这些细胞基质的优势和局限性进行监测与评价[315]，越来越多的细胞系将具有更佳的品质和并可获得。

细菌性疫苗载体

由于原发感染，许多传染因子在黏膜上繁殖并通过胃肠道传播，因此在这些部位能引起有效的免疫应答。多种细菌能够在自然感染的黏膜部位上繁殖，有人提出，减弱这些微生物的毒性和为促进抗原传递而进行的修饰，可以开发改良疫苗防止病原体通过黏膜侵入。因此，活细菌载体的研究集中于它们诱导黏膜IgA应答以及细胞毒性T细胞在黏膜部位上的应答能力。在哺乳动物细胞内通过细菌载体传递蛋白质合成有可能诱导细胞免疫，这是许多基于基因的病毒和非病毒疫苗的目标。这些方法已在其他地方进行了详细描述[318-320]，在这里仅做简要介绍。

在抗原传递的活细菌载体中，有减毒黏膜病原体，例如单核细胞增多性李斯特菌、沙门菌、霍乱弧菌、志贺菌、牛型分枝杆菌、小肠结肠炎耶尔森菌和炭疽杆菌。此外，共生菌（如戈登链球菌、乳酸菌和葡萄球菌）已用于诱导体液和细胞免疫应答。对于基因疫苗接种，单核细胞增多性李斯特菌的研究一直备受关注。这种细胞内革兰阳性病原体作为了解MHCⅠ类分子限制性免疫应答模型来进行研究，这些应答通常认为是抵御细菌蛋白或共表达抗原。这种微生物利用一种专门的系统来将蛋白质引入细胞，促进加工过程和通过MHCⅠ类分子进行表达，不同的突变已用于建立保留抗原性的减毒菌株。同样，沙门菌菌株是细胞内病原体，它们会限制在真核细胞的内体区室内抵抗溶解[321]。各种各样的突变已引入沙门菌产生不同的活疫苗载体，这些疫苗原型已为疫苗的发展提供了广阔的空间。在其他细菌载体中，牛型分枝杆菌卡介苗（BCG）是广泛使用的细菌疫苗，如最近这种微生物被用来表达HIV抗原[322,323]。在某些情况下，哺乳动物基因的表达需要密码子的修饰与宿主细胞的类型相一致，从而提高免疫原性[18,324]。然而目前，这种微生物在人体内以类似腺病毒或痘病毒载体的水平诱导细胞免疫的能力仍在研究中。

人们产生浓厚兴趣的领域是使用活细菌载体DNA疫苗，目的是为细菌提供质粒DNA进入感染细胞的细胞质中，如志贺菌和李斯特菌已在这方面得到应用[325,326]。此外，减毒的沙门菌已在传染病和肿瘤实验动物模型中评估，显示了它的潜力[327-329]。

虽然这种细菌载体的使用在理论上具有吸引力，但将这个方法付诸实践却比较困难。人们关注的是这些潜在致病菌的回复突变的可能性和反应源性，重组菌的稳定性，以及对自然病原体暴露产生的预存免疫力可能会减低它们的传染性。多种宿主遗传因素能够调节细菌载体诱导的免疫应答，对于病原体固有免疫应答的易变性可能会限制其在体内的一致性。最具挑战性的问题是影响基因从细菌向哺乳动物细胞的基因转移的能力。这项技术的成功实施很可能需要专门的运输通道，如果需要进一步的改进来提高这种方法的有效性，还需要在临床中进一步研究。

基因载体技术的临床应用

基因疫苗的有效性已在动物模型中开展了大量的工作。直到最近，还没有关于人体研究取得指导意义的成功的报告；相反，有几次失败让人们对这项技术的潜力产生了怀疑。然而，这种状况正在迅速改变。一些传统的重组载体平台已经进行了近20年的临床评估。使用痘病毒技术的几项试验已经进入临床有效性评价阶段。金丝雀痘病毒、MVA和NYVAC等已在Ⅰ~Ⅲ期不同阶段的人体试验中进行了评估。由于痘病毒的生产技术已得到了很好的研究，病毒扩增的生产质量管理规范（GMP）与为痘苗病毒开发的方案类似，因此通向临床研究的道路似乎相对简单。在过去的30年里，有效性数据难以掌握，但最近有一些积极的消息。泰国进行了一项试验，将HIV抗原置入金丝雀痘病毒载体中，受试者接种gp120抗原作为加强免疫，这在初免-加强免疫中起到一定作用，据报道约31%的受试者免于感染[277]。随后，ProstaVac免疫疗法效力试验显示在转移性不切除的前列腺癌患者中，通过两种不同的痘病毒骨架进行初免-加强免疫，患者的总体生存时间提高了8.5个月。这些重要的结果支持这些载体未来可能对其他疾病产生潜在影响。此外,重组 MVA 技术的研究,已经产生了可能更安全的下一代天花疫苗[31]。同样,DNA 疫苗已经针对多种传染病进行了 I 期试验,包括埃博拉病毒、西尼罗病毒、SARS 冠状病毒、MERS、塞卡病毒和流感病毒,以及癌症研究。这些病毒的概念验证效力研究首次在动物模型中进行,要么使用 DNA,要么使用初免 - 加强免疫组合,要么使用新的合成 EP 系统。在这些研究中,动物身上显示的保护效果令人印象深刻[75,330]。基于这些发现,已经完成了埃博拉病毒、SARS 和西尼罗病毒的 I 期临床试验[113-115]。就流感而言,裸 DNA 和拥有金微粒佐剂的 DNA(通过基因枪)已经进入临床试验。有趣的是初免 - 加强免疫策略,最初在小鼠、雪貂和猴体内证实可刺激广泛的流感病毒的中和抗体产生[331]。I 期临床试验表明,即使是仅仅注射一次 DNA 疫苗也能有效提高传统疫苗抵御 H5N1 病毒的效果。该方案还显示人体接种疫苗后可诱导更广泛的中和抗体产生[332]。

一项 IIb 期试验检测了由 EP(VGX-3100)递送的一种合成 DNA 对宫颈疾病的疗效,结果显示,疫苗组中 50% 的女性疾病消退,40% 治愈了其潜在性感染,为 DNA 疫苗领域提供了首个有效结果[333]。以这些更有效的方法为基础的额外研究可能很重要。如前所述,DNA 疫苗已被批准用于兽医用途,包括马的西尼罗河病毒 DNA 疫苗[334]和保护养殖鱼类的传染性造血坏死病毒 DNA 疫苗。另一种针对养殖三文鱼病毒性出血性败血症病毒的疫苗正在研制中。在这些研究中,单次注射微克量的 DNA 疫苗就可诱导快速和持久的免疫保护[335]。

在众多研究和早期临床成果中,多个基因研究报告的有效数据是一个令人耳目一新的变化。基因疫苗技术重要的里程碑包括:预防埃博拉病毒在西非传播的 rVSV-ZEBOV 疫苗具有保护作用,在登革热流行地区,四价 ChimeriVax 减弱了疾病流行强度、降低了住院率,ProstaVac 延长了癌症患者的生命,以及 vgx3100 逆转和清除部分患者的宫颈肿瘤能力等。这些有效的结果只是在最近几年才得以实现,这表明基于特定基因的研究平台似乎正在成熟。这些研究开创的先例使人们有希望获得更多的基因疫苗供人类使用,并可能有助于为各种具有挑战性的传染病开发保护性免疫,以及为癌症提供新的治疗方法。

(曹玲生　杨陵江)

本章相关参考资料可在"ExpertConsult.com"上查阅。

第 68 章 改进免疫接种技术

Mark J. Papania、Darin Zehrung 和 Courtney Jarrahian

减少免疫服务障碍的新技术

我们可以将免疫接种广义地描述为将精心包装的抗原呈递到疫苗受种者体内的合适靶位从而实现预期免疫应答的过程。从这个意义上讲,免疫规划应包含从疫苗生产到疫苗抗原进入受种者接种体内的整个过程,即包含抗原的传递和流通、疫苗的配制和不同形式的包装、疫苗接种后抗原进入受种者体内抗原呈递细胞(APC)的整个过程。这种简单的点与点之间的抗原包呈递概念有助于阐明在复杂的免疫服务过程中有关疫苗保存、包装、储存、运输和管理中固有的挑战。

免疫接种是最有效的健康促进工具之一。但对于需要疫苗的人来说,目前许多疫苗仍然存在价格昂贵、可及性差且接受度低的问题。要进一步发挥疫苗对健康促进的潜力,需要不断强化这一公共卫生工具。虽然研发更好的抗原有助于提高疫苗效果,然而,改善疫苗的包装和运送方式也能够发挥疫苗对健康促进的巨大潜力。要进一步提升免疫规划的效率和效果,首先要整体评估疫苗服务体系并识别在这一过程中的主要障碍及瓶颈问题。在免疫服务和疫苗流通的日常工作中需要为克服这些困难和瓶颈付出巨大努力。本章简要地从复杂性、成本、人力资源需求、疫苗分发和免疫服务差错来源等方面描述了疫苗流通服务中遇到的主要问题,并对处于不同发展阶段的可消除或减少疫苗流通的限制的新技术进行介绍。这些新技术可能有助于提高免疫规划的服务能力和效率,使疫苗接种更加安全、有效,提高疫苗的可负担性、可及性以及公众对疫苗的接受度。

点对点的抗原包呈递系统

所谓的抗原包传呈递统中包含四个关键环节:生产起点环节、储存和分发环节、接种服务(POC)环节和受种者接种疫苗后的终点环节。生产起点环节是指数十家疫苗公司,在这里疫苗抗原及其他成分被生产出来,并按照一定的配方比例组装加工成疫苗,然后进一步包装在多层容器中进行储存和分配。储存和分发环节是指由疫苗公司建立的形成网络的数千个国家级、区域级及地区级站点,这些网络化站点的任务是将疫苗安全地存储和运输到POC。POC环节是由数以百万计的医院、诊所、医疗点和有资质的个体疫苗接种人员、知情同意的疫苗受种者以及安全有效的疫苗共同组合而成。抗原呈递系统的终点环节是指数十亿的疫苗受种者肌内(IM)、皮下(SC)、皮内或黏膜组织内的APC。抗原包传递系统的这四个环节在服务方面都面临各自的挑战。

生产起点:疫苗生产厂家

纯度和稳定性

整个抗原包传递系统起始于疫苗生产厂家。本书第5章已详细介绍了疫苗的配制、生产和包装等内容,本章将重点介绍在抗原包传递过程中与免疫服务相关的主要因素。疫苗生产厂家是高度资本化的,拥有价值数百万美元的设备,应用先进的技术每年可大规模生产数十亿剂次疫苗供全球使用。从疫苗厂家开始至个体接种的整个疫苗流通系统要始终满足两个关键需求:保持疫苗纯度和在限定的温度范围内储存疫苗以维持效力。这些需求对疫苗的流通产生了重大限制。

为保证疫苗纯度,疫苗工厂的环境需要被严格控制和监管,人员、器械和材料以精确控制的方式进入生产车间。昂贵的高速灌装设备可以低成本地将大体积的无菌疫苗按特定剂量进行分装。这个过程的每一个环节都需要精心策划,即使是对流程或材料的细微调整都需要获得国家监管机构的批准。过程中的任何改变意味着与经济成本高度相关的监管结果(见第5章)。

目前注册上市的疫苗,几乎全部要求在2~8℃的温度条件下储存(或个别疫苗需要 −20℃保存)。对于温度的要求也就是我们所说的冷链系统,它限制了疫苗运送机构和流通机制即疫苗必须运送到有冰箱或冷藏包储存能力的机构中。有些疫苗,尤其是含有铝佐剂的疫苗,易在冷冻条件下受到损害。其他疫苗,尤其是减毒活疫苗,更容易在高温下出现效力降低。通过添加稳定剂,或在某些情况下采取额外的冻干(冷冻干燥)处理,可以使按冷链要求储存的疫苗在整个上市流通过程中保持所需要的最低效力。冷链系统发生故障时,如果能够被发现,会造成有价值的疫苗被丢弃;如果未被发现,可能会导致疫苗接种无效。

疫苗剂型包装

疫苗剂型包装会影响疫苗流通。与多数药品相比,目前注册的疫苗基本都是液体制剂,通过注射器注射、口服或鼻喷方式给药。绝大多数液体疫苗采用单剂量、多剂量瓶装或预充式注射器的形式进行配制、包装和运输。其余疫苗初始被制成液体制剂分装在小瓶内,然后进行冻干以增强其稳定性。尽管冻干疫苗是以干燥的形式运输,但它必须配有液体的稀释剂并在现场接种前完成配制。稀释液增加了疫苗的体积和重量,这可能会导致运输成本增加并需要更高的冷链储存能力,同时还存在稀释液溢出和泄漏的风险。因此,带有液体稀释剂的冻干疫苗可能会降低疫苗的流通效率。

疫苗的剂型有三种基本形式:预充式疫苗,安瓿或瓶装的液体疫苗以及瓶装的冻干疫苗。预充装置简化了医疗点的工作,因为它们最大限度地减少了预防接种现场准备工作。此外,它还减少了疫苗流通中需要运输的物资数量,不再需要分别对疫苗、稀释液和注射装置进行供应,同时还减少了对小瓶和安瓿的过量分装量。然而,进行预充的疫苗价格较为昂贵,而且部分预充式设备的体积较大,对冷链系统的容量需求较高。

与预充式疫苗相比,小瓶或安瓿瓶包装的液体疫苗通常每剂次的包装和运输成本更低,并且所需要的冷链空间更少,但它们需要在接种服务点现场进行接种装置的填充。现场填充疫苗的过程增加了疫苗流通的复杂性并可能出现错误,例如从瓶中吸取疫苗的剂量错误或使疫苗受到污染。瓶装疫苗的剂型有单剂/瓶或多剂/瓶,与单剂疫苗相比,多剂疫苗的每剂次成本更低,所需的冷链空间更小。但是,当多剂疫苗的安瓿瓶被打开后,如果接种人数少于每瓶中疫苗的剂次数,则会造成疫苗损耗增加。同理,如果现场仅有一两个人需要接种疫苗,接种人员也不愿意打开一瓶10人份的疫苗,这种情况会导致疫苗漏种。多剂包装的疫苗使用时需要反复多次将注射器深入瓶中吸取疫苗,多次取用的时间差可能会增加疫苗中细菌或真菌繁殖的风险,导致后续接种被污染的疫苗。虽然单剂次瓶装疫苗可以避免部分的上述问题出现,但每剂次成本更高,所需要的冷链空间增加,并且同样需要在接种现场进行疫苗填充。

冻干疫苗可以包装成单剂/瓶或多剂/瓶的剂型,它们与液体疫苗的使用面临相同问题。冻干疫苗使用前的复溶过程增加了疫苗服务的复杂性和发生接种错误的风险,如使用错误剂量的稀释液或使用了错误的稀释液。在冻干疫苗的溶解过程中也可能出现其他问题,包括疫苗和稀释液的数量不匹配,因为二者通常是分开运输和储存的,疫苗需要冷链而稀释液通常在常温下运输和存储;同时疫苗和稀释液存储环境的温度差,也可能造成冻干疫苗溶解后失效。

如果无法克服多剂的瓶装液体和冻干疫苗接种中的问题可能会导致受种者无法获得免疫、受种者之间交叉感染传染性病原体,以及疫苗接种后的不良反应,包括局部脓肿,中毒性休克综合征或死亡[1-9]。尽管这些错误较为罕见,但其一旦发生会产生严重后果并可能会极大地影响公众对疫苗的信心。最近一起疫苗配制错误的案例发生在2014年的叙利亚,当时是将麻醉药剂误用为疫苗稀释液,导致15名婴儿死亡和多名儿童住院[10]。

分发和储存环节

疫苗从数十个生产厂家到数百万POC的分发过程是由复杂的疫苗存储和运输机构网络控制的。在这个过程中,疫苗的及时预定、购买、存储和监管都面临着巨大的挑战,这些挑战导致了我们不断尝试去提高和改善免疫规划,并开发软件用以协助疫苗流通的后勤保障。

疫苗的可分配性,是一个重要的物流概念,指的是将疫苗运输到POC点并对受种者进行接种的容易程度。在各级的疫苗运输和存储过程中均需要冷链系统,使得疫苗的可分配性大幅降低。一般而言,随着POC与疫苗厂家距离的增加,冷链管理的复杂性和难度增加。在疫苗生产厂家的冷库或大型国家级或区域级冷链存储设施中对大批量疫苗进行存储和监测相对容易,并且可以降低每剂次疫苗的储存成本。然而,要在每个区(县)或局部地区维持具有全天候监测能力及备用能源的冷链系统就是一项艰巨的任务[11]。

疫苗的包装运输必须避免延迟,因为这可能导致疫苗存储温度上升。在低温环境中,对冷链系统的终末端运送疫苗,通常不需要冷藏车,但带有冰排或冰袋的冷藏箱,会显著增加运输的重量、费用和困难。

通过针头和注射器注射接种疫苗需要有技术熟练的接种人员,再加上人力资源有限,这也使疫苗的可分配性受到限制。自行接种疫苗可以显著提高疫苗的可分配性,但目前只有口服伤寒疫苗被批准可以自行接种[12]。从概念上看,通过邮寄方式分发具有良好的热稳定性[13]、可自行接种的疫苗是理想的疫苗分配概念性示例。

接种服务环节:疫苗接种机构

POC 要包含三个基本要素:疫苗、疫苗接种者和疫苗受种者。从理论上讲,是指细心、称职的疫苗接种人员将安全有效的疫苗接种到已知情且自愿接种的受种者身上。尽管本章重点关注将疫苗安全地运送至 POC 过程中的后勤保障及疫苗管理中的技术问题,但能够使疫苗接种者和受种者到达 POC 点也同样重要。对于接种人员的技术要求随着疫苗接种过程的复杂性升高而提高,例如,需要训练有素的接种人员完成安全注射,但如果是接种口服疫苗,则可以由简单培训后的志愿者完成。许多药物的使用和某些治疗可以自行操作,但目前仅有口服伤寒疫苗被批准是可以自行接种的疫苗。自行接种疫苗使疫苗受种者同时成为疫苗接种者,这可以解决由技能熟练的疫苗接种人员短缺所造成的实质性疫苗服务负担。

让潜在的疫苗受种者到达 POC 地点也存在一定困难,因此这些预防接种机构应尽可能设立在接近和方便每个受种者到达的地方。受种者的家可能是最方便的 POC 地点,在资源匮乏的地区,许多大规模免疫活动都是通过入户接种来达到最高的疫苗覆盖率。但是,随着 POC 数量增多和 POC 距离疫苗配送点距离的增加,疫苗流通的挑战会加剧。由于对疫苗本身或卫生系统缺乏信心而导致的接种疫苗犹豫、对疫苗可预防疾病风险的低估以及免疫接种不方便等也是影响疫苗受种者到 POC 点的因素。这是一个多方面问题,必须在多个层面解决[14]。因接种和针头恐惧引发的痛苦可能导致人们不接种疫苗。许多成人和儿童都患有针头恐惧症[15-17]。使用无针注射技术接种疫苗可能会提高疫苗的可接受度[12]。

疫苗接种、疫苗递送和接种实施都是指将疫苗穿过被接种者的皮肤进入到皮内、SC、IM 或黏膜组织中的过程。我们通常将使用有针注射器注射接种、喷剂接种或微针矩阵贴片接种等手段称为宏观疫苗传递系统。与之相对应,疫苗的微传递系统是指如病毒载体、微粒或病毒样颗粒(VLP)等分子层面的抗原包装技术,一旦受种者接种疫苗,微传递系统协助将抗原呈递至 APC。目前绝大多数疫苗是通过有针注射器进行肌内、皮下或皮内注射接种的,其他疫苗也可通过口服或鼻内(IN)黏膜途径接种。疫苗接种工具和接种方式是疫苗流通保障的重要内容,本章介绍的许多新免疫技术都侧重于疫苗宏观递送系统。

现有疫苗接种方法:简介及其在疫苗流通保障中的挑战

注射接种:使用针头和注射器将疫苗进行皮下注射接种的历史可以追溯到 19 世纪中叶,注射接种是疫苗接种最主要的方式,以至于英文的"shots"或"jabs"这两个词经常被等同为疫苗接种"vaccination"。针头和注射器的大量生产极大地降低了生产成本。注射会穿透皮肤的角质层和死亡的角质化上皮细胞的保护层,疫苗直接到达真皮下层、SC 或肌肉组织中。通过注射进行 IM 和 SC 接种,可以使有效接种剂量与目标剂量高度一致。但是对于 ID 接种,由于真皮层很薄,疫苗要精准地达到接种部位更加困难,因此 ID 注射接种方式可能导致疫苗的有效接种剂量的一致性较差。总体而言,使用针头和注射器进行疫苗接种可产生较好的免疫反应,且由经过培训的人员遵循规范的程序操作,安全性较高。

然而,使用针头和注射器进行注射接种的过程,在后勤保障方面存在固有的局限性。安全注射需要的高技术水平,限制了疫苗接种者的可获得性。在一些发展中国家,重复使用被污染的注射器和针头的现象普遍存在,可能导致肝炎、艾滋病等血源性疾病的传播[18-22]。使用物美价廉的自毁型注射器和针头可以防止重复使用,可有效地缓解这一问题。但是,许多发展中国家在使用自毁式注射器时,医护人员的针刺伤风险仍然是一个令人担忧的问题,并增加了医疗保健成本[23,24]。具有针刺保护功能的安全注射器可以降低针刺伤的风险,本章将在后面部分进行介绍。最后,处理医疗废物中尖锐物的成本和复杂性也是后勤保障方面的一个重要挑战。

为克服使用针头和注射器进行注射接种的众多问题,既往多采用可多次使用的喷嘴喷射注射器(MUNJI)来进行 IM 和 SC 注射接种。然而,患者间重复使用未经清洁处理的注射器喷嘴已被证实有传播血源性疾病的风险,因此这些装置已被停止使用[25]。使用一次性注射器(DSJI)可以消除这种污染,本章稍后将进行详细讨论。

黏膜接种:除通过注射方式接种疫苗外,目前的疫苗宏观递送方法还包括通过口服或鼻喷雾途径进行黏膜接种。这两种方法都具有无针刺的优点,并存简化疫苗接种的可能性。黏膜免疫途径模拟了许多具有传染性的病原体从接触部位进入到机体黏膜组织的入侵途径,并且通常可诱导出更高水平的黏膜免疫应答。但其面临的主要挑战是通过黏膜免疫途径将抗原递送至靶组织的有效剂量的一致性劣于 IM 或 SC 途径。黏膜途径接种可使疫苗抗原沉积在身体的内表面。尽管抗原已经进入机体，但它仍必须避开机体的各种自身防御机制才能穿透黏膜表面到达靶组织内。黏液、胃酸、黏膜抗体和其他抗菌物质可以持续地破坏或清除黏膜表面的物质。因此，黏膜免疫通常需要更大的抗原剂量、更好的宏观递送技术以确保疫苗与黏膜组织的接触剂量，以及更专业的微观传递系统使抗原可以持续到达 APC。

终点环节：抗原达到受种者体内的抗原提呈细胞（APC）

疫苗接种可以将抗原递送给受种者，但只有抗原进入 APC 后整个传递过程才完成。疫苗接种的免疫应答过程必须模拟 APC 对病原体免疫应答过程，但疫苗绝对不能致病。这种模拟的首要原则之一是抗原包的尺寸应该与病原体的体积相似。免疫细胞通常会忽略液体中的游离抗原；但 APC 很容易通过吞噬或内吞噬作用来识别像病毒或细菌等病原体大小的微粒体。APC 认为这些包被了抗原的微粒体可能会对机体产生威胁，从而启动免疫反应。有些抗原分子包裹中包含了佐剂，它是用来激发或改变免疫反应的一种非抗原成分。有些佐剂可以作为抗原分子的"警告标签"来预警激活机体的先天免疫系统。还有一些佐剂会产生存储效应，它们可以使抗原包裹逐渐打开，延长抗原在呈递位点的存在时间。另一种抗原分子的包装策略是使其包含特定的细胞靶向标签。典型的就是疫苗宏观呈递系统将抗原分子包放置在 APC 驻留或途经的组织中或附近。对于某些疫苗，使用与 APC 上受体相匹配的分子，如树突状细胞或 M 细胞，可以增加特异性传递到这些细胞的可能性。在第 64 章和第 65 章中详细描述了许多正在使用或正在研发的抗原传递的分子包装策略，本章后面将简要示例。APC 一旦收到抗原包，下一步就是处理抗原并将其呈递给淋巴细胞从而启动免疫应答，这在第 2 章中有详细介绍。

特殊情况下疫苗服务障碍

紧急情况

各国的免疫规划都应当有应对突发事件的准备。发达国家和发展中国在实现国家常规免疫疫苗的高接种率方面已经取得了不同程度的成功，常规免疫的加强是为应急接种做好准备的关键一步。特殊情况和高风险人群增加了疫苗服务的挑战，并增加了迅速向大量增加的人群提供疫苗保障的需求。战争和其他武装冲突会中断常规免疫的接种服务，使大量人群无法获取疫苗接种服务，大量人群集中在避难所极大增加了疾病发病风险和疫苗接种需求。地震、海啸或飓风等自然灾害会破坏当地的基础设施，包括交通、维持冷链所需的电力以及疫苗供应。紧急情况扩大了对熟练疫苗接种人员的需求，但由于接种人员受到紧急情况的影响或需承担其他紧急任务，供给通常会减少。因此，减少常规免疫服务中的服务障碍对于克服应急状态下的疫苗保障问题至关重要。

中低收入国家

所有低收入和中等收入国家（LMIC）都有国家免疫规划程序，多数提供世界卫生组织（WHO）推荐的疫苗，预防以下疾病：白喉、乙型肝炎、b 型流感嗜血杆菌（Hib）、麻疹、百日咳、脊髓灰质炎病毒、破伤风和结核病[26]。常规免疫，可以在卫生所/诊所（固定点）接种疫苗，或每日、每周、每月进入社区开展流动接种。许多国家的免疫规划还包括预防针对肺炎链球菌、轮状病毒和其他病原体的疫苗[26]。包括大规模的群体性接种在内的补充免疫活动可以采取定点接种、流动接种或入户接种等方式开展。在中低收入国家，疫苗保障的三个主要障碍来自于对冷链、熟练的接种人员和安全注射的需求。

2~8℃的冷链储存温度对于高温环境的国家或电力供应不稳定的国家是一个巨大挑战[27,28]。疫苗必须在冰箱中冷藏储存的要求限制了将疫苗分配到有需求的地方，因为运送疫苗到偏远地区需要比疫苗本身更大更重的冷藏设备。越南的冷链系统研究显示，46% 的社区卫生服务中心没有冷藏设备[11]。这限制了疫苗接种的开展，即从区级冷藏箱运输到社区卫生服务中心的疫苗需立即使用。

许多国家的冷链设备陈旧，储存能力已达到极限，限制了新疫苗的接种，降低了紧急疫情下开展大规模疫苗接种疫苗存储的能力。对于许多国家免疫规划项目来说，用于购买冷链设备和维护的费用占了整个经费预算的大部分。有研究估算，从 2011 年到 2020 年，中低收入国家开展的非计划疫苗免疫共需要 254 亿美元，其中冷链设备费用和间接费用约占 23%[29]。

有些疫苗的热稳定性较好，它们可以在有限的时间内进行冷链外运转。例如，在非洲能够成功地大规模实施 MenAfriVac 接种的一个主要原因是，许多国家在疫苗运输的最后 1km 中放宽了对冷链的要求[30,31]。

这些国家实施了受控温度链,允许 MenAfriVac 疫苗在自然温度下运输和储存长达4天。受控温度链除了可以扩大疫苗供应的范围使其到达既往无法运送的地区以外,模型研究还显示它可以潜在减少冷链和相关的运输费用[29],但还需要大量现场研究数据支持。对其他疫苗开展热稳定性研究,可以为疫苗在受控温度链下应用提供可能,从而简化疫苗最后1km的运输,提高偏远地区疫苗的可及性,并降低成本。

许多中低收入国家实施免疫规划的第二个障碍是缺乏技术熟练的接种人员,这通常是影响疫苗接种率的瓶颈因素。各种医务人员全球短缺[32],而疫苗安全有效的接种需要训练有素的接种人员,特别是使用针头和注射器接种。无针接种疫苗可以由经过简单培训的接种人员或志愿者接种,或者自行接种,这将极大增加疫苗提供能力。

中低收入国家疫苗实施免疫规划的第三个障碍是锐利物品的安全性。疫苗接种中发生针刺伤较为常见。然而,与发达国家不同的是,由于费用的问题,资源匮乏的地区通常不能提供防治针刺伤的保护性装置或不能提供预防刺伤后发生血源性疾病传播的措施。安全处理使用过的针头需要昂贵的生物废弃物处理设施,而这些设施并不是都有的。有些国家回收使用过的针头,然后重新包装后再使用,导致血源性病原体传播的高风险。

从长远来看,热稳定的无针疫苗可以显著减少发展中国家在疫苗运输中的后勤保障困难,并将疫苗接种的益处惠及所有人。就目前来说,正在开发的中间技术可以改善冷链运输和储存,并对针刺伤害提供保护。

生物恐怖和疫情大流行的情况

以美国为例,作为发达国家的代表,它有相对强大的疫苗免疫基础设施,这反映在较高的疫苗接种率上(除了某些社区,由于家长的疫苗犹豫导致历史上出现过低接种率)。美国的 POC 包括医生的办公室和医疗诊所,而且近几年来药店也成为 POC 之一。但是,在紧急情况下,也可能会通过建立新的疫苗接种点来快速地针对大规模人群开展疫苗接种,比如说在体育场、学校、会议中心和其他非常规地点建立接种点[33-35]。高危人群以及一般人群中的儿童、孕妇、残疾人士和老年人等是一个需要重点考虑的因素。

如果发生疫情大流行或生物恐怖事件,当地、区域甚至国家级医疗保健资源和基础设施可能不堪重负。从疫苗的后勤保障角度来看,确保疫苗的供给和发放、建立能够满足大量人群接种的 POC、提供熟练的预防接种人员以满足接种需求等都是非常关键的因素。美国的国家战略物资储备可以维持重要疫苗的供给。紧急情况下如果电力基础设施受到影响,例如发生飓风等自然灾害或是疫苗存储量激增超过了当地的冷链容量,冷链运输就可能成为一个问题。

与大多数发展中国家相比,美国近期几乎没有大规模疫苗接种的经验。在疾病大流行或涉及传染病病原体的生物恐怖事件中,将大量人群集中进行疫苗接种可能会增加疾病传播风险。因此,采取分散的疫苗分配方法可能更可取。

总结:理想的疫苗递送系统

在疫苗流通的后勤保障中,主要面临的挑战包含以下几点:多组分疫苗的供应,纯度和无菌要求、冷链要求、技术熟练接种者的可及性、接种现场疫苗的稀释和重悬、针头的注射安全问题和抗原呈递至 APC。

本章中描述的技术可以解决或部分解决上述的一些挑战。总的来说,"最理想的疫苗递送系统"将是单剂次、预充式、热稳定的无针疫苗,这样浪费最少。这样的疫苗最适合运输,甚至在某些情况下可以采取邮寄的方式发放,对接种人员要求低,可以自行接种或由受过最低限度培训的工作人员接种。分子抗原包应确保将抗原安全地呈递到 APC 中,并以最小的不良反应率来诱导机体产生免疫应答。

疫苗配制、包装、储存、运输和现场准备的新技术:生产起点环节和疫苗分发环节

从疫苗生产厂家开始到疫苗的准备和应用的过程中,要保持疫苗的完整性、效力和安全性,需要注意疫苗的配方、包装(初级、二级和三级容器)和重悬。

配方

疫苗配方的研发包括抗原的理化特性、不同批次疫苗的效力测定和稳定性验证、临床前和临床试验评估的最佳给药途径(包括佐剂的应用),以及整个配方的稳定性研究[36]。现有的减毒活疫苗没有佐剂。非复制型疫苗,包括灭活病毒和细菌、病毒样颗粒(VLP)、糖类抗原和纯化或重组亚单位蛋白抗原,通常以液体溶液或悬浮液的形式呈现,这类疫苗常常含有佐剂,以诱导所需的免疫应答反应。

疫苗的成分包括抗原和其他辅助成分,统称为辅料。辅料包括用于防止疫苗污染的防腐剂和辅助提高疫苗效力的佐剂。精心研制的疫苗还可以提高疫

苗的热稳定性,避免由于冷冻或高温造成抗原损失。冻干剂型的减毒活疫苗通常较稳定,但长期储存(几个月到几年)于冷链中的冻干型减毒活疫苗在重新稀释重悬后往往对热更加敏感[37]。非复制疫苗与减毒活疫苗相比,在高温环境下可能更加稳定,但冷冻后易出现抗原受损,尤其是含有铝佐剂的疫苗[37]。

防腐剂

硫柳汞,一种有机汞防腐剂(其中约 50% 是乙基汞),主要用于一些多人份瓶装灭活疫苗中以预防疫苗安瓿瓶开启部分使用后的微生物生长。在一些疫苗的生产过程中,它也被用作灭活剂。硫柳汞的作用是杀死或防止多种病原体(细菌,真菌)的生长。硫柳汞的安全性由全球疫苗安全咨询委员会以及其他国家级专家组和监管机构进行了评估,如欧洲药品评价局、美国儿科学会、美国食品药品监督管理局(FDA)。评估认为,由于乙基汞可通过肠道排出不会在体内形成积聚,所以其生物半衰期短,尚未有证据证实存在长期毒性效果[38]。但是在 1999 年,美国公共卫生署作为一种预防措施敦促疫苗厂家减少或避免在疫苗中使用硫柳汞。目前,美国常规使用疫苗中基本不含硫柳汞或控制每剂次疫苗中硫柳汞含量小于或等于 $1\mu g$ [39]。世界卫生组织预认证疫苗中使用的另外两种防腐剂是 2-苯氧乙醇(用于灭活脊髓灰质炎疫苗,IPV)和苯酚(用于灭活伤寒疫苗)。

许多工业化国家,如美国,常规免疫已改为使用不含有硫柳汞的单剂次瓶装疫苗,因为每瓶疫苗仅使用一次。然而,对于季节性流感疫苗和应对疾病流行和大流行期间的多人份疫苗,仍继续使用硫柳汞等作为防腐剂。此外,中低收入国家使用的许多疫苗仍含有硫柳汞,包括白喉、破伤风、百日咳、乙型肝炎、Hib、流感和脑膜炎球菌疫苗。中低收入国家使用单剂量瓶装疫苗受到疫苗厂家的生产能力、冷链容量增加和成本的限制,许多国家都无法承担。

热稳定性

疫苗长时间暴露于超出了推荐范围(通常为 2~8℃)的高温和冷冻温度,会导致疫苗受损。高温可以使蛋白质变性或使蛋白质的三级结构发生改变,这可能会降低减毒活疫苗的活性,或者在多糖结合疫苗中,引起多糖结合蛋白质中的多糖水解加速。冷冻形成冰晶会损伤抗原,而含有铝佐剂的疫苗的冷冻会因佐剂凝聚从而减低疫苗效力[40]。热稳定性高(耐高温环境或冷冻)的疫苗可以减少效力损失并对疫苗效果产生积极影响[27,41]。还可以使疫苗脱离冷链运转,降低成本,并可以及时灵活地给偏远地区人群接种从而提高疫苗接种率。一些热稳定产品类似于冻干疫苗,需要在注射前重新稀释配制。其他干燥剂配方也可以加入到单位剂量的干燥形式的疫苗接种中,例如微针矩阵贴片或用于呼吸道的干粉气溶胶(参见"皮肤接种"和"黏膜接种")。这些形式结合了无针接种的益处,因此易于接种或自行接种。这些疫苗不需要冷藏或重新配制。

保护免受高温环境的影响。通过选择合适的缓冲剂和辅料(除抗原之外的疫苗制剂成分)可以增加液体疫苗的热稳定性,从而可以进一步稳定疫苗配方。例如非还原糖、非离子表面活性剂和聚合物或蛋白质稳定剂。辅料的稳定作用可以增强对 pH 变化的保护,减少由于表面吸附和聚集引起的抗原损失,并防止或减少蛋白质间的相互作用[41]。

防冻保护。丙二醇、聚乙二醇和甘油已用于保护铝佐剂疫苗不被冷冻。各种浓度的丙烯乙二醇均可以防止疫苗冷冻或效力下降,并且在发生物理冷冻时可以预防破坏性颗粒的聚集[41]。

干式疫苗运送。疫苗干燥技术(从疫苗悬浮液中除去水分子)除冻干以外,其他的替代方法还(从疫苗悬浮液中除去水分子)包括喷雾干燥、喷雾冷冻干燥(SFD)、真空泡沫干燥和超临界温度液体流体干燥法。这些干燥工艺已被评估可以有效提高疫苗的热稳定性[42]。目前已对含有氢氧化铝佐剂的乙型肝炎表面抗原(HBsAg)疫苗和人乳头瘤病毒(HPV)疫苗以及含有磷酸铝佐剂的白喉疫苗和破伤风类毒素开展了替代冷冻干燥工艺的研究。这些研究均发现,虽然其他的辅料成分和薄膜冻干工艺可以提供防冻保护,但是铝佐剂易凝固并且含佐剂的冻干疫苗难以重新稀释配制[43,44]。SFD 方法可产生均匀的悬浮液,表明这种方法对于含铝佐剂疫苗的干燥具有可行性[45]。有评价研究显示,用 SFD 工艺干燥不含铝佐剂的 HBsAg 疫苗,菊粉或葡聚糖/海藻糖稳定剂可增强疫苗热稳定性(高达 60℃)。但是,该配方疫苗临床前的免疫原性研究结果表明,其引发免疫球蛋白 IgG 的免疫应答率低于铝佐剂 HBsAg 疫苗[46]。SFD 方法也在 A 群脑膜炎疫苗和麻疹疫苗中进行了评估[47,48]。

此外,目前正在开发或已经开发用于生物制剂或药物替代性的递送或包装方法,例如干粉吸入、微针矩阵贴片、可生物降解植入物或整合重建技术(本章后面讨论),今后可能适用于疫苗。疫苗的主要辅料为非还原糖,例如海藻糖或蔗糖,因为它们表现出较高的玻璃化转换温度。当这些辅料干燥时,形成非晶体(无定型固体)而不是晶体,这有助于提高疫苗稳定性[41]。

包装

疫苗包装是指围绕疫苗并保护其完整性(效力/稳定性/保质期)的各个组分的集合,包括从供应链的生产环节到POC。疫苗包装通常分为三类:初级、二级和三级[49,50]。初级包装可防止光线、氧气和水汽的进入,而且不能使pH发生变化,因为pH变化可能会影响疫苗的稳定性或抗原与容器成分的结合,从而减少疫苗的有效剂量。初级包装还要提供疫苗内容物的相关信息和标识[51]。产品标签必须是包装的组成部分或粘贴在包装上。初级包装应嵌套在二级包装中,三级包装是指较大的容器如盒子或纸箱。

初级包装

玻璃瓶和安瓿瓶(疫苗和稀释剂)。初级包装,例如安瓿瓶、小玻璃瓶、预充注射器和预充口服服药器,会与疫苗或稀释剂直接接触,并可能会影响疫苗制剂本身。世界卫生组织发布了包括疫苗制剂、外观、标签和包装的指南以确保提交预认证的疫苗已经最优化,以满足中低收入国家的需求。这些指南包含强制性、重要性、独特性和创新性以及优先的特征。强制性和关键性特征必须满足才能实现世卫组织的预认证。对于重要性特征,考虑到公共卫生需求时可允许偏离定义值。独特性和创新性的特征可能具有疫苗特异性,并就此进行论述。优先特征不是必需的,但它们代表了买方的偏好(采购机构和国家免疫规划)[52]。

通过WHO预认证的疫苗才可获得联合国机构采购资格。WHO对疫苗质量、安全性、有效性的要求包括在预认证过程中,以及对疫苗生产的依从性要求和包装及产品剂型要求。预认证过程可确保国家免疫规划使用的疫苗安全、有效并且符合质量标准[53]。

疫苗产品外观和包装咨询小组(VPPAG)是WHO和联合国儿童基金会(UNICEF)为公共部门和厂家提供的平台以对疫苗产品外观和包装进行讨论和提供建议。VPPAG为中低收入国家使用的疫苗制定了通用首选产品简介,其推荐不需要混合(如重悬)的"即用型"疫苗,以及减少使用步骤(降低潜在错误的发生)的形式。还建议使用热、冷冻稳定性的改进疫苗制剂,以提供高储存温度体(目标阈值是40℃)和冷链外的潜在用途。预填充注射器或注射系统应减少其在冷链中所需的体积,并具有自毁功能,以防止注射器再使用。这些想法被设计为紧凑型预填充自毁式注射装置(cPAD)。通用的优选产品简介还包括符合ISO 8362标准的疫苗瓶尺寸建议,对冷链来说也是最有效的尺寸。疫苗瓶标签应包括疫苗状况监控器(根据UNICEF和WHO的建议),由温度敏感材料制成,作为累积热暴露的视觉指示。标签还应包括标准产品、日期和批次信息以及其他要求。

单剂量疫苗与多剂量疫苗。多剂量包装疫苗在中低收入国家较常见,因为与单剂量疫苗相比,其成本低并且每剂次的体积更小。工业化国家或高收入国家对疫苗价格不敏感,成人和儿童疫苗已转为单剂量包装。公众对硫柳汞的担忧加速了疫苗向单剂量包装转换[54-58],医务人员由于注射安全意识的增加,更倾向于使用包括预充注射器式在内的单剂量疫苗[58]。在美国,《针头安全及预防保护法案》以及随后对《血源性病原体的职业安全和健康管理(OSHA)标准》的修订,正是由于对安全问题的认识。要求工作场所需要对针刺伤进行日志记录并上报,同时也更广泛地应用专业设计的安全注射器材,以降低或防止针刺伤的风险[59]。

中低收入国家正在逐步增加单剂量疫苗或少人份多剂量疫苗的使用,部分原因是新疫苗的损耗成本增加[60,61]。防腐剂的应用对于需要反复使用的多剂量疫苗是至关重要的,因为注射器在多次的免疫接种过程中需要反复通过隔膜进入瓶中,并且在接种间隔期间还需要对疫苗进行存储,这些过程都存在病原体进入瓶中造成疫苗污染的风险。WHO对多剂量疫苗瓶装政策中要求,在特定条件下开启含防腐剂的多剂次疫苗瓶,在抽取第一剂后最长可保存使用28天[5]。这些指导意见与美国的推荐意见是一致的,美国也建议疫苗瓶开启后应在28天内丢弃,除非制造商在产品标签中有不同的要求,明确指明了疫苗可放置天数[63]。

上述政策仅适用于含防腐剂的液体疫苗。根据多剂量瓶装疫苗政策,冻干的减毒活疫苗,如含麻疹疫苗、卡介苗(BCG)和黄热病疫苗,通常不含防腐剂,必须在稀释配制后6小时内丢弃。出于对疫苗浪费的顾虑,一些医务人员在没有足够的疫苗受种者时,在稀释配制多剂量瓶装疫苗时会出现犹豫。

无防腐剂多剂量疫苗的初级包装。美国MEDInstill公司研发了一种名为"Intact"的药品分装和抽取的初级包装技术,可以减少或消除在多剂量疫苗中添加防腐剂的需求。该技术旨在降低在初级包装容器中分装和抽取疫苗时的污染风险。为了保持疫苗抽取过程中的无菌性,注射器针头需要使用一个密闭的活塞。在非无菌设施中也可达到无菌分装要求,从而防止污染[64]。

此外,Intact 设计已被纳入 MEDInstill 初级包装的抽取端口。该活塞允许从容器中多次取药,即使在外部污染物存在的情况下也能保持内容物的无菌性。多剂量疫苗瓶(图 68.1A)和袋装设计疫苗包装正在接受药品和疫苗使用的评估[65]。

预充式注射器。预充式注射器代表了一种完整的疫苗递送方式。关于预充式注射器和标准瓶的多项比较研究表明,预充注射器式包装可以提高疫苗接种效率及疫苗接种率。例如,美国一项针对护士准备和实施流感疫苗接种的研究报告称,使用预充注射器的疫苗接种时间仅为 12.4 秒,而使用多剂量瓶装疫苗的接种需要 49.7 秒[66]。在注射方式接种或非注射途径接种(口服 / 鼻腔)中,预充式注射器都具有提高接种效率的可行性,这可以极大地提高疾病大流行 / 流行病时的应对能力。

玻璃预充注射器。玻璃预充注射器由 1 型硼硅酸盐玻璃制成,它具有较高的耐化学性、低碱含量和适宜的阻隔性,可适用于疫苗和其他药物的长期储存[67]。一个重要的例子是美国 BD 公司(Becton、Dickinson and Company)生产的 Hypak SCF(无菌、清洁、随时可用)玻璃预充注射器(见图 68.1B)被广泛应用于美国和欧洲。这种设计的玻璃预充注射器有固定针头型、鲁尔滑索接口型和鲁尔螺口型等不同的型号。此外还有格雷斯海姆(Gerresheim),肖特(Schott),Nuova Ompi,Nipro 和 Catalent 等其他制造商生产玻璃预充注射器。几十年来,玻璃被用于制作各种初级包装容器(预充注射器、安瓿瓶、药盒)。玻璃器皿使用中的问题是存在玻璃裂缝或破损的可能性。

塑料预充注射器。各种塑料材料已作为玻璃的替代品,广泛用于预充注射器和其他初级包装技术。塑料注射器是注塑成型的,可以适应更严格的尺寸要求以及易于生产不同几何形状的产品。与玻璃预充注射器相比,塑料预充注射器重量更轻,并且在生产、疫苗填充、运输和使用过程中更不易破损。聚丙烯(PP)是一种高分子聚合物,可用于生产标准体积或大容量(最多 50ml)的预充注射器,以及小瓶[68]。环烯烃共聚物和环烯烃聚合物(COP)是高度透明的聚合物,越来越广泛地应用于预充式注射器的生产[69,70]。与 PP 相比,环烯烃共聚物和环烯烃聚合物具有较低的水蒸气和氧气渗透性,有助于疫苗长期储存[71],并且已被证明具有生物相容性、耐热性以及适用于各种终端灭菌工艺的相容性[68]。

玻璃或塑料的选择取决于药物的配方或稳定性、患者 / 使用者的需求以及其他要求。塑料预充注射器通常比玻璃预充注射器昂贵[72],如 BD 公司的 Sterifll SCF、肖特公司(SCHOTT)的 TopPac、格雷斯海姆公司(Gerresheimer)的 ClearJect、百特公司(Baxter)的 Clearshot 和 West 公司生产的名为 Daikyo Crystal Zenith 的即用型无硅注射器。环烯烃共聚物和环烯烃聚合物也被用于生产疫苗包装瓶,例如,Aseptic Technologies 公司生产的由环烯烃共聚物制成的 AT-Closed Vial® 密封瓶(参见图 68.1C)已经应用于葛兰素史克(GlaxoSmithKline)公司的 Synflorix 肺炎疫苗,并已获得了欧洲药物管理局(European Medicines Agency)的批准[73]。

紧凑型预充式自毁装置(Compact Prefilled Auto-disable Devices,cPAD)。与预充注射器相比,cPAD 是具备自动毁型功能的单剂量预充式预注,可防止器具重复使用。与预充式注射器一样,cPAD 可以使接种剂量精准,操作准备快速并且接种用时短(可即用)。另外,由于它们通常比标准注射器体积小,因此在疫苗流通过程中有利于减少运送体积和重量[74]。

BD 公司的 Uniject 注射装置系统(图 68.1D)是一个带有预充了疫苗或其他药物的小储存器的 cPAD。它主要由四个部分组成:储存器、接口、针头组件和针头罩。储存器由线性低密度聚乙烯的三层叠压膜制成,与所含的液体直接接触。接口和活塞与存储器中的液体直接相连,它们也是由低密度聚乙烯材料制成。针头组件由聚苯乙烯制成的针栓和钢针组成,它直接安装在接口上。从针头上取下 PP 材料制成的针头罩就可以进行注射给药。通常来说,箔压材料制成的次级药囊可以维持 Uniject 注射器中药品的稳定性。库赛尔公司(Crucell)为 Uniject 系统开发了一种新型混合的二级包装,最多可存储 20 个预充了药物的存储器[75]。此外,BD 公司还开发一套名为"Uniject DP"的无针注射 Uniject 平台,主要用于口服疫苗,现已投入商业运作中。

为注射预充剂量的药物,拔下针头罩将针头插入注射部位后,将 Uniject 装置的塑料储存器置于拇指和手指间进行挤压。Uniject 装置有四种剂量型号可供选择:0.25ml、0.5ml、1.0ml 和 2.0ml。它可与各种规格(18~26 号)及长度(3/8~1.5 英寸)的针头匹配(用于 SC 或 IM 注射)。Uniject 预充装置是在预灌装卷轴(含 1 500 个预充装置)上实施灭菌分装。这些卷轴装载到定制灌装机上,进行容器灌装,随后进行热封。在整个过程中,Uniject 预充装置都始终保持在卷轴上,或者卷轴以卷筒的形式暂存或转移出无菌区域进行最终包装[76]。

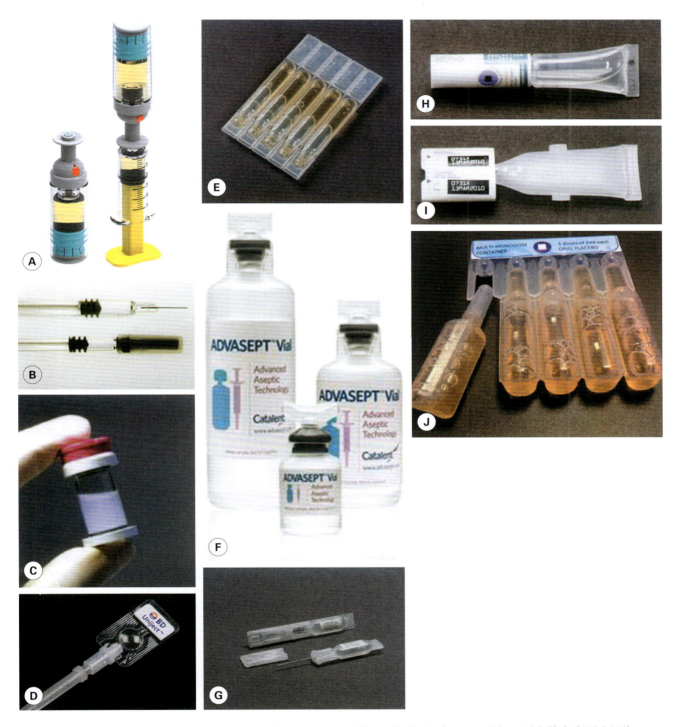

图 68.1 疫苗的初级包装。**A.** MEDInstill 小瓶代表一种不含防腐剂的技术,它采用了一种新型活塞技术来预防污染。**B.** BD Hypack SCF 是一种广泛使用的预填充玻璃注射器,应用于各种药物。**C.** 无菌技术 AT-Closed Vial 使用环烯烃共聚物,是玻璃的替代材料。**D.** Uniject 是唯一一个 WHO 预认证的压缩型预填充自毁式(cPAD)技术。**E.** Rommelag 在小批量和大批量药品中使用的吹气填充密封(BFS)技术。**F.** Catalent ADVASEPT 小瓶技术采用先进的 BFS 无菌制造工艺,通过插入隔膜形成填充和密封的初级容器。**G.** Brevetti Angela 还开发了一种用于肠胃外输送的集成针头设计,即 SECUREJECT-SQUEEZABLE。**H.** GlaxoSmithKline 使用 Rexam 生产的聚合物管用于 Rotarix 疫苗。**I.** Merck RotaTe 来自于在由聚乙烯组成的塑料注塑管。**J.** PATH 与 Rommelag 合作开发了一种单个疫苗状况监测器来使冷链体积最大化的多-单-剂量设计。[**A.** Courtesy of MEDInstill(Debashis Sahoo). **B、D、E, and H-J,** Courtesy PATH. **C.** Courtesy Aseptic Technologies, Inc. **F,** Courtesy Catalent(Bill Hartzell). **G,** Courtesy Brevetti Angela(Rajeev Kabbur,Daniel Martinez)]

由印度尼西亚 PT Bio Farma 公司生产的 Uniject 包装的乙型肝炎疫苗和破伤风类毒素疫苗已获得 WHO 预认证。Crucell 公司采用 Uniject 装置研发了液体五联疫苗 Quinvaxem 新产品,已经通过了预认证,但尚未商业量产[77]。肯尼亚开展了一项关于医务人员接种疫苗所用时间及操作的研究,研究要求医务人员分别使用 5 种不同形式的五联疫苗进行接种准备和注射接种,分别测量连续注射 20 剂次的平均用时,结果显示使用 Uniject 预充疫苗接种的平均速度比需要现场填充的疫苗剂型(单剂量或多剂量瓶装疫苗,液体或冻干疫苗)更快[78]。

新型初级包装技术。使用吹灌封(BFS)技术可以将聚乙烯或 PP 材料制成安瓿瓶用于各种药品的初级包装(图 68.1E)。整个容器的塑压、吹制、分装及密封是一套自动化的连续过程。虽然这些安瓿瓶尚未正式批准用于疫苗包装,但此包装已在 MedImmune 公司生产的流感减毒活疫苗(LAIV)中进行了评估[79],并正在接受轮状病毒疫苗生产厂家的评估[80]。针对注射用药物的给药,可以在安瓿瓶的颈部安装一个鲁尔接口,使其可以连接配套的鲁尔针头。使用针头和注射器也可以便捷地从标准 BFS 安瓿瓶或带有隔膜的小药瓶中抽取药品,例如 Catalent 公司的 ADVASEPT 瓶装技术(图 68.1F)。Rommelag、Weiler Engineering 和百瑞安洁公司(Brevetti Angela)是 BFS 机器制造商的主要代表。Brevetti Angela 和 Rommelag 公司的 BFS 系统还可以在生产过程中直接给产品集成针头(图 68.1G)。

注塑或塑压成型的塑料管具主要用于口服给药。这些容器由生产商制造,经过消毒灭菌,然后运往制药商进行灌装和热封。

这些容器制造、最终灭菌和运输到药品制造商进行灌装和加热密封。例如 Rexam 分配器管,用于 GlaxoSmithKline 的 Rotarix 疫苗和 Lameplast 管,用于 Merck 的 RotaTeq 疫苗(图 68.1H 和 I)。在比尔-梅林达·盖茨基金会的资助下,PATH 与 Rommelag 合作开发了一款产品针对轮状病毒疫苗的多-单剂量 BFS 容器。该设计由共用标签连接的各个容器。当一个容器与共用标签分离时,它将呈现为打开状态,必须用于疫苗接种。与单剂量疫苗包装相比,这种属性提供了关键优势,包括冷链体积减少和潜在的成本节约(图 68.1J)。

安全注射器。美国 2000 年签署立法了《针具安全及预防法》,这使得在美国注射接种疫苗或给药时必须规范使用具有专设安全设施的注射器。有研究显示,从 2001 年开始这项措施减少了三分之一以上的针刺伤,每年减少约 10 万人被针刺伤,共节省 6 900 万~4.15 亿美元成本[81]。然而,一项 Cochrane 系统项综述研究显示,使用这些安全注射器增加了成本费用,但并没有明显的收益证据[82]。

要通过 WHO 预认证,预充注射器疫苗必须具有自毁或预防重复使用的装置[52]。自毁型注射器针头固定,并且有一套方法防止接种完固定剂量疫苗后,针头和注射器的重复使用。可预防重复使用的注射器的剂量可以变化,这对于需要吸取稀释液进行重新配制的疫苗是非常必要的。WHO 推荐疫苗接种要使用自毁型注射器具或具有防止重复使用功能的注射器[84]。

WHO 还建议使用具有锐器刺伤保护(SIP)功能的注射器进行疫苗接种[85]。锐器刺伤保护功能包括使用针头帽,以及针头回缩至注射器器针管中以防止在接种后或处理过程中发生刺伤。目前已经有多种的自动针帽覆盖技术可用以降低针刺伤的发生风险[86,87]。但由于成本问题,此类注射器在中低收入国家中的应用受限。

Unilife Medical Solutions 公司生产的 Unifill 安全注射器可以实现注射后针头回缩,因此可以防止重复使用。其他开发商,如 Tip-Top、Safety Syringes 和 Credence MedSystems 等,已经研发出可用于预充注射器的防锐器伤害的保护设计,而且可以在预充药品后直接集成到注射器上[86,88]。默克公司生产的 Gardasil HPV 疫苗采用带有 UltraSafe 针护套的单剂量预充注射器进行包装[89]。夹紧式预充注射器的安全机制还包括 BD 公司的 Preventis、West 公司的 Clip'n'Ject 项目和国际专业健康产品"LuproLoc"。

二级和三级包装

二级包装,如纸盒、托盘或铝箔袋,可以容纳一个或多个的初级包装,如疫苗瓶或预充疫苗的注射器。这些包装意味着通常在计算冷链储存时所需要的体积[52]。二次包装对疫苗稳定性很重要,例如铝箔袋可以保护像 Uniject 系统这种由聚合物材料制成的初级包装容器内容物受到水气蒸发、氧气进入和光照的影响。

三级包装指容纳了多个二级包装的纸箱或箱子。内衬聚苯乙烯、异氰脲酸酯面板或聚氨酯泡沫的保温运输箱,即可保持冷链运输温度,也可防止物品在运输过程中移位。货盘用于三级包装的国际运输。在《货品编码与货品编码(GS1)通用规格书》中,这些被特指为出口包装或集装箱,但是世界卫生组织则将其归类为三级包装[90,91]。

VPPAGD 建议为了冷链运输，应将二级包装物品重量、体积以及国内分装需要降到最低，此外还建议应按照疫苗瓶数排成特定的矩形阵列进行包装。三级包装也建议将尺寸和分装需求降到最低，按 100 的整倍数进行包装最方便控制库存。同时，建议包装的重量和宽度参考 ISO 货盘尺寸。标签使用符合 GS1 标准的条形码。用于包装的材料（初级、二级、三级）应尽量减少对环境的影响[92]。

环保型二级包装箱和三级运输集装箱。 众多公司都已开发出新的保温产品来代替聚苯乙烯。绿色细胞发泡技术是一种可生物降解的淀粉聚合物，可以在四周内分解溶于水，也可以无污染焚烧或燃烧（图 68.2A）。它可以持续保温 24~48 小时[93,94]。Ecovative 公司正在研发从农副产品和蘑菇菌丝体中提取的可降解塑料[95]。Wool Packaging 公司使用了这种可再生且可降解的隔热材料[96]。Coldpack AirLiner 是一种可充气的隔热衬垫，不用时可以平放以节省空间，废物处理时可以将气体放出后进行填埋[97]。Placon 塑料（聚对苯二甲酸乙二醇酯）至少含有 35% 以上的可回收材料[98]。Softbox 公司开发了一种使用 100% 可回收材料制成的新型隔热泡沫，与聚苯乙烯泡沫塑料相比，隔热效率更高。该公司为一半以上的世界 50 强制药公司提供冷链[99]。

Pelican Biothermal 公司生产的 Credo 包装盒已经用于流感疫苗和其他对温度敏感的药物包装运输（图 68.2B）[100]。流感疫苗的反复运输和替代的物流/配送模式的应用已成功证明了该项技术[103]。包装容器的重复使用在可以减少对环境的影响，并降低免疫规划废弃物处理的负担[103]。Sonoco ThermoSafe 公司生产的 Greenbox 是另一种可重复使用的包装技术，它由 100% 可降解的生物材料制成[105]。一种基于植物的相变材料可使冷链温度维持长达 6 天[96]。这种相变材料可以经过修复后重新使用，取代了对其他制冷剂的需求。约 20 000 次重复使用已展示了这种材料的温控特性。

现场配制和灌装

虽然以冻干形式运输疫苗具有诸多优点例如可提高稳定性，但是现场重新配制可能会导致发生上文中提到的错误，例如使用了错误的稀释剂。对于疫苗重新配制，通常使用带有针头的注射器从另一容器中吸取出稀释剂，并注入到含有疫苗的初级包装容器中进行混合。然后将稀释配制好的疫苗从疫苗容器中抽取进行接种。目前的冻干疫苗包括黄热病疫苗、麻疹疫苗、风疹疫苗、水痘疫苗、含麻疹成分的联合疫苗（麻疹-风疹，麻疹-腮腺炎-风疹，麻疹-腮腺炎-风疹-水痘）、卡介苗、流感疫苗（单价疫苗或者联合疫苗）、狂犬病疫苗、轮状病毒疫苗、乙型脑炎疫苗、脑膜炎疫苗和流感减毒活疫苗。正在研制中的疫苗，如霍乱疫苗、登革热疫苗、肠毒素大肠杆菌疫苗、流感疫苗、结核疫苗和轮状病毒疫苗，可能也会以需要现场配制的方式提供[37]。

需现场配制疫苗的准备和接种相对于液体疫苗来说需要花费接种人员更多的时间。肯尼亚开展了一项操作-工时研究，比较了接种人员模拟准备和接种各种单剂量疫苗及 10 人份多剂量疫苗注射所需的时间，研究发现使用冻干疫苗的用时比液体疫苗多。差异最大的是接种单剂量冻干疫苗，因为现场需要将每个小瓶中的冻干药物与稀释剂进行混合配制[78]。

新型的配制技术可能对当前或未来的冻干疫苗有用。目前，已经开发了多种稀释配制技术以减少操作差错并简化配制过程。这些技术可分为几类：①完全整合一体的稀释配制技术，包括初级包装，稀释剂转移，配制和注射功能；②部分整合的稀释配制技术，包括除注射器之外的所有设备；③有利于现有冻干疫苗配制的稀释剂转移装置；④包含上述一个或多个功能的混合稀释配制技术。这些技术中的一些部分已经应用于高成本药物，尤其是那些旨在患者家中自行给药的药物。对于疫苗，除了诸如适用于安瓿瓶的稀释剂转移装置之外，新的稀释配制技术尚处于不同的研发阶段，目前上市疫苗并未应用。

完全集成的配制技术

这种技术将包装、稀释配置和注射整合在一起，代表了最复杂的配制技术。其中一些使用了内塞装置，这些装置通过玻璃注射器或药筒中的活塞驱动。另一些使用高分子聚合物制成药管、药袋或药囊，以易碎密封件分开包装，施压时可以发生破裂。

基于注射器或药筒的配制技术。 在这种稀释配制技术中，预充注射器或药筒中同时含有干燥药粉和液体稀释液，但二者以管内的弹性塞子分开。当外界施加的机械力大于内塞承受力或通过注射器旁路通道将稀释剂推入药品管中，即可实现稀释配置。有了这些技术，就可以完成注射接种。这些技术可能更适合于其他方法的干燥疫苗而非冻干疫苗，由于目前还没有用于疫苗的其他干燥方法，因此冻干技术还是我们需要考虑的技术屏障。

这种注射器的实例包括 Vetter Lyo-Ject 注射器（参见图 68.2C）和 LyoGo 双腔预充注射器技术。市售的 Vetter LyoJect 注射器包含一个带有标准活塞的旁路

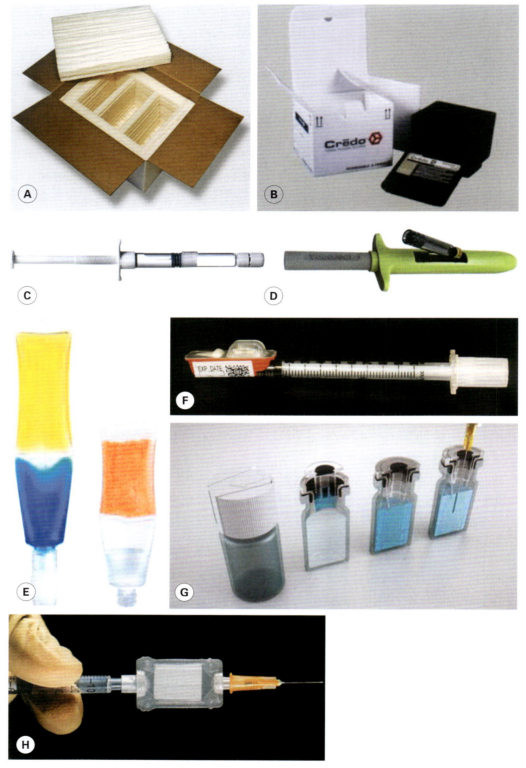

图 68.2 疫苗包装和重构技术。**A**. 蓝道尔绿色泡沫是一种可生物降解的聚合物,可以通过溶解或焚烧的方式轻松处理。**B**. Pelican BioTherma 生产的 Credo 容器可重复使用,已用于流感疫苗和其他对温度敏感的药物。**C**. Vetter Lyo-Ject(注射器)是一种简化改造的双腔技术。**D**. 双疫苗注射器是一种基于子弹的技术,使用双面针进行注射。**E**. Neopac 公司的 Fleximed Easymix 使用了一种易碎的密封材料,将干湿药物隔开。对一端加压(挤压)会破坏密封,使药物混合重构。**F**. AktiVax 公司的 ARCH 使用带有易碎密封的泡罩,在混合之前将干疫苗与稀释剂分隔开。**G**. Eulysis 的 SVS 是一种基于小瓶的设计,带有一个分隔干粉/冻干药物和稀释剂的隔间,将活塞帽刺穿后稀释剂与药物混合重构。**H**. 来自 NOVA 实验室的 HydRIS,是预充稀释剂注射器的远端中心/附件,该预充稀释剂注射器在糖基玻璃膜中填充冻干药物。在推送药物的过程中,将稀释剂从注射器中排出到隔离室中,即发生药物混合重构。(**A**. 兰达尔包装系统公司提供。**B**. Pelican BioTherma 公司提供。**C**. 维特尔公司提供。**D**. Duoject 公司提供。**E**. Neopac 公司提供。**F**. PATH 提供。**G**. Eulysis 公司提供。**H**. Nova Technologies 公司提供。)

通道,推动活塞前进可以使稀释剂通过通道流入干粉室[106]。Vetter还开发并销售了Vetter V-LK配制药筒,它的作用机制相类似。

目前正在开发中的LyoGo双腔预填充注射器[107],它有一个带有新型阀门的腔室分离塞。注射器柱塞的前进可产生压差,从而打开阀门,使稀释剂进入干粉室。LyoGo还在开发其新型阀门技术的双腔注射器。其他制造商,如Unilife公司,开发了EZMix Genesis双腔注射器,它还具有针头收缩的功能[108]。

基于药筒的稀释配制技术需要加载在独立的新型注射装置上。Duoject公司设计的VaccJect注射器具有针头收缩功能,专为单剂次注射设计,可以连接药筒(参见图68.2D)。已开发应用的一种具有稀释配制功能的VaccJect注射器,其特征是可以使稀释剂从一个药筒转移到含有冻干疫苗或药物的药筒中。

脆性密封技术(适用于药管、药袋或药囊)。另一种替代注射器或药筒进行稀释配制的装置使用采用脆性密封技术将稀释液和冻干或干粉状疫苗分开包装的药管、药袋或药囊。脆碎性是指在变形或以其他方式产生足够的压力时可以破裂成碎片的性质。脆性密封发生破裂时,使稀释剂与药物混合。用于脆性密封的材料必须具有热密封性,可以是聚丙烯,聚酯或聚层压制品[98]。同时,还必须考虑与这些不同材料相关的水蒸气和氧气的传递速率,因为它们会影响产品的稳定性。一种口服霍乱疫苗[来自Crucell公司(前Berna生物技术公司)的Orochol]使用了铝制双腔箔袋,但该产品已不再使用。脆性密封袋已用于非药物的不同成分混合[109]。

Neopac公司生产的Fleximed Easymix是商用脆性密封药管应用的实例,它是使用高分子聚合物材料生产的一种双腔复合药管,密封装置将干燥物和液体或两种不同液体成分分隔开(图68.2E)。当使用者施加压力破坏两个腔室之间的密封装置时即可进行药物配制。该药管可用于口服给药的喷嘴,或通过鲁尔接口进行注射器填充或适用于鲁尔接口注射器的配件。药物必须是以干燥形式放置于密封管中密封。将这种技术用于疫苗可能需要转向冻干以外的干燥技术(例如SFD)。

AktiVax公司生产的ARCH(无菌混合重制药筒)是一种聚合物材料的预填充式注射器,在它背面有个固定架子,上面连接了一个软包装(图68.2F)[109a]。ARCH包装可容纳一种或多种药物成分,储存在由脆性密封隔开的相邻高腔室中,注射前用拇指按使密封装置破裂进行药物混合配制。混合后的药物可以被抽到相连的注射器中进行注射。ARCH注射器可以包含推压式针头或鲁尔接口。对于上述讨论的其他技术,使用软包装可能需要用新的疫苗冻干技术或其他干燥技术。AktiVax公司还开发设计一种整合ARCH特性的一体化注射器——Immunoject。在该设计中,有两个腔室的药囊可连接在针头和可折的叠塑料衬垫上。使用前塑料衬垫可以对针头进行保护,使用时可以用它对药囊加压,使脆性密封破裂实现药品混合配制。药物混合配制后可以使用已集成一体化的注射器进行注射给药,延后塑料衬板再折叠可以使针头毁坏并被遮盖[109b]。

部分集成的重悬配制技术

这些技术的特征是在初级包装容器中具有重组配制的功能,例如双室药囊,但没有注射给药的功能。Eulysis单瓶系统(SVS)由两个隔室组成:冻干或干粉状的药物放在一个薄塑料杯中,塑料杯放在装有稀释剂的玻璃瓶上(图68.2G)。推动活塞式盖子可以刺穿塑料杯的底部,使杯内药粉落入稀释剂中进行混合配制,取药必须使用带针头的注射器从小瓶中吸取出。防破坏的安全盖可以防止活塞式盖子在运输过程中被按压激活。该技术尚处于研发早期阶段,有可能会广泛应用于所有冻干注射用产品。辉瑞公司生产的注射用Act-O-Vial系统也展示了类似的概念。它使用橡胶隔膜将非标准玻璃瓶内的稀释剂和干燥药物隔开。向下推动塑料盖会使隔垫移动,迫使其向下进入干燥药粉隔间,然后发生重悬配制。辉瑞公司生产的糖皮质激素Solu-Cortef和Solu-Medrol使用了Act-O-Vial系统[110,111]。

稀释剂转移技术

稀释剂转移技术有助于将分别置于两个单独初级包装容器中的干燥药粉和稀释液进行混合。该技术在药物混合配制中不需要针头,从而提高安全性并减少用户出现操作错误。例如,Duoject公司生产的E-Z-Link装置包含一个鲁尔锁配件和一个只能使用一次的套接式塑料钉适配器(尺寸13mm×20mm)。预充了稀释剂的注射器可连接到装有冻干或干粉药品的标准安培瓶上进行药物混合稀释,并且将重新配制的药物吸取出来。E-Z-Link装置丕包含一个保护盘,可防止污染并遮盖塑料钉[112]。

西部制药服务有限公司生产的Mix2Vial装置,可以通过带有两个塑料钉的小瓶适配器将分别装有稀释剂和冻干药物的两个小瓶与进行连接。Mix2Vial要求干粉瓶在真空条件下制造,这有助于将稀释剂从瓶中转移过来。药品稀释配制后,可以使用针头和注射器进行定量取药及注射[113]。西部公司发明的无针药品传输装置可以使用鲁尔接口连接带有鲁尔锁的注射器,它可以将稀释剂从稀释瓶中转移到冻干药粉瓶中,再转回到注射器中,然后将注射器拆下,连接针头进行注射[114]。西部公司生产的 MixJect 装置包括一个带帽的针头,一个 13mm 的小瓶适配器和一个用于预装注射器附件的鲁尔锁配件。将来自注射器的稀释剂通过小瓶适配器转移到冻干药物瓶中,稀释配制后药品被抽回到注射器中。然后将小瓶分离,该装置就可以注射给药了[115]。

混合重悬技术

有些技术提供了完全整合或部分整合的混合方法,用于初级包装、稀释剂转移、重新配制和注射给药。Integrity Bio 公司生产的 LyoTip 远端接口有一个螺旋形通道,便于稀释剂与冻干药物的混合。接口需要使用可连接鲁尔接口的注射器和针头。NOVA 实验室研制的水合补液注射系统(HydRIS)与 LyoTip 相类似:它是一种带有冻干药粉配件并且已预充了稀释剂的注射器(见图 68.2H)。HydRIS 的一个独特之处在于使用了一种糖基玻璃膜(无定形的固态、透明结晶形式的糖)的固定技术,它可以直接在膜上进行药物干燥,然后将膜整合到远端接口中。当糖基膜与稀释剂接触时,糖基膜溶解,稀释剂和冻干药物即可混合。

Duoject 公司已经设计出了多种药物稀释重制的方式。例如 PEN-PREP EVO 装置,它可以将稀释重制后的药物从药瓶转移到能与传统的笔式注射器连接使用的多剂量药筒中。集成一体的药瓶适配器带有保护盘,可以保护使用者免受锐器刺伤,并防止药品在使用前受到污染[116]。Dujects Inter-Vial 和 Duoject Smart-Rod XR 两种装置都带有已预充了稀释剂的注射器和药瓶适配器。一旦药物被稀释重制并抽回到注射器中,Inter-Vial 装置上的药瓶适配器就会从设备上脱离。拆开药瓶适配器后会露出标准的鲁尔接口可用于连接针头。Smart-Rod 装置上的药瓶适配器位于柱塞上,不能被拿走重复使用。除了稀释剂和冻干药物的放置位置不同外,Duoject InterVial Plus 和 Duoject Smart-Rod Plus 几乎与 Inter-Vial 和 Smart-Rod XR 相同,都是将预充有冻干药物注射器组件附在装有稀释液的药瓶上。

重悬配制的辅助方法

将冻干疫苗和稀释剂共包装于同一个二级包装中,这在多数药物和部分疫苗使用中较为常见,例如狂犬病疫苗。CSL 公司(原 Chiron 公司)生产的狂犬病疫苗 Rabipur 其二级包装中就包含了疫苗瓶,稀释剂安瓿瓶和注射器[117]。

小药瓶或安瓿瓶均可以作为疫苗和稀释液的初级包装容器,稀释液的初级包装还可以是预充式注射器或其他容器,如 BFS 安瓿瓶。葛兰素史克公司的 Tritanrix™-HepB/Hib 疫苗包装中就含有装有单剂量液体白喉 - 破伤风 - 百日咳(DTP)及乙型肝炎(HepB)疫苗的药瓶和装有单剂量冻干 Hib 疫苗的药瓶。两个药瓶通过塑料夹连接在一起,这有助于进行稀释配制,因为"稀释剂"瓶(即 DTP-HepB 小瓶)冻干疫苗瓶紧连在一起[118]。将药瓶 - 药瓶或药瓶 - 安瓿瓶之间用塑料夹连在一起可以减少因错误使用稀释剂而造成的不良事件。

小结

传统的玻璃药瓶、针头和注射器仍用于标准疫苗配方和药物灌装技术。但是,能够改变制造业和医护人员应用模式的新技术已经出现。高分子材料的应用使设计和研发新型的初级包装技术成为可能,替代材料也为二级包装和三级包装容器的新研究提供了信息。考虑到疫苗在冷链系统中运输和冷藏所面临的挑战,能够减少冷链体积或需求的新技术将对高收入国家和低收入国家大有裨益。

疫苗接种中的新技术:适用于接种门诊

新的疫苗接种技术在这里可分为三大类:皮下注射(SC)和肌内注射(IM)、皮肤给药以及黏膜给药。

皮下(SC)和肌内注射

大多数疫苗免疫是通过针头和注射器进行皮下或肌内注射的。如前所述,在高收入国家市场中,越来越多的免疫接种采用预充注射器或单剂次包装疫苗。然而,在联合国儿童基金会支持的低收入国家中,尽管单剂量疫苗和预充注射器的使用数量正在逐步增加,但疫苗接种还是普遍采用自毁型注射器和多剂量包装疫苗。能够适用于当前疫苗配方的喷射注射器可用于替代针头和注射器进行皮下和肌内注射。另一种仍处于研发早期阶段的替代方法是使用固体溶解针,通过这种技术疫苗可以被重新配制成可生物降解的植入物。

解剖学

皮下组织位于皮肤真皮层下方,主要由脂肪细胞小叶和结缔组织组成。血管和淋巴管会穿过皮下组织层到达皮肤真皮层。不同年龄、不同体重的个体以及同一个体的不同部位间的皮下组织层厚度差异很大。因此建议使用 5/8 英寸针头（23~25 号）进行 SC 注射疫苗。接种时应捏起皮肤并呈 45°角进针，避免注射到肌肉层。对 12 个月龄以下的婴儿，通常在大腿部位进行皮下注射接种，而对于成人和 12 个月龄以上的儿童，通常在上臂后部三角肌上方进行 SC 注射接种。

皮下层下方是骨骼肌。人体的肌肉细胞成束排列称为肌肉束。这些肌肉束再依次在结缔组织层排列成束组，形成肌肉。对于 2 岁以下的婴幼儿，大腿前外侧的股外侧肌是进行肌内注射首选部位，上臂三角肌适用于年龄较大的儿童和成人。由于皮下层厚度存在差异，用于肌内注射的针头长度因年龄、注射部位和体重变化而有所不同。

免疫学原理

疫苗接种通常采用皮下和肌内注射方式，因为针头和注射器使用相对方便，能够持续给药，并在个体中引发足够的免疫保护。然而，与身体内部和外部的表皮组织相比，皮下组织和肌肉组织与环境的接触较少，而且含有的免疫细胞也相对较少。通过注射方式接种疫苗后，疫苗内的抗原或佐剂会刺激局部产生免疫反应，从而将抗原呈递细胞（APC）吸引到反应灶附近，这些 APC 可以吞食疫苗成分。这些浸润性树突状细胞和单核细胞迁移到局部淋巴结，诱导 B 细胞和 T 细胞免疫应答。一般来说，通过皮下注射和肌内注射方式接种疫苗产生的黏膜免疫效果往往不如通过黏膜接种产生的效果[119]。

喷射注射法

喷射注射器是通过高压使液体药物通过微孔形成液体流，穿透皮肤将药物送入目标组织，而不需要针头注射。现代大多数的喷射注射器是由释放压缩金属弹簧产生的动力来提供能量，少数使用压缩气体如 CO_2 或 N_2 来提供能量。这种注射器喷射的液体柱速度可以超过 100m/s。喷射所达到的深度主要取决于赋予液体的压力，其次取决于诸如微孔孔径、从喷嘴到皮肤的距离和喷射角度等变量[120-125]。本节重点介绍用于皮下和肌肉疫苗接种的喷射器，用于皮内注射（ID）的装置将在后面"皮肤疫苗接种"部分进行讨论。

在过去的半个世纪中，已使用喷射注射器接种了数亿剂次（如果不足数十亿剂次）的疫苗，用于人类对抗天花[126-132]，麻疹[133-135]，脊髓灰质炎[136,137]，脑膜炎[138-140]，流感[141,142]，黄热病[143,144]，霍乱等各种疾病[128,129,145-149]。在 1976—1977 年美国的猪流感大流行期间，美国大约接种了 4 300 万剂疫苗，其中有很大一部分使用喷射注射器接种（美国疾病控制和预防中心，未发表的数据）[150,151]。喷射注射器也被用于各种治疗性药物的给药[152-171]。近年来，该设备已被用于人类或动物疫苗临床试验，包括登革热疫苗[172-175]，单纯疱疹 2 型疫苗[176]，HIV/AIDS 疫苗[177-179]，乙型脑炎疫苗[180]，疟疾疫苗[181]和黑色素瘤疫苗[182]。多种使用喷射注射器接种的重组核酸疫苗正处于临床前和临床试验阶段[183-198]。

由于早期多用喷嘴注射器（MUNJI）存在安全问题，现已开发出新一代的 DSJIs 注射器，其中有许多产品适合用于全球免疫接种。

多用途喷嘴喷射器。 19 世纪 60 年代法国就发明了喷射注射技术[199,200]，20 世纪 40 年代该技术被重新启用，主要作为无针注射器材用于患者自行注射胰岛素[157]。在 20 世纪 50 年代，美国军方开发了一种名为 Ped-O-Jet 的高速喷射注射器[201]（图 68.3A），这种曾被称为喷射枪的装置广泛用于大规模疫苗接种计划[127,202-206]。

大量的临床文献表明，多种疫苗使用喷射注射器接种产生的免疫原性通常与使用传统针头注射接种相同，有时甚至更好[207,208]。喷射式注射的疼痛取决于所使用的药物或疫苗。据报道，使用喷射技术注射胰岛素、其他非刺激性药物以及不含佐剂的疫苗时产生的疼痛感通常与针头注射相同或者有时更轻[121,124,133,141,154,171,209,210]。但偶尔也会有例外[211]。使用喷射注射技术接种含铝佐剂或其他刺激性成分的疫苗时，出现短时局部轻症反应（如疼痛、红肿、水肿）的频率较高，这可能是由于皮肤或表皮组织有少量的残留疫苗所引起的[212-224]。尽管发生频率很低，但是也有报告显示使用喷射注射器接种后发生局部出血和瘀斑的比例高于注射接种*。在喷射注射过程中由于注射器位置移动使液体流划伤皮肤极较为罕见[132,195,200,204]。但是现在的一些新产品，例如 DSJIs 在安全性方面的设计进一步降低了这种风险。

从 20 世纪 60 年代开始，人们越来越关注 MUNJIs 可能造成医源性的血源性疾病病原体传播风险，因为它是用同一喷嘴连续注射多个病人，而中间不会进行消毒[229,230]。实验室及动物实验研究表

---

* 参考文献：121,124,136,137,141,154,158,167,170,202,204,209,213,225-228.

明，在 MUNJIs 喷嘴口可能会残留血液或病毒，因此即使推荐在多次注射间使用酒精消毒，但理论上也存在交叉污染的可能性[231-233]。当加利福尼亚一家临床机构使用 Med-E-Jet 注射器导致几十例乙型肝炎暴发这一事件发生[234]，这种可能性已成为事实而不再仅停留在理论上。随后开展的临床研究[235]、现场研究[236,237]、实验研究[238]、动物研究[239-240]和流行病学研究[241,242]都提供了更多的证据，进一步证明了 MUNJIs 可以在患者之间传播病原体。公共卫生部门发出警告并停止使用该装置[24]，1997 年 Ped-O-Jet 注射器撤市并停止了在美国军队中的应用[243,244]。

21 世纪初期，重新设计了 MUNJI，增加了一次性的保护帽，可以防止血液或组织液回溅到可重复使用的喷嘴上。但是，给携带乙肝病毒的志愿者进行生理盐水注射后，在后续的注射药瓶中——代表诊所或大规模接种中的下一个接种者——有 8% 可检测到含有乙肝抗原[245]。高速显微摄影还显示，在 MUNJIs 注射的过程中，皮肤上会有大量回溅。

上述这组证据支持这样的结论：由于 MUNJIs 的自身设计问题，其在预防接种门诊使用是不安全的，任何可与多名患者直接或间接接触的液体通路或可重复使用的非无菌的器械部分都应弃用[25]。尽管研究证实这种污染罕见，但也基本不可能说服政策制定者来设定对于这种风险的可接受水平[246]。虽然公共卫生权威机构建议不要将 MUNJI 用于疫苗接种[25,247]，但 MUNJI 仍在美国和其他国家的某些临床专科中使用，如牙科、泌尿科和足科，在这些专科中，不同患者之间使用的整个医疗设备的液体通路可以进行彻底的清洗和消毒（如高压灭菌）。此外，MUNJIs 的 Med-Jet 系列已经在包括加拿大、中国和俄罗斯在内的多个国家获得了人体应用许可，可用于包括理疗、皮肤科和中间疗法等[248]。MUNJIs 可以使一名疫苗接种人员每小时接种 600 人或更多[132]。该装置的撤市对于为了控制疾病、应对疾病大流行或生物恐怖威胁开展大规模群体免疫带来很大挑战。

一次性喷射注射器。 为了克服对 MUNJIs 安全性的担忧和撤市的影响，20 世纪 90 年代初就已经研发出新一代的更安全的 DSJIs[249,252]。每个注射器内芯有独立的无菌性微孔和喷嘴，每次使用之后即抛弃。虽然部分的 DSJIs 被用于患者自行注射胰岛素、其他激素以及治疗偏头痛的舒马曲坦等药物[253]，但其他主要用于疫苗接种。

赛诺菲巴斯德（Sanofi Pasteur）的前身公司开发的早期产品是预充式的 Imule 注射器，用于 Mini-Imojet DSJI[254,255]。虽然在临床和实际应用中证明了使用该装置接种几种疫苗可以保证其免疫原性和安全性，但该产品最终在公司合并后被放弃[256]。打开疫苗应用市场的 DSJI 是 Biojector 2000（见图 68.3B），它在 20 世纪 90 年代引入美国各州使用。在 21 世纪头十年间，美国的私立医院、公立医院、美国海军和海岸警卫队预防接种门诊大约用它实施了 100 万剂次疫苗的皮下和肌肉接种，并且它已被用于许多疫苗的研究，包括一些重组核酸疫苗的研究*。

为了满足发展中国家的需求，研究人员已经开发了几种更为经济、能自动毁型防止重复使用的 DSJI，适用于大规模群体免疫和常规免疫。PharmaJet 于 2009 年进入市场，获得肌肉和皮下注射的许可。最近一项对这种已停产的 DSJI 的研究发现，与使用针头进行 MMR 疫苗注射接种相比，使用 DSJI 注射并未达到非劣效标准[267]。随后 PharmaJet 的 Stratis 注射器在 2013 年获得了市场准入许可（参见图 68.3C），这是第一个获得 WHO 预认证资格的 DSJI。已经针对动物[186-188,268]和人类[164,165,255,257,258,269-271]的应用研究了各种 PharmaJet 模型。在一个实验研究中，使用 3 个 PharmaJet 注射器将 MMR 疫苗通过猪皮注射到药瓶中，结果显示 3 个注射器均未对麻疹疫苗和腮腺炎疫苗的效力造成损失，但有 2 个注射器的实验结果显示风疹疫苗病毒的效力下降了[271a]。其他开发用于疫苗接种的 DSJIs 还包括 Bioject ZetaJet（见图 68.3D）[272]、DCI Lectrajet（见图 68.3E）[273,274]、MIT Med-Jet H-4（见图 68.3F）和 Dart[248]等。

2011 年，美国食品药品管理局发布通告规定，除非特别注明可使用喷射注射器外，疫苗均应使用针头和注射器进行接种，这使得 DSJI 在美国的使用量下降。在与 FDA 协商后，PharmaJet 和 BioCSL 进行了一项临床试验，使用 DSJI 接种 bioCSL 的 Afluria 流感疫苗效果并不逊于用针头和注射器接种该疫苗[271]。基于这些数据，2014 年 FDA 批准使用 PharmaJet statis 进行 Afluria 接种。这种个"疫苗说明书更新"使得 DSJI 重新进入美国市场；但是，FDA 的批复用语限制必须使用特定生产商的生产 DSJI 设备。

DSJI 的优点是消除医务工作者可能因为锐器刺伤而感染血源性疾病的风险，同时还减少了需要处理的锐器废物数量，因为使用的 DSJI 注射器不需要处理锐器废弃物。它们还具有提高疫苗的可接受度和提高疫苗接种率的潜力。与使用针头注射相比，给婴儿使用喷射注射器接种疫苗可减少婴儿哭闹[258,267]。

---

* 参考文献：154,160,161,175-179,182-185,188-191,198,211,214,217,254,256a,258-266。

第 68 章　改进免疫接种技术　1479

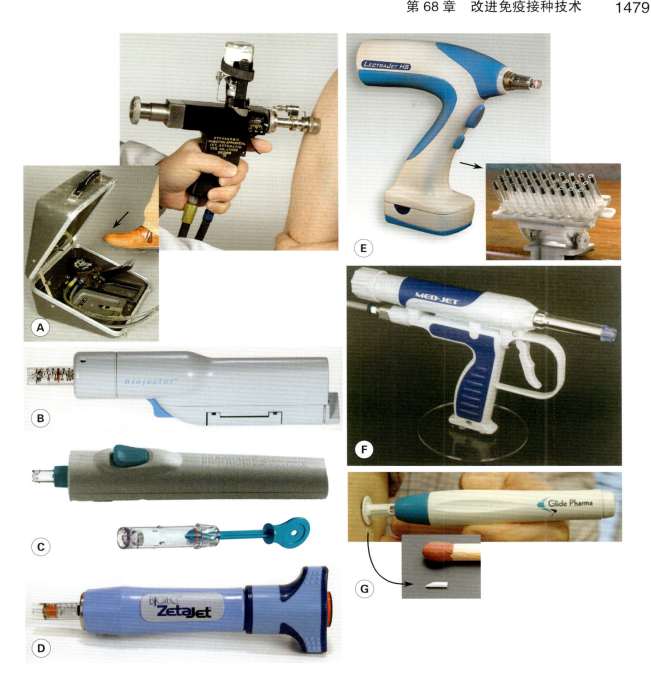

图 68.3　用于皮下和肌内注射疫苗的设备。**A.** Ped-O-Jet，曾是全球使用范围最广的 MUNJI，20 世纪 90 年代因交叉感染危险撤市。其金属弹簧受电子泵或液体压力泵的压缩，后者受手柄（A 插图）压力控制。更换喷嘴以决定接种部位的深度，有皮下/肌内喷嘴（见图）或皮内喷嘴。**B.** Biojector 2000 DSJI，不同凹口口径。通过食品和药物管理局（FDA）的许可，可进行皮下，肌内和黏膜接种。**C.** PharmaJet Stratis 型 DSJI，0.5ml 接种剂量。使用不同接种手法可完成肌内接种和皮下接种（刺入脂肪层进行皮下接种）。用非工具手柄激发弹簧。（无插图）将蓝色轴拉回来，并把常规的单剂量或多剂量疫苗瓶的标签掰开，将注射器装满。该装置配备无针头的疫苗瓶适配器。插入装置时，任何多余的液体都回到疫苗瓶，以减少溢流带来的浪费。2011 年获得 FDA 批准在美国上市，2013 年获得世界卫生组织（WHO）资格预审[715,716]。**D.** ZetaJet 金属弹簧动力 DSJI，内置曲柄，可重复手动激发金属弹簧。利用不同的自动装置，用于皮下、肌内、皮内接种，皮下和肌肉接种在 2009 年通过了美国 FDA 许可；黏膜接种还在审查中）。**E.** 研发中的 LectraJet HS（高速）动力型 DSJI，内置发动机和可更换电池，可在每次接种时快速压缩弹簧。每小时压缩弹簧 >600 次，每次更换电池可接种 3 000 次。无须手动，可快速完成单人份注射器的装载或卸载。一次性注射器装在洁净包装内（A 插图），每 30 根一包。用于大规模预防接种。**F.** Med-Jet H4 DSJI（国际医疗技术），气动力，完全使用一次性单流体路径。2014 年在加拿大获得批准。手动驱动的 DSJI，Dart（未示出）正在开发中，并使用相同的一次性药筒。**G.** 来自 Glide Pharma 研究的固体剂量注射器（SDI）由压缩金属弹簧提供动力，当一次性药盒（延伸到蓝色壳以外的白色组件）被完全压在皮肤上时释放。它将（G，插图）尖锐、硬化的、约 1mm 直径的药物制剂（显示与常规火柴头尖端相比）插入皮下组织中，并在其中溶解。（插图 **A**，由 James Gathany，Greg Knobloch 提供［CDC 摄影服务］。**B** 和 **D**，由生物注射器医疗技术公司提供。**C** 由 Courtesy PharmaJet, Inc 提供。**E** 由 D'Antonio Consultants International, Inc 提供。**F** 由医学国际技术［加拿大麻省理工学院］有限公司［Karim Menassa］提供。**G** 由 Glide Pharma 提供。）

但是与针头注射器一样,DSJI 注射器也需要在接种现场进行疫苗的稀释配制(如果需要)。PharmaJet 和其他制造商正在研发预充式的 DSJI 注射器来提高现场实施和接种速度,达到类似于上代 MUNJI 注射器相似的效率。由于生产 DSJI 注射器针管及耐用的喷射器头的成本较高,所以使用 DSJI 可能需要更高的成本,但是模型研究显示,与使用针头注射器造成医源性疾病的间接成本相比,使用 DSJI 可以节省总成本[257,275]。与所有疫苗接种系统都需要耐用接种装置一样,每个 POC 都需要有这种装置,这限制了疫苗的可分配性。如果在疫苗接种需求量高的地区,可以通过大量的接种数来分摊喷射注射器的成本使其忽略不计。然而,在疫苗接种需求量低的 POC,这些设备的成本可能过高。

固体溶解针

溶解针是一种新型的生物可降解植入技术,由用于皮下接种的固体疫苗组成。含有植入物的一次性药筒装入可重复使用的手持给药器中,给药器可使用气体或弹簧压力将植入物插入皮肤。一旦植入物进入组织,它就开始溶解,疫苗就被释放出来。

Bioneedle 技术集团(荷兰)开发生产了 Bioneedle,这是一种由可生物降解聚合物(挤压淀粉)制成的植入物,其中装有经过冻干处理的浓缩液体疫苗。植入物刺入皮下组织后,几小时内可以溶解裂开,并在 3 天内从刺入部位消散。一项使用安慰剂生物植入物的临床试验证实,该技术具有足够的安全性和可接受性,在植入部位没有发现组织学异常。在动物模型中已经开展了应用 Bioneedle 接种破伤风类毒素、乙型肝炎疫苗、流感疫苗和脊灰灭活疫苗的研究[276-279]。与皮下或肌内注射方式接种液体 IPV 疫苗相比,通过 Bioneedle 植入的方法给 Wistar 大鼠接种 2 剂次相同剂量的 IPV 疫苗可产生相似的抗体滴度。

英国的 Glide Pharma 制药公司也开发了一种固体疫苗注射器。它使用一个弹簧装置将尖锐的米粒样大小的可生物降解植入物快速地推入皮下组织(见图 68.3G)。该固体疫苗注射器已在流感、白喉和流感嗜血杆菌疫苗进行了测试,目前正在用于炭疽疫苗开发[282]。

该技术的潜在益处包括:每剂疫苗都是固态便于管理;固体疫苗制剂的热稳定性比液体疫苗更高;由于剂量和包装尺寸小,减少了冷链的体积;避免了因使用针头和注射器造成的锐器刺伤和重复使用的风险;如果能成功地证明缓释可以提高免疫原性,就有可能减少用于加强免疫的疫苗剂量。它发展面临的挑战包括:需要证明固体疫苗植入物的配方和制造的可行性和可接受性;给药装置的复杂性及成本。

皮肤接种

皮肤接种疫苗指将疫苗运送到皮肤的真皮层或表皮层。皮肤是天花病毒最早感染的组织之一,后来应用牛痘病毒的交叉保护来预防天花。印度和中国早在 16 世纪就开始使用锋利的工具刺破皮肤进行天花的经皮免疫接种。后来使用更安全的从牛痘病灶提取的物质——牛痘病毒替代天花进行经皮接种,这种 18 世纪的接种技术首次使用了 "vaccination" 作为专业词来表述疫苗接种,并由爱德华·詹纳首次发表。皮肤接种法至今仍然是接种天花疫苗的标准方法(见第 33 章),也是接种卡介苗预防结核病的标准方法。既往,脊髓灰质炎病毒疫苗和黄热病疫苗也使用过这种接种方式。与其他接种方法相比,皮肤接种有很多可见和潜在的优势,包括可能会减少疫苗使用剂量[286-307]。由于给药部位的可见性高,经皮免疫常常引发较多的轻微局部反应,但与其他途径相比,皮肤接种不太可能发生出乎意料的严重不良反应。针对多种减毒活疫苗、灭活疫苗和亚单位疫苗,包括目前可用疫苗配方的减量研究以及在研疫苗,特别是 DNA 疫苗,皮内注射免疫原性的研究结果不尽相同。

典型的皮内注射,类似于传统的 Mantoux 法,单位剂量的液体疫苗注射到真皮层中可形成一个明显可见的皮丘。为了提高疫苗接种的简便性、可接受性、安全性以及利用皮肤组织的潜能增加疫苗的免疫原性或减少疫苗使用剂量,目前已经开发了多种新的接种方法和技术来将疫苗接种到皮肤中。

皮肤的解剖结构

皮肤的最外层是表皮,一种复层鳞状上皮,通常约 0.1mm 厚,但在手掌和脚掌上可达 0.8~1.4mm。表皮的主要成分是 Malpigh 层,其分裂和生长的角质形成细胞既具有限制水分子和其他分子通过的结构功能,还具有免疫功能。角质形成细胞在基底膜之上分化生长,是表皮和真皮层的细胞界限。这些细胞从表皮深处向外不断生长、变平、成熟、逐渐开始衰老,直至到达皮肤表面脱落。这种细胞的主要产物是角质透明蛋白,一种浓密的脂质,有助于形成防水屏障。相邻角化细胞的边缘通过桥粒紧紧连在一起,使表皮能够承受力量,同时阻止外源性物质或分子通过[308,309]。

最外层表皮是角质层,由死去的角质蛋白细胞(也称为角质细胞)交错排列而成,位于脂质双层基质中。角质层由10~20个细胞组成,厚10~20μm,是疫苗通过皮肤接种时的主要障碍。表皮和基底膜下面是真皮层,厚1.5~3mm,其中有成纤维细胞、细胶原蛋白、弹性纤维和绝大部分细胞器,如小血管、淋巴管、神经、毛囊、汗腺和皮脂腺等。

儿童皮肤厚度已绘制成图,以便从组织学上确定最适宜的皮肤接种部位。此外,考虑接种的便捷性在确定接种部位时同样重要,以减少脱衣,保护个人隐私。消灭天花的过程中,因前臂掌侧皮肤容易暴露便于接种,常选择该部位作为接种部位[126]。

免疫学基本原理

疫苗抗原进入皮肤后产生免疫应答的确切机制还不完全清楚。受到抗原刺激后,角质形成细胞能产生促炎细胞因子(如白介素-1),并且通过呈递主要组织相容性复合物Ⅱ类抗原(HLA-DR)和细胞间黏附分子而表现出抗原呈递细胞的功能。尽管表皮和真皮中还有树突状细胞和其他免疫细胞循环和驻留,如$CD8^+$和$CD4^+$T淋巴细胞、肥大细胞和巨噬细胞,但一般认为表皮朗格汉斯细胞在皮肤免疫中起关键作用[298,299,302,310-314]。

表皮中未成熟的朗格汉斯细胞像哨兵一样围绕在表皮角化细胞周围,占皮肤表面积的四分之一[315],它们通过吞噬作用和内吞作用有效捕获外源性抗原。与其他组织的树突状细胞一样(见第2章),活化后,这些专职抗原呈递细胞捕获抗原后移至引流淋巴结。在淋巴结中它们发育成熟,其表达高水平的MHCⅡ类分子,并且将抗原从皮肤呈递给辅助性T淋巴细胞,这个步骤对于后面发生免疫应答至关重要。

宏观呈递疫苗精确到极薄的表皮组织或真皮层是一个技术挑战,许多皮肤注射方法和设备应运而生。研究人员对现有以及正在研发的疫苗注射技术进行调查,包括使用针管注射的Mantoux注射法以及许多诸如皮内喷射注射器、微型针头、微针、电穿孔设备、微针矩阵贴片。

传统方法

经皮肤接种天花疫苗已有200多年的历史(见第54章),各种刺入表皮(避免刺入真皮)的锐器被用于牛痘或痘病毒接种。包括用针、手术刀、采血针或刀子在皮肤上划出痕迹,然后将疫苗涂抹在破损处;将一滴疫苗用采血针旋转进皮肤;或者将一滴疫苗以加压的方式通过垂直插入手术针注入皮肤。多根短针组成的圆形或方形设备在溶液中浸泡后压入皮肤的方法也曾被使用[316,317]。

在20世纪20年代,预防结核分枝杆菌的卡介苗最初是口服的。考虑到安全性问题,1927年应用Mantoux技术,改进为用ID针头进行皮内注射。卡介苗也可通过多孔装置[318-321]、划痕装置、喷射注射器[322]、分叉针头(图68.4A)、多针头装置[316,326]经皮接种,但是Mantoux技术依然是标准接种方法(见图68.4B)。

分叉针头。20世纪60年代,Benjamin Rubin发明了分叉针头(见图68.4A)。为了让WHO能够使用此针头消灭天花,Wyeth放弃了该项发明的专利。该装置通过毛细管作用,针尖之间可携带约2.5μl液体垂直扎入皮内。该方法使用的疫苗量仅为早期多重压力法时所需疫苗量的1/5,但要求更高的病毒浓度。因其简单、易行、经济等优点,分叉针头在消灭天花的后半阶段发挥了巨大作用,尤其在亚洲和非洲东部地区。

Mantoux方法。用于卡介苗接种的传统皮内注射技术是在20世纪早期由Felix Mendel和Charles Mantoux发明的,用于结核菌素(现已被纯化蛋白衍生物取代)试验,以诊断是否感染了结核分枝杆菌。现在这一方法被称为为Mantoux法(见图68.4B),已经成为注射卡介苗和狂犬病疫苗常用的皮内注射方法。虽然狂犬病疫苗通常是肌内注射,但是研究发现,皮内注射小剂量的狂犬病疫苗对于暴露前及暴露后预防同样有效[325-333]。由于细胞培养狂犬病疫苗的成本高,自1991年以来,WHO建议在资源紧张的条件下可皮内注射狂犬病疫苗,这一方法在发展中国家尤其是亚洲国家得到广泛应用[333a,234-336]。

Mantoux技术通常使用短斜面的针头,通常为27G,斜面朝上,以5°~15°的角度刺入轻微绷紧的皮肤中,部位通常选取上臂外侧。针尖向前3mm直到整个斜面被覆盖,斜面应落到真皮层,注射时上面的基底层和表皮由于液体撑拉而形成皮丘(见图68.4B)。皮肤表面若有液体渗出,说明刺入深度不够,未能完全覆盖针头斜面;如果没有鼓起皮丘,则说明液体在皮下组织,深度不正确。Mantoux方法的缺点在于,要实现正确的操作需要有足够的时间进行培训、技能训练。

针头相关技术

皮内注射适配器。为提高传统Mantoux方法(见图68.4B)可操作性和稳定性,设计出一种新型的注射器适配器(见图68.4C),用一个适配的针头与常规注射器相连接，引导针头刺入皮肤的正确位置产生所需的皮丘。该设备由West医药服务公司[337]销售并获得美国FDA的批准。在临床试验中发现，无论注射过程中的针孔方向如何，皮内注射适配器可以有效地产生皮丘[338,339]。与现场填充微型针装置类似，皮内注射适配器非常有可能成为一个提高皮内注射易用性和可靠性的低成本选择。由于注射角度模仿了Mantoux技术，对于没有Mantoux注射经验的使用者来说，其也可以作为一种培训工具。面临的挑战是该设备的设计是一个特殊的注射器，必须与特定的注射器相匹配。

迷你针。对于经皮肤接种，一般来说，不同的术语适用于微针（微小突起针）刺入皮肤以递送药物活疫苗。[340-343]。本章使用术语"迷你针"来表示用于液体注射的1mm或更长的微小突起针管。"微针"是指短于1 000μm的微小突起针管。微针矩阵贴片是多个不足1 000μm长的微型注射器（没有管腔）排列而成，注射的是干燥状态的疫苗，不被归类为针头。

为了规避使用Mantoux方法所需的专业技能和大量时间，BD公司开发了一种预充式玻璃注射器，该注射器使用30G微小针，有限制深度的圆盘，使用时垂直刺入皮肤将液体注入的深度被限制为1.5mm（见图68.4D）。该设备被称为Soluvia微型接种系统，由赛诺菲巴斯德公司独家生产用于特定的疫苗。赛诺菲巴斯德对三价灭活流感疫苗进行了一系列临床试验，皮内注射的Intanza和皮内流感疫苗于2009年在欧洲获准上市[345-349]。包括用于≤59岁成人含每株9μg病毒血凝素/0.1ml的流感疫苗或用于>60岁老年人含每株15μg病毒血凝素/0.1ml的流感疫苗[350]。赛诺菲巴斯德美国公司生产相同剂量的9μg病毒血凝素/0.1ml流感疫苗（皮内注射Fluzone疫苗），其所产生的血凝素抑制抗体的几何平均滴度并不低于对照组，即肌内注射的15μg病毒血凝素/0.1ml流感疫苗。2011年，美国FDA批准了该流感疫苗及其独特的预充式接种装置，用于18~64岁人群。其他国家（如加拿大、澳大利亚、新西兰）也批准赛诺菲巴斯德公司研发的使用Soluvia微型针头注射器的流感疫苗。

一项使用现场填充式Soluvia微型针头注射狂犬病疫苗临床试验显示，与通过肌内注射的全剂量狂犬病疫苗相比，具有同等保护性血清转换率。在临床前的动物实验中，使用该装置接种炭疽重组保护性抗原[351-353]、流感常规血凝素和质粒DNA抗原、以黄热病病毒为载体的乙型脑炎疫苗均可产生良好的免疫应答[354]。

Novosanis公司还开发了另一种预充式微型针头装置，即VAX-ID，并开展了人体生理盐水注射测试[355]。Star注射器公司也开发了一种现场填充式微型针头皮内注射器（见图68.4E）。该皮内注射装置设计成本低，适用于现用的西林瓶，通过一个集成的塑料钉进行填充，并具有自毁功能。一项针对该装置注射性能的临床试验正在计划中。

迷你针头便利皮内注射并节约一些疫苗用量，同时保留常见的肌内注射针头和注射器接种的熟悉流程和使用方法。使用Soluvia皮内注射器通常不会像使用Mantoux方法那样产生特征性的皮丘[356,357]，因此需要对医护人员进行一定的培训。诸如Soluvia和Vax-ID等预充式疫苗在可操作性和剂量的准确性方面更胜一筹，但与西林瓶包装相比价格更加昂贵且需要更大的冷链存储空间。最近开发的低成本现场填充注射器，如Star公司的皮内注射器，若临床试验证实良好，则更适合中等收入国家免疫规划的需求。

空心微针。皮内注射疫苗用的空心微针与前文所述的进行液体疫苗皮内注射的针管技术（见前文的迷你针头和皮内适配器）有相同的特性。空心微针被设计成通过其微小的腔体注入治疗液体，既可作为注射器使用也可作为一个小型的可穿戴注射泵[292,303,305,342,358]。微针的流速经测量可达1ml/min，微型针长度一般为200~1 000μm，理论上可以实现无痛注射，应为针头短，接触不到真皮层的神经末梢[294,358-360]。

由NanoPass公司开发的MicronJet 600微针是唯一获得许可的、无菌性、一次性微针设备。它由3个600μm高的空心微型针组成，针头部是倾斜的椎体。通过Luer接口与传统液体注射器相连进行液体疫苗或药物注射（见图68.4F）。2010年，美国FDA批准将其用于药物皮内注射。该装置还拥有欧洲市场推广的CE标志。

利用相似的MicronJet（4个高度450μm的微针）为成年志愿者皮内接种1剂3μg或6μg 2007—2008年季节性流感疫苗alpha-RIX（Fluarix,GSK），对照组肌内接种15μg该疫苗。接种后21天，3个组抗体滴度升高幅度相似[361]。相比于肌内注射，MicronJet的局部反应更多，但通常为轻微的一过性反应。2009—2010年单价H1N1流感疫苗和2010—2011年三价流感疫苗类似的剂量降低试验表明，皮内注射与肌内注射相比具有同等或者更好的免疫反应。还开展了MicronJet用于减少IPV[362,363]和水痘带状疱疹疫苗注射用量的研究[364]。

另一个空心微型针是3M公司生产的空心微型

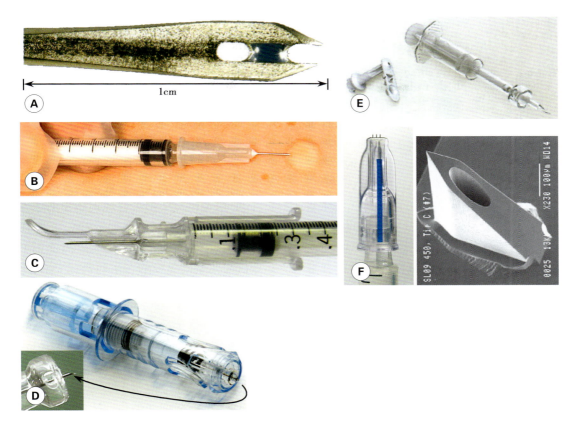

图68.4 皮肤接种疫苗可选用的针头技术。**A.** 底端双分叉针（全长 5~7cm），目前是接种天花疫苗的首选设备，利用毛细管作用可携带 2.5μl 液体。**B.** 传统 Mantoux 法，用 26G 的皮下注射针头和常规的 1ml 注射器进行皮内注射。**C.** 用常规针头和注射器快速、稳定地进行皮内注射的适配器（West 医药服务公司），无论针尖斜面的方向，在"滑雪板样的尖管"的操纵下，针尖在皮内突出的长度和深度都能达到最佳。**D.** 预填充式的 Soluvia 微型针皮内注射器（BD 微型注入系统，BD 公司），注射赛洛菲巴斯德公司生产的流感灭活疫苗使用过（Intanza，IDflu，Fluzone Intradermal）。D 嵌入型，在 30G 注射器距管心 1.5mm 处安装一微型针头，以限制垂直插入皮肤的注射深度。2009 年欧盟和 2011 年美国批准了该组合疫苗注射设备上市。**E.** 研发中的 ID 注射器（Star 注射器有限公司），具有自毁功能和从小瓶中填充的集成塑料钉，以及用于皮内注射的微型适配器。**F.** Micronjet 空心微针装置，在传统注射器上安装 Luer 街头，用于 ID 注射（Nanopass 科技有限公司），获批在欧盟和美国销售。轴心的蓝线向用户指示微针针头的斜面和针管处于相反的位置。F 嵌入型，显微照片显示有一个单独的椎形、管腔状的微型针头。

A. James Gathany 供稿［美国疾控中心摄影服务部］；**B.** James Gathany and Greg Knobloch 供稿［美国疾控中心摄影服务部］；**C** 和 **F.** Bruce G. Weniger 供稿；**D.** Sanofi Pasteur 供稿；**E.** Star 注射器有限公司［Paul Mallins］供稿；**F.** Van Damme P, Oosterhuis-kafeja F, Van der Wielen M 等，一种新型微型针头用于健康成人皮内注射流感疫苗的安全性和有效性研究. Vaccine, 2009, 27(3):454-459.

透皮系统（HMTS）[289,369]。其与受种者接触面有 18 根 500~900μm 长的微型针，直径为 10~40μm，可注射 0.3~1.5ml 液体。弹簧驱动装置将液体药物填充到玻璃针筒中。一旦扣动开关后，活塞被刺破，注射药物缓慢流出，经过 5~40 分钟，药物通过微型针进入上臂或大腿皮肤。胶粘剂使整个装置保持原位直至整个注射过程完成。用马破伤风抗毒素给猪接种，模拟单克隆抗体的注射，结果发现破伤风抗毒素的药代动力学与经过皮下注射结果相似[369]。其他行业和学术团队也正在开发空心微针，其中包括 Debiotech 公司和佐治亚理工学院[249,370]。

在注射液体疫苗方面，空心微针与其他针型皮内注射装置具有相同的优点：他们可提高皮内注射的可靠性和可操作性，实现节约疫苗使用量的可能性。一项临床研究显示，在使用相同剂量的疫苗条件下，与 Mantoux 方法相比，Nanopass 公司的 Micronjet 空心微针装置注射的疫苗具有更高的免疫原性，这表明空心微针的可靠性和较浅的注射深度可以得到更好的免疫应答[371]。然而，空心微针的操作需要用独立的针头或小瓶装置来匹配注射器，从而增加了注射所需要的步骤。开发中的预填充空心微针技术将简化使用，但可能会增加成本和冷链需求。

电穿孔法。 电穿孔是使用短频电子脉冲在角质层的细胞间脂质上形成临时的纳米级微孔，微孔可持续数小时开放并保持渗透性[294,372-376]。体内和体外的临床前试验都说明该技术允许大分子进入皮肤，如肝素（12kD）、肽、蛋白质（如促黄体激素释放激素）、核酸[260,377-380]，并且有望用于动物或人体上接种研发中的DNA疫苗[194,381,382]。

Inovio的CellEctra系列电穿孔装置[383]和Lchor的TriGrid注射系统[385]都能进行皮内和肌内注射。空心针通常用来注射药物，而并排的实心针则在注射剂量周围产生电流，进而在目标肌肉组织中产生孔洞。[376,386,387]这些装置已经通过注射几种DNA疫苗进行了临床前和临床测试，包括HPV[388]、HIV[389,390]、疟疾[391]及肺结核疫苗，结果表明应用电穿孔技术提高了DNA抗原的免疫原性。由Inovio开发的无创的表皮电穿孔装置具有更好的可接受性[392]。

Easy VAX和相关的Derma VAX表皮电穿孔装置先结合配有抗原或药物涂层的2mm长的微型针头，然后再进行电穿孔。将干燥后的质粒DNA天花抗原放在针尖，将其刺入到小鼠皮肤中，经过6次电子脉冲后，可诱导产生对天花病毒的保护作用。同样的技术也应用到接种前列腺癌DNA疫苗[394]。

传统接种方法接种DNA疫苗的效力较低，电穿孔技术有望成为DNA疫苗接种的技术。尽管皮内注射设备已被证实更容易接受，但其可接受性仍是一个挑战，特别是肌内注射用电穿孔技术。[395]这些设备的成本和复杂性可能会妨碍其在资源落后地区的使用。

无针免疫技术

喷射接种。自20世纪60年代以来，带有专用喷嘴或支架的多用途喷嘴喷射注射器（见前文"皮下及肌内注射:喷射注射"）已经用于皮下接种天花、卡介苗和其他疫苗，相较于肌内注射或皮下注射，只需要较浅穿刺。[396,397-399]随着MUNJIs停止使用，DSJIS已经被用于一些皮内注射。[128,129,249,400-402]对于其中的一些设备，如Biojector2000和Biojet Zetajet，可以在用于皮下注射的喷嘴上增加垫片，从而在喷孔和皮肤之间形成间隙，减轻喷射力度，为留在皮肤中保存药物剂量的气泡提供空间。其他设计，如利用气体喷射器的MIT Med-Jet和MIT Dart弹簧动力DSJI，可通过改变压力设置实现皮内注射，允许使用者降低喷射气流的力度。PharmaJet（见图68.5A）和Biojet皮内注射笔（见图68.5B）是两种新的弹簧动力DSJIS，专门为0.05和0.1ml的皮内注射而设计。

从20世纪60年代末到70年代初，在更简单、更快捷的分叉针头发明出来前，WHO在南美和西非的消灭天花项目中前半时期，使用Ped-O-jet（小部分为其他MUNJI）注射了数以千万剂次的天花疫苗。[126,132,399]MUNJIs还用于皮下注射黄热疫苗[128,143,404,405]和卡介苗[405a,406-410]以及各种结核菌素皮试抗原。[401,411-417]然而，随后使用MUNJIs进行结核菌素皮试反应的差异[322,418]，导致WHO不推荐喷气式注射器用于卡介苗接种和结核菌皮试验[419,420]。

为实现消除脊髓灰质炎的目标，全球正在引入注射用IPV，以补充口服脊髓灰质炎病毒疫苗（OPV）的使用。然而，与OPV相比，IPV生产成本更加昂贵，难以递送，这促使了人们开展更加节约成本的策略研究，同时避免将针头引入脊髓灰质炎消除计划。最近的临床研究比较了肌肉全剂量IPV注射（0.5ml）和无针喷射注射器或Mantoux技术皮内注射0.1ml IPV。在评价婴儿基础免疫的一系列研究中，有些研究发现血清转化率相同，而另一些研究则表明皮内喷射接种的免疫反应较弱。[258,259,421]所有在婴儿中进行的研究发现，无论是未感染脊髓灰质炎病毒的婴儿还是接受IPV补充免疫的婴儿，抗体几何平均滴度以及中位数滴度均显示，通过皮内注射小剂量IPV都会导致中和抗体的滴度降低。[258,259,420,422]然而，有学者建议，任何可检测到的中和抗体都足以预防小儿麻痹症。[258]有临床研究使用单剂次的IPV对免疫过的儿童和成人进行加强免疫，皮内注射20%剂量（0.1ml）即可产生免疫反应。但是与全剂次肌内注射相比没有达到非劣性标准[266,269,270]。

最近一项通过皮内注射卡介苗的临床试验发现，DSJI注射装置和Mantoux方法注射具有相似的安全性和免疫原性[423]。用DSJIs进行的皮内注射研究的疫苗还包括艾滋病疫苗[179,198]、流感疫苗[424]、登革热疫苗及HPV疫苗[425]。用于皮内注射的喷射式注射器具有速度快、简便、患者可接受性高的优点，并能够在不重新配制的情况下使用现成的疫苗。DSJI的挑战包括开发一种设备能够准确可靠的将小剂量药品通过皮内注射到正确的深度，[266,269]获得临床数据以批准用DSJIs进行皮内注射的疫苗，以及与皮内注射针头及注射器相比，DSJI装置的更高成本。

微针矩阵贴片。微针矩阵贴片（也称为微针贴片）可将固态疫苗注射到皮肤中，其具有一系列不同方面的潜在益处及开发挑战，这些挑战在前面皮肤接种的液体注射科技中已有所描述。微针矩阵贴片实际上满足了实际中理想疫苗接种装置的许多标准，因为它们是无针的、预充式的、单剂量独立包装的干式贴片，具有增加热稳定性的潜力。他们也可以通过普通运输方式进行运输，如邮寄，可以由受种者自行接种或有经过简单培训的人员进行接种。微针矩阵贴片可进一步分为固体涂层型及溶解型。

固体涂层微针矩阵贴片。许多商业和科研团队所研究的携带抗原穿过皮肤角质层的一个常见策略就是将疫苗覆盖在坚实的微型针头上,这些针头在真皮或表皮层(取决于高度)中保持一定的时间使抗原(或其他药物)脱落和扩散。[290,293-295,297,301-305,342,343,426] 一些微针矩阵贴片技术是采用指压法,而其他研究人员发现,为了保持皮肤渗透性的一致性,需要一个机械的敷贴器。目前,治疗药物的应用已达到比疫苗更为先进的发展阶段。然而,大量的临床前研究已经在疫苗上进行,一些疫苗临床试验的前期研究也正在进行中。

例如,Zosano医药公司在研的ZP贴片(以前被称为Macroflux)就是一个药物涂层微针矩阵贴片。其针头为金属钛制成,高度为225~600μm,密度为140~650根/cm², 面积为1~2cm²。嵌入弹性装置后,用粘性贴片粘贴在相应位置。临床上,微矩阵贴片最先进的应用是释放甲状旁腺激素治疗骨质疏松(已开展临床研究)和促红细胞生成素治疗贫血。在疫苗应用方面,Zosano医药公司研究的ZP-Flu流感疫苗贴片的临床试验发现,该装置粘贴在皮肤5~10分钟后,抗体滴度增长和血清学保护效果都比肌内注射的好。[430] 其他的临床前实验证实了该装置的效果,如接种卵白蛋白、[428,431]寡核苷酸和[432]肽类激素去氨加压素。[433] 该公司还报告了动物实验中,破伤风、白喉、莱姆病、乙肝(DNA)疫苗的接种效果。

另一个微矩阵涂层贴片是3M公司研发的固态微型经皮给药系统。[289,434] 其药物包被的锥形针头高度为250~750μm, 300~1 500个微型针以1 300个/cm²的密度安装在黏性贴片上[435-438]。使用时,将其放在皮肤上,通过手指的按压来操作(Press&Patch装置)[439-441,480]或者通过弹性装置驱动[249]。包被在微型针外的活性药物成分可达0.5mg。在兔子模型中,将破伤风类毒素和铝佐剂包被于微型针外,使用标准肌内注射剂量的一小部分,即可诱导产生抗体。[443] 对猪使用病毒样蛋白(HBsAg)的实验发现,与肌肉接种相比,固态微型经皮给药系统接种可节省注射剂量,[442]最近的一次公开注册的试验描述了无抗原时的安全性[444]。

美国佐治亚州理工学院在微针技术研究领域处于领先水平,该研究所与埃默里大学合作[342,444a]对经皮注射疫苗动物模型中的微针贴片进行了大量研究。在实心的金属制微型针外包被灭活的流感病毒,经皮肤接种小鼠,结果发现,接种剂量相同时,该方法比皮下接种的免疫效果更好。在防御病毒攻击方面,也出现相同结果[445-454]。

与Mantoux接种法相比,用卡介苗包被的微针贴片接种豚鼠后有更高的免疫反应,肺和脾脏的细胞介导免疫应答更强。[455] 同样的,将丙肝的质粒DNA抗原包被在长度为500μm的针头上去免疫小鼠,比传统的针头注射更容易在接种过疫苗的小鼠体内致敏特异性细胞毒性T淋巴细胞。[456] 为避免母乳喂养对口服活疫苗的抑制作用,人们研发了[457]轮状病毒灭活疫苗,将其包被于微针贴片上,在动物模型中发现有免疫原性[458]。

另一个微针研究中心,[459,460]昆士兰大学及其附近的Vaxxas公司,研发了一种将抗原包被在硅表面的新型氮气喷射干燥法。如此可以克服针头之间间隔小的缺陷[444a,459,461],但仍需要2~3分钟使抗原脱落进入皮肤。这种纳米贴片技术具有最小的微针(短于300μm),在硅片上每平方厘米有超过20 000个微针(见图68.5C)。对小鼠接种流感疫苗的实验中,与传统肌内注射相比,可只使用1/30~1/100的剂量[462,463]。另一个应用小鼠模型进行的抗原研究实验也取得了良好的结果,该实验使用的抗原包括人乳头瘤病毒,基孔肯雅病毒、DNA质粒疫苗(单纯疱疹病毒2型、西尼罗病毒)和病毒载体DNA疫苗(疟疾)[463-470]。许多其他机构也在研究和开发用于疫苗接种的微针矩阵贴片[340,381,471]。

实验发现,在志愿者身上使用固态微型经皮给药系统微针贴片,该贴片"耐受性良好","不产生恐惧感且无痛"。佐治亚州理工学院的微针贴片(无涂层)已经被用于临床研究,以评估自我操作时皮肤渗入的适用性和完整性。研究参与者们表示如果用微针贴片,他们更愿意接种流感疫苗[12]。在专题小组讨论中,公共卫生和私人医疗保健服务者都对微针贴片表示出了积极态度,因为这种技术改变了使用传统针头和注射器的注射方式[472]。微针矩阵贴片还可以使用干燥配方,提高疫苗的热稳定性,减少冷链储存的需要。例如,在佐治亚理工学院制备的制剂当中,干燥涂层的羧基纤维素基质的一个关键成分是海藻糖,这种物质是包括蔗糖在内的多种糖类的一种,已发现这些糖可防止烘干和冷冻对蛋白抗原的破坏,因而提高疫苗热稳定性[473,474]。微针矩阵贴片能节省使某些疫苗的剂量,而一些贴片也可能通过增加局部细胞死亡而提供佐剂样效应[475]。

尽管微针矩阵贴片有可能成为疫苗接种的变革性技术,但是其正处于用于疫苗的早期研发阶段,其面临的挑战包括收集更多的临床证据及升级生产工艺。微针矩阵贴片所需的使用时间尚未确定,且不同设计间也不尽相同。在一些临床前研究中,一些疫苗

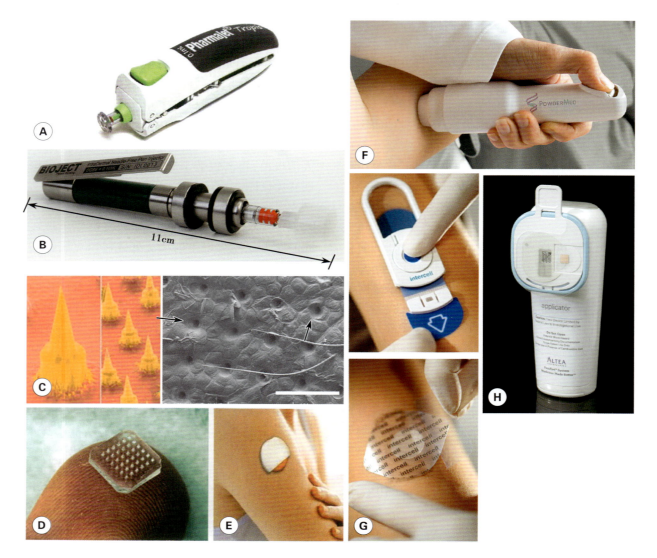

图68.5 经皮接种疫苗可选用的无针技术。**A.** 在研的 Tropis 无针皮内喷射注射器(Pharmajet)。**B.** 在研的 Bioject 皮内笔式无针喷射注射器,用于 0.1ml 的皮内注射(0.05ml 的模型未展示)(Bioject 医疗科技)。由内置的金属弹簧复位提供动力,一次性注射器上的一次性聚丙烯垫片产生所需的空气间隙,以减弱皮内注射的喷射流。**C.** 图左和图中,在研的纳米硅胶微针阵贴片,已应用于小鼠皮肤。微针位于底部,宽 $30\mu m$,高 $65\sim110\mu m$,100nm 厚金色喷涂层,含抗原/佐剂的红色涂层洗脱会露出原来的金涂层。**D.** 在研的可溶性微矩阵贴片(佐治亚理工学院)。**E.** 真皮层可溶性微矩阵贴片,贴片提供适宜的压力并在贴片突出物溶解时在皮肤上保持几分钟。**F.** 在研的粒子介导的表皮释放装置(PMED),利用超音速的氦气流将包被抗原(通常是 DNA)的微粒(通常是金)推进皮肤。**G.** 在研的经皮免疫的备皮系统(SPS)(Intercell AG,最初由 Iomai 公司开发)。蓝色按钮通过拉出蓝色带子,砂纸一样长条在皮肤角质层产生适度的摩擦力。**H.** 在研的用于患者手臂的热敏装置和贴片,贴片内的金属丝产生热量从而在皮肤角质层中产生微孔,随后贴片中的药物进入皮肤(AlteaTherapeutics)

A. Pharmajet[*Chris Cappello*]. 供稿;**B.** Bioject 医疗技术公司供稿;**C.** 昆士兰大学[*Mark Kendall*]. 供稿;**D.** 佐治亚理工学院 *Jeong Woo Lee*,供稿;**E.** Corium International,Inc 公司供稿;**F.** PowderMed 供稿;**G.** Intercell AG [*Andi Bruckner*]. 供稿;**H.** Altea Therapeutics 供稿。

用微针贴片使用时间已经超过 5 分钟,但有的是 2 分钟左右。在理想状态下,注射时间应相当快以满足医务人员的快速使用、移除以及废弃处置。如果成功注射需要更长的使用时间,提前取出是一种风险,可能会导致抗原接种不充分以及在受监督的免疫场所外丢弃疫苗。如果疫苗受种者仍在诊所或其他留观环境当中,疫苗接种时间增加会减少接种人数,可能会对整体接种工作的效率产生负面影响。使用后的和接触过体液的微针矩阵贴片可能被视为是锐器和感染性废物,因此针刺损伤的风险仍然是需要考虑的因素。受免疫规划的成本及物流的影响,对微针矩阵贴片所用敷贴器(无论是独立包装的还是集成的)的需求是需要考虑的另一关键问题。视觉或听觉指示对于让使用者和接种者确信疫苗已经正确接种也很重要[472,476]。

可溶性微针矩阵贴片。降低故意重复使用或无意接触使用过的微针贴片风险的一个好的解决策略是将微针通过水合作用溶解在皮肤中,从而释放抗原[249,305,477-481]。最常见的能刺穿皮肤的可用于制作可溶性微针贴片的化合物是羧甲基纤维素,FDA认为在其他的复合物中,其安全的用于非肠道注射给药。[477,478]佐治亚理工学院和埃默里大学已将灭活流感病毒疫苗封装在生物相容性聚合物中,该聚合物接触皮肤后几分钟内即可溶解(见图68.5D)。小鼠致死性试验中,强大的抗体和细胞免疫反应提供了完全保护,一项临床试验正在进行当中[481a,482]。一些糖类,如海藻糖、蔗糖和麦芽糖,已被发现是在形成可溶解的微针贴片过程中稳定和维持抗原效力的关键成分。研究表明,在40℃环境下,麻疹疫苗在微针贴片中的稳定性高达4个月[473,483-485]。有必要开展正式的热稳定性研究以评估此类制剂能否抵抗热降解并允许冷链外运输和储存。

Corium国际公司研发的微型可溶性微针贴片带有一个可贴附在皮肤上的集成贴片器(见图68.5E)。Theraject已经研发出了DRUGMAT和VaxMAT可溶性微针贴片,已经对流感疫苗在内的一些药物进行了临床前试验。Theraject开发的贴片敷贴器可手动使用而不需要敷贴器,敷贴器也正在研发中,以确保可靠的注射。CosMED公司在日本生产上市了一种含透明质酸的化妆品MicroHyala微型针,可在60~90分钟内溶解。使用这一技术生产的流感疫苗已完成一期临床试验[486]。其他一些机构也在研究可溶性微针贴片[486a,487,488]。

可溶性微针贴片的优点和面临的挑战与固体包被贴片相类似(参见前面的"固体包被微针贴片"),两者重要的区别就是溶解贴片不会留下任何锐器废弃物。

粉末接种。20世纪80年代,出现了通过动力学方式将DNA包埋的金属颗粒转染到细胞中的细胞转染技术。Helios或PDS1000/He基因枪170和Accell注射器[518]已经成为将核酸质粒输送到各种动植物中以表达编码基因的标准试验工具[304,489,490]。将DNA传送到皮肤中克服了DNA进入肌肉中通常诱导的极化T辅助细胞1型反应[293,491,492]。这些装置不可用于人用疫苗接种(专利由Powdermed持有)。专业术语"表皮粉末免疫"和"颗粒介导表皮注射"(PMED)是指用氦气将蛋白质、多糖、或灭活的病原体(表皮粉末免疫)或DNA包被颗粒(PMED)以超声速吹入表皮当中。这种独特的疫苗接种方法是在20世纪90年代由牛津生物学公司开发的,几年后其更名为Powderject,由Chiron收购,并被分拆为Powdermed[493],最终在2006年被辉瑞[494]收购。通过可重复使用(XR系列)或一次性注射器(ND系列)(见图68.5F)进行接种,ND系列的目标是商业化。

将蛋白质抗原喷雾干燥成密度和粒径合适的粉末(20~70μm)是进行表皮粉末免疫接种的传统方法[495,496],但是制备至种制剂可能存在成本上的障碍。[293]对于由PMED注入的DNA疫苗,编码所需的抗原质粒包裹在金珠上(直径1-3μm),当其遇到表皮抗原提呈细胞时,将被溶解并转录[497]。已经在各种动物模型中完成了大量临床前研究[495,498-500]。

在既往未接种过或既往接种过传统乙肝疫苗的受试者中进行的临床试验中,PMED的抗原含量比肌内注射所用的抗原数量少一个数量级,DNA疫苗诱导了乙肝体液和细胞免疫反应[501,502]。PMED用于疟疾疫苗试验中的DNA疫苗初免[503-504];使季节性流感DNA疫苗产生了血清保护性免疫反应[505],并在感染人群中减轻了流感症状,减少了病毒含量[506]。

在之前提到的乙肝疫苗和流感疫苗的试验中,所有研究对象均未出现严重的局部不良反应,但几乎所有受试者出现了红斑、肿胀、流液或结痂,但都在28天内痊愈。然而,在30位受试者中29人(97%)的皮肤变色持续到第56天[510],84个注射部位中21个(25%)皮肤变色持续到180天[511],20名长期随访者中5人(25%)的皮肤变色持续超过12个月[510]。未检测到抗双链DNA抗体。在猪体内开展了金颗粒的沉积研究,金颗粒大部分沉积在角质层和表皮,并最终在28天内脱落[512]。在注射第56天和第141天后,在表皮基底层、真皮层、局部淋巴结的巨噬细胞中仍有少量颗粒。

在小鼠、猪、灵长类动物中开展的表皮粉末免疫或PMED临床前研究表明,粉末或DNA质粒抗原对各种其他病原体具有免疫原性或保护作用,包括欧亚脑炎病毒[514]、汉坦病毒[515]、艾滋病病毒[516,517]、H5N1流感病毒[499]、疟疾[518]、急性呼吸综合征冠状病毒[519]、天花[393]、委内瑞拉马脑炎[520]。

摩擦/经皮接种。从1981年开始出现了各种贴片型给药系统,并在某些治疗性药物的使用中被证实有效(如东莨菪碱、硝酸甘油、可乐定、雌二醇、芬太尼、尼古丁、睾酮),无需使用主动技术或增强剂药物也能被动渗透到裸露的未经处理的皮肤。但被动渗透仅适用于具备某种物理特性的小分子药物,而且仅有一小部分的动物实验是在裸露的未经处理的皮肤上进行的[521-523]。

将抗原注入到表皮的新方法包括无痛剥离或摩擦皮肤以增加角质层的渗透性。许多简单的工具可以用来去除角质层,普通的透明胶带重复粘贴就可以去除皮肤上死去的角化细胞。以小鼠为试验对象,胶带剥脱法可以增强细胞毒性 T 细胞和细胞因子对多种抗原及佐剂的免疫应答[524-530]。同样,使用粗糙的纱布、砂纸、或浮石等的摩擦作用都可以去除皮肤死细胞,增强人体的免疫应答能力。使用氰基丙烯酸酯黏着剂剥离皮肤,使抗原接触裸露的毛囊的方法也有描述,[531]但这种方法的实用性受到质疑[299]。

在摩擦皮肤的方法中,最先进的一种可能是将这一步骤与非常有效的佐剂(大肠杆菌耐热毒素 LT)结合起来的方法。这一方法最早由 Gregory M.Glenn 提出,他最早在沃尔特·里德陆军研究所,然后在伊莫艾公司,后来在 Intercell。接种者或受种者自己将该装置放于皮肤上,该装置称为皮肤准备系统(见图 68.5G)。推下按钮、拉出标签后,装置中的砂纸被施予一定的压力,并通过摩擦去掉 25% 的皮肤角质层[532]。然后,含有 LT 这一单一抗原或其他以 LT 为佐剂的抗原的贴剂与皮肤接触;这一过程被称为经皮肤接种[534-537]。LT 单独作为抗原时,可诱导产生针对产肠毒素大肠杆菌(ETEC)的免疫,这种细菌可导致旅行者腹泻,或在单独或与[539,540]ETEC 定植因子联用时,诱导对霍乱弧菌的免疫力。

在前往危地马拉和墨西哥的旅行者中开展的一项随机双盲现场试验发现,单独以 LT 作为抗原的贴片预防中、重度腹泻的有效率可达到 75%[541]。2010 年,Intercell 公司报道了其开展的 2 项研究的随访结果。在危地马拉和墨西哥旅行者中开展的一项Ⅲ期临床试验(N=2036)发现,对中、重度腹泻的预防达到 60% 以上的这一主要终点目标没有实现,有效率仅为 35%;同时,疫苗接种未能降低各种病因腹泻的总发生率。但是,所有严重程度的 LT 阳性腹泻发病率下降了 60%,且腹泻的持续时间和严重程度也明显缩短或减轻。这种疫苗接种方法也诱导出可检测到的免疫应答,并有较好的耐受性[542]。

在印度开展一项小型Ⅱ期临床试验(N=723)中,LT 贴片同样没有达到预期终点目标,可能是因为 LT 阳性 ETEC 导致的低发病率(约 1%)有关[543]。由于上述两项试验结果,Intercell 公司结束了 LT 贴片对旅行者腹泻方面的研究,但仍然应用皮肤准备系统开展其他研究。

在肠外接种流感疫苗的部位附近应用 Intercell 公司研发的 LT 贴片(称为疫苗增强贴片的应用),结果发现,可提高幼年和老年小鼠血清和黏膜中的血凝抑制抗体滴度[544,545],对 >60 岁老年人的试验中,也发现相似的结果[546]。在其他应用的临床前研究中,使用 LT 或与其结构相似的霍乱毒素作为皮肤接种的佐剂,可提高免疫应答。在动物实验中,这种方法可获得对以下细菌或毒素的抵抗力:破伤风、[547]炭疽、[548,549]疟疾、幽门螺杆菌、肠出血性大肠埃希菌产志贺毒素株[550,551]。

其他一些方法是利用微电子工业的低成本制造技术,利用硅、金属或其他材料,生产出微米到毫米大小的微型锉,用于去除皮肤角质层[294,297,301-303,325,552]。例如,微型增强贴(也称为 Onvax),就是一种在施加抗原或治疗性药剂之前或之后摩擦皮肤的技术[553]。微型增强贴就是一个方形或圆形的贴片安装在手持的治敷贴器上,其内为 $1cm^2$ 大小的硅胶或塑料制成的微型注射器[249,342,353]。已经开展过微型增强贴应用于乙肝、炭疽、日本脑炎疫苗的临床前研究[288,354]。然而在一项人体试验中,在三角肌 4 个不同部位的皮肤分别摩擦 4 次,摩擦前和摩擦后分别接种疫苗,接种 3 剂次后未检测到任何免疫反应[325]。

尽管设备的设计必须保证正确使用的简便性,磨损皮肤以增强经皮传递的技术具有低成本、用户可接受、与疫苗兼容以及适合在各种疫苗接种环境中使用的潜力。剂量的可重复性及接种的有效性一直都是这项技术的挑战,尤其是 Intercell 公司 ETEC 疫苗令人失望的结果。因此经皮免疫的研究领域主要集中在将疫苗注射或输送到皮肤的技术上,而不是依赖于被动扩散。

微穿孔。微穿孔,也称为热穿孔,利用热量在角质层中蒸发形成微小开口[294,295,377,554,555]。在由 Altea 公司开发,现为 Nitto Denko 所有的 PassPort 系统中,[289,556]这种热量是由一个电脑鼠标大小的装置中的一次性金属丝阵列在紧贴皮肤的瞬间产生(见图 68.5H)。激活时,电脉冲加热细电丝。然后含有疫苗或治疗性药物的贴片贴敷到刚产生的微孔上。裸鼠实验表明,用这种技术接种腺病毒疫苗后,与完整皮肤相比,诱导的细胞免疫和体液免疫应答增强 10~100 倍,类肿瘤攻击试验保护率为 100%(完整皮肤为 27%)[377]。同样的动物模型中,将腺病毒为载体的黑色素瘤抗原施加于微孔上,攻击后肿瘤发病时间几乎延长了 1 倍,6 只裸鼠中有 1 只因得到保护未发病,而通过完整皮肤免疫的 8 只裸鼠均发病。皮肤微孔技术接种重组流感 H5 血凝素后,可以保护 BALB/c 小鼠抵御 H5N1 流感病毒株的致死性攻击[557]。与历史对照比,皮肤微穿孔技术还能在药物代谢动力学试验中形成胰岛素通道;另一方面,还可用于提取细胞间液进行葡萄糖监测[558]。

另一种技术是利用射频波（ViaDerm）所产生的热量来形成皮肤微孔。技术不同处在于利用几微升的高热蒸汽产生100微秒的短频脉冲以去掉角质层[559]。Pantec生物公司还开发了一种激光微穿孔设备，也可用于经皮肤的疫苗接种。

尽管通过微穿孔这一过程向皮肤注入的疫苗剂量和可重复性仍有待验证，但这一方法为在角质层形成小孔提供了可靠方法，以增强经皮给药的作用。设备具有快速使用和局部反应可接受的特性，但对于任何微穿孔系统，重复使用设备的成本和供应对资源落后地区是一个巨大挑战，尤其是对电力的要求。

黏膜接种

大多数人类病原体通过呼吸道、胃肠道和泌尿生殖道等黏膜入口进入人体引发感染。黏膜免疫可以预防这些感染。相反，系统性免疫仅在病原体成功侵入后通过限制复制和破坏病原体来清除感染。理想情况下，病原体入侵会使黏膜免疫和系统免疫均得以提高。强大的黏膜免疫力可以增强免疫接种对某些疾病的预防效果。例如，黏膜免疫通过预防初始感染，不仅能预防临床疾病，而且可以降低传染给他人的风险。预防黏膜表面的感染对于难以实现系统免疫的疾病（例如结核病和AIDS）来说尤为重要。

解剖学

如上所述，角质化的复层鳞状上皮构成皮肤的最外层，是人体的最外层保护。相比之下，黏膜管腔的内表面则受到与胃肠道、呼吸道和泌尿生殖道的不同功能相称的各种类型上皮的保护。非角质化的复层鳞状上皮在口腔、口咽、阴道和肛管中占优势。有纤毛和非纤毛的假复层上皮细胞排列在鼻腔、鼻咽和支气管之间。在其他黏膜部位有各种特殊的、简单的（单层）上皮细胞。例如，胃肠道的肠上皮细胞在其顶端表面具有微绒毛以促进营养吸收，鳞状肺泡细胞非常薄以允许氧气和其他气体在肺泡和血管系统之间扩散。

由于缺乏皮肤的角蛋白保护层，黏膜上皮表面通过几种替代机制防止病原体入侵。首先，复杂的动态黏液层限制了病原体到达黏膜上皮表面。其次，许多黏膜表面富含蛋白水解酶，且胃的强酸性环境使大多数病原体在进入小肠之前被降解。黏膜系统还动态地排除潜在威胁以限制暴露的持续时间。例如，上呼吸道和下呼吸道的纤毛上皮细胞连续地驱动黏液层及其内容物到口咽部，吞咽后被胃酸降解。胃肠道蠕动和其他机械机制导致胃肠内容物最终被排出。最后，黏膜微生物菌群对预防感染和促进正常免疫反应的重要性日益凸显[560-562]。

除了上述物理防御外，黏膜免疫还提供额外的防御层以防止感染。固有黏膜免疫因子包括内源性抗微生物肽，例如防御素和抗菌肽。溶菌酶和乳铁蛋白等蛋白质也存在于许多黏膜表面，可抑制病原体侵入。这些病原体入侵防御屏障都是黏膜疫苗传递系统必须克服的障碍，以将疫苗抗原传递至宿主细胞并引发一致的保护性免疫应答。

上呼吸道的解剖学特征影响IN给药的效果。颗粒首先被鼻毛过滤，鼻腔表面覆盖角化复层鳞状上皮。接下来，颗粒必须穿过外鼻腔的狭窄通道，该通道可限制从鼻孔进入鼻内气道的气流。Djupesland及其同事估计，传统鼻腔喷雾法大的高速液滴（平均值：$43\mu m$）只有25%能到达外鼻瓣[563]。几乎所有穿过外鼻瓣的大型高速颗粒都沉积在鼻内气道内，鼻内气道表面积约平均为$150cm^2$($0.015m^2$)，覆盖有柱状上皮细胞，且多为有纤毛的柱状上皮细胞。在鼻内气道中，颗粒沉积于鼻黏膜后汇入黏液层，然后由纤毛上皮细胞缓缓运送到咽部被吞咽。当黏液中的抗原被上皮细胞、上皮内树突细胞，表面巨噬细胞和M细胞摄入时，对抗原的免疫监测也同时展开了。

小颗粒经由鼻或口吸入，通过咽、喉和气管组成的共同通路进入下呼吸道。气管分叉形成右主支气管和左主支气管，进而形成一系列分支，为捕获气流中的颗粒提供了更大的表面。只有非常小的、缓慢移动的颗粒能成功穿过曲折的通道沉积在下呼吸道中。最小的颗粒（$\leqslant 3\mu m$）可以到达肺泡，并被迅速吸收进入循环系统。肺内的复杂分支也形成了巨大的肺泡表面积，成年男性超过$100m^2$。人体下呼吸道通常不具有成组织的淋巴组织，但是有大量的上皮内树突细胞和处理抗原的肺泡巨噬细胞。[564]

免疫学原理

虽然IM、SC和ID疫苗接种都可以诱导黏膜免疫和系统免疫，但是向黏膜组织接种疫苗倾向于诱导最强的黏膜反应。在黏膜抗原监测系统中有几种细胞类型很活跃。虽然上皮细胞可能在免疫应答中起作用，但关键目标包括所有黏膜组织中存在的专职抗原提呈细胞，如树突状细胞和巨噬细胞，以及肺泡巨噬细胞。外来微粒的吞噬作用是固有黏膜免疫和黏膜抗原监测的重要组成部分。由于黏膜表面暴露于大量非致病性大分子，故存在抑制抗原暴露的免疫应答机制。因此，在研究黏膜免疫策略时必须考虑诱导免疫耐受的可能性。

树突状细胞在整个黏膜组织中均具有活性,且在黏膜相关淋巴组织中大量存在,包括扁桃体、腺样体和Peyer淋巴结。黏膜相关淋巴组织也富含微皱褶细胞(M)细胞,这是一种特殊的上皮细胞,通过其顶层的内吞作用摄取大分子、病毒和细菌。在它们的基底层上,M细胞具有与细胞外空间连通的内陷口袋,且能够收集淋巴细胞和树突细胞。M细胞将其内吞物质转移给APC进行处理。

黏膜上的APC移动到使B细胞发生活化的区域淋巴结。这些B细胞优先转换为IgA型浆母细胞,迁移回到暴露的黏膜组织以提供抗原特异性IgA保护。T细胞也回到相应的黏膜部位并在黏膜免疫回忆反应中起主要作用。暴露于某一黏膜部位(例如呼吸道)抗原的淋巴细胞将迁移并为远端的黏膜(例如阴道)提供保护。这种由免疫细胞和组织整合而成的网络就是通常所说的黏膜免疫系统[119,569]。在一些研究中,IN途径接种疫苗产生的阴道IgA滴度高于通过阴道接种疫苗[570]。

几乎所有可用于接种疫苗的黏膜表面(包括口腔,呼吸道,直肠,阴道和眼睛)都在动物模型中用各种抗原进行过研究。总的来说,呼吸道和胃肠道有更多的淋巴组织,诱导免疫应答的能力更强[571]。

几种人用疫苗已获得许可,通过口服到达肠道发挥作用。临床前研究已经研究了使用针对口腔黏膜而不是肠道的口服疫苗的潜在有效性。虽然IN LAIVs是唯一在使用的经呼吸道免疫的疫苗,但许多临床试验已经对经呼吸道免疫的疫苗进行了评价。

黏膜疫苗接种面临的挑战

许多针对黏膜疫苗接种开发的技术都是针对口腔或呼吸道,这将是本节的重点。虽然阴道和直肠疫苗可能有效,但由于社会、文化和实际操作的原因,它们的可接受性有限。

黏膜免疫的第一个挑战是确定适当的靶组织。黏膜免疫疫苗的最佳靶组织尚不完全清楚,且可能因疫苗而异。口服和呼吸道疫苗各有两个不连续的靶区域。口服疫苗以口腔黏膜或肠黏膜为靶组织。呼吸道疫苗以上呼吸道(鼻腔、咽和喉)或下呼吸道(气管、支气管、细支气管和肺)为靶组织。对于经鼻腔和口腔黏膜接种的疫苗,咽扁桃体是可能的靶组织。一些呼吸道疫苗可能需要在下呼吸道中沉积以被肺泡巨噬细胞和树突细胞摄取。通过口腔或鼻腔吸入可以实现其在下呼吸道沉积。用于评估和比较不同靶组织的科学方法还不完善。

第二个挑战是选择合适的动物模型,并将结果外推至人黏膜疫苗接种。因为物种间免疫组织存在差别,用动物模型研究结果来解释人体受到限制。另外,研究用动物的解剖学特点与人类有很大区别,如小型动物,如啮齿动物,鼻腔滴液会附着在整个呼吸道表面,但这种情况在人体中不会出现。Balmelli及其同事研究估计,将$20\mu l$疫苗经小鼠鼻腔滴入,仅30%沉积在肺部[572]。很多对人类易感的病毒或细菌在动物实验中却不能很好地生长。例如,细胞表面的唾液酸受体分布在不同物种间有差别,这是甲型流感病毒在组织和宿主特异性上的一个重要因素,限制了流感研究中可用动物模型数量。这种物种特异性差异使我们难以用动物研究减毒活疫苗或疫苗载体,以及用动物模型评估疫苗的保护效果。这阻碍了安全有效的人用黏膜疫苗的研发。

黏膜免疫的第三个挑战是确定合适的接种剂量。抗原剂量取决于许多因素。对于经肠道接种的疫苗,胃酸可以将其大部分破坏。对于经呼吸道接种的疫苗,接种装置、接种人员的技术以及个体在解剖学和生理学上的差异均会影响接种剂量[573]。幸运的是,大多数疫苗在引起保护作用的必需剂量和不良反应增加的危险剂量之间有很大的区间。

第四个挑战是缺乏与黏膜免疫保护相关的评价标准。针对系统免疫,很多疾病都已经建立了严格的实验室指标(如抗体滴度的临界值),多年来用来评价保护效果。由于缺乏公认的黏膜免疫诱导的具有保护效果的血清学或细胞学指标,临床试验必须用预防特异性疾病的发生作为观察终点,导致疫苗注册所需研究规模更大,更昂贵。

免疫安全性问题是黏膜疫苗面临的进一步挑战。经黏膜接种的含活病毒或细菌的疫苗可能会增加免疫功能低下者的风险。减毒活疫苗恢复更强毒力的基因型会对疫苗接种者产生不利影响,并会传播给社区的接触者。对于经鼻接种的疫苗,另一个风险是疫苗抗原(减毒或灭活)、佐剂或赋形剂可能影响附近的脑神经[574]或沿着嗅神经通过筛状板进入大脑,对神经系统造成不良影响。下呼吸道疫苗可能诱发或加剧支气管痉挛或肺部炎症,进而危及生命。另一个风险是交叉感染:一个病人呼吸道的病原体可能污染接种装置,并传播给之后接种的患者[575]。此外,疫苗气溶胶可能会扩散到受种者以外影响附近的其他人。

面对如此众多的挑战,要想使黏膜免疫变得切实可行且被接受,则需要新的接种技术。在这个新兴领域,已发表的关于动物或人类接种装置的研究是有限的。大多数动物研究的报道中,根本没有提到接种装置。对于为人类呼吸系统设计的大多数接种装置，在动物模型中的测试非常困难甚至是不可能实现。

最后，在常规预防接种中，推动新型接种技术的最大困难就是如何保证接种技术的安全性和有效性。该类研究和临床试验是非常昂贵花费巨大。疫苗企业通常不愿付出这样的成本，冒险对已经获利的产品进行再注册，除非预期利益巨大。引入新的接种技术的最好方式，是在新疫苗的研发注册过程中，就开始使用新接种方法。

口服疫苗接种（肠内给药）

口服摄入（肠道接种）。 一些人用疫苗已批准用于口服接种，包括脊髓灰质炎疫苗，霍乱疫苗，轮状病毒疫苗，伤寒疫苗和腺病毒疫苗（见第 10、14、48、49、52 和 61 章）。口服脊灰减毒活疫苗（OPV）是一种经典的黏膜疫苗，展示了黏膜疫苗的优势及面临的挑战。OPV 滴剂易于接种，受过简单培训的志愿者即可参与到入户接种活动中，这对于当前全球消灭脊髓灰质炎的工作至关重要。OPV 是一种减毒活疫苗，也是迄今为止最成功的黏膜免疫疫苗。OPV 接种增强了黏膜免疫力，特别是肠道黏膜免疫力，与注射的 IPV 相比，OPV 增加了分泌型 IgA，降低了攻击后疫苗株脊灰病毒的分泌说明了这一点（见第 48 章）。然而，即使疫苗株病毒的微量分泌也可能导致疫苗株病毒传播。这尤其令人担忧，因为疫苗株病毒有可能恢复毒力，这可导致疫苗接种者及其接触者发生疫苗相关麻痹性脊髓灰质炎，甚至导致疫苗衍生脊灰病毒持续暴发。OPV 证实了黏膜疫苗接种的另一个问题，那就是不同人群中免疫应答的差异性。与发达国家相比，OPV 在发展中国家儿童中产生的免疫反应的差异较大。这可能是由肠道菌群的差异造成的（见第 48 章）。

口服接种肠道疫苗很简单，特别是对于像 OPV 滴剂的液体，提供大剂量口服疫苗的所需技术开发很少。大多数用于肠道疫苗接种的新技术都集中在微量接种系统上，这些内容在单独的一节进行阐述。将疫苗抗原持续输送至肠道中 APC 的一个最大障碍是确保抗原免于胃酸的分解。与脊髓灰质炎野病毒一样，OPV 在酸性环境中能稳定数小时。其他肠道疫苗，如霍乱和轮状病毒疫苗，用缓冲溶液来中和胃酸。伤寒疫苗以肠溶衣胶囊包被冻干粉末的形式来抵御胃酸的分解。然而，胶囊形式的疫苗不适合婴儿。

口腔黏膜疫苗接种（舌下或颊下接种）。 已有临床前研究探索通过舌下（SL）或口腔颊黏膜接种疫苗的可能性。这些给药途径长期以来一直用于低分子量药物，如硝酸甘油舌下含片。几种舌下给药、用来抑制过敏性超敏反应的免疫治疗疫苗已在欧洲上市[576]。口服黏膜免疫疫苗的主要优点是易于接种，便于自我给药及诱导较强的黏膜免疫。与肠道接种不同，口服吸收的抗原不会被胃酸降解。

口腔壁排列有复层上皮细胞。与皮肤一样，口腔上皮细胞充满朗格汉斯细胞，是口服疫苗的主要 APC。口腔的部分表面，例如硬腭，具有角质上皮层，而颊黏膜和舌下黏膜的上皮细胞未被角化[576]。角蛋白的缺乏增加了抗原向黏膜 APC 转运的渗透性和潜力，而不会像皮肤接种疫苗那样破坏或穿透角质层。例如，图 68.3G 显示了麻疹野生病毒在口腔黏膜中的增殖。然而，唾液和黏液流会迅速将口腔表面的物质移向咽部将其吞咽和消化，许多唾液成分会启动消化和降解过程。口腔没有类似肠道 Peyer 淋巴结那样的淋巴组织，但是，抗原穿过咽扁桃体的移动可能在诱导免疫应答中起发挥作用[577]。与鼻腔接种不同，口服接种没有将筛状板暴露于疫苗的可能。Shim 及同事曾报道，用表达 SARS 相关冠状病毒抗原的重组复制缺陷型腺病毒进行舌下接种可诱导针对 SARS 相关冠状病毒的保护性免疫，效果与 IN 接种相当。在鼻内接种的小鼠的嗅球中可检测到腺病毒 DNA，但在舌下接种的小鼠中没有检测到[578]。

除免疫治疗用疫苗外，西班牙还有两种新的上市使用的舌下疫苗，用于预防复发性感染。其中一种是 Uromune，是引起尿路感染（UTIs）常见菌株的灭活全菌混合物，疫苗以舌下喷雾剂的形式由患者每天自行给药，含在舌下 1-2 分钟后咽下。在一项 319 例复发性尿路感染患者的临床研究中，与接受磺胺甲噁唑/甲氧苄啶标准治疗 6 个月的受试者相比，接种疫苗 3 个月的受试者尿路感染的发生率显著降低。接种疫苗 12 个月内，尿路感染的发病率持续下降[579]。

已发表的口腔黏膜疫苗临床试验主要集中在过敏患者的免疫治疗和使用多价灭活细菌制剂抑制复发性感染[580-583]。尽管 ClinicalTrials.gov 上已有对流感、霍乱和人乳头瘤病毒进行的研究，但通过舌下或颊黏膜途径接种的传统预防性疫苗的临床数据很少[584,585]。舌下口服疫苗的临床前试验表明，使用病毒载体如腺病毒疫苗[586-588]和细菌载体如枯草芽孢杆菌在小鼠中具有免疫原性[589,590]。例如，用表达流感病毒血凝素的重组腺病毒疫苗对小鼠进行舌下接种，产生了持久的血凝素特异性黏膜 IgA 和 IgG，且对致死剂量同源病毒攻击具有完全的保护作用[590a]。

虽然口腔黏膜免疫有潜在的益处，但面临的问题延缓了商业化预防性疫苗的研发进展。首先，将抗原提呈在口腔黏膜上可能导致免疫耐受,这一点已被 SL 免疫治疗产品诱导耐受所证实。要想产生理想的保护性免疫反应,需要对疫苗抗原的剂型、剂量,以及佐剂的添加等进行研究。其次,快速流动的唾液限制了抗原在口腔的停留时间及抗原与 APC 接触的机会。已经根据口服药物吸收特点设计或改进了几种接种形式,以增加疫苗在口腔中的停留时间[576]。对于疫苗的临床前试验,动物模型因其狭小的口腔而使疫苗的接种变得困难:接种到小鼠口腔中的液体疫苗量被限制在 5~15μl,且很难被其他接种形式替代。此外,与人类不同,大多数啮齿动物颊黏膜上皮有角质上皮细胞,限制了抗原摄取的可比性[576]。

为了克服固有黏膜对抗原的耐受性,研究人员研发了多种黏膜佐剂[576,591-594]。例如,用含脂多糖佐剂的流感疫苗(血凝素裂解疫苗)对小鼠进行舌下免疫,能引起血凝素特异性 IgG(系统性)和 IgA(黏膜)抗体应答,与皮下接种相比,这种方式使小鼠在致死性流感病毒攻击后的存活率显著提高[591]。两种黏膜佐剂——α 半乳糖神经酰胺(一种自然杀伤性 T 细胞的有效刺激物)和胞嘧啶磷酸鸟嘌呤 - 寡脱氧核苷酸(一种 Toll 样受体 -9 激动剂),在小鼠舌下疫苗接种后有效地增加了 gp140 特异性血清 IgG 和阴道 IgA 水平。将两者结合起来可以显著增强这些免疫反应,接种后 60 天收集的血清和阴道冲洗液对猿 / 人免疫缺陷病毒具有显著的中和活性[595]。

将一种热敏性凝胶(在正常体温下,与黏膜接触时可从水溶液变成黏性凝胶)与一种细菌的热不稳定性毒素的双突变体结合,可以增加在口腔黏膜上的停留时间。舌下接种含此凝胶的三价 IPV,小鼠能产生包括 IgA 在内的黏膜抗体和血清抗体[596]。

舌下免疫接种越来越受到关注:2015 年在 PubMed 搜索"舌下疫苗",2010 年以来发表文章超过了 175 篇,而 2010 年之前为 115 篇。

口腔黏膜疫苗通过临床试验向商业化的进展将需要更多的研究,来增加我们对这种给药途径的药代动力学、药效学以及免疫机制的理解。由于抗原固有的黏膜耐受性和有限的口腔停留时间[576],开发用于黏膜免疫的优化配方及其预测性试验尤其具有挑战性。

呼吸道疫苗接种

背景:据报道早在公元 10 世纪的中国,人们就开始通过向鼻腔吹入天花患者的粉状结痂物来预防天花,这是已知最早的呼吸道疫苗接种。然而,IN LAIVs 是现代使用的唯一呼吸道疫苗(见第 54 章)。相比之下,通过呼吸途径输送的药物产品种类广泛且不断扩展[597,598]。呼吸道药物给药部位通常为以下两个主要区域之一:上呼吸道或下呼吸道。最常见的药品,如鼻腔消肿剂和吸入性哮喘药物,旨在用于目标区域的局部治疗。较新的药品,如吸入性胰岛素,沉积于肺泡后输送至全身。第一种吸入性胰岛素(Exubera)是一种失败的商品,部分原因是输送装置笨重[599,600]。然而,另一种吸入性胰岛素产品 Afrezza 在 2014 年获得美国 FDA 批准[600a]。Afrezza 使用一种小型、简单的干粉吸入器,即 Mannkind Dreamboat[600b]。疫苗能否高效地输送到呼吸道靶组织主要取决于疫苗颗粒的空气动力学粒径和速度,这些因素都会影响装置设计及产品配方。

上呼吸道药物给药的装置包括滴管、鼻腔喷雾器、鼻腔雾化器和干粉吸入器。很少有装置是专门为疫苗设计或用疫苗进行过测试。大多数药物装置是对单个患者多次重复给药,而疫苗是单一设备为多名患者接种,这就引起了设备交叉污染的问题。尽管单剂量的一次性装置或一次性部件可以解决这个问题,但它们必须廉价以符合成本效益的要求。许多药物装置是为自我给药而设计的;然而,这需要患者一定程度的耐心合作,这对幼儿来说很难实现,对婴儿来说也不可能做到。

总体上看,关于黏膜疫苗,大多数可能的呼吸道疫苗的最佳靶组织还不清楚,且因抗原而异。用于 IN 给药的液体滴管可能是最简单的装置,并且廉价的预填充式一次性滴管通常用于上呼吸道给药。然而,鼻内给药的滴剂可能会从鼻子流出或流到咽部被吞咽,导致其在鼻腔和鼻咽中停留的时间更短,与黏膜表面的接触减少。患者平卧可能会增加药物在鼻腔内停留时间,但并非对所有 POCs 都适用。预填充和现场填充鼻喷雾装置可产生更小的颗粒,通常在 50~100μm 范围内,鼻腔喷雾器产生更小(20~30μm)的颗粒。虽然这些装置可能增加药物在黏膜表面接触和停留时间,但关于它们对免疫原性的影响还不明确。

液体疫苗在下呼吸道中的沉积需要能产生细小液滴的雾化器,液滴需要通过声带到达气管和支气管(<10μm)或肺泡(<5μm)。雾化器需要能源来产生气溶胶,较耐用。该装置通过面罩、口腔插管或鼻腔插管将气雾剂输送给患者。为防止交叉污染,与患者接触的部分应使用一次性部件。

干粉气雾剂也可用于将疫苗沉积在上呼吸道或下呼吸道。但液体输送具有标准模式的优点:所有目前许可的气雾剂疫苗都是液体形式。从现有的液体疫苗配方中产生喷雾和气溶胶可以加速呼吸道疫苗的研究。相比之下，必须克服许多障碍才能生产出适合上呼吸道或下呼吸道沉积的干颗粒疫苗[601-603]。首先，配制粉末需要对制造方法进行重大而广泛的改变。其次，许多可能干粉化的配方成分极易吸水，暴露在潮湿环境中会变得黏稠。再次，一旦粉末沉积在呼吸道中，它们必须具有良好的吸水性，以溶解并释放疫苗供吸收。然而，如果能够解决这些问题，干气溶胶比液体气溶胶有几个优势。药物可以填充到廉价的一次性装置中，无须溶解即可输送。将药物密封在不可渗透外包装（如金属箔）中的二次包装可以保持低湿度，以延长其效力和保存期。与液滴产生相比，粉末分散所需的能量最小，因此不需要机电设备。

上呼吸道疫苗

鼻腔喷雾剂。目前美国唯一批准使用中的呼吸道疫苗是 FluMist 冷适应型流感减毒活疫苗（live attenuated influenza vaccine，LAIV），用 AccuSpray IN 注射器进行接种。第 32 章详细回顾了 LAIV 的开发、试验和批准。LAIV 显示了呼吸道接种的几个内在优势。首先，它能引起黏膜免疫和系统免疫，对幼儿来说比接种灭活疫苗的保护效力更高[604-612]。其次，可提供针对非疫苗株的交叉免疫[604]。而且，LAIV 接种可以降低流感传播的风险，因为它减少了疫苗株病毒攻击后，已免疫儿童的呼吸道病毒散播[604]。最后，在学龄儿童中适度覆盖接种 LAIV 降低了社区中未接种疫苗的成人流感相关疾病的发病率[612]。然而，尽管之前接种 LAIV 取得了积极的成果，但 2015—2016 年流感季节的疫苗效力数据发现，FluMist 不能为儿童提供有效的保护，疾病预防控制中心（CDC）免疫实践咨询委员会建议在美国不再使用 FluMist[613]。

AccuSpray 是一种无菌、单人使用、一次性预充式的玻璃注射器，连接了不可拆卸的塑料喷嘴（见图 68.6A 和 B）。它的总剂量为 0.2ml，可向每个鼻孔连续喷射 0.1ml。接种时，活塞上的标签提示使用者何时换到另一个鼻孔。对大多数人来说，用 AccuSpray 接种 FluMist 是非常有效的（见第 54 章）。其主要优点是使用简单、成本低，能够在不需要使用尖锐物容器的情况下进行处理，重新填充和重复使用的可能性很低。喷雾器产生的大颗粒尺寸最大程度上减少了下呼吸道的沉积，降低了肺部不良事件的风险。该装置的一大缺陷是，产生颗粒的大小取决于接种者按压活塞的速度。按压速度 >33mm/s 时，颗粒直径 >200μm。按压速度 >80mm/s 时，颗粒直径 <50μm[614]。尽管这样大的颗粒范围在理论上会影响疫苗沉积的有效性，但是，在目前的剂量下，AccuSpray 接种的 LAIV 疫苗都可达到高的免疫保护率。

俄国研发的 IN LAIV 已经在该国使用了 50 多年（见第 54 章）。疫苗是冻干的，必须在 POC 时重新配制并填充到注射器中。每一剂注射器上都配有 Lindal 集团生产的喷雾头。移除针头后重新装上喷雾头将疫苗接种进鼻孔。由于未提供剂量分配器，每侧鼻孔 0.25ml 的剂量必须通过针头重新连接分别抽取，设备可能被重复使用，存在交叉污染的风险。

BioDiem 公司拥有俄罗斯 LAIV 在俄罗斯境外的营销权，并已将该技术授权给印度血清研究所有限公司。目前，该研究所的 Nasovac-S 疫苗使用 Teleflex VaxINator 进行接种，Teleflex VaxINator 是一种一次性设备，包含一个雾化喷头，可与任何配有 Luer 接头的注射器兼容（见图 68.6C）。连接在注射器柱塞上的剂量分配器将 0.5ml 的剂量分开，为每侧鼻孔接种 0.25ml。VaxINator 的一个优点是锥形尖端适合任何鼻孔大小，并限制插入深度，为接种者正确放置该装置提供物理指导。该设备可重复使用。Teleflex 提供了一个可选的自毁型注射器，输送药物后注射器和 VaxINator 自动失效。

一种鼻喷的灭活病毒体亚单位流感疫苗（Nasalflu，Berna 生物技术公司）于 2000 年在瑞士获得上市许可。Nasalflu 使用大肠杆菌热不稳定性毒素作为黏膜佐剂。在第七脑神经暂时性麻痹（Bell 麻痹）发病率增加后（这被认为与热不稳定性毒素佐剂有关），该疫苗退出市场[574,615]。

除了已获得许可的疫苗之外，还对其他使用 LAIVs 的流感疫苗进行了多项临床试验[616,617]。包括灭活疫苗、病毒体疫苗、复制缺陷活疫苗和蛋白酶体疫苗，均显示出较好的免疫应答[618-621]。多数研究使用的是标准鼻喷雾法或未描述 IN 接种方法。一项研究使用了一种新型的呼吸驱动鼻喷雾装置——OptiMist，它只在口腔呼气时输送液体或干粉气溶胶。这种方法提高了软腭以关闭鼻和喉之间的连接，因而避免了肺部沉积，增加了向后鼻段的输送（见图 68.6D）[563]。使用 OptiMist 自我接种灭活流感疫苗后，超过 80% 的受试者鼻分泌物中病毒特异性 IgA 的显著增加，病毒特异性血清抗体的保护水平也显著增加[622]。

其他一些 IN 疫苗临床试验产出的免疫应答令人鼓舞，包括减毒呼吸道合胞病毒、副流感、百日咳疫苗[623-626]、诺如病毒 VLP 疫苗和乙型肝炎疫苗。例如，5~24 月龄血清阴性婴儿鼻腔滴入接种减毒呼吸道合胞病毒活疫苗时，59% 的受试者产生了功能性免疫应答[626]。Riddle 等人报道,使用 Dolphin 喷雾装置 IN 接种福氏志贺氏菌亚单位疫苗是安全的,耐受性良好,能产生较高水平的抗原特异性肠道 IgA(见图 68.6E)[627]。

滴鼻剂。很多临床试验和几乎所有 IN 疫苗的临床前研究都是用滴鼻法进行的。不幸的是,滴管装置和接种方法经常未加以描述。几项研究比较了使用鼻喷雾和滴鼻器接种 LAIV[628]。在一项对 18~71 月龄儿童多中心研究中,King 等人发现,接受四种不同剂量的滴剂或喷雾剂 LAIV 的受试者,反应原性或免疫原性没有统计学差异[628]。在另一项研究中,每周以滴剂形式给予四剂灭活流感疫苗,每侧鼻孔 250μl,疫苗接种者仰卧在倾斜的躺椅上,头保持低位 1 分钟,以便将疫苗保留在鼻咽区域内。IN 疫苗液滴产生血凝抑制抗体滴度≥40 时,认为在超过 80% 的受试者中具有保护作用[618]。

鼻雾化器。几种雾化器可以用来递送 IN 气溶胶。用 AeroVax 雾化器(见图 68.6F;Creare,Inc)经鼻给药的麻疹减毒活疫苗在猕猴体内显示出安全性和免疫原性[629]。将 LAIV 用 AeroVax 注射到雪貂体内可产生高水平血清中和抗体,并在常规剂量[组织培养感染剂量中位数(TCID50):10^7]和低剂量(TCID50:10^3)下保护雪貂免受同源病毒的攻击,且提供有效的不同亚型间的交叉保护[630]。

鼻内干粉。壳聚糖黏膜黏附剂 IN 粉末疫苗的多项临床试验均显示出较强的免疫应答[631,632]。两剂脑膜炎-白喉 IN 联合干粉疫苗,由 5ml Combitips Plus 注射器给药,可产生两种病原体的保护性抗体,滴度与常规注射产生的抗体滴度相当。Combitips Plus 注射器是一种无菌聚丙烯注射器,配有固体移动活塞,喷出粉末时没有残留空间,开口非常窄,可产生细小气溶胶。受试者处于半卧位,在不引起不适的情况下,将注射器的头端尽可能放入鼻孔深处。1/3 的 IN 疫苗接种者报告了轻度副作用,而 2/3 的注射疫苗接种者报告了轻度注射疼痛[631]。在另一项临床研究中,与不含壳聚糖的相同疫苗相比,用壳聚糖配制的注射用白喉粉末疫苗显著增强了全身性 T 细胞反应[632]。用壳聚糖和单磷酰脂质 A 作为佐剂的 IN 诺如病毒 VLP 疫苗,能显著降低人类受试者在用同源株病毒攻击后诺如病毒胃肠炎的发生率。该疫苗通过 Bespak Unidose DP(干粉)装置鼻内给药[633,634](见图 68.6G),是单人份一次性装置,允许最多 100μg 药物的 IN 给药。

一些 IN 干粉疫苗已经配制出并进行了临床前测试,如流感、炭疽、白喉、脑膜炎球菌、麻疹、乙型肝炎、鼠疫和诺如病毒疫苗。BD Solovent 装置已用于多项临床前研究(见图 68.6H)。Solovent 经鼻给猕猴接种麻疹减毒活疫苗产生了和 SC 注射相当的免疫应答和对病毒攻击的保护[635]。使用 Solovent IN 途径接种的炭疽疫苗为吸入攻击菌量约为半数致死剂量的 90 倍的家兔提供完全保护,且比液体制剂更稳定[353,635a,636]。在大鼠体内用 Solovent IN 接种的灭活流感病毒产品产生了高滴度的鼻抗流感 IgA,以及与注射疫苗相当的血清抗体滴度[637]。其在 25℃ 和 25% 相对湿度下可储存 12 周,在 40℃ 和 75% 相对湿度下储存 2 周后未发现效力损失[637]。

Creare 公司正在开发一种研究性鼻用粉末输送装置,患者由嘴呼出气体,将粉末吹入鼻子,且产生气流限制粉末进入下呼吸道。在 2 岁、5 岁、7 岁和 12 岁儿童气道解剖结构计算机断层扫描三维塑性模型中可持续将大部分(>66%)荧光素粉末输送到目标 IN 气道(见图 68.6I 和 J)。

为了增加疫苗在鼻腔的停留时间,用具有惰性的原位胶凝多糖研制了干粉制剂 GelVac。在用 GelVac 诺如病毒 VLP 疫苗进行 IN 接种时,在大鼠和豚鼠中诱导的全身和黏膜抗体滴度不低于含佐剂液体疫苗所产生的抗体滴度[638]。GelVac 粉末疫苗使用实验室研发的给药装置,该装置使用 5ml 注射器,通过改良移液管尖端(用作鼻塞)提供气流。尽管许多干粉和液体鼻喷雾装置已用于人类药物输送,但在动物疫苗研究中,由于动物鼻孔大小导致测试困难。

下呼吸道疫苗沉积。巨大的肺泡表面积和丰富的 APC 使肺成为令人瞩目的疫苗输送目标。然而,这一重要器官的炎症性不良反应可能会产生严重后果,因此需高度警惕。肺部给药已取得重大进展,可能用于疫苗接种。

肺部液体气溶胶。麻疹疫苗是研究最多的肺部靶向疫苗。早期临床研究是将滴剂或喷雾剂输送到结膜、口腔或鼻黏膜,产生的免疫反应不稳定[639-648],促使研究人员考虑将气溶胶输送至肺部。Albert Sabin 是这种给药方法的早期先驱和倡导者[649-652]。已发表的气溶胶麻疹疫苗临床研究很多,且有很多综述和 Meta 分析文章进行了总结[653-656]。主要发现是 10 月龄及以上儿童吸入由雾化器产生的小颗粒液体气溶胶后,很大部分受试者均产生了免疫应答,免疫效果注射疫苗效果相当甚至高于注射疫苗[630-632,640-642,656-671]。例如,Dilraj 等人发现,接种气溶胶麻疹疫苗的学龄儿童在接种后 1 年、2 年和 6 年的抗体滴度大于 300IU/ml 的比例分别为 96%、94% 和 86%,在接种注射疫苗的儿童中分别为 91%、87% 和

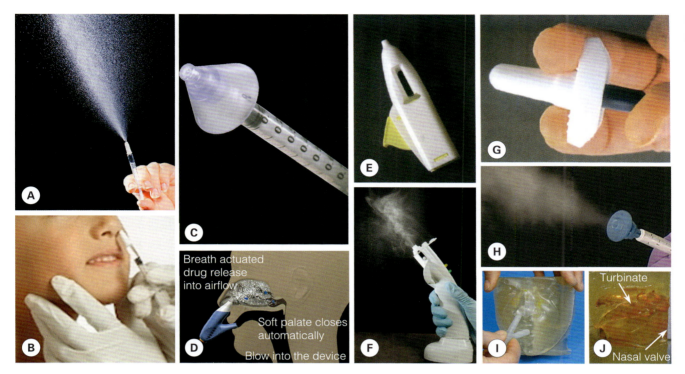

图 68.6 上呼吸道疫苗接种的选定装置。**A** 和 **B**. AccuSpray 鼻用喷雾注射器（Becton, Dickinson and Co.）**A**. AccuSpray 根据活塞速度产生直径为 50-200μm 的颗粒气溶胶。**B**. AccuSpray 用于鼻内接种的 FluMist 流感疫苗（MedImmune 公司）。预充式液体疫苗，冷藏保存，单个患者使用。总体积为 0.2ml，接种 0.1ml 后剂量分离器停止，取出后将剩余的 0.1ml 使用到另一侧鼻孔。**C**. Teleflex VaxINinator 鼻喷装置目前用于印度血清研究所生产的 Nasovac-S 流感疫苗的接种。锥形喷嘴由 Luer 接头连接到注射器上。**D**. OptiNose 接种装置（OptiNose 公司）矢状计算机辅助图展示了鼻内接种。**E**. Dolphin 单侧鼻用喷雾器用 200μl 一次性管腔产生两个 100μl 的喷雾剂。**F**. 在研的 AeroVax 实验锥形（Creare 公司），使用电池供电，通过一次性面罩及微孔板从一次性药筒产生气雾剂，例如接种者鼻孔、口腔塞或面罩（未示出）。对于上气道或下气道接种，液滴直径可以分别从 <5μm 到 10μm 至 25μm 进行调整。**G**. BesPak, UniDose DP 是一种预充单剂量干粉装置，可提供 10μg 药物。使用前需要施加预定的压力于柱塞上，以产生合适的分散度。**H**. 在研的 Solovent（Becton, Dickinson and Co.）干粉吸入器实验锥形，适用于鼻内或肺部。Solovent 是两端开口的小圆柱形塑料胶囊。一端配有 Luer 接头，可连接至标准注射器以提供气流；另一端连接患者，可以是鼻塞或与面罩或储存器配合的接头。胶囊含有两片塑料膜，其间为药物粉末，当注射器提供气流时塑料膜破裂释放药物。从 Solovent 释放出的粉末羽状物在空气中便于观察。**I**. 由 CDC 和 Creare 公司共同开发的在研鼻干粉吸入器。一个预充式杯子（右拇指和食指之间所展示）含有粉末疫苗通过连接的装置而打开。患者的呼出气将干粉带入鼻子。患者呼气是粉末分散限制了来自后鼻控的肺部沉积。塑料面罩是一个 5 岁儿童的气道模型（CFDRC 公司）。**J**. 右鼻腔导气管截面的一个塑料假体模型如图 I 所示外鼻孔和面部（未展示）在右边，靠近鼻瓣。咽部（未展示）在左边，鼻咽口远端。红色粉末显示了从在研的鼻干粉吸入器吸入后的沉积模式，见图 I。

A-B. Nuphar Rozen-Alder［Becton, Dickinson and Co.］供稿；**C**. Teleflex Medical Europe Limited 供稿。未经授权严禁使用；**D**. Gisle Djupesland 供稿．**E**, Aptar Pharma 供稿，参考文献 Riddle MS, Kaminski RW, Williams C, et al. Safety and immunogenicity of an intranasal Shigella flexneri 2a Invaplex 50 vaccine. Vaccine, 2011, 29(40): 7009-7019. **F**. James Gathany 供稿（CDC 摄影服务）；**G**. BesPak［Ian Anderson］供稿，参考文献 Atmar RL, Bernstein DI, Harro CD, et al. Norovirus vaccine against experimental human Norwalk Virus illness. N Engl J Med, 2011, 365(23): 2178-2187. **H**. Becton, Dickinson and Co.［Vincent Sullivan］供稿．**I**. Courtesy Creare, Inc（Darin Knaus）．**J**. Courtesy Creare, Inc。该研究得到了美国卫生与人类服务部/CDDSBIR 项目 200-2009-32519 的支持。本版的内容不反映卫生与人类服务部的观点或政策，提及商品名称、商业产品或组织也不意味着得到美国政府的认可。我们非常感谢 CFD 研究公司的 Vincent Harrand 博士提供用的鼻腔模型。

73%[659,669,672]。相反，10 月龄以下的儿童接种气溶胶疫苗所获得的免疫反应通常低于肠胃外注射疫苗者[649-652,673-675]。例如，Wong-Chew 等人发现 12 月龄和 9 月龄的婴儿注射疫苗后 100% 产生免疫力，但气溶胶疫苗引起的应答率仅为 86% 和 23%[673,674]。一个假设是婴儿的呼吸量非常小，导致吸入气溶胶疫苗剂量过小。Wong-Chew 等人的后续研究表明，在 9 月龄婴儿中，增加暴露于气溶胶麻疹疫苗的时间能引起与 SC 途径相当的免疫反应[676]。

关于疫苗安全性，同样有一些综述和 meta 分析文章[653-655]，很多研究显示气溶胶麻疹疫苗接种后均无严重不良反应报道。报告的轻微不良事件发生率通常低于注射接种疫苗或与注射接种疫苗相近[659,666,668,673,674]。大规模接种的经验也显示了相似结果，如 de Castro 等人报道的墨西哥 370 多万儿童接种气溶胶疫苗后未发生严重不良事件。

Classic Mexican 装置是知名的喷气式雾化系统（参见图 68.7A 和 B），用于许多麻疹气溶胶临床研究和墨西哥大规模接种活动[659,669,672,674,677]。该系统由通用（非医疗专用）压缩机将空气输送到喷射雾化器，喷射雾化器将疫苗保持在碎冰中，以维持接种期间疫苗的效力。疫苗气溶胶通过可重复使用的塑料管输送到一次性的纸罩（由饮水杯改装），靠近患者的脸部并保持 30 秒。通常，雾化剂量体积大约为 0.15ml，气溶胶液滴直径中位数为 4.3μm[678]。在一项评估 Classic Mexican 装置排放的不同液滴大小内活疫苗病毒分布情况的研究中，Coates 等人估计 30% 的感染性病毒颗粒存在于在直径≤5μm 的液滴中，23% 存在于直径 >10μm 的液滴中。与向下呼吸道输送的所有疫苗一样，尚无法确定产生免疫应答必需的靶组织。虽然 Classic Mexican 装置的安全性和免疫原性已经得到证明，但因其笨重、噪声大，且需要电源插口和碎冰等原因不适用于常规疫苗接种。

鉴于早期麻疹气溶胶疫苗的试验结果令人鼓舞，2002 年 WHO 与 CDC 及美国红十字会合作，启动了麻疹气溶胶项目。其目标是在发展中国家获得至少一种减毒麻疹疫苗及其相关的气溶胶输送系统的批准。该项目记录了动物研究中的免疫原性和安全性（如无局部或全身毒性）[629]。现有三种治疗性雾化器用于 I 期临床试验：AeroEclipse、CompAIR 和 Aeroneb[679,680]。有报道，在印度 145 名受试者中，以上三种装置接种麻疹疫苗是安全的，耐受性良好且具有免疫原性[681]。一种电池供电的改进版 Aeroneb 振动筛网雾化器（Aerogen）（图 68.7C）被用于 2009 年启动的麻疹气溶胶疫苗项目的Ⅱ/Ⅲ期关键试验。该研究是一项随机、开放、主动对照、非劣效性试验，针对 9~11.9 月龄的未接种疫苗的健康婴儿。用于气溶胶接种的疫苗稀释于 2ml 稀释剂中，以 0.2ml 每剂由一次性非通气面罩雾化 30 秒给药。雾化器产生的气溶胶平均直径为 5.1μm。在全分析组中，气溶胶组中 788 名儿童中的 673 名（85.4%）和 SC 组中 796 名儿童中的 754 名（94.7%）在第 91 天血清呈现阳性，相差 9.3%（95%CI，12.3-6.4），未达到预定的 5% 非劣效性界值。两组的不良事件情况相似，无麻疹疫苗相关的严重不良反应。

在最近的其他临床研究中，风疹和腮腺炎疫苗与麻疹疫苗联合使用气溶胶接种。Bennett 等人发现，使用 MMR 对学龄前儿童进行气溶胶接种产生的抗体反应与注射疫苗产生的抗体反应相当[658]。Sepúlveda 等人发现，学龄儿童麻 - 风疫苗气溶胶接种苗产生的麻疹和风疹抗体不低于 SC 接种的水平或更高[666]。气溶胶组报告的不良事件更少。Diaz-Ortega 等人发现，大学生接种 MMR 气溶胶产生的免疫反应与注射相似，接种疫苗后 1 年所有疫苗接种者均保持血清抗体阳性[670,671]。

其他疫苗通过肺喷雾接种的临床试验很少。在一个小型 I 期双盲试验中，对一种改良的携带结核分枝杆菌 Ag85A 抗原的 Ankara 载体牛痘疫苗进行了气溶胶接种与 ID 接种的比较。气溶胶由 1ml 液体疫苗通过 Omron MicroAIR U22 振动网状雾化器生成。两种给药途径都具有良好的耐受性，几乎无不良事件，且两组 Ag85A 特异性全身反应的免疫原性相似。在两组的支气管肺泡细胞中检测到 Ag85A 特异性 CD4 T 细胞，气溶胶组的反应高于 ID 组[683]。

肺干粉疫苗。麻疹疫苗已开展了呼吸道干粉疫苗的探索性应用。早期配方经过精细研磨并保留足够的效力，但是猕猴呼吸道接种后免疫反应却很弱[601,603]。2005 年，Aktiv-Dry 因麻疹疫苗干粉（MVDP）项目被授予全球卫生巨大挑战奖。该项目的目标是改进干粉麻疹疫苗制剂，在印度血清研究所建立生产能力，并完成临床前和 I 期临床试验[684]。一个使用新型喷干系统被用于生产可吸入 MVDP，使干燥过程中效价损失最小。

使用 Solovent 装置（图 68.7D）和 Aktiv-Dry 研发的 PuffHaler 装置（图 68.7E 和 F）给猕猴进行疫苗粉末肺部接种，显示出较强的免疫应答，包括血清抗体、T 细胞应答和对病毒攻击保护。两种装置都将气溶胶输送到储存器通过面罩输送[655]。毒理学研究发现 Sprague Dawley 大鼠吸入后未产生与试验品相关的不良反应或延迟毒性发作，对恒河猴的死亡、临床表现、呼吸功能、临床病理学或组织病理学无影响[685]。

疫苗 I 期 MVDP 安全性试验已在印度成人中进行，受试者按 1：1：1 随机分组，通过 PuffHaler 装置、Solovent 装置接种 MVDP 和接种上市的 SC 麻疹疫苗。未报告任何不良事件。MVDP 产生类似于 SC 疫苗接种的血清学反应[686]。

一些采用肺部粉末接种的其他疫苗正在研发，如流感、结核和乙型肝炎疫苗[687]。例如，SFD 生产的含有流感亚单位病毒抗原和菊粉稳定剂的肺干粉制剂，在 BALB/c 小鼠中诱导体液（IgG）、细胞介导（白细胞

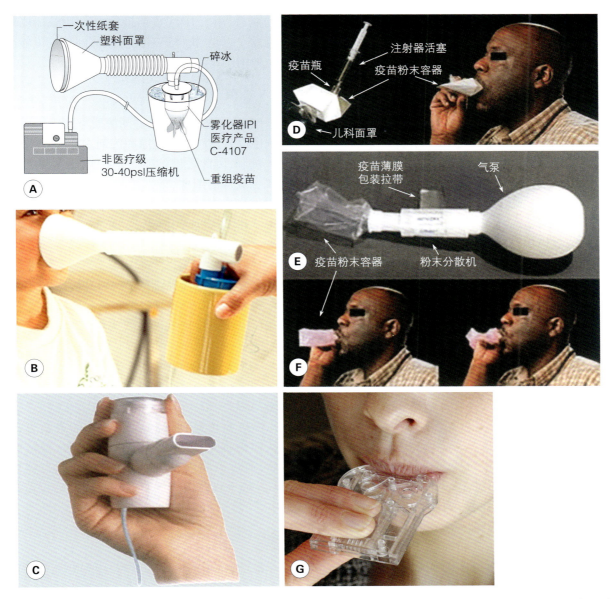

图68.7 下呼吸道疫苗接种的选定装置。**A-B.** 在研的 Classic Mexican 气溶胶疫苗输送装置,各部件说明(**A**)临床试验应用(**B**)。非医疗电动压缩机(未展示)在30~40psi(207~276kPa)的压力下每分钟输送大约9L的空气至喷射雾化器,装置保持在碎冰中以保持疫苗效力。疫苗气溶胶(颗粒大约 $0.15cm^3$,平均直径为 $4.3\mu m$)通过靠近患者面部的一次性纸杯输送30秒。**C.** Aerogen Aeroneb GO 电池供电的振动筛网雾化器,用作麻疹气溶胶项目的基础试验装置。揭开盖子(位于拇指和手指之间)填充到上部分。腔室底部的微孔振动筛网将药物雾化到下部分。患者通过接口管或附着的面罩(未展示)吸入气溶胶。电线连接到电源控制包。**D.** 在研的 Solovent 干粉吸入器雏形肺输送模型(Becton,Dickinson and Co.)。来自空注射器的空气使疫苗容器的膜破裂,将少量干粉释放到卡式隔垫片中。患者直接或通过面罩从卡式垫片中吸入。疫苗容器(胶囊),垫片和面罩是一次性使用的单人用品。**E 和 F.** 在研的 PuffHaler 干粉吸入器(Aktivdry,LLC)。**E.** 一旦爆发超过阀门的压力阈值,挤压球囊产生的空气将疫苗粉末分散到储存器中。**F.** 装置分离后,患者直接(如图所示)或通过一次性面罩(未展示)从 PuffHaler 的一次性储存器吸入。**G.** 在研的 Twincer 单人用一次性肺部给药干粉吸入器(格罗宁根大学)。为最大程度防潮,药物制剂储存在铝箔制成的折叠平板上。当从吸入器的后部拉出铝箔罩(未展示)时,粉末就可以吸入。(**A-B,**JoséLuisValdespino 供稿[Instituto Nacional de Salud Pública,墨西哥],参考文献 Valdespino-GómezJL,de Lourdes Garcia-Garcia M,Fernandez-de-Castro J,et al. Measles aerosol vaccination..Curr Top Microbiol Immunol 2006;304:165-193;**C,**Philips Respironics 供稿,参考文献 Laube BL. The expanding role of aerosols in systemic drug delivery,gene therapy,and vaccination..Respir Care.2005;50[9]:1161-1176.**D-F,**James Gathany 供稿[CDC 摄影服务]和[**D** 和 **F**]参考文献 MVDP author group,Cape S,Chaudhari A,et al. Safety and immunogenicity of dry powder measles vaccine administered by inhalation:a randomized controlled Phase I clinical trial.Vaccine.2014;32[50]:6791-6797.**G,**格罗宁根大学[AH de Boer]供稿,参考文献 de Boer AH,Hagedoorn P,Westerman EM,et al. Design and in vitro performance testing of multiple air classifier technology in a new disposable inhaler concept[Twincer]for high powder doses.Eur J Pharm Sci.2006;28[3]:171-178。)

介素-4,γ干扰素)和黏膜(IgA,IgG)免疫应答[688]。当使用新型干粉吸入器,即单人用一次性的Twincer(参见图68.7G),进行单独测试时,基于菊粉的干粉亚单位流感疫苗被分散为符合空气动力学的颗粒,适合肺部接种[689]。

疫苗微输送系统:将抗原传递到靶点抗原提呈细胞

一旦将疫苗输送至合适的靶组织,必须有足够的抗原进入APC以激活免疫系统。可用于此目的的微输送工具或载体包括减毒活病毒(包括那些可作为外源抗原载体的活性物质)、减毒活细菌(包括载体)、共生细菌载体、病毒颗粒、VLP、脂质体、脂肽、免疫刺激复合物、微粒、纳米颗粒和树突细胞[690-696]。这些疫苗微输送系统在第64章中有详尽描述,这里我们做简要介绍以对免疫接种这一抗原包装传递系统进行全面讨论。

复制系统

活病毒和细菌

病毒和细菌是典型的抗原递送载体,原因如下:①颗粒大小最适于细胞摄取;②病毒表面包被有与细胞受体相黏附的分子,这是一种"敲响包裹递送钟"的过程(即,细胞将它们识别为潜在的病原体,激活固有免疫并增加细胞摄取);③病毒一旦进入细胞内部,会占据细胞系统的复制,使病毒编码的疫苗抗原成倍地增加;④细菌在组织或细胞内自我复制,使APCs可用的疫苗抗原倍增。有致病性的病毒和细菌的减毒株是最常见的疫苗类型之一,每种接种途径均有使用。减毒病原体作为疫苗的主要风险是潜在的致病作用,这种情况可能发生在免疫功能低下的人群,病毒毒力返祖之后,或暴露于非目标组织,如通过嗅觉暴露后产生的神经毒性[697]。

重组病毒和细菌可通过整合表达异源抗原的基因充当疫苗载体。一些重组载体也充当佐剂。复制系统具有与常规减毒活病毒疫苗类似的优点。它们将疫苗抗原和佐剂的遗传密码提供给宿主细胞进行复制,细胞产生疫苗成分以激活免疫系统。理想的可用作疫苗载体的病毒和细菌应具有非常低的致病力,即使在免疫力低下的人群中也应如此,并且应该具有整合必需外源基因的能力,以获得所需抗原、启动子和佐剂。作为载体,细菌相比于病毒更具优势,因为它们具有更高的插入表达抗原、佐剂或质粒等异源基因的能力(用于DNA疫苗接种)。使用载体疫苗值得注意的一点是,机体已有的对载体的免疫可能会降低疫苗效力。

DNA疫苗

DNA疫苗接种涉及将同源质粒直接传递到宿主细胞中以表达所需的抗原和佐剂。裸DNA缺乏细胞进入机制,因此关键的障碍是将DNA导入细胞而不降解。减毒活细菌,特别是沙门氏菌和志贺氏菌,已被用于产生IN疫苗接种所需DNA[699-704]。病毒体,脂质体和微粒也已用于传递DNA疫苗[705-708]。

非复制性疫苗传递系统

合成结构体,包括脂质体、VLP病毒体、免疫刺激复合物、微粒和纳米颗粒,是非复制性传递系统,以它们在免疫系统中出现的方式类似于活病毒以增强抗原输送。它们也可以携带佐剂。颗粒大小和病毒类似,允许APC摄取。许多含脂质成分以增加细胞膜通透性,且可含有不相关的病毒或细菌蛋白质以激活免疫系统。

将抗原传递到接种者APC中的最新方法之一是从体内提取APC,如从外周血提取,与抗原共培养后,通过静脉内、IM或SC注射装载自体抗原的APC。基于自体树突细胞的治疗性癌症疫苗正在研发中[695,696]。

佐剂

非复制性抗原的免疫原性一般很差,需要佐剂来刺激以产生适当的免疫应答。佐剂作用的一种机制是提供"警告标识",提示疫苗抗原是潜在的病原体,以提醒免疫细胞并诱导固有免疫。为此目的研究的佐剂包括病原体组分,如细菌毒素及其衍生物、其他细菌组分和细菌DNA基序。其他佐剂包括细胞产生的诱导先天免疫的细胞因子和趋化因子。佐剂的另一种机制是增加抗原在靶组织中的停留时间,以延长疫苗抗原被APCs吸收的机会。铝佐剂为许多肌内或皮下接种的灭活疫苗提供了这种延迟效应。对于黏膜接种,纳米乳剂和天然聚合物,如壳聚糖,具有黏膜黏附特性,可延缓黏膜抗原清除[621,708a,708b,709-712]。

结论

传递疫苗抗原的新技术有助于克服后勤障碍,为所有有需要的人群提供疫苗。实践中,理想的疫苗应该是安全,有效和廉价的。应该具有以下特征:①单剂包装,以减少损耗和错过接种疫苗的机会;②在外环境中具热稳定性,使疫苗易于储存和运输,甚至能通过邮政服务等常规快递系统运输;③提供预充式包装,以避免现场装配或填充;④易于接种或自我接种,以减少对高技能专业医护人员的依赖;⑤无针头,以减少锐器伤害、针头重复使用的风险和锐器废物处理的负担。

在未来的几十年,将稳定和包装疫苗的新技术与新的疫苗管理技术、新的分子抗原传递系统和佐剂相结合,实践中理想的疫苗将会产生。然而,本章所述的有望实现的技术面临着严峻挑战:①在成功的原理与昂贵而复杂的一系列临床试验、相关研究和确保新系统安全有效监管步骤之间架起桥梁;②获得许可和公众可及性。

研发、注册和提供实用性的理想疫苗的前期成本非常高。为了鼓励融资,关键的利益最相关者必须提前明确要求 - 支付意愿,包括公共卫生和免疫规划决策者、疫苗购买者和独立的慈善机构。为了提出这种需求,利益相关者必须意识到新技术的潜力,并确信开发实用性的理想疫苗的成本超过了减少疫苗接种效率低下远期成本所带来的效益。2014 年 2 月,WHO 召开了新一代疫苗接种技术会议,对现有和未来技术进行快速评估,提出疫苗技术的未来愿景,并确定下一步的策略,以指导对公共卫生有潜在积极影响的新技术的研发、引入和吸收。不需要重新配制、更好的热稳定性、无针头接种的疫苗技术都被列为优先开发的技术领域[713]。

声明

Mark Papania 与 AeroVax(CDC,Creare,Inc)和干粉吸入器(CDC,Creare,Inc)是共同研究者,存在经济利益相关。设备插图见图 68.6F 和 I。

致谢

我们感谢本章前几版的合着者 Bruce Weniger 为本版本提供的研究和内容。我们感谢以下组织和个人提供照片,出版前手稿,参考资料,事实核查以及本版和以前版本的其他帮助:Aerogen(Elaine Lesnak),AktiVax,Inc。(Amir Genosar);Becton,Dickinson and Co.(Roderick Hausser,Nuphar Rozen-Alder,Vincent Sullivan);BesPak(Ian Anderson));Brevetti Angela(Rajeev Kabbur,Daniel Martinez);CDC 摄影服务(James Gathany,Greg Knobloch);Catalent(Bill Hartzell);Corium International,Inc。(Bobby Singh);Creare,Inc。(Darin Knaus);Duoject(Simon Williams);佐治亚理工学院(Mark Prausnitz);墨西哥国立学院(JoséLuisValdespino);Intercell AG(Andi Bruckner);Medical International Technologies(麻省理工学院加拿大)公司(Karim Menassa);MEDInstill(Debashis Sahoo);Neopac(RalfKünzi);OptiNose(Per Gisle Djupesland);PharmaJet(Chris Cappello);Phillips Respironics(Brian Groskopf);Star Syringe Ltd(Paul Mallins);格罗宁根大学(A. H. de Boer);和昆士兰大学/Vaxxas(Mark A. F. Kendall)。我们也非常感谢 PATH 的同事(Sarah Sterner,Marge Murray,Gene Saxon,Annie Rein-Weston,Savitha Swaminathan,Mike Ruffo,Joe Little,Patrick McKern,Scott Brown 和 Debra Kristensen)在信息、摄影和编辑方面的支持。

(王富珍 郑徽 焦磊)

本章相关参考资料可在"ExpertConsult.com"上查阅。

第四篇　特殊人群的疫苗接种

第 69 章　免疫缺陷个体的疫苗接种

Per Ljungman

在过去几十年中，免疫缺陷患者数量快速上升。这些人容易感染诸多疫苗可预防的疾病，而新疫苗正在不断开发中，如巨细胞病毒（CMV）疫苗——被称为"移植的魔鬼"——以及灭活水痘疫苗[1-3]。2009年发生的甲型 H1N1 流感大流行也表明需要为免疫缺陷个体快速制定疫苗免疫策略[4-7]。因此，需要不断收集免疫缺陷个体对疫苗的免疫反应相关的数据。然而，由于不同病人类别之间的免疫抑制时期的特征和治疗情况大不相同、新的治疗方法也在不断研发出来并广泛应用，因此问题也就变得复杂。

癌症患者

在过去的几十年中，随着单克隆抗体（单抗）和靶向抗癌药物的引入，如酪氨酸激酶抑制剂，癌症的化疗和放疗有显著的变化。然而在接受这些新型治疗方法后的病例中评价疫苗免疫应答的临床试验却十分有限。大多数研究已在恶性血液肿瘤患者中进行，评估成年人和儿童实体瘤患者对疫苗的免疫应答效果的研究很少。许多非霍奇金淋巴瘤（non-Hodgkin lymphoma, NHL）患者或慢性淋巴细胞性白血病（chronic lymphocytic leukemia, CLL）患者接受利妥昔单抗（rituximab）或阿仑单抗（alemtuzumab）作为治疗的一部分，两种单抗输注后可在体内循环较长时间，从而影响对疫苗的免疫应答[8-10]。在表 69.1 中总结了在制定接种建议时必须考虑这些复杂性。

灭活疫苗（非活性疫苗）

这类抗原在免疫缺陷个体体内不能复制，因而对这些患者风险较小。下面是几种可用于免疫缺陷个体的灭活疫苗。

肺炎球菌疫苗

肺炎球菌是引起血液肿瘤患者感染的重要原因，特别是 B 细胞恶性肿瘤如慢性淋巴细胞白血病、霍奇金淋巴瘤、多发性骨髓瘤。早期在多发性骨髓瘤病例中开展的多糖疫苗（23 价多糖肺炎球菌疫苗，PPSV23）接种的研究显示，不到 40% 的患者产生血清学免疫应答[21]，而霍奇金淋巴瘤患者对于 PPSV23 的免疫反应则随着治疗不同阶段而不同。在化疗或放疗后接种疫苗存在严重的抗体应答缺陷[12,23]。相反，

表 69.1　癌症患者免疫接种建议

疫苗	建议	备注
肺炎球菌结合疫苗	接种	淋巴瘤和 CLL 患者，利妥昔单抗使用后的 6 个月内接种效果不好
肺炎球菌多糖疫苗	接种	淋巴瘤和 CLL 患者，最好是在化疗开始前接种；可以考虑使用结合疫苗进行免疫刺激后使用；利妥昔单抗使用后的 6 个月内接种效果不好
Hib 结合疫苗	接种	儿童癌症患者；霍奇金病患者，最好是在化疗开始前接种
流感灭活疫苗	接种	所有癌症患者季节性接种
水痘疫苗	接种	血清抗体阴性的儿童和恶性疾病缓解期的青少年；化疗或放疗期间不要接种
带状疱疹疫苗	禁忌接种	治疗期间
	可以考虑接种	积极治疗后至少 3 个月，但利妥昔单抗治疗后至少 12 个月
MMR 疫苗	接种	以前未接种过的癌症患儿，化疗或放疗期间不要接种
	个体考虑	血清阴性的成年人根据当地流行状况而定；化疗或放疗期间不要接种
破伤风、白喉类毒素，无细胞百日咳、脊灰疫苗	接种	需要补完全程免疫的儿童；强化疗结束后给予加强接种可以保持长期免疫力

注：CLL：慢性淋巴细胞白血病；Hib：b 型流感嗜血杆菌；MMR：麻疹、腮腺炎和风疹。

如果在治疗前开展前接种疫苗则可以提升 PPSV23 的免疫应答[13,14]。霍奇金病儿童在脾切除之前接种疫苗其免疫原性会提高[15],霍奇金淋巴瘤患者脾切除术前和术后重复接种多糖疫苗,可以诱导抗体应答,同时没有严重不良反应[16]。

肺炎球菌结合疫苗接种于血液肿瘤患者的研究也有开展。Molrine 等人的研究表明在接受霍奇金病治疗的患者中接种一剂 7 价结合疫苗(PCV7)可以获得次优的免疫应答[17]。CLL 患者与健康对照相比,其产生的抗体应答要低一些并随着病程不断降低[18]。在被诊断为早期 CLL 的患者中接种一剂 13 价肺炎球菌结合疫苗,只有 58% 的患者产生免疫应答,而健康对照则 100% 都会产生[19]。重复接种能否加强免疫应答尚未有相关的研究。

Molrine 和 Chan 等人开展的一项非对照随访研究显示,给前期已治疗过的霍奇金淋巴瘤患者初次接种 PCV7 后可以提升后续用 PPSV23 进行加强接种后的免疫应答[20]。这种初次免疫-加强的策略在镰状细胞贫血症患者[21]和 HIV 感染者中也获得了成功。加强针使用 PPSV23 使得应答所覆盖的血清群种类获得扩大,因而疾病预防控制中心和免疫实践咨询委员会(ACIP)对此给予了推荐[22,23]。该策略在其他血液肿瘤患者中是否有效尚不清楚。对于恶性血液肿瘤患者,建议在诊断后尽早进行抗肺炎球菌感染的免疫接种,并且最好在治疗开始之前接种[24,25]。

b 型流感嗜血杆菌疫苗

癌症患者很少发生严重的 b 型流感嗜血杆菌(*Haemophilus influenzae* type b, Hib)感染。与正常儿童相比,接种 Hib 结合疫苗产生的抗体反应要低于正常儿童,并且加强免疫无效。低反应主要与抗白血病化疗强度和持续时间较长有关[26,27]。正接受实体瘤治疗的儿童对 Hib 疫苗的应答也较低[28]。

有关成人癌症患者 Hib 严重感染风险以及对疫苗应答的研究数据非常有限。多发性骨髓瘤患者的抗体反应与正常健康成人相当[11]。Molrine 等人的研究显示,99% 已经停止霍奇金病治疗的患者对 Hib 疫苗可以产生免疫应答[17],与此相反,慢性淋巴细胞白血病患者对 Hib 结合疫苗的免疫应答相当差,应答率约为 50%[29,30]。最好在开始治疗之前接种 Hib 疫苗。

流感疫苗

癌症患者在因流感住院期间死亡的可能性更大,特别是高龄老年人及有并发症的患者。血液肿瘤患者中成人发病率最高,特别是急性白血病患者。实体瘤患者中,肺癌患者的流感相关病死率最高[31]。感染流感也可中断已安排好的化疗,导致治疗无效。Earle 的研究显示接种过疫苗的结肠直肠癌患者其化疗中断的可能性较少,因而存活期可增加一年[32]。对成人实体瘤患者接种后效果的研究很有限。在一项肺癌患者的研究中,其免疫应答与健康对照者相近[33]。乳腺癌患者在化疗期间接种疫苗,其免疫应答显著低于健康对照者,但如果是在化疗早期接种疫苗的免疫应答似乎要好于化疗晚期[34]。

大多数研究表明,成人血液肿瘤患者接种流感疫苗后的免疫应答较差。在包括多发性骨髓瘤患者的研究中,接种一剂疫苗应答率只有 19%[11]。在淋巴瘤患者中也观察到类似的结果[35]。一项以 NHL 患者为研究对象的研究中,32 名患者接种了疫苗,其中一半正在进行化疗(类型未说明),另一半没有进行化疗,两组之间疫苗免疫应答相似,虽然未进行化疗组免疫应答较强,但是其应答率和应答强度还是低于健康对照者[36]。来自同一组的另一项较大型研究通过比较曾经化疗组(疫苗接种后 2 个月内)和未化疗组及健康对照组,得到了同样的结果[37]。

重复接种可能可以改善疫苗免疫应答。成人淋巴瘤患者接种两剂流感疫苗的结果显示,一剂后约 30% 产生应答,第二剂后约达到 45%[38]。一项关于多发性骨髓瘤的研究中,两剂接种可以产生良好的抗 H1N1 和 H3N2 血清阳转率和血清保护率(第 1 剂后为 27% 和 34%;第二剂后为 63% 和 54%),不过抗乙型流感的应答则较低[39]。然而,有两项研究显示,各种血液恶性肿瘤[9]或慢性淋巴细胞白血病患者[40]接种第二剂疫苗并没有提高应答。De Lavallade 等人报告了慢性髓细胞白血病和 B 细胞恶性肿瘤患者接种两剂含佐剂的 H1N1 流感疫苗,与健康人群接种一剂进行比较[8],结果显示虽然低于健康者,但与第一剂相比,接种第二剂后血清阳转率有所提升(B 细胞恶性肿瘤患者为 39%~68%;慢性髓性白血病患者为 85%~95%)。从结束化疗间隔至少 12 个月的患者有效率较好。他们还表明,流感疫苗接种能够在大约 33% 的患者中诱导 T 细胞反应,而在对照组中为 50%。

初步数据表明,接受过利妥昔单克隆抗体作为治疗方案一部分的患者在其结束使用利妥昔后很长一段时间其流感疫苗接种效果都很差。67 名淋巴瘤患者在结束利妥昔治疗后 6 个月接种含佐剂的 H1N1 流感疫苗后均无应答[10]。而且,在已经完成包含利妥昔治疗方案的淋巴瘤换患者中,如果联合使用了氟达拉滨治疗,对流感疫苗的应答则更差[41]。

急性淋巴细胞白血病患儿接种流感疫苗的研究显示,获得不同流感亚型保护性抗体水平的患儿比例为45%~100%[42-45]。一篇关于癌症患儿接种流感疫苗的Cochrane评论认为,正在接受化疗的患儿的疫苗免疫应答弱于已完成化疗的患儿和健康对照者[46]。一项研究显示,给实体瘤或淋巴瘤患儿接种1~2剂疫苗,无论是否接受化疗,整体结果都比较差,只有38%的患儿达到了对所有三个流感疫苗株的保护性抗体水平[47]。据报道,对健康儿童能够起到保护作用的抗体滴度未能在24%的癌症患儿中预防流感,但不排除病毒感染严重程度有所减轻的可能性[33-48]。一项对54名有不同类型恶性肿瘤患儿接种了大流行甲型流感H1N1疫苗的研究[49]。总血清阳转率为44%,单变量分析显示,血液恶性肿瘤患儿的阳转率显著低于实体瘤患儿和正在进行化疗的患儿。多变量分析显示,正在进行化疗的患儿免疫应答较低($P=0.05$)、血液恶性肿瘤患儿的免疫应答有更低的趋势($P=0.10$)。改善免疫应答的一种方法是提高疫苗中流感抗原的含量,在ALL患儿中进行的一项Ⅰ期临床试验显示接种是安全的但免疫应答却没有差异,虽然这项研究尚无评价疫苗有效性的把握度[50]。

尽管癌症患者的血清学应答较低,但一项系统综述显示,接种疫苗的癌症患者患流感样疾病的风险降低[51],一项Cochrane综述发现接种流感疫苗的患者死亡率较低,但感染相关结局无差别[52]。推荐癌症患者每年接种三价或四价灭活流感疫苗[53,54]。尽管有这些建议,但接受疫苗接种受到限制,并主要受到治疗肿瘤学家们态度的强烈影响[55]。然而,必须认识到在严重并发症风险最高的患者中,保护水平可能较低。Elting等人发现正在化疗的急性白血病患者常常会发生医院获得性流感[56],因此建议家庭成员和医务人员接种流感疫苗。对轻度或中度免疫缺陷的癌症儿童接种减毒活疫苗的研究数据非常少[57]。目前未在免疫缺陷患者中推荐使用减毒活疫苗。

破伤风类毒素、白喉类毒素及灭活脊髓灰质炎疫苗

接受化疗的癌症患者对破伤风、白喉、脊髓灰质炎病毒的抵抗力通常较低。Hammarstrom等人发现41%的未经移植治疗的急性白血病患者对破伤风没有抵抗力[58]。免疫力降低的危险因素包括急性髓系白血病、疾病晚期和患者年龄增长。进行癌症治疗的儿童对破伤风、白喉、脊髓灰质炎病毒的免疫力低于同龄健康人群[59,60]。特异性免疫力的丧失与化疗强度有关。与低风险或标准风险ALL患者相比,高风险ALL患儿更有可能对破伤风和白喉无免疫力[61]。相反,Nordoy等人指出进行放射免疫治疗的低度恶性NHL患者破伤风特异性免疫功能不受影响[62]。

成人癌症患者对于白喉类毒素和破伤风类毒素的免疫应答还没有系统的研究。大多数恶性肿瘤患儿化疗后接种反应良好[60-63]。但高风险ALL患儿疫苗反应欠佳(22%破伤风、56%白喉)[61]。Stenvik等人报道称14例白血病患儿接受疫苗加强接种后,其中12例有效[64]。缺乏成年癌症患者接种的研究数据。但是前往脊髓灰质炎流行地区旅行的癌症患者应该进行脊髓灰质炎抗体检测并进行加强接种,这是较合理的建议。灭活脊灰疫苗是唯一应用于免疫缺陷患者的疫苗,因为麻痹性疾病可导致免疫缺陷,并传播活疫苗株[64]。在美国和欧洲大多数国家,只有灭活脊髓灰质炎疫苗可用。

乙型肝炎病毒

在世界许多地区,乙型肝炎病毒(hepatitis B virus, HBV)感染是传染病的主要原因。已有几项关于儿童接种HBV疫苗效果的研究总结在表69.2中。一般来说,这些疫苗是安全的并具有中等的免疫原性。

其他非活性(不能复制的)疫苗

尽管关于癌症患者严重感染的风险是否增加的数据有限,但仍可考虑接种疫苗以预防百日咳。根据国家指南进行适合年龄组的脑膜炎球菌疫苗接种[24,25]。还有适用于居住于某些地区或将前往这些地区旅行的癌症患者的疫苗。包括甲肝疫苗、虫媒传播的脑炎和流行性乙型脑炎疫苗。虽然关于这些疫苗的血清学免疫反应的数据非常有限,但由于它们是非复制性的疫苗,因此发生严重不良反应的风险与正常人群应该相似。

癌症患者治疗后长期存活者的数量在增加,存活者可能面临后期并发症的风险上升,如人乳头瘤病毒(human papillomavirus, HPV)感染。虽然这类人群作为常规免疫程序中相应的年龄段人群已有接种,但现有的HPV疫苗还没有在癌症患者中进行过系统研究[72]。尽管缺少HPV疫苗的相关信息,但是可以考虑接种,特别是在儿童期癌症的存活者中,可在适当的推荐年龄接种[24,73]。

活疫苗

水痘减毒活疫苗

以前,首次感染发生水痘可引起癌症患儿的高

表 69.2　儿童恶性肿瘤患者中重组乙肝疫苗的研究结果

诊断	疫苗	正在/停止治疗	病例数	疫苗剂量/μg	剂次	免疫程序/月龄	加强接种/月龄	血清阳转率	参考文献
白血病	Engerix-B	维持	50	20	3	0,1,6	12	32.1%	70
	GenHevac	维持	44	20	3	0,1,2	6	38.6%	70
ALL	Engerix-B	正在进行	94	20,<10岁；40,>10岁	3	0,1,2	12	19.5%（10.5%被保护）	65
ALL	Engerix-B	正在进行	111	20,<10岁；40,>10岁	5	0,1,2,3,4	12	29.7%（18.9%被保护）	66
淋巴瘤	GenHevac	正在进行	23	40	3	0,1,2	12	3剂后48%；4剂后74%	67
实体瘤	GenHevac	正在进行	47	40	3	0,1,2	12	77% 3剂后；94.4% 4剂后	67
白血病	GenHevac	维持	48	40	3	0,1,2	12	88% 3剂后；90% 4剂后	67
白血病/淋巴瘤	Engerix-B	停止/维持	36 18	20,<10岁；40,>10岁	4	0,1,2,	6	88%	68
白血病	Engerix-B	已开始 已停止	64 58	20	3	0,1,2	6	26% 88%	69
白血病/淋巴瘤	Engerix-B	已开始	60	40	3	0,1,2	无	71%	71

注：ALL：急性淋巴细胞白血病。

死亡率。随着阿昔洛韦使用和治疗的增加，发生严重疾病的风险似乎下降了。最近一项分析估计死亡率为 0.057%，不同地区的死亡率不同（北美为 0.027%，亚洲为 0.041%，欧洲为 0.08%）[74]。现有疫苗是 Oka 株减毒活疫苗[75]。这种疫苗被证明对缓解期白血病患儿有效和安全[76]，但应该认识到白血病治疗的类型在 20 世纪 80 年代还不密集。在接种者中水痘感染病为 8%，但是这些感染儿童症状较轻[76]。而疫苗的不良反应发生率则很低，而突破病例则可以用阿昔洛韦有效治疗[76,77]。然而，已有关于疫苗接种后发生的致死性的感染的报道[74]。Cakir 等人调查了接种单剂和两剂水痘疫苗，结果显示接种两剂后可以获得更好的血清阳转率（75%/29%）和抗体持久性[78]。此前，接种过水痘疫苗的癌症患儿出现过再感染的情况[79]，随着更多的成人癌症和白血病患者在儿童期接种过疫苗，这种情况在未来可能会成为一个日益严重的问题。接种疫苗后发生带状疱疹的风险低于自然感染水痘者[80,81]。在一项小型随机研究中，在化疗开始之前，给初诊断癌症患儿接种水痘疫苗，其血清阳转率高且没有发现严重不良反应，但该研究的病例数很少[82]。

重症水痘病例通常与家庭暴露有关。当癌症患儿正处于强化治疗、不能接种活疫苗时，一种选择是给健康的抗体阴性家庭成员接种疫苗。Diaz 等人表明接种过疫苗的兄弟姐妹的口咽部分泌物中没有分离到疫苗病毒[84]。目前没有临床或血清学证据表明疫苗病毒可以在癌症儿童中传播。水痘疫苗适用于血清抗体阴性的癌症病人，当其化疗程序允许时可以接种。但是考虑到有可用的抗病毒治疗方法，水痘疾病致死、严重程度风险较低，因此一般情况下不应为了接种疫苗打断维持性治疗[74]。

带状疱疹疫苗

大多数癌症病例是高龄老人，他们比同年龄健康人群更常发生带状疱疹[84]。目前的建议是不要在癌症治疗期间接种疫苗。然而，Naidus 等人对 31 名血液肿瘤患者接种了带状疱疹疫苗[85]，其中 18 人之前接受过癌症治疗、2 人正在进行治疗，接种后没有严重的不良反应报告。一例未经治疗的淋巴瘤复发患者在自体干细胞移植 4 年后因疫苗株传播而死亡的病例报告清楚地表明，在给免疫抑制的患者接种水痘活疫苗需要谨慎[86]。另一方面，如果在诊断之前或在开始治疗之前接种过带状疱疹疫苗，则对患者化疗之后具有保护作用[87]。

现在有两种灭活的水痘-带状疱疹疫苗正在研发中，可以为目前的活疫苗的两难境地提供解决之法。一种是亚单位疫苗，一种是高温灭活疫苗。据报道亚单位疫苗对于高龄健康的老人有效，但是还没有在高龄的癌症患者中开展过研究[3]。一项在实体肿瘤和血液肿瘤患者中接种4剂热灭活疫苗的二期临床试验显示,接种后具有免疫原性并没有发生严重的不良反应[88]。一项三期临床试验已经在招募研究对象,但尚未获得数据。

麻疹、腮腺炎、风疹疫苗

麻疹对于癌症患者是高致死率的疾病。Kalplan等人回顾了已发表的27个病例,其中20例(74%)发生肺炎,8例(30%)死亡[89]。癌症患者感染风疹和腮腺炎后的临床结局则不太明显。

以前接种过麻疹风疹腮腺炎疫苗(MMR)的白血病或其他癌症的患儿在治疗后损失了麻疹免疫力很常见[60,90,91]。对白血病患者,麻疹免疫力损失的风险因素是低年龄和女性[61],对其他儿童期肿瘤则主要是低年龄[91]。由于有发生严重不良反应的可能,正在接受化疗的癌症患者禁忌接种减毒活疫苗。Koochakzadeh等人研究发现,在停止治疗后3~12个月接种MMR可以获得较高的免疫应答并且安全,腮腺炎可以达到80%~100%,风疹略低50%~71%,麻疹为41%~63%[92]。处于麻疹流行高风险状态时,没有进行化疗的血清抗体阴性的癌症患者可以考虑接种麻疹风疹腮腺炎减毒活疫苗。

其他活疫苗

癌症患者接种卡介苗(BCG)、黄热病疫苗、轮状病毒疫苗的数据非常有限。不建议在癌症治疗期间使用这些活疫苗。

异基因造血干细胞移植患者

异基因造血干细胞移植(HSCT)患者的免疫缺陷来源于四个方面:①原发病和免疫抑制治疗所致的免疫抑制;②用于抑制宿主免疫系统的化疗和放射治疗;③移植物和宿主之间的免疫反应性[移植物抗宿主病(graft-vs-host disease,GVHD)];④移植后用于预防或治疗GVHD的免疫抑制治疗。异基因造血干细胞移植的技术发展很快,包括新的干细胞(外周血造血干细胞,脐血细胞,间质干细胞)来源不断引入,新的捐献者(单倍体相同的捐助者,非亲属捐赠者)出现,以及使用移植物抗肿瘤再激活的创新性调节方案替代化疗或放疗的方法,以清理患者免疫系统以利于移植物的植入。

在异基因HSCT后早期的病人可以发现对感染因子的免疫力从移植物转移而来[93-98]。这种从移植物而来的免疫力持久性有限,随着时间的推移抗体下降,越来越多的病人会对破伤风[95,99,100]、脊髓灰质炎病毒[99,101]和麻疹[102,103]易感。这种短暂的免疫力与捐赠者的免疫状态有重要关系,可以通过移植前捐助者接种疫苗或受者在移植后早期接种疫苗而得到加强[97,104-106],如接种灭活的多糖蛋白结合疫苗或蛋白质为基础的疫苗[107-109]。

器官移植可分三个阶段,每个阶段在预防接种方面各有其特异的风险与益处。移植后的早期特点为中性粒细胞减少,感染通常由细菌和真菌引起。这一阶段的其他感染由呼吸道病毒和单纯疱疹病毒引起。移植前接种捐赠者或患者是唯一的窗口期,而其中常规应用并具有实际重要性的疫苗是流感疫苗和PCV。植后1~6个月感染的风险主要受到GVHD的影响,此期间典型的感染是巨细胞病毒(CMV)、霉菌感染,但是肺炎球菌感染和流感也很重要[6,110,111]。移植晚期的主要感染是肺炎球菌感染、流感和水痘-带状疱疹病毒(VZV)引起,而这些感染可用疫苗预防[6,110-112]。由于麻疹这一疾病的再现,对此病的抵抗体重要性在上升。但是对于破伤风、白喉、脊灰等感染因子的长期预防,以及旅行者相关的疫苗也很重要。

目前的接种建议没有考虑不同类型的异基因HSCT,即使我们知道脐带血移植物受者和骨髓受者、或外周血受者的免疫功能的重建速度是不同的。对于不同的病例组有一些少量的研究,但是一些特定的因素对于确定接种的时间和程序很重要。其中之一就是免疫系统的重建的速度与完整性。有报道提示CD4$^+$细胞的数量可以作为标志物,当CD4$^+$细胞达到200/μl以上时可以开始接种能达到较好的免疫应答[113,114]。另一个要考虑的重要因素是病例是否发生GVHD。发生GVHD的病例显然不能接种活疫苗,因为可能发生严重的不良反应;此外,正在接受强化的免疫抑制治疗的有严重GVHD的病例应推迟接种疫苗。现有的数据显示有GVHD的病例对疫苗免疫应答率低并且疫苗产生的抗体更容易损失[115-119]。但是也有研究显示GVHD并未对接种产生影响[120,121]。有GVHD的病例面临严重感染的风险,可以通过接种疫苗获益,从已报道的回顾性研究的安全性数据和临床经验来看,接种导致GVHD再发的风险很低[7,116,122],虽然佐剂疫苗可以诱发其再发[123]。

对异基因HSCT患者的接种建议摘要汇总列于表69.3,其中部分建议来源于美国感染病协会发布的推荐意见[24,25]。

表69.3 对干细胞移植受者的接种建议

疫苗	建议	备注
白破类毒素（DT）	接种	移植后6~12个月开始接种3剂DT
流感灭活疫苗	接种	移植后4~6个月开始接种，季节性接种
脊灰灭活疫苗	接种	移植后6~12个月开始接种3剂
Hib结合疫苗	接种	移植后6~12个月开始接种3剂
肺炎球菌结合疫苗	接种	移植后3~6个月开始接种3剂；慢性GVHD患者12个月时加强一剂
肺炎球菌多糖疫苗	接种	没有GVHD的患者12个月加强一剂
无细胞百日咳疫苗	接种	<7岁儿童，移植后6~12个月开始接种
乙肝疫苗	接种	在推荐普通人群接种的国家，移植后6个月开始接种
HPV疫苗	可以考虑接种	与普遍接种的人群的推荐年龄组相同，移植后6个月开始接种，3剂
脑膜炎球菌结合疫苗	可以考虑接种	与普遍接种的人群的推荐年龄组相同，移植后6个月开始接种，2剂
MMR疫苗	根据个体情况考虑	儿童与血清阴性的成年人，不早于HSCT后24个月开始；GVHD病例不能接种
水痘疫苗	根据个体情况考虑	血清阴性病例，不早于BMT后24个月开始；GVHD患者不能接种
带状疱疹疫苗	不推荐	

注：BMT：骨髓移植；DT：白喉和破伤风；GVHD：移植物抗宿主病；Hib：b型流感嗜血杆菌；HSCT：造血干细胞移植；MMR：麻疹、腮腺炎、风疹。
改编自 LJUNGMAN P, CORDONNIER C, EINSELE H. Vaccination of hematopoietic cell transplant recipients. Bone Marrow Transplan, 2009, 44: 521-526。

非活性疫苗

肺炎球菌疫苗

异基因HSCT病例可以发生严重的肺炎球菌感染，特别是慢性GVHD患者[124-126]。非GVHD患者移植后6~12个月后，接种肺炎球菌疫苗（PPSV23）可产生良好的免疫反应，但慢性GVHD患者则无有效的免疫反应[105,115,127,128]，特别是特异性IgG2的反应不佳[115,129]。儿童接种肺炎球菌多糖疫苗PPSV23后其反应短暂并且亲和力低[130]，而成年人则亲和力较好[131]。因此许多患者接种PPSV23不能获得足够理想的免疫反应。

有几项研究评价了异基因HSCT患者包括慢性GVHD患者接种PCV7的情况。Kumar等人通过随机试验比较了一剂PPV23或PCV7在HSCT前接种于捐赠者和HSCT后6个月接种于移植接受者，结果显示与PPV23相比，PCV7可能提高了免疫反应，但两种疫苗都没有达到理想的效果[132]。Molrine等人进行了一项随机研究，比较移植前接种疫苗的患者、接种7价结合疫苗的捐献者和移植前没有接种的捐助者，所有病人移植后3、6和12个月接种3剂疫苗，大多数患者在HSCT后12个月获得了保护性抗体水平（不同血清型72%~100%）[133]。与多糖疫苗相比，第一剂的反应有提高（67% vs 36%）。Cordonnier等人报告移植早期（3个月开始）和晚期（9个月开始）接种3剂PCV7，结果显示异基因HSCT后3个月接种

可以获得很好的保护作用[116]。而且通过调理吞噬试验还发现PCV7提高了功能性抗体[134]。然而，早期接种的患者有更短的免疫持久性，特别是慢性GVHD患者可能从加强接种获益[116]。有研究结果还显示，接种一剂PCV7后9个月接种一剂PPV23，可以提高反应率并增加血清型覆盖率[135]。有研究显示在儿童中也有较好的免疫反应[114,136]。研究也显示，免疫系统的重建程度影响免疫反应，如CD4细胞计数超过200和正常的免疫球蛋白水平预示着有较好的免疫反应[114]。

目前推荐HSCT后3~4个月开始接种3剂PCV13，随后对无慢性GVHD的患者接种一剂PPSV23或慢性GVHD患者接种一剂PCV13[24,25]。一项回顾性的非对照的接种4剂PCV13试验研究显示，第4剂可以产生极强的免疫应答，同时有更多的不良反应发生[122]。在这项研究中，后续接种PPSV23没有获得更多的收益，但也可能是由于这剂PPSV23接种得太早，与第4剂PCV13太近。可能有必要进行额外的接种剂以维持抗肺炎球菌的免疫力但还需要进一步的研究来确定究竟用什么样的接种程序[137]。目前PCV10也已可用，但尚未开展HSCT受者的研究。

Hib疫苗

接种Hib结合疫苗可以诱导保护性免疫反应[105,128,138]。据报道，儿童患者移植后的接种时间是免疫反应的重要因素[114,139]。捐助者移植前接种、受

助者移植后3个月接种能够诱导良好的免疫反应[140]。所有异基因HSCT受者适宜接种Hib疫苗[24,25]。

流感疫苗

甲型和乙型流感对HSCT受者来讲,其感染很严重且有生命危险[111,141,142]。这些感染在移植后几年还会发生[6,141]。在大多数研究但不是所有的研究[124]显示,HSCT后的时间对疫苗反应很重要,病人HSCT后超过6个月接种疫苗反应更好[8,117,121,143]。

Ambati等人开展了一项关于移植前给捐赠者或受者接种流感疫苗的影响的回顾性随机研究,HSCT6个月后再次接种流感疫苗,结果显示对受者在移植前接种产生的抗体水平有影响。但是,也可能移植后早期接种一剂可以提高免疫反应[109]。Machado等人发现HSCT后至少6个月接种流感疫苗,预防流感的有效率为80%[144]。而且有研究显示,移植后3~4个月接种流感疫苗的T细胞免疫反应已建立[145,146]。

在H1N1流感大流行期间和之后,对HSCT受者开展了一些研究。Issa等人在82名患者移植后平均19个月(范围,2.5个月-94个月)时接种一剂无佐剂H1N1疫苗,51%的研究对象达到了保护性抗体滴度,移植后时间较长的患者获得更好的反应(OR,1.79/年),而在接种前一年内使用过利妥昔单抗的患者则反应较差[121]。条件性和慢性GVHD患者中则没有效果。Engelhard等人研究了55名对象在移植后27个月(范围,1个月-290个月)接种2剂AS03佐剂疫苗(Pandemrix,GlaxoSmithKline),两剂后的保护率为48.7%,血清阳转率为41.9%[7]。影响血清阳转率的因素是淋巴细胞计数(OR=3.04)和捐赠者的型别(OR=14.0)。接受HLA相同捐赠者的移植物的受者反应更好,但与移植后时间无关[7]。De Lavallade等人研究了26名异基因HSCT患者接种2剂同样的佐剂流感疫苗(Pandemrix),接种时间是移植后平均39个月(范围,6个月-127个月)[8],接种一剂后血清阳转率为45%,第二剂后为73%,明显低于对照者。影响免疫反应的唯一因素是移植后的时间。40%的患者观察了对流感的T细胞反应。Dhedin等人发现接种两剂含佐剂的PH_1N_1疫苗后之后,当接种后6个月开始分析数据时被观察到自然感染的病例,具有可比的免疫应答[123]。上述四项研究均报道接种疫苗是安全的。不过,Dhedin等人报道4名病例发生了更严重的GVHD[123]。

推荐所有的异基因HSCT受者在完成HSCT6个月后,如果发生社区疾病暴发时最好在完成HSCT4个月后接种灭活的流感疫苗。6~8月龄的婴儿还需要接种第二剂。HSCT受者不能接种减毒活疫苗。另一个推荐是,建议家庭成员和医务人员接种以减少传播的风险[24,25,147]。

乙型肝炎病毒疫苗

除非捐助者乙型肝炎病毒(HBV)阳性,HSCT后严重的原发性HBV感染较罕见。免疫力损失很常见,可导致病毒重现,伴或不伴肝炎体征。HSCT后早期接种疫苗很可能无效,除非捐助者已接种过疫苗。Jaffe等人基于患者的免疫能力分级开始疫苗接种[118],在292名接种疫苗者中,187例(64%)血清阳转,阳转率低于年龄匹配的对照组。慢性GVHD病史和年龄较大是免疫反应较低的因素。在另一项研究中,患者或/和捐赠者在HSCT前接种疫苗,其血清阳转率较高[148]。骨髓捐赠者接种后其免疫力会转移给受者。至少50%的患者获得的免疫力可持续较长时间[149]。最近的病例报告进一步提示,从接种了乙肝疫苗的捐助者转移来的免疫力可以清除HBV抗原和DNA阳性受者的病毒[150,151]。另一个重要的问题是预防血清阳性的个体发生HBV阳转。在既往血清HBV阳性者中进行疫苗接种研究,与未接种的对照者比较,曾接种过疫苗的患者显然不大可能发生HBV再激活[152,153]。血清乙肝阳性者应该接受抗病毒预防,直到HSCT后接种疫苗,以防止病毒复制和血清逆转。建议在异基因HSCT后接种疫苗[24,25]。

破伤风类毒素、白喉类毒素及脊灰灭活疫苗

已发表几项接种这些疫苗的研究[99-101,120,154]。要获得稳定的保护性免疫力,需要建立新的多次接种这些疫苗的初免程序[99-101,120,154]。Gerritsen等人在儿童骨髓移植(BMT)前接种疫苗,BMT后6周再接种,30%的患者有早期免疫反应[107]。应该接种脊灰灭活疫苗,一些数据显示,HSCT后6个月开始接种疫苗能够获得良好和持久的免疫反应[54]。超过90%的异基因HSCT患者接种3剂疫苗后10年,仍对脊灰病毒有防御作用[155]。建议异基因HSCT患者接种三剂破伤风类毒素、白喉类毒素和脊灰灭活疫苗[24,25]。因为移植后的患者应被视为"从未接种过疫苗"的状态,他们应全程接种类毒素,DT疫苗,而不是通常给予成人加强免疫的疫苗。

HSCT患者可能容易感染百日咳,但是严重感染的文献报告很少[156,157]。在幼儿中,因为许多现有的疫苗包含百日咳成分(DTaP)和Hib和脊灰成分,因此百日咳疫苗和白喉、破伤风疫苗一起接种是合乎逻辑的。破伤风、白喉和百日咳(Tdap)的免疫效果弱

于 DTaP[158]，因此可以考虑给年龄较大儿童和成年人接种，但是最好使用百日咳抗原含量较高的疫苗，尽管这种成人型的疫苗还没有注册上市[24,25]。

HPV 疫苗

HSCT 患者易发生人乳头瘤病毒并发症如宫颈发育异常[159]。HPV 疫苗对于免疫功能完善者是安全有效的。还没有进行 HSCT 患者接种后效力的研究，但是理论上接种年龄可与普通人群一样。没有数据支持对已感染 HPV 的 HSCT 受体接种疫苗，这可以作为将来的研究题目。

巨细胞病毒疫苗

巨细胞病毒（CMV）是 HSCT 后面临的最重要的病原体之一，基于新技术的疫苗，如 DNA 质粒疫苗、亚单位疫苗、和应用其他病毒载体的疫苗正在进行临床试验。一种 DNA 质粒疫苗包含糖蛋白 B（gB）和 pp65 质粒的疫苗 II 期临床试验显示能诱导 T 细胞反应和减少 CMV DNA 血症的发生率[160,161]，其 III 期临床试验正在进行中。

其他非活性疫苗

HSCT 受者接种脑膜炎球菌多糖疫苗可以诱导良好的抗 A 和 C 血清群的免疫反应[162]。Mahler 等人在 46 例患者（主要是儿童）中研究了四价结合疫苗，中位数超过 HSCT 后两年，不同血清群的应答率在 30%~50% 之间，46 例患者中的 7 例（15%）对所有血清群产生了应答，16 例（35%）对所有的血清群都没有产生应答，有 16 例接种了第二剂，其中 8 例（50%）对所有的血清群都产生了应答。在异基因干细胞移植后，推荐大年龄儿童和青少年接种脑膜炎疫苗[24,25]。但在给一般人群推荐接种的国家，也可考虑其他年龄组接种[164]。

还有些疫苗推荐给居住或前往某些地区的 HSCT 患者，包括甲肝疫苗、蜱媒脑炎、乙型脑炎疫苗。有关这些疫苗血清学反应的数据非常有限，但接种后发生严重不良反应的风险应该与一般人群相似。

减毒活疫苗

水痘疫苗

HSCT 后的原发性水痘病毒感染可能会非常严重。现有疫苗为减毒活疫苗，因此不能在移植后早期使用。如果可能的话，血清抗体阴性患者应尽可能在移植前接种疫苗，以提供足够的时间避开移植过程。疫苗接种与开始移植之间的时间间隔没有研究数据，但是接受化疗的癌症病人和急性白血病缓解期患儿接种后 60 天还可以观察到接种后皮疹[82,165]。曾接种过水痘疫苗的急性白血病患儿能经受随后的异基因 HSCT。血清水痘抗体阴性的 HSCT 患者的护理很麻烦，暴露于水痘感染者的情况并不少见，有潜在暴露可能的血清阴性 HSCT 受者需要进行临床管理，使用预防性带状疱疹免疫球蛋白或抗病毒预防。建议给 HSCT 受者的血清抗体阴性的家庭成员接种疫苗[164]。很少几项非对照研究报道，水痘疫苗接种是安全的，如果是在 HSCT 后 2 年以上且没有慢性 GVHD、没有正在发生的免疫抑制的病例，接种可以诱导产生血清阳转[113,166,167]。

大多数 HSCT 受者会发生带状疱疹，其中有些会很严重。Redman 等人用高温灭活水痘疫苗的研究显示没有减少发生带状疱疹的风险，但可以减少带状疱疹的严重程度[168]。灭活疫苗正在研发中。但是，一项二期临床试验显示异基因 HSCT 受者对于高温灭活疫苗的免疫反应很差[88]。Issa 等人给 58 名异体 HSCT 受者接种一剂带状疱疹活疫苗后没有观察到显著的不良反应[169]。由于现有的阿昔洛韦抗病毒治疗已证明是有效的和安全的[170]，至少在 HSCT 后 2 年内不推荐接种带状疱疹活疫苗。

MMR 疫苗

随着麻疹在许多国家重新出现，避免麻疹感染变得十分重要，因为大多数 HSCT 受者在后续随访中麻疹、腮腺炎和风疹血清抗体转为阴性[103,171,172]。以前接种过麻疹疫苗的患者其免疫力消失速度比自然感染麻疹者快[172]。有文献记载，骨髓移植接受者发生过致命的麻疹病例[89,173]。在巴西的一起暴发中，8 名麻疹患者中有 1 例发生了间质性肺炎，但都存活[171]。异基因 HSCT 但没有慢性 GVHD 的患者、或没有进行免疫抑制治疗的患者可以考虑接种麻疹疫苗。现有数据表明，HSCT 后 2 年可安全地接种麻疹疫苗[102,174]。在巴西的暴发疫情中 HSCT 后 1 年的患者接种疫苗，没有发生严重不良反应[175]。不同的报告研究结果有所不同，成年人的免疫应答率似高于儿童[102,130,175,176]。

考虑怀孕的女性患者可以接种风疹疫苗。现有数据显示，没有慢性 GVHD 或处于免疫抑制状态的患者在 BMT 后 2 年可以接种风疹疫苗而无严重不良反应[102]。疫苗效果很好[102,176]。导致 HSCT 患者严重腮腺炎病毒感染的风险可能较低，尽管有一例致死性感染病例的报告[177]。而且，腮腺炎疫苗诱导持久性免疫力的效力很差[176]。推荐儿童和血清抗体阴性的成年人接种MMR疫苗。9岁以下的儿童推荐接种第二剂MMR疫苗[24,25]。

其他活疫苗

异基因HSCT患者可以接种的活疫苗包括卡介苗和黄热病疫苗。是否考虑接种需要权衡利弊和不良反应的风险。Rio等人给3名HSCT后5年的患者接种黄热病疫苗，没有发生严重不良反应[178]。进一步扩大至25名患者，也没有发现严重不良反应（B.Rio，个人通讯，2001）。如果患者在HSCT后至少2年内居住或必须前往黄热病流行地区，并且没有GVHD和没有持续的免疫抑制状态，可以考虑接种黄热病疫苗。卡介苗疫苗可以导致T细胞功能抑制患者严重感染，因而不建议HSCT受者接种[24,25]。

自体造血干细胞移植接受者

自体HSCT受者免疫力的恢复比异基因HSCT患者要快，自体HSCT患者在移植后早期不太容易发生疫苗可预防疾病的感染。由于免疫接种的预防作用，通常不易发生严重感染。然而，一些研究表明，自体HSCT受者在后期追踪时发现有破伤风、脊髓灰质炎、麻疹免疫力丢失的情况[101,179-182]。许多进行自体HSCT的淋巴瘤患者将接受利妥昔单抗，可以影响疫苗的免疫反应[8,9]。

非活性疫苗

流感疫苗。推荐自体HSCT后4~6个月接种流感灭活疫苗[24,25]，但移植后早期接种疫苗的免疫效果不理想[7,117,143]。一项研究结果显示，在HSCT后，利妥昔单抗会影响流感疫苗的免疫应答至少6个月，在一些患者中这一时间可能会更长[9,10,41]，至于减毒活疫苗，由于没有研究数据所以不应使用。

肺炎球菌疫苗和Hib结合疫苗。自体HSCT病例对严重Hib、肺炎球菌感染的易感性低于异基因移植者，大多数感染发生于移植早期，此期对疫苗的免疫反应很弱。无论干细胞来源，与对照组相比，恶性淋巴瘤移植者接种单剂PPSV23效果不好，而且移植后几年中免疫力不断下降[182]。而PCV7接种证明有效，60%的接种者产生保护性抗体水平[184]。干细胞采集前接种疫苗可导致HSCT后12个月内各时间点的抗体水平显著升高。推荐在自体HSCT后3~6个月接种PCV13[24,25]。似乎利妥昔单抗会降低疫苗的免疫反应，但目前还有系统地研究过。

破伤风、白喉类毒素、百日咳和脊灰疫苗。自体HSCT受者与正常人群相比，丧失抗脊灰病毒[157,159]、白喉[159]、破伤风[156]的保护性免疫力的风险增高[180,182]。重复接种脊灰灭活疫苗和白破类毒素可以使自体HSCT受者有效地保存保护性免疫力[101,180,182,183]。自体骨髓或外周血干细胞移植接受者对破伤风类毒素的应答没有差异[183]，自体HSCT后早期的破伤风免疫反应通过在干细胞采集前重复接种破伤风类毒素可以得到提高[185]。大多数自体HSCT患者接种减少剂量的百日咳疫苗（Tdap）不能诱导免疫反应[186]。推荐自体HSCT后接种白破类毒素和脊灰灭活疫苗[24,25]。推荐儿童接种含有百日咳成分的疫苗DTaP。

减毒活疫苗

MMR疫苗。自体HSCT之前接种麻疹疫苗的儿童患者，通常会在后期追踪时发现抗体转阴，但之前自然感染麻疹的成人患者在移植后期的3年随访中仍有一定的免疫力[181]。如果是在移植的晚期接种麻疹疫苗，发生不良反应的风险似乎很低[181]。因此推荐给儿童和血清抗体阴性的自体HSCT接受者接种MMR疫苗，但不要早于HSCT后24个月[24,25]，9岁以下儿童推荐接种两剂。

水痘-带状疱疹病毒疫苗。一项随机研究中，抗体阳性的淋巴瘤患者进行自体HSCT前，采用接种4剂热灭活的水痘疫苗，分别于30天内，首次接种后第30天、60天和90天接种。在移植后的12个月内，其发生带状疱疹的比例在接种者中为13%，未接种者中为33%，疫苗效力为61%[187]。Sasadeusz等人研究了在HSCT后4.5~6个月接种1剂或2剂水痘活疫苗，显示免疫应答非常差但没有严重的不良反应发生[188]。Issa等人给52名完成移植后大约2年的自体HSCT受者接种了带状疱疹活疫苗，没有观察到显著的不良反应[169]，然而，在未经治疗的非霍奇金淋巴瘤复发患者自体HSCT后4年，报告了一例疫苗株引起的死亡病例，该病例自体HSCT 4年后水痘活疫苗或带状疱疹活疫苗的接种需要考虑与其他选择（如阿昔洛韦/伐昔洛韦治疗）以及将来上市可用的水痘灭活疫苗相平衡。

两项研究报道了灭活疫苗的研发。Stadtmauer等人报道了一项一期和二期安慰剂对照临床试验中，121名成人患者接种了3剂含佐剂的亚单位水痘疫苗[189]，与安慰剂相比，接种者的CD4$^+$和抗体反应提高。Mullane等人研究了接种4剂高温灭活疫苗，可以诱导产生抗体反应和细胞免疫反应[88]。三期临床试验正在进行中。

实体器官移植接受者

实体器官移植（solid organ transplant, SOT）接受者的免疫需要可由三个因素引起，每一个因素均可导致免疫系统的抑制：产生免疫抑制作用的潜在疾病（例如，慢性肾衰竭），器官移植排斥反应，移植后给予的免疫抑制治疗。等候移植者可以接种疫苗，因为与移植后接种疫苗相比，移植前疫苗诱导的免疫应答较少受抑制，患者更可能对疫苗产生反应[24,25,190]。等待 SOT 的儿童通常应该根据年龄按正常免疫程序进行接种[24,25]。移植后开始疫苗接种的合适时间没有明确规定。免疫抑制治疗在移植后头几个月往往较强烈，可影响疫苗效果。然而这些情况没有进行过充分研究。接种建议汇总见表 69.4。

非活性疫苗

肺炎球菌和 Hib 疫苗

与普通人群相比，等待移植者和 SOT 受者存在侵袭性肺炎球菌感染的高风险[191]，大多数等候移植者接种 PPSV23 后可以获得保护性抗体滴度[192]。但是这些抗体滴度在 2 年内会明显下降[193]。等待 SOT 的儿童应当根据年龄按照程序接种肺炎球菌和 b 型流感嗜血杆菌疫苗。

移植后接种 PPSV23 的研究结果报道相互矛盾。某些报道认为肝移植者[194]、心脏移植者[194,195]和肾移植者[196]与健康对照者效果一样。在另一些研究中，心脏[197]和肝脏[198]移植后抗体反应受到抑制。而且与对照者相比抗体水平下降更快[199]。Kumar 等人在一项随机双盲研究中，比较了肾移植

表 69.4 实体器官移植接受者疫苗接种推荐意见

疫苗	推荐意见		备注
	等待移植者	受者	
非活性疫苗			
肺炎球菌多糖疫苗	接种	接种	成年人和 >2 岁的儿童
肺炎球菌结合疫苗	接种	接种	成年人和儿童
Hib 结合疫苗	全部免疫程序	与正常人群一致	
流感疫苗	接种	接种	成年人和儿童；每年接种
甲肝疫苗	接种	接种	已完成肝移植的成年人和儿童
乙肝疫苗	接种	接种	成年人和儿童
脊灰灭活疫苗	全部免疫程序	全部免疫程序	移植完成后可考虑加强接种
白喉、破伤风类毒素	全部免疫程序（儿童）	全部免疫程序（儿童）	移植完成后可考虑加强接种
无细胞百日咳疫苗	接种	接种	
HPV 疫苗	接种	接种	与普通人群一致
脑膜炎球菌疫苗	接种	接种	与普通人群一致
活疫苗			
MMR 疫苗	全部免疫程序	无	
水痘疫苗	接种	无	血清抗体阴性者移植前接种
带状疱疹疫苗	按年龄	无	

注：Hib:b 型流感嗜血杆菌；MMR:麻疹、腮腺炎、风疹。
改编自 AVERY RK, LJUNGMAN P. Prophylactic measures in the solid-organ recipient before transplantation. Clin Infect Dis, 2001, 33 (Suppl 1): S15-S21; DANZINGER-ISAKOV L, KUMAR D. AST Infectious Diseases Community of Practice. Guidelines for vaccination of solid organ transplant candidates and recipients. Am J Transplant, 2009, 9 (Suppl 4): S258-S262.

受者接种结合疫苗与多糖疫苗[200],结果显示两种疫苗无明显差异。这项研究随访三年后发现,两组的抗体滴度均显著下降[201]。但是曾接种过PCV7的成年肝移植受者再接种PPV23(初免-加强免疫策略)并不能增强免疫反应。在成人肾移植病例中有类似的结果[202]。Barton等人发现接种两剂PCV7在不同类型的患者中抗体滴度足以增长两倍以上,但是心脏和肺移植受者似获益于第三剂PCV7[203]。接种PPSV23可以显著增加PCV7所覆盖的血清群的抗体水平。另一项研究在接种一剂PPSV23后使用两剂PCV7,发现第一剂PCV7接种后血清特异性抗体水平上升,尽管滴度的上升水平低于对照[204]。ACIP推荐包括SOT患者的免疫缺陷患者接种一剂PCV13,至少间隔8周以后再接种一剂PPSV23(刺激-加强策略)[22,23]。

流感疫苗

流感可导致SOT患者发生严重感染。在一项针对大流行H1N1流感病毒感染的患者调查中,发生肺炎的风险为32%、病死率为4%[4]。现有研究显示疫苗免疫效果随患者的年龄不同、移植后的时间、免疫抑制治疗的类型而有所不同。与免疫系统正常者相比,成年人肾移植[205]、肝移植[206,207]、心脏移植[195,208]、肺移植[209]术后患者对流感疫苗的抗体反应较差。对于大流行H1N1流感疫苗的研究有同样的结果[210,211]。等待肝移植的患者对疫苗的反应要好于移植后的患者[212]。一些研究但并非所有研究提示,重复接种可以提高对流感疫苗的免疫反应[207]。相反,另一些研究显示,肾移植[213-215]和肝移植[216]儿童接种流感疫苗可产生正常的反应。一项研究显示与健康对照组相比,稳定期的移植受者的外周血中流感特异性抗体分泌细胞数量显著减少[217]。

移植后的免疫抑制治疗类型对疫苗反应有影响。肺移植受者较差的免疫反应与吗替麦考酚酯有关,而西罗莫司则与较好的疫苗反应有关[209]。有数据显示,皮内注射疫苗可以让肾移植受者提高免疫反应[218]。但是一项随机研究并没有证实所有组的免疫反应都有提升[219]。一项针对已完成SOT的儿童患者接种高剂量流感疫苗的一期临床试验研究已经完成,其结果显示局部轻度不良反应和全身反应风险较高,对其中一种抗原产生了较高的血清阳转率,尽管该研究还没有把握评估后者[220]。此外,还开展了对流感疫苗接种的细胞免疫应答研究,结果显示此类反应减弱[221,222],但并非所有研究都有此类结果[223]。

尽管系统评价显示相比健康对照组,SOT患者对流感疫苗的免疫应答差得多[51,224],但是接种疫苗的移植患者发生流感样疾病或实验室确诊的流感风险要低于未接种者[51]。Magnani等人报告称心脏移植患者接种流感疫苗可以减少发生流感样症状的比例[225]。在一项回顾性研究中,接种和未接种大流行H1N1流感疫苗的儿童肝移植受者感染率分别为4%和25%[226]。

几项研究分析了接种流感疫苗后移植物排斥反应的风险,发现接种疫苗不会增加这种风险[195,206,208,225,227-231]。然而,这样的病例报告还是有的,例如器官排斥反应[232-234]。也有接种流感疫苗后同种异体反应性增加的报告[235]。另一方面,一项对50 000多名肾移植受者的大型队列研究显示,在移植完成后的第一年接种流感疫苗可以减少移植失败和死亡的风险[236]。参考所有的研究数据,接种流感疫苗的好处远大于接种所带来的风险[190]。

建议实体器官移植者每年接种季节性流感灭活疫苗[24,25],考虑到器官疾病患者的终末期感染流感将会十分严重,也推荐等待移植的患者接种流感灭活疫苗[24,25]。减毒活疫苗还没有相关数据,这一人群也不应接种[24,25,190]。

破伤风、白喉和百日咳疫苗

不到50%的慢性肾病患者有保护性破伤风抗体滴度,虽然接种后的免疫反应率下降[247],但是仍推荐等待移植者完成初免程序(幼儿)或加强接种一剂Tdap(大年龄儿童和成年人)[24,25,190]。

在已接受肾移植的儿童中,发现38%具有抗白喉免疫力、90%具有抗破伤风免疫力[238]。接种疫苗后35%和32%的患者能分别抵御白喉1年和5年[238]。加强接种一剂疫苗可以使95%患者获得保护性抗白喉抗体水平。但在12个月后只有76%还有保护性抗体水平[238],所有患者仍能抵御破伤风。SOT后接种百日咳疫苗还没有相关研究,但是推荐完成DTaP接种[24,25]。

乙型肝炎疫苗

抗HBV感染的保护力可通过HBV阳性器官移植物或输血获得。移植前,建议给HBV阴性者接种疫苗,因为移植患者存在严重HBV感染的风险。此外,接受接种过乙肝疫苗的捐献者的器官的患者再次感染HBV的风险较低[239]。但是在血液透析患者[240,241]和肝病终末期等待肝移植者中[242,243],HBV疫苗的效力较低。为了提高疫苗的应答,采用不同的免疫程序,包括加速接种程序或加倍剂量程序[244-247]。不同的研究报告中血清阳转率从31%到62%不等。一项研究发现给无应答者重复接种大剂量(80μg)疫苗可提高血清阳转率[248]。产生较好免疫反应的相关因素包括年龄较轻[244,249]、胆管闭锁儿童[250]、轻度肝病[244]和某种人类白细胞抗原(HLA)类型[244]。除了初始疫苗的应答差以外,肝移植后抗体水平会迅速下降,以致35%移植前血清阳转患者在肝移植后转为血清阴性[244,245-249]。尽管不能获得最佳免疫应答,但是仍然建议移植前接种HBV疫苗[190]。

有研究认为,实体器官移植患者接种HBV疫苗的效力很低,应答率只有5%~15%[251,252]。但是肝移植患儿能取得良好的免疫反应(血清阳转率70%)[253]。免疫抑制治疗的不同类型也会影响疫苗免疫效果,接受三种免疫抑制剂(环孢素,皮质类固醇和硫唑嘌呤)者对疫苗的反应就不如只接受环孢素的患者[253]。通过接种疫苗预防移植患者由于感染HBV导致的肝硬化,这方面的研究有不同的结果。Sánchez-Fueyo等人报告了接种加倍剂量的HBV疫苗可以获得较好结果[228],而Angelico等人的报告显示类似的策略效果较差[254]。另一种可能获得较好免疫效果的方法是,皮内接种HBV疫苗。Choy等人报告了在肌内注射疫苗失败的肾移植受者中,通过皮内接种HBV疫苗,有62%产生了免疫应答[255]。为阻止病毒在接受肝移植患者中激活,拉米夫定和双倍剂量HBV疫苗的组合是不成功的[256,257],因此需要新型疫苗。例如,两个新佐剂疫苗的研究获得了令人高兴的结果,显示有HBV相关疾病的肝移植受者中有50%~80%的应答率[258,259]。加强接种常规疫苗也被证明可以提高免疫持久性[260]。

甲型肝炎病毒疫苗

甲型肝炎病毒(HAV)可导致慢性肝病患者失代偿或死亡。慢性肝病或等待移植的肾脏疾病患者能够对甲肝疫苗产生免疫反应,但不如正常人好[261,262]。血清阳转的患者2年内有29%的人抗体转阴[263]。在一项对韩国肾移植受者的大型研究中,19%肾移植患者血清阴性,52例患者接种了两剂甲肝疫苗,血清阳转率只有27%并伴随较低的血肌酐和较高的血红蛋白,这提示可能免疫反应得到提高[264]。

建议等待移植者接种甲肝疫苗,特别是肝病患者[190]。移植前联合接种甲型和乙型肝炎疫苗可能更有用。与正常人相比,肝或肾移植后接种疫苗的效果较差[249,265],而且抗体水平下降更快[265]。

HPV疫苗

SOT受者对于HPV相关的尖锐湿疣、宫颈癌和肛门生殖器肿瘤有高风险。一项在青少年肾脏和肝移植受者中开展的小型研究发现,100%的病例对4价HPV疫苗产生免疫应答[267]。接种HPV疫苗的建议与一般人群是一样的,但是因为发生尖锐湿疣风险在上升,四价HPV疫苗对于等待SOT的患者或受者更好[24,25]。

CMV疫苗

巨细胞病毒(CMV)是SOT后患者的一个重要病原体。基于Towne株的减毒活疫苗的研究显示,接受血清抗体阳性捐赠者器官的血清抗体阴性接受者,可以减轻CMV疾病的严重程度和移植物排斥反应[268,269]。但这种疫苗现在已不再生产。在最近一项基于gB的亚单位疫苗的Ⅱ期研究中,肝和肾移植者移植前接种一剂、移植后接种两剂能诱导gB特异性抗体,而且从血清CMV阳性捐赠者接受移植器官的血清抗体阴性患者中,可以导致CMV血症时间较短以及更昔洛韦治疗时间缩短[2]。有必要开展进一步研究探讨CMV灭活疫苗对于SOT受者在临床上是否有效。

其他非活性疫苗

一项在心脏移植患者中进行的研究显示,与正常人相比,心脏移植接受者对蜱传播乙脑疫苗的免疫应答较弱[270]。目前尚无实体器官移植等待者和接受者接种脑膜炎球菌疫苗的相关数据。许多SOT受者如果是去旅行,则有一些"旅行者疫苗"接种建议。不过,没有数据支持这些疫苗接种后的效力,因此去需要接种这些疫苗的地区旅行前最好征询专家的意见。

减毒活疫苗

由于接种活疫苗有发生疫苗相关病例的风险,因此不建议实体器官移植患者接种活疫苗[24,25]。移植前接种活疫苗导致的疫苗相关疾病的风险还没有确定,但是,如果延长移植与接种时间的间隔,可能会降低风险。

水痘疫苗

VZV可导致器官移植患者发生严重甚至致命感染。等待器官移植而又抗体阴性的患者要着重考虑疫苗接种。等待肾移植尿毒症儿童接种水痘疫苗已证明是安全的,可以降低抗体阴性的患者移植后发生水痘的风险[271]。一项随访研究表明,42%的患者有持久保护作用,10年后仍有抗体。此外,与未接种者相比,接种后感染水痘的风险降低,病情明显减轻[271]。一项大型研究显示,700多名儿童肾移植前接种疫苗可减少水痘和带状疱疹发生[272]。50名等待肾移植的儿童接种两剂疫苗后抗体阳转率为98%[273]。与之类似,慢性肝病等待移植的儿童接种单剂疫苗后抗体阳转率为100%,没有严重不良反应[274]。另外一项研究显示,95%的等待肝移植的儿童也获得血清阳转275。同时少数水痘抗体阴性的成年人也可以从接种水痘疫苗中受益。

带状疱疹疫苗也已显示,在老年人群中可以减少带状疱疹复发的风险,最长可达8年[276]。虽然移植前接种带状疱疹疫苗是否可以减少移植后发生带状疱疹的风险尚未明了,但是可以考虑给符合带状疱疹疫苗接种标准的等待移植者接种疫苗。

移植后水痘抗体阴性者也可考虑接种水痘疫苗。几项小型研究表明,移植后接种水痘疫苗是安全的[275,277-281]。在一项包括17名肾移植者的研究中,作者报道的患者血清阳转率为85%,只有3名移植后患者发生了轻症水痘[277]。另外一项研究中,给予15名抗体转阴的儿童肝移植接受者加强接种水痘疫苗和MMR疫苗,观察到血清学应答增强,未见严重不良反应或皮疹[275],不过这些患者可能保留了一些细胞介导免疫力。在一项对16名儿童肝脏和小肠移植接受者的研究中,87%的患儿出现了体液和细胞介导免疫力[278]。在16例患者中,3例服用阿昔洛韦治疗者接种疫苗后出现皮疹。不过,还报告移植接受者接种水痘疫苗后发生了明显的水痘病毒疾病[282,283],因此需要进一步研究以评估此法的效果和安全性。已可用的灭活水痘疫苗将可以为移植受者接种提供新的机会。

麻疹、腮腺炎和风疹疫苗

等待肾移植的婴儿对麻疹,腮腺炎和风疹疫苗有理想的免疫反应:88%的患者对疫苗的三个组分产生了免疫力[284]。分别对每个组分的分析显示,89%对麻疹、88%对腮腺炎和100%对风疹产生了免疫力。在另一项研究中,42名血清抗体阴性的等待移植的儿童接种了麻疹疫苗,血清阳转率为97%,未见显著的不良反应[285]。除非马上就要移植,没有接种过MMR疫苗的等待移植的儿童应该接种MMR疫苗。

其他活疫苗

目前尚无给等待移植者或移植后患者接种其他活疫苗如轮状病毒疫苗、黄热病疫苗或BCG的相关数据。一般来说,活疫苗不应用于实体器官移植后[24,25]。然而,等待移植的儿童患者应该接种与其年龄相适宜的疫苗,包括等待实体器官移植的婴儿,也应从2月龄时开始接种轮状病毒疫苗[24,25]。研究显示SOT后平均3年后98%的SOT受者仍有对黄热病抗体[286]。不过,疫苗接种与移植之间的时间间隔对于疫苗接种后疾病发生的风险可能非常重要,因此建议接种后与移植之间的间隔至少有4周[24,25]。

原发性免疫缺陷病

原发性免疫缺陷病(PIDs)包括导致先天性或后天性免疫系统功能障碍的遗传性紊乱。许多类型的PID的发生原因可以通过分子遗传学分析快速找到。这些缺陷导致感染风险增加,因此在可能和安全的情况下为这类儿童接种疫苗是非常重要的。遗传缺陷决定了PID患者对感染的敏感性和感染谱,因此疫苗接种的需要、有效性和风险取决于遗传性缺陷的类型。不太显著的缺陷常常在儿童期较晚时期发现,因此常规免疫接种计划可能已经启动。有时免疫缺陷是在接种疫苗后发现的,比如播散性BCG感染,被诊断为疫苗接种的结果。大多数PID都很罕见或罕见,因此对每种缺陷进行临床筛查是不可能的。这些缺陷可以大致分类如下:

1. 先天性免疫系统缺陷,包括补体缺陷、吞噬细胞功能缺陷、细胞受体和参与细胞因子产物的信号转导途径相关疾病。

2. 适应性免疫系统缺陷,包括抗体产生的主要缺陷,诸如X-连锁无丙种球蛋白血症和普通变异型免疫缺陷病,和次要缺陷如IgA缺乏、免疫球蛋白亚类缺陷和特异性多糖抗体缺陷等。这类缺陷的重症者中,要终生接受免疫球蛋白替代治疗,因此很少能接种疫苗。

3. 与T细胞相关的联合缺陷,包括许多不同的疾病例如严重联合免疫缺陷病、Wiskott-Aldrich综合征、DiGeorge综合征、X-连锁高免疫球蛋白M血症、严重共济失调毛细血管扩张综合征、家族性噬血细胞性淋巴组织细胞增生症伴穿孔素基因突变以及其他几种罕见缺陷。

非活性疫苗接种不会增加不良反应的风险,但是免疫原性和效力不好。以下是根据健康儿童免疫程序给出的非活性疫苗的推荐。下面关于活疫苗使用的总结是一般性的概括,但在有特异性缺陷的儿童接种前应该征询专家建议。服脊灰活疫苗可以导致某些PID患者发生麻痹性疾病,虽然有些患者在被诊断出免疫缺陷前就已接种了此疫苗。然而,这种活疫苗在许多国家已不再使用,包括美国。免疫缺陷患者的家庭成员也应接种灭活疫苗。

先天性免疫系统缺陷

非活性疫苗

肺炎球菌、Hib和脑膜炎球菌疫苗。 原发性补体缺陷患者罹患侵袭性脑膜炎球菌疾病的风险非常高[287]。早期补体成分C2-4缺乏也会增加肺炎球菌和Hib感染的风险。补体缺乏患者接种四价脑膜炎球菌多糖疫苗可以产生很好的血清学反应[288,290]。此类患者还需定期重复接种以保持保护性抗体水平[288,290]。目前还没有脑膜炎球菌结合疫苗的效力的研究发表。但是,由于可以提高免疫原性,结合疫苗仍被推荐用于补体缺陷病例[24,25,291]。已知大多数的共济失调性毛细血管扩张症患者对于PPSV23的反应较弱。在三项小型研究中,这类患者对PCV7疫苗可以有较好的免疫原性,虽然不能与健康对照组相比[292-294]。对于特异性多糖抗体缺乏患者也有同样的建议。先天性免疫系统缺陷患者应接种PCV13和Hib结合疫苗[24,25]。

破伤风类毒素,白喉类毒素,脊灰灭活疫苗,无细胞百日咳疫苗。 补体系统缺陷、吞噬细胞功能缺陷、细胞因子分泌缺陷的患儿应该接种这些疫苗,免疫程序与健康儿童一样。

流感疫苗。 补体系统缺陷、吞噬细胞功能缺陷、细胞因子分泌缺陷的患儿应该接种流感灭活疫苗[24,25]。

减毒活疫苗

水痘疫苗和MMR疫苗。 慢性肉芽肿病(CGD)、早期或晚期补体缺陷患儿可以接种水痘减毒活疫苗和MMR疫苗[295]。由于许多分子遗传学变化可以导致对病毒的免疫缺陷,因此吞噬细胞功能缺陷、细胞因子分泌缺陷的患儿在接种前应该征询专家意见。

其他活疫苗。 有许多关于细胞因子分泌缺陷的患者[296-298]和其他先天性免疫缺陷患者[299,300]接种BCG后发生播散性感染的病例报告。PID患者应该避免接种BCG。细胞因子分泌缺陷患者感染沙门菌风险较高[301],因此应避免使用口服伤寒疫苗。关于PID患者口服轮状病毒疫苗的数据非常有限。

B细胞缺陷

非活性疫苗

肺炎球菌和Hib疫苗。 与健康儿童相似,轻度到中度B细胞功能缺陷患者包括IgA缺乏患儿应该接种肺炎球菌和Hib疫苗。特异性多糖抗体缺陷患者和共济失调毛细血管扩张患者应该接种PCV13,其中年龄大于2岁的患者还应接种一剂PPSV23[24,25]。但是有更显著的抗体合成缺陷或正在接受抗体补充治疗的患者可能对疫苗没有反应。对于特异性多糖抗体缺陷患者,使用结合疫苗可能在某种程度上克服这种缺陷并产生相应的抗体反应[302]。一项针对普通变异型免疫缺陷病患者接种多糖和结合疫苗的研究显示,一小部分患者产生了一些免疫反应,这些反应可能与潜在疾病的临床严重性相关[303-305]。

破伤风类毒素、白喉类毒素、脊灰灭活疫苗、无细胞百日咳疫苗。 虽然抗体反应不太好,但是IgA缺乏患儿、轻度到中度B细胞功能缺陷及其亚类患儿应该接种这些疫苗。完全缺乏B细胞功能的患者可能对疫苗不产生反应但是也没有什么风险。

流感疫苗。 轻度到中度B细胞功能缺陷包括IgA缺乏患者可以接种灭活流感疫苗。然而尚未研究其免疫效果。但是重症B细胞功能缺陷患者不可接种流感减毒活疫苗。

减毒活疫苗

水痘和MMR疫苗。 显著的B细胞功能缺陷患者不可接种水痘和MMR疫苗,因为不大可能产生抗体反应,而且可能会引起疫苗不良反应。B细胞功能缺陷不太严重的患者可以考虑接种这些疫苗[295]。但是B细胞功能缺陷患者可能同时还有T细胞功能缺陷,所以应当考虑到疫苗不良反应可能增加。

口服脊灰疫苗。 IgA缺乏患者接种疫苗可能发生疫苗相关性麻痹[306,308]。因此重症B细胞功能缺陷的患者不应接种口服脊灰疫苗。

联合免疫缺陷疾病

非活性疫苗

肺炎球菌疫苗、Hib 疫苗、流感灭活疫苗、破伤风类毒素、白喉类毒素、脊灰灭活疫苗、无细胞百日咳疫苗。联合免疫缺陷患者可以按健康儿童接种程序接种这些疫苗，但是重症患儿可能不会产生反应。

减毒活疫苗

联合免疫缺陷患儿接种活疫苗的效力和安全性数据有限。T 细胞功能缺陷患儿接种活病毒疫苗的并发症已有报道如疫苗相关性麻痹[309]，播散性麻疹感染[294-296]和慢性轮状病毒感染[310-313]。严重联合免疫缺陷病患者、Wiskott-Aldrich 综合征、完全性 DiGeorge 综合征、遗传性噬血细胞性淋巴组织细胞增生症的患者不可接种活疫苗包括流感减毒活疫苗。对于不太严重的疾病如不完全 DiGeorge 综合征患者，有研究证实 MMR 和水痘疫苗接种后可以产生高血清阳转率并且没有严重的不良反应[314,315]。循环 T 细胞数量和 T 细胞体外转化试验可以作为能否接种疫苗的指标。因此是否接种疫苗要评估免疫系统功能和征询 PID 专家意见后根据个体情况决定。

慢性炎症疾病患者

慢性炎症导致的疾病包括炎症性肠病（克罗恩病、溃疡性结肠炎）、风湿性疾病（类风湿关节炎、系统性红斑狼疮、系统性硬化病、皮肌炎）、神经性疾病（多发性硬化症和其他自身免疫性神经性疾病）和血液病（自身免疫性溶血性贫血、特发性血小板减少性紫癜）。这些慢性炎症患者使用各种抗炎药物治疗，包括皮质类固醇、细胞毒性药物如甲氨蝶呤、环磷酰胺，钙调神经蛋白抑制剂如环孢素、他克莫司，以及越来越频繁地使用单克隆抗体，例如，肿瘤坏死因子（TNF）阻滞剂或抗 B 细胞抗体如利妥昔。风湿性疾病和自身免疫性疾病患者接种疫苗必须考虑三个方面：采用皮质类固醇或其他药物作免疫抑制治疗期间对疫苗的免疫反应，不良反应的风险，基础疾病发作的风险。已有研究发现使用利妥昔的类风湿关节炎患者对疫苗的免疫反应降低[316]。一般来说，患者应该在进行免疫抑制治疗前接种疫苗，如果可能的话最好选择与其年龄相适应的免疫程序[24,25]。

非活性疫苗

肺炎球菌疫苗和 Hib 疫苗

SLE 患者发生严重肺炎球菌感染的风险增长 13 倍[317]。PPSV23 对于类风湿关节炎和系统性红斑狼疮患者是有效的[318-320]。然而，Battafarano 等人的研究显示，正在接受免疫抑制治疗的患者对疫苗的免疫应答较弱[320]，Elkayam 等人的研究显示，20%~33% 的患者至少对疫苗中的一种血清型没有免疫反应[319]。PPSV23[318-321]和 Hib 结合疫苗[320]对于系统性红斑狼疮患者是安全的，对破伤风类毒素和 Hib 疫苗的有一定的免疫反应。

有研究开展了 TNF-α 阻滞剂对类风湿关节炎患者疫苗反应的影响[322]，没有看到对 PPV23 应答的负面作用。但是使用甲氨蝶呤的患者对于肺炎球菌疫苗的应答率较低[323]。利妥昔单抗对于 PPV23 的抗体反应有负面影响[324]。接种 PPSV23 后没有疾病发作或严重不良反应的报道。190 名类风湿关节炎患者对 PPSV23 的抗体反应没有受到治疗药物塔西单抗、抗白细胞介素-6 受体抗体的负面影响[325]。Nagel 等人报道了一项关于 PCV7 作用的注册研究，发现类风湿关节炎和脊椎关节病患者中严重肺炎球菌感染的减少并不显著。美国疾病预防控制中心 ACIP 推荐免疫缺陷患者常规使用 PCV13 并后续接种 PPSV23，包括那些接受免疫抑制治疗的患者[22,23]。但是这些推荐并没有在慢性炎症患者中开展过研究。

流感疫苗

慢性炎症患者（CID）已被纳入流感疫苗常规推荐的免疫抑制人群中[24,25]。接种流感疫苗的免疫原性已在 SLE 患者中进行了研究。大多数患者都能产生免疫反应，虽然与对照者相比反应较弱[326-328]，并且与皮质类固醇治疗强度相关[326]。Lu 等人研究了 SLE 患者接种大流行流感 H1N1 疫苗后的免疫反应，发现反应情与对照组相近[329]。

Elkayam 等人的研究显示，接受英夫利西单抗治疗的类风湿关节炎和强直性脊柱炎患者对疫苗有反应，虽然英夫利昔单抗治疗后三周的患者接种疫苗后有一定的免疫反应，不过接受利妥昔单抗治疗的患者对疫苗的反应较弱[330]。Van Assen 等人对接受甲氨蝶呤治疗的类风湿关节炎患者和健康对照组的早期反应（接受利妥昔单抗后 1~2 个月）和后期反应（接受利妥昔单抗后 6~10 个月）做了比较研究[331]。他们发现利妥昔单抗治疗组的疫苗反应减弱,但是接受利妥昔单抗后期接种疫苗的患者抗体几何平均滴度有一定程度上升。与对照组相比,接受塔西单抗治疗的类风湿关节炎患者或青少年特发性关节炎患者对流感灭活疫苗可以产生相似的抗体反应[332]。

风湿病患儿对流感疫苗反应很好,血清保护率达到与健康儿童相近的水平[333]。两项关于儿童炎性肠病患儿接种流感灭活疫苗的回顾性研究显示[334,335],接种疫苗是安全和有效的,虽然接受TNF-α阻滞剂治疗的患儿的免疫原性较弱。与健康对照组相比,接受低剂免疫抑制治疗的患儿对三种疫苗株均产生了可比的血清转化率。接受TNF-α阻滞剂的患儿对流感A疫苗株产生正常的血清保护率,但对B疫苗株的血清阳转率和保护率均较低。

与对照组相比,流感疫苗接种组SLE患者并没有显示出疾病发作增加[326,327,336,337]。在类风湿关节炎患者和强直性脊柱炎患者[329-331]及各种风湿性疾病混合组患者中[338,339]也观察到相似的结果。由于免疫效果较好而且没有明显的风险,因此推荐CID患者每年接种流感灭活疫苗。

其他疫苗

CID患者对破伤风类毒素的反应与对照者相似[324]。一项关于类风湿关节炎患者接种乙肝疫苗的前瞻性研究发现,大多数患者可以产生疫苗免疫反应并且没有明显的不良反应[340]。一项对234名儿童和青少年关节炎患者接种脑膜炎球菌结合疫苗的大型研究显示,无论血清型别和免疫抑制的程度如何,都能产生具有良好的免疫反应[341]。两项关于SLE患者接种四价HPV疫苗的研究均显示有较高的抗体反应、没有严重的不良反应[342,343]。最后,接受TNF-α阻滞剂的类风湿关节炎患者要获得保护性抗体需接种2剂甲肝疫苗[344]。

减毒活疫苗

水痘疫苗

两项关于水痘疫苗应用于CID患儿的研究已发表。Pileggi等人报告25名类风湿关节炎儿童(20名抗体阴性,5名抗体滴度处于临界值)接种水痘疫苗的结果,并与18名健康对照者的结果做比较[345]。25名患儿均接受甲氨蝶呤治疗;13名患儿还接受泼尼松,5名还接受其他缓解疾病的抗风湿药物。半数患儿对疫苗有免疫反应,对照者72%有应答但是无统计学显著性差异。疫苗接种是安全的,没有发生水痘疫苗病征象或其他不良反应。一个病例系列研究结果显示,6名炎性肠病患儿中,5名在开始免疫抑制治疗前接种了第一剂水痘疫苗,治疗开始后又加强接种了一剂,没有观察到严重的不良反应[346]。

CID患者发生带状疱疹的风险增加。尽管缺乏疫苗安全性相关研究,美国感染疾病协会仍然推荐50岁以上的轻度免疫抑制病例接种带状疱疹疫苗;但对于接受强度免疫抑制治疗包括TNF-α阻滞剂的患者禁止接种带状疱疹疫苗。

其他活疫苗

目前尚无成年CID患者接种其他活疫苗的研究数据。进行免疫抑制治疗的成年类风湿病患者不推荐使用活疫苗。青少年特发性关节炎患者再次接种MMR后可以对三种病毒都获得较好的免疫反应,并且不会产生严重的不良反应,即使持续使用甲氨蝶呤或最近使用过依那西或阿那白滞素;但是这一人群初次接种MMR的研究数据缺乏。7名多发性硬化患者接种黄热病疫苗后观察到原发疾病活动度上升的情况[347]。然而,美国儿科学会的感染性疾病专家认为,接受中等剂量皮质类固醇的患儿(体重>10kg的患儿,<20mg泼尼松龙)可以接种活疫苗[295]。

免疫缺陷患者的家庭接触者

家庭内和其他与免疫缺陷患者密切接触的人,可以接种除脊髓灰质炎减毒活疫苗以外的、各年龄组适宜的疫苗[295]。有限的数据显示流感减毒活疫苗病毒潜在的传播力,因此严重免疫缺陷患者(例如在HSCT后早期的异基因HSCT受者或因GVHD接受强烈免疫抑制治疗者)的家庭接触者应该避免接种。

未来方向

免疫缺陷患者的人数还在上升。而医疗技术的进步导致采用强烈免疫抑制治疗的患者群体不断发生变化;例如,接受HSCT患者的年龄在上升。与此同时,新的免疫抑制剂不断推出,治疗的形式也在转变。因此,将来必须开展前瞻性临床试验评估这些新队列中接种疫苗的安全性、免疫原性和有效性。新的医疗技术在世界各地广泛使用,但是针对热带地区常见的传染病原体的疫苗却很少进行研究。这些国家的流行病学特征以及疾病风险不同,例如,TB 在流行地区的风险很高;当评估疫苗接种的风险效益和成本效益时,黄热病和甲肝病毒感染的风险必须考虑进去[348]。最近的大流行流感 H1N1 暴发显示免疫缺陷人群是新发传染病和快速传播感染的脆弱人群[4,6]。预防 CMV、水痘和流感的新疫苗正在研发中,这些疫苗应用于免疫缺陷人群需要进行评价,这一人群是这些疾病和感染的易感者。

（卢莉　杨云凯　陈艺元）

本章相关参考资料可在"ExpertConsult.com"上查阅。

第 70 章　人类免疫缺陷病毒感染者的免疫接种

Catherine G. Sutcliffe 和 William J. Moss

由于缺乏有效的抗反转录病毒治疗,人类免疫缺陷病毒 1 型(human immunodeficiency virus type 1,HIV-1)感染可导致 CD4[+]T 淋巴细胞进行性减少,对新抗原刺激产生保护性应答能力降低,最初免疫力丧失,感染并发症风险升高。与其他可导致严重免疫抑制的情况一样,HIV-1 感染可削弱疫苗效力,增加活疫苗的严重不良事件风险。与未感染者相比,感染 HIV-1 的儿童和成人在疫苗接种后,达到保护性抗体水平的比例较低。抗体反应的强度通常与 CD4[+]T 淋巴细胞计数负相关[1,2]。一般情况下,CD4[+]T 淋巴细胞低于 200/mm^3 的 HIV-1 感染成人及 CD4[+]T 淋巴细胞比例低于 15% 的 HIV-1 感染儿童对疫苗的血清学应答较弱。[1,2]接种疫苗后产生初始抗体应答的人群中,HIV-1 感染者的抗体浓度比未感染者下降的速度更快。由于活疫苗毒株潜在的无法控制的复制风险,免疫抑制的 HIV-1 感染者接种活病毒和细菌疫苗后风险增高,并且这一风险随着免疫抑制的严重程度而升高。接种疫苗引起的 T 淋巴细胞增殖可导致血浆 HIV-1 RNA 水平的一过性升高,但目前尚未发现疫苗接种对 HIV-1 疾病进展有何影响[3]。

在 HIV-1 感染尚未导致明显免疫抑制的婴儿中,接种疫苗通常是安全有效的[4,5]。进展为临床明显免疫抑制的速度取决于患者和病毒相关的多种因素。因此,HIV-1 感染儿童接种疫苗的安全性和有效性因接种疫苗时的年龄及免疫状态而异。尽管针对某些抗原(麻疹病毒、破伤风类毒素、乙肝病毒)的抗体浓度降低的速度高于免疫抑制恶化的程度,但部分或保护性免疫力通常会持续存在至出现严重的免疫抑制[6]。感染 HIV-1 的大龄儿童和成人对初次免疫的免疫应答可能受损,但在感染 HIV-1 前接种疫苗所获得的保护性免疫力通常得以维持。抗反转录病毒治疗可以改善 HIV-1 感染儿童[7,8]和成人[9]对疫苗的免疫应答,但可能无法达到未感染者的应答水平。然而,抗反转录病毒治疗并不能恢复治疗前丧失的免疫力。在出现严重免疫抑制的 HIV-1 感染者中,推迟到 HIV-1 复制得到控制和通过高效抗反转录病毒治疗(highly active antiretroviral therapy,HAART)使免疫系统得以重建后再进行接种,可以提高免疫应答水平[1,10],如果没有立即罹患疫苗可预防疾病的风险应该考虑推迟接种。随着越来越多的 HIV-1 感染儿童在婴儿早期甚至在接种疫苗之前开始 HARRT,他们的免疫反应可能更接近未感染儿童的免疫反应。然而,即使在接受有效的 HARRT 的 HIV-1 感染者中,血清学应答也可能减弱。

在 HIV 暴露但未感染儿童中,许多免疫学异常已经被描述,包括初始 CD4[+]T 淋巴细胞数量减少,尽管这些变化的临床意义并不清楚[11]。与这些发现结果一致的是,一些研究报道与未暴露 HIV 儿童相比,HIV 暴露但未感染儿童的免疫应答较低,包括对破伤风类毒素、脊髓灰质炎病毒、乙型肝炎疫苗和卡介苗的应答[12-14]。然而,并非所有的研究都证实了 HIV 暴露未感染儿童和 HIV 未暴露儿童对疫苗抗体反应存在差异[15,16],这些观察结果的临床意义和公共卫生意义尚不清楚。评价 HIV 暴露但未感染儿童中的疫苗效力因受多种混杂因素影响而变得复杂。这些儿童接种疫苗后是否不太可能产生保护性免疫力尚有待确定。

HIV 感染者疫苗使用指南

HIV-1 感染者免疫接种指南考虑了免疫接种的风险、暴露于疾病的风险和疾病并发症的风险[17-20]。世界卫生组织(The World Health Organization,WHO)推荐,给无症状的 HIV-1 感染儿童和成人接种所有常规推荐的疫苗[18]。唯一例外的是卡介苗(Bacille Calmette-Guerin,BCG),由于 HIV-1 感染儿童接种卡介苗后发生播散性卡介苗病的风险升高,不推荐 HIV-1 感染儿童接种卡介苗,尽管在出生后短时间内难以确定是否感染 HIV-1[21,22]。在婴儿早期无法诊断 HIV 感染时,不管是否发生了 HIV-1 暴露,应在出生后接种卡介苗,对于 HIV-1 暴露的婴儿应密切关注是否有播散性卡介苗病的体征和症状[21]。对于严重免疫功能低下的 HIV-1 感染者,由于潜在的并发症风险增加,不推荐接种黄热病疫苗和麻疹疫苗[23,24],尽管这一说法需要更多的安全性数据支持。在美国,严重免疫功能低下的 HIV-1 感染者也不推荐接种水痘和带状疱疹疫苗[19,20]。不管症状如何,所有其他的疫苗都推荐给 HIV-1 感染者接种。鉴于治疗前免疫力下降的原因,世界卫生组织和美国免疫实施咨询委员会(Advisory Committee on Immunization Practices,ACIP)建议对通过抗反转录病毒治疗进行免疫重建后的 HIV-1 感染儿童进行麻疹疫苗复种。对于暴露风险较低、可检测免疫状态或有活疫苗替代品的情况,免疫实施咨询委员会和美国儿科学会感染性疾病委员会等给出了更多的具体的建议(表 70.1)。

表 70.1 WHO/UNICEF 和 ACIP 对 HIV-1 感染儿童和成人免疫接种的建议[17-20]

疫苗	HIV-1 感染	严重免疫抑制	注释
WHO/UNICEF			
BCG	不推荐	不推荐	婴儿早期难以确认 HIV-1 感染
DTP	推荐	推荐	
OPV/IPV	推荐	推荐	有症状感染可接种 IPV
麻疹	推荐	不推荐	6 和 9 个月时接种;抗反转录病毒治疗免疫重建后复种
乙肝	推荐	推荐	
Hib	推荐	推荐	
肺炎球菌	推荐	推荐	
轮状病毒	推荐	不推荐	
破伤风类毒素	推荐	推荐	5 剂
黄热病	推荐	不推荐	直到安全性得到进一步评估

疫苗	HIV-1 感染或 AIDS 儿童	HIV-1 感染或 AIDS 成人	注释
ACIP			
DTP	推荐	不适用	
OPV	禁忌	禁忌	
IPV	推荐	有指征时使用	
MMR	推荐	推荐	若严重免疫抑制(CD4$^+$T 淋巴细胞 <15%)则不推荐 有效的抗反转录病毒治疗后两剂次的复种
Hib	推荐	酌情	根据成人 Hib 疾病风险决定
乙肝	推荐	推荐	
HPV	酌情	酌情	
肺炎球菌	推荐	推荐	
脑膜炎球菌	推荐	有指征时使用	对于所有 11~18 岁人群接种两剂结合疫苗
轮状病毒	酌情	不适用	
水痘	推荐	推荐	如严重免疫抑制(CD4$^+$T 淋巴细胞 <15%)则不推荐
流感,灭活	推荐	推荐	6 月龄内婴儿,不推荐
流感,减毒	禁忌	禁忌	
Td		推荐	
BCG	禁忌	禁忌	
黄热病	禁忌	禁忌	如果暴露无法避免可以考虑接种
狂犬病	有指征时使用	有指征时使用	
天花	禁忌	禁忌	
炭疽	有指征时使用	有指征时使用	
鼠疫	有指征时使用	有指征时使用	

注:ACIP:免疫实施咨询委员会;BCG:卡介苗;DTP:百白破疫苗;Hib:b 型流感嗜血杆菌疫苗;HPV:人乳头瘤病毒疫苗;IPV:脊髓灰质炎灭活疫苗;MMR:麻疹 - 腮腺炎 - 风疹疫苗;OPV:口服脊髓灰质炎疫苗;Td:破伤风 - 白喉类毒素;UNICEF:联合国儿童基金会;WHO:世界卫生组织。

非复制疫苗

百白破疫苗

儿童

婴儿期初次免疫百白破疫苗后，62%~100%的未接受HARRT的HIV-1感染儿童对白喉和破伤风类毒素产生应答，抗白喉和破伤风抗体浓度达到保护性水平，尽管几何平均抗体滴度有时低于健康儿童组，且随着时间的推移更容易衰退（表70.2）[25]。然而，对加强剂量的反应与未感染儿童相似。百日咳疫苗免疫原性的数据有限，且由于血清学与保护作用的相关性尚未确定而难以进行解释。有限的数据提示，血清抗体阳转的HIV-1感染儿童比例及百日咳抗体几何平均滴度（geometric mean titer，GMT）均低于健康对照组[26]。然而并没有证据表明HIV-1感染儿童接种百白破疫苗后免疫失败率高于未感染儿童[27]。

因为多数HIV-1感染儿童在较大年龄时都已开始了抗反转录病毒治疗，因此在接受HARRT儿童中关于初始免疫应答的现有数据很少。在南非，在诊断后不久约在开始系列疫苗接种前约1周开始HAART的婴儿，在第三针疫苗注射后1个月，对破伤风(92.3%)和白喉(100%)类毒素反应与HIV-1未感染儿童（破伤风类毒素100%；白喉和破伤风类毒素-儿科：100%）相比，程度相似。对于破伤风（不是白喉）的反应，类毒素高于晚期开始HAART的HIV-1感染婴儿（破伤风类毒素：82.7%；白喉和破伤风类毒素-儿科：100%）[44]。

在HAART后进行免疫接种的儿童中，74%~94%在加强免疫后最初几个月对一剂破伤风类毒素有反应[34-38]，虽然一些儿童的抗体滴度会随着时间的推移逐渐降低（见表70.2）[34,36-38]。如果HARRT后免疫

表70.2 白喉和破伤风类毒素及百日咳疫苗在HIV-1感染儿童和成人中的免疫原性

疫苗	参考文献	国家	例数	HAART	年龄	产生保护性抗体滴度的HIV-1感染者
儿童						
DT	28	美国	5	否	2~6岁	加强免疫后破伤风40%；抗体滴度低于对照组
DT	29	法国	13	否	4~24月龄	破伤风62%、白喉57%，机会性感染的儿童滴度较低
TT	30	意大利	17	否	18~84月龄	破伤风77%，滴度比对照组低
DTP	31	美国	17	否	11~90月龄	破伤风60%、白喉18%；在一些无保护性抗体滴度的儿童中有细胞介导免疫（CMI）；滴度低于对照组
DTP	32	美国	33	否	<4岁	破伤风100%；白喉88%；越早接种，应答越好
DTP	33	扎伊尔	48	否	<4月龄	破伤风96%；白喉71%；白喉滴度低于对照组
TT	34	美国	15	是	中位数12.6岁	92%；滴度低于对照组
TT	35	肯尼亚	24	是	中位数4.9岁	75%
DTP	36	美国	11	是	3~14岁	破伤风90%
DTP	37	美国	37	是	2~11岁	破伤风74%；免疫应答在不同的开始HAART时间上无差异
DTP	38	美国	46	是	3~17岁	破伤风94%；免疫应答在不同的开始HAART时间上无差异
无细胞百日咳疫苗	26	意大利	12	否	6~107月龄	75%；滴度低于对照组；与CD4$^+$T淋巴细胞计数相关
成人						
TT	39	法国	25	否	成人	77%；GMT与对照组无差别
TT	40	瑞士	10	否	成人	GMT增高；与CD4$^+$T淋巴细胞计数相关
TT	41	荷兰	47	否	成人	84%；与CD4$^+$T淋巴细胞计数相关
TT	42	智利	26	否	成人	23%；抗体滴度在1年后下降
TT	42	巴西	21	否	成人	滴度低于对照组
TT	42	巴西	61	否	成人	滴度低于对照组，但加强免疫后升高。

注：CMI：细胞介导免疫；DTP：白喉和破伤风类毒素和百日咳疫苗；GMT：几何平均滴度；HAART：高效抗反转录病毒治疗；TT：破伤风毒素。

恢复和病毒控制较好,则对破伤风类毒素和百日咳的免疫应答也较高[34,45]。对于破伤风类毒素,HARRT的开始时间非常重要,如果在婴儿早期就已开始,其免疫应答水平与健康对照儿童相仿[46]。然而,在一项研究中发现,疫苗复种时,HARRT持续时间不影响免疫应答水平[38]。

成人

HIV-1感染的巴西妇女抗破伤风类毒素和白喉的抗体平均水平低于未感染妇女,但在重复接种后抗体滴度升高[43]。一项未设对照的研究显示,在至少接受48周抗反转录病毒治疗的31名HIV-1感染成人中,有48%的人破伤风类毒素抗体滴度出现4倍增高[47]。在艾滋病高发地区,确保自愿接受包皮环切手术的男性进行破伤风免疫很重要。

灭活脊灰疫苗

尽管作为全球消灭脊髓灰质炎倡议的一部分,全球向灭活脊炎疫苗过渡,但很少有研究评估在HIV-1感染儿童和成人中接种灭活脊炎疫苗的免疫原性。一些早期研究检测结果显示,CD4⁺T淋巴细胞计数低的HIV-1感染儿童抗体反应水平较差[48,49]。一项最新研究显示,在HIV-1感染成人中经皮内注射减量的灭活疫苗与经肌内注射具有相同的免疫原性[50]。

乙肝疫苗

儿童

HIV-1与乙肝病毒(hepatitis B virus, HBV)感染具有相同的危险因素,HIV-1感染增加慢性乙型肝炎病毒表面抗原携带和肝衰竭的风险,因此有HIV-1感染高风险的人群更应当接种乙肝疫苗[51]。HIV-1感染者接种乙肝疫苗的血清学应答率差异很大,但在多数研究中,未接受HARRT的HIV-1感染儿童仅有25%~70%接种后达到保护性抗体水平(表70.3)。通过增加乙肝疫苗剂量或增加额外接种次数不能提高应答率[52,53]。对乙肝疫苗产生应答的HIV-1感染儿童,抗体滴度下降速度较未感染者快[54]。

对于已经接种过乙肝疫苗的儿童,HARRT不能产生更高的保护性抗体水平[88,89]。然而,在HARRT启动后的加强免疫接种可以提高应答水平,血清学应答率范围在46%~100%之间(参见表70.3)。当然,即使是乙肝疫苗加强免疫以后,对疾病的免疫力也可能下降[64]。

表70.3 乙肝疫苗在HIV-1感染儿童和成人中的免疫原性

参考文献	国家	疫苗和剂量	例数	HAART	年龄	产生保护性抗体滴度的HIV-1感染者
儿童						
55	意大利	Engerix B(20μg)	18	否	均值,1.8岁	78%;滴度低于对照组;与CD4⁺T淋巴细胞计数无关;对加强免疫应答不佳
56	美国	<11岁:Engerix B(10μg)或Recombivax HB(2.5μg);>11岁:Engerix B(20μg)或Recombivax HB(5μg)	24	否	5~115月龄	25%;与CD4⁺T淋巴细胞计数相关
57	美国	Recombivax HB(2.5μg)	17	否	1日~11月龄	35%;与CD4⁺T淋巴细胞计数无关
58	西班牙	Engerix B(10μg)	17	否	0~63月龄	41%;滴度低于对照组;与CD4⁺T淋巴细胞计数无关
53	美国	加强免疫:<11岁:Engerix B(20μg);>11岁,Engerix B(40μg)	14[a]	否	21~129月龄	1剂加强后14%;接受第2剂加强免疫的7例中无一产生抗体应答;与CD4⁺T淋巴细胞计数相关
54	意大利	Engerix B(10μg)	20	否	1~102月龄	45%;与CD4T淋巴细胞计数无关;11例中73%对加强免疫(20μg)产生应答
59	泰国	Engerix-B(10μg)	14	否	0~12月龄	接种3剂后71%;滴度低于3例对照
60	波兰	10μg	45	是	—	91%>100mIU/ml
61、62	泰国	20μg	63	是	均值,10.1岁	接种3剂一个月后92%;3年后70%;与CD4⁺T淋巴细胞计数无关
63	坦桑尼亚	HBVaxPro(5μg)	48	是	中位数:4.7岁	71%

续表

参考文献	国家	疫苗和剂量	例数	HAART	年龄	产生保护性抗体滴度的HIV-1感染者
64	美国	Recombivax HB(5μg)	204	是	中位数:9.1岁	46%;与CD4⁺T淋巴细胞比例相关
65	南非	—	73	否	5~24月龄	78%
66	巴西	Euvax-B(20μg)	18	是	10~20岁	1~6剂加强后67%;与CD4⁺T淋巴细胞比例相关
67	坦桑尼亚	DPT-HB	31	否	2~59月龄	26%;滴度低于对照组
68	荷兰	Ambirix(灭活HAV和rDNA HBV)(20μg)	68	89%	1~16岁	未HAART:2剂后667% HAART:2剂后100%
69	卢旺达	Engerix-B(10μg)	73	是	8~17岁	71%;与CD4⁺T淋巴计数和病毒载量相关

成人

参考文献	国家	疫苗和剂量	例数	HAART	年龄	产生保护性抗体滴度的HIV-1感染者
70	美国	血源性疫苗	16	否	成人	56%;滴度低于对照组
71	比利时	重组疫苗	32	否	成人	28%;滴度低于对照组
72	西班牙	重组疫苗	21	否	成人	24%;滴度低于对照组
73	英国	Engerix-B(20μg)	12	否	成人	17%;对额外接种免疫应答不佳
74	澳大利亚	血源性疫苗	14	否	成人	43%或重组疫苗
75	法国	GenHevac B(20μg)	20	否	成人	3剂后55%;9例无应答者额外接种3剂后78%
76	巴西	Engerix-B(20μg)		否		血清阳转率%(CD4⁺T%与剂量)
		CD4⁺T<350	38		成人	26%
		CD4⁺T≥350	56		成人	39%
		Engerix-B(40μg)				
		CD4⁺T<350	42		成人	24%
		CD4⁺T≥350	56		成人	64%
77	美国	Engerix-B或Recombivax(40μg)	116	大部分	成人	53%;全部接受透析;大多数接受HARRT
78	美国	Engerix-B或Recombivax	57	大部分	成人	37%;大多数接受HARRT
79	巴西	Euvax(40μg)	47	一部分	成人	64%
80	泰国	Engerix-B(20μg)	65	大部分	成人	46%
81	加拿大	皮内注射Recombivax(40μg)	12	大部分	成人	50%;所有人先前接受过6剂肌内注射均无应答
82	泰国	Engerix B(20μg)	28	是	成人	71%
83	美国	Engerix B或Twinrix(20μg)	97	一部分	成人	44%;在接受HAART病人中应答较好
84	美国	未获得	626	一部分	成人	35%;接受HAART者49%
85	美国	Recombivax(40μg)	363	一部分	成人	35%;40例接受3剂加倍剂量后85%
86	泰国	Hepavax-Gene		是	≥18岁	最后剂次完成后6个月抗HBs≥10mIU/ml比例%
		3剂(20μg)	44			70%
		4剂(20μg)	44			86%
		4剂(40μg)	44			89%
87	肯尼亚	Eurax B,Revacc B或Shanvac B(20μg)	310	否	≥18岁	最后剂次完成后6个月64%;无应答者复种后71%;应答比例低于HIV未感染者

ª 对Diamant EP,Schechter CB,Hodes Ds等报道的儿童随访研究,乙肝疫苗对人类免疫缺陷病毒感染儿童的免疫原性研究。儿科传染病杂志,1993;12:877-878。

注:DPT-HB、白喉、百日咳、破伤风-乙肝;HAART:高效抗反转录病毒治疗;HAV:甲肝病毒;HBV:乙肝病毒;rDNA:核糖体DNA。

在较大年龄儿童中，HAART 启动后接受疫苗基础免疫剂次的接种，会有较好的抗体反应[69]。随着婴儿诊断技术的发展和更早期 HAART 的启动，婴儿可以在接受治疗的同时接受疫苗基础剂次的接种。在南非，在疫苗基础剂次开始前约 1 周启动 HAART 的婴儿，对 HBV（98.8%）有着与 HIV- 未感染儿童（100%）和 HIV- 暴露但未感染儿童（99.2%）相似的血清学反应[44]。

成人

大部分 HIV-1 感染者对乙肝疫苗的应答不佳[90,91]。在 HIV-1 感染的青少年和成人中，乙肝疫苗剂量加倍可以提高抗体水平[76,92-96]，但是在 CD4$^+$T 淋巴细胞计数低的感染者中应答水平可能较差[76]。另一些研究显示，在先前没有免疫应答的 HIV-1 感染成人，有 85%~100% 的比例在接受 3 次乙肝疫苗加倍剂量接种后产生保护性抗体水平[85,97]。部分研究，并不是所有研究结果提示，HIV-1 感染成人接受 HAART 能提高对乙肝疫苗的短期或长期应答[83,84,98]。接种时，较高的 CD4$^+$T 淋巴细胞计数和较低的 HIV 病毒载量者也会有较好的免疫应答，这一结果在部分研究，并不是所有研究结果中被报道[70,92,99-103]。目前也开始探讨其他改善乙肝疫苗反应的新策略，如使用佐剂和皮内给药，并取得了一些成功[93,102,104-106]。

甲肝疫苗

儿童

与乙肝疫苗相似，未接受 HAART 的 HIV-1 感染儿童接种甲肝疫苗后产生保护性抗体应答的比例较低，并且抗体滴度低于非感染者（接种 3 剂后 6 个月的抗体应答率分别是 76% 和 100%）[107]。

接受 HAART 的 HIV-1 感染儿童对疫苗应答率较高，72%~100% 的儿童在甲肝疫苗初始免疫接种后的 1 个月达到保护性抗体水平[38,108-111]。然而，免疫力会随着时间的推移而减弱[38,109]。第三剂疫苗接种可产生比前两剂更高的抗体浓度。甲肝疫苗应答水平与接种时的免疫状态有关[109,110,112]。

成人

未接受 HAART 的 HIV-1 感染成人接种甲肝疫苗后产生保护性抗体应答的比例较低，并且抗体滴度低于非感染者。接种 2~3 剂甲肝疫苗后，免疫力正常的成人血清学阳转率是 90%，而未接受 HAART 的 HIV-1 感染成人仅为 48%~90%[113-123]。在一项研究中，血清学阳转的可能性与 CD4$^+$T 淋巴细胞更高的计数呈正相关[120]。在一项未设对照的研究中，在 31 例接受至少 48 周抗反转录病毒治疗的 HIV-1 感染成人中，有 73% 产生甲肝抗体[47]。在 HIV 病毒载量受抑制的成人中接种后，血清学反应可持续 6~10 年[124]。

流感灭活疫苗

儿童

大量关于接受 HAART 的 HIV-1 感染儿童接种流感灭活疫苗血清保护率（按每篇研究定义的）的研究结果显示：A/H1N1 流感为 57%~100%（包括 pH1N1 2009）[125]，A/H3N2 流感为 50%~100%，乙型流感为 56%~76%[126-131]。产生保护性免疫力的 HIV-1 感染儿童比例几乎与未感染儿童相同[128,129,131]，虽然抗体几何平均滴度有时在未感染儿童中较高[128,129,131,132]。几乎没有被一致认定的应答预测指标[128-130,133]。在南非进行的 HIV-1 感染儿童流感疫苗双盲、安慰剂对照试验研究中，流感疫苗的效力仅为 18%，这可能归因于 H3N2 野生型病毒的低免疫原性和遗传漂移[134]。

成人

有限的数据表明流感疫苗可有效预防 HIV-1 感染成人出现有症状的流感[135-137]。在 506 名南非 HIV-1 感染成人中进行的三价流感灭活疫苗的安全性、免疫原性和有效性的随机双盲临床试验中，疫苗预防确诊流感的有效率是 76%，根据血凝抑制抗体滴度测定血清阳转率（基线滴度 <1:10 的人，滴度 >1:40；基线滴度 >1:10 的人，有 4 倍以上增高），H1N1 流感是 53%，H3N2 流感是 61%，B 型流感的血清阳转率是 54%[138]。在纽约市居民区的一次流感暴发中，对于 CD4$^+$T 淋巴细胞计数大于 100/mm^3 的 HIV-1 感染者，流感疫苗最有效[139]。对于严重免疫抑制者，接种第 2 剂流感疫苗并不能提高免疫应答[140,141]。总之，HIV-1 感染成人在接种 2009 年大流行 H1N1 流感疫苗后产生保护性抗体滴度，尤其是结合佐剂[142-147]和含有较高的抗原成分的疫苗[148]。一项对 HIV-1 感染者流感疫苗接种的系统综述显示，灭活流感疫苗在 HIV 成人感染者中预防流感有效，但在 HIV 儿童感染者中无效[149]。

在 HIV-1 孕妇感染者中接种疫苗预防流感是保护妇女和儿童的潜在策略。在美国研究表明，接受抗反转录病毒治疗的 HIV-1 孕妇感染者接种疫苗是具有安全性和有免疫原性的[150]；然而，在南非的一项大的试验未能证明 HIV-1 孕妇感染者接种疫苗对新生儿有保护作用[151]。HIV 暴露婴儿在出生时有较低的抗体水平，与生后 8 周时抗体水平无差异[152]。

b 型流感嗜血杆菌多糖蛋白结合疫苗

儿童

未接受 HARRT 的 HIV-1 感染儿童在接种 3 剂 b 型流感嗜血杆菌(Hib)结合疫苗后，16%~86% 的儿童产生保护性抗体应答，且抗体几何平均滴度低于同龄非感染对照组(表 70.4)[153,154]。HIV-1 感染的南非儿童接种疫苗的效力(44%)低于非感染儿童(95%)[154]，免疫失败的风险是未感染儿童的 35 倍(95%CI，15%-84%)[155]，HIV-1 感染儿童抗体滴度下降更快[156]。但在部分 HIV-1 感染儿童中，加强免疫可使抗体滴度迅速升高[157-160]。

在接受 HARRT 的 HIV-1 感染儿童中进行 Hib 疫苗接种后免疫应答的研究很少。在一项对 18 名先前接种 Hib 疫苗儿童的研究中，在开始接受 HARRT 后，78% 的儿童检测到相应抗体[36]。在南非，先于初始疫苗接种开始前大约 1 周启动 HAART 的 HIV 感

表 70.4　b 型流感嗜血杆菌结合疫苗和肺炎球菌结合疫苗在 HIV-1 感染儿童和成人中的免疫原性

参考文献	国家或地区	疫苗	例数	HAART	年龄组	免疫原性或有效性
b 型流感嗜血杆菌结合疫苗						
儿童						
157,159	美国	PRP-CRM$_{197}$	19	否	15~56 月龄	接种后 4~85 个月 16% 产生免疫力；复种后 77%
153	美国	PRP-CRM$_{197}$	23	否	1~5 月龄	无症状者 82%；有症状儿童 33%；无症状者和对照儿童应答水平相似
156,161	美国	PRP-破伤风类毒素	56	否	1~13 岁	接种后 1 个月，未感染儿童 100% 具有保护性抗体滴度，感染儿童 86%；1 年后 57%
158	美国	PRP-CRM$_{197}$	39	否	加强免疫均值:16.6 月龄	初始免疫后 46%；加强免疫后 63%；抗体滴度低于对照组
162	美国	PRP-CRM$_{197}$	18	否	6~19 月龄	初始免疫后 28%；加强免疫后 45%
163	美国	PRP-CRM$_{197}$	35	否	9 月龄	初始免疫后 74%；加强免疫后 76%；与对照组无差别
155	南非	PRP-CRM$_{197}$	a	否		HIV-1 感染者疫苗效力降低
36	美国	PRP-CRM$_{197}$	4	是	3~14 岁	75% 能检测到抗体
164	泰国	PRP-破伤风类毒素	41	否	24~84 月龄	抗 PRP≥0.15μg/ml 达 67%
165	南非	PRP-CRM$_{197}$	66	否	接种第 3 剂时均值:3.7 月龄	感染者 52%，对照组 95%；与疾病阶段有关
成人						
166	美国	PRP 和 PRP-CRM$_{197}$	181	否	成人	除了 AIDS 患者，对 PRP-CRM$_{197}$ 应答较好
167	荷兰	PRP-破伤风毒素	54	否	成人	CD4$^+$T 淋巴细胞计数低者应答不佳
168	巴西	PRP-OMP	60	否	成人	38%；抗体滴度低于对照组
肺炎球菌结合疫苗						
儿童						
169,170	美国	5 价 CRM$_{197}$	17	否	≤2 岁	感染者 78%，对照组 88%
171	美国	7 价 CRM$_{197}$	30	70%	56~180 日龄	应答随血清型而变化(88%~100%)；加强免疫后能产生较好应答
172,173	南非	9 价 CRM$_{197}$	a	否	0~3 岁	2 年后与对照组疫苗效力 83% 相比，感染者 65%；6 年后，对照组 78%，感染者 39%

续表

参考文献	国家或地区	疫苗	例数	HAART	年龄组	免疫原性或有效性
165,174	南非	9价 CRM$_{197}$	30	否	接种3剂后均值:3.7月龄	应答随血清型而变化(63%~93%);与对照组相比,GMT类似,功能性抗体较低
160	希腊	7价 CRM$_{197}$	14	78%	20~163月龄	与对照组57%相比,感染儿童29%;加强免疫后无作用
175	西班牙	7价 CRM$_{197}$	56	是	3~19岁	应答随血清型而变化(29%~50%)
176,177	美国	7价 CRM$_{197}$+PPV	225	是	2~<19岁	应答随血清型而变化(76%~96%);5年随访抗体下降,但以PCV7或PPV加强后抗体反应增强;与免疫状态和病毒载量有关
178	巴西	7价 CRM$_{197}$	40	是	2~9岁	65%产生免疫应答;随血清型而变化(45%~90%)
179,180	南非	7价 CRM$_{197}$	249	是	6~12周龄	对于接受HAART的婴儿,应答随血清型而变化(92%~100%);非HAART状态和对照组应答水平类似;对于非HAART状态,功能性抗体较低
181	英国	13价 CRM$_{197}$	48	是	2月龄~18岁	抗体反应随不同血清型变化(65%~98%);较HIV未感染成人对照组低;与病毒载量有关
182	南非和罗马尼亚	13价 CRM$_{197}$+PPV	150	98%	6~17岁	所有血清型IgG GMCs增加
183	泰国	7价 CRM$_{197}$	59	90%	2月龄~9岁	抗体反应随不同血清型变化(85%~98%);与HIV暴露但未感染者儿童类似
成人						
184	美国	5价 CRM$_{197}$	141	否	成人	抗体GMT与多糖疫苗类似
185	美国	7价 CRM$_{197}$+第2剂或PPV	67	42%	≥17岁	1剂GMCs增高;2剂结合疫苗或多糖疫苗未增高
186	乌干达	7价 CRM$_{197}$	109	否	成人	抗体与CD4$^+$T淋巴细胞计数相关
187	美国	13价 CRM$_{197}$	329(均是先前接种了PPV)	95.4%	≥18岁	第3剂后,所有血清型GMCs增高
182	南非和罗马尼亚	13价 CRM$_{197}$+PPV	151	97%	≥18岁	所有血清型IgG GMCs增高
188	巴西	PPV或7价 CRM$_{197}$或7价 CRM$_{197}$±PPV	331	77%	18~60岁	对PPV或7价 CRM$_{197}$免疫应答较好;PPV第2剂无增加
189	中国台湾	7价 CRM$_{197}$或PPV	208	86%	≥20岁	PCV7比PPV产生更好的抗体反应;与病毒载量相关
190	中国台湾	7价 CRM$_{197}$或PPV	221(均是先前接种了PPV)	96%	≥20岁	2剂量PCV7或PPV免疫应答优于1剂量
191	中国台湾	7价 CRM$_{197}$	230	72%	≥20岁	2剂量免疫应答优于1剂量
192	马拉维	7价 CRM$_{197}$	219	41%	成人	疫苗效力74%

[a] 人群为基础的研究。

注:GMC:几何平均浓度;GMT:几何平均抗体滴度;HAART:高效抗反转录病毒治疗;IgG:免疫球蛋白G;PPV:肺炎球菌多糖疫苗;PRP-OMP:聚核糖基核糖醇磷酸酯-外膜蛋白。

染婴儿,在最后 1 剂结束后 1 个月时与 HIV 未感染者(97.4%)和 HIV 暴露未感染者(99.2%)有相似的免疫应答水平(99.4%)。在较大年龄启动 HAART 的 HIV 感染婴儿也显示类似的免疫应答(97.3%)[44]。

肺炎球菌多糖和多糖蛋白结合疫苗

儿童

未接受 HARRT 的 HIV-1 感染儿童对肺炎球菌结合疫苗的免疫应答水平高,按照血清型分类,抗体水平高于规定阈值的比例在 63%~93% 之间,但通常低于未感染儿童(表 70.4)。在南非 HIV-1 感染儿童中,用调理吞噬试验法测定的抗体质量是不足的[154],接种后五年内抗体浓度显著下降,以致抗体浓度 ≥0.35μg/ml 的比例仅在 5%~24% 之间[174]。加强免疫后,7 个血清型中只有 3 个免疫应答有所提高[174]。南非 HIV-1 感染儿童的临床试验中,与未感染儿童疫苗效力 83%[172,173]相比,疫苗效力更低(65%)且随着时间的推移而降低(39%)。南非一项 HIV-1 感染儿童[193]的配对病例对照研究结果显示疫苗无效。

接受 HARRT 的 HIV-1 感染儿童对肺炎球菌结合疫苗的免疫应答水平随血清型而变化,范围在 29%~100% 不等,这取决于抗体水平高于规定的阈值,有些证据表明免疫力下降[160,171,177]。由于报道结果的不一致,加强免疫的作用尚不清楚[160,171,175-177]。有关免疫状态和病毒载量抑制与免疫应答水平关系的研究也不一致[154,171,175,176,181]。在婴儿期开始接受 HARRT 的 HIV-1 感染儿童与未感染儿童有着相似的免疫应答,并且比儿童后期开始接受 HARRT 的感染儿童免疫应答好[46]。另一项研究表明,在婴儿早期和后期开始接受 HARRT 的两组儿童与未感染儿童的应答水平相似,但在婴儿后期接受治疗的儿童组功能性抗体水平较低[179,180]。

成人

HIV-1 感染者对 23 价肺炎球菌多糖疫苗的应答较未感染者差,但接受 HARRT 可改善应答[194-197]。然而,即使在接受 HARRT 的 HIV-1 感染者中,抗体应答也会逐渐降低[198]。在中国台湾地区 305 名接受 HARRT 的 HIV-1 感染成人[199]以及在美国一项 23 255 名 HIV-1 感染成人的队列研究[200]中发现,接种 23 价肺炎球菌疫苗可降低患肺炎球菌疾病的风险。然而,一项乌干达 HIV-1 感染成人的研究显示,23 价肺炎球菌多糖疫苗不能有效预防侵袭性肺炎球菌性疾病的首次发生[201]。

除 CD4$^+$T 淋巴细胞计数低于 200/mm^3 者外,HIV-1 感染者对肺炎球菌糖蛋白结合疫苗的抗体应答优于对多糖疫苗的应答[184,202,203]。但 CD4$^+$T 淋巴细胞计数低于 200/mm^3 的 HIV-1 感染成人中,针对特定肺炎球菌多糖血清型的抗体应答有所不同,诱导的某些血清型抗体应答较弱[204]。在马拉维 HIV-1 感染者中进行的 7 价肺炎球菌疫苗安慰剂对照试验中,所有受试者先前均患过侵袭性肺炎球菌疾病,疫苗效力是 74%[192]。与肺炎球菌多糖疫苗相比,复种肺炎球菌结合疫苗可使更高比例的 HIV-1 感染成人产生保护性抗体水平,但这种差异持续不足 6 个月[205]。关于接种第 2 剂肺炎球菌结合疫苗或肺炎球菌多糖疫苗的益处,研究结论并不一致[206]。

脑膜炎球菌多糖和结合疫苗

目前关于在 HIV-1 感染儿童中接种脑膜炎球菌多糖疫苗的应答情况数据很少。最近的一项脑膜炎球菌多糖白喉类毒素结合疫苗免疫原性试验(国际母婴艾滋病临床试验[IMPAACT] P1065)结果显示,319 名 11~24 岁 HIV-1 感染的青少年(其中大部分人接受了 HARRT),按兔血清杀菌抗体效价 4 倍或增加更高为血清学应答反应的标准,A 群为 86%,C 群为 55%、W-135 群为 72%,Y 群为 73%,另有一些免疫水平也在基线以上[207]。免疫应答与免疫状态呈正相关,与 HIV-1 病毒载量呈负相关。在同一试验中,评估 59 名 2~10 岁 HIV-1 感染儿童免疫原性,接种疫苗后 72 周获得保护性血清学抗体比例分别是:A 群为 78%,C 群为 46%、W-135 群为 93%,Y 群为 91%[208]。在第 1 剂初始免疫后 6 个月接种第 2 剂接种可以提高应答水平[209]。研究表明 HIV-1 感染儿童接种 C 群流脑结合疫苗血清学反应显著低于未感染儿童[210,211]。免疫实施咨询委员会对 11~18 岁青少年 HIV-1 感染者推荐两剂脑膜炎球菌结合疫苗进行基础免疫[212]。

狂犬病疫苗

无论 CD4$^+$T 淋巴细胞计数如何,在 27 名 HIV-1 感染成人中使用 8 点皮内注射纯化鸡胚细胞狂犬病疫苗方案可产生较好的免疫应答[213],但是另一项研究表明,CD4$^+$T 淋巴细胞计数低的 HIV-1 感染成人对人二倍体细胞狂犬病疫苗的抗体应答不佳[214]。抗反转录病毒治疗可以提高狂犬病疫苗的免疫原性,但不能达到未感染者的水平[215]。

人乳头瘤病毒疫苗

人乳头瘤病毒疫苗被推荐用于 HIV-1 感染儿童

和未感染儿童接种[19]。在一项对 126 名 7~12 岁儿童 HIV-1 感染者的研究中发现,四价人乳头瘤病毒疫苗是安全和具有免疫原性的[216]并刺激黏膜抗体和细胞毒性 T 淋巴细胞[217]。在 HIV-1 感染的女孩和妇女中的研究表明四价人乳头瘤病毒疫苗是安全和具有免疫原性的[218-221],一项研究发现,在 HIV 病毒载量大于 10 000 拷贝 /ml 和 CD4+ T 淋巴细胞计数低于 200 个细胞 /μl 的妇女免疫反应差[222]。

乙型脑炎疫苗

HIV-1 感染儿童对鼠脑源性乙型脑炎灭活疫苗免疫应答不佳,但在接受 HARRT 期间复种会提高免疫应答比例[223,224]并延长保护性抗体水平持久性至少 3 年[225]。细胞培养乙型脑炎疫苗已问世,但尚无在 HIV-1 感染者中应用的数据。

非复制疫苗的安全性

非复制疫苗不会增加免疫抑制患者并发症的风险。但一项对乌干达 HIV-1 成人感染者的研究发现,与未接种的 HIV-1 成人感染者相比,接种 23 价肺炎球菌多糖疫苗的 HIV-1 成人感染者中肺炎的患病率增加[201]。作者认为可能是接种破坏了多糖应答性的 B 细胞克隆,但并没有具体数据支持这一假设,其他研究也未观察到类似结果。令人惊讶的是,一项对同一人群的 6 年随访证实,尽管接种疫苗的感染者肺炎发生率增高,但在总生存率上却能获益[226]。

免疫接种后 T 淋巴细胞的激活可能会增加 HIV-1 复制并导致 HIV-1 疾病的进展更迅速。部分但不是全部研究显示,在接种破伤风类毒素[227,228]、流感[229-233]、肺炎球菌[234,235]和乙肝[103,236]疫苗后血浆 HIV-1 RNA 水平会有一过性增高并持续数天。这些研究均没有发现免疫接种后 HIV-1 RNA 病毒载量长时间提高、CD4+T 淋巴细胞计数减少或 HIV-1 疾病进程加速。尽管对孕妇接种破伤风类毒素后 HIV-1 病毒载量短暂增高理论上可能增加母婴传播 HIV-1 风险,但如果至少在分娩前 4 周以上接种疫苗,传播风险就不大可能增加[237]。

活菌疫苗

卡介苗(BCG)

对已知感染 HIV-1 的儿童不推荐接种 BCG 疫苗,因为接种会增加几个月甚至几年内发生播散性 BCG 病的风险[21,22]。HIV-1 感染人群中接种 BCG 的有效性可能比未感染人群低,有很多研究报告 HIV-1 感染的婴儿、儿童和成人中接种 BCG 后有局部淋巴结炎、难以愈合的溃疡、瘘管和播散性疾病发生[238,239]。HIV 暴露未感染婴儿可能对 BCG 的细胞免疫反应受损[13](尽管结果不一致)[240],在出生 8 周后[241]或待 HIV 感染排除后的延迟接种可能会更有益处。

伤寒疫苗

关于在 HIV 感染者中接种活伤寒疫苗的研究很少有发表。据报道,赞比亚 42 名 HIV 成人感染者中口服 Ty21a 伤寒疫苗后腹泻风险增加[4]。

活病毒疫苗

口服脊髓灰质炎病毒疫苗

儿童

在多数研究中,超过 90% 的 HIV-1 感染儿童在接受 3 剂减毒脊髓灰质炎疫苗后产生应答,尽管滴度往往低于 HIV-1 未感染儿童(表 70.5)。接受 HARRT 儿童对口服脊髓灰质炎病毒疫苗的免疫应答的研究很少。此外,尚无在 HIV-1 感染儿童中进行脊髓灰质炎病毒疫苗效力的直接评估。然而,这三种野生型脊髓灰质炎病毒都已经在 HIV-1 感染率高的国家成功消灭。

口服脊髓灰质炎病毒疫苗在 HIV-1 感染者中的安全性

原发性 B 细胞免疫缺陷病患者发生疫苗相关麻痹型脊髓灰质炎(VAPP)的风险升高[248]。然而在美国超过 1 000 名 HIV-1 感染儿童在他们或其母亲确诊 HIV-1 感染前已至少接受一剂口服脊髓灰质炎病毒疫苗,这些儿童并没有出现并发症,在其他国家也有数百万名 HIV-1 感染儿童接种脊髓灰质炎病毒疫苗,目前仅有两例 HIV-1 感染儿童在接受口服脊髓灰质炎病毒疫苗后出现 VAPP(见表 70.6):一例是感染 HIV-1 的 2 岁罗马尼亚女孩[246],另一例出现在津巴布韦[247]。美国和欧洲所有儿童中 VAPP 发生率约为每接种 250 万剂疫苗中出现 1 例,罗马尼亚 VAPP 发生率是美国和欧洲的 10 倍,极有可能是由于同时给予多起注射所致[249]。因此这两名儿童中 HIV-1 感染与 VAPP 可能是偶然巧合,而不是 HIV-1 感染会增加 VAPP 风险的证据。即便 HIV-1 感染确有 VAPP 的风险,其归因危险度也是很低的。

表 70.5　脊髓灰质炎病毒疫苗在 HIV-1 感染儿童中的免疫原性和安全性

参考文献	国家	疫苗	儿童数	HAART	年龄	安全性	接种≥3剂后产生保护性抗体滴度的 HIV 感染者
29	法国	OPV	15	否	4~24 月龄	无不良反应	2 型 40%,1 和 3 型 33%
242	美国	OPV	23	否	1~180 月龄	无不良反应	91%;晚期疾病者抗体滴度较低
243	美国	OPV	180	否	1~132 月龄	无不良反应	未研究免疫原性
49	意大利	IPV	9	否	3~13 月龄	无不良反应	1 和 2 型 100%,3 型 88%
30	意大利	OPV 和/或 IPV	12	否	18~84 月龄	无不良反应	2 型 100%;1 和 3 型 92%;4 名研究儿童滴度降低 2 年余
33	扎伊尔	OPV	48	否	<4 月龄	无不良反应	所有型别均 97%,滴度低于对照组
244	津巴布韦	OPV	21	否	2 月龄~2 岁	无不良反应	1 型 52%;2 型 62%;3 型 33%;较 HIV 暴露但未感染儿童滴度低
14	赞比亚	OPV	17	否	18 月龄	无不良反应	2 型 65%;较 HIV 未感染儿童滴度低
245	津巴布韦	OPV	92	67%	9 月龄	无不良反应	1 型 69%;2 型 74%;3 型 37%;较 HIV 未感染儿童滴度低
246	罗马尼亚	OPV	1	否	26 月龄	弛缓性麻痹;在粪便中排出 2 型疫苗株	接种 4 剂 OPV 后,所有三个型别的抗体滴度仍不足
247	津巴布韦	OPV	1	否	4 岁	右腿瘫痪	尽管在 1 岁内接种 OPV,接受第 2 剂后 1 周仍缺少 1 和 3 型抗体

注:IPV:脊髓灰质炎灭活病毒疫苗;OPV:口服脊髓灰质炎病毒疫苗。

表 70.6　麻疹疫苗在 HIV-1 儿童中的免疫原性的前瞻性研究

参考文献	国家	儿童数	HAART	年龄	对初始免疫的应答	对重复免疫的应答
250	扎伊尔	37	否	9 月龄	11 名有症状者 36%;26 名无症状者 77%	—
251	美国	8	否	11~41 月龄	25%	—
252[a]	美国	35	否	12~194 月龄	37%	0%
253	美国	2	否	NA	—	50%
254	美国	4	否	22~121 月龄	—	0%
255	美国	11	否	72~120 月龄	—	66%
256	美国	7	否	31~120 月龄	—	14%
257	泰国	16	否	9 月龄	57%	—
258	美国	14	是	2~11 岁	—	64%
36	美国	18	是	3~14 岁	—	83%
259	赞比亚	50	否	2~8 月龄	88%	—
260,261	马拉维	45	否	6 月龄	59%;12 月龄后免疫衰退	在 9 月龄复种后 64%
35	肯尼亚	18	是	—	—	78%
262,263	泰国	51	是	均值,10.2 岁	—	1 个月后 90%;3 年后 85%
264	美国	15	否	6~12 月龄	1 剂后 67%	2 剂后 83%
265	美国	193	是	2~19 岁	52%	8 周时 89%;80 周时 80%
266	赞比亚	169	是	9~60 月龄	23%	接受 HAART 儿童 95%
267	南非	297	立即的、推迟的或中断的 HAART	6~12 周	17%~42%	—

[a] 4 名儿童接受重复接种。
注:HAART:高效抗反转录病毒治疗;—:未获得相关资料。

遗传性 B 细胞缺乏症患者可排出疫苗衍生的脊髓灰质炎病毒 20 多年[268]。但尚未发现在 HIV-1 感染儿童[269,270]和成人中长时间排出脊髓灰质炎病毒[269,271,272]。津巴布韦一项对 92 名 HIV-1 感染儿童进行的研究发现，在接种 3 剂或更多剂次的 42 天内，感染 HIV-1 儿童中脊髓灰质炎病毒的滴度显著升高，但没有证据表明疫苗病毒的排出延长[245]。HIV-1 感染者持续排出脊髓灰质炎病毒可能不是病毒传播给他人的来源。

麻疹疫苗

儿童

未接受 HARRT 的 HIV-1 感染儿童对麻疹疫苗的抗体应答降低（表 70.6）[273]。一项对 HIV-1 感染儿童接种麻疹疫苗的 Meta 分析表明，血清学应答水平各不相同[274]。用标准滴度麻疹疫苗免疫 6 和 9 月龄 HIV-1 感染儿童，59% 的儿童在 6 月龄接种麻疹疫苗后血清学呈阳性，但仅有 64% 的儿童在 9 月龄复种后呈阳性[260]。相反，50 名赞比亚 HIV-1 感染儿童在接种疫苗后 6 个月内，88% 产生抗体水平达到或超过 120mIU/ml，与之相比，98 名 HIV 血清学阴性儿童和 211 名 HIV 血清学阳性但未感染儿童抗体阳转率均是 94%（P=0.3）[259]。然而，这些 HIV-1 感染儿童抗体亲和力低[275]，抗体水平逐渐降低，2~3 岁时往往低于保护性抗体水平[259]。5 项研究显示，未接受抗反转录病毒治疗的 HIV-1 感染儿童对第 2 剂疫苗接种的免疫应答有所不同，但总的来说很差[273]。在 HIV 感染儿童的横断面研究中，接种麻疹疫苗后麻疹抗体阳性率变化很大，从 17% 到 100% 不等[16,266,273,274,276]。一些研究还证实，疫苗接种后麻疹特异性抗体缺乏与低 CD4+T 淋巴细胞计数相关[273,274,276]。

一项研究中 HIV-1 感染妇女母体抗体包括麻疹抗体的胎盘转移受到影响[277-281]，这种影响与母体高 HIV-1 病毒载量相关[282]。母体抗体较低与她们的 HIV-1 感染或未感染婴儿 6 月龄时接种麻疹疫苗的应答改善相关。

关于接受 HARRT 的 HIV-1 感染儿童对麻疹疫苗的初始免疫应答的研究很少。在初始免疫前接受 HARRT 可能产生较高的抗体水平并维持较持久的保护性免疫力。一项意大利横断面研究发现，在婴儿期开始接受 HARRT（很可能会赶在麻疹疫苗初始免疫前）会有 82% 的比例产生并保持较高的保护性抗体水平，接近健康对照组 100% 的水平[46]，如果在儿童期开始接受 HARRT，该比例只有 40%。已经有几项关于儿童在接受 HARRT 后对麻疹疫苗接种或复种的免疫应答情况的研究（表 70.6），这些研究表明，接受 HARRT 的儿童对复种麻疹疫苗的免疫应答优于未接受者[258]。在接种后的前三个月内，按照每项研究的定义，对复种疫苗应答的比例变化在 64%~90%[35,36,258,262]。美国一项对 428 名 7~15 岁 HIV 感染儿童的研究表明，抗反转录病毒治疗的同时，疫苗接种的剂次数与血清学抗体保护呈正相关[16]。然而，抗反转录病毒疗法不能恢复治疗前失去的免疫力。在一项对 169 名 HIV-1 感染的赞比亚儿童进行的前瞻性研究中，随后的 HAART 与血清转化无关[266]。接受 HAART 的儿童接种麻疹疫苗可能会出现免疫力下降[36]。虽然泰国的一项研究显示，在接受 HARRT 的 HIV-1 感染儿童复种麻疹疫苗后 3 年内，有 85% 的儿童麻疹抗体维持在保护性水平，而复种后 1 个月，该比例为 88%[263]。接受 HARRT 的 HIV-1 感染儿童往往可从复种麻疹疫苗中获益[283]。在 2012 年，免疫咨询委员会建议，有效治疗方法一旦确立，在治疗前接种两剂次麻疹疫苗 HIV-1 感染儿童应进行麻疹疫苗的复种[284]。WHO 在 2015 年 12 月提出了类似建议[284a]。

成人

绝大多数 HIV-1 感染成人接种后和儿童一样呈血清学阳性[285,286]。尽管接受 HARRT，那些 HIV-1 感染、麻疹血清学阴性成人复种麻疹疫苗后可观察到免疫力逐渐减退[287]。

麻疹疫苗在 HIV-1 感染者中的安全性

前瞻性研究表明，未接受 HARRT 的 HIV-1 感染儿童采用标准和更高滴度的麻疹疫苗接种后的几个星期内，与未感染儿童相比并没有增加不良反应的风险[259,260,273]。一项由纽约市卫生部进行的回顾性研究发现，HIV-1 感染儿童接种麻疹疫苗后并没有出现并发症[243]。10 例采用麻疹-腮腺炎-风疹（MMR）三联疫苗接种的 HIV-1 感染儿童中，没有发现持续排出麻疹疫苗病毒的证据[254]。一项系统综述认为 HIV-1 感染儿童接种麻疹疫苗似乎是安全的，但证据有限[274]。

只有一例 HIV-1 感染者在接种麻疹疫苗后出现严重不良反应的报道[288,289]。一名 20 岁男性 HIV-1 感染者，在 CD4+T 淋巴细胞计数非常低时接种了第 2 剂 MMR 疫苗，在免疫接种后 10 个月出现了咳嗽和进行性肺部浸润。肺部活检显示为巨细胞肺炎，并在肺组织中发现存在麻疹疫苗病毒。患者几个月后死于脑炎,推测可能部分原因是巨细胞病毒和麻疹疫苗病毒引起的进行性肺炎。一例 CD4$^+$T 淋巴细胞计数为 340/μl 的 HIV-1 感染儿童接种了 MMR 三联疫苗后,出现了皮疹和间质性肺炎,患者最后痊愈,从患者血液中查到了疫苗株麻疹病毒 RNA[290]。

腮腺炎和风疹疫苗

儿童

几项研究数据表明,未接受 HARRT 的 HIV-1 感染儿童与未感染者一样都能对腮腺炎和风疹疫苗产生保护性抗体[253,291,292]。与 HIV-1 暴露但未感染儿童相比,美国 7-15 岁 HIV-1 感染儿童对腮腺炎(59% vs 97%)和风疹(65% vs 98%)的血清学保护性证据较少[16]。接受抗反转录病毒治疗是免疫力强有力的预测指标。在一项欧洲协作研究中[27],接种疫苗的 HIV-1 感染儿童中未观察到麻疹、腮腺炎或风疹病例,也没有接种腮腺炎和风疹疫苗引起严重不良反应的报道。复种疫苗对腮腺炎和风疹抗体浓度没有显著影响[254,291]。

接受 HARRT 的 HIV-1 感染儿童对腮腺炎和风疹疫苗的免疫应答的研究资料有限。巴西一项对 HIV-1 感染儿童腮腺炎抗体评估研究中,被研究儿童在婴儿期就开始接受 HARRT,治疗开始时间往往早于疫苗初始免疫。结果显示,与未感染儿童应答率(94%~100%)相比,HIV-1 感染儿童应答率较低(80%),虽然没有严重免疫抑制的儿童应答率(100%)相比具有免疫抑制的儿童(62%)更高[293]。在泰国的另一项研究评估了接受 HARRT 的儿童对疫苗复种的应答,研究发现,没有在基线水平检测到抗体的儿童复种疫苗后 1 个月产生风疹和腮腺炎保护性抗体的比例分别是 100% 和 69%[262]。3 年后,尚存在保护性抗体水平的比例分别降至 79% 和 61%[263]。

成人

在一项英国的横断面调查中发现,12% 的 HIV-1 感染成人缺乏腮腺炎病毒的保护性抗体,但是该研究缺乏 HIV-1 未感染人群作对照[294]。

轮状病毒疫苗

评估轮状病毒疫苗在 HIV-1 感染儿童中的效力、免疫原性或安全性的研究很少,有限的资料表明,在 HIV-1 感染儿童中轮状病毒感染并不更常见或更严重[295]。在非洲,有两项多国轮状病毒疫苗试验,包括 HIV-1 感染婴儿,但其对疫苗效力或免疫原性的估计没有对感染和未感染儿童作单独报告[296,297]。南非一项安慰剂对照研究显示,对 HIV-1 感染婴儿接种 3 剂人轮状病毒疫苗 RIX4414 是安全和有免疫原性的[298]。在 37 名 HIV-1 感染的肯尼亚儿童中,接受五价轮状疫苗后严重不良反应事件并不比 HIV-1 未感染儿童更常见,尽管研究力度有限[299]。

水痘病毒疫苗

儿童

对美国有轻微症状的 HIV-1 感染儿童接种水痘疫苗后测定抗体和淋巴细胞增殖应答结果表明,水痘疫苗是安全和具有免疫原性的(60% 可检测到抗体)[300]。然而,曾报道过一例 CD4$^+$T 淋巴细胞计数为 8/mm^3 的 HIV-1 感染儿童发生了播散性疫苗株水痘病毒感染[301]。基于这些发现,CD4$^+$T 淋巴细胞比例达到 15% 或以上的 HIV-1 感染儿童需要接种 2 剂水痘疫苗[19,302]。

在接受 HARRT 的 HIV-1 感染儿童中接种水痘疫苗是安全和具有免疫原性的。尚无严重不良反应报道,67%~79% 的儿童在接种疫苗后 3 个月内出现抗体应答。但随着免疫力减退,接种后 1 年只有 30%~65% 的儿童有持续抗体[303-305]。接受 HARRT 的儿童对疫苗接种的免疫应答与无症状、未治疗儿童相仿[304],但他们的应答均低于 HIV-1 未感染对照儿童[306]。在曾患水痘儿童中,给予加强免疫接种提高免疫力不能维持抗体滴度[307]。在疫苗前和疫苗后时代,对儿童发生水痘或带状疱疹的研究,发现疫苗预防水痘的效力为 82%,预防带状疱疹的效力是 100%[308]。

成人

在一项随机安慰剂对照研究中,67 名 HIV-1 感染成人和 15 名未感染者接种两剂水痘疫苗,发现疫苗是安全的,但是根据细胞免疫应答测定,免疫原性一般[309]。在 HIV-1 感染成人中,有疫苗株引起播散性水痘的报道[310]。研究显示,在 HIV-1 感染成人中带状疱疹疫苗是安全的和具有免疫原性的[311,312]。

黄热病疫苗

儿童

有限的数据显示,HIV-1 感染儿童对黄热病疫苗应答较弱。18 名 HIV-1 感染儿童中仅 17% 对黄热病疫苗产生抗体应答,相比之下,57 名未感染儿童中

74%产生应答[313]。尚无接受HARRT的HIV-1感染儿童接种黄热病疫苗后预防疾病效果报道。

成人

对HIV-1感染者接种黄热病疫苗的综述中,包括了484名患者的三项队列研究,总结出结论为:HIV-1感染者在接种疫苗后第1年产生的中和抗体滴度明显低于未感染者[314]。较低的HIV病毒载量和较高的$CD4^+$T淋巴细胞计数与较高的抗体滴度呈正相关[314-316]。在瑞士HIV队列研究内,78名HIV-1感染成人接受黄热病疫苗后,83%血清阳转,而66名未感染者接种疫苗后的血清阳转率为97%[317]。

黄热病疫苗的安全性

关于免疫抑制者误接种黄热病疫苗后出现严重并发症的报道很少,且经验不足[23,318,319]。102名HIV-1感染成人接种黄热病疫苗后无严重不良反应发生[317],另一研究中对14名HIV-1感染成人接种疫苗后也无不良反应[320,321]。然而,泰国曾报道1名53岁的HIV-1感染男性接种黄热病疫苗后引起致命性脑脊髓炎,他无症状,但血浆HIV病毒载量高,$CD4^+$T淋巴细胞计数低[322]。

流感减毒活疫苗

儿童

接受抗反转录病毒治疗的HIV-1感染儿童接种流感冷适应株三价减毒活疫苗的研究表明,该疫苗是安全的[130,323,324]。在接种2剂疫苗后,HIV-1感染儿童有77%对3价疫苗株中至少一种流感毒株产生应答,抗体滴度升高4倍以上,而对照组儿童这一比例为83%[323]。接受流感灭活疫苗的HIV感染儿童的抗体应答往往高于接受减毒活疫苗的儿童[130]。67%的HIV-1感染儿童和50%未感染儿童在接受减毒流感疫苗28天内出现疫苗病毒清除[325]。

成人

HIV-1感染成人接种流感冷适应株三价减毒活疫苗的研究表明,该疫苗是安全的[126,323,326]。HIV-1感染和未感染成人很少对流感减毒活疫苗产生血清学应答,尽管有些研究对象在接种前对疫苗株敏感。

结语

在未接受治疗且免疫抑制的HIV-1感染者中,HIV-1感染增加了一些活疫苗的风险,与未感染者相比,疫苗在感染者中的免疫原性和效力较弱,但是大多数HIV-1感染者能从疫苗中获益。

(纪文艳 史久华 徐静)

本章相关参考资料可在"ExpertConsult.com"上查阅。

第 71 章 国际旅行者用疫苗

Elizabeth D. Barnett、Phyllis E. Kozarsky 和 Robert Steffen

国际旅行

人们外出旅行有很多原因,包括观光游览、商务、接受教育、逃离战争、饥荒和其他无法容忍的情形。2016年国际旅行者人数超过12亿。世界旅行组织预计2030年国际旅行者将超过18亿[1]。2015年,包括2.4亿多的难民、寻求庇护者、移民工人、非法移民者和国内流离失所者在内的国际移民均未被纳入旅行者统计数据[2]。

随着国际旅行的增长,很多医务工作者都会被咨询旅行前疫苗接种的问题。国际旅行医学协会成立于1991年,旨在通过教育、服务和科研活动来促进旅行健康和旅行安全。2006年,美国传染病学会发布了旅行医学实践指南[3]。尽管现在很多地方出现专门提供旅行前咨询和免疫接种的旅行保健门诊,但大部分旅行者在出游前并不会出现在这些地方。各种医务工作者应提供基本的旅行前服务,并且给有需要的患者提供专业性建议。本章重点介绍旅行目的地所特有的高于本国的疾病风险,并对旅行者是否需要接种旅行相关疫苗给出参考意见,相关疾病流行病学和疫苗特征的信息将在其他章节中作详细介绍。由于各国疫苗上市标准不同,并非所有国家都能提供全部疫苗。同样,针对相同疾病的疫苗及其接种程序也会因厂家和国家机构的不同而有所不同。

国际旅行者疫苗接种的一般信息

旅行者疫苗接种

旅行者疫苗接种的第一步是更新常规免疫接种,第二步是进行旅行针对性接种。第一步,了解接种对象的免疫史和医疗史是非常必要的,对于第二步,则需要了解旅行者的旅程安排、旅行期间的生活条件、旅行方式(探险旅行还是参加豪华旅行团)和旅行目的(如医学或兽医工作、旅游、探亲)。疫苗选择通常被误认为是根据旅行目的地的机械选择,实际上疫苗选择是基于接种对象的免疫史、疫苗与其他疫苗及药品的相互作用、出发时间、旅行性质,以及旅行者喜好而综合考虑的。价格也越来越成为疫苗选择的影响因素,由于财力不足和保险覆盖范围有限,有的旅行者不得不选择保护某些家庭成员(通常选择儿童而使成人暴露于易感状态),或者由于价格原因而选择特定的疫苗,如黄热病疫苗某些国家入境要求必须接种的疫苗。最后还需要考虑旅行期间新增的风险。有时,来自其他国家的旅行者入境后的患病风险可能降低,如计划探访东非亲属的印度加尔各答人患伤寒的风险可能低于在家乡。

旅行者疫苗接种的信息来源

国际旅行的健康信息来源包括《国际旅行与健康-疫苗接种要求和建议》,自2012年起不再提供印刷版,但电子版仍会更新,特别是关于疫苗的章节,WHO每年都会更新[4]。《国际旅行健康信息黄皮书》由美国疾病预防与控制中心(CDC)出版,可登录CDC的旅行健康网站查询或查阅地方和国家出版物获知[5]。很多国家都出版旅行健康指南并鼓励读者提建议。其他信息来源有教科书[6,7]和评论文章等[8-16],很多网站也会对医务人员和公众提供旅行健康信息,但未必全都可靠。

美国CDC发布了美国境内的疫苗信息,可供公众登录下载[17]。跟病人讨论疾病风险、疫苗适应证和禁忌证、与疫苗相关的不良事件以及加强免疫的时间和必要性时,这些手册非常有用。美国免疫规划咨询委员会(ACIP)提供了许多旅行相关疫苗的介绍和建议[18]。每种疫苗更全面的信息都会在本书各章节作详细介绍。

关于疫苗接种的考虑

同时接种疫苗和免疫球蛋白

给旅行者接种多种疫苗通常很难,尤其是临近出发的时候。虽然理想情况是出发前4~6周就开始接种疫苗,但很少有旅行者会提前一个月来接种疫苗,大部分是临近出发才来咨询。无论什么时候,都要尽可能地提供有益信息,并且有些疫苗(如甲肝疫苗、流感疫苗、更新的常规疫苗等)即使在出发当日接种,也能产生效果。这种情况下要加快疫苗接种程序,或者针对旅行者最可能遇到的传染病的几种疫苗。很多受种者和医务人员都非常关心同时接种多种疫苗是否会出现不良反应,旅行接种门诊开展的研究表明:同时接种旅行疫苗在内的多种疫苗后,不良反应很少且无致残[19,20]。ACIP鼓励同时接种多种需要的疫苗,尤其是准备外出旅行时[21]。

灭活疫苗与其他灭活疫苗或减毒活疫苗可以同时接种,也可以之前或之后任意间隔接种(见第9章)。减毒活疫苗(如黄热病疫苗、MMR和水痘疫苗)之间应同时接种或至少间隔28天接种。若接种间隔时间少于28天,则第二剂无效,应在第一次接种后至少28天后进行再次接种。以下情况除外:已被多数工业化国家停用的口服脊髓灰质炎疫苗(OPV)可以在非肠道性活疫苗之前或之后任意间隔时间接种;黄热病疫苗可以跟单价麻疹疫苗以任意间隔时间接种;口服Ty21a伤寒减毒活疫苗可以跟非肠道性活疫苗(MMR,水痘疫苗,黄热病疫苗)同时接种或以任意间隔时间接种[21,22]。

MMR或水痘疫苗与免疫球蛋白同时接种时免疫应答可能会减弱,因此,MMR或水痘疫苗最好在使用免疫球蛋白之前至少2周接种,必要时可同时接种[23]。如果在MMR或水痘疫苗之前使用了免疫球蛋白,接种这些疫苗的适宜间隔取决于免疫球蛋白的使用量。有表格详细列出了适宜的时间间隔[24]。目前尚未证实免疫球蛋白会干扰脊灰疫苗、黄热病疫苗或口服伤寒疫苗的免疫应答。

免疫功能低下者疫苗接种

免疫功能低下者的疫苗接种建议详见本书第67和68章,也可从美国CDC[25]和美国传染病学会获知[21,26,27]。专门针对免疫功能低下者旅行者的疫苗信息可从美国CDC获知[28]。一般来说,不建议对免疫功能低下者接种减毒活疫苗。旅行疫苗的详细信息将在各疫苗章节介绍。

抗疟药和抗微生物制剂对免疫应答的影响

氯喹和甲氟奎等抗疟药与人二倍体细胞狂犬病疫苗(HDCV)同时接种可能会干扰狂犬病疫苗的免疫原性[29]。抗疟药不会干扰口服伤寒疫苗的免疫原性。抗微生物制剂与口服伤寒疫苗同时给予会干扰减毒疫苗活性而被禁忌使用[30,31],这些干扰作用将在单个疫苗部分详细说明。

常规免疫接种和根据旅行者需求调整的免疫接种

更新儿童和成人常规免疫接种程序应该成为国际旅行准备工作的一部分。常规免疫接种的信息来源很多,在美国经常更新免疫程序,相关信息可从美国CDC官网[32]获得,也可参考其他相关国家。由于出发时间紧迫或常规免疫滞后,需要对旅行者加快接种程序,读者可参阅第9章了解相关疫苗的常规接种或加快接种程序,以及适应证、禁忌证、注意事项和预期不良事件等详细信息。美国儿童常规接种的疫苗可预防16种疾病(详见表71.1),大多在世界范围内流行,但疾病风险因旅行目的地不同而相差较大。成人免疫接种的信息可从诸多来源获得[33-35],针对旅行的疫苗信息可参考本书各疫苗章节。所有人都应及时进行常规的儿童免疫接种。流感易在全世界范围内流行,多数工业国家建议从60或65岁开始接种流感疫苗,而在美国所有人(无禁忌证)每年都要接种流感疫苗[36];对于65岁以上或在特定医疗状态下的人还应接种肺炎疫苗;60岁以上且无禁忌证的人都应接种带状疱疹疫苗。

旅行疫苗

对旅行者非常重要的常规免疫疫苗

白喉疫苗

20世纪90年代初,白喉在前苏联国家[37]、泰国、阿尔及利亚、厄瓜多尔广泛流行[38],并在许多发展中国家持续出现引起了人们关注,因此要求到这些地区旅行的人必须接种白喉疫苗,同时对成人进行强化免疫接种(提供白喉-破伤风类毒素联合疫苗)。Vitek等以俄罗斯学龄儿童为研究对象,证实最后一次白喉类毒素强化免疫的时间与患白喉的风险之间有显著关系[39]。无论是皮肤症状还是致命性呼吸道症状的白喉病例都曾在旅行者中有过报道[40-43]。移民也可能将该病传播到当地人群,那里由于自然感染减少、成人加强免疫缺乏而导致免疫力下降。美国20岁以上成年人有20%~60%缺乏白喉抗体[44,45];西欧的血清学调查表明成人特别是女性的白喉抗体水平很低,而男性在服兵役期间可能会得到加强免疫[46]。

旅行咨询对每个人来说是了解白喉疫苗最新情况的机会。对于成人,美国和某些国家建议每10年加强接种一剂白喉-破伤风类毒素联合疫苗,还有

表71.1 常规免疫接种建议及旅行者接种适应证(美国)

疾病	疫苗	年龄组	高危地区	旅行者接种适应证
白喉	DTaP 或 DTP	<7 岁	发展中国家,前苏联国家	可以对 7~10 岁未完成全程百日咳接种者予以接种
	Td	≥7 岁		
	TdaP	≥11 岁		
破伤风	DTaP 或 DTP	<7 岁	世界范围	
	Td	≥7 岁		
	TdaP	≥11 岁		
百日咳	DTaP 或 DTP	<7 岁	世界范围	可以对 7~10 岁未完成全程百日咳接种者予以接种
	TdaP	≥11 岁		
脊髓灰质炎	IPV	<18 岁人群和未接种过疫苗的成人	巴基斯坦、阿富汗和尼日利亚	到高危地区旅行的人(已完成免疫程序)要额外接种 1 剂 IPV
麻疹	MMR,MR,MMRV 或 M[b]	所有年龄易感者	世界范围	≥12 月龄者,两次接种间隔≥28 天;首次接种最早可在 6 月龄,但不应计入 1 岁之后的 2 剂常规免疫;一般认为 1957 年之前出生的人具有免疫力,无须接种
腮腺炎	MMR,MMRV,Mu[b]	所有年龄易感者	世界范围	
风疹	MMR,MMRV,MR 或 R[b]	所有年龄易感者	世界范围	育龄期非妊娠女性尤其需要接种
b 型流感嗜血杆菌感染	Hib 疫苗	<5 岁	世界绝大部分地区	
甲肝	甲肝疫苗	≥1 岁的儿童	发展中国家	探亲访友的儿童感染风险较大
乙肝	乙肝疫苗	儿童和青少年常规接种;有特殊风险的老年人	世界绝大部分地区(见图 71.1)	前往乙肝患病率≥2% 的地区;职业或行为有疾病暴露的风险
肺炎	肺炎结合疫苗	2~23 月龄儿童;24~59 月龄特定人群;≥65 岁成人和高风险老年人	世界范围	
肺炎[a]	肺炎球菌多糖疫苗	≥65 岁成人;年轻特定高危险人群(如慢性肺心病、哮喘患者或吸烟人群)	世界范围	
水痘	水痘疫苗或 MMRV	所有年龄易感者	世界绝大部分地区	
流感[a]	流感疫苗	≥6 月龄者,每年接种一剂;<9 岁者,第一个流感季接种 2 剂	世界绝大部分地区	北半球 12 月~次年 3 月流行;南半球 4~9 月流行;热带地区全年流行
人乳头瘤状病毒感染	HPV 疫苗	9~26 岁女性;9~21 岁男性(4 价 HPV)	世界范围	
流脑	ACYW135 群结合流脑疫苗	11~12 岁接种 1 剂,16 岁时加强接种 1 剂;进入高中的青少年、大学生接种 1 剂	撒哈拉以南非洲的流脑流行带	前往高风险地区旅行者
B 型流脑	B 群流脑疫苗	>10 岁的血清 B 群脑膜炎球菌病风险增加的患者	世界范围	
轮状病毒	轮状病毒疫苗	所有 6~32 周儿童	世界范围	

注:最新的 ACIP 推荐的成人和儿童疫苗的免疫程序可在官网查询:www.cdc.gov/vaccines/schedules/hcp/
[a] 表示成人常规接种疫苗;
[b] 表示美国不再提供单抗原麻疹、腮腺炎和风疹疫苗。

DTaP:无细胞百白破疫苗;DTP:百白破疫苗;Hib:b 型流感嗜血杆菌疫苗;HPV:人乳头瘤病毒疫苗;IPV:灭活脊髓灰质炎病毒疫苗;M:麻疹疫苗;MMR:麻疹腮腺炎风疹联合疫苗;MR:麻疹风疹联合疫苗;MMRV:麻腮风-水痘四联疫苗;Mu:腮腺炎疫苗;Td:破伤风和白喉类毒素疫苗;Tdap:破伤风类毒素、白喉类毒素和无细胞百日咳联合疫苗;R:风疹疫苗。

一些国家卫生部门建议 25 至 65 岁之间的成人每隔 20 年加强一次,或在完成 5 剂次接种之后不再加强接种。

脊髓灰质炎疫苗

全球根除脊髓灰质炎的进展很快,但近几年总是会周期性的出现倒退,有些国家出现复燃,或先前无脊髓灰质炎国家发生输入性病例[47]。西半球于 1994 年宣布实现无脊髓灰质炎状态,西太平洋地区、欧洲地区和包括印度在内的东南亚地区分别于 2000 年、2002 年和 2014 年宣布实现无脊髓灰质炎状态[48-51]。关于有脊髓灰质炎病例国家的最新信息可以从全球脊髓灰质炎根除倡议网络获得[52],截至撰写本文时,只剩 3 个国家(阿富汗、尼日利亚和巴基斯坦)仍有脊髓灰质炎流行。2014 年,索马里,喀麦隆,伊拉克和赤道几内亚都出现了病例。2005 年一名未免疫的游客发生疫苗相关麻痹性脊髓灰质炎的病例充分说明了接种脊髓灰质炎疫苗十分必要,不仅能预防脊髓灰质炎野病毒侵袭,还能预防疫苗相关性疾病[53]。

前往脊髓灰质炎病毒流行地区的旅行者应完成推荐的适龄的疫苗免疫程序;已完成脊髓灰质炎基础免疫的成人和儿童应加强接种可终身免疫的灭活脊髓灰质炎疫苗(IPV)。欧洲许多国家建议在风险仍在存在的情况下每 10 年加强接种一次 IPV。在确定为脊髓灰质炎病毒输出国的国家停留超过 4 周的所有年龄段的人群在离开该国之前都需要出示脊髓灰质炎疫苗接种证明,2015 年需重点关注巴基斯坦和阿富汗,最新的重点关注国家名单可在全球脊髓灰质炎根除倡议网站找到[52]。CDC 建议长期旅行者和在巴基斯坦和阿富汗居住的外籍人士在计划出发日期前 4 周~12 个月内接种 IPV,并记录在国际预防接种证书(ICVP)上[54]。IPV 推荐用于未免疫成人;IPV 和 OPV 都能用于儿童;部分免疫的儿童和成人可以使用 IPV 或 OPV 完成免疫程序;接种剂次之间的间隔可缩短至 4 周,以便出发前给予最大剂量。如果可以,还可接种 IPV 联合疫苗。2009 年 ACIP 修订了儿童接种脊髓灰质炎疫苗的建议,包括 4 岁以后的最后一剂如何接种,不管之前接种了多少剂次,第 3 剂和第 4 剂的间隔由原来的 4 周延长到 6 个月[55]。对于即将到脊髓灰质炎高危地区旅行的人来说,可以选择快速免疫程序。

乙肝疫苗

旅行者感染乙肝的风险与长时间逗留、接触乙肝病毒高携带率人群、从事高危职业如医务工作或实验室工作、进行高危行为如注射毒品或拥有多个性伴侣等因素均有关。1987 年,到发展中国家旅行的瑞士游客逗留 1 个月感染乙肝的风险是 39/10 万[56]。长期海外工作者感染风险更大,1990 年前未经免疫的美国传教士在非洲的前 2 年发病率是 11%,接下来十年的年均发病率中位数为 1.2%[57]。2004 年发表的一项针对生活在尼日利亚农村的六接种疫苗的荷兰传教士及其家属的前瞻性研究表明,成人血清阳转率是 1.7/1 000 人/月,儿童为 2.8/1 000 人/月[58]。

2015 年,一篇关于旅行者疫苗可预防疾病的风险的综述认为乙肝具有中等风险(1~10 例/10 万人/月),且旅行期间的行为,以及与当地人口的接触可能比目的地的疾病流行率更重要[59-62]。除北欧部分国家外,乙肝疫苗已在大多数国家被纳入儿童和青少年的常规免疫。CDC 建议前往乙肝感染率≥2% 地区的旅行者接种乙肝疫苗,免疫程序为前 2 剂间隔 4 周,第 3 剂与第 2 剂间隔 4~12 个月。如果时间有限,第 3 剂与第 2 剂间隔 4 周也可以快速达到血清阳转,但需要与第 1 剂间隔 12 个月接种第 4 剂来确保长期保护效果。旅行医学临床医生也建议并使用其他加速接种程序来接种乙肝疫苗或甲乙肝联合疫苗,但有的还未通过美国食品药品监督管理局批准。

麻疹疫苗

麻疹仍然是世界范围内儿童发病和死亡的重要原因之一,且近年来与旅行相关的病例有所增加。2014 年,美国经历了自 2000 年记录麻疹消除以来最多的病例。多个州的麻疹暴发与体育赛事和娱乐公园的输入性病例有关[63-64],病例以返回美国的旅行者和外国游客为主,并持续引起继发病例,以及麻疹在未免疫个体中的暴发[65]。2001—2003 年间,80% 的美国麻疹病例是输入性相关病例[66]。2001—2004 年间美国居民的麻疹病例中,122 例中有 55 例(约 45%)发生在国际旅行者身上[67]。被记录下的与航空旅行有关的麻疹暴发事件:2010 年夏天,一名未免疫的瑞士年轻人乘飞机抵达美国时被确诊为麻疹,暴露者 31 名,其中 1 人发病,继而在美国的麻疹暴露人数达 270 人[68]。2013 年,一名从印度返回的旅行者将麻疹病毒直接和间接传播给其他 22 个人,调查发现约 1 000 人被暴露[69,70]。类似的暴发和暴露事件在澳大利亚、意大利和荷兰都曾报道过[69,70]。

建议所有国际旅行者接种 2 剂次麻疹疫苗[32,74],第 1 剂次可在 6 个月时接种,但这 1 剂次不计入 2 剂次免疫程序中;1 岁或 1 岁以上接受过单一 MMR 疫苗的旅行者应在国际旅行之前,每隔 4 周接种一次

MMR疫苗,6月龄以下儿童会受到母传抗体保护。一般认为1957年以前在美国出生的人对麻疹有天然免疫力,但对于麻疹患病风险增加的人如国际旅行者,在旅行前应进行血清学检验或疫苗接种,如果不具有免疫力,就应接种两剂疫苗[74]。腮腺炎、风疹和水痘疫苗也应及时更新,适当时可将MMR与水痘疫苗联合接种,来自热带国家的成年移民的水痘血清阳性率可能比北美或欧洲低得多,因此更适合联合接种。

百日咳疫苗

百日咳仍然是世界范围内重要的疾病,每年约有1 600万病例和19.5万人死亡。2012年美国病例数超过4.8万,自1955年以来报告病例数最高[75];2013年和2014年报告的病例数超过2.8万例[76]。百日咳的发病率与疫苗使用直接相关,日本、瑞典、英国等国家减少疫苗使用量之后,百日咳疫情出现了反弹[74]。现在许多国家都使用无细胞百日咳疫苗,美国已经批准两种无细胞百日咳疫苗[77],国际旅行造成百日咳患病风险的增加程度尚不确定[78]。研究发现麦加朝圣者中百日咳患病率增加[79]。儿童和青少年在国际旅行之前应该尽可能完成含百日咳疫苗的基础免疫,或进行适当的加强免疫[77]。成人如果在出发前需要加强接种白喉和破伤风疫苗,应该接种一剂含百日咳成分的疫苗(Tdap),如果从未接种过Tdap加强针,应接种一剂Tdap。孕妇应在孕期接种Tdap以保护胎儿[80]。

流感疫苗

世界范围内均有流感出现。热带地区全年传播,北半球的传播高峰出现于12月至次年3月,南半球的传播高峰出现于4~9月。H1N1流感大流行提高了对旅行和流感危险性的关注。到热带国家旅行、在流行季节出行、跟随大旅游团旅行都会增加患流感的风险。严重疾病的患病风险取决于基础健康状况。有三项研究揭示了旅行者流感的发病率:血清学确诊病例的发病率为8.9/100人/月,症状病例的发生率为0.9%~1.0%[81-83],去东亚和东南亚旅行的流感风险比其他地区高出7倍[84]。

美国和其他国家建议对6月龄及以上所有人群开展年度流感疫苗接种[85]。问题在于准备到流感高危国家旅行时,当地或本国没有流感疫苗,或可用的疫苗与目的地流行的毒株不匹配。这种情况下,对流感风险的教育以及对呼吸道疾病和流感样病例的管理非常重要。现有的流感疫苗对H5N1型和H7N9型禽流感没有保护作用,因此到具有这类病毒感染风险的地区旅行就需要采取其他预防措施(如远离活禽市场)。各地区相关病毒株信息可从CDC[86]或WHO获知[87]。

轮状病毒疫苗

2006年2月,美国批准了第一种三剂次的轮状病毒疫苗(默克公司生产的RotaTeq),2008年4月批准了第二种两剂次的轮状病毒疫苗(葛兰素史克公司生产的Rotarix)。对轮状病毒疫苗的接种建议可以从CDC获得[88]。无论哪种疫苗,第1剂其实在6周就可以接种,到14周6天的时候就必须接种,两剂次之间的最小间隔是4周,最后1剂的接种时间不晚于8月龄。由于世界范围内均有轮状病毒流行,到发展中国家旅行的婴儿最好在出发前完成所有剂次的接种。

人乳头瘤病毒疫苗

目前已有三种针人乳头瘤病毒(HPV)疫苗在美国获得许可,其使用建议可以从CDC获得[89]。HPV目前在世界范围内普遍存在。作为整体免疫策略的一部分,旅行医学咨询时可推荐接种HPV疫苗,以降低HPV相关癌症和性传播疾病的风险。

其他旅行疫苗

卡介苗(BCG)

BCG在很多国家都可以获得,但效力各不相同。与广泛接种BCG相比,美国和许多欧洲国家更倾向于使用结核菌素皮肤试验或γ干扰素释放试验进行监测,以便能够早期发现并治疗感染者[90]。

旅行者感染结核病(tuberculosis,TB)的危险性评估很难获得[91]。荷兰长期旅行者皮肤结核菌素试验阳性率为3.5/1 000人月,排除医务工作者的话,阳性率为2.8/1 000人月[92]。最近一项在美国和平部队志愿者当中开展的研究结果显示,在高危国家服务的志愿者当中,纯蛋白衍生物(PPD)阳性率为1.436/1 000人月,活动性结核病者为0.084/1 000人月[93]。返乡探亲的移民暴露风险和患病风险更高[94-96]。旅行者感染TB的风险没有高到必须常规接种BCG疫苗的程度。在美国,长期旅行者(婴儿或幼儿)在发病率较高(30~40/10万人月)的地区,以及职业或生活有暴露风险的地区,可以考虑使用卡介苗。美国批准了一种由Organon Teknika公司生产的BCG疫苗。BCG的保护效果主要是针对1岁以下的婴幼儿,尽管有专家认为在TB传染率较高的环境中工作的医护人员应该接种 BCG,但几乎没有迹象表明卡介苗适用于正在旅行的成年人。

约 10% 的受种者会出现不良事件,主要是局部溃疡和炎性腺炎。因为存在播散性感染的风险,免疫功能低下个体禁忌使用 BCG 疫苗。是否给感染 HIV 但有免疫能力的个体接种 BCG 疫苗还存在争议,细菌可能潜伏多年,在机体免疫功能低下的时候造成疾病。对结核病高发的发展中国家来说,必须权衡儿童感染 TB 的风险与 HIV 高危个体接种 BCG 的风险。为减少出生后第一年粟粒性结核和脑膜结核的潜在患病风险,WHO 仍然建议对 TB 的患病风险较高地区的所有婴儿都要接种 BCG 疫苗。

霍乱疫苗

2005 年以来,全球霍乱病例有所增加,并在非洲、东南亚和海地持续蔓延[97]。不过总体来说,旅行者罹患霍乱的风险很低,绝大多数感染没有症状或表现为腹泻,发生率约为 1/50 万,但日本的发生率较高(5/10 万)。对于腹泻症状的旅行归来者,日本已经开展了常规霍乱监测[98]。避免霍乱的主要方法就是只饮用和使用煮沸过、处理过,或者装在可靠的易拉罐及瓶子里面的水,避免摄入高危食物,如生贝壳,同时在选择其他食物时也要谨慎。对于霍乱患者,尤其是住院病人来说,应该尽早给予充足的口服或静脉补液,也可以使用抗生素。

目前两种霍乱疫苗已通过 WHO 预认证,并可在美国以外的各个国家使用。另外一种口服灭活疫苗在越南生产,并在霍乱暴发地区有 76% 的保护效果[99]。美国 FDA 于 2016 年批准了一种口服霍乱疫苗,适用于 18~64 岁前往霍乱疫区的成年人[99a]。大部分国家已经不再使用以前生产的注射型全细胞疫苗和口服减毒活疫苗。不推荐旅行者常规接种霍乱疫苗,目前没有国家要求入境时必须接种霍乱疫苗[100,101]。对于极少数前往霍乱高发且卫生条件极差地区的人员(如霍乱暴发的救援人员),如果有疫苗则应接种霍乱疫苗。洁净的水和食物是预防霍乱的主要途径,适当的补液疗法是治疗霍乱的主要方法。

可在美国境外获得的口服霍乱疫苗接种程序为间隔 14 天两剂次给药,建议接种后 10 个月到 2 年之间再加强 1 剂,可能会有轻微的胃肠道反应[100]。由于孕期的安全性数据未知,因此不建议孕妇接种霍乱疫苗。美国的口服灭活霍乱疫苗在潜在暴露之前至少 10 天予以单剂次口服,最常见的不良事件为疲劳、头痛和轻微的胃肠道反应,目前尚没有关于加强接种的信息。

口服霍乱疫苗可以与黄热病疫苗、Ty21a 伤寒疫苗、OPV 同时使用[102];由于抗疟药可能会影响疫苗的免疫应答,因此霍乱疫苗应该在氯喹、甲氟喹等抗疟药物之前接种[103]。

甲肝疫苗

甲肝是最常见的影响旅行者健康的疫苗可预防性疾病,但是由于疫苗的广泛使用,以及很多旅行目的地卫生条件的改善,甲肝呈下降趋势。20 世纪 80 年代,到高危地区旅行且没有接种免疫球蛋白的短期游客发生甲肝的风险高达 1%[104]。一项针对加拿大游客的研究表明,未免疫的旅行者发生甲肝的危险性是 1/3 000[105]。瑞士的一份报告记录了 1988—2004 年间甲肝病例减少的情况,由于不同国家卫生状况和甲肝免疫情况不同,病例的减少情况也各不相同[106]。患病风险取决于逗留时间长短和旅行条件,包括暴露于污染性水和食物的频率。然而,据报道有旅客前往甲肝高发国家旅行,居住豪华,却还是感染了甲肝[107]。尽管有免疫球蛋白和有效的疫苗供使用,仍有很多游客没有接种而无法预防甲肝。

第二次世界大战以后,出生于欧洲、北美、澳大利亚/新西兰、日本的人对甲肝的免疫力都比较低[108]。随着年龄增大,有黄疸病史、在甲肝高发地区出生或生活的个体对甲肝有较高的免疫力。约 95% 在甲肝高发的发展中国家出生和长大的人可经自然感染而获得抗体[109]。包括美国在内的部分国家已经把甲肝疫苗纳入 1 岁以下儿童的常规免疫。

甲肝的免疫预防措施包括肌内接种免疫球蛋白和甲肝疫苗。免疫球蛋白的保护率为 85%~90%,多年来一直是主要保护措施,但最大的缺点是作用时间短,必须在随后的旅程中再次接种,如果在流行地区长时间居住也要再次接种。它不能有效预防乙肝、丙肝或戊肝,不良事件少,但大剂量接种可能会导致局部不适。这种预防措施的优势之一是可以给 1 岁以下儿童接种。免疫球蛋白在大多数国家已无法使用,部分原因是免疫球蛋白理论上存在传播克雅氏病(Creutzfeldt-Jacob disease,CJD)的风险。美国部分地区可以有限供应免疫球蛋白[110]。甲肝疫苗 1992 年在欧洲上市,1995 年在美国上市,目前有 4 种产品 Havrix(GSK),Epaxal(PaxVax,目前不可用),VAQTA(Merck),和 AVAXIM(Pasteur Mérieux Connaught),其中无铝佐剂疫苗 AVAXIM 和 Epaxal 在美国还没有获得批准。甲乙肝联合疫苗(Twinrix)的销售也十分广泛。上述四种单价甲肝疫苗在成人中都能产生很高的免疫原性,首次接种推荐剂量疫苗(Havrix 1 140

单位/1.0ml，VAQTA 50 单位/1.0ml，AVAXIM 160 单位/0.6ml)1 个月后，抗体保护水平达到 95%~100%。由于缺乏国际统一的甲肝抗原含量参考标准，所以每个厂家使用自己的参考标准。首次接种后间隔 6~12 个月期间进行加强免疫，加强免疫 1 个月后，三种疫苗的血清阳转率达到 100%[111,112]。对即将出发的旅行者来说比较有意义的是，对照试验表明，单剂次接种 14 天后的血清阳转率分别是 87.1%(Havrix，1440ELU) 和 95.7%(AVAXIM)[113]。尽管接种的抗体滴度接近，但老年人的抗体产生较慢[114]。甲乙肝联合疫苗的免疫原性与单价疫苗的免疫原性相当[115]。对泰国的 Havrix 以及美国甲肝流行期间使用的 VAQTA 开展的效力研究表明，两种疫苗的临床效力分别为 94% 和 100%。Havrix 和 VAQTA 都有适用于 1~17 岁人群的疫苗(分别为 720 ELU 和 25 单位)。儿童与成人的抗体保护水平相当[116,117]。Cochrane 数据库中的一篇综述报道了易感人群暴露前预防接种甲肝疫苗的临床疗效[116,118]。

前往中高度流行地区的旅行者需要接种甲肝疫苗，有些旅行医学医生认为所有旅行者都应接种甲肝疫苗。理想情况下，应在出发前至少 4 周接种疫苗，这是由于担心中和抗体水平达不到最高，但大部分年轻健康的受种者在 2 周内就能检测到抗体，而且目前为止即使是在出发当日接种疫苗的旅行者当中也没有病例报告。CDC 建议 40 岁及以下的健康旅行者，可以在出发前任何时间接种一剂甲肝疫苗；对老年人或免疫功能低下或患有慢性肝脏疾病等人群，还可同时接种免疫球蛋白[119]。考虑到接种免疫球蛋白预防甲肝已经过时，WHO 以及大多数其他国家和地区的专家组建议出发前任何时间都可以接种一剂甲肝疫苗[120]。与首剂间隔 6 个月或更长时间接种加强剂可以提供长时间保护效果(至少 20 年)。加强剂可以使用同一个厂家或不同厂家的疫苗，也可以使用甲乙肝联合疫苗，不会影响反应原性和免疫原性[121]。免疫球蛋白和甲肝疫苗的接种剂量及免疫程序见表 71.2。

甲肝疫苗的耐受性一般很好，最常见的不良反应包括注射部位疼痛、头痛和全身乏力，严重不良事件罕见。对疫苗中所含的佐剂和防腐剂过敏的个体不宜接种此疫苗。尽管孕妇接种疫苗的风险性很低，还是应该权衡患病风险与接种疫苗的理论风险。甲肝疫苗是灭活疫苗，可用于免疫功能低下者。甲肝疫苗与百日咳疫苗、OPV 或 IPV、破伤风疫苗、口服伤寒疫苗、霍乱疫苗、乙脑疫苗、狂犬病疫苗、黄热病疫苗同时接种不会削弱对两种疫苗的免疫应答，也不会增加不良事件[122]。

由于缺乏 1 岁以下儿童接种甲肝疫苗的安全性和效力评价，因此建议 1 岁以下的儿童接种单剂免疫球蛋白。注射免疫球蛋白时应该尽可能接近出发时间使用，接种剂量取决于婴儿体重和停留时间长短。免疫球蛋白的严重不良事件很罕见，但曾有报道免疫球蛋白 A 缺乏者出现过敏反应，因此此类人群不宜接种免疫球蛋白。

免疫球蛋白可能会干扰对某些病毒活性疫苗如麻疹疫苗、腮腺炎疫苗、风疹疫苗和水痘疫苗的免疫

表 71.2　VAQTA，AVAXIM，Havrix 和 Twinrix 的推荐接种剂量和免疫程序

疫苗名称	适用人群	年龄/岁	剂量	容积/ml	剂次	免疫程序/月 [a]
VAQTA[b]	儿童和青少年	1~17	25U	0.5	2	0,6~18
	成人	≥18	50U	1.0	2	0,6
AVAXIM[c]	成人[d]	≥16	160U	0.5	2	0,6~18
HAVRIX[e]	儿童和青少年	1~18	720ELU	0.5	2	0,6~12
	成人	>18	1 440ELU	1.0	2	0,6~12
TWINRIX[f]	成人	>18	720ELU/20μg HBsAg	1.0	3[g,h]	0,1,6
	儿童	1~15	360/10	0.5	3	0,1,6

[a] 0 表示首次接种时间，后面的数字表示与首次接种的间隔时间。
[b] 甲肝疫苗，灭活(默克公司)。
[c] 甲肝疫苗(巴斯德-梅里厄-康纳)。
[d] 甲肝疫苗，灭活(Crucell/Berna 生物技术)。
[e] 甲肝疫苗，灭活(葛兰素史克)。
[f] 甲肝疫苗，灭活；乙型肝炎，重组(葛兰素史克)。
[g] 出发前基本的两剂次 720ELU 甲肝疫苗无法给予充分的保护。
[h] TWINRIX 在部分国家的免疫程序为 1~16 岁人群接种；0,6~12 个月接种两剂次。
注：ELU：酶联免疫吸附试验单位；RIA U：放射免疫测定单位；U：单位。

应答,但已证实不会干扰 OPV、口服伤寒疫苗及黄热病疫苗的免疫应答。如果旅行者要求同时接种免疫球蛋白和 MMR 或水痘疫苗,理论上应该在免疫球蛋白使用前至少 2 周接种疫苗。如果已经使用了甲肝免疫球蛋白,应至少间隔 3 个月再接种 MMR 或水痘疫苗[23,24]。如果 MMR 或水痘疫苗与免疫球蛋白的间隔时间小于 2 周,则免疫球蛋白之后 3 个月或更长时间应重新接种 MMR 或水痘疫苗,除非血清学证明已经产生疫苗特异性抗体。

在特定情况下,接种疫苗或免疫球蛋白之前先进行甲肝敏感性检测可能更具有成本效益。检测对象为高流行地区出生并长大的个体和有黄疸病史的个体,还要比较检测与接种疫苗的成本,同时确保不影响检测阴性者接种疫苗。据统计,如果检测成本是接种成本的三分之一,并且检测对象具有免疫力的可能性大于 33%,则检测具有成本效益[123]。Plans-Rubio 曾用一个模型说明,接种前的筛检是否具有成本效益取决于人群中抗体水平的高低,更取决于筛检成本和疫苗接种成本[124]。

流行性乙型脑炎疫苗

乙型脑炎是亚洲病毒性脑炎的主要原因。尽管很多国家的发病率由于免疫接种、卫生保健、农业实施和生活水平的提高而有所下降,但图片显示过去 40 年乙脑的流行范围仍然扩大了[125,126]。乙脑是通过蚊子传播。旅行者发生临床疾病的风险很低,据估计,旅行者发病风险不到 1/100 万,暴露于军队或农村流行地区的居民发病风险为 1/5 000 人月。1973—2008 年报告了 55 例旅行者乙脑病例,无一人接种乙脑疫苗[127]。虽然 1992—2008 年间美国只报告了 8 例旅行者乙脑病例,但数量有所增加。返程旅行者较少患病,但一旦患病,往往伴随严重的神经后遗症甚至死亡。多数游客对乙脑缺乏天然免疫力,疾病高发季节出行并在当地停留过长的游客发病风险最大,短期游客中偶有病例报告[129-134]。不同国家和地区发生乙脑的风险区域分布及传播季节详见表 71.3[135]。很多国家提供乙脑疫苗,包括减毒活疫苗 SA14-14-2 在内的几种疫苗在亚洲已获批准,但在美国尚未获批。第一个在美国获批的乙脑疫苗 JEVax 是灭活的鼠脑细胞疫苗,自 2006 年之后停产,现已不再供应。

2009 年,美国和其他一些国家批准了一种灭活的 Vero 细胞乙脑疫苗(Ixiaro,澳大利亚 Jespect),用于 17 岁及以上的人群,并于 2013 年获批用于儿童。该疫苗能够产生乙脑病毒特异性中和抗体,提供保护作用,因而在美国获批。该疫苗是间隔 28 天接种 2 剂次,建议 2 剂次均在出发前接种(表 71.4)。还有一些专家采用间隔一周接种的快速免疫程序[134a]。如果旅行者要再次暴露于乙脑病毒,可在完成基础免疫后一年加强一剂。目前仅有乙脑疫苗与甲肝疫苗同时接种的研究,结果表明同时接种的局部反应相对更

表 71.3 乙脑在不同国家和地区的传播季节及风险 a

国家或地区	受影响地区	流行季节	备注
澳大利亚	托雷斯海峡岛屿	12 月至次年 5 月;所有病例报告发生在 2~4 月	北昆士兰大陆报告 1 例病例
孟加拉国	推测广泛传播	大多数病例报告发生在 5~10 月	哨点监测到吉大港、达卡、库尔纳、拉杰沙希、兰杰布尔和锡尔赫特分区出现病例;拉杰沙希分部报告的发病率最高;1977 年,达卡省坦盖尔暴发疫情
不丹	罕有报告;可能在非山区流行	没有数据	靠近其他流行地区和病媒存在的地区可能会传播病毒
文莱	罕有报告;推测全国流行	未知;推测全年流行	靠近其他流行地区可能会传播病毒
缅甸	数据有限;推测全国流行	未知;大多数病例报告发生在 5~10 月	掸邦暴发过疾病;记载发现其他地区的人和动物有抗体
柬埔寨	推测全国流行	流行高峰期为 5~10 月	哨点监测发现 23 个省中至少 15 个省确定了人感染病例,包括金边、茶胶、磅湛、马德望、柴桢和暹粒等在内。2010 年报告了一例前往金边和暹粒吴哥窟的旅行者病例
中国	除西藏、新疆、青海,各省均有病例报告;我国台湾地区有罕见散发病例	大多数病例报告发生在 6~10 月;我国台湾地区大多数病例报告发生在 5~10 月	贵州、陕西、四川、云南省和重庆市报告病例最高;到城市(如北京、上海、香港、澳门、台湾地区或其他大城市)旅行的游客不建议常规接种疫苗

续表

国家或地区	受影响地区	流行季节	备注
印度	除了达德拉、达曼、迪乌、古吉拉特邦、喜马偕尔邦、查谟、克什米尔、拉克沙群岛、梅加拉亚邦、纳加尔哈维利、旁遮普、拉贾斯坦邦和锡金邦以外,所有地区都有病例报告	大多数病例报告发生在5~10月;其他地区,尤其是南部地区,流行季可能会延长或全年流行	安得拉邦、阿萨姆邦、比哈尔邦、果阿邦、哈里亚纳邦、卡纳塔克邦、喀拉拉邦、泰米尔纳德邦、北方邦和西孟加拉邦报告的发病率最高
印度尼西亚	推测全国流行	全年流行;各个岛的高峰期不同	哨点监测到巴厘岛、加里曼丹、爪哇岛、努沙登加拉省、巴布亚和苏门答腊岛确定了人类病例
日本[b]	除北海道外,各省都有罕见散发病例	大部分病例报告发生在7~10月	在20世纪60年代末乙脑疫苗被纳入计划免疫前曾报告大量病例;最近的一次小规模疫情暴发于2002年Chugoku地区;北海道未发现地方性传播;前往东京和其他大城市的游客不建议接种疫苗
朝鲜	数据有限;推测全国流行	没有数据;可能与韩国类似,高峰期在5~10月	
韩国[b]	罕见散发	大部分病例报告发生在5~10月	在20世纪80年代中期乙脑疫苗被纳入计划免疫前曾报告大量病例;最近的一次大疫情暴发在1982年;前往首尔和其他大城市的游客不建议接种疫苗
老挝	数据有限;推测全国流行	全年流行,流行高峰期为6~9月	哨点监测到老挝北部、中部和南部有病例
马来西亚	沙捞越流行;其他地方散发;偶有疫情暴发	全年流行;沙捞越流行高峰期为10~12月	大部分病例来自沙捞越;前往吉隆坡和其他大城市的游客不建议接种疫苗
尼泊尔	南部低地特莱地区的地方病;包括加德满都山谷在内的丘陵和山区也有病例	大部分病例报告发生在6~10月	特莱西部地区,如班克、巴迪亚、达恩和凯拉利报告的发病率最高;前往高海拔地区徒步的游客不建议接种疫苗
巴基斯坦	数据有限;卡拉奇周边地区有病例	未知	
巴布亚新几内亚	数据有限;可能分布广泛	未知;可能全年流行	西部有散发病例;2004年莫雷斯比港附近报告了一例病例
菲律宾	数据有限;推测所有岛屿都流行	高峰期为7~9月	新埃西哈省和马尼拉有疫情暴发;哨点监测到吕宋岛和维萨亚斯有病例
俄罗斯	哈巴罗夫斯克以南的远东地区	高峰期为7~9月	
新加坡	罕见散发	全年流行	不建议常规接种疫苗
斯里兰卡	除山区外,全国流行	高峰期随雨季变化	阿奴拉达普勒、加姆珀哈、库鲁内格勒、波隆纳鲁沃和普塔勒姆地区报告的发病率最高
泰国	全国流行;北部季节性流行	5~10月	清迈河谷发病率最高;曼谷郊区有散发病例;最近前往泰国南部度假胜地或沿海地区的旅客中报告了几个病例
东帝汶	病例散发;推测全国流行	没有数据;邻近的西帝汶全年报告病例	
越南	全国流行;北方省份季节性流行	5~10月	河内北边省份、与中国接壤的西北和东北省份发病率最高
西太平洋群岛	关岛在1947—1948年暴发过;塞班岛在1990年暴发过	未知;大多数病例报告发生在10月至次年3月。	地方性循环传播可能无法持续;病毒传播后可能暴发疫情;不建议接种疫苗

[a] 表示以上数据来源于公开发表的文献报告和个人通信中的信息。由于患病风险在不同地区和年份发生变化,并且关于人类病例和乙脑病毒传播的监测数据尚不完整,因此需谨慎评估风险。

[b] 表示部分流行地区,由于老年人有天然免疫力以及当地疫苗接种,当地居民的病例得到控制,但乙脑病毒在家畜、家禽和蚊子之间存在循环传播,因此在该地的易感游客仍有感染风险。

上述表格来自CDC的Hills SL等人编写的《旅行者健康》第3章"与旅行相关的传染病:乙脑"(2014年)。

http://wwwnc.cdc.gov/travel/yellowbook/2014/chapter-3-infectious-diseases-related-to-travel/japanese-encephalitis

表71.4 乙型脑炎疫苗(Ixiaro和Jespect)的免疫程序

	剂量(皮下接种)		备注
基础免疫	2月龄~2岁接种0.25ml; ≥3岁接种0.5ml	第0、28天	
加强免疫[a]	0.5ml		≥1岁且接种过2剂次的人群,如仍有感染风险,可在≥17岁后加强接种(缺乏2月龄~16岁之间的数据)

[a] 适用于已经完成2剂次基础免疫的个体,免疫持久性未知,故无法给出明确建议。

多,但总体上同时接种和单独接种在安全性和反应原性方面没有差异[136]。最常见的不良事件是注射部位疼痛等局部反应,全身性不良事件一般较轻微,如头痛(2.6%)、肌肉酸痛(21%)、流感样症状(13%)和乏力(13%)[127]。最近美国疫苗不良事件报告系统(VARES)收集的不良事件摘要表明,乙脑疫苗的严重不良事件很少发生[137]。

乙脑疫苗适用于在流行地区居住1个月以上,特别是疾病高发季节到边远地区的旅行者。对于高发季节到流行地区的个体、工作或生活条件使之高度暴露的个体(如缺乏保护措施的户外旅行者、露营者、自行车手等黄昏或夜间多暴露的人),即使旅行时间小于1个月,也应该接种乙脑疫苗[138]。对于未接种疫苗者,可以采取其他保护措施如使用纱窗、蚊帐和驱虫剂来避免蚊子叮咬。

流行性脑脊膜炎疫苗

侵袭性脑膜炎疾病全世界都有,主要发生在撒哈拉以南非洲的流脑流行带。国际旅行者患病或感染脑膜炎球菌后可能会传播到世界其他地方。脑膜炎球菌引起的疾病通常由A、B、C、Y和W135这5种血清群中的其中一种造成,血清群的分布可能会迅速改变。C血清群、B血清群和Y血清群是美洲和欧洲的优势菌群,撒哈拉以南的非洲地区主要是A血清群占主导,但20世纪90年代以来由W135血清群引起的病例比例显著增加[139]。在非洲脑膜炎地带开展的A群脑膜炎球菌结合疫苗的接种活动减少了该地区脑膜炎球菌携带者数量[140]。

旅行者患侵袭性流脑膜炎疾病的风险非常低,在发展中国家停留期间的发病率不到0.0001%/月,在只有接种ACYW135群四价疫苗才能获得签证之前,前往麦加的朝圣者的发病风险则高达2000/100万[141,142]。游客中曾出现流脑暴发,之后旅行者成为病原携带者。1987年,从沙特阿拉伯麦加城回到美国的朝圣者带回A群脑膜炎球菌的概率是沙特阿拉伯其他地方回来游客的11倍[143]。在2000年和2001年,10多个国家的麦加朝圣者及其接触者都暴发了W135群脑膜炎病[144,145]。有文献表明,从麦加返回新加坡的朝圣者的54名家庭接触者中,7人(13%)感染W135群脑膜炎球菌[146]。沙特阿拉伯卫生部门从1987年开始要求朝圣者接种流脑疫苗,2002年以前只要接种A+C群二价疫苗就可以,但2002年出现了由W135血清群引起的流脑暴发,因此从2002年开始要求朝圣者接种ACYW135群四价疫苗。2003年对布基纳法索鼻咽部携带脑膜炎球菌携带者的研究证明,W135群脑膜炎球菌是4~29岁研究人群携带的主要菌群[147]。有文献记录接种了多糖疫苗的朝圣者仍然携带脑膜炎球菌[147a],使用结合疫苗则可用降低此类风险[147b]。沙特阿拉伯国家要求接种四价流脑疫苗以来,未再出现朝圣相关的流脑暴发的报道。

曾经有2例可能在航空飞行中被感染的流脑病例报道[148]。2010年的一篇文论回顾了流脑疾病和旅行者[149]。前往撒哈拉以南非洲流脑流行带国家旅行并跟当地人接触的游客(拜访亲友、医务工作者、传教士或志愿者等长期居住者)比其他游客患病风险更大,接种疫苗的收益也更大。其他需接种疫苗的人包括患病高危人群,如生理性或功能性无脾者、迟发型补体缺陷者。前往以上地区旅行但不跟当地人接触的游客危险性较低,可以选择不接种疫苗。如果接种,尽可能在出发前10~14天实施。

目前在美国和其他国家都有ACYW135群四价多糖疫苗和结合疫苗,AC群二价多糖疫苗和结合疫苗,C群结合疫苗,CY群脑膜炎球菌结合b型流感嗜血杆菌结合联合疫苗,以及最近的B群流脑结合疫苗[150,151]。结合疫苗诱导的保护性抗体与多糖疫苗相当或更高,免疫持久性比多糖疫苗更好,还可降低鼻咽部细菌携带率,从而有助于形成群体免疫[150]。结合疫苗在婴儿中能产生更高的免疫原性(美国已批准用于≥2月龄的儿童),因潜在健康问题而无法对多糖疫苗产生应答的个体也能对结合疫苗产生很好的免疫应答[153]。前往撒哈拉以南非洲的脑膜炎流行地带,选择A群(最好还包括W135群)疫苗十分重要。截至目前,除疫情暴发外,尚没有前往其他目的地使用脑膜炎球菌疫苗的具体建议。如果计划前往暴发地区,可考虑接种 B 群血清疫苗[154]。

4 岁以上接种时,多糖疫苗的免疫持久性至少是 3 年,结合疫苗的免疫持久性与多糖疫苗相当甚至更持久,如沙特卫生局认可的有效期为 8 年[152,155,155a]。越来越多的证据表明多糖疫苗的免疫力逐渐减退,所以 CDC 最近更新了再次接种建议。对于 11 岁或 12 岁接种过,且间隔 2 个月接种 2 剂次流脑疫苗的儿童,如果流脑感染的风险增加,建议 16 岁再接种 1 剂。对于 6 岁及以下接种过疫苗但仍生活在流行地区或将要去高危地区旅行的儿童,建议 3 年之后加强接种 1 剂,对于 7 岁及以上接种过疫苗的儿童,则 5 年以后加强[150]。接种多糖疫苗和结合疫苗后全身性反应的发生率相当,但局部不良反应在结合疫苗中更常见[150]。2005 年 10 月曾报道吉兰-巴雷综合征与接种流脑结合疫苗可能有关,但这 8 例吉兰-巴雷综合征病例的发病率并不比偶发的概率高[155],美国 CDC 仍然建议有接种指征的个体接种流脑结合疫苗[157]。尚无文献说明孕期接种多糖疫苗的不良反应,结合疫苗的安全性方面也没有相关数据[150]。孕妇如果想接种流脑疫苗,需要权衡疾病本身的风险与接种疫苗的理论风险。通常,选择结合疫苗优于多糖疫苗,因其免疫原性更好,可减少鼻咽携带而产生群体免疫,并对多糖疫苗免疫效果差的个体有效[150,152,153]。

狂犬病疫苗

每年人狂犬病死亡的病例超过 6 万例,95% 发生于狂犬病病毒流行的亚洲和非洲国家[158]。据 WHO 估计,每年有超过 1 000 万人接受狂犬病病毒暴露后预防[159]。目前,美国每年有 2~3 例人狂犬病病例,其中有一些是从当地获得[161]。一篇关于 1990—2012 年间全球 60 例旅行相关病例的回顾性综述发现,许多病例发生在短期旅行者和探访亲友(主要是移民返回本国)的人中[162]。旅行者感染狂犬病病毒的危险性取决于目的地、是否暴露于动物(尤其是狗)和停留时间长短。泰国的一项研究报告表明,长期居住在泰国的外国人被动物咬伤、舔伤和抓伤的概率分别为 1.7/1 000 人月、6.9/1 000 人月和 1.8/1 000 人月,旅行者为 43.1/1 000 人月、136.1/1 000 人月和 33/1 000 人月[163]。2014 年发表的一篇关于旅行者狂犬病的文章认为潜在的狂犬病动物对旅行者造成的伤害发生率为 0.4%/月[164]。一项全球性研究表明 60% 的暴露与狗有关,也有研究表明泰国 66% 的暴露与哺乳动物有关[163,165]。针对旅行途中或旅行后狂犬病暴露的研究报告表明,泰国、尼泊尔、中国、印度和印尼是最常发生被狗咬伤的国家;其他国家的暴露则与非灵长类动物(印度、越南、巴西)、猫(阿尔及利亚和土耳其)和蝙蝠(法属圭亚那、秘鲁、墨西哥和苏里南)等动物的接触有关[164,165]。2001 年哥斯达黎加报告了近 31 年的第一例狂犬病病例[166]。2008 年,颇受欢迎的巴厘岛暴发了狂犬病疫情,凸显了对旅行者告知狂犬病风险的重要性[167]。应告知旅行者其目的地的狂犬病风险,并建议他们尽量避免与可能携带狂犬病病毒的动物接触,尤其是狗、猫、臭鼬、浣熊、蝙蝠和非人灵长类动物[168]。旅行者中发生的狂犬病病例充分说明了暴露前预防和咨询,以及暴露后及时处理的重要性[166,170]。狂犬病无法治疗,因此旅行者应有意识地计划发生咬伤或是暴露后的相关事宜。

美国批准了三种灭活狂犬病疫苗,其他国家也有狂犬病疫苗。狂犬病疫苗可用于暴露前预防(不是免疫,暴露前使用并非意味着暴露后无须再次接种疫苗)和暴露后免疫。建议到狂犬病流行或可能暴露于携带狂犬病病毒动物的国家的旅行者进行暴露前预防接种,同时建议前去开展动物或实验室工作的人、徒步旅行者、骑自行车或摩托车旅行的人、到医疗条件很差的边远地区的人进行暴露前预防[171]。暴露前预防并不意味着暴露后无须立即治疗,但会改变暴露后的接种方案。美国批准的狂犬病疫苗的接种程序

表 71.5 狂犬病暴露前预防[a]

风险类别	风险性质	典型人群	暴露前预防
常见	通常为来源确定的偶发性暴露,也可能为无法识别的咬伤、非咬伤或气溶胶暴露	狂犬病病毒诊断实验室工作者、洞穴探险者、兽医以及狂犬病流行区的动物管理和野生动物工作者	一级暴露前全程免疫;每 2 年进行一次血清学检查或加强免疫
不常见(但比大多数人常见)	偶发暴露,可识别咬伤或非咬伤来源	狂犬病发病率较低地区的兽医、动物管理和野生动物工作者;兽医学生;前往狂犬病发病率较高且难以立即获得医疗护理(包括生物制剂)地区的游客	一级暴露前全程免疫;无须进行血清学检查或加强免疫

[a] 暴露前免疫包括三种剂量的人二倍体细胞疫苗(HDCV)、狂犬病吸附疫苗或 RabAvert 疫苗,1.0ml,在第 0、7、21 或 28 天肌内注射。只有 HDCV 可以皮内注射(0.1ml,第 0、7、21 或 28 天)。如果旅行者服用氯喹或甲氟喹预防疟疾,必须在服用抗疟药物前完成 3 剂次接种。如果无法做到这一点,则应使用肌内注射。是否需要加强免疫取决于暴露风险。不建议对免疫抑制者进行暴露前免疫。(以上修订来自 CDC 国际旅行健康信息,2016 年。)

见表 71.5。狂犬病暴露后的免疫程序包括两种,接受过暴露前预防性接种的旅行者应接种狂犬病疫苗,没有采取暴露前预防性接种的旅行者,应同时接种狂犬病疫苗和狂犬病免疫球蛋白(RIG),对这类旅行者来说,接种人 RIG 很有必要,告知其旅行目的地可能没有 RIG 也很有必要[171-175]。

对于暴露前未进行预防接种的旅行者,暴露后免疫程序为第 0、3、7、14 天接种(CDC)或第 0、3、7、28 天(WHO)接种四剂次疫苗[176],并在暴露后 7 天内接种一剂次 RIG,且最好是在接种第一剂狂犬病疫苗的同时接种 RIG。RIG 应稀释后直接在伤口部位注射,疫苗应采取远端接种。WHO 建议在疫苗供应不足的地区采用皮内接种狂犬病疫苗[177],但这一方案尚未在美国以及其他许多国家获批。部分国家或地区还能获得其他狂犬病疫苗,但多是当地生产,其安全性和有效性未知。如果被可疑动物咬伤,即使要前往有 RIG 和疫苗供应的地方或返回原籍治疗,也要立即接种最新的组织培养的狂犬病疫苗。据报道,30%~74% 的人二倍体细胞狂犬病疫苗(HDCV)受种者发生局部红肿、疼痛等不良事件,40% 受种者发生全身反应。接种 HDCV 后曾报告 3 例中枢神经系统疾病的病例,但因果关系尚不明确。接种 HDCV 加强免疫的个体中有 6% 发生免疫复合反应。接种纯化的鸡胚细胞狂犬病疫苗后注射部位可能会出现皮疹、红肿、疼痛等,但该疫苗的狂犬病病毒血清病超敏反应没有问题[178]。疫苗用于暴露后免疫时,即使有轻微的全身性或局部反应也尽量不要中断免疫程序,可以用抗炎性药物治疗。

氯喹、甲氟喹等抗疟药物可能会干扰机体对 HDCV 的免疫应答[29],影响免疫系统的药物(类固醇或免疫抑制剂)或病症也可能削弱狂犬病疫苗的效力。HIV 感染者尤其是 CD4 细胞数量减少的个体对狂犬病疫苗的抗体应答较弱[179]。服用上述药物或有上述状况的人接种疫苗后可以进行血清抗体水平检测。另外,考虑到未接受暴露前预防的免疫抑制者暴露后对疫苗的弱应答,其暴露后的处置十分重要,应立即处理伤口和接种 RIG。

怀孕不是接种狂犬病疫苗的禁忌证,尚未发现狂犬病疫苗对胎儿有不良影响。如果暴露风险很高,则应及时进行暴露前预防[180]。

森林脑炎疫苗

森林脑炎(TBE)主要发生在欧洲中东部、俄罗斯及远东地区,其流行区域在不断扩展[181,182]。2012年,国际旅行者报告了 38 例 TBE。在西欧/中欧流行区,暴露在外的高危人群的攻击率可大致推断为 (0.5~1.3)/10 万人[142]。被感染性蜱叮咬或摄入未经高温消毒的牛奶后容易发生森林脑炎。通常为无症状感染和轻微感染,但神经性表现和后遗症是发病和死亡的重要原因[183]。大部分感染是在边远地区获得的:4~11 月蜱活动最活跃,在此期间到边远地区工作或度假的人感染风险最大。McNeil 等报道在中欧高度流行地区服役的美国军人月感染率为 0.9%[184]。2001—2008 年间,到欧洲和亚洲旅行的美国游客中,有 5 名森林脑炎病例报告[185]。

主动免疫是预防森林脑炎的最有效方式,FSME-IMMUN 和 Encepur 两种疫苗在欧洲广泛使用,在加拿大也可以获得。澳大利亚大规模接种疫苗后开展的主动监测显示,FSME-IMMUN 的有效性高于 95%。俄罗斯有几种疫苗上市,据报道其中一种为高有效性[186]。美国没有森林脑炎疫苗,在流行国家长时间停留的游客可以在当地接种。森林脑炎疫苗适用于到高危地区旅行且打算参加户外活动的个体[186]。森林脑炎免疫球蛋白曾被推荐用于暴露前预防,现在已不再供应[187]。其他预防森林脑炎的措施是防止蜱暴露,如穿戴合适的衣物及使用含有避蚊胺(DEET)成分的驱蜱剂、避开蜱聚集地、快速驱赶等,还要避免摄入未经高温消毒的牛奶。

疫苗免疫程序为 3 剂次,前 2 剂次至少间隔 4 周,第 3 剂与第 2 剂间隔 5~12 个月,具体取决于不同的疫苗种类。也可以快速接种 Encepur 疫苗:第 0、7、21 天分别接种 1 剂,第 3 剂后间隔 12~18 个月再加强接种 1 次。大部分国家都建议间隔 3~5 年接种加强剂次,保护效果可以持续更长时间(详见表 71.6)。常见的不良反应是发热,也可发生轻微的局部和全身反应,对鸡蛋过敏者不宜接种森林脑炎疫苗。缺乏妊娠期间使用该疫苗的安全性和有效性数据。

伤寒疫苗

伤寒是另外一种影响旅行者的疫苗可预防性疾病。美国 1994—1999 年报告了 1393 例伤寒病例,与旅行相关的病例高达 74%,其中仅 36 名(4%)接种过伤寒疫苗[188];1999—2006 年间报告的 1 902 例病例(信息充分)中有 79% 与国外旅行相关[189]。2007—2011 年间,美国每年约报告 400 例伤寒病例,其中 90% 发生在从国外旅行回来的人身上,这些旅行者中有 75% 以上从印度、孟加拉国或巴基斯坦返回[190]。感染伤寒的风险主要取决于旅行目的地,前往印度次大陆的患病风险最大[189,191],探亲访友的旅行者在报告的病例中也占了很大比例[190]。有研究表明患病风

表 71.6 森林脑炎疫苗的接种剂量和免疫程序

疫苗	年龄	剂量	剂次	免疫程序	加强免疫
FSME-IMMUN	1~15 岁	0.25ml,SC/IM	3	0、2 周至 3 个月	与第 2 剂接种间隔 5~12 个月
	≥16 岁	0.5ml,SC/IM	3	0、1~3 个月、与第 2 剂间隔 9~12 个月	与最后一剂接种间隔 3~5 年
Encepur	1~11 岁	0.75μg/0.5ml,SC/IM	3	0、1~3 个月、与第 2 剂间隔 9~12 个月[a]	与最后一剂接种间隔 3~5 年
	≥12 岁	1.5μg/0.5ml,SC/IM	3	0、1~3 个月、与第 2 剂间隔 9~12 个月[a]	与最后一剂接种间隔 3~5 年

[a] 也可以使用快速免疫程序,第 0、7、21 天接种,此类受种者完成 3 剂次免疫程序后间隔 12~18 个月需要接种第 4 剂进行加强。
注:IM:肌内注射;SC:皮下注射。

险与旅行前接种疫苗成反比:92% 的北美旅行者在出发前接种过伤寒疫苗,发病率是 16/10 万;以色列旅行者仅有 6% 接种疫苗,发病率是 216/10 万[193]。瑞士最近的一项研究表明旅行者伤寒发病率是 0.42/10 万,到印度次大陆旅行的游客发病率为 41.7/10 万,这与其他研究一样,表明到印度次大陆旅行的游客发病率最高[194,195]。Steffen 等人估计,前往南亚旅行的伤寒发生率为 0.01%~0.1%,前往其他地区停留 1 个月的伤寒发生率为 0.001%~0.01%[142]。据加拿大热带医学和旅行咨询委员会评估,前往南亚旅行的患病风险为 33 例/10 万人,前往非洲(南非的风险可忽略不计)、中东和南美洲的患病风险为(1~2 例/)10 万人,前往加勒比和中美洲地区的患病风险不到 1 例/30 万人[196]。

美国有两种伤寒疫苗保护旅行者免受伤寒感染。虽然伤寒 Vi 多糖疫苗不能预防副伤寒,但随着副伤寒在有些国家引起肠热的比例越来越高,有人声称 Ty21a 疫苗或可提供一定的保护[190]。由于伤寒沙门氏菌的抗生素耐药性增强,一些旅行医务工作者大力推荐使用疫苗,避免摄入污染性食物和水可提高疫苗的保护效果。Ty21a 口服伤寒减毒活疫苗的免疫程序是 3 剂次(欧洲)或 4 剂次(北美),隔天服用 1 粒胶囊,疫苗效力为 67%[197]。受小年龄儿童吞咽胶囊能力的限制,美国未批准该疫苗用于 6 岁以下儿童。

2 岁及以上个体可以肌肉接种伤寒 Vi 荚膜多糖疫苗,疫苗效力为 55%~74%[198,199],免疫持久性尚不确定。Keddy 等报道南非的学龄儿童接种该疫苗后,抗体持续存在 10 年以上,但也承认疾病暴露状态可能对得出此结论有积极影响[200]。

表 71.7 列出了伤寒疫苗的免疫程序,没有适用于 2 岁以下儿童的疫苗。如果认真洗手且母亲纯母乳喂养(相当于减少接触受污染的食物和水),便可降低孩子患病风险。美国推荐多糖疫苗可每 2 年加强接种一剂次(许多国家为 3 年)[203],口服疫苗可每 5 年加强一剂次(加拿大每 7 年一次)。在其他免疫程序为 3 剂次的国家,从非流行地区前往流行地区的旅行者应每年接种一次,生活在流行地区的人每 3 年接种一次[203]。

接种 Vi 荚膜多糖疫苗后发热的发生率低于 1%,头痛的发生率为 3%,局部反应约为 7%。口服疫苗引起约 5% 的受种者发热或头痛,胃痛、恶心、呕吐或皮疹等很少发生[204]。HIV 感染者尤其是 CD4 细胞数量减少的个体接种 Vi 荚膜多糖疫苗的免疫应答较弱[205]。口服胶囊疫苗是减毒活疫苗,不能应用于 HIV 感染者在内的免疫功能低下人群。已使用抗疟疾药物氯胍的个体接种疫苗后的免疫应答最近受到了更多关注。虽然没有数据表明甲氟奎会干扰疫苗的效力,但一些抗菌剂及抗疟药甲氟奎会抑制 Ty21a 活菌株的生长[30,31]。理想情况下,口服伤寒疫苗应该在出发前至少 2 周完成。口服伤寒疫苗不能跟抗菌药同时使用,应该与最后一剂抗生素间隔至少 24 小时(阿奇霉素等半衰期较长的药物应间隔更长时间)。

表 71.7 伤寒疫苗的剂量和免疫程序

疫苗	免疫形式	年龄	剂量/接种方式	剂次	间隔时间	加强免疫间隔时间
Ty21a 口服减毒活疫苗	基础免疫(胶囊)	≥6 岁	1 粒[a]	3 或 4	48 小时	—
	基础免疫(液体)	≥3 岁	1 袋[b]	3	48 小时	—
	加强免疫	≥6 岁	1 粒[a]	4	48 小时	每 5 年[c]
Vi 荚膜多糖疫苗	基础免疫	≥2 岁	0.5ml[d]	1	—	—
	加强免疫	≥2 岁	0.5ml[d]	1	—	每 2 年

[a] 用凉水或 37℃以下温水送服;
[b] 溶解在少于 4 盎司的凉水或温水中;
[c] 服用 3 剂次者每年加强;
[d] 肌内注射。

口服伤寒疫苗可与黄热病疫苗同时接种[102]。灭活甲肝疫苗、伤寒 Vi 荚膜多糖疫苗和黄热病疫苗同时接种不会影响对这三种疫苗的应答，也不会增加不良事件[206]。目前没有同时使用口服伤寒疫苗和其他活疫苗的相关数据。伤寒疫苗可以跟免疫球蛋白同时使用，怀孕期间接种伤寒的安全性评估尚未确定，如果可能应尽量避免孕期接种，除非有必要才接种。

黄热病疫苗

黄热病仍然是撒哈拉以南非洲和南美洲的重要疾病。2016—2017 年，这两大洲再次出现黄热病，引起人们对减少传播黄热病和加强免疫覆盖的更多关注[207-210]。最近的黄热病暴发分别发生在安哥拉（2015—2016 年）和巴西（2016—2017 年）[210a,210b]。大多数黄热病病人为移居旅行到黄热病传播地区或未接种过疫苗、缺乏免疫力的人[211]。黄热病是致命性疾病，未免疫的游客中也会发生黄热病[212-215]。最近安哥拉黄热病暴发期间，约 12 例未接种过疫苗的黄热病携带者输入中国，并经由其他旅行者携带至非洲其他国家[215a]。巴西的黄热病暴发扩大了巴伊亚州、圣埃斯皮里图州、米纳斯吉拉斯州、里约热内卢州和圣保罗州等地区的黄热病风险范围[215b]。

黄热病疫苗可以提供高水平的保护作用，儿童和成人的血清阳转率都高于 95%，免疫力可持续至少 10 年甚至可达到终身免疫[216]。不良反应一般很轻微，疫苗临床试验表明，接种后 5~10 天头痛、肌肉痛、低热出现的比例低于 25%[217,218]。急性过敏反应少见，鸡蛋过敏者可能会发生。

黄热病疫苗的严重不良事件包括疫苗相关性神经系统疾病（YFV-AND；接种后脑炎）和黄热病疫苗相关嗜内脏型疾病（YEL-AVD），这些反应仅发生于第一次接种疫苗的个体。据报告，婴儿接种疫苗后脑炎发病率较高，6 月龄以下婴儿禁止接种该疫苗，6~8 月龄接种时，应谨慎权衡疾病风险与疫苗不良事件的风险[219]。1996—2001 年全球有 10 例病人（5~79 岁）接种后出现高热、黄疸和多器官功能衰竭综合征（美国 5 例，巴西 2 例，澳大利亚、瑞士、德国、英国各 1 例）[220-226]。该综合征最初叫作热性多器官功能衰竭，严重程度从中度的局灶性器官功能障碍到严重的多系统功能衰竭和死亡，并可能包括神经系统疾病。2002 年，美国的黄热病疫苗受种者报告了 2 例嗜内脏型疑似病例和 4 例神经系统疾病疑似病例[227]。2005 年发生过 1 例 22 岁女性接种后死亡的病例[228]。一项提交给美国 VAERS 的报告研究发现，高龄是发生与接种黄热病疫苗相关的不良事件的危险因素[229]。

美国低龄婴儿发生 YFV-AND 的患病率初步估计为 0.5‰~4‰，9 月龄以上儿童发生 YFV-AND 的风险低于 1/800 万[230]。根据疫苗分发量以及 1990—1998 年期间美国 VAERS 数据库监测到的黄热病疫苗不良事件数据，可推测 YFV-AND 的发病率约为 2.5/100 万剂次疫苗[231]，由于报告病例数可能不足和用药情况不明确等，该预测有一定的局限性。最近美国 CDC 在黄热病疫苗的信息声明中公布了 3 种严重不良事件的风险评估：威胁生命性过敏反应的发生率是 1/5.5 万剂次；疫苗相关神经系统疾病的发生率是 1/12.5 万剂次；疫苗相关的内脏型疾病发生率是 1/25 万剂次[232]。2005 年发布的更新中说明高龄是发生黄热病疫苗严重 不良事件的危险因素，60 岁及以上、70 岁及以上人群首次接种黄热病疫苗发生严重不良事件的风险分别是 19~29 岁人群（0.7/10 万）的 5.9 倍（95%，1.6-22.2）和 10.4 倍（95%，2.7-40.2）[233]。尽管接种疫苗后发生严重不良反应的危险因素还尚不清楚，但有报告指出，接种黄热病疫苗后出现 YFV-AVD 的人群发生胸腺疾病的比例高于一般人群[234]。2015 年，俄勒冈州报告了一例未确诊的胸腺瘤患者因 YFV-AVD 而死亡的病例[235]。几篇文章总结了接种黄热病疫苗的适应证和发生疫苗不良事件的风险，可用于向旅行者提供适当的接种建议[236-239]。黄热病疫苗必须在官方黄热病疫苗中心接种，并记录在 ICVP 上。前往有疾病风险的国家或地区的旅行者应至少在出发前 10 天接种一剂次疫苗。截至 2016 年 7 月 11 日，根据《国际卫生条例》（2005 年）第 7 号修正案，ICVP 上记录的黄热病疫苗接种记录对接种者终身有效。ACIP 发布了黄热病疫苗加强针的接种建议[240-245]。6 月龄以下的儿童禁止接种，6~8 月龄的儿童需谨慎接种。CD4 细胞计数少于 200/mm³ 或淋巴细胞低于总量 15% 的 6 岁以下儿童 HIV 感染者，以及免疫功能被免疫调节因子改变的人，也禁止使用疫苗[219]。以下几类人群可进行预防性接种黄热病疫苗：年龄 >60 岁、6~8 月龄婴儿、孕妇或哺乳期妇女、免疫系统减弱者。使用黄热病疫苗的最重要一步是：只有去黄热病流行地区的游客才接种疫苗。有文献报道，在 5 名疫苗相关多器官功能衰竭的人中有 2 名前往了从未出现过黄热病的地区旅行[226]。未免疫个体应该采取适当的个人防护措施避免蚊子叮咬。

黄热病疫苗与破伤风疫苗、白喉疫苗、百日咳疫苗、麻疹疫苗、脊灰疫苗、BCG、甲肝疫苗、乙肝疫苗、伤寒 Vi 荚膜多糖疫苗或 Ty21a 口服伤寒疫苗同时接种时，血清学应答不会降低[102,246]。接种前 0~7 天使用免疫球蛋白不会降低对疫苗的抗体应答[247]，抗疟药如氯喹不会对黄热病疫苗的抗体应答产生不利影响[248]。

如果认为患病风险大于疫苗不良事件的风险，可在孕期接种黄热病疫苗[249]。已有相关研究可为做这些决定提供信息：有研究报道，孕期接种过黄热病疫苗的母亲所生的 41 名婴儿中，有 1 名看上去正常的足月婴儿被诊断为胎儿宫内感染[250]。2000 年初巴西大规模接种疫苗时，由于疏忽给 480 名孕妇接种了 17DD 疫苗，这些孕妇一直被随访直至婴儿 1 岁，母亲的血清阳转率很高，婴儿出生时均未受到感染（未检测到 IgM，用 PCR 在胎盘和脐带血中也没有检测到黄热病疫苗株病毒）[251]。另外，孕期接种疫苗后抗体的浓度有可能低于非孕期接种，因此建议孕期接种过疫苗的妇女在下次面临黄热病风险时再次接种[252]。不建议免疫功能低下者或有症状的 HIV 感染者接种黄热病疫苗；无症状的 HIV 感染者接种黄热病疫苗具有良好的耐受性和有效性[253-255]。巴西和加拿大曾有报道经母乳传播的黄热病病例[256-258]。

旅行者疫苗接种的成本效益分析

旅游医学专家早就发现旅行者愿意接种（或购买）多种疫苗来预防疾病，包括患病风险极低的疾病。Beutels 等在关于旅行医学干预的经济学评估时发现，除了特定条件下接种甲肝疫苗，任何旅行疫苗都不具有良好的成本 - 效益比[259]。为了避免游客发生疫苗可预防性疾病，要花费 10 万 ~30 万美元预防 1 例伤寒患者，400 万美元预防 1 例乙脑患者，500 万 ~2 900 万美元预防 1 例霍乱患者[260-263]。在成本 - 效益方面研究最多的旅行相关疫苗是甲肝疫苗，一项同时研究甲肝疫苗和伤寒疫苗的分析表明，两种疫苗均不具有成本效益，为了预防 1 例伤寒死亡病例，需要社会支出 6 700 多万英镑[264]。相比之下，荷兰的一项研究认为在旅行非常频繁、能够接受提前免疫并有疫苗可用的时候，接种甲肝疫苗具有成本效益[265]。伤寒疫苗接种很少符合成本 - 效益分析，除非到高发病率国家旅行，并且跟当地人密切接触[266]。加拿大曾研究狂犬病疫苗暴露前预防的成本效益，结论是绝大多数旅行者不必要进行常规的暴露前预防[267]。

使成本 - 效益分析复杂化的问题包括：精确评估旅行者发生疫苗可预防疾病的风险很难；疫苗效力很难确定，尤其是旅行者在流行地区有不同程度暴露时；评估疾病相关费用有难度；对一些新疫苗来说，缺乏充足的经验来评估疫苗不良事件的发生率；最后，由于害怕承担责任，一些接种医生不论疾病风险如何都会给旅行者接种疫苗。考虑到可能发生的不良反应和病人的患病风险，在这些问题被深度研究之前，每个旅行医学的医务人员必须根据具体情形给出个体化疫苗接种建议。无论成本效益数据如何，都应遵循 CDC 和 WHO 关于旅行接种的最新建议。

展望

尽管仍存在很大的技术障碍，但通过多种方法，从 DNA 疫苗到转基因疫苗[268,269]，生物技术的快速发展给新疫苗的研制带来了潜在革命。未来有望出现针对多种腹泻病原体的新疫苗[270]，登革热疫苗在某些国家已获批但尚未应用于旅行者[270a]。针对寨卡病毒、埃博拉病毒、基孔肯亚病毒、HIV、诺如病毒和疟疾的疫苗仍有望最终研制成功[271-276]。除了技术障碍，也存在经济障碍，没有充足的资金用于对最贫困国家中最贫困人群影响最大的疾病的疫苗研究与开发[277]。随着富裕人群对旅行和旅行接种越来越感兴趣，或许能提供实质性帮助使这些急需的疫苗成为现实。

（张吉凯　舒雅俊　刘波）

本章相关参考资料可在"ExpertConsult.com"上查阅。

第72章 卫生保健工作者用疫苗

David J. Weber 和 William A. Rutala

医护人员（healthcare personnel，HCP）常接触各种传染源。已有综述介绍 HCP 职业获得性感染的危险和预防方法[1-8]。为了使传染疾病的风险降低到最低限度，应严格遵守推荐以下 5 项关键的干预措施：①为患者提供护理时遵守标准预防措施[9-11]，尤其是要在提供护理前和护理后进行正确的手部清洁[12-22]；②对已知或疑似传染病患者采取适当的隔离预防等措施[9,10,23,24]；③在照顾疑似传染病患者时正确使用个人防护设备，如普通口罩、N95 口罩、眼部保护和隔离服[10,11,24,25]；④评价工作人员在暴露于传染病后是否需要采取暴露后预防措施[1,23,27-29]；⑤适当的免疫接种。实验室工作人员，包括在医院微生物实验室工作的人员同样处在传染性疾病的威胁之中[1,7,30-32]。预防实验室获得性感染需要遵循推荐的管理规定（如不在处理微生物或病原标本的场所饮食、饮水或吸烟）、工程控制（如封存设备），配备个人防护设备（如培养结核分枝杆菌时使用 N95 口罩）并接受适当的免疫接种[37-40]。对疫苗可预防疾病，可依据其传播途径进行分类，包括空气传播（如水痘、麻疹）、飞沫传播（如流感、百日咳和脑膜炎球菌感染）、接触传播（如甲肝是由于接触粪便）和非胃肠道或黏膜接触血液及污染的体液传播（如乙肝）。

对全体 HCP 进行免疫接种应当作为所有医护机构综合性职业健康项目的一部分。确保 HCP 对疫苗可预防疾病有免疫力非常重要，因为它可以使 HCP 避免成年人感染后会发生严重并发症的传染性疾病（如风疹、水痘、乙肝），同时也可以防止 HCP 成为病人，特别是免疫功能低下病人的传染源，这些疾病可能导致严重发病甚至死亡（如水痘、麻疹）[41,42]。因此，对所有新员工均应尽早检查疫苗可预防疾病的免疫状况。免疫状况应每年进行复查。其他重要的职业健康干预包括可及的健康服务、基础和定期结核菌素皮试[如结核菌素纯蛋白衍生物（FPD）皮肤测试或 γ 干扰素释放试验（IGRA）]、评估具有潜在传染性的患病员工是否得到适当治疗和工作限制、评价接触传染病的员工是否进行暴露后预防和工作限制、教育员工关注一般传染病防控指南及美国职业安全与健康局（Occupational Safety and Health Administration，OSHA）要求的预防血源性病原体[45]和结核[44]的培训等。

推荐给 HCP 的疫苗

一般指南

HCP 预防接种的一般建议已由美国疾病预防控制中心（Centers for Disease Control and Prevention，CDC）[1]、美国免疫实施咨询委员会（Advisory Committee on Immunization Practices，ACIP）[30,45,46]、美国儿科学会（American Academy of Padiatrics，AAP）[47]、感染控制和流行病学职业联盟（Association for Professionals in Infection Control and Epidemiology，APIC）[48] 和传染病专家等[7,31,49,50]发布。建议所有 HCP 要对腮腺炎、麻疹、风疹、水痘、百日咳和流感有免疫（表72.1）[1,7,30,31,45-48]。取决于疫苗种类，通过几个措施可保证对相应疾病的免疫力。所有可能接触血液或体液的 HCP 都应对乙肝有免疫力。每年都应为全体 HCP 接种流感疫苗。过去几年中，社论和评论均建议将每年接种流感疫苗（除非有禁忌）作为 HCP 上岗的条件[51-55]。专业学会的新政策声明也要求每年接种流感疫苗，其中包括美国儿科学会[56]、感染控制和流行病学职业联盟[57]、美国感染病学会[58]、美

表 72.1 强烈推荐所有 HCP 使用的疫苗

疫苗	免疫力证实 [a]	适应证人群 [b]	给药方法 [b]	主要禁忌和注意事项 [b]
流感疫苗	需要每年接种	所有的 HCP [c]	1 剂次 0.5ml 灭活疫苗肌内注射（三角肌）或经鼻滴注 1 剂次减毒活疫苗（LAIV）	有鸡蛋过敏史；减毒活苗禁忌包括在受保护环境下照顾病人的 HCP、孕妇和免疫功能低下 [d] 或服用致免疫低下药物、50 岁及以上

续表

疫苗	免疫力证实[a]	适应证人群[b]	给药方法[b]	主要禁忌和注意事项[b]
乙肝疫苗	实验室免疫力的证据[g]，除非接种最后1剂时间在评估前6个月以上；此前按程序接种3剂次	所有潜在接触血液或体液的HCP	0、1、6月分别肌注（三角肌）3剂，1.0ml/剂，如果产生适当的抗体滴度[h]则不需要加强，如果反应不足，则检测HBsAg，如果阴性，再提供3剂次接种然后重新测试抗体滴度（如果仍旧没有产生足够抗体滴度则考虑HCP为无抗体应答者）	有普通的面包酵母过敏史者；怀孕不视作禁忌
麻疹疫苗	①文档记录已接种过2剂次麻疹减毒活疫苗（MMR）[e]；②实验室证明有免疫力或实验室确诊为疾病；③1957年之前出生[f]；④医生诊断的实验室确认的疾病。	所有的HCP	0.5ml皮下注射，第2针至少在1个月后	对凝胶或新霉素过敏；怀孕；免疫功能低下[d]；最近（11个月内）接种含有抗体的血液制品；在接下来的4周要进行结核菌素皮肤试验，除非同时接种疫苗；伴有发热或不发热的中度或重度急性疾病
腮腺炎疫苗	①文档记录已接种过2剂次腮腺炎减毒活疫苗（MMR）[e]；②具有实验室证明的免疫力或实验室确诊疾病；③1957年之前出生[f]；④4医生诊断的有实验室确诊的疾病。	所有的HCP	0.5ml皮下注射，第2针至少在1个月后	如果是用麻腮风联合疫苗则与麻疹疫苗相同（同上）
风疹疫苗	①文档记录已接种过2剂次风疹减毒活疫苗（MMR）[e]；②实验室证明有免疫力或实验室确诊为疾病；③1957年之前出生[f]（除了可能不孕的育龄妇女）	所有的HCP	0.5ml皮下注射，不需要加强	如果是用麻腮风联合疫苗则与麻疹疫苗相同（同上）
百白破联合疫苗（Tdap）	文档记录接种过1剂次成人百白破疫苗	所有的HCP	0.5ml肌内注射	此前接种含破伤风类毒素疫苗后6周内患吉兰-巴雷综合征，患有进展性或不稳定的神经系统紊乱或进展性脑病，伴有发热或不发热的中度或重度急性疾病
水痘疫苗	①文档记录已接种过2剂次水痘疫苗；②实验室证明的免疫力；③医生诊断水痘或带状疱疹[g]	所有的HCP	0.5ml皮下注射，第2针至少在4~8周后	对凝胶或新霉素过敏；孕妇；免疫功能低下者[d]；最近（11个月内）接种含有抗体的血液制品；伴有发热或不发热的中度或重度急性疾病

[a] 需要有书面记录。

[b] 有关适应证、储存、给药方法、禁忌和注意事项的具体事项，应始终参考产品说明书和疾病控制和预防中心（CDC）/免疫实践咨询委员会（ACIP）建议。所列剂量为成人剂量；给儿童接种疫苗时，应参考疾病预防控制中心/ACIP指南。

[c] 向患者提供医疗服务或在提供医疗服务的机构工作的人员（例如，医生、护士、急救HCP、牙科专业人员和学生、医学和护理学生、实验室技术人员、医院志愿者、医疗机构的行政和支持人员）。

[d] 由于免疫缺陷疾病、人类免疫缺陷病毒感染、白血病、淋巴瘤或全身恶性肿瘤，或由于皮质类固醇治疗（即，泼尼松 >2mg/kg 体重或 20mg/d 治疗2周以上）、烷基化药物、抗代谢药或放射治疗而产生的免疫抑制。另见表72.2。

[e] 第1剂应在一岁生日当天或之后注射；第2剂含麻疹和腮腺炎疫苗应在第1剂后不早于1个月（即至少28天）注射。只要有接种组分疫苗的适应证，就应使用MMR疫苗。

[f] 对于1957年以前出生的未接种疫苗的人，如果没有麻疹、腮腺炎和/或风疹免疫力的实验室证据或实验室诊断的疾病，医疗机构应考虑接种2剂MMR（如果需要接种麻疹和腮腺炎），或1剂MMR（如果需要接种风疹）。对于1957年以前出生的未接种疫苗的人，如果没有麻疹、腮腺炎和/或风疹免疫力的实验室证据或未经实验室确诊的疾病，在麻疹或腮腺炎暴发期间医疗机构应建议接种2剂MMR，在风疹暴发期间接种1剂MMR。

[g] 可接受的病史如下：根据医疗保健机构的诊断，或对于非美国出生的1966年之前出生的人，或所有1966年至1997年出生的人，有自我或父母报告发生的典型水痘疾病，对于报告有非典型轻度病史的人，医疗机构应(a)与典型水痘病例有流行病学联系（例如，在暴发时发病或患者在过去3周内有家庭接触）；或(b)如果在急性期进行实验室检查有实验室确认的证据。如果缺乏此类文件，则认为患者病史无效，因为其他疾病可能类似于轻度非典型水痘。对于1998年以后出生的人，疾病史不视为免疫力的证据，除非该疾病经实验室证实。

[h] 在第3剂后1~2个月应评估免疫功能；如果无免疫力，则应提供额外三剂，并重新评估免疫力；如果无免疫力，则检测HBsAg，如果HBsAg阴性，如适用则提供乙肝免疫球蛋白进行暴露后预防。抗HBsAg滴度≥10miu/ml表示有免疫力。

国医师协会(American College of Physician,ACP)[59]和美国医疗保健流行病学学会(Society of Healthcare Epidemiologists of America,SHEA)[60]。2012年2月,国家疫苗咨询委员会(National Vaccine Advisory Committee,NVAC)发表声明,针对关于如何实现健康人群2020年目标中所描述的HCP每年流感接种率目标(如90%)提供建议;对于那些已经实施推荐的策略,但"未有效、及时且持续实现健康人群目标中HCP应达到的接种率"目标的机构,建议应"认真考虑将接种流感疫苗作为一项雇主要求"[61]。然而,有一些政策允许HCP签署拒绝接种的声明,如果有宗教或个人异议,或同意流感季节在临床区域工作时佩戴外科口罩,则允许选择不接种流感疫苗。HCP疫苗接种建议中对腮腺炎、麻疹和风疹[62]、水痘[63]、乙肝[64-66]、流感[67,68]和无细胞百白破疫苗(Tetanus toxoid,reduced diphtheria toxoid,acellular pertussis)[69-71]均发布了具体建议。这些建议应当包含全体HCP,包括直接负责照顾病人的HCP(如护士、呼吸科技术人员、物理治疗师、医生、学生和其他培训对象)、不直接负责病人的HCP(如环境服务人员、保安人员)、合同工、志愿者和急救人员。应向HCP提供人乳头瘤病毒、带状疱疹、肺炎球菌疫苗等成人疫苗[45,46],或转诊至当地的疫苗接种服务提供方。在特殊环境下,应向HCP或实验室人员提供其他疫苗,包括脊灰疫苗[72,73]、四价流脑疫苗(多糖、结合)[74]、B群流脑疫苗[75]、狂犬病疫苗[76,77]、伤寒疫苗[78]、甲肝疫苗[79]、炭疽疫苗[80]和牛痘(天花)疫苗[81-83](表72.2)。

对免疫功能低下的员工在接种时需要给予特殊考虑(表72.3)[45,46,84,85]。首先,活病毒疫苗(如麻腮风联合疫苗、水痘疫苗和减毒流感疫苗)可能为禁忌。其次,非常规推荐的疫苗(如肺炎球菌疫苗、流脑疫苗、b型流感嗜血杆菌疫苗)可能需要接种。再次,可能要求使用高抗原含量疫苗(如终末期肾病患者接种乙肝疫苗)、增加剂次(如对免疫功能低下的人增加狂犬病疫苗剂次),或免疫后进行血清学评价(如在接种乙肝疫苗后检测抗乙肝表面抗原抗体滴度以及对狂犬病疫苗的应答),因为对免疫功能低下者接种后诱导的免疫应答可能低于正常人。最后,对这些员工根据他们的工作职责单独评估后重新分派工作(需经员工本人同意)。重要的一点是,照顾免疫功能低下的员工不是减毒活疫苗的禁忌证,但接种冷适应流感减毒活疫苗后7日内不应在受保护环境下(如干细胞移植部门)工作[46,86]。

在提供免疫接种时也需要对孕妇进行特殊考虑。孕期免疫的风险更多地停留在理论上[45]。孕妇接种疫苗的益处往往超过其可能发生不良反应的风险,特别是当暴露于疾病的风险非常高、感染可能对母亲或胎儿造成特殊危害,接种疫苗不大可能造成危害时[45,46,87-89]。此外,最新的资料确证了孕期不慎注射疫苗是安全的。理想的状态是,育龄期妇女(包括HCP)在怀孕前的儿童或青少年时期,应当接种预防麻疹、腮腺炎、风疹、水痘、破伤风、白喉、百日咳、流脑、脊灰、甲肝和乙肝的疫苗。然而这种情况可能不会发生,因此对所有HCP筛查风疹的免疫状况(利用血清学检测,因为免疫史通常不可靠)尤为重要,因为可能会感染胚胎。减毒活疫苗(腮腺炎、麻疹、风疹和水痘疫苗)或冷适应流感减毒活疫苗只能提供给非孕期的HCP或推迟给孕妇使用。ACIP最近推荐"HCP在孕期应接种无细胞百白破疫苗,最好是在妊娠期第三阶段或者第二阶段后期(妊娠后20周)接种无细胞百白破疫苗"。如果在孕期没有接种,产后应该立即接种无细胞百白破疫苗。在呼吸道病毒流行季节怀孕的妇女应当接种流感灭活疫苗[45,46,68]。没有令人信服的证据显示孕妇接种其他病毒灭活疫苗、细菌性疫苗和类毒素存在风险。感染特定传染病风险较高的孕妇,应当按适应证接种以下疫苗:甲肝疫苗、乙肝疫苗、肺炎多糖疫苗、流脑疫苗、狂犬病疫苗和脊灰疫苗(灭活)[45]。也推荐暴露后接种一些疫苗或免疫球蛋白预防下述疾病,包括甲肝、乙肝和狂犬病。孕妇和非孕妇接种的适应证相同。当感染流脑的风险相当大,如正处在流行期时,孕妇应当接种流脑疫苗。母乳喂养不会影响免疫应答,也不是推荐孕妇用疫苗的禁忌。

在接种任何疫苗之前,应当对HCP是否存在疫苗禁忌和注意事项进行评估[45]。如果这些状况存在,服务提供方及其员工应当权衡接种疫苗的风险和收益。最常见的接种禁忌是受种者对上一剂相同的疫苗或疫苗的某种成分出现过敏反应。以下因素不是疫苗接种的禁忌:与孕妇家庭接触;母乳喂养;以前接种疫苗后仅有轻度到中度局部触痛、肿胀,或两者兼而有之,或有低于40.5℃的发热;轻度急性疾病伴或不伴低热;目前进行抗菌治疗(口服伤寒疫苗除外)或处在疾病恢复期;除了对疫苗成分超敏反应外的个人过敏史(如对新霉素有超敏史的人不应接种麻腮风疫苗);家族有过敏史、对疫苗有不良反应或癫痫[45]。

暴露后预防

职业健康服务机构对有可能暴露于传染病的所有HCP应尽快进行评估。对HCP进行暴露后评估

表72.2 特殊环境下HCP和实验室人员可使用的疫苗

疫苗	对象[a]	接种[a]	主要禁忌和注意事项[a]
炭疽疫苗（AVA）	参与生产浓缩炭疽杆菌培养或气溶胶产生的实验室人员和研究人员；因遭受生物恐怖政击而暴露后的卫生人员	暴露前：肌内注射5剂次，每剂0.5ml（0、4周，然后6、12和18个月）。每年加强1剂以保持免疫力。皮下注射3剂，每剂0.5ml（0、2和4周）（同时联合应用60天的抗生素）	对之前剂次疫苗有过敏史或对疫苗某种成分过敏者应禁忌。注意事项：乳胶过敏、感染过炭疽以及患中度或重度疾病的人群前使用。孕妇：避免暴露前使用；在暴露后推荐使用
甲肝疫苗	非HCP常规疫苗。疫情暴发情况下可能有用（在暴露2周内接种，或接种免疫球蛋白，剂量为0.02ml/kg）	肌内注射2剂次或3剂次疫苗（遵照生产商推荐剂次）	对之前剂次疫苗有过敏史或对疫苗某种成分过敏者应禁忌。孕妇及中度或重度疾病患者应慎用
四价流脑疫苗（A、C、Y、W135群）和B群流脑疫苗（MenB）	可能会经常接触到流脑菌株的临床或研究微生物学家。其他：无脾者，持续补体缺陷的人员	微生物学研究人员：MenACWY 肌内注射1剂0.5ml（55岁及以下）或MPSV4（55岁以上）；2剂MenB-4C或3剂MenB-FHbp。如果持续接触考虑每5年加强1剂；其他人群无脾者，持续补体缺陷者：给予合适的剂次	对之前剂次有过敏史或对疫苗某种成分过敏者应慎用
肺炎多糖疫苗（23价）和结合疫苗（PCV13）	并不需定期为HCP接种。≥65岁的老年人，和18-64岁的免疫功能低下者，在护理机构生活居住的人群应该接种	复种取决于疫苗接种适应证	对之前剂次有过敏史或对疫苗某种成分过敏者应慎用
脊髓灰质炎疫苗（IPV）	经常与接触脊灰病毒的实验室研究人员。与可能排泄野病毒病人密切接触的HCP，包括出差到脊灰病毒循环地区旅行的人员	未免疫的成年人——肌内注射1剂或皮下注射2剂次0.5ml（0、4~8周，第2剂次6~12月。有免疫的成年人：肌肉或皮下注射1剂次0.5ml	对之前剂次有过敏史或对疫苗某种成分过敏者应禁忌。孕妇及中度或重度疾病患者慎用
狂犬病疫苗	与可能被感染狂犬病动物产生的狂犬病毒接触的实验室人员或研究员；尽管之前免疫过任何暴露后也要加强免疫	暴露前：肌内注射HDCV或者PCECV 3剂次，每剂1.0ml，在0、7、21或28天注射。可能需要加强免疫。暴露后，每次1.0ml，在0、3、7、14天注射HDCV或PCECV 4剂次，在28天加强免疫者（之前接种过的人）：在0、3天接种2剂HDCV或PCECV，每剂1.0ml。同时注射HRIG。暴露后PCECV，每剂1.0ml	对之前剂次有过敏史或对疫苗某种成分过敏者应禁忌
伤寒疫苗[b]	经常接触伤寒杆菌的实验室人员或研究员	4剂次口服（Ty21a；隔日服一粒胶囊）或者肌内注射1剂次0.5ml（ViCPS）；按厂家的说明进行加强免疫	对之前剂次有过敏史或对疫苗某种成分过敏者应禁忌。服用抗生素或拒抗药的人群应延迟至治疗后3天以上使用Ty21a。孕妇免疫功能低下者应慎用Ty21a。孕妇可与公共卫生行政部门商讨。禁忌：孕妇，疫苗接种者或其家人处于免疫功能低下的状态，HCP或其家人有患湿疹的疾病史，存在其他急性或慢性脱皮的疾病
牛痘疫苗	直接接触可传染给人类的重组痘苗病毒或正痘病毒（猴痘、牛痘）污染的培养物或动物的HCP或研究人员；生物恐怖袭击时，进行暴露前和暴露后接种（天花疫苗）	使用分叉针头接种1剂次；每10年加强1次	在接种前与公共卫生行政部门讨论，或由于皮质类固醇治疗（即，泼尼松>2mg/kg体重或20mg/d治疗2周以上）、烷基化药物、抗代谢药物、抗肿瘤放射治疗而导致的免疫抑制
带状疱疹疫苗	并不确定为HCP接种。超过50岁的成年人	皮下注射1剂次0.65ml	对之前剂次有过敏史或对疫苗某种成分过敏者，免疫功能低下者及孕妇应禁忌

[a] 有关适应证、储存、管理、禁忌证和注意事项的具体事项，应始终参考产品说明书和疾病控制和预防中心（CDC）/免疫实践咨询委员会（ACIP）建议。

[b] 两种疫苗：口服减毒活疫苗（Ty21a）和 vi 荚膜多糖疫苗（ViCPS）。

[c] 由于免疫缺陷疾病，人类免疫缺陷病毒感染、白血病、淋巴瘤或全身恶性肿瘤，或由于皮质类固醇治疗（即，泼尼松>2mg/kg体重或20mg/d治疗2周以上）、烷基化药物、抗代谢药物放射治疗而导致的免疫抑制。

表 72.3 推荐给特殊条件 HCP 的免疫接种

疫苗	孕妇	HIV 感染者 <200 细胞/μl	HIV 感染者 ≥200 细胞/μl	严重免疫抑制人群(除 HIV 感染者)[a]	糖尿病患者,慢性肺病患者,心脏病患者,慢性酒精中毒者	无脾者或持续补体缺陷者	慢性肝病患者	肾衰竭患者,肾脏疾病晚期,接受血液透析患者
甲肝疫苗	可用	可用	可用	可用	可用	可用	推荐[b]	可用
乙肝疫苗	推荐	推荐	推荐	推荐	推荐	推荐	推荐	推荐
流感疫苗[c]	推荐	推荐	推荐	推荐	推荐	推荐	推荐	推荐
麻腮风联合疫苗[d]	禁用	禁用	推荐	禁用	推荐	推荐	推荐	推荐
灭活脊灰疫苗[d]	可用	可用	可用	可用	推荐	可用	可用	推荐
肺炎疫苗(多糖和 PCV13)	可用	推荐[b]	推荐[b]	推荐[b]	推荐[b]	推荐[b]	推荐[b]	推荐[b]
狂犬病疫苗	可用	可用	可用	可用	可用	可用	可用	可用
百白破疫苗	—[e]	推荐	推荐	推荐	推荐	推荐	推荐	推荐
ViCPS 伤寒疫苗[b]	可用	禁用	可用	禁用	可用	可用	可用	可用
Ty21a 伤寒疫苗[b]	禁用	禁用	推荐	禁用	推荐	推荐	推荐	推荐
水痘疫苗	禁用	禁用	禁用	禁用	可用	可用	可用	可用
牛痘疫苗	禁用	禁用	禁用	禁用	可用	可用	可用	可用
带状疱疹疫苗	禁用	禁用	禁用	禁用	可用	可用	可用	可用

[a] 严重的免疫抑制可能源自先天性免疫缺陷,白血病,淋巴瘤,全身恶性肿瘤,放射或免疫抑制剂治疗,如烷基化剂,抗代谢药和大量皮质类固醇。
[b] 根据个人的基本医疗状况或风险(如旅行)而非根据职业进行推荐。
[c] 在流感季节推荐怀孕的妇女接种。
[d] 建议与可能分泌野毒脊灰病毒的人有密切接触者的未接种疫苗的 HCP 接种 IPV。用 OPV 或 IPV 完成基础免疫的 HCP, 如果直接护理可能排出脊灰病毒的患者,则可以接种 1 剂 IPV。应立即调查任何疑似脊灰病例。如果有证据表明有野脊灰病毒循环,应立即采取控制措施,遏制进一步传播,包括开展 IPV 免疫接种运动。
[e] 过去 10 年内未接种 Td 的孕妇推荐接种 Td;妊娠 20 周以上的孕妇特别推荐 Tdap(优于 Td)。

的一般指南已经出版[1,30,90]，概括地说，有以下步骤：
- 证实传染源为可传染性疾病；
- 确定潜在的传播可能已经发生（如脑膜炎球菌或百日咳杆菌的密切接触传播）；
- 确定暴露的员工未使用个人防护设备（如使用N95口罩预防空气传播疾病）；
- 确定暴露的员工是传染病的易感者（需要实验室的评估）；
- 确定是否有或推荐相应的有效的暴露后预防；
- 确定员工对推荐的预防措施没有禁忌；
- 如果员工对推荐的预防措施存在禁忌，确定是否有其他替代性的安全方法；
- 告知员工疾病传播的危险性、疾病的体征和症状、预防措施风险和益处；
- 获取对预防措施的知情同意；
- 如果需要，获取实验室检测的基线数据（如乙肝表面抗原滴度）；
- 评估是否限制员工工作或离岗休息（如易感员工接触水痘带状疱疹后8~21天）；
- 安排后续评估。

适用于暴露后预防的疫苗包括破伤风类毒素（首选Tdap）、乙肝疫苗和狂犬病疫苗（表72.4和表72.5）。CDC指出，未接种疫苗，且没有其他证据证明有免疫力的HCP在暴露于水痘-带状疱疹病毒（VZV；水痘，播散性带状疱疹，未覆盖的局部带状疱疹皮损）在8~21天内可能有传染性，因此在这段时间内应该休假。他们应在暴露后尽快接种疫苗。在暴露于皮疹后3~5天内接种疫苗可能会改变疾病的严重程度，暴露后超过5天仍是疫苗接种的适应证，因为接种会预防之后暴露后的疾病（如果当前暴露未导致发病）[30]。

表72.4 疫苗可预防疾病的暴露后预防

疫苗	暴露定义	预防措施[a]	建议
甲肝疫苗	摄取污染的食物；接触甲肝病人的粪便	在接触14天内肌内注射1次免疫球蛋白（0.02ml/kg）（也可以接种甲肝疫苗）	IgA低下者应避免使用；在接种MMR疫苗2周内或接种水痘疫苗3周内不应使用
乙肝疫苗	经皮、黏膜或不完整皮肤接触HbsAg阳性的血液（或体液）	参考表72.5	证实抗-HbsAg抗体滴度≥10mIU/ml的员工不需进行暴露后预防
甲/乙型流感疫苗	居住在同一密闭空间，或在开阔区域面对面接触（无免疫力的HCP）	每日吸入1次扎那米韦10，或每日口服1次75mg奥司他韦；都是连续使用7~10天	如果患有哮喘应避免使用扎那米韦。奥司他韦与胃肠道毒性（≈5%~10%）有关
麻疹疫苗[b]	居住在同一密闭空间，或在开阔区域面对面接触（未免疫的HCP）	易感人群应当在接触6天内肌内注射0.25ml/kg（最大剂量15ml）免疫球蛋白，或接种麻疹疫苗	暴露后5~21天或在出疹后7天易感员工应休假
流脑疫苗（侵袭性）[b]	直接接触侵袭性疾病（脓毒症、脑膜炎）病人的呼吸道分泌物（如复苏插管、或密切检查侵袭性疾病病人的口咽部）	口服环丙沙星500mg 1次或肌内注射250mg头孢曲松1次、或口服利福平2天、600mg 2次/d 如果社区报告有耐药菌株，应避免使用环丙沙星	暴露员工的家人不需要预防，除非员工发病；不推荐孕妇使用利福平和环丙沙星
百日咳疫苗[b]	直接接触呼吸道分泌物或来自感染人呼吸道的飞沫	暴露员工应口服扎那米韦（500mg，1天；或250mg，2~5天）或口服磺胺甲噁唑2次/d，每次1片，服用14天	其他可接受的替代药物为红霉素（14天）和克拉霉素（7天）
水痘疫苗[b]	与有活动性皮损患者或皮损出现前48小时内的患者居住在同一密闭空间，或在开阔区域面对面接触（无免疫力的HCP）	对易感员工，肌内注射水痘带状疱疹免疫球蛋白适应证为免疫功能低下者或孕妇，剂量（VZIG）125U/10kg（最大剂量为625U）（暴露后10天内应用，但应尽早应用）	易感员工应当在暴露后8~21天休假。注射过VZIG的员工应当在接触后8~28天休假
带状疱疹疫苗[b]	与有活动性皮损且未覆盖病变区域的患者居住在同一密闭空间，或在开阔区域面对面接触（播散性带状疱疹或免疫功能低下患者）（无免疫力的HCP）	参照水痘	与水痘相同

[a] 应始终参考美国疾病预防控制中心的最新指南。
[b] 戴口罩（外科口罩或N95口罩）时不视为暴露。

表 72.5　乙肝病毒暴露后的推荐预防措施

暴露员工的疫苗接种和抗体应答[a]	处理		
	暴露于 HbsAg 阳性者	暴露于 HbsAg 阴性者	暴露源未检测或情况不明者
未接种疫苗者	1 剂次乙肝免疫球蛋白[b]和全程乙肝疫苗接种	全程乙肝疫苗接种	全程乙肝疫苗接种
既往接种过疫苗者			
已知抗体应答者[c]	无须处理	无须处理	无须处理
已知无抗体应答者[d]	1 剂次乙肝免疫球蛋白和疫苗复种，或 2 剂次乙肝免疫球蛋白[e]	无须处理	如暴露源为高风险，处理方法与接触 HbsAg 阳性者相同
抗体应答不明者	检测暴露员工的抗 -HBs 1. 果抗体滴度足够[c]，无须处理 2. 如果抗体不足[d]，再次注射一次乙肝免疫球蛋白和进行乙肝疫苗加强免疫	无须处理	检测暴露员工的抗 -HBs 1. 如果抗体滴度足够[c]，无须处理 2. 如果抗体不足[d]，进行疫苗加强免疫，和在 1~2 月内复检抗体滴度

[a] 以前感染 HBV 的人对再感染有免疫力，不需要暴露后预防。
[b] 肌注剂量为 0.06ml/kg。
[c] 应答是指具有足够水平的 HBsAg 血清抗体（即抗滴度≥10mIU/ml）。
[d] 无应答是指对疫苗接种反应不足的人（即血清抗体滴度<10mIU/ml）。
[e] 对于没有完成第二次乙肝疫苗全程三剂程序的无应答者，首选一剂 HBIG 并重新开始疫苗接种程序。对于先前已完成第二次乙肝疫苗全程免疫程序但没有反应的人，首选接种两剂 HBIG。

接种过 1 剂疫苗的 HCP 在暴露于 VZV（社区或医疗机构中工作场所的水痘、播散性带状疱疹，未覆盖的局部带状疱疹皮损）后，应在暴露于皮疹后 3~5 天内接种第二剂疫苗（且距第一剂 4 周以上）。

ACIP 现阶段建议对于 12 月龄到 40 岁的健康人群，应在适龄时接种单抗原甲肝疫苗，而不是在甲肝病毒（HAV）暴露后应用免疫球蛋白进行暴露后预防，原因在于接种疫苗可产生持久保护，接种简单[79]。目前，是提前接种疫苗预防还是在暴露后应用免疫球蛋白预防，并没有相对效力的数据。因此，ACIP 声明，在做决定时要考虑与严重疾病相关的一些特征，包括年龄较大和慢性肝病[79]。有一些疫苗，即便不知道是否直接接触传染性病例，也曾用于帮助控制相应传染病在社区和机构内的暴发，如，甲肝疫苗、流脑疫苗和百日咳疫苗。一些免疫球蛋白制剂可用作暴露后预防的一部分，包括甲肝（免疫球蛋白）、乙肝（乙肝免疫球蛋白）、麻疹（免疫球蛋白）、狂犬病（狂犬病免疫球蛋白）、破伤风（破伤风免疫球蛋白）、水痘（水痘 - 带状疱疹病毒免疫球蛋白）和天花病毒免疫球蛋白。所有暴露于传染病的员工或有相应传染病症状的人员均应当被评估是否需要考虑工作限制或离岗休息，以防止病人和员工中产生二代病例（表 72.6）。

生物恐怖制剂的暴露后预防

2001 年美国发生炭疽菌人为泄漏前，就已经有一些文献强调了对潜在的生物恐怖袭击的忧虑[91,92]。

2001 年以来，一直需要高度重视对生物恐怖袭击的准备[93,94]。美国 CDC 已经把一些生物制剂列入"高度优先"目录，因为它们很容易发生人人传播或播散，具有高死亡率，并可能引发公众恐慌和社会功能中断。这些生物制剂包括炭疽杆菌（炭疽）、鼠疫耶尔森氏菌（鼠疫）、重型天花病毒（天花）、肉毒杆菌（肉毒）、兔热病杆菌（兔热病）、丝状病毒（埃博拉病毒病、马尔堡病）和沙状病毒（拉沙出血热、阿根廷出血热和相关病毒）[95]。这些高度优先的微生物具有以下特征：经由气溶胶传播，在气溶胶状态下微生物相当稳定；有易感人群；高发病和高死亡率；有些为人人传播（如皮肤炭疽、肺鼠疫、天花和埃博拉、马尔堡、拉沙和胡宁病毒）；很难诊断和 / 或治疗，且大部分先前已被发展为生物武器。已经发表了一些关于生物恐怖制剂的一般综述[93,94]，以及针对炭疽[96]、肉毒[97]、鼠疫[98]、天花[99]、兔热病[100]和病毒性出血热[101]的详细管理建议。

对感染生物恐怖用微生物的患者进行管理的关键措施包括在医学评价前清除生物恐怖制剂、适当隔离、快速诊断及适当治疗、对接触者的暴露后预防措施。HCP 可能经由接触病人（天花、Q 热、鼠疫和炭疽）衣物感染，或经病人 -HCP 的途径感染[23]。在发生大量伤亡和广泛传播时，疫苗对限制炭疽的影响方面能够起到重要的辅助作用[102]，在遏制天花过程中起到关键作用[103]。目前，暴露前预防时，炭疽疫苗仅推荐用于有接触炭疽危险的实验室工作人员或研究人员

表 72.6　疫苗可预防疾病的工作限制

疾病		工作限制	持续时间
甲肝		避免与病人直接接触和处理食物	至黄疸发生后 7 天
乙肝	急性	避免与病人直接接触	至黄疸消失
	慢性	除非证实可以传染给病人或者不能采取适当的控制感染措施,否则没有限制。限制措施应参照 SHEA 侵入性操作的指南[a]。	建议遵循标准预防制度。按照 SHEA 指南进行定期评估
甲型和乙型流感		离开医疗岗位休假	直到服用退烧药发热退去或 5 天后(取决于哪个时间长)
麻疹	急性期	离开医疗岗位休假	至皮疹出现后 4 天
	暴露后(易感人群)	离开医疗岗位休假	从第一次暴露后第 5 天至最后一次暴露后第 21 天,或皮疹后 4 天
腮腺炎	急性期	离开医疗岗位休假	至腮腺炎症状出现后 9 天
	暴露后(易感人群)	离开医疗岗位休假	从第一次暴露后第 12 天至最后一次暴露后第 26 天,或至腮腺炎症状出现后 9 天
百日咳	急性期	离开医疗岗位休假	从卡他阶段开始至阵咳发作后第 3 周,或开始有效抗生素治疗后 5 天
	暴露后(易感人群)	如果使用预防性抗生素治疗,没有限制[a]	—
	暴露后(有症状的人群)	离开医疗岗位休假	同急性期百日咳
风疹	急性期	离开医疗岗位休假	至皮疹出现后 5 天
	暴露后(易感人群)	离开医疗岗位休假	从第一次暴露后第 7 天至最后一次暴露后第 21 天,或皮疹后 5~7 天
水痘	急性期	离开医疗岗位休假	至病变干燥和结痂
	暴露后(易感人群)[b]	离开医疗岗位休假	从第一次暴露后第 8 天至最后一次暴露后第 21 天(如使用 VZIG 至第 28 天);或如发生水痘,至所有病变干燥和结痂
带状疱疹	局部(非皮肤暴露部位),患者正常	覆盖病变部位;避免护理免疫功能低下的病人	至病变干燥和结痂
	局部(皮肤暴露部位);局部(免疫功能低下者);全身性	离开医疗岗位休假	至病变干燥和结痂
	暴露后(易感人群)	离开医疗岗位休假	从第一次暴露后第 8 天至最后一次暴露第 21 天(注射 VZIG 第 28 天),或如发生水痘,至所有病变干燥和结痂

[a] 摘自 HENDERSON DK, DEMBRY L, FISHMAN NO, et al. SHEA guideline for management of healthcare workers who are infected with hepatitis B virus, hepatitis C virus, and/or human immunodeficiency virus. Infect Control Hosp Epidemiol, 2010, 31: 203-232.

[b] 无论是否接种 Tdap,所有工作人员均应采取暴露后抗菌药物预防。

注:SHEA:美国卫生保健流行病学学会。

(表 72.2)。在暴露后 4 天内使用牛痘疫苗能够有效地预防天花[99]。如果能够开发出针对生物恐怖制剂的疫苗(如更安全的天花疫苗、C 型肉毒疫苗、F 型兔热疫苗和 Y 型鼠疫疫苗),那么 HCP 在暴露前和暴露后都应该接种[104]。

为 HCP 提供疫苗

所有进入卫生保健机构的新员工都应在 10 个工作日内进行疫苗可预防疾病的免疫状况筛查。除非已有免疫力,否则 HCP 应当接种相应的疫苗。一般情况下,在预防接种前进行免疫状况的血清学筛查既无必要,也不符合成本-效益原则。尽管如此,每一个卫生保健机构均需要对筛查的成本-效益进行评估。确定员工免疫力的血清学筛查的效益的因素包括筛查检验的成本、疫苗成本和人群中具有免疫力的比例,该比例由年龄、性别、种族、出生地和社会经济状况决定。另外,还必须考虑筛查检验的敏感性和特异性。

所有HCP的免疫状况均应记录在他们的健康档案里，这些档案应当保存在职业卫生服务机构。在接种每一种疫苗前应签署知情同意书。接种疫苗后，把相应的信息记录到员工的健康档案中（框72.1）。所有机构的工作人员医疗记录都应随时可用，记录中包括HCP对于疫苗可预防疾病的免疫状况。

框72.1　为HCP接种疫苗时需要获得的信息
员工姓名
员工证件号
出生日期或年龄
接种日期
疫苗潜在的禁忌
上一次接种此疫苗发生超敏反应
对疫苗成分过敏
对于减毒活疫苗：可能怀孕，免疫功能低下者/正在服用免疫抑制药物
特定疫苗的禁忌
提供的疫苗
疫苗厂商名称
疫苗批号
接种部位
接种途径
再次接种日期（如果需要）
并发症（如有）
施种者的姓名、职务和地址
签署知情同意书

提高HCP疫苗覆盖率

尽管美国CDC和专业机构强烈建议HCP应具有疫苗可预防传染病的免疫力，但研究结果显示，相当数量的HCP缺乏对这些疾病免疫力的证据，而且很多HCP拒绝接种疫苗。据报道，美国HCP接种疫苗的比例如下：乙肝61.7%（2013年）[105]；Tdap为47.0%（2013年）[105]；流感64.3%（2014-15季）[106]。按职业划分，流感疫苗接种率最高的是药剂师（86.7%）、护士/医生助理（85.8%）、医生（82.2%），护士（81.4%）和其他临床专业人员（72.0%）。流感疫苗接种率在行政和非临床支持人员（59.1%）和助理人员（46.6%）最低。按照工作场所划分，在医院工作的HCP流感疫苗接种率最高（78.7%），在长期护理机构工作的HCP流感疫苗接种率最低（54.4%）。医院HCP的血清学研究表明，1957年以前出生的人中有2%至9%缺乏麻疹病毒抗体[30]。尽管大多数美国学校培训护士和医生要求对MMR和乙肝有免疫（即，>95%），但对水痘有免疫的要求较低（医生，>95%；注册护士，~90%），对Tdap（约89%）和流感（<20%）有免疫的要求更低[107]。学校培训联盟（如职业治疗师）对HCP要有疫苗可预防疾病免疫的要求更低[108]。其他地区，如欧洲的疫苗接种政策，与美国相比，更不可能要求或建议HCP要对疫苗可预防疾病具有免疫力[109]。最近对HCP疫苗接种率的一项综述，重点分析了全球流感疫苗和乙肝疫苗的接种率，总体上报告的接种率非常低[110]。

常见的影响HCP接种流感疫苗的原因包括：HCP希望避免使用药物，接种疫苗不方便，担心不良反应，认为疫苗可能引起流感，认为自己感染的危险性很低，怀疑流感是严重的疾病以及认为疫苗无效[111-115]。有人对乙肝疫苗也有类似的担心，包括希望避免使用药物以及对有关不良反应的关注，同时他们也认为HCP在工作中感染乙肝病毒（hepatis B virus，HBV）的风险较低[111]。对接种流感疫苗的障碍和如何提高HCP流感疫苗接种依从性已有综述[115]。证明能够提高疫苗接种率的有效干预措施包括：流动接种车[116,117]、激励计划[118]、针对流感严重性及疫苗错误信息的教育活动[119-121]、增加接种点、在病房提供疫苗[120]以及每周向员工反馈信息[121]。在2007—2008年流感季节期间，一份针对50家医院的报告显示具有以下内容的项目能达到明显较高的接种率：周末提供疫苗接种、培训培训师的项目、向管理者或董事会报告疫苗接种率、发给员工的公开信强调接种的重要性以及从领导者获得的可见的任何形式的支持[122]。要求HCP签署拒绝接种书并不能提高流感疫苗接种率。尽管有些研究显示使用签署拒绝接种书的方式能够提高HCP流感疫苗的接种率[123]。一篇系统综述发现仅有"适度的"益处[124]。如上文所述，多个专业组织赞同将HCP接种流感疫苗作为上岗的一个条件（除非有流感疫苗禁忌）。一个关于强制HCP接种流感疫苗的系统综述分析了8个观察性研究的结果，结具发现所有研究中流感疫苗的接种率都在94%以上[125]。NVAC最近的声明很好的总结了提高HCP流感疫苗接种率的战略[61]。

选择性疫苗使用指南

麻腮风疫苗

流行病学

随着麻腮风疫苗（measles-mumps-rubella vaccine，

MMR）的广泛使用,腮腺炎、麻疹、风疹的发病率显著下降。2012 年报至 CDC 的病例数为(括号内为每 10 万人的发病率):腮腺炎 229 例(0.07)、麻疹 55 例(0.02),其中 38% 为输入性的、风疹 8 例(0)、先天性风疹综合征 2 例(0)[126]。2013—2015 年,CDC 报告的麻疹病例显著增加[127-129],大多数病例与输入相关,感染者多为未接种疫苗或接种史未知。值得注意的是,加州的一次麻疹暴发与参观两个临近的迪士尼主题公园有关,2014 年 12 月 28 日至 2015 年 2 月 11 日共发病 125 例[130]。

基于以下原因,这三种传染病严重威胁着医院工作人员的健康:①三种疾病均通过飞沫传播(麻疹也通过空气传播);②这三种疾病在临床诊断之前,病人已经具有传染性;③既往病史不能用来确定 HCP 过去是否真正患病。因此,许多无免疫力的员工可能错误地认为自身具有免疫力。

风疹尤为被关注,因为孕妇在怀孕头 3 个月感染风疹时,高达 90% 的胎儿可发生先天性畸形。医院的员工大多是育龄期女性。患有先天性风疹的婴儿传染性可持续到 1 岁,从而导致 HCP 暴露。

医院暴发的经验

医院腮腺炎暴发的报道虽然少见[131-138],但经常会有病人传播给病人[131,132,136,137]和病人传播给 HCP[13,134-136]的报道。其中某个案例报道了一个感染后无症状的护士把腮腺炎传播到了一家儿童医院[132]。社区暴发有可能导致医院接触,例如在 1986—1987 年田纳西州的腮腺炎流行期间,来自 3 个不同医院的 6 名 HCP 在医院接触后发展为腮腺炎[136]。男性包括男性 HCP 比儿童具有更高发生并发症的风险(如睾丸炎)[139]。有因医院接触感染腮腺炎的男性 HCP 中发生睾丸炎的报道[140]。由于腮腺炎暴发的威胁,ACIP 现在建议 HCP 应当接种 2 剂 MMR 疫苗[30]。

院内感染麻疹经常见诸文献报道[141-191],并推进社区暴发的传播[160-162,173,180,189,190]。分析报至美国 CDC 的麻疹病例发现,1980—1984 年在医疗机构发生的病例为 241 例(占全部病例的 1.1%)[149],1985—1989 年为 1 209 例(占全部病例的 3.5%)[163]。尽管如此,个别暴发调查报道 17%~53% 的病例是在医疗机构里感染的[144,146,150,153,157,161,165,182,184,191]。许多麻疹的感染发生在门诊,包括急诊室和医生接诊室,通过病人对患者、患者对员工、员工对患者等方式传播。如果在一个社区暴发,HCP 相比社区其他成人罹患麻疹的相对风险是 18.6[182]。门诊的传播甚至可以发生在指示病例已于 75 分钟前离开的候诊室或检查室[144,146,147,156,168,171]。病例对照研究已证实去急诊室后间隔一个潜伏期发生麻疹的风险比没有去的感染高 4.9 倍[172]~5.2 倍[162]。病房内的传播发生在患者之间、病人传给员工以及感染的员工传给患者。病房的感染大部分发生在护士,其他高风险人群为医生和办公室/医院的文秘人员。医院暴发可以导致受感染员工住院[164,181,182]、出现严重并发症[166],偶尔也导致患者死亡[160,164,174]。控制一起单独暴发的费用大约从 2.8 万~10 万美元以上[160,164]。尽管在美国麻疹已不常见,但近年有无免疫力或未知免疫力的输入的相关患者增加。

自 2004 年宣布消除风疹以来,在美国医疗机构内没有风疹传染给 HCP、医院其他工作人员或患者的记录。与流行性腮腺炎和麻疹一样,文献中也记录了医院风疹感染[192-211]。风疹的传染源不仅包括急性感染病人,还包括先天性风疹患儿[193,202,210]。院内感染风疹的孕妇员工可导致妊娠终止[200,206]。

从暴发中能够学到许多有价值的经验。第一,腮腺炎和风疹主要由飞沫传播感染。而麻疹可通过气溶胶传播,而且在感染病例离开 1 小时以上的密闭空间仍可传播。第二,既往病史难以确定员工过去是否确实接触过麻疹,因此许多员工错误地认为他们已从过去疾病获得免疫力,因而没有采取适当的预防措施。第三,未能建立一套强制性措施,使可能造成疾病流行的易感员工群体获得免疫。大多数的暴发可能发生 3~5 代以上的传播。第四,这些疾病暴发无论是在经济方面,还是使人类遭受的痛苦方面,都付出了很高代价。第五,先天性风疹患儿具有把风疹传染给易感成人的能力。

暴露前预防

所有的 HCP 都应当进行腮腺炎、麻疹和风疹预防接种。对符合以下条件之一者,可以认为具有免疫力:①1957 年以前出生的人(风疹要除外可能怀孕的育龄妇女,尽管怀孕罕见);②具有实验室证明的免疫力(如不能确定抗体水平,则被认为是易感者);③实验室确诊疾病;④适当的预防接种证据(表 72.1)[30,62]。医生诊断疾病不再被认为是免疫力的充分证据。适当的接种应包括文档记录的 2 剂次麻疹减毒活疫苗、2 剂次腮腺炎减毒活疫苗和 1 剂次风疹减毒或疫苗(最好是 MMR)。据推测,1957 年之前出生的人员只具有麻疹、腮腺炎和风疹的免疫力,尽管在这部分人群中,95% 以上的新雇佣员工具有血清免疫力的证据[212]。对于在 1957 年之前出生的未接种疫苗的人员,如果没有麻疹、腮腺炎和/或风疹免疫力的实验室证据,ACIP建议医疗机构考虑为其以适当的时间间隔接种2剂次MMR(预防麻疹和腮腺炎);或1剂次MMR(预防风疹)[30,69]。如果卫生机构选择不确认1957年之前出生的员工对麻疹、腮腺炎和风疹的免疫力,ACIP指出,卫生机构在发生麻疹或腮腺炎暴发时要为这些员工通过2剂MMR接种,在风疹暴发时,提供1剂MMR接种[30]。AAP推荐对所有HCP,包括1957年之前出生的缺乏风疹血清学免疫力证据的HCP,不考虑性别,均应接种风疹疫苗。AAP也指出卫生机构要对1957年之前出生的缺乏其他疾病免疫力证据的HCP,提供MMR接种。

HCP的暴露后管理

对于腮腺炎和风疹尚缺乏特别有效的预防措施。医院员工中的易感者一旦发生暴露,应当离岗休息(表72.5)。针对处在腮腺炎和风疹潜伏期或活动期的病人,应当进行飞沫传播预防,针对麻疹病人还应进行空气传播预防。接种麻疹疫苗者的疫苗失败率很低(~1%),但仍有可能失败,因此接种疫苗的HCP在照顾麻疹患者时,也应实施预防空气传播的措施。在暴露后72小时内可以接种麻疹疫苗作为暴露后预防措施。但不管暴露后是否接种疫苗,所有无免疫力证据的HCP在暴露后5~21天均应停止工作[30]。易感人群暴露麻疹后6天内,可按照0.25ml/kg(最大剂量15ml)的剂量使用免疫球蛋白进行暴露后预防。在暴露后72小时内也应该接种麻疹疫苗作为暴露后预防措施。易感孕妇和免疫功能低下的人群特别推荐使用免疫球蛋白(剂量为0.5ml/kg,最大剂量15ml)作为暴露后预防。

水痘疫苗

流行病学

水痘-带状疱疹病毒(varicella-zoster virus,VZV)是导致两种疾病的元凶:原发性感染的水痘和激活潜伏的VZV引起继发性感染的带状疱疹[213-225]。20世纪90年代中期,水痘疫苗的批准上市使得疫苗成为水痘的一级预防[300-302]。由于水痘疫苗已纳入儿童免疫程序,美国的水痘发病率、住院率、死亡数以及与水痘有关花费均呈现显著下降[226-229]。尽管对于儿童来讲水痘属于较轻的疾病,但是如果发生在新生儿、成人或免疫功能低下人群,常会引起重症病例和死亡。基于这些原因,CDC[9,30]、AAP[47]发布建议,要求隔离感染VZV的患者,对患者及接触VZV的HCP进行管理。

对于大部分病例,VZV表现为通过飞沫途径由人传播给其他人。当亲密接触时更容易造成有效传播,单纯的空气传播也可能发生。在家庭环境中易感人群水痘的继发性发病率为61%~87%[230-233]。已接种过水痘疫苗的突破病例,其传染性大约为未接种的原发性感染者的一半[234]。带状疱疹也具有传染性,但分析结果显示其在家庭内传播的危险性低于水痘。

医院暴发的经验

在医疗机构内控制VZV感染是非常重要的。因为VZV具有高传染性;成人感染常导致并发症甚至住院;孕妇感染可能导致先天性水痘综合征(congenital varicella syndrome,CVS)[234-244],如果免疫功能低下者和医院员工感染,常导致严重的并发症,甚至死亡。对于医院来说,重要的是并发症高发于新生儿、成人[218,245,246]和严重的免疫功能低下者[215,216]。1%~2%的成人因水痘而导致住院[245,246]。正在接受化疗的恶性肿瘤患者或正在接受免疫抑制治疗的器官或骨髓移植患者一旦患上水痘,出现并发症(30%~50%)和死亡(7%~17%)的危险性较高[247-254]。随着抗病毒药物的预防性使用、使用水痘—带状疱疹免疫球蛋白进行暴露后预防以及使用阿西洛韦等药物进行抗病毒治疗,目前水痘的发病率和死亡率已明显下降[218,219]。

尽管近年来美国关于水痘暴发的报道较少,但有很多文献记录了医院内VZV的传播[232,255-276]。水痘可以通过受感染的病人、医院员工或探视者传入。许多研究者注意到引起水痘暴发的初始传染源常处在水痘潜伏期[255,266]。一旦发生VZV的医院接触,2%~16%的易感员工将发展为临床水痘病例[255,266]。院内感染水痘还可发生在没有直接接触指示病例的HCP和患者之中,这支持空气传播为其传播途径[256,265,276]。流行病学研究通过示踪器[267]或测定VZV DNA[277],均找到了明确的支持空气传播的证据[342,351]。通过使用聚合酶链反应检测VZV的DNA,Yoshikawa及其同事[278]发现在皮肤带状疱疹患者的房间内存在广泛的环境污染。接触皮肤带状疱疹[255,256,261,275]或播散性带状疱疹[262]的免疫功能低下患者,或接触皮肤带状疱疹的免疫功能低下宿主,可经空气和飞沫传播把VZV传播给易感的HCP[255,267]。

CDC/HICPAC[9]、CDC/ACIP[30]、AAP[47]出版了指南和规则,来指导临床医生控制医院暴露。主要内容如下:①免疫力低下的水痘、播散性带状疱疹或皮肤带状疱疹病人需要通过避免空气传播或者接触传播来管理,直到所有病灶发干并结痂;②免疫力低下并伴有播散性疱疹的病人需通过避免接触传播来管理,直到所有病灶发干并结痂;③即使暴露后接种了水痘疫苗,血清易感者在暴露于水痘或带状疱疹之后,从首次暴露后的第 8 天至末次暴露后的第 21 天(如果病人接受过水痘带状疱疹免疫球蛋白,则需延长至末次暴露后的第 28 天)需通过避免空气传播来管理;④如果有已有免疫力的 HCP,易感 HCP 不应进入水痘-带状疱疹患者的病房;⑤若易感 HCP 进入水痘-带状疱疹患者的病房,需使用医用口罩或者 N95 口罩;⑥即使暴露后接种了水痘疫苗,易感 HCP 在暴露于水痘-带状疱疹病毒后,需在首次暴露后的第 8 天至末次暴露后的第 21 天休假(如果 HCP 接受过水痘-带状疱疹免疫球蛋白,需延长至末次暴露后的第 28 天)。尚未发现由负压、单人病房患者的循环空气引起的医院暴发。尽管如此,有必要保持房门紧闭,以防止气流短暂进入走廊内,导致易感人群感染[273]。以目前水痘和肺结核的发病率来看,可能许多医院缺乏足够的符合 OSHA 要求的肺结核患者专用病房,用来隔离感染 VZV 的患者。

暴露前预防

ACIP[30]、AAP[47]和 ACP[279]推荐所有的 HCP 均应接种水痘疫苗。与目前推荐的腮腺炎、麻疹和风疹相同,HCP 需要在最初受聘时检测 VZV 免疫状况。免疫力证明包括如下任何一件:两剂水痘疫苗接种的书面文件,免疫力的实验室证明或实验室确证疾病,HCP 提供的感染水痘的诊断或证明,或 HCP 提供的感染带状疱疹的诊断或证明[30]。美国 1980 年以前出生的 HCP 不能假定具有免疫力[30]。出生在热带国家的 HCP 更易感染水痘。没有水痘疫苗禁忌或无预防措施的 HCP 应该接种 2 剂次水痘疫苗,剂次间隔时间至少 2 周。测试是否具有免疫的常用方法是酶联免疫吸附(ELISA)试验。不建议接种后进行血清学检测,因为接种后的抗体水平低于自然感染,商业试剂(ELISA)的敏感性低[30]。默克公司使用的糖蛋白 ELISA(无商业试剂)证明,成人接种疫苗后血清阳转率为 99%,因此接种疫苗后进行血清学检测不具有成本效益。决策分析和/或成本效益分析方法证明,易感 HCP 接种疫苗,对医疗机构而言具有成本效益[280-282]。已经证明接种疫苗可有效保护 HCP 感染水痘,特别是严重疾病[283]。

免疫后没有皮疹的健康人不具有传播疫苗株病毒的危险。而且没有证据表明 HCP 接种后可以传播疫苗毒株[30]。但接种疫苗后出现相关皮疹的 HCP,要避免接触无水痘免疫力证据、且有严重疾病和并发症发生风险高的人,直至皮疹愈合(如,结痂),或在出现皮损但未结痂的情况下(仅斑点和丘疹),在 24 小时内无新皮损出现[30]。

HCP 的暴露后管理

职业健康机构应尽快对所有潜在接触 VZV 的 HCP 进行评估。对没有水痘病史或不确定病史的员工(如家庭其他成员感染 VZV)应当进行免疫力的血清学检测。检测阳性的员工应认为具有免疫力。处在暴露水痘—带状疱疹(播散性带状疱疹和局限性带状疱疹的暴露病变)的易感 HCP 在暴露后第 8~21 天具有潜在的感染性,在此期间应该休假。应尽快接种水痘疫苗,暴露于皮疹后 3~5 天接种疫苗可以改变疾病进程(如果感染)。如果超过 5 天,也应接种疫苗,以诱导对今后再次暴露的保护(如果本次暴露未导致感染)。对于严重疾病风险高且具有疫苗接种禁忌证的 HCP(如孕妇或免疫功能低下),应使用水痘—带状疱疹免疫球蛋白,目前美国应用的制剂为 VariZIG[284]。暴露后 10 天内应尽快使用,成人剂量为 125U/10kg(最大剂量为 625U 或 5 瓶),应肌内注射或按照厂商说明书使用,但不应静脉注射。业已证明,VariZIG 可以减轻孕妇和免疫功能低下者的疾病,但不能预防先天感染。该制剂可延长发病前潜伏期,因此所有应用该制剂的 HCP 应在暴露后 8~28 天暂时离开工作岗位。

对以往接种过 1 剂水痘疫苗的 HCP,暴露后应尽快接种第 2 剂疫苗(如果距第一剂已经超过 4 周)。暴露后的 HCP 应进行每日监测(暴露后的 8~21 天),监测内容包括发热、皮疹和提示水痘感染的全身症状。通过职业健康项目、感染预防控制专家或自我监测来监测 HCP,根据说明即刻报告发热、头痛、全身症状或非典型皮疹。如果出现症状,HCP 需暂时离开医疗机构。接种过 2 剂疫苗的 HCP 也需要进行上述监测。如果出现症状,要停止工作。接种疫苗后的管理与接种两者相同。

AAP 指出,如果没有 VariZIG,或者暴露后已经超过 96 小时,一些专家建议在暴露后 7~10 天应用阿昔洛韦药物预防(每次 20mg/kg,每天 4 次,每天最大剂量 3 200mg)或伐昔洛韦(每次 20mg/kg,每天 3 次,每天最大剂量 3 000mg)[47]。作者已经成功证明暴露后 8~21 天应用阿昔洛韦的预防效果。已有综述审核在儿童免疫功能低下者使用阿昔洛韦进行暴露后预防的效果[285]。然而预防性使用阿昔洛韦可能使血清阳转率下降。那些血清阳转的患者会产生持久的保护。也有使用阿昔洛韦预防失败的报道。

应当对VZV感染的HCP进行评估，如果证实感染，建议进行抗病毒治疗，最好在临床发病72小时内开始治疗。目前FDA批准了3种药物用于一般成人VZV感染的抗病毒治疗：阿昔洛韦、泛西洛韦（famciclovir）和伐昔洛韦（valacyclovir）。虽然阿昔洛韦对于孕妇的安全性尚未正式确定，但没有发现对胎儿有害的事件。AAP指出，一些专家建议孕妇患者口服阿昔洛韦或伐昔洛韦，特别是孕中后期。严重并发症的孕妇可以静脉注射阿昔洛韦[47]。感染水痘的HCP在临床上痊愈且所有皮损干燥结痂后（通常5天）可以恢复工作。

乙型肝炎疫苗

流行病学

对于HCP来说，通过肠外或黏膜途径，特别是那些侵入性操作，接触血源性病原体仍是一个重大危害。尽管有30多种疾病可以通过针刺或黏膜接触意外传播[286]，但最为人们关注的是HBV、丙肝病毒（hepatisi C virus，HCV）和HIV[27-30,287-289]。1981年在乙肝疫苗上市前进行的血清流行率调查表明，HCP既往或当前HBV感染的流行率比美国一般人群高3~5倍[290-293]。感染的危险性与血液接触的程度和持续时间有关。据CDC报告，1989年在美国估计有1.2万HCP感染了HBV，其中250人死亡[294]。随着乙肝发病率的下降，美国CDC估计1994年有1 012位HCP因职业暴露感染了HBV，其中约22人死亡[295]。Mahoney等近期的分析显示，HCP感染HBV人数已经从1983年的1.7万下降到1995年的400[296]，HCP发病率下降95%，下降幅度超出美国平均下降水平1.5倍。HCP发病率的降低是由于接种了乙肝疫苗，实行了通用（现在为标准）预防制度并采取其他预防措施（如无针头装置）。未免疫HCP感染乙肝病毒依然是令人担忧的事，因为病毒在自然环境中稳定，并且除皮肤破损外，还有其他途径可以传播，包括纸张划伤、人咬伤，以及黏膜遭血液污染。

医院暴发的经验

HCP感染乙肝仍是一个主要危害，原因包括：第一，HCP存在很高的经皮肤血液接触概率。2011年EPINet报告，32个医院中经透皮损伤率为19.5/100个病床[297]。第二，病毒在环境中是相对稳定的。已证实病毒能够在干燥、25℃温度和42%相对湿度的环境中存活1周[298]。第三，HBV比HIV或HCV更容易传播，据报道由污染的锐器通过透皮损伤引起的传播概率为6%~30%[299-301]。经黏膜接触或者不完整皮肤接触造成的传染风险尚未被量化，但远低于透皮接触。眼接触也可以感染HBV[302]。也有患有严重渗出性皮炎的呼吸治疗师在进行动脉血气交换时传染多名患者的报道[303]。在乙肝疫苗接种前时期，不能回忆经皮接触史的医院工作人员HBV流行率很高，常常归因于黏膜或皮肤小破损引起的隐性感染[304]。第四，有大量的患者已感染（如HBsAg阳性），但医疗人员并不知道这些情况。第五，许多HCP未经免疫。

对由污染的医疗器械和环境表面造成的乙肝传播已经有了充分描述。已证实院内乙肝暴发与被血液污染的喷气式注射器[305]、内镜[306]、多剂次包装药瓶[307-310]、脑电图电极[311]、手指（毛细血管等）血液取样仪[312-322]、重复利用的针头和注射器[323]有关。据报道，243例心脏移植病人在经静脉心内膜心肌活检时，有67例因污染的仪器或者药瓶感染了乙肝[324]。在临床实验室采集环境表面的样本中有34%检测出HBsAg[325]，另外也有报道，污染的档案卡导致实验室技术人员之间乙肝传播[326]。

血液透析中心的乙肝传播已经成为一个长期存在的问题，可能是经污染的环境表面、共用仪器或药物传播的[327-330]。CDC[331-334]对该问题进行了阐述，制定了血液透析中心乙肝传播的预防控制指南。导致血源性病原体传播至患者的不安全操作包括：①用一个注射器，用或不用同一针头给多个患者用药；②将用过的注射器重新插入药物瓶或溶液容器中，为同一患者抽取更多药物，然后将该瓶或溶液容器的药物用于其他患者；③制备药物时接近被污染的用品或设备。隐性HBV感染和细胞毒性化疗或免疫抑制治疗后再激活HBV感染，已有导致血液透析中心传播HBV的报道。隐性HBV感染是指HBV表面抗原（HBsAg）检测阴性的个体在肝脏（血清中有可检测到或不可检测到的HBV DNA）中，长期持续存在HBV基因组[335]。据报道，血液透析患者隐性HBV感染的患病率，根据诊断技术和HBV地方流行状况，从0%到54%不等[336]。隐性HBV感染一直是传播给其他患者和血液透析单位工作人员的一个来源[336]。同样，HBV感染重新激活也可导致血液透析中心HBV的传播[337,338]。HBV在血液透析中心传播的原因强调，血液透析患者和工作人员保持对HBV的免疫力十分重要。CDC注意到，自从启动严格控制感染实践及普及乙肝疫苗接种以来，血液透析患者的感染率下降了约95%[65]。除了标准的预防措施外，还应采取以下特殊的血液透析感染预防措施：
- 对HBsAg阳性病人应当进行病房、仪器、设备、药物、用品和工作人员隔离。
- 要遵守清洁和消毒程序的建议。
- 设备、药品和用品不应与任何病人共用。当必须共用大剂量瓶装药物时，药物必须在干净的集中区域准备，这个区域应与病人护理、实验室操作或垃圾处理的区域分开。严格执行安全注射操作。
- 对进入血液透析中心的新病人应进行所有乙肝感染标志物（HBsAg、抗-HBcAg和抗-HBsAg）的血清学检测。
- 为避免透析设备传播，血液透析病人应注射高剂量乙肝疫苗，并在最后一剂接种后的1~2月检测抗体滴度。
- 疫苗应答的血液透析患者应每年检测抗体滴度，当抗-HBsAg抗体滴度降至10mIU/ml以下时，应当接种加强剂次[331,332]。
- 无疫苗应答的透析患者（<10mIU/ml）需每月进行HBsAg检测并且对这些结果及时进行复审。

因为血液透析病人对乙肝疫苗应答减弱，因此推荐使用高剂量和加强剂次，以保护病人避免感染乙肝（详见ACIP[65]对透析前或透析病人基于年龄的乙肝免疫建议）。医疗保险和医疗保健服务中心现要求接受医疗保险为门诊透析服务，并遵循CDC指南[339]。

对由HCP传播给病人的乙肝暴发已有40起以上的报道[340]。进行侵入性操作的牙科医生、外科医生或妇科医生是最常见的传染源。在侵入性操作中最危险的感染因素包括乙肝e抗原阳性、侵入性操作的程度、受感染的HCP不佩戴手套或是锐器刺伤受感染的HCP[339]。对感染HBV的HCP的管理指南已经出版[341]。

暴露前预防

因为风险是来源于血源性病原体，因此自1991年起，OSHA要求所有HCP每年要接受培训，以预防血源性病原体感染和当预料可能接触血液或其他潜在传染性体液的时候使用个体防护设备（手套、面罩、隔离衣和护目镜）[43]。尽管OSHA有相关规定和引进新技术（如无针装置），通过经皮、黏膜和皮肤等途径接触污染的体液等情况仍旧频繁发生。因此，按照OSHA标准，要求所有医疗机构对其员工提供乙肝疫苗接种。员工可以拒绝接种，但必须签署拒绝协议书。

在完成肌内注射3剂次乙肝疫苗之后，超过90%的40岁以下的成人可以达到保护性抗-HBsAg抗体滴度（≥10mIU/ml）[30,342-346]。40岁以后，接种3剂疫苗后只有不到90%的人有保护性抗体，到60岁以后，产生保护水平抗体的比例只有大约75%[30]。导致HCP接种乙肝疫苗后血清阳转失败的独立危险因素包括吸烟、女性、较高的体重指数和大年龄[347]。疫苗应答者中对症状感染或慢性乙肝病毒感染的保护持续时间已证明可超过22年[348]。美国有两个单抗原乙肝疫苗，Recombivax HB（默克公司，新泽西州怀特豪斯车站公司）和Engerix-B（葛兰素-史密克生物制品公司，比利时里克森萨特），还有一种甲乙肝联合疫苗（葛兰素史克生物制品公司）[30]。基础免疫包括三剂次或多剂次乙肝疫苗或联合疫苗，为肌内注射。如果第二或第三剂接种延误，无须重新开始接种。成人需要在三角肌注射。肥胖成年人可能需要用较长的针头（长达1.5寸）。如按加速程序（0、1和2个月）进行3剂次接种，可以使抗体快速升高，但使滴度峰值降低[349,350]。与其他疫苗一起接种时免疫原性不会降低。怀孕不是接种乙肝疫苗的禁忌证。如果未完成免疫程序，则认为没有受到保护，应完成三剂免疫程序。因为在专业培训期的感染风险高，应该在培训期接触血液前完成免疫程序；医学院、牙科学院、护理学院、实验室技术和其他综合健康职业学院都应该提供预防接种。处在HBV感染高风险的HCP（如血液透析工人，心脏外科医生），应考虑按照0、1和2个月或0、1和4个月程序接种，但应在12个月时继续接种第四剂，以确保其长期保护。

为确定复种必要性并指导暴露后预防，所有职业性经皮穿刺或黏膜接触血液或体液风险高的HCP在疫苗接种后要进行血清学检测。要用能检测到抗-HBsAg保护浓度（≥10mIU/ml）的方法对接种后1~2个月进行血清学检测。完成全程免疫程序后抗体浓度等于或大于10mIU/ml的人，认为已有免疫力，结果应记录在案。免疫功能正常的人具有长期保护，不需要进一步定期检测去评估抗-HBsAg水平。由于在完成3剂乙肝疫苗全程以及加强免疫后仍有近半数的人抗-HBsAg未达到保护水平，因此对3剂次全程免疫后抗-HBsAg浓度低于10mIU/ml的人，应尽快再次完成一个全程免疫程序[351]。这些人，在按照适当的免疫程序完成第二轮3剂全程免疫的第3剂后1~2个月检测抗体，通常比每次接种后进行血清学检查更现实[30]。第二轮免疫程序完成后，仍然没有保护性抗体的人（抗-HBsAg浓度≥10mIU/ml）（即，共接种6剂），应检测HBsAg和抗-HBc以确定感染状况。确定没有感染而且抗HBsAg抗体浓度小于10mIU/ml（无应答者）的人，为易感人群，咨询预防HBV感染的措施，并且在任何已知或可能的暴露HBsAg阳性血液后,需要接种 HBIG 进行暴露后预防(表 72.4)[30]。确定感染的人(抗-HBc 阳性)和 HBsAg 阳性者,应就如何防止 HBV 传播进行咨询,并转诊进一步评估(如 HBV 病毒载量检验)、护理、治疗和其他服务,视情况而定[332,340,341]。HBsAg 阳性且从事易暴露操作的人员,应向一组综合性专家组咨询(如 HCP 的私人医生和传染病专家),寻求关于安全操作的建议[340,341]。过去感染过的人(抗-HBc 阳性但 HBsAg 阴性)不需要接种疫苗或治疗。

对于以前完成 3 剂或 3 剂以上免疫程序,但未在 1~2 个月内进行血清学检测的 HCP,CDC 制定了暴露前评估指南[66]。对于此类 HCP,应检测抗-HBsAg 定量抗体;如果抗体≥10mIU/ml,则无须采取预防乙肝的措施,即使在将来暴露于 HBsAg 阳性病人。如果抗体小于 10mIU/ml,那么 HCP 应接种 1 剂乙肝疫苗,并在接种后检测抗体浓度;如果抗体等于或大于 10mIU/ml,则不需要采取任何预防措施。如果第 1 剂加强后抗体仍小于 10mIU/ml,那么应该继续接种额外 2 剂乙肝疫苗,并在接种后检测抗体;如果抗体等于或大于 10mIU/ml,则不需要采取任何预防措施。如果抗体低于 10mIU/ml,则认为是无应答者,应在血源性暴露后评估应用 HBIG。

暴露后预防

应当对所有潜在接触血液或污染体液的 HCP 进行评估。肠外、黏膜或者破损皮肤接触血液或污染的体液时被定义为暴露。在所有情况下,都应对传染源检测 HBsAg、HCV 和 HIV。如果传染源为 HBsAg 阳性,则应采取指定的暴露后预防措施(表 72.4)。在暴露后 7 天内注射 HBIG 是有效的。因为免疫球蛋白缺乏有效性,故不建议使用。同时使用 HBIG 和乙肝疫苗(在不同部位注射)不会减弱乙肝疫苗的免疫效果[66]。

流感疫苗

流行病学

几乎每年的冬季都会发生流感流行。平均每年因流感大约导致 22.6 万人住院,因流感和肺炎导致 6 300 人死亡(范围,5 800-7 500)[352-354]。然而,如果将流感相关的呼吸和循环引起死亡也算入其中,那么平均每年的死亡数增至大约 2.3 万人(范围,2.2 万-2.8 万)[355]。老年人(≥65 岁)、孕妇、幼儿(<2 岁)和有潜在健康问题(如心血管疾病、肺病、某些代谢性疾病)的人群住院和死亡的风险增加。在流感流行季节,老年人和有慢性健康问题人群的住院率和死亡率将比非流行期高 2~5 倍。

流感病毒根据 2 种表面抗原划分亚型:血凝素(HA)和神经氨酸酶(NA)。从 1977 年起,大多数人群发病为 H1N1、H3N2 和乙型流感病毒。对这些抗原特别是 HA 的免疫力,可以减少感染和降低感染疾病的严重程度。一种亚型的流感病毒感染后,其免疫力几乎无法对其他亚型病毒产生保护作用。随着时间的推移,亚型抗原变化(抗原漂移)可能非常明显,以至于某一毒株的感染和免疫无法对亲源性稍远的相关毒株产生免疫作用。循环株的抗原特性为疫苗毒株的筛选提供了依据。2009—2010 年,新型流感 H1N1 毒株引起世界范围内的大流行[355-358]。

流感病毒通过小颗粒气溶胶在人与人之间传播。尽管气溶胶传播已经被证实,但也可能通过污染物和污染手引起的医院内传播。成人发病后流感病毒排毒可持续至第 5 天,对于儿童和未免疫者,排毒可持续至发病后第 7 天。人是最初的传染宿主,但是通过突变和/或基因重组,猪和禽类(如鸭等)宿主也可能成为人类新亚型的起源。

医院暴发的经验

已有很多文献报道了医院内的流感暴发[359-391]。医院传播经常发生在社区流感暴发期间流感患者被收入住院时。由于冬季有高达 25% 的未免疫 HCP 可能发生流感,感染的员工能够把流感病毒带入医疗卫生机构[392]。因频繁为病人提供服务而被病人传染的员工常常变成传染其他病人和员工的第二代传染源[361,362,367,368,381,384,387,390]。HCP 感染流感可能导致缺勤和严重的医疗混乱[362,365,368,391]。

医院内的频繁暴发也波及老年人护理机构[392-424]。这些地方的暴发常常会导致发病率和死亡率增加[396,397,405,424]。最近一篇 meta 分析对一些研究进行了评定,这些研究评估的内容是提高为 60 岁以上人群服务的 HCP 流感疫苗接种率是否能够降低延伸护理机构病人发生流感的概率和/或具有其他益处[425]。此 meta 分析包括四个整群随机临床试验和一个队列研究。三个试验的综合数据证明 HCP 接种疫苗可以减少病人流感样疾病,并降低 60 岁以上人群的全因死亡率。即使医疗机构的员工接种率仅为约 60%,meta 分析也证明接种疫苗能够降低病人死亡率。另外一些长期护理机构,如智力低下者护理中心也常有流感暴发的报道[426]。

从这些暴发中获得的主要经验有:第一,对所有的流感患者进行鉴别存在困难,且不完全。另外,社区内反映流感活动的指标(如因急性上呼吸道疾病去急诊中心)不能用于预测住院病人发生流感的预警[379]。例如,曾经在社区没有流感活动的期间,医院却发生一起流感暴发的报道[381]。第二,冬季HCP感染流感是很普遍的,能够导致大量的缺勤。在暴发期间经常可以检测到病人和员工的感染率高达25%~80%。第三,居民的高接种率不足以预防暴发[415]。预防和控制急救中心[61,67,68,427]和其他延展医疗机构[428-432]流感暴发的建议已经出版。CDC制订了预防医疗相关性肺炎的指南,对如何发现和隔离已知或疑似患流感的病人、如何管理已知的或怀疑患流感的员工以及针对医疗相关性暴发使用抗病毒治疗等提出了详细建议[427]。

暴露前预防

强烈建议6月龄或以上的人群接种流感疫苗,他们可能因年龄或基本医疗状况等原因,存在增加流感并发症的风险。增加流感相关并发症风险的人群包括:50岁或以上的人群、需要特别或长期护理的各个年龄的存在慢性健康问题的人群、在过去的一年内因患慢性代谢性疾病(包括糖尿病)需要定期随访或住院治疗的成人和儿童、肾功能不全、血红蛋白病或免疫抑制、长期服用阿司匹林治疗并因此有发生流感后瑞氏综合征风险的儿童和少年(6月龄~18岁)、孕妇[67,68]。另外,也应当给予慢性病患者一起生活或照顾他们的人提供流感疫苗。

流感疫苗同样被推荐给HCP,因为当HCP处在临床或亚临床感染时,他们可以把病毒传播给高危人群。Voirin和同事最近完成了一项研究,评价了一所学术医院内老年急症科流感传播的风险,他们用可穿戴设备收集高分辨率接触数据并结合病毒学数据评价的[433]。Voirin和同事发现有三名患者和一名护士感染流感(实验室确诊),并得出结论,具有传染性的医生和护士可作为患者医院获得性流感的传染源,此外,具有传染性的病人也可能是护士感染的来源。CDC特别推荐对以下HCP进行预防接种:内科医生、护士和其他同时在病房和门诊工作的人员、可以密切接触病人或居民的家庭护理人员和长期护理机构的工作人员、对高危人群提供家庭护理的人员(如随访护士和志愿者)[30]。AAP[56]、感染控制和流行病学专家联盟(Association for Professionals in Infection Control and Epidemiology,APICE)[57]、美国传染病协会(Infectious Diseases Society of America,IDSA)[58]、美国医师协会(American College of Physicians,ACP)[59]和美国卫生流行病学家学会(Society of Healthcare Epidemilolgists of America,SHEA)[60]均赞同这一建议,并声明所有HCP每年应强制接种流感疫苗。目前的流感疫苗包括3价(即2个甲型和1个乙型)和4价(2个甲型和2个乙型)疫苗。模型研究发现,4价流感疫苗可以额外预防18%至21%的乙型流感病例[434]。有多种类型流感疫苗可用,包括可肌肉或皮内接种的流感灭活疫苗(IIV3和IIV4)、细胞培养的灭活疫苗(ccIIV3)、高剂量IIV、重组流感疫苗(RIIV3)和流感减毒活疫苗(LAIV4)。接种医生应了解每种疫苗的接种年龄限制,以及是否含有硫柳汞和/或乳胶。尽管未发现疫苗中的硫柳汞可导致受种者损害,但有些人(特别是孕妇)对接种含这种防腐剂的疫苗仍然心存疑虑。疫苗安瓿或注射器含乳胶时,有可能引起过敏反应。现在已有无硫柳汞和乳胶的流感疫苗,RIIV3是唯一不含鸡胚的流感疫苗。CDC并没有列出特别偏好任何种流感疫苗。需要注意的是,如果HCP需要密切接触在防护环境中治疗的严重免疫抑制患者(如造血干细胞移植病人),则不应接种流感病毒减毒活疫苗[30]。如果他们接种了流感减毒活疫苗,应当在接种之日起7天内禁止接触严重免疫抑制的病人。一种3价灭活疫苗中每一疫苗流感株含60μg血凝素抗原,65岁及以上人群可选择这种灭活疫苗。

在季节性暴露前和暴露后使用抗病毒的化学预防药物[金刚烷胺(amantadine)、金刚乙胺(rimantadine)、扎那米韦(zanamivir)、奥司他韦(oseltamivir)]可以降低发生甲型流感(使用金刚烷胺、金刚乙胺)或甲型和乙型流感(使用扎那米韦、奥司他韦)的可能性。由于2005—2006年发现耐药毒株急剧增加,已不再推荐金刚烷胺和金刚乙胺作为预防或治疗病毒性流感用药[435]。已公布特别推荐使用奥司他韦或扎那米韦来进行化学预防或治疗流感病毒[435,436]。奥司他韦已成功地作为化学性预防药物应用于护理机构[412,413,415,417,418]。只有有限的资料证明使用扎那米韦有效[411]。扎那米韦与支气管痉挛有关,奥司他韦与胃肠不适有关。使用抗病毒制剂用来化学预防或治疗流感是对预防接种疫的一种辅佐(而非替代)。

尽管有这些建议,但是许多HCP仍然选择不接种流感疫苗[112,113,120,437-448]。HCP对流感的免疫接种的知识和态度已有综述[449,450]。医疗机构应当考虑引进创新的方法,如向医院病房提供移动车、工勤时间外接种门诊、或向单位的护理和医疗负责人反馈接种信息,在诊所或学术会议上提供疫苗[451]。只有持续在聘任条件上要求接种流感疫苗(除非有医疗禁忌),才能提高HCP对流感疫苗接种的覆盖率。

"强制"接种流感疫苗这一伦理问题已有讨论[57-61]。SHEA 推荐以下方法用来提高 HCP 对流感疫苗的接种率[451]。
- 工勤时间外接种服务。
- 使用流动接种车。
- 在全体工作人员和部门召开会议时提供接种。
- 提供足够的人力和物力。
- 对 HCP 提供免费接种。
- 开展针对性教育,包括消除疫苗误解的具体信息。
- 对符合条件的 HCP 使用减毒活疫苗。
- 加强和突出行政领导力。
- 主要领导接种疫苗要可见。
- 准确跟踪 HCP 个人和单位对 HCP 接种疫苗的依从性。
- 对医疗相关的流感进行监测。

最近几年美国出现了流感疫苗严重短缺。医疗机构应当制订相关政策以分流他们的疫苗供应[56,514]。

暴露后预防

在社区或医院暴发期间,医疗保健机构应当提供接种服务,并积极鼓励 HCP 接种流感疫苗。如果流感导致社区暴发,应当考虑为那些暴露于感染病人风险较高的刚接种过疫苗的 HCP(避免给这些人员接种流感减毒活疫苗)提供 2 周的化学预防。如果暴发是由变异流感病毒引起的,疫苗就可能无效,这时暴露后预防措施应覆盖所有员工,无论其免疫状况如何。使用抗病毒药物治疗和化学预防流感是控制医疗机构流感暴发的关键措施[435,436]。当证实或怀疑医疗机构发生流感暴发时,应当尽可能早地采取化学预防,以减少病毒的传播。化学预防应当持续到暴发终止后约 1 周时间。重要的一点是,健康成人如果流感发生后 48 小时内使用抗病毒药物,只能降低流感的严重程度和缩短流感病程。

百日咳疫苗

流行病学

在美国百日咳发病率最高的年份是 1934 年,当时报告病例超过 26 万[452]。在全细胞百白破疫苗开始应用后,百日咳的发病率下降了 99% 以上。然而,在 20 世纪 80 和 90 年代,百日咳发病率上升,在 2004 年达到顶峰(8.9/10 万)。高峰之后,发病率下降,但之后又出现回升(2010 年为 8.97/10 万,2011 年为 6.06/10 万,2012 年为 15.49/10 万)。2012 年报告 48 277 例病例,为美国 1955 年(62 786 例)之后最高的年份。最近几年初步报告的数据如下:2013 年为 28 639 例;2014 年报告 27 878 例。CDC 报告的病例数明显低估了真实水平,因为很多人,特别是成人轻症病例并未上报至公共卫生机构。6 月龄以下的婴儿是患严重疾病和死亡的高危人群,其持续报告百日咳发病率最高(124.93/10 万)。然而 2012 年,青少年病例(5~14 岁)占了 45%。自 2005 年引入了青少年和成人的 Tdap 疫苗以来,13~17 岁人群的疫苗接种率大幅度提升,2014 年大约为 85%,2014 年多数病例为青少年和年轻成人,增加的可能原因包括:①百日咳杆菌基因变异导致疫苗效果降低;②儿童时期接种疫苗,特别是接种了无细胞百日咳疫苗的青少年和成人的免疫力减弱;③与全细胞百日咳疫苗相比,无细胞百日咳疫苗效力降低;④对百日咳关注程度提高;⑤更好的实验室检测的普及[453]。

青少年和年轻人在百日咳传染给易感婴儿的过程中起着主要作用,因为随着年龄增长,通过疫苗接种获得的免疫力逐渐降低,并且此种疾病在成年人中多表现为轻度或不典型,因此常常没有进行诊断和治疗。血清学研究证实,在成人中百日咳杆菌是引起咳嗽性呼吸道疾病的常见原因[453-455]。

医院暴发的经验

在北卡罗来纳州大学医院,百日咳为最常见的传染病暴露评估的原因(Weber,1994—2010 年间没有发表的资料)。很多文献报道了医院内暴发[456-485],其中较多发生在治疗精神或身体损害患者的住院机构或急救中心的儿科病房。虽然传染源最可能是未被发现的百日咳患者[456,457,461,466,481],但受感染的员工[459,462,465,468,470,471,481,484]和百日咳患儿的母亲[458]也可能成为传染源。医院员工通常充当着增加医院感染病例的媒介[456,457,459,462]。在有些情况下,感染的员工将感染传播给其家庭成员的[457,459,480]。医院暴发有以下几个原因:①没能发现和适当隔离感染的病人;②员工接触后没有使用预防性抗菌药物;③有症状的员工没有离岗休息[486,487]。

暴露前预防

随着 2005 年批准青少年和成人用 Tdap,现在可能用于 HCP 的暴露前预防。ACIP 建议,无论年龄大小,如果 HCP 以前没有接种 Tdap,无论距离最近接种 Td 的时间如何,都应接种一剂 Tdap[30]。CDC 还建议 HCP 不要再额外接种加强剂 Tdap[488]。重要的是,因为尚未确定保护的血清学相关指标,血清学检验并不能证明免疫力,因此不推荐在接种疫苗前进行血清学筛查[30]。医院和门诊护理机构应给 HCP 提供 Tdap,并采取措施最大限度地提高接种率(例如,教育接种的好处、方便接种和免费提供 Tdap)。已有综述讨论 HCP 接种 Tdap 的益处[488,489]。

暴露后预防

百日咳杆菌在体外对红霉素(erythromycin)[490,491]和新的大环内酯类药物(macrolides)、阿奇霉素(azithromycin)和克拉霉素(clarithromycin)[492]高度敏感。也对复方新诺明(trimethoprim-sulfamethoxazole)[491]敏感。百日咳杆菌对第一代头孢菌素不敏感。病程早期使用红霉素能够缩短病程,并消除鼻咽部的百日咳杆菌。红霉素还能成功地对接触百日咳杆菌的个体提供化学预防,并阻止家庭成员间的二次传播或中止医疗机构内暴发[493-495]。阿奇霉素被证实对暴露后预防和治疗百日咳有效[496]。目前阿奇霉素与红霉素相比更受欢迎,因为它具有缩短接触后预防和治疗周期(阿奇霉素 5 天,红霉素 7~14 天)、减少使用剂次(阿奇霉素:红霉素是 1:4 次/d)、且很少导致肠胃不适等特点[496]。复方新诺明被推荐用于对不能耐受大环内酯类药物的个体进行治疗和化学预防,虽然它作为化学预防药物的功效尚未得到评估。复方新诺明的功效方面的证据来自一些小型研究[497,498]。

已有临床分离株对红霉素耐药的报告,导致对使用大环内酯类药物进行治疗和化学预防的关注[499-501]。尽管如此,对百日咳杆菌菌株的监测证实对大环内酯类药物耐药的菌株并不常见[502-504]。为了控制医院内的暴发,已有对 HCP 同时进行 Tdap 接种和化学预防的报道[480]。

已经接种过 Tdap 的 HCP 在暴露是否需要暴露后预防数据没有定论[505]。一些接种过疫苗的 HCP 仍有感染百日咳杆菌风险。因此,接种 Tdap 可能并不能排除需要暴露后预防。如果可能暴露于严重百日咳风险的病人(如住院新生儿和孕妇),和无保护性地暴露百日咳后,无论是否接种 Tdap,所有 HCP 均推荐使用抗菌药物。其他 HCP,无论是否接种 Tdap,在暴露后要么接受抗菌药物预防,要么要在暴露后 21 天每天进行监测,监测百日咳的症状和体征。

结论

除了有免疫禁忌外,所有易感的 HCP 都应接种腮腺炎、麻疹、风疹、水痘和百日咳疫苗。如果 HCP 有可能接触血液或受污染的体液,他们应当接种乙肝疫苗。另外,HCP 每年还应接种流感疫苗。HCP 可以按对一般人群的相关规定接种疫苗。某些 HCP 可选择性地接种其他种类的疫苗,包括甲肝疫苗、流脑疫苗、炭疽疫苗、脊灰疫苗、鼠疫疫苗、伤寒疫苗、牛痘疫苗和狂犬病疫苗。

(李艺星　李黎　吴丹　褚尧竹　包红红　黄仕和)

本章相关参考资料可在"ExpertConsult.com"上查阅。

第五篇 公共卫生与法规

第 73 章 美国的免疫接种

Amanda Cohn、Lance E. Rodewald、Walter A. Orenstein 和 Anne Schuchat

一个强有力的免疫规划对确保美国所有儿童、青年和成人按照推荐程序接种疫苗至关重要。美国的免疫接种体系由公共和私立部门合作承担，包括联邦机构、州和地方卫生部门、卫生保健提供者和疫苗制造商，致力于服务常规免疫接种工作的目标和对象。美国免疫接种体系有规范的国家免疫接种推荐程序，有一整套系统对推荐疫苗的健康影响、接种率水平及其安全性进行监测。截至 2017 年，常规免疫接种可使美国民众抵御 17 种疫苗可预防疾病的困扰。各年龄段人群可以通过公共和私人医疗保险获得免疫接种，贫困儿童可由儿童疫苗（the Vaccines for Children，VFC）项目获得联邦政府的补贴。

美国的儿童预防接种效果很好，大多数可预防儿童疾病处于或接近历史最低水平，且几乎没有种间的差异[1]。麻疹、风疹和脊髓灰质炎在美国已经保持消灭状态，未接种疫苗的幼儿，这三种疾病发生率始终低于 1%。青少年的免疫接种已经有了持续性改善，但是选择推荐疫苗（比如：人乳头瘤病毒疫苗，HPV）相对滞后[2]。成人免疫接种的挑战性越来越大，原来免疫规划中的疫苗如带状疱疹疫苗、百白破联合疫苗（Tdap）和人乳头瘤病毒疫苗接种率仍旧较低，与此同时又有肺炎球菌结合疫苗等新疫苗的引入。

免疫接种建议

美国的常规接种疫苗在上市前需要获得注册许可。美国 FDA 是疫苗注册管理的唯一权威机构，负责确保疫苗上市前的安全性和有效性（见第 81 章）。FDA 审批疫苗的适应证、接种的年龄、剂量、程序、禁忌证和注意事项。某种特定疫苗与其他疫苗同时接种的安全性和有效性可以在该疫苗获准注册之前或之后进行评价，但联合疫苗的安全性和有效性评价则要在注册前进行。

美国 CDC 的免疫实践咨询委员会（Advisory Committee on Immunization Practices，ACIP）提供疫苗使用过程中的技术建议。1964 年获准建立的 ACIP 由美国卫生与人类服务部（Secretary of the US Department of Health and Human Services）部长选定的免疫和相关领域 15 位专家组成，专家们根据需要，提供疫苗可预防疾病的控制和指导建议[3]。ACIP 作为联邦咨询委员会，对获得 FDA 批准注册的儿童、青少年和成人疫苗的预防接种提供书面建议，并需获得 CDC 主任批准。在美国重要的医学专业组织中，ACIP 与美国儿科医师学会、美国家庭医师学会、美国内科医师学会、美国妇产科学会等几个组织密切合作，联合提供免疫接种建议[4,5]。ACIP 会议每年举办 3 次，对公众和媒体开放，期间邀请公众对会议进行评论，同时进行网络直播。ACIP 会议中的演讲文稿向公众开放，公众可以在会议结束后从官方网站下载[6]。在同行评议的文献中也可找到 ACIP 的组织结构、作用、程序等全面信息[5]。

ACIP 的职责是以客观的立场开展工作，所做的决定不受预算的影响（VFC 管理人员说明）[7]。ACIP 提供有关疫苗的接种年龄、剂量、接种间隔时间、禁忌证和注意事项的建议（表 73.1）。ACIP 对现有科学数据进行详细审查，包括美国总体人群和特定危险人群的疾病流行病学，获批疫苗的适应证、安全性、有效性和成本效益，免疫程序和相关因素。疫苗接种适宜年龄取决于受种者对疫苗的免疫反应能力、暴露疾病的危险性以及特定年龄的疾病发病率及其并发症[8,9]。总体来说，疫苗应按照说明书要求尽早有效接种，从而获得足够长的免疫持续时间，保护受种者在高危年龄段免受疾病威胁或者能持续到疫苗的加强接种。

2010 年，为了形成循证建议，ACIP 采取了分级推荐、评估、发展和评价（Grading of Recommendations, Assessment, Development and Evaluation，GRADE）的结构模式。在 GRADE 结构中，形成建议的重要因素包括效益与风险的平衡、依据的类型、受影响人群的价值和优先权以及经济学分析。A类建议适用于一个年龄组的所有人或基于一个特定危险因素人群的所有人。B类建议适用于制订个性化临床方案,而不适用所有按年龄或危险因素划分的亚群,但考虑到临床医生和患者间的相互影响,也可能发现适合接种疫苗的人。

表73.1 美国免疫实践咨询委员会:
主要免疫政策决定(2005.15)

新疫苗/推荐疫苗	ACIP表决日期
ACYW135群脑膜炎球菌多糖疫苗(青少年)	2005.02
无细胞百日咳-白喉-破伤风联合疫苗(青少年)	2005.06
麻疹-流行性腮腺炎-风疹联合减毒活疫苗,甲肝疫苗	2005.10
轮转病毒疫苗(婴儿)	2006.02
4价人乳头瘤病毒吸附疫苗(青年女孩),水痘第2剂次	2006.06
带状疱疹疫苗	2006.10
流感疫苗(大于6月龄);13价儿童肺炎疫苗	2010.02
ACYW135群脑膜炎球菌多糖疫苗(第2剂次)	2010.10
孕期接种无细胞百日咳-白喉-破伤风联合疫苗	2012.10
≥65岁以上人群13价肺炎疫苗	2014.08
小年龄2剂次人乳头瘤病毒疫苗	2016.10
B型脑膜炎球菌疫苗(青少年,B型)	2015.06

证据表用于总结个体证据的效益、风险、优势和局限。ACIP事先并没有决定免疫接种建议的经济评价标准,CDC在健康经济研究中可以为其提供可用方法的指导[12,13]。

疫苗的使用建议取决于接种疫苗的效益(包括保护期)、疾病风险与接种疫苗风险之间的平衡。当有新信息时,必须对这种平衡进行定期评估。随着特定疫苗使用经验的积累,可能需要修改建议,例如,为了消除因接种疫苗所致的麻痹型脊髓灰质炎,将口服减毒脊髓灰质炎疫苗改为灭活脊髓灰质炎疫苗(Inactivated poliovirus vaccine,IPV)[14];由于水痘疫苗接种1剂次后的免疫效果有限,而进行第2剂次接种[15];恒河猴株轮状病毒疫苗因易引起肠套叠而被取消了接种建议[16];发现免疫衰退的证据后,增加了第2剂次脑膜炎球菌结合疫苗的接种[17];百白破联合疫苗从产后接种调整到孕晚期接种[18]。

ACIP的免疫接种建议概括为两个独立的免疫程序表:0~18岁儿童和19岁以上成人。同时追加了没有按年龄接种儿童的补种办法。成人有两套免疫规划,一个是按照年龄接种,另一个是按照优先情况接种。最新的免疫规划可以从CDC获取,且有不同格式[19]。免疫程序每年更新,年初发表在CDC的《发病率和死亡率周刊》(Morbidity and Mortality Weekly Report)以及重要的医学期刊《儿科学》(Pediatrics)、《内科学年鉴》(Annals of Internal Medicine)、《美国家庭医师》(American Family Physician)上。免疫程序中的A类建议和B类建议为临床医师提供常规免疫接种和高危人群免疫接种的资料。CDC也发表了总体建议,这对疫苗接种技术以及疫苗保存和操作的资料进行了补充[20]。所有的更新信息可以从CDC网页获取[21]。国际旅行推荐的疫苗不包含在免疫程序中,相关信息可从CDC获取[22]。

2017年儿童、青少年免疫程序见图73.1,成人免疫程序见图73.2。目前美国可以保护儿童抵抗16种传染病,也可保护60岁以上成人抵抗带状疱疹。虽然接种联合疫苗可以减少接种次数,提高疫苗接种率,但18岁以前的全面保护仍需要接种超过50剂次疫苗[23,24]。美国已经对免疫规划制定和实施中的经验教训进行了评估[3,25]。

免疫接种政策建议由美国卫生和公众服务部全国疫苗咨询委员会(Department of Health and Human Services'National Vaccine Advisory Committee,NVAC)制定,该委员会是1986年由《全国儿童预防接种伤害法案》设立的,致力于制定规划性政策和战略。由NVAC发布的重要报告侧重于疫苗筹资、疫苗供应、免疫规范标准、疫苗研发阶段、免疫规划蓝图[26-30]。

美国的免疫规划

历史

在美国,通过私立和公立机构提供免疫接种服务。公立机构主要由卫生部门组成,也包括公共资金支持的以社区、移民卫生中心和公立医院为基础的诊所。联邦政府没有具体参与免疫接种活动,直到1955年,脊髓灰质炎灭活疫苗获得注册。此后,通过接种脊髓灰质炎疫苗援助法,1955年和1956年国会拨专款给传染病中心(现为CDC),帮助州和地方社区购买和管理疫苗。

1962年,肯尼迪总统签署疫苗接种援助法案。核心是让CDC支持大规模免疫接种活动,同时发起维持免疫规划。1963年6月,公共卫生服务法第317条授权提供了第一批拨款。在疫苗援助法案签署立法50年后,援助项目得以蓬勃发展。现已有64个

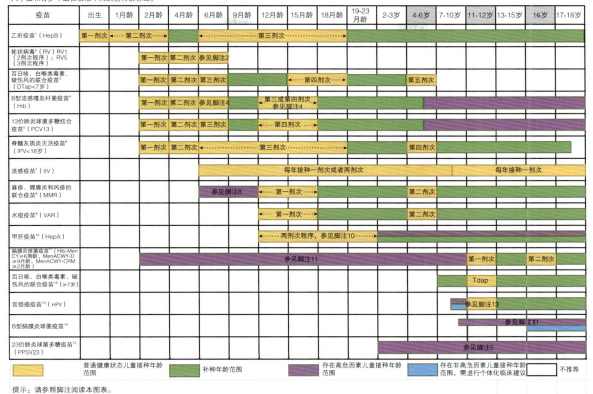

图 73.1　2017 年美国 0-18 岁儿童疫苗免疫程序
每种疫苗的标注未在图片中显示，可登录网站查询：https://www.cdc.gov/vaccines/schedules/hcp/child-adolescent.html。

获得"317"资助的免疫项目，分布在 50 个州，6 个大城市（包括哥伦比亚特区）和 8 个地区以及以前的地区[30]。多年来，拨款经费的水平变化很大。1963 年，当援助项目开始时，可用于白喉、破伤风类毒素、全细胞百日咳、脊髓灰质炎和天花疫苗。1966 年，国家开始致力于消除麻疹[31]。由于麻疹成为焦点，项目采取了许多重要措施，这些措施对多种疫苗和疫苗可预防疾病均产生了有利影响[32]，资金已扩展到支持基础公共建设，以支持将新疫苗纳入免疫规划，正如 NVAC 报告《保护公众健康：第 317 条免疫规划的关键职能》所概述的那样[30]。

在 20 世纪 70 年代初期，全国各地的免疫规划效果处于不平衡状态。1977 年启动了国家儿童免疫规划倡议，宣布了两个目标：1979 年 10 月前，全国儿童免疫接种率达到 90% 和建立永久为美国每年出生的 300 万儿童提供免疫接种服务的体系[33]（与之相比，美国现在每年出生 430 万婴儿）。据估计，当时有近 2 000 万美国儿童因至少漏种 1 剂次疫苗而没有完全接种。贫困和少数民族人口在需要额外疫苗剂量的人群中占很高比例。防控工作还包括在没有实施学校查验接种记录的州制定相关法律，在已有相关法律的州促进法律实施。作出的这些努力使 50 个州全部很快建立和执行了入学查验接种证的法律。1981 年以来，95% 以上儿童入学有免疫接种记录。基于这样的高水平，即使学龄前儿童免疫接种水平较低，国家所有适龄儿童的整体免疫接种率也达到了 90% 以上的水平。因此，1977 年，倡议的第一个目标已经达到。

遗憾的是第二个目标没有如期实现。虽然免疫接种补助经费支持的整体水平在 70 年代末迅速上升，整个 80 年代已高达 12 680 万美元，但几乎所有增加的经费均用于满足日益增加的新疫苗或者现有疫苗额外增加剂次的费用。在 20 世纪 80 年代，联邦政府对于受助者的支持及维持成本并没有显著增加。多年来，面对免疫接种服务需求大幅增加的情况，联邦政府提供了更多的同类疫苗以及新疫苗，但提供免疫接种服务的体系未发生任何变化。1989—1991 年的麻疹疫情调查显示，未接种疫苗的学龄前儿童是主

图表1. 美国大于19岁成人组免疫规划疫苗接种程序（2017年版）

疫苗	19~21岁	22~26岁	27~59岁	60~64岁	≥65岁
流感疫苗[1]	每年接种一剂次				
百破/百白破疫苗[2]	用百白破疫苗代替百破疫苗接种一次，然后每10年复种百破加强剂次				
麻疹、腮腺炎和风疹的联合疫苗[3]	根据情况决定接种1剂次或者2剂次				
水痘疫苗[4]	接种2剂次				
带状疱疹疫苗[5]				接种1剂次	
宫颈癌疫苗-女性[6]	接种3剂次				
宫颈癌疫苗-男性[6]	接种3剂次				
13价肺炎球菌多糖结合疫苗[7]					接种1剂次
23价肺炎球菌多糖结合疫苗[7]	根据身体情况决定接种1剂次或者2剂次				接种1剂次
甲肝疫苗[8]	根据疫苗情况决定接种2剂次或者3剂次				
乙肝疫苗[9]	接种3剂次				
四价脑膜炎球菌疫苗[10]	根据身体情况接种1剂次或者更多剂次				
B群脑膜炎球菌疫苗[10]	根据疫苗情况决定接种2剂次或者3剂次				
B型流感嗜血杆菌疫苗[11]	根据身体情况接种1剂次或者3剂次				

图例：黄色=符合年龄要求、缺失疫苗接种记录或缺失过去感染证据的成年人接种建议；紫色=有其他疾病或其他适应症的成年人接种建议；白色=不推荐

图表2. 美国大于19岁成人组处于疾病状态或有其他指征人群免疫规划疫苗接种程序（2017年版）

疫苗	妊娠期女性	免疫功能不全（包括HIV感染）	HIV感染CD4⁺细胞计数 <200	HIV感染CD4⁺细胞计数 ≥200	持续性补体缺乏症	肾脏衰竭，终末期肾脏疾病，血液透析	心脏或肺部疾病，慢性酒精中毒	慢性肝脏疾病	糖尿病	医疗保健人员	男性同性恋
流感疫苗[1]		每年接种一剂次									
百破/百白破疫苗[2]	每次妊娠接种一剂次百破	用百白破疫苗代替百破疫苗接种一次，然后每10年复种百破加强剂次									
麻疹、腮腺炎和风疹的联合疫苗[3]	禁忌	禁忌			根据情况决定接种1剂次或者2剂次						
水痘疫苗[4]	禁忌	禁忌			接种2剂次						
带状疱疹疫苗[5]	禁忌	禁忌			接种1剂次						
宫颈癌疫苗-女性[6]		大于26岁接种3剂次									
宫颈癌疫苗-男性[6]		大于26岁接种3剂次			大于21岁接种3剂次						大于26岁接种3剂次
13价肺炎球菌多糖结合疫苗[7]		接种1剂次									
23价肺炎球菌多糖结合疫苗[7]		根据身体情况决定接种1剂次、2剂次或者3剂次									
甲肝疫苗[8]		根据疫苗情况决定接种2剂次或者3剂次									
乙肝疫苗[9]		接种3剂次									
四价脑膜炎球菌疫苗[10]		根据身体情况决定接种1剂次或者更多剂次									
B群脑膜炎球菌疫苗[10]		根据疫苗情况决定接种2剂次或者3剂次									
B型流感嗜血杆菌疫苗[11]		仅造血干细胞移植术后病人可以接种3剂次			接种1剂次						

图例：黄色=符合年龄要求、缺失疫苗接种记录或缺失过去感染证据的成年人接种建议；紫色=有其他疾病或其他适应症的成年人接种建议；棕色=禁忌；白色=不推荐

图 73.2 2017 年美国成人疫苗免疫程序，包括基于年龄的建议和一些其他情况的建议

每种疫苗的标注未在图片中显示，可登录网站查询：https://www.cdc.gov/vaccines/schedules/hcp/adult.html。

要发病人群，揭示了公共的免疫接种服务体系面临服务不均衡的挑战，需要大量的援助。

造成上述现象的原因部分来自于政策允许免疫预防拨款资金用于购买疫苗、进行监测、调查、教育和协调，但不允许用于支持疫苗接种服务（例如护士工资、诊所用品、增加服务时间）的相关费用。1991年，老布什总统宣布了联邦政府支持完成卫生保健服务的主要目标——到2000年，全国儿童出生后第2年的常规免疫接种率达到90%。总统宣布免疫接种示范计划将在一些州和地区开始实施，确保婴幼儿最终得到及时和完整的免疫接种[34]。最终的免疫行动计划经过准备在全部50个州和28个大城市实施。虽然来自全国各地的需求报告有很大不同，但几乎所有计划的共同主题是需要增加免疫服务的有效性。因此，联邦免疫预防拨款经费首次允许用于提供免疫接种服务的直接费用。

1993年，克林顿总统宣布了儿童免疫规划（Childhood Immunization Initiative，CII）[25-27]随着该规划有关领导加入与重大资金的注入，加上随后的出台的VFC计划，这一倡议使国家终于实现了学龄前儿童接种率达到90%的目标[35-37]。此项倡议的一项重要举措是消除了儿童免疫接种的资金障碍，使得儿童可以在居住地社区的诊所接种疫苗，通常接种疫苗的场所是由私人提供。这项倡议同时创建了国家免疫监督（National Immunization Survey，NIS）机构，以评估儿童免疫接种的覆盖率。在1989—1991年麻疹暴发期间，美国并没有建立有关免疫接种覆盖率的有效的评价体系。NIS的创建旨在评估国家、各州和选定地区内19~35月龄幼儿的免疫接种情况。自1994年创建至今，NIS依然在发挥其功能。

1996年CII的目标顺利达成，317个项目拨款金额随之减少。国会关注美国免疫接种的基础设施是否足够，要求美国医学研究所（Institute of Medicine，IOM）就联邦一级的基础设施支持需求进行研究。IOM意识到基础设施资金投入的涨落对国家免疫接种服务系统产生了破坏性影响，因而建议联邦和各州之间5年内共同对其投资15亿美元。在IOM 2000年的报告《致命的新闻》和2010年发布的两次报告之间，联邦基础设施的资金从1.15亿美元增加到2.39亿美元[39]。Colgrove（科尔格罗夫）回顾了美国免疫接种工作历史中两个重要组成部分——公共资金和免疫规划制度。

三项重要的立法有效保障了美国免疫规划的成功施行：全国儿童预防接种伤害法案、VFC计划和患者保护与平价医疗法案（the Patient Protection and Affordable Care Act，ACA）。它们的作用概述如下：1986年颁布的"全国儿童预防接种伤害法案"中明确制定了无过错赔偿方案，适用于免疫接种导致儿童（无论接种者的年龄）损伤的情况。这一举措降低了疫苗生产商负担的风险，从而促进了疫苗的生产和供应。VFC计划根据1993年的《综合预算协调法》制定，并于1994年首次实施。VFC计划允许符合条件的0~18岁儿童免费接种ACIP推荐的所有疫苗。ACA于2010年通过，要求私人保险公司覆盖儿童和成人免疫接种规划中的所有疫苗。一篇针对美国免疫规划的发病率和死亡率周报（Morbidity and Mortality Weekly Report，MMWR）的综述已经发表[41]。

美国免疫规划的作用

IOM发布了国家医疗保障基本概念的框架，明确了联邦、州、地区的免疫规划部门在国家医疗保健系统中的作用。IOM的五个主要作用：①保证疫苗采购；②确保提供接种服务；③控制和预防传染病、评估疾病负担；④进行疫苗接种率和安全性监测；⑤维持和提高免疫接种率水平。这些作用是为了保证免疫接种项目的预防控制传染病目标的实现。免疫接种政策与实施是通过系统的疾病监测、疫苗有效性研究和安全性监测进行评估的。随着新证据的不断出现，这些方法是用来调整免疫建议的依据。卫生部门和其他公共机构支持免疫接种财政政策，并落实使其作为各项活动开展的基础。

保证疫苗的采购、供应和配送

除少量白喉和破伤风类毒素疫苗外，美国的常规疫苗均由私营制药公司生产，其中一些由一家以上制药公司生产，一些由一个厂家生产。企业自主决定生产何种疫苗，其中包括新疫苗和联合疫苗[42]。美国卫生部最新的国家疫苗计划建议政府应鼓励开发旨在特意满足美国公共卫生需求的疫苗。国家疫苗计划的目标之一是"创建一个有证据表明可预防重要传染病传播的新疫苗列表"。IOM在国家免疫规划部门的支持下研发了一种新型疫苗决策支持工具，（疫苗多方战略决策工具）即智慧疫苗（SMART Vaccine）工具。国家免疫规划部门正在制定相关战略，以确保这个多方参与的决策工具可被公众接受并有效利用。

接近一半数量的儿童疫苗是用联邦和州政府基金，通过CDC的疫苗合同购买。这些合同使得州和地方的免疫规划得以低价购买疫苗，不需要与疫苗生产商单独签订合同。现有的 CDC 的疫苗合同购买的价格以及与之比较的私人诊所疫苗价格可从 CDC 获取[45]。图 73.3 展示了一名儿童在 3 个时间点接种所有疫苗所需的 CDC 的合同成本价。如果一种疫苗有多家生产商生产,州和地方政府可自由选购任何一家生产商。反之,州政府允许提供接种服务者自主选择给受种者注射哪一种疫苗。通过 CDC 的合同购买的疫苗不允许转售,也不允许向其父母收费,但是可以向负担得起的家长收取国家规定的管理费。大约 90% 的疫苗基金由联邦政府 VFC 项目提供,剩下部分由州或当地部分及 317 计划提供。州和地方政府根据人口基数而获得采购疫苗信用额度。

政府部门的疫苗管理是由疫苗追踪系统的综合信息技术系统完成。公立部门的疫苗由与 CDC 签订合同的经销商直接配送到提供免疫接种服务的 40 000 个终端。提供接种服务者可通过 VTrckS 直接预订或者通过州政府的免疫接种信息系统订购疫苗,而该系统又将订单输入 VTrckS。州和地方免疫规划监控提交的疫苗订单,也可代替提供接种服务者进入订单系统。目前,VTrckS 及其与疫苗生产商、CDC 合同疫苗的经销商、州和地方政府免疫规划的接口使人们可以通过统一的且无缝连接系统,浏览到疫苗从开始生产到最终配送的所有情况。有关 VTrckS 和疫苗集中配送信息可从 CDC 获取[46]。

CDC 设有儿童疫苗储备库,以缓冲疫苗供应中的短期和中期断货,并应对疫苗可预防疾病的暴发[47]。储备库是疫苗储存及中转供应的地方,以保证储备库内所有疫苗在有效期内使用。所有推荐的儿童常规疫苗和 VFC 疫苗都可以在储备库中贮藏。储备库能容纳 6 个月需求量的通过公立部门购买儿童 CDC 合同疫苗(即可通过公立部门购买 6 个月的疫苗)。由于疫苗短缺以及疫苗可预防疾病暴发的情况既可以出现在公立部门,也可出现在私立部门,疫苗生产商可以向储备库中借用疫苗,出售给私立机构的客户,以支持私人诊所的疫苗供应。公立部门购买了一半数量的儿童疫苗,因此 CDC 的储备库能够应对疫苗供应完全中断 3 个月的情况,如果不是全面中断,时间可以更长(比如,当疫苗是由多家生产商提供时)。

当生产商生产疫苗出现问题时,保证疫苗的连续供应则更具有挑战性。疫苗供应中断问题可采用阶段性反应的办法解决。如果某一种疫苗有一个以上的生产商,当供应中断时,可以增加使用另一个生产商的疫苗,以缓解中断问题。如果某种疫苗只有一个生产商,并且出现了疫苗短缺,则可定义为全国性疫苗短缺。全国性短缺的第一步就是限制公立部门和私立部门购买疫苗,以避免免疫接种服务单位大量囤积疫苗情况的发生。如果以上措施仍不能解决问

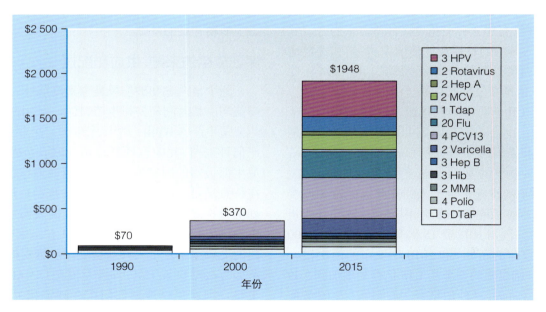

图 73.3 展示了在美国儿童从出生到 18 岁需要接种的所有 CDC 合同疫苗的总价,三个时期的价格即:1990 年 2 月 1 日、2000 年 9 月 27 日和 2015 年 4 月 1 日的价格

注:DTaP:白喉疫苗、百日咳疫苗和无细胞百日咳联合疫苗;Hep:肝炎疫苗,Hib:B 型流感嗜血杆菌疫苗;HPV:人乳头瘤病毒;MCV:脑膜炎球菌结合疫苗;MMR:麻疹,腮腺炎,风疹;PCV:肺炎球菌结合疫苗;Tdap:青少年与成人破伤风疫苗、白喉疫苗和无细胞百日咳联合疫苗。

题,下一步就是动用 CDC 的储备库疫苗,以保证疫苗供应。如果储备已耗尽或不能应对预期短缺,会建议暂时减少疫苗的使用。比如,在 2007—2009 年,b 型流感嗜血杆菌疫苗(Hib)短缺期间,暂时取消了对无特定高危适应证(如美洲印第安人或阿拉斯加人原住民)儿童的加强接种。一旦短缺问题得以解决,则需要立即恢复到常规接种[48]。在重大疫苗短缺问题解决后,通常需要进行额外的补充接种,以确保对人群的充分保护。公共部门疫苗的集中配送的透明度增强以及 VTrckS,极大地提高了 CDC 处理疫苗短缺的能力。当前美国疫苗的短缺和延迟信息可从 CDC 获取。[49]

保证疫苗的获取

保证接种服务最重要的步骤之一,就是保证疫苗供应,尽可能减少接种困难,降低错过接种的概率。患者的疫苗成本是一个广泛公认的研究难题,制订帮助穷人购买疫苗的政府项目以及要求私营保险涵盖免疫接种的政府法律和规程是两项对于这个难题的解决方案,它们构成了美国免疫接种系统的基石。

2010 年 ACA 提出私人医疗保险应不计较成本,为各年龄的人免费提供(即全额赔偿)ACIP 或 CDC 推荐并纳入儿童和成人免疫规划的疫苗,由个人健康计划网络的提供者进行管理。疫苗必须在 MMWR 中发表新的 ACIP 疫苗建议后的 1 年内覆盖。在未提出该项要求前,ACA 最初的计划可以随着人群覆盖率的改变而改变。在 ACA 颁布之前,大多数人的医疗保险中包含疫苗,只有低于 11% 的幼儿和 20% 的青少年的商业保险中不包含疫苗(其保额不足)[50,51]。ACA 的净效应是:对于不包含免疫接种的私人医疗保险,购买者会减少,从而使没有医疗保险的人数下降。

VFC 项目向经济困难的儿童提供由政府购买的疫苗至年满 19 岁,确保这部分儿童可以接种疫苗。VFC 项目是政府补助项目,有强制性联邦基金确保有资格儿童能接种 CDC/ACIP 推荐疫苗。以下四种情况的儿童有资格获得 VFC 疫苗:①拥有国家医疗健康保险(即经过国家或州的经济调查后提供的医疗保险计划);②未购买任何医疗保险;③美洲印第安人/阿拉斯加原住民;④通过联邦保健中心(Federally Qualified Health Center,FQHC)提供儿童免疫接种服务和农村保健诊所(Rural Health Clinic,RHC)接种疫苗,但其保险不足。VFC 和 ACA 要求私人健康保险覆盖 ACIP 推荐的全部疫苗,确保美国全部儿童获得免费疫苗。

保证儿童获得免疫接种,将错过接种的机会降到最低,是 VFC 的重要特征。

第一,VFC 项目是政府补助项目,有强制性联邦基金,不受年度拨款限制。州和地方 VFC 项目确定其管辖范围内能加入该项目的人口数量,CDC 使用这些信息确定疫苗购买所需资金,以满足所有儿童接种疫苗的需求。

第二,ACIP 是包括 VFC 疫苗在内的所有疫苗的唯一权威机构。ACIP 通过 VFC 决议为 CDC 指定所用疫苗,确定疫苗接种剂量及有资格接受该项目的年龄范围。与 ACIP 免疫接种建议不同的是,其 VFC 决议不需要经过 CDC 主任批准,决议通过后即生效。在儿童接受新疫苗的接种之前,CDC 必须先与疫苗生产商签订疫苗合同。

有 VFC 服务资格的单位在提供接种服务时,应询问家长其儿童是否符合四种情况中的任何一条,建立 VFC 资格,而不需要验证儿童资格。VFC 服务提供者需要在儿童健康档案中标明其 VFC 资格身份。在接种服务时进行资格审定,家长在带孩子访问卫生保健人员之前,不需要为孩子报名参加 VFC 项目。在 1989—1991 年麻疹疫情复燃中,由于将这一方法提供给了公立卫生诊所,减少了儿童疫苗漏种,在控制麻疹复燃中做出了很大贡献[26]。提供 VFC 服务的单位在订购和接收疫苗时不需要付费。疫苗的购买和配送由 VFC 项目付款。比较而言,对于私人医疗保险,接种单位需要先购买疫苗之后才能获得报销款,需要承担财政风险。[52]

CDC 还负责管理州和地方政府的 317 项目。虽然 317 项目疫苗资源不如 VFC,但是如果受种者没有私人保险或未加入 VFC 项目(如:没有医疗保险的成年人),可以选择 317 疫苗,通过快速注射疫苗获得免疫应答,应对疫苗可预防的疾病暴发。ACA 永久授权 317 项目,允许 317 项目让各州通过 CDC 的合同各自购买疫苗。

州和地方政府负责对提供接种服务的单位加入 VFC 项目进行准入评估。对于能够接受提供给州/地方重点人群的州/地方或 317 项目购买疫苗的接种单位,州免疫接种项目也应该将其纳入 VFC 项目。疫苗接种服务提供者的网络对于政府的疫苗项目至关重要。VFC 服务的提供者多为私立部门,为儿童同时提供 VFC 疫苗与自购疫苗。大约有 40 000 个单位提供 VFC 服务,其中 3/4 为私立部门。VFC 提供者也可以了解办理医疗保险儿童的信息。总体上,VFC 服务提供者照顾到了大约 90% 的美国儿童[53,54]。

维持 VFC 服务提供者网络容量和运行质量也

是州和地方政府对于免疫项目的职责。通过 VFC 和 317 项目，联邦基金可用于州和地方项目，使其能够纳入新的疫苗服务提供者，提高现有接种单位的服务水平，并且帮助它们达到免疫接种标准。317 项目的基金也可用于为公立卫生诊所配送疫苗。

提供免疫接种服务的单位很多，并且种类一直在增加。许多州和地方政府正在扩展提供疫苗接种的途径，如让可以在学校或其他单位进行疫苗接种的社区人员或药剂师也加入其中[55,56]。

与确保儿童获得疫苗接种相比，政府在确保成人获得疫苗接种方面的作用有限。医疗保险 B 部分为 65 岁以上老人提供肺炎球菌疫苗和流感疫苗接种（包括超过 95% 的 65 岁以上人口），并为正在进行透析的人接种乙肝疫苗。州医疗补助计划由联邦政府的捐款支持，有可能包括参加了医疗补助推荐疫苗的较年轻的成年人，因为医疗救助并不要求包括成人疫苗。2005 年，联邦医疗保险 D 部分支付处方药物，覆盖了医疗保险 B 部分所包括疫苗以外的其他疫苗。因此，所有参加医疗保险人口的推荐疫苗都将由医疗保险 B 部分或 D 部分支付。医疗保险 D 部分的计费比 B 部分更为复杂。医疗保险与医疗救助服务中心提供了医疗保险 B 部分与 D 部分所提供疫苗的对比。

在公立部门和私立部门，通过医疗收费支付系统提供免疫接种工作。私人医疗保险和医疗救助支付疫苗接种费。医疗救助为参加医疗救助的 VFC 儿童和成人支付管理费。医疗救助的报销各州不同。对于未参加医疗救助的 VFC 儿童，VFC 禁止以不能支付疫苗接种费为由拒绝为其接种疫苗，但是允许提供 VFC 接种单位向家长收取管理费。疫苗接种费的重要性远未达到其在 NVAC 疫苗财政建议中的地位。为了改善疫苗接种收费情况，NVAC 提出了五条建议，"如让美国医学协会的相对价值（格）表更新委员会审查其相对价值（格）单位编码，以保证准确反映免疫接种非购买疫苗的成本（包括联合疫苗的潜在成本和储存）"[29]。

预防控制传染病

理想的免疫效果是减少、消除疾病或残疾，预防或控制疾病暴发及相关的损失。免疫规划的目标决定了疫苗可预防疾病的监测强度（表 73.2）。当目标是获得或维持消灭疾病时，需要对每一个可疑病例进行监测。对照项目也要求对可疑病例进行快速鉴定

表 73.2　美国疫苗可预防疾病监测系统的目标、特征和局限

公共卫生目标	疫苗可预防疾病	监测目标	系统的关键特征	面临的挑战
消灭或根除	脊髓灰质炎，麻疹，乙肝，风疹。	描述流行株保持消灭或根除状态（在确定病例来源情况下）	主动发现病例；高敏感性和特异性；及时收集样品；验证病例免疫接种状态。	资源需求量大；可持续性。
管理与监测病例	白喉，脑膜炎球菌病，甲肝，乙肝，侵袭性 B 型流感嗜血杆菌病。	迅速诊断病例；追踪接触者，防止其发病。	以人群为基础的被动报告与及时主动随访；迅速向当地卫生部门报告。	不能及时向卫生部门报告；不能追踪所有接触者；随访工作量大。
检测与控制暴发疫情	百日咳，流感，甲肝，脑膜炎球菌病，流行性腮腺炎，麻疹，水痘。	确定疫情范围；评估病原特征；检验控制措施的有效性。	基于被动报告（基于人群或设备）的及时性、主动随访，收集样品，经实验室检测核实初始诊断。	不能及时向卫生部门报告；随访工作量大；病例数量有限样品收集较困难；对某些疾病（免疫接种人群较大时）实验室检测较困难。
控制疾病	所有疫苗可预防疾病	监视流行趋势；确定免疫接种差异（由自费部分导致）；描述危险人群。	病例的具体定义与一致性（如经实验室确认）以人群为基础（哨点监测或全国监测）；病例信息全面（人口统计学信息，免疫接种状态信息）；纵向数据，样本收集描述菌株*（基于哨点实验室的报告）。	常规数据质量不合格、不完整，高质量的流行病学数据和样本主要由哨点监测获得。并非所有地区都建立了高质量的监测系统，因此为当地的项目计划提供的信息有限。

注：当疫苗未覆盖致病血清型或菌株时（如肺炎球菌疫苗、轮状病毒疫苗、人类乳头瘤病毒疫苗、脊髓灰质炎疫苗、流感疫苗、脑膜炎球菌疫苗、b 型流感嗜血杆菌疫苗），获得标本描述感染菌株尤为重要。

资料来源：SCHUCHAT A, BELL B. Monitoring the impact of vaccines postlicensure: new challenges, new opportunities. Exp Rev Vaccine, 2008, 7: 437-456.

和报告,以便能及时开展干预,减少并发症或限制疾病传播。为了控制疾病的传播范围,确认疾病暴发很重要。暴发可能在第一时间提示项目的重要缺陷或疫苗不可预测的局限之处,因此暴发有时也是一个预警。一些疫苗可预防疾病的临床表现有很大差异(如麻痹性脊髓灰质炎、麻疹、流行性腮腺炎、先天性风疹综合征),然而其他的疫苗可预防疾病由于和非疫苗可预防疾病的临床症状(肠胃炎、肺炎)相似,可能需要进行实验室检测予以鉴别。即使是提供最好的实验室检查,肺炎疫苗可预防疾病的病因(如肺炎双球菌和流感嗜血杆菌)也很难诊断。这些疾病的流行病学监测趋势是努力对菌血症或脑膜炎等特定临床表现进行有针对性的追踪。

疫苗可预防疾病的发病报告是评估大多数疫苗可预防疾病的手段[58],通过州卫生部门获得信息,有的州规定了强制报告的疾病,主要由医生和其他医务工作者进行报告[59]。州政府和地区的流行病学家与CDC协商后,建立了全国报告疾病名录。据报道,美国大多数儿童疫苗可预防疾病都包含在州重点疾病监测系统中。

各州每周收集报告疾病的数据,包括报告日期和发生地信息(如州,适当的时候也包括县)。许多疫苗可预防疾病的补充信息(如发病日期、年龄、性别、种族/民族、疫苗接种日期、病例是否经实验室确认和疾病的并发症)被转到疾病预防控制中心。通过个案报告信息进行周及年的统计,很多疫苗可预防疾病公布在发病率和死亡率周报上。州政府和地区的流行病学专家确立某一特定疾病为疫苗可防御疾病的标准[60,61]。

全国疾病通报监测系统可通过CDC的操作系统补充其他监测内容。麻痹性脊髓灰质炎监测系统收集疑似病例临床特征的大量数据,经专家审核,以确定是否为脊髓灰质炎。通过血清学监测加强对白喉监测,抗血清由CDC分发[62]。尽量收集国家重点疾病监测系统规定以外的其他数据,进行疫苗可预防疾病监测,这些数据涉及实验室方法、死亡证书或其他数据管理系统。如无法获得国家数据,则要在选定的州和社区设立监测点。经实验室确认,在选定的地理区域使用以人群为基础的监测系统来监测侵入性细菌性疾病的原因,包括b型流感嗜血杆菌、脑膜炎球菌病和肺炎球菌病[63]。其中最大的监测系统是细菌感染主动核心监测网,它隶属于急性传染病监测网,用于对部分或全部10个州的疾病跟踪和疫苗评估[64]。

急性传染病监测网也用于评估实验室确诊为流感的儿童住院率和疫苗效力、侵袭性肺炎球菌疾病的疾病负担和最近刚加入急性传染病监测网的人乳头瘤病毒(HPV)影响。通过这个网络可以进行以人群为基础的监测,获得18岁及以上年龄组女性Ⅱ级和Ⅲ级宫颈上皮内瘤样病变等级、原位腺癌的发生与人乳头瘤病毒感染亚型之间关系的数据[65]。一个基于人口的新疫苗监测网络在三个地点分别开展监测:田纳西州的纳什维尔(Nashville,Tennessee)、纽约的罗切斯特(New York、Rochester)以及俄亥俄州的辛辛那提(Cincinnati,Ohio)。这几个监测地点提供了关于儿童流感和轮状病毒疾病负担以及疫苗对其影响的数据,目前监测地点已经扩大至7个[66,67]。随着新疫苗的研发、许可和进入市场使用,监督和评价对于陈述其对社区人群的作用至关重要。新疫苗监测网络支持在人口基础至少为50万的地区开展广泛的急性胃肠炎监测和研究项目。监测系统的监测哨点县用于跟踪乙型肝炎感染,专用于水痘的主动监测已在加利福尼亚州的羚羊谷(Antelope Valley,California)、得克萨斯州的特拉维斯县(Travis County,Texas)和宾夕法尼亚州的费城(Philadelphia,Pennsylvania)3个地点进行[68,69]。接种资料提供了关于水痘、轮状病毒和肺炎住院的信息[70-72]。国家健康及营养调查会提供阶段性报告,总结各种疫苗可预防疾病的人群免疫力,包括对百日咳、人类乳头瘤病毒及其他传染病的抗体水平[70-72]。每个监测系统的报告完整性不同,主动监测系统的敏感性高于国家法定疾病监测系统。疾病种类与来源不同,报告的完整性不同,更多的医院和实验室比医生报告的疾病更完整,如B型流感嗜血杆菌[75]。

通过监测数据分析,确定疾病发生是否随疫苗接种率提高而减少;目标年龄以外人群的发病率低于预期水平,反映重要的群体效应[76,77]。监测数据分析也可用于评估疾病潜在的流行病学变化,如曾是儿童时期的重点疾病转变为以成人病例为主,或出现非疫苗针对疾病的病原体引起的疾病[78]。监测还可以判断病例是接种疫苗失败,还是未接种疫苗[79,80]。

免疫接种效果

当大部分疫苗可预防疾病的病例发生在既往有疫苗接种史的人群时,通常要进行调查,以确定疫苗免疫失败率是否在预期范围内。免疫效果与免疫效力不同,它是用于观察研究的术语,通常是指前瞻性的随机、双盲、安慰剂对照试验。用几种方法评价疫苗上市后的效果,包括队列研究、病例对照研究、家庭的疾病二次感染率和其他技术[76,81]。疫苗效果(Vaccine Effectiveness,VE)计算公式中,ARV是接种疫苗者的发病率，ARU 是未接种疫苗者的发病率。病例对照研究采用的比值是近似相对危险度（ARV/ARU）。

一项应特别关注的筛选技术，能帮助确定是否有更精确的关于疫苗效果的方法学研究。筛检分析需要病例及人群的疫苗接种情况，其中病例通常是通过监测或其他方法，以已知人群为基础抽样估算出的。数据必须始终被分解为二分变量，即未接种疫苗组与接种疫苗组人群比较。例如，建议接种 3 剂疫苗，该接种疫苗的病例必须计算的人口不包括只接种 1 剂次或 2 剂次的人，接种率评估也要做类似的调整。人群中接种疫苗百分比与病例中接种疫苗百分比关系的疫苗效果值见图 73.4。

覆盖免疫接种较全面的信息有助于疫苗有效性的公共卫生调查。一项五价轮状病毒疫苗的报告显示：当数据来源于免疫接种信息系统（Immunization Information System，IIS）时，疫苗的有效性是 82%，而与之相比，当数据来源于接种服务提供者时，疫苗有效性是 82%~88%[82]。基于人群的疫苗有效性研究，其选择的对照人群应来源于电话访谈或家庭访问，或者来源于医疗机构的门诊或住院病人，但病人所患疾病应与疫苗可预防疾病无关。例如：流感疫苗有效性研究通常选取曾因呼吸道疾病寻求医疗救助但实验室检测流感病毒呈阴性的受试者作为对照组[83]。当疫苗的有效性没有达到预期，疾病传播继续存在时，可以考虑新的免疫策略。例如，调查显示，尽管麻疹疫苗有效率高于 90%，且单剂次接种率很高，但传播仍持续存在[84]。该信息成为决定建议普种第 2 剂麻疹疫苗的关键。当疫苗的有效性低于预期时，调查还可发现潜在的因素，如保存疫苗的冷链温度不适宜。

大多数病例发生在未接种疫苗的人群中，调查确定地理和人口特征，可以帮助指导今后的疫苗接种工作。例如，1989—1991 年，美国麻疹重新出现在疫苗接种失败的学龄前儿童中，导致国家出台一项提高接种率的主要措施[26,32]。与之相比，2008 年和 2011 年麻疹的暴发范围相对较小，主要集中在因个人信仰导致家长未让儿童接种麻疹疫苗的特殊社区[85,86]。2013 年和 2014 年，几次麻疹暴发与当地宗教和文化相关，这些社区的免疫接种率非常低[87-89]。

免疫接种率监测

美国免疫规划使用计划免疫覆盖率调查来监测

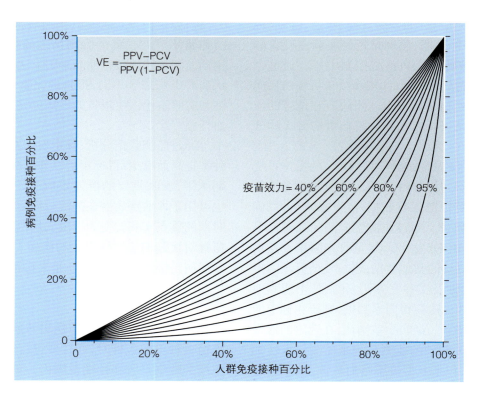

图 73.4　12 种疫苗的效力（VE），VE 从 40% 到 95%，以每 5 个百分点递增。
注：PCV：病例疫苗接种百分比；PPV：人群疫苗接种百分比，图中嵌入公式使用比例，而不是百分比

资料来源：ORENSTEIN WA, BERNIER RH, DONDERO TJ, et al. Field evaluation of vaccine efficacy. Bull World Health Organ, 1985, 63: 1055-1068.

CDC/ACIP 推荐疫苗的实施情况。这些调查在评估联邦、州和城市地区免疫规划的执行情况的同时，还提供了一种间接的方法来衡量接种疫苗对人群可预防疾病的保护效果。

儿童是监测时间最长的人群，且评估最为细致。1960年以来，除1985—1991年外，国家已实施儿童免疫接种率监测。[90,91]自1994年起，通过国家免疫接种率监测调查学龄前儿童免疫接种率。该调查通过随机电话评估19~35月龄（平均27月龄）儿童免疫接种率。2006年，国家免疫接种率调查扩展至13~17岁的青少年，以此评估11~12岁少年的免疫接种率。这一系列全国免疫规划调查的结果可以在CDC网站上找到。该网站为公众及医护专业人士提供有关调查目的、方法、仪器及结果的资料。

全国免疫接种率调查和全国青少年免疫接种率调查对全国的接种率进行估计，通常情况下，其对317项目资助的50个州、6个城市，维尔京群岛（Virgin Islands）、关岛（Guam）以及波多黎各（Puerto Rico）中每一个的估计结果95%可信区间差异小于3个百分点[93,94]。虽然应答率因监测地区而异，但所用方法一致，可以对各监测地区的结果进行比较。此外，每年抽样调查辖区，各州也可从CDC购买其行政管辖区内所需要的免疫接种监测数据。

由于父母接种疫苗的回忆与接种服务提供者不一致，只报告经为抽样儿童提供免疫接种服务的单位的验证的接种案例。对儿童父母需进行人口统计学资料调查，以评价疫苗，允许他们接触疫苗提供者，并被要求报告免疫史。这项调查对电话无应答者进行了调整。由于移动电话使用增多，固定电话使用减少，在2011年的调查中对电话访问途径进行了调整，加入了移动电话访问。每年的全国免疫接种率调查和全国青少年免疫接种率调查的结果都刊登在CDC的《发病率与死亡率周刊》（Morbidity and Mortality Weekly Report，MMWR）上，也可在CDC的网站获取更加详细的结果，使研究人员和其他需要原始数据的人员能够获得全国免疫接种率调查和全国青少年免疫接种率调查的公共资料，研究提高调查的代表性和价值的方法。

美国疾病控制和预防中心利用几个具有全国代表性的调查数据估计了美国每年的流感疫苗接种覆盖率：行为危险因素监测系统（Behavioral Risk Factor Surveillance System，BRFSS）、国家健康访问调查（National Health Interview Survey，NHIS）、全国流感疫苗免疫接种率调查以及针对成人、医疗保健人员和孕妇的网上小组调查。疾病预防控制中心会在流感季和流感季之后对流感疫苗有效性进行持续性评估。疾病预防控制中心的网站为这些流感覆盖率调查提供报告、互动数据和数据表，网址为 http://www.cdc.gov/flu/fluvaxview/index.htm。BRFSS和NHIS也对也对流感疫苗之外，如肺炎球菌疫苗、人乳头瘤病毒疫苗、带状疱疹疫苗和百白破联合疫苗的接种率进行评估[97]。

美国各州对幼儿园新生接种疫苗覆盖率进行监测，并且每年向疾病预防控制中心报告。这些数据发表在CDC的SchoolVaxView网站和MMWR上[98,99]。全国质量保证委员会（www.ncqa.org）利用健康保险计划客户的数据及咨询集（Health Plan Employer Data and Information Set，HEDIS），每年对保健计划免疫的绩效进行评价。目前HEDIS可为2岁儿童、13岁的青少年和50岁的成年人和老年人估计免疫接种率，并分别为商业计划和医疗援助计划或公共医疗保险计划建立了单独的评价方法。HEDIS的评估结果每年都发表在"医疗效益评估报告"中[100]。

20世纪90年代，在免疫接种服务提供者维度上监测免疫接种率的技术问世，并自2000年起被加入VFC项目。此外，可以使用免疫接种信息系统来确定免疫接种服务提供者的覆盖率[101]。免疫接种信息系统也是评估地方级别和疫苗接种不足的目标地区的免疫规划中接种覆盖率的重要途径。

保持和提高免疫接种率

需要建立一个可以促进推荐疫苗接种目标人群的系统来维持和提高免疫接种覆盖率水平。仅仅提供疫苗并不会导致覆盖率高到足以实现免疫规划的目标。本节要介绍疫苗接种的壁垒、促进疫苗接种的关键项目计划以及基于证据的提高覆盖率的战略。

疫苗接种的壁垒

在美国，因疫苗种类和接种人群不同，疫苗接种的壁垒也不尽相同。比如某些疫苗仅适用于存在一定行为风险和健康风险因素的成年人，疫苗的提供者则需要确定适宜接种的人群；新的疫苗在实施接种前需要克服公众的陌生心理；在每年的季节性疫苗接种清单中，流感疫苗还要克服接种时间上的限制。然而，一些普遍因素也阻碍着疫苗的接种。比如，疫苗提供者没有推荐该接种什么疫苗；误失了医疗机构免疫服务的时机；无法负担接种疫苗的费用；不知道疫苗该何时接种；不信任疫苗的安全性和有效性而对接种产生迟疑；以及认为接种疫苗没有必要。

相比其他渠道的信息而言，家长更加信任孩子的医疗服务机构所提出的疫苗和免疫接种建议[102]。因此,疫苗提供者没有给出疫苗接种建议,成为了阻碍疫苗接种的一个显著原因,正如我们从青少年人乳头瘤病毒疫苗的接种情况看到的那样[103]。得到疫苗接种服务提供者支持的疫苗,其公众接受程度便会提升,反之则会降低[104]。疫苗服务提供者的接种推荐不仅是专业的医疗建议,也提醒人们接种疫苗的时间,从而有助于家长或受种者厘清复杂的疫苗接种日程。

到访医疗机构时,对方没有提供全面的接种建议也会导致人们误失了免疫的时机。流行病调查研究显示,上述错失免疫机会的情形是1989—1991年间美国麻疹再度暴发的一个非常显著的根本原因[105]。错失免疫时机有可能是对疫苗接种禁忌证的误诊导致的,比如在疫苗接种时期正患有一点小病,出于接种安全考虑而没有实施接种;在单次就诊中为了减少注射的次数而推迟一些疫苗的接种;或是出于疫苗费用的考虑而倾向去其他机构,比如公立诊所接种。有研究表明,若把握好疫苗接种的全部时机,疫苗覆盖率将会提升。这也有力证明了,错失免疫机会是实现疫苗覆盖率目标的一大阻碍。Fu等人的研究表明,如果把握住适龄免疫的全部时机,45% 未接种的孩子都能够从婴幼儿阶段跟上疫苗接种的正确步伐[105],Stokley等人的研究则表明,把握好免疫时机,90%以上的未成年女性都能够赶上人乳头瘤病毒疫苗的接种[106]。

费用高也是阻碍疫苗接种的一个普遍原因。事实上,麻疹再度袭来的1989—1991年间,很多人没能免疫的原因都是出于费用的考虑,与私立的疫苗提供方相比,人们更倾向于免费的疫苗接种,这个发现在某种意义上促成了VFC项目的成立。如今的美国,政府资助及个人健康保险覆盖了大部分儿童18年来接种疫苗的绝大部分费用,个人保险和政府保险的结合也覆盖了65岁以上成年人的疫苗接种费用,中年人也有健康保险的保障。缺乏疫苗接种的绝大部分人群是由19~64岁之间无保险的成年人组成的。研究显示,提供人们负担得起的疫苗将会提升疫苗的普及度,这也为费用高而阻碍疫苗普及提供了证据支持。2007年,TFCPS回顾了关于降低费用对疫苗接种普及度的影响的研究。TFCPS发现,在1997—2009年间发表的11项研究中,降低费用引起的疫苗普及增长率中位数是22%[107]。

基于新疫苗的推出和之前建议疫苗随着新证据出现的改变,疫苗接种建议清单至少要每年进行更新。由于免疫接种程序的复杂性和易变性,家长或受种者很难准确追踪孩子或自己的疫苗接种状况。干预性研究成果表明,提醒/回顾行为能给疫苗接种带来积极作用,这也证实了父母的确需要被提醒孩子的疫苗是该打了还是逾期了。TFCPS回顾了62项有关提醒机制的较有资质的研究,在20世纪80和90年代年间的研究中,疫苗普及的增长率中位数为12%,而在1997年后的研究中该数据是6%[108]。TFCPS还回顾了提醒机制对特定的成年人疫苗产生影响的科学依据,在9项研究中,提醒机制所提升的疫苗覆盖率中间值为18%[109]。

家长或病人质疑疫苗的安全性、有效性及必要性,造成了犹豫或干脆不接种的情况。对于疫苗接种的犹豫是一个全世界层面的现象,世界健康组织战略咨询专家组(SAGE)的一个免疫工作小组曾对此展开研究。在世界健康组织战略咨询专家组的定义中,疫苗犹豫是指"拖延决定接受还是拒绝疫苗接种,尽管存在可行的疫苗接种服务"[110,111]。

在美国,可以通过NIS评估接种零剂量疫苗的儿童数量,从而对家长拒绝接种疫苗的情况进行间接监测。该数字自2006年以来一直在全国范围内保持在1%以下。在对美国家长的和拒绝在学校接种疫苗人群的研究表明,疫苗接种犹豫不决是一个现存问题[112]。在2009年一项对全国18岁以下孩子家长的有代表性的调查中,Freed和同事发现,有一半以上的家长担心疫苗会导致严重的不良反应,12% 的家长拒绝让孩子接种一种或一种以上的疫苗[113]。该项研究用客观的方法表明了疫苗拖延和青少年未接种疫苗之间的关系[114,115]。

2015年,美国国家疫苗咨询委员会(NVAC)的一项报告论述了疫苗信任对维持较高免疫覆盖率的重要性。报告中的疫苗信任是指家长或医疗服务提供者信任:①推荐的免疫接种;②管理疫苗的供应方;③疫苗取得许可的过程以及推荐的免疫规划。该报告概括了当下推进疫苗信任的措施并推荐了一些医疗服务机构和计划免疫项目,推广疫苗建议清单的人则强调,根据免疫实践咨询委员会推荐的日程计划来接种疫苗是社会规范而不是例外。

重大项目活动

免疫接种后的不良反应报告和监测。保证疫苗受种者(或父母、监护人)充分了解接种疫苗的风险和益处,使疫苗受种者保存所有免疫接种记录很重要。1986年的《全国儿童疫苗伤害法案》以及之后《公共卫生服务法案》第21条(section)所做的修改都要求:在接种《全国儿童疫苗伤害法案》中规定的疫苗时，所有免疫接种服务提供者正式告知接种对象、家长或其监护人接种疫苗的风险和益处。通过使用标准化疫苗信息报表（standardized vaccine information statements, VISs）完成正式告知[117]，这些表格可从 CDC 网址获取[118]。

《全国儿童疫苗伤害法案》也建立了无过失行为的预防接种（法案中规定的疫苗）补偿机制，如需要进一步获得该法案更详细的信息，可通过拨打电话（800）338-2382，或登录网址（见第 83 章）获取[119]。《全国儿童疫苗伤害法案》还要求接种单位注意永久保存病人健康档案的疫苗接种日期、疫苗名称、生产厂家、批号、地址及接种人等关键信息。该法最后规定，接种单位在接种疫苗后需要在接种不良反应报告系统（VAERS）中上报发生的不良反应和接种更多剂次的禁忌。接种单位应报告所有疫苗的严重不良反应，不论是否认为是由疫苗引起。VAERS（the Vaccine Adverse Event Reporting System）表格可致电 1-800-822-7967 或通过互联网获得[121]。（进一步讨论见第 82 章疫苗安全。）

免疫接种信息系统的运行。免疫接种信息系统（Immunization information systems, IISs）能够提高免疫接种工作水平[101]，提高并保持疫苗接种率。它是一个涉密的计算机信息系统，包含个人的免疫接种信息。IIS 监测每个儿童和不同人群的接种情况，能够生成提示/再通知信息和正式接种记录[122]。2020 年在健康的目标人群中，要求 6 岁以下儿童 IIS 覆盖率应达到 95%。

此系统能发送提示/再通知信息，提高疫苗接种率，监测政策措施实施效果，生成自动接种记录，评价人群免疫水平（HEDIS 指数），减少漏种，避免不必要接种，加强疫苗管理，使公共部门购买疫苗。在全国疫苗不足时，该系统能判断和追溯未接种儿童。在引入新疫苗后，此系统还可判断应接种儿童。由于 IIS 的有效性，TFCP 最近强烈推荐使用该系统。

2015 年，50 个州都在积极运行免疫接种信息系统（Immunization information systems, IISs）。截至 2012 年 12 月 31 日，IIS 的年度调查显示，86% 的美国 6 岁以下儿童（1 950 万）在 IIS 系统中有两个或两个以上的疫苗接种记录，有 25%（5 780 万）的美国成年人在 IIS 系统中有一个或一个以上疫苗接种记录[123]。IIS 的一个重要功能是接收来自电子病例记录的信息。达到功能标准 7（实现临床数据在系统间的交换）的 IISs 比例从 2011 年的 58% 上升到 2012 年的 77%，其中 37% 实现了更高级的功能[123]。因此，电子病例记录系统和 IISs 之间的完全互操作性更接近于现实。

IIS 的另一个重要功能是通过不同辖区间的数据交换可以提高记录的准确性和减少漏种。2015 年一份 NVAC 报告表示正努力解决跨司法管辖区 IIS 数据交换的技术和法律障碍[117]。

2012 年，美国疾病预防与控制中心启动了一项战略计划，以实现免疫信息管理的未来愿景，即可以随时随地为临床、行政、公共卫生用户和消费者提供全年龄段的实时、综合的计划免疫数据[124]。表 73.3 总结了 IISs 的目标和面临的挑战。联邦政府已经对州和地方的 IIS 系统进行了战略投资以解决这些困难。

免疫接种的法律、法规和强制执行。19 世纪初，美国已经有关于要求免疫接种的法律[125-127]。1809 年麻省颁布法律，要求在一般人群中接种天花疫苗，此后还出台了其他权限方面的法律。1905 年，最高法院赋予各州政府关于制定强制免疫接种条例的权力。1922 年，最高法院出台法律，要求所有学生入学前要查验免疫接种史。由于入学查验的法律执行力度不同，使疫苗接种水平差异较大。自 20 世纪 60 年代引进麻疹疫苗后，由于麻疹主要感染者为学龄儿童，入学查验也包括了麻疹疫苗。这项措施实施的效果明显，未实施该法律的州麻疹发病率明显高于实施该法律的州。随着 1977 年免疫规划的开始，关于入学查验法律的制定和实施逐渐得到重视。

依法在入学或入托前进行免疫接种是美国免疫规划安全保障的一部分。所有 50 个州和哥伦比亚特区都有同类法律在执行，仅在确定的疫苗、剂量和接种时间上有所区别。麻疹和腮腺炎病例数在颁布法规的州比未颁布法规的州明显下降。1986 年的腮腺炎大流行几乎全部发生在没有完备的腮腺炎疫苗接种规定的州[128]。Orenstein 和 Hinman 发表了一篇综述[108]，对学校法律所起的作用进行了全面的回顾[126]。

绝大多数家长遵从学校的免疫接种要求，但也有部分家长拒绝，且数量可能在增加[112]。所有的州允许因医学方面原因拒绝学校的免疫接种，截至 2016 年 7 月，除了三个州以外的其他州允许因宗教原因或哲学原因拒绝学校的免疫接种。办理学校免疫接种豁免程序各州不同。Rota 和同事的研究显示，免疫接种豁免程序的困难程度与获得豁免权儿童的百分率成反比，表明许多豁免案例是与豁免程序的简便性有关，而并不是根深蒂固的信仰问题[129]。

学校免疫接种的豁免有不良的后果：1999 年 Salmon 等的研究表明，拥有豁免权的孩子，其麻疹发

表73.3 免疫信息系统策略计划重点方向与挑战，美国疾病预防控制中心，2012[a]

重点方向	长期目标	挑战
国家领导力	建成国家免疫系统管理项目目标，策略，政策和标准	用于支持免疫管理的政策和标准在全国相关机构中不统一 暂无跨州间数据传输许可的全国性纲领政策 暂无跨州间数据传输的全国性政策
持久性	使国家免疫信息管理项目有充足的资金和永久性的信息学，流行病学，经济学，计算机学和信息技术资源，以支持免疫为中心的分析服务	VFC暂无IIS分项账目或317条资金项目；对IIS的州级支持不统一。虽然CDC提供的预防与公卫基金奖励有所帮助，这些基金不足以支持正在进行的运营费用，无法支持IIS技术以及有经验的人力。
供应商服务	供应商在同一应用中自动传输免疫事件数据并接收患者历史信息及临床决策支持。	由于当地情况和商业规则，部分IIS对于供应商和电子病历系统供应商整合标准在各地不统一 从不同医疗机构采集的免疫数据在免疫为中心的数据，功能，使用性和相互作用标准方面不同意
公共卫生服务	IIS 收集并展示实时全年龄段免疫覆盖分析和管辖区内疫苗库存状态	部分免疫信息管理社区缺少信息学，流行病学，经济学，计算机学和信息技术的知识，技能和人力。 由于当地情况和商业规则，部分IIS部分是冗余的。 由于当地情况和商业规则，部分免疫项目和供应商的交互作用功能在不同区域是不同的 分析IIS数据的方法和标准(如覆盖进展率)在IIS间是不同的，这导致了使公共卫生官员和学者间的潜在误读可能。
交互作用	免疫管理系统的数据交换在各地均是自动且透明的	困难存在与确保IIS中免疫数据的完整，准确，并及时获取

[a] 来源 https://www.cdc.gov/vaccines/programs/iis/strategic.html
注：CDC：美国疾病预防控制中心；EHR-S：电子病历系统；IIS：免疫信息系统；VFC：儿童免疫。

病率高出 35 倍[130]。Feikin 等的研究显示拥有豁免权的孩子，其百日咳发病率比正常接种的孩子高 6 倍[131]。Omer 等研究豁免权的易获得性与密歇根州百日咳接近 3 倍的暴发率有关，主要是由于豁免孩子聚集居住[132]。与遵守学校要求的家长相比较，让孩子获得免疫接种豁免权的家长对疫苗有不同的认识。例如，Salmon 等的研究显示，让孩子获得豁免权的家长更可能认为接种疫苗会弱化免疫系统，弊大于利[133]。Omer 和同事总结了大部分可用文献，发表了一篇关于学校免疫接种豁免权的综述[134]。

免疫接种操作标准的使用。1993 年，NVAC 推荐了一套针对改善儿童接种操作的 18 条标准，2002 年这些标准被更新为最佳接种操作知识的一部分（表73.4）[27]。很多标准特别提出改善儿童接种率的方法，包括：消除免疫障碍、利用所有机会进行免疫接种、同时接种、仅考虑有明确依据的禁忌、建立免疫接种不完整儿童的追踪识别系统以便补种以及每半年听取接种对象对提供接种服务诊所表现的评估反馈，并以此决定其服务是否需要改进。美国传染病协会建立了可应用于成人、青少年和儿童的 46 条实施标准[122]。这 46 条标准根据其循证进行了分级。

2013 年，NVAC 发布修订了成人免疫实施标准，意识到医疗保健人员建议成年人接种疫苗的重要性。目前，美国成人疫苗接种率较低而且推荐接种疫苗种类在不断变化[135]。这些标准要求所有医疗保健专业人员采取以下步骤确保成年人免疫覆盖率增加，最大限度地预防严重疾病。

- 评估所有患者在每次临床治疗中的免疫状况。
- 对患者强烈建议接种推荐疫苗。
- 接种需要的疫苗或向医疗保健人员咨询。
- 记录病人注射的疫苗。

国家成人和流感免疫高级会议（NAIIS）由 130 多个个人和公共组织组成，其工作目标是提高成人和流感免疫覆盖率并加强成人免疫标准的实施[136]。NAIIS 围绕一些主题进行了非常热烈的小组讨论，比如：医疗保健人员扩展、获取和协作、患者宣教、政策和决策者、质量和绩效评估。NAIIS 每年召开一次会议，召集成员讨论提高成人免疫接种覆盖率的策略。

免疫接种工作人员的教育和知识更新。美国的免疫接种程序很复杂，每年至少会进行一次修订。疫苗供应短缺导致的暂时性修改随时都可能发生。对

表 73.4　儿童免疫接种实施标准

1. 随时可以提供疫苗接种服务
2. 无障碍接种疫苗或接种疫苗无不必要的先决条件
3. 免费提供免疫接种服务或仅收取最低费用
4. 医疗保健专业人员评估每位就诊病人健康状况,如果符合筛查标准,即为儿童注射疫苗
5. 医疗保健专业人员对家长/监护人进行接种疫苗的好处和风险教育
6. 医疗保健专业人员向家长/监护人询问禁忌证,在给孩子注射疫苗前,清楚告知其接种疫苗的风险和益处
7. 医疗保健人员按照真正的禁忌证筛查
8. 在符合条件的情况下,孩子每次接种疫苗时,医疗保健人员应尽可能为其同时接种多种疫苗
9. 医疗保健人员准确、完整记录疫苗接种程序
10. 医疗保健人员应将免疫接种服务与其他的儿童保健服务共同预约
11. 医疗保健人员应在接种疫苗后快速、准确、完整的上报疫苗接种后的不良反应
12. 医疗保健人员可以操作疫苗追踪系统
13. 医疗保健人员应遵守疫苗管理的相关程序
14. 免疫接种单位每半年审查病人接种记录,进行疫苗接种率评估
15. 医疗保健人员在所有接种疫苗的地方都保留最新的、易于检索的医疗协议
16. 医疗保健人员以病人为导向、以社区为基础实施工作
17. 疫苗由专业人士进行专门管理
18. 医疗保健人员接受继续教育,并根据最新的免疫规划指南进行训练

资料来自 CDC. standards for pediatric immunization. MMWR,1993,42(RR-5):1-13.

于某些可能有安全性问题的疫苗,会对其免疫接种操作标准做出暂时或永久的修改,如 2010 年由于猪圆环病毒的出现,暂时停止了一种已注册轮状病毒疫苗的接种;由于担心出现高热惊厥,取消了一种已注册流感疫苗的推荐。美国每年需要进行大量的免疫接种,由于免疫程序不断更新,要求对相关人员进行继续教育和知识更新。

本章结尾可以找到权威性资料(持续更新)的网址。专业机构和其他免疫接种教育机构的资料也不断更新,部分在本章末也可见。专业机构如美国儿科学会(American Academy of Pediatrics)则主要进行免疫接种操作规范的继续教育课程。VFC 项目为州和地方政府的免疫接种项目提供资金,让其对 VFC 提供服务人员进行免疫接种操作规范全方位的教育,尤其是法律法规规定的部分(VIS 正确使用和免疫接种记录)、疫苗的储存和处理、VFC 项目和免疫程序更新等。

州和地方免疫接种项目通过免疫接种提供单位的网络进行沟通。为了减少自行开发免疫接种教育材料,CDC 提供了一个网站内容聚合服务,允许参与者(联邦公共卫生机构、州和地方公共卫生部门、非营利组织、学术机构、商业机构)把 CDC 的资料直接聚合到自己的网站上。公共卫生人员可直接进入 CDC 网站获取相关资料,不需要时时关注复制其更新的内容,看 CDC 网上的哪些内容可以使用,或将 CDC 的资料和当地的资料进行整合。聚合内容的信息可从疾病预防控制中心的公共卫生媒体图书馆获取[137]。

与公众进行沟通。与公众沟通要求理解公众的疑虑和担忧,并且要有回答疑虑处理担忧的机制。CDC 和 NVAC 为 NIS 开发了一个家长担忧模板,询问家长是否延迟或没有给孩子进行免疫接种,如果有,是哪个疫苗以及原因[138]。以此将家长的反应与接种状态联系起来。CDC 也采用其他的研究和咨询机制了解家长的担忧,目前正在开展一项前瞻性研究,观察 5 年中同一组母亲对接种疫苗的态度变化[139]。

与家长或监护人进行关于疫苗和疫苗可预防疾病的正式沟通,要求使用 VIS 以个体为基础,对其每一项免疫接种进行询问。免疫接种服务提供者用这两页的信息表处理家长的疑虑和担忧,以及向家长、监护人和接种对象宣传重要信息。其他与公众更广泛的沟通渠道包括网站(见本章)和通过媒体的政策交流。CDC 网站的内容聚合服务有助于公众获得一致的信息,并在 2011 年建立了一个网站,旨在为家长提供疫苗相关信息[140]。

提高接种率的循证策略

TFCPS 和一些其他独立研究者对如何保持和提高免疫接种率的文献进行了系统研究。TFCPS 是一个独立机构，对社区免疫接种服务的有关资料进行综述研究，利用足够多的与疫苗效果有关的合格资料，为免疫接种措施提供建议。TFCPS 对一系列免疫接种措施进行综述研究，这些措施的目的是增加免疫接种服务的途径，提高社区对免疫接种的要求及增加免疫接种提供单位或系统的干预。从表 73.5 可以看到所有的建议。

表 73.5　提高免疫覆盖率的策略

加强免疫接种服务	
家庭访问增加疫苗接种率	推荐 -2009.3
减少接种对象的自付费用	推荐 -2008.10
在学校和儿童看护中心开展疫苗接种服务	推荐 -2009.6
在 WIC 开展疫苗接种项目	推荐 -2009.3
增加社会对接种疫苗的需求	
奖励接种对象或其家庭	推荐 -2015.5
接种对象提醒或召回系统	推荐 -2015.5
接种对象持有纸质免疫记录	证据不足 -2010.3
单独进行门诊教育	证据不足 -2015.5
单独开展社区教育	证据不足 -2010.3
结合多种社区为基础的干预措施	推荐 -2014.10
货币制裁政策	证据不足 -2011.4
要求儿童看护中心、学校和大学时进行免疫接种	推荐 -2009.6
基于医疗保健人员或免疫接种信息系统的干预措施	
多种卫生保健系统的干预措施相结合[a]	推荐 -2014.10
免疫接种信息系统	推荐 -2010.7
医疗保健人员评估和反馈系统	推荐 -2008.2
单独对医疗保健人员进行教育	证据不足 -20.15.5
医疗保健人员提醒[b]	推荐 -2008.6
使用长期适用对程序	推荐

[a] 结合指的是一种干预措施与另一种干预措施一起应用。比如：将单独进行门诊教育和减少接种对象自付费用相结合。

[b] 医疗保健人员提醒是医疗保健人员对需要接种疫苗的患者进行提示。

摘自《社区预防服务指南》，增加适当的疫苗接种。https://www.thecommunityguide.org/topic/vaccination.

基于接种服务提供者的措施

大部分医生和护士都想确保他们服务的人群能接种疫苗。事实上，当要求他们估计所服务的儿童接种率时，他们的估计都会偏高。研究显示医生们估计偏高幅度在 10%~40%[142]。评估和反馈的目的在于提醒免疫接种服务提供者所服务人群真实的免疫接种率，并帮助他们进一步改善接种率。州和地方政府为 VFC 项目提供资金，支持对 VFC 参与单位进行评估和反馈。AFIX 主要包括四部分内容：

● 评估由诊所提供服务的学龄前儿童免疫接种率。

● 对于反馈的结果，该诊所人员有权力更改。反馈通常包括审查确定潜在的问题，例如未能同时接种疫苗。

● 奖励提高业绩。在公立机构，相对于经济激励，激励更多的是社会认同、奖牌或宴会等形式。

● 信息交流或与其他诊所比较表现，以刺激竞争，提高服务质量。

评估和反馈已显示可以增加医疗保健人员管辖儿童的免疫覆盖率，是 TFCPS 的一项建议。许多免疫接种项目也正在实施 AFIX，以便在其实践中向医疗保健人员提供有关青少年免疫接种覆盖率的评估和反馈。尽管支持 AFIX 对青少年覆盖率影响的证据有限，但这是一个机会，可以让医疗保健人员参与进来，并鼓励其在医疗实践中大力推荐 HPV 免疫接种[143]。

很多研究显示，在多种环境下对到时间免疫接种的预约提醒和失约接种的再通知，对于提高接种率是非常有效的。在一个健康维护组织中，为在 20 月龄之前尚未接种 MMR 儿童家庭发送电脑自动邮件进行提醒，与那些未收到邮件提醒的儿童相比，接种率高出 19%（54% vs 35%），每个孩子额外花费 4.04 美元[144]。在社区水平上，系统基于接种服务提供方的提醒显示了有效性，缩小了不同种族和宗教人群中免疫接种率的差异[145]。供应商提醒接种人员，个别患者应接种特定疫苗，这也是有效的。医疗保健人员可结合其他有效干预措施例如使用提醒和召回措施，以确保对其患者群体提供尽可能好的保护。

免疫规划的影响

疾病发病率

大多数疫苗可预防疾病的发生已达到或接近历史最低水平。表 73.6 显示了 20 世纪部分有代表性的疫苗可预防疾病的年度报告或估计发病水平。大部分有着较成熟的免疫接种程序的疾病的发病率与 20 世纪有代表性的发病率相比，均减少 95% 或更多。2000 年 3 月，一个专家小组得出结论：美国已消除了

表73.6 无疫苗时期、2010年、2011年美国疫苗可预防疾病病例总数比较
（侵入性脑膜炎球菌病和人乳头状瘤病毒相关疾病除外）

疾病	20世纪估计年度病例数[a]	2016年报告病例数[b]	减少的百分比
天花	29 005	0	100%
白喉	21 053	0	100%
麻疹	530 217	69	>99%
腮腺炎	162 344	5 311	97%
百日咳	200 752	15 737	92%
脊髓灰质炎（麻痹型）	16 316	0	100%
风疹	47 745	5	>99%
先天性风疹综合征	152	1	99%
破伤风	580	33	94%
流感嗜血杆菌	20 000	22[c]	>99%

[a] 资料来源：Rousch SW, Murphy TV. Vaccine-preventable disease table working group. Historical comparisons of morbidity and mortality for vaccine-preventable diseases in the United States. JAMA, 2007, 298(18):2155-2163.

[b] 资料来源：Centers for Disease Control and Prevention. MMWR January 9, 2015;63(53);ND-733-ND-746.（MMWR 2014 provisional week 53 data）.

[c] 是指<5岁的b型流感嗜血杆菌（Hib）。在226例<5岁Hib病例中，估计有12例病例血清型不明。

麻疹病例传播[146]。2003年，风疹也已消除[147]。虽然麻疹在周围地区仍有输入病例发生，其在美国的本土传播一直是处于消除状态，相比较而言，其他国家仍控制不了麻疹的本土传播。对于最近才开始使用疫苗的几种疾病，如轮状病毒和肺炎球菌病，也有明显减少[148-150]。在美国，接种疫苗导致因肺炎球菌、轮状病毒和水痘而住院的人数大幅减少[70,151,152]。

免疫接种覆盖率

学龄前儿童免疫接种

目前，虽然不同州的疫苗接种率略有差异（图73.5），但美国2岁儿童的整体免疫接种率较高。2014年，接种3剂或3剂以上脊髓灰质炎疫苗（93.3%）、一

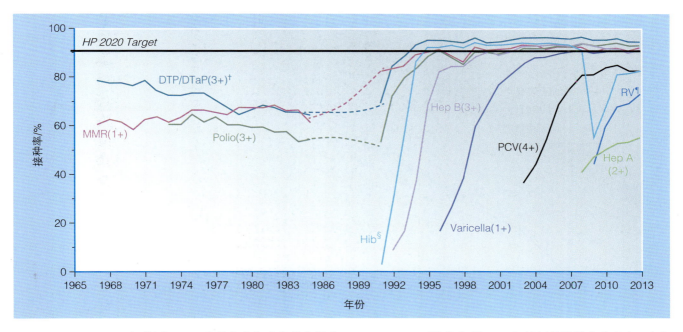

图73.5 1994—2014年美国19~35个月儿童免疫接种率调查。Healthy People（健康人群）2020年目标是除轮状病毒（80%）和HepA（85%）外，其他疫苗的免疫接种覆盖率目标均为90%。DTP/DTaP，白喉、破伤风类毒素和全细胞百日咳疫苗以及白喉、破伤风类毒素和无细胞百日咳疫苗；HepA，甲肝疫苗；HepB，乙肝疫苗；Hib，b型流感嗜血杆菌疫苗；MMR，麻疹、腮腺炎和风疹联合疫苗；PCV，肺炎球菌结合疫苗

数据来源：http://www.cdc.gov/vaccines/imz-managers/coverage/nis/child/figures/2014-map.html.

剂或多剂 MMR（91.5%）、3 剂或 3 剂以上乙型肝炎疫苗（91.6%）、一剂或多剂水痘疫苗（91.0%）达到了 2020 年健康人群免疫接种覆盖率 90% 的目标。但是四剂量及以上 DTap、全剂量 Hib、四剂量及以上肺炎疫苗，二剂量及以上甲肝疫苗、出生剂量的乙肝疫苗和全剂量轮状疫苗的全程接种率未达到要求。NIS 对完全未接种的 0 剂次幼儿进行监测，自 2006 年以来，其所占比例一直低于 1%。计划在出生第二年接种的疫苗的覆盖率低于第一年接种的疫苗。根据州、种族、民族和贫困状况划分的最新的儿童免疫接种覆盖率表可以在疾病预防控制中心免疫接种管理网页上找到[153]。

过去三十年里，美国在降低不同种族的免疫接种率差异上取得了很大进步，麻疹和含麻疹成分疫苗就是一个例子。在 20 世纪 70 年代，白人和非白人 MMR 的免疫接种率相差 18%，且小于 5 岁非白人儿童的麻疹罹患率比白人高 4 倍至 7 倍。在 20 世纪 90 年代，白种人和非白种人的免疫接种率差异减至 2%，疾病发病差异已被消除。Zhao 和 Luman 对全程接种的疫苗（4DTaP、3IPV、1MMR、3Hib、3 乙肝、1 水痘和 4 PCV）数据进行分析，发现从 2000 年到 2008 年，白种人和非白种人的接种率差异很小，2000 年相差 4%，2008 年减至 2%[154]。现在，免疫接种率的种族间的差异很小，但在出生第二年给药剂量上面仍存在差异。

青少年

2005 年起，美国推荐所有 11~12 岁青少年推荐接种 TDap 和 MCV4 疫苗。TDap 和 MCV4 疫苗在 13~17 岁青少年中的免疫覆盖率稳步攀升，2020 年完成了超过健康人群 80% 覆盖率的目标，2014 年覆盖率分别为 87.6% 和 79.6%。然而，HPV 系列开始接种和完成的覆盖率仍然很低，如图 73.6 所示，2014 年女性的开始接种率为 60%，男性为 41.7%。这三种疫苗在各州的覆盖率差异很大，但在种族、民族和贫困状况方面差异不大。美国疾病控制与预防中心（CDC）在网上提供了对青少年的最新覆盖范围估计。

成人免疫接种

美国成年人的疫苗接种覆盖率远大低于幼儿。表 73.7 展示了流感疫苗、肺炎球菌多糖疫苗以及带状疱疹疫苗的接种率，这三种疫苗都是推荐成人接种的常规疫苗，成人疫苗接种率的种族差异比青少年和幼儿要大得多。覆盖 65 岁及以上成人肺炎球菌疫苗、白喉破伤风类毒素疫苗和带状疱疹疫苗的黑人和西班牙裔白人要低于非西班牙裔白人。流感疫苗接种覆盖率每年都不同，每个流感季节的数据可以在 CDC 的 FluVaxView 互动网站上找到。

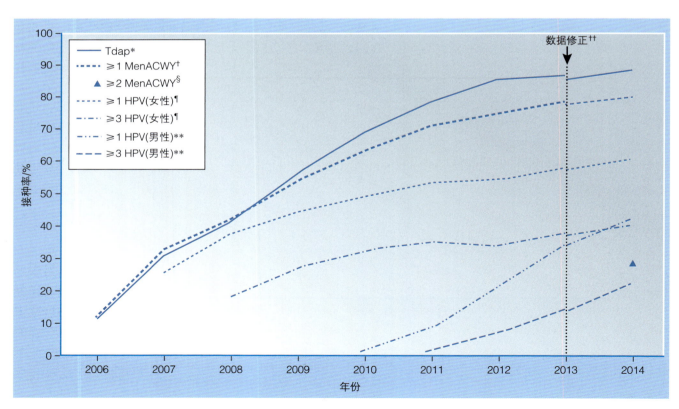

图 73.6　2006—2014 年美国免疫 - 青少年调查中 13~17 岁注射调查疫苗种类和剂量覆盖率。
注：HPV：人乳头瘤病毒；MenACWY：四价脑膜炎球菌结合疫苗；Tdap：破伤风，白喉和全细胞百日咳疫苗

表 73.7　成人免疫接种率调查, 2013

疫苗和年龄组	全国接种率	白人(非西班牙裔)	黑人(非西班牙裔)	西班牙裔
肺炎球菌多糖疫苗, 19~64 岁	21.2%	22.3%	21.2%	17.9%
肺炎球菌多糖疫苗, >64 岁	59.7%	63.6%	48.7%	39.2%
Td, 19~49 岁	62.9%	69.0%	54.1%	52.5%
Td, 50~64 岁	64.0%	67.3%	54.4%	55.0%
Td>64 岁	56.4%	59.6%	40.3%	45.3%
Tdap, 19~64 岁	18.4%	21.6%	13.6%	10.5%
甲型肝炎, 19~49 岁	12.3%	12.6%	11.0%	10.6%
乙肝, 19~49 岁	32.6%	35.2%	30.5%	23.7%
带状疱疹, >59 岁	24.2%	27.4%	10.7%	9.5%
HPV, 女性, 19~26 岁	36.9%	41.7%	30.6%	30.3%

注: HPV: 人类乳头瘤病毒, Td: 破伤风和白喉疫苗。
资料来源: WILLIAMS WW, LU PJ, O'HALLORAN A, et al; Centers for Disease Control and Prevention (CDC). Vaccination coverage among adults, excluding influenza vaccination—United States, 2013. MMWR Morb Mortal Wkly Rep, 2015, 64: 95-102.

免疫规划的经济影响

总的来说，免疫接种规划能拯救生命，预防疾病，为医疗保健系统和社会节省资金。2014 年，如表 73.8，我们建立了一个模型来评估 VFC 项目 20 年的影响。这一分析基于一种建模方法，该方法评估了每一种推荐疫苗的经济影响，并将其单独纳入常规免疫规划。在 1994—2013 年期间出生的 7 860 万名儿童中，常规儿童免疫接种估计其一生中避免了 3.22 亿例疾病(平均每个儿童 4.1 例)和 2 100 万例住院治疗(每个儿童 0.27 例)，避免了 73.2 万例由疫苗可预防疾病导致的过早死亡。接种疫苗将可能节省 4 020 亿美元的直接成本和 1.5 万亿美元的社会成本，因为在这些在出生人群中预防了疾病。儿童常规免疫的直接和社会成本分别为 1 070 亿美元和 1 210 亿美元，从纳税人和社会角度看，儿童常规免疫的净现值(净节省)分别为 2 950 亿美元和 1.38 万亿美元。免疫一直被列为最有效和最具成本效益的临床预防服务之一。

表 73.8　美国 1994—2013 年出生的儿童对选定的疫苗可预防疾病进行常规免疫接种，估计可预防的患病、住院和死亡人数

疫苗可预防疾病[a]	预防病例/千例		
	患病	住院治疗	死亡
白喉	5 073	5 073	507.3
破伤风	3	3	0.5
百日咳	54 406	2 697	20.3
b 型流感嗜血杆菌所致疾病	361	334	13.7
脊髓灰质炎	1 244	530	14.8
麻疹	70 748	8 877	57.3
腮腺炎	42 704	1 361	0.2
风疹	36 540	134	0.3
先天性风疹综合征	12	17	1.3
乙肝	4 007	623	59.7
水痘	68 445	176	1.2
肺炎球菌所致疾病[b]	26 578	903	55.0
轮状病毒	11 968	327	0.1
总计	322 089	21 055	731.7

[a] 疫苗被认为是可以预防 1994—2013 年出生队列中的疾病，但除外在 20 岁年龄段中一个阶段中使用疫苗的情况: 如水痘疫苗, 1996—2013 年; 7 价和 13 价肺炎球菌结合疫苗, 2001—2013; 轮状病毒, 2007—2013。
[b] 包括侵袭性肺炎球菌病、中耳炎和肺炎。

结论

美国疫苗的发展和免疫接种极大地影响了疫苗可预防疾病的发病率。免疫接种的实施是公共/个人、国家/州/地方部门密切合作的成功范例。美国已经消除了本土麻疹、风疹和脊髓灰质炎。儿童免疫接种率多年来一直保持较高水平,其种族差异较小甚至消除。在过去4年中,未接种疫苗的儿童所占比例持续低于1%。

但是,目前仍面临许多挑战。在过去的20年中,儿童疫苗可预防疾病的病种数由8种增至16种。自2004年起,流感疫苗、甲型肝炎疫苗、脑膜炎球菌疫苗、轮状病毒疫苗和人乳头瘤病毒疫苗已经用于儿童和/或青少年的常规接种。此外,青少年还需接种百日咳加强针和第2针水痘疫苗。60岁以上成人还应接种带状疱疹疫苗。今后美国免疫规划面临的主要挑战将是经费问题和提高青少年和成人的接种率,以实现健康人群2020的免疫目标。

(孙美萍　杨景　张家友　张芮仙)

本章相关参考资料可在"ExpertConsult.com"上查阅。

第 74 章 欧洲免疫规划

Kari Johansen、Dina Pfeifer 和 David Salisbury

概览

欧洲由多元化的国家集团组成,其多元化程度取决于界定欧洲边界所用的定义。目前,欧盟(EU)包括奥地利、比利时、保加利亚、克罗地亚、塞浦路斯、捷克共和国、丹麦、爱沙尼亚、芬兰、法国、德国、希腊、匈牙利、爱尔兰、意大利、拉脱维亚、立陶宛、卢森堡、马耳他、荷兰、波兰、葡萄牙、罗马尼亚、斯洛伐克、斯洛文尼亚、西班牙、瑞典和英国28个成员国,欧盟与英国及欧洲经济区(EEA)的3个成员国(冰岛、列支敦士登和挪威),大约有5亿人口(包括约500万刚出生人口和约7500万15岁以下人口)。据世界卫生组织(WHO)统计,欧洲地区约有9亿人口(包括约1100万刚出生人口和约1.6亿15岁以下人口),包括EU/EEA国家和其他23个国家:阿尔巴尼亚、安道尔、亚美尼亚、阿塞拜疆、白俄罗斯、波斯尼亚和黑塞哥维那、格鲁吉亚、以色列、哈萨克斯坦、吉尔吉斯斯坦、摩纳哥、摩尔多瓦共和国、黑山、俄罗斯、圣马力诺、塞尔维亚、瑞士、塔吉克斯坦、北马其顿共和国、土耳其、土库曼斯坦、乌克兰和乌兹别克斯坦。列支敦士登不属于WHO欧洲地区的成员国,但它与其他领土国家共同参与了消灭和根除疫苗可预防疾病的活动。本章所涵盖的欧洲地区是指由WHO通过世界卫生组织/联合国儿童基金会(WHO/UNICEF)联合报告表(JRF)收集年度数据的国家[1]。

欧洲地区的多元性不仅体现在文化和语言方面,而且其经济和卫生系统方面也同样如此。欧洲国家的人均收入是世界最高的地区之一,但2014年还有两个人均国民收入低于1500美元的中等偏下国家[吉尔吉斯斯坦(1250美元)和塔吉克斯坦(1060美元)][2]。欧洲地区各国的卫生系统存在着很大的差异,从而导致了疫苗免疫规划的不同,包括提供哪些疫苗以及在什么年龄接种,这致使各国难以分享最佳实践经验,并且给人们在国家间的流动设置了障碍。在百日咳疫苗或麻疹疫苗的建议书中显示了接种计划变更的示例(图74.1和图74.2)[3]。

在欧洲地区用于常规免疫的疫苗在被纳入国家免疫规划之前必须有上市授权。疫苗可由各自的国家监管机构发放其国内许可证,或由欧洲药品管理局(EMA)集中发放许可证。EMA成立于1995年,服务31个EU/EEA国家。自1995年以来,在EU/EEA,大多数疫苗的授权许可都是通过统一流程获得批准的。此外,疫苗的批签发检验是通过欧盟立法进行控制的(详情见第80章)[4]。如果国家药品管理能力有限,或通过UNICEF机制进行疫苗的采购,则鼓励对已通过WHO预审资格的药品和疫苗进行评估并加速在该国注册[5]。

欧洲地区所有国家都有国家卫生政策制定机制。但是在相当数量的国家中,允许地方和区域政府以及健康保险提供者制定与国家推荐策略不同的政策或规划。

迄今为止,尽管针对老年人流感疫苗接种目标是一致的,但免疫政策或实践尚未受到欧盟统一立法,EU/EEA国家也没有共同的免疫政策[6]。国家一级的建议得到了传染病监测系统及与欧洲疾病预防和控制中心(ECDC)合作的世界卫生组织欧洲办事处(WHO EURO)的支持,并且得到了这两个组织提供的科学建议。两个组织之间的合作日益加强。

欧洲国家的政策制定过程

2014年,26个EU/EEA成员国分别成立了国家免疫技术咨询小组(NITAG),但奥地利、塞浦路斯、意大利、挪威和瑞典没有成立。在该地区非EU/EEA国家中,17个国家成立了NITAG。但在2014年,摩纳哥、俄罗斯、圣马力诺、塞尔维亚、塔吉克斯坦和土库曼斯坦尚未报告有NITAG。目前,正努力在该地区的所有国家建立这种独立的建议制定实体。大多数现有的委员会确实有立法依据,可向政府提出疫苗建议。大多数的委员会依法为政府制定免疫规划提出相关建议。这些建议的影响力随着免疫规划的组织方式(全国统一或非统一)、公营和私营部门间的平衡度而有所不同。以下示例说明了在某些制度明显不同的国家如何制定和执行免疫政策。

在瑞典,其国家免疫规划由政府集中建议,但地

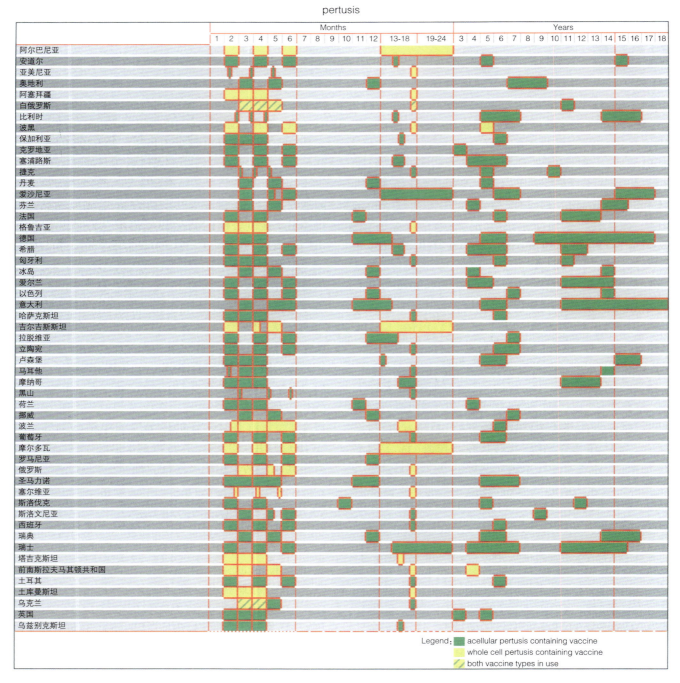

图 74.1　2014 年欧洲地区各国最大 18 岁百日咳疫苗免疫规划

资料来源于：WHO vaccine-preventable diseases：monitoring system. 2016 Global summary. 获得途径：http://apps.who.int/immunization_monitoring/globalsummary/schedules.

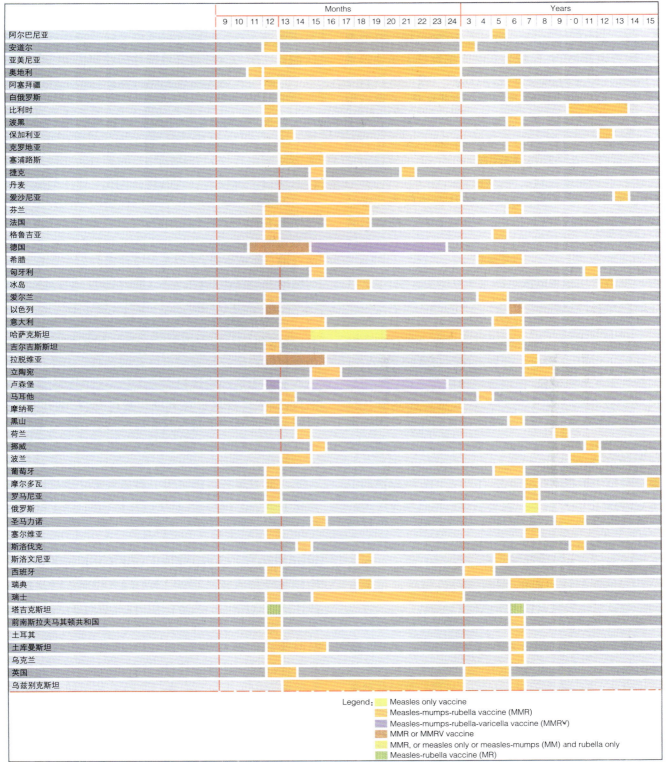

图74.2 2014年欧洲地区各国最大15岁麻疹疫苗免疫规划

资料来源于:WHO vaccine-preventable diseases:monitoring system. 2016 Global summary. 获得途径:http://apps.who.int/immunization_monitoring/globalsummary/schedules.

方卫生当局有权在具有有效市场授权的产品中进行选择,并可在国家建议采纳前引入疫苗。免疫服务和疫苗的费用由地区公共资金支付。6岁以前由公共健康婴儿诊所提供疫苗,之后由学校预防诊所提供。

在一些国家,如德国和西班牙,各州(德国)或自治区(西班牙)负有保障公众健康的责任。虽然这些国家设有国家咨询委员会,但地方一级可以修改建议,实际提供的疫苗取决于私人执业医生、政府或保险公司的偿付计划。

德国的卫生系统是分散管理形式,大部分公共卫生责任由16个联邦州承担。使用疫苗的建议由疫苗接种常设委员会制定,该委员会通过联邦机构罗伯特·科赫研究所向卫生部报告,该研究所负责监督全国传染病及非传染病的监测与预防工作[7]。然而,常设委员会的疫苗接种建议在实施前需要得到每个联邦州的批准。

疫苗费用报销的决定涉及400多个保险计划,几乎所有这些计划都是法定的,主要来自工资税收。医生就所提供的服务给患者开具保险计划账单。仅有10%的疫苗费用是由联邦政府通过专项支付的。其余90%主要由法定保险计划承保。虽然联邦政府有强制性卫生服务规定,但疫苗接种目前不在这些强制性服务之列。

法国根据法令设立了国家一级的免疫技术咨询委员会,即"Comité technique des vaccinations"(免疫技术委员会),包括有投票权和无投票权的成员。该委员会每年负责向社会事务、卫生及妇女权益部的卫生总局提供免疫规划,卫生总局负责该管理委员会并执行其建议。一些疫苗接种仍然是强制性的(如脊髓灰质炎疫苗、白喉疫苗、破伤风疫苗)。大约85%的儿童疫苗接种是由私营部门儿科医生完成的,其余由公共妇幼保健诊所提供,且大部分疫苗接种是免费的。通过自愿免费医疗保险或社会保障计划,父母可以通过自愿提供的免费医疗保险或通过社会保障计划来报销私营部门的付费疫苗接种费用。无论私营部门的医生选择向患者提供哪些产品,即无论在何处提供麻疹、流行性腮腺炎、风疹联合疫苗(MMR)和流感疫苗,都是免费的[8]。在2012年,该卫生总局制定了一项国家战略,以在5年内改进法国的免疫规划。新政策的重点是简化免疫规划,便利获得免疫服务,并改进对规划执行情况的监控和评价[9]。英国卫生系统是中央集权形式,其国家卫生服务(NHS)提供全面综合的包括免疫接种在内的卫生服务。隶属英格兰、威尔士、苏格兰和北爱尔兰卫生部门的首席医务官员负责协调并向政府提供与健康有关的咨询。常规免疫服务由初级保健的全科医生或学校里的护士提供。

英国卫生系统是中央集权形式,其国家卫生服务(NHS)提供全面综合的包括免疫接种在内的卫生服务。隶属英格兰、威尔士、苏格兰和北爱尔兰卫生部门的首席医务官员负责协调并向政府提供与健康有关的咨询。常规免疫服务由初级保健的全科医生或学校里的护士提供。

在英国,疫苗接种和免疫联合委员会(JCVI)是独立于卫生部的法定委员会,负责为英格兰卫生部国务大臣制定建议,并向威尔士、苏格兰和北爱尔兰的行政当局下放权力;因此,这些国家/地区的政策执行情况类似。这种统一采购流程使得英国各地所用疫苗是相同的。在提交给各个卫生部和/或国务大臣批准实施之前,JCVI建议必须得到首席医务官员的批准。在英格兰,根据英国全民医疗保健宪章NHS实施的卫生保护(疫苗免疫)条例2009版规定[10],在国务大臣提出咨询请求后,JCVI必须按照国家规划就新的疫苗接种条款(与旅行或职业健康有关的除外)制定建议。基于成本-效益论证的评估,所制定的建议还按照此规划变更已有的条款。卫生国务大臣有义务为这些建议提供资金。一旦国家财政资金到位,就会推进执行安排,4个地区基本在同一时间以同一方法开始执行新政策。努力确保各地免疫规划的变化是同时进行的,同时,由电脑信息系统提醒儿童接种,追踪未接种者,支付给疫苗提供者,计算接种率。地方服务提供者很少有是否接受或修改国家建议的权力。执行前,基层医疗机构的代表要协商,因为任何政策的变动都可能使医生的薪酬发生变化。

多年以来,根据各自的感染控制法规,人们认为必须按照国家免疫规划进行某些疫苗接种。有几个国家正在修改这些条例。2010年,欧洲疫苗新综合协作项目(VENICE)网络在EU/EEA进行了一项调查,以了解是建议还是强制实施国家疫苗接种计划[11]。信息来自于所有29个EU/EEA成员国。15个国家没有任何强制性疫苗接种,其余14个国家在它们的免疫规划中至少包括一项强制性疫苗接种。12个国家的儿童和成人都必须接种脊髓灰质炎疫苗,11个国家必须接种白喉疫苗和破伤风疫苗,10个国家必须接种乙型肝炎疫苗。一些成员国认为强制性疫苗接种是一种提高疫苗接种规划依从性的方式。然而,在欧洲许多规划中,建议的依从性很高,而不再是强制性的。对于那些强制疫苗接种的国家,尽管法律可能允许对那些选择不接受疫苗接种的人采取惩罚行动,但几乎没有证据表明这样做过。例如,德国在疫情期间执行了不上学的命令,以遏制疫苗可预防疾病的蔓延,证明这一战略有效地提高了一些抗拒疫苗接种社区的接受程度[12]。

该地区非 EU/EEA 国家免疫政策制定过程的差别很少。大多数国家都有统一的政策制定流程、公共部门规划和国家采购。例如,在该地区东部的阿尔巴尼亚和亚美尼亚,国家免疫规划也是按照 NITAG 的建议,由政府机构推荐,并且通过政府管理的免疫接种系统进行执行的。疫苗是统一采购的并从国家预算中支付。在格鲁吉亚,免疫政策也由政府制定,但服务是通过私营健康保险方案提供的。

在没有 NITAG 的情况下,若国家也没有相关的专家,那么计划免疫管理者通常根据 WHO 的推荐意见来制定疫苗引入的推荐意见,卫生部作出最后决定。WHO 欧洲办事处正在与这些成员国合作,建立或提高 NITAG,以强化政策制定过程。

此外,欧洲地区的私营诊所越来越多地参与儿童和成人免疫规划,例如格鲁吉亚、希腊、西班牙和土耳其。在旅行疫苗方面,大多数欧洲国家也是如此。

欧洲地区免疫工作的组织

框 74.1 列出了欧洲地区进行免疫工作的组织与研究机构。

框 74.1　欧洲地区进行免疫工作的组织与研究机构

世界卫生组织(WHO)欧洲办事处
WHO 欧洲办事处负责为 53 个欧洲地区成员国制定免疫政策。WHO 疫苗可预防疾病和免疫规划部门(VPI)通过向 53 个成员国提供规范指南、政策咨询和技术支持,协调地区免疫接种和疫苗可预防疾病活动,通过强有力且适合的免疫接种系统以确保对其人群疫苗可预防疾病、残疾和死亡的保护。欧洲免疫专家技术咨询小组(ETAGE)是一个咨询机构,为 WHO VPI 提供独立审查和专家技术投入,目的是促进和加速地区目标的实现。

联合国儿童基金会中东欧和独联体地区办事处(UNICEF CEE/CIS)
UNICEF CEE/CIS 向中东欧、高加索和中亚 22 个国家和实体提供支持。它与合作伙伴机构一起工作,加强各国卫生系统,以实现和维持普遍的、高质量的、公平的和可持续的免疫服务。UNICEF 倡导维持免疫接种,将其作为所有人,特别是弱势和边缘化人群的公共卫生干预措施。

欧盟(EU)
欧洲委员会(EC)
卫生和食品安全总局(DG SANCO)　DG SANTE 支持欧盟国家维持或提高疫苗可预防疾病的疫苗接种率,并鼓励欧盟国家确保尽可能多的儿童获得主要的儿童疫苗。根据《建立欧洲共同体条约》第 168 条,EC 可就保护和改善人类健康的措施向理事会提出建议,理事会又可采纳有资格的多数制定的建议[28]。
研究与创新总局(DG RTD)　DG RTD 负责协调欧洲卫生研究的财政资金,它优先资助传染病领域,包括贫穷相关的疾病(HIV/艾滋病、结核病、疟疾)、被忽视的传染病,以及抗微生物药物耐药性及潜在新型或重新出现的传染病。新疫苗和佐剂的研究是由这个小组资助的。
联合经营-创新药物倡议(IMI)　此创新药物倡议(IMI)正努力通过加快创新药物(患者可获得的)的研发,特别是在医疗或社会需求未得到满足的领域,改善卫生状况。它通过促进主要参与医疗保健研究参与者之间的合作来做到这一点,它们包括大学、制药业和其他工业、中小型企业(SME)、患者组织和药品监管机构。IMI 是一个欧盟(以欧盟委员会为代表)和欧洲制药工业(以 EFPIA、欧洲制药工业和协会联合会为代表)通过《地平线 2020》规划共同资助的合作伙伴,也是 EFPIA 的成员制造商。

欧盟机构
欧洲疾病预防控制中心(ECDC)　ECDC 确认、评估和传达当前和新出现的通过传染病对人类健康构成的威胁。为完成这一使命,ECDC 与欧盟各国公共卫生机构密切合作,加强和发展疾病监测和预警系统,并就新的以及正出现的传染病所带来的风险提出权威性的科学意见。通过项目和其他科学咨询小组,ECDC 为 EU/EEA 成员国的决策者提供了可靠的科学证据,以支持成员国的决策过程。
欧洲药物管理局(EMA)　EMA 负责对由制药公司开发的供欧盟使用的药品进行科学评估。按照欧洲统一流程,公司应向 EMA 提交单一的营销授权申请。一旦获得欧盟委员会(EC)的批准,统一营销授权在所有 EU/EEA 成员国均有效。所有从生物技术和其他高科技工艺(包括疫苗)中获得的人用药和兽用药物必须通过统一流程的批准。EMA 通过药物警戒网络(药物警戒系统)监测疫苗的安全性,如果不良反应报告显示自授权以来利益-风险平衡发生了变化,则采取适当的行动。药物警戒风险评估委员会(PRAC)负责评估所有人用药物(包括疫苗)风险管理的方面。该机构的人用医药产品委员会(CHMP)与 EU/EEA 成员国的监管机构协商,制定科学指南,指导营销授权申请,并协调质量、安全性和功效要求。
消费者、卫生、农业和食品执行局(CHAFEA)　CHAFEA 执行欧盟卫生规划、消费者规划和为更安全的食品提供更好的培训规划,卫生规划是欧盟委员会执行欧盟卫生战略的主要手段(http://ec.europa.eu/chafea/health/)。卫生规划资助项目和其他行动(会议、业务赠款),旨在改善欧盟公民的健康和福祉水平以及缩小整个欧盟健康项目的不平等,包括疫苗规划领域的项目。

其他组织
全球疫苗与免疫联盟(GAVI)　GAVI 支持欧洲地区符合 GAVI 资格的国家引入新疫苗,包括 b 型流感嗜血杆菌疫苗、轮状病毒疫苗和肺炎链球菌疫苗。还向符合 GAVI 资格的国家提供了资金,用于强化免疫服务、并开展疾病负担研究、加强注射液安全性以及为免疫规划制订全面的多年计划。

WHO 欧洲办事处

WHO 欧洲办事处设在丹麦哥本哈根,其首要责任是制定适用于所有 53 个成员国的免疫政策。1959 年,在摩洛哥拉巴特举行了通过疫苗接种规划控制传染病的第一届 WHO 欧洲技术会议[13]。1974 年,WHO 提出扩大免疫规划(EPI)时,大多数欧洲地区的国家通过国家免疫规划的实施,已经成功地预防了严重危害儿童疾病的疫情,如脊髓灰质炎和白喉。因此,欧洲地区认为参与 EPI 并不是其优先选项。这一情况在 1980 年代初发生了变化,所有会员国都是《2000 年人人享有健康战略》的签署国。

1984 年,在捷克斯洛伐克的卡罗维发利举行了第二届欧洲免疫政策会议。与会者审查了免疫方案的现状,确立了免疫目标,确定了必要的行动,并加强了成员国对 EPI 目标和活动的承诺。会议成为了加强地区范围协调免疫活动的转折点。会议还强调了 WHO 欧洲办事处的职责。

苏联解体之前、期间及之后,发生了戏剧性的政治和社会经济变化,削弱了新生独立的国家通过改革卫生系统、生产及提供疫苗用于疾病控制和免疫规划的能力。因此,WHO 已将欧洲东部地区的国家列为优先事项,予以特别关注。20 世纪 90 年代白喉的再度流行、21 世纪初麻疹的广泛疫情以及 2010 年脊灰野毒株病例暴发证明这种特别关注是必要的[14-17]。

1986 年,成立了扩大免疫规划的欧洲咨询小组(EAG),以促进地区免疫规划的发展。它有效地指导了该规划,并促进和加速了《21 世纪健康》政策框架中规定的该地区目标的实现[18]。EAG 特别为新独立国家免疫政策的修订提供了方向,审查了白喉控制战略,并支持将脊髓灰质炎从欧洲地区消灭。为了应对成员国卫生系统的重大变化以及疫苗可预防疾病的流行病学演变,修订了 EAG 的职权范围,并于 2003 年成立了欧洲技术专家咨询小组(ETAGE)。2011 年对 ETAGE 的业务进行了进一步的修订,以便更好地使其与全球一级的上级咨询委员会,即免疫战略专家咨询组(SAGE),以及《健康 2020》等区域政策保持一致[19]。ETAGE 成员都是在免疫学方面具有专门知识而得到承认的人,他们独立于 WHO[20]。他们是从整个欧洲地区通过类似于 SAGE 使用的任命过程被挑选出来的,ETAGE 每年至少举行一次会议。

ETAGE 以论坛的形式对欧洲地区成员国的免疫服务绩效进行定期审查,特别关注在疫苗可预防疾病控制指标的实现及目标方面所取得的进展,尤其是确定某些限制、障碍和威胁。ETAGE 致力于免疫政策和战略运作方面的技术讨论并制定建议,同时也纳入新的科学发展。它向 NITAG 提供技术支持,并提供一个论坛,讨论在欧洲地区范围内执行 SAGE 建议的问题[21]。

脊髓灰质炎消除地区认证委员会(RCC)是一个独立的国际专家小组,成立于 1996 年。自 2002 年在欧洲地区获得无脊髓灰质炎认证以来[22],已经变更了该委员会的职权范围,重点是维持无脊髓灰质炎状态,提供国家风险评估,并确保在任何野生脊髓灰质炎病毒引入或确认国家脊髓灰质炎规划缺欠之后迅速采取行动。RCC 还监控脊髓灰质炎病毒的遏制情况,并根据《2013—2018 年全球脊髓灰质炎消除和收尾战略计划》的目标 3,促进消除全球脊髓灰质炎[23]。RCC 会在每年或必要时召开会议,其报告可公开查阅[24]。

麻疹和风疹地区消除核查委员会也是一个独立的专家小组,成立于 2012 年,其任务是根据各国核查委员会提交的年度最新情况,确定每个成员国的麻疹和风疹地方性传播是否仍在继续或已被阻断。地区和各国核查委员会采用标准化的审查方法和报告规程[25],年度评估考虑有关麻疹和风疹的流行病学信息,以及分子流行病学支持的病毒学监测数据、疫苗接种人群的队列分析、监测质量和相关各国免疫规划的可持续性等信息。

WHO 在欧洲地区与免疫有关的活动包括三个战略领域:加强免疫规划系统、加速疫苗可预防疾病的控制和相关的实验室监测。交叉活动包括性能监测、沟通、数据收集和数据管理。疫苗可预防疾病和免疫规划部门(VPI)发布各种指南和技术文件,确保与各国免疫规划管理者常规交流和分享成功经验以及障碍,以实现区域目标。WHO 欧洲办事处已为所选定的疫苗可预防疾病制定了监测指南,并收集有关急性弛缓性麻痹病例(周报,所有会员国)、麻疹和风疹病例(月报,所有会员国)、白喉病例(月报,16 个会员国)、轮状病毒病例(季报,8 个会员国)、侵袭性细菌性疾病病例(季报,5 个会员国)及流感病例(周报,53 个会员国)的信息。

自 1998 年以来,WHO 和 UNICEF 联合采用标准问卷,即 WHO/UNICEF 联合报表(JRF)收集年度疾病监测和免疫接种数据。各国完成 JRF 并描述其免疫规划各方面情况,包括疫苗免疫程序、疫苗财政情况、每种疫苗的接种率、疫苗可预防疾病报告发病率和规划绩效指标。WHO 和 UNICEF 根据 JFR 报表和成员国上报的其他资料估算各国的接种率。WHO 欧洲地区的所有成员国都使用此表向 WHO 欧洲办事处报告疫苗接种年度接种率和可预防疾病的发病率。WHO 欧洲地区各国按疾病、抗原和年龄分列的免疫规划的比较可从 WHO/UNICEF JRF 网站上查阅[1]。

所有报告的数据都被用于监控和评价，并通过传染病统一信息系统（CISD）上传给 WHO 总部，用于汇总全球数据。通过 ECDC 平台"欧洲监测系统（TESSy）"提交 EU/EEA 成员国数据，并转发给 CISID 平台，以避免重复报告。每月向成员国提供有关脊髓灰质炎、麻疹和风疹的反馈数据，并编制轮状病毒和侵袭性细菌性疾病（由脑膜炎奈瑟菌、流感嗜血杆菌和肺炎链球菌等引起的传染性疾病，如脑膜炎/肺炎/败血症）的季度报告。由月刊平台《WHO EpiData》（WHO 流行病学资料）和季刊公报《WHO EpiBrief》（WHO 流行病学简报）向所有会员国提供反馈关于消灭或维持根除状态的趋势和监测绩效指标[26]。"Flu News Europe"（欧洲流感新闻）是一份关于流感监测的在线周刊，在整个北半球冬季的第 40 周到第二年第 20 周由 ECDC 和地区办事处联合编制[27]。

该地区办事处与 GAVI 即全球疫苗和免疫联盟紧密合作，该联盟是将新疫苗引入 GAVI 国家的重要伙伴。在 GAVI 成立的前 4 年，有 11 个国家得到了资金支持。2006 年，符合 GAVI 资格的国家减少到了 8 个（亚美尼亚、阿塞拜疆、格鲁吉亚、吉尔吉斯斯坦、摩尔多瓦共和国、塔吉克斯坦、乌克兰和乌兹别克斯坦），2014 年，仅剩 2 个 GAVI 资格国家（吉尔吉斯斯坦和塔吉克斯坦）和 6 个资金支持完毕的国家（亚美尼亚、阿塞拜疆、格鲁吉亚、摩尔多瓦共和国、乌克兰和乌兹别克斯坦）。WHO 和 GAVI 资金支持完毕后仍然提供技术支持，特别侧重于战略计划，并加强国家疫苗采购和管理系统，以便能够以负担得起的价格获得有质量保证的疫苗。

UNICEF 中东欧和独联体地区办事处

UNICEF 中东欧和独联体地区办事处（UNICEF CEF/CIS）通过设在各国的地区办事处向中东欧、高加索、中亚的 21 个国家和 1 个地区提供支持。在努力实现地区免疫接种率和疾病控制指标的同时，UNICEF 的重点领域是通过实地评估，为免疫规划提供证据，以确保充分且可靠的疫苗供应和有效的疫苗管理，同时建立和加强国家卫生联络系统和能力，恢复公众对免疫接种的信任。

欧盟的研究机构

一些欧盟研究机构在免疫接种方面发挥着作用。欧洲委员会通过卫生和食品安全总局（DG SANTE，来自法语）能够为各国疫苗规划的实施提供支持。DG SANTE 在这一领域得到了三个欧洲机构的支持：ECDC、EMA 和 CHAFEA。

根据欧盟成立条约的第 168 条（原第 152 条）[28]，欧盟委员会可向欧盟理事会提出关于保护和改善人类健康措施的提案，而欧盟理事会则可采纳大多数投票决定的建议。2009 年 12 月 22 日，《关于季节性流感疫苗接种的第 2009/1019/EU 号理事会建议》即为首例代表人类免疫领域这类立法倡议[6]。在此建议中，欧盟议会和欧盟理事会鼓励成员国采纳和实施旨在提高季节性流感疫苗接种率的行动计划或政策，以期在老年人和其他高危人群中达到 75% 的疫苗接种率，并提高医护人员的疫苗接种率。2009 年流感大流行期间，通过卫生安全委员会的流感小组，DG SANCO 在制定欧盟统一的疫苗免疫策略与协调公共卫生响应方面起到了重要作用。首例理事会建议之后，理事会得出了一项关于《儿童免疫：欧洲儿童免疫的成功与挑战及发展方向》的结论[29]。对于欧盟所有疫苗接种计划而言，至关重要的是，理事会于 2014 年 12 月 1 日通过的新的《关于疫苗接种作为公共卫生有效工具的理事会结论》[30]，除此之外，还提及了儿童疫苗接种可预防疾病流行病学的变化和观察向老年群体的转移，以及疫苗接种提供终身保护的重要性，而不仅仅是为儿童疫苗接种。此外，还邀请欧盟成员国开展追种运动，以改善对特定疾病的控制。最后，该结论呼吁欧盟委员会与 ECDC 和 EMA 共同①确定可以加强成员国免疫规划的指南和方法学；②通过提出适当的研究方法，支持成员国风险沟通的评估并改进疫苗接种策略。

总部设在瑞典斯德哥尔摩的 ECDC 于 2005 年开始运作，目标是加强欧洲对传染病，包括疫苗可预防疾病的防御。ECDC 和 WHO 欧洲办事处建立了密切的工作关系，相互参与管理和担任技术咨询委员。

为了加强欧盟内部的监控，1999 年，欧洲议会和欧洲理事会通过《第 2119/98/EC 号决议》，建立了传染病流行病学监测和控制网络[31]。因此欧盟委员会资助建立了若干监测网络系统，包括欧洲白喉实验室工作组，欧盟侵入性细菌感染监控系统（其中包括流感嗜血杆菌和脑膜炎球菌感染），以及疫苗可预防传染病监测社区网络（包括麻疹、风疹和百日咳）将各国数据纳入欧洲系统。自 2012 年以来，以前在这些网络下执行的所有任务都移交给了 ECDC。目前，来自 31 个 EU/EEA 国家的 49 种法定传染病已报告给 ECDC 的 TESSy 数据库。监测数据在 ECDC 年度报告中公布，并且能几乎实时地在网站上添加[32,33]。包括18种疫苗可预防传染病,霍乱、白喉、侵袭性b型流感疾病、甲型肝炎、乙型肝炎、侵袭性A、B、C、W135和Y型脑膜炎疾病、流感(季节性的、禽类的和大流行的)、麻疹、腮腺炎、百日咳、脊髓灰质炎、狂犬病、风疹、天花、侵袭性肺炎疾病、破伤风、蜱媒脑炎和结核病。截至2015年,ECDC尚未对以下疫苗可预防疾病进行监控:人乳头状瘤病毒(HPV)、轮状病毒和水痘病毒感染。

ECDC与欧洲专家和国家公共卫生机构合作,制定了一个关于疫苗可预防疾病的既定规划,实施特定的项目。每年在工作计划中公布为具体行动提供资金的优先领域和标准,然后是具体的提案征集。以下网络项目已从2008年及以后获得资助。

2006年,启动了VENICE II期项目,其总体目标是收集和分享各国疫苗接种规划的信息,最初通过专业网络,后来通过EU/EEA国家的官方提名。VENICE网络早些时候就已经启动,但于2006年被转移到ECDC。例如,VENICE提供了按国家分列的疫苗接种率数据,以支持上述2009年12月22日《关于季节性流感疫苗接种的第2009/1019/EU号理事会建议》,并及时更新按国家分列的大流行性流感疫苗接种覆盖率[6,34]。另一项活动是记录哪些国家引入了新疫苗,如前所述,记录哪些疫苗在哪个国家是强制性的和推荐的[11],他们的报告向公众公开,收集的大多数数据都发表在科学文献中[11,15]。

建立I-MOVE项目(流感——监控疫苗有效性)是采用试验阴性设计、对照和队列研究,评估了19个EU/EEA成员国疫苗针对季节性流感和大流行性流感的有效性。自2008—2009年流感季以来,已提供了疫苗有效性评估,并每年提交给WHO毒株选择会议,并在科学文献中报告[36,37]。

另外建立了一个网络,即SpIDNet,为了监控欧盟的侵袭性肺炎链球菌病,并评估结合疫苗对5岁以下儿童发病率和疾病严重程度的影响,该网络于2012年启动[38]。该项目旨在判定欧洲肺炎链球菌疫苗的有效性。

2011年,欧盟建立了一个小型轮状病毒疾病监测网络,以评价欧洲轮状病毒疫苗的有效性[39]。

2009年,启动了VAESCO网络(疫苗不良事件监控和沟通),旨在通过规范化相关研究方法、促进数据可比性和建立协作网络,以提高欧盟疫苗安全信息的质量。自2013年以来,该网络一直没有收到资助。VAESCO网络包括9个EU/EEA国家,这些国家能够使用大型数据库(如医院记录、疫苗登记系统)进行研究,可以汇集这些数据库的资源,并交互使用。该项目的最终目的是能够提供诸如吉兰-巴雷综合征等令人关注的不良事件的发生率,并用VAESCO平台检测疫苗的安全性预警,从而进行特定的流行病学研究。疫苗安全性预警可以由一个成员国提出,也可以通过各国药品监管机构提交给欧盟药物警戒数据库(EMA的药物警戒平台)的报告提出。EMA药物警戒风险评估委员会(PRAC)正式评估某个疫苗的安全性预警,如果需要进行药物流行病学研究,该网络可以提供支持。2009年流感大流行期间和之后,进行了一项多国研究,并分析了格林-巴氏综合征的背景发病率[40],并且当检测到Pandemrix甲型流感疫苗接种出现嗜睡症的安全性预警后,利用建立数据库的数据链接和病例对照研究进行了发病率研究,以评估安全信号[41,42]。当前正在评估此类研究的前景。

通过这些项目,ECDC建立了一个庞大的资源库,并辅之以由内部和外部专家(特设科学小组)提出的额外科学咨询。关于流感病毒、人乳头瘤病毒、水痘和白喉-破伤风-百日咳(DTP)疫苗接种的若干指南已经制定完成并公开发布[43-46]。此外,还对疫苗可预防疾病对EU/EEA公众健康威胁的风险进行了评估[47]。ECDC定期进行风险评估,并针对疫苗可预防疾病公布了在环境样品(2014)中鉴定出野生脊髓灰质炎病毒的风险评估,同样,当百日咳疫苗短缺时(2015)以及用于治疗毒性白喉的抗毒素抗体短缺(2015)时,也做相应的评估[48-50]。

ECDC主办了一个叫《疫苗计划》(*Vaccine Schedule*)的网站[51],它是各个EU/EEA国家疫苗接种计划的互动平台,可供卫生专业人员和公众使用。

ECDC出版了《欧洲监测》(*Eurosurveillance*)杂志,该杂志专门研究传染病的流行病学、监测、预防和控制。

欧洲血清流行病学网站(ESEN)是一个较老的欧盟网络,于1996年通过欧盟委员会资助建立的,以协调和统一对疫苗可预防疾病免疫血清学的监测,该网络持续工作到2014年,最后有18个成员国参与。在选定的人群中对白喉、甲型肝炎肝和乙型肝炎、麻疹、腮腺炎、百日咳、风疹、破伤风和水痘的免疫进行了评估[52]。该网络显示,欧洲人群对白喉、麻疹和风疹等疾病的免疫力存在显著差异[53-55]。

EMA位于英国伦敦,于1995年开始运作;负责对药品进行科学评估,包括由制药公司开发用于欧盟的疫苗。EMA与各国监管机构密切合作,疫苗产品还可获得各国授权,并可以通过相互承认的流程在其他EU/EEA成员国得到承认[56]。

该机构的人用医药产品委员会与EU/EEA成员

国的监管机构协商,制定科学指南,以指导营销授权申请,并提供统一的质量、安全性和功效规程。人用流感疫苗和疫苗佐剂的档案结构指南都是特别重要的例子[57,58]。关于 EMA 功能的更多细节内容,可在第 80 章找到。

EMA 通过一个药物警戒网络(药物警戒数据库)监控疫苗安全性。PRAC 负责评估人用药物(包括疫苗)风险管理的各个方面。这包括与不良反应风险相关的预示检测、风险评估、缓解和传讯,同时考虑到效益-风险平衡。它还负责设计和评估授权后的安全性研究和药物警戒审计。PRAC 监控风险管理系统的有效性,这些系统为制定的监管决策提供信息。如适用,PRAC 一般还向人用医药产品委员会、人用互认和分散程序协调小组(CMDh)、ENA 秘书处、管理委员会和欧洲委员会提供建议。

CHAFEA 位于卢森堡,于 2005 年开始以较小的规模运营。现行的 CHAFEA 成立于 2015 年 1 月 1 日。CHAFEA 执行《欧盟健康规划》《消费者规划》及《为更安全的食品提供更好的培训规划》。这三个欧盟卫生规划是欧盟委员会执行欧盟健康战略的主要工具,它有四个总体目标:①同时考虑到"一切政策都是为了健康"的原则,为健康的生活方式促进健康、预防疾病,并创造有利的环境;②保护联盟公民免受严重的跨境健康威胁;③有助于卫生系统的创新、高效和可持续性;④促进联盟公民获得更好和更安全的医疗保健。该规划提供财政资金,以支持制定预防、疫苗接种和免疫政策,并改善免疫状况和不良事件监控的伙伴关系、网络、工具和报告系统[59]。

欧盟支持卫生领域的研究和发展。欧洲资助的卫生研究由研究与创新总局协调。《视野 2020》(Horizon 2020)是欧盟的一项研究与创新规划,持续了 7 年多(2014—2020 年),提供资金近 800 亿欧元,除此之外,还将吸引私人投资者的参与。其目标是支持欧洲研究机构实现科学突破,消灭创新障碍,使公共和私营部门更容易进行创新合作。在此流程下,已经资助了新疫苗和佐剂(如 ADITEC、通用流感疫苗及埃博拉疫苗)的研究合作。

《视野 2020》为创新医学倡议研究规划提供资金,这是一个由欧洲委员会和欧洲制药工业协会联合会的成员制造商共同出资的公私合作伙伴关系(联合经营)[60]。创新药物倡议研究议程的主要优先事项是应对药物(包括疫苗)开发方面的重大挑战,以评估其安全性和有效性为重点。根据欧洲疫苗协会(早先称为欧洲疫苗制造商协会)的资料,全球 79% 的疫苗生产来自欧洲地区,在过去的 8 年中,研发投资增长了 47%,且约占目前欧盟研发项目的 50%[61,62]。在过去几年中,已经资助了五个疫苗有关的大型项目:PROTECT(于 2009 年资助的治疗学成果药物流行病学研究)、ADVANCE(于 2013 年资助的疫苗效益-风险评估)、于 2014 年资助的流感保护相关项目、于 2014 年资助的埃博拉疫苗开发支持项目,以及于 2015 年资助的百日咳疫苗接种研究。

疫苗采购

在 EU/EEA 国家,由政府作为公共疫苗供应部门进行疫苗采购并免费提供;也可以通过私营部门提供、支付部分或全部费用,或者上述两种方式兼而有之。在非欧盟国家,几乎所有国家免疫规划所用疫苗的采购都是通过政府或公共部门的统一安排。据报道,随着各国公共行政和卫生服务权力的逐步下放,并逐步取消作为纵向突出规划的免疫接种,将其固定在一般医疗实践中,在后勤和服务运输等领域,私营部门支持免疫接种服务方面的作用越来越大。疫苗供应系统从非常统一的公共采购和分配系统变化为完全分散系统,在这些系统中,每个免疫接种点都与私人疫苗供应商签订合同。自 21 世纪初以来,在中东欧以及新独立的国家中,有偿私人免疫接种服务供应已经显著地增加了,在满足特定人群的需求方面发挥了越来越大的作用。

42 个欧洲地区国家都有国家常规免疫疫苗采购预算项目,大部分覆盖了全部常规计划推荐的费用[3]。会员国报告政府用于疫苗采购的资金不足 100%,这反映了国家财政状况或 GAVI 实物捐助情况,或通过保险计划的资金提供情况。该地区所有会员国都可按国家计划免费或通过健康保险理赔方式进行免疫接种,也连带提供一些可供选择的疫苗,由健康保险共同支付或全额理赔。

在几乎所有 GAVI 资金支持的和资金支持完毕的国家(亚美尼亚、阿塞拜疆、格鲁吉亚、吉尔吉斯斯坦、摩尔多瓦共和国、塔吉克斯坦和乌兹别克斯坦)以及欧洲地区其他一些在采购疫苗方面有特殊考虑或困难的国家,UNICEF 在疫苗采购方面发挥着关键的作用。一些关于公共采购的国家立法只允许在当前日历年签订合同,这反而可能导致难以确保疫苗供应的稳定。由 UNICEF 采购的疫苗不一定在欧洲生产和注册,但都需经过 WHO 的资格预审。

欧洲国家正在使用的疫苗已经趋于一致化,这减少了欧盟和前苏联国家之间曾经出现的差异。然而,支付的价格却有很大的差异[63]。欧盟各国倾向于支付全部发达国家价格,因为国家统一采购可以比私营部门购买获得更好的价格。相关人群规模较小至中等的国家经常报告在价格谈判方面上存在问题,而且供应商对申请疫苗采购招标缺乏兴趣,这常常导致疫苗价格大大地超过了欧盟成员国获得的价格。最近,WHO 欧洲办事处一直与中等收入国家(2014 年人均国民总收入 GNI 超过 1 045 美元但低于 12 736 美元的国家)密切合作,确保其以负担得起的平等价格获得疫苗。目前正在对不同的方案进行审查,包括分级定价和汇集采购。

2009 年的流感大流行凸显了欧洲疫苗采购筹备的差异。根据对 H5N1 流感病毒可能导致下一次大流行进行的风险评估,半数欧盟国家已与疫苗生产公司作出了安排,通过预购协议获得大流行疫苗。根据这些安排,一旦 WHO 宣布大流行,将停止季节性疫苗的生产,并将生产转为大流行性疫苗。有预购协议的国家将优先获得大流行性疫苗。已签订预购协议的国家每月需向疫苗公司支付费用,这些费用用于公司正在进行的研究,并为大流行发生时储备生产能力。当 2009 年 H1N1 大流行开始时,没有预购协议的国家要么被迫等待第二阶段预购协议履行后的大流行疫苗生产;要么向 WHO 申请获得其甲型 H1N1 流感 pdm09 疫苗供应。阿塞拜疆、格鲁吉亚、摩尔多瓦共和国和塔吉克斯坦通过 WHO 的捐助获得了疫苗。

通过预购协议订购的疫苗数量有很大差异。奥地利、瑞典、瑞士和英国承诺每人可接种 2 剂次疫苗,而其他国家的订单则较少。波兰没有选择签订预购协议,也不在大流行暴发后寻求甲型 H1N1 流感 pdm09 疫苗的供应。东欧国家获得疫苗供应的时间比西方国家晚得多。2009 年流感大流行之后,欧盟成员国要求欧盟委员会调查在未来流感大流行再次出现时各国可以更公平地获取疫苗使用权的机制,以便不太富裕的国家不必像 2009 年那样处于不利地位。该委员会调查了欧盟国家的统一采购以及意愿相近国家联合筹备的约定机会,并且制定了采购指南以帮助各国进行自行采购。该欧盟委员会于 2010 年 8 月发布了一份关于欧盟大流行疫苗战略的评估报告。自那时以来,对于所有应急措施的努力一直在继续,现在 EU/EEA 已经建立了一个包括大流行性疫苗的联合采购机制,并且保证其在发生严重跨界威胁时得到立法支持[64]。调查回应还认为联合购买可以带来许多优势——更强的议价能力、更低的成本、更公平的疫苗分发——并有助于创立对责任问题的相互理解。WHO 目前正在进一步界定从季节性流感疫苗转变为大流行性流感疫苗的触发机制,并且包括对临床病例的严重程度、人群中传播性、流行病情况和新出现的流感病毒特征的风险评估。其他需要解决的问题包括处理多余疫苗问题、对疫苗延迟交付的经济制裁、出现安全问题时的责任以及合约无效的条件等。

欧洲地区疫苗可预防疾病的监测

疫苗可预防疾病监测的责任依赖于各自的国家。有些国家某些疫苗可预防疾病属于法定报告传染病(英国、德国、哈萨克斯坦的麻疹),有些是在各国自愿的基础上收集(英国和荷兰的肺炎球菌感染),还有一些则通过哨站系统(英国和法国的流感、乌克兰的轮状病毒、阿塞拜疆和乌兹别克斯坦的侵袭性细菌疾病)进行监测。

ECDC 和 WHO 欧洲办事处采用流行病学监测和病例定义进行疾病评价。通过提供更广泛的疾病信息,采用双方商定的病例定义,减少成员国重复报告,从而加强了欧洲地区范围内疫苗可预防疾病的监测系统。

对于脊髓灰质炎病毒监测,53 个欧洲地区成员国中有 43 个,包括 30 个 EU/EEA 国家中有 21 个,对急性弛缓性麻痹(AFP)进行了监测,并每周向地区办事处报告。在广泛使用先进成像技术和分子生物学技术的时代,废除传统 AFP 监测的国家越来越多,这些技术有助于在短时间内确诊病例,比病毒分离所需的时间短得多。有 39 个国家加强了肠道病毒的监测,且有 22 个国家通过污水收集进行环境监测。WHO 脊髓灰质炎实验室网络由分布在 37 个国家的 48 个实验室组成,接受年度认证。此外,四个地区参考实验室(柏林、比尔特温、巴黎和罗马)和三个全球脊髓灰质炎参考实验室(比尔特温、伦敦、莫斯科)位于 WHO 欧洲地区[65]。

所有 53 个会员国都应法定报告麻疹。各国每年通过 WHO/UNICEF JRE 向 WHO 报告临床诊断的麻疹病例。根据地区监测指南,38 个国家每月基于病例的信息向 WHO 报告。于 2002 年建立了地区级麻疹和风疹实验室网络,它由 72 个实验室组成:1 个全球性实验室(伦敦)、3 个地区级实验室(卢森堡、柏林和莫斯科)、48 个国家级实验室和 20 个亚国家级实验室。

在 53 个成员国中,包括所有 EU/EEA 在内的 51 个国家,进行麻疹监测。均使用 CISID(WHO 地区数据库)进行所有数据的存储和传递[66]。国家级和地区级参考实验室向 WHO 麻疹和风疹地区实验室网络提供病毒基因分型数据,并共享这些数据,以确认流行病毒和监测消灭进展情况[67]。

在 53 个成员国中,43 个国家必须在国家层面报告风疹病例。其中,34 个在国家层面进行了病例监测,报告方案与麻疹类似。比利时、丹麦和法国没有针对风疹病例报告的、覆盖总人口的强制性法定报告系统。德国于 2013 年推出了国家级风疹法定报告系统,并于 2014 年投入使用。加强该地区的风疹监测正在紧锣密鼓地进行中。鉴于目前健康资金的短缺以及各国健康资金优先事项的性质,在一些国家麻疹和风疹综合监测额外费用的合理性是难以证明的[68,69]。

所有 EU/EEA 成员国都对脑膜炎双球菌、肺炎链球菌和流感嗜血杆菌引起的侵袭性细菌疾病进行了监测。WHO 欧洲办事处正在与东欧国家和新独立的国家进行合作,建立和加强侵袭性细菌疾病监测网络,目前该网络由 7 个国家的实验室组成,以监控流行血清型。

WHO 欧洲办事处还为东欧国家建立了一个轮状病毒监测网络,并在白俄罗斯明斯克建立了一个地区级参考实验室。通过对两个制造商(EuroRotaNet)的监管要求,该地区西部轮状病毒监测已存在[70,71]。在 WHO 网络中,七个国家的轮状病毒腹泻住院率占比很大。

欧洲成员国的目标是到 2000 年消灭本土白喉(即没有因白喉棒状杆菌产毒菌株引起的本土病例)。自那时以来,WHO 对 EU/EEA 国家以及 16 个非 EU/EEA 国家(包括白俄罗斯、摩尔多瓦共和国、土耳其、乌克兰)进行了白喉监测,所有东欧国家每月向地区办事处提交报告。

欧洲地区使用的疫苗和免疫接种率

随着新疫苗和联合抗原疫苗的出现和使用,欧洲地区 53 个国家疫苗免疫程序正在不断调整。WHO 通过 WHO/UNICEF 联合报表,每年收集成员国在免疫程序和疫苗可预防疾病方面的数据。[1]每年资料收集截止期为次年春季,数据发布在秋季。本章数据是欧洲地区免疫规划办公室提供的 2014 年数据[3]。如果想获得有关具体国家的资料,读者可以访问 WHO 网站[3]。表 74.1 是国家常规免疫系统提供的儿童疫苗概要信息。针对特定的风险群体、特定的地理区域、父母选择、疫情管理或与旅行有关,可选择性地用其他疫苗。此概要信息不包括已获得 NITAG 建议但尚待引入的疫苗。

欧洲地区各个国家收集数据所采用的技术范围很宽,导致了数据质量和可比性方面的问题,因此免疫接种率的测算具有挑战性。通过 VENICE 网络,ECDC 在 2011 年启动了欧洲疫苗接种率项目(EVACO)[72]。在 EU/EEA,该项目的主要目的是提供可靠和标准化的疫苗接种率数据。现已达成一致的数据收集标准,且已经完成了试点。

评估接种率的方法包括:通过手工或电子方式进行数据收集(疫苗接种报告数除以估计目标人口),定期对目标人群进行调查,或使用电子免疫登记系统。这三种方法都在欧洲地区有使用,然而越来越多的国家选择使用电子免疫登记系统。在丹麦、芬兰、爱尔兰、以色列、荷兰、挪威和英国,已经实现了公共卫生数据计算机化并得到积极管理。因此,用完成免疫的某年龄段儿童人数与社区的同龄儿童人数来计算接种率,即新生儿接种率。另外还有 13 个国家拥有地区级登记系统:比利时、爱沙尼亚、德国、匈牙利、冰岛、意大利、荷兰、葡萄牙、罗马尼亚、西班牙和瑞典。

在奥地利、比利时、法国、希腊和西班牙,私营部门免疫接种比较多,可以将疫苗购进和分发数量与目标人群估计数来计算接种率。在这些国家,损耗津贴和目标人口数估算不准确,致使无法可靠地估计接种率。

在非欧盟国家,官方的接种率通常为各地区接种剂量报告数除以估计目标人口。由于人口普查数不准确或流动人口测算工具不正确,分子和分母的估计可能出现不准确情况。许多国家还定期进行住户调查,如人口健康调查或多个集群指标调查。WHO 和 UNICEF 使用这些数据估算接种率。

在大多数国家,接种率从 2 岁开始计算。但在德国,从入学年龄开始计算,通常为 5 岁,这些数据通过保险公司获得。由于各国使用不同的测算手段和不同的精度,应该谨慎地对比不同国家的接种率报告。

欧洲地区推荐的基础免疫程序有三种模式。荷兰和英国采用 2、3、4 月龄接种,阿塞拜疆、保加利亚、格鲁吉亚和哈萨克斯坦也采用此程序。比利时、爱尔兰和瑞士用 3、4、5 月龄或 2、4、6 月龄接种。大多数 3 剂次基础免疫程序需要在出生后第二年接种 1 剂加强针。法国和斯洛伐克采用 2、4 月龄时 2 剂次基础免疫,在 10~11 月龄时接种第 3 剂次加强针。奥地利、丹麦、芬兰、挪威、瑞典、冰岛和意大利采用 3、5 月龄时接种,第 3 剂满 1 岁时接种(见表 74.1)。

白喉、破伤风和百日咳疫苗

欧洲区 53 个国家中的 39 个(74%)使用无细胞

表 74.1 2014年纳入18岁以下国家常规免疫规划的疫苗 [a]

国家	BCG	白喉	破伤风	百日咳	脊髓灰质炎	麻疹	腮腺炎	风疹	水痘	乙肝	甲肝	HIB	肺炎链球菌	脑膜炎球菌	轮状病毒	HPV	流感	TBE
阿尔巴尼亚	接种	接种	接种	wP	IPV+OPV	接种	接种	接种		接种		接种	接种					
安道尔		接种	接种	aP	IPV	接种	接种	接种		接种		接种	接种	MenC conj				
亚美尼亚	接种	接种	接种	aP	OPV	接种	接种	接种		接种		接种	接种		接种			
奥地利		接种	接种	aP	IPV	接种	接种	接种		接种		接种	接种	MenC conj	接种	接种	接种	
阿塞拜疆	接种	接种	接种	wP	OPV	接种	接种	接种		接种		接种	接种					
白俄罗斯	接种	接种	接种	wP+ aP	IPV+OPV	接种	接种	接种		接种		接种	接种				接种	
比利时		接种	接种	aP	IPV	接种	接种	接种		接种		接种	接种	MenC conj	接种	接种		
波斯尼亚和黑塞哥维那	接种	接种	接种	wP	IPV+OPV	接种	接种	接种		接种		接种	接种					
保加利亚	接种	接种	接种	aP	IPV	接种	接种	接种		接种		接种	接种					
克罗地亚	接种	接种	接种	aP	IPV	接种	接种	接种		接种		接种	接种					
塞浦路斯		接种	接种	aP	IPV	接种	接种	接种	接种	接种		接种	接种	MenC conj				
捷克共和国	接种	接种	接种	aP	IPV	接种	接种	接种		接种		接种	接种		接种			
丹麦		接种	接种	aP	IPV	接种	接种	接种		接种		接种	接种					
爱沙尼亚	接种	接种	接种	aP	IPV	接种	接种	接种		接种		接种	接种		接种			
芬兰		接种	接种	aP	IPV	接种	接种	接种	是	接种		接种	接种		接种		接种	接种[b]
法国		接种	接种	aP	IPV	接种	接种	接种		接种		接种	接种	MenC conj	接种	接种		
格鲁吉亚	接种	接种	接种	wP	OPV	接种	接种	接种		接种		接种	接种					
德国		接种	接种	aP	IPV	接种	接种	接种	接种	接种		接种	接种	MenC conj	接种	接种		
希腊	接种	接种	接种	aP	IPV	接种	接种	接种	接种	接种	接种	接种	接种	MenC conj+MenACWY	接种	接种		
匈牙利	接种	接种	接种	aP	IPV	接种	接种	接种		接种		接种	接种					
冰岛		接种	接种	aP	IPV	接种	接种	接种				接种	接种	MenC conj				
爱尔兰	接种[b]	接种	接种	aP	IPV	接种	接种	接种		接种		接种	接种	MenC conj	接种	接种		
以色列		接种	接种	aP	IPV+bOPV	接种	接种	接种	接种	接种	接种[b]	接种	接种		接种	接种	接种	
意大利	接种	接种	接种	aP	IPV	接种	接种	接种	接种	接种		接种	接种	MenC conj		接种		
哈萨克斯坦	接种	接种	接种	wP	OPV	接种	接种	接种	接种	接种		接种	接种				接种	
吉尔吉斯斯坦	接种	接种	接种	aP	IPV	接种	接种	接种	接种	接种		接种	接种					
拉脱维亚	接种	接种	接种	aP	IPV	接种	接种	接种	接种	接种		接种	接种		接种			接种
立陶宛	接种	接种	接种	aP	IPV	接种	接种	接种	接种	接种		接种	接种				接种	

续表

国家	BCG	白喉	破伤风	百日咳	脊髓灰质炎	麻疹	腮腺炎	风疹	水痘	乙肝	甲肝	HIB	肺炎链球菌	脑膜炎球菌	轮状病毒	HPV	流感	TBE
卢森堡		接种	接种	aP	IPV	接种	接种	接种	接种	接种		接种	接种	MenC conj	接种	接种		
马耳他		接种	接种	aP	IPV	接种	接种	接种		接种		接种				接种	接种	
摩纳哥	接种	接种	接种	aP	IPV	接种	接种	接种		接种		接种	接种	MenC conj		接种		
黑山	接种	接种	接种	aP	IPV+OPV	接种	接种	接种		接种		接种	接种					
荷兰		接种	接种	aP	IPV	接种	接种	接种		接种		接种	接种	MenC conj	接种	接种		
挪威		接种	接种	aP	IPV	接种	接种	接种				接种	接种			接种		
波兰	接种	接种	接种	wP	IPV+OPV	接种	接种	接种	接种	接种		接种	接种	MenC conj		接种		
葡萄牙	接种	接种	接种	aP	IPV+OPV	接种	接种	接种		接种		接种	接种		接种			
摩尔多瓦共和国	接种	接种	接种	wP	IPV	接种	接种	接种		接种		接种	接种					
罗马尼亚	接种	接种	接种	aP	IPV	接种	接种	接种		接种		接种	接种					
俄罗斯	接种	接种	接种	wP	IPV+OPV	接种	接种	接种	接种[b]	接种	接种[b]	接种	接种				接种	
圣马力诺		接种	接种	aP	IPV	接种	接种	接种		接种		接种	接种			接种		
塞尔维亚	接种	接种	接种	wP	OPV	接种	接种	接种		接种		接种	接种				接种	
斯洛伐克	接种	接种	接种	aP	IPV	接种	接种	接种	接种	接种		接种	接种				接种	
斯洛维尼亚		接种	接种	aP	IPV	接种	不接种	接种		接种		接种						
西班牙		接种	接种	aP	IPV	接种	接种	接种	接种	接种		接种	接种	MenC conj		接种		
瑞典		接种	接种	aP	IPV	接种	接种	接种		接种		接种	接种		接种[b]	接种		
瑞士		接种	接种	aP	IPV	接种	接种	接种	接种	接种	接种	接种	接种	MenC conj		接种		
塔吉克斯坦	接种	接种	接种	wP	OPV	接种	接种	接种		接种		接种	接种					
北马其顿共和国	接种	接种	接种	wP	OPV	接种	接种	接种		接种		接种	接种					
土耳其	接种	接种	接种	aP	IPV+OPV	接种	接种	接种		接种	接种	接种	接种					
土库曼斯坦	接种	接种	接种	wP	OPV	接种	接种	接种		接种		接种						
乌克兰	接种	接种	接种	wP+	IPV+OPV	接种	接种	接种		接种		接种						
英国		接种	接种	aP	IPV	接种	接种	接种		接种		接种	接种	MenC conj	接种	接种	接种	
乌兹别克斯坦	接种	接种	接种	aP	OPV	接种	接种	接种		接种		接种	接种		是			

[a] 不包括风险组建议。
[b] 国家部分地区。

注：aP：无细胞百日咳疫苗；BCG：卡介苗；Hib：b型流感嗜血杆菌疫苗；HPV：人乳头瘤病毒疫苗；IPV：灭活脊髓灰质炎疫苗；MenC conj：脑膜炎球菌 C 结合疫苗；MenACWY：脑膜炎球菌 ACWY 疫苗；OPV：口服脊髓灰质炎疫苗；TBE：蜱媒脑炎疫苗；wP：全细胞百日咳疫苗。

资料来源于 WHO 疫苗可预防疾病监控系统 20165 全球概述。获得途径：http://apps.who.int/immunization_monitoring/globalsummary/schedules

百白破联合疫苗（DTP）进行基础免疫，14个国家使用全细胞百白破疫苗（见表74.1）。

2014年，45个报告接种率的国家经过WHO/UNICEF加权调整，1岁第3剂次DTP的接种率为95%。8个未报告估计接种率的国家是奥地利、捷克共和国、芬兰、德国、以色列、摩纳哥、波兰和乌克兰。

由于婴幼儿百日咳负担不断加重，向孕妇提供无细胞疫苗的需求不断加大[72,73]。目前已经在爱尔兰、葡萄牙、西班牙、瑞士和英国启动了针对孕妇预防百日咳的常规免疫[74]。

b型流感嗜血杆菌疫苗

52个国家（98%）采取了b型流感嗜血杆菌疫苗（Hib）国家接种规划。白俄罗斯尚未将该疫苗纳入常规计划；但可为风险群体提供该疫苗的单苗产品。

在过去，并不是所有国家都采用基础免疫3剂，1岁后加强1剂的程序。英国和爱尔兰最初只使用3剂次基础免疫，随后引入1剂加强，如果发现1岁以上儿童的Hib感染病例增加时对5岁以下儿童进行补种[75,76]。

2006年，英国调整常规免疫程序，Hib和C群脑膜炎球菌联合疫苗（Hib/MenC）于13月龄接种，同时接种MMR，这一针次提供了Hib和MenC的加强，减少了流脑疫苗接种次数，从3次（2、3、4月龄）减少到2次（3、4月龄）。2、4月龄时接种2剂次肺炎结合疫苗（PCV），第3剂次在12~13月龄时接种。从2014年夏季开始，MenC的基础免疫只在3月龄接种1剂次。

2014年，30个国家采用基础免疫3剂、1岁后加强接种1剂的程序。12个国家在6月龄后接种3剂，没有加强；9个国家基础免疫2剂、1岁时加强1剂；乌克兰免疫程序建议在3、4、18月龄时接种。

乙型肝炎疫苗

欧洲地区53个国家中，48个有乙型肝炎免疫程序。18个国家有新生儿接种程序。马耳他提供2岁时的单价乙型肝炎接种；斯洛文尼亚，可选婴儿时接种，但入学时前必须完成免疫接种；匈牙利和瑞士，可为青少年进行免疫接种。其余国家（丹麦、芬兰、挪威、瑞典和英国）建议在针对高危人群接种乙肝疫苗。2014年，由于丹麦国家免疫规划中使用了多组分疫苗，暂时给婴儿提供乙肝基础免疫。冰岛不进行乙肝疫苗接种。

人乳头瘤病毒疫苗

31个欧洲国家建议使用人乳头瘤病毒疫苗（HPV），包括23个EU/EEA国家（奥地利、比利时、捷克共和国、丹麦、芬兰、法国、德国、希腊、匈牙利、冰岛、爱尔兰、意大利、拉脱维亚、卢森堡、马耳他、荷兰、挪威、葡萄牙、罗马尼亚、斯洛文尼亚、西班牙、瑞典、英国）和8个非EU/EEA国家（安道尔、以色列、哈萨克斯坦、摩纳哥、俄罗斯（部分地区）、圣马力诺、瑞士和北马其顿共和国）。

对于疫苗类型各国无明显的偏向，有8个国家二价和四价疫苗均使用。只有奥地利建议将男性纳入常规免疫对象。在英国的学校，西班牙、以色列、爱尔兰、哈萨克斯坦、瑞典19个自治社区中的9个学校，以及北马其顿共和国提供了人乳头瘤病毒疫苗接种。据报告，通过学校接种的国家报告的接种率数据最高。尽管覆盖高年龄段的高低有所不同，但大多数国家在补种计划中都提供了此类疫苗。在丹麦，通过学校规划为所有女性免费提供疫苗接种，德国为保险补偿，比利时和法国则是共同支付。一些国家正在建立对宫颈癌影响的监测。

在2010年的VENICE II期调查中，对欧洲国家计划引入HPV疫苗进行了回顾性研究[46,77]。在2009年报告接种率的国家中，两个国家（葡萄牙和英国）报告的3剂次接种率超过了80%，丹麦、法国、意大利、卢森堡和挪威报告的接种率为17%~58%。据法国报告，到2010年12月，23%的主要目标人群已经接受了三剂次接种。2007年，西班牙引入了人乳头瘤病毒疫苗，学校或保健中心提供了免疫接种；据报告，学校的疫苗接种率较高，三剂次接种率为77%。荷兰由医疗机构提供免疫服务，但在2009年，只有53%的13~16岁年龄段女孩接种了疫苗。

从2008年开始引入HPV疫苗的6年多时间中，英国每年三剂次疫苗接种覆盖率为77.5%~85.9%，荷兰报告其2014年三剂次接种率为60.7%，德国估计三剂接种率略低于40%，但大龄青少年群体更高[78-80]。相反，2013—2014年，爱尔兰12~16岁的初中生接种率为84.9%，比16~19岁的高中生更高（44.6%）[81]。虽然公共卫生当局正在解决障碍以实现更高接种率，但丹麦和瑞典，早期监测数据显示，目前的接种率下，宫颈病变和尖锐湿疣大幅度减少[82,83]。

流感疫苗

WHO欧洲办事处与VENICE合作组织和ECDC合作，对该地区所有53个成员国的季节性流感疫苗政策和疫苗接种率（2008—2009年和2009—2010年流感季）进行了一次全面调查[84]。47个国家（89%）对此项调查作出了响应。其中，有37个国家（79%）

建议为老年人接种流感疫苗;8个国家建议为所有成年人接种疫苗,但没有具体提到老年人群。在37个建议为老年人接种疫苗的国家中,有29个国家(78%)建立了监控这一特定人群疫苗接种情况的机制[84]。在47个响应调查的国家中,18个国家建议为儿童接种疫苗,41个国家建议为所有或部分医务人员接种流感疫苗,29个国家建议为孕妇接种疫苗。在2012—2013年流感季之后进行的最新调查中,没有发现EU/EEA国家有任何重大变化[85]。

在2008—2009年和2009—2010年流感季,老年人群的疫苗接种覆盖率为0.2%~83%不等,仅有一个国家达到了75%的老年人接种目标[84]。ECDC最近的一份报告显示,2012—2013年流感季的EU/EEA疫苗接种覆盖率为1%~77.4%不等,仅有荷兰达到了75%的目标,其次为英国[85]。最后,VENICE Ⅲ期流感疫苗接种研究显示,2013—2014年和2014—2015年流感季的接种率几乎没有变化。

大多数国家采用接种覆盖率计算或用监测数据来确定接种率。然而,并非所有国家都有各种目标群体的接种率数据。据了解,13个国家的医护人员接种率从波兰的9.5%到英国的45.6%,中间值为28%[85]。9个国家报告了临床风险组的接种率,从葡萄牙的28%到北爱尔兰的80.2%,中间值为50%[85]。在10个国家的次要研究中,孕妇接种率从立陶宛的0.2%到北爱尔兰的64.6%,中间值为16%[85]。可找到的三个国家长期护理场所的居民接种率为:斯洛伐克的71.1%,爱尔兰的73%,葡萄牙的89%。在英国,三分之二的初级保健医生(全科从业医生)每周使用自动报告系统报告流感疫苗接种覆盖率,该系统按风险群体提供近乎实时的数据。100%的全科从业医生每月提供数据。全国接种率数据也可按各类医务人员和当地疫苗接种获得[86]。

2013年,英国采用流感减毒活疫苗对所有儿童实施常规流感疫苗接种。该规划从2、3岁儿童开始,第二年扩大到4岁儿童。学龄儿童疫苗接种试点规划已在各种地方(市内、市外、乡镇和农村)实施。早期结果表明,试点地区非疫苗接种人群中的类流感疾病和呼吸道感染有所减少[87]。

麻疹、腮腺炎和风疹疫苗

所有欧洲地区的国家都采用常规2剂次麻疹疫苗接种程序[3,88]。截至2014年底,47个国家(89%)使用了MMR联合疫苗;4个国家使用了MMRV;俄罗斯使用了MMR或者麻疹仅使用麻腮联合苗加单价风疹疫苗;塔吉克斯坦使用了麻疹风疹联合疫苗(见图74.2)。奥地利、法国、德国、摩纳哥和瑞士为24月龄及以下儿童提供第2剂次麻疹疫苗。2014年,WHO/UNICEF估计,欧洲地区第1剂次麻疹疫苗的接种率为94%,第2剂次为84%。尽管首剂次麻疹疫苗接种的接种率已达到较高水平,但在一些国家,仍然存在相当大的局部差异,存在接种率很低的地区。这种区域接种率变化以及由此产生的易感人群,在一定程度上解释了欧洲国家麻疹暴发以及风疹和腮腺炎的持续报道。

脑膜炎球菌疫苗

16个成员国使用C群脑膜炎球菌结合疫苗于儿童免疫计划。奥地利和希腊为其青少年人群提供ACYW多糖疫苗。塞浦路斯、芬兰、以色列、哈萨克斯坦、拉脱维亚、俄罗斯、塞尔维亚、斯洛文尼亚、英国和乌兹别克斯坦为高危群体接种这些疫苗。随着W135群感染率的上升,英国为青少年和大学学生接种ACYW结合疫苗[89]。捷克共和国和英国于2015年引入了B群脑膜炎球菌疫苗。英国为儿童在2、4月、12月龄时接种3剂次疫苗。在免疫规划启动时没有任何补种活动。

肺炎链球菌结合疫苗

36个国家(68%)将PCV疫苗纳入国家免疫规划。这些国家正在逐步从7价疫苗转向10价或13价疫苗。一些国家,如丹麦、意大利和英国采用2~3月龄、3~6月龄、1岁时分别接种1剂,而保加利亚、德国、希腊和土耳其执行4剂次计划。报告显示接种程序剂次减少似乎不会造成任何影响。英国报告了7价苗采用2+1接种程序,对应的菌株感染下降,但是也发现非疫苗血清型菌株感染增加的情况。对于此现象,英国于2010年改用了13价结合疫苗。在英格兰和威尔士使用PCV疫苗八年后,侵袭性肺炎链球菌病总发病率降低了50%以上。七价结合疫苗引起的群体保护仍在持续,13价结合疫苗覆盖的其他血清型也出现了类似的间接保护。然而,有证据表明,2014年5岁以下儿童中,由非13价结合疫苗血清型导致的侵袭性肺炎链球菌病正在增加[90,91]。白俄罗斯、克罗地亚、捷克共和国、冰岛、马耳他、塞尔维亚、斯洛文尼亚和西班牙建议仅对有风险的群体进行疫苗接种。匈牙利在2014年引入了13价疫苗,西班牙计划在2016年推出此疫苗[51]。

脊髓灰质炎疫苗

据WHO/UNICEF估计,欧洲地区1岁儿童接种第 3 剂次脊髓灰质炎疫苗(灭活脊髓灰质炎疫苗(IPV)/口服脊髓灰质炎疫苗(OPV)的接种率为 95%。2014年,9 个国家(17%)使用口服脊髓灰质炎疫苗对婴儿进行常规免疫接种,而 2011 年为 16 个国家。11 个国家(21%)采用的是先连续接种 IPV,再使用 OPV 的政策,而 33 个国家(62%)仅使用 IPV 接种[3,92]。2013 年,在以色列野生 I 型脊髓灰质炎病毒无症状传播后,对先前的国家免疫规划进行了修订,将 2 月龄、4 月龄、6 月龄和 12 月龄接种 IPV 疫苗,变更为在 6 月龄和 18 月龄增加 2 剂次二价 OPV(bOPV)[93]。使用三价口服脊髓灰质炎疫苗(tOPV)的国家于 2016 年 4 月改用单独使用脊髓灰质炎灭活疫苗(IPV)(波兰和白俄罗斯)或二价口服脊髓灰质炎疫苗(bOPV),并销毁了所有剩余的 tOPV 库存。鼓励仅使用 tOPV 的国家在其计划中至少引入 1 剂次 IPV。由于供应短缺,摩尔多瓦、吉尔吉斯斯坦、塔吉克斯坦、乌兹别克斯坦和土库曼斯坦推迟了 IPV 的引入[93a]。

轮状病毒疫苗

在奥地利、亚美尼亚、比利时、爱沙尼亚、芬兰、格鲁吉亚、德国、希腊、以色列、意大利、卢森堡、挪威、摩尔多瓦共和国、英国和乌兹别克斯坦,建议常规使用轮状病毒疫苗。瑞典已经在 21 个省中的两个省引入了这种疫苗。阿尔巴尼亚、拉脱维亚和塔吉克斯坦已于 2015 年引入了这种疫苗。正如在非欧洲国家观察到的那样,奥地利、比利时、芬兰、西班牙和英国的影响数据也都证实了该疫苗的高有效性[94,95]。

水痘疫苗

塞浦路斯、德国、希腊、拉脱维亚、卢森堡、西班牙、瑞士和土耳其都建议在其儿童普及免疫规划中使用水痘疫苗[3,96]。冰岛、法国、斯洛文尼亚和英国在特定群体中使用水痘疫苗。至今,还没有可靠的接种率数据。

奥地利、法国和英国已经为老年人引入了带状疱疹疫苗。在英格兰,70~79 岁年龄段人群中首剂次接种该疫苗的接种率约为 52%[97]。

欧洲地区免疫面临的挑战

弱势群体

所有欧洲国家都有难以接种疫苗的人和群体,他们因文化、语言、种族或经常改变居住地而与常规卫生服务隔离。这些群体包括移民、庇护寻求者、难民、爱尔兰旅行者、罗马人或吉卜赛人,以及移民工人及其家庭成员[98]。在希腊、德国、英国、塞尔维亚、西班牙和其他一些欧洲国家,这些群体出现了麻疹和风疹疫情[99-102]。

据估计,全世界各地的 1 200 万~1 500 万罗马人中有 680 万~890 万人生活在欧洲[19]。虽然罗马人大多数生活在中欧和东欧,但在一些西欧和北欧国家中也有相当数量的人口。普遍认为,由于个人知识和理解、文化习俗、地理隔离和卫生系统内的障碍等原因,许多罗马人可能无法充分地获得或适当地利用他们居住国所提供的卫生服务。

2009—2011 年,在保加利亚、罗马尼亚、西班牙和土耳其等国家的某些地区,Hamburg D4 麻疹病毒主要在罗马人中传播[103]。随后在保加利亚暴发的全国疫情,导致 24 000 多例病例,24 人死于麻疹相关并发症[104,105]。此次疫情突出表明,需要加强弱势人群获得服务的机会,通过扩大常规免疫或采取特别针对性的服务,为这些人群提供疫苗。令人关切的是,这些群体也可能没有获得足够的脊髓灰质炎、破伤风和白喉免疫力。

疫苗犹豫

在整个地区成员国,正在明显地浮现与疫苗接种覆盖率有关的趋势。自从 20 世纪 80 和 90 年代制定了国家免疫规划以来,大多数疫苗的免疫高接种率(>90%)证明了免疫的高度可接受性。然而,近年来,这一趋势由于对疫苗安全性的过分担忧、强制公众接受免疫以及其他行为和决定因素的影响。英国不得不处理一个长期遗留下来的问题,并且是尚无科学证据支持的说法,即 MMR 疫苗可诱发自闭症,这致使十多年的 MMR 接种率低于最佳水平[106]。2006 年,在以色列,4 例与季节性流感疫苗接种暂时相关的死亡病例导致老年人的疫苗接种覆盖率比前几年下降了 25%,并且在 2006—2007 年流感季肺炎死亡人数显著增加[107]。在法国,乙型肝炎疫苗接种引入后多发性硬化传闻导致了疫苗接种覆盖率上升非常迟缓,从 2009 年的 51% 到 2014 年的 83%[3]。人们怀疑 HPV 免疫与猝死相关(奥地利、德国、哈萨克斯坦和西班牙),或者婴儿疫苗与猝死(波斯尼亚和黑塞哥维那、德国)相关,这些都未得到证实,但已经威胁中断疫苗接种规划。

在欧洲由于人们缺少疫苗可预防疾病的认知,更看重安全和规避风险,许多欧洲国家反疫苗接种情绪正日益高涨。然而,在英国,在跟踪父母对疫苗接种的态度方面已有很丰富的经验,在这种情况下,父母的看法逐渐取得了令人鼓舞的转变,从权衡利弊转向了在应接种疫苗时自动进行疫苗接种。[108-110]研究表明,对于父母和医护人员而言,准确的信息非常重要,因为父母和医护人员的影响力在决定免疫接种覆盖率方面起着重要作用[108,111-113]。

宗教信仰导致的疫苗抵抗

德语国家的人智学团体及其他地方

2001—2014年间,德国报告了21 498例麻疹病例,其中,在过去2年里,柏林州、拜仁州和勃兰登堡州报告的麻疹发病率最高[114]。尽管到入学年龄时,所报告的免疫接种率已超过90%,但仍有许多疫苗接种覆盖率较低的地区,其中许多都是持有人智学信念的家长和医生。2001年11月,在巴伐利亚的科堡,一个拒绝接种的人智学校发生暴发疫情,感染了1 100人,其中398人出现肺炎等并发症,21人住院治疗[115]。2005年和2008年又暴发了疫情,未接种儿童主要集中在某些社区、学校和托儿所(其中大部分与Rudolf Steiner人智学教义有关)[115,116]。奥地利和瑞士也报告了类似场所的疫情[117-120]。这些社区中有人选择性地使用医疗服务,经常拒绝疫苗接种,尤其是麻疹疫苗。2013年对不来梅、埃尔夫施塔特和兰德斯伯格的Waldorf学校麻疹疫情评估表明,这些在校学生中,仅有不到一半的人接种了麻疹疫苗。2014年在芬兰,因一名患有麻疹的留学生回国,一所人文学校中的一半在校生因未接种麻疹疫苗而被隔离[120]。德国Deutschland e.V 的 Gesellschaft Antroposophischer Ärtze 定期出版传单《麻疹传单》(*Merkblatt Masern*)。在2015年8月出版的杂志中,需要注意的是对麻疹的观点发生了变化,它可能仅仅导致年龄较大的儿童和孕妇罹患严重疾病,因此不再将麻疹视为儿童疾病[121]。所提及的非疫苗接种其他后果包括,当年长兄弟姐妹患病时,存在婴儿感染的风险,因此有避免传染其他人的义务,愿意接受幼儿园或学校长期缺课的意愿。应该指出的是,*Merkblatt Masern* 不能与传统医学中发布的指南相比较,目前尚不清楚此种观点的改变是否会对德语人文社区和其他地方的免疫接种率产生长期影响。

荷兰拒绝疫苗接种的宗教团体

1992年,《新科学家》(*New Scientist*)报道了"荷兰发生脊髓灰质炎恐慌"[122]。报告发表时,仅出现一例14岁男孩脊髓灰质炎罹患病例。然而,这名儿童来自于一个拒绝免疫的社区,特别是1978年,在同一社区曾发生过脊髓灰质炎疫情。

此次疫情最终影响了71人(年龄范围:10天至61岁;中位数:18岁),其中2人死亡,59人出现麻痹。所有的病人均未接种过疫苗,除一人外,所有其他人都来自拒绝疫苗接种的社区和地理群体。尽管病例在拒绝免疫群体中发生,且在该群体中广泛传播,但在荷兰其他人群中没有发现病例[123]。

疫苗的供应

由会员国或通过UNICEF供应部的疫苗采购,确保了稳定地获得疫苗供应。然而,据报道,2014年共有16种产品供不应求,其中最常见的是卡介苗(BCG),以及无细胞和全细胞百日咳的疫苗[3,49,129]。波斯尼亚和黑塞哥维那、保加利亚、克罗地亚、黑山、罗马尼亚和斯洛伐克报告,"缺货"导致免疫规划中断[3],塞尔维亚报告,由于选择了短缺的联合产品,其推迟了2014年引入IPV的时间。同样,由于卡介苗疫苗生产制造商数量减少了,该疫苗供应也出现了困难。2015年,许多EU/EEA成员国报告了无细胞疫苗缺货,并且根据新的严重跨境威胁立法,疫苗短缺是欧盟委员会卫生安全委员会会议的主题[31,130]。

疫苗接种率低导致疫情

由于经济、政治或安全方面的问题,一些国家已经到了低疫苗接种率时期。20世纪90年代波黑战争期间,由于从MMR疫苗转为麻疹风疹疫苗(MR)以及免疫服务困难,从而导致大批儿童未接受免疫或免疫不足。在后冲突时代,疫苗后期追种计划的接种率使麻疹和流行性腮腺炎疫情易感人群免受影响[131]。在媒体报道了与常规免疫相关的婴儿死亡事件,并报道了对老年儿童和青少年接种的MMR疫苗的腮腺炎成分的反应率增加后,由于明显的反疫苗接种情绪,这种情况进一步恶化。据报道,2014年1月至2015年12月,波斯尼亚和黑塞哥维那暴发了全国范围的麻疹疫情,病例数超过6 800例,主要是冲突年代和战后早期(1990—2000年)出生的人群[132,133]。大多数病例为未免疫的人或免疫状况不明确者。

在2000—2011年期间,在53个欧洲地区成员国中,有21个国家通过补充免疫活动(SIA)给超过6 500万人接种了麻疹疫苗[3,134]。阿塞拜疆(2001年、2002年)和吉尔吉斯斯坦(2004年、2006年)分别为500多万7~23岁和7~25岁的人接种了麻疹疫苗,另外还包括35岁及以下的育龄妇女。批次质量保证接种率调查证实接种率很高[134]。格鲁吉亚计划于2008年在全国范围内开展针对980 136名6~27岁人群的SIA。乌克兰SIAs期间浮现的疫苗接种安全问题干扰了格鲁吉亚的疫苗接种，导致其2008年接种率为50.3%[134]。尽管执行了SIAs，但格鲁吉亚、吉尔吉斯斯坦和乌克兰报告2014年1月至2015年4月出现21 000多例麻疹病例，这敦促SIAs需进一步发展[135]。最近，出现麻疹疫情的可能原因是在早期麻疹和风疹补充免疫活动后出生的易感人群逐渐积累起来的，存在次优免疫规划、迁移、免疫系统变化和医护机构传播实例。2013—2014年期间，这三个国家组织了各种SIAs，并接种了250多万剂次的麻疹疫苗。阿塞拜疆和吉尔吉斯斯坦接种率超过了95%，而格鲁吉亚仅达到2~29岁目标人群的14%。

1991年，乌克兰遭受了流行性白喉疫情复发，截至1995年，影响波及了所有州。据推测，乌克兰白喉流行始于儿童，由于这些儿童免疫接种不足而成为易感者，然后迅速蔓延到免疫力不足的成年人[136]，据报告，流行高峰时有5 000多例病例和200多例死亡病例[136]。在控制疫情方面，选择性目标群体免疫接种无效，需要改变策略。在全国27个州和行政区进行了为期18个月的疫情控制措施，截至1996年，白喉报告病例有所降低。这些措施受到后勤和战略准备不足、医护人员意外抵抗及少数但占比例较大的人不信任的影响[136]。2005年9月至2006年6月中旬，乌克兰报告了5万多例麻疹病例。一项在第聂伯罗彼得罗夫斯克州进行的病例对照研究结果表明，当与大专院校进行病例匹配时，1剂次麻疹疫苗的有效性为63.0%（95%CI，-92.3%-93.9%），2剂次为92.0%（95%CI，79.4%-97.2%）[137]。随着时间的推移，2剂次疫苗接种达到免疫水平的人群仍然可以积累足够数量的易感人群，据估计，2008年约有440 000病例[137]。无论先前疫苗接种状况如何，均计划于2008年5月进行全国性针对15~29岁人群的MR疫苗接种运动。但该运动遇到了与十年前白喉运动相似的障碍[134,136,138]。

在运动开始的几天内，一名17岁男孩疫苗接种不到13小时死亡，死亡原因与疫苗无关[139]。这一事件引起了广泛关注，出现了疫苗接种者住院潮，运动被取消，并持续存在着极其强烈且普遍的反疫苗接种情绪。自2008年以来，乌克兰进一步面临大规模麻疹疫情，公众对常规免疫规划的信任度大大地降低，尤其是对疫苗安全性质疑。疫苗采购问题、主要疫苗缺货和公共卫生系统的侵蚀，是疫苗接种覆盖率急剧下降和大量易患疫苗可预防疾病儿童群体累积的进一步原因。2014年，乌克兰仅有50%的儿童接种了脊髓灰质炎疫苗（12个月龄时接种3剂次含脊髓灰质炎的疫苗），而2004年为99%[3]。2015年，乌克兰报告了两例疫苗衍生1型脊髓灰质炎病毒流行病例，均来自乌克兰西南部的Zakarpatskaya州，其与罗马尼亚、匈牙利、斯洛伐克和波兰接壤[140]。

长期未能通过常规免疫服务保持高接种率，对保持无脊髓灰质炎状态构成严重挑战[17,141]。2010年，野生1型脊髓灰质炎病毒的输入导致塔吉克斯坦出现大规模脊髓灰质炎疫情，460例经实验室确诊的脊髓灰质炎病例，其中29例死亡。该病毒还传播到了邻国，2010年，俄罗斯报告了14例经实验室确诊的脊髓灰质炎病例和1例死亡病例，土库曼斯坦报告了3例，哈萨克斯坦报告了1例，均由塔吉克斯坦的野生1型脊髓灰质炎病毒引起。

以色列野生无症状脊髓灰质炎病毒流行

1988年，以色列脊髓灰质炎疫情后，建立了肠道病毒的环境监测。每月使用位于污水处理设施入口处的计算机自动在线采样，以色列人口接种率30%~40%的哨点收集复合污水样本[142]。2013年4月，从以色列南部的污水中分离到南亚野生1型脊髓灰质炎病毒（SOAS），且仅在污水中检测到此病毒。在疫情期间，未出现脊髓灰质炎麻痹性病例报告。以色列常规免疫规划建议婴儿6个月时接种3剂次IPV，12月龄和7岁时接种2剂次加强疫苗。2005年停止了OPV使用。在过去十年中，IPV3的接种率一直保持在94%~96%之间。2013年的一项粪便样本研究表明，大多数粪便属于仅接受IPV疫苗免疫的儿童群体[143]。疫情响应包括加强环境保护、肠道病毒和AFP监测；在疫情中心区，开始了一场IPV疫苗接种追种运动后，又进行了一场全国性bOPV疫苗接种运动。第一轮bOPV接种率达到79%（按地区：65%~92%）；第二轮仅在南部地区进行，接种率达到52%[93]。在野生无症状脊髓灰质炎病毒传播背景下，公共卫生当局面临着需要进行若干大规模宣传运动的挑战[144]。根据以色列NITAG和国家脊髓灰质炎认证委员会的回顾，修订了以色列常规免疫规划，针对2013年7月后出生的婴儿，在常规计划中重新引入了OPV（bOPV）疫苗。该计划现在是在2月龄、4月龄、6月龄、12月龄和7岁接种IPV，额外6月龄和18月龄接种bOPV。以色列最近一次从环境来源中分离出野生1型脊髓灰质炎病毒是在2014年3月。

疫苗安全问题

自闭症与麻疹腮腺炎风疹疫苗

从 1993 年开始,发表了很多科学文章,报道了有关麻疹疫苗或含麻疹病毒的疫苗与慢性炎症性肠病和自闭症之间关系的研究。大多数研究起源于英国的一个小组。研究试图表明克罗恩病和溃疡性结肠炎与早期麻疹感染或麻疹免疫有关。这些研究基于流行病学或病毒学数据[93,142-150]。这些关于感染或与疫苗有关的炎症性肠病病因的说法受到了媒体的广泛关注。随着每一项新的说法出现,随后发表的工作并未证实先前的发现[151-167]。

每一份报告的发表都未能证实先前的说法,这比最初的说法吸引了更少的媒体关注,给人留下的印象是与疫苗接种相关的假定关系是牢固的[168]。1998年,新的主张再次制造了 MMR 免疫与肠道疾病和自闭症之间的相关性[169]。虽然作者谨慎地说他们的发现还没有证实因果关系,但媒体却报道了这一发现,就好像这项研究暗示了与疫苗相关。在某次新闻发布会上,一位该论文的作者阐述,通过分离 MMR 成分,并以不同剂量,间隔一年单独接种其疫苗中的成分,或许可以预防自闭症和肠道疾病。目前还没有公开的流行病学证据证实 MMR 疫苗与自闭症之间存在因果关系。针对不同人群和不同分析技术进行的大量研究未能证实与 MMR 相关的自闭症或肠道疾病的风险增加[170-181]。

病毒学研究报道所提供的证据显示,肠道组织、血液和脑脊液中存在麻疹病毒基因物质。这些报告来自一个小组,或者与该小组相关的工作者,并没有完全独立的证据证实这些说法[182]。另外三个小组独立研究了自闭症儿童的外周血淋巴细胞,没有发现麻疹感染持续存在的证据。

1997 年之后,媒体对 MMR 的关注度常常很高,2002 年初达到高潮,公众和政治焦点愈发强烈,人们呼吁要么取消疫苗,要么用单价疫苗替代 MMR。疫苗接种率和公众对 MMR 安全性的信心都受到了不利影响,接种率从 20 世纪 90 年代末的 92%~93%,下降到 2002 年的 83%[183,184]。2001 年和 2002 年,反对使用 MMR 疫苗的人显然正在采取一种新的策略:在接触科学界之前,向媒体公布了对 MMR 安全性质疑的研究结果,这加剧了公众对疫苗风险的认识,而没有任何机会评估工作质量。最近,因为媒体不再报道 MMR-自闭症相关的故事,接种覆盖率已经有所增加,家长对 MMR 安全性的信心也有了一定提升。报纸和电视对这些提出两者之间联系的人的研究进行调查之后,MMR-自闭症支持者失去了媒体支持[185]。此外,由记者进行的两项详细研究揭示了不平衡报道对一个重大公共卫生问题的影响[186,187]。

2010 年,经过总医学委员会(General Medical Council)的长期调查后(英国负责医师注册的机构),英国医疗注册处注销了两位 1998 年在 Lancet(《柳叶刀》)发表论文作者的资格,使他们无法在英国行医。2011 年,British Medical Journal(《英国医学杂志》)刊登了一名调查新闻记者的连载文章,证明除了总医学委员会证实的指控外,其还有广泛地研究欺诈行为[188-190]。

在 2006 年以前,尽管接种率下降了,但麻疹病例仍然很稀少,2005 年仅有不到 100 例确诊病例[191]。然而,从 2006 年起,确诊病例开始上升,许多病例是整个英国系列疫情的一部分。许多病例发生在旅行者社区,最初通常是爱尔兰人、非罗马吉卜赛人、流动团体[192,193]。目前,小规模疫情与前往欧洲旅行有关。

伦敦卫生部采纳了一项明确的策略,以应付对 MMR 免疫规划的威胁:向卫生专业人员广泛散发了新的信息材料,并为家长准备了配套材料;向负责执行免疫服务的当地免疫协调员简要介绍了所有新材料;用报纸和广播广告指导家长寻找这些信息材料的来源。除了在卫生部和相关网站上提供的现有信息外,还建立了一个致力于 MMR 的网站,为家长们发送 MMR 问题[194]。尽管要面对来自媒体和家长要求提供单价疫苗,以便家长可以自由选择为他们的孩子接种 MMR 或单价疫苗的压力,但单价疫苗仍然只在国家儿童免疫规划之外提供,而且许多产品都是未经许可的。在整个针对 MMR 运动期间,尽管媒体施加了巨大的压力,但该疫苗仍得到了强有力的政治支持。

媒体故事重复有关 MMR 疫苗与自闭症和其他不良后果的结果导致医护人员和家长逐渐丧失对 MMR 疫苗安全性的信心[109,183,184]。结果,全国 MMR 疫苗接种率从 1994 年的 90% 下降到 2003—2004 年的 80% 左右,但该国一些地区,特别是伦敦和南威尔士的官方数字更低[195,196]。但是,自 2005 年以来,随着反 MMR 故事逐渐淡出媒体,以及地方运动提高了疫苗接种率,MMR 接种率逐渐增加[197]。

由于这些活动,2005 年的接种率开始上升,且持续上升 16 个月,2 年接种率也相应地开始上升(图74.3)。2015 年,英国 3 岁儿童的 MMR 接种率超过 90%,达到 2 岁时的这一水平。

1994—2001年期间,英格兰和威尔士基本上消灭了麻疹,但到2006年,局部麻疹疫情再次出现(尽管没有发生国家一级的疫情)[198]。尽管MMR接种率增加得已经明显地令人放心,到2011年超过了90%,但由于还有一批在MMR接种率最低的年份出生的且未充分接种疫苗的儿童,麻疹复发的风险仍然很高。随着这些人开始上学,他们开始接触更多的儿童,增加了麻疹传播的风险。2012年,英格兰和威尔士的麻疹病例上升到1989年以来从未出现过的水平,达到1912例确诊病例的峰值(图74.4)[199]。特别是在东北部、西北部和南威尔士,出现多起疫情。截至2013年第一季度,病例数继续上升。

儿童和年轻人的病例数最多,他们出生在MMR疫苗接种率最低的年份,当时反MMR运动正处于高

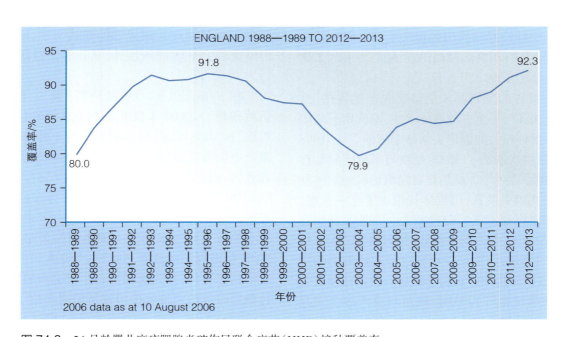

图74.3　24月龄婴儿麻疹腮腺炎破伤风联合疫苗(MMR)接种覆盖率
资料来源:MASON BW,DONNELLY PD. Impact of a local newspaper campaign on the uptake of the measles mumps and rubella vaccine. J Epidemiol Community Health,2000,54:473-474.

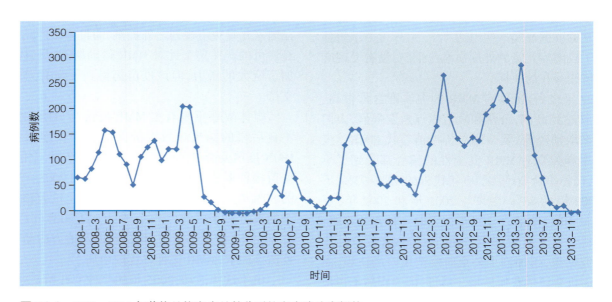

图74.4　2008—2013年英格兰按发病月份分列的麻疹确诊病例数
资料来源:RAMSAY ME,JIN L,White J,et al. The elimination of indigenous measles transmission in England and Wales. J Infect Dis,2013,187 Suppl 1:S198-S207.

潮。因此，开展了一项针对那些没有接种 MMR 疫苗（10~16 岁儿童最优先）的国家 MMR 疫苗追种运动，其次是那些只接种了 1 剂次 MMR 的人。到 2013 年运动中期，估计 10~16 岁年龄组的接种率已达到 95% 以上。自运动结束以来，麻疹病例已返回到极低的水平。

与在欧洲生产和使用的 AS03 佐剂甲型 H1N1 流感 PDM09 疫苗相关的嗜睡症

在预防 2009 年甲型流感大流行期间，欧洲最常使用的疫苗为 AS03 佐剂甲型 H1N1 流感 pdm09 疫苗（Pandemrix）。据估计，有 3 050 多万欧洲人受种了 Pandemrix[200]。在 2009—2010 年的疫苗接种运动中，据知尽管至少 20 个 EU/EEA 国家向其人群接种了 Pandemrix 疫苗，但单位人口使用的疫苗数量变化很大，疫苗接种的年龄组也有明显的差异。芬兰、爱尔兰、挪威和瑞典的疫苗接种率最高，在这些国家，以儿童和青少年为对象的学校免疫接种很普遍。

Pandemrix 含有 WHO 推荐的流感病毒 A/California/7/2009（H1N1）毒株类似株（X-179A），所使用的免疫刺激佐剂（AS03）中包含有 α-生育酚（维生素 E）和角鲨烯，及常用的防腐剂硫柳汞。Pandemrix 产于德国德累斯顿。同一制造商在加拿大魁北克生产了一种非常相似的 AS03 佐剂甲型 H1N1 流感 pdm09 疫苗（Arepanix）。加拿大在儿童和青少年中广泛使用这种疫苗。

在疫苗接种运动停止很长时间后，2010 年 8 月，在自发药物不良反应报告中，曾接种过 Pandemrix 疫苗的儿童和青少年开始出现嗜睡症[201]。随后的正式流行病学研究证实了流行病学的关联。2012 年，芬兰的第一项研究结果显示，与相同年龄组未接种疫苗的人相比，4~19 岁儿童和青少年疫苗接种后 8 个月内观察到的患嗜睡症风险增加了 12.7 倍[202,203]。在法国、爱尔兰、挪威、瑞典和英国进行的一系列进一步的研究中，证实了流行病学关系。在加拿大进行的类似研究表明，增加的风险却明显更小。[42,204-208] 截至 2015 年 1 月，EMA 药物警戒数据库中总共收到 1 379 份 Pandemrix 疫苗接种后的嗜睡症报告。

嗜睡症是一种慢性疾病，表现为白天过度困倦，常常发生在患有猝倒症的年轻人身上（一种由强烈的情绪刺激如笑或悲伤而引起的短暂性肌肉张力丧失），嗜睡症与 HLA-DQB1*0602 单体和下视丘分泌素配体-下视丘分泌素受体通道的失调有关。对嗜睡症患者的研究表明，下丘脑细胞丢失导致了脑脊液中神经肽下视丘脑泌素（hypocretin）的缺乏。然而，尚不清楚导致下丘脑细胞丢失的机制。

最近，人们提出了一种可能的 Pandemrix 疫苗接种后嗜睡症发生的生物学机制[209]。该研究比较了流感病毒核蛋白和下视黄醇受体 2 蛋白的抗体反应。结果表明，与具有 2009 年甲型 H1N1 流感史的患者或者 MF-59 佐剂甲型 H1N1 流感 pdm09 疫苗接种史的非嗜睡症患者血清进行比较，在一些具有 Pandemrix 疫苗接种史且抗核蛋白抗体的 HLADQB1*0602 单倍型阳性嗜睡症患者的血清中含有明显的抗下视黄醇受体 2 蛋白的交叉反应性抗体。虽然该项研究首次为可能的生物学机制提供了假设，但还急需进一步的研究。

早期的一项研究发现，与对照组相比，具有 DQB1*06:02 风险等位基因的儿童和用 Pandemrix 免疫的 DQB1*06:02 转基因小鼠的抗核蛋白抗体水平更高[210]。

青少年和成人免疫规划

在 53 个成员国中，有 25 个国家报告了为青少年提供疫苗的学校方案[3]，主要有破伤风类毒素疫苗、白喉和破伤风类毒素二联疫苗、或破伤风、白喉和百日咳三联加强疫苗、HPV，以及较小量的脑膜炎球菌疫苗、乙型肝炎基础疫苗、MMR 疫苗或纯化蛋白衍生物试验后的卡介苗。23 个会员国报告了青少年疫苗免疫规划，然而，疫苗接种服务会继续由儿科医生、全科医生或其他方式提供。成人免疫规划通常是为特殊群体组织的，例如职业群体、孕妇、65 岁以上者和有特殊情况的个人。大量数据表明，一些成人群体免疫不足。麻疹医院疫情提供了医护人员未免疫或免疫不足的证据[211]。2014 年，捷克共和国马萨里克医院诊断出一例 47 岁的标志性病例，该患者在潜伏期内曾去过印度。随后的 4 个月里，出现了 305 例麻疹疑似病例报告，经实验室确诊，其中 186 人为麻疹病例。在实验室确诊的病例中，88 人是医护人员：54 名护士、12 名医生及 22 名在急诊、传染病和皮肤科的医护人员[212]。2014 年，3 家拉脱维亚医院报告了医院感染，包括 13 名医护人员，而西班牙加泰罗尼亚也报告了疫情，24% 的病例为医护人员，其中，大多数人未接受免疫，或者只接种了 1 剂次的麻疹的疫苗[211]。

为成人提供免疫是一项挑战，但整个地区对成人免疫的建议大不相同[213,214]。目前，还无法获得准确的接种数据。

疫苗免疫学培训

关于欧洲各国疫苗和疫苗接种培训数量的数据很少。一个欧盟项目 VACSATC（疫苗安全、态度、培训和沟通）对欧洲疫苗学本科学生培训进行了一项基准研究[215,216]。结果表明，在医学教育期间以及在护理和助产学校，疫苗和免疫接种培训在数个学年的广泛课程中进行。培训期间涵盖了免疫学和疫苗可预防疾病等主题，但在了解疫苗安全性、与家长沟通、反疫苗争论解决和技能实践等方面，则发现他们的知识和能力存在重大差异。该项调查强调了进行充分培训的原因，确定了改进培训的机会，并指出，欧洲医学和护士本科培训没有足够的设备来确保所有未来的医护工作者都能够履行这些职责。本科免疫接种培训不应取代专业课程或研究生培训，但应确保每一名医护人员在接受基本培训后，根据知识、能力和技能，能够就疫苗接种问题进行有效的沟通。

在英国，由当时的卫生保护局主办的一个咨询小组制定了免疫接种培训最低国家标准，以便在全国范围内提供一致的培训，并为尚未建立培训的地区提供援助[217]。发起人注意到，本科生课程很少有关于免疫接种的培训，并且各地为医疗卫生工作者（研究生）提供的免疫课程差别很大。各地越来越多地开设疫苗学中高级培训班。在全球范围内，相关学科广泛地录取学生[218]。

WHO 欧洲办事处与欧洲儿科传染病学会（ESPID）合作，在持续医学教育方案下开发了疫苗学培训教材[218a]。

人们广泛地使用万维网作为各种专题信息的来源。然而，一些信息的可信度却令人怀疑，甚至会产生误导。在疫苗安全领域尤其如此，许多网站提供了不平衡的和误导性的信息。这些网站往往是相互链接的，因此会在卫生专业人员和公众中造成不必要的担忧。

对此，世卫组织支持建立符合疫苗安全全球咨询委员会批准的良好信息做法标准的网站网络[219,220]。2004 年，世卫组织日内瓦办事处和世卫组织欧洲办事处启动了疫苗安全工作网络，该网络目前在全球包括 53 个经 WHO 批准的网站，包括在欧洲区域内以 12 种语言提供服务的 26 个网站。每两年对列出的站点进行一次可信度和内容重新评估。欧洲地区正在进行进一步工作，以增加批准的网站以及以主要欧洲语言（特别是俄语）提供的网站的数量。

欧洲地区加强国家免疫规划战略

欧洲疫苗行动计划

《2015—2020 年欧洲疫苗行动计划》（EVAP）是对《全球疫苗行动计划》的区域性解释，该计划旨在解决 WHO 欧洲地区与免疫有关的具体需求和挑战。根据《2020 年健康》和其他重要的地区卫生战略和政策，通过协商过程，制定了 EVAP，经成员国审查，并在 2014 年 9 月，提交给欧洲区域委员会第 64 届会议之前得到 ETAGE 的认可[18,19,221]。EVAP 的目标是引导欧洲成员国建立一个消灭疫苗可预防疾病的地区。它确立了六个目标（维持无脊髓灰质炎状态、消灭麻疹和风疹、控制乙型肝炎病毒感染、实现该地区各级行政机构的地区疫苗接种覆盖率目标、就新疫苗的引入作出循证决策、实现国家免疫规划的财政可持续性），并且概括了通过确定的目标、优先行动领域、拟议行动以及评估和监测框架，实现这些目标的途径。EVAP 进展相关的部分将在以下章节中讨论。

消灭麻疹和风疹目标

2005 年，WHO 欧洲区域委员会建议将消灭风疹作为加强国家免疫系统决议的一部分[222]。2005 年公布了一项修订的战略计划，其中包括五项关键策略[88]。

- 通过高质量的常规免疫接种服务，采用 2 剂次麻疹疫苗和至少 1 剂次风疹疫苗实现并维持非常高的接种率（>95%）。
- 通过 SIA 为麻疹易感人群的麻疹免疫提供第二次机会。
- 为所有风疹易感儿童、青少年和育龄妇女提供风疹疫苗接种机会，包括 SIA。
- 通过严格的疑似病例的调查和实验室确诊，加强监测系统。
- 为卫生专业人员和公众提供有关麻疹和风疹免疫的益处和风险的高质量、有价值的信息。

随着麻疹疫苗和风疹疫苗在该地区的广泛使用，麻疹和风疹报告病例急剧下降。2007—2009 年期间，该地区麻疹发病率降至历史最低水平，每百万人口少于 10 例。病例的减少是由于高免疫接种率，使用 2 剂次麻疹和风疹疫苗，并且实施了 SIA。10 多个国家在 2003—2009 期间对易感年龄组 5 500 万人口开展补充免疫接种[223]。大多数国家在不到一个月的时间内完成了 SIAs 实施；一些国家，如俄罗斯，采用分期进行 SIAs 的方法。移民到欧洲地区的风疹易感妇女被列为重要的目标群体，即使在消灭风疹目标达成之后，规划也有必要对她们进行免疫接种[224]。

随着东部地区发病率的下降和疫情的减少，西部地区报告病例的比例有所上升。2009 年，西欧 5 个国家的疫情占报告病例的 89.6%。到 2010 年消除地区麻疹目标的主要挑战是未接种疫苗导致的麻疹暴发并非疫苗免疫失败：报道的麻疹患者中有 90% 没有完成两剂含麻疹疫苗的接种[225]。尽管国家麻疹免疫接种率估计值仍然很高，但在许多国家中，次国家级和弱势群体接种率表明，2 剂次接种率远远低于所建议的 95% 或更高。在某些情况下，疫情在一些国家又有了地域性（瑞士和英国）。边缘和弱势人群获得免疫服务机会有限，以及由于家长对麻疹疫苗安全性的关注导致的疫苗需求下降，也都是消除麻疹目标实现的障碍。

由于存在接种率不足 95% 的区域，因此出现了一些易感人群，导致疾病传播并形成暴发性疫情，正如最近在西欧和中欧国家所见的麻疹病例复苏一样[226,227]。2009 年，评估了截止到 2010 年在所有 53 个会员国消灭麻疹的可能性。虽然认为区域消灭目标是可以实现的，但可以确定的是 2010 年不会实现[225]。因此，2010 年 9 月，欧洲区域委员会将消灭目标的期限修改为 2015 年[228]。

自 2010 年以来，尽管许多会员国已经取得了实质性的进展，但消灭麻疹和风疹的区域目标仍然受到威胁。据报告，2012 年，该地区的麻疹病例为 27 134 例，风疹病例为 29 601 例[229,230]。2013 年，分别为 31 520 例和 39 367 例。2013 年，大多数麻疹病例报告来自于 9 个国家（96%；n=30 178 例）：格鲁吉亚（7 830 例）、德国（1 773 例）、意大利（2 216 例）、荷兰（2 499 例）、罗马尼亚（1 074 例）、俄罗斯（2 174 例）、土耳其（7 404 例）、乌克兰（3 308 例）和英国（1 900 例）。大多数病例为未接种过疫苗的人，三分之一以上的患者年龄在 20 岁以上。2014 年，有 16 156 例麻疹病例报告，其中超过 41% 的病例是 20 岁或以上的成年人，这再次证实了人群免疫方面的差距[135]。据报告，当年欧洲 75% 以上的麻疹病例来自波斯尼亚和黑塞哥维那、格鲁吉亚、意大利、俄罗斯和乌克兰。每 100 万人口发病率最高的是波斯尼亚和黑塞哥维那以及格鲁吉亚，分别为 5 762 例和 7 379 例[231]。似乎 2014 年的病例数已经降至 2010 年以来的最低水平（n=30 604 例）[135]。然而，2015 年麻疹传播仍在继续，波斯尼亚和黑塞哥维那、德国、吉尔吉斯斯坦和塞尔维亚都报告了大规模的疫情。

2013 年和 2014 年，欧洲范围内的大多数风疹病例是由波兰报告的（n=38 585 例；2013 年占 98%；n=6 516 例；2014 年占 91%）。由于先前免疫政策（1987—2003 年）只针对 13 岁女孩提供单剂次的风疹疫苗，在引入 2 剂次 MMR 计划时，并没有实施追种运动，2013 年，未成年及成年男性的风疹发病率明显高于未成年及成年女性的（181.4 vs 23.9）[232]。

根据国家核查委员会提供的年度报告，麻疹和风疹消灭区域核查委员会得出结论，截至 2013 年年底，已经阻断了 22 个国家的地方性麻疹传播，23 个国家的地方性风疹传播。其中，很有可能有 9 个国家复发了一种或两种疾病的地方性传播，主要原因是人群中存在明显的免疫差距。13 个成员国被认为存在麻疹地方性传播，其中 9 个也被认为存在风疹地方性传播[233]。

为了阻止麻疹病毒的地方性和输入性的流行，所有国家正继续努力实现针对这些疾病的高免疫接种率和人群免疫。消灭麻疹和风疹的"加速行动一揽子计划"确定了地区办事处向会员国提供技术支持的优先领域，以便他们设法消灭这些疫苗可预防疾病，制定指标和里程碑，用以衡量所有利益相关方的努力所取得的进展[234]。在 WHO 欧洲地区消灭麻疹和风疹方面，会员国和合作方的政治承诺和加速行动仍然是最关键因素。

脊髓灰质炎根除目标

2002 年，脊髓灰质炎根除地区认证委员会审查了来自欧洲地区所有国家的证据，并宣布，根据所提供的证据，已经阻断了野生脊髓灰质炎病毒的传播[22]。接下来的优先事宜是维持认证水平的监测系统、实验室病毒控制，以及脊髓灰质炎免疫规划的可持续性。

每个国家都有其自己的方法来实施脊髓灰质炎监测（见上文关于疫苗可预防疾病的监测段落）。2014 年，9 个该地区国家报告称，AFP 监测是其唯一的脊髓灰质炎监测系统，另有 9 个国家报告说，在没有 AFP 监测的情况下，独家使用其他类型的监测。其余 34 个国家（圣马力诺除外）报告说，使用了 AFP 监测以及各种补充监测系统或活动。对于那些继续报告 AFP 监测的国家，该地区东部成员国的 AFP 监测质量指标仍然较高，而该地区西南部成员国的则较低。2014 年，五个声称维持 AFP 监测的国家未发现任何 AFP 病例[235]。

自 2002 年证明已经消灭了脊髓灰质炎病毒以

来,没有再出现本地持续性传播。然而,2010年,当印度UttarPradesh邦病毒基因相关的野生Ⅰ型脊髓灰质炎病毒被输入到了塔吉克斯坦,野生脊髓灰质炎病毒进入欧洲地区的风险成为了现实,并且在2013年,以色列通过环境监测证实了南亚基因型无症状野生Ⅰ型脊髓灰质炎病毒的传播。2010年,塔吉克斯坦进行了6轮国家SIAs,其中,针对6岁以下儿童的两轮,16岁以下儿童的四轮。乌兹别克斯坦开展了4轮国家级SIA和一轮地区级免疫接种日。在土库曼斯坦(三个国家级SIA)、吉尔吉斯斯坦(两个国家级SIA)、哈萨克斯坦(一个国家级SIA和一个地区级免疫日)和俄罗斯(两个地区级免疫接种日)也开展了SIA。有效的应对措施确保在发现第一例病例后6个月内阻断野生脊髓灰质炎病毒的传播。2011年,中亚五个共和国、俄罗斯和阿塞拜疆进行了协调SIA,以消除免疫差距。在该地区,共有4 500多万剂单价OPV1和三价OPV用于疫情应对的免疫接种活动。2013年,以色列公共卫生当局使用bOPV疫苗进行了两轮免疫接种[144]。考虑到2013年叙利亚的脊髓灰质炎疫情和大量难民跨境流动,2014年,土耳其实施了四轮针对居民、难民和"难以接触"人群的地区级SIA[236]。

尽管大多数国家保持了较高的常规脊髓灰质炎病毒免疫接种率,许多会员国报告了脊髓灰质炎监测的良好绩效指标,但数据表明,自2002年以来,AFP监测的质量一直在缓慢下降。弱势亚人群和服务不足的地区仍然存在。

为应对野生脊髓灰质炎病毒进入而作出充分的准备,WHO欧洲办事处定期组织脊髓灰质炎模拟演习,在脊髓灰质炎病毒进入后,其中脊髓灰质炎疫情高风险的会员国是重点关注对象[237-240],至今已有14个国家参加了演习。

减少实验室和医疗保健机构相关风险的全球战略为,除少数必须机构外,销毁所有机构中含有脊髓灰质炎病毒的材料,并且这些机构必须严格遵守保障措施。各国必须制定国家级脊髓灰质炎病毒政策,禁止在所有非必要设施中保留脊髓灰质炎病毒材料,包括颁布可执行的立法或条例。2014年,23个欧洲地区成员国报告,69个机构有储存野生脊髓灰质炎病毒感染材料。与2006年25个国家的111个实验室数相比有所减少。世界上,在所有疫苗生产接触野生型和疫苗型脊髓灰质炎病毒的机构中,85%位于10个国家,其中8个是WHO欧洲地区成员国。2015年初,该地区办事处通知所有相关会员国,它们必须更新并最后确定存放野生型和Sabin株(疫苗和疫苗衍生株)脊髓灰质炎病毒的机构清单,并准备销毁或控制所有Ⅱ型毒株和样本。按照《全球行动计划Ⅲ》(GAP),必要的Ⅱ型脊髓灰质炎病毒材料将被存放在或转移到获得国家认证的指定设施中[241]。

白喉消灭目标

制定白喉免疫和监测业务目标,以实现2000年每100万人口少于1例的消灭病毒目标。自1995年以来,这些措施包括儿童2岁之前接种率95%的基础疫苗接种计划(DTP3),并包括在该地区所有国家的学龄儿童中增加1剂次的白喉加强疫苗。该地区每个国家接种率都应达到95%,或者儿童和成人的免疫率分别达到90%和75%[242]。到1997年,所有国家的所有下辖区域的儿童2岁基础免疫规划接种率都必须达到或高于90%。截至1994年,所有国家的监测业务目标都包括有效白喉监测,以确保每一个病例的确诊,以及进入到实验室以区分有毒株和非毒株。到1995年,将所有白喉报告病例分为本地病例或输入病例。

欧洲地区在减少白喉方面取得了重大进展。已经阻断了大部分地区的本地传播。自2005年以来,区域性病例报告减少是引人注目的:从2005年的200多个病例和携带者减少到2015年的不到40个病例[3]。过去十年来,已经有数个国家报告了散发性病例(每100万人口少于1例),格鲁吉亚、拉脱维亚、俄罗斯及乌克兰报告的散发性病例最多。为确保消灭白喉,必须保持高接种率,必须保持监测和实验室能力,必须提高成人加强疫苗的接种率,并需要进行研究,以更好地了解剩余的风险群体。

免疫登记系统

为了实现《欧洲疫苗行动计划》中建立消灭疫苗可预防疾病的愿景,所有国家的人都能在一生中公平地获得高质量、安全、负担得起的疫苗和免疫服务,免疫登记系统或免疫信息系统等工具可能是有用的。在许多任务中,这类系统可以监控商定的EVAP目标,例如:所有国家都应获得高质量的免疫接种率数据,所有53个国家第一次与第三次接种DTP疫苗的脱落率都应低于5%,所有国家DTP疫苗连续接种率都应超过90%,并保持3年或以上。该地区拥有电子免疫登记系统/免疫信息系统的国家数目正在增加。ECDC和WHO EURO正在合作,支持那些希望通过建立或扩大其监控全部疫苗接种能力的国家,包括旅行疫苗和职业性疫苗,在具有功能性和先进性登记系统的国家,以最佳方式构建免疫信息系统。

定制免疫规划

WHO 欧洲办事处制定了一个"定制免疫规划(TIP)"框架,有助于确定对疫苗犹豫不决的人群和子群体并确定其优先次序,从而能够判断这些人群对疫苗接种的需求和供应障碍,设计针对环境、背景的疫苗犹豫情况的循证知情响应[112]。针对该框架在保加利亚(罗马正在这些服务不足社区工作的罗马人和医护人员进行调查和定位)和瑞典(提高移民、人智学团体和非法移民的疫苗接种覆盖率)进行了测试[243,244]。也在黑山通过医护人员更好地了解季节性流感疫苗的接种情况[245]。随后,在该地区,有几个国家正在推广 TIP。在英国,某一个 TIP 项目将确定北伦敦哈雷迪犹太人群对疫苗接种的需求和供给障碍。面对部分人群中复发的疫苗可预防疾病疫情,比利时、以色列和美国的免疫规划也正在考虑利用欧洲的 TIP 框架来解决免疫方面的障碍。哈萨克斯坦、德国和瑞士正准备在 2015 年实施 TIP 项目。

欧洲免疫周

欧洲免疫周(EIW)是一个地区性倡议,由 WHO 欧洲办事处牵头协调,各成员国实施,以此表述各国关注的免疫规划的问题,分享免疫规划相关的主题。合作组织包括 UNICEF 和 ECDC,在区域和国家层面均给予支持。EIW 的目的是帮助会员国推进计划,利用宣传和有针对性的宣传力量,提高认识并增加免疫规划的成功,以确保普及免疫接种。这些努力致力于为那些还没有免疫或没有接受建议疫苗接种的人提供服务,并有助于在那些参加了 EIW 的人中建立对免疫的信心。这项工作始于 2005 年,当时为让人们重新关注疫苗接种,作为宣布 2010 年达到消除麻疹和风疹的区域目标宣传活动的小型试点。该活动最初只与少数几个参与国参与,现在已经在整个地区展开,并已成为分享和加强其核心信息"预防、保护、免疫"的有效工具。2011 年,在 53 个成员国中,有 52 个国家参加了主题为"分享应对共同威胁的方法"的 EIW。2014 年,该倡议的重点是"你是否掌握最新情况?"着眼于整个人生阶段从婴儿到老年的免疫接种。在 2015 年庆祝成立十周年之际,该运动的重点是逐渐缩小免疫差距和实现免疫平等。

EIW 使人们认识到会员国、WHO 及其伙伴所执行的免疫战略和努力。在 2015 年某一周的活动中,包括利用传统的沟通方法,开展信息和媒体宣传,但它们也扩展了更具创新性的工具,如在线测试和智能手机应用程序,以跟踪免疫状况[246]。几个国家开展了免疫接种运动,4 月份为 1 000 多万人提供了获得疫苗的机会。其他国家的工作重点是组织集会、会议和培训。

结论

尽管欧洲地区由不同免疫政策的国家组成,但为不同年龄段人群提供的免疫规划,成功地减轻了疫苗可预防疾病的负担。然而,有些国家还无法获得某些疫苗。目前,这些国家决定不建议这些疫苗接种。还有一些国家的部分由于人群,在可以获得疫苗时拒绝接种。部分犹存的缺口可以通过一些工具来确定,例如开发新的 TIP 工具,它可以帮助确定和应对疫苗犹豫人群和亚群体,以及确定疫苗接种决策或获得免疫服务的其他障碍。利用这些评估的结果可以有针对性地促进对公众和保健工作者的培训。越来越多的国家正在建立登记系统,以获得这种数据系统所提供的好处。与此同时,实现和维持地区消灭目标仍然具有挑战性,尤其是麻疹和风疹。

(卢莉 杨焕)

本章相关参考资料可在"ExpertConsult.com"上查阅。

第75章 亚太地区的免疫接种

Theodore F. Tsai、Raman D.S.V. Rao 和 Zhi Yi Xu

亚太地区占全球面积的三分之一，人口超过全球一半，并且在文化、政治、经济以及其他许多方面都呈现出高度多样性，这种多样性影响着疫苗的发展和疫苗接种的实施。该地区包括中国和日本这两个全球第二和第三大国民经济体，与此同时，还包含9个符合全球疫苗免疫联盟(Global Alliance for Vaccines and Immunization, GAVI)支持的国家，以及其他一些符合GAVI收入但不符合其他资格标准的国家[1]。该地区具有一些多样性，正在经历高速的经济发展，也有的国家其免疫程序依赖外援救助但同时又出口疫苗，疫苗在该地区既有创新、生产又有消费，同时，中国、印度、印度尼西亚和越南是进阶GAVI的国家或符合GAVI资格国家，有8个厂商位于这四个国家及韩国，属于12家发展中国家疫苗生产商网络(DCVMN)供应商，供应75%的联合国(UN)机构采购的疫苗[2]。亚洲的生产商已从下游供应商演变成为已经注册疫苗的低成本生产商，如乙肝、口服脊髓灰质炎、白喉破伤风百日咳及b型流感嗜血杆菌(Hib)联合疫苗、含麻疹成分疫苗，以及最近的A群脑膜炎球菌多糖结合疫苗等。同时，亚洲的生产商也成为了创新性产品生产商。如口服霍乱疫苗，病毒样颗粒戊肝、甲肝减毒活疫苗、伤寒多糖结合疫苗、轮状病毒疫苗和灭活肠道病毒A71(EV-A71)疫苗，这实际上是适应地发公共卫生需求的地方性创新，可以控制重要的区域性疾病，如乙脑(JE)、肾综合征出血热(HFRS)和Kyasanur森林病(KFD；参考之后的"Kyasanur森林病疫苗)。

2007—2012年美国、加拿大和欧洲对生物医学研究和开发(研发)投资出现下降，但以中国为首的亚洲大洋洲国家在全球研发支出所占的百分比从18.2%增加到23.8%[3]。有趣的是，调整通胀因素后，在这段时间内，美国公共部门的研发支出一直保持平稳，而美国企业界的支出减少了129亿美元，亚洲大洋洲国家企业的研发支出增加了151亿美元，在全球所占的比例从19.0%增加到了26.5%。这个趋势可能表示企业认识到，亚洲疫苗机会增长潜力更大，作为新兴国家市场的一部分，预计在2020年将超过发达国家[2,3]。亚洲的科学出版物和专利的增长率现在已经超过美国和欧洲，也反映了研发支出的趋势[4]。

这些生产商正加入全球疫苗生产和供应网络，不仅提供基础的扩大免疫规划(EPI)疫苗，也通过商业渠道向非洲、拉丁美洲和本区域内提供疫苗(如中国向拉丁美洲和非洲出口的脑膜炎球菌多糖疫苗；来自中国、日本和韩国的亚洲应用的减毒活和灭活Vero细胞乙脑疫苗；来自中国在亚洲应用的甲肝减毒活疫苗；来自印度和中国的国际应用的减毒和灭活流感大流行和季节性流感疫苗；来自越南的国际应用的口服霍乱疫苗。以前，亚洲生产商自己不在欧洲或美国销售新型疫苗，而是选择通过跨国公司销售其创新产品，如无细胞百日咳和水痘减毒活疫苗，然而，随着全球一体化，跨国公司收购亚洲生产商(如法国赛诺菲安万特收购印度的Shantha Biotechnics)；亚洲公司收购或从欧洲国家获得技术和分销权(如印度血清研究所收购荷兰Bilthoven Biologicals后提供灭活脊髓灰质炎疫苗；日本Astellas收购美国蛋白质科学的重组流感血凝素；泰国政府制药公司收购赛诺菲巴斯德的嵌合乙脑疫苗；印度生物埃文斯收购奥地利Intercell AG的乙脑疫苗；以及发达国家和亚洲的企业之间达成的疫苗共同开发协议(如，韩国Sumagen和加拿大西安大略大学共同开发基因调整的、灭活艾滋病毒疫苗；中国天津康希诺和加拿大麦克马斯特大学共同开发的分枝杆菌蛋白85A结核病候选疫苗；厦门万泰与法国赛诺菲巴斯德联合研制的通用流感疫苗；韩国SK化学公司和法国赛诺菲巴斯德共同开发的新型肺炎球菌结合疫苗)[2,4,5]。

亚洲公司作为该地区，或发展中国家被忽视的疫苗和改进疫苗的开发商和供应商，是一个新兴趋势。例如加拿大国家研究委员会和中国生物技术股份有限公司间制定了联合开发协议，涵盖流感嗜血杆菌A型B型结合疫苗；新型黏膜佐剂和幽门螺杆菌感染的治疗性疫苗；以及病毒和载体疫苗的细胞培养生产平台。韩国生产的生物仿制品(通用)英夫利西单抗现在已经在欧洲注册，亚洲地区生物制品向发达国家进行商业扩张迈向了一步。亚洲开始作为新型跨国疫苗公司，有广泛的研发、生产和分销能力基础，即使其他地区有现有公司的合并现象[6-8]。

同一国家内收入的巨大差别也导致有很大一部分人口可以接种自费疫苗。即使是经济上符合 GAVI 资助的国家(如印度),也有大量的家庭能够接种国家扩大免疫规划(Expanded Programme on Immunization,EPI)所不覆盖的疫苗,从而导致了疫苗接种的两层系统,这与医疗保健服务分公共-私人市场的情形相似。服务上述自费接种人群及外籍家庭的执业医师,一般都会遵循现行的美国、欧洲或澳大利亚的疫苗接种建议,或对接种程序作部分更改。

对于疫苗价值及其风险的认识在地区与国家之间也有很大的不同,从很高的接受程度甚至要求增加常规接种(例如,南亚和东南亚对乙脑疫苗)到一定程度的怀疑,对疫苗的怀疑程度甚至超过了欧美国家的程度。在过去的 20 年里,日本停止了对麻腮风联合疫苗、流感疫苗和乙脑疫苗儿童常规疫苗接种规划,并取消了针对青少年的人乳头瘤病毒(HPV)疫苗的推荐,原因是错误地认为一些偶合不良事件与疫苗有因果关联。日本要求所有疫苗不是肌内注射,而是皮下注射,也例证了日本用抗生素反复肌内注射导致的肌肉挛缩的不良反应外推到其他肌肉内施用的错误认识[9,10]。结果导致新佐剂疫苗的许可受到了阻碍,因为新佐剂疫苗是通过肌内注射的。随着信息的全球传播,像其他地方一样,发展中国家的中产家庭中,父母也已经开始关注儿童疫苗中的防腐剂硫柳汞成分。韩国父母拒绝常规乙脑疫苗接种,1994 年发生 7 起过敏性休克和神经系统疾病(包括 5 起死亡事件)后一些地区的疫苗接种率显著下降。这些事件不能排除与鼠脑疫苗的因果关联,引发了全国性争论,因此建立了疫苗不良事件报告制度和国家疫苗伤害赔偿制度,并引入了非神经原性组织培养乙脑减毒活疫苗[11]。

根据上述信息,我们试图描述一些共同的主题,强调有代表性的工作,以及对大家普遍感兴趣的特别问题进行阐述。因为本章中涉及的内容在其他章节已经阐述,我们不对区域关注的特定疫苗(如大流行流感及乙脑疫苗)或者对发展中国家而言普遍的疫苗接种议题(如围绕注射安全、麻疹和新生儿破伤风消除以及脊灰根除倡议、筹资机制)进行回顾。相反,我们重点介绍疫苗开发和免疫接种实施的其他方面,包括疫苗开发、批准、生产、推荐以及提供使用。我们也把焦点放在儿童疫苗、疫苗接种以及亚太区的部分国家上。

在亚太地区研发或为该地区开发的疫苗

日本是目前国际上使用的几种疫苗(包括无细胞百日咳疫苗和水痘减毒活疫苗)的开发创新者,其他地方如中国、印度、澳大利亚和越南也已经开发出用于地方性接种的新型疫苗(表 75.1),包括乙脑疫苗(JE)、汉坦病毒和首尔病毒相关肾综合征出血热(HFRS)、俄罗斯春夏脑炎、库阿撒鲁尔森林疾病、霍乱、严重急性呼吸综合征(SARS)和 Q 热。另外,新型麻疹减毒、流行性腮腺炎、甲肝、轮状病毒和经鼻接种的大流行流感 HIN1 病毒疫苗也已被开发应用于该地区。此外,新型疫苗如戊肝、肠道病毒 71 型(EV71)疫苗在国际上有潜在的广阔使用前景,它是该地区由包装产品和生产转为全面参与生物技术研究和临床开发的一个指标。

乙型脑炎疫苗

在亚洲国家已经开发并注册上市 5 种 JE 疫苗。在经济欠发达国家,广泛使用的第一代乳鼠脑(SMB)灭活疫苗已经被中国开发生产的在原代仓鼠肾细胞(PHK)培养的减毒活疫苗(SA14-14-2 株)迅速替代,在高收入国家,则使用 Vero 细胞培养的灭活疫苗(已在日本、中国、美国、澳大利亚、加拿大和欧洲上市)或使用黄热病-乙脑病毒重组疫苗。详见第 33 章。

森林脑炎疫苗

为了控制中国东北地区森林脑炎(tick-borne encephalitis,TBE)远东亚型的病例偶尔暴发,长春生物制品所开发出一种福尔马林灭活疫苗,疫苗株来自于人,名为森张株,在 PHK 细胞培养。几家欧洲生产商生产出中欧株 TBE 疫苗,在欧洲使用,详见第 59 章。

库阿撒鲁尔森林疾病疫苗

库阿撒鲁尔森林病病毒(Kyasanur forest disease vaccine,KFDV)是一种高致病性病毒,可引起人畜共患病 KFD,病毒属于黄病毒科,通过感染蜱(棘血蜱)传染,主要在其若虫期叮咬传播,主要表现为急性发热伴严重出血[12]。最初的描述是在印度卡纳塔克邦为中心的牧民和村民暴发,患者在森林中居住,认为局限于该州的 Shimoga 区。但是自从 1957 年报道以后,在印度其他地区,包括古吉拉特邦的库奇和索拉什特拉地区、安达曼群岛和西孟加拉邦也有报道。印度每年发病近 500 例 KFD 病例,2003—2012 年印度共有 823 例确诊病例,其中 28 例死亡。

在印度暴发疫情之后,已经开发了一些疫苗,包括福尔马林灭活的俄罗斯春夏脑炎病毒、俄罗斯春夏脑炎病毒鼠脑疫苗和组织培养连续传代的,但效力有

表 75.1　2014 年亚太国

国家或地区	BCG	HBV	DTP 联苗	Hib	脊灰	PCV/PnPS	Rota	登革热
澳大利亚	—	B	DTaP-Hib-HBV-IPV:2,4,6 个月;DTaP:18 个月;DTaP-IPV:4 岁;dTap,10~15 岁	2,4,6 个月,Hib-MenC:12 个月		PCV:2,4,6 个月;PCV:12~18 个月;PCV:12 个月(医学风险人群);PPS:4 岁(医学风险人群)	2,4,6 个月	
孟加拉国	B		DTP-Hib-HBV,6,10,14 周;TT,15 岁		OPV,6,10,14,38 周;IPV:14 周	6,10,18 周		
不丹	B	B	DTP-Hib-HBV,6,10,14 周;DTP:24 个月;Td:6,12 岁		OPV,B,6,10,14 周;IPV:14 周			
文莱	B	B,1,6 月	DTP-Hib,HBV,IPV:2,4,6 个月;DTaP,IPV:5 岁	Hib:1 岁	IPV,2,3,4 个月			
柬埔寨	B	1~7 天	DTP-Hib,HBV:6,10,14		OPV,6,10,14 周	6,10,14 周		
中国	B	B,1,6 月	DTaP,3,4,5,18 个月;DT,6 岁;DT:4 岁		OPV,3,4 个月,4 岁 IPV:2 个月;IPV:2,3 个月	—	—	
朝鲜	B	B	DTP-Hib-HBV,6,10,14 周;TT,3~4 岁		OPV,6,10,14 周;IPV:14 周			
中国香港	B	B,1,6 月	DTaP-IPV,2,4,6 个月,1.5 岁,基础 1 剂 dTaP,基础 6			2,4,6 个月,1.5 岁,基础 1		
印度	B	B,6~10 周,6 月	DPT-Hib-HBV,6,10,14 周;DTP:16~24 个月;5 岁;TT:10~16 岁;DTaP:6,10,14 周;16~18 个月;4~6 岁;TdaP,10~12 岁	6,10,14 周;16~18 个月	OPV:B,6,10,14 周;16~24 个月 IPV:14 周;IPV:6,10,14~18 周,16~18 个月;OPV:6,9 个月,4~6 岁	6,10,14 周;12~18 个月;PnPS:2~18 岁	6,10,14 周	
印尼	1 月,B-2 月	0~7 天	DTP-Hib-HBV,2,3,4,18 个月;Td:7~8,8~9 岁;DTP,2,3,4,18 个月;15~18 个月,5 岁	2,3,4,15~18 个月	OPV,B,1,2,3,4 个月;IPV,2,3,4 个月;IPV,2,4,6 个月;1.5~2,5 岁	2,4,6,12~15 个月	2,4,6 个月	9 个月 +×3
日本	7 月	2,3,7 月	DTaPIPV,3,4,5,18 个月	2,3,4 月,1 岁		2,3,4 月,1 岁	首剂 <15 周 ×2 或 ×3	
韩国	B 周	B,1,6 月	DTaP,2,4,6 个月;15~18 个月,4~6 岁;Td/Tdap,11~12 岁	2,4,6,12~15 月	IPV,2,4,6 个月;4~6 岁	2,4,6,12~15 个月	2,4 或 2,4,6 个月	
老挝	B	B	DTP-Hib-HBV,6,10,14 周;Td:15 岁		OPV,6,10,14 周;IPV:14 周	6,10,14 周		
马来西亚	B	B,1,6 月	DTP-Hib-IPV,2,3,5,18 个月;DT:7 岁;TT:15 岁			2~6 个月 ×1~3,12 个月	1.5~5 岁 ×2 或 ×3	

地区推荐的儿童疫苗[a]

MCV-风疹	水痘	脑膜炎球菌	乙脑	HPV	流感	甲肝	伤寒	狂犬病	肾综合征出血热
MMR,12个月;MMRV 18个月	学校10~15岁	Hib-MenC,12个月	1岁+,×3;每3年加强1次	学校12~13岁	6个月+(医学风险状况);6个月~5岁;15岁+(风险民族)	1~2岁×2			
M 15个月;MR 38周,15岁									
MR,9,24个月				12~18岁×2,6年级女孩					
MMR,12,18个月				13岁×3	<2岁				
9,18个月			SA14-14-2,9个月						
MR,8个月;MMR,18个月;MMR,4~5岁,M大学入学		A,6~18个月(多糖);AC,3,6岁(结合)	SA14-14-8个月,2岁;inactivated,8个月×2,2,6岁		6个月 to 8岁,×2	活,18个月;灭活,18个月,2岁			16~60岁×3
M,9,15个月			SA14-14-2,1岁						
MMR,1岁;MMRV,基础1	1岁	1岁			6个月,6岁				
9,16~24个月;MMR,9,15~18个月,4~6岁	15个月,4~6岁	2~18岁	SA14-14-2,9,16~24个月	10~12岁/9~26岁	6个月+每年	12,18个月,灭活;12个月,活	TCV,9~12个月,2~3岁	B+×3	
M,9个月,2,6岁;M,9个月;MMR,12个月,5岁	12个月+		12个月,24~36个月	10~18岁×3	6个月+	24个月+,×2	24个月+×3		
MR,1岁,5~7岁;腮腺炎,1,5~6岁	12,18个月		36,37个月,4,9岁		6个月~12岁,×2每年;13y+,1×每年	1岁+×3			
MMR,12~15个月;4~6岁	12~15个月		1~3岁×3,6岁,12岁;SA14-14-2,	12岁×2	6个月+,IIV,24个月+LAIV	1~3岁×2	PS,2岁+;oral,4~6岁×3-4		10岁+×2+1 booster
MR,9个月			活疫苗,9个月	10岁+6个月女孩,5年级					
MMR,9个月,2岁,复种10~16岁		ACWY,2~14岁							

国家或地区	BCG	HBV	DTP 联苗	Hib	脊灰	PCV/PnPS	Rota	登革热
蒙古国	B	B	DTP-Hib-HBV,2,3,4 个月;DT,7,15 岁		OPV,B,2,3,4 个月;IPV:取决于年龄	TBD		
缅甸	B-2 月	B,6,10,14 周	DTP-Hib-IPV,2,4,6 个月		OPV,2,4,6 个月;IPV:4 个月			
尼泊尔	B		DTP-Hib-HBV,6,10,14 周		OPV,6,10,14 周;IPV:14 周	6,10 周,9 个月		
新西兰	B(高风险)		DTaP-IPV-HBV-Hib,6 周,3,5 个月;DTaP-DTaP-IPV,4 岁;dTap,11 岁	15 个月		6 周,3,5,15 个月;PPS(高风险)	6 周,3 个月	
巴基斯坦	B	B,6,10,14 周	DTP-Hib-IPV,6,10,14 周		OPV,B,6,10,14 周;IPV:14 周	6,10,14 周		
巴布亚新几内亚	B	B	DTP-Hib-HBV:1,2,3 个月;TT 7,13 岁		IPV,3 个月;OPV 1,2,3 个月	1,2,3 个月		
菲律宾	B	B	DTP-Hib-HBV,6,10,14 周;Td,6,10 岁;DTaP-Hib-HBV,6~8,10~16,14~24 周;DTaP-IPV-Hib,12~18 个月;DTaP-IPV,4~6 岁;Tdap/Td,7~18 岁		OPV,6,10,14 周;IPV 14 周;OPV/IPV,6~8,10~16,14~24 周	6,10,14 周;6~8,10~16,14~24 周,12-15 个月	6~15,32 周;6~32 周,2 or 3	9 个月+×3
新加坡	B	B,1,5-6 月	DTaP,3,4,5 个月;1.5 岁;TdaP,10~11 岁	3,4,5 个月,1.5 岁	IPV,3,4,5 个月,1.5 岁;OPV 10-11 岁	3,5,12 个月		
斯里兰卡	B		DTP-Hib-HBV,2,4,6 个月;DTP,18 个月;DT,5 岁;Td,12 岁		OPV,2,4,6,18 个月,5 岁;IPV,4 个月			
中国台湾地区	5 月	B,1,6 月	DTaP-Hib-IPV,2,4,6 个月;1.5 岁;Tdap,5 岁			1,2,12~15 个月		
帝汶	B		DTP-Hib-HBV,6,10,14 周		OPV,6,10,14 周;IPV,4 个月			
泰国	B	B,1 月	DTP-HBV,2,4,6 个月;DTP 1.5,4 岁;Td,12 岁 6 年级;DTaP,2,4,6,18 个月;TdaP/DTaP,4~6 岁;TdaP/dT 11~12 岁	2,4,6,18 个月	OPV,2,4,6,18 个月,4~6 岁;IPV,2,4,6,18 个月,4~6 岁;IPV,年龄待定	2,4,6 个月,1~2 岁	2,4,6 个月;2,4 个月	9 岁+×3
越南[b]	B	B	DTP-Hib-HBV,2,3,4 个月;DTP 18 个月	9 月	OPV,2,3,4 个月			

A:为 2015 年 4 月推荐的程序。资料来源:地方政府和学术机构的调查。MMR 或各种组合可用于替代 M,因省份而异,取决于有哪一种疫苗:广西:8 个月接种 MR,18~24 个月接种 MMR;河北:8 个月 MR,18~24 个月 MM(麻疹+腮腺炎);浙江:8 个月 MM,18~24 个月 MMR,15 岁 MR;上海:8 个月 M,18~24 个月和 4 岁 MMR。*斜体*表示某些地区或群体的推荐;**粗体**表示可以选作国家免疫规划疫苗或为学术或执业协会的建议。

B:口服霍乱疫苗:在泰国 Thua Thien Hue 省要在 2~5 岁接种 2 剂。

续表

MCV-风疹	水痘	脑膜炎球菌	乙脑	HPV	流感	甲肝	伤寒	狂犬病	肾综合征出血热
M,9个月,1.5岁									
MMR,9,12个月;MR,7岁;M,6个月	12个月~9岁,×2	ACWY,2个月+×1	活,9,21个月	12+6月女孩	6个月+(慢性病)	12个月+×2			
MMR,9,12个月;MR,7岁					6个月~14岁(慢性病)	14个月,2岁			
MR,9,18个月									
MR,9,15个月			SA$_{14}$-14-2,12~23个月						
MMR,15个月;4岁	15个月;4岁	C(高风险)		9~14岁×2,15~26岁×3	6个月+(风险)	×2(风险)			
M:9,MMR,12个月,MR,6岁,M,9~12个月,MMR,12~15个月,16~72个月	12~15个月,18个月~6岁		9个月,18岁	×2,年龄未明确说明,9~18岁×3	6个月+	1~2岁×2			
MMR:12,15~18个月				9~26岁女性					
MMR,1,3岁			SA$_{14}$-14-2,12个月						
MMR,12个月,5岁	1岁		15个月×2,27个月,5岁		6个月+	12,18个月			
MR,9,18个月									
MMR,9~12个月;2.5岁	MMRV,1~2,2.5~6岁		9~12个月×2,2.5岁;9~18个月×2;2~2.5岁	9~12岁×2,女性,5~6年级×2	6个月~12岁,6个月~2岁	1~12岁×2			
M,9个月,MR,18个月			12个月×2				3岁		

注:aP:无细胞百日咳;B:出生;BCG:卡介苗;DTP:白喉、破伤风、百日咳;HBV:乙肝疫苗;HepA:甲型肝炎;Hib:b型流感嗜血杆菌;HPV:人乳头状瘤病毒疫苗;IPV:脊髓灰质炎灭活疫苗;JE:乙型脑炎;M:麻疹;MCV:含麻疹疫苗;Men:脑膜炎球菌;MMR:麻疹、腮腺炎、风疹;OPV:口服脊髓灰质炎病毒疫苗;PCV:肺炎球菌结合疫苗;PnPS:肺炎球菌多糖;R:风疹;Rota:轮状病毒;TBD:待定,TCV:伤寒结合疫苗。

限[13]。在以印度卡纳塔卡邦为中心的接触森林的牧人及村民中,蜱传黄病毒感染已经成为严重出血热暴发的常见病因。最后,开发了一个鸡胚成纤维细胞培养的灭活疫苗,1990—1992 年在 72 个被感染的村庄中做了一项大规模现场试验,结果发现,接种过一剂次疫苗的人群发病率是 14/9 072(0.15%),接种过两剂次疫苗的人群发病率是 10/21 083(0.047%),没有接种过疫苗的人群发病率是 325/37 373(0.870%),疫苗效力分别是 82.4% 和 94.8%[14]。随后国家动物卫生和兽医生物制品、Hebbal,Bangalore 研究所将疫苗商业化生产,主要针对卡纳塔克邦开展了预防接种工作。自 1990 年以来,Shimoga 和邻近地区每年都针对 7~65 岁的人群接种疫苗,间隔一个月接种 2 剂。6~9 个月后定期接种加强剂。

但最近的观测表明,疫苗的真实效果低于之前的报道,特别是一剂的效果,整体接种率也很低。2005—2010 年期间,仅接种两剂基础免疫的人效果为 62.4%(95% CI,26.1%-80.8%),接种两剂基础免疫和 1 剂加强免疫的人效果为 82.9%(95% CI,71.3%-89.8%)[9]。此外,2011 年 4 月和 5 月的免疫接种未能预防 2011 年 12 月至 2012 年 3 月在 Shimoga 的暴发[15]。需要调查疫苗效力低和接种率低的原因,并进一步确定实现有效控制的疫苗接种方案。目前正在研究新的疫苗(如嵌合疫苗或病毒蛋白亚单位疫苗),有可能取代目前的疫苗。

其他地区,1985 年从中国云南省一名有急性发热病患者分离到一株与 KFDV 几乎相同的毒株。血清流行病学研究表明,中国西南部地区可能有 KFDV(或南尖音病毒或相关的蜱传病毒)[16]。1995 年,从沙特阿拉伯的发热病患者分离出一株与 KFDV 相似的病毒,称为 Alkhurma 出血热病毒[17]。暴露于 Ornithodoros savignyi 蜱的绵羊和骆驼的驯养者中共发病 10 例,其中 2 例死亡。目前已证实该病在沙特阿拉伯的传播范围比以前想象得要广。

蜱传疾病是"地方性疾病",KFD 病毒本身如果传播,很可能在当地传播。然而,在其他地方也发现与蜱传病毒抗原有关的病毒,如 Alkhurma 出血热病毒,表明由于公共卫生需要,KFD 疫苗有可能有更广的应用需求。

汉坦病毒疫苗

肾综合征出血热(hemorrhagic fever with renal syndrome,HFRS)是由啮齿动物携带的本雅病毒引起的在亚洲广泛传播的动物源疾病,引起一种泛嗜性感染,表现为明显的毛细血管出血、间质性肾炎,病死率为 3%~10%,直到最近 10 年,每年在韩国引起超过 1 000 例的病例,在中国每年的病例超过 10 万例[18]。虽然该疾病在俄罗斯及亚洲的部分地区被认为暴露于鼠的田野及森林栖息地的农民、士兵及其他人员中会发生散发及偶尔流行,但在西方却直至在朝鲜战争中,因为数以千计的士兵发病及死亡才被大家所认识,当时该种疾病被描述为朝鲜出血热。人们对该病原体不了解,直到 1976 年,才从被剥皮的被称作黑线姬鼠的田鼠中分离到一种新的病毒(因为汉河而被命名为汉坦病毒),已证明该鼠在亚洲大部分地区为主要的病毒宿主。后来,一种相关的布尼亚病毒科的汉城病毒,从黑鼠和褐家鼠中分离到,由此解释了为何在城市地区偶尔会发生 HFRS 病例及暴发。近来,新诺柏病毒(Sin Nombre)及相关的汉坦病毒在西半球被发现,一些接触感染的啮齿动物可导致少数病例的发生,并且以明显的肺部病变为特征。全球已经描述了众多汉坦病毒。

HFRS 的公共卫生威胁导致中国公共卫生部门宣布 HFRS 是仅次于乙型肝炎的第二大威胁,从 1991 年开始,几家中国疫苗制造商使用 SMB、原代沙土鼠肾细胞(GKCs)或 PHK 细胞生产 HTN 或 SEO 病毒单价灭活疫苗,GKC 疫苗用 β-丙内酯灭活,另两种用福尔马林灭活,之后开发出 Vero 细胞疫苗。1994—2000 年在中国 9 个 HFRS 高发省份进行了疫苗评价。

GKC 疫苗按照 0、7 天和 28 天接种后,70.0% 的受试者血清抗体出现阳转中和抗体滴度达到了具有保护性滴度的水平。间隔 1 年加强后,血清转化比例上升到 91.2%。在接种后 2 年和 3 年时分别下降到 59.0% 和 38.9%[19]。

用 GKC 疫苗进行的随机、对照、三臂试验中,受试者在 1 岁时接种三剂基础和一剂加强剂次,在 7 866 名年龄、性别和居住地匹配的受试者中观察到 18 例 HFRS 病例,在 10 196 名相似年龄(16~60 岁)的未接种受试者中观察到 23 例 HFRS 病例,在 76 个月随访中,7 866 名疫苗接种者的保护效果为 100%(95% 的置信下限为 81.94%,$P=0.000\ 03$,累积二项概率)。在三剂基础免疫和加强免疫之间的一年中,接种组无发病,未接种组和对照组分别发病 9 例和 10 例,在对照组和未接种组的 41 例病例中,HTN 病毒感染 24 例,SEO 病毒感染 13 例,血清型不确定的病毒感染 4 例。因此,单价 GKC HTN 病毒疫苗不仅对同源病毒有保护,而且对 SEO 病毒有交叉保护作用。试验期间未发现与疫苗相关的严重不良事件,3.78% 的疫苗受种者出现轻微的局部和全身反应。

仓鼠肾细胞（PHK）疫苗与 SMB 疫苗的效力相似。在一项非随机试验中，在 40 457 名疫苗接种者中发现 1 例 HFRS 病例而在未免疫的 47 313 个体中则发现 53 例病例，疫苗保护者减少 97.81% 发病率。对于 MBV 而言，接种与未接种个体的发病率分别为 3.71/10 万（1/26 942）和 97.98/10 万（34/34 699），下降率为 88.45%。在 HKV 接种者中的 1.57% 及 MBV 接种者中的 3.26% 中观察到轻微不良反应[21,22]。

通过梯度密度超速离心或色谱纯化技术，开发和改进了 HTN 和 SEO-GKC- 和 PHK 二价疫苗，结果具有更高的免疫原性和更少的不良反应，纯化的 GKC 二价疫苗在间隔 14 天接种两次后，HTN 病毒和 SEO 病毒中和抗体血清阳转率分别为 95.4%（83/87）和 93.1%（81/87），在 6 个月接种加强剂后，则分别为 96.3%（78/81）和 95.1%（77/81）。仅观察到轻微反应，1.72%（14/812）的接种者出现局部反应，2.83%（23/812）的接种者出现全身反应[23]。纯化二价 PHK 疫苗间隔 14 天接种 2 次后，分别有 87.4%（90/103）和 89.3%（92/103）的受试者出现 HTN 病毒和 SEO 病毒的中和抗体阳性转化。在 6 个月加强剂后，则分别为 93.3%（84/90）和 92.2%（83/90）。396 名接种者未见全身反应，2 例（0.5%）出现轻微局部反应[24]。

在 225 576 名受试者（16~60 岁）中，对纯化双价 GKC 疫苗进行了保护效力试验；112 143 人间隔 14 天接种两剂基础免疫疫苗，6 个月后接种 1 剂加强剂；113 433 人未接种疫苗。两组年龄分布相似。随访 3 年，未接种组观察 337 812 人，HFRS 发病 22 例，发病率为 6.51/10 万，而接种组观察 334 086 人，无发病，发病率下降 100%[25]。

一些生产商已将生产工艺从沙鼠或仓鼠原代细胞改为连续传代的 Vero 细胞。纯化二价 Vero 细胞疫苗，成人志愿者间隔 14d 接种两次，诱导的 HTN 病毒和 SEO 病毒中和抗体血清阳转率分别为 90.12%（73/81）和 91.35%（74/81）[7]。轻度全身性反应发生率为 3.66%（12/328），局部轻微反应发生比例为 1.83%（6/328）[26]。二价 Vero 细胞纯化疫苗的免疫原性和安全性在儿童和老年人相似[27]。

基于上述数据，二价纯化 GKC—、PHK—和 Vero 细胞疫苗的推荐程序为：两剂基础免疫间隔 14 天，6 个月加强免疫一次。

对 GKC 疫苗长期效果进行了评估，共计 24 556 名 16~60 岁成人，位于陕西省高流行区的 21 个村庄[28]。对接种组和未接种组 HFRS 发病率进行了比较：接种后前 5 年两组分别为 0.06%（4/6 828）和 3.09%（27/875）；第 6~10 年分别为 0.18%（10/5 707）和 1.53%（28/1 827）；11~14 年分别为 0.11%（5/4 673）和 0.96%（26/2 719）；15~17 年为 0.29%（5/1 713）和 2.80%（6/214）。因此 4 个时间段疫苗的效率估计为 98.06%、88.24%、88.54% 和 89.64%。但低估了有效性，因为 36 例发病年份不明，均在未接种疫苗组，且未纳入分析。总发病率在未接种组为 0.13%（24/18 921），接种组为 2.18%（123/5 635），减少了 94.04%[28]。

1995—2005 年一价 PHK SEO 疫苗也是 SEO 病毒为主的流行区，在 15~60 岁成人进行了长期研究[11]。仅在 0、7 天和 28 天接种了基础免疫剂次，没有接种加强剂次，疫苗组 1 467 188 名受试者，发生七例肾综合征出血热，发病率为 0.48/10 万。对照组 6 379 278 人，发病 412 例，其中发病率为 6.46/10 万，研究的 11 年期间接种组发病率平均减少 92.61%（95%CI，87.09%-98.13%）。接种后第一年疫苗效果估计为 100%，第二年为 95.56%，第 11 年为 92.61%，其他年份的降幅约为 92%[29]。

韩国也开发了单价（汉坦病毒株）SMB 疫苗，可用于风险人群。随着疫苗的引进，在过去的 10 年里，中国和韩国 HFRS 的发病率出现下降，而更为重要的原因是，由于农村经济的发展使得居住环境改善、谷物的丰收及其存储方式的改善、城镇化加速，减少了对啮齿动物群体的暴露。这一趋势在快速发展的中国东南地区表现非常明显，而且这种趋势极可能在其他地区发展下去，从而降低疾病发病率，而且，有可能流行的省份常规免疫接种将会停止。

亚太地区开发的其他新疫苗

参见表 75.2。

甲型肝炎减毒活疫苗

在中国已开发出基于 H2 与 LA-1 毒株的两种类似的减毒活疫苗，和基于 Shanghai S-191 及 Changchun-47 株的麻疹疫苗，这些疫苗都在中国注册使用，并出口使用。

越南国立卫生与流行病学研究院开发出一种口服双价 O1-O139 灭活霍乱全菌体疫苗，目前由 VABIOTECH 公司生产供应，该公司为河内第一疫苗与生物制品公司[16-18]。两种疫苗菌在国内外均有使用。同样，中国和印度也基于本土毒株开发了轮状病毒疫苗在国内应用。EV-A71 在亚洲和澳大利亚出现了大的季节性流行，导致数百万发病，由于托儿所和学校封闭而造成了广泛的社会混乱。季节性流行的范围和影响促使中国、马来西亚、新加坡和日本开始疫苗开发，疫苗开发为政府重点工作，一些国家还给

表 75.2　亚洲地区部分生产商及其生产的疫苗[a]

国家或地区	病毒疫苗	细菌疫苗及儿童联合疫苗
澳大利亚		
Seqirus	流感灭活裂解疫苗	贝氏柯克斯体灭活疫苗
中国		
北京民海	灭活脊灰疫苗（Sabin 株）	Hib-TT 结合疫苗，DTaP-Hib
北京绿竹		A 和 C 群脑膜炎球菌多糖结合疫苗；ACYW135 群脑膜炎球菌多糖疫苗；A 和 C 群脑膜炎球菌-Hib 多糖结合疫苗
北京 Sanroad（祥瑞）		A 和 C 群脑膜炎球菌多糖结合疫苗
长春百克（BKHT）	水痘（Oka 株）减毒活疫苗，Vero 细胞狂犬病疫苗	
长春长生	流感灭活裂解疫苗，H1N1 流感大流行疫苗，2BS 细胞培养的冻干甲肝减毒活疫苗（LA1），Vero 细胞狂犬病冻干疫苗，PHK 细胞培养的狂犬病冻干疫苗，Oka 株水痘冻干减毒活疫苗	DTaP；A 和 C 群脑膜炎球菌多糖疫苗；ACYW135 群脑膜炎球菌多糖疫苗
中国生物制品集团公司下属：北京-天坛生物，长春生物制品研究所，成都生物制品研究所，兰州生物制品研究所，上海生物制品研究所，武汉生物制品研究所	3 价 OPV 减毒活疫苗，Sabin 株脊灰灭活疫苗；季节性流感灭活疫苗；H1N1 流感大流行灭活疫苗；MMR 减毒活疫苗，MM（麻腮）减毒活疫苗，MR（麻疹和风疹）减毒活疫苗，S-192 或长 47 株麻疹减毒活疫苗，S79 株腮腺炎减毒活疫苗，BRDⅡ株风疹减毒活疫苗，重组酵母乙肝疫苗，H-2 株 2BS 细胞冻干甲肝减毒活疫苗，LA-1 株 2BS 细胞冻干甲肝减毒活疫苗，H-2 株液体甲肝减毒活疫苗，LA-1 株液体甲肝减毒活疫苗，甲肝灭活疫苗，Oka 株 MRC-5 细胞培养的水痘冻干减毒活疫苗，PHK 细胞乙脑减毒活疫苗，LLR 株小牛肾细胞轮状病毒减毒活疫苗，Senzhang 株 PHK 细胞森林脑炎灭活疫苗	DTaP 吸附疫苗，DT 吸附疫苗，TT 吸附疫苗，DT 吸附疫苗，伤寒 Vi 多糖疫苗，冻干 A 群脑膜炎球菌多糖疫苗，冻干 A 和 C 群脑膜炎球菌多糖疫苗，钩端螺旋体病灭活疫苗，卡介苗，冻干布氏菌病减毒活疫苗，治疗用冻干 BCG PS+ 核酸，冻干鼠疫减毒活疫苗，冻干炭疽减毒活疫苗，Hib-TT 结合疫苗，23 价肺炎球菌多糖疫苗
成都康华	狂犬病灭活疫苗	ACYW135 群脑膜炎球菌多糖疫苗
重庆智飞		Hib 结合疫苗，AC 群脑膜炎球菌多糖疫苗，AC 群脑膜炎球菌结合疫苗，AC 群脑膜炎球菌-Hib 结合疫苗
大连汉信	季节性流感灭活疫苗，重组酵母乙肝疫苗	
大连 Aleph	季节性流感灭活疫苗，H1N1 流感大流行灭活疫苗	
广州 Promise（诺诚）	Vero 细胞狂犬病灭活疫苗	
华北	重组 CHO 细胞乙肝疫苗	
华兰生物	季节性流感灭活疫苗，H1N1 流感大流行灭活疫苗，重组酵母乙肝疫苗	ACYW135 群脑膜炎球菌多糖疫苗
江苏 Simcere Vax Tech	季节性流感灭活疫苗	
吉林迈峰	Vero 细胞狂犬病灭活疫苗	
吉林亚泰	PHK 细胞狂犬病灭活疫苗	
昆明研究所	OPV，Lv-8 株 KMB-17 细胞培养液体甲肝减毒活疫苗，H-2 株 KMB-17 细胞培养冻干甲肝减毒活疫苗，Lv-8 株 KMB-17 细胞培养甲肝灭活疫苗	
辽宁成大	PV2061 株 Vero 细胞狂犬病疫苗，P3 株 Vero 细胞乙脑灭活疫苗	
宁波荣安	aGV 株 Vero 细胞狂犬病疫苗	

续表

国家或地区	病毒疫苗	细菌疫苗及儿童联合疫苗
上海联合细胞生物技术公司		口服霍乱 rB 亚单位全菌体疫苗
深圳康泰	重组酵母乙肝疫苗	
深圳赛诺菲巴斯德[b]	季节性流感灭活疫苗	
科兴	季节性流感灭活疫苗,H1N1 流感大流行灭活疫苗,H5N1 铝佐剂流感灭活疫苗(NIBRG-14 A/VietNam/1194/2003(H5N1) RG),Hm175 株甲肝灭活疫苗,甲乙肝联合灭活疫苗,EV-A71 灭活疫苗	
科兴(大连)	腮腺炎减毒活疫苗	
沃森		Hib-TT 结合疫苗,A 群脑膜炎球菌多糖疫苗,AC 群脑膜炎球菌多糖疫苗
无锡罗艺	2 价 Vero 细胞肾综合征出血热灭活疫苗	冻干 A 和 C 群脑膜炎球菌多糖结合疫苗
云南沃森		Hib-TT(58534)结合疫苗,A 和 C 群脑膜炎球菌多糖结合疫苗,ACYW135 群脑膜炎球菌多糖结合疫苗
浙江普康	甲肝减毒活疫苗	
浙江天元[b]	流感灭活疫苗(季节性和大流行 H1N1),2 价原发性沙土鼠肾细胞肾综合征出血热灭活疫苗(Z10,Z37),PHK 细胞乙脑灭活疫苗(SA14-14-2)	AC 流脑多糖疫苗,ACYW135 群脑膜炎球菌多糖疫苗
浙江威信	腮腺炎减毒活疫苗(S79 株),2 价 Vero 细胞肾综合征出血热灭活疫苗	
中科	aGV 株 PHK 细胞狂犬病灭活疫苗	
印度		
Bharat Biological E	Vero 细胞狂犬病疫苗,三价 OPV,重组乙肝疫苗,人类新生儿 116E 株轮状病毒减毒活疫苗,821564 印度株 Vero 细胞乙脑灭活疫苗,MDCK 细胞 H1N1 流感大流行灭活疫苗	TT,DT,DTP,DTP-HiB,DTP-HBV,DTP-HBV-Hib-TT,Hib-TT,伤寒多糖结合疫苗
E 生物制品公司	乙肝疫苗,Vero 细胞乙脑灭活疫苗	TT,Td,DTP-HBV-Hib-TT
生物医学	三价 OPV	伤寒多糖和结合疫苗,Hib 结合疫苗,ACWY 群脑膜炎球菌多糖疫苗
Coonoor 巴斯德印度研究所	Vero 细胞狂犬病疫苗	DTP,TT,DT
Hafficine	OPV1,OPV1+3,三价 OPV,MRC5 或原代猴肾细胞培养	
绿色生物		BCG
印度生物制品公司	重组乙肝疫苗,Vero 细胞狂犬病灭活疫苗	DTP,TT,DT
Panacea	OPV1,OPV3,三价 OPV,重组乙肝疫苗	DTP,DTP-HBV,DTP-Hib-CRM197 多糖结合疫苗,DTP-HBV-Hib-CRM197 多糖结合疫苗
印度血清研究所	H1N1 流感大流行减毒活疫苗,重组乙肝疫苗,麻疹减毒活疫苗(EZ 株),风疹减毒活疫苗(RA27/3 株),MR 减毒活疫苗(EZ、RA27/3 株),MMR 减毒活疫苗(EZ、L-Zagreb、RA27/3 株),灭活脊灰疫苗	BCG,TT,DT,DTP,DTP-HBV,DTP-Hib,DTP-HBV-Hib,Td,Hib-TT 多糖结合疫苗,A 群脑膜炎球菌-TT 多糖结合疫苗

续表

国家或地区	病毒疫苗	细菌疫苗及儿童联合疫苗
三坦生物	重组乙肝疫苗	TT,Hib-TT 多糖结合疫苗,DTP-HBV,DTP-Hib,DTwP-HBV-Hib,口服热及福尔马林灭活霍乱全菌体疫苗(O1 古典和埃尔托生物型和 O139 株)
Zydus Cadila	H1N1 流感大流行灭活疫苗,原代鸭胚细胞狂犬病疫苗,四价季节性流感灭活疫苗	
印尼		
生物制药	季节性流感灭活疫苗,三价 OPV,OPV1,OPV1+3,重组乙肝疫苗,麻疹减毒活疫苗(CAM-70 株)	BCG,TT,Td,DT,DTP,DTP-HepB,DTP-HepB-Hib
日本		
Daichi Sankyo-Kitasato	流感灭活裂解疫苗(四价鸡胚季节性和大流行 H1N1,H5N1),H5N1 流感大流行,MDCK 细胞麻疹减毒活疫苗(AIK-C 株),风疹减毒活疫苗(Takahashi 株),腮腺炎减毒活疫苗(Hoshino 株),MR 减毒活疫苗	TT,DTaP,DTPIPV(进口)
Denka-Saiken	流感灭活裂解疫苗(四价鸡胚季节性和大流行 H1N1,H5N1)	TT,多价钩端螺旋体疫苗
Handai-Biken	流感灭活裂解疫苗(四价鸡胚季节性和大流行 H1N1,H5N1),麻疹减毒活疫苗(Tanabe 株),风疹减毒活疫苗(Matsuura 株),MR 减毒活疫苗,水痘减毒活疫苗(Oka 株),Vero 细胞乙脑灭活疫苗(北京株)	TT,DT,DT 类毒素,DTaP,纯化 DTP-IPV(Sabin 株)
日本卡介苗		BCG
Kaketsuken	流感灭活裂解疫苗(四价鸡胚季节性和大流行 H1N1,H5N1),EB66 细胞培养 H5N1 流感大流行疫苗,重组酵母乙肝疫苗,甲肝灭活疫苗,细胞培养狂犬病疫苗,LC16m8 株天花疫苗,Vero 细胞乙脑灭活疫苗(北京株)	TT,DT,DTP,DTaP,DTP-IPV(Sabin 株)
Takeda	麻疹减毒活疫苗,腮腺炎减毒活疫苗,风疹减毒活疫苗,MR 减毒活疫苗,H5N1 Vero 细胞流感大流行疫苗	TT,DT
韩国		
Berna	重组乙肝疫苗,甲肝类病毒颗粒疫苗	DTwP-HepB-Hib
保宁制药	SMB 乙脑灭活疫苗,北京株 Vero 细胞乙脑灭活疫苗	DTaP,伤寒口服多糖疫苗
CJ 公司	细胞培养天花疫苗	
Daewoon	IPV	DTP
绿十字	流感灭活疫苗(季节性和大流行 H1N1),MF-59 佐剂大流行流感 H1N1 灭活疫苗,重组乙肝疫苗,SMB 肾综合征出血热灭活疫苗(ROK84-105 株),水痘减毒活疫苗(MAV/06 株),乙脑 SMB 疫苗,北京株 Vero 细胞乙脑灭活疫苗	DtaP
II 杨药物	四价季节性流感灭活疫苗	
LG 生命科学	重组乙肝疫苗	DTaP,Hib-TT 结合疫苗
SK 化学	三价流感灭活亚单位疫苗,四价流感 MDCK 细胞灭活亚单位疫苗,重组乙肝疫苗	DTaP,Td
缅甸		
医药研究部门(DMR)	重组乙肝疫苗,Vero 细胞狂犬病疫苗	

续表

国家或地区	病毒疫苗	细菌疫苗及儿童联合疫苗
巴基斯坦		
CIRIN	Vero 细胞狂犬病疫苗	
中国台湾		
Adimmune	流感灭活裂解疫苗（季节性和大流行 H1N1），SMB 乙脑灭活疫苗（Nakayama 株）	TT
CDC		BCG，TT，DT，dT
泰国		
政府药物组织[b]	H1N1 流感大流行减毒活疫苗，SMB 乙脑灭活疫苗（北京株），Vero 细胞狂犬病疫苗，三价 OPV，麻疹，MMR，DTwP-HepB，YF17d 乙脑嵌合重组活疫苗（赛诺菲技术转让）	
Saovabha 皇后纪念研究院		BCG
越南		
IVAC	SARS 灭活病毒	BCG，TT，Td，DTP
POLYVAC	OPV，麻疹疫苗，MR（Daiichi-Sankyo 技术转让）	
Vabiotech	SMB 乙脑灭活疫苗（北京 1 株或 Nakayama 株），重组酵母乙肝疫苗，甲肝灭活疫苗，水痘疫苗（绿十字技术转让），风疹（印度血清研究所技术转让）	口服霍乱热和福尔马林灭活全菌体及共调节菌毛毒素疫苗（O1 古典和埃尔托生物型和 O139 株），BC 群脑膜炎球菌疫苗（Finlay 技术转让）

[a] 资料来自对各国政府及厂家的调查，截至 2015 年 4 月。
[b] 主要为跨国公司合作／投资。

与了支持，比如流感大流行性疫苗的研发。中国食品药品监督管理局批准了一个大肠杆菌表达的戊型肝炎衣壳多肽病毒样颗粒疫苗，为亚洲开发并注册的第一个新型重组人疫苗。可预见，疫苗在非洲、南亚甚至可能在发达国家中免疫功能低下的人群中具有应用潜力。

临床开发与批准法规

这一地区新疫苗开发的进步体现在开展临床试验能力的成熟和更强的监管过程和能力，包括药物警戒系统的改善。除此之外，因为低成本和临床试验申请精简监管部门批准。国际公司也越来越多地在亚洲国家开展临床试验，因为这里的成本低，申请临床试验后的监管批准流程简单。国际研究合同组织在很多国家开展试验，本地基础设施的发展使得当地能够更好地按照人用药品注册技术要求国际协调会（International Conference on Harmonisation of Technical Requirements for Registration of Pharmaceuticals for Human Use）和药品临床试验质量管理规范（GCP）标准进行试验，因此可能会有更多的试验在该地区开展。

与欧洲不同，亚洲国家没有一致的法规批准程序。也不像拉丁美洲那样有区域性的公共卫生实体组织，泛美卫生组织（the Pan American Health Organization，PAHO）管理着区域疫苗接种规划，也提供某些合格疫苗的集中采购。1992 年，由文莱达鲁萨兰国、柬埔寨、印度尼西亚、老挝、马来西亚、缅甸、菲律宾、新加坡、泰国和越南十国组成的东盟（Association of Southeast Asian Nations，ASEAN），启动亚区域法规一致性计划，以期减少在技术需求及对药物审评流程上的差别[30]。最初是在联盟的自由贸易协定（the association's free trade agreement，AFTA）下开始的一体化，以去除区域贸易的壁垒。1999 年成立药品工作组，目的是协调药品监管，消除贸易的技术壁垒，同时不影响产品质量、效力和安全性。最终，类似于欧洲的亚区域相互承认程序成为可能。重要的是，在 ASEAN 共同技术档案（the ASEAN Common Technical Dossier，ACTD）管理下，假如疫苗已经在他处获得一定管理机构的批准及上市，就不再需要地方临床试验（如下文）。与之相反，中国、印度、日本、韩国等国家和地区的国家法规部门（the national regulatory authorities，NRA）则要求在注册之前或之后做临床试验。其他国家，可能不需要当地居民的数据就可以注册，但在讨论决定是否将疫苗纳入国家免疫规划时，这些本土数据则很重要。例如登革热是一种特殊的区域性紧急卫生问题，在考虑在亚太地区首先注册该疫苗，由单个国家机构根据基准要求率先注册并签发药品证书。该项项目是非政府组织、登革热疫苗倡议和世界卫生组织、发展中国家疫苗管理网（DCVRN）之间的合作。WHO通过DCVRN一直在积极努力协调包括中国、印度和印度尼西亚在内的国家的程序，将这些监管机构纳入WHO的资格预认证体系，促进其产品批准并供应GAVI以及联合国儿童基金会（UNICEF）。

由于地域（种族、民族或环境）不同，可能会影响到对该地人群的免疫应答，因此地方临床试验要求进一步证明疫苗在当地使用的安全性和免疫原性。基于药物动力学与药效学的差异，疫苗引起的免疫应答与疾病风险一样地备受关注。例如，在亚洲对于肺炎球菌结合疫苗抗体应答的研究发现，与欧洲或历史前期数据相比，在菲律宾及中国台湾婴儿中有较高的接种前及接种后抗体滴度。与美国相比，韩国基线水平受试者脑膜炎球菌血清W135群多糖的血清阳性比例要高得多[32-34]。虽然这些不同的基础可能是由于在生命早期暴露于抗原或交叉抗原引起（因为宿主微生物群的地区差异），但是已经观察到遗传限制性应答，如乙肝、麻疹、天花、风疹、Hib和其他抗原。口服轮状病毒疫苗则发现了基因可决定病毒黏附或受体结合分子[35-38]。从免疫后不良事件角度来看，一些受试者在接种H1N1佐剂流感大流行疫苗后发生嗜睡症，说明遗传背景是一种辅助因子。

本区域有许多例子，其监管系统和流程已经明显妨碍了新型疫苗的引进。中国要引进国际注册的在其他国家和地区已经广泛使用的产品，尽管已经存在大量的审查程序，仍然需要在中国进行整个临床开发项目，包括一期临床研究，结果导致国际开发的疫苗（而不是国内开发的疫苗）的注册可推迟十年或更长。国家药典中的规定不同于已有的药典规范。因此导致一些公认辅料或方法不再适用，因此也阻碍了国外产品的注册，或在修订药典后，导致了先前已经注册的产品退出市场。本地临床试验的过程也阻碍了已上市或新产品的引进（例如，2013年印度最高法院下令暂停正在进行的临床试验，并对先前批准的试验进行重新审查，随后对临床试验指南进行了全面修订，导致所有企业赞助的临床试验活动暂时停止），可能包括知情同意过程的视频记录，新的保险要求以及《药品和化妆品法》提出的进一步的修正案，这些修正案可能会对定义不清的违规行为对审判调查人员施以刑事处罚，这会进一步限制审判活动。中国和印度尼西亚对研究对象临床样本的出口实行严格限制，因此，要求在当地建立经过验证的实验室和程序，这又是一个障碍，导致这些国家的临床试验滞后，或不在这些国家和地区开展临床试验。不管是由于缺乏经验、缺乏训练有素的人员、贸易保护，或是由于其他原因，该区域各国的行政机制拖延了已验证了效果的疫苗注册，否则，如果更及时地引进疫苗，可以预防大量的发病和死亡。

本章不讨论个别国家对临床试验的监管要求，这部分内容请参考疫苗学的早期版本。

疫苗生产

在亚太地区，政府在疫苗的生产方面所发挥的作用要大于其他地区的政府，虽然存在着对私营或国有企业（state-owned enterprises，SOE）（如政府拥有的公司）的权力下放（如已私营化的澳大利亚联邦血清实验室及目前在中国作为SOEs运行的6家主要的疫苗研究所）（表75.2）。虽然私营生产有所增加，特别是在中国和印度，但在其他许多国家，国有及地方政府的疫苗生产一直是国内使用疫苗的重要来源，如泰国的政府药物办公室、菲律宾的热带医学研究院、印度尼西亚的Biofarma，越南的国立卫生与流行病学研究院，以及在印度的中央调查研究院与许多地方政府的研究机构。这些机构及其他机构也对国际生产商提供的大批疫苗原液进行分装及分发。亚太区域的几家私营及SOE生产商是发展中国家疫苗生产网络的成员，该网络是一个国际联合会，对发展中国家生产商所面对的共同挑战进行识别并寻求解决办法[2,4,8,40]。

一些生产商（包括位于5个亚太国家的12家）已通过WHO预认证，可以生产并为UNICEF、PAHO和GAVI供应一些疫苗（例如五价DTP联合疫苗、口服脊灰疫苗、灭活脊灰疫苗、乙肝、狂犬病、流感、口服霍乱和含麻疹组分的疫苗），或他们可以向该地区其他国家出口疫苗。廉价且供应可靠的全细胞百白破（DTwP）和Hib-HepB联合疫苗，主要由印度和韩国生产商提供，促进了经济上欠发达国家将Hib抗原纳入国家免疫程序，这些国家不会引入单价疫苗。同样，印度生产商提供的麻疹和含麻疹疫苗，是拉丁美洲消灭麻疹的关键，如果没有亚洲区域生产商的供应，消灭脊灰也不可能实现，亚洲生产商也为海地、巴基斯坦和其他国家的霍乱疫情控制提供口服霍乱疫苗，是这些生产商的能力日益增强和全球对它们有依赖的一个重要例子。

WHO预认证要求生产和厂房必须满足WHO的GMP审查要求，还要求对免疫后不良事件进行监测报告、分析。后者是许多国家难以通过WHO预认证的主要障碍。WHO蓝图和其他疫苗安全相关指南将会有助于提高该地区疫苗有关的药物警戒，促进预认证工作。

中国的中国生物技术股份有限公司（China National Biotec Group）是该国疫苗的主要供应商，提供了82%的公费疫苗和28%的自费疫苗。该集团由12个生产基地组成，生产大约40种产品，包括第一批通过WHO预认证的中国产的乙脑疫苗（SA14-14-2），其他私营企业主要就自费疫苗在当地疾病预防控制中心和医院进行竞争。

东盟共同体主要是中低收入国家，区域内疫苗安全一直是个焦点，体现在建立了东盟药物、诊断和疫苗创新网络，注重卫生技术开发、疫苗生产协作与区域内疫苗采购，类似于PAHO的轮转基金。同样，由八国组成的南亚区域合作联盟包括生物技术合作。韩国在2020年展望中也设立了达到自给自足的疫苗供应目标。

跨国公司不断增加收购或与当地公司合作，结果导致生产标准和监管的完善，符合国际规范。[29]

表75.2列出了该地区的主要疫苗生产商和注册的产品，这份名单并不全面，如，中国和其他地区有时会有迅速出现或消失的制药和疫苗公司，这很难追踪。本表没有列出在其他地方生产而由当地生产商分装和分发的疫苗。

疫苗政策和接种程序

亚太地区的国家大致可以分为两类，一类是只有单一的国家计划的疫苗接种程序，另一类是在免费EPI疫苗接种的基础上，还有由专业组织（如国家儿科协会）推荐的需要自费接种的疫苗。第一类国家一方面主要是发展中国家，提供基本的EPI接种程序，另一种是像澳大利亚、新西兰以及中国台湾这样的国家或地区，他们提供统一的疫苗接种计划，包括一系列抗原或联合疫苗，这些疫苗与欧洲或美国免疫规划中的疫苗相同。

不断引进通常是昂贵的新疫苗，对推荐接种和筹资的机构是个压力，因为必须权衡这样的创新相对于其他预防和治疗措施的价值。对于一些国家，所有医疗保健人均支出总量都不如一个全程接种的新疫苗昂贵。另一方面，该地区的国家推荐接种程序可能很全面，包括人乳头瘤病毒疫苗（澳大利亚）、流感和水痘疫苗（如，韩国、中国台湾地区）。同时，一些高收入国家和地区还没有推荐Hib疫苗（中国香港、新加坡）。在一定程度上，高收入国家看似矛盾的建议反映了不同的健康期望（见后文）。如表75.1所示，一些国家的接种程序对有些疫苗抗原作非强制性推荐。许多国家，政府投标选择特定制造商的产品，推荐特定的联合疫苗。另外，有些原因为各省的疾病风险差异，各省有具体的建议，例如，中国的A和C群脑膜炎球菌疫苗，马来西亚沙捞越和澳大利亚托雷斯海峡的乙脑疫苗，菲律宾部分区域（暴露前）狂犬病疫苗免疫。

在大多数国家，公共卫生当局依据外部专家，以帮助形成本国国家免疫技术咨询小组（NITAG）的疫苗推荐程序，部分原因是支持独立免疫和疫苗咨询委员会的倡议[41-44]。中国台湾地区和韩国的免疫实施咨询委员会（Advisory Committee on Immunization Practices, ACIP）、新加坡的免疫专家委员会（Expert Committee on Immunization, ECI）、中国免疫规划咨询委员会、中国香港疫苗可预防疾病科学委员会、印度尼西亚儿科协会的免疫委员会、印度国家免疫技术咨询组织、澳大利亚免疫技术咨询组（the Australian Technical Advisory Group on Immunization, ATAGI）都是类似的医学咨询工作组。中国疾病预防控制中心根据国家卫生健康委员会下设的中国免疫规划咨询委员会的推荐制定免疫推荐，但省疾病预防控制中心可针对特定疫苗公布特有的推荐，或调整常规应用疫苗的使用（表75.1和表75.3）。

亚洲国家NITAG在制定疫苗建议时的考虑要素与其他NITAG相似，包括医疗需求、疫苗安全性和效力，资源，以及实施问题，包括供应、冷链、符合国家的免疫程序，疫苗剂型。一些委员会审议卫生经济分析数据，或由独立的机构（如泰国健康干预和技术评估项目）审议。但总的来说，本地区的卫生技术评估滞后于美国和英国。有时企业会向NITAG提供此类分析，以便支持将新疫苗纳入国家免疫规划，在将成本效益分析引入推荐流程中发挥一定作用。印度尼西亚和马来西亚，疫苗的清真状态是公众接受度的一个重要因素，在制定疫苗推荐时也是一个考虑因素，尽管有趋势把这个考虑点去掉。

一些亚洲国家和拉丁美洲一样，在将新疫苗纳入国家免疫规划时也考虑借助跨国公司来培养本地的

表 75.3 亚太地区各国家或地[区]

国家或地区	Tdap[b]	季节性流感	肺炎球菌疫苗	MMR	带状疱疹
澳大利亚	DT:45、54岁	65岁+,孕妇,15岁+	PPS:65岁+,50岁+,15~49岁高风险		70岁
文莱		慢性病、孕妇、医务人员、朝圣			
柬埔寨	TT:孕妇×3+2加强				
中国[c]		60岁+、高风险、孕妇	PPS:60岁+(上海)		
中国香港	—	50岁+,6个月~64岁高风险者,孕妇,医务人员,禽类工作者,养猪者,屠宰者,BMI 30+者	65岁+		
印度	TT:孕妇	>50岁	>65岁		>60岁
印尼	19~64岁:3剂基础TdaP,Td×2,19岁+:Td每10年1剂,TT:15~39岁育龄妇女	50岁+,19~49岁(风险)	65岁+,19~64岁(风险)	水痘:19~49岁,2剂基础,带状疱疹:50岁+(风险)	60岁+
日本		65岁+,50~64岁慢病	PPS:65岁		
韩国	Tdap×1,Td每10年1剂	50岁+,孕妇,高风险人群	65岁+及高风险人群,1剂	未接种过的高风险人群	未接种的及血清阴性者
老挝		50岁+、慢病、孕妇、医务人员			
马来西亚	19岁+,每10年1剂	慢病、医务人员、朝圣和其他旅行、其他风险人群、19岁+	PPS:65岁+		60岁+
新西兰	Td:45、65岁;TdaP:38~38孕周孕妇	65岁+、孕妇、医务人员、慢病、朝圣和其他旅行、其他风险人群		对风疹易感的育龄妇女	
蒙古国		15岁+、慢病、医务人员、朝圣和其他旅行			
缅甸	TT:孕妇×2				
尼泊尔	TT:孕妇				
巴基斯坦	TT:孕妇×3+2加强				
菲律宾	孕妇×2,dT,易感人群每10年基础免疫1次	50岁+、高风险人群,卫生工作者及基础服务行业人员,所有希望降低风险的人员,包括旅行者,慢病、孕妇、医务人员、朝圣和其他旅行、其他风险人群	PPS:60岁+、高风险人群	全体,特别是高风险人群	全体人群,特别是高风险人群
斯里兰卡	TT:孕妇,程序不明			风疹:以前未接种过的15~44岁人群	
泰国		>65岁、医务人员、风险人群			
东帝汶	TT:孕妇×3+2剂加强				
越南	TT:孕妇×3+1剂加强				

[a] **黑体**表示学会或医师协会推荐。*斜体*表示对部分地区或人群的推荐。
[b] 本区域几乎所有国家/地区的扩大免疫规划都推荐孕妇接种TT,本区域只有柬埔寨、印尼、巴基斯坦和巴布亚新几内亚没有消除新生儿破伤风。
[c] 厦门推荐食物处理人员接种戊肝疫苗。

不同抗原的成年人接种建议[a]

乙肝	甲肝	乙脑	脑膜炎球菌	HPV	伤寒	狂犬病
补种、无免疫者						
19岁+:3剂（风险）	19岁+:2剂（风险）	19岁+:风险	19~49岁:2剂			
血清阴性者	30~39岁	新兵，集体住宿者	29岁以下的未接种者			
19岁+:3剂（风险）		ACWY:朝圣	19~26岁女性，19~21岁男性	食物处理人员		
乙肝表面抗原携带者的接触者						
全体人群，特别是高风险人群			食品处理人员，卫生保健人员及受训者，实验室人员及病人的接触者	卫生保健人员，兽医及兽医学生，实验室人员，现场操作人员		
				食品处理人员		

生产专业知识。巴西将新疫苗纳入国家免疫规划时要求要把疫苗的生产工艺技术转让,而印尼所有EPI疫苗都是由Biofarma在当地生产,如果没有在本地生产,那么则不会将新疫苗纳入国家规划。泰国和马来西亚引入新疫苗时,将部分生产工艺技术转让也是一个考虑因素。随昂贵的、更复杂技术生产的疫苗引入本地区,可以对这个要求进行检验。

日本的推荐流程则表明,即使在注册后,组织和行政程序也可能导致新疫苗引入需要漫长的时间[44]。尽管自2009年以来,日本已经从"疫苗差距"中复元(Hib和肺炎球菌结合疫苗,轮状病毒疫苗,人乳头瘤病毒,灭活脊灰和各种联合疫苗,尽管在其他发达国家广泛使用,但日本并未引入国家免疫规划,即使注册后,到纳入规划仍然延误了几年时间)。一些批准顺序导致流程漫长:免疫政策和疫苗委员会在注册后发布初步推荐,根据现有数据,新注册的疫苗将归类为"常规"和"自愿";结核病和传染病控制部门考虑这些技术建议,该部门作出将疫苗纳入国家规划的行政决定;但是这一决定需要额外立法批准,无论该疾病(A或B类)是否有资格获得全部或部分资金(分别高达70%左右)。美国ACIP和食品药品管理局一般决定一致,但日本不同,由于免疫政策和疫苗委员会直到产品注册之后才召集审议性疫苗工作组,因此推荐过程甚至比书面建议的还要长。只有到那时,委员会才能汇编一份档案(资料表),确定疾病的流行病学及本地负担;如果数据不足,可能需要重新研究以确定需求。疫苗批准和发布推荐之间的总间隔通常为3年。

其他亚洲国家在疫苗注册和全面纳入实施免疫规划之间有相似甚至更长的时间间隔。例如,泰国NITAG发布初步建议后,会试点实施,以明确效果并收集额外的安全性数据。这一项目可能会需要长达十年时间,逐步扩展到其他地区,乃至全国范围。对于疾病负担存在区域差异的,可首先覆盖高危省份(例如,泰国最初在8个高发省份引入乙脑疫苗,1990—2000年逐步推广到所有76个省份,同时建立和扩大了当地生产能力)。对于新的、通常昂贵的疫苗,分阶段引入是一种纳入免疫规划的机制,可以将全部规划的成本分摊到这一段时期。短期来说,较富裕省市地方政府已经发布了本地疫苗报销建议(例如,上海对老人免费提供肺炎球菌多糖疫苗,曼谷建立了以学校为基础的人乳头瘤病毒疫苗接种项目,但这两种疫苗均未被纳入各自的国家免疫规划)。

创新的筹资机制在向低收入国家引进疫苗方面发挥了重要作用,将其推广到GAVI国家将促使这些国家更迅速地引入新疫苗。同时,赞助者、地方政府和其他实体之间协商的分级定价将帮助中等收入国家加快引入疫苗,PCV和轮状病毒疫苗的引进就是一个例子。

在疫苗注册后到纳入国家免疫规划前(没有销售费用)的这段时间内,自费销售仍然可提高接种率,虽然日本轮状病毒疫苗仍是自愿接种的疫苗,但婴儿的接种率估计约为50%。韩国尽管几乎所有的儿科疫苗都由父母自费支付,但疫苗接种率,如Hib和肺炎球菌结合疫苗可迅速达到约90%,其群体效果,导致疾病像其他国家一样迅速消失。虽然日本"自愿"疫苗的建议是政府委员会发布的,但在其他国家,在未纳入免疫规划疫苗的推荐方面学术团体发挥着主要作用,马来西亚儿科学会、泰国儿科学会和菲律宾疫苗接种基金会,不仅推荐其各自组织和NITAG制定国家建议,而且还公布其他批准但未纳入EPI的疫苗的推荐,其推荐大部分或全部仿效美国、澳大利亚或欧洲。表75.1将这些机构推荐的程序与各自国家的免疫规划程序做了区分。

疫苗分发与覆盖

疫苗通过公众或私营渠道以不同比例分发,主要取决于地方的收入水平以及私营执业医师的可及性。一般而言,国家规划中的疫苗可以在初级卫生中心或者同等机构得到[如印度尼西亚的社区医疗中心(puskesmas)、新加坡、马来西亚和泰国的联合诊所或政府医院诊所、中国的乡村和县级CDC、越南的乡村政府、印度和日本的公共卫生中心和诊所以及澳大利亚和日本的全科医师(general practitioner,GP)办公室]。疫苗一般可在公众诊所免费得到,因此即便是在富裕国家,家庭也可以到政府诊所或医院获得疫苗接种(如在新加坡,大约60%的家庭可以通过政府系统的联合诊所和医院接种疫苗)。然而,为了避免在公立诊所的长期等待时间以及人员轮值班,许多家庭选择到儿科、GP或其他私人诊所自己付费获得这些本可以在其他地方免费获得的疫苗。此外新疫苗纳入报销系统可能延误,因此很常见家长自费接种这些疫苗(见上文)。与收入的分布一致,在乡村地区的政府初级卫生中心接种疫苗的儿童的比例较高。总的来说,泰国90%的儿童及马来西亚70%的儿童通过公共渠道接种疫苗。中国,所有的疫苗都由疾病预防控制中心管理,因此,几乎所有的中国儿童都会在公立接种点接受免费的免疫规划疫苗,以及一些自费非强制的疫苗(如,Hib、PCV、水痘、轮状病毒等)。

表 75.1 总结了部分国家 EPI 疫苗覆盖范围。[45]

2014 年 WHO 东南亚区实现了消灭脊灰的目标，其中补充免疫活动起到了关键作用，补充免疫活动在目前的消除麻疹和先天性风疹综合征的过程中也发挥了关键作用。除柬埔寨、印度尼西亚、巴布亚新几内亚和巴基斯坦四个国家外，该区域所有国家通过破伤风疫苗的常规和补充免疫已消除了产妇和新生儿破伤风。

未来的趋势与挑战

亚洲的经济增长和发展、人口结构的变化趋势以及卫生保健系统的发展，不可避免地改变这个区域疫苗接种的所有方面，即便是以一种无法预见的方式[31,32]。同其他区域一样，亚洲人口也在老龄化，人口结构转向成年人及老年人所占比例较大。在 2005—2025 年之间，亚洲的出生队列将会轻度下降，从 7610 万人降至 7 220 万人，0~4 岁的儿童人口基本保持稳定，而 15~64 岁的成年人数量及比例将急剧增加，65 岁以上老年人的数量近于成倍增加，将从 25 060 万增至 48 060 万。欧洲于 20 世纪 90 年代达到了人口学交叉点：60 岁以上人口超过 15 岁以下人口数，亚洲下一代也将达到此转折点（图 75.1）[46]。成年人免疫接种方面，除了孕妇接种 TT 外，成年人接种疫苗主要用于旅行，如麦加朝圣者接种 A 群脑膜炎球菌疫苗，亚洲热带地区对去温带旅行者接种流感疫苗。SARS 暴发、H1N1 流感大流行及近年 H5N1 禽流感的区域威胁，导致很多国家开始注意成人接种季节性流感疫苗，首先从老人开始，在日本再次发现儿童在流感传播中的作用，其作用也得到认可。发达国家和地区儿童疫苗接种率很高，乙脑几乎仅见于 45 岁以上人群，说明大龄成年人本身对嗜神经黄病毒易感，提示未来需要对成年人开展乙脑疫苗接种[47]。在经济发达地区和卫生条件改进的地区，年轻成年人没有自然暴露过甲肝，而且出生于甲肝疫苗纳入儿童常规免疫之后，因此其风险较高[48]，一些国家认识到这种风险，因此建议开展补种活动（表 75.3）。中国由于近年，每年有超过 10 万例的成年人病例，其比例类似于不到接种年龄的婴儿病例。随着成年人接受免疫意识的增加，越来越多的国家开始推荐成年人接种疫苗（表 75.3）。

对疫苗需求及分发渠道产生影响的其他两种人口趋势是城市化和收入差距[37]。在 2005—2025 年之间，亚洲的城市居住人口按目前发展趋势将几乎增加 10 亿，从 15 亿增至 24 亿，而农村人口只会有轻微

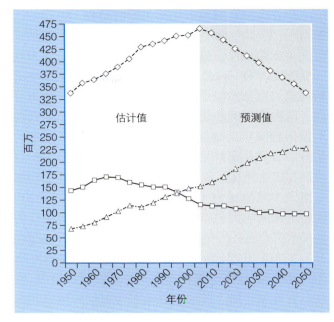

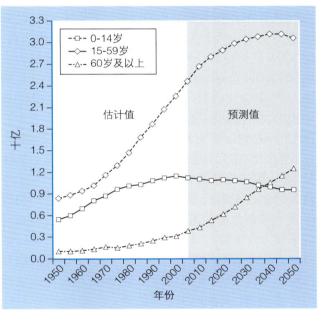

图 75.1 1950—2050 年欧洲（上图）和亚洲（下图）的年龄人口分层。欧洲 60 岁以上人口超过 15 岁以下人口的交叉点发生于 1995 年左右，预计亚洲发生于 2037 年左右，从现在起，大约一代人的时间。

下降。密集的城市人口将会影响某种人传人疾病的传播模式，甚至可以发生从环境中获得感染。如由蚊子传播的登革热更易在城市环境中发生流行，随着城市人口的增加，对于本已有极大需求的登革热疫苗，更会增加需求量[49]。虽然大城市规模和数量的增长也许会增加某种感染的传播，总体上，城市中疫苗的分发和卫生保健还是要好于乡村地区。需要有具体的干预以确保现已存在的城市与乡村居民的卫生保健可及性的差距不再扩大。

在许多国家与城市化相关联的是收入差距的增加,在卫生领域,已经形成两层卫生保健系统,包括预防医学亦是如此。虽然许多人都认为疫苗是作为政府服务提供的一种公共产品,对于许多数量增加中的新疫苗的可及性似乎还是被收入水平和支付能力分成了两种。政府必须要在越来越昂贵的疫苗和其他干预措施间作出选择。如表 75.1 所示,许多国家的儿科协会对儿童计划疫苗的推荐效仿美国 ACIP,这些推荐旨在针对服务自费家庭的执业医师,将会与那些国家本意是在为大多数儿童提供福利的国家 EPI 程序有越来越大的差异。公众和政府如何对被认为是基本医疗服务的免疫的差异做出应答还有待观察。

在未来几年,为了区域、发展中世界或国际市场的开发,有更多的新疫苗很可能会在亚洲开发,或在亚洲首先注册。各国政府和东盟对保障国家和区域疫苗安全有更大的兴趣。企业赞助商与非政府组织和政府在公私伙伴关系的合作,开发新产品,已经成功地引进一些针对被忽视的疾病的疫苗和药物,DCVMN 认为这是一种责任。例如,日本国际协力事业团(Japan International Cooperation Agency)和北崎第一产业株式会社(Kitasato Daiichi Sankyo)提供技术援助,在越南公共疫苗和生物制品研究与生产中心 POLYVAC 建立了麻疹风疹疫苗的生产基地。同时,非政府组织作为某些目标疾病新型疫苗开发的实际赞助人,也与那些考虑类似开发项目的 DCVMN 生产商和跨国公司进行竞争。亚洲学术机构和公司拥有研发当前和急需疫苗的科学和技术,而且,看起来有意愿登上全球舞台,将促进这些疫苗的开发。在区域内的机构能够对中东呼吸综合征病毒和埃博拉病毒迅速作出反应,开发出候选疫苗,即使是在遥远地域的传播,未来,区域机构很可能进一步参与全球应对。

WHO 和 NRAs 已经认识到在亚太地区的研发和生产的趋势,及随之而来的对管理机构进行加强的需要。对准则的修订、与国际标准的一体化以及执行一种一致的和可预见的程序对于将国际上开发的疫苗引入亚太地区会增加其及时性。同样重要的是,对于希望将在地方开发的疫苗在更广泛的地方注册的区域生产商而言,也要求要有与国际标准的一致性。印度和中国的生产商目前出口的疫苗数有限,主要在区域内和非洲、拉丁美洲国家,但他们的视野无疑会扩大。

在产品开发能力的六组分框架中:生产、国内和国际分销、私人和公共研发能力、知识产权制度;药品和疫苗监管,区域内生产商的成熟度处于不同阶段[50]。在上升到先进国家生产复杂的生物制品和其他高科技产品方面,韩国走了一条该地区其他国家可效仿的道路,存在一个国家科技创新体系,把政府、大学和企业链接起来,有一个很好的监管体系,能够遵守知识产权制度,包括遵守贸易有关的知识产权(TRIPS 协议)。

需要特殊关注并管理控制的特别领域是对国家检定实验室(NCLs)的加强。许多国家缺乏对批号疫苗进行检测的实验室能力,因为生产及检测技术的快速变化,很难保持对新程序及所需要使用新设备的购买。另外也需要对生产参考标准品的工作数量、新实验的验证、人员培训及熟练度检测方面进行持续支持。由于许多国家没有用于建立和维持 NCL 全面运行功能的可用资源,作为一项分享专业技术和分担工作量的解决办法,提出了区域网络的建议,同时提出采用标准化的方法和准则。另外在药物安全监视领域,在许多国家,AEFI 的现场监测也需要加强。韩国和中国台湾地区对佐剂 H1N1 和 H5N1 流感大流行疫苗或前大流行疫苗的调查,分别证明了当地调查人员的兴趣和流行病学能力以及现有系统和数据库的局限性。日本正在建立一个临床数据库,如果与免疫记录关联,则在将来可作为不良事件监测系统。

临床试验及对试验个体保护的管理监督也是目前压力持续增加而有待改善的领域。跨国公司在亚洲已经增加了临床试验的数量,既可以减少花费,同时也可以获得产品的地方注册。在加强 GCPs 的依从性方面,由于该区域的许多试验者对于这些概念及程序只有很少的经验,跨国公司的活动发挥着很重要的作用。亚太地区的国家也有兴趣建立和执行清晰的准则,既由于它们是接受临床试验数量增加的国家,也因为他们的生产商,作为未来新产品的生产者,也对支持被认可的标准负有国际责任。

致谢

感谢 Timothy Ng、Olivia Chua、Mai Thi My Lien、Carole Kamalini、Yumiyuki Kayama、Hyunjin Kim、Kiattisak Luangkamchorn、Nobohiko Okabe、Nuchanard Pinyapong、Alberto Emmanuel Pio de Roda、Ammar Razar、Thomas Riedel、Cindy Shih 和 Chotipa Thunyavit 的大力协助。

(吴丹 王华庆 章建康 孟子延)

本章相关参考资料可在"ExpertConsult.com"上查阅。

第 76 章 发展中国家的免疫接种

Thomas Cherian、Felicity Cutts、Rudolf Eggers、Patrick Lydon、Samir V. Sodha 和 Jean-Marie Okwo-Bele

自 20 世纪 70 年代后期以来，儿童免疫接种一直是发展中国家和发达国家中最有效，最具成本效益的公共卫生预防措施之一。免疫接种预期可预防所有年龄段的每年 200 万~300 万人死亡[1-4]。低收入国家的免疫史可以追溯到 1974 年扩大免疫规划（EPI）的诞生[5]。

那时，低收入国家中只有不到 5% 的婴儿接受了基础免疫。消灭天花计划的成功，认识到即使在资源最贫乏的地区，接种疫苗也具有控制传染病的巨大潜力，而且在许多地区和国家，儿童几乎无法获得这种拯救生命的干预措施，这导致世界卫生组织大会于 1974 年 5 月通过了建立 EPI 的决议（WHA27.57）。因此，创建 EPI 作为消灭天花计划的遗产，目的是将疫苗从单一疫苗（即天花）的大规模人群接种扩展到包括针对另外六种威胁生命或致残性疾病的疫苗，即结核病、白喉、破伤风、百日咳、脊髓灰质炎和麻疹。从消灭天花计划中汲取的原理和经验教训是成功实施 EPI 的关键[6]。

1977 年，根据世界卫生大会的一项决议（WHA30.53），制定了全球免疫政策，目标是到 1990 年使所有儿童普遍获得免疫。由于对覆盖率增长缓慢的担忧，联合国儿童基金会（UNICEF）与世界卫生组织（WHO）合作于 1984 年制定了"普及儿童免疫"倡议，目的是通过三剂次的疫苗接种，在 1990 年时使得含白喉-破伤风-百日咳成分疫苗（DTP3）的全球适龄人群接种率达到 80%。该计划在迅速增加免疫覆盖率方面取得了巨大成功。估计 DTP3 的全球覆盖率从 1980 年的大约 20% 上升到 1990 年的接近 80%；低收入国家的覆盖率从 1980 年的不到 10% 上升到 1990 年的 51%（图 76.1）。随着免疫覆盖率的提高，早期取得的成功及其对目标疾病的影响，制订了雄伟的脊髓灰质炎消灭计划，麻疹、风疹及新生儿破

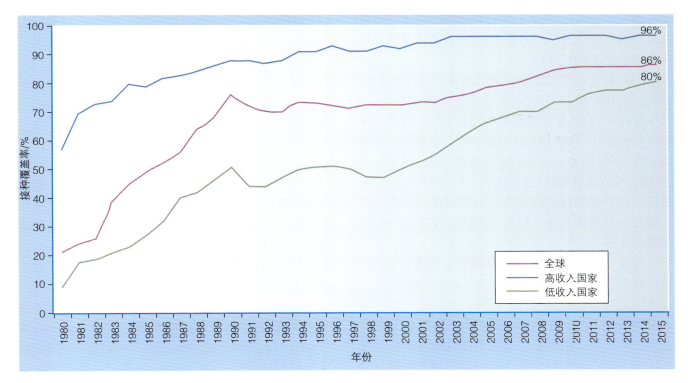

图 76.1　1980—2015 年不同收入国家百白破疫苗接种覆盖率（数据来自 2015 年 WHO/UNICEF 估算的疫苗接种覆盖率，2016 年世界银行公布的各国的收入水平）。

伤风消灭计划和乙型肝炎和乙型脑炎控制计划。记录具有消灭和消除目标进展情况的监视能力的网络的建立为传染病监测提供了一个平台,该平台已用于发现和应对一系列疾病,包括那些无法通过疫苗预防的疾病。

然而,尽管取得了这些早期的成功,但免疫覆盖率在1990年代停滞了。此外,在最贫穷的国家,没有任何一种新的拯救生命的疫苗可用于儿童。疫苗联盟Gavi成立于2000年,旨在为生活在世界上最贫穷国家的儿童改善获得新的和未充分利用的疫苗的机会,并减少富裕国家与贫穷国家可用创新性疫苗之间的差异。在其初始阶段,可用的新疫苗和未充分利用的疫苗包括:乙型肝炎、流感嗜血杆菌(Hib)、黄热病、肺炎球菌和轮状病毒疫苗[8]。以上疫苗是根据符合发展中国家疾病负担和世界卫生组织的使用建议来选择的。在随后的几年中,随着新疫苗和未充分使用的疫苗数量的增加,通过疫苗投资策略(每五年进行一次的信息通报和协商的过程)来确定支持疫苗的选择[9]。

Gavi支持的资格取决于人均国民总收入(GNI)。GNI为1580美元或以下的国家(根据世界银行提供的最新年份数据)有资格寻求支持,以引进新的或使用不足的疫苗,或加强卫生系统。各国进入"渐进式"过程,并在人均国民总收入超过规定的门槛后开始逐步取消对其的支持。即将通过国家有额外的一年时间申请新的疫苗支持,并且可以获得限时的增加投资来支持其毕业计划。列出了2015年有资格获得新疫苗支持的国家(表76.1)。

Gavi的支持促使在中低收入国家引入了新的和未充分利用的疫苗。结果,大多数国家,包括低收入和中等收入国家,在其国家免疫规划中都接种了9种或更多疫苗,而建立EPI时则有6种。增加针对青春期和青少年(例如人乳头瘤病毒疫苗)、孕妇和老年人(例如季节性流感疫苗)的疫苗,以及在现有疫苗接种过后的第二年或以后增加疫苗剂量以控制疾病,EPI从最初针对婴幼儿的计划发展为针对个体整个生命周期的计划。

随着更新,更昂贵的疫苗的迅速普及,需要指导以使发展中国家能够在其国家免疫规划中就引入和使用这些疫苗做出明智的选择。大多数发展中国家及其发展伙伴,包括Gavi,都希望世界卫生组织提供这种指导。世界卫生组织免疫战略咨询专家组(SAGE)成立于1999年,旨在就疫苗政策向世界卫生组织提供咨询。2005年,SAGE进行了重组,并调整了其工作机制,以满足该计划的新需求[10]。该小组

表76.1　2015年有资格获得Gavi支持的国家

阿富汗	马达加斯加
孟加拉国	马拉维
贝宁	马里
布基纳法索	毛里塔尼亚
布隆迪	莫桑比克
柬埔寨	缅甸
喀麦隆	尼泊尔
中非共和国	尼日尔
乍得	尼日利亚
科摩罗群岛	尼加拉瓜
科特迪瓦	巴基斯坦
刚果	卢旺达
吉布提	圣美多-普林西比
厄立特里亚	塞内加尔
埃塞俄比亚	塞拉利昂
冈比亚	所罗门群岛
加纳	索马里
几内亚	苏丹共和国
几内亚比绍	南苏丹
海地	塔吉克斯坦
印度	坦桑尼亚
肯尼亚	多哥
朝鲜	乌干达
吉尔吉斯斯坦	越南
老挝	也门
莱索托	赞比亚

资料来源 Gavi-The Vaccine Alliance. Countries eligible for support. http://www.gavi.org/Support/Apply/Countries-eligible-for-support/.

以公开透明的方式运作,并提供了在国家计划中使用疫苗的政策和策略建议,这些建议形成了根据《世界流行病学周报》[10]发表的世界卫生组织立场文件的基础[11]。最新添加的内容是使用GRADE(建议、分级、评估、制定和再评估)对表格进行评估和评估的证据及质量。尽管全球免疫计划取得了显著成功,但仍需要充分发挥免疫的潜力[12]。对于许多发展中国家来说,很难将所需疫苗剂量的免疫覆盖率提高到80%以上使剩下的20%的孩子可以接种疫苗),估计仍有1940万儿童仍未接受所有三种所需剂量的含DTP疫苗[13],估计每年仍有150万儿童死于可预防疫苗的疾病,其中大多数是低收入和中等收入国家

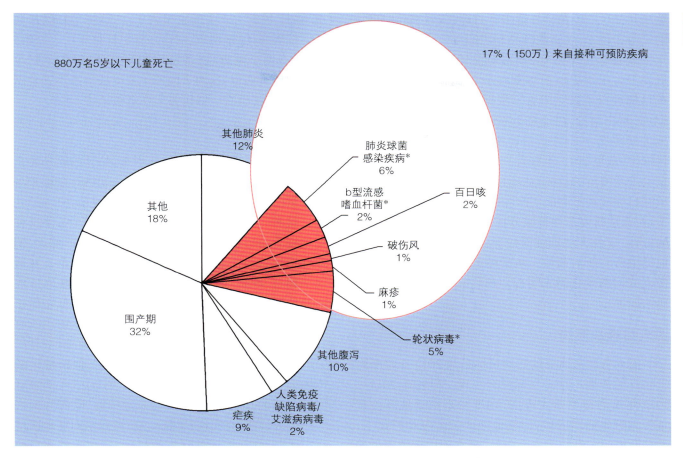

图 76.2 全球 5 岁以下儿童死亡率及疫苗可预防的儿童死亡率分析图。

（图 76.2）。国家免疫规划中纳入越来越多的疫苗暴露了免疫系统的脆弱性，并使许多低收入和中等收入国家的免疫预算比较紧缺，从而导致对该计划长期可持续性的担忧。武装冲突，不安全局势和其他人道主义灾难，包括疾病暴发，已导致免疫计划执行良好的国家的免疫覆盖率急剧下降[14]。

疫苗和免疫的全球视野

认识到 EPI 自成立以来所取得的重大成就，并认识到 EPI 功能在低收入、发展中国家尚未充分发挥功能，以及通过新型疫苗的使用对人类健康产生了重大影响，因此呼吁建立疫苗应用的十年规划[15]。为此，通过广泛的磋商形成了全球疫苗行动计划（GVAP），其中参与磋商的涉及 140 个国家的 1 100 多个人，代表 290 多个不同的组织，在这个计划中，所有个人和社区都享有无疫苗可预防的疾病的发生[16]。

GVAP 于 2012 年 5 月获得世界卫生组织的认可，取代了现有的全球免疫远景和战略。GVAP 重申了《全球免疫愿景和战略》的一些目标和原则，但其中也包括一些重点转移，即：

1. 国家所有权和对该计划进行更好治理的必要性；
2. 同时重视社区需求和服务提供；
3. 有必要将免疫规划纳入更广泛的卫生系统的组成部分，并需要与其他初级卫生保健规划更好地协调和协同作用；
4. 在地区一级为每个社区提供免疫服务；
5. 更加注重研究，不仅是为了开发新疫苗，而且还为了发展疫苗运送技术和社会科学研究，以增加获得和提供免疫的机会。

除了这些内容上的变化以外，在新的规则中，GVAP 还伴随着监测和问责框架以及对进展的独立评估，该评估每年提交给世界卫生组织理事机构。前三项进展评估已于 2014 年、2015 年和 2016 年向世界卫生组织执行委员会和世界卫生大会提交[17,18]。

在实现全球目标方面取得进展

GVAP 包括以下五个全球免疫目标：①实现全球消灭脊髓灰质炎；②实现全球和区域消除麻疹、风疹和新生儿破伤风的目标；③实现规划中的每个国家、地区和社区的疫苗接种覆盖率目标；④开发和引进新的疫苗和技术；⑤实现已经制定的新生儿死亡率的千年发展目标。2016 年，负责对上述目标进行问责的世界卫生组织免疫预防专家小组根据监测数据对这些目标进行了独立审查。根据 2015 年的数据回顾，SAGE 得出结论，在疫苗十年规划的中期，GVAP 的实施进展缓慢。[14] 评估报告指出，在主要的六个免疫目标中，截至 2015 年只有一个（低收入和中等收入国家引进新疫苗的目标）达到预期，其余的都进展缓慢。虽然目标涉及不同的疾病和疫苗，但贯穿两个共同的主题：无法将疫苗接种服务扩展到根本无法获得疫苗的群体；以及无法加强医疗保健系统，从而无法可靠地提供所有所需剂量。从某种意义上说，GVAP 旨在带来的根本变化尚未实现。与目标有关的进展简要总结如下。

消灭脊髓灰质炎

消灭脊髓灰质炎的短期目标是到 2014 年阻断野生病毒的传播。这一目标没有实现。尽管在 2011—2012 年度取得了重大进展，印度和东南亚地区被宣布为无野生病毒区域，但其他地区的情况却恶化了，巴基斯坦的病例数量不断增加，病毒随后传播到受冲突影响的中东地区和非洲等国家。尽管未能实现该目标，但是还是取得了一定的进步。截至 2013 年，有史以来第一次，所有野生脊髓灰质炎疾病病例均由单一血清型-脊髓灰质炎病毒 1 型引起。2016 年（截至 10 月 19 日），三个国家报告了 27 例野生脊髓灰质炎病毒疾病（巴基斯坦、阿富汗和尼日利亚）[19]。2015 年，只有两个国家（巴基斯坦和阿富汗）报告了野生脊髓灰质炎病毒，这两个国家主要受战争等不安全因素的影响，甚至有一些医务工作者被杀害。

消除麻疹和风疹

在世界范围内，自 2000 年以来，估计的麻疹死亡率已降低了 79%（图 76.3）。2015 年，据估计全球 85% 的儿童已接种了第一剂含麻疹成分的疫苗，61% 的儿童已接种了常规麻疹疫苗。据报道，2015 年通过补充免疫活动超过 1 亿儿童接种了麻疹疫苗。然而，消除麻疹被认为需要用两剂含麻疹成分的疫苗且其覆盖率超过 95%。因此，截至 2015 年尚未实现麻疹疫苗接种覆盖率超过 90% 并将麻疹发病率降低至低于 5/100 万的全球目标。在 2014 年，世界卫生组织所有六个区域都制定了到 2020 年或更早消除麻疹的目标。美洲地区被宣布在 2016 年消灭了麻疹，但跨地区的传播仍然带来很大的挑战。制定了到 2015 年消除麻疹的目标的其余三个地区，即东地中海、欧洲和西太平洋地区，都没有实现其目标。非洲和东南亚地区已制定了到 2020 年消除麻疹的目标，但在实现该目标面临重大挑战。尽管维持较高的麻疹疫苗常规覆盖率，但一些国家还是经历了大规模暴发。美洲的经验表明，消除是可能的，但需要强有力的政治干预、财政支持以及为实现和维持消除而作出的不懈努力。

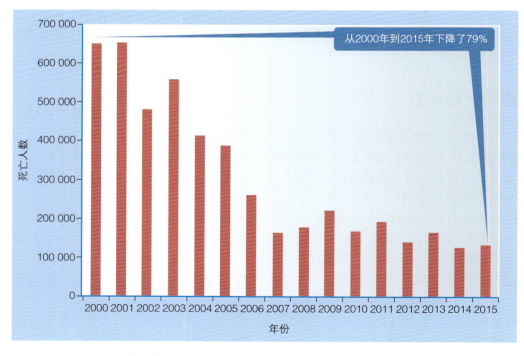

图 76.3 2000—2015 年，麻疹导致的死亡在逐步降低。

GVAP 的目标之一是到 2020 年消除风疹和先天性风疹综合征（CRS）。这个宏伟的目标是基于这样一个假设，即如果所有国家都使用含麻疹和风疹的疫苗来实现和维持麻疹的消除，那么风疹和 CRS 的消除将伴随麻疹的消除而实现。但是，只有三个地区，即美洲、欧洲和西太平洋地区，已建立了地区消除目标。东南亚地区已经建立了控制目标，而非洲和地中海东部地区尚未建立控制目标。到 2015 年 12 月，有 47 个国家（主要是那些没有消除目标的区域的国家）尚未在其国家免疫规划中引入含风疹成分的疫苗。其中包括 40 个符合条件并可以得到 Gavi 支持的国家，以引入含风疹疫苗，这些国家中的一些已经部分引入了疫苗，或已计划引入疫苗。风疹和 CRS 监测系统薄弱，病例报告少，特别是在尚未引入含风疹疫苗和没有风疹控制或消除目标的国家。因此，全球风疹和 CRS 监测数据不能反映出这些疾病的真正负担。未能将风疹和 CRS 的预防与消除麻疹的活动充分结合起来，错过了这个风疹疫苗接种的良好机会。

消除孕妇-新生儿破伤风

1988 年，世界卫生组织估计每年有 78.7 万新生儿死于新生儿破伤风，因此通过了一项到 1995 年消除新生儿破伤风的目标（定义为死亡 <1/1 000 活产婴儿）。该目标后来又推迟到 2005 年及 2015 年，因为没有实现每个目标。消除疾病的重点是发生疾病的 59 个国家。2015 年，估计的新生儿破伤风死亡人数为 34 019 人，与 1988 年相比减少了 96%。但是，仅到 2015 年 12 月已确认 59 个优先国家中的 38 个已实现消除新生儿破伤风，尚有 21 个国家尚未实现目标。因此，再次错过了到 2015 年实现消除新生儿破伤风的目标。

新生儿破伤风表明了健康不平等的后果。该病主要发生在无法获得基本医疗服务的社区，包括免疫、产前护理以及安全、清洁的分娩。弥合这一差距仍然是一个挑战。GVAP 评估报告指出，消除孕妇-新生儿破伤风的资金"非常少"[14]。许多国家的成功表明，现有的策略行之有效，所需要的是政治意愿、资金以及疫苗的提供。

免疫覆盖率和公平性

DTP3 覆盖率通常被用作评价免疫程序总体性能的替代指标，有时还被用作更广泛的卫生系统性能的指标。2005 年，确立了到 2015 年年底在全球实现 90% 或更高的 DTP3 覆盖率。可悲的是，过去 5 年中，评估的全球 DTP3 覆盖范围一直停滞不前。在 2015 年，只有 126 个国家（65%）的国家覆盖率达到了 90% 或更高，尽管实现并保持 DTP3 达到或超过 90% 三年以上的国家数量一直在稳定增长（图 76.4）。2015 年，六个国家/地区的 DTP3 低于 50%；其中一些国家（例如中非共和国、索马里、南苏丹和叙利亚）主要受到冲突的影响。

在许多未能达到 90% 的 DTP3 覆盖率的国家中，连续接种 3 剂次 DTP 疫苗的依从率是一个持续存在的问题。印度、尼日利亚、巴基斯坦、印度尼西亚和埃塞俄比亚等大国的 DTP 第三剂的脱漏率很高，降低该比率可能会对全球 DTP3 覆盖率产生重大影响

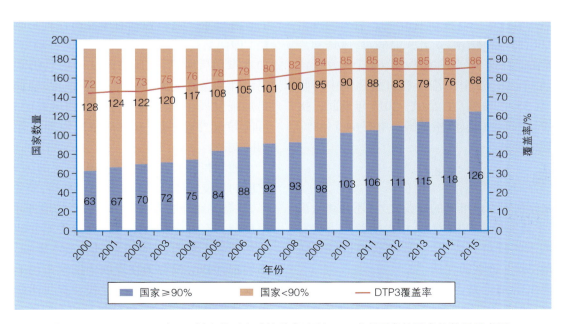

图 76.4　2000—2015 年，三剂次的百白破接种率达到 90% 或者更高的国家的数量示意图。

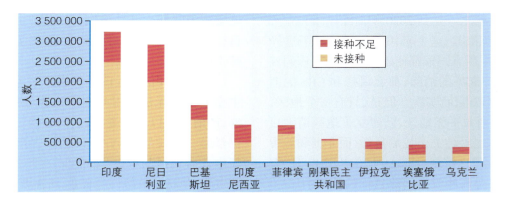

图76.5 2015年,十个不发达国家未充分接种百白破和完全未接种百白破儿童数量示意图。(完全未接种:未接种任何一剂次的百白破疫苗,未充分接种:接种1剂次但是没有达到3剂次百白破疫苗)

(图76.5)。解决疫苗接种不足的原因,包括错过疫苗接种机会,可能对减少儿童疫苗接种脱漏率产生重大影响。

世界卫生组织194个成员国中只有112个(58%)在2015年提供了有效的地区级覆盖率数据,只有52(27%)名的DTP3覆盖率在全国范围内达到90%或更高。只有64个国家/地区拥有最近调查的覆盖率数据,其中31个富裕地区和最贫穷地区DTP接种人口的覆盖率相差10%或更多;在这31个国家中的20个国家中,差异为20%或更高。因此,即使估计有三分之二的国家实现了较高的国家覆盖率(即≥90%),覆盖率不均现象普遍存在。

在中低收入国家/地区引入新疫苗

近年来,在国家免疫计划中引入新疫苗方面已取得重大进展。2010—2015年,在99个低收入和中等收入国家中共引进了160种新疫苗[20]。引入的疫苗包括针对Hib,肺炎链球菌,人乳头瘤病毒,风疹和乙型脑炎的疫苗。在这99个国家中,有64个国家受益于Gavi的支持。在62个不符合Gavi资格的中等收入国家中,有35个(56%)在2010—2015年期间已接种疫苗,而73个符合Gavi资格的国家中有64个(88%)接种了疫苗。

创新与研究

除了充分利用当今可用的疫苗之外,还必须认识到,疫苗科学具有巨大的潜力,其中包括专门满足发展中国家需求的疫苗和技术。GVAP实施进展评估包括对研究和创新进展的评估[14]。

评估得出的结论是,正在开发新的或改良的疫苗,包括针对肺结核的候选疫苗(13种候选疫苗),疟疾的疫苗(30种候选疫苗)和HIV(40种候选疫苗),

所有这些都有可能解决发展中国家的巨大疾病负担。但是,报告还指出,有许多瓶颈需要解决,包括:①漫长而昂贵的临床评价过程;②报告临床试验结果失败或延误,有可能导致决策偏颇;③复杂的发展途径和监管程序,许多发展中国家处理这些复杂问题的能力不足;④进行疫苗研究的不同机构和研究小组之间缺乏协调。

尽管在世界所有地区都进行了疫苗研究,但研究范围却很不均匀。在2015年5月至2016年4月期间在不同临床试验注册机构中注册的624种疫苗临床试验中,非洲地区只有37个,东地中海地区只有10个[20],这表明需要加强发展中国家的能力进行相关研究以满足他们的需求。

随着疫苗和疫苗接种计划成本的增加,以及健康和发展优先事项的不断增加和相互竞争,国家决策者和财政部可能需要更多的证据来支持不断增加的预算要求。这将包括有关疫苗接种影响的适当文档。即使某些数据可以通过改进的疾病监控来生成,如本章稍后所述,但所需的某些信息仍需要经过专门设计和良好实施的研究。这进一步强调了迫切需要加强发展中国家的流行病学和研究能力。否则,可能导致投资不足,并继续依赖发展伙伴和国际机构的支持。

随着疫苗被添加到发展中国家的国家计划中,它们的免疫程序可能会变得更加拥挤,使免疫系统紧张,并需要额外的人力资源和适当的培训才能正确使用疫苗。有许多新技术可以简化使用并解决其中的一些瓶颈。然而,这些产品具有成本影响,使得需求不确定,因此,没有为在发展中国家市场上使用这些技术进行疫苗开发和商业化投资提供激励。这就要求更好地从产品成本、疫苗接种成本以扩大免疫规划带来的社会效应,权衡投入和产出的比例来评价新技术的应用。

发展中国家在实现和维持高免疫覆盖率和引入新疫苗方面面临着许多管理系统、卫生系统、社会行为和新闻传媒方面的挑战。实施研究可以生成信息以支持有据可依的解决方案。再一次,许多发展中国家可能缺乏确定研究需求以及设计和实施所需研究的能力。世界卫生组织正在与主要利益相关者协商,制定优先实施研究议程,并提供技术支持以增强国家设计和开展此类研究的能力,并为研究人员提供分享其成果的平台[21]。

克服挑战

对进展的评估清楚地表明,我们无法实现国际十年确定的疫苗接种目标。短缺主要在将从使用疫苗中获得最大收益的发展中国家。为了克服这些国家面临的一些挑战,需要特别解决以下几个领域问题:①增强国家治理;②加强卫生系统,包括人力资源能力、可以承受的价格持续获得疫苗、疫苗供应链和信息系统;③提高服务质量和覆盖范围的战略。

免疫国家主动权,管理和资金

很多国家对免疫规划缺乏主动积极支持。特别是未免疫儿童人数最多的国家成功实施该计划的重要障碍。在这些情况下,制定免疫规划国家政策的能力薄弱,以及规划制定的质量不足或较差,往往导致对国家免疫规划的管理不善。

确保有效的免疫规划需要包括政策制定者在内的多个利益相关者之间的合作,并通过全面的国家免疫多年计划(cMYP)予以促进[22,23]。应根据cMYP制订年度工作计划并与之保持一致,以确保计划朝着既定的长期目标努力。必须就疫苗接种计划的目标做出循证决策,包括引入其他疫苗和技术以及与其他计划的整合或改善协调。

WHO及其合作伙伴鼓励各国建立国家免疫技术咨询小组[24],这些小组在支持政府决策中起着关键作用。这些团体的存在和功能在GVAP监测和问责框架中被用作国家所有权的指标。现在,越来越多的国家报告了国家免疫技术咨询小组(NITAG)的存在[16]。2015年,在194个国家中,有124个(64%)报告存在NITAG,其中77个国家(包括49个发展中国家)报告的NITAG达到了六个功能指标(咨询小组的法律或行政基础;小组的书面章程;核心成员中至少有五个不同的专业领域;每年至少召开一次会议;在会议召开至少一周之前散发议程和背景文件;强制披露任何利益冲突)。符合用于评估功能的六个过程指标的NITAG的数量从2010年的43个增加到2015年的77个。

必须建立有关疫苗免疫的技术准则和标准操作程序,包括选择最佳免疫程序和有关疫苗禁忌证的建议。国家免疫规划协调委员会,应包括所有关键政府部门(例如卫生、教育和财政部门),国际伙伴,社会组织和私营部门,可以提供促进协调计划,筹资,倡导,能力建设和社区动员,以保证国家免疫规划的正常进行[23]。

传统上,发展中国家的免疫计划是集中组织的,服务主要通过公共部门提供。卫生部门负责制定政策和规范以及管理计划。提供捐助者支持通过卫生部门控制免疫预算。

但是,这种结构正在演变,在某些国家实施的卫生服务分权化和私营化蓬勃发展的趋势日益增加[25-27]。增长中的私营部门通常与公共部门脱节,对实现国家目标的作用不明确[28]。同时,国际上对特定疾病控制措施(例如全球消灭脊髓灰质炎行动)以及整个卫生部门的支持大大增加。各国在分散卫生服务的程度以及为特定计划和更广泛的卫生保护措施下提供的资金分配的比例方面存在差异。随着权力下放,卫生服务受到地方政府的控制,预算通常地区一级进行管理,而中央卫生部则集中于政策制定、疫苗和注射用品的采购以及对计划的监督和监测。还有一种趋势是使私营和民间社会组织更多地参与卫生服务的提供,包括国家和国际非营利性机构以及私营营利性从业者[28-30]。变革使人们更加需要有效的国家领导、不同服务提供者和国际资助者之间的协调,以及传播清晰而实际的政策的需求。

根据所使用的疫苗,疫苗的来源和价格,免疫范围,一个国家的经济发展水平,以及用于使更多儿童受益的运输策略,发展中国家的免疫计划成本差异很大。国家常规免疫计划的费用通常包括疫苗,人力资源(免疫团队、支持人员和主管的工资),冷链设备和维护,车辆和运输,疾病监测,卫生工作者培训以及社会动员。EPI的增长和几种新的更昂贵的疫苗的添加已导致儿童全面接种疫苗的价格增加了几倍。

在2000年之前,人力资源在国家免疫计划中所占份额最大。自2000年以来,随着越来越多的新型疫苗的普及和使用,疫苗现在已成为发展中国家常规免疫计划最大的成本因素。在非洲,从2006年到2012年,政府在疫苗方面的支出从3 500万美元增加到6 500万美元,但在同一时期,政府在疫苗上的支出从54%减少到36%[31]。通常,随着儿童接种人数的增加,对儿童进行完全免疫的成本会降低,尽管随着儿童的边际成本可能呈 U 形曲线[32,33]。但是,不同策略的成本效益在不同的地理位置上差异很大,并且高质量研究也受到限制[16]。需要平衡每名接受免疫接种的儿童的成本与该策略在获取所有需要保护的儿童方面的有效性之间的平衡。

获得充足且可预测的资金对于免疫规划至关重要,充足的资金可以提高疫苗的覆盖率、提高免疫规划质量以及引入更多的新的疫苗。在发展中国家和发达国家,免疫服务的管理和筹资被认为是国家的核心职能,需要在一个国家的卫生部门筹资,然后在计划和预算的总体背景下加以考虑[23,36,37]。

在经历了 20 世纪 70 和 80 年代的免疫计划完全依赖外部资金的多年之后,发展中国家的各国政府正在增加其免疫计划的国内资源分配,尽管各地区之间存在很大的差异。最贫穷的国家仍在很大程度上依赖外部资金对其免疫计划的支持,并且预计在未来几年内仍将在财务上保持依赖[38-40]。政府的免疫融资似乎与国民收入有关,因此随着国家经济发展的改善,其对免疫接种的拨款也随之增加[23],随着更昂贵的救生疫苗的出现以及为扩大覆盖面并达到疾病控制和根除目标的努力,因此确保所有国家的可持续免疫筹资已成为国家和国际的一项重要挑战[16]。

在 20 世纪 70 和 80 年代,外部捐助者进行了重大投资,以帮助各国实现 1990 年普及儿童期免疫的目标。但是,在 20 世纪 90 年代,捐赠者用于常规免疫计划的资金有所减少,疫苗和免疫的资金主要用于疾病控制和消灭行动[7,41]。不幸的是,外部免疫资金的撤出并没有相应地增加国家资金[41],自 20 世纪 90 年代中期以来,全球消灭脊髓灰质炎倡议,加速的疾病控制计划(如降低麻疹死亡率计划和消除新生儿破伤风)以及 Gavi 为免疫计划提供了大量资源。Gavi 已成为世界上最贫穷国家的重要免疫接种计划的重要资助者。据估计,2006 年,Gavi 为贫穷国家提供了 37% 的免疫计划支出,其中大部分用于购买新疫苗。尽管先前估计平均而言,低收入国家中 21% 的免疫计划由捐助者提供资金,但到 2020 年,中低收入国家的资金缺口仍预计为 57%[38]。

有三个广泛使用的国家筹资能力指标:一个国家预算项目用于疫苗和免疫业务费用;政府资助用于常规免疫的疫苗支出的百分比;政府资助在常规免疫总支出中所占的百分比。在全球范围内,在国家预算中有常规免疫项目的国家所占比例从 2006 年的 82% 增加到 2012 年的 89%;在低收入国家中该比例从 2006 年的 71% 增加到 2012 年的 94%。各国政府资助的例行计划中用于疫苗的支出比例从 2006 年的 80% 降至 2012 年的 71%;在低收入国家比例从 2006 年的 30% 下降到 2012 年的 18%。但是,从绝对数量上看,中低收入国家的政府免疫支出有所增加,尽管增幅不及捐助者的贡献,主要是 Gavi 支持新疫苗的引进。2012 年世界各国政府在常规免疫筹资方面也存在很大差异,从非洲地区的 50% 到美洲的 92%[31]。非洲地区的国家仍然严重依赖外部资助其免疫计划。

随着人们对卫生和免疫计划财务可持续性的日益关注,已开发出许多新工具来帮助各国评估其免疫规划的成本、成本效益、融资和可持续性。为了支持财务规划,世界卫生组织与其他 Gavi 联盟伙伴合作开发了 cMYP 成本核算工具,并维护了免疫融资资源数据库,其中包括对 cMYP 和财务可持续性的分析,这是国家申请 Gavi 支持的一部分[42]。随着各国政府带头与伙伴合作,通过多年计划确定用于免疫的长期资源,国家财务可持续性计划正在增加;在一些发展中国家,这导致增加了用于购买新疫苗和自毁式注射器的国家资金。2005 年,泛美卫生组织(PAHO)发起了 ProVac 计划(促进美洲疫苗引入的经济分析),以增强国家对新疫苗做出循证,知情决策的能力,包括进行和使用成本效益分析[43]。在萨宾疫苗研究所的帮助下,该计划现在正在通过 ProVac 国际工作组的推广到其他地区。

加强卫生和免疫系统

为了充分发挥疫苗的潜力,所有国家的健康和免疫计划都需要有适当的系统和人员来覆盖所有人群,包括难以到达的人群。本节探讨了发展中国家卫生系统中的一些关键缺陷,需要解决这些缺陷才能实现免疫规划的覆盖。

人力资源

众所周知,训练有素的卫生工作者在卫生系统中的作用。[44]多个发展中国家的研究已充分证明了卫生保健工作者密度与免疫接种覆盖率之间的关系[45-48];土耳其的其中一项研究还发现,在农村省份,医护人员密度与免疫接种覆盖率之间的关系更强[47]。尽管意识到了这一问题,但在解决人力资源危机方面进展甚微。但是,已经认识到解决方案不是简单的,需要大量的时间,精力和金钱来培训和留住卫生工作者。在《2006 年世界卫生报告》中,有 57 个国家(其中 36 个在非洲)被确定为卫生工作者与人口的比例低于 2.3/‰ 的阈值,这被认为是实现健康的必要条件[47]。这意味着,在这个临界水平以下的国家,除其他健康指标外,将无法将其免疫覆盖率提高到80%以上。

对《世界卫生报告》发表5年后2011年发表的进展的回顾表明,进展是零星的。报告显示投资水平是能否成功实现了世界卫生大会在2008年设定的到2015年将危机国家的数量减少25%的目标的关键。由于发展中国家的免疫规划越来越复杂,添加了新疫苗并且需要扩大覆盖范围以达到其目标人群的90%或更多,卫生工作者的人数及其技能水平都需要得到解决[48]。将需要专门技能来管理卫生系统的不同组成部分,例如供应链,信息和监管系统。解决人力资源限制仍然是无法获得或未充分实施针对国家的适当指导的领域。没有针对提供免疫服务所需的医护人员数量的基准,也没有关于各国在国家计划中添加新疫苗时可能需要增加多少的指南。结果,国家计划在没有提供相称培训或资源的情况下对卫生工作者提出了更多要求。尽管存在培训材料和工具,但计划审查和评估揭示了卫生工作者知识和实践方面的差距。支持性监督已被证明可以改善计划绩效,但在许多发展中国家,仍然缺乏对实施支持性监督的必要性以及知识和工具的认识[50]。与一般卫生系统一样,免疫人力资源开发仍然是投资不足的领域。无法解决这一关键瓶颈可能成为发展中国家实现国家目标和全球目标的障碍。

以合理的价格可持续供应疫苗

另一个关键挑战是确保可靠,充足和负担得起的全球疫苗供应。在这个疫苗行业和市场发生前所未有的变化的世界中,确保为发展中国家以及这些国家的每次疫苗接种会议提供足够的安全和有效的疫苗仍然是全球的首要任务[51-53]。20世纪80年代,疫苗市场严重下降,发达国家和发展中国家的许多公司退出市场,将疫苗视为高产量,低利润的产品。疫苗生产商的退出导致关键产品短缺和依赖一小部分主要疫苗产品的来源供应商[54,55]。

从2000年开始到2005年以来,疫苗行业正经历着一次重大转变,部分原因是发达国家的肺炎球菌结合疫苗和人乳头瘤病毒疫苗销量惊人,以及中低收入国家市场的增长前景。发展中国家的制造商现在疫苗供应中扮演着越来越重要的角色,他们进入市场正在刺激主要疫苗的价格下降[56]。超过60%的传统EPI疫苗由发展中国家制造[57]。印度普纳的印度血清研究所向发展中国家提供了80%以上的麻疹疫苗。发展中国家的制造商越来越多地与发达国家的疫苗制造商签订联合开发协议,以生产新的疫苗,而且许多制造商现在都参与了发展中国家疫苗制造商的网络[58]。

世界卫生组织继续把重点放在加强疫苗生产国的国家监管机构(NRAs)上,因为一直以来薄弱的国家监管机构被认为是新供应商进入的主要障碍。多个条件已经确定了七个基本功能,以确定每个NRA是否能够保证疫苗的质量"保证"(国家法规体系;市场授权和许可;NRA批次放行;实验室通道;上市后监督,包括免疫接种后的不良事件的AEFI系统及定期检查;以及临床试验的授权/批准)。2016年6月,据记录有43个国家在生产供人类使用的疫苗,其中37个国家具有正常的NRA。这些国家中有22个正在生产一种或多种经世界卫生组织预认证的疫苗,以供联合国机构采购,俄罗斯是生产预认证疫苗的国家列表中的最新成员[20]。

为了维持国家,地区甚至全球的EPI疫苗供应,发展中国家最重要的技术转让领域是与达到和维持疫苗生产中的良好生产规范标准,建立独立且可信的国家质量控制实验室有关的领域,并建立国家(或地区)监管能力。支持成功和可持续的技术转让是支持全球EPI的国际组织面临的挑战。

新型疫苗的可负担性,尤其是对于那些没有资格或将很快失去Gavi支持的中等收入国家而言,正在日益引起人们的关注[59]。可用信息表明,相同产品不同的中等收入者支付的价格差异很大。但是,解决方案并不简单,需要考虑不仅仅是获得可承受价格的问题,以支持再没有资格获得Gavi支持的中等收入国家中引入新疫苗。这些问题包括加强决策程序,各国政府增加政治和财政承诺以及公众对疫苗的需求增加。这些问题已在本章前面的部分中进行了讨论。本节专门讨论要确保以最佳价格持续供应疫苗的问题,包括:①高效的采购流程;②有效的监管和产品注册流程;③获得价格和合同信息;④获得周转资金;⑤集中采购并获得外部采购服务。

以前的研究已经发现,低效率的采购是获得疫苗有竞争力的价格的障碍[60]。向各国提供的用于改善其采购做法的支持很少,并且仍然是一个领域,需要做更多的工作以确保获得可承受的价格。

疫苗注册过程的效率低时间长,可能会增加供应商的成本,进而推高疫苗的价格。繁重而漫长的过程所构成的障碍可能会对低成本制造商产生更大的影响,这些制造商可能没有国内代表,资源也较少,从而限制了有关国家对产品的选择,并止于缺少竞争导致价格上涨。至少有30个不符合Gavi支持条件的中等收入国家可以从更加简化和高效的监管流程中受益[61]。

现有数据表明,提高价格透明度可以使合同谈判和更优惠的价格带来更有利的结果。尽管联合国儿童基金会和泛美卫生组织等国际机构已开始公布由他们采购的疫苗的价格,但有关自行采购国家支付的价格的数据稀疏[62]。世界卫生组织已经建立了基于疫苗产品,价格和采购(V3P)的网络平台,目的是提高疫苗价格的透明度,从而为合同谈判和疫苗采购决策提供依据。缺乏保证供应商将按时付款的保证增加了他们的风险,从而提高了价格[63]。

许多中等收入各国在采购资金的分配和发放方面面临不确定性。其他人可能对商品的预付款有法律限制,或者面临与货币波动有关的障碍。诸如泛美卫生组织周转基金和联合国儿童基金会疫苗独立倡议[64-66]之类的周转基金为那些无法解决这些问题的国家提供了信贷额度,从而为其中一些但并非全部问题提供了解决方案是必需的。但是,现有资金仅在其服务区域内的少数国家/地区可用。扩大其他中等收入国家获得循环资金的渠道可能有助于它们获得较低的价格。

使用外部采购服务,例如通过儿童基金会,可以使许多中等收入国家受益,特别是那些人口少,议价能力有限的国家。当与周转基金结合使用时,通过外部机构进行的这种集中采购已被证明会导致价格降低。[64]但是,许多国家在使用外部采购服务方面存在法律障碍。

免疫供应链

多年忽视之后的情况。过去几十年来,发展中国家免疫接种系统的成功在很大程度上可以归功于其骨干力量,即供应链和物流系统,其努力确保疫苗的不间断可用性达到服务提供水平。这些供应链通过高质量的冷链系统相当成功地支持了疫苗的流通,从进入国家到接种疫苗的那一刻起,这些疫苗就可以保护其效力免受热或冰冻损害。

不幸的是,在过去的20年中,这些供应链系统在很大程度上被理所当然地忽略。除少数例外,发展中国家的免疫供应链继续面临长期的困难。提供不超过服务交付水平的强效疫苗不间断供应,许多政府管理的系统仍然因疫苗存储、分配、疫苗管理和库存控制效率低下而受到损害。越来越多的具有不同特性和免疫计划的新疫苗数量越来越多,使用各种服务提供策略来覆盖不断扩大的目标人群,只是免疫供应链系统当今所面临的一些新现实[67-69]。许多发展中国家的现有系统旨在管理得越来越少昂贵且体积不大的疫苗和相关用品[70]。

面对越来越多的关注,WHO和UNICEF一直在支持发展中国家实施有效疫苗管理(EVM)计划,该计划可以端到端,深入地诊断其优势,劣势和瓶颈。自2010年以来,超过80个发展中国家进行了EVM评估,审查了有效体系的九个关键方面,评估了疫苗的运输程序[71];冷链存储充足性;整个冷链的温度控制效率;遵守疫苗管理政策;疫苗分发和处理最佳做法;用于预测,库存管理和库存控制的信息系统;供应链的适当基础设施和维护服务。EVM评估基于WHO规范和指南,为每个维度都设定了最低标准。来自80个国家/地区的现有证据表明,从国家到服务交付点,在供应链的各个层次上,每个维度都没有达到最低标准(图76.6)。

这些评估的主要发现包括:
①仅40%的国家/地区实现了疫苗的适当温度控制,这表明疫苗的效力是在许多国家的冷链系统中处于危险之中;②只有54%的国家有足够的存储现有疫苗和相关用品的能力,这表明基础设施通常不足以容纳现有疫苗,更不用说引入新疫苗了;③仅在30%的国家/地区实现了疫苗库存管理,从而导致疫苗库存不足或浪费的未使用的疫苗风险增加;④疫苗的有效分配仅在24%的国家符合既定标准,从而损害了有关国家以下各级的疫苗及时供应;⑤只有47%的国家遵守疫苗管理政策和规范,导致效率低下和疫苗处理规范不佳。

最近的证据表明,许多国家报告说在疫苗的短缺经常达到了国家级别。因此,2015年有38%的发展中国家在1个月内至少发生了一次疫苗短缺事件(表76.2)。在何种程度上导致较低水平的服务中断仍然是一个悬而未决的问题,但是这一额外证据表明,确保疫苗不间断流通是有效免疫供应链系统的关键目标之一。在2010—2015年之间对国家级疫苗库存进行的根本原因分析确定,不良的预测,库存管理或采购问题是国家级疫苗库存的41%的原因,并确认了国家在基本疫苗管理实践中的弱点[72]。

伴随着确保诸如EVM,疫苗的良好预测和库存控制等基本要素的持续挑战,国家免疫规划的快速发展和增长带来了新的挑战。增加了当前薄弱且紧张的系统的压力。与十年前相比,现在发展中国家的许多免疫计划供应链中管理的疫苗剂量扩大了六倍;对于按照接种规划进行疫苗全部接种的儿童,需要为其储存和运输四倍以上的疫苗;当冷链中有风险的供应品价值增加5倍时,保障疫苗的效力;并且使与冷链基础设施相关的库存水平和缓冲库存增加了1倍。

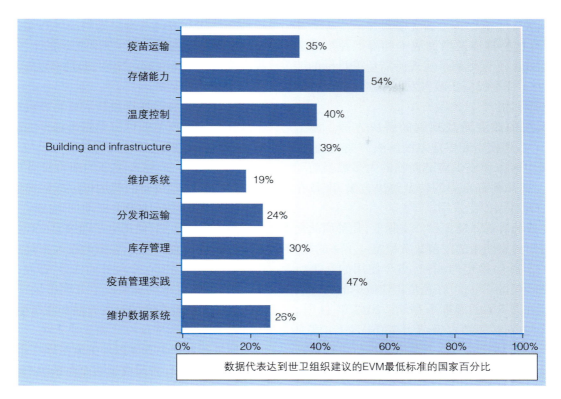

图 76.6 在进行了有效疫苗管理（EVM）评估的 80 个发展中国家的供应链绩效（2010—2015 年）。

表 76.2 发展中[a] 国家疫苗缺货[b] 状况统计

	2015	2014	2013	2012	2011	2010
上报了缺货的发展中国家数目	31	25	36	33	34	38
上报缺货的国家	38%	31%	44%	41%	42%	47%
缺货[c-e]	57%	55%	79%	71%	72%	99%
结核病疫苗	42%	38%	39%	42%	38%	35%
百白破疫苗	37%	29%	33%	32%	33%	48%
麻疹疫苗	5%	16%	13%	8%	15%	6%
脊灰疫苗	16	16	15	17	14	10
平均缺货事件[d,e]	1.84	2.2	2.19	2.15	2.12	2.61
平均缺货天数[d]	47	62	49	40	36	70

[a] Developing countries are defined as the 81 low- and lower-middle income countries based on the 2015 World Bank classification.
[b] For BCG, DTP-, measles-, and polio-containing vaccines.
[c] Some countries reported multiple stockouts in a given year, resulting in stockout events being greater than number of countries reporting stockout.
[d] Number of stockout events/number of countries reporting stockouts.
[e] For 81 developing countries reporting stockout events.
资料来源 WHO Expanded Programme on Immunization (2016).

新的挑战包括疫苗的数量及其配方、热稳定性和包装数量的增加。这些增加了更多的复杂性，对国内供应系统产生了巨大的影响。在 EPI 的最初几年中，国家免疫计划中使用的基本六种抗原中的大多数都具有更为标准化的多剂量呈递方式（通常每小瓶 10~20 剂）。疫苗管理规则要简单得多，尤其是在 20 多年前引入了疫苗瓶监测器之后。VaccineVialMonitor 是一个温度指示器，用于测量累积暴露于有害热量的程度。这不仅可以帮助医护人员确定过度暴露于热是否会削弱疫苗的效力，而且 VVM 在实施开放式小瓶或多剂量小瓶政策中起了重要作用，这种方法可减少疫苗浪费并减少对疫苗的总体影响。

今天，准备在发展中国家引入的许多新疫苗都是对冷冻敏感的液体制剂。但是，还没有等效的疫苗瓶监测器来指示疫苗是否由于暴露于未检测到但具有破坏性的冷冻温度而丧失了效力。了解到至少有 35% 的疫苗在发展中国家的冷链中会长时间暴露于冰冻环境中[73]，要确保更新、更昂贵的疫苗的效力，就需要采取措施，在寒冷的环境中严格控制温度链，以告知卫生工作者疫苗是否已暴露于冷冻温度下（请参阅"更新游戏规则的解决方案系统篇"用于技术解决方案。）在未来几年中，由于冷冻而浪费的疫苗可能会产生重大的财务后果，将不再被接受。此外，其中一些新疫苗缺乏防腐剂，因此采用单剂量或两剂量小瓶可减少浪费，从而显著增加冷链的存储和运输量。

缺乏关注和资金的结合意味着免疫供应链无法发展和适应，导致新疫苗的引入，现有疫苗的缺货，可避免地浪费，或因疫苗在弱冷链中的储存而造成的疫苗效力的损失。不能保护疫苗免受过热或冷冻破坏的系统,所有这些都涉及增加成本和降低免疫覆盖率。这些低效率不仅阻碍了实现所需免疫目标的能力,而且降低了那些投资于改善发展中国家免疫计划的人们的健康回报[70]。

更新系统的改变游戏规则的解决方案。幸运的是,存在一系列技术和供应系统解决方案,它们有望解决发展中国家免疫供应链面临的大多数当前和新挑战[70]。有几种有希望的转型解决方案,准备在2020年之前在各国广泛采用。

*利用疫苗的真正热稳定性。*实际上,几种商品化的可在发展中国家使用的疫苗非常稳定。不幸的是,不管疫苗的实际热稳定性如何,当今使用的几乎所有疫苗都是已获得许可,可在免疫供应链中的所有的时间点保证在2~8℃的温度下存储。2012年11月,一种脑膜炎球菌A型结合疫苗MenAfriVac(印度血清研究所,印度浦那)成为首个在活动场所可在最高40℃的温度下使用长达4天的产品。由于没有相关的安全性,效力或功效损失,该法规批准开辟了将这种疫苗的剂量在相对简单的可控温度链中保持几天而不是在标准冷链系统中的可能性。其他几种疫苗同样具有耐热性,并有可能在受控温度链中使用。这具有重要的好处,因为即使可以在相对较短的时间内将疫苗保存在可控的温度链中,也难以到达的地区,并且人们不再受到冷链的束缚。此外,如果可以在可控温度链中使用这种热稳定疫苗,则可以大大降低诸如乙型肝炎之类的冷冻敏感疫苗的冻害发生率。此外,这种方法有可能减轻传统的2~8℃冷链存储空间的负担,并且已被证明可以将进行免疫活动的整个冷链和物流成本降低多达50%[74-76]。

*用新的冷链技术扩展疫苗的覆盖面。*许多发展中国家的大片地区无法向有需要的社区提供疫苗,这是因为不存在运行冷链的能源需求,或者是因为该地区没有电,或者无法可靠地提供化石燃料来替代电动冷链(煤油-和燃气冰箱)。即使当化石燃料的供应及时时,这些类型的设备也受到以下问题的困扰:气体供应中断,效率低,成本高,温度控制差以及维护需求频繁/昂贵。自2010年以来,冷链设备发生了重要的技术突破。第一是无电池太阳能冷链设备的可用性,其性能,可靠性和生命周期成本明显优于可用的非电气模型(煤油或天然气)。第二是持久耐用的无源冷却容器,以确保健康中心和"最后一英里"用法。这些超级绝缘的容器可以使用常规冰块将疫苗储存30天以上[77-78]。无论是新一代的无电池太阳能冰箱还是耐用的被动冷却容器,这些新技术都可以在以前无法建立冷链基础设施的地区存储疫苗。将冷链的影响范围进一步延伸到供应链的下游,不仅可以提高疫苗在交付时的可用性,而且可以应对并缓解拥挤的存储容量限制。

*通过连续的温度监控技术提高冷链的质量。*由于现在购买的疫苗的价值中越来越多的成分是对冷冻敏感的疫苗,因此疫苗的意外冷冻已成为日益严重的威胁[79]。如今,越来越多的廉价设备可用于连续温度监控。这些设备的使用可以减轻在储存和运输过程中因破坏冷链中温度波动而造成疫苗效价损失的风险。研究表明,使用电子连续温度监测和防冻技术可以帮助将疫苗意外冻结的发生率降低55%[80]。连续温度监测还有一个额外的优势,即使没有卫生工作人员,也可以帮助提高疫苗处理质量,检测故障的冷链设备并减轻有害的温度波动和冻结事件。

*远离基于纸质版的数据管理系统。*很少有国家的供应链经理中央仓库以外的疫苗库存余额信息;不了解避免因破损,泄漏或过期而在系统中浪费疫苗的知识;对当前的冷链能力或哪些设备不起作用不完全了解;而且永远无法确定疫苗库存是否在供应链的低端发生。人们经常将缺乏可靠和及时的数据用于准确的疫苗预测,免疫供应链计划以及对一个国家内的疫苗订购做出充分反应视为关键瓶颈。疫苗供应链中疫苗库存和流量的缺乏可见性,不利于确保疫苗的及时供应,并导致供应链效率低下(例如,需要在整个供应链中保留闲置的缓冲库存;不能提供足够的疫苗导致库存不足;运送过多的疫苗导致过期的疫苗需要丢弃)。

问题的根源在于,许多发展中国家继续使用"基于纸质版的"后勤管理信息系统来管理其供应链,该系统不允许实时跟踪和追踪疫苗以及在整个供应链中的库存水平。然而,近年来,在信息和通信技术领域进行创新的比率令人震惊。发展中国家可以获得许多具有成本效益的信息和通信技术解决方案。这些范围包括移动电话网络和设备,这些设备现在甚至可以将最远端的位置连接到Internet和基于云的服务器托管,从而可以在中央疫苗商店和子公司之间运行网络系统。此外,条形码系统更为广泛,允许将其打印在疫苗包装上,从而能够追踪到地区级及更高级别的疫苗批次。基于移动和基于云的信息和通信技术的广泛普及使建立用于订购疫苗,管理库存和设备,监控消费和疫苗使用的网络系统成为可能,并帮助疫苗供应管理者确保将疫苗存放在医院内。这些技术可以扩展到其他低收入和中等收入国家,以改善库存管理并确保在服务交付点提供可靠和稳定的疫苗供应[81,82]。

优化供应链网络设计。许多发展中的国家免疫接种供应链是在 35 年前设计的，几乎没有人调整其分销网络以适应当今国家免疫接种计划的需要。大多数政府管理的疫苗供应链网络都复制了卫生系统的管理结构，而不是为了确保疫苗的可用性，合理利用冷链基础设施或优化分配途径以提高疫苗效率而设计。随着疫苗数量的激增，可以通过重新设计供应链网络来克服某些存储容量的限制和瓶颈。疫苗供应从入境到提供服务环节都必须处于高级别。沿途的每个存储点和分发路线都会给疫苗带来风险（从处理不当到冷链断裂）。此外，每个点都不断要求基础设施扩展冷链能力。改进的分配方法和"级别跳过"可以通过减少供应链中的处理接触点来减轻系统中某些冷链产能约束。

近年来，越来越多的证据表明，重新设计供应链网络具有改善疫苗供应，减少缺货，加快交货时间，增加产量的潜力。下游存储容量大，降低成本。一项研究表明，在不更改网络设计的情况下，由于存储容量的瓶颈，在引入新疫苗后，系统较低级别的及时疫苗可用性可能会下降 71%。还显示了网络重新设计从而将向服务交付点运送一剂疫苗的物流成本降低了 60%[83-85]。

与其他保健品供应链的协同作用。自 2010 年以来，在发展中国家，中央医疗商店和健康供应链由政府管理呈上升趋势，以探讨如何合理利用干冷库基础设施，以及如何利用供应链整合带来的规模经济。从历史上看，疫苗是少数几种需要其自己的特定供应链的基本商品之一，与其他基本药物不同，大多数疫苗需要严格保存在 2~8℃ 冷链中。今天，情况已不再如此。越来越多的药品需要此冷链设施以严格地控制储存温度，尤其是运输的最后一公里。一个例子是催产素，一种可预防妇女产后出血的可注射药物，其功效和保质期受热会降低。随着免疫供应链努力应对当前和即将到来的挑战，以及其他对温度敏感的救生健康商品争夺冷链空间，时间和对温度敏感的保健产品的供应链整合机会是一个新兴的解决方案。如果正确实施，与并行和垂直供应链运作相比，它有可能解决存储限制并减少卫生系统的冗余，复杂性和成本[86]。

私营部门参与免疫供应链。许多发展中国家的免疫计划认识到，曾经由政府管理的后勤职能现在需要大量投资并占用大量资源，如果适当扩大规模以实现服务提供目标并引进新疫苗。许多发展中国家已经看到了私营部门物流提供商的出现，这些提供商在使用技术和信息管理方面取得了长足的进步，并能够提供比公共部门所能提供的更好和更高效的服务。越来越多的国家而不是试图与这些进步保持同步，而是意识到这一优势，即只要具备适当的专业知识，便可以将疫苗的物理存储和处理工作外包给专业的私营部门运营商，从而使私营部门参与供应链和物流职能。在许多情况下，私营部门可以在改善诸如采购，仓储和国内分销等特定方面的卫生物流方面，为政府的工作提供补充。将供应链功能外包给私营部门可以提高运营绩效并利用管理效率，从而使政府能够专注于核心专业知识。尽管外包可以帮助提高疫苗供应链的绩效，但如果做得不当，它有可能背道而驰[87]。

加强人力资源以进行有效的疫苗管理。免疫供应链系统主要取决于强大而充足的供应链和物流卫生人员的技能和承诺。在过去的十年中，由于对发展中国家免疫供应链的整体忽视和不重视，熟练的冷链物流师的可获得性已经下降。由于有更多有价值的疫苗库存需要处理，储存和分配，这给国家供应链管理人员带来了更大的压力，他们需要确保执行 EVM 最佳实践，并严格执行疫苗管理政策跟着。如证据所示，这方面存在重大缺陷（见图 76.6）。

EVM 计划已建立了疫苗供应链和物流系统的管理标准，并针对最佳实践标准进行了基准设定[71]。EVM 首先是最重要的持续质量改进过程，旨在刺激供应链管理者朝着最高标准迈进。他们的疫苗供应链的质量管理规范。随着新疫苗的引入加速，现在在供应链的各个层面都需要更大的冷藏能力，各国必须努力保持较低的库存水平，减少包装好的疫苗的浪费，改善其物流管理信息系统以准确预测疫苗需求，并防止冷链设备故障，以免疫苗受热或冷冻损坏。如今，需要对国家的疫苗后勤人员进行培训，并使其具备正确的技能来处理新疫苗产品，使用和监控新的冷链设备和冷却技术，并学习如何建立和使用新的数据和信息管理系统来进行预测需求，分配库存，在冷链设备出现故障时迅速采取行动，并建议政策变更以支持网络优化，供应链整合或与私营部门的合作。EVM 计划建立在完善的质量管理原则基础上，以确保提高供应链经理和疫苗后勤人员的技能，并建立评估，计划和实施变更的整体流程，作为持续质量改进的一部分——达到 EVM 推荐标准的流程[7.]。

未来的前景和机会。 尽管这些系统在应对日益严峻的挑战方面显示出了极强的适应能力，但它们通过采取临时解决方案和不可持续的应对策略来做到这一点。这些方法的局限性已经达到极限，以至于国内免疫接种供应链已成为实现发展中国家未来免疫接种目标和愿望的瓶颈。在没有针对当前和未来挑战的系统,连贯和计划的改进的情况下,并且没有通过大规模采用已知的改变游戏规则的解决方案来大量投资升级免疫供应和后勤系统的情况下,到2020年整体上加强常规免疫的愿望仍将是不切实际的。

所需的投资水平很高。但是,与疫苗产品本身的投资相比,这些投资相对来说是微不足道的[38]。估计,每年投资购买的疫苗价值的10%以下就足以提高国内免疫的供应量。迫切需要加强发展中国家供应链的投资,但这些投资必须针对正确的战略和实施框架[88]。为此,最近的全球倡议已开始重振免疫供应链的工作,从制订《2020年愿景和行动计划》开始[89];作为全球疫苗免疫联盟供应链战略的一部分,努力获取国际资源以投资于国家系统[90];通过最近建立的 WHO-UNICEF 免疫供应链中心,建立支持发展中国家实施变革和采用改变游戏规则的解决方案的全球机制。这些机会有望在未来几十年内促进在服务提供点公平地获得和提供有效疫苗,并最终支持免疫计划,以帮助估计仍有1940万未免疫或免疫不足的儿童。

信息系统:免疫规划的监测和评估

高质量数据的可用性对于实现 GVAP 的目标至关重要。术语"质量"应用于免疫数据时,可以根据数据的预期用途以多种不同的方式进行解释。2013年,WHO 关于免疫的 SAGE 强调了需要使用高质量数据以改善性能和监测结果的重要性。如果数据有助于完整,明确,有意义和正确地推断接种系统的状态,则可以认为数据质量很高。还应及时提供,分析和解释数据,以使管理人员能够采取行动来优化程序的性能和影响。

监视免疫程序的性能和影响所需的数据包括:

- 用于监测方案活动和投入指标的数据,以发现疫苗接种服务的可用性和质量方面的潜在问题,并确定适当的解决方案;
- 用以监测方案产出指标的数据 - 国家时间表中每种疫苗的每种剂量的覆盖率以及相关的脱漏和错过机会的指标;这些是中间指标,比通过监视来衡量疾病影响更容易衡量,并且可以监控实现 GVAP 和国家目标的进展;
- 关于疫苗可预防疾病(VPD)的负担和趋势的数据 - 降低疾病的发病率和死亡率是计划成功的最终指标[91];
- 必须监控 AEFI 的数据,以确保检测到并调查了任何此类事件,并采取适当的响应措施。

世界卫生组织和联合国儿童基金会每年通过联合报告表收集和汇编所有国家关于关键方案指标的信息。世界卫生组织还通过各种方案评估报告以及住户调查报告收集信息[92]。但是,除了向世界卫生组织和儿童基金会报告外,更重要的是,在全国范围内以及在管理该计划的地区(或其他适当)行政级别上监控和使用这些数据和指标。向卫生系统各个层面的卫生工作者提供定期反馈是激励卫生工作者改善的一种有效方法。除了上述指标组之外,还可通过本章中介绍的多种方法来监测疫苗的有效性[93-95]。

监视计划投入和活动。重要的是要确保该计划有足够的资源,并按计划的数量和质量进行活动。例行报告提供有关微型计划的可用性和疫苗供应的数据。这些还应通过定期评估疫苗接种活动加以补充,为此存在许多工具和机会。通过通常由外部评估人员进行的全面计划审查或在"引入后评估"期间,对整个免疫系统进行定期审查,这是一种评估疫苗接种对现有免疫系统影响的系统方法[96,97]。在这两个国家中,这两种方法都是在国家、地区、卫生中心和选定区域的社区级别进行现场观察和访谈,并使用由该组织编制的一系列问卷和清单[98]。进行数据分析后,将准备一份主要问题清单。对于每个问题,都会列出成就和问题,并制订行动计划。在地方级,鼓励地区经理对错过的免疫机会[99,100],数据质量自我评估[101],和冷链绩效进行基于医疗机构的评估[102]。这些可在地方上提供有关计划实施的快速信息,这些信息应有助于应及时采取补救措施。

监控疫苗接种率。在全球范围内,疫苗接种覆盖率是筹资结果的追踪条件,是获得"千年挑战户"援助资格的指标[103],并且是加维政府支持引进新疫苗的标准[104],也是 Gavi 引入新的支持标准[105]。在国家和国家以下各级监测不同疫苗的覆盖范围不仅可以洞悉总体方案在向目标人群提供所有疫苗方面的成功(在国家方案中接种每种疫苗并已全部接种所有疫苗的儿童比例),而且还可以洞悉方案的薄弱领域。DTP1 和首剂含脊髓灰质炎疫苗(POL1)的高覆盖率表示可以很容易地获得疫疗健康[105]。如果在2个月大时 DTP1/POL1 的覆盖率很高,但相应的第三次剂量或 MCV1 的覆盖率很低,则需要进一步研究以确定脱落的原因。一种疫苗(例如 DTP)的高覆盖率,但同时计划的另一种疫苗(例如肺炎球菌结合疫苗)的低覆盖率,可能会导致儿童参加了疫苗接种程序,但是由于实际的疫苗库存很少(罕见)或已知的禁忌证(较常见),或不愿在同一次接种时间同时接种多种疫苗而错过了疫苗接种的机会。

使用多种方法来监测覆盖率以及相关的脱漏、错过机会和及时接种疫苗的指标,每种方法各有利弊(表76.3)[106,107]。

表76.3 不同疫苗接种覆盖率测算方法的优缺点比较

方法	优点	缺点
电子登记报告制度	能够获得完整准确的人口学及疫苗接种资料;能够设置问题提醒和随访;节约在低收入国家广泛使用的登记纸质资料的时间。	需要良好的电脑及网络;需要完整的出生登记的真实的地址记录;需要每一个人有单独的身份识别号;对于流动人口难以追踪;需要充足的资金和人力支撑;需要稳定的程序支撑该系统运行。
常规疫苗接种监测/报告	简单易操作;可以连续监测和访视;可以使用当地卫生系统监测的覆盖率和脱漏率。	人口基础可能是不准确;私人门诊接种情况可能不报告;接种率的夸大(由于记录丢失,人为纳入一些数据);在纸质记录/转录过程中可能发现错误。
调查	如果操作得当,可以提供准确的信息;系统误差(人员操作等)可以评估;可以系统培训调查人员;可以针对多个项目开展大规模调查;批量抽样调查可以识别健康设施及低覆盖率的人群。	数据的准确性取决于充分的调查设计、培训;需要监督和质量控制;抽样方法的制定有可能依据的是过时的人口普查信息;可能漏掉高风险的子群体(如移民、流浪儿童);小样本结果不够准确,大样本耗费大量的资金和时间。

基于接种登记系统的覆盖率估计。 理想情况下,应使用登记表或接种报告对疫苗接种范围进行连续监测。电子免疫登记表旨在记录每个出生队列中每个人的所有疫苗接种[107]。分母可能来自同一登记表或单独的生命统计系统[108-110]。如果实施得当,电子免疫登记中心可以为覆盖率测量和计划管理活动提供数据,例如监视疫苗供应和申购以及发送疫苗接种提醒。这些登记管理机构面临的挑战包括核算国家内部和国家之间的迁移,确保完整和及时的出生登记和疫苗接种报告,避免重复记录[111]以及确保信息变更后的连续性[112]。随着信息和通信技术的普及,电子登记管理机构的使用正在增加,并且正在各个国家和地区之间交流从试点研究中汲取的经验教训以及本国经验,以改进其使用。但是,需要大量的时间和资源来概念化,设计,试点和扩展规模,在全国范围内使用这些登记表。

行政报告。 所谓的行政覆盖率是使用报告的汇总数据计算得出的,这些数据是在给定时间段内针对目标年龄组儿童和普查中估计和预测的目标人群,或在某些情况下,根据已登记的出生人数的每种疫苗的剂量数量。所有国家都有这样的婴儿疫苗接种系统(每年向世界卫生组织和联合国儿童基金会报告全国覆盖率数据),并且越来越多的国家还监测婴儿的加强剂量和疫苗接种情况其他年龄段,例如针对学龄女孩的人乳头瘤病毒疫苗。该管理方法的优点是可以在本地和地区级别提供连续的信息,并且相对便宜。每个机构和地区都可以使用标准的免疫监测图跟踪实现覆盖目标和脱漏的情况,并立即采取行动纠正发现的任何问题。此方法对于"到达每个区域"策略中建议的区域方法至关重要。从常规报告中,还可以将儿童服用的剂量与分配的总剂量进行比较,以估计浪费率[113]。

尽管有这些优点,但由于分子数据的不完整,不准确或延迟的报告以及有关人口分母的信息过时,"行政覆盖率"通常不可靠[106]。个人接种疫苗时,通常还有来自非监控区或者或其他国家的困难。

社区调查。 家庭调查是确定覆盖范围的补充方法[106]。最常见的调查是EPI整群调查[114-117]和较大的UNICEF多指标集群调查(MIC)和人口与健康调查(DHS)。过去,EPI群集调查方法通常不使用概率样本(每个样本中的每个人都有已知且非零的概率被纳入调查)[118,119],并且并不总是实施或记录严格的质量控制措施世界卫生组织更新了EPI调查指南[106],以便现在的调查使用概率抽样,并且需要出色的质量控制[120]。

与行政报告相比,调查数据通常被认为更可靠(更接近"真正的"疫苗接种覆盖率),但事实并非一定如此。调查数据的准确性受选择偏差和信息偏差等因素的影响,无法通过增加样本量来解决。选择偏差的常见原因是从抽样中排除了某些人群框架(例如,出于安全原因或无家可归的人口)[106];不良的实地做法,例如将抽样家庭替换为更容易到达的家庭,或者不重新访问首次访问者不在场的家庭。这些因素通常会增加覆盖率估算值。当由于疫苗接种记录上的错误,记录数据的转录或监护人召回没有书面记录的儿童而导致儿童的疫苗接种状态错误分类时,就会发生信息偏差,并可能导致调查覆盖率过高或过低。

如果进行得当且规模足够大,调查可能会比其他来源提供更准确和细微的信息。如果设计得当,可以对国家以下各级的覆盖范围进行测量或分类,并且可以突出显示调查中的儿童接种率极低的类别,指出有必要在这些地理区域进行进一步调查。分析人员可以评估疫苗接种的时间尽可能接近预定的年龄,避免接种年龄太早或接种间隔太短("无效剂量"),这可能会降低疫苗的有效性,但建议尽早缩短疫苗接种时间。儿童仍然有染上相关疾病的风险。也可以测量由于未能同时接种疫苗而导致的免疫机会减少[106,121]。问卷还可以评估未接种疫苗的原因[122-124]和不良事件的发生,例如接种疫苗后的脓肿。覆盖范围调查可以扩展到其他计划的指标[125],尤其是在家庭记录中包括就诊日期的情况下到医疗机构进行治疗或生长监测[94,126]。

批质量抽样。源自制造业的批次质量评估抽样(LQAS)方法基于预定义的上限和下限,将调查中发现的结果分类为可接受或不可接受。LQAS 以其经典形式使用简单的随机样本。但是,在很多情况下,即使总体样本量较小,并且已经开发出集群的 LQAS 设计,从而在每个地段(例如,地区),选择一定数量的集群,其概率与估计的大小成正比(例如,从具有各自人口的所有村庄的列表中),这对于现场调查也不可行。通常会使用非概率抽样方法来选择所需数量的孩子的样本[126,127]。为了评估脊灰疫苗强化免疫活动,通常每批次抽样六个集群,每个集群 10 个孩子[128,129],但理想情况下应包括更多的集群,并在每个集群内通过随机抽样选择儿童[130]。

重要的是要认识到,LQAS 调查不可避免地具有中心覆盖范围("灰色区域"),而没有被"适当的"或"不适当的"分类所排除[131]。也就是说,任何分类都不会排除中间类别。由于样本量较小,因此无法获得每个类别的定量估算值,尽管在某些情况下,可以汇总多个类别的结果以得出总体估算值。LQAS 已被用来识别未达到预定标准的卫生服务单位、邻里或村庄,例如免疫运动的覆盖率,诊所参与者的免疫覆盖率,冷链维护,安全注射技术以及所有人员的使用接种疫苗的机会[132-134]。

血清学调查。尽管目前正在考虑使用生物标志物来估计覆盖率,但为此存在一些局限性[106,135],目前在测量儿童疫苗接种覆盖率的调查中并未常规包括这些标志物。对于大多数疫苗,疫苗接种后抗体的存在与"自然"感染后不能区别。例外情况是存在破伤风抗体(感染不会产生持久的免疫力),并且存在针对亚单位疫苗中所含抗原(例如乙型肝炎)的抗体(抗-HBs[抗表面抗体]),但不存在针对全部抗原的抗体生物[抗 HBc(抗核心抗体)],被认为是疫苗诱导的免疫力的指标。即使对于这些疫苗,检测到的抗体也不能可靠地表明已接受了多少剂量。此外,缺少抗体意味着孩子未接种疫苗,疫苗失去效力或如果抗体水平下降,抗体水平就会下降[136]。疫苗接种已经过去了很长时间。因此,生物标志物可能对估计人群水平的保护有用[137],但不一定对验证覆盖率测量或疫苗接种计划的效果有用。破伤风[136]和麻疹[138]口腔液样品的抗体检测方法的发展可能使重复收集样品的调查更为可接受,并可能有助于评估疫苗接种活动[139,140]。

对来自不同来源的覆盖率数据进行三角剖分:WHO-UNICEF 国家免疫覆盖率估计。自 2000 年 6 月以来,WHO 和 UNICEF 对世界范围的常规免疫覆盖率进行了年度审查。对行政覆盖率和任何可用的国家覆盖率调查数据进行审查,并根据感知质量对调查数据进行排名。确定估算草案并将其发送给国家主管部门,根据收到的评论进行修改,并在报告期结束后的当年 7 月或 8 月作为 WHO-UNICEF 的国家免疫覆盖率估算发布。估算每年更新一次[141]。如果有包含前几年信息的新调查可用,则会对相关年份进行覆盖率估计值的追溯调整。这一过程有助于提高许多国家的行政报告的质量。但是,存在一些约束条件[141],包括来自常规报告或调查的经验数据的质量和可用性,以及从调查获得结果之前的延迟,这意味着 WHO-UNICEF 对国家免疫覆盖率的估计可能会发生回顾性变化。为了说明经验数据的可用性和局限性,在单个报告中显示了每个国家/地区对世界卫生组织对估计值的信心的指标。为了提高覆盖率数据质量,需要考虑以下几点:

- 将提高行政数据的质量和可用性列为优先事项,以此作为有关方案执行情况的最有效、最具代表性和渗透性的信息来源;
- 促进定期使用数据为政策、战略和纠正措施提供信息,以提高所有行政级别的计划绩效(因为如果不使用数据,就不会有提高质量的动力);
- 促进对数据质量评估和纠正措施采取系统的方法(对数据质量的审查可能是有用的培训工具);
- 通过明确界定调查目标并设计实现目标的调查方法,促进对家庭调查的战略和成本效益利用,以提供补充数据;
- 加强人力资源能力,以改善数据质量和满足方案需求;
- 倡导对可持续解决方案进行投资以提高数据的可用性和质量。

处理覆盖率数据。仅当结果可以采取行动时,提高覆盖率数据的质量才有用。计划经理应通过解决以下问题来调查国家或国家以下各级免疫接种率偏低的原因[142]：

- 当前的疫苗接种系统是否不足？
- 是否有未完全接种疫苗的儿童及其家庭特征可以帮助识别他们？
- 父母是否缺乏有关"何时何地"接种疫苗的准确信息？
- 社区和家庭中的不良态度（包括关于可察觉的不良事件的谣言）是否甚至超过了良好的疫苗接种系统和良好的信息？

应从二级数据源（例如先前项目审查的报告，卫生中心对覆盖数据的分析）以及在监督访问期间直接观察疫苗接种实践和诊所组织来收集可用信息。应该比较覆盖率高和覆盖率低的区域的计划投入和活动，以及流域人口的数据（规模、人口统计、社会经济和教育状况、移民方式、安全问题等），以找出造成差异的原因。覆盖并确定解决方案。计划经理需要制定战略，以减少卫生服务的障碍，并惠及具有难以达到的特征的家庭和人口，例如，最一致的发现之一是疫苗接种率低和其他卫生干预措施的关联[143]，与经验丰富的医护人员进行讨论并与社区进行讨论将有助于确定社区或个人在免疫接种和/或疫苗犹豫方面的计划性障碍[144-147]。通常，这些实践调查和分享经验将产生行动的想法，以提高覆盖率。

有时，可能需要补充研究来回答上述调查仍然存在的特定问题。许多方法可用于研究疫苗接种不完全的原因，包括以下任意组合：

- 基于卫生机构的调查（例如"卫生机构评估"），包括对实践的观察，与提供者的访谈以评估他们的知识和实践，以及与母亲的访谈。[94,148]研究可以轻松地与对邻近社区的家访相结合，以调查容易获得医疗服务的家庭中疫苗接种不足的原因[148,149]。
- 定性方法，例如主要的信息提供者访谈和焦点小组，以评估与疫苗接种以及家庭和社区对疫苗接种的需求有关的医疗保健专业知识和态度。这些方法可以单独使用[150-152]，作为开发定量数据收集的初步工作仪器[152]，或经过定量调查以检查风险因素的运作方式并制定干预措施[153]。
- 对未完全接种疫苗或完全接种疫苗的孩子的母亲进行的访谈，以描述他们的特征（案例研究或案例系列）[155]。
- 通过对参与者的随机样本进行访谈进行的横断面研究，以评估对疫苗接种的态度并描述疫苗的置信度和疫苗犹豫性[147]。
- 对与疫苗接种不完全相关的因素进行定量研究，在横断面的"知识，态度和实践"调查[122,125,156]，病例对照研究[157]或队列研究[158]中比较"接种疫苗"和"未接种疫苗"的人群的特征。
- 干预研究，与对照组相比，社区被随机分为干预组，或者整个人群都接受了干预，并进行"干预前后"覆盖率的比较[35,150,159-161]。

疾病监测。监测对于衡量免疫计划对降低VPD的影响以及产生信息以指导政策决策并支持为免疫计划提供持续资金至关重要。识别疾病流行病学变化也可能很重要，这些变化可能需要修改疫苗免疫程序表（例如增加加强剂次）和/或调整方案策略（例如实施不同年龄范围的补充免疫活动）。尽早发现疾病暴发，可以迅速做出反应，以尽可能避免发病率和死亡率的上升。

在免疫程序的不同阶段和不同的目标使用不同的监视方法。没有一种单一方法可能足以满足计划或免疫接种影响的综合文献的流行病学信息需求。因此，使用多种方法来监测疫苗相关疾病的流行病学。一种或多种方法可用于任何特定疾病的监测。其中包括：

- 在全国范围内对VPD和暴发调查进行被动汇总报告。
- 在实验室进行确认的情况下，在全国范围内进行积极的监视（通常基于案例）。
- 哨点监视。
- 专题研究和血清学调查（例如，估计乙肝疫苗的影响）。

对于所有疾病监测，应使用标准病例定义和最少的数据元素。应通过使用质量指标来监控系统[162,163]，主要的三个方面是报告的及时性和完整性，及时调查报告的病例和暴发的比例（包括在适当情况下包括实验室的诊断确认），以及被调查的病例和疫情所占比例，随后做出适当的响应[164]。

全国性的疫苗可预防疾病报告和暴发调查。自成立以来，EPI促进了选定VPD病例总数的报告。世界卫生组织还发布了报告病例的监测标准和病例定义[162]。当前，几乎所有会员国都通过WHO/UNICEF联合报告表报告了这些疾病的总数。但是，这些报告的质量变化很大，并且某些国家，尤其是中低收入国家的疾病趋势通常难以解释。尽管大多数国家报告了临床可疑或确诊病例[163]，但其他国家也可能报告实验室确诊病例，少数只报告实验室确诊病例。当前，大多数国家没有数据验证机制，世界卫生组织也没有办法评估报告数据的质量。

积极进行全国范围监测,并进行实验室确认。该监视平台建立在急性弛缓性麻痹和脊髓灰质炎监视网络的基础上。该平台已用于建立或加强基于病例的监测,并通过实验室确认病例,以预防麻疹和风疹。通过该平台可获得的资源以及相关的实验室网络,也已用于调查其他疾病的暴发,包括疫苗可预防及疫苗不可预防的疾病。

基于病例的报告的关键要素包括积极的病例调查(识别和报告每个合格病例的系统方法,例如,用于消灭脊髓灰质炎行动的急性弛缓性麻痹监测),阴性(或"零")报告(即,如果在指定的报告期内没有病例,则提交零病例报告),迅速调查每个报告的疾病病例,以收集相关的风险因素和计划信息,实验室确认和计划响应。与常规报告相比,基于案例的报告需要更多的人力资源,并且仅应在疫苗覆盖率高,减少疾病和/或消除疾病的计划中启动。

现在大多数国家都向世界卫生组织每周报告基于小儿麻痹症的病例数据,并提供了有关监测和实验室方法的详细指南。现在,越来越多的国家正在使用同一平台报告风疹病例[165]。

尽管全国范围内的主动监视可能比被动汇总报告提供更多有用的信息,但是在解释数据方面仍然存在许多挑战。例如,麻疹就存在严重的漏报。2013年,全球报告了 194 139 例病例,而 2012 年估计的麻疹死亡人数为 122 000 例,这意味着病死率高达 62%[166]。如果敏感度保持不变,可用于评估趋势,但是在报告完整性随时间变化时评估趋势变得更加困难,并且不敏感的监视不适用于规划持续消除麻疹的行动[167]。即使在欧洲的一些工业化国家,风疹和 CRS 的监测也十分有限。比利时,法国和德国没有覆盖总人口的风疹监测系统[166]。

哨点监测。哨点监测,(一种在少数报告单位(通常是医疗机构)进行监视的系统,而不是在全国范围内进行监视),通过儿科细菌性脑膜炎和轮状病毒腹泻监测网络在一些地区建立了一个生成信息平台,以支持引入 Hib 肺炎球菌结合物和轮状病毒疫苗。随着 PneumoADIP(肺炎球菌疫苗加速发展和引进计划),轮状病毒疫苗计划和 Hib 计划的建立,这些网络已扩展到所有地区。在 2008 年,这些网络过渡到 WHO 相关机构[168]。意识到技术,财政和人力资源的局限性,世界卫生组织及其合作伙伴提出了一种监测侵入性细菌疾病的分层方法,据此,监测的强度和报告的疾病综合征的数量因国家而异。还确定了人才中心进行专门的流行病学研究以补充监测。经过专家小组的外部战略审查,正在完善监视目标并更新了绩效管理框架[169,170]。

该监视平台有助于将其他潜在的 VPD 包括在内,如:急性脑炎、伤寒和 CRS。

特殊调查。特殊调查已被用来确定在难以获得医疗保健设施的区域中的疾病负担,特别是在免疫接种计划的早期,最近又用于消除新生儿破伤风的认证。血清学检查可能适合确定疾病负担并评估对疾病的影响(例如,乙型肝炎)[133,171,172]。血清学监测是消除疾病的潜在重要工具,特别是疾病发病率非常低的情况下,因为血清学可能表明人口易感性增加和可能暴发的地区。血清学调查可能有助于确定哪些年龄组应纳入强化免疫活动,并评估强化免疫活动对降低人群易感性的贡献[106,166]。

使用数学模型估算疫苗可预防疾病的负担和疫苗接种的影响。疫苗接种策略的选择需要了解疫苗接种对疾病传播的动态影响以及对与年龄相关的疾病严重性,疫苗并发症和感染传播可能性的变化。数学模型可用于估算监测数据不足的疾病负担(例如风疹和乙型肝炎)[174,175]。数学模型可以帮助比较不同策略的优缺点,并有助于我们进一步了解所观察到的疫苗接种计划的影响[176-179]。

动态模拟模型试图描述人群感染的动态并预测疫苗接种程序条件下的行为[174,176,180,181]。建模已被用来探索消除或消除人群感染的阈值[174,182-184]并检查对疫苗的免疫反应以及诱导长期保护性免疫所必需的最小疫苗剂量[185]。

经济和动态建模相结合来预测不同疫苗接种策略的效果和成本效益的潜力已得到越来越多的认识[186,187],尤其是在评估预防感染的疫苗的成本效益时考虑到群体免疫的外部性。随着疫苗计划的日趋复杂,疫苗展示(例如单剂量或多剂量包装瓶;预充式注射器)以及疫苗采购和分配,现在正在使用模型来研究如何在不同环境中优化供应链[83,188]。评估了多种因素,包括包装瓶的大小和类型、存储方式(分散程度)、运输方式、确定疫苗运输至外围地区的频率和规模的方法(例如,基于估计或实际消耗量),以及疫苗是否与其他商品进行分配。利用全球定位系统地图的可用性,模型可以根据一个国家或地区的实际地理位置和人口统计学来评估各种供应链动态。

监测免疫接种后的不良事件。尽管现代疫苗具有良好的耐受性和有效性,但没有一种疫苗是完全安全的。预防疾病的疫苗接种计划越成功,在媒体上经常报道的不良事件引起的关注就越多。对此类事件的不恰当的反应会削弱公众的信任,导致疫苗接种覆盖率下降,从而导致 VPD 重新出现的风险。发展中国家日益面临这种情况，许多国家为应对 AEFI 不得不暂时中断疫苗接种。消除疾病后，即使是罕见的不良事件，也可能在政治上站不住脚。世界卫生组织和个别国家大大加强了免疫安全活动，召集了全球疫苗安全咨询委员会[189]，该委员会发表了有关有争议的疫苗安全问题的报告；支持布莱顿合作制定不良事件的通用定义；建立了疫苗安全网项目；并要求加强 AEFI 报告，这是国家疫苗监管机构的一项关键职能[190,191]。

报告的不良事件可以是真正的不良事件（即，由疫苗或免疫过程引起的事件），也可以是并非由疫苗或免疫过程引起但在时间上与免疫相关的偶然事件。2012 年，国际医学科学组织理事会和世界卫生组织修订了有关 AEFI 特定原因分类的现有分类，并引入了新的分类（表 76.4）。

表 76.4 免疫接种后不良事件（AEFI）的原因分类

具体病因类型	定义
疫苗产品相关的反应	由于疫苗产品的一种或多种固有特性（由疫苗引起或沉淀）而导致的免疫接种后不良事件
疫苗质量缺陷相关反应	因疫苗产品的一个或多个质量缺陷（包括制造商提供的给药装置）而引起或沉淀而导致的免疫接种后不良事件
免疫错误相关反应（原"程序错误"）	由于不适当的疫苗处理、处方或管理（从本质上来说是可以预防的）而导致的免疫接种后不良事件
免疫忧虑相关反应	由于对免疫接种的担忧而产生的免疫接种后不良事件
巧合事件	是由疫苗产品、免疫问题或免疫焦虑以外的东西引起的，但与免疫接种存在时间上的关联的免疫接种后不良事件

注："免疫"在这些定义中是指免疫的使用为使个人免疫而接种的疫苗。"使用"包括疫苗产品离开后发生的所有过程生产/包装场所（例如，处方和管理疫苗）。

AEFI：免疫接种后不良事件。

参考来自国际医学组织理事会和世界卫生组织于 2012 年发布的文件。

所有国家都应建立免疫安全监控活动。世界卫生组织已发布有关 AEFI 调查，如何分析监视数据，因果关系评估以及如何应对严重 AEFI 的指南，包括沟通[191]。指导文件还包括对疫苗反应的原因和分类的描述，最常见的反应以及疫苗药物警戒的最新参考资料[192]。

AEFI 的国家监测系统应强调报告和跟踪由程序错误引起的病例。这些错误包括用错误的稀释剂进行配制；接种了被误认为疫苗的危险药物；多次使用小瓶被污染，导致脓肿或败血症；以及使用可能传播血液传播病毒病原体（例如 HIV 和乙肝和丙肝）的受污染的针头或注射器[193-195]。监视还应监视和调查被认为可能由疫苗引起的任何严重事件。不良事件监视方面的培训对于提醒医护人员注意潜在的不良事件以及在使用生物制剂时保持警惕至关重要。WHO 已开发了可在线学习的有关疫苗安全性的在线课程[196]。

加强服务交付

疫苗，免疫程序和分发策略概述。如前所述，在过去的十年中，大多数发展中国家在其国家免疫计划中增加了新疫苗，并扩大了免疫活动，也包括年龄较大的人群。特别是，许多发展中国家在新生儿第二年（针对婴儿期第二次常规麻疹疫苗和其他加强剂量的疫苗）和学龄期增加或扩大了疫苗的使用。随着最近推出的人乳头瘤病毒疫苗，一些发展中国家也在其国家免疫计划中包括了对青春期和青少年年龄的疫苗接种。结果，在 EPI 开始时就已经建立了带有建议的免疫计划的相当简单的表格，现在已经转变为相当复杂的表格，这些表格反映了 WHO 疫苗立场文件中所述的 WHO 疫苗接种建议（表 76.5）[197]。表中的建议为各国提供了灵活性，可以根据当地疾病流行病学及其计划特征来制定适合自己需求的国家免疫接种程序[198]。

该表旨在供国家免疫管理人员和主要决策者，国家免疫咨询委员会的主席和成员使用，以指导各自国家时间表的制定，并供包括疫苗行业在内的合作伙伴组织参考。它们不适合卫生工作者直接使用。

随着发展中国家的免疫覆盖率从历史最低水平提高到接近 80%，覆盖率开始停滞不前，因为该计划发现难以识别并向其目标人群的其余部分提供服务。因此，许多发展中国家面临着应对方案日益复杂的双重挑战，在免疫接种程序中增加了几种新疫苗和额外剂量，以及为所谓的疫苗提供跟踪和运送服务。

在发展中国家，疫苗接种通常是在固定地点进行的，例如卫生所、诊所或卫生中心。出生后的诊所或病房往往会给予出生剂量。但是，由于一些国家的医疗机构无法为居住在更远的地方，穿越困难的地形或由于季节或其他影响而在流动中的人们提供服务，因此许多国家通过各种流动和外展服务来扩大其固定地点的常规疫苗接种服务；在某些国家，流动和外联服务已成为提供免疫的主要方式。社区级别的服务

表 76.5　WHO 建议的疫苗接种程序

疫苗		首剂接种年龄	初免系列接种针次	接种时间间隔			加强接种	注意事项
				第1~2剂间隔	第2~3剂间隔	第3~4剂间隔		
建议全儿童人群								
结核		越早越好	1					HIV 排除
乙肝	选择1	出生24小时内	3	4周和DTP1合并接种	4周和DTP3合并接种			低体重,早产儿高风险组
	选择2	出生24小时内	4	4周和DTP1合并接种	4周和DTP2合并接种	4周和DTP3合并接种		
脊髓灰质炎	OPV	出生后6周	3	4周和DTP2合并接种	4周和DTP3合并接种			OPV突变传播
	IPV/OPV	8周（首剂IPV）	1~2IPV, 2OPV	4~8周	4~8周	4~8周		IPV接种尽可能早
	IPV	8周	3	4~8周	4~8周			
百白破		6周	3	4~8周	4~8周		1~6岁之间	结合疫苗推迟免疫
Hib		6周与DTP一同接种	3	4周和DTP2合并接种	4周和DTP3合并接种			单剂接种>12月龄可以与结合苗同时接种
肺炎(结合疫苗)		6周	3	4周和DTP2合并接种	4周和DTP3合并接种			单剂接种12~24月龄可以与结合苗同时接种
轮状病毒疫苗	Rotarix	6周	2	4周和DTP2合并接种,不迟于32周龄				大年龄段没有必要再接种
	Rota Teq	6周	3	4~10周合并DTP2	4周龄合并DTP3,不迟于32周龄			
麻疹		9~15个月	2	4周				HIV患者尽早免疫
HPV		4价,9~13岁;2价,9~13岁;	3	4价2个月,2价1个月	4价4个月,2价5个月			男性不建议免疫
对于一定区域的青少年儿童推荐接种								
乙型脑炎	鼠脑来源	1岁	2	4周			3年1次至15岁	选择合适疫苗
	减毒株	9~12月	1				1岁后接种	
黄热病		9~12月						同时使用

续表

疫苗		首剂接种年龄	初免系列接种针次	接种时间间隔			加强接种	注意事项
				第1~2剂间隔	第2~3剂间隔	第3~4剂间隔		
推荐高风险人群接种								
伤寒	Vi PS	2岁	1	1天	1天	1天	每3年	高风险接种
	Ty21a	5岁	3或者4				每3~7年	高风险接种
霍乱	Dukoral	2岁	3(2~5岁) 2(≥6岁)	≥7天,<周	≥7天,<周		每6个月 每2年	高风险接种
	Shanchol and mORCVAX	1岁	2	14天			2年后	高风险接种
脑膜炎球菌		2岁	1					高风险接种
甲肝		1岁	2					
狂犬病疫苗		按需接种						
推荐特定儿童通过免疫规划接种疫苗								
流行性腮腺炎		12~18月	2	1月龄到学龄				
风疹		9~15月	1					
流感灭活疫苗		6月龄	2(<9岁) 1(>9岁)	1月				高风险人群接种1剂

可以通过几种不同的方式来完成：

- **外展服务**：通常在同一地点定期举行，但只有在外展团队到达时才有人值守。他们可能在正式的医疗场所，也可能在社区聚集的地方，例如学校、礼拜场所或市场。通常，外展服务至少每月定期举行一次，并且护理人员通常会在服务的同一天返回其家中。在一些国家，例如孟加拉国，大约80%的免疫是通过外展服务提供的。
- **多天外展服务**：在这种情况下，医务工作者不会在外展环节之间返回自己的家园，而是会继续到下一个外展地点，然后再返回家中。从逻辑上讲，这显然更具挑战性，卫生工作者需要住宿，并需要在整个推广期间将疫苗维持在冷链中。
- **流动小组**：这些服务将在人烟稀少的地区提供，在一天的过程中，该小组将在许多地方提供服务，从一个疫苗接种站转移到另一个疫苗接种站。
- **脉冲疫苗接种**：在这种情况下，将为需要广泛而复杂的后勤支持的遥远地区提供服务（例如，船、直升机、多日徒步旅行）。通常，这种方式将每季度、半年或每年进行一次，因为这种方法所需的资源可能很大。
- **定期加强常规免疫**：这些疫苗是临时性的，以补充错过的常规疫苗，并经常与其他适当的预防措施相结合，并可能被称为"儿童健康日"[199]。

除了预定的常规疫苗接种剂量外，国家免疫计划还可以尝试通过补充免疫活动或疫苗接种运动，努力接触到因常规疫苗接种服务不足而易感的儿童。常规的疫苗接种剂量取决于卫生工作者根据以前的疫苗接种历史和接种剂量，决定是否要对每个孩子进行疫苗接种，而在补充免疫活动中，是给每个符合年龄条件、无禁忌症的儿童，与先前的疫苗接种无关。这也意味着在补充免疫活动中仅记录了在补充免疫活动中给予的总剂次，并且在估算常规免疫覆盖率时不计算这些剂次。

加强常规免疫系统和提高免疫覆盖率的策略和实践。术语"常规免疫"以两种截然不同的方式理解，与提供服务所需的卫生系统以及提高计划接种疫苗覆盖率的具体策略和活动有关（表76.6）。区分这些观点很重要,因为许多常规的免疫系统加强活动可能不会短期内或快速改善疫苗接种覆盖率。同样,许多旨在迅速增加常规免疫覆盖范围的活动可能不会产生更强大的交付系统,而可能会使用短期解决方案来克服交付系统中的缺陷。

GVAP 的制定为指导当前十年(2011—2020 年)的免疫接种行动提供了框架,随后制定了随附文件,为实现 GVAP 中的免疫接种覆盖率目标的策略和实践提供了更具体的指导。《全球例行免疫战略与实践》概述了四个战略方向,以加强计划免疫剂量和提高覆盖率,即:

- 扩大覆盖面:确保疫苗接种服务使用一切可能的手段和措施,以覆盖目前已覆盖的人群,并寻找和接种尚未接种疫苗的人群。这包括检测和识别尚未接种疫苗的新方法,设计可为他们提供疫苗接种的服务,建设疫苗接种者和外围管理人员的能力,确保疫苗的可用性以及利用一切机会进行疫苗接种。
- 管理计划:支持和维持计划管理功能的策略和活动,包括对计划的政治承诺,适当的计划和预算流程,领导力和领导能力。计划管理团队的能力,以及各国制定国家政策和指南的过程。
- 动员人民:与社区互动以产生对疫苗的需求的战略和活动,动员和交流促进疫苗接种的活动,并设法应对疫苗犹豫,错误的看法以及所感知的 AEFI 的负面影响。
- 监视进度:能够通过监视程序的性能和疾病发生并通过从国家级到提供服务的各个级别的调查,评估和审查来指导和指导程序的策略和活动点。

《全球例行免疫战略与实践》还确定了应建立和维持该计划的九项关键投资。这些投资旨在突出发展中国家的国家政府及其发展伙伴在未来几年应重点关注的那些关键领域。这些投资中有一些是用于加强卫生系统的,而其他投资涉及对战略的投资,这些战略用于确定并专门针对仍然无法获得卫生系统的人群。这些投资应针对以下领域:

- 每个国家有能力和足够资源的国家计划管理团队。
- 制定疫苗接种策略,以识别接种不足和未接种的疫苗,并定期为他们提供所有需要的疫苗。
- 从全面的多年计划和年度业务计划到对这些计划执行情况的季度监测的全面计划和监测过程。
- 确保及时有足够资金达到方案运作水平的程序。
- 通过定期和系统地增强疫苗接种人员和地区管理人员的技术能力来提高他们的绩效,并通过支持性监督来提高他们的绩效。
- 疫苗管理和供应链的现代化,以确保每次疫苗接种会议都拥有足够数量的正确和有效的疫苗。
- 社区与免疫服务机构之间的良好互动与合作。
- 一个信息系统,用于识别和跟踪目标人员的疏散状况。
- 可持续地扩展常规疫苗接种计划,以覆盖整个生命过程。

人们越来越多地认为,对国家计划领导团队的第一笔投资是具有领导该计划的能力和权力,这是将良好的国家疫苗接种计划与其他国家的不良疫苗接种计划区分开来的一个关键因素。

脱漏率。除了可访问性问题(即服务提供的位置和时间安排,以便他们可以访问并适合客户)之外,免疫计划还应密切关注最初访问服务但随后不返回

表 76.6　加强常规免疫服务与加快常规免疫覆盖的区别

固有基础;加强常规免疫系统	实现全民免疫覆盖;加快常规免疫活动
"常规免疫"是指卫生系统中允许接种疫苗的部分。该术语包括组成部分如下: - 规划沟通 - 疫苗供应和质量保证管理 - 服务实施和监控 它是整个规划建立的基础,是整个国家卫生系统的一部分。 免疫系统的许多组成部分并非免疫计划所独有,而是与卫生系统的所有计划和组成部分共享。 在 GRISP 中,"固有基础"体现在战略和活动,如项目领导,人力资源能力建设,疫苗的可用性和质量,政治承诺,项目规划和融资,政策指导和监测和监督。	"常规免疫"还可以描述根据国家疫苗接种计划定期提供疫苗的过程。常规疫苗接种覆盖率是指接受疫苗接种的目标群体的百分比,是衡量覆盖人群能力的指标。 具体活动可以设计为快速提高常规免疫覆盖率,以达到规定的覆盖率或疾病控制目标,但往往缺乏长期可持续性。 除了针对特定疾病的活动和特殊项目,如引入新疫苗,一个国家的常规免疫计划还应实施量身定制的活动,以提高落后地区的常规免疫盖率。在 GRISP 中,"实现全民免疫覆盖"体现在以下战略和活动中: - 发现并接触边缘化人群 - 提高覆盖率公平性,与加速的疾病控制活动产生协同作用 - 动员和沟通疫苗接种,解决疫苗犹豫不决问题

注:GRISP:全球常规免疫策略和实践。

服务的客户接种疫苗。这些客户被称为"脱落",并通过计算两次安排的就诊时所用剂量之间的差异来衡量。在运行良好的程序中,第一剂和第三剂含DTP疫苗之间的脱漏率应小于10%。与单独的覆盖率相比,此度量以及其他脱漏率(例如,麻疹-BCG脱漏率)可以更好地了解程序性能。较高的脱漏率可能指向利用率因素,例如服务质量,卫生人员的亲和力和能力,对接种疫苗的益处的了解以及服务对象或其监护人之间对多次接种疫苗的意识。DTP3-DTP1脱漏率更窄地衡量了卫生设施服务的利用率,而麻疹-BCG脱漏率则衡量了较长时期的脱漏率。

为了提高覆盖率,将错过的疫苗接种机会减到最少同样重要。错过的机会被定义为"有资格接受免疫且没有有效禁忌证的人访问医疗服务机构而未收到所有推荐疫苗的情况。"错失机会有两种基本类型:

- 在安排其他疫苗剂次的疫苗访视时给予超期剂次。据估计,如果向儿童接种一种或两种疫苗,则在全球范围内,DTP3的中位覆盖率可提高8%,首剂麻疹的覆盖率可提高7%。他们尚未收到这些疫苗,但有年龄资格接受这些疫苗。
- 在符合条件的儿童或其他人前往医疗机构寻求医疗保健时,在与疫苗接种程序不矛盾时,给他们超期剂次。在每一个这样的机会上严格检查疫苗接种卡,并提供任何错过的疫苗接种剂次,将大大提高覆盖率。另外,如果考虑到婴儿伴随着成年患者寻求医疗保健,进行疫苗接种则可以进一步扩大疫苗接种效益,反之,成年女性的破伤风类毒素覆盖率也可以提高。

使用财务激励措施增加免疫覆盖率。人们越来越关注使用经济激励措施来实现更高的免疫覆盖率。包括各种激励计划,旨在为个人,家庭,医疗保健提供者以及地区或地方政府提供资源[101],其中,付款要以达成协议为条件-可衡量的结果。尽管有可能改善此类计划的覆盖范围,但总体质量仍然相对较低[200]。管理,监测和评估体系薄弱的国家在实施基于结果的融资机制时可能面临挑战,并且基于结果的筹资对卫生系统较弱的国家的影响尚不清楚[201]。其他形式的激励措施可用来提高免疫覆盖率,包括要求疫苗接种的国家疫苗法规,通常包括为疫苗采购提供预算项目。疫苗立法在美洲得到广泛使用,是获得泛美卫生组织周转基金的先决条件。

促进整合和协调的方法

在免疫接种和其他基本医疗保健服务中进行整合协调,通过减少错失免疫接种机会而利用免疫探访进行咨询来改善服务水平,从而提高了免疫接种的机会。或通过其他医疗干预措施来提高;例如,寻求腹泻和肺炎的护理。由于在许多发展中国家提供不同服务的卫生工作者通常是相同的,因此在卫生工作者培训,规划,监督和监视方面,不同计划之间的协调可以提高效率,并改善所有相关干预措施的覆盖面。

世界卫生组织和联合国儿童基金会联合制定的《全球肺炎和腹泻行动计划》和《宫颈癌综合控制基本实践指南》是控制肺炎,腹泻和宫颈癌的这种协调和综合方法的两个例子[202,203]。

结论

疫苗接种是最具成本效益的健康干预措施之一。通过使用它,估计每年可避免200万~300万人死亡。负担过重疾病的发展中国家将从疫苗接种中获得最大收益,并且自EPI建立40多年以来,通过扩大疫苗接种覆盖面已获得了很大的健康收益。随着疫苗种类的增加,针对仍是许多发展中国家死亡和致残的重要原因的疾病,免疫接种具有挽救生命和改善发展中国家人口健康的巨大潜力。通过引入和扩大目前可用的疫苗,在中低收入国家中,可以避免约2500万~2600万的未来死亡。但是,在发展中国家的免疫计划中增加了越来越多的疫苗,暴露了其卫生系统的薄弱性。幸运的是,有解决这些国家所面临问题的解决方案,如果应用这些解决方案,可以大幅改善其人民的健康水平。

(张家友　年悬悬　杨晓明　黄仕和　卢莉)

本章相关参考资料可在"ExpertConsult.com"上查阅。

第77章 社区保护

Paul E.M. Fine、Kim Mulholland、J. Anthony Scott，和 W. John Edmunds

疫苗接种不但可以使受种者免于疾病，而且还可以减少感染（传染病）的传播，从而预防疾病，甚至预防非受种者感染疾病，进而保护整个社区（人群）。公共卫生的职能就是从个体的疫苗免疫扩大到社区（人群）的免疫。越来越多种类的疫苗在全世界各种人群中得到越来越广泛地使用，是对人类生态学一种巨大、不断演变、高度复杂的干预。

过去的几十年里，我们对"群体免疫"的概念已进行了广泛讨论。"群体免疫"是指某个人群中患病率或者免疫者占的比例，但通常用于表示对未免疫者的间接保护，而这种间接保护源于人群中未免疫者与其的周围免疫者的接触（这实际上是疫苗的衍生保护，如果没有这种保护，那些未免疫者可能会被感染）[1-3]。很多讨论都是围绕着"人群中未免疫者的间接保护"这个问题及其免疫阈值水平所展开的，如果某种传染病在人群中能达到免疫阈值水平并维持这种免疫阈值水平，就可在该人群中消除这种（感染）传染病。尽管"阈值"这个概念有着明显的理论和公共卫生意义，但是强调"阈值"使人们的注意力从更重要的免疫接种规划对社区的影响上转移了。由于认识到了这个问题，本书编者建议，应围绕"社区保护"扩大本章的讨论范围。这一提法是恰当的，因为通过减少社区传播，未接种疫苗的个体，仍可获得相当于疫苗的保护。在这方面，首先我们应该承认，个体和社区的保护也可以从其他干预措施（包括药物、教育和环境变化）的直接和间接影响中实现，而这些影响超出了本章和本书的范围。

将视角从个体转向社区（人群）给免疫接种带来许多规划性问题，包括免疫程序、许可（同意）、禁忌证、依法强制和免除、可及性、由国家（政府）负责还是由私人负责实施、定点服务还是流动服务、常规（经常）性接种规划还是针对目标人群接种的接种规划、群众性接种（普种）、免疫接种率、监测和评估等。关于各种疫苗及其免疫接种程序将在本书其他章节中讨论。在此，我们主要讨论关于社区中疫苗衍生免疫（人群）的分布及影响等更为普遍的问题。简言之，我们期望通过提高疫苗接种率和疫苗效力这两者来降低疾病发病率。但是，现实并非这么简单，在预测免疫接种规划的社区影响时，我们还必须考虑一些其他问题，例如：①疫苗在社区中的使用率和社区中疾病的风险（均非统一或随机的）；②疫苗所致免疫的性质（根据对感染或重复感染、疾病或疾病传播的部分或完全保护的情况，以及免疫随时间而自然增强或消失的情况进行考量）；③因免疫者的存在而使未免疫者获得间接保护（群体免疫历来是讨论的重点）。

对未免疫者的间接保护是社区（人群）免疫效果讨论的核心。这种保护适用于社会中一些重点人群：因年龄太小而未免疫接种的儿童、免疫功能低下者、不能正常免疫应答的老年人、疫苗接种禁忌证者、接种后获得的免疫偏弱或已消退者及本人自己不愿接种或由于各种原因未接种者。这种间接保护的社会效益具有重要的政策意义，包括为强制免疫接种提供理论依据。在美国，间接保护作用还为疫苗伤害补(赔)偿规划提供了依据：接种疫苗的儿童不仅保护了自己，而且也帮助保护了社区（人群），因此，社会对疫苗接种引起的伤害负有一定的责任。此外，确定免疫接种政策的总成本和效益是非常重要的，由于新疫苗越来越昂贵，因此，间接保护的收益在决定是否使用新疫苗，以及对哪些人群应接种新疫苗显得越来越重要。间接保护的社区意义确实很丰富。

在简单的历史回顾后，本章总结社区（人群）免疫各方面的理论演变及经验，再就目前使用的主要疫苗来讨论这些原则。

历史背景

尽管 Jenner[4] 和 Pasteur[5] 都清楚地认识到疫苗对控制甚至消除人群中某些传染病（感染）的潜力，但是，他们二人都没有考虑过在人群中应用疫苗的实际问题。19 世纪早期，天花疫苗开始在欧洲和北美广泛使用，随着时间推移，其效果越来越好。通过立法强制进行免疫对公众接受疫苗接种产生长期影响，包括第一个反预防接种舆论出现，反对国家干预疫苗引入其公民群体中。至今这仍是一个重要的问题[6]。一些细心的观察者注意到疫苗接种的有趣意义——例如，William Farr 早在 1840 年就提出"疫苗接种保护了部分人群,扰乱了天花,有时候控制了天花,",这也许是对疫苗间接保护认识的最早记录[7]。

20 世纪早期,我们对人群传染病动力学认识的重要进展,即传染病、易感者和免疫个体之间的平衡。有很多影响因素,特别是由于引入疾病发(患)病率(除死亡率外)报告制度、把免疫学作为一门学科发展,以及把这些数据与各学科连接为一体的理论框架的形成,促进了人们对社区人群中疾病模式理解加深。

群体免疫这个术语是 Topley 和 Wilson 于 1923 年发表的题为《细菌感染的传播:群体免疫问题》一文中首次公开使用的[8]。该文叙述了严密监测的实验室小鼠群中有关各种传染病流行的一系列经典研究之一,并提出群体免疫这个术语:"根据过去五年研究获得的结果,使我们相信,群体在免疫中的作用问题应该作为一个独立的问题加以研究,其以多种方式既与宿主个体免疫问题密切相关、又有区别。"作者提出要解决一个明显的问题:假设某个相当大的群体中存在对某种寄生细菌的抵抗力,其总抵抗力是一定的,那么抵抗力应该如何分配至这些高危个体中,才能最有效确保遏制寄生细菌引起的疾病的传播?"

Wilson 后来回忆道"群体免疫"这个词语最初是在与 Major Greenwood 的一次谈话中提出来的(GS Wilson,与 PF 的个人谈话,1981),Greenwood 在他 1935 年出版的教科书《流行病与人群疾病》[9]中也使用了这一词语。尽管这些作者未明确区分因接种疫苗获得免疫所产生的直接保护与间接保护,但是后来,作者沿用这一词语,特别是用于因免疫者的存在以及与免疫者密切接触对未免疫者的间接保护。

在 20 世纪最后 25 年,随着疫苗在世界各地人群中的广泛使用,免疫接种规划的人群意义成为一个重要议题。特别是,全球成功消灭天花、1974 年世界卫生组织制定扩大免疫规划及提出在全球通过使用疫苗"消除"或消灭几种传染病的目标,即消灭脊髓灰质炎、新生儿破伤风的全球目标及消除麻疹和风疹的国家和地区目标[10],更掀起了对此问题的热议。在这些方面所做的大量工作激励了人们发表许多探讨免疫接种规划对人群影响意义的理论性文献,包括对疫苗的间接保护程度,以及消灭传染病所需的疫苗接种率标准的大量讨论。尽管最初的许多理论都认为免疫是一种简单的特性,个体要么完全免疫,要么完全易感。免疫力对于抵抗感染和疾病的保护是可靠而持久的。但是,在 20 世纪 80—90 年代,人们越来越清楚地认识到,这一结论是错误的:不同的感染和不同疫苗能达到抵抗疾病、感染和传染性的保护程度是不同的,不同类型的免疫力可随时间消退或增强。最近的研究试图衡量这些不同类型的免疫,并将这些细微差别整合到社区免疫水平的评估中[11]。

理论观点

社区免疫理论的核心是:如果感染或疫苗使人群产生一定程度的免疫力,那么,通过免疫人群的存在以及与免疫者的密切接触,一些未免疫人群也会间接地受到保护,在所有易感个体都受到感染之前,感染在人群中的传播就被终止。这就促使我们去估计中止发生传播所必需的免疫者数或免疫者占的比例阈值。围绕这个问题所演变的许多理论,初步探讨将完全免疫人群引入随机混合人群中去的意义,后来这种理论又推广到更为现实的情况中。

图 77.1 非常简单地解释了间接(免疫)保护的原理,其中易感的和免疫的个体均处于某个人群中,箭头表示感染的传播。实际传播方式取决于人群中易感者的空间和时间分布(社会混合模式),一些易感者因被免疫者包围而免受感染。但是,图 77.1 并未能表达出下述的可能性:即使暴发开始时没有免疫个体,感染本身也可能产生免疫者,接着,免疫者又可阻断传播,在所有个体均被感染前,使流行中止。因此,我们还需要考虑疾病流行的动力学。

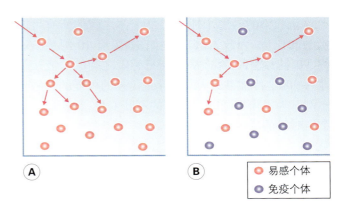

图 77.1 以简单图表说明了从感染进入所有易感人群的三代传播(A)及进入有免疫者的人群(B)。该图直观地显示出:在包含有免疫个体的人群 B 中,一些个体得到了保护,但在人群 A 中也可能发生类似的屏蔽。

群体效应(作用)

在讨论英国伦敦麻疹的流行动力学时[12],William Hamer 于 1906 年提出了一个重要论点。他认为,与传染病(感染)的系列间隔(一代麻疹病例,或麻疹约 2 周)相等的某个时段内的新病例数(C_{t+1})

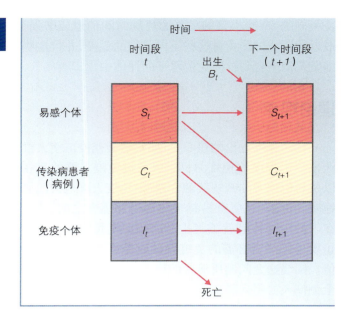

图 77.2 为易感个体(S)、感染病例(C)和免疫个体(I)在连续的时间间隔($t, t+1$)及简单离散群体作用模式中的相互关系；在每个时间段(t)中，有些(C_{t+1})易感者变成了患者，另一些易感者则仍然保持易感。假定每个病例在某个时间段内具有传染性(=序列间隔)，在每个时间段中出生的个体，仍然是易感者(例如，公式2)。

是传染性病例数和前一时段内易感者数乘积(分别为图 77.2 中的 C_t 和 S_t)的函数，简言之[1]。

$$C_{t+1} = C_t * S_t * r \quad (\text{公式 1})$$

其中 r 为传播参数，或"接触率"——实际上就是导致新感染的易感个体与感染个体之间的所有可能接触的比例(因此 $r \ll 1$)。例如，如果有 10 例感染病例、90 名易感者，那么病例与易感者之间的可能接触即为 900。传播参数 r 即为导致传播的可能的接触者比例。为了模拟随时间推移的不断变化，重新计算每个新时段的易感者数：

$$S_{t+1} = S_t - C_{t+1} + B_t \quad (\text{公式 2})$$

将完全免疫的人纳入随机混合的人群，但随后扩展到更多场景。

其中，S_{t+1} 为下一时段的易感者数，B_t 为每个单位时间内新增(例如，出生的)人口的新增易感者数。请注意，本章中所用的黑体符号为个体数，非黑体符号为统计数中的比例或其他描述性统计(表 77.1)。公式 1 中的关系是已知的，即未来发病率是当前患病率和当前易感人数乘积的函数。

群体效应的流行病学定律(规则)，类似于物理化学原理，即化学反应的速率是反应物浓度乘积的函数。这里，常用微分(连续的时间)方程而非差分(离散的时间)方程来表示这种关系[12]，这种关系是人群感染(传染病)传播动力学许多理论工作的基础。请

表 77.1 感染动力学和群体免疫阈值理论中的变量

符号	变量解释
C_t, C_{t+1}	连续时间间隔中的病例数
S_t, S_{t+1}	连续时间间隔中的易感个体数
I_t, I_{t+1}	连续时间间隔中的免疫个体数
B_t	单位时间内的新增易感个体数(例如出生)
r	传染参数，或接触率。可以解释为病例与易感人群之间所有可能导致新感染的接触的比例。
S_E	易感人群的流行阈值数量(如果超过该数量，则发病率会增加)
T	人群规模
H	群体免疫阈值(预防大规模疫情暴发所需的免疫人群比例)，$H = 1 - S_E/T = 1 - 1/R_0$
R_0	基本繁殖数(由于将一个病例引入完全易感人群而导致的平均继发病例数[预期])
R_n	净繁殖数(每个案例的实际传输次数)
S	人群中的易感者比例
A	感染者的平均年龄
L	平均期望寿命
C	疫苗(接种)覆盖率
C_H	疫苗(接种)覆盖阈值
P	疫苗的保护效用
P_i	按易感性分的保护效用(变得不易受感染的疫苗的比例)
P_t	疫苗阻断传播的保护效果(尽管存在感染但避免病原体排出的疫苗接种者比例)

* **黑体**字代表个体数量，非黑体字代表比例或其他描述性统计数。

注意，公式1和公式2未对免疫者这个术语进行详述。从公式的含义来讲，在这个最简单的模型中并没有考虑感染前的死亡(即在每个时段，免疫者死亡数与因出生进入人群的易感者数是一样的)。在公式中引入免疫者、潜伏感染的个体、人口增长和易感者、感染者及免疫者的选择性死亡及年龄这样一些条目，是为了在文献进行充分的探索，但是这些条目并未改变这里所强调的基本信息[13]。

图 77.3 说明了如对公式 1 和公式 2 进行迭代会出现什么结果，揭示了那些会产生免疫的急性感染(传染病)的流行病学原理，包括麻疹、流行性腮腺炎、风疹、水痘、脊髓灰质炎、百日咳等，这些感染(传染病)影响了未进行免疫接种人群中的很大一部分人。首先，该模型预测了感染发生率的循环过程，这在许多儿童期常见传染病(感染)中得以确认(图 77.4)。感染发生率是围绕出生率或者人群中新的易感者输

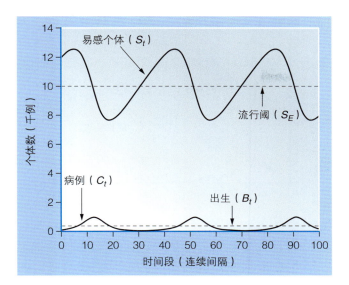

图77.3 按公式1和公式2重新计算的结果。该图是根据起始时12 000名易感者和100病例模拟的，t=0.000 1，每个时间段出生300人。注意：病例的发生率随出生率而改变，易感者数随发生流行的阈值而改变：$S_E=1/r=10\,000$。如总人口数$T=100\,000$，群体免疫阈值为90%，$R_0=10$。

入率上下浮动的。其次，易感者人群数量也呈循环状态，有时被称作"流行阈值（SE）"。将公式1重新排列为$C_{t+1}/C_t=S_t*r$后显示，因为当$S_t>1/r$时，且只有当$S_t>1/r$时，$S_E=1/r$，发病率增加（即$C_{t+1}>C_t$），所以易感者数这一阈值在数值上就等于传播参数r的倒数。在图77.3列举的例子中，$r=0.000\,1$，所以$S_E=10\,000$，图中病例和易感者两条线之间的一致性显示出这样一种关系：无论何时，如发病率超过出生率，易感者数即减少（其必定减少），反之亦然。

此外，无论何时，如易感者数超过阈值，发病率即增高，反之亦然。

这种流行阈值意味群体免疫一个简明的标准。如人群中免疫者的比例高致使易感者数低于流行阈值，那么，发病率将下降。我们可用下面的代数式来表示该阈值：

$$H=1-S_E/T=1-1/rT \quad (公式3)$$

其中，T为人群总数，SE为该人群中易感人群的流行阈值，SE/T为阈值下的易感者比例，H为群体免疫阈值，即欲使发病率下降，必须超过的免疫者比例。如果图77.3的例子中人群总数为100 000，那么这就意味着群体免疫的阈值（H）应等于$1-1/10$或90%。

病例再生数

我们可以从具有同等信息的另一个角度来理解群体免疫这个概念。一般，每个被感染的个体必须将病原体至少传染给另一个个体，才能使这种传染病（感染）持续传播。否则，发病率将下降，传染病（感染）就会逐渐从人群中消失。每个病例实际传播数或者传播地分布决定了传染病在人群中的传播，即其是四个因素的函数：①传染性病原体的生物学特性；②传染性个体和易感个体间每次"接触"的传播可能性；③宿主群体成员间接触的比例和方式；④宿主群体中易感者的比例，其被称为感染（传染病）的再生数，与标准的人口统计学测量指标（每代每个个体的平均后代数）类似。如果宿主群体所有成员均为易感者，实际传播的平均数应最大，此时即称基本再生数（R_0），其正式定义为单个原发病例引入一个均为易感者的人群中预期的平均传播数[14,15]。这个定义可以直接化为群体效应公式（公式1），其中$C_t=1$和$S_t=T$，表示单个病例引入一个均为易感者的人群。因此，根据该定义，二代病例数C_{t+1}相当基本再生数R_0：

$$C_{t+1}=T*r=R_0 \quad (公式4)$$

基本再生数表示一个人群中某种传染病（感染）的最大传播潜力。再以图77.3中的例子来说明，如将单个原发病例引入易感者数T=100 000的人群中，应产生10个二代病例（$C_{t+1}=100\,000×0.000\,1=10=R_0$）。

表77.2列出了用在后叙述的各种方法所得到的、适

表77.2 一般疫苗可预防疾病的基本再生数量（发达国家）和粗群体免疫屏障阈值*

感染	疾病再生数量（R_0）	粗群体免疫屏障阈值,H(%)
白喉	6~7	83~85
流感‡	1.4~4	30~75
麻疹§	12~18	92~94
腮腺炎	4~7	75~86
百日咳	5~17	92~94
脊髓灰质炎#	2~20	50~95
风疹	6~7	83~85
天花	5~7	80~85
破伤风	无资料	无资料
结核¶	?	?
水痘**	8~10?	?

* 群体免疫屏障阈值（H）计算公式：$H=1-1/R_0$，本表中所给的值是估计值，不能完全反映出人群间的巨大差异和多样性。也不能反映出隐含在流行病学和持续感染所致的免疫学的复杂性。可在文中进一步讨论。

‡ 流感各亚型的R_0值差异较大。

§ 群体免疫屏障阈值低于55%这一成果已发表。

感染后免疫状况的不确定性和卫生标准的差异加剧了复杂程度。

¶ 无保护性抗体的定义。

** 无群体免疫屏障阈值的定义。

数据来源：Fine PEM.Herd immunity:history, theory, practice. Epidemiol Rev 15:265-302, 1993; and Anderson RM, May RM.Infectious Diseases of Humans:Dynamics and Control. Oxford, UK:Oxford University Press, 1991.

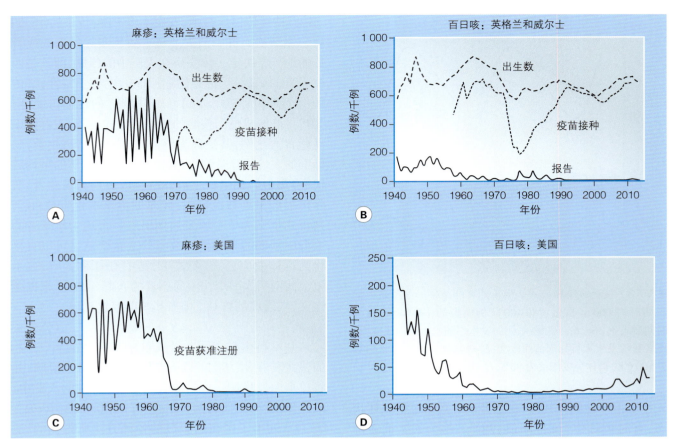

图77.4 常见的儿童疫苗可预防疾病的报告发病率。接种疫苗前,英格兰和威尔士的麻疹呈每2年流行一次的趋势(A)。由于人口的规模及差异(并非所有地区间都相同),这种情况在美国的整体数据中并不明显(C)。除每2年一次流行外,各地区呈现明显的季节性波动,英国的百日咳呈现3-4年的周期性,季节性不明显(B)。美国的全国性数据中也可见这种周期性,特别是在1970年之前(D)。接种疫苗前,英格兰和威尔士的麻疹报告率约为60%,明显低于百日咳的报告率,也比美国麻疹、百日咳的报告率低。英国的麻疹和百日咳病例多为本土病例(2014年报告病例数分别为2 503和1 850例),但美国自2002年以来的所有麻疹病例均为输入性病例,而2014年美国百日咳报告病例数为28 660例。

用于各种传染病(感染)的该统计量值。图77.5A是对这一概念的图解。

如果某个人群中存在免疫个体,那么,感染的个体与免疫者接触,就不会引起传播。因此,每例病例实际传播的平均数将小于病例的基本再生数,其被定义为纯再生数、或实际再生数、或有效再生数(R_n)[13,14]。理论上,实际传播数R_n应该相当于病例的基本再生数(R_0)和人群中易感者占的比例(S)的乘积。

$$R_n = R_0 * S \quad (公式5)$$

上式中,如果易感者的比例(S)等于传染病(感染)的基本再生数的倒数($1/R_0$),那么,每个病例的平均传播数(R_n)应为1,因而,随着时间的推移,发病率应保持稳定。图77.5B解释了上述现象,并再次直接引入群体免疫阈值(H)的概念。因为免疫者比例为易感者比例的补值($H=1-S$),因此,我们可得出:

$$H = 1 - 1/R_0 = (R_0 - 1)/R_0 \quad (公式6)$$

将公式3和公式4合并可得出同样的表达式。

只要免疫者比例保持在阈值以上,发病率应下降,最终,达到在该人群中消灭该传染病。图77.6显示了这种关系的意义,即某种传染病的持续存在和减少均取决于基本再生数量和人群中免疫者比例[1,13,16]。

R_0 的估计

如某个人群中某种传染病(感染)的基本再生数与群体免疫阈值之间存在理论关系,估算R_0就成为一项重要挑战。如果该传染病很常见,实际上影响到未接种人群的每个个体,例如儿童期许多急性传染性疾病(麻疹、流行性腮腺炎、风疹、脊髓灰质炎、百日咳、流感嗜血杆菌感染等)的情况一样,R_0的计算就较简单。根据上述联系(逻辑关系),R_0相当于一个流行周期中人群中易感者比例平均值的倒数(见公式5即图77.5B,请注意,如图77.3及公式73中,易感者比例按$S_E/T=1-H$进行循环)。Dietz[16]指出,对于免疫感染,易感者比例近似等于感染时的平均年龄(A)

第77章 社区保护　　1657

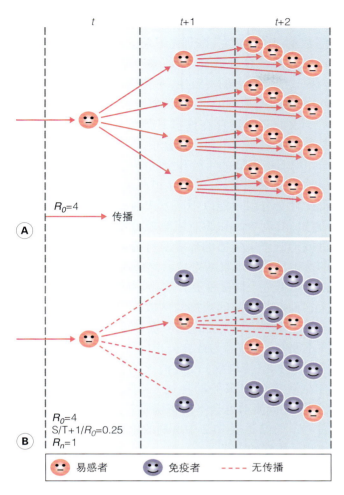

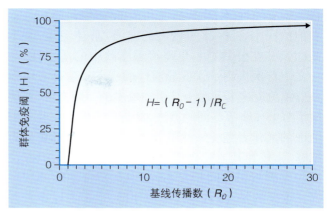

图77.6　群体免疫阈(H)与基线传播数(R_0)之间的关系。如公式6：$H=1-1/R_0$

图77.5　基本再生数 $R_0=4$ 的示意图。在（连续）传播的每个时间间隔中，每个个体与4人进行有效接触。如开始时人群完全易感（**A**），发病率呈指数形式增长，每代增加4倍（直至免疫者的积累减缓了传播）。如果75%人群有免疫（**B**），那么每组4个接触者中平均只有25%的人能够成功传播，净传播数为 $R_n=R_0 \times S=1$。

除以平均预期寿命(L)，即 $R_0 \approx L/A$。他还提出，年龄结构呈指数增长的人群（尤其在低收入国家），按照如下公式可得到 R_0 更好的估计：

$$R_0 \cong 1+L/A \quad \text{（公式7）}$$

估计 R_0 的另一种方法主要用于流感，是基于对带有新病毒亚型的流行病早期阶段发病率的增长率的分析。理论上，发病率应每代按 R_0 或按连续间隔（在一系列传播中连续发生的病例之间的时间间隔，流感约为3天）来增加。也可以用这种方法估计有效繁殖数，如果种群中存在先验免疫，并且了解易感比例，则可能估计 R_0，尽管后一步骤通常比较困难[17-19]。关于使用这些方法和其他方法估计 R_0 的详细讨论可以在一些参考文献中找到[13,15,16]。表77.2中提到的群体免疫阈值也是基于这些方法，理论上，这些方法是对为消除这些传染病(感染)所必需的免疫者比例的粗略估计。正如下面所讨论的，并在本章中反复强调的，这些阈值，即使被广泛引用，也是基于非真实的假设（可靠免疫、同质性、随机混合），且不应运用在真实人群中。

R_0，传播速度以及群体免疫阈值

R_0 是一种衡量传染病传播能力的标准，因此也可以衡量传染病在人群中传播的潜在速度、每代或连续传播的时间间隔。这可能会产生非常不同的实时影响，其取决于系列的时间间隔是较短（例如，流感约为3天）还是较长（例如，麻疹样感染约为15天）[17]。尽管流感的 R_0 远小于麻疹[即约为2对14（见表77.2）]，但是，流感在一个月的30天中可以传播10代，而麻疹只能传播2代，也就是说，如果在每次疫情之初人群100%易感，到了月末将会出现 $2^{10}=1024$ 例新的流感病例，而麻疹则只有 $14^2=196$ 例新病例。当然，这些数字只是为了说明问题的，免疫者数增加会减缓传播速度）。尽管流感在某种未免疫（原始）人群中的传播速度较快，但是对 R_0 值得考虑显示流感比麻疹样感染更容易控制：流感的群体免疫阈值为 $1-1/2=50\%$，而麻疹样感染为 $1-1/15=93\%$。在最近关于控制流感大流行可行性的讨论中，这一区别引起了广泛的关注[18,20]。

人群异质性的意义

上述总结的理论是基于这样一种极端的假设：人群中的所有个体均是随机混合的，其要么是完全易感，要么是完全免疫，且所有人群（的免疫性）都是相同的（即所有个体的行为相同，所有被感染的个体都具有同等的传染力）。实际上，这一假设对任何人群、任何传染病(感染)都是不存在的。近年来，有人在努力寻找更切合实际的假设以适应这种理论，包括混

合类型异质性,以及易感性和传染性的异质性。Fox和他的同事在1971年发表的题为"群体免疫:基本概念及其在公共卫生免疫接种实践中的适用性"[2]一文中首次提到了人群异质性的意义。这是多年来在群体免疫这个问题上被引述最多的一篇文章,其使用了与上述非常不同的方法,且是基于模拟而非分析论证的。作者建立一个含1 000人的群体将其分为家庭、学校和其他社会组织,并为这些人群组织以及这些人群组织之间指定不同、但又切合实际的接触率。重要的是,作者并未考虑年龄,也未考虑在人群中易感者的引入(公式2中的B_i项)。因此,这些接触率只适用于封闭人群,无法适用于动态人群中更大的感染(传染病)问题[1]。尽管这种方法不能估计群体免疫阈值,但它首次揭示了异质性人群内在的流行病学复杂性,也使作者对那些把群体免疫简单化的公式符号概念产生怀疑。

后来,研究者运用了多种计算机模拟和分析方法,探索比简单的群体效应(作用)理论更为现实的假设。特别是已经探索了年龄在群体免疫中的重要意义,认识到,在母传(免疫)抗体消失后、暴露于外部感染前,必须尽早进行免疫接种[12,20-22]。这些研究还探讨了各种疫苗接种策略对人群中感染年龄分布的影响,特别是探讨了婴儿或幼儿的疫苗接种率应达到何种水平可改变人群中感染传播的动力学平衡,从而减慢传播、提高那些未免疫接种疫苗者的平均感染年龄。这些效应对那些随着年龄增长而加重的感染尤其重要,例如,风疹和严重程度稍小的流行性腮腺炎、水痘或脊髓灰质炎[1,12,23,24]。对于任何针对一个年龄组(通常是儿童)但可能影响其他年龄组(如老年人)的疫苗接种计划,各年龄组之间的接触模式将是至关重要的。为了帮助预测这些影响,我们对接触模式进行了大量研究,其中规模最大、影响最大的是POLYMOD研究,该研究记录了8个欧洲国家的接触模式[25]。这项研究发现,整个欧洲在年龄相关混合模式上有显著的一致性,尤其是在儿童和年轻人之间,接触具有典型的选择(类似)性。

人群之间还存在许多其他的异质性形式,特别是人群的地理分布和社会分布,因为人群的不同社会分组常具有不同的年龄和空间结构,所以各种人群分组均有细小差别,且可能互相混淆。不同社会中,人群的社会分组可能以不同方式独立存在或互相重叠(例如,街道社区和职业或学校分组),他们可能与促进或抑制感染传播的环境及行为有关。模拟模型中的这种异质性观察结果显示,给高危人群免疫接种疫苗较给低危人群接种更有效,因为在高风险人群中单次接种疫苗预防的疾病病例数要比在低风险人群中多[26,27]。然而,现实的疫苗接种规划强调这一策略并不明智,这是因为社会公平问题,也由于有证据显示,在感染(传染病)没有消灭的情况下,易感人群会在缺乏医疗服务的地区(例如,农村地区)不断积累,人口流动也会不断将病毒带入该人群中[28-30]。表77.3总结了表77.2中所列的单纯群体免疫阈值的这些异质性的含义。

出于更实用的目的,人群的差异性常被用于确定针对高危人群接种的疫苗,或促进疫苗的广泛覆盖。因此,有选择性地给护士或其家庭成员接种水痘疫苗,降低了将水痘传播给免疫抑制患者的可能性。在监狱中进行乙肝疫苗接种,保护了因静脉吸毒处于高危的人群。现在,一些欧洲国家建议仅在高危社区中接种卡介苗(BCG)。许多国家普遍实施基于学校的(疫苗接种)规划,为大量儿童提供卡介苗接种。

表77.3 建立在不同假设基础上的群体免疫屏障的理论值估计

变量和假设	群体免疫屏障(H)	参考文献
母传抗体	如果假定母传抗体导致疫苗无效,粗H会非常低。应假定婴儿出生后母传抗体消失	13
接种年龄变化	早期接种使群体免疫效果很高(H阈值很低),延迟接种会使阈值升高	13,51
接触率或感染风险的年龄差异	H估计值与年龄和接触率有关。接触率随年龄增加而降低,意味着真实H值比简单全球估计值低	21,22
接触率的季节变化	季节变化明显意味着群体免疫屏障低,低传播期会有"弱化"发生	21,250
地域的异质性	理论上,考虑疾病消除时,地域差别对疫苗接种率的要求低于针对危险群体的全人群H的接种率估算值	30
社会结果(非随机混合)	社会结构不同会导致疫苗接种和感染风险差异变大。忽略高危人群的疫苗接种意味着真实的H值将高于简单的估算。这种影响可能非常大	2(及其他)

免疫状况的异质(多样)性

至此,我们的讨论已明确假设免疫力为简单的二分属性中的一个方面——即个体要么是易感的,要么是对感染和疾病具有免疫和保护的。对于大多数传染病(感染)来说,真实情况并非如此。我们知道免疫应答十分复杂的,涉及体液免疫和细胞免疫,以及各种细胞类型和化学递质,且其随不同的感染、不同个体及不同时间而异。这种异质性的流行病学意义非常重要。

通常,疫苗接种获得的免疫力的流行病学测量称为疫苗的免疫效力,定义为接种疫苗的人与未接种疫苗的、同样暴露的对照组相比,接种疫苗者发病率下降的百分比。但是,现已知道疫苗引起的免疫力这一测量指标本身就含糊不清,根据"全或无"保护机制,效率80%既可表示80%的接种者完全得到保护,也可表示疫苗引起的仅是部分免疫力,接种者的易感性水平已降低80%[31]。这一差别对测量疫苗效应(例如,在计算中无论采用风险或人-时率这两个指标中的哪一个更适宜),或对免疫力(例如,无论某种免疫应答具有完全保护,或只有部分保护,也许对低剂量激发较对高剂量激发更为有效,或对密切相关的病原体抗原类型的保护较对相关性较远的病原体抗原类型的保护更为有效)的理解。"全或无"和"部分保护"之间的差别的流行病学和免疫学两者结合的意义目前还未很好理解。

已知免疫力能够随时间推移而消退,因此,很多疫苗都建议使用"加强剂"。不同传染病疫苗产生的免疫力的消退速率各异,例如,麻疹疫苗较慢,百日咳疫苗较快。因此,这里用"加强"这个术语(名词)有意义,因为,人们越来越认识到,未接种人群对一些传染病(例如,水痘、百日咳)的免疫力是通过其一生中反复自然暴露而增强的[32]。如无自然的、加强性、重复暴露,在首次发病后多年,再感染或再激活疾病的风险可能随时间推移而增加。

除免疫力这些定量差异外,还有重要的定性差异,这取决于有没有以及有何种程度的抗感染的保护、抗重复感染的保护、抗重症或轻症疾病的保护或抗传染性(传播性)的保护。对一些传染病(例如,麻疹)来说,疫苗产生的免疫力可同样抵御感染和疾病,而对另一些传染病(例如,脊髓灰质炎、百日咳、白喉、轮状病毒感染)来说,疫苗诱导的免疫效果似乎更强。接种疫苗还可减少感染者排出病原体(例如,脊髓灰质炎、百日咳)。我们知道这些差异部分的生物机制——例如,口服脊髓灰质炎活疫苗引起的肠道局部免疫力,因此,其抗脊髓灰质炎的效果要优于注射途径的脊髓灰质炎灭活疫苗。理论上,通过收集人群的感染和疾病状态的资料,并根据疫苗的来源和受种者可能的传播、估计疫苗的效率,可能测量保护形式的这些差别。这些数据有时是可用的[33],特别是家庭二代发病率的研究的背景下,但是这方面资料的短缺说明我们多数的流行病学免疫力测量忽略了这些区别。但这种疏忽并不说明这些差异不重要。

疫苗效用免疫状况的异质性

疫苗可以通过直接保护接种者以及间接保护未接种者而减少疾病。间接保护依靠降低感染传播而避免感染(免疫),不仅是对疾病的保护。如果疫苗仅是预防疾病,并不能不免所有的感染,那么它就不会对社区(人群)中传染病的传播产生影响,也就没有间接保护作用(某人接种疫苗不会对社区中的其他人产生影响)。

这样的疫苗虽然可能减少发病,但是,却无法消灭传染病。这是一个极端的例(虽然在破伤风、白喉及百日咳中已讨论过),但是,我们可以探索更言之有理的情况。

首先,我们假设,疫苗所产生的免疫力是一种简单的"全或无"的情况,即疫苗接种者达到一定的比例(P)即可完全阻断病原体的传播。如果疫苗的覆盖(接种)率为C,那么总人群中接种者比例P*C即为完全免疫力。在这种情况下,从公式6可知,达到群体免疫阈值(C_H)、并因此使发病率持续降低所必需的疫苗接种(覆盖)率如下所示:

$$C_H = (R_0-1)/(R_0*P) \quad (公式8)$$

相反,如果某种疫苗能在一定程度上避免感染(接种者比例 P_i 为不再对传染病易感者),也能降低其传(播)性,即传染性(接种者中的比例 P_t,其被感染、但不排出病原体,或排出的病原体减少,因而不能传播感染),那么,如 Longini 及其同事所述[33],达到群体免疫阈值(C_H)所必需的覆盖(接种)率如下所示:

$$C_H = (R_0-1)/(R_0[P_i+P_t-P_i*P_t]) \quad (公式9)$$

该式说明疫苗使传染性及易感性降低的重要性。若疫苗对感染的保护率(P_i)和传播率(P_t)均为100%,该式即还原为公式6,关键的"群体免疫"覆盖(接种)率阈值为$(R_0-1)/(R_0)$。但是,如果疫苗所致的对感染的保护能力为60%、对感染者的传播性的保护能力为40%,那么降低传染病(感染)发病率的关键阈值应为$(R_0-1)/[R_0*(0.6+0.4-0.24)]=(R_0-1)/(R_0*0.76)$,约为4/3倍,或者,比单纯按$(R_0-1)/R_0$估计的高33%。虽然这样的估计不很精确,但其结果具有直观性。疫苗在社区中减少疾病的总效应将两种机制结合起来:防止感染的传播和直接保护接种者不受感染。这些性质对理解常用的几种疫苗(例如,脊髓灰质炎、百日咳、白喉)的效果是重要的,并对目前正在研制的一些疫苗(例如,疟疾、钩虫病、艾滋病病病毒)可能更重要。

社会真实状况

下面,我们将社区疫苗接种规划观察到的实际效果与既往及目前理论预期的效果进行比较,并重点讨论各种疫苗可预防疾病中提出的各种问题。关于这里引述的一些感染和疫苗实例的更详细情况,读者可参阅本书其他章节。

天花

WHO 关于在全球范消灭天花的最初动议是在 1959 年第 12 届世界卫生大会上提出的:"在 4~5 年的时间内通过对 80% 的人口成功地进行天花疫苗接种或再接种,可实现在地方性流行地区消灭天花,这一点已在一些国家得到证实"[34]。在该动议中明确提到群体免疫阈值及疫苗接种产生的免疫力会逐渐消退这两个令人感兴趣的词语,并指出疫苗接种产生的免疫力会逐渐消退可能成为达到阈值(因此需要再次接种)的障碍。

虽然还存在大量未接种疫苗的易感者,但是天花在许多(国家)人群中被消灭(消失)(如早在 150 多年前 Farr 提到的一样)就是历史的见证[7]。这与为阻断天花传播需要较低的基本再生数和较低的群体免疫阈值是相符的(见表 77.2)[35]。值得注意的是,1959 年 WHO 建议 R_0 定为 5。虽然这与近年的估计一致[36],但是,原来 80% 的目标是在本章前述理论提出前,仅是根据经验而设定的。但是,无论如何测算,如 Longini 及其同事展示的那样[33],这种估计值的确认仍是困难的。不同人群中的实际数值肯定各异,拥挤的城市地区高于农村地区。除此之外,天花,特别是重型天花,其暴发,常需主动干预(各种形式的检疫、接触者追踪和环状疫苗接种),因此,不确定的免疫力总水平和有针对性的应急措施在很大程度上决定着某次流行时间的长短。

Arita 及其同事收集了 20 世纪 60 年代晚期和 70 年代早期非洲和亚洲国家的粗略人口密度和天花疫苗接种率的数据[37]。尽管人口和疫苗接种的分布都不均匀,更不用说疫苗接种统计数字本身的变化多端,但是这些数据均显示,天花在易感者(未接种疫苗者)密度低于 10 人/km^2(相当于人口密度小于 50 人/km^2 的人群(国家)中免疫力为 80%)的国家中消失较早。在人口密度较高的地区,天花仍然存在,特别是在尼日利亚(54 人/km^2),巴基斯坦(83 人/km^2),印度(175 人/km^2)和孟加拉国(502 人/km^2)。目前,继续依靠全人群常规免疫接种规划,是否能足以最终在亚洲和非洲人口密度较高的国家消灭天花,成为一个有争议的问题。如按每平方千米 10 个易感者这个阈值指南,那么,孟加拉国的疫苗覆盖(接种)率必须达到 98%,但这样高的接种率是不切实际的。然而,人们在 1970 年就认识到,病例的主动发现、接触者追踪、通过检疫和环状接种疫苗是阻断传播链的方式,较完全依靠常规或群体疫苗接种规划,能更有效地消灭天花[38]。实际上,预防工作的重点又从人群转回到个体,为了达到消灭天花这种疾病,需对人群异质性进行探索。这一政策的成功现在是有据可查的[35]。

从消灭天花项目中我们得到的主要教训是:在规划和管理消灭天花项目中,仅依赖报告的疫苗接种统计数据和对群体免疫的预测是不够的。很多经验说明,报告数据可能极其不可靠,高覆盖的疫苗(接种)率的统计数字常掩盖了重点人群疫苗接种不足这样的事实,可能导致天花这种传染病得以长期和远距离继续传播[35,38]。

在最终消灭天花项目的加强行动前,天花在许多国家已消失,这与未接种疫苗的易感人群的间接保护对天花的总体下降起到了重要作用这种理念是相符的。除此之外,虽然疫苗接种率明显超过 WHO 建议的 80% 的群体免疫阈值,天花仍在一些人口密度高的第三世界国家存在,反映了人群异质性在疫苗覆盖(接种)率和传播风险(无论 R_0 是否能达到平均水平,其在人群中及人群间均变化很大)中的重要性。天花的经验说明了实践中群体免疫的真实性及局限性。还应认识到,天花自然史的一些特点有利于控制策略转向有针对性的疫苗接种,特别是高病例-感染比(高显性感染比)及特征性病理学表现(有利于病例的发现)、长潜伏期(7~19 天)及传播性较低(与临床病变相符,因而有利于通过识别接触者和环状疫苗接种来控制疾病)这些特点。如果没有这些特点,为了消灭天花这种疾病,就不得不在提高全人群免疫率上花费大得多的精力。

不幸的是,在消灭天花数十年后,天花的社区(人群)免疫再次受到关注。从 1980 年起,各国就已经停止了常规的天花疫苗接种,目前,全球 80% 以上的人口对天花易感(虽然疫苗致成的保护作用随时间而消退,建议每 5 年进行一次加强接种,最近一些研究显示:25~75年前接种过的个体中有90%的体内仍存在一些体液或者细胞免疫反应性[39,40])。尽管天花病毒只在两个高度安全的实验室中保存(美国佐治亚州的亚特兰大和俄罗斯的新西伯利亚),但是,在生物战实验室(特别是在俄罗斯)制造的病毒的命运却有着不确定性,甚至现在有可能重新创造病毒[41,42]。鉴于当今人群的免疫力水平较低,释放出的病毒可迅速、广泛的扩散,造成灾难性后果。对这一事件的关注引发了许多讨论,进行模拟暴发演习以检验控制手段,有些国家政府决定重新开始全国性天花疫苗的供应,并制定了疫苗应急配置的临时计划[43-45]。在这些讨论中,提出了有关社区(群体)免疫的许多重要问题,例如,除了目标病例的发现、接触者追踪及环状疫苗接种外,医护人员或其他必需的服务人员是否应进行常规或自愿的疫苗接种;疫苗可稀释至何种程度而不至于严重减低疫苗的保护效率;以及在非针对性地发现病例、追踪接触者和接种疫苗的情况下,如何群众性的应急接种疫苗,如何配置资源[46-49]。

麻疹

麻疹是有关社区免疫中研究最多的一种疾病[1,2,12,13,21,50-55],这有两个原因。一是长期以来,麻疹一直是理论模型研究最理想的题目,因为麻疹发生率高、流行形式容易些识别、可预测性及现有数据质量高。二是自1967年以来,就对是否可能在国家或者国际范围内消除麻疹进行了激烈讨论[56-62]。多数讨论均涉及社区(群体)免疫阈值的估计和解释。

已发表的关于消灭麻疹所必需的群体免疫阈值为55%~96%,这取决于建立模型的方法及所采用的假设(例如,是否包括传播的年龄和季节性;55%的估计是在前述理论提出之前发表的)[56]。各种估计值的合理性及缺陷已在别处讨论[1,13,21,63]。麻疹是各种直接传播的感染性疾病中传播性最强的(见表77.2),因此,其社区(群体)免疫阈值可非常高,城市人群中至少达95%左右。如果即使在好的状况下,麻疹疫苗的效率约为95%,接种率也不可能达到100%,某些社区的覆盖(接种)率趋于更低,这就意味着单剂接种麻疹疫苗的政策尚不足以在任何大的人群中消除麻疹。由于认识到这一事实,许多国家建议实施推行2剂麻疹疫苗接种政策,首剂在约1岁时接种(母传抗体下降后),第二剂常在学龄期接种,以保护那些婴儿期未接种或首剂接种后未产生免疫保护的儿童(原发性疫苗接种失败)[64]。Gln补充道,近年来,许多国家还开展为所有5岁以下以及12~15岁儿童进行了麻疹疫苗接种的群众运动,以期保护那些未自然感染过或疫苗接种不成功的儿童[65]。拉丁美洲进行这种尝试的时间最长。近年来,在非洲也实施了补种(为15岁以下儿童进行群众性初次疫苗接种)、加强维持接种(为12~15月龄儿童进行常规性加强疫苗接种),以及跟踪接种(为5岁以下儿童再次接种疫苗)的政策,已成功地将麻疹发病率降至非常低的水平[66]。

在接种率高的社区(人群)中,麻疹的地方性流行减少或消灭使易感者(未接种疫苗者或疫苗接种失败者)逐渐累积,从而导致在发生少量麻疹或无麻疹发生的多年后,发生迟发型麻疹流行,称之为"蜜月期后流行",与以往麻疹通常不同的是,其一般涉及老龄人群。一些国家已观察到这种显著性的迟发性流行的例子,包括1990年在美国(见图77.4C)和1997年在巴西[67]。20世纪90年代早期,英国的常规血清学监测发现,易感者逐渐积累,以及预示这种迟发性暴发。为消除这一威胁,1994年英国进行了一项全国性的加强接种运动,为所有5~16岁的儿童进行麻疹疫苗接种[68]。麻疹病毒在一些欧洲国家的持续传播,反映出某些人群中疫苗(接种)覆盖率低,以及因此导致的易感者的累积。

关于麻疹的一些著名观察中有一项是说,自然感染产生的免疫力显然在一生中都保持很强。Panum观察到,1781年在法罗群岛暴露于麻疹者,在65年后、即1846年再次引入麻疹病毒时,仍具有免疫力[69]。然而,麻疹疫苗的免疫应答较自然感染的免疫应答为弱,疫苗接种者如不再经常的激发性重复暴露,其抗体水平即下降[70]。同样,婴儿的母传抗体平均水平也会下降,也就是说,从未感染野生麻疹病毒的母亲,其所生的婴儿更加易感,而且可以在比过去更早的年龄成功接种疫苗[71,72]。

WHO美洲区于1994年确定了地区消除麻疹的目标,并于2002年11月成功控制了麻疹的持续传播,从那以后该地区的麻疹均是输入性的(考虑到麻疹病毒在巴西已经传播了一年多,美洲现在又被认为是麻疹的地方流行病)。这证实了消除麻疹理论的可行性,即在一些国家,通过常规两剂疫苗的高接种率,加上强化监测和积极的暴发应对措施,可以实现消除麻疹的目标。除南亚区外,WHO的其他各区均已确立了消除麻疹的目标。目前,正在讨论确定在全球消除麻疹的目标[62]。这就提出了人群免疫的各种问题,包括应对日益增长的反疫苗观点的措施(欧洲的一个特殊问题)[73],以及在麻疹消除后时代与疫苗接种有关的政策。有关天花的一些争论也可再次提出来,因为麻疹的传播性较天花强得多,且在免疫力水平低的人群中麻疹传播得迅速。

风疹

尽管风疹的基本传播动力学与麻疹相似,但是,其提出了与有关社区(群体)免疫的不同问题。公共卫生对风疹的关注重点为先天性风疹综合征(CRS),也就是育龄期妇女发生的感染[24]。理论上,可通过减少易感妇女的比例或者降低其感染风险来达到控制的目的。如同1971—1988年间英国实施的政策一样,重点是为青春期少女接种风疹疫苗,确保最大比例的妇女和女孩在育龄期前,通过获得自然免疫或疫苗产生的免疫,减少易感妇女数。不同的是,如美国自1969年、英国自1988年,以及其他一些国家实施的政策一样,为1~2岁间的男女儿童进行疫苗接种,也可使循环(传播)的风疹病毒减少,从而使人群中任何仍易感者的感染风险降低。理论上,如果接种率不高,美英等实施的后一种政策会带来风险,因为,男女幼童疫苗接种率低,可使风疹病毒的传播减少至这样程度,以致仍对病毒易感的育龄期妇女比例及以后发生的先天性风疹综合征病例数实际上会增加。事实上,即使覆盖率很高,如果没有开展强化免疫,通常在儿童时期就会被感染的儿童群组可能会在感染之前进入青年期。

一些研究已得出结论认为,为长期减少先天性风疹综合征的发病率,男女幼童最低的疫苗接种率必须达到并维持在50%~80%[24,50,74,75]。人群最初的传播强度越高,为使幼童先天性风疹综合征发病率不增加所必须的疫苗接种率阈值就越高。20世纪70年代,美国和英国的疫苗接种率分别为90%和50%,其各自的策略在当时情况下也许都是适宜的。相反,希腊的情况就没有那么幸运,20世纪80年代,希腊儿童的风疹疫苗接种率低实际上已导致了先天风疹发病率增高[76]。由于儿童接种率低可能导致先天性风疹综合征增加,在开始实施儿童风疹疫苗接种规划的同时,有几个国家已实施了补充免疫规划(例如,对产后的易感妇女进行疫苗接种,以及结婚时对女性进行常规检测)以降低成年的易感性。显然,在无法达到和保持高接种率的国家,需要谨慎的使用麻疹-风疹联合疫苗。还必须认识到,某些人群中的私人机构选择性使用风疹疫苗,会影响其免疫力水平。

人口统计学因素也会影响风疹和先天性风疹综合征的流行病学特征。小面积的海岛地区存在一个特殊问题。如果人口规模不足以维持风疹病毒的地方性传播,易感人群可能会在定期引入风疹病毒期间在老年群体中积累,导致在引入病毒后先天性风疹综合征发病率升高[67]。另一个可能正在中国发生的人口统计学效应则不同,即(计划生育的)独生子政策可能减少风疹的传播,以致风疹的平均感染年龄增加,先天性风疹综合征风险上升[78]。目前,中国已实施了风疹疫苗(免疫)接种[79]。

风疹的传染(播)性低于麻疹,所以,消除风疹必须达到的免疫率也较低(见表77.2)。事实上,在那些使用麻疹-风疹联合疫苗的国家,风疹可能会随着消除麻疹的行动而消失,几乎无须其他额外的措施。美洲2003年确定了至2010年消除风疹病毒传播的目标,但伴随着消除麻疹的行动,这个目标显然在2009年2月就已实现[80]。消除风疹的问题已在全球各地区受进行讨论,尤其是在欧洲,然而,含风疹的疫苗在非洲或亚洲仍未广泛使用。今后几年里,需要关注和探讨风疹免疫力水平问题,这个问题与全球消除麻疹、在任何这类行动计划中是否应该包括风疹的争议是相关联的,并关注在风疹已消除的人群中如何保持高免疫水平的相关问题。

流行性腮腺炎

流行性腮腺炎与麻疹相似(都是经呼吸道传播的副黏液病毒),但是,在家庭环境中,其传(播)染性较弱,其粗R_0和粗群体免疫阈值均较麻疹和风疹低(见表77.2)。另一方面,有证据表明,疫苗引起的对腮腺炎的免疫力下降可能比麻疹或风疹的免疫力下降得更快(见第39章),在推断人群的实际免疫水平时必须考虑这一点。与风疹相似,流行性腮腺炎对成年人(因男性中的睾丸炎)的影响较对儿童的影响更为重要,因而,理论上存在这样的可能性,疫苗接种率低可致使由于感染推迟至年龄较大的人群,从而使人群中患病率增加。尽管流行性腮腺炎疫苗在较富裕的国家已经广泛应用(与麻疹、风疹疫苗联合),但是,并未列入基本的扩大免疫规划的接种程序中。因此,世界上很多国家的流行性腮腺炎还未因疫苗而受到影响。美国在使用疫苗后(1967年获批准上市,1977年推荐儿童普遍使用),流行性腮腺炎的报告数降低了95%以上,这个数字大大高于接种(覆盖)率和疫苗效率的乘积[64,81,82],因而,明确显示了疫苗的间接保护。

英国于2004—2006年经历了流行性腮腺炎的蜜月后流行(2005年报告逾40 000例),主要集中在年轻的成人中[83],说明由于出生太早的婴儿未来得及接种流行性腮腺炎疫苗[第1剂是在1988年才引入(使用)的,而第2剂(入学时)是在1996年引入(使用)的],而出生太晚的婴儿在童年时还未来得及暴露于广泛循环(流行)的野病毒,以致队列中易感人群累积。美国全国在1977年引入(使用)流行性腮腺炎疫苗10~15年后，于1987—1994年也发生了同样的流行。另一次流行发生在2006年。每一项事件都表明了疫苗接种的动态效应，可降低发病率风险，增加易感人群的数量，并导致在大年龄组人群重发迟发性流行。

因为流行性腮腺炎疫苗常常与麻疹和风疹疫苗联合使用，所以，可以探讨把流行性腮腺炎疫苗纳入全球消除麻疹行动中的可能影响。迄今，这一点几乎还未引起关注。

水痘

水痘带状疱疹病毒在各种人群中均常见。其初次感染常发生在童年期，临床上表现为水痘。和其他疱疹病毒一样，带状疱疹病毒引起持续潜伏感染，通常在背根神经节隐藏多年后，引发带状疱疹。水痘在婴儿和成人中比在儿童中更严重。在接种疫苗之前，水痘每年在美国造成约11 000人住院，100人死亡[84]。正因为如此，美国于1995年将水痘疫苗（一种减毒活疫苗）纳入儿童常规免疫程序，其他几个国家也正考虑使用这种疫苗。监测数据显示，由于实施疫苗接种，美国水痘的发病率明显下降，包括对婴儿和成人这些目标年龄组以外人群的间接保护[84,85]。

与天花、麻疹、风疹和流行性腮腺炎的免疫不同，带状疱疹的免疫并不能杀灭病毒，而只能抑制病毒，使其处于持续潜伏性感染。尽管它能在一定程度上保护个体不发生再感染（或者更好的是避免双重感染），但是，有证据表明，这种保护会随时间而消退，也确会发生双重感染[86]。这种自然获得保护的消退与临床发生带状疱疹的风险增加有关。最近，一些研究提供了令人信服的证据，证明反复接触患水痘的儿童可激发免疫，并降低成人患带状疱疹的风险（见第6章）[87,88]。这是有重要意义的。

一些专家警告道，儿童中大规模的疫苗接种可减少水痘病毒传播（循环），并可致带状疱疹发病率升高[89-91]。但这样得出一个反常的结果——对部分人群（儿童）进行疫苗接种使传播减少，从而也降低了免疫力的激发（强化），最终使另一部分人群（成人）中的疾病发病率增高。尽管带状疱疹在美国增多的证据不足[92-93]，但是，在美国的关注点已转向对成人接种疫苗的潜在需求，在缺乏自然激发的情况下，通过用人工方法激发免疫力来预防带状疱疹。一项试验已证实，带状疱疹疫苗对60岁以上成人的效率明显（疾病负担下降60%）[94]。这种疫苗已被推荐在美国60岁以上人群[95]及英国70~79岁人群[96]中普遍使用。第二代加佐剂的亚单位带状疱疹疫苗的大规模试验表明，即使在老年人群中，其保护水平也很高[97]。

水痘-带状疱疹病毒生态学及其相关免疫性（增强暴露存在或不存在时预防感染及传染（播）性的水平不同）是复杂的。假定免疫有效且带状疱疹病人具有传染性，尽管水痘的年龄分布提示在发达国家其R_0为8~10，但是，这一数字无法解读为消除水痘需达到的群体免疫阈值为85%~90%。现已知道水痘疫苗的免疫力不高，且随时间减弱[98]，因此，建议采用双剂免疫程序。此外，与疫苗毒株相关的带状疱疹的长期风险仍不明确。这就要求在未来几年中应进行严密监测，以确保疫苗接种的整体公共卫生效益[90]。由于疫苗的效果不确定，虽然如实践证明美国的新策略成功、且成本低、长期效益好，这项策略会有所改变，但是一些国家（例如，英国）仍然倾向于选择性使用水痘疫苗，例如，对高危病人（人群）和医护人员[99]。

百日咳

由于既往百日咳在非免疫人群中的发病率和死亡均较高，因此，所有国家数十年来都将百日咳纳入常规疫苗接种规划。这些疫苗接种规划已成功使由百日咳的疾病负担大大降低；且就未接种疫苗和接种疫苗的个人降低的疾病风险而言，有充分的证据表明存在间接保护[100,101]。近年来百日咳疫苗、免疫程序和免疫方式都有了明显的变化。

百日咳流行的周期模式是群众行动（大规模活动）流行动力学的一个经典例子。（比较图77.3、图77.4B和图77.4D）[90,91]。据已发表的估计数字，近几十年发达国家百日咳杆菌（百日咳鲍特菌）的基本再生数为5~17（见表77.2）[104]。这个高值与麻疹的基本再生数类似，说明百日咳的群体免疫阈值大于90%，这高于大多数对百日咳疫苗全程保护效力的估计[105,106]，更不要说已有证据表明，疫苗产生的保护随时间而消退[105,107]，因此成人会发生再次感染[108]。因此，仅通过儿童时期的疫苗接种，不可能消除这种传染病[109]。

无论从个体还是群体角度，都很难定义百日咳的免疫力。尚未找到与保护性免疫力相关的血清学因素（指标），关于现有的百日咳疫苗的效率以及在何种程度上疫苗能更好地预防疾病和感染存在争议[105,106,110-112]。近年来，出于对原有的全细胞疫苗安全性的关注，许多发达国家已使用无细胞疫苗，尽管其保护作用较弱。一些其他国家（如美国、英国、澳大利亚）随后经历了百日咳的大量复发，这显然与无细胞免疫后的保护作用比全细胞免疫后保护作用减弱更快速有关[102,105,108,113]。由于对老年人百日咳感染和再感染的了解加深,以及认识到无细胞疫苗的保护作用比全细胞疫苗的保护作用更弱、作用时间更短,一些国家建议青少年[114]和孕妇[115]采用常规(无细胞)百日咳加强免疫。百日咳在婴幼儿中最为严重,因此为孕妇接种的常规(无细胞)百日咳加强免疫可为婴儿提供被动免疫保护[115-120]。目前,已将选择性疫苗接种扩大至父母亲及其他与婴幼儿接触的人群中,这种预防策略称作"结茧式疫苗接种",也是另外一种控制社区(人群)免疫力分布的方法[115,121,122]。

百日咳是另一种近数十年来许多人群中的免疫力已发生很大变化的传染病,由单纯从自然感染获得免疫及经常性重复暴露(现限于较高龄者)所致的强化免疫为主,变为从全细胞灭活疫苗获得免疫,后者与自然重复暴露获得的免疫一样,会因暴露频率少而消退(1950年后出生者占的比例高),以及变为现在在富裕国家从各类无细胞疫苗获得免疫为主(在较年轻的个体)。这些免疫形式的每一种对预防感染、预防疾病和传染性均有不同的意义,但是,这些变化的长期影响还不清楚。

白喉

白喉是19世纪欧洲和北美发病和死亡的主要原因。20世纪早年,白喉发病率下降,至40年代,随着类毒素疫苗在美国、英国和其他国家的广泛应用,白喉的发病率下降加快。儿童的接种率虽然不足90%,但是,白喉发病率却下降了99.99%以上,有人认为,这可能是达到了群体免疫阈值的结果。但是,进一步的研究揭示了社区(人群)免疫的复杂性。

已发表的白喉的粗群体免疫阈值估计为50%~90%[1]。目前人群中真正对白喉具有免疫力者所占比例的其他估计值不清楚。疫苗的接种率很难界定,因为其随着时间而变化。因为建议至少接种3剂,虽然接种1剂或者2剂均能产生一定的保护。虽然观察性研究估计的白喉类毒素疫苗保护率为55%~90%[123-125],但是,疫苗对白喉的保护效果从未用正式的试验进行过评价[106-108]。血清学研究显示,近数十年出生者中疫苗所产生的抗毒素滴度会随时间减低,这也许是因为他们未暴露于自然感染而使免疫得到加强[126]。在工业化国家进行的调查显示,成年人保护性抗毒素水平的患病率范围广泛,从29%到80%不等,因此建议成人应接受加强剂量的白喉疫苗。[126-129]

关于白喉社区(人群)保护的一个重要问题是类毒素疫苗引起的免疫的特性,以及它与感染引起的免疫有何区别。从群体免疫意味间接保护这点来说,必须具有抵御感染和抵御传播的免疫力。如果本质上白喉毒素并非白喉棒状杆菌的一种组成成分,而是因噬菌体感染而存在的,那么接种类毒素疫苗产生的免疫力不会对感染起到任何保护[130]。但是,类毒素疫苗确实对毒素介导的疾病产生保护作用,且其抵御临床病人白喉杆菌的传播较抵御亚临床携带(菌)者白喉杆菌的传播的作用更强[131]。因此,类毒素疫苗可防止传染性及感染的传播,而非保护已感染者(按公式9,$P_t \gg P_{it}$)。这可能是接种疫苗人群中白喉消失的一个重要因素。

许多人群中,特别是热带地区的人群,皮肤和呼吸道易感染非产毒的棒状杆菌。这也许对产毒的白喉棒状杆菌形成交叉免疫[132]。因为这种保护作用与抗毒素无关,所以,在白喉免疫研究中,强调抗毒素抗体会忽略了防止疾病的社区保护中一个重要的成分。

b 型流感嗜血杆菌

b 型流感嗜血杆菌(Hib)是幼儿侵袭性细菌疾病的主要原因,在使用疫苗前,北欧和澳大利亚儿童发病的中位数年龄为18个月,发展中国家儿童发病月龄低至6个月,且发病率高。新生儿很少患此病,但是,从2月龄开始成为易感者。虽然该病可发生在任何年龄,但新生儿罕见,儿童2月龄时开始易感,世界上该病的85%~90%均发生于2岁以内儿童。由于母亲的抗体可以通过胎盘或母乳传递给婴儿,新生儿期少有该病。随着婴儿体内的抗体水平下降,其对该病的易感性升高,因为随着自然感染其自然获得的抗体水平升高,其母传抗体仅在2~3年后才下降。这些暴露的来源尚不完全清楚。在未接种疫苗社区中,幼儿鼻腔Hib的携带率高达4%~12%,是传播的主要来源。携带状态显然会产生对疾病的免疫。令人感兴趣的是,大肠杆菌抗体对抗Hib感染存在交叉反应,虽然该抗体在人类感染中是否有任何作用尚不清楚[133]。但已清楚的是,对Hib的免疫力,是由多糖荚膜抗体所提供的,其是对b-血清型具有特异性。

在婴儿早期,多糖-蛋白结合疫苗具有免疫原性,可为侵袭性疾病提供高度保护(>90%),还可为避免成为带菌者提供一定保护。多糖-蛋白结合疫苗的后一种效应已足以减少疾病传播,并为一些社区中未接种疫苗的人群提供相当程度的间接保护;例如,以色列[134]和冈比亚[135]的儿童由于年龄太小而未接种疫苗,斯堪的纳维亚国家[136]的儿童则因年龄太大而未接种。这就是为什么美国给15月龄儿童接种疫苗、1992年英国为婴儿补种疫苗行动所会产生巨大的间接保护效应。这两个国家各年龄组的Hib疾病均降到了极低水平。英国是唯一一个引入Hib疫苗加强免疫的工业化国家,实施覆盖5岁以下儿童的强化免疫运动。Hib基础免疫消失后,7年后各年龄组Hib感染的发病率均升高。这表明,在缺乏加强免疫的情况下,社区免疫力会减弱[137]。有趣的是,虽然英国是唯一一个引入Hib疫苗无加强免疫的工业化国家,但世界卫生组织建议在接种疫苗时不需加强免疫。冈比亚是1997年第一个引进Hib疫苗的非洲国家(无加强免疫的三剂免疫程序),最近报告病例有短暂的增加,这表明在类似情况下可能需要加强免疫[138]。

肺炎链球菌

肺炎(链)球菌是人类的最重要的病原体之一,其较任何其他微生物引起更多的儿童死亡,几乎与所致成人死亡数相似。虽然肺炎(链)球菌疫苗已使用多年,但是,由于多糖疫苗对于婴幼儿的免疫原性差,非侵袭性携带状态及携带率对在人群中维持这些病原体的重要性,以及在人群中循环的肺炎(链)球菌各种血清型的繁殖,提出了一些有关社区(人群)免疫的特殊问题。

对人类致病的肺炎(链)球菌至少有100种免疫原性不同的血清型,其中多数血清型罕见。肺炎球菌多糖疫苗包括多至23种血清型,涵盖了大部分导致成人发病的血清型。目前可获得的最多的结合疫苗中包含的13种血清型,包括导致幼儿携带或患病的多数毒株。致病性血清型而异,不同的血清型或多或少可能影响不同年龄组。虽然这些血清型都可使各年龄组致病。更复杂的是,肺炎球菌携带状态的持续时间以及某种携带状态导致个体产生免疫力的能力各不相同,决于年龄和肺炎球菌的血清型[139]。

2000年7价肺炎球菌结合疫苗在美国的使用产生了巨大的影响。虽然如预期那样,婴儿侵袭性肺炎球菌疾病有明显的下降,但这影响是与成人肺炎球菌疾病的明显下降相关联的,其社会总效益增加一倍以上[140]。婴儿接种肺炎球菌疫苗给美国成人带来的超出预期的保护,揭示了在美国人群中这种感染是从婴儿自然传播至成人的。到2007年为止,由疫苗血清型菌所致侵袭性肺炎球菌发病率在各年龄组下降了94%[141]。对工业化国家19个监测系统的meta分析证实了这一效应的普遍性,在引进7价疫苗5年后,成人中疫苗血清型侵袭性肺炎球菌病的平均发病率降低了75%~83%。由于疫苗含有五种与抗生素耐药最相关血清型(肺炎球菌),因此增强了疫苗的效果,大大减少了疾病(感染)[140,142]。

虽然肺炎球菌疫苗有这么大的效果,但是,无论在何处进行肺炎球菌携带状态研究,接种疫苗并不持续影响肺炎球菌的总携带率,而只减少疫苗所涵盖血清型的携带率,疫苗未涵盖的血清型的携带率却代偿性升高[142,143]。在不同程度上,与疫苗未涵盖血清型(替代性血清型)相关的疾病(感染)有所增加,这降低了疫苗对儿童和成人的最初的保护[142,144,145]。在一般人群中对成人明显(极大)的群体效应显示,疫苗未涵盖(替代性)的血清型很少可能会引起成人感染疾病或接种疫苗儿童的携带状态具有质的差别,均使他们不大可能传播该种肺炎球菌。无论怎样解释,这种净平衡在大多数情况下都是有益的,尽管血清型替代疾病的程度存在差异[146]。在英国,在使用7价疫苗仅3年后,这种血清型的替代迫使政府部门转向制备13价疫苗。13价疫苗对感染另外六种血清型而引起的成人疾病的间接作用其实也是7价疫苗对最初七种血清型的感染有免疫作用的反应[147]。疫苗的间接作用是如此之大,以至于即使在儿童中,也足以控制群体疾病。这进而提出了这样一个问题:在一个成熟的疫苗项目中,是否可以通过儿童接种较少剂量疫苗的计划来维持社区免疫,从而提高对抗携带的有效性[148]。

所有这些影响将如何在低收入国家如何发展尚不清楚。但在肯尼亚,通过引入10价疫苗并在5岁以下的儿童实施强化免疫,之后6个月内5岁以下的儿童和年龄较大的儿童和成年人寺续减少了三分之二的疫苗血清型携带流行[149]。考虑到流行病学环境、循环血清型的模式和共患病,特别是艾滋病毒,很难预测间接影响是会增强疫苗的直接效果(通过产生社区保护)还是会减少疫苗的直接效果(作为血清型替代的结果)。

脑膜炎(脑膜炎双球菌)

脑膜炎是一种很重要的世界范围疾病,在不同地区,不同的流行病学模式与不同的血清型相关。近年来脑膜炎球菌结合疫苗的引进为社区保护的重要性提供了一些最引人注目的证据。

在20世纪90年代末,几个高收入国家发现C群脑膜炎球菌病发病率增加,其中婴儿和青少年发病率最高。英国的策略(1999—2000年实施)是将新获得许可的C群脑膜炎球菌结合疫苗引入2、3和4月的婴儿免疫程序,并对1~18岁的儿童进行单剂量强化免疫。这迅速降低了所有年龄组C群脑膜炎球菌疾病的发病率[150,151],以及鼻咽部的携带感染(仅在青少年中测量)[152]。持续的监测表明了该项目的长期影响[150]。这是非常值得注意的，因为三剂婴儿方案似乎只提供短期保护(大约1年)[151]。常规接种组的发病率持续下降似乎是由于早前的单剂接种方案提供了较长期的保护，据推测，这种保护可继续减少携带[153]。为了维持这种社区保护，英国后来对免疫程序作了两项变更：对每一例接种者，在婴儿期减少剂量，并在以后的生活中改用剂量，最初是在生命的第二年，但现在在青少年中。当荷兰在2002年引入C群脑膜炎球菌结合疫苗的同时也引入了针对1~18岁人群的运动，但没有给婴儿接种疫苗。反而，同时实施的这个项目的常规部分则纳入了14个月龄的单剂接种。项目头十年的高质量监测证实了这一策略的有效性：有资格接种疫苗的年龄组的发病率降低了99%，而不适合接种疫苗的年龄组的发病率降低了93%[154]。

尽管多糖疫苗得到广泛使用，但血清A群脑膜炎球菌一直是非洲萨赫勒地区(有时被称为"脑膜炎带")反复发生破坏性脑膜炎球菌流行的主要原因[6]。由于为非洲开发和引进了一种A群脑膜炎球菌结合疫苗，情况发生了巨大的变化[155]。这种疫苗已在脑膜炎地带迅速大规模推广，几乎消灭了A群脑膜炎[156,157]及携带感染[158]。携带感染的减少提供了重要的间接(或共同)保护。例如，在布基纳法索，它是第一个发起全国性项目的国家，2010年1~29岁的人群被作为接种疫苗的目标。2011年，在目标年龄组中，脑膜炎球菌性脑膜炎(任何血清组)的发病率下降了62%，而年龄太大或太小而不能接种疫苗人群的发病率下降了55%。事实上，在接种结束后的一年里，只有一例男性病例被确认来自布基纳法索，比前一年减少了99.8%[156]。

破伤风

破伤风梭状杆菌在人类宿主之间没有传染性，因此，接种疫苗不会产生如群体免疫的许多定义中所指的那种间接保护。当然，也就不存在能够确保社区完全免于患破伤风的阈值，即免疫者所占比例低于100%。

20世纪40年代常规接种破伤风类毒素疫苗，对破伤风的流行趋势和方式产生影响，这是毫无疑问的。但是，在广泛接种疫苗前，由于暴露减少(与主要储存破伤风杆菌的土壤和动物粪便接触者较少)以及在伤口处理中普遍使用破伤风抗毒素，破伤风发病率已下降，所以，难以评价常规预防性接种疫苗对发病率降低起多大的作用。

尽管破伤风梭状杆菌不会在人与人之间传播，但是，接种疫苗确实产生间接保护是具有特殊意义的。母亲抗破伤风免疫力可通过胎盘传递，母亲在孕期接种二剂破伤风疫苗可防止其子代发生新生儿破伤风[159]。极其重要的是，破伤风在全球公共卫生领域中受到重视的主要原因就是在于其可引起新生儿疾病。1989年，世界卫生大会宣布了一项"消除"新生儿破伤风的行动倡议(目标确定为全球各行政区每1 000名活产儿中新生儿破伤风发生数应少于1例)。虽然该行动倡议包含改善接生过程，但是，其主要有赖于在产前诊所为女孩及妇女提供破伤风类毒素疫苗。从这个意义上讲，破伤风社区(人群)免疫的重点人群就是育龄妇女。在疫苗接种规划健全的发展中国家，由于越来越多的年轻女性在婴儿期接种了疫苗，到孕期需要全程接种破伤风类毒素的妇女应减少。这样，社区免疫监测可能在未来重新启动成人的(疫苗)免疫接种规划。

脊髓灰质炎

由于全球根除脊髓灰质炎规划，社区预防脊髓灰质炎病毒的问题在今天特别重要。50多年来关于不同类型脊髓灰质炎疫苗产生不同免疫类型的辩论丰富了这一主题[160,161]。很久前，在未接种人群中已采用血清学调查来估计脊髓灰质炎呈地方性流行的社区中免疫者所占的比例，结果显示野生型脊髓灰质炎病毒的基本再生数为2~20，这就说明其(粗)自然免疫阈值为50%~95%。这些数字与卫生学水平呈负相关[161]。但是，即使如此，还是过于简单化了。

关于脊髓灰质炎免疫讨论的重点是脊髓灰质炎灭活疫苗(IPV)和口服脊髓灰质炎活疫苗(OPV)两种中哪一种更优。支持OPV者称，(除了低成本和易于管理之外)OPV所产生的群体免疫较IPV所产生的更强。其中包含两个观点：第一，与IPV(引起免疫球蛋白G反应，有效对抗组织入侵和疾病)的免疫反应相比，OPV可以激发肠道(局部的，黏膜IgA介导的)更强的免疫，因此，产生更强的抗感染保护。第二，OPV病毒可以通过与接种者的接触传染，因此，理论上，产生免疫的人数可以比直接接种的人数更多[162]。这是口服脊髓灰质炎疫苗的一种特殊性质，可能是造成人群中大量间接获得免疫的原因[162]。这两种观点都因为OPV的有效性在不同的环境中有所不同而变得复杂，在热带低卫生人群中OPV的有效性明显低于温带高卫生人群，部分原因是各种其他肠道递质在肠道中的相互作用[163]。此外，大多数传统的疫苗是预防疾病的有效性措施，可以预防感染和传播，这对根除规划来说是绝对关键的，而且众所周知，血清阳性并不等于对肠道感染的坚实保护。这之间区别的重要性在2013—2014年的以色列得到了体现,在那里的环境监测显示,Ⅰ型野病毒在一年多的时间里广泛传播,但没有一例临床病例[164]。这个观察是在一定程度上反映了较低的脊髓灰质炎病毒的病例-感染比例以及该国的环境监测强度。而且重要的是,以色列曾在2005年从常规OPV转向常规IPV,当时因此将其免疫重点从预防感染保护转到对预防疾病的保护[164]。

尽管OPV已经在全球得到青睐,但它仍有两个缺点。一是它在一小部分接种者及其接触者中引起麻痹性脊髓灰质炎[165]。由于这一风险,大多数富裕国家在过去15年中已从使用OPV转为成使用IPV,从而改变了其人群免疫状况。二是OPV病毒的传播是通过持续的人传人,恢复到野毒株的传播能力和毒力。这样的病毒,被称为循环的疫苗衍生脊髓灰质炎病毒,自1999年发现以来其导致20多个国家发生了脊灰疫情,特别是在卫生条件差、相对OPV接种率低的地区,易感个体数量庞大[166-168]。全球消除脊髓灰质炎行动的终极目标是要阻止这些病毒以及野病毒的传播。

消除脊髓灰质炎规划的主要任务是以前所未有的规模来提高人群对脊髓灰质炎病毒的免疫水平。基于热带国家OPV免疫后血清转化率低的复杂性,以及黏膜免疫不足以完全阻止脊髓灰质炎病毒感染的事实,目前的策略一直是持续接种,直到不再发现野病毒。这导致了反复的大规模口服脊髓灰质炎疫苗运动(在印度北部,5岁以下儿童每年多达10次),产生了历史上接种疫苗最多的人群[169]。在撰写本文时,这一策略已被证明是成功的,它将野病毒病例降至有史以来的最低水平(2016年仅为37例)。全球项目因此进入了尾声[170-172]。

由于超过15年未见2型野病毒,2016年4月,2型OPV在全球被取消,用2价OPV(1~3型)代替3价OPV[172]。这种转变的主要担忧是要确保2型疫苗衍生病毒不会继续传播,因为根据已知的数据在罕见情况下它们会导致疫苗相关的麻痹瘫痪,并恢复到野病毒的传播能力和毒性[166-168]。因此,所有国家都被要求在继续实施(双价)OPV免疫基础上,在2015年年底之前至少将一剂(三价)IPV纳入常规免疫规划中[172]。仅IPV疫苗就足以在荷兰、瑞典和芬兰阻止野生脊髓灰质炎病毒的传播,但这些国家的卫生水平高(和群体免疫阈值低)[173,174]。有证据表明,IPV可提高有OPV病史的个体的肠道免疫力[175];但是,IPV的引入从质量上(即关于黏膜免疫)和从数量上(从个人比例上)是否足以提高社区免疫水平,以阻断2型疫苗衍生病毒在卫生条较差和群体免疫阈值较高的发展中国家传播仍有待观察。

轮状病毒

轮状病毒是全球婴幼儿严重腹泻最常见的原因,2008年估计有45.3万5岁以下儿童死于轮状病毒,其中90%发生在低收入国家[176]。美国在引入疫苗前,轮状病毒主要影响从6个月到4岁的儿童,并遵循一个显著的季节性模式:从西南部的冬季高峰迁移到东北部的春季高峰,原因可能是不同的出生率和西南部更快速地积累了易感人群[177]。

两种口服减毒活疫苗正在广泛使用,一种包含五个菌株,分三剂接种(RotaTeq),另一种是单价疫苗,分两剂接种(Rotarix),从6周龄开始接种。在美国、芬兰和拉丁美洲的试验中,疫苗对所有轮状病毒肠胃炎(74%)和严重病毒肠胃炎(85%~100%)有效[178,179]。2006年轮状病毒疫苗RotaTeq被纳入美国儿童免疫规划后,季节性轮状病毒的流行发生了延迟、缩短和缩小[180]。儿童因感染轮状病毒的住院率下降了89%[181]。感染的平均年龄增加了,婴幼儿轮状病毒住院率的下降大大超过了估计的疫苗覆盖率[182];这两个特征表明,婴儿接种疫苗减少了病毒在人群中的传播。尽管考虑到有肠套叠的风险,轮状病毒疫苗并未在大龄儿童中接种,但效果研究已经表明:在因超龄而未能接种而又因轮状病毒肠胃炎住院的儿童中,全原因的轮状病毒发病率均有所下降,在成人,在美国和其他高收入国家也均出现了这一现象[183-185]。轮状病毒疫苗可通过减少处于社区传播网络中心的婴儿人群中的感染,或通过在粪便中传播疫苗型病毒导致未接种人群的免疫接触,从而产生群体保护。到目前为止,没有证据表明由疫苗株引起的疾病。探索间接保护的动态模型预测了在部分接种人群中每年高峰的交替模式,这随后也得到了印证[186]。令人不安的是,在接种疫苗后的第二个季度的发病率可能高于第一个季度,因此这也强调了在较长时间内评估影响的必要性[182]。

低收入国家的情况有所不同。在非洲和南亚一些国家的随机对照试验中,口服疫苗的有效性估计为39%~56%[187,190]。在这些环境中,保护效力低可能是婴儿体内经胎盘或母乳抗体滴度较高、微量营养素缺乏、肠道菌群受到干扰的结果,并发感染,或各种致病菌株。轮状病毒疫苗现已在几个低收入国家推广。尽管来自墨西哥的早期证据是有希望的[191],鉴于它们对疾病的保护效力较低(以及可能的传播感染力较高),目前的轮状病毒疫苗是否能在低收入国家产生明显的群体保护效果仍是个未知数。

低收入国家的情况不同。187 190 鉴于其对疾病(和可能的传播)的较低效力和较高的感染力,目前的轮状病毒疫苗在低收入国家是否具有的群体保护效果仍然是个悬而未决的问题。

流感

甲型流感病毒在社区中还存在一系列与免疫有关的问题。由于这些病毒基因遗传不稳定性,就如凝血素(H)和神经氨酸酶(N)抗原的变化中的周期性大的转变(shift)和更经常性小的漂移(drift)所显示的,以及其许多不同脊椎动物体内的持续变异,流感病毒不可能被完全消灭。但是,因大部分人群均已感染过各种抗原性不同的流感病毒,所以,他们已具有各种针对 H 和 N 表位的抗体。同时,群体免疫这个概念已被用来解释人群中流感病毒变化以及特定抗原亚型的相继消失。其论点是对各种流感亚型免疫的人群所占比例不断增长,以及各种亚型之间不同程度的交叉保护,均为有利新的抗原变种传播的选择性压力。虽然这样一种机制似乎可与现有证据相符,但是,由于病毒亚型之间有复杂的免疫学联系,以及这些病毒抗原变异的不可预测性,所以,不能作出精确的量化描述和预测。

通过疫苗接种控制流感是所有发达(富裕)国家的一项重要公共卫生活动。一些新的病毒变种引起全球性大流行这种威胁是人们关注的焦点,但是即使不发生大流行,由于流感病毒抗原性质的不断变化、传播迅速、暴发性流行,以及其对婴儿住院率、成年雇员因病缺勤、老年人死亡率的严重影响,仍需持续控制流感[192]。虽然多数国家的重点防制策略的目标是针对高危人群的,但是还有一种替代策略主要是对学龄儿童进行疫苗接种以减少社区传播,因为在拥挤的学校教室中的传播使病毒通过社区迅速扩散,并传入易感成人居住的家庭中。在美国密歇根州[193]、俄罗斯[194]、美国得克萨斯州[195]和加拿大[196]进行的试验已证实这种间接保护方法的效果,其为人群(社区)中未接种疫苗者提供的间接保护达到了可测量的程度。美国建议所有年龄大于 6 个月的儿童每年接种疫苗,但却未实现高覆盖率。安大略省在 2000 年开始向所有年龄的人提供流感疫苗,覆盖范围略高于美国,这一政策得到了 2004 年以前的数据成本效用分析的支持[198]。相比之下,英国现在根据详细的证据合成和建模分析,建议每年为 2~16 岁的学龄儿童、老年人和高危人群接种疫苗[199]。更极端的是,日本多年来一直实行只给学龄儿童接种疫苗的政策。日本策略的独特之处在于,为某个年龄段人群(学龄儿童)实施疫苗接种,同时也保护了另一人群(老年人)。这一防制策略于 1962 年在日本成为国策,并于 1977—1987 年通过立法实施。但因质疑其效果及公众对疫苗不良反应的关注,于 1994 年中止实施[200,201]。这些不同政策的成功取决于几个重要的参数,包括人口结构、不同群体之间的接触率、实现的覆盖率和疫苗成本,以及实际疫苗效力和实际实现的间接影响。

对 1917—1920 年西班牙流感大流行的记(回)忆持续困扰着社区公共卫生。过去十年人们的关注不断提升。首先是出现了候鸟迁徙携带的高致病性禽 H5N1 流感病毒株,然后是 2009 年 6 月 11 日又出现了一种新型 H1N1 猪流感病毒,其符合 WHO 的大流行传播的标准[202]。虽然由于流感病毒每代之间的间隔短(3 或 4 天),其 R_0 相对较小(2 的级数),但流感病毒仍可能迅速传播,这样在发生一代麻疹传播的同样时间内,可发生三或四代流感病毒的传播。流感病毒这么快的传播速度,对控制新型流感病毒株所需数量疫苗的研发、检测、生产及使用的可行性均有重要意义。另一方面,低 R_0 意味着理论上流感病毒的群体免疫阈值应较低(见表 77.2)[18,19,203-151]。除了使用抗病毒药物和减少接触的措施外,许多国家流感大流行的应急计划均包含疫苗所发挥的作用(例如,为必需的服务人员或学校师生接种疫苗),以减少社区传播[204-206]。长期的策略思想包括建议为大部分人群重复常规(每年)接种疫苗,也许是多价减毒活疫苗,其可提供较灭活疫苗更广泛的保护[195,207]。这项计划的实施对建立广泛的抗流感病毒免疫能有多大的收益尚不清楚,但是,这将增强流感疫苗生产和运输的基础建设,一旦需求时,有助于为应对流感大流行实施疫苗应急接种[205]。

人乳头状瘤病毒

人类是 100 多种不同型别乳头状瘤病毒(HPV)的宿主,这些病毒可以通过不同的方式、感染人体不同的组织。对公共卫生最重要的几种型别主要通过性接触传播,包括高风险致癌 16 型、18 型 HPV,系宫颈癌(全球女性第二常见的癌症)、肛门癌、阴茎癌及口腔癌的病因,6 型和 11 型也可导致肛门和生殖器疣等。目前可用的有三种疫苗:一种针对 16 型和 18 型开发的二价疫苗,一种额外针对 6 型和 11 型开发的四价疫苗,以及一种包括罕见致癌类型 31 型、33 型、45 型、52 型和 58 型的九价疫苗。临床试验和后续监测研究表明,二价和四价疫苗对持续感染和癌前阶段具有良好的保护作用[208,209]，尽管由于感染和癌症发生之间存在较长时间的滞后，尚无直接证据表明对终末期癌症有效。这两种疫苗似乎对其他高危类型，如 31 型、33 型和 45 型，提供一定程度的交叉保护[209]。英国的疫苗接种后监测甚至表明，双价疫苗可能对肛门-生殖器疣提供一些保护[210]。许多国家现已都建议女性（一般为青少年）常规接种该类疫苗。作为疫苗使用（引入）的一部分，一些国家已在免疫规划中规定为 25 岁前的女性追加接种（补种）该疫苗。

但这些疫苗也引起一些争议，其中的两个争议是否应给男孩接种这类疫苗和接种是否拓展到老年妇女。这两个问题都取决于间接或社区保护。理论上，如果一种病原体完全靠异性接触传播，那么，只要人群中有足够比例的人仅有一个性伴（例如，感染 16 型/18 型 HPV 的女性），即可预防感染或传播，从而消除人群中的乳头突状瘤病毒（HPV）。因此，异性恋男性可能会受益于女性的疫苗接种，老年女性也可能受益于她们性伴中的感染水平下降。越来越多的证据表明，这种情况确实会发生。澳大利亚是最早采用 HPV 疫苗接种的国家之一，在 2007 年推出了供少女接种的四价疫苗，同时对 25 岁以下妇女（疫苗覆盖率较低）进行强化免疫。通过对全国监测数据的分析发现，澳大利亚 21 岁以下女性的生殖器疣大幅减少（92%），而同年龄段的异性恋男性尽管没有接种疫苗，但发病同样也有大幅减少（82%）[211]。在 21~30 岁的女性和男性中也观察到疣的发病率的大幅下降。近来的系统性回顾分析也支持了这些发现[209]。澳大利亚的研究还进行了更深入、更重要的观察——在发生男男性行为的男性身上没有发现效果——这导致澳大利亚从 2013 年开始对男孩接种 HPV 疫苗。事实上，为所有男孩（以及女孩）接种疫苗的原因之一是，很难锁定哪些年轻男性在感染病毒之前就与男性发生性行为。

由于 HPV 疫苗是目前最昂贵的疫苗之一，加之，已知在使用该疫苗前，会有多年（数十年）的滞后期，以及还有其他控制方法可减少宫颈癌（大规模的筛检项目及相关的手术干预），因此，要作出使用 HPV 疫苗的决策就更加复杂，因为这种决策对宫颈癌的减少会产生很大的影响。试图为使用 HPV 疫苗的决策提供理论依据的几项模型研究，是基于对男性和女性接种疫苗有关的预期影响及成本-效益比[212,213]。这些模型研究结果显示，一般，目前给男性接种疫苗并不符合成本-效益，除非女性人群的疫苗接种率低（例如，12 岁前的 3 剂疫苗接种率小于 50%）[214]。这是因为女性感染 HPV 相关疾病的负担比男性高得多，因此，在其他条件相同的情况下，提高女孩的覆盖率比一开始为男孩接种疫苗要划算得多。由于美国女性接种率低（2011 年，13~17 岁女性的 3 剂疫苗接种率仅为 32%），所以，2011 年美国建议男性接种疫苗。在能够确认 HPV 疫苗免疫规划的远期效果前，还需要更多地了解人群中男性和女性的 HPV 感染的自然史。

结核病（和麻风）

对于世界上多数国家来说，卡介苗（BCG）接种是控制结核病的一项重要手段，但也提出了有关社区（人群）免疫的各种问题。据估计，全世界约高达 32%[215]的人口目前感染了结核分枝杆菌，其中仅不足 10% 的感染者发病，这说明人群中广泛存在对结核的免疫。虽然大家都认为这种免疫涉及 T-细胞系统，但其性质还不很清楚。

虽然大量研究已显示，卡介苗至少能在一定程度上减少结核病风险[216]，但是，对这种保护性免疫我们尚无可测量的相关指标，而多数广泛使用的、对结核分枝杆菌的细胞免疫（即对结核菌素的迟发性超敏）的测量指标是与结核病相对高危、而非低危相关联的[217]。之所以出现这种矛盾现象，是因为人类宿主中持续存在的结核分枝杆菌感染率高，且所有结核病病例中有相当比例系长期感染（及对结核菌素超敏感）的老年人，其免疫力已耗尽。多种因素可致老年人这种免疫力衰竭，例如：年龄、并发症，或非常重要的是因 HIV 感染所致的免疫抑制。一些研究者评论道，几无证据说明在地方性流行地区卡介苗可降低感染的风险，这部分是因为大部分传播是老年人的空洞型结核病所致[218]，而 BCG 的作用主要是预防年轻人的原发性结核病，这些病人少有可能传染（但有一份报告称 BCG 的保护可持续 50 年）[219]。这个论点与其他证据相一致，即卡介苗的作用是防止结核菌的血源性传播，从而预防结核病，而非预防原发性感染本身[220]。最近，一项使用特异性结核分枝杆菌抗原进行体外分析的研究已对这种观点提出不同看法，该研究认为 BCG 对于儿童接触病例的感染风险可降低约 20%[221]。

过去 50 年来，虽然大规模使用了 BCG，但 BCG 对地方性流行地区人群免疫的总影响尚不清楚。虽然有无可争辩的证据表明 BCG 在一些人群中有效，尤其是对防止儿童的重症结核病，且对北温带地区年轻成人肺结核也有效[222]。但还有无可争辩的证据表明，在另一些人群中，特别是热带环境，同样的 BCG

疫苗却未能对肺结核病提供任何可检测（测量）的保护[223-225]。对这些差异最可能的解释是，世界上不同地区所接触的外环境分枝杆菌各异，其作用是阻碍或者掩盖BCG产生的保护作用[223,226]。这些证据中，来自实验动物和人群的数据显示，接触鸟型分枝杆菌-细胞内复合物这类细菌可产生某种程度对结核菌素的交叉反应，并形成可测量的抗结核分枝杆菌保护[223]。与上述这种交叉免疫有关联的是，BCG可产生对与分枝杆菌有关的其他疾病不同程度、但较大的保护（在不同人群中为20%~89%），特别是麻风（麻风杆菌）。这也是世界上许多地方麻风减少的原因之一[226,227]。因此，分枝杆菌提供了地理变异、异源保护免疫的例子，它对感染和不同形式的疾病起不同的作用，源自环境暴露、牛病原体（牛分枝杆菌）衍生的一组疫苗，以及不同的人类病原体。但（总的）真实情况远非如此简单！

非特异性效应

可以理解的是，关于疫苗效果的大多数数据和讨论都与疫苗设计时针对的目标疾病有关。然而，免疫学家知道许多动物模型中不同感染之间的交叉保护的例子（例如，BGC疫苗可以保护小鼠免受牛痘病毒）[227]和人类疫苗学家可以举例证明疫苗的作用超出了他们的对目标疾病保护（一个明显的例子是卡介苗预防麻风病以及它在治疗膀胱癌中的使用）。考虑到许多疫苗含有大量抗原，更不用说佐剂了，疫苗对非靶标产生作用的例子就不足为奇了。考虑疫苗的这些非特异性或非靶标效应对人群的潜在影响是适当的。

这个话题因其开放性而变得复杂，而且有一段充满争议的历史。逻辑可能会导致一种预期，即非靶向效应最有可能针对密切相关的生物体（BCG对麻风杆菌与保护相一致），但疫苗抗原的复杂性，免疫系统、人类微生物群的复杂性，在不同的环境中所面临的潜在病原体，人们可能会产生各种各样的可能影响。产生争议的部分原因是，非特异性效应一词首先出现在20世纪80年代一项完全出乎意料的实验中，该实验发现接受高滴度麻疹疫苗的人（尤其是女性）的全因死亡率明显上升[228]。这一观察结果导致对这些疫苗的研究停止，但从未得到完全的解释，并产生了一系列假设，认为观察到的效果不仅归因于麻疹疫苗，而且归因于其他疫苗，特别是白喉、破伤风和百日咳疫苗在时间和顺序上的关系[229,230]。大部分研究都是观察性的，许多研究都受到批评，因为接种疫苗者和未接种疫苗者在许多方面存在差异，因此比较容易产生偏见。然而，现在已经积累了大量的数据和方法讨论，为指导更明确的研究提供了基础。

Aaby及其同事在西非，特别是几内亚，在条件艰苦和传染病发病率和死亡率背景率高的人群中进行的。由于在这类人群中缺乏诊断设施，大多数研究都将全因死亡率作为一种结果进行了研究；因此，死亡率可归因于目标疾病和非目标疾病。2014年，在WHO的支持下，对这一文献的独立系统综述提供了证据，表明（标准滴度）麻疹和卡介苗疫苗与一些人口中的全因儿童死亡率降低有关[231]。其效果似乎大于预防麻疹或结核病所能解释的效果（卡介苗的范围，8%-89%；麻疹的范围，0%-90%）。正如预期的那样，人群之间的明显保护程度差别很大，这不仅是由于许多抽样因素，而且是由于感染暴露之间的差异，从而导致人群之间的死亡原因不同。因此，对非特异性保护作用进行单一估计是不恰当的。

一个小规模的研究工作已经验证了疫苗在富裕国家可能产生的非特异性效果。对丹麦相关数据的分析提供了证据，表明接种麻疹、腮腺炎和风疹疫苗可能与非靶向感染，特别是呼吸道合胞病毒住院率低有关[232,233]。对这些发现的解释是复杂的，因为长期以来关于麻疹疾病与其他多种传染病相关或可能导致其易感性增加的争论，因此，麻疹-腮腺炎-风疹疫苗或其他非靶向感染的效果是否可以间接归因于麻疹本身的预防[234,235]。如果麻疹最终被根除，这个问题在将来可能会变得很重要，因为由于麻疹疫苗对其他（非目标）致病和死亡的潜在直接保护作用，是否应该继续接种麻疹疫苗可能会引发讨论。

这一课题的复杂性以及随之而来的争议意味着它迄今尚未引起疫苗界的主流关注。然而，大量数据的积累和最近独立的系统性审查意味着今后可能会更认真地对待这一问题。在各种影响中，这意味着今后可能会有人要求考虑收集有关特定疫苗的全因发病率和死亡率影响的数据，并在评估不同疫苗时间表时考虑这些数据。

讨论

这篇简短的述评说明评价和解释社区人群的免疫力是非常复杂的。虽然本章没有讨论疫苗覆盖率和有效性的问题，但这些显然是通过实施疫苗免疫规划保护社区的根本问题。最大限度地扩大覆盖范围会引起许多与服务、可及性、物流、目标、免疫程序、（知情）同意、实施、卫生教育和成本有关的实际问题[236]。目前在很多地区出现的反疫苗情绪或者"疫苗犹豫"也引发了越来越多的关注和响应[73]。疫苗覆盖率的定义和测量本身就是复杂的问题,本书其他部分将对此进行讨论。

除了覆盖率之外,如果未对人群免疫学状况的性质作详细定性、也未叙述各种不同特征者的分布,特别是年龄和地域分布,只是说某人群中有百分之多少的人对某种感染或疾病具有免疫是误导性的。有些感染(传染病),如麻疹,对其感染、疾病及传染性的免疫性质和免疫水平是十分相似的。但水痘、百日咳、b型流感嗜血杆菌感染、白喉、脊髓灰质炎、HPV感染和结核病的抗感染与抗重复感染的保护之间,其携带状态、疾病与传染性之间存在重大差异;水痘、结核病的免疫并非一成不变;流感、白喉、结核病,可能还有b型流感嗜血杆菌感染的异种(病原体)性免疫也是重要的;许多感染(传染病),包括天花、水痘、百日咳、b型流感嗜血杆菌感染和肺炎球菌感染,其自然免疫或疫苗接种产生的免疫消退和加强均很重要。从个体的免疫状态的描述至群体免疫水平的意义是复杂的:肺炎球菌和流感病毒都可发生血清型的替代;某些亚人群接种疫苗对其他亚人群的疾病风险可产生重大影响,如风疹、百日咳、破伤风、水痘、肺炎球菌、脑膜炎球菌、HPV感染和流感;以及延迟的蜜月后流行说明麻疹、风疹、流行性腮腺炎、水痘、百日咳和b型流感嗜血杆菌感染时间动力学的重要性。对疫苗的非特异性或非靶标效应相当复杂,有待进一步研究。

具有讽刺意味的是,影响社区免疫全部内涵的一个重要问题是"免疫力"这个词本身,其往往意味着(或被认为)抗感染和抗发病的可靠保护,而忽视了实际免疫应答的许多细微之处。这些细微之处对于现正处于研发中的疫苗的影响可能较重要,例如,疟疾、HIV和蠕虫病疫苗,而不是许多今天正在使用的疫苗。这些疫苗如此难以研发,反映了目标病原体的生物学复杂性及其所产生的免疫应答的复杂性。完全(可靠)免疫和部分免疫之间的区别,以及抗感染、再感染、携带状态、疾病和传染(播)性的保护之间的区别,对于那些新的疫苗可能特别重要,将决定其在社区中的总效果[237-241]。

除了免疫学机制,对个体中疫苗产生的保护作用的解释,也可取决于其在人群中的分布。如果接种疫苗者在人群(社区)中聚集(通常是这种情况),那么他们不仅能直接受益,还可因减少在邻居中的传播而使其间接受益。在这种情况下,接种的人群和未接种的人群接触到的感染机会是不等的,因此,在接种过疫苗个体中所测得的疫苗粗效率将被高估[105,242]。这是疫苗观察性研究中的一个特殊问题,但在按人群而非按个体随机分组的试验中,也可能影响试验结果[243-245]。就这一问题来看,整群随机试验提供了一种衡量疫苗分布总体效益的方法(包括直接和间接影响),这可能适合预测免疫规划的总体影响和成本效益。讨论中反复提到,由于免疫者的存在及与其的密切关系(接触),对未免疫者产生间接保护。无论是直观或通过理论推断,均证明应存在这种保护。这已被许多疫苗接种规划反复、令人信服地证实。上述感染(传染病)和疫苗中,唯一未显示间接保护作用的例子是破伤风(虽然存在母亲的抗体被动转移至其新生儿)和结核病(尽管近来的认知:BCG能传递一些预防结核分枝杆菌感染的保护,意味着一些间接影响的可能性[221])。有一些例子显示疫苗的间接保护作用是明显的(例如天花、风疹、流行性腮腺炎、水痘、b型流感嗜血杆菌感染、肺炎球菌感染、脑膜炎球菌、白喉、流感、人类乳头瘤病毒感染)。这种间接保护作用有一些重要的特征。其中之一就是这种间接保护作用是针对含免疫者的人群中的所有个体的,包括年龄太小而未接种疫苗者,以及由于免疫缺陷仍然易感者、或拒绝接种者、或其他接种免疫失败者,或也许因为禁忌证、或无法得到疫苗接种服务、或疫苗失效,或因由于其免疫力已消退者。肺炎球菌和流感疫苗这两个例子说明,接种目标为儿童的疫苗是如何能保护那些较易感、但对疫苗应答可能较弱的老年人。第二个重要的特征是,这种间接保护作用并非一种免疫形式,因此,受到间接保护(屏蔽)者仍然是易感的,而且实际上可能在晚些时候及年龄大一些时仍可被感染。在某些情况下,这种延迟的感染对该人,或者该社会,可能存在危害(例如,风疹或流行性腮腺炎或可能是脊髓灰质炎)。从这个意义上来讲,疫苗的间接保护作用与许多地区已实施的传统免疫(保护)方法正好相反,即让儿童在年幼时暴露于感染性病例中,例如,风疹或麻疹或水痘,因为,年幼时他们得的只是某种轻症疾病。此外,我们已注意到,间接保护作用可能存在潜在的危害作用,其因反复暴露于感染(传染病)可使他们免疫力的强化被削弱,免疫力消退更多,以致在年龄大时易感性增加。这是百日咳和水痘-带状疱疹特别值得关注的事。在这种情况下,成年人中某种或另一种易感性的增加并不一定会对社会造成危害。例如,如在年轻人群中接种疫苗,足以使接触频率最高人群中的传播大大降低,这样,成年人的接触就减少。但是,这种免疫力和易感性年龄分布的转变可能有害,必须严密监测。

最近,孟加拉国一份霍乱疫苗的分析显示[244],

通过对疫苗接种者比例不同的人群进行适当的比较，可以估计疫苗的直接和间接保护作用[53,242]。虽然该分析的方法恰当，但是，测量疫苗直接保护的方法远较测量间接保护的方法更具概括性，因为直接保护测量仅取决于接种疫苗者的免疫学应答，间接保护的测量则取决于接种疫苗者的社会和空间分布及人群间差异很大的社会混合方式的社会和空间分布。例如，在校儿童在将流感病毒播散到社区中的作用(因而，通过儿童接种疫苗可能产生对成人的间接保护)[193-196,203]，与人群的年龄分布及家庭规模(其决定了有学龄儿童家庭所占的比例)分布及学校的规模和自然环境(单一、大型、拥挤的学校较大量、小型、通风良好的学校更可能成为传播中心)均有关。

流感的例子表现了社区免疫中一些有趣而重要的伦理问题中的一个：通过直接接种疫苗来保护其他个体(例如，为男性接种风疹疫苗)，在多大程度上保护抑或间接增加未接种疫苗者风险是合理的？这些间接效果对知情同意、强制接种、疫苗接种人群选定或接种者补偿有什么负面的效果？成本效益分析应在何种程度纳入这些考虑？接种了流感减毒活疫苗的儿童自身可能受到保护，但在什么情况下，当更大的利益(甚至可能是意图)是保护他们的祖父母时，在什么情况下有理由针对他们制订计划？日本针对在校学生的流感疫苗接种计划被中止[200,201]，这一例子也证明了一个国家当下的观点。免疫接种规划对社区产生的影响所带来的困难和重要意义也可见一斑。在本书关于经济、疫苗安全、法律问题和伦理的章节中更全面地讨论了这些问题。

许多关于各种感染的社区或者群体免疫的文献都强调，如人群中免疫者占的比例达到阈值并保持下去(例如，通过疫苗接种)，应使该人群中的这种感染(传染病)逐渐消除。尽管这些估计(见表77.2)可为控制和消除这些感染(传染病)所必需的自然免疫和疫苗接种产生的免疫水平提供一种简略的分级方法，但是，其应不加批判地接受。因为其真实性依赖于获得这些估计的各种假设，即使是最精细的估计也忽略了一些重要的免疫应答特性(例如，抵御感染、抵御发病、抵御传染性免疫或免疫消退的意义)，以及真实人群及真实疫苗接种规划的实施中的后勤保障及不均衡性的重要特征。尽管在关于消灭疾病目标的讨论中常提到这些阈值，但是，迄今消灭天花、麻疹、脊髓灰质炎的实际经验显示，这些阈值无甚实用价值。此外，由于大部分公共卫生规划(项目)的目标是控制感染(传染病)，而不是消除或消灭感染(传染病)，所以，这些阈值的适用性就削弱了。即使目标是消灭感染(传染病)，实际方法却未能恰达到一定的阈值，而只是达到并保持尽可能最高的覆盖(接种)率(理论上为100%)，因为这将会使目标感染(传染病)以最快的速度消失。仅仅达到群体免疫阈值并不意味感染立即消失，其只是开启了下降的趋势。

这些警示并不意味群体免疫是一个无效的概念。无论是在逻辑上，还是在实践中，间接保护都是显而易见的。预防任何一个个体的传染病，就减少了一个潜在的传染来源，从而也降低了该个体的同伴们潜在的感染风险。这就是一种间接保护和群体效应[246]。但是，显然还存在一些例外，如在一个疫苗覆盖率非常高的小型社区出现感染的传播(例如，由于偶然或不寻常的临床表现、行为或环境情况)，也并不能否认群体免疫的原理[247]，就像某些接种某种疫苗者的免疫失败不一定否定该疫苗总的高效率。

用群体免疫阈值这一概念可以描述某些感染(传染病)的流行病学特征。尽管由于人群的多样性(异质性)或个体免疫状况的变异性，群体免疫阈可能并不精确，但是，粗略估值的阈值仍有实用意义，其可粗略指导对疫苗接种规划效果的预测，并至少可以作为消除(灭)感染(传染病)可能性的一种提示。随着经验的积累，模型变得更复杂，我们也会更好地领会不同感染(传染病)的免疫学和流行病学的各种细小变化，例如，那些由于免疫应答性质和人群社会结构引起的变化，如何在用简单模型获得的估计中发生或大或小的偏倚。社区免疫阈值概念在教学中也有用。其是传染病流行病学基础理论的一部分，是掌握(理解)人群中感染(传染病)行为情况必不可少的基础。

文献中强调消除(感染/传染病)阈值使人们忽视了人群中免疫方式和免疫水平随时间改变的重要性及复杂含义。疫苗干预对既往的自然平衡造成巨大破坏，还可使多年的流行病学模式发生动摇。在儿童中实施一项有效的疫苗接种计划，可使感染(传染病)的发生率降至这样的程度，在那些出生太早而没有接种疫苗者中积累了大量的易感者，他们既未从自然感染、也未从疫苗接种获益。如已在许多传染病(感染)中所述，这些积累的易感者可使以后多年中患者的年龄分布发生变化。对这种变化的讨论有时会与不同年龄组病例的比例这样的表达方式相混淆，因为成人中不同年龄的病例(例如，麻疹或百日咳)，即使其病例绝对数降低，所占比例也可能大大增加。因此，病例转向较大年龄并非一定有害。预测这样的效应必须用模型进行模拟，既考虑各年龄组中的不同接触，也考虑各年龄组之间的不同接触，并使用polymod相关项目中生成的数据[248]。要想得出令人信服的结论,唯一方法是搜集不同时间、年龄别的详细分析资料,最好是疫苗干预前和干预后的数据。

虽然接种疫苗是为了提高人群的免疫水平,但是,我们仍必须把社区(群体)免疫力的丧失视为一项重要问题。保护性抗体的消失可能是免疫应答随时间逐渐消退的原因,这种免疫应答又可能是由最初免疫应答的性质和强度所决定的,或因通过自然暴露使免疫增强作用受到削弱所致,就如在百日咳、b型流感嗜血杆菌(Hib)感染和带状疱疹目前流行趋势中一样重要。这在老年人和体弱有病者特别是因艾滋病病毒(HIV)感染所致的免疫抑制中也是重要的。HIV引起的免疫抑制是当今结核病全球流行的主要原因。年龄本身也是免疫能力和免疫状况的一个重要决定因素。许多人群中老年人口数的增加在未来可使许多社区各种免疫力总水平的下降。免疫记忆的持续性机制尚不清楚,但对社区(群体)和个体都很重要。

疫苗接种规划的提升及对其意义复杂性的认识,更突出了人群免疫监测的重要性。只有收集这些数据,我们才能完全理解社区(人群)免疫的动力学和疫苗干预的所有效应,并优化未来的干预。这种监测应能发现累积的易感者,从而预测延迟的流行,就如实施疫苗接种规划一段时间后已观察到发病率低的延迟流行。早在20世纪90年代初,英国就通过常规血清学监测,发现麻疹易感者数增长,随后的全国性疫苗接种的群众运动为有效监测及应对提供了一个范例。可是,具有讽刺意义的是,这次群众运动忽略了接种流行性腮腺炎疫苗(抗原),致使流行性腮腺炎2004年起在英国大面积复燃[68,83]。风疹与白喉抗体水平的血清学监测已经用于制定免疫接种策略,类似情况未来可能会更多。有效的血清学监测需要具有与保护性免疫相应的体液(最好应具备的)或细胞相关因素方面的知识,如我们已知一些疫苗可预防疾病(例如,麻疹和风疹)的上述相关知识,但对其他疾病(例如,百日咳和结核病)却还不甚了解。定义这种相关联的因素,并开发其适当的检测方法,是未来研究的一个重要研究方向[249]。

这一章没有强调对群体(社区、人群)免疫这个概念的简单诠释,而是罗列了不同作者对这个名词术语的各种使用方法。这是为了与该术语首次公开使用时保持一致,当时提出群体免疫这个问题即在人群中如何分配某种程度(量)的免疫(例如,抗体、疫苗)接种[8],以使某个人群得到免于疾病的最佳保护。群体免疫有多种机制,使接种疫苗者免于疾病或免受传播的直接保护,对未接种疫苗者的间接保护则是借助于虚拟的疫苗接种(隐匿的疫苗接种)、被动抗体、或减少传播来源(传染源),使社区(人群)的感染风险降低。同样,解决群体免疫问题取决于很多因素,例如,人群的特性、感染的性质、疫苗的性质,以及卫生保健服务状况。人群与感染的情况是清楚的,疫苗质量我们可设法改进,但是疫苗的分配供应则取决于公共卫生部门。从最广泛意义上讲,如何优化疫苗分配以造福社会,仍然是人群(社区)免疫真正关注的问题。

致谢

作者感谢Emilia Vynnycky博士对图77.4和图77.5的帮助,并感谢编辑提供了一些有用的建议。

(莫兆军　郑东旖　张馨月)

本章相关参考资料可在"ExpertConsult.com"上查阅。

第78章 疫苗策略的经济学分析

Mark A. Miller 和 Bradford D. Gessner

预防接种的广泛开展,在全世界范围内极大地降低了发病率和死亡率。虽然新疫苗的问世和现有疫苗免疫策略的应用,使进一步减少人群发病的前景已经展现出来,但是由于公共卫生资源有限,政策制定者的决策仍然受到的限制,需要对疫苗的价值进行评估,以证明其效果并优化其使用[*]。新疫苗的成本无疑要高于那些没有专利保护的疫苗和老疫苗。因此,将流行病学和经济学数据结合起来,探索公共卫生资源的最有效利用,以期获得最大健康效益,并帮助确定研究议题,这一点至关重要。

不同的定量分析技术已经被用来分析与健康结局相关的政策决策,包括用于疫苗可预防的疾病。经济学分析包括成本分析(cost analysis,CA),成本-效益分析(cost-benefit analysis,CBA),成本-效果分析(cost-effectiveness analysis,CEA)和成本-效用分析(cost-utility analysis,CUA)(表78.1),这些分析有助于估算潜在的财务需求,也可直接比较不同免疫策略实施的效果。对多种政策备选项进行系统评估,可以在现有标准的基础上,促进新政策的制定,同时还可以为最终决策的选择提供显而易见的证据。

表78.1 疫苗政策及其影响的经济学评价实例

术语	定义
成本分析(CA)	疫苗项目的成本总和,包括疫苗、管理、不良反应和公共卫生市场营销等成本
成本-效益分析(CBA)	计算指标一是效益-成本比(B:C),是预防疾病的成本/项目的成本;二是净效益,是预防疾病的成本减去预防疾病项目的成本,这里的预防疾病等于有疫苗保护和无疫苗保护时的直接、间接和无形成本之差,项目的成本相当于成本分析定义中的成本
成本-效果分析(CEA)	(项目的成本-预防疾病的成本)/预防后的健康产出
成本-效用分析(CUA)	(项目的成本-预防疾病的成本)/标准化的健康指标

---

[*]Although private consumers individually judge the value of prevention, this chapter focuses on the public sector.

这些方法的共同特点是提出明确的备选方案、估算各种方案的概率以及成本、测量不同的健康结局指标和价值及拟定一份关于备选行动方案影响的概要说明。其中也包括敏感性分析,用不同的概率或成本进行估算,以确定结论对特定变量的敏感性。

成本分析(CA)是一切经济学分析的基础,因为成本的多少与某种干预措施有关。免疫接种项目的成本可包括(但不限于)疫苗、疫苗管理、处理不良事件和公众教育的支出。成本-效益分析(CBA)是成本分析的延伸,进一步说明了实施某种政策或规划项目所获得的货币收益。收益通常是按照实施某种干预和未实施某种干预时某种疾病的总成本来计算的。在成本-效益分析中,其结果通常以干预获得的收益除以实施干预项目所需成本的比值来表示(B:C效益成本比),或者以这两者之差表示净效益(净成本)。按照惯例,效益-成本比(B:C)为1。如该比值大于1,则认为干预项目的实施节省了成本,因为该比值为1表示达到成本和效益相等的盈亏平衡点。

由于难以用经济指标(货币形式)给某种健康结局赋值,如避免死亡的人数、疫情暴发对宏观经济的影响都是很难赋值的,所以,全面核算成本-效益分析是一项具有挑战性的工作。但是,无论健康结局的性质如何,CBA可以用来总结某个项目的收益是否超过成本,所以,成本-效益分析可用于比较健康项目和非健康项目。成本-效果分析(CEA)和成本-效用分析(CUA)更常用于对不同的健康项目进行比较,可以避免对死亡等无形成本的主观估值。

成本-效果分析(CEA)中,结果是用达到某种健康结局所需的成本来表示(表78.2)。通常,对可预防的死亡并不设法赋予经济价值。一般,如果每年救活生命的成本少于或等于年人均国内生产总值(GDP),那么财政部门就认为干预具有较高的成本-效果(值得买的物品)。低收入国家的人均国内生产总值为500美元,高收入国家为超过3万美元(美国2010年人均GDP为47 400美元)[1]。可预防的死亡的成本-效果比取决于个人的年龄和所挽救的寿命年数。例如,可以预防婴幼儿早期死亡的干预措施,通常会被认为具有成本-效果,即使预防1例死亡的成本高于

表 78.2 健康结局测量指标实例*

指标	定义
事件	结局常表达为事件发生的数量或通过干预而预防的事件发生数。不需用其来解释后遗症的不同严重程度，但可进一步将所有事件按照轻微患病、住院和长期后遗症进行分类
死亡	很容易量化但很难定义其经济价值。正因为如此，CEA 通常主要用于评价以死亡（或其他变化）作分母的健康结果
YPL（潜在寿命年）	YPL 是通过量化总的寿命损失年或通过预防减少寿命损失对死亡测量指标进行提炼，其将每人的期望寿命与实际死亡年龄的差异结合起来。考虑到社会的生产力时间和年（龄）数，可通过贴现和年龄权重对 YPL 进行调整。但对不同年龄选择权重时涉及很多伦理学问题
QALY 或 DALY（质量调整寿命年或失能(伤残)调整寿命年）	QALY 和 DALY 是对 YPL 测量指标的进一步提炼，其结合了死亡和发病状态。为了帮助量化疾病负担状态、比较健康结局的差异，已制定了各种健康测量指标。QALYs 和 DALY 是结合了死亡、YPL 以及因疾病所致失能价值的综合性指标，其用各种失能生存的时间对 YPL 进行调整后计算得到的。这两个测量指标可能存在贴现及包含了年龄权重因素。这些权重是通过系统定义而来，并在后续研究中用作标准。其为对比多种健康结局提供了一种统一的测量指标

* 任何类型的政策分析都要求对发病和死亡状态进行量化。尽管目前尚无普遍公认的测量指标，但已在努力去创建一个对多种可能健康结局进行系统量化的单位。

注：CEA：成本-效果分析；DALY：失能（伤残）调整寿命年；QALY：质量调整寿命年；YPL：潜在寿命年。

人均 GDP 数倍，也会这样认为。相反，以相同的成本预防 1 例老年人死亡，由于可挽救的寿命年数较少，那么这样的公共卫生干预措施可能就不具有成本-效果。因为社会必须考虑不同年龄阶段所挽救的寿命年价值，所以，伦理学考虑至关重要。

如果实现某一个目标有几种策略可供选择的话，那么成本-效果分析（CEA）就尤为有用（例如，为了预防麻疹暴发，第 2 剂麻疹疫苗可以在开展强化免疫时接种，也可以纳入常规免疫程序实施接种）。尽管 CEA 有其优点，但是，当几个可供选择的健康项目出现不同的结局时，就不能用 CEA 进行比较了。在这种情况下，成本-效用分析（CUA）更有用，因为其测量单位是标准化的，尽管 CUA 带有主观性并且有时因此会产生争议。

成本-效用分析（CUA）是成本-效果分析（CEA）的一种特殊形式，其健康结局简化为一种共同的分母，诸如质量调整寿命年（quality-adjusted life-year，QALY）[2]或失能（伤残）调整寿命年（disability adjusted life-year，DALY）。由伦理学家、研究人员和决策者组成的小组通过与完全健康状态比较，对各种疾病状态值进行加权，确定这些健康结局的单位（量纲）；每种健康结局的单位都是通过上述过程实现标准化，再用于研究。例如，一个研究组可能发现，视力正常的 2/3 年相当于失明的 1 年，即失明所度过时间的质量（生活质量）相当于正常视力度过时间的质量的 67%。存在某种情况与不存在该情况所度过时间的比值（相对比例），成为一种常用的健康测量单位（尺度），用这个测量单位可以对各种疾病状态进行直接比较。已经有 30 多种这样的健康结局测量指标，综合考虑了发病率、死亡率对健康结局的影响。表 78.2 列举了一些健康结局测量指标的例子。当疾病具有多种结局事件（如死亡、急性疾病或者长期失能/残疾）时，通过 CUA 计算出的通用指标，可以用于疾病干预措施的比较。但是这些指标的构筑是基于许多主观的和伦理学的假设，因此，尽管通用指标可以比较多种健康干预措施的成本-效用，得到的结果也并不容易诠释（表 78.2）。

疫苗政策定量分析中考虑的重点

在设计政策的定量分析时，需要作出许多决定。参数或指标的选择广泛、易变，难以对已发表的许多研究进行比较。参数和指标的这种易变性一直受到批评[2]。20 世纪 90 年代，美国的一个专题小组起草了实施疾病预防服务成本-效果研究的建议准则[3]。《疫苗学》杂志为投送有关疫苗经济学评价的文章发表了一篇编辑声明[4]。最近，美国疾病预防控制中心（USCDC）发布了卫生经济学研究提交指南，任何疫苗经济学分析结果在向 CDC 免疫规划咨询委员会（Advisory Committee on Immunization Practices，ACIP）提交时必须遵循该指南。此外，世界卫生组织（WHO）也已经出版了一份关于免疫接种项目经济学评价标准化的指南[3,4]。

经济学模型需要考虑免疫接种减少传播（群体免疫）所带来的间接效应[5]。例如，美国婴儿接种肺炎球菌结合疫苗产生的间接效应，就对年龄大的、未接种人群肺炎球菌疾病发病的影响很大[6]。此外，人们越来越感兴趣的是为不同的建模者提供共同的数据，以评估结果的差异性和趋同性，并确定其中重要的细微差别，进一步加以衡量。这种方法已经运用到轮状病毒疫苗、人类乳头瘤病毒（HPV）疫苗和消灭麻疹的研究工作中[7]。

由于人们越来越关注引入新疫苗的证据基础，所以，用于评估新疫苗成本-效果的分析工具已经被开发出来。泛美卫生组织（the Pan American Health Organization，PAHO）的疫苗项目规划创议（The ProVac Initiative）就是一个著名的例子[8]。已开发出的免疫策略多属性排序工具（智能疫苗），通过抓取已经证实的定量和定性值，来帮助人们作出与疫苗政策相关的明确的决策[9]。这些工具可以考虑许多属性，例如对社会混乱、宏观经济和发展的影响；可以帮助国家免疫技术咨询小组（the national immunization technical advisory groups，NITAGs）评估现有的信息，并根据国情和循证依据，就疫苗和免疫规划有关的问题作出决策[10]。

前景

个人、卫生服务体系、疫苗生产商和整个社会都从免疫接种中受益。理论上，虽然社会付出了所有的成本，也获得了所有的效益，但是显然一项疫苗接种规划的成本源于不同的预算渠道，它所产生的效益也利于不同的人群。从不同视角得出的分析结果各不相同[11,12]，应该对此做出明确的说明。

时间框架

疫苗可以预防将来可能发生的疾病。接种麻疹疫苗可以预防儿童期疾病，而接种乙肝疫苗和人乳头瘤病毒疫苗则可以分别预防成年以后的肝癌和宫颈癌。由于疫苗投入与最终收益发生在不同的时间段内，因此，经济学分析经常会考虑社会对健康、财务成本及收益随时间变化的隐含估值，对疫苗接种的未来效应进行贴现。即使考虑到通货膨胀会影响成本和可能的节余，今天发生的事件与将来发生的事件在价值上也存在着隐性差异。例如，人们普遍认为，今天预防一个儿童的死亡比50年后预防一个儿童死亡更值钱。尽管这是一个伦理和主观的评估，但经济学家们普遍同意以相同的比率对成本和收益进行折现，一般是每年3%~10%，通常使用该范围的下限。研究结果常以贴现或未贴现两种形式呈现，来观察这一主观假设的影响。

疾病负担

评估疫苗对某种疾病的潜在影响，可以根据监测数据（通常会低估疫苗的影响）判断，也可以从其他代表性人群进行推断，或者依据疫苗临床试验（例如，疫苗探针研究）的结果[13]，或者在数学模型中使用病原微生物自然史、感染、疾病严重程度和混合（宿主）人群以及其他变量进行模拟。分析时可能需要根据不同年龄、人群和职业、暴露风险（例如，医护人员）和疾病结局进行具体分析，包括结局发生的时间（例如，死亡发生在明年还是50年后）。了解病原微生物的不同传播速率，对评价疫苗对人群的直接和间接影响是必不可少的。

健康状况的测量

某种结局（表78.2）可以用发生的病例或死亡数来表示，也可以用干预措施防止发生的病例或死亡数来表示。潜在寿命年（years of potential life，YPL）是对死亡测量指标的一种提炼，将总的寿命损失年或预防的寿命年损失进行量化，将个人的期望寿命和死亡年龄之间的差距结合起来。质量-调整寿命年（quality-adjusted life-year，QALY）测算健康生活的年数，WHO现在通用的失能（伤残）-调整寿命年（disability-adjusted life-years，DALY）测算的是健康寿命的损失年数，两者均是对YPL的进一步提炼，将不同疾病状态整合为一个降低了的寿命年估值。

QALYs和DALYs是互补的概念。这两个测量指标均为生存年数和生存期间生活质量的乘积。QALYs使用的是健康状况"效用"权重；DALYs使用"失能权重"来反映同一健康状况的负担。例如，如果失明的效用为0.67，那么失明的失能权重即为1-0.67=0.33。如不考虑年龄权重和贴现，且所有其他因素均相同，一位视力正常者的QALY为50年，那么一位失明50年者的QALY就为0.67×50=33.5年。这样，失明这种状况就损失了50-33.5=16.5个QALY[12]。这些测量指标并不简单，受许多主观因素的影响，这对一些决策者来说可能不易理解；但却为比较不同健康结局提供了一种常用的测量指标。

健康结局状况的经济学评价

通常，直接和间接的成本和收益均需要计算。直接成本包括与医疗和疫苗接种有关的成本（包括目标人群的筛查费用）。间接成本包括病人因为生病损失的工资和照顾者因照顾病人所损失的工资。无形成本难以测量，如疼痛、不舒服或死亡；但是，无形成本可按成本-效果分析或成本-效用分析中的分母（例如，预防每例死亡花费的成本）来确定价值，这样，读者也可用其自己的价值为所分析的健康结局赋值。"意愿支付"就是一种可用的价值评价方法，该方法根据不同的经济情况和可能性，询问被调查者愿意付多少钱以实现其想要的健康结局。然后，将这些收集到的应答信息与实际风险发生的概率相整合，测算个

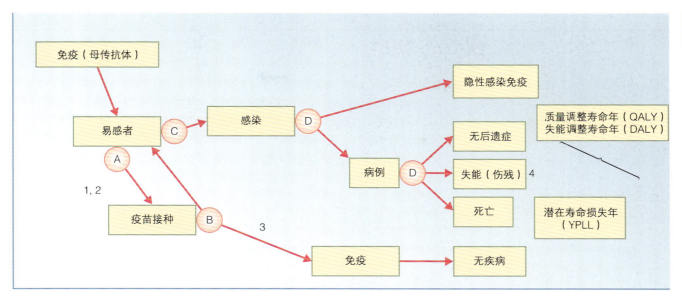

图 78.1 采用疫苗可预防策略后传染病传播的舱室模型简化图。每个方框代表疫苗可预防疾病的一个特定免疫状态。假定每人自出生后(母体抗体保护消失后)均为易感个体,每人一生中进入另一个免疫状态的概率不同。这些概率可以量化,通过对一个出生队列的终生随访,来模拟免疫规划的影响,量化疾病负担。

注:A:疫苗接种率(年龄别和剂量别);B:不同剂量的疫苗效力(为说明群体效应,用疫苗效果更确切)。C:年龄别感染力。D:发展为各种结局状态的概率。1:此处可以增加筛查项目以帮助确定目标免疫效果。2:此处可增加不良事件概率。3:剂量依赖性和可能的时间依赖性。4:任何互斥结局状态数量可加在此处,DALY(伤残调整生命年)和 QALY(质量调整生命年)。

人或社会对这种健康结局的预防价值。

免疫规划的特征

在评价疫苗接种项目的成本-效果时,必须将下列重要特征考虑在内:包括现场实施时疫苗的效果、疫苗接种率、疫苗的不良反应,以及那些未接种疫苗者因群体免疫而获得的间接受益。免疫规划的图解模型见图 78.1,该模型的每一部分均有相应的成本或效益。

敏感性分析

根据基本案例分析推测出的概率(或成本),具有不确定性,定量政策分析可以用于估计不同事件(或不同成本)概率的可能效应。当分析中使用的参数值不确定、却又必须做出估计时,定量政策分析就特别重要。用一系列数值对一个不确定的假设或一组假设进行测试,可帮助确定哪些变量对结论最敏感或最可靠。反过来,确定这些变量的值,可能是进一步研究的重点。

定量政策分析应用实例

总的来说,CBA、CEA 和 CUA 均显示,对目前推荐儿童普遍使用的老疫苗来说,免疫接种是一项最好的投资(高度符合成本-效果,常节约成本)。表 78.3 总结了不同疫苗的一些研究结果,证实对某些特定人群制订的疫苗接种策略存在较大的差异。近年来,随着计算能力、构建模型软件的发展,卫生经济学在公共卫生项目中应用的成熟,以及新疫苗应用的扩大,评价疫苗的经济学研究项目也大大增加。20 世纪 80 年代以来,已发表了 1 000 多份经济学分析的文章,这里我们仅展示部分研究结果,以突出相关问题供思考。如无特别说明,本章中所有成本均以美元计。表 78.4 汇总了一部分其他健康干预的成本-效益研究,供参考[15,16]。

模型的使用

经济学模型对于制定决策越来越重要。2010 年公布的一项对 NITAG 的调查发现,超过 90% 的 NITAG 在发布接种建议时考虑了财政方面的问题[17]。英国和澳大利亚 NITAG 将疫苗经济学分析的结果作为公共疫苗资助的标准[18]。世卫组织目前在制定疫苗推荐意见时通常都会引用疫苗经济学影响的数据。全球疫苗和免疫联盟(GAVI)使用四类标准和指标来确定它将支持哪些疫苗,其中一类是按总采购成本、国内受种者人均疫苗管理成本增量、避免 1 例死亡或发病所需的采购成本来衡量成本和价值。从另一个角度来看,疫苗生产商在制定疫苗价格时可能会参考经济学分析的结果。

表78.3 部分儿童期接种的疫苗经济学分析示例[a]

参考文献	类型	范围	结果	注释
概况				
Brenzel, 2006[27]	CEA	全球	综述了30篇文献,每名儿童接种百白破(DPT)、卡介苗(BCG)、脊灰疫苗和麻疹疫苗的全程免疫成本平均为22美元,范围在8美元(坦桑尼亚,固定点接种)至33美元(喀麦隆,全国接种运动)	所有成本均按1992年的美元汇率换算(等额)
Miller, 2000[85]	CEA	全球	各国乙肝、Hib、肺炎球菌和轮状病毒疫苗接种情况分析。根据各国收入和经济情况的巨大差异,全球每挽救1个生命年花费29~150美元	根据各国财富确定的疫苗成本
Zhou, 2005[19]	CBA	美国	儿童常规免疫接种的收益-成本比为7,由此产生的直接和社会收益-成本比分别为5.3和16.5	
卡介苗				
Trunz, 2006[31]	CEA	全球	卡介苗接种每剂成本为2~3美元,平均每获得1个健康生命年花费206美元(150~272美元)	
霍乱				
Schaetti, 2012[290]	CEA	桑给巴尔	在大规模霍乱疫苗接种活动中,与未接种组相比,口服霍乱疫苗的增量成本效果是:每增加75万美元可减少一例死亡,每增加6 000美元可减少一例发病,每增加30 000美元可避免一个DALY的损失	统计学模型
登革热				
Durham, 2013[277]	CEA	巴西	据估计,登革热疫苗在接种成本高达534美元时也具有成本-效益,节约成本达207美元。	基本假设是疫苗对所有登革热的保护效力是70%
白喉-破伤风-无细胞百日咳				
Ekwueme, 2000[305]	CBA	美国	从社会和卫生服务体系角度分析,无细胞百日咳疫苗的收益-成本比分别为27:1和9:1,较全细胞疫苗稍贵	无细胞疫苗接种的额外收益使消费者信心提升
B群链球菌				
Oster, 2014[297]	CBA	美国	常规母亲免疫加上筛查和产前抗生素预防的增量成本-效果是每获得一个QALY花费91 321美元	基本假设是85%的覆盖率,疫苗费用为每人100美元。
b型流感嗜血杆菌				
Ginsberg, 1993[45]	CBA	以色列	仅考虑卫生服务,4剂疫苗项目的B:C比为0.3;考虑慢性后遗症的B:C比为1.3;考虑直接成本和死亡价值的B:C为1.5。如考虑医疗服务收益,收支平衡的疫苗成本为2.24美元;如考虑所有的收益,收支平衡的疫苗成本为11.21美元	疫苗成本为每剂7.74美元
甲型和乙型肝炎				
CDC, 2006[63]	CEA	美国	据成本-效果分析估计,每获得1个寿命年花费173 000美元,每获得1个QALY花费24 000美元	如考虑群体免疫效应在降低传播方面的作用,实质上有更好的成本-效益
人乳头瘤病毒				
Jit, 2015[107]	CEA	全球	在179个国家中,有158个国家的人乳头瘤病毒疫苗接种具有成本-效益;为5 800万12岁女孩接种疫苗可预防69万例宫颈癌,成本为40亿美元。	模型:用于建模和经济学的乳头瘤病毒快速接口(PRIME)。假定终身保护,首次性行为前完成接种

续表

参考文献	类型	范围	结果	注释
Graham,2015[120]	CEA	加拿大	每接种一个12岁的男性,节省94.49美元,获得0.04个QALY	基本假设疫苗效力84%,接种率50%
Laprise,2014[106]	CEA	加拿大	所有2剂次和3剂次免疫程序、女孩接种或者女孩+男孩均接种的免疫策略,每获得1个QALY花费的成本均小于40 000美元;仅女孩接种2剂次的免疫策略成本最低,为7 900~10 400美元/QALY。	女孩接种3剂次疫苗和女孩+男孩均接种2剂次疫苗的免疫策略相比,其增量值各不相同,取决于参数;在大多数情况下,女孩+男孩均接种3剂次,每获得1个QALY的成本在10万美元以上。
流感				
Skedgel,2011[168]	CEA	加拿大	与仅接种合并疾病的孕妇相比,所有孕妇均接种疫苗的增量成本-效果小于40 000美元/QALY。	孕妇普遍接种疫苗的净成本低于每人10美元
疟疾				
Seo,2014[271]	CEA	马拉维	现有预防措施(主要是蚊帐)加上RTS,S疟疾疫苗的增量成本-效果是:每增加145美元,可避免一个DALY的损失	增加的成本-效益对疫苗的保护效果持久性很敏感
麻疹				
Shepard,1994[175]	CUA	全球	每个DALY的疫苗接种成本为17美元,是发展中国家最具有成本-效果的健康干预措施之一	
麻疹-流行性腮腺炎-风疹				
Hatziandreu,1994[306]	CBA	美国	直接成本的效益-成本比(B:C)为16.3;总成本的效益-成本比为21.3	按联合疫苗中的各种成分考虑的B:C比:麻疹的直接成本和总成本的B:C比分别为17.2和17.2;流行性腮腺炎分别为6.1和13.0;风疹分别为4.5和11.1
脑膜炎奈瑟菌				
Trotter,2002[187]	CEA	英格兰和威尔士	在人群中开展C群流脑疫苗接种,每挽救1个生命年花费6 259美元,在学校里集中接种的成本-效果优于在诊所接种	从卫生服务提供者的角度来看
Tu,2014[200]	CEA	加拿大	在安大略省出生队列中接种B群流脑疫苗,每获得一个QALY花费480万加元	基线包括10年的疫苗保护期,疫苗成本为75加元/剂。
肺炎球菌(结合疫苗)				
Ray,2002[229]	CEA	澳大利亚,欧洲,美国	从卫生服务体系的角度来看,肺炎球菌疫苗接种项目投入的疫苗成本不应超过人均17美元(范围:4~37美元)才能保本	考虑到多种结局和群体效应,回顾了多种研究和情景
呼吸道合胞病毒				
Meijboom,2012[301]	CEA	荷兰	对婴儿实施3剂次呼吸道合胞病毒免疫项目,每获得一个QALY需要34 142欧元。	在一整年的时间里,91%的覆盖率,接种疫苗可以防止1.5人死亡和544人住院
伤寒(多糖疫苗)				
Carias,2015[294]	CEA	乌干达	在一次伤寒疫苗接种行动实施之后的3年里,每增加484美元可避免1个DALY的损失,每增加341美元可减少一例发病	结果主要对可预防疾病的负担和疫苗成本敏感

参考文献	类型	范围	结果	注释
水痘和带状疱疹				
Damm,2005[255]	CEA CBA	各国	多项对幼儿接种一剂次水痘疫苗的研究结果综述,每支出1元用于疫苗接种可节省1.61~19.33元;带状疱疹疫苗大多具有成本-效益	从社会的角度;结果取决于外源性加强接种的重要性

ᵃ 这些经济学分析的实例,旨在说明目前得到的各种研究结果。其结果受到很多因素的影响而有所不同,这些因素包括:方法学差异,疫苗使用的特定人群,研究人群的特征,疫苗可预防疾病在该人群中的疾病负担和流行病学特点,疫苗安全性和有效性,群体免疫可能性,成本,等等。

注:B:C:成本效益比;BCG:卡介苗;CBA:成本-效益分析;CDC:疾病预防控制中心;CEA:成本-效果分析;CUA:成本-效用分析;DALY:伤残调整生命年;DPT:百白破疫苗;HMO:健康维持组织;HPV:人乳头瘤病毒;QALY:质量调整生命年。

表78.4 部分传统临床预防服务的成本-效益比的价值

干预	中位数成本(美元)/质量调整寿命年(QALY)
免疫接种和药物预防	
免疫接种	1 500
无症状者的药物预防(例如,激素替代)	13 000
筛检(查)实验	
心血管疾病	3 300
肿瘤	18 500
骨质疏松的筛检(查)和治疗	13 000
献血者的病原体筛检(查)	355 000
其他疾病筛检(查)	11 500
咨询	
HIV-高危行为	1 200
心血管疾病危险因素	74 000
术前自体供血	730 000

注:QALY:质量调整生命年。

节录自:STONE PW, TEUTSCH S, CHAPMAN RH, et al. Cost utility analyses of clinical preventive services:published ratios, 1976-1997. Am J Prev Med, 2000, 19(1):15-23;

TENGS TO, ADAMS ME, PLISKIN JS, et al. Five-hundred life-saving interventions and their cost-effectiveness. Risk Anal, 1995, 15(3):369-390.

儿童常规免疫接种

近期一项研究评价了美国儿童常规免疫接种程序的经济学影响,包括百白破三联疫苗(白喉、破伤风类毒素和无细胞百日咳疫苗)(diphtheria and tetanus toxoids and whole cell pertussis vaccine,DTP)、b型流感嗜血杆菌(Haemophilus influenzae type b,Hib)结合疫苗、灭活脊髓灰质炎疫苗(inactivated poliovirus vaccine,IPV)、麻腮风(麻疹、流行性腮腺炎、风疹)(measles,mumps,rubella,MMR)疫苗、乙肝疫苗(hepatitis B vaccine)以及水痘疫苗(varicella vaccine)。研究发现,这7种疫苗的儿童常规免疫策略均可节省成本,其社会效益-成本比(B:C)为16.5[19]。

许多研究均涉及发展中国家的四苗防六病免疫策略,这是世界卫生组织(WHO)扩大免疫规划(Expanded Programme on Immunization,EPI)项目中最初使用的6种疫苗,包括预防结核病(tuberculosis,TB)的卡介苗(Bacillus Calmette-Guérin,BCG)、百白破三联疫苗(白喉、破伤风类毒素和百日咳疫苗)、口服脊髓灰质炎减毒活疫苗(oral poliovirus vaccine,OPV)和麻疹疫苗。一般情况下,这些疫苗的人均接种成本很低,而且效益-成本比(B:C)很高[20-24]。2000年发表的研究显示,在埃塞俄比亚、摩洛哥、孟加拉国和科特迪瓦,用EPI的基本疫苗对儿童完成全程免疫,人均总成本不到25美元[25,26]。

疾病控制优先项目(The Disease Control Priorities Project)估计,在南亚地区将传统EPI项目覆盖率从70%提高到79%,每减少1个DALY需要的成本为8美元;在撒哈拉以南的非洲实施第二次麻疹疫苗接种,每减少1个DALY需要的成本为1~5美元[27,28]。

卡介苗

卡介苗主要用于预防婴幼儿播散性结核,但是,对控制结核病的传播几乎不起作用。在发达国家,高度符合成本-效益的结核病防控策略是发现和治疗病例,这种情况降低了卡介苗作为预防结核病的有效干预手段的竞争力。由于卡介苗接种使结核病暴露的识别变得复杂,许多国家已不再将其列为常规接种的疫苗。日本计算学龄儿童卡介苗加强接种的B:C比为0.13,呈现非常低的成本-效益。后来又发现,在日本治疗1例儿童结核病的成本比通过疫苗接种预防病例发病的成本低得多[29,30]。在发展中国家,儿童期结核病的发病率高,因此,婴儿期接种卡介苗是一项很好的投资。2006年,一项汇总分析评价了用卡介苗预防儿童期结核性脑膜炎和粟粒性肺结核的成本-效果,结论认为在东南亚、撒哈拉以南的非洲及西太平洋地区,婴儿接种卡介苗,每获得一个健康寿命年需花费 206 美元[31]。

白喉、破伤风和百日咳

虽然破伤风类毒素作为抗原可单独使用,但是,白喉类毒素只能与破伤风类毒素联合使用,而百日咳疫苗只能与这两种类毒素作为百白破三联疫苗 DTP 联合使用。单抗原破伤风类毒素的经济学分析结果表明,为预防新生儿破伤风对怀孕(或育龄)妇女实施接种、对一般人群进行大规模免疫接种以及对老年人进行初次或加强型疫苗接种,这 3 种干预措施的分析结果各不相同。在海地,全社会普遍接种破伤风疫苗估计效益-成本比(B:C)为 9[32],主要收益是降低了新生儿破伤风的发病率。与之相比,加拿大老年人的初次免疫接种的成本估计为每获得一个寿命年约花费 810 000 美元[33]。在美国,每 10 年加强接种破伤风类毒素的成本为每挽救一个寿命年估计约花费 143 138 美元,而 65 岁老年人单剂加强免疫的成本仅为每挽救一个寿命年约花费 4 527 美元[34]。但是,每 10 年加强免疫的方法,可预防的病例数估计是单次加强免疫的 4 倍。

在百白破三联疫苗中,白喉疫苗所降低的直接成本与百日咳疫苗基本相同,然而,间接成本的减少主要来自白喉疫苗[35]。在美国进行的百日咳疫苗成本-效益分析显示,即使在疫苗成本大幅度增加的情况下,其效益仍远高于成本[36,37]。最近的一些研究集中在对联合疫苗中百日咳成分进行最起码(最低要求)的改进。由于已知联合疫苗中的全细胞成分很可能与疫苗的不良事件有关,许多发达国家已经用无细胞百日咳疫苗替代了全细胞百日咳疫苗。含有百日咳无细胞成分的联合疫苗(以 DTaP 应市的)比全细胞疫苗(DTP)更昂贵,但免疫力下降更快[38]。因此,价值权衡增加了消费者对较安全的(无细胞)疫苗的信心,从而有可能使疫苗的接种率更高,而不是需要额外剂量来解决免疫力下降的问题。据估计,在德国,如果无细胞疫苗接种率增加 7.5%,无细胞疫苗就可与全细胞疫苗一样节省成本[39],但是可能需要对青少年和成人加强免疫[38]。不同的无细胞和全细胞疫苗的效力和价格在许多人群中差异很大,这需要开展具体的成本效益评估。

美国百日咳的发病率在增加,其中青少年和成人占了较大比例。由于接种无细胞百日咳疫苗的不良事件发生率较低,美国免疫接种咨询委员会(ACIP)推荐青少年和成人接种 Tdap 疫苗(破伤风类毒素、减剂量的白喉类毒素和无细胞百日咳疫苗)[40]。一项研究发现,在 10~19 岁的美国青少年中进行免疫接种可节省成本[41]。加拿大也有类似的研究结果[42]。虽然其他研究尚未发现在青少年中接种该疫苗可节省成本,但是,无论如何,为青少年接种无细胞百日咳疫苗仍是一项好的投资。设定疫苗接种成本、免疫力下降、生命质量等不同参数,在荷兰 8 岁儿童或青少年中加强接种 1 剂次[43],或在美国青少年中加强接种 1 剂次,每增加一个 QALY,花费 4 000 万 ~22 000 万美元[44,45]。其他的研究也已经显示为成年人[46](包括 65 岁以上者[47])接种疫苗可以节省成本。

因为百白破三联疫苗(DTP)已成为其他联合疫苗研究的平台,所以在与其他抗原(乙型肝炎、b 型流感嗜血杆菌、灭活脊髓灰质炎疫苗)联合接种的成本-效益可行性方面已经开展了许多研究。据估计,在美国使用全细胞 DTP-Hib 联合疫苗或 DTP-乙肝-Hib 联合疫苗,比单独使用各种疫苗可节省 0.9 亿 ~1.5 亿美元[48]。

b 型流感嗜血杆菌

最初的 b 型流感嗜血杆菌疫苗是纯化的荚膜多糖疫苗,对刚学走路的幼儿有效,但对婴儿无效。然而,从经济学上来说,该疫苗的使用是合理的[49]。后来,多糖结合疫苗替代了荚膜多糖疫苗。在所有将该疫苗纳入常规免疫接种程序的国家,该病已几乎消除。由于这些疫苗的成本比原先使用的疫苗要高,所以,最初是对 18 月龄儿童接种 1 剂次的免疫程序进行评价[50]。1991 年,Hib 疫苗与百白破疫苗同时接种的保本价格为 7 美元[51]。很多其他的经济学研究表明,包括基础免疫和 1 次加强免疫在内的常规儿童免疫接种程序,在疫苗成本较高的多数工业化国家中,都是符合成本-效益的[51-60]。所有这些研究都说明引入 Hib 疫苗是合理的,必要的,而且避免了一种疫苗可预防疾病所带来的痛苦、后遗症及死亡。

发展中国家在引进新疫苗方面常是滞后的。但是,1993 年智利的一项研究表明,成本为 1 美元的疫苗,采用 3 剂次、不加强的免疫程序,收益-成本比为 1.7[61]。非洲的一项研究显示 Hib 疫苗具有预防严重急性呼吸道感染合并影像学证实的肺实变或胸腔积液的效用[62],而后,引发了发展中国家广泛使用 Hib 疫苗的更大兴趣。

由于(考虑到)疫苗的成本,中、低收入国家要将具有成本-效用的疫苗纳入常规免疫程序,从经济学上对疾病负担进行定量分析是必不可少的。大量的经济学研究表明，如果 Hib 疫苗价格在 2~3 美元以下，就符合成本 - 效益[63-65,66]，但西亚地区例外，因为那里的疾病负担尚不明确[67]。对于许多发展中国家来说，国家购买 Hib 疫苗的财政需求令人望而生畏。然而，成本 - 效益研究有助于向全球疫苗免疫联盟（GAVI）证明为最贫穷国家提供 Hib 疫苗经费支持的好处，以推进该疫苗更广泛使用[68]，使这些国家的发病率降至与较富裕国家相似的水平。通过国际倡议活动，捐赠者的支持和信息交流的改善刺激了对疫苗的需求，并增加了具有竞争能力的疫苗生产厂家的数量，因此，随着疫苗供应的增加，疫苗价格也随之降低，这使更多的人群能负担得起。

甲型肝炎

甲型肝炎疫苗于 20 世纪 90 年代后期批准上市。起初，许多工业化国家为赴甲肝高度地方性流行地区的旅行者和高危行为人群（例如，男 - 男同性性行为者）接种甲肝疫苗。一项研究发现，给食品行业服务人员接种甲肝疫苗，每挽救一个寿命年需花费卫生系统 13 969 美元[69]。在美国甲肝发病率最高的 10 个州，对青少年接种甲肝疫苗的成本 - 效果进行了研究，结果显示每挽救一个寿命年需花费 13 722 美元[69]。从 1999 年开始，美国甲肝发病率最高的 17 个州，建议将甲肝疫苗列入 1 岁幼儿的常规免疫接种，之后，这些州的甲肝发病率明显下降。2006 年，美国 ACIP 推荐为全国 12~23 月龄的儿童普遍接种甲肝疫苗[70]。据估计，美国为全国 1 岁儿童接种甲肝疫苗的免疫策略，每花费 17 3000 美元可以获得一个寿命年，每花费 24 000 美元增加一个 QALY[70]。在澳大利亚，给婴儿和 / 或青少年普遍接种甲肝疫苗的免疫策略与其他预防策略相比，具有相似的成本 - 效益[71]。

一项研究分析了德国所有 1~15 岁或 11~15 岁人群接种甲肝 / 乙肝联合疫苗的流行病学及经济学影响[72]。尽管对 11~15 岁儿童进行免疫接种的策略具有更高的成本 - 效益，但是，相对于为所有 1~15 岁儿童免疫接种来说，前者仅预防了 1/3 的甲肝发病和 1/2 的乙肝发病。由此得出结论，尽管为 1~15 岁儿童接种疫苗比较昂贵，但是，从流行病学效果上来看，其更符合成本 - 效果和成本 - 效益。

在西班牙的加泰罗尼亚（Catalonia），青春期前儿童普遍接种甲肝 / 乙肝联合疫苗，与以前只接种乙肝疫苗相比，其成本 - 效益比（B：C）估计为 2.58[73]。加拿大的一项类似研究发现，为 9~10 岁儿童接种甲肝 / 乙肝联合疫苗比单独接种乙肝疫苗更能节省成本[74]。阿根廷和智利的研究发现，对所有 12~18 个月龄儿童接种甲肝疫苗能节约成本[75,76]。

乙型肝炎

由于乙肝疫苗的主要收益是预防慢性肝病及因肝硬化或肝癌所致的死亡，而所有这些情况通常在疫苗接种很多年后才会发生，所以，乙肝疫苗的经济学评价是一个特殊问题。

乙肝疫苗在 20 世纪 80 年代首次批准上市时，价格较昂贵，这使许多研究都去探讨如何能最有效地使用乙肝疫苗。较早的研究考虑如何筛检处于感染乙肝风险最高、属于疫苗接种目标人群的策略，包括医务人员、静脉注射吸毒者以及性传播疾病高危人群[77,78]。疫苗接种和筛检（查）的成本，以及所研究的特定亚组人群的乙肝病毒感染率，是评价疫苗效果最重要的决定因素。早期研究还关注产前筛查，寻找最有效的产前筛检方法以及主动免疫和被动免疫策略[79-82]。

随着疫苗成本的降低，研究开始关注不同年龄人群（包括婴儿和青少年）常规接种乙肝疫苗的成本、收益及效果。由于借助现有的婴儿疫苗接种体系和基础设施，极容易进行乙肝疫苗接种，所以普及乙肝疫苗接种已经成为一种常用的预防保健措施。从 1992 年起，WHO 就推荐对婴儿普遍接种乙肝疫苗[83]。许多研究对不同国家疫苗价格的差异及乙肝感染率进行了分析[84-86]。虽然欧洲发达国家的许多研究初步确定，如果乙肝发病率下降[87]，婴儿接种乙肝疫苗并不符合成本 - 效益，但是，美国[88]、英国[89,90]、加拿大[91]、瑞士[92]、以色列[93,94]和澳大利亚[95]的研究均显示，婴儿普遍接种乙肝疫苗具有成本 - 效益。

在乙肝发病率和患病率都高的地方，接种乙肝疫苗更有价值。按 6% 的贴现率估计，在冈比亚避免一例因肝癌死亡的病例成本为 1 200~1 500 美元[96]。在中国济南市，婴儿常规接种乙肝疫苗的效益成本比（B：C）大于 40[97]。在印度，乙肝疫苗接种的成本 - 效益最低为每挽救一个寿命年需花费不足 1 个人均 GDP，最高为每增加一个 QALY 需花费 2 倍的人均 GDP[98,99]。据一项在莫桑比克所做的研究估计，实施婴儿免疫接种的结果是：每避免一个 DALY 需花费 47 美元[100]。在 GAVI 建立之前，全球接种乙肝疫苗和 Hib 疫苗每花费 29~150 美元可以挽救一个寿命年[85]，成本波动范围大的原因在于各国收入和经济水平差异很大。

在处理某个健康问题时，如果最具有成本 - 效益的策略只能解决其中有限的一部分，那么，这种策略并非一定是最佳选择。在英国，Williams 及其同事发现，在高危人群中接种乙型肝炎疫苗是最具成本-效益的。然而，高危人群乙肝疫苗免疫策略对降低乙肝的整体疾病负担所起的作用，远低于婴幼儿常规接种的免疫策略[82]，后者所需的成本更高。此外，经验显示，重点放在高危人群接种疫苗的干预可能比全人群的接种干预更难实施，接种率也较低。

随着与其他疫苗的联合使用，乙肝疫苗的经济学影响也发生了变化。在美国，与乙肝疫苗和Hib疫苗分别单独使用相比，两种疫苗联合使用的增量成本-效果估计为：每挽救1个寿命年需花费17 700美元[101]。一项研究显示，在扩大免疫规划中使用DTP-乙肝-Hib联合疫苗比分别单独接种3种疫苗更符合成本-效益[102]。后续研究显示，应用成本更低的疫苗及联合疫苗大大提高了成本-效益[86]。

人乳头瘤病毒

人乳头瘤病毒（human papillomavirus，HPV）疫苗和乙肝疫苗有很多相似之处，也是一种预防癌症的疫苗。这两种病毒感染都有两种类型的潜伏期，一种是指疫苗接种与可能感染他人之间的时间间隔，另一个是病毒感染与疾病严重临床表现之间长长的时间间隔。这两种疫苗中的每一种可预防一种性传播感染，这种感染的早期表现并不严重，但在生命后期导致恶性病（癌）变。因为接种疫苗几十年后，患者和社会都能收到最大的收益，所以疫苗接种的最佳年龄和未来收益的贴现率，将大大影响经济学分析。

四价和二价HPV疫苗可预防70%与宫颈癌相关的乳头瘤病毒血清型，最新的九价疫苗还可以多预防10%~15%的血清型。由于HPV疫苗对某些亚型的乳头瘤病毒具有特异性，因此，有必要进行常规筛查，筛查更广泛的宫颈异常病变和乳头瘤病毒亚型。开展HPV疫苗接种，如果使宫颈癌发病被推迟或被提前中止，那么除此之外，HPV疫苗还可以降低疾病筛查的频率和总成本[103,104]。相反地，如果HPV疫苗接种项目减少了筛查的利用率，也会削弱预防接种的作用。因为不管是否引入疫苗，筛检都是宫颈癌预防项目的一个组成部分，所以这些二级预防项目的全部效益都应包括在经济学模型中，尽管最近的一项研究表明这种情况很少发生[105]。除了筛查的问题外，最近的一项分析得出结论，认为大多数现有的经济学研究仅抓住了疫苗效益产出价值的一小部分，而在生产力、患者和看护人员的时间和成本方面往往缺乏数据[106]。

一项研究使用乳头瘤病毒快速建模与经济学接口（PRIME）的方法评估了179个国家为12岁女孩接种HPV疫苗预防宫颈癌的成本效益[107]。假定疫苗终生保护，作者报告5 800万儿童组成的队列花费40亿美元接种疫苗，全球可减少69万癌症患者，避免42万人死亡。这就等于其中有87%的国家用于避免1个DALY的成本低于人均GDP。对符合GAVI资助条件的国家开展的一项综合分析显示，每剂2美元的HPV疫苗接种成本，对所有最贫穷国家都具有成本-效益[108]。许多研究从国家层面采用不同的模型进行了经济学分析，以此作为辅助手段证明在公共项目中增加HPV疫苗接种的支出是合理的，其中大多数研究对11~12岁女孩接种HPV疫苗并同时开展筛查的预防措施进行了评价[103,104,109-116]。

虽然人们在对年轻女孩接种HPV疫苗并开展筛查预防宫颈癌的效果已经达成了共识，但仍有很多其他问题需要解决。一些研究发现，和只给女性接种疫苗的策略相比，给男性也接种疫苗，对于增加预防效果的作用不大[109,117,118]。然而，以所有HPV相关疾病作为结局事件的研究发现，即使以目前的疫苗价格，尤其是在女性疫苗接种覆盖率较低的情况下，给男性接种疫苗也可能具有成本-效益[119,121]。给年龄较大的女性（如30岁以下的女性）补种疫苗的效用尚不清楚，其结果取决于疫苗对性成熟女性有多大作用[122-124]。对非传统高危人群（如与男性发生性关系的男性）开展免疫接种预防肛门癌，也仍然缺乏评估，有些研究表明这种方法可能具有成本-效益[125]。最后，多于两剂次疫苗的收益也受到质疑[106]。

不同的群体从现有数据中得出了不同的政策结论。美国建议对11~12岁的男孩和女孩进行全面接种，建议26岁以下的女性和21岁以下的男性进行补种，允许26岁以下的男性接种[126-128]。世卫组织建议第一步优先在9~13岁的女性中实现高接种率，采用两剂次、间隔6个月的免疫程序；第二步可能延伸到青少年和年轻女性；世卫组织不认为男性接种HPV疫苗是优先事项[129]。

流感

虽然流感病毒的抗原结构在不断改变，近期的研究也质疑流感疫苗对老年人的总体保护效果[130,131]，但是，老年人每年因流感导致的高罹患率和高死亡率，历史上一直引用这一事实，来证明为65岁以上老人和一些慢性病患者每年进行流感疫苗接种的支出是合理的。最近的药物经济学研究着重于将流感疫苗接种扩大到其他目标年龄组人群。

最早的流感成本分析研究之一，是对每年接种疫苗的成本进行评价[132]。美国国会利益集团支持技术评估办公室（Office of Technology Assessment）对联邦基金支持的流感疫苗项目进行评估。虽然缺少更好的关于流感传播的流行病学数据,但是,评价结果支持为 64 岁以上的老年人和高危人群接种流感疫苗[133]。在澳大利亚,为 45~64 岁的健康人群接种流感疫苗,被认为是一项具有成本-效益的干预措施[134]。

为了控制因流感病毒动态演变所致的疾病（流感）,必须每年实施疫苗接种,这使公共卫生服务体系面临持续不断的挑战。许多经济学分析对每年在不同年龄、不同职业的目标人群中开展流感疫苗接种项目的管理成本进行了评估。这些分析是从不同的角度着手的,如卫生服务体系、社会或者雇主。最近的研究主要关注将流感疫苗的推荐目标人群扩大到儿童。

由于儿童是促使流感病毒传播的主要因素,所以,人们越来越关注对儿童接种流感疫苗的必要性,因为,这样既可以保护儿童自身,又可以通过减少流感病毒传播而间接保护其他高危人群（如老年人）。有些研究的重点在于 6~24 月龄儿童的流感疫苗接种。模型研究结果[135]显示,与无区分的疫苗接种[136,137]相比,在高危儿童中进行流感疫苗接种更节约成本。也有的研究模拟其他年龄的目标人群接种流感疫苗,对 6~23 月龄、6~59 月龄以及 5~14 岁时不同比例的高风险条件下接种疫苗进行成本-效益分析[138]。针对高危人群进行疫苗接种普遍是节约成本的。当上述三个年龄组中高危儿童比例为 10% 时,每剂流感疫苗接种的成本为 45~48 美元即可达到收支平衡。2010 年,ACIP 推荐美国所有 6 月龄及以上者每年都要接种流感疫苗。成本-效益分析显示,虽然这种免疫策略的成本是目标人群策略的 2 倍,但是却使流感相关的卫生保健服务费用降低了 52%[139]。

在疫苗可预防的疾病中,流感的独特之处在于其需要每年接种疫苗;因此,流感疫苗接种的管理成本与经济学分析高度相关,不同的接种管理方式的成本-效益也不同。基于学校的免疫接种项目极大地影响了健康儿童群体接种的潜在作用,在学校接种一名儿童将节约 35 美元,而个人去诊所接种只节约 4 美元[140]。这些研究结果都没有考虑因接种疫苗而减少传播的间接效应。

随着保健组织的建立,更需要从供方的角度来评价疫苗接种项目的合理性。尽管疫苗接种只预防 30% 因肺炎和流感导致的住院,但接种疫苗的老年人每人可节约 1.1 美元。此外,当对人群进行分层时,每位非高危老年人接种流感疫苗的净成本只有 4.82 美元[141],如考虑老年人因流感所承受的痛苦及不舒服,这点成本可忽略不计。如将其他健康结局也考虑进来,如所有住院治疗的疾病和死亡,那么,老年人接种流感疫苗是节约成本的[142,143]。虽然发现高危老年人接种流感疫苗可节约成本,但是那些慢性病较少的人群接种流感疫苗的效果仍不确定[144,145]。由于有关老年人接种疫苗效力的研究缺乏随机对照临床试验,因此,在解释这些研究结果时需谨慎。

据 2003 年估计,每年因流感损失的 713 亿~1 660 亿美元中大部分为生产力损失所致[146],所以,有关流感控制的许多经济学研究集中于年轻的健康劳动力人群。每个劳动力因流感样疾病所损失的工作日平均天数折合为 137 美元[147]。将疾病的流行病学、工人的生产力和经济成本综合起来,就可对流感疫苗接种进行经济学评价[147]。一项研究发现,如果每次因流感损失的工作时间超过 2.4 天,那么达到收支平衡的疫苗接种成本为 16 美元[148]。一些疫苗接种项目显示,从雇主和雇员双方角度讲,每年对健康成年人进行常规疫苗接种是节约成本的[149,150],但是,评价结果受到许多假设的影响[151],或者说受到测量结果的特异性和敏感性的影响[152]。疫苗接种并非总是节约成本的,特别是在流感病毒流行株与疫苗株不同的流行季[153]。在英国,流感发病率低至 2% 时,流感疫苗接种仍具有经济学价值（在经济学上合理）[154]。在荷兰,许多模拟的情景均显示流感疫苗是节约成本的[155]。但是,一些研究综述突出了在健康成年人群中进行疫苗接种效果的差异,说明研究结果因各种假设不同而异（研究结果对许多假设敏感）[156]。

在中等收入国家的各种人群中,流感疫苗也能节约成本,包括南非（老年人和健康务工的成年人）[157]、巴西（工人）[158]、墨西哥（老年人）[159]及泰国（老年人）[160,161],但不包括中国香港地区[162]。

流感减毒活疫苗（live attenuated influenza vaccines, LAIV）上市以后,随着其与其他流感疫苗成本差异的缩小[164],已开展了许多在儿童中使用的经济学评价[163]。给年轻的健康成年人接种流感减毒活疫苗,每剂疫苗的成本和接种管理的成本为 25.72~58.82 美元才能保证收支平衡[165]。

世卫组织已将孕妇确定为流感疫苗接种的最高优先目标群体,这主要基于发达国家的研究,这些研究表明,孕妇感染甲型 H1N1 流感病毒后住院的风险增加[166]。英国对孕妇接种流感疫苗的一项经济学分析表明,该策略每增加一个 QALY 大约需要

35 000美元,其成本的差异取决于疫苗是否能在多个流行季节提供保护、疫苗是否既能保护母亲也能保护婴儿、疫苗效力以及住院、门诊、疫苗和疫苗管理的费用[167]。加拿大的一项研究发现,当针对患有合并症的孕妇接种疫苗时,可以节省成本;如果普遍给孕妇接种疫苗,则具有成本-效益;与英国的研究相比,确定成本-效益的另一个重要因素是疾病持续时间[168]。

孟加拉国的一项随机临床试验发现,孕妇接种流感疫苗之后娩出的婴儿,发生低出生体重和发热性呼吸道疾病的情况大幅度减少[169,170]。南非随后的一项研究发现,孕妇接种流感疫苗对预防婴儿出生后的轻度疾病有作用,尤其是母亲感染艾滋病毒(HIV)时,但对预防婴儿严重疾病或妊娠结局没有影响[171]。在发展中国家中,利用预防婴儿疾病的效果来推动孕妇接种疫苗的经济学论证,应取决于预防婴儿严重疾病的作用,而不仅仅是轻微的呼吸道感染,孕期接种疫苗的成本,以及疫苗季节性的特点和疫苗接种3个月后对疫苗效力的影响。

麻疹、流行性腮腺炎和风疹

麻疹疫苗、流行性腮腺炎疫苗和风疹疫苗作为单一抗原用于幼儿免疫接种,都经过反复验证是可以节约成本的疫苗。如果三种疫苗联合(MMR)使用,由于管理成本大幅降低,效益-成本比(BCR)有所提高,甚至明显更高。麻疹疫苗单剂接种具有高效益-成本比(BCR);然而,特别值得注意的是,接种第二剂麻疹疫苗获得的额外收益是否也可以超过额外增加的成本。

2004年,美国一项麻腮风三联疫苗(MMR)两剂次研究项目发现,三联疫苗具有很高的成本-效益,从直接成本和全社会角度看其BCR分别为14.2和26.0。其中第二剂的增量收益-成本比(IBCR)分别为0.31和0.49[172]。

麻疹是发展中国家的主要死因之一,据估计2010年全球约有139 300人死于麻疹,其中印度占47%,WHO非洲区域国家占36%[173]。在象牙海岸,1986年每避免一例麻疹死亡所需成本为479美元[174]。据1994年的一项研究估计,全球每避免一个DALY所花费的成本为17美元,说明麻疹疫苗是一项绝好的投资[175]。虽然发展中国家的儿童接种单剂麻疹疫苗就可以保护80%~95%的幼儿,但经验显示,如果要达到显著降低麻疹死亡率所必需的人群免疫水平,有必要接种两剂麻疹疫苗[176]。第二剂接种可以是在常规免疫接种程序中增加一剂次,或者是通过定期开展接种运动(强化免疫活动)来完成,强化免疫既能覆盖已接种第一剂的儿童又能覆盖错过常规免疫第一剂的儿童。印度的一项研究对比了强化免疫接种的成本-效益,结论认为麻疹疫苗强化免疫是具有成本-效益的,但是,并不能认为强化免疫策略比常规免疫接种第二剂麻疹疫苗更好[177]。

随着麻腮风三联疫苗成本-效益得到充分确认,人们开始关注疾病消除或消灭策略的成本-效益。在英语加勒比地区,人们估算了对1岁儿童进行MMR常规免疫对消除风疹的BCR。预防1例先天性风疹综合征的费用估计是2 900美元,那么巴巴多斯的BCR是4.7[178],圭亚那是38.8[179],整个加勒比地区是13.3[180]。全球消灭麻疹的成本-效益分析显示,消灭麻疹是一项很好的经济投资;消灭麻疹比维持很高的麻疹控制水平,具有更好的成本-效益[181]。

脑膜炎球菌疫苗

以前,预防四种主要的脑膜炎奈瑟菌血清群A、C、Y、W-135引起的脑膜炎,主要使用多糖疫苗。由于人们认识到多糖疫苗有效性的持续时间比较短,特别是用于婴儿时,因此几乎没有国家把多糖疫苗纳入常规免疫程序。本综述将重点介绍新的多糖蛋白结合疫苗以及B群外膜蛋白疫苗。

大多数脑膜炎球菌疫苗具有血清群特异性,血清群流行率是疫苗的主要流行病学特征,可能在不同地区之间有很大的差异。例如,在未开展常规疫苗接种的发达国家和开展儿童常规接种多糖疫苗的一些亚洲人群中,A血清群的感染已经消失[182,183]。相比之下,非洲脑膜炎地带每十年左右就经历一次季节性地方性A血清群流行性脑膜炎的大规模区域性暴发流行[184],而且这一地区也发生过大的X[185]、W[186]血清群暴发疫情,2015年还首次在尼日尔暴发了C群疫情。

有些研究回顾了各种免疫策略的成本-效益,包括常规接种单价C群脑膜炎球菌疫苗[187,191]或者四价脑膜炎球菌ACYW结合疫苗[192]的免疫策略。总的来说,成本-效益分析对年龄别发病率是敏感的,因此同时也要考虑各种组分疫苗的免疫持久性,以及不同疫苗对各种脑膜炎奈瑟菌血清型生态学的潜在影响。单价A群结合疫苗已经成功地消除了脑膜炎地带的A群流脑暴发疫情[193];如果大规模破坏性流行病能在世界上最贫穷的地区得到控制,就证明这种疫苗的免疫策略是合理的,但是基于该假设的经济学分析还没有做。

整个社会对脑膜炎球菌性脑膜炎的高度恐惧,推动了 C 群结合疫苗的研发并用于婴儿,也推动了四价结合疫苗的研发。尽管 C 群脑膜炎发病率相对较低,但是很多国家已根据部分经济学研究结果[191]将 C 群结合疫苗纳入常规接种。英国的儿童常规免疫程序就引入了这个疫苗,并对其在不同流行病学背景下的成本 - 效益进行了分析[187]。有一项研究回顾了 21 个国家引入 C 群结合疫苗的决策过程,证明经济学评价在其中发挥了重要作用[191]。C 群脑膜炎报告发病率与开展经济学评价呈正相关。在荷兰,为 14 月龄儿童实施常规接种,费用为 147 000 欧元,估计每增加 1 个生命年的费用为 2 200~2 400 欧元;与之相比,强化免疫的费用高达 17 700 欧元/生命年[190]。在加拿大,据模型研究结果,3 剂次常规免疫策略最为有效;如果采用单剂次常规免疫策略,疫苗成本为每剂 50 加元,那么每增加 23 000 美元可获得 1 个生命年[189],是最具有成本 - 效益的策略。

随着血清群 A、C、Y 和 W-135 四价脑膜炎球菌联合疫苗的应用,人们已对其效用进行了许多评价。成本 - 效益取决于当地的疾病流行情况。例如,在美国,一项为期 10 年的青少年常规疫苗接种和补种项目使 48% 的疾病得到有效预防,用于每例受种者的成本是 83 美元,减少 1 例脑膜炎病例的社会成本为 223 000 美元,防止 1 例死亡的成本大约 260 万美元,每获得 1 个 QALY 的成本约 88 000 美元[194]。

是否使用 B 群外膜蛋白疫苗,在经济学方面仍然存在争议。一项来自英国的研究认为,如果每剂疫苗成本约为 15 美元,对婴儿实施预防接种将具有成本 - 效益;如果疫苗对预防 B 群脑膜炎球菌的携带和发病都有明显效果,那么每剂疫苗成本上升至 25 美元也具有成本 - 效益[195]。尽管如此,英国疫苗和免疫联合委员会最初还是认为:无论四价 B 群疫苗价格是多少,都不具有成本 - 效益[196]。这种观点被批评为过分强调经济学考虑,而没有关注减少长期痛苦和死亡[197,198],随后联合委员会根据使用不同模型假设的结果修改了自己的观点[199]。后来加拿大的评估认为,婴儿 B 群疫苗接种项目在经济学上不太可能具有吸引力[200],成本过高。

肺炎球菌疫苗

与流感疫苗接种一样,对老年人和慢性病患者接种肺炎链球菌多糖疫苗,由此获得的每个 QALY 都需要一个合理的接种成本[201-212]。也有研究对该疫苗用于发展中国家的儿童[213]及军队健康成年人的效果进行了评价[214]。研究显示,考虑到健康成年人的年龄别发病率不同,疫苗对 35 岁和 22 岁年龄组的最低保护效力分别为 30% 和 71%,均具有成本 - 效益[215]。最近随着结合疫苗的出现,越来越多的研究着重关注儿童常规接种肺炎球菌结合疫苗的成本 - 效益。

七价结合疫苗上市前曾做过一项成本 - 效益研究,确定了疫苗的保本价格为 46 美元,以此价格为美国儿童常规接种该疫苗的费用,与预期可以节省的治疗费用,正好相互抵消[216]。当时,处于市场垄断地位的疫苗生产厂家以这种价格为政府部门供应疫苗。虽然这一价格对美国来说具有成本 - 效益,但是对很多需要该疫苗的其他人群来说,仍是非常昂贵。同样是这个价格,在其他发达国家如荷兰[217]、澳大利亚[218]及加拿大(效益 - 成本比为 0.57)接种该疫苗并不具有成本 - 效益[219]。由于不同人群中的发病率和经济状况有所不同,肺炎球菌结合疫苗在瑞士[220]、西班牙[221]、英国[222]及德国[223]仍被认为具有成本 - 效益,尽管其常处于高限。一篇综述指出,肺炎球菌结合疫苗的成本 - 效益为每获得 1 个 QALY 花费 26 000~66 000 美元[224]。

评估时,如将减少病原体传播的群体免疫效应计算在内,疫苗的成本 - 效益比就会更好[225]。一些文献综述对疫苗成本 - 效益的敏感性进行了评价,主要包括疫苗成本以及是否考虑社会因素[226]。由于这种疫苗成本比较高,所以还分析了其他替代免疫策略,如减少使用剂次是否具有合理性[227]。非政府组织和公私伙伴关系继续致力于证明这种疫苗对公共部门的效用,并帮助建立分级定价机制,以便对低收入人群进行经济有效的干预。

对七价肺炎球菌结合疫苗成本 - 效益进行的评价,展示出疫苗接种的直接和间接影响之间的差异。接种七价肺炎球菌结合疫苗,每挽救 1 个寿命年的直接成本估计为 201 000 美元,而疫苗减少老年人的侵袭性肺部疾病的间接效益,使得每挽救 1 个寿命年的成本降至 10 400 美元[228,229]。

该疫苗在资源匮乏国家的成本 - 效益更不明确。冈比亚的一项分析估计,以每剂疫苗 3.5 美元的价格,在流行菌株型别、替代的血清型及群体免疫效应不确定的情况下,七价肺炎球菌结合疫苗每挽救 1 例生命的成本约为该国人均 GDP 的 3 倍[230]。随着其他多价疫苗的问世,再加上动态定价机制以及各地血清型分布的差异,任何一种肺炎球菌结合疫苗的效用都应在当地开展评价。

脊髓灰质炎

以往的许多分析都赞成全球消灭脊髓灰质炎,但是,这些研究均是基于一些已经不再有效的假设[231,232]。有一项研究模拟了不同策略的经济学影响,得到的结论认为,定义为全球性阻断脊髓灰质炎野病毒传播的消灭,比持续性控制措施的花费更少、更有效[233,234]。但是,人们将野病毒的传播被阻断定义为消灭,认为在消灭以后可以停止使用口服脊髓灰质炎病毒疫苗(OPV),也不再需要用灭活脊髓灰质炎病毒疫苗(IPV)来替代。这种观点一直受到极大的挑战[235-239],因为脊髓灰质炎可能会卷土重来[240]。

美国 2010 年消灭野病毒,之后需要继续接种脊髓灰质炎疫苗以确保对脊髓灰质炎的长期控制或者维持消灭状态。基于这种情况,美国 CDC 估计到 2020 年该消灭策略的成本在 200 亿 ~230 亿美元之间[241]。据一篇文献估计,在可预见的未来,如果普遍使用目前供应能力有限的 IPV,需花费 310 亿美元[242],但与消灭前相比,1988—2035 年之间因脊髓灰质炎发病率降低所节省的资金,可抵消疫苗接种的成本。每挽救 1 个 DALY 的花费,低收入及中低收入国家为 210~1 000 美元,而中上收入国家则是节约成本的。

随着脊髓灰质炎在人群中的自然流行已经消失,所以,经济学评价已从 OPV 转向 IPV。在美国,单独口服脊髓灰质炎疫苗(OPV-only)免疫程序的效益-成本比估计约为 6.1,而 4 剂次 IPV-OPV 序贯免疫程序的效益-成本比为 5.7[35]。一项研究显示,将 OPV 免疫程序转换为 IPV 免疫程序或者 IPV-OPV 序贯免疫程序并不符合成本-效益,估计避免 1 例疫苗相关的麻痹性脊髓灰质炎病例的花费分别为 300 万美元或 310 万美元。美国和其他一些国家在获知这一研究结果的情况下选择使用了 IPV,表明美国公共卫生项目愿意在公共强制性疫苗规划中投资,来避免可预防的不良事件[243]。

一项研究显示,把 IPV 纳入澳大利亚的免疫规划并不具有成本-效益,除非将 IPV 作为联合疫苗的组成成分,且其价格应低于 10 美元[244]。另一项研究对消灭脊髓灰质炎后继续使用 OPV 常规免疫、强化免疫与转为使用 IPV,这两种免疫策略的成本-效益进行比较。结果显示,如以目前 OPV 常规免疫和加强免疫的成本为参考,用 IPV 替换 OPV 并不增加全球的总成本[245]。

作为消灭脊髓灰质炎战略的一部分,世卫组织建议所有国家在常规婴儿 EPI 计划中至少引入一剂 IPV,然后把含有 2 型血清型 OPV 的三价口服疫苗转换为不含 OPV 的二价口服疫苗。出于对全球消灭脊髓灰质炎做出的广泛承诺,上述建议没有考虑个别国家的成本-效益,也没有考虑消灭后至少在一段时期内还需要继续使用 IPV 以确保维持消灭状态的成本-效益。

轮状病毒

轮状病毒感染在婴儿中几乎普遍存在,它是全球范围内导致腹泻的主要原因之一。轮状病毒疫苗已在美国批准上市,并被推荐广泛使用[246]。早期研究发现,尽管美国的轮状病毒疫苗接种并不一定节省成本,但是一项好的投资[247,248]。CDC 一项研究发现,从社会角度讲,如每名儿童接种疫苗的总成本为 156 美元或以下(每剂约 42 美元),那么,轮状病毒疫苗可能具有成本-效益。如果每个儿童所需的接种成本高于 268 美元(每剂约 79 美元),那么对社会来说最有可能就是一种净负担[247]。

来自芬兰的一项研究发现,轮状病毒疫苗项目能达到收支平衡的保本价格相当于 19.6 美元[249]。据澳大利亚的一项类似研究估计,对卫生服务体系及社会来说,轮状病毒疫苗接种能达到收支平衡的疫苗价格分别为 19 美元及 26 美元[250]。按照世界银行低收入国家的标准(即每增加 1 个 DALY 的花费低于 140 美元),在越南对婴儿普遍接种轮状病毒疫苗,如果每剂成本不足 7.26 美元才能认为具有成本-效益[251]。最近,印度生产厂家上市的低成本疫苗有望以较低的成本获得更高的产量[252]。

轮状病毒在自然界广泛存在,医疗支出率高,因此,在那些能够承担疫苗费用以及由政府公共部门负担医疗费用的地区,接种该疫苗可能具有较高的经济价值[251]。在资源匮乏地区进行疫苗的经济学分析时,应考虑疫苗效力较低、严重疾病发病率较高两个因素。

水痘

一般来说,如仅考虑直接医疗费用,接种水痘疫苗并没有表现出能节省费用(具有成本-效益)。但是,在发达国家,如在分析中考虑陪护(照料)者收入损失的间接成本,那么水痘疫苗显然是具有成本-效益的。水痘疫苗在美国批准上市前,按一种假设疫苗估计,其效益-成本比为 6.9,所节省的成本大部分源于所避免的间接花费[253]。据另一项研究估计,在美国常规接种水痘疫苗的效益-成本比为 2.0[254]。在美国,如果效益-成本比为 5.0,那么每增加 1 个寿命年所节省的医疗花费约为 2 500 美元[255];据 Scuffham 等[256]估计,新西兰常规接种水痘疫苗的效益-成本比为 2.8;在澳大利亚,如果仅考虑直接医疗成本,常规接种水痘疫苗并不具有成本-效益(并不能节省费用）。在西班牙，15月龄的婴幼儿普遍接种水痘疫苗的效益-成本比约为1.6（包括间接成本）[257]。

尽管水痘疫苗是有效的，但是，其效益并未达到预期那么高。因此，ACIP建议免疫接种程序中应该包含两剂水痘疫苗[258]。

关于医护人员接种水痘疫苗的研究文献已有发表。一项研究分析了医院医护人员的水痘暴露情况，结果显示，易感的医护人员因病休假的成本以及另外雇佣替代人员相关的成本，显著高于为所有易感的医护人员接种水痘疫苗的成本（效益-成本比为3）[259]。对那些潜在易感的医护人员接种疫苗，每人可节省59美元的净成本[260]。

普遍接种水痘疫苗对以后带状疱疹发病的长期影响尚不清楚。有人估计，尽管随着接种疫苗队列人群的年龄增长，后来带状疱疹发病率可能会降低；但是，由于接种疫苗后水痘病毒在自然界的循环减少，随着外源性刺激产生的水痘带状疱疹抗体滴度下降，带状疱疹的发病率也有可能随之上升[261]。在美国，一种较高滴度的水痘疫苗显示能有效预防带状疱疹[262]，该疫苗已被批准上市，现在建议所有60岁及以上者使用[263]。一篇已发表的经济学分析估计，如果疫苗接种的单位成本少于200美元，在70岁之前接种疫苗，且疫苗的保护效力至少持续30年，那么每增加1个QALY的成本不到10万美元[264]。

水痘疫苗现已与MMR疫苗组成MMRV联合疫苗，并在美国广泛使用，很可能增加其成本-效益。一项德国的成本-效益分析显示，与青少年接种单剂水痘疫苗相对比，幼儿接种两剂MMRV联合疫苗的免疫程序更节省费用[265]。然而，有证据表明，接种MMRV联合疫苗者比单独接种MMR疫苗或水痘疫苗者（在同一时间分开接种），接种后发生高热惊厥的发病率更高，这一现象导致ACIP停止向首剂接种水痘疫苗者推荐使用MMRV联合疫苗[238]。

疟疾

针对恶性疟原虫的RTS,S疫苗虽然目前尚未获得批准，但已经完成了Ⅲ期临床试验以及4年的随访[267-269]。2015年7月，欧洲药物管理局（European Medicines Agency）对该疫苗做出了积极的科学评价[270]。研究表明，在5月龄到17月龄之间接种疫苗的儿童，完成加强免疫的儿童总体疟疾发生率减少36%（不同研究地区的减少范围，22%-75%），不加强免疫的儿童疟疾发生率减少28%（范围，18%-66%）。这相当于采用加强免疫策略每接种一个孩子，减少1.8个疟疾病例，不采用加强免疫策略每接种一个孩子，可以减少1.4个病例。48月龄时不加强免疫，对严重疾病的影响很小，总体影响为0。不加强免疫，4年后免疫力会减弱。这一点是特别有问题的，马拉维RTS,S研究中心的一项研究评估了疫苗与长效杀虫剂处理过的蚊帐相比的成本-效益，得出的结论是：在各种假设中，疫苗均将具有很高的成本-效益[271]，但对免疫力持续时间很敏感。疟疾疫苗经济学分析还应考虑其他一些因素，包括进一步评估早期疫苗安全性信号、疫苗接种的最佳年龄，以及不同接种率水平下与其他干预措施综合应用时疫苗的相对效益[272]。

登革热

一种新型登革热疫苗有两个Ⅲ期临床试验已经在亚洲[273]和拉丁美洲[274]完成。这两项研究都发现：对所有经病毒学证实的疾病，疫苗能达到中度保护效力，其中对血清型2的效力最低；登革热轻症发病率大，而住院发病率小（在研究人群中相对罕见），但是疫苗预防登革热住院的效力较高。在得出这些重要的临床研究结果之前进行的分析表明，疫苗可能具有成本-效益，在某些情况下，接种疫苗节约的成本高达300[275-277]美元左右，这在很大程度上是由于暴发疫情花费的成本巨大[278]所致。影响该结果的因素包括免疫效果持续时间、疫苗成本、接种剂次、基于不同环境下血清型分布的疫苗效力，以及登革热暴发的定义和成本核算。

特殊疫苗

腺病毒

口服腺病毒疫苗已在特殊人群（如军队新兵）中使用了25年，但由于与生产厂家相关的监管问题，疫苗已经停产。在历史上，腺病毒是导致军人呼吸道感染疾病负担高的主要原因。1999年，疫苗接种的停止和疫苗储备的耗尽导致了4型和7型腺病毒在新兵中的暴发疫情再现[279,280]。腺病毒疫苗是在单一大型采购方（美国军方）、单一疫苗生产方的经济形势下造成疫苗供应脆弱的一个实例。当美国军方帮助疫苗生产厂家更新生产设施的承诺不能兑现时，疫苗的生产就中断了，因此需要付出高昂的成本对疫苗进行重新认证。如在疫苗停产前进行适当的经济学研究，那么资本投资就有理由阻止停产。

有研究已经开始调查在军队新兵中重新获得和使用这种疫苗有关的成本-效益，包括变更疫苗接种程序的成本-效益[281]。据估计,终止该疫苗项目需花费2 640万美元,并造成12 370例腺病毒性急性呼吸道疾病(ARD)感染病例。研究认为,季节性的疫苗接种方案最具有成本-效果,可防止7 800例腺病毒性急性呼吸道疾病,并节省1 610万美元的直接和间接费用[281]。一项类似的研究认为,在海军新兵中进行季节性的疫苗接种每年可节省280万美元,并可避免4 015例急性腺病毒性急性呼吸道疾病病例;与之相比,常年的疫苗接种项目能防止4 555例腺病毒性急性呼吸道疾病病例,每年节省260万美元[282]。尽管需要增加资金投入来恢复腺病毒疫苗生产,但是,关于疫苗的经济学再评价进一步支持了腺病毒疫苗的使用。

炭疽

炭疽杆菌疫苗已经在人类和家畜中使用了很长时间,1970年美国食品药品管理局批准人用炭疽吸附疫苗(AVA;商品名为BioThrax)。1997年,该疫苗被纳入所有军人的免疫程序。2001年,在面临多起炭疽生物武器威胁后,美国免疫咨询(规划)委员会(ACIP)对先前关于美国民众使用炭疽疫苗的建议进行了补充,建议对处于炭疽杆菌反复暴露危险的个体优先进行暴露前免疫。尽管炭疽疫苗及应对炭疽生物恐怖袭击的其他预防和治疗策略均被认为是安全、有效的[283],但是,将这些策略用于防止生物恐怖仍然存在争议。因为初次疫苗接种需要6剂,所以暴露后接种疫苗似乎并不可行。

有两项研究已开始关注各种预防和治疗策略对降低炭疽气溶胶潜在发病相关死亡率的成本-效果。一项研究发现,在遇到真实的炭疽发病时,与只接种疫苗的策略相比,暴露后接种3剂疫苗加抗生素治疗是最有效(每人获得0.33个寿命年)、最便宜(每人节省355美元)的策略[284]。研究认为,暴露前或发病前,非疫苗接种策略比疫苗接种策略更便宜,而且由于疫苗可能发生不良反应,非疫苗策略获得的人均质量调整寿命年(QALYs)也会更高[284]。这些估计是基于1%的炭疽发病概率及发病造成的10%的暴露概率。第二项研究发现,如果不可能发生暴露或暴露规模小,无论是接种疫苗还是应急监测和响应(ESR)均不具有成本-效果[25]。只有在可能出现病例时,应急监测和响应系统才比疫苗接种更具有成本-效果(每挽救1个寿命年分别需花费73美元、29 600美元)[285]。

霍乱

最早有关霍乱疫苗的经济学研究,是对其作为旅行者预防措施进行的效果评价[286]。随着20世纪90年代拉丁美洲地方性流行地区的出现,研究人员试图将防止宏观经济贸易中断的潜在因素考虑在内,以证明霍乱疫苗常规接种的效用是合理的[287]。

与其他预防肠道疾病的疫苗一样,评价霍乱疫苗效用,必须与其他旨在预防和减轻肠道感染的干预措施进行比较和评估,尤其是改善供水和环境卫生以及采用口服补液疗法这几项措施。一项关于霍乱疫苗接种的全面的成本-效果分析,评估了4个研究地区(莫桑比克的Beira、印度的Kolkata、孟加拉国的Matlab及印度尼西亚的North Jakarta)的效果。结果显示,如果考虑霍乱疫苗接种带来的群体免疫效应,这4个国家的所有疫苗接种项目均符合成本-效果[289]。霍乱暴发是很难预测的,最近的研究结果强调发病率和疫苗成本在确定成本-效益方面非常重要[290]。这些结果证明为了控制疫情而建立疫苗储备是合理的,但由于缺乏明确的免疫策略,也阻碍了储备的落实。

流行性乙型脑炎

流行性乙型脑炎也称日本脑炎,是一种以蚊子为媒介传播的病毒性疾病,在亚洲呈地方性流行,偶有暴发。该病在儿童中的病死率估计为10%;37%的生存者可出现神经系统的后遗症。目前已研发出一种减毒活疫苗,并在印尼巴厘评价了给儿童常规免疫接种的作用。结论认为,该地儿童常规接种减毒活疫苗具有很好的成本-效果[291]。比尔-梅琳达·盖茨基金会投资开发了一些抗虫媒病毒疫苗,包括流行性乙型脑炎、登革热和黄热病。此外,还有一种灭活的流行性乙型脑炎疫苗可供旅行者使用。

伤寒

目前有3种伤寒疫苗制品:Vi多糖注射用疫苗、Vi结合疫苗及口服减毒活疫苗。伤寒的疾病负担[292]可能由于以下因素被低估:高负担社区的医疗服务有限,实验室诊断能力不足,以及长期后遗症未能得到重视等。因此,这3种疫苗在社区免疫接种中均未得到广泛应用。一项对印度加尔各答、巴基斯坦卡拉奇、印度尼西亚北雅加达及越南顺化2~15岁儿童接种Vi疫苗的成本-效果研究表明:在加尔各答、卡拉奇和北雅加达这3个地区,按每避免1个DALY的损失所花费的成本计算,接种疫苗具有很好的成本-效果,但在越南顺化地区由于伤寒发病率明显较低,未显现出这么好的成本-效果[293]。最新的Vi结合疫苗能够从幼儿期开始提供长期保护,生产厂家正在亚洲销售这种疫苗。乌干达的一项研究报告说,在伤寒流行地区使用疫苗将具有很高的成本-效益[294]。

黄热病

黄热病减毒活疫苗已经应用了几十年,建议在地方性流行地区用作常规普种和暴发疫情的应急控制。在尼日利亚进行的一项疫苗成本-效果分析研究表明,对于一次中等规模的黄热病流行,大规模应急接种的成本-效果为常规的扩大免疫规划(EPI)的2倍。但是,扩大免疫规划策略对于预防黄热病发病和死亡更有效。在连续几年发生流行的地区,扩大免疫规划策略比大规模应急接种更具有成本-效果[295]。

研发中的疫苗

艾滋病病毒/获得性免疫缺陷综合征(HIV/AIDS)

艾滋病病毒/获得性免疫缺陷综合征大流行已被公认为过去30年来最大的公共卫生威胁之一。行为矫正方法和高效抗反转录病毒疗法(HAART)以及其他治疗机会感染的方法,都有助于一级预防和二级预防;但是,这些方法均不理想且价格较贵。因此,其他替代控制措施的价值就显得越来越重要,特别是研发预防性或者治疗性疫苗。随着对艾滋病病毒/艾滋病疫苗研究的推进,相对于其他控制措施而言,人们会更加关注疫苗的潜在成本-效果和资金筹措,以及疫苗与其他控制措施一起使用的成本-效果和资金筹措[296]。在疫苗研发的早期,用模型方法进行经济学分析和效果评估非常重要,可以帮助生产厂家和公共卫生决策者规划市场需求、增加生产能力。

B群链球菌

B组链球菌是新生儿败血症、肺炎和脑膜炎的主要病原,因此原则上是一个很好的母体免疫候选抗原。美国一项基于假设的B组链球菌疫苗成本-效果评估发现,筛查加上免疫接种,每年可预防899例发病和35例死亡,每获得一个QALY的成本是91 321美元[297]。在南非,基于危险因素的产前抗生素预防措施,据估计仅能预防10%的发病,这一数字随着假设疫苗的加入而上升至48%[298]。对这些研究的敏感性分析表明,疾病发病率、疫苗效力和疫苗成本是决定疫苗成本-效果的重要因素。

呼吸道合胞病毒

呼吸道合胞病毒(RSV)是儿童和老年人急性呼吸道感染发病和住院的主要原因。然而,医疗记录的病死率相对较低[299];究其原因,可能是因为危重儿童不太可能开展实验室诊断,从而低估死亡率。对假设的RSV疫苗进行经济学评估,指出死亡率在确定经济效用方面非常重要[300]。在荷兰,尽管估计每年可避免1.5例死亡,对婴儿进行RSV疫苗接种可能具有成本-效果,但结果取决于免疫程序、效力、实付费用和疫苗成本[301]等因素。同样,有两项研究评估了针对老年人的免疫策略的潜在效用,均发现在某些情况下可能是一种经济合理的措施,但取决于RSV相关的死亡率、预期寿命、老年人QALYs的测定和免疫效果持续时间的模型计算值[302,303]。

其他经济学考虑因素

其他要考虑的经济学因素,包括疫苗的价格、疫苗价格的可承受性以及疫苗自身的价值。不论是在发达国家还是在发展中国家,传统的EPI(扩大免疫规划)疫苗均较便宜,这说明既往疫苗研制和生产的成本较低,且疫苗研制的成本已经收回。新疫苗则较贵,原因在于研制、生产以及知识产权的成本在增加。关于如何向发展中国家供应这些新疫苗的问题,已在许多策略中述及,包括使用梯度价格及建立全球疫苗及免疫接种联盟(Global Alliance on Vaccines and Immunizations,GAVI),该联盟为发展中国家提供资金购买和使用新疫苗。按照人均年收入低于1 000美元的标准,最初有72个国家符合GAVI为其提供支持的要求。从2011年起,由于收入的提高,合格的标准修改为人均年收入低于1 500美元。现在有56个国家符合这一要求。截至2017年,GAVI支持资助的疫苗种类达到12种。

最终目标是要使所有国家对疫苗给予足够高的重视,在国家财政预算中将疫苗列入优先地位。但是,对于那些人均公共卫生费用支出可能不到20美元/年的国家来说(2007年有13个国家属于这种情况),这是一个特别困难的问题[304]。虽然由于价格昂贵的疫苗在不断增加,为全球所有儿童进行全程免疫接种的成本也将越来越高,但是,疫苗免疫接种仍然是一项极好的投资[68]。

结论

定量政策分析技术通过明确说明不同战略的假设、成本和效益,并通过敏感性分析表明影响免疫规划项目效果的最重要决定因素,从而支持有关免疫接种的合理决策。这些分析技术是评价不同备选方案的重要工具。如果使用得当,这些分析技术有助于阐明疫苗价值、汇总研究数据和弥补知识差距,而且还有助于明确流行病学和经济学假设的相对重要性。然而,这些分析技术只是工具,不应成为免疫接种决策或规划的唯一依据。毋庸置疑的是,经济学分析的证据已显示,免疫接种仍是全球卫生领域最佳的投资选项之一。

（吕敏　李黎）

本章相关参考资料可在"ExpertConsult.com"上查阅。

第 79 章 疫苗的监管和检定

Marion F. Gruber 和 Valerie B. Marshall

疫苗是科学和公共卫生领域所取得的最重要成就之一。经过多次成功实施的疫苗接种计划和行动，使得许多疫苗可预防性疾病在美国已不再常见。传染病疫苗的监管由美国食品药品监督管理局（FDA）负责，其监管法律框架源自《公共卫生服务法案》（*Public Health Service Act*）第 351 章，以及《联邦食品、药品和化妆品法案》（*the federal Food, Drug, and Cosmetic Act*，FD&C 法案）[1,2]的相关章节。FD&C 法案依据药品的用途大致将其定义为"用于诊断、治愈、缓解、治疗或预防疾病的制品"[2]。因此，疫苗作为一类特殊的药品，其同时符合药品和生物制品的定义。预防性疫苗与许多其他药品和生物制品的主要区别在于，前者主要应用于大规模人群，特别是低龄健康人群，以起到预防而非治疗疾病的作用。其作用机制和风险/收益特征也不同。尽管与其他生物制品适用的监管法规相同，但疫苗的天然属性使得其研发、检验和生产比绝大多数药品更加困难。表 79.1 和表 79.2 列出了当前美国已批准上市的疫苗。

历史回顾

历史上，对生物制品的监管是针对其安全性问题而发起的。随着时间的推移，立法部门不断推动了疫苗及其他生物制品管理法规的加强和现代化。在 1902 年之前，生物制品的生产和制造的标准不受联邦法律监管。然而，在发生了 20 名儿童因使用了污染制品而死亡的事件后，美国国会于 1902 年通过了一项管理病毒、血清、毒素及其类似物的法案（后来被称为《生物制品管制法案（*Biologics Control Act*）》[3]。该法案授权公共卫生与海事医院服务部（*Public Health and Marine Hospital Service*）的卫生研究室（Hygienic Laboratory）颁布法规，对所有商业化生产的疫苗、血清、毒素、抗毒素及其类似产品进行监管，以保证其安全性和纯度。该立法下的法规包含了生物制品监管的基本概念，如贴签、生产设施的强制性检查，以及批量认证指导原则等。1930 年，卫生研究室进行了改组和扩大，更名为国立卫生研究院（National Institutes of Health，NIH）。

1944 年，国会重新编纂了 1902 年版《生物制品管制法案》，并将其纳入 1944 年颁布的《美国公共卫生服务法案》（PHS 法案）中[4]。PHS 法案将 1902 年版《生物制品管制法案》的内容放在第 351 章（42 U.S.C. 262）。和 1902 年版法案一样，1944 年版 PHS 法案主要着眼于加强对生产工艺的监管以保证产品的纯度和安全性。更为独特之处是，国会明确规定生物制品生产商必须通过临床有效性试验来证明产品的效力。PHS 法案创建了生物制品质控实验室（Laboratory of Biologics Control）以便于进行产品和生产机构的检测和许可。1944 年后，PHS 法案第 351 章和 1938 年的 FD&C 法案的相关章节对生物制品质控实验室给予了法定授权。1948 年，生物制品质控实验室与 NIH 传染病研究室和热带病研究室（NIH Division of Infectious Diseases and Division of Tropical Diseases）合并，组建了国家微生物研究所（National Microbiological Institute）（后来更名为国家过敏症与传染病研究所，National Institute of Allergy and Infectious Diseases），并作为最初被授权监管生物制品的部门。

尽管已经通过了一些重要的法规以提高疫苗产品的安全性，但一直到 20 世纪 50 年代，法规规定在疫苗注册申请时仅需向生物制品质控实验室提交一份疫苗生产和安全性测试的书面方案文件。1955 年，在 Cuttrer 实验室生产的未彻底灭活脊髓灰质炎疫苗引起 200 多例脊髓灰质炎感染病例事件发生后，疫苗监管法规迅速增加。"Cutter 事件"的后果之一是，国会将生物制品监管权转移至 NIH 下属的一个新成立部门——生物制品标准部（Division of Biologics Standards）。生物制品监管得到进一步加强，需要进行更多细致的试验来评估疫苗的安全性。

国会通过了 1972 年版《消费者安全法案》（*Consumer Safety Act*），将 1944 年版 PHS 法案规定的监管职责从 NIH 转移至 FDA。1972 年，健康、教育与福利部（Health, Education and Welfare）部长将负责管理和执行 PHS 法案 351 章的生物制品标准部转移至 FDA，成立了生物制品局（Bureau of Biologics）。

当生物制品监管权从 NIH 转至 FDA 后，FDA 随即宣布所有新型生物制品需满足 1962 年版《药品修正法案》（Drug Amendments Act）中规定的安全性和有效性的附加标准。这使得《美国联邦法规》中有关生物制品的条例从第 42 篇第 1 章第 73 部分（USC §262）转移至 CFR 第 21 篇第 1 章。1982 年，生物制品局更名为生物制品研究和审查办公室（Office of Biologics Research and Review），并与药品研究和审查办公室（Office of Drugs Research and Review）合并，成立了药品和生物制品中心（Center for Drugs and Biologics）。1987 年，FDA 内部在经过一系列组织变革后，生物制品局最终被转移至生物制品评价和研究中

表 79.1　当前美国上市的细菌类疫苗

疫苗	生产商
吸附炭疽疫苗	Emergent Biodefense Operations Lansing, Inc.
卡介苗	Organon Teknika Corporation
口服霍乱活疫苗	Pax Vax Bermuda Ltd.
吸附白喉、破伤风类毒素	Sanofi Pasteur, Inc.
吸附白喉、破伤风类毒素和无细胞百日咳疫苗	Sanofi Pasteur, Inc.[a] Sanofi Pasteur, Ltd, GlaxoSmithKline Biologicals
吸附白喉、破伤风类毒素，无细胞百日咳，乙型肝炎（重组）和灭活脊髓灰质炎联合疫苗	GlaxoSmithKline Biologicals
吸附白喉、破伤风类毒素，无细胞百日咳和灭活脊髓灰质炎疫苗	Sanofi Pasteur, Ltd., GlaxoSmithKline Biologicals
吸附白喉、破伤风类毒素，无细胞百日咳，灭活脊髓灰质炎和 b 型流感嗜血杆菌结合疫苗（破伤风类毒素结合）	Sanofi Pasteur, Ltd.
吸附破伤风和白喉类毒素	Massachusetts Public Health Biological Laboratories
成人用吸附破伤风和白喉类毒素	Sanofi Pasteur, Inc., Sanofi Pasteur, Ltd.
破伤风类毒素	Sanofi Pasteur, Inc.
吸附破伤风类毒素、低剂量白喉类毒素、无细胞百日咳疫苗	Sanofi Pasteur, Ltd., GlaxoSmithKline Biologicals
b 型流感嗜血杆菌结合疫苗（脑膜炎球菌蛋白结合）	Merck Sharp and Dohme Corp.
b 型流感嗜血杆菌结合疫苗（脑膜炎球菌蛋白结合）和乙型肝炎（重组）疫苗	Merck Co., Inc.
b 型流感嗜血杆菌结合疫苗（破伤风类毒素结合）	GlaxoSmithKline Biologicals, Sanofi Pasteur S.A.
脑膜炎球菌多糖（A、C、Y 和 W-135 群）白喉 CRM197 结合疫苗	Novartis Vaccines and Diagnostics, Inc.
B 群脑膜炎球菌疫苗	Wyeth Pharmaceuticals Inc., Novartis Vaccines and Diagnostics, Inc.
脑膜炎球菌多糖（C、Y 群）、b 型流感嗜血杆菌结合疫苗破伤风类毒素结合疫苗	GlaxoSmithKline Biologicals
脑膜炎球菌多糖（A、C、Y 和 W-135 群）白喉类毒素结合疫苗	Sanofi Pasteur, Inc.
脑膜炎球菌多糖（A、C、Y 和 W-135 群）联合疫苗	Sanofi Pasteur, Inc.
多价肺炎球菌多糖疫苗	Merck Co., Inc.
7 价肺炎球菌结合疫苗（白喉 CRM197 蛋白）	Wyeth Pharmaceuticals Inc.
13 价肺炎球菌结合疫苗（白喉 CRM197 蛋白）	Wyeth Pharmaceuticals Inc.
伤寒口服活疫苗，Ty21a	Berna Biotech
伤寒 Vi 多糖疫苗	Sanofi Pasteur S.A.

[a] 该产品百日咳组分的许可证为大阪大学微生物疾病研究基金（安万特巴斯德实验室有限公司）所持有。

表 79.2　当前美国上市的病毒类疫苗

疫苗	生产商
腺病毒 4 型和 7 型活疫苗	Barr Labs Inc.
吸附白喉、破伤风类毒素,无细胞百日咳,乙型肝炎(重组)和灭活脊髓灰质炎联合疫苗	GlaxoSmithKline Biologicals
吸附白喉、破伤风类毒素,无细胞百日咳和灭活脊髓灰质炎疫苗	Sanofi Pasteur, Ltd., GlaxoSmithKline Biologicals
灭活甲型肝炎疫苗	Merck & Co., Inc., GlaxoSmithKline Biologicals
重组乙型肝炎疫苗	Merck & Co., Inc., GlaxoSmithKline Biologicals
灭活甲型肝炎和乙型肝炎(重组)疫苗	GlaxoSmithKline Biologicals
b 型流感嗜血杆菌结合疫苗(脑膜炎球菌蛋白结合)和重组乙型肝炎疫苗	Merck & Co., Inc.
重组人乳头瘤病毒(6、11、16、18 型)疫苗	Merck & Co., Inc.
重组二价人乳头瘤病毒(16、18 型)疫苗	GlaxoSmithKline Biologicals
重组九价人乳头瘤病毒疫苗	Merck & Co., Inc.
三价流感病毒疫苗(甲、乙型)	Sanofi Pasteur, Inc., Novartis Vaccines and Diagnostics Ltd., GlaxoSmithKline Biologicals, ID Biomedical Corporation of Quebec, CSL, Ltd., Protein Sciences Corporation
2009 年单价甲型流感(H1N1)疫苗	Sanofi Pasteur, Inc., Novartis Vaccines and Diagnostics Ltd., ID Biomedical Corporation of Quebec, MedImmune Vaccines, Inc., CSL, Ltd.
H5N1 流感病毒疫苗(国家储备用)	Sanofi Pasteur, Inc.
单价甲型流感(H5N1)佐剂疫苗	ID Biomedical Corporation of Quebec
流感佐剂疫苗	Novartis Vaccines and Diagnostics
四价流感病毒疫苗(甲、乙型)	Sanofi Pasteur, Inc., GlaxoSmithKline Biologicals, ID Biomedical Corporation of Quebec, MedImmune Vaccines, Inc.
经鼻流感病毒疫苗	MedImmune Vaccines, Inc.
日本脑炎病毒灭活疫苗	The Research Foundation for Microbial Diseases of Osaka University
吸附日本脑炎病毒灭活疫苗	Valneva Austria GmbH
麻疹、腮腺炎和风疹病毒活疫苗	Merck & Co., Inc.
麻疹、腮腺炎、风疹和水痘病毒活疫苗	Merck & Co., Inc.
猴肾细胞脊髓灰质炎病毒灭活疫苗	Sanofi Pasteur, S.A.
狂犬病疫苗	Novartis Vaccines and Diagnostics Ltd., Sanofi Pasteur, S.A.
轮状病毒口服活疫苗	GlaxoSmithKline Biologicals
五价轮状病毒口服活疫苗	Merck & Co., Inc.
风疹病毒活疫苗	Merck & Co., Inc.
天花(牛痘)病毒活疫苗	Sanofi Pasteur Biologics
水痘病毒活疫苗	Merck & Co., Inc.
黄热病疫苗	Sanofi Pasteur, Inc.
带状疱疹病毒活疫苗	Merck & Co., Inc.

表 79.3　生物制品监管机构发展的纪年表

年份	颁布的立法	存在机构
1902	1902 年版生物制品管制法案（病毒，血清，毒素法案）	公共卫生实验室
1930		卫生实验室，更名为 NIH
1937		NIH 内组建的生物制品质控实验室（LBC）
1944	颁布美国公共卫生服务法案（42 USC §262 263）	
1948		LBC 并入国家微生物研究所（后来更名为国家过敏症和传染病研究所）
1955		由外科医师署成立生物制品标准部（DBS）
1972		DBS 转变为美国食品药品监督管理局（FDA），成为生物制品局（BoB）
1982—1983		BoB 更名为生物制品研究和审查办公室（OBRR）；与药品研究和审查办公室（ODRR）合并为药品和生物制品中心（CDB）
1987		OBRR 更名为生物制品评价和研究中心（CBER）
1997	1997 年版食品和药品管理现代化法案	
2007	2007 年食品和药品管理修正法案（FDAAA）	
2012	食品药品管理安全与创新法案（FDASIA）	

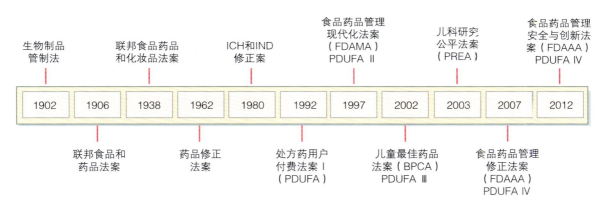

图 79.1　食品和药品法律发展史
ICH：人用药品技术要求国际协调理事会；IND：新药研究。

心（Center for Biologics Evaluation and Research，CBER）。表 79.3 和图 79.1 总结了美国生物制品监管机构发展的年代表。

美国联邦法律和法规

自诞生之日起，FD&C 法案历经国会数次修订，包括 1997 年版《食品药品管理现代化法案》（*FDA Modernization Act*，FDAMA）、2007 年版《食品药品管理修正法案》（*FDA Amendments Act*，FDAAA），以及最近修订的 2012 年版《食品药品管理安全与创新法案》（*FDA Safety and Innovation Act*，FDASIA）。

食品药品管理现代化法案

除很多其他措施外，1997 年版 FDAMA 法案还采取了一系列措施促进生物制品监管现代化，包括将生物制品的审批要求与药品审批相一致，废除了生物制品上市许可证制度等。对于威胁生命疾病的药物，FDAMA 法案还授权建立了加速审批机制[5]。

儿科研究公平法案

2003 年版《儿科研究公平法案》（*Pediatric Research*

Equity Act，PREA）对 FD&C 法案进行了修订，增加了 505（B）章，阐述了使用对象为出生至 16 岁儿童药品的研发过程[6]。按照 FD&C 法案 505 章或 PHS 法案 351 章的要求，对所有涉及新有效成分、新适应证、新剂型、新给药方案和新给药途径的申请，生产商应提交儿科评估资料，除非 FDA 同意豁免或延期。儿科评估资料必须包含充分的数据，证明对所有的儿童亚种群，该药品或生物制品在用于指定适应证时安全有效，同时证明其剂量和给药途径对所有的儿童亚种群均安全有效。

食品药品管理修正法案

2007 年版 FDAAA 法案包含 11 篇内容，在 FD&C 法案的基础上添加了许多新条款[7]。该法案对某些药品和医疗器械的条款进行了重新授权和修订，并赋予 FDA 新的职责和权力。FDAAA 法案的条款对疫苗监管产生了巨大影响，在第Ⅳ篇 PREA 法案和第Ⅸ篇《加强药品上市后安全性监管》（*Enhanced Authorities Regarding Postmarket Safety of Drugs*）中涵盖了疫苗的审批流程。FDAAA 法案对 PREA 法案的重新授权和修订，主要为加强 FDA 的监督职责，以及申请人进行儿科用药一致性评价的责任（primarily to enhance FDA oversight and applicant accountability for the agreed-upon pediatric assessments）[8]。其中一条重要的新条款指导 FDA 成立了由儿科专家组成的内部审评委员会——儿科审评委员会（Pediatric Review Committee，PeRC）。该委员会须对所有的儿科方案和评估，以及所有的豁免和延期申请，向 FDA 审评部门提供咨询意见。因此，在上市申请审评的早期，审评小组必须考虑 PREA 法案是否适用。如果适用，则必须向 PeRC 递交儿科评估资料。

对 FD&C 法案第 505 章和 PHS 法案第 351 章（42 USC §262）批准的处方药和生物制品，FDAAA 法案第Ⅸ篇 901 章授权 FDA 索要其上市后研究和临床试验资料。FDAAA 法案第 901 章还在 FD&C 法案中新增 505-1 章和 505（O）（4）章，授权 FDA 在特殊情形下，可索要风险评估和风险降低策略资料，以及安全性相关的标签变更资料等。FDAAA 法案还规定了标签变更的药品在进行儿科评估时，需建立的不良反应事件报告系统的要求。特别是在标签变更 12 个月内，所有报告的不良反应事件均由 FDA 儿科咨询委员会（Pediatric Advisory Committee）进行审查。审评完成后，儿科咨询委员会提出相关建议，指出 FDA 是否应对上述报告采取措施，以及现有的药物警戒措施是否完善。

食品药品管理安全与创新法案

FDASIA 法案于 2012 年签署，通过推动创新、促进利益相关者加入 FDA 工作程序，以及增加药品供应链的安全性等举措，进一步扩大了 FDA 的权限，并加强了其守卫和促进公共卫生安全的能力[9]。除了重新授权处方药和医疗器械的用户付费程序外，FDASIA 法案还为仿制药和生物类似药建立了新的用户付费程序。FDASIA 法案中有关疫苗监管的条款见《儿科药物与器械》（*Pediatric Drugs and Devices*）（第Ⅴ篇）和《药品批准与患者准入》（*Drug Approval and Patient Access*）（第Ⅸ篇）。第Ⅸ篇的内容包括扩大了有资格进入快速审批通道的药品范围，以及创建了新的"突破性疗法"项目等等（见下文）。FDASIA 法案还对 PREA 法案进行了修订，加入了要求疫苗制造商在研发早期就要递交儿科研究计划（*Pediatric Study Plan*）的条款。这份起始儿科研究计划必须要包含发起人所计划开展儿科研究在可行范围内的总体纲要，内容包括研究对象、研究设计、年龄分组、相关终点、统计学方案，以及所有延期、部分豁免和豁免的申请等。对起始研究计划、批准起始研究计划，以及研究计划修订的审评工作，必须咨询 FDA 内部的 PeRC 委员会。研究发起人和 FDA 都必须遵守关于递交、审评、回复的时限要求，以及双方关于儿科研究计划所达成的协议，这一点在 FDA 的指导原则中也有所述及[10]。

处方药用户付费法案

值得注意的是，这些对 FD&C 法案的修订案也更新了最早生效于 1992 年的处方药用户付费法案（*Prescription Drug User Fee Act*，PDUFA），该法案授权 FDA 向药企收取使用费。这些费用使得 FDA 能够雇佣更多的审评员和支持团队，并升级其信息技术系统。作为对这些附加资源的回报，FDA 同意某些审评绩效目标，如完成新药申请审评和生物制品许可证申请（BLA）审评，在可预见的时间跨度内对其采取监管措施等。这些变更给美国的药品审批流程带来了一场变革，使得 FDA 能够在不降低对产品安全性、有效性和质量高标准要求的同时，加速完成新药和新型生物制品的审评。PDUFA 项目每五年重新授权一次，分别为 1997 年版（PDUFA Ⅱ）、2002 年版（PDUFA Ⅲ）、2007 年版（PDUFA Ⅳ）和 2012 年版（PDUFA Ⅴ）。其 5 年的审评绩效目标包括：新药申请、BLA、补充资料和再申请、实现管理目标、临床试验暂停、重大争议解决办法、特别议定书问题评估和协议、电子申请和提交、学科审评、完整回应函等。

联邦法规和食品药品监管指南

FDA 下属的 CBER 是美国负责对包括疫苗在内的生物制品进行监管的国家监管机构。负责疫苗上市申请审评的有 CBER 的疫苗研究与审查办公室(Office of Vaccines Research and Review)、合规和生物制品质量办公室(Office of Compliance and Biologics Quality)和生物统计学和流行病学办公室(Office of Biostatistics and Epidemiology)。目前 CBER 对疫苗管理的法定职权主要来源于 PHS 法案第 351 章和 FD&C 法案的相关章节。PHS 法案条例通过编写入《联邦法规》(CFR)执行。CFR 每年出版一次,包含了在前一年发生或已在《联邦公报》(Federal Register)上发布的任何法规变化,所有采纳的法规符合《行政程序法案》(Administrative Procedure Act)[11]。因此,在建立、废除或修订一项法规之前,必须要经过提议并且在《联邦公报》发布,并在规定的时间向个人或机构征求意见,通常为 1 至几个月。一旦收到反馈建议,FDA 将考虑和评估,并将最终版法规在《联邦公报》中发布。

在 CFR 第 21 篇的第 600 至 680 部分,包含专门适用于疫苗和其他生物制品的法规。此外,由于疫苗符合 FD&C 法案中对药品的定义,因此生产商必须遵守现行版药品生产质量管理规范(CGMPs)(第 210 和 211 部分)。表 79.4 总结了适用于疫苗和其他生物制品的法规。这些法规不仅涵盖了生产商为保证其产品的安全性且产品质量和纯度达标所建立的方法和质量标准,而且还包含了进行临床试验的要求(如 21 CFR §312)。

有一套基本的法规要求适用于所有的疫苗,不论其采用何种生产技术。CFR 第 21 章中涵盖的监管审批标准也适用于疫苗,与其适应证或目标人群无关。PHS 法案第 351 部分(42 USC §262)规定,BLA 申请必须保证"(1)申请的产品必须安全、纯净、有效;(2)该生物制品在生产、加工、包装或贮存时所使用的设施必须满足一定的设计标准,以持续保证产品的安全性、纯度和效力……"

在法规和 CFR 第 21 篇中关于生物制品的更多相关定义如下:

- PHS 法案第 351 部分将生物制品定义为任何用于预防、治疗或治愈人类疾病或改善健康状况的病毒、治疗性血清、毒素、抗毒素、疫苗、血液制品、血液成分及其衍生物、变态反应原产品,或其他类似产品。因此疫苗明确是作为生物制品管理。

表 79.4 对疫苗研发、生产、审批和使用的管理规定

联邦法规典集,第 21 篇 第 1 章——FDA,DHHS[a]	法规标题
子章节 F——生物制品[b]	
600	生物制品,总论,定义 企业标准 企业检查 不良反应报告
601	上市许可
610	生物制品通用标准
子章节 C——药品:通则	
201	标签
202	处方药广告
210	药品生产、加工、包装和贮存的 cGMP 规范
211	成品药 cGMP 规范
子章节 D——人用药品	
312	研究用新药
314	新药或新抗生素的 FDA 批准上市申请
子章节 A——总论	
25	环境影响的考虑
50	对人体受试对象的保护
56	伦理审查委员会
58	非临床实验室研究,GLP规范[a],FDA,DHHS

[a] 食品药品监督管理局,卫生与公众服务部,联邦法规第 21 篇,http://www.accessdata.fda.gov/scripts/cdrh/cfdocs/cfcfr/cfrsearch.cfm
[b] 由 600-680 部分组成,606、607、640、660 和 680 部分适用于血液、血液制品、诊断检测和变应原

注:DHHS:美国卫生与公众服务部;FDA:美国食品药品监督管理局。

- 安全性是指在综合考虑患者健康状况和产品特性谨慎用药情况下,人体相对免于直接或间接受到的伤害。因此安全性是相对的,没有绝对意义上的安全。

- 纯度是指相对不含外源性物质,不管该物质是对使用者有害还是对产品本身有害。通常,纯度与安全性的概念一致,通常指产品在生产过程中没有热原、外源因子或其他化学物质的引入。

- 效力是指产品的特定能力或功能,可通过适当的实验室检验,或通过足够的样本量且具有良好对照及研究终点的临床试验而获得的数据来体现。也就是说,有效相当于产品必须能够像生产商所宣传的那样发挥作用,而且如果可能的话,必须与受试者可量

化的效力指标或者某些实验室定量检测结果相关联。

- 标准是指关于生产企业、产品生产或产品放行的质量标准和程序,以持续保证生物制品的安全、纯净和有效。标准这个词也有第二层意思,通常指参考品,例如用于效力、安全性和纯度评价的细菌或病毒抗原。

- 此外,有关生物制品的法规对有效性的定义是,当生物制品按照使用说明和非安全用药警告说明使用时,可在相当比例的靶向目标人群中产生合理的预期效应,该效应对人类疾病的诊断、治愈、缓解、治疗或预防有显著的临床意义。

- 现行的药品生产质量管理规范(CGMP)是指生产商在保证其产品质量时所依托的质量体系。该规范指出了在生产商业化的药品或生物制品时,在生产、质量控制和质量保证等方面应达到的最低要求。例如,按照CGMPs进行研发和生产的获批药品是安全、成分明确、作用合适且高纯高质的产品。

FDA定期发布各种关于生物制品生产和临床评价的指南和指导文件。这些由FDA发布的文件虽然没有法律效力,但可提供有用和及时的建议,表79.5列出了其中适用于疫苗的文件。这些指导文件是十分有用的工具,FDA可通过它提供与快速发展的科学形势相匹配的建议,并在法律条文之外作了一定程度的详细解释。在过去的几年中,一些FDA法规和指导文件对审批疫苗上市产生了直接影响,例如《行业指南:对治疗严重疾病的药品和生物制品的快速审评程序》(2014)[12]。有些法规和指导文件是关于简化管理程序,而其他的则是用于促进新技术新疫苗的开发,例如《行业指南:支持三价灭活流感疫苗上市所需的临床数据》(2007);《行业指南:支持大流行流感疫苗上市所需的临床数据》(2007);《行业指南:关于传染病预防和治疗用的病毒性疫苗生产中使用细胞基质及其他生物原料的鉴定和验收》(2010),以及《行业指南:关于预防和治疗用传染病疫苗发育毒性研究的考虑要素》(2006年2月)。[13-16]这些文件可从CBER的网站获取[17]。

表79.5 适用于疫苗研发、生产、审批和使用的指南文件[a]

文件	年份
指南文件	
行业指南草案:FDA(食品药品监督管理局)与PDUFA(处方药用户付费法案)产品的发起人或申请人之间的正式会议	2015
行业指南:紧急情况下的快速方案——药品和生物制品	2014
以电子格式提交申请——疫苗上市后安全性报告:行业指南草案7/2014	2014
行业指南:应对全球传染病疫苗研发一般原则	2011
行业指南:病毒性传染病疫苗生产中使用的细胞基质和其他生物原料的鉴定和审核	2010
行业指南草案:治疗性肿瘤疫苗临床考虑要素	2009
行业指南:支持大流行流感疫苗上市所需的临床数据	2007
行业指南:支持三价灭活流感疫苗上市所需的临床数据	2007
行业指南:预防性疫苗临床试验招募的健康成人和青少年志愿者的毒性分级标准	2007
行业指南草案:紧急应用医疗产品的上市审批	2007
行业指南草案:用于生产预防和治疗传染病病毒性疫苗的细胞基质和其他生物起始原材料的表征和鉴定	2006
行业指南:上市后研究状况报告:1997年食品和药品管理现代化法案第130部分的实施	2006
行业指南:处方药品和生物制品标签的临床研究部分:内容和格式	2006
行业指南草案:人用处方药品和生物制品的标签:内容和格式新规定的实施	2006
行业指南:人用处方药品和生物制品标签的不良反应部分——内容和格式	2006
行业指南草案:IND(新药研究):在I期阶段遵守cGMP(现行版药品生产质量管理规范)的方法	2006
行业指南:预防性和治疗性传染病疫苗发育的毒性研究的考虑要素	2006
行业指南:药物开发的快速通道程序:认定、发展和申请审评	2006
行业指南:现行版药品生产质量管理规范的质量体系方案	2006

续表

文件	年份
行业指南:向生物制品评价和研究中心(CBER)提交电子版管理文件:批签发摘要	2006
行业指南:传染病质粒DNA疫苗的考虑要素	2005
行业指南:风险最低化行动计划的制定与使用	2005
行业指南草案:如何遵守儿科研究公平法案	2005
行业指南:FDA对疫苗标签上警告、使用说明和警戒信息内容的审核规定	2004
行业指南:用无菌工艺生产无菌药品的现行版药品生产质量管理规范	2004
行业指南草案:牛痘病毒——用于减轻天花疫苗接种并发症的药物开发	2004
行业指南草案:包括疫苗在内的人用药品和生物制品上市后安全性报告	2001
关于符合儿科规定建议的行业指南草案	2000
行业指南:PDUFA产品注册发起人和申请人的正式会议	2000
行业指南:导致临床试验暂停的不良反应资料的完整提交和审评	2000
行业指南:疫苗或相关产品的化学成分含量和形式、生产和质量控制信息:内容和格式	1999
行业指南:人用药品和生物制品临床有效性证据的提供	1998
行业指南草案:原料药和成品药的稳定性试验	1998
行业指南:1997年版食品药品管理现代化法案第126部分的实施——去除特定的标签规定	1998
行业指南:对人用药品和生物制品申请的环境评估	1998
行业指南:预防性联合疫苗的生产、检验和临床研究	1997
行业指南:已批准上市申请的变更:生物制品	1997
上市生物制品的批签发替代方案指南	1994
指导原则	
行业验证指南:工艺验证:一般原则和实践 [a](对1987年版工艺验证一般原则指南的修订)	2011
工艺验证一般原则指南	1987
干燥生物制品残留水分的测定	1990
考虑要点	
补充材料:核酸特性和遗传稳定性	1992
应用重组DNA技术生产的新型药品和生物制品的生产和检验	1985

[a] 指导原则文件可从以下地址获取 http://www.fda.gov/BiologicsBloodVaccines/GuidanceComplianceRegulatoryInformation/default.htm。也可从交流、培训和生产商援助办公室免费获得,HFM-40,1401 Rockville Pike,Rockville,MD 20852-1448。

食品药品监督管理局与国内和国际伙伴的合作

FDA下属CBER的监管审评队伍由一支内部多学科团队组成,包括科学家、医务人员、监管人员和公共卫生专家等。为了能够保持与科学和生物技术的发展与时俱进,该团队通过实验室研究与合作、参加研讨班和学术交流会,以及和国内合作伙伴交流等形式,与外界科学团体保持动态信息交流。同时,FDA也依赖于由疫苗学、微生物学、传染病学、免疫学、生物统计学、流行病学,以及临床试验设计等领域专家组成的正式咨询委员会所给出的专家意见。此外,CBER还与美国卫生与公众服务部(Department of Health and Human Services)和美国公共卫生署(US Public Health Service,PHS)等其他政府机构同行密切合作,例如国家疫苗计划办公室(National Vaccine Program Office)、疾病预防控制中心(Centers for Disease Control and Prevention,CDC)、NIH,以及卫生资源和服务管理局(Health Resources and Services Administration)等。CDC负责流行病监测、免疫规划支持和其他事务,其下属的免疫接种咨询委员会（Advisory Committee on Immunization Practices）对疫苗使用提供咨询建议。国家疫苗项目办公室主任通过 PHS 和其他政府机构协调疫苗工作。NIH 负责进行各种类型的生物医学研究并提供资金。卫生资源和服务管理局负责管理国家疫苗伤害补偿计划（National Vaccine Injury Compensation Program）。其他参与疫苗事务的重要的政府协作者包括美国国防部（Department of Defense，DOD）和退伍军人事务部（Department of Veterans Affairs）。此外，CBER 与其多边伙伴也密切合作，特别是泛美卫生组织（Pan American Health Organization）和国际卫生组织（WHO），为其监管能力建设提供协助。CBER 积极投身于支持 WHO 发展中国家疫苗监管网络和非洲区域办公室领导的非洲疫苗监管论坛的建设工作。作为 WHO 的协作中心（Collaborating Center），CBER 开展了大量工作，包括建立标准物质（physical standards）和书面标准（written standards）、实施 WHO 国际标准品、加强全球监管体系，以及作为 WHO 疫苗预认证计划的参照国家监管机构（National Regulatory Authority，NRA）等。CBER 的专家同时也是多个 WHO 咨询委员会的成员，包括疫苗安全全球咨询委员会、脊髓灰质炎研究委员会、HIV 疫苗咨询委员会和生物制品标准化专家委员会等。CBER 还是 WHO 全球流感监测和应对体系（Global Influenza Surveillance and Response System）的关键监管实验室（Essential Regulatory Laboratory）。此外，FDA 与全球许多国家的 NRA 机构有保密协作，允许在其监管过程中共享信息。这些协作加深了监管机构间的相互影响，促进了全球公共卫生事业的发展和保证。

审评管理程序

CBER 的监管审评包含了一个受控整合的监管程序，是从产品开发到上市后的连续过程，称之为审评管理程序（Managed Review Process）[18]。CBER 审评管理程序的设计初衷是对所有递交资料开展有效和高效的审评工作，能够做出基于证据的专业审评结论，以保证生物制品的安全性和有效性。CBER 采取基于团队协作的手段，学科队伍的领导和管理层深入参与其中。

审评管理程序从注册申请人要求召开新药研究申请（IND）前会议开始，可能会促成 IND 递交，最终形成 BLA。CBER 内部的审评过程起始于对递交资料内容的科学性和合规性进行的初次审评。基于产品的种类及其生产工艺，选择一支含多学科成员的团队进行审评。CBER 审评的职责是对所提交资料进行评价，推荐适当的监管措施以促进安全有效的生物制品的审批。审评包括对以下方面的评价：化学、生产和质控信息；生产设施和设备；有关安全性、有效性、药学和毒理学的临床前和临床研究数据；临床试验设计的合理性；临床试验所得数据的分析。此外，审评者对生物制品的各个研发阶段对 FDA 法规的合规性进行监管，包括上市后阶段。CBER 的科学家也从事统计学和流行病学分析、临床试验设计，以及针对产品的化学、生产和质控等领域的研究，并有助于政策制定。为保证生物制品的安全性不打折扣，须采取监督措施。这些措施保证了安全有效的生物制品可快速通过审批和上市。

会见发起人

FDA 鼓励与发起人会面，以帮助疫苗评估并解决产品相关的科学问题。此类会面的基本原则是对研发中可能遇到的任何科学或医学问题进行自由、全面、开放的交流。PDUFA 会面（如 IND 前、IND、BLA 前和 BLA 会面）达成的协议由 FDA 进行正式记录，并提供给发起人。这些将作为达成任何协议的永久记录。有关监管会面的具体信息在 21 CFR §312.47 中有详细阐述[19]。

疫苗产品监管审评的各个阶段

上市前阶段

对生物制品的监管要求贯穿了产品的整个生命周期，从新药研究申请前（pre-IND）阶段开始，经历了上市前阶段（包括不同的 IND 阶段和批准前阶段）和上市后阶段。IND 前阶段包括实验室研发、候选疫苗临床前检定和生产工艺开发。在美国，新药临床研究通常是以申请人向 FDA 递交 IND 申请表，申请允许对研究产品开展临床研究为起点。在 IND 法规中，可找到相关规定[20]。FDA 鼓励注册申请人与 FDA 人员在 IND 申请前会面，对临床试验启动前需要确定的临床前研究、临床研究设计和数据要求等方面问题进行沟通。在申报资料中，申请人需要：①描述产品的组成、来源、生产工艺，以及所采用的安全性、纯度和效力的检测方法；②提供所有实验室检测和临床前动物实验结果汇总；③提供拟开展临床研究的说明和每一个临床研究者的姓名和资格证明。FDA 最长有 30 天时间对初始 IND 申请进行审评，来判定受试者是否可能会置身于任何不可接受的风险中。作为IND申报内容,每个临床研究者需提交其从事临床试验的资格证明、研究方案的详细资料,并保证法规规定的多项条件均能满足。每位受试者必须签署知情同意书。研究方案需事先获得当地伦理审查委员会的批准。监管还涵盖产品应用于人体前开展的临床前实验动物研究结果的评价。

研究阶段

只有上市疫苗才可以在美国进行州际运输流通,但法律规定在上市前期,研究用的疫苗允许进行州内运输。通常,在上市前期对试验用生物制品的临床评价分为三个阶段(图79.2)。这几个阶段可以重叠,并且临床试验是高度迭代的,这是因为可能会进行多次Ⅰ期或Ⅱ期临床试验,以获得更多的新数据。Ⅰ期临床试验的主要目的是对安全性和免疫原性进行初步评价。这些试验一般在少量(如20~80人)密切监测的成人志愿者中进行。如果疫苗接种的最终目标人群是婴儿或儿童(事实上这种情况经常发生),那么通常是逐步从成人到青少年儿童再到一岁内婴儿中进行产品评估。Ⅱ期临床试验可有数百名受试者参与,通常为随机对照实验,能提供更多安全性、免疫原性和最佳剂量方面的信息。有时,Ⅱ期临床试验可提供疫苗对其目标传染病保护效力的初步数据。Ⅲ期临床研究是大规模的临床试验,对疫苗安全性进行全面评估,并对疫苗效力做出决定性评价。

在为支持疫苗上市而进行的临床研究中,一般原则性考虑要素包括安全性和效力的证明(有些情况下免疫原性即可),以及对与其他上市疫苗同时接种的评价。理想情况下,应采用随机、双盲、对照试验证明疫苗效力。试验终点因产品而异,可以采用临床发病为终点,或在临床应用的效力已确定并且保护效果与免疫原性已建立相关性的情况下以免疫应答为终点。近年来,多种疫苗的效力研究受试者样本量变化较大,从数千人到数万人。样本量范围与许多相互影响的变化因素有关,如研究设计和目标疾病的发病率。例如,如以临床发病为终点的研究,若其目的是证明新疫苗非劣效于已上市的同类产品,那么与对照疫苗对目标疾病无保护力的新疫苗临床试验相比,前者所需的样本量一般要大于后者。在研究人群中拟预防疾病的发病率也是重要的考虑因素。举例来说,在七价肺炎球菌多糖结合疫苗(PCV7)的临床试验中,成功预防了由疫苗所含荚膜多糖血清型的肺炎球菌引起的低发病率侵袭性肺炎球菌病,试验招募的近40 000名儿童受试者被随机平均分配接种肺炎球菌结合疫苗或无关对照疫苗。相反,13价肺炎球菌多糖结合疫苗(PCV13)的批准,基于对PCV7的非劣效临床试验基础之上。PCV13的有效性是通过测定抗多糖结合抗体和功能性吞噬抗体来推测,因为美国在引入PCV7疫苗后侵袭性肺炎球菌病的发病率进一步下降,无法

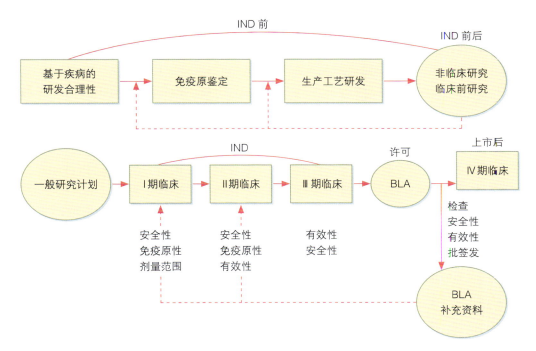

图79.2 从上市前试验性新药研究(IND)、批准阶段到上市后阶段,产品开发的关键环节顺序。虚线表示当产品本身或其适应证发生重大变更时,需提交附加研究/研发材料。

注:BLA:生物制品上市许可申请。

再进行以疾病为临床观察终点的有效性研究。

在某些情形下,在临床开发早期或疫区临床试验场地曾开展人体攻击研究。这些研究目的为在临床开发早期进行疫苗的"概念性验证"(如用恶性疟孢子对曾接种候选疟疾疫苗但未接触疟疾的美国志愿者进行攻击)。也可考虑采用人体攻击研究证明疫苗的效力。例如,当局召集疫苗及相关生物制品咨询委员会(Vaccines and Related Biologics Products Advisory Committee,VRBPAC)考虑在美国受试者中开展的人体攻击研究是否足以证明霍乱疫苗对来自疫区有较高风险感染疾病的旅行者的保护效力。1998年,VRBPAC委员会表示能够接受人体攻击试验对霍乱疫苗效力的证明,前提是研究应设计充分、对照合理、且符合药品临床试验管理规范[21]。2016年,FDA批准了一种适用于来自霍乱感染地区成人旅行者的霍乱减毒活疫苗上市——Vaxchora。Vaxchora的效力通过在成年美国志愿者中开展的人体攻击对照性研究得到证明。

在对新疫苗和已上市疫苗的改良进行评价时,安全性是最重要的考虑因素之一。决定疫苗安全性的最初职责始于临床研究者和疫苗生产商。FDA负责保证临床试验以药品临床试验管理规范标准实施,要求必须进行安全性数据评估以支持上市申请。一般而言,在评价安全性时,需对候选疫苗拟预防疾病的风险与潜在的疫苗相关不良反应的风险进行比较,这些情况可能随时间改变。例如,Rotashield(Wyeth公司生产的口服四价轮状病毒减毒活疫苗)和肠套叠的关联性被报道后,FDA要求增加对RotaTeq(Merck公司生产的口服五价人-牛重配轮状病毒减毒活疫苗)与肠套叠关联性的安全性评价。这项临床试验入组了70 000余名婴儿,平均分配到RotaTeq组和安慰剂组。主要的安全性假设基于在任何剂次接种42天内,口服五价人-牛重配轮状病毒减毒活疫苗相对于安慰剂组,不会增加发生肠套叠的风险。在评价安全性数据是否充分时还需考虑目标人群。在美国,常规接种的儿童疫苗,其目标人群为新生儿(约400万/年),此通常为健康人群,政府部门(州政府或地方政府)可能要求强制性免疫接种。常见不良反应在数百人中进行研究即足够,但低发生率不良反应的研究则需数千人。

对以保护效力试验为临床终点来进行评价的疫苗而言,大量安全性数据往往源于双盲、随机、对照的效力研究;但对以免疫原性为终点进行评价的疫苗而言,往往需要更多的研究以获得充足的安全性数据。当效力试验的受试者数目不足以提供充分的安全性数据时,常需增加有对照的安全性研究。若各组间接种次数、接种途径或免疫程序不同,尤其是婴儿和儿童参与时,安全性研究可以采用非盲法。Ⅱ安全性研究应提供所研究疫苗的常见局部和全身不良反应,必要时还应包括研究疫苗与其他疫苗同时接种时的免疫原性和初步安全性数据。Ⅲ期临床安全性研究目的是评估偶发不良反应的发生情况,可以是非平均的随机化研究,也可以是在大规模试验中通过简化的设计评估偶发不良事件。若疫苗的推荐免疫程序与其他常规推荐疫苗免疫程序相同,须通过上市前研究来获得安全性和免疫原性数据,以支持同时接种。

注册许可阶段

当IND研究完成,证明了该疫苗对特定用途和特定人群的安全性和有效性后,申请人可按照PHS法案351章要求提交BLA申请,以获准进行新疫苗的商业化生产和销售。在提交BLA申请之前,强烈建议申请人与FDA进行前BLA会面,对产品的研发计划进行讨论。为使FDA能向申请人提供有用的建议,从而在准备BLA方面获得充分支持,申请人可根据会面形式在会面前提交以下资料:①申请中拟提交的临床研究执行摘要;②提交资料的目录,包括数据的呈现方法;③有关需要的或正在进行的研究进展;④会议中拟讨论的所有其他信息。沟通的主要目的是发现关键的未解决问题,确定申请人是否通过充分严格的对照研究来保证产品的有效性,获得正在进行的研究的进展,使FDA审评员熟悉BLA中拟提交的全面信息(包括技术信息),评价数据的统计分析方法,讨论申请中相关数据最佳的递交方式和格式。

申请人向CBER的疫苗研究和审查办公室(Office of Vaccines Research and Review)主任提交BLA时,应对生产方法和程序进行详细描述,生产工艺应标准化。BLA申请中的关键信息包括来源于非临床实验室研究和临床研究的数据,以证明产品的安全性、纯度和效力符合预定标准。BLA提交的信息资料应符合标准要求:①组织机构和人员;②厂房和设施;③设备;④成分、容器和密封控制;⑤生产和过程控制;⑥包装和说明书/标签的控制;⑦贮存和运输;⑧实验室控制;⑨记录保存等。此外,BLA还应包括详细描述生产方法;有效期内产品稳定性数据;用于国内推广和流通的样品;送检批次样品的检测结果摘要;说明书/标签、包材和容器的样稿;该生物制品生产所涉及的每处厂房的地址。

直到CBER确认已收到来自申请者的所有相关资料和数据,才能受理生物制品的申请(或由审评部门接收)。如果 CBER 认为提交资料不完整,可拒绝 BLA 申请。此外,从提交 BLA 起,须时刻准备生产现场检查。申请中还应包括环境评估报告,或者提交豁免环境评估报告或环境影响报告的声明。BLA 审评的其他内容包括疫苗产品的说明书/标签,上面描述了适应证、禁忌证、接种剂量和可能发生的不良反应;包括评价生产工艺一致性所用批次产品生产和检测的记录;还包括 CBER 对中间品和成品的检定结果和与已有规定的一致性。

CBER 内部的一个多学科委员会将对 BLA 进行科学审评。每项 BLA 或 BLA 重大变更的补充申请都须经过这一过程。在审评过程中,注册申请人和 CBER 委员对可能出现的问题进行讨论和沟通。在 FDA 对 BLA 的审评期间,要对生产现场进行公开的批准前检查(Prior Approval Inspection,PAI)。这项检查是对设施、各项记录、整个生产工艺、方法、设备、质量控制过程和人员的详尽的评估。在 BLA 的审评过程中 PAI 检查的文件范畴发生了一些变化。对 PAI 生产现场进行更加详细的检查,替代了提交 BLA 相关研究中有关清洁验证、制药级用水的数据监控、设施支持系统(如清洁蒸汽、压缩空气和厂房管理系统)和其他有关设施系统的详细记录。随着 PAI 现场检查的内容不断增加,FDA 检查员在工厂停留检查的时间更长。如果初次提交上市申请后的检查未能通过,有关部门将在所有检查缺陷项都已得到整改后再次安排检查。

随着 2007 年版 FDAAA 法案和 2012 年版 FDASIA 法案的实施,除了要按 PDUFA V版的法定时间表完成学科评审外,审评委员会还必须完成许多其他任务。这些任务包括但不限于委员会任务、内部沟通会议信息、提交决定、提交给 PeRC 委员会的申请材料、与申请人的中期审评会议和中期交流、与申请人的末期会议、提交给 FDA 内部安全委员会的计划进行或必须进行的上市后研究材料等。

CBER 完成对 BLA 的整个信息资料的审评后,必要时疫苗和相关生物制品咨询委员会(VRBPAC)和顾问将对疫苗用于目标人群的安全性和有效性的支持性数据是否充分进行审核和评估。安全性和有效性的标准是相对的,即对该生物制品的获益风险比进行考量。在决定是否批准注册上市,以及在制定包装说明书中的推荐用药方法时,CBER 将会认真考虑 VRBPAC 的建议。委员会可能会建议在批准上市前或上市后进行额外的研究。一旦 CBER 确认申请中的数据和信息可靠,能够体现安全性和有效性时,产品将获得上市许可。

上市后阶段

如果生产商想对已批准的生产工艺或疫苗使用说明进行大幅修订,必须事先获得 FDA 批准。申请人须提交申请书,列出对批准许可的变更明细表。可在上市后进行生产工艺改进,如扩大生产规模或变更生产设备以优化生产工艺。此外,如生产商拟扩大适应证(例如,新的目标人群将受益于疫苗接种),也需要在产品上市后再进行临床研究。对于大多数新批准产品,可能要求生产商承诺完成产品特定的上市后研究,即所谓的Ⅳ期临床研究。例如,对偶见或罕见的不良反应进行额外评估或进一步评价疫苗所诱导免疫力的持久性。对此类研究的设计也可以是在大量疫苗接种者中收集额外的安全性数据,或着眼于在上市前检测中所发现的问题。按规定需提交特定的上市后研究的进展报告,尤其是在产品上市前申请人书面承诺的临床安全性、有效性、药代动力学和非临床毒理学相关的进展报告[22]。

在 2007 年版 FDAAA 法案实施之前,FDA 规定在下列情形下需进行上市后研究:①按照 FD&C 法案 505(b) 或 PHS 法案第 351 章通过加速审批的产品,应进行上市后研究以证明其临床意义;②PREA 法案要求进行的延期儿科研究;③按照动物疗效准则(Animal Efficacy Rule)通过审批,在应用于人体时需通过研究证明其安全性和有效性。根据 FD&C 法案新增第 505(o)章规定,如果 FDA 意识到新的安全性问题,则有权要求在批准时或批准后进行上市后研究或临床试验。505(b)(3)(B) 部分规定以下情形应进行上市后研究和临床试验:①对所涉及药物使用相关的已知严重风险进行评估;②对药物使用相关的严重风险信号进行评估;③当有数据表明可能存在潜在严重风险时或当不良反应报告系统不完善时,对这种非预期的严重风险进行鉴定。FDA 对临床试验的定义是:申请人和研究者为确定对一个或多个人体受试者所分配的治疗方法或其他干预手段而进行的任何前瞻性研究。以下研究都不属于临床试验,例如未按照上述定义进行的人体研究(如观察性流行病学研究)、动物研究、实验室检测等。

FDA 颁布的行业指南中描述了按照 2007 年版 FDAAA 法案(上市后规定,PMR)须进行的研究和临床试验的类型,这些研究可达成上市后承诺。PMR 描述了所有需要进行的上市后研究或临床试验,包括加速审批、PREA 法案、动物准则和 FDAAA 法案。研究实例包括,设计用来评价一种严重风险的药物流行病学研究,有主要安全性观察终点的临床试验,针对特异性终末器官毒性的临床前研究,以及目标人群在可能导致毒性这一潜在风险的高剂量药物作用下的药代动力学研究等。一般认为商定研究(agreed-on studies)(上市后承诺)不需要进行上市后研究或临床试验,包括生物制品质量研究(如生产、稳定性、无主要安全性终点的免疫原性研究),主要观察终点与后期有效性定义相关的临床试验,以及用于监测不良反应自然病程或背景发生率的药物流行病学研究等。

自从2007年版FDAAA法案颁布后,一些新疫苗已按照PMR或上市后承诺通过了审批。FDA有权通过要求申请人提交年度报告,对其上市后研究或试验的进展进行监管。申请人须提供研究结束的时间表,关于研究进展状况的定期报告,包括是否开始招募受试者、受试者人数、预期结束时间,以及在研究中是否遇到了任何困难等。

不良事件监测(上市后随访)

FDA不仅负责疫苗审批,也负责批准后疫苗的安全性监测。由于上市前临床试验的规模相对较小,难以发现罕见不良事件。因此,批准后或上市后监管(如批准上市后在一般人群中持续对疫苗安全性进行监测)对发现和评价罕见或不常见不良事件是至关重要的。

不良事件是指与人体使用药物相联系的任何与治疗目的无关的医学事件,不论其是否由药物引起。疫苗不良事件报告系统(VAERS)是国家为疫苗接种后不良事件被动监测而建立的体系。根据1986年《国家儿童疫苗伤害法案》(*National Childhood Vaccine Injury Act*,NCVIA),VAERS于20世纪90年代建立,受美国FDA和CDC的共同管理,近年来,每年收到30 000多起报告事件。VAERS的目的是发现与疫苗接种有联系的不良事件的可能信号,以协助保证美国上市疫苗的安全性。VAERS从接种美国上市疫苗后报告的不良事件中收集和分析信息。这些报告由医护人员、疫苗接种者及其父母或监护人、疫苗生产商,以及其他相关团体提交。FDA医学办公室人员对所有的严重事件报告进行审核(严重事件指致死、致残、威胁生命、需要或延长住院治疗、导致先天异常、对上述后果需进行医疗干预,以及被认为是其他重大医疗事件等)。VAERS系统不仅局限于常规接种的儿童疫苗,还包括接种任何疫苗后自愿报告的不良事件。FDA和CDC对VAERS报告进行持续性监测,以发现任何非预期的不良事件模式。

CBER用于不良事件监测的另一重要机制是疫苗安全数据链(Vaccine Safety Datalink)——CDC的免疫接种安全办公室(Immunization Safety Office)与九家医疗组织之间开展的一项协作计划。疫苗安全数据链使用来自参与机构的电子健康数据,并在医学文献和VAERS报告引发的问题或担心的基础上进行疫苗安全性研究。当有新疫苗被建议在美国上市,或被建议进行变更时,疫苗安全数据链将会对这些疫苗的安全性进行监测[23]。

上市后疫苗安全性评价体系的革新

在2007年颁布的FDAAA法案的国会委托授权下,FDA于2008年启动了前哨行动(Sentinel Initiative)。前哨行动旨在建立和实施一项主动监测体系,作为对FDA追踪其管理的药品不良事件所采用的现有体系的补充。该体系为全国性电子系统,使得FDA能够在药品、生物制品和医疗器械一上市便追踪其安全性[24]。前哨行动的措施之一,上市后疫苗安全快速监测系统(Post-Licensure Rapid Immunization Safety Monitoring system,PRISM),使用FDA前哨分布式数据库(Sentinel Distributed Database),数据量超过1.78亿。PRISM系统通过对州和城市免疫接种登记处的健康数据进行链接,展开对美国最大规模的普通人群队列的监测,从而实行对疫苗安全性的主动监测。FDA构建的PRISM项目包含对特定疫苗的评价。例如,选择人乳头瘤病毒疫苗Gardasil及两种轮状病毒疫苗RotaTeq和Rotarix进行主动监测,因为PRISM的大规模队列人群对这些疫苗的评价大有帮助。

上市后疫苗生产的变更

1997年,FDA颁布了CFR法案21章201.12节和314.70节修订案,已批准新药申请的变更指南最终版(Changes to an Approved Application),对疫苗生产环节变更的报告要求进行了简化和分类,包括检定方法、生产设备、设施和人员等[25]。对产品安全性或有效性造成较大潜在不良影响的生产工艺变更,需得到CBER的批准公告才能生效。这些变更分为以下类别:①对产品的安全性、纯度、效力和有效性有重大影响的变更,在产品销售前需提交补充申请并通过审批;②对次要变更,生产商需在用变更后工艺生产的产品销售前30天发布公告;③生产商仅需以提交年度报告方式通知监管部门的变更。相关指南文件——《对已批准申请的变更:生物制品》(1997)对变更的分类进行了举例说明[26]。

在产品批准上市后,FDA将继续对产品和生产商的生产行为进行监督。对于大多数上市疫苗,每批疫苗的样品需连同厂家提供的批次记录摘要一起送检,批次记录摘要上提供了生产细节和检验的汇总结果。尽管无法律或条例规定,CBER 经常选择部分项目进行实验室检验。由 CBER 实施的确认性检验的类型和范围取决于许多因素,如产品的新颖性、有所提高的生产难度或使用情况。产品的签发或拒签是基于对所有检验结果的复核来进行,包括生产商的检验结果和 CBER 的检定结果。法规规定,对已深入研究的产品,其安全性、纯度和有效性有持续的可追踪记录,允许其不经过官方的批签发[27]。在采取一致性工艺生产时,生产商生产的疫苗必须能重复地达到原液和成品效力、纯度和稳定性的质量标准。产品本身的天然属性与效力、生物活性和有效性测定结果的相关性是需考虑的重要因素。应定期向 CBER 提交监督样品和批记录计划。

对批准上市的企业,FDA 至少每 2 年检查一次。检查目的是确定上市产品是否按照上市申请中所描述的工艺进行生产以及是否符合规定。达不到产品质量标准或不符合 CGMPs 的生产商将视其潜在危害程度暂停或取消其上市许可。检查过程中发现的主要问题可归为三大主要方面:①生产工艺相关问题;②质量相关问题;③设施和生产环境相关的问题。一些工艺验证问题的例子包括:缺乏生产过程中主要步骤的时限记录,缺乏生产过程中返工或再加工的验证,缺乏生产过程中质量标准的支持性数据。质量部门相关问题包括:超标结果和生产过程偏差(包括对原因进行充分调查)的正确报告,产品放行的正确文件记录,以及充分的人员培训等。生产设施和生产监测相关的问题包括:通过适当的温度监测、通风监测、空调系统(HVAC)性能和微生物质量(如压差、适当的取样点和取样频率)等来控制生产环境。其他有关设施的问题包括适当的清洁、消毒、储存,以及多产品区域和设备的转换程序等。如果检查组在已认证的厂区发现 CGMP 缺陷,检查组将驻扎厂区,直至其通过审查确认该厂商可重复性生产安全有效的产品。

疫苗上市许可的加速审批途径

对于严重及威胁生命的疾病,建立了加速新疫苗审评的机制,包括研发快速通道和突破性疗法认证。FDAMA 法案(1997 年版)中增加了快速通道计划(FD&C 法案第 506(b)章),并在 FDASIA 法案(2012 年版)中进行了修订。快速通道的目的是推动新药和生物制品的研发和加速其审评,这些产品是用于严重的、致命性疾病,以及有非临床和临床数据能证明该产品能起到常规治疗难以达到的效果。疫苗审批快速通道程序为申请人提供了与审评团队频繁互动的机会。突破疗法计划[FD&C 法案第 506(a)章]在 2012 年版 FDASIA 法案中加入,适用于治疗严重的、致命性疾病,以及有初步临床证据表明产品比现有治疗方案有显著的临床获益。申请人可在递交 IND 申请的同时,或递交申请后任意时间申请突破性疗法认定。这有助于药品研发者加速新药的研发和审评,只要有初步的临床证据表明该药品针对严重或致命性疾病患者,比现有治疗方案可产生显著的临床获益。突破性疗法认定为申请人提供了更多与 FDA 的互动,以加速药品研发和审评。与快速通道认定不同,突破性疗法认定需要有证据表明其较现有的治疗方法有显著的临床获益。

如果产品能显著改善对严重、威胁生命性疾病的治疗、诊断或预防的安全性或有效性,则有资格获得 CBER 的优先审评。对优先审评的新申请 BLA,FDA 在 8 个月内完成审评,而标准的 BLA 申请审评需 12 个月。

在 FDA 的传统审批流程中,疫苗有效性的证明是基于对临床疾病的观察终点(如预防疾病),或者得到保护性的相关证据。除了上述方案,FDA 的法规提供了上市许可的加速审批途径。联邦法案第 21 章 601.40 节(21 CFR §601.40)的加速审批,适用于那些特定的生物制品,即有研究表明其对严重、威胁生命性疾病安全有效,或较已有治疗方法能提供更显著的治疗效果。快速审批是基于充分严格对照的临床试验,通过替代性观察终点合理地预测其临床效果,或通过在发生不可逆转的发病或死亡之前可进行测定的临床终点,来合理预测其对不可逆转的发病或死亡或其他临床效果能产生作用。当替代终点与临床效果的关联存在不确定性时,通过快速审批途径获得上市许可后,发起人还需开展进一步研究,以证明和描述所批准生物制品的临床效果。需要注意,2012 年版 FDASIA 法案指出,能够支持临床试验终点的证据,应有合理的可能性来预测临床效果,包括"例如流行病学、病理生理学、治疗性、药理学,或其他开发的生物标志物证据,或其他科学方法或工具"。换言之,FDASIA 法案扩大了可证明产品质量并用于快速审批的临床试验终点的范围,但对需要证明其有效性和安全性的证据的数量和质量并无影响。

两种 B 群脑膜炎球菌疫苗通过突破性疗法认定,经加速审批程序获得了上市许可。虽然 B 群脑膜炎球菌在美国的发病率不高,但在美国大学校园的几起爆发使得其受到关注。由于 B 群脑膜炎球菌的多样性，及其所致疾病的低发病率、散发性和暴发的不可预测性，无法通过临床效力研究终点来支持 B 群脑膜炎球菌疫苗的有效性。鉴于对美国 B 群脑膜炎球菌疾病的公共卫生安全考量，CBER 同意突破性疗法认定，按照联邦法案 21 章 601 节（21 CFR §601）E 子节要求，经加速审批程序批准了两种 B 群脑膜炎球菌疫苗，分别是 Pfizer 公司生产的 Trumenba 和 GSK 公司生产的 Bexsero。监管当局认为，基于疫苗能够诱导产生杀菌抗体，经人补体血清杀菌试验测定，能够杀死一组代表美国流行株的 B 群脑膜炎球菌菌株。在后续的临床研究中，将通过测定能否诱导产生对美国流行的 B 群脑膜炎球菌代表株的杀菌抗体，来确认 Trumenba 和 Bexsero 对不同 B 群脑膜炎球菌菌株的覆盖面。

FDA 于 2002 年修订了生物制品规程，合并了 21 CFR §601.90 的《人体效力研究不符合伦理要求或不可行时的生物制品批准规定》的内容。这一规定被称为"动物法则"，是在伦理上不能进行人体攻毒试验或因流行病学特征不能进行现场效力研究的情况下（例如疫苗），可使用动物效力实验数据代替人体效力研究。这些情况下，能减少或预防由致死或致残毒性的化学、生物、放射和核物质引起严重的或致命的药物和生物制品（如疫苗），可依据适当的动物研究和其他支持有效性证据批准上市。安全性、药代动力学和免疫原性数据仍需进行人体临床研究。在动物法则的规定下，FDA 向已证明安全性且符合 21 CFR §601.60 规定的产品颁发上市许可，是基于以恰当的、具有良好对照的动物实验结果可以合理推论产品会给人体带来临床效益。在满足以下标准时，FDA 可依据动物研究提供充分的产品有效性证据审批：

1. 对化学、生物、放射或核物质毒性的病理生理机制，以及产品对上述毒性作用的改善或预防作用，已有合理的认识。

2. 在多个动物种属中证明产品对人体可产生预期的效应。如果用于预测产品对人体效应的单一动物种属模型经充分验证（换言之，此动物模型足以评估产品的有效性），才能认可。

3. 动物实验终点与所期望的人类获益明确相关，一般为增加生存率或预防重大疾病的发生。

4. 在动物和人体的药代动力学、药效学，以及其他相关数据或信息得到充分认识的基础上选择人体有效剂量，将产品对动物的效力作为推测其对人体效力的可靠指标是合理的。

如果在 FDA 法规的其他地方描述了产品的审批标准（如加速审批是以替代指标，或以存活率或不可逆转的发病率之外的其他临床终点为基础），则不能采用动物法则。

紧急应用授权（Emergency use authorization，EUA）是 FDA 加速疫苗和其他药品上市的另一种管理机制。通过 EUA，当遇到紧急情况或潜在的紧急情况时，FDA 能授权应用未批准上市的产品或已上市产品的未批准用途。2004 年《生物盾牌计划法案》对 FD&C 法案第 564（b）(1) 章进行修订，允许卫生与公共服务部部长（部长）批准将在真实或潜在的紧急情况下使用的药品、器械或生物制品进入州际贸易。在 FDA 颁布 EUA 之前，需由部长宣布紧急情况，以作为授权的依据：

• 国土安全部部长宣布存在国内紧急情况或重大的潜在紧急情况，包括提高特定的生物、化学、放射或核物质的风险等级。

• 国防部部长宣布存在军事紧急情况或重大的潜在紧急情况，包括提高特定的生物、化学、放射或核物质的风险等级。

• 卫生与公共服务部部长宣布存在 PHS 法案 319 章规定的影响或潜在影响国家安全的重大公共卫生紧急情况，包括特定的生物、化学、放射或核物质，或由这些物质引起的某种特定疾病。

一旦部长宣布处于紧急情况时，如果符合其他法定标准和条件，FDA 亦可授权特殊产品紧急使用。特殊情况下，授权程序可能几小时或几天。根据 FD&C 法案第 564 章规定，部长代表政府向 FDA 局长授权启用 EUA。

疫苗检定

疫苗在批准上市前和上市后阶段均需进行检定。通过对以往相同或相关产品经验的综合考虑，以控制和最小化产品相关潜在不良反应为目标，建立疫苗的检定程序。举例来说，对于灭活疫苗，清晰理解病毒灭活的动力学是极为关键的。对于减毒活疫苗，减毒过程必须稳定，既要避免毒力恢复，又要防止疫苗因减毒过度而效力不足。例如，在 17D 黄热疫苗广泛应用的第一个十年间，按照法规要求，疫苗于鸡胚中连续传代。但是，很快发现从上一代传至下一代可能造成疫苗减毒程度大幅变异。部分批次出现过度的神经毒力，特别是对婴幼儿，而其下一批又可能因被过度减毒而失去免疫原性。WHO 制定了解决此问题的方法，建立"种子批系统"，规定了疫苗从主种子代到鸡胚的传代次数。工作种子代由主种子传一代而来，然后用于生产所有的产品批次。所有的 17D

黄热疫苗及其他活病毒疫苗的生产均须遵守种子批系统。

FDA要求应对用于疫苗生产的细胞基质和病毒种子进行适当选择和检定,以保证其不会引入任何未知风险。现有用于上市疫苗生产的细胞基质主要为禽类细胞(鸡胚或鸡胚成纤维细胞)、二倍体细胞、连续细胞系[Vero细胞和Madin-Darby犬肾细胞(MDCK)],以及酵母和昆虫细胞。当前美国上市疫苗中使用的细胞基质见表79.6。2010年,FDA出版了《预防和治疗用病毒性传染病疫苗生产用细胞基质和其他生物起始原料的表征和认可指南》[28]。该文件为病毒性疫苗生产商在细胞基质、毒种,以及其他用于人用病毒性疫苗生产的生物原材料的表征和认可方面,提供了指导,以保证其能应用现代技术达到最高的安全性标准。对细胞基质的表征应针对可能影响疫苗产品安全性和纯度的一般性项目。例如在20世纪60年代初期,曾有原代猴肾细胞被猿病毒40污染,以及鸡胚成纤维细胞被禽白血病病毒污染等外源性和内源性污染的报道。虽然鸡胚成纤维细胞仍被用于病毒性疫苗的制造,这些细胞基质需进行充分的表征和检测,以保证其无潜在感染性因子。关于细胞基质的问题在多个论坛都有讨论[29-31]。此外,如果生产疫苗的细胞基质是肿瘤源性,或通过某种未知机制发展为致瘤表型,那么认为该疫苗理论上将有更高的携带致瘤物质的风险,如源自细胞基质的致瘤病毒和细胞DNA。这就是致瘤细胞和人肿瘤细胞源性细胞被认为不适于用作细胞基质的主要原因。然而,2012年在一次VRBPAC会议上,专家提出人肿瘤源性细胞系是制造疫苗的重要工具,为疫苗生产提供了更广泛的候选细胞基质[30]。他们指出,用人肿瘤源性细胞系生产疫苗与使用其他细胞基质的风险缓解策略相同。应当采用大规模平行测序技术、病毒微阵列和广谱聚合酶链反应等新型病毒检测技术作为现有检测方法的补充,对细胞基质相关外源性病毒,包括致瘤病毒进行详细鉴定。应在生产工艺中降低DNA含量,并减少DNA分子大小。连续传代的非瘤性细胞(如低代次Vero细胞)制备的疫苗中残留的DNA,用于非肠道接种时,应低于10ng/剂,用于口服时,应低于100μg/剂。具有致瘤表型或其他特征的细胞引发的担心,可能需要对残留DNA含量和大小进行更加严格的限制,以保证产品的安全性。

生物制品的监管,包括对上市产品的检定(21 CFR §610)。检定项目包括细菌和真菌的无菌试验,一般安全性、纯度、鉴别、原料的适用性和效力,因疫苗不同,某些特殊的检定项目可能也有所不同。例如,效力检定可基于免疫原性研究,对某些疫苗也可基于实验动物的病毒攻击保护试验。另外,一些体外检测方法也已经开始应用,包括病毒滴度(如脊髓灰质炎、麻疹、腮腺炎、风疹等活疫苗)、抗原含量(如流感、灭活脊髓灰质炎疫苗),以及生物化学和生物物理检测方法(如脑膜炎球菌结合疫苗)等。

纯度检验是为了确定该产品不含外源性物质,除非该物质在生产工艺中无法避免,并且在批准的上市申请中有所描述。也可进行残留水分和热原物质的检测。对每种产品而言,成品必须能用特异性检测方法加以鉴别(如麻疹、腮腺炎、风疹活疫苗的各组分与特异性抗血清的中和试验)。关于原料,生产企业必须确保产品中添加的所有成分,如稀释剂、防腐剂或佐剂,其纯度应达到通用的接受标准。只有在充分证据证明佐剂不会对产品的安全性和有效性带来不良

表79.6 当前美国上市疫苗中使用的细胞基质

类别	基质	疫苗	
		活疫苗	灭活疫苗
动物组织	鼠脑		乙脑
	鸡胚	流感,黄热病毒	流感
连续细胞系(非致瘤)	非洲绿猴细胞(Vero)	天花,轮状病毒	脊灰,乙脑
二倍体细胞	人MRC-5细胞	水痘,水痘-带状疱疹	甲肝,狂犬病,脊灰
	人WI-38细胞	风疹,4型、7型腺病毒	
原代细胞培养物	鸡胚成纤维细胞(CEFs)	麻疹,腮腺炎	狂犬病
	Madin-Darby犬肾(MDCK)细胞		流感
昆虫细胞	粉纹夜蛾		人乳头瘤
	草地贪夜蛾		流感疫苗
酵母	酿酒酵母		乙肝,人乳头瘤

影响时，才能使用佐剂。

值得注意的是，FDA 定期对检定规程的适用性进行评价。例如用于检测检测每批制品的最后分装阶段可能存在的外源性毒性污染物的一般安全性试验（见 21 CFR §610.11）。技术的进步使生产商对许多生物技术产品的生产进行控制和分析的能力得到加强。因此，FDA 颁布了最终条款去除了这条规定。

除法规规定的检定项目外，对某些特殊产品还需要专门增加其他检定项目（如检测外源性病毒的神经毒力试验、细胞培养和动物实验）。一旦产品通过审批，生产商应按照上市许可申请中规定的具体项目开展检定，其检测结果应在规定的限度范围内。

产品说明书/标签和广告

处方药标签，即包装说明书、包装广告或处方信息，是 FDA 和药品生产商向医疗专业人员传达必要的、基于科学的处方信息的主要机制。21 CFR §§201.57 和 201.56 中包含的标签规定要求，处方信息必须包含关于产品安全性和有效使用方法的必要信息；标签上的信息必须准确无误，不能造成误导；如果缺乏安全性或有效性证据，则不得有任何隐含的主张或使用建议[32]。如可能，标签中所含的数据应来自人体使用经验。在美国，FDA 对成品包装、包装盒和产品说明书上标签的格式和内容做出了规定。2006 年 1 月，FDA 颁布了药品说明书/标签使用条例终稿，通常称之为"医师说明书/标签使用条例"，对人用药品和生物制品处方信息的内容和格式进行了修订。采用新格式的目的是通过在简单格式中重新放入关键性信息，为使用者提供简单明了的专业卫生保健服务。此外，修订后使得专业性卫生保健服务更加简单易懂，更容易使用处方信息，并增强了处方药物的安全性和有效性。在说明书/标签上增加了新的章节，如重点关注章节，包括关键性获益、风险信息，以及完整处方信息的目录表。2014 年 12 月 3 日，FDA 颁布了《妊娠和哺乳期标签使用条例》，对妊娠期使用的处方药和生物制品的标签内容和格式进行了修订（处方信息 8.1 至 8.3 章节）。之前的法规根据生殖和发育不良反应风险，将每种产品被分为妊娠用药等级（A、B、C、D 和 X），对特定的等级，将用药风险和可能获益进行了权重分析。条例最重要的变化是基于可获得的人体和/或动物实验数据及分析讨论，将字母风险等级改为妊娠期用药风险和获益的叙述性归纳。此外，条例还规定处方药标签应包含相关的临床信息，以帮助医疗卫生人员做出处方决定，并就向妇女提供怀孕和/或哺乳期间药物使用咨询。

人用处方药产品标签采用 XML 格式的架构。这是一种由卫生健康体系与交换协议 HL7（Health Level Seven）批准的标准文档标记格式，被 FDA 采纳作为产品和设施信息交换的机制[33]。产品标签架构既包含产品标签内容（所有文本、表格和图片），也包含额外的机读信息（药品清单数据元素）。药品清单数据元素包含产品信息（产品名称、通用名称、成分、成分强度、剂型、给药途径、外观、药品强制管理局清单）和包装信息（包装数量和类型）。

在 BLA 审评期间，申请人提交临床数据以证明其产品在用于预期用途和目标人群时的安全性和有效性，基于上述数据，监管当局对生产商所提交的标签样稿、临床研究，以及产品的批准适应证进行考量。因此，如对标签进行重大变更，包括新适应证、新剂型或新给药方案、扩大目标人群，以及其他有关安全性和有效性的新增信息，生产商需提交补充资料，等待 CBER 批准。与其他产品标签不同，促销标签和广告不受预先许可的限制（are not subject to preclearance），但是仍然受到监控以免产生误导宣传。其表述必须符合公正平衡原则，即对有效性的宣传与产品的安全性信息相平衡。

说明书和标签变更通常由生产商发起，但也可能由 CBER 发起。历来生产商必须接受 CBER 对说明书和标签变更所做的预核准。前文提及的对 21 CFR §601.12 部分的修订也适用于说明书/标签变更，并且允许将以下变更作为例外：增加或强调某种禁忌证、警告、预防措施或不良反应；增加或强调剂量和用法说明以提高安全性；以及删除使用或有效性声明中的错误、误导或不支持的适应证等内容。根据该规定，生产商可以在进行上述变更的同时向 CBER 提交支持性数据，而不必获得 CBER 的预核准。

如前文所述，FDAAA 对 FD&C 法案进行了修订，新增了 505(o) 章节，授权 FDA 在了解到有关安全性的新信息，并认为该信息应当被加入药品标签中时，可要求（必要时可命令）生产商对标签进行变更。FD&C 法案 505(o)(4) 章节对申请持有人提交材料，以及 FDA 人员审评相关变更规定了时限范围，并为 FDA 提供了新的执法工具，以及时进行适当的安全性标签变更。

特别注意事项

佐剂

在过去的数十年中，对疫苗抗原的研发和递送策略和方法得到了大力发展,促进了多种由纯化亚单位抗原或亚单位蛋白组成的新型疫苗的诞生。这些抗原可能同时需要佐剂存在,以增强疫苗抗原的免疫反应,降低给药频次,减少交叉保护效应,引导免疫反应,和/或减少抗原用量。近年来,含有新型佐剂并已进入临床评价阶段的在研疫苗的数量大大增加,部分疫苗所含的新型佐剂已获得FDA批准。例如,GlaxoSmithKline公司生产的人乳头瘤病毒疫苗Cervarix含有AS04佐剂——一种由氢氧化铝和单磷酰基脂质A构成的佐剂系统。GlaxoSmithKline公司生产的大流行流感疫苗Q-Pan含有AS03佐剂——一种由水包油乳液构成的佐剂系统。

CFR将佐剂与疫苗成分、防腐剂和稀释剂一起定义为组成成分(21 CFR §610.15)[34]。法规描述道:"所有成分……应符合纯度和质量的通用标准""除非有令人满意的证据表明佐剂不会对产品的安全性或效力产生不利影响,否则不得在产品中加入佐剂"。

如21 CFR §210.3(b)(7)所述,从监管的角度来看,佐剂不被认为是活性成分,疫苗佐剂不被单独批准[35]。总的来说,这是一种在通过非临床和临床试验并被批准的含佐剂疫苗制剂。与其他疫苗一样,含佐剂疫苗制剂必须同时满足安全有效,其效益应大于可能出现的不良反应风险。然而,没有明确的规定要求在对比性临床试验中,含佐剂疫苗制剂的安全性和有效性要高于不含佐剂的疫苗制剂。

对预防性疫苗的非临床和临床开发的监管考虑,以及本章其他地方所述的上市许可途径,在很大程度上也适用于含佐剂疫苗。然而,佐剂有多种激发复杂免疫反应的特性,其作用方式尚未得到充分认识,常常缺乏能评价佐剂-抗原复合物的安全性和有效性的相关动物模型。因此,在含佐剂疫苗制剂的临床前和临床研发过程中,有一些独特的问题需要解决。在2013年发布的一份WHO指导原则中,阐述了支持含有新型佐剂的疫苗进入临床试验所需的非临床、质量、药理学、毒理学,以及其他信息[36]。

2007年,CBER发表了两份指导原则(行业指南:支持大流行流感疫苗上市所需的临床数据[37]、行业指南:支持季节性灭活流感疫苗上市所需的临床数据[38])。每份文件对含佐剂灭活流感疫苗的研发进行了讨论,并指出"递交BLA申请时,必须包含支持含佐剂制剂安全性,以及相对无佐剂制剂的获益的数据[37,38]"。建议发起人"在研发的早期阶段,提供支持添加佐剂的临床数据[37,38]"。季节性流感疫苗指导原则进一步提到"如果在已上市季节性流感疫苗中加入佐剂而不减少抗原含量……含佐剂制剂激发的免疫反应强度应显著高于无佐剂制剂[38]"。随着FDA对新型佐剂经验的不断增加,其对指导原则也持续进行了再审核,与发起人和申请人在佐剂疫苗的临床研发方面进行了接触交流。

疫苗生产商应提供在疫苗中使用佐剂的合理性解释。增强的免疫反应、抗原减少效应、剂量减少、免疫应答广度增加,以及更优的临床效果,均可认为是佐剂的"附加获益"。可通过临床前研究获得支持佐剂"附加获益"的信息,例如在发起临床试验前,或临床试验早期阶段进行的体外实验和/或在动物模型中进行的概念验证研究。没有规定佐剂的"附加获益"必须在对比性III期临床有效性试验中得到证明,除非申请人计划宣称含佐剂产品要优于无佐剂产品。

在任何疫苗制剂中加入佐剂的获益,需要与不良反应风险相平衡。佐剂有其自身的药理学活性,可能影响疫苗的免疫原性和安全性。不良反应包括局部反应,如疼痛、肿胀、注射部位坏死和肉芽肿。全身反应包括恶心、发热、关节炎,以及潜在的免疫毒性反应等。也可能出现意外的罕见的不良反应。例如,在2009—2010年H1N1流感大流行期间,一些欧洲国家在使用了添加AS03佐剂的单价2009年H1N1流感疫苗Pandemrix进行免疫接种后,增加了嗜睡症的风险,这是一种由大脑无法正常调节睡眠-觉醒周期引起的慢性神经系统疾病[39-43]。几个国家发现接种Pandemrix导致嗜睡症,使得欧洲药品管理局建议限制Pandemrix的使用[44]。

Pandemrix未在美国批准上市,美国在流感大流行期间也未使用含佐剂流感疫苗。CDC发表了一份有关美国批准上市的无佐剂2009年H1N1流感疫苗、2010—2011年季节性流感疫苗与嗜睡症之间可能联系的研究报道[45]。该研究涵盖了超过65万2009年间接种大流行流感疫苗的受试者,以及超过87万2010—2011年间接种季节性流感疫苗的受试者。研究发现两种疫苗都与嗜睡症的风险增加无关。另一项由疫苗生产商开展的关于这两种疫苗的研究将有助于发现这一结果是由佐剂引起、H1N1疫苗抗原引起,还是两者共同引起。

含佐剂疫苗制剂的安全性必须在上市前经充分严格的对照研究得到证明。在国内或国外用含佐剂疫苗制剂进行的临床试验中获得的安全性经验,都可作为支持其上市的安全性信息。此外,同一佐剂与其他疫苗抗原配伍所获得的安全性经验也可支持该佐剂的安全性评价。如可行,在临床开发早期(如I期和II期临床试验),通过将含佐剂疫苗与安慰剂或无佐剂疫苗进行对比,也可得到支持性安全性数据。对接种新型佐剂的受试者的安全性随访,一般比接种无佐剂疫苗者要长(如前者12个月,后者6个月),还要包含与自身免疫病和神经炎症疾病相关症状的特殊问卷调查。此外,支持含新型佐剂疫苗上市所需的安全性数据库,可能也要比无佐剂疫苗的大。

总之,支持含新型佐剂的疫苗制剂研发和审批的管理途径,与无佐剂疫苗相类似。对所有含佐剂疫苗,在研发途径计划中需格外注意临床前检定、研究设计、给药方案和安全性监测。虽然不要求生产商在Ⅲ期临床研究中证明含佐剂疫苗相对于无佐剂疫苗的"附加获益",但是生产商仍应提供在疫苗中加入佐剂的正当理由。最后,对含佐剂疫苗的安全性评价需要包含特殊的安全性考量。

应对全球传染病、新发传染病和生物危害制剂的疫苗

美国的免疫接种规划大大降低了绝大部分常见自然传播传染病的发病率和死亡率,例如脊髓灰质炎、麻疹、白喉等。然而,从大流行流感到类似严重急性呼吸系统综合征和埃博拉这样的新型病原体,其导致的新发传染病(emerging infectious diseases,EID),以及可能被人为故意释放至大众人群中的生物危害制剂,仍然对全球公共卫生构成了威胁。从炭疽、天花、流感再到新发传染病,疫苗将继续作为应对大多数种类传染病的重要医疗对策。此外,像结核和疟疾这种传染病一直是全球公共卫生的挑战,以及像金葡菌这样的普通细菌感染,对现有治疗措施的耐药性逐渐增加,都说明了研制安全有效疫苗的重要性。

研制安全有效的疫苗以应对全球传染病(如结核、疟疾、艾滋病)、肠道疾病,以及其他在发展中国家遭忽视的疾病,对公共卫生具有十分重要的意义。此类疫苗的研制和供给,特别是应用于受疾病影响较大的发展中国家,将对美国和全球的卫生健康都有益处。2011年,FDA颁布了一份修订的指导原则,协助发展中国家的发起人研制针对美国以外区域传染病或地方病的疫苗。2007年版FDAAA法案修订了FD&C法案,增加了524章,提出对主要影响贫困和边缘化人群而在发达国家无主要市场的热带病,开发治疗和预防性产品是十分重要的。524章指出,FDA可根据FD&C法案505(b)(1)章或PHS法案351章的内容,对治疗和预防特殊热带病的产品上市申请,包括结核、疟疾、霍乱,以及"根据规定由部长指定的在发达国家无主要市场但主要影响贫困和边缘化人群的所有其他传染病",给予优先审评。因此,该指导原则为研制保护全球传染病的疫苗并获得美国上市许可时使用的监管途径,提供了一般性建议,并阐明了适用的法规:①FDA可批准预防非流行性或在美国无发病报道传染病和地方病的疫苗上市;②预防非流行性或在美国无发病报道传染病的疫苗,与预防在美国有流行疾病的疫苗,其研发和在美国获批上市的监管途径相同;③发起人可提交在美国境外进行的临床试验数据,以支持产品许可;④注意到在适当情况下可启用加速审批程序;⑤在某些情况下,如关键性研究是在美国境外进行的,则无需在美国再次开展研究。本指导原则同时也作为2010财政年度拨款法案(农业、农村发展、食品和药品监督管理局及相关机构拨款法,2010年,公法111-90)第740章中国会授权的回应,要求FDA对预防、诊断和治疗罕见病和遭忽视疾病的产品,在临床前、临床试验设计和管理模式等方面提出适当的建议。

针对几种生物危害制剂,美国军方已实施疫苗免疫规划来为军队提供保护力;然而难以评估为应对生物恐怖而对公民进行保护性接种的风险获益比。至撰写本文时,美国有一种天花疫苗上市,即Sanofi Pasteur生物制药公司生产的ACAM2000。正在研制的新型天花疫苗还处于IND申请阶段,其目标是拿到上市许可。有一种专门用于治疗天花疫苗接种并发症的牛痘免疫球蛋白制剂也已批准上市。美国有一种批准上市的炭疽疫苗,吸附炭疽疫苗(Emergent BioSolutions公司生产的BioThrax)。

关于针对EID和生物危害制剂疫苗的研发和检定,存在一些科学和监管方面的重大挑战。应对EID的疫苗一般采用新技术研制,这些技术背后的科学原理可能较为复杂,例如使用新型细胞基质、须建立效力检测替代方法、需识别预测疫苗有效性的人体或动物替代标志物等。为应对这些挑战,FDA在卫生和公共服务部内部进行跨部门协作,如生物医学高级研究和发展管理局(Biomedical Advanced Research and Development Authority)、CDC和NIH,以及国土安全部,以准备对突发事件作出反应。为建立应对公共卫生威胁的医疗对策,在监管科学方面持续稳定的投入至关重要。在《突发公共卫生事件医疗对策评述》46中提到,"加强和最终应用更新的监管科学和科学审评能力,将有助于加强医疗对策(MCM)的监管过程,从而简化MCM的研发过程。FDA将承担一个新的倡议,以着眼于加强安全性、有效性和医疗产品质量的评估工具,特别是针对MCM,使其从概念上高效地通过审评程序"。举一个关于FDA的监管科学研究如何帮助当局加速应对新发传染病和生物危害疫苗的审批的实例,在2009年H1N1流感大流行时,成

功应用公私伙伴关系,使得大流感疫苗的研制及其安全性和有效性审评的时间打破了纪录。这包括在2009年第一批H1N1流感大流行病例出现后的几周内创建疫苗生产所需的疫苗株,通过国际协作建立测定疫苗效力的试剂和检测方法,与FDA疫苗咨询专家委员会沟通,对2009年H1N1流感疫苗的审评方法进行复核,以及广泛的过程中质量控制和产品检测。2009年9月,2009年H1N1流感病毒疫苗获FDA批准上市,因FDA认为其已达到保证疫苗安全性和有效性的标准。在这些努力的同时,NIH和疫苗生产商启动了临床试验,以确定诱导产生对2009年H1N1流感大流行的保护性免疫反应所需的最佳疫苗剂量和剂次。

另一个说明卫生和公共服务部内以及该部与国际合作伙伴之间合作的例子,是2014—2015年间西非爆发的埃博拉病毒疾病疫情的应对措施,这场疫情造成了2.5万多例埃博拉病例,夺去了1万多人的生命,代表了史上最大的埃博拉流行。为满足这一需要,FDA与联邦合作伙伴、医疗产品赞助商和国际组织合作,促进疫苗的开发。为了推动有希望的候选疫苗进入Ⅰ期临床试验以获得初步的人体安全性数据,FDA与制造商、临床试验发起人和国际监管机构密切合作,以快速评估产品特性数据和首次人体临床试验方案,并批准快速启动Ⅰ期研究。FDA提供的指导原则保证了这些研究能按照适用的法规进行,包括对非临床试验的要求和对人类受试者的保护。这些努力促成了埃博拉候选疫苗的安全性和免疫原性数据的快速获得,于是美国政府发起了Ⅲ期临床研究,以证明这些疫苗对居住在疫情暴发区域的个体的安全性和有效性,并收集了支持产品上市的数据。为了能够迅速启动这些关键研究,FDA与疫苗制造商、WHO、欧洲和加拿大的监管机构,以及西非监管机构进行了联合审评,对研究设计、伦理考虑和所需的产品信息进行了讨论,以达到国际监管的一致性,从而促进了临床试验的启动。检测一种疫苗或治疗手段对新发传染病或对生物威胁是否有效并非总是可行,因为在需要开发疫苗或治疗手段时,这种威胁可能罕见甚至不存在。此外,许多针对EID和生物威胁的疫苗在获得临床有效性数据方面困难重重。因为这些传染源或毒素中,有很多不宜进行人体有效性试验,因为自然暴露不再发生(例如天花)、发生率极低,或以不可预测的方式发生。前文所述的动物法则(见"疫苗上市许可的加速审批途径")是一种监管机制,如果充分严格对照研究的动物实验结果可合理推测产品可能给人类带来临床获益,使得FDA能够应对获得产品临床有效性数据的挑战。

动物实验常常是唯一的选择,但许多疾病缺乏良好的动物模型,或者在技术上难以进行动物实验,一般为规模限制。因此,监管科学需要建立和验证改良的预测模型。监管科学还能有助于产品有效性替代方法的鉴定和验证。对于大多数生物威胁物、新发病原体或重大全球传染病而言,缺乏预测有效性的生物标志物。建立、优化和验证新的生物标志物可降低研发成本,促进和加速研制安全有效的产品,以满足尚未达到的公共卫生需求。

总之,要获得上市许可,EID疫苗产品和任何其他产品一样,其质量、安全性、有效性和效力必须可被接受。同样,生产和质量控制也必须符合现行GMP要求。

然而,应对EID和生物威胁的疫苗在临床开发和FDA评价中,存在一些独特的问题。FDA与其国内和国际合作伙伴之间的全面规划和协调,对于推动这些产品上市和分销十分必要。FDA指导原则及其与合作伙伴的合作是确保这些产品能从将来走入现在的关键。

结论

NRA的主要职责是保证药品的质量、安全性和有效性。一个强有力的监管体系的实施将有助于实现这些目标,尤其对天生比绝大多数药品更难研制、鉴定和生产的疫苗来说更加重要。FDA建立了审评管理程序,为疫苗研发的各个阶段提供了监管措施。广泛的跨学科研究进展拓展了研发新疫苗和更好疫苗的前景。新型疫苗方案,如重组疫苗、新型佐剂和新型递送系统等给NRA提出了监管方面的挑战。然而,NRA应成为动态而灵活的实体,因为他们努力推动监管要求的发展,以解决不断发展的科学问题。此外,NRA必须做好应对突发公共卫生事件的准备,这将需要加快审批机制,例如生物恐怖事件、大流行流感,以及其他突发传染病等。

致谢

感谢疫苗研究和审评办公室、生物统计和流行病学办公室和生物制品质量合规办公室/CBER的员工对本文稿所提供的帮助。

(张华捷 施金荣 刘兆秋)

本章相关参考资料可在"ExpertConsult.com"上查阅。

第80章 欧洲的疫苗监管

Falk Ehmann、Xavier Kurz、Marco Cavaleri 和 Peter Arlett

疫苗是采用日益更新的尖端技术开发的一类复杂的生物制品。疫苗中可能含有活的感染性病原体以及许多其他成分。由于可使大部分个体和公众获益，因此欧洲许多国家强制要求接种某些疫苗，从而使得任何安全隐患都会影响大量人群。在此背景下，药品监管机构的使命是通过批准使用安全、有效的疫苗，并持续对疫苗进行上市后获益 - 风险评估，以促进和维护公共健康。上述职责主要基于两个关键的欧洲法令文件，即726/2004号法规（EU）和2001/83/EC号条例。

这些举措涉及众多参与者，包括欧盟（European Union, EU）成员国及其国家监管机构、公共卫生机构、国家技术研究所（包括学术界）；在欧洲层面上，还包括位于布鲁塞尔的欧盟委员会及位于伦敦的欧洲药品管理局（European Medicines Agency, EMA）。2004年根据法规（EC）851/2004号成立的另一欧洲机构，即欧洲疾病预防控制中心（European Centre for Disease Prevention and Control, ECDC），通过与欧洲国家卫生保健机构合作，对传染病带来的当前或新发的人类健康威胁进行识别、评估和交流。自1995年起，EMA负责协调欧盟国家中使用的药品（包括疫苗）的科学评估和监管，并在此领域卓有成效地向欧盟委员会提供了药品上市许可的科学建议。

上市许可

欧盟上市许可审批程序

国家审批程序

当药品或疫苗的生产商计划在某一个成员国申请上市许可时，适用国家审批程序。执行该程序仅由该成员国负责，并且仅在该药品不属于集中审批程序的受理范围时才能实施。

药品还可以通过两种途径（非集中审批程序和集中审批程序）之一获得多个欧盟成员国的上市许可。

非集中审批程序

非集中审批程序包括两种。一种是上市许可申请人将申请同时提交给多个成员国；另一种是由一个成员国首先授予上市许可，然后再由药品或疫苗的厂商选择其他集中审批程序成员国相互认可，称为互认程序。上述程序都是由人用药物互认及非集中审批程序协调组（Co-ordination Group for Mutual Recognition and Decentralized Procedures-Human, CMDh）在每月的EMA会议上完成[1]。上市许可申请可以通过其中任何一种程序（非集中或互认程序）提交，但是必须与向第一个成员国提交的申请内容保持一致，第一个成员国称为参考成员国。

集中审批程序

欧盟（European Union, EU）法规规定了哪些药品必须通过集中审批程序才能获得在整个欧盟有效的上市许可证。通常，如果疫苗含有在法规（EU）726/2004号附件1[2]中规定的任何强制治疗指征以外的新活性物质，可通过集中或非集中审批程序申请上市许可。所有采用重组DNA技术的药品（包括疫苗）都需要通过集中审批程序进行上市许可申请，例如，原核生物中的生物活性蛋白编码基因在下列表达系中的受控表达：杆状病毒和真核细胞（例如，Cervarix）、人类Vero细胞系（例如，Infanrix Hexa）、酵母细胞系（例如，Gardasil［人类乳头瘤病毒疫苗］），以及在鸡胚中培养流感疫苗。还包括转化哺乳动物细胞、杂交瘤和单克隆抗体方法。如果相关疫苗被认定属于先进疗法的药品或孤儿药，根据法规（EC）141/2000号必须采用该注册程序。

EMA及其人用药品委员会（Committee for Human Medicinal Products, CHMP）负责对通过该程序提交申请的药品的质量、安全性和效力进行评估。CHMP的成员包括：每个欧盟成员国的各一名成员及一名候补成员、冰岛和挪威（欧洲经济区国家）各一名成员及其候补成员，以及根据评估药品的专业知识需要和经验增选的五名合作成员。CHMP得到来自整个欧洲广泛的专家网络的协助。法规允许CHMP建立工作组（比如，疫苗工作组和生物制品工作组）负责起草相关指南，并在产品评估和监管等特定领域向CHMP提出建议。

上市许可申请的科学审评应执行最高标准,并遵循灵活的时间表。评估上市许可申请、起草和讨论报告以及采纳一种意见的整个过程不应超过210天。该持续时间在某些特定情况下可以缩短。虽然上市许可的申请人提交的注册资料构成疫苗获益和风险评估的基础,但除此之外的其他信息,包括来源于ECDC、国家研究机构、学术界和世界卫生组织(World Health Organization,WHO)的信息,也可作为科学评估的参考。CHMP评估的结果包括正向的(有利的)或负面的(不利的)意见,从而为是否批准药品的上市许可提供建议。

CHMP还可以向已建立的疫苗科学顾问组进行咨询,可能会包括由相关领域的领先专家组成的其他临时专家组,以及根据CHMP所提及问题的内容来选择的专家[3]。科学顾问组在特定问题上协助CHMP,尤其是在科学观点发生分歧的情况下。

CHMP的正向意见有三种:完全上市许可、附条件上市许可和特殊情况下的上市许可。

获得CHMP完全上市许可的药品需要具有正向的效益和风险评估结果,且系基于充分全面的数据评估。

获得CHMP附条件上市许可的药品可能是某些特定类别的药品或处于某些特殊情况下(例如,为了尚未满足的医疗需求或公共卫生利益;存在基于不完全的数据(与常规相比)授予附条件上市许可的必要性,因此应履行特定的义务)。获得附条件上市许可的药品种类包括旨在治疗、预防或诊断严重病患或危及生命疾病的药品、在紧急情况下应对WHO或EU确认的公共卫生威胁的药品、或孤儿药。上述附条件上市许可的时限为1年,可延长期限直至其完成特定义务[4]。

在特定条件下,CHMP也可建议授予特殊情况下的上市许可,前提是如果申请人能证明由于以下几点原因之一,在正常使用这些药品的情况下无法提供完整的有效性和安全性数据[5]:

- 该产品的适应证罕见,申请人无法合理提供全面的证据;
- 处于现有的科学认知水平,无法提供全面的信息;
- 获得这些资料将违背公认的医学伦理学准则。

在上述所有条件下,CHMP采纳的最终意见将提交给欧盟委员会。如果其常务委员会认为该意见可行,那么委员会将做出正式决定授予在所有欧盟成员国中有效的、合法的欧盟上市许可。欧盟委员会决定后,EMA在删除该产品商业机密信息后发布欧洲公共评估报告[6]。

选择非集中审批程序还是集中审批程序取决于申请人,除非疫苗属于上述强制进行集中审批程序的范畴。

上市前的获益和风险评估

在新药申请中,获益和风险评估必须客观地达到足够的置信水平来证明该新药的质量、有效性和安全性。如果不能充分证明有效性或其获益-风险比被认为是不利的,则不能授予上市许可[7]。这种评估应基于现有的检测和试验,其设计方案必须能够证明该产品在正常使用条件下的有效性和安全性。评估应考虑到不同利益相关者的观点,尤其是患者和临床医生。事关公众健康,通过集中程序做出的上市许可决定应该排除经济和其他方面(如成本-效果)的影响。

新疫苗的数据要求

效力

理想状态是,保护效力研究应用于新疫苗的上市许可;但在某些情况下不必要或是不可行的(例如,用免疫学数据来预测对感染的保护是合理的),举例如下:

- 预防特定感染(例如,白喉、破伤风)的保护作用相关免疫指标已建立;
- 如果因潜在可预防的传染病发生率太低,使其无法在合理的时间段内完成研究(例如,布鲁氏菌病、Q热),则保护效力的评估是不可行的;
- 尽管效力研究不可行且未明确与保护作用相关的免疫指标,但可以通过与相似疫苗(其保护效力在既往研究中已被证实的)进行免疫应答的比较来估计疫苗的可能的保护效力(例如,无细胞百日咳疫苗);
- 效力研究不可行且没有确定的保护作用相关的免疫指标,或既往也没有效力研究能提供用于比较的免疫学数据(例如,炭疽)。

如果未能实施保护效力研究,申请人应为此类数据的缺失提供充分的理由。用于保护效力研究的方案应包括研究人群选择的合理性,以及详细描述诊断感染(例如,临床显性或隐性感染)的方法学。原则上,应采用经过验证的方法进行诊断(例如,感染)或其他评估(例如,组织学)。免疫原性数据在任何情况下均应收集,以用于描述疫苗的免疫应答,并支持特定剂量的研发。

疫苗的质量、非临床和临床研发的指导原则可在EMA网站上查阅[8]。

安全性

通常应在每剂疫苗接种后收集安全性数据。因为疫苗的大多数不良反应发生在每剂疫苗接种后的最初几天，故被广泛接受的做法是在接种后 5~7 天（活疫苗时间应延长）收集不良事件的信息。多数情况下，期望上市许可前的数据库的样本量大到足以识别罕见的不良事件是不合理的。作为最低要求，从上市前研究中获得的全部数据通常应足以可靠地确定受种者中偶见（发生率为 1/1 000~1/100）的局部和全身不良事件。对于新疫苗的临床试验，推荐的最低样本量至少应为 3 000 名受试者，除非另有说明。对某些疫苗，例如含有新型佐剂的疫苗，可能需要提供其安全性的其他额外证据。

在研究人群的某些亚群以及按照免疫程序连续接种的各剂次之间可能会观察到安全性的差异。在这些情况下，授予上市许可前应获得足够数据（至少能发现不同亚组中的偶见不良事件）。申请人还应在效能充分的上市后研究中回答这些问题。

基于有限数据的上市许可

当疫苗的保护效力研究不可行并且尚未建立保护相关的免疫学指标时，需要对疫苗的临床研发给予特殊考虑。例如，适用于旨在预防具有高发病率和高死亡率的罕见感染（包括在流行或蓄意泄漏情况下可能对人类造成广泛破坏的病原体）的疫苗。

在某些情况下，从动物模型的攻毒试验中获得一些与保护效力相关的数据是可行的。对于非常相似但并不完全相同的抗原或许可以确定保护作用相关的免疫指标，这种相似抗原同时也可指导预期保护效力。如果可能，免疫学研究应关注于衡量功能性免疫应答。将上述结果和其他相关研究结合，可推断出风险 - 获益关系，以支持上市许可。

如果上市许可是基于有限的数据，可能无法评估疫苗上市后的保护效果，除非发生自然流行或蓄意泄漏。无论何种情况，只能从公共卫生机构实施的国家监测系统或与 ECDC 协作的监测系统中获得可靠数据。因此，鼓励申请人与公共卫生机构合作制订计划，以期在时机来临的时候（例如，暴发或大流行）收集安全性和有效性数据。当计划基于有限数据获得上市许可时，建议申请人寻求科学建议。

科学建议和临床试验的批准

EMA 可以向制药公司提供科学建议和方案协助，方案协助包括向研发孤儿药或罕见病药物的公司提供科学建议[9]。制药公司可在药品研发的任何阶段（例如，提交上市许可申请前，或者获得上市许可之后）提出咨询需求。当制药公司的研发方向偏离 EU 相关指南或没有相关指南可参考时，科学建议尤为有用。制药企业可在药物研发和其生命周期的任何阶段寻求科学建议，并根据需求，涵盖质量、非临床和临床等方面。

EMA 的科学建议或方案协助接收与首次人体临床试验和临床开发计划有关的问题，并基于科学观点作出回答，需添加免责声明以明确责任。科学建议也可以与上市许可后的疫苗监测有关。

科学建议的需求独立于上市许可的注册程序。数据显示，遵循 EMA 建议的公司更有可能成功通过上市许可程序，获得更快的上市许可申请评估，并降低了上市许可被拒绝的风险[10]。对于人用药品，CHMP 基于科学建议工作组的推荐给出科学建议。该建议视为注册程序的预备行为，不具备法律约束力。公司和监管机构可以遵循或不遵循科学建议，而且科学建议不能保证获得有利的上市许可申请结果。此程序涵盖内容广泛，包括以下相关问题，例如，孤儿药的法律问题、某一类药品、治疗适应证的缩放比例或风险管理计划。对于与 WHO 合作的、计划在欧盟以外市场销售的产品也可寻求科学建议（见下文）。

EMA 与美国食品药品监督管理局（Food and Drug Administration，FDA）合作提供协调的科学建议。可以预期该合作项目将有助于就科学问题达成共识，并创造机会以优化产品的全球化研发，避免不必要或不同的检测要求。

EMA 的长期战略目标之一是在药物研发过程中促进研究和应用新方法。为了实现该目标，已成立多学科 EMA 创新特别小组，作为讨论平台与申请者尽早开展对话，以主动识别新疗法和新技术以及具有不同法律框架特征的边界产品（如药品和医疗器械）的科学、法律和法规问题。

当申请人希望在 EU 成员国开展临床试验时，批准临床试验是 EU 成员国的国家监管机构的职责，伦理委员会也是如此。在 EudraLex 第 10 卷 "临床试验" 中描述了在欧洲开展临床试验相关的指南和法规[11]。

儿科药品的基本要求

欧洲通过了欧盟儿科法规 [法规（EC）1901/2006 号，修订版] 以支持儿童药物的开发、质量以及可及性，促进儿童伦理学研究，确保儿科用药信息的可及性[12]。此法规同样适用于儿童用疫苗。

对于新药(包括疫苗),上市许可申请必须包含在儿科人群中开展的临床研究的结果,该临床研究要符合 EMA 儿科委员会及申请人达成一致的儿科研究计划。对于欧盟已批准的药物,若想增加新的儿科适应证、剂型或给药途径,也需要制定儿科研究计划。儿科研究计划包括儿科人群的相关临床试验、临床试验实施时间表及获得儿科适应证拟采取的措施;也可就目标儿科人群中适合年龄的制剂配方给予建议。可以同意推迟儿科研究,例如,在成年人中证实药品的有效性和安全性后再进行儿科药品的研发。当儿科委员会认为特定的儿科临床研究没有必要或不适用时,可豁免儿童研究。如果药品获得欧盟所有成员国的儿科上市许可,同时在其产品信息中包含了研究结果(无论是正面还是负面),那么该药品就有资格获得 6 个月的专利延长期。专为儿科用途开发的非专利药品也可从儿科的上市许可中获益,数据保护期为 10 年。EMA 和 FDA 通过合作和信息交换,扶植儿童药品的研发。

期望在欧盟以外市场销售的药品

在与 WHO 合作的情况下,CHMP 可给出科学意见,以评估计划只在 EU 以外市场销售的某些人用药品。第 58 条规定就是这样的例子,包括可能用于 WHO 扩大免疫规划的疫苗、预防 WHO 公共卫生重点疾病的疫苗以及作为 WHO 管理的应急储备的疫苗[13]。集中审批程序的流程和要求适用于这种情况。欧盟委员会没有阐述上市许可的决定,但是第 58 条规定中未排除未来在欧盟申请上市许可的可能性。CHMP 采用与欧盟上市许可申请相同的科学审查和标准来评估药品的质量、安全性和有效性,并在必要时采纳 WHO 专家和 WHO 推荐的发展中国家政府观察员的意见。此评估依据欧盟及国际人用药品注册技术协调会(ICH)的指导原则实施,也可根据 WHO 及其他机构发布的指导原则施行(若适用)。基于药品在目标国家和地区可能的使用情况的假设,可以评价其在目标人群中不同的获益 - 风险情况。

第 58 条条款申请可与 WHO 预认证程序同步评估,在此情况下,EMA 与 WHO 合作以及与相关的 WHO 专家咨询委员会的互动十分必要。

按照 CHMP 的意见,意见持有人需对意见提出后的活动,以及欧盟上市许可预测的产品生命周期的管理负责。附条件上市许可和特殊情况下上市许可的意见也同样适用。如适用,新数据由 CHMP 与 WHO 共同合作评估。意见持有人还应确保记录其收到的、由药品引起的可疑不良反应,并根据其销售市场所在国的药物警戒报告义务向该国监管机构进行快速报告。不良反应还应按照适用的指导原则和标准向 EU 报告。CHMP 可随时进行获益 - 风险评估并在咨询 WHO 后修改其科学意见。

风险管理

当前的欧洲法规规定,药品的上市许可申请人在申报资料里应对其风险管理系统进行详细介绍。药物警戒管理规范(GPP)模块 V 对风险管理系统进行了描述,其定义为"一系列药物警戒活动和干预措施,旨在识别、描述、预防或最小化与药品有关的风险,包括对这些活动和干预措施的效果所做的评估"[14]。对风险管理系统的描述是 EU 风险管理计划所采取的一种形式。

EU 风险管理计划分为两部分内容(框 80.1)。第一部分包括安全性说明和药物警戒计划,安全性说明总结了药品上市许可时及后续生命周期的某个特定时间点已知和未知的安全性特征的不同方面。该计划有助于识别需要在药物警戒计划中回答的重要风险和重要信息缺失。第二部分提出对于任何已确认的风险所必须采取的风险最小化活动。从安全性影响方面考虑,疫苗不同于大多数其他药品。在药物警戒管理规范针对疫苗警戒的特定模块中叙述了需要在 EU 风险管理计划的安全性说明和药物警戒计划中回答的特定问题(框 80.2)[15]。

欧盟新的药物警戒法规从 2012 年 7 月起生效,从那时起,所有新的 EU 风险管理计划,必须包含疫苗效力和效果研究的计划,以及安全性研究和风险最小化规划。新的药物警戒法规的重要内容是,使得监管机构强制要求上市许可持有人开展上市后安全研究成为可能,目的是对安全隐患进行识别、描述或量化,并确认药品的安全性特征或衡量风险管理措施的效果[16]。按照新的药物警戒法规的要求,在某些特定情况下,上市许可持有人也会被强制要求开展上市许可后的保护效力研究。

上市后获益 - 风险评估

对疫苗上市后的获益 - 风险平衡进行持续的评估是上市许可持有人和主管部门(药品监管机构)职责所在。按照 EU 变更条例,如果初始上市许可数据发生任何相关变化,上市许可持有人有法律义务告知

> **框 80.1　欧盟风险管理计划的结构**
>
> **第Ⅰ部分　产品概述**
> **第Ⅱ部分　安全性说明**
> SⅠ. 适应证的流行病学和目标人群
> SⅡ. 安全性说明的非临床部分
> - 毒性
> - 药理学概况
> - 药物相互作用
> - 其他毒性相关信息或数据
>
> SⅢ. 临床试验中的暴露
> SⅣ. 临床试验中未研究的人群
> SⅤ. 上市后的经验
> - 监管机构和/或上市许可持有人因安全性原因所采取的措施
> - 上市后非研究暴露
> - 临床试验未研究人群的上市后应用
> - 上市后超说明书使用
> - 流行病学研究的暴露
>
> SⅥ. EU 对安全性说明的额外要求
> - 潜在的用药过量
> - 潜在的病原体传播
> - 潜在的非法药物滥用
> - 潜在的用药错误
> - 潜在的超说明书使用
> - 特定的儿科问题
>
> SⅦ. 确认的和潜在的风险
> - 新确认的安全问题
> - 近期研究报告(涉及安全问题)
> - 从临床开发和上市后经验中发现的重要的已确认和潜在风险的详细信息
>
> - 确认的或潜在的相互作用(包括食物-药物和药物-药物)
> - 药理作用
>
> SⅧ. 安全性问题总结
>
> **第Ⅲ部分　药物警戒计划**
> - 常规药物警戒活动
> - 额外的药物警戒活动
> - 针对安全问题的行动计划和额外的药物警戒要求
> - 额外的药物警戒活动汇总表
>
> **第Ⅳ部分　上市后效力研究计划**
> - 已有的安全数据汇总
> - 上市后效力研究表
>
> **第Ⅴ部分　风险最小化措施**
> - 常规风险最小化措施
> - 额外的风险最小化行动
> - 风险最小化计划的格式
> - 风险最小化活动效果的评估
> - 风险最小化措施的总结
>
> **第Ⅵ部分　药品风险管理计划的行动总结**
> - 风险管理计划总结的内容和格式
> - 疾病流行病学概况
> - 治疗获益的总结
> - 与治疗获益相关的未知情况
> - 安全问题的总结
> - 针对安全问题风险最小化行动的总结
> - 上市后开发计划
> - 风险管理计划随时间变化的总结
>
> **第Ⅶ部分　风险管理计划的附件**
>
> 改编自 EMA 药物警戒管理规范模块 V-风险管理系统(Rev 1). 15 April 2014. Available at:http://www.ema.europa.eu/docs/en_GB/document_library/Scientific_guideline/2012/06/WC500129134.pdf

并以适当的形式提交数据以支持变更申请。这可能需要公共卫生机构、卫生保健人员和患者对获益-风险变化采取行动和沟通交流。

对通过集中审批程序批准的药品而言,框 80.3 概述了相关各方在获益-风险评估中的作用和职责。对非集中审批程序而言,当某个成员国提出不同意见时,这项活动由参考成员国和 CMDh 负责协调。单纯的国家审批程序应由成员国负责。

任何获益-风险评估过程包括以下步骤:
- 快速发现并共享可能的非预期不良反应信号;
- 确认、量化及评估潜在的风险;
- 评估或重新评估疫苗获益,包括任何有关保护效果、免疫持续时间、疫苗接种覆盖率及公共卫生影响的数据;
- 改善获益-风险平衡比,诸如通过促进正确使用疫苗或密切监测疫苗受种者以发现严重不良反应的早期症状;
- 评估旨在改善获益-风险平衡措施的效果。

上述过程的关键部分是疫苗药物警戒,它是一系列发现、评估、认识、预防及沟通免疫接种后的不良事件、疫苗或免疫接种相关的任何其他问题的活动[17]。建立和维护药物警戒系统是上市许可持有人和成员国的法律义务,其中重要内容是上市许可持有人记录和报告疑似不良反应。对于已上市的医药品,不论采用何种程序获得批准,从卫生保健人员或患者处获得的、自发的或通过上市后研究获得的不良反应报告,以及从全球发表的文献中发现的不良反应,均应在规定的时间内通过 Eudravigilance(在欧洲经济区批准

| 框 80.2 | 疫苗相关的欧盟风险管理计划 |

第Ⅰ部分 产品概述

疫苗的类型和组成、生产过程（例如，基因工程疫苗或新概念疫苗）；联合疫苗的详细信息、任何新技术或新递送系统；生产过程中的任何免疫原性佐剂、稳定剂、防腐剂、赋形剂和残留物质。

第Ⅱ部分 安全性说明

SⅠ. 适应证的流行病学和目标人群

预期的或已观察到的（对于已经包含在疫苗接种计划中的疫苗）疫苗对可预防疾病的流行病学的影响

SⅡ. 安全性说明的非临床部分

与抗原相关的临床前试验的发现、其他疫苗成分和残留物以及疫苗成分之间的相互作用、疫苗相关的质量问题（如果与安全有关）

SⅣ. 临床试验中未研究的人群

不同年龄人群的免疫应答；母亲接种灭活疫苗对胎儿的风险；免疫缺陷个体的风险和免疫应答

SⅥ. EU对安全性说明的额外要求

潜在的病原体传播：因处置不当或冷链破坏导致的用药错误、接种方法、未遵照推荐的接种程序、产品包装和标签、群体性预防接种的环境、同一国家同一适应证有多种疫苗上市的情况

SⅦ. 确认的和潜在的风险

需要考虑的潜在风险包括免疫力下降、来自相似疫苗或疫苗成分的使用经验、同时接种多种疫苗、与药品的潜在相互作用、出现与野生型疾病非常相似的症状（由某些减毒活疫苗引起的罕见情况）、特殊关注的不良事件（AESI）

SⅧ. 安全性问题总结

应考虑的缺失信息包括：保护的长期持续时间、减弱的免疫力和加强免疫的必要性

第Ⅲ部分 药物警戒计划

- 常规药物警戒活动

  常规药物警戒活动旨在监测：严重但罕见的不良反应、与批次相关的不良反应、已识别和潜在的相互作用、通过联合疫苗识别出的可能的安全隐患、AESIs、疫苗使用不当和错误模式、突破性感染病例、提示可能发生毒力返祖的不良反应。作为不良反应常规随访的一部分，应收集接种时间和接种途径的信息、疫苗和稀释剂（包括批号）、可疑质量缺陷的情况下的批签发规格、目标人群的相关合并症（包括自身免疫性疾病）

- 额外的药物警戒活动

  额外的药物警戒活动包括探测毒株的替代现象、排毒的模式、对接触者的传播和疫苗的保护效果；建立新疫苗或含新佐剂的疫苗的安全性证据；调查不良反应聚集性病例

- 针对安全问题的行动计划和额外的药物警戒要求

- 额外的药物警戒活动汇总表

第Ⅳ部分 上市后效力研究计划

- 已有的安全数据汇总
- 上市后效力研究表

第Ⅴ部分 风险最小化措施

- 常规风险最小化措施
- 额外的风险最小化行动
- 风险最小化计划的格式
- 风险最小化活动效果的评估
- 风险最小化措施的总结

改编自 EMA 药物警戒管理规范模块 V-风险管理系统（Rev 1）. 15 April 2014. Available at: http://www.ema.europa.eu/docs/en_GB/document_library/Scientific_guideline/2012/06/WC500129134.pdf

的产品疑似不良反应数据库和数据管理系统）进行报告。对于疫苗而言，还应报告缺乏效力的案例，特别是受种者亚群免疫原性降低、免疫力减弱和菌毒株代替的可能信号。

上市许可持有人还应在定期安全性更新报告中报告疑似不良反应，以便在上市后的特定时间点向监管机构提供药品的全球安全性最新信息。定期安全性更新包括根据新的或变更的信息对产品的获益-风险平衡做出关键的评估，以确定是否需要进一步开展研究以及是否对上市许可和产品信息进行变更。对于疫苗而言，定期安全性更新报告还应包括缺乏效力的数据。定期安全性更新报告还应在监管机构或者 EMA（对于通过集中程序批准的产品）要求时立即提交。

鉴于疫苗获益-风险评估的复杂性以及大量的问题需要考虑[16]，此过程需要广泛的专业知识。在 EU，可由药物警戒风险评估委员会、CHMP 疫苗工作组、CHMP 的其他工作组、疫苗科学顾问组以及特设专家组（必要时）承担。

为了保护公共健康，必要时需采取紧急措施，比如当怀疑特定批次的疫苗存在安全信号或缺陷时，对特定批次实施召回或暂停分发（检疫）。公共健康保护原则在某些情况下可能特别重要（比如，用于健康儿童的疫苗，尤其是局部事件）。但是，即使后来证实了可疑批次与不良事件之间没有关联，批次召回或检疫也会对疫苗接种计划本身造成不利影响，从而可能对公众健康造成整体损害。当特定批次的质量或安全问题尚未定论，在调查进行期间可以首先采取除召回或检疫以外的其他措施（比如，提供对患者的监测以及接种后随访的建议）。当召回或检疫可能导致疫苗供应短缺并且替代品未广泛使用时，可以考虑这种方法。鉴于此，药物警戒管理规范（GPP）P.I. 模块（疫

框 80.3　通过集中程序批准的疫苗上市后获益 - 风险评估和决策程序涉及合作伙伴的关键作用和职责

上市许可持有人
- 建立和维护用以收集、整理、评估和报告药物警戒数据（包括疑似不良反应和定期安全性更新报告）的系统
- 回应监管当局对获益 - 风险评估所需额外信息的要求

成员国
- 具有适当的国家药物警戒系统，包括向监管机构和上市许可持有人提供成员国领土范围内发生的严重不良反应的信息
- 把任何相关的行动通知其他合作伙伴
- 识别和评估安全性问题，实施效益 - 风险评估
- 执行欧盟委员会的决定
- 如果出现需采取紧急行动以保护公共健康的情况，则应在成员国领土范围内暂停使用疫苗，并把此行动的依据向监管机构和欧盟委员会报告

欧洲药品管理局
- 协调药物警戒系统
- 监督上市许可持有人的法律义务
- 与报告者达成一致意见，识别可能的非预期不良反应的信号、或预期不良反应的严重程度、特征或发生率发生变化的信号
- 与报告者达成一致，将任何安全性问题通知有关各方
- 协调报告者的数据评估
- 将人用药品委员会（CHMP）的意见传递给欧盟委员会

人用药品委员会
报告者
- 评估安全性问题、不良反应和获益 - 风险数据（如定期安全性更新报告和公司报告）和获得额外信息（必要时）
- 向药物警戒工作组和 CHMP 按商定的时间表提供评估报告，并包含适当行动的建议

药物警戒风险评估委员会
- 评估来自自发性报告和其他来源的潜在信号
- 在报告者的要求下评估新发生的安全性问题
- 评估强制性上市后安全性研究（PASS）的研究方案，并就非强制 PASS 向 CHMP 提供建议
- 向 CHMP 提供安全性、获益 - 风险评估、风险最小化和获益最大化所需行动的建议

人用药品委员会
疫苗工作组
- 向 CHMP 提供任何疫苗相关问题的建议

人用药品委员会
- 基于报告者的评估报告，讨论获益 - 风险平衡
- 提出评估意见

欧盟委员会
- 做出决定
- 强制实施法律要求，强制执行成员国和上市许可持有人的决定

改编自 EMA 药物警戒管理规范. Available at:http://www.ema.europa.eu/ema/index.jsp?curl=pages/regulation/document_listing/document_listing_000345.jsp&mid=WC0b01ac058058f32c.

苗的药物警戒）也包含了对国家监管机构的推荐，即当由于安全性原因考虑对疫苗批次实施召回或检疫的决定时需考虑的因素。

在欧洲，ECDC 可为疫苗相关问题以及影响接种计划和疾病流行病学的措施提供科学建议；也可基于疫苗接种与健康结局之间的关联，帮助确定数据来源以进一步开展调查。对于特定问题，可设立特别专家组。

获益和风险的沟通

疫苗获益 - 风险平衡的沟通需要深思熟虑。保护公共健康方面的获益可能难以表达，尤其是在目标疾病发病率很低时。另一方面，免疫接种后常见和非严重的不良反应，比如发热或注射部位疼痛都会影响疫苗的可接受性。不确定的、潜在的、罕见和严重不良反应可进一步降低公众对疫苗接种计划的信心。因此，疫苗信息沟通的关键因素包括已知和未知的疾病流行病学的真实信息、疫苗的获益和风险，以及为了解决数据缺失和最小化风险所采取的活动[16]。

在欧盟的所有成员国中，步调协调地提供一致信息是很重要的。EMA（与成员国的协调员合作）对疫苗的获益和风险的沟通准备负有主要责任。ECDC 在疫苗接种计划（也是成员国的职责）和疾病流行病学方面协调全国的沟通。EMA 和 ECDC 均有沟通计划并在其网站上提供信息。

在现有的信息沟通手段中，与卫生保健人员的直接沟通经常用于加强药品（包括疫苗）使用的安全性和有效性，可由上市许可持有人或主管当局直接传递给卫生保健人员。通常，上市许可持有人和主管当局之间有必要就信息的格式和内容、收件人及时间表达成协议。

结论

历史上，许多现有的疫苗是由 EU 成员国自己批准的。随着 EMA 在 1995 年创建并评估和监测药品，欧洲法规统一了药品在欧盟的生产、分发及使用等诸多方面的问题。目前，这些法规支持在欧盟范围内统一批准疫苗，可供 5 亿居民使用。CHMP 评估新的疫

苗上市许可申请，确定疫苗获益-风险平衡比是正向还是负向的，并向欧盟委员会提交是否授予其在欧盟范围内上市许可的意见。近年来批准的创新疫苗（比如肺炎球菌、人乳头瘤病毒和[大流行]流感疫苗）带来重大的公共卫生获益。

EU疫苗监管面临的持续挑战之一是其成员国的接种程序不一致。统一接种程序的努力将有利于推进疫苗研发以及统一EU批准的疫苗的产品信息。

只有在上市后才能发现罕见的、迟发的或仅在特定人群于某些情况下才会发生的不良事件。因此，建立欧洲体系的目的在于发现、评估、最小化及预防（如果可能）免疫接种后的严重不良事件和任何影响疫苗获益-风险平衡的保护效果的降低。

疫苗的注册批准和监测需要许多参与者的专业知识，包括卫生保健专家、学者、疫苗制造商、监管机构、公共卫生机构以及欧洲机构。通过各方之间的有效合作，疫苗的公共卫生获益将被最大化。

致谢

感谢EMA的Marie Helene Pinheiro对本章节的审核。

免责声明：本章节所表达的观点均为作者个人观点，不可以被理解或引用为代表欧洲药品管理局或其委员会的观点，也不反映欧洲药品管理局及其委员会或工作组的立场。

（杨焕　张燕平　邵杰　丘远征）

本章相关参考资料可在"ExpertConsult.com"上查阅。

81 第 81 章 中低收入国家的疫苗监管

Lahouari Belgharbi、Alireza Khadem Broojerdi、Carmen A. Rodriguez-Hernandez 和 David J. Wood

2014—2015 年发生的有史以来最严重的埃博拉病毒病流行触发了前所未有的疫苗加速研发进程。在监管资源有限、很少或没有评估疫苗临床试验经验的国家,创新的临床试验设计成功地用于评估复杂的疫苗[1]。无论如何,实施适当的监管措施的部分原因是资源更好的监管机构愿意为受影响国家的监管机构提供对等的科学支持。从 2014—2015 年埃博拉病毒病流行中得到的关键教训是所有国家都需要加强对传染病威胁的监管准备,尤其是中低收入国家(Low-and Middle-Income Countries,LMICs),特别是在疫苗监管方面。

在世界卫生组织(World Health Organization,WHO)194 个成员国中,只有小部分(40~45 个)成员国生产疫苗。但毫无例外,所有成员国都需使用这些疫苗。现在,全世界使用的疫苗越来越多产自 LMICs。对发展中国家的疫苗采取适当的监管措施是很关键的,不仅为了确保疫苗生产国的国家免疫规划所用疫苗的质量、安全性及效力,也为了保护并加强在全球免疫事业上的投入。

WHO 制定了很多疫苗监管的国际标准,并对这些标准的执行情况进行评估。尽管从事疫苗生产的关键 LMICs 的国家监管机构(National Regulatory Authorities,NRAs)的运作得到改善,但进一步的工作是必需的,例如,加强卫生系统以巩固已取得的成果。在大多数情况下,依赖进口疫苗的 LMICs 的 NRA 没有资源对疫苗进行专业性监管。在这些国家中,最合理的策略莫过于参照其他地区所作的疫苗监管评价。

为了帮助这些国家,联合国采购经过 WHO 预认证(Prequalification,PQ)的疫苗以保证疫苗质量。截至 2014 年底,全世界约有 64% 的婴儿接种了经过 WHO 预认证的疫苗。这些国家监管机构的关键职能包括疫苗注册、在疫苗使用国家的安全性监测以及对候选疫苗临床试验的监管。目前正在建立监管机构网络以增强 LMICs 的疫苗监管能力。

中低收入国家的疫苗监管

安全有效的疫苗被公认为是必备的公共卫生手段。持续地生产安全有效的疫苗非常困难,可以承受的价格进行生产更是如此。疫苗受药品法规监管,属于当今最复杂的药品之一。只有具备监管的专业知识才能对疫苗做出知情决策。监管机构对疫苗进行获益-风险评估,首先需要了解生物制品的生产和质量控制流程,其次预防性疫苗通常是给一定规模的非常幼小的婴儿接种,这些疫苗源自活的生物系统,需要了解其中的意义。监管机构必须时刻准备评估有关疫苗潜在或实际的风险和获益的新信息,并在必要时更改决策。框 81.1 列举了监管机构所面临的问题案例以及如何应对。

由 LMIC 的疫苗生产商来满足全球市场需求是有利的选择,但是,目前这些供应商的潜力尚未得到充分发挥。一个障碍是对来自此类供应商的疫苗的质量信心不足。WHO 已经启动了加强 NRA 系统建设的项目来解决这一问题,目的是确保每个疫苗生

框 81.1 疫苗监管复杂性的案例:猪圆环状病毒和轮状病毒疫苗

在全世界,轮状病毒性胃肠炎是婴幼儿严重腹泻性疾病的最常见病因。因此,世界卫生组织(WHO)推荐接种轮状病毒疫苗。2010 年,研究人员从一种口服轮状病毒疫苗(Rotarix)检测到猪圆环状病毒 1 型(PCV1)及其 DNA,从另一种口服轮状病毒疫苗(Rotateq)中检测到猪圆环状病毒 2 型(PCV2)的 DNA 片段。为弄清上述发现,监管当局、病毒学家和疫苗生产商开展了调查。新的数据用于对获益-风险评估作出修订。评估后一致认为,儿童使用轮状病毒疫苗的获益远远超过使用含有 PCV 或者 PCV DNA 疫苗的任何已知风险。WHO 建议在免疫规划中继续使用 Rotarix 和 Rotateq 疫苗,特别是在那些因轮状病毒感染导致 5 岁以下儿童死亡率增高的地区[2]。WHO 已对本次事件中吸取的教训进行总结,以便在将来发生类似事件时对监管机构和免疫从业人员[3]提供指导。

表 81.1 根据国家内部的国家免疫规划中使用的疫苗来源划分国家监管职能

职能	根据疫苗来源对国家进行分类		
	由联合国机构提供	由本国自行采购	由本国生产
A. 国家监管体系[a]	X[b]	X	X
职能1：上市许可和注册[c]	X	X	X
职能2：上市后监测，包括对疑似预防接种异常反应（AEFI）的监测[d]	X	X	X
职能3：批签发[e]	由疫苗生产国的NRA承担。NRA需通过WHO评估，并适当履行监管职能。	X	X
职能4：实验室检测[f]		X	X
职能5：监督机构核查[g]			X
职能6：临床试验的审批和监管[h]	X[i]	X	X

[a] 国家监管体系需要具备执行WHO推荐的监管职能的法律框架和授权，再加上质量管理体系、战略计划、足够的资源、召回制度、信息透明和利益-冲突条款。

[b] X代表WHO建议在每个分类下的国家应履行的监管职能。

[c] 上市许可和注册职能包括注册条款及对产品和生产设备的评估，涵盖疫苗进口、出口和分发。

[d] 上市后监测职能包括发现明显的疫苗安全问题并对此进行调查的能力，以及采取必要的监管措施的能力。

[e] 批签发职能需要NRA具有对疫苗进行逐批审查的体系，至少能独立对生产商提供的各批次疫苗生产概要进行审查，以确保进入市场的各批次疫苗符合既定标准。

[f] 实验室检测职能要求NRA具备能对生产商提交的疫苗批次进行独立检测的国家检定实验室。此外，使用外部质控实验室的操作协议也是可以接受的。

[g] 监督机构核查职能意味着NRA具备进行药品生产质量管理规范（Good Manufacturing Practice，GMP）核查的体系，此外，如有必要，有权要求该国任何疫苗生产商暂停或终止疫苗生产。

[h] 临床试验监管职能意味着具备与WHO药品临床试验质量管理规范（Good Clinical Practice，GCP）相一致的监管规定，当违反标准时有权采取行动。

[i] 在开展临床试验的国家。

产国的NRA执行疫苗监管的国际标准，其监管能力需经过WHO的评估和稽查。自1997年至2014年，WHO共计开展了超过100次评估，包括对所有疫苗生产国的NRA。

WHO为NRA规定了六项职能以确保其能对疫苗进行全面的监管（表81.1）[4-8]。

生产疫苗的国家应进行全面的监管。这些国家的疫苗监管体系需要具备法律框架及授权来执行WHO推荐的这六项职能。这些职能包括：①上市许可和生产设施注册；②药物警戒，包括疑似预防接种异常反应（AEFI）监测；③NRA批签发；④实验室检测；⑤监督机构核查；⑥临床试验的审批和监管。但是，对于大多数依赖疫苗进口的国家来说，仅需要设置部分监管职能。已经证明，按疫苗来源对所需的监管职能进行分层是实用且有效的策略，可用来指导各国选择适合其国情的投资水平。

"质量保证的疫苗"的定义为，疫苗在NRA职能完善的国家生产，同时在目标人群中有肯定和正向的获益-风险评估。WHO建议在国家免疫规划中使用的疫苗应100%保证质量。

质量保证的疫苗和国家监管职能：全球现状和趋势

根据WHO提供的数据，截至2014年12月，国家免疫规划中使用质量保证的疫苗的比例达到97%（图81.1）。这与1990年初的情况形成对比，那时质量保证的疫苗不足50%。但是，维持疫苗生产国所取得的成就是持续的挑战；例如，预计2015年初质量保证的疫苗会略有下降，因为2014年发现一个NRA无法正常履职。这个国家供应了全球疫苗的5%~8%，该国政府承诺解决存在的问题，WHO期望其监管体系能很快恢复运行。为了紧急解决这一问题，制定了特殊的产能建设和监测方案。

NRA在疫苗监管领域的职能状况见表81.2。WHO规定的六项疫苗监管职能的实施趋势见图81.2。大多数缺乏良好履职的NRA监管体系的国家在本国免疫规划中使用WHO预认证的疫苗。

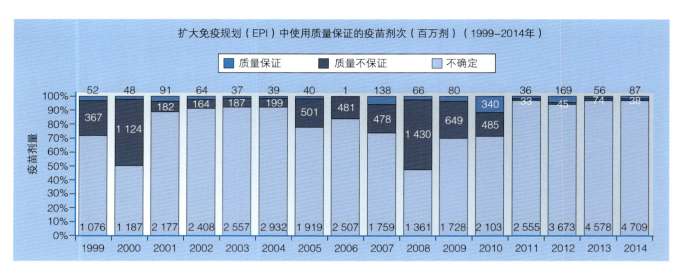

图81.1 扩大免疫规划(EPI)中使用质量保证的疫苗剂次(百万剂)(1999—2014年)(数据来源于世界卫生组织(WHO)/基本药物和保健品,截至2015年5月,报告的疫苗剂量主要来源于WHO联合国儿童基金会的联合报告表和WHO国家监管体系批签发数据库)。

表81.2 国家监管机构在疫苗监管领域的职能状况(2015[a])

疫苗的主要来源	具有或不具有监管职能 NRA 的国家数目		
	具备职能 N(%)	不具备职能 N(%)	合计
生产	36(83%)	7(17%)	43
采购	20(41%)	28(59%)	48
联合国机构	9(9%)	94(91%)	103
合计	65	129	194

[a] 截至2015年10月。
资料源自WHO,日内瓦,瑞士。

WHO 疫苗预认证程序

预认证是采购术语,指将全球公开招标限制在少于可能的供应商总数的范围内。疫苗预认证是由WHO主导的行动,其主要目的是确保联合国(United Nation,UN)采购部门采购的、用于国家免疫规划的疫苗能持续安全有效。1987年,WHO正式实施疫苗预认证程序(vxPQ),以便为联合国采购部门提供关于疫苗质量、安全性及有效性的建议。截至本文撰写之日,联合国采购系统服务了124个国家,其中90个国家通过联合国儿童基金会(United Nations International Children Emergency Fund,UNICEF)的供应部门、34个国家通过泛美卫生组织的循环基金。在全球接种了质量保证疫苗的婴儿中,以上方式能覆盖约64%的人群。除联合国外,WHO网站上公布的通过预认证的疫苗清单[9]也被采购疫苗的非联合国机构、非政府组织和那些直接通过国际招标程序进行疫苗采购的国家应用。所以,疫苗预认证程序的应用已经远远超出服务于联合国采购部门的初衷,并且已成为公认的质量标志。

自1987年建立以来,为了改进并适应新的需求,预认证程序已经进行了多次修订[10]。预认证程序的现行版本由WHO生物制品标准化专家委员会建立[11]。由WHO生物制品标准化专家委员会针对单个疫苗制定的书面标准定义了预认证程序采用的质量规范,也是UN采购招标文件制定技术规范的关键。

预认证程序包括对待评估疫苗的生产与检定摘要文件的评审、成品特征一致性的证明、遵循药品生产质量管理规范(Good Manufacturing Practices, GMPs)的证明(通过现场检查来评估)以及生产商充分实施质量体系的证明。预认证评估还有一个重要价值是关注评审产品的特性,将其与WHO技术报告系列中公布的推荐标准进行比较,以及对UN招标规范的合规性。vxPQ评审是对产品特性的程序适用性进行评价,包括疫苗性状、目标国家冷链条件有限时的疫苗稳定性以及多剂量疫苗瓶中的防腐剂影响等。这将保证临床试验数据中推荐的接种程序(包括在发展中国家的国家免疫规划中的疫苗联合接种)对UN目标人群是有意义的。

接受疫苗预认证申请审评的前提是,疫苗生产商所在国家的NRA已经被WHO评估为"履职良好"。疫苗生产商所在国家的监管机构不仅在提交前的阶段(疫苗上市许可申请)起关键作用,而且更重要的是,在疫苗通过预认证后进行持续监管以确保疫苗质量。例如,NRA对疫苗进行批签发是UN招标的基本

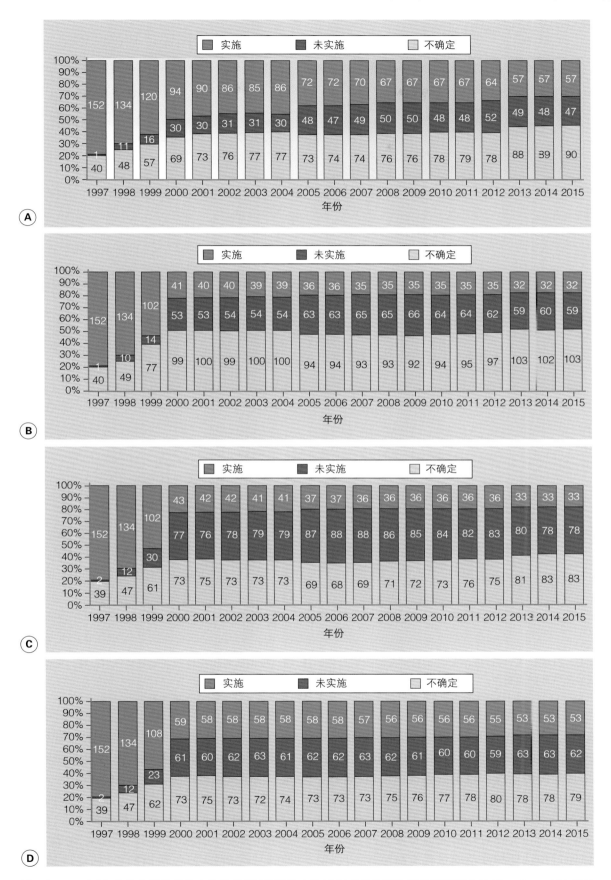

图81.2　**A.** 国家疫苗监管体系的实施趋势图（纵轴为实施国家疫苗监管体系的国家所占比例；1997—1999年的分母为190；2000—2001年为191；2002—2005年为192；2006—2010年为193）。**B.** 履行疫苗上市许可和注册职能趋势图。**C.** 履行上市后和AEFI监测职能趋势图。**D.** 履行NRA疫苗批签发的趋势图。

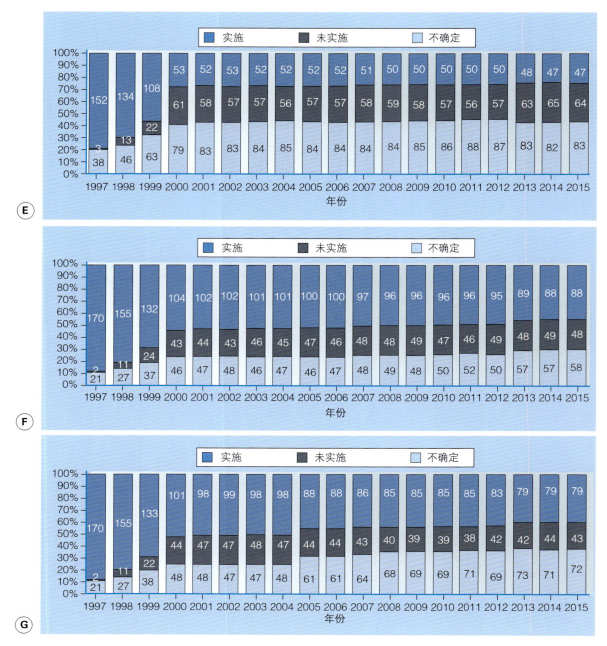

图 81.2（续） E. 履行疫苗监管实验室检测职能趋势图；F. 履行疫苗监督机构核查职能趋势图；G. 履行疫苗临床试验监管职能趋势图

数据来源：世界卫生组织 / 基本药物和保健品，截至 2015 年 8 月。

要求，该要求为接受国分发和使用疫苗提供了依据。疫苗生产国的 NRA 负责出具疫苗批签发证书，该证书是疫苗接受国确信进入该国的各批次疫苗已通过负责任的 NRA 独立审查及核准的唯一证据。为保障疫苗质量，应定期开展 GMP 核查（按照国际公认的标准，比如 WHO 标准），并对疫苗效力及安全性进行监测以确保通过预认证的疫苗质量具有持续性。同样重要的是 NRA 还应对变更情况进行监管以确保通过预认证的疫苗持续符合所需质量标准。

预认证项目方与负责预认证疫苗国家监管的 NRA 签订合作协议，以保证持续的监管得到及时充分的实施，并保证与疫苗质量、安全性或效力有关的重大偏差或顾虑能迅速与 WHO 沟通。

过去，疫苗首先应用于工业化发达国家；多年之后，疫苗价格随着市场规模扩大而下降，从而使疫苗开始在欠发达国家中使用。近年来，随着来自免疫接种的利益相关者（包括捐助者）的支持越来越多，这种模式已经发生了显著变化，进而加快了重点疫苗在发展中国家的应用。过去为发达国家设计的一些疫苗的特性不适用于发展中国家的免疫规划，典型的示例是肺炎球菌疫苗装在预充式非自毁性注射器中。UNICEF 要求所采购的疫苗装在西林瓶、安瓿或自毁式注射器中[12]。该要求的目的一方面是防止这些注射器在现场被重复使用，另一方面是为了保证这些注射器在没有高温焚化炉的国家能被有效损毁。

针对上述问题，WHO 的指导性文件描述了发展中国家在国家免疫规划中使用疫苗的预期特性，并建立了评估不同于预期特性的候选疫苗的程序[13]。以这种方式规定程式化的疫苗特性可激励疫苗研发者，并有助于针对每种疫苗的技术属性塑造市场，从而使贫穷国家获益。

与疫苗预认证保持一致，WHO 也通过"性能、质量和安全"项目对与疫苗运输和储存有关的免疫接种设备开展了预认证，主要目的是向各国提供一系列选定的产品和工具，以确保通过供应链采购的疫苗的质量和疫苗接种的质量。这项工作是通过 2014 年成立的多方标准工作组与合作伙伴紧密合作完成的，合作伙伴包括 UNICEF、全球疫苗免疫联盟(the Global Alliance for Vaccines and Immunization, GAVI)、适宜卫生科技组织、克林顿健康倡议组织和太阳能照明基金，并得到了比尔-梅琳达·盖茨基金会的支持。众所周知，发展中国家在确保接种点获得质量保证的疫苗上面临一系列的挑战；比如，缺乏可靠的电力、需要运输和储存的疫苗数量不断增加以及将储存温度保持在适当的范围内，都是各国面临的困难。为了提高设备的质量并促进创新解决方案的整合，"性能、质量和安全性"项目正在制定产品目标特征和产品目标规范，并由独立且经过认证的实验室对产品进行评估。例如，关于太阳能直驱冰箱和太阳能系统的产品目标特征已经发布，并已经着手制定水排冷柜、防冷冻的冷藏箱、防冷冻的疫苗运输箱和远程温度监控系统的产品目标特征，全部产品均有望在 2015 年进行开发。2014 年，首个长程无源容器通过了新规范的预认证，它可以在不充电的情况下将疫苗保存超过 35 天。上述工作的成果是，截至 2014 年 12 月 31 日，各国可选择的预认证产品达 258 种，相比之下，2010 年只有 163 种，2014 年较 2010 年增长了 58%。

加强发展中国家的药品监管体系对疫苗的监管检查

能力建设的五个步骤：评估及机构发展规划

WHO 已经提出了五步法用于能力建设规划：
1. 建立客观和可靠地评估国家疫苗监管体系的标准；
2. 依照评估标准对国家监管体系进行评估，通过计算机化评估工具对每项监管职能进行评估，每项职能均包括指标和子指标；
3. 确定差距，并通过制定机构发展规划(Institutional Development Plan, IDP)来弥补差距；
4. 根据 IDP 确定的需求，通过学习和培训来加强能力建设，从而提供技术意见和技术支持；
5. 监督进展及对监管体系的表现进行再评估。

WHO 现场检查：GMP 的执行

对于持续生产安全有效的疫苗，在疫苗生产过程中坚持 GMPs 是关键原则。有效的监督检查至关重要。已经证明，WHO 现场检查是提高监管体系的能力和执行力的有效手段，同时也是引导各国维持监督检查职能的有力措施。在 WHO 现场检查中，WHO 委派的外部监管专家对当地检查员执行常规 GMP 检查时进行监督。从该活动中获益的国家包括中国、埃及、印度、印度尼西亚、伊朗、塞内加尔、泰国和越南。当地检查员能从外部专家处得到有关他们工作表现的反馈信息，此外还可以获得可供他们和 WHO 衡量工作进展的客观基准。

平行的监管评价：A 群脑膜炎球菌结合疫苗和乙型脑炎疫苗的案例

能力建设的另一例子是，在疫苗注册评估过程中，两个国家的 NRAs 进行信息共享并开展合作。在这种情况下，一个国家的 NRA 由其专家团队主导疫苗评审过程，对另一方予以指导，另一个 NRA 则接受指导、采纳建议。例如，在对 A 群脑膜炎球菌结合疫苗进行评价的过程中，加拿大 NRA 提供专业意见，印度 NRA 则接受这些意见，该疫苗后来被成功引进到非洲脑膜炎流行地带国家[14]。在这种情况下，由于该疫苗并不打算在加拿大注册，因此，提供专业意见的一方不会从这个过程中直接获益。但是，他们可以间接获得很多益处；例如，指导过程和支持其实施的方法后来都被作为提供指导的 NRAs 的员工培训工具。

在第二个例子中，一种乙型脑炎候选疫苗在澳大利亚[15]和泰国同时提交注册申请，两国对疫苗进行平行审评。澳大利亚治疗药品管理局为泰国食品药品管理局提供技术支持。两国均保留是否批准该疫苗的权力。两国都对申请者提供的科学数据进行评价，然后进行讨论，从而为缺乏经验的监管机构提供学习机会。在本例中，该疫苗相继在两个国家中获得注册批准。

加强新疫苗临床试验的监管和监察

疫苗生产国对疫苗的监管不能代替疫苗临床试验的目标国家或引进新疫苗的国家的职责。尽管Ⅰ期临床试验通常在疫苗生产国进行,但是目前一些正在研发的疫苗是针对发展中国家流行的疾病,其Ⅱ期和Ⅲ期临床试验则必须在疾病流行国家开展。这些目标国家通常缺乏对临床试验的监管经验。因此,在非临床产品审评及临床试验方案评价方面的监管能力有待加强。

疫苗临床试验监管能力建设的有效途径是应用已有的监管网络和/或建立新网络。作为示范,WHO已经与东南亚国家联盟(Association of Southeast Asian Nations,ASEAN)监管网络共同建立了"疫苗篇章",这是疫苗临床试验监管领域的一个合作论坛。此外,WHO还建立了两个网络,发展中国家疫苗监管机构网络(Developing Country Vaccine Regulators Network,DCVRN)和一个位于非洲的地区性网络,即非洲疫苗监管论坛(African Vaccine Regulatory Forum,AVAREF)。

DCVRN成立于2004年9月,旨在促进、支持和增强参与国和其他发展中国家NRAs的疫苗监管能力,包括评价临床试验方案(含临床前数据和产品研发过程)以及通过专业知识和相关信息共享来评价临床试验数据[16]。有九个国家加入了DCVRN,包括古巴、巴西、中国、印度、印度尼西亚、伊朗、韩国、南非和泰国。

成员国致力于建立评价临床试验申请和疫苗注册资料的统一方法,加强NRA的评估能力,与跨国疫苗开发商和生产商建立有关新疫苗研发的开放性对话,确保发展中国家监管机构能跟上国际公认的要求,并尽可能通过区域活动来指导其他NRA。

DCVRN通过每年召开两次会议以及会议之间的定期交流进行运作。WHO起秘书处的作用,协助专家、疫苗开发商、临床试验申办机构及疫苗生产国NRA参加学术会议。DCVRN关注的问题包括新疫苗临床评价的监管难题,诸如结核病疫苗、HIV/AIDS疫苗、人乳头瘤病毒疫苗、轮状病毒疫苗、伤寒疫苗、乙型脑炎疫苗以及登革热疫苗。该网络通过监管程序共享、为支持其他国家的专家团队提供资助以及牵头促进疫苗临床试验评价能力建设等手段为成员国提供机会以共享经验和见解以及与其他国家NRAs进行信息和知识交换、为疫苗开发商/生产商和临床试验申办方提供反馈信息、并对区域性倡议提供支持。

对于疫苗临床试验的监管检查,在特定地区面临着一些挑战。例如在非洲,构想并成立于2006年的AVAREF作为"区域性途径"为该地区的监管机构提供持续支持[17]。该组织旨在为那些必须进行监管决策、但又缺乏能力或/专业知识的国家提供获取专业知识的工作框架,并作为论坛供各国与同行进行讨论,从而加强薄弱国家的监管能力建设并确定其所需的支持和培训。

AVAREF汇聚了来自23个国家(确定为开展临床试验及引入新疫苗的目标国家)的NRAs和伦理委员会的代表。目的是便于获取该地区重点疫苗的临床开发计划的信息;为各国提供专业资源以支持他们的监管评审过程;确定对监管文件、培训及指导的需要;以及促进与在非洲开展临床试验的疫苗生产国的监管机构的合作。

AVAREF取得的一些成就包括开发模型用于协调临床试验申请评估程序以及临床试验监管。

AVAREF还建立并测试了在一些成员国中进行临床试验方案联合评审的理念。联合评审发生在几个国家的监管机构针对同一疫苗的试验进行审评时,应取得申办者的同意,并且需要参与合作的监管机构在临床试验方案和临床试验数据的评审上具有丰富的经验。申办者同时向几个目标国家提交申请;每个国家进行独立评审,然后再参与联合评审活动。在联合评审过程中,来自目标国家的评审员都有机会相互讨论,联合向申办者提出问题,并要求提供所有需要澄清或补充的信息。监管者带着所需的反馈信息回国,然后独立做出监管决策。

候选的疟疾疫苗和A群脑膜炎球菌结合疫苗的评审采用了上述方法。经验表明,联合评审是提高临床试验方案审评质量的非常成功的方法。

在2014—2015年埃博拉病毒病流行的突发公共卫生事件中,AVAREF作为平台的作用尤为重要[18]。该平台的应用在三个方面取得了进展:①监管机构与临床试验申办者和疫苗生产商在注册资料提交前的讨论;②就临床试验批准程序达成一致意见;③临床试验申请的联合审评(WHO召集)。取得的成果是,关键疫苗研究在90天内即获得了符合国际标准的伦理和监管批准。

DCVRN、ASEAN和AVAREF这三个网络已被证明是有效的,因为有机会与先进的NRAs进行互动,这些先进的NRAs如欧洲药品管理局(European Medicines Agency,EMA)及美国FDA通过积极参与和与网络成员国共享专业知识来支持这些活动。

上述网络的作用是作为平台促进监管机构之间

的信息交换、统一监管要求和程序、发现差距和培训需求、促进指导原则的制定以及提供技术支持,这些作用还有待进一步加强。

为发展中国家的监管机构提供技术支持和学习机会

为发展中国家的监管机构提供技术支持可以通过多边或双边机制来实现。WHO 主导的技术支持是基于对 NRAs 进行评估时确定的客观需要。利用对每一项监管职能的评估结果,监管机构联合独立评估组制定 IDP。该计划提供了由审评员发现的差距的详细信息及初步的解决方案。NRA 评估报告和 IDP 与国家监管机构共享,待监管机构批准后,IDP 就成为制定目标技术支持计划的工具。

根据需求,可以通过多种途径来提供技术支持,例如,参与到已建立的全球性课程中或在量身定制的国家或区域性的培训活动中的表现,为所讨论的特定领域设置卓越中心,和/或促进现场咨询。

若想成为 WHO 所批准的系列课程的一部分,需通过有效的课程开发验证过程。WHO 与课程开发团队签约,拟定包含内容和学习方法的专家的课程。课程初稿按模块编写,同时提供一本手册,内容包括所需技术信息、旨在促进有效学习的指导方针、学员指南以及参考和阅读材料。课程材料均经过同行评审,并通过正式程序予以批准。

根据已确定的需求和开发的可能性选择课程,并且以经济有效的方式运行。有些课程是在已建立的全球培训中心实施的,或者通过设置巡回课程对特定国家的监管机构或具有相同需求的少数邻近国家的监管机构开展培训。

所有 WHO 批准的课程均以学习模块的形式构建,具有明确且可衡量的学习目标。这些课程包含用于监测每日进展的详细程序以及在课程中用于纠正已知缺点的程序。作为课程管理的一部分,每个模块都可通过既定的程序进行评估,还可以通过其他工具和渠道关注课程[19]。WHO 采用 Kirkpatrick 四级评价方案[20]。

DCVRN 成员国开发了一套临床试验监管核查培训的课程,以便对发展中国家的 NRA 进行培训。该教材经过进一步开发和定稿,由 WHO 发布。这是其中一个网络对全球培训资料的可及性的贡献范例之一。

全球性培训计划不一定能解决在特定的 NRA 评估中发现的某个不足。在有些情况下,需要特别定制的国内培训计划。但是,在任何情况下,WHO 都应确保在开发新教材时恰当规定课程设计原则并遵循质量程序。

可以预见,基于电子化学习(e-learning)的远程教育的出现将明显拓宽目前培训活动的范围,开发与 e-learning 相关的课程已成为 WHO 的优先任务。

利用其他监管机构做出的决定:快速评审国家免疫规划中所用的进口预认证疫苗

通过 UN 机构采购疫苗的国家能获取"质量保证的疫苗"。这类疫苗已经通过了负责的监管机构的注册许可,此外,WHO 已在预认证评估中对其进行了审查。在预认证过程中,WHO 明确保证疫苗符合 WHO 建议和 UN 招标规范,此外,已经对临床数据进行了严格审查,以确保疫苗适用于目标人群,并与疫苗接受国的免疫程序相容。WHO 也已经检查过产品特征(如性状、稳定性和其他方面),以确保这些特征适用于发展中国家的条件。通过负责的 NRA 批签发疫苗、审核变更情况和监管检查,以及通过 WHO 对运送到接受国的疫苗批次进行针对性检测、监测投诉信息和 AEFI 报告,确保了对疫苗的持续监管。此外,WHO 还定期对所有预认证的疫苗进行再评估。

在这种情况下,一些国家可能会选择豁免额外的全部注册程序。利用现有资源集中力量实施上市后监管活动(如疫苗的药物警戒)可能更为有效。鉴于此,WHO 制定了合作程序用于评审已通过预认证的进口疫苗[21]。该程序可加快免疫规划用疫苗的注册程序。采用该程序允许一个国家所用的所有预认证疫苗在短时间内完成注册而不中断疫苗供应。建议希望采用该程序的国家应确保本国法规中包含豁免和/或加快监管进程的条款。WHO 将为那些希望实施该程序的国家监管机构提供培训及额外支持,以确保程序的有效执行。

考虑利用可信的监管机构的评估和核查结果,可大幅节省监管资源并提高监管决策的质量,同时 NRA 通过主权决策保留了做出自己评估结论的权力,这反映了他们根据自己的特定国情和法规所做出的获益-风险平衡判断。考虑到其他 NRA 的监管决定,需要建立系统以允许下列情况存在:

- 确定参考机构(其监管决定基于可接受的标准),并确定与此类监管决定有关的文件(与希望依靠此类决定的国家的监管环境相关);
- 确保参考 NRA 做出决定的产品与被评估产品相同;或者,即使不同,对两种监管环境下要评估的产品之间的差异存在清晰的认识;
- 有效地利用已有的科学专业知识、人力和财政

资源进行决策,合理确定所评估产品在某一特定国家使用时的获益-风险特征;

· 每个NRA所选择的方法应能充分利用单个NRAs的资源、工作量和能力。

这些方法可以从完全独立的数据审核和核查,到采纳可信的监管机构所做出的监管决定而无需任何进一步的科学审评。务实的方法是验证产品的身份,并仅评估与在相关国家使用该产品有关的那些领域,以及不遵守监管标准可能带来健康风险的领域;在其他方面,可以采用可信的监管机构的结果。

加强NRA和WHO/vxPQ之间的合作和信息交流对双方均有益。在获得WHO预认证持有人同意的前提下,NRA可以获取未在公共平台公布的评估结果,以及根据WHO推荐的标准("药品预认证程序"和"原则上可接受的供联合国机构购买的疫苗的评估程序")制定的评估结果。此类报告和其他文件可帮助NRA做出决定,并有助于培养国家监管机构的员工。同时,依据该程序,NRA对从WHO/vxPQ获取的信息和文件做出反馈,能使WHO/vxPQ改进其工作,并确保预认证评估的结果对NRA是有意义的。因此,疫苗受种者通过更快地获得UN机构已经原则上同意采购的产品,而从这种合作中受益。根据可用的资源,参与的监管机构有机会参加由WHO/vxPQ组织的评估和检查。

通过在参与国更快、更好地协调监管机构的审批,这种协作程序还能使预认证疫苗的生产商获益。该程序与"NRA在核查中的协作程序"相结合,减轻了生产商接受额外的国家核查的负担。

未来方向

避免重复劳动

随着NRAs的能力变得越来越强,预计WHO预认证项目将采用基于风险的方法,这将更多地依靠NRAs。预认证程序将根据生产商和NRA的经验以及类似产品的风险水平(例如与报告的AEFI发生率或与供应预认证产品的疫苗生产商的经验有关联)等因素进行量身定制。因此,预认证程序将更关注新型疫苗。为此,产品将分为以下三类:

· A类 高风险:由预认证经验有限或没有经验的生产商提交的产品,或有问题的产品,和/或NRA在履职方面处于临界状态。

· B类 中风险:生产商至少有一种通过预认证的其他疫苗,该产品曾经存在问题(尽管没有通过预认证),或者生产商是该系统的新手,但通过和知名制造商的合资企业获得支持,NRA正常履职。

· C类 低风险:生产商建立了良好的基础,已经通过了不止一种产品的预认证;可能具有或没有问题产品的经历,但是具有良好的研发基础。NRA正常履职。

按照现行程序,将对A类和B类产品进行彻底的评估和监察。对C类产品,程序将简化并主要依赖负责产品监管的NRA。

从监管的角度,就实施免疫规划而言,新疫苗的预认证面临额外的挑战。鉴于其中一些疫苗可能不在生产国使用,因此负责的NRA将没有上市后监测的第一手数据对这些新上市的产品的安全性和有效性进行监察。为了解决这个问题,WHO正在建立由哨点国家组成的全球网络,该网络将会有强大的上市后监测系统,可以在特定时期(或接种了大量疫苗时)监测最近引进的、UN提供的疫苗的安全性,以增加产品在注册后真实世界的安全信息。

加强疫苗安全体系

WHO的客观分析表明,疫苗的药物警戒是监管职能中的薄弱环节之一(图81.2C)。可以预见,各国发现和调查重大疫苗安全事件的能力因经济发展状况而不同。

疫苗安全监测系统的运转与卫生健康支出之间的关系也适用于LMIC的部分国家。

由于所有国家都在使用疫苗,这些数据表明,从全球战略角度来看,疫苗安全性事件存在被遗漏及处理不当的风险。展望未来,全球愿景很明确,即所有国家都应该确保具备有效的疫苗安全监测和应对措施,以便将疫苗不良反应降到最低限度及维持公众对免疫接种的信心[22]。为实现上述愿景,确定了以下三个级别的目标:

· 建立有效的疫苗安全监测能力,确保所有LMICs至少具备基本的能力;

· 在疫苗生产国和早期引进新疫苗的国家提高疫苗安全监测工作的水平,确保这些国家具备开展主动监测及数据库研究的能力;

· 促进国际合作并鼓励全球战略规划,确保国家体系能获得足够的支持、所有疫苗的上市后监测是充分的及能全球共享疫苗安全性信息。

在国家层面上,基本能力应包含疫苗安全监测架构及适当的管理要求,并且国家卫生健康体系需囊括这些结构和要求。

疫苗安全监测架构组成如下：
- 国家自发性报告系统和国家 AEFI 报告数据库
- 国家 AEFI 咨询委员会
- 用于常规沟通及危机沟通的明确的沟通策略
- 国家疫苗药物警戒中心，有专人负责与 WHO 国际药物监测计划进行协作
- 必要时获得外部技术支持

管理要求可由以下几方面构成：
- 适当的监管框架（包含监测规定和 AEFI 管理）
- 有清晰的条款对开展疫苗安全工作的职责进行说明
- 定期评价和修订的管理计划，以确保国家疫苗安全活动的质量得到持续改进
- 承诺与其他国家共享疫苗安全性信息

随着国际和国内资源增加，疫苗安全能力也需要增强。国际层面包括制定标准（例如，统一的方法学、病例定义和通过预认证的疫苗的安全性信息更新）、能力建设工具（例如，协助各国工作的专家库、致力于疫苗安全问题的国际研究小组、全球舆情监测和全球 AEFI 数据库）、电子工具（例如，可以快速共享疫苗安全性信息的工具、核实病例的工具）、质量改进工具（例如，最佳注册实践和性能指标）和专家建议（特别是有关全球疫苗安全性问题的独立科学建议）；最后一项职能已由 WHO 全球疫苗安全咨询委员会执行[23]。

上述设想的实现面临诸多挑战，需要多个利益相关方提供持续的支持和承诺。

增加和维持全球疫苗供应：投资发展中国家成为价格可承受的质量保证的疫苗的来源

发展中国家和新兴经济国家的疫苗工业有能力向全球供应价格可承受的质量保证的疫苗。当前，这种能力尚未充分利用，因此全球项目的疫苗供应选择有限。以可持续发展方式扩大疫苗供应，需要进行能力建设，各国采取的方式和解决方案各不相同。共同特点是 NRA 的履职是释放潜力的关键。如前所述，该履职情况是由 WHO 专家评审团来评估的。对 IDP 的核查结果将使 NRA 在存在差距的领域得以加强。IDP 作为有效的工具可用于与所在国政府制定路线图以弥补差距并调动资源（内部和外部）以支持必要的能力建设举措。

根据规定的里程碑事件，IDP 的概念已被用来提供能力建设路线图，并定期进行评审和反馈，已在中国和印度得到成功运用。2011 年 3 月 1 日，中国 NRA 即国家食品药品监督管理总局达到了 WHO 要求的履职标准。2009 年 3 月，印度 NRA 即中央药品标准控制组织重新获得了 WHO 要求的履职标准。印度的经验表明，关键 NRAs 的履职情况可以提升也可以下降，因此需要特别的努力以维持良好的履职状态并持续进行改进。

在生产方面，每个国家都会面临不同的挑战。在中国，超过 30 个疫苗生产商（既有成熟的生产商，也有仅拥有研发产品管线的新公司）可以申请疫苗预认证。所有这些生产商是否都能达到 WHO 预认证所需标准尚待观察。由于这些公司是联合国供应的新手，根据以往的经验，预计将出现陡峭的学习曲线。因此，评估生产商生存能力的工具将很有价值，既有助于对 WHO 预认证申请进行优先度排序，也有助于知晓这些公司所进行的能力建设。

在印度，当前通过联合国采购部门向全球市场供应疫苗是一个成熟的产业。然而，在 2010 年，五价疫苗的一家主要供应商被从 WHO 预认证产品清单中除名[24]。原因是该生产商对原来通过预认证的生产工艺作了一系列变更，试图提高产量和扩大产能以满足增加的需求量，但是质量管理体系却没有同步放大，以应对增加产能所带来的质量管理需求的增加。当一个公司不成比例地扩大产能时，能提供早期预警的指标将是有用的风险缓解（最小化）工具，和 UN 采购机构签订了重要战略合同的关键公司应实施这一措施。除质量管理体系外，密切监测关键企业应对全球疫苗安全问题的能力也是很重要的，这种能力需要上市后监测团队具备足够的资源。

发达国家生产但拟在发展中国家使用疫苗的监管路径：第 58 条规定

未准备在欧洲共同体上市的药品不会得到欧盟上市许可。当药品不再在欧盟销售时，上市许可也就不再更新。没有欧洲上市许可可能会妨碍这些药品在进口国的注册（当要求先在原产国注册时）。为了避免该欧盟法规阻碍其他国家引进不准备用于欧洲人群但源自欧洲的药品，EMA 与 WHO 合作制定了替代监管路径（第 58 条规定），允许 EMA 通过一个评估过程来模拟药品注册的集中审评程序，从而对候选药品提供"科学意见"[25]。

该程序的适用范围如下：
- WHO 扩大免疫规划中使用或可能使用的疫苗
- 预防 WHO 公共卫生重点疾病的疫苗
- 由 WHO 管理的应急储备的疫苗
- 用于治疗 WHO 目标疾病的药品，目标疾病包

括HIV/AIDS、疟疾、结核病、丝虫病(象皮病)、沙眼、利什曼病、血吸虫病、非洲锥虫病(昏睡病)、盘尾丝虫病(河盲症)、登革热、美洲锥虫病和麻风。

第58条科学意见遵循与欧洲上市许可相同的法规和要求。此外,该程序还包括来自WHO疫苗预认证项目观察员的参与(预计疫苗也将通过预认证时),以及WHO指定的专家和来自使用候选疫苗国家的NRA参与。EMA将会重点评审疫苗使用国家目标人群的临床数据。当生产商提出要求时,EMA进行的重点评审使得WHO可以考虑优化预认证评估。预期直接通过国际招标采购疫苗的国家也将承认EMA的科学意见等同于在欧洲注册。

致谢

非常感谢Ahmed Samy Mokhtar在准备图表时提供的专家支持。

(杨焕　张燕平　邵杰　丘远征)

本章相关参考资料可在"ExpertConsult.com"上查阅。

第82章 疫苗安全性

Frank Destefano、Paul A. Offit 和 Allison Fisher

在过去的100年里,制药公司已经生产出对预防白喉、破伤风、百日咳、脊髓灰质炎、麻疹、腮腺炎、风疹、水痘、甲肝、乙肝、b型流感嗜血杆菌(Hib)、肺炎、脑膜炎、轮状病毒和人乳头瘤病毒等的疫苗(表82.1)。因此,在美国,因百日咳致死的儿童数从20世纪初每年8 000人下降至不足20人;因脊髓灰质炎导致瘫痪的儿童数从每年15 000人下降为0;因麻疹致死的儿童数从每年3 000人下降为0;因风疹造成的严重出生缺陷的儿童数从每年20 000人下降为0;由b型流感嗜血杆菌导致脑膜炎和血液感染性疾病的儿童数从每年25 000人下降至不足100人。

表82.1 美国的疫苗可预防疾病历史最高发病数和2004年报告发病数

疾病	最大病例数（年份）	2014年报告例数	率的变化
天花	206 939 (1921)	0	-100
白喉	894 134 (1941)	1	>-99
麻疹	152 209 (1968)	667	>-99
腮腺炎	265 269 (1934)	1 223	-99
脊髓灰质炎（瘫痪）	57 686 (1952)	0	-100
先天性风疹综合征	20 000[a] (1964—1965)	1	>-99
b型流感嗜血杆菌	25 000[a]	306	-98

[a] 估计值,无官方数据可引用。

疫苗已经成为决定人类生存时间长短的最强大力量[1]。然而,疫苗的发展史充满了悲剧。19世纪末,从Louis Pasteur开始,科学家们用神经组织(如动物的脑和脊髓)的细胞生产狂犬病疫苗。虽然这种狂犬病疫苗能预防一种普遍致死性感染,但在接种狂犬病疫苗的人群中,每230人里就有1人出现癫痫(惊厥)、瘫痪及昏迷[2-5]。

1942年,军事当局为数十万的美国军人接种了黄热病疫苗。为使疫苗中的病毒稳定,科学家们在疫苗中添加了人血清。不幸的是,其中有些血清是来自于那些未被发现的乙型肝炎病毒者。结果,330 000名士兵感染了乙肝,50 000人发展为重症肝炎,62人死亡[6-9]。

1955年,五家公司生产了Jonas Salk新型甲醛灭活的脊髓灰质炎疫苗。然而,其中一个公司(加利福尼亚伯克利的Cutter实验室)未能用甲醛将脊髓灰质炎病毒完全灭活,导致120 000名儿童接种了有活性的脊髓灰质炎病毒;其中40 000发展为轻度脊髓灰质炎、200人永久性瘫痪、10人死亡。这是美国历史上最严重的生物学灾难之一[10]。

疫苗也会因非生产性问题引起罕见但严重的不良事件。例如,全细胞百日咳疫苗接种后引起的急性脑病[11,12],猪流感疫苗接种后引起的吉兰-巴雷综合征(GBS)[13],口服脊髓灰质炎减毒活疫苗(OPV)接种后引起的麻痹性脊髓灰质炎[14],接种几种不同的疫苗后发生的过敏反应[15],黄热病疫苗接种后引起的严重或致命的嗜内脏疾病[16],以及轮状病毒疫苗引起的小儿肠套叠[17-19]。尽管这些问题罕见,但均与疫苗的使用有关。随着疫苗使用量的增加和疫苗可预防疾病减少,疫苗相关的不良事件变得更加突出(图82.1)。即使是毫无根据的对疫苗安全性的担忧也可能导致疫苗接受性下降和疫苗可预防疾病的死灰复燃,就像20世纪70和80年代发生的公众对据称是全细胞百日咳疫苗接种后引起脑病所作出的反应一样(图82.1)。最近麻疹、流行性腮腺炎和百日咳在美国的暴发是对人们的重要提醒,即延迟和拒绝免疫接种会导致疫苗可预防疾病的复发[20-22]。

免疫接种安全性监测方法

因为疫苗是给健康儿童和成年人接种的,与其他医学干预相比,免疫接种通常被期待有更高的安全性标准。对给健康人群(特别是婴幼儿)使用的预防疾病的医药产品(例如,疫苗、避孕药)不良反应的耐受程度,远低于对用于治疗疾病所使用的治疗手段(例如,抗生素、胰岛素)不良反应的耐受程度[23]。为了调查疫苗接种后的不良事件较其他医药产品的不良事件可接受程度更为罕见的可能原因,必须对疫苗风险耐受程度较低进行解释。例如,癌症化疗的严重副

1731

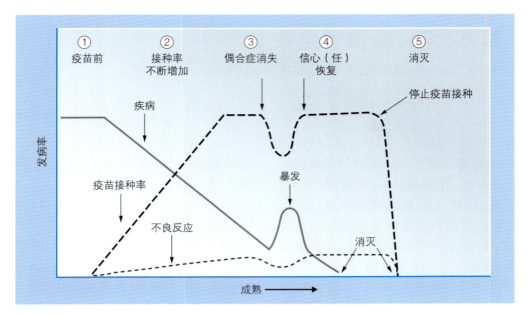

图82.1　免疫接种及突出的疫苗安全性问题的演变

反应是很普遍的,接受高剂量阿司匹林治疗的患者中有10%到30%会出现胃肠道症状[24]。

疫苗在获得上市许可的前后都需要进行安全性监测,根据每一步方法学的优缺点,其目标略有不同[25-28]。尽管无论在哪个国家基本原则都是相似的,但是因为免疫接种服务和现有资源的水平不同,各个国家的具体措施可能有所不同。[29]

注册前疫苗安全性评价

疫苗,与其他医药产品相似,在注册前需在实验室、动物和在分阶段的人体临床试验中进行广泛的安全性和有效性评价[30,31]。参加Ⅰ期临床试验的受试者人数通常较少,仅能发现极常见的不良事件。Ⅱ期临床试验中每个疫苗组通常招募数百人参加,如在婴儿无细胞百白破联合疫苗接种的比较性试验[32],可获得不同抗原含量、疫苗成分、疫苗制剂、连续剂次的效应以及常见反应的数据。这些数据可以为Ⅲ期临床试验候选疫苗的选择提供依据[33,34]。疫苗Ⅲ期临床试验的样本量大小通常取决于有效性考量,得到的安全性数据取决于样本量(100~100 000)和观察期(常少于30天)[33]。通常只需要对常见的局部和全身反应(例如,注射部位红肿、发热、烦躁)的发生率进行观察。多数临床试验的试验设计包含一个对照组(安慰剂或另一种疫苗),并且研究人员在对受试者进行不良事件观察时对于受试者接种了哪种疫苗是处于"盲态"的。这样就可较直接地推断出大多数不良事件与疫苗接种之间的相关性[35]。

目前已有几种提高疫苗上市前安全性评估的方法。布赖顿协作计划(www.Brightoncollaboration.org)就是其中之一,该计划建立了发展和实施全球公认的疫苗免疫后不良事件评估的病例定义标准[36]。如果没有这样的标准,比较和对比整个试验过程的安全性数据通常是困难甚至是不可能的。每个不良事件的布赖顿病例定义都会根据所提供的证据级别(不足、低、中和最高)进行进一步排序;因此,这些定义也可用于资源有限的情况(例如,在欠发达地区开展的研究或者上市后的监测)。例如,在大规模、多个试验现场的婴儿无细胞百白破联合疫苗Ⅲ期临床试验中,整个试验中对于高热的定义不一致,包括温度(39.5℃与40.5℃)、测量方法(口腔与直肠)和测量时间(在48小时与72小时测量)等[37]。尽管对疫苗安全性的担忧是无细胞百白破联合疫苗研制的最初动力[38,39],但不幸的是,虽然在这些试验中疫苗的有效性已制定了标准,但安全性研究却没有。

人们更加认识到在获得批准前需要更大样本量的安全数据。因为注册前研究样本量的实际限制,这些研究在发现罕见但真实存在的、与疫苗接种有关的不良事件上存在固有局限性。即使在一项有10 000名接种疫苗者的试验中未观察到不良事件,人们也只能认为疫苗接种者中不良事件的实际发生率在每3 333人中不超过1次[40]。因此,为了发现归因危险度为1/10 000名疫苗接种者(例如,在RotaShield疫苗,一种人猴重配轮状病毒疫苗的上市后评价中,发生肠套叠的近似危险度),一项疫苗注册前试验至少需要包括30 000名疫苗受种者和30 000名对照者。两种第二代轮状病毒疫苗(人牛重配疫苗RotaTeq和人轮状病毒减毒疫苗 RotaRix)的Ⅲ期临床试验至少应该包括 60 000 名婴儿[41,42]。虽然这些试验的检验效率足以检测出接种 RotaShield 轮状病毒疫苗后肠套叠的发生率,但对于最终查明在 RotaTeq 或 Rotarix 中的发生率来说仍有不足。另外,这种大规模安全性试验所需的成本可能限制了今后进行试验的候选疫苗数[43]。

上市后的疫苗安全性评价

因为罕见、延迟发生的反应或在某些亚种群中发生的反应可能在疫苗注册前未被发现,所以疫苗上市后的安全性评价非常重要。历史上,这种评价一直依赖于被动监测和专题流行病学研究,但是,最近的Ⅳ期临床试验和预先建立的大型链接数据库(LLDBs),提高了研究某些免疫接种后罕见不良事件的能力[35]。这类系统可以检出不同生产厂商[44,45]或特定批次疫苗[46]的不良事件发生率的差异。最近出现的免疫接种安全性临床研究中心已成为了另一个提高我们安全性知识的有用基础设施[47]。

但是,与注册前随机试验的方法学优势相比,上市后疫苗安全性的观察性研究方法学存在许多困难[48]。非实验性研究设计中的禁忌证混杂会影响分析。特别是,未接种疫苗者(如具有医学禁忌证者)与接种疫苗者相比,发生不良事件的风险可能不同。因此,直接将接种儿童与未接种儿童进行比较通常存在固有的混杂,要解决这个问题,必须理解多种难以量化因素之间的复杂交互作用。

含疫苗不良事件报告的被动报告系统

由于操作成本较低,非正式或正式的被动监测或自发报告系统(SRSs)已成为多数疫苗上市后安全性监测系统的基础[49-51]。国家级免疫接种后不良事件的报告,可以与其他药品不良反应报告采用的同样渠道,如法国[52]、日本[53]、新西兰[54]、瑞典[55]和英国[56],或也可以采用与药物安全监测系统不同的报告表格或监测系统进行报告,如澳大利亚[57]、加拿大[58,59]、古巴[60]、丹麦[61]、印度[62]、意大利[63]、德国[64]、墨西哥[65]、荷兰[66]、巴西[67]和美国[68]。疫苗生产厂商仍继续为其产品使用自发报告系统,并随后将这些报告提交给国家监管部门[30,65]。

1986 年美国国家儿童疫苗伤害法(NCVIA)规定,医护人员必须报告免疫接种后某些不良事件[69]。1990 年,美国国家疫苗不良事件报告系统(VAERS)由美国疾病预防控制中心(CDC)和美国食品药品管理局(FDA)联合管理,作为统一的全国性中心,收集各种具有临床意义的不良事件,包括但不限于那些规定必须报告的不良事件[68]。

不良事件可在 VAERS 表格中进行描述。不仅卫生保健专业人员,受种者(患者)及其父母也可向 VAERS 报告,且疫苗接种与可报告的症状的时间间隔不受限制。报告表格、填写表格的辅助信息或关于 VAERS 其他问题的解答均可以通过 VAERS 网站(vaers.hhs.gov)获得。网站上还有网络报告方法和简单的数据分析。

在美国疾病预防控制中心和美国食品药品管理局的监管下的承包商(签约方)负责不良事件的报告的分发、收集、编码(按现使用的监管活动医学词典),并将其录入 VAERS 报告数据库。受过接受报告训练的临床工作人员将与部分严重不良事件的报告者取得联系,并在接到报告一年后向报告者发送信件,要求其提供关于 VAERS 报告的信息,包括患者的恢复情况。现在,每年约可收到 30 000 份 VAERS 报告,公众也可通过网站(vaers.hhs.gov 和 wonder.cdc.gov/vaers.html)获得这些数据(不包括个人信息)。

其他一些国家在免疫接种安全性被动监测方面也有许多经验。1987 年,加拿大建立疫苗相关不良事件报告系统[59,70],辅以基于儿科医院的主动监测系统,收集所有可能与因免疫接种而住院的有关信息[主动免疫监测计划(IMPACT)][71]。由一组专家组成的因果关系评估咨询委员会将审阅高度疫苗相关的不良事件报告[72]。荷兰每年还召集专家小组会议对报告进行分类,然后公布报告[66]。英国和前英联邦的大部分成员使用黄卡制度,将不良事件的报告表附在官方公布的处方本后面[50,55]。在瑞典乌普萨拉的世界卫生组织(WHO)国际药物监测合作中心将对一些国家的药物(包括疫苗)不良事件数据进行汇编[73]。

因为疫苗接种后各种医疗事件信息的收集中有如此多不同的被动监测系统,所以制定疫苗相关不良事件的标准定义是必要的。通过国际协调会议[74]和布赖顿协作计划[36],不同国家实施相似的标准已取得进展。

因为 VAERS 是唯一能覆盖整个美国人口的监测系统,并且具有相对及时的可用数据,因此它是目前能用来发现可能的新的、不常见的或者极为罕见的不良事件的主要手段。例如,1999 年,VAERS 中的被动报告显示接种了 RotaShield 疫苗的儿童发生肠套叠,这是疫苗上市后该问题的第一个信号[75],引出流行病学研究证实这一关联性[17,76]。同样,最初向 VARES 报告的先前尚未认识、严重的与黄热病疫苗相关的嗜神经疾病[77]和嗜内脏疾病[78,79]现已在别处被证实[80]。由于在探测这些信号方面所取得的成功,现已有很多使用SRSs报告对信号进行自动筛选的尝试。能在超大规模数据库中进行模式识别的新工具已开始应用[81]。这包括使用经验贝叶斯数据挖掘来识别某个特定疫苗接种后比所有其他疫苗接种后更频繁报告的疫苗-不良事件组合[82]。

尽管有上述这些用途,用于药物和疫苗安全性的SRSs存在一些重要的方法学缺陷。漏报、报告偏差或不完整报告是所有这些被动报告系统中固有存在的,潜在的安全性问题可能就此遗漏[83-85]。有些由VAERS发现的不良事件的增加可能并非真正的增加,而可能是因为报告效率或免疫覆盖率提高所致。例如,2005年在一种新的脑膜炎球菌结合疫苗(MCV4)刚引入市场时,VAERS中的吉兰-巴雷综合征(GBS)的报告有所增加,但在美国5个健康计划中实施的,含超过1 400万MCV4受种者的大型研究表明GBS的风险并未升高[86]。另一个例子,待判决的诉讼导致大量提交的VAERS报告声称疫苗导致了自闭症[87,88]。

然而,或许VAERS最重要的方法学缺陷是其未包含正规流行病学分析所必需的信息。这些分析要求计算出疫苗接种后这种不良事件发生率和对照未接种人群中的发生率。而VAERS数据库仅提供免疫接种后发生不良事件的人数,尽管其中有错报和漏报的数据。VAERS中缺少接种总人数的分母数据、与例数对应的例次数据和未接种总人数的分母数据。有时,用VAERS病例报告数作为分子,用接种的疫苗剂次数据(或如无此数据,可用销售的疫苗剂次数据或疫苗接种调查数据)作分母来计算报告率。在缺少接种剂次的情况下,如适用,可以将这些不良事件的报告率和未接种疫苗时同种不良事件的基线水平进行比较。然而,因为漏报,VAERS的报告率通常较免疫接种后发生不良事件的真实率要低。

疫苗接种后一个报告率较高的严重不良事件如惊厥,比严重程度较轻的不良事件如皮疹,或需要实验室评估而迟发的不良事件如接种麻腮风疫苗(MMR)后的血小板减少性紫癜,更有可能向VAERS报告[83]。如果一个独立来源的免疫后特殊的副反应病例可被用于捕获一再捕获法分析,这个报告就可评估SRSs报告的有效性和敏感性[89]。

正式评估受制于VAERS报告中诊断信息的质量,特别是向VAERS报告的严重不良事件是否被准确地诊断。1990—1991年的流行季节,VAERS接到的26例流感疫苗接种后的GBS报告,经过一个对免疫接种状况不知情的独立的神经科医师小组回顾分析医院病例后,其中仅22例(85%)确诊为GBS[90]。在VAERS报告中Rotashield疫苗接种后发生的肠套叠有88%得到确认[75]。2009年甲型H1N1流感疫苗接种后提交的VAERS报告经临床回顾分析,约56%的疑似GBS报告和约42%的疑似过敏反应报告能被确认[91]。临床回顾分析的确证率与人乳头瘤病毒(HPV)疫苗接种后的VAERS报告率相似:GBS为57%、过敏反应为38%[92]。

这些研究强调了VAERS系统产生的信号往往是粗糙的,并且难以确定哪种潜在的疫苗安全问题值得进一步研究。报告效率、报告的潜在偏倚及缺少适宜对照组的固有缺陷等问题限制了能得出结论的确定性。认识到这些限制在很大程度上已有助于激励人们去创造更多的基于人群的方法来评估疫苗的安全性。

上市后的临床试验和Ⅳ期监测研究

为了提高发现那些在注册前临床试验中未发现的不良事件的能力,最近一些发达国家在疫苗上市后已进行了样本量多达10万人的正式Ⅳ期临床监测。这些研究通常采用管理式医疗组织(MCOs)的队列并加上日记或电话访谈作补充。这些方法在b型流感嗜血杆菌(Hib)多糖结合疫苗的上市后监测中首次得到广泛应用[93-95]。其他一些疫苗也进行了大规模的上市后安全性和有效性研究,包括无细胞百白破联合疫苗(DTaP)[38]、水痘疫苗和带状疱疹疫苗[96,97]等,一些不太常用的疫苗如乙型脑炎疫苗[98]也进行了这些研究。

大型链接数据库,包括疫苗安全性数据链(VSD)项目。从前,专题流行病学研究已用于评价由SRSs系统、医学文献或其他机制发现的可能的不良事件的信号。一些这类研究的例子包括接种灭活[10,99]或口服[100]脊髓灰质炎疫苗后发生小儿麻痹症的调查、接种百白破联合疫苗后发生婴儿猝死综合征[101-104]和脑病[105,106]的调查、接种流行性腮腺炎疫苗后发生脑膜炎的调查[107]、疫苗接种后注射部位发生脓肿的调查[108]及接种流感疫苗后发生吉兰-巴雷综合征的调查[13,90,109]。美国医学研究院(IOM)已对这些研究进行编纂和综述[11,110,111]。

不幸的是,这些专题研究常成本高、历时长,而且限于评估单一或几个事件或事件的结局。鉴于以上弊端以及被动监测系统(如VAERS中所述)的方法学局限性,药物流行病学家开始转向与电子化的药物处方(以及之后的免疫接种记录)连接的大型数据库和医疗结局记录[85]。这些数据库包括特定人群如管理式医疗组织（MCO）的成员、单一卫生保健系统及美国公共医疗补助制（Medicaid program）项目的人群。这个数据库内有成千上万的纳入成员的信息，此外，因为数据信息来源于全部医疗服务的日常管理工作，所以能减少漏报和回忆偏倚。这些大型数据库以注射的疫苗剂次数作为分母，并利用现成的适宜对照人群（即未接种疫苗者），为药物和疫苗上市后的安全性研究提供了一种既经济、又快速的方式[112-116]。

美国疾病预防控制中心于1990年启动了疫苗安全数据链（VSD）项目[113]，对疫苗上市后安全性进行评估，并建立一个高质量研究和监测的基础设施。美国一些管理式医疗组织（MCO）或综合医疗系统加入了疫苗安全数据链（VSD）项目，这些组织或系统拥有超过900万的成员。每个监测点都用标准化的数据词典制成电子化数据文档，数据词典中包含了其成员的人口统计学以及医疗信息，如年龄和性别、参加健康计划、疫苗接种、住院、门诊就诊、急诊就诊、急救就诊及死亡率数据，以及现有的其他出生信息（例如，出生体重）。其他信息资源，如医学记录（图）查阅、成员调查结果，以及药房、实验室和放射学数据，也经常用于VSD研究，以核实临床结局和疫苗接种数据。需要严格注意为病人保密，每一项研究都通过机构伦理审查委员会（institutional review board，IRB）的审查。

VSD项目的首要任务是评估新疫苗的安全性问题，其可能来自医学文献[11,110]、VAERS[76,117]、免疫接种程序的改变[118]或新疫苗的使用（引进）[94,95]。

创建经常更新的数据文件，能促进对新批准上市的疫苗进行几乎实时的上市后监测，并促进疫苗接种建议的改变。许多研究已在VSD项目中开展[116]，包括对儿童灭活流感疫苗和含硫柳汞疫苗安全性的常规筛查研究；针对某种疾病的调查，包括疫苗接种后的自闭症、多发性硬化症、甲状腺疾病、急性共济失调、脱发、类风湿关节炎、哮喘、糖尿病和特发性血小板减少性紫癜。

在这些优势中，有些方面仍需注意。虽然参与项目的人群多种多样，但目前VSD项目中的MCOs成员的地理或社会经济状况并不能完全代表美国。更重要的是，因为在MCOs中多数疫苗的覆盖（接种）率高，所以未接种疫苗的对照者很少。因此，VSD研究常依靠风险—时间间隔分析（例如，与其他时间段相比，在疫苗接种后的时间段"y"是否结局"x"更为常见）（表82.2）[119]。虽然这种方法在评估急性不良事件方面具有优势，但对评估疫苗接种与延迟或隐性（例如，自闭症）不良事件之间联系的能力却有限。VSD项目也不容易评估那些不总能引起医学注意的轻度不良事件（如发热）[113]。最后，因为疫苗不是按随机对照试验的方式接种的，所以VSD项目可能无法成功地控制每次分析中的混杂和偏倚[120]，且因果关系的推论也可能受限[121]。

尽管存在这些潜在的缺陷，VSD项目为美国正在进行的疫苗安全性评价提供了一个必不可少的、功能强大且具有成本-效益的补充[115,116]。鉴于大型链接数据库在方法学和后勤服务方面的优势，英国和加

表82.2 普遍推荐的3剂疫苗和不良事件关联的风险区间分析方法实例

1. 从生物学角度定义疫苗接种后不良事件的合理风险区间（如每剂30天后）
2. 把研究中每个儿童观察时间分为风险区间内和风险区间外，并分别总结（例如，观察一个孩子的365天，观察期间共接种过三剂疫苗，总风险区间时间=3×30人天=90人天；总非风险区间时间=365-90=275人天）

```
0————-×====—-×====—-×====——//——>|
出生      剂量1      剂量2      剂量3      365天
```

3. 合计：(a) 研究中每个孩子风险时间区间和非风险观察时间区间求和（观察人时；为方便计算，下面的例子使用100和1 000观察人月），(b) 用每个时间区间发生的不良事件完成2×2表（注：下面的例子使用3例和10例）：

在风险时间区间接种	不良事件：有	观察人时（个月）	发生率
是	3	100	0.03
否	10	1 000	0.01
合计	13	1 100	

疫苗接种组不良事件发生率=3/100=0.03
疫苗未接种组不良事件发生率=10/1 000=0.01
疫苗接种组：未接种组=0.03/0.01=3.0
小概率事件：<5/100
结论：疫苗接种后30天时间间隔内发生不良事件的风险概率比其他时间段高3倍

拿大也已开发出连接医疗档案和免疫接种记录的系统[71,112]。某些国家例如瑞典和丹麦，有能力将数据链接到国家登记系统来进行重要的疫苗安全性评估[122-124]。

含临床免疫安全评估（CISA）中心的临床中心。免疫安全性基础设施作为三级临床中心最近逐渐增加，例如意大利[47]和澳大利亚[125,126]的某些地区首先建立起了这样的基础设施。

美国疾病预防控制中心临床免疫接种安全性评估（CISA）项目于2001年建立以应对未满足的疫苗安全性临床研究需求。CISA是一个美国CDC、7个医药研究中心和领域专家们组成的全国性网络。CISA的任务是在个体的水平上提高对免疫接种后不良事件的认识。CISA作为疫苗安全资源在临床疫苗安全问题上提供专家咨询，并在它的伙伴带领下研究确定疫苗不良事件的风险因素和预防措施，特别是在特殊人群中[28]。CISA的研究人员以其精深的临床、病理生理和疫苗学专业知识，对疫苗接种与不良事件之间的因果关系进行评估[127]，并对疫苗接种后不良事件的发生机制进行解释。CISA的研究人员已经发表了用于评估和管理疑似或确认的速发型超敏反应者的标准化方法，如疫苗接种后的荨麻疹、血管性水肿及过敏反应[128]。CISA承担的一些研究包括，无细胞百白破联合疫苗（DTaP）接种后四肢广泛性水肿的评估[129]，皮肤刺激反应试验在应对疫苗接种后超敏反应的有效性研究[130]，黄热病疫苗接种后发生严重不良事件患者的临床评估[131]，以及对患有先天性代谢缺陷儿童的疫苗安全性评估[132,133]。对CISA的进一步研究需要我们对人类基因组学、药物基因组学和免疫学有新的认识，这也使阐明疫苗不良事件的生物机制成为可能，进而可研制出更安全的疫苗及更安全的接种疫苗，包括当需要时再次接种疫苗[134]。

大规模免疫接种运动的安全性

在大规模免疫接种运动中，很多人在短时间内接种疫苗，因此，是否有一个适当的疫苗安全监测系统就是关键，可以尽早发现潜在的安全问题，从而尽快采取纠正措施[135]。大规模免疫接种运动常在发展中国家进行，这对确保注射安全提出了特殊的挑战[136]。任何地方如有大量人接受免疫接种，免疫接种后同时也会发生较多的不良事件。因此，掌握预期不良事件的基线发生率是重要的，以快速评估免疫接种后的不良事件发生率是否只比预期偶然的发生率高。用于大规模免疫接种运动的资源，也能为现有免疫安全性监测系统的增强或建立一个现在没有的监测系统提供机会，使免疫安全性监测的长远提升超越特定的大规模免疫接种运动。

应对2009年甲型H1N1流感大流行也许是美国及国际上规模最大、程度最深的免疫安全性监测工作。新型甲型流感（H1N1）病毒的出现，推动了2009年甲型流感（H1N1）单价疫苗的研制。2009年9月，美国FDA批准了第一个2009-H1N1疫苗上市。预估数以亿计的人可能会接种这种疫苗，一些最近接种过的人预计可能会发生不良事件。为了解决接种这种疫苗是否会引起不良事件这个问题，确定了几种不良事件的基线发生率[137]。为快速地发现任何未预见的安全问题，美国联邦政府在包括VAERS和VSD实施了2009-H1N1疫苗上市后安全性强化监测[138]。启动了一项进行类似于VSD的快速持续分析的新合作，囊括了一些大型健康保险计划、国防部、医疗保险和退伍军人管理局的数据库。另外，在美国10个合计近五千万人口的区域主动寻找GBS病例。初始安全性数据有VAERS提供，在VAERS中发现2009-H1N1疫苗的不良事件情况（>10 000例）与季节性流感一致[91,138]。美国监测系统合计在每一百万疫苗受种者中发现超过1.6例GBS，这与一些季节性流感疫苗增加的风险相近[139]。

其他国家也在为深度监测甲型流感（H1N1）2009疫苗的安全性做着同样的努力，主要是在北美、欧洲、澳大利亚，也包括一些国家地区如中国台湾[140]开发新的免疫接种安全性监测系统和多国GBS研究[141]。这些广泛的国际安全性监测活动和合作代表了一个史无前例的承诺，以确保甲型流感（H1N1）2009疫苗的安全，同时也为我们未来如何改进对各种疫苗安全性的追踪提供了一个范例。

权衡证据和评估因果关系

疫苗安全性监测和评估工作的核心功能是确定免疫后是否发生由疫苗引起的特别不良事件。这个确证在免疫政策导向、个人护理及可能的补偿决定等方面是重要的。因果关系评估可以在个人或群体水平进行。流行病学研究在群体水平提供风险措施，但不对某一疫苗是否引起某一个人的不良事件提供证据。除了在某些特殊的情况下，一般不可能推断出免疫后个别病例不良事件的因果关系。个别病例的不良事件能推断出因果关系的情况包括：①疫苗接种部位的局部反应；②即时超敏反应（没有其他暴露的情况）；③同一个人在多次免疫相同疫苗后反复发生相同的不良事件;④(从典型的无菌部位)分离出疫苗病毒,比如Urabe腮腺炎疫苗和无菌性脑膜炎;⑤独特的临床症状,如疫苗相关的麻痹性脊髓灰质炎。

更普遍的因果评估取决于使用如关联强度、发现的一致性、时间关系、潜在偏差和可能的生物学机制等标准权衡不同的证据。在美国,最权威的因果关系评估由美国医学研究院(IOM)作出,它特别具有影响力的贡献是编写了国家疫苗伤害补偿计划(the National Vaccine Injury Compensation Program)的疫苗伤害表格。IOM对疫苗不良反应进行了三次全面审查[111,142,143],并对一些具体的疫苗安全性主题进行了重点审查。如表82.3强调的,在美国有强有力证据表明与推荐的儿童疫苗有因果关系的不良反应很少,而且往往很少发生。然而,2012年最新的IOM审查未覆盖新疫苗或其他某些疫苗。这个缺陷通过委托美国医疗保健研究与质量局(the Agency for Healthcare Research and Quality)系统性文献回顾得以解决[144]。该综述确认了一部分额外的有证据证明因果关系的不良事件,包括轮状病毒疫苗与肠套叠、肺炎球菌结合疫苗与发热性惊厥、甲肝疫苗与紫癜、水痘疫苗和血小板减少性紫癜等。

除了确证因果关系,IOM的审查也有助于澄清特别有争议的、证据不足以支持因果关系的问题。这包括百日咳疫苗和SIDS(婴儿猝死综合征)[145]、疫苗和自闭症[146]、乙肝疫苗和多发性硬化症[147]、疫苗和1型糖尿病[148]等。

疫苗安全性争议和错误观念

不幸的是,疫苗安全性问题越来越多地呈现超出科学领域范围之外的状态——可能是对整个社会的危害。特别是,各种慢性病患者(及其代诉人)在寻找一个简单的原因时,免疫作为一个比较普遍的暴露因素,被当作一个假设的关联实在太容易了。下面将讨论一些这样的具有争议的案例。

全细胞百日咳疫苗引起永久性脑损害

1974年,Kulenkampff(库伦坎普夫)及其同事[149]报告了一系列病例,22名儿童在接种全细胞百日咳疫苗后出现了智力迟钝和癫痫。在接下来的几年中,因媒体刊登该报告导致公众对百日咳疫苗产生恐惧,英国儿童百日咳疫苗接种率从81%降至31%,这导致100 000余例百日咳病例以及36例死亡病例[150]。媒体刊登库伦坎普夫的报告也导致日本、瑞典和威尔士的百日咳疫苗免疫接种率下降和因百日咳死亡数增加[150]。

然而,后来许多对照严密的研究显示,全细胞百日咳疫苗接种后智力迟钝和癫痫的发病率与未接种该疫苗儿童的发病率相似[151-156]。

表82.3 有证据证明因果关系的疫苗和不良事件

疫苗	不良事件	来源	每百万剂发生率
破伤风、百日咳、麻疹、腮腺炎、风疹、灭活脊髓灰质炎、乙肝、水痘、流感、脑膜炎、人乳头瘤病毒	过敏	VIT,IOM 2012	1~2[a]
百日咳(全细胞)	脑病/脑炎	VIT	<1[b]
麻疹-腮腺炎-风疹	脑病/麻疹包涵体脑炎	VIT,IOM 2012	仅有病例报告
麻疹-腮腺炎-风疹	发热性惊厥	IOM 2012	333[b]
麻疹-腮腺炎-风疹	短暂性关节痛,妇女和儿童	IOM 2012	~5%(产后妇女);<1%(儿童)
麻疹	血小板减少性紫癜	VIT	33[b]
风疹	慢性关节炎	VIT	未知[c]
水痘	疫苗株传播	IOM 2012	有病例报告
任何疫苗	注射相关的昏厥,三角肌滑囊炎	IOM 2012	有病例报告

[a] 数据来源于MCNEIL MM,WEINTRAUB E,DUFFY J,et al. Risk of anaphylaxis after vaccination in children and adults. J Allergy Clin Immunol,2016,137(3):868-178.

[b] 数据来源于World Health Organization(WHO),Department of Vaccines and Biologicals. Supplementary information on vaccine safety,Part 2:Background rates of adverse events following immunization. December 2000. WHO/V&B/00.36. Available at:http://apps.who.int/iris/bitstream/10665/66675/1/WHO_V-B_00.36_eng.pdf

[c] IOM2012审查确认为证据不足。

注:IOM:美国医学研究院;VIT:美国疫苗伤害表。

接种疫苗后死亡：时间关联还是因果关系

如果在接种疫苗后短时间内死亡,质疑死亡是由疫苗引起的似乎已经成为一种自然的趋势。即使调查显示,没有任何证据能证明两者有直接因果关系,疫苗与死亡的可疑关系也为疫苗接种计划带来了负面影响。例如,2008—2010年,将五价联合疫苗引入斯里兰卡、印度和越南用来代替全细胞百白破疫苗(DTwP)或全细胞百白破-乙肝疫苗时,少数疫苗接种者的死亡报告促使当局暂停了这种疫苗的使用[157]。2010年因发生了四例接种HPV疫苗后死亡,印度一个人乳头瘤病毒(HPV)示范项目为回应拥护组织的要求而暂停[158]。2013年12月,17名婴儿在接种中国一厂家生产的乙肝疫苗后死亡引起了广泛的媒体及公众关注,导致了该疫苗暂时停止使用[159]。上述所有例子调查后都发现,死亡并非由于疫苗引起。

历史上,婴儿猝死综合征(SIDS)与疫苗接种可能相关博得了最大的关注。20世纪80年代中期,名为"不满意家长在一起"的反疫苗组织声称全细胞百日咳疫苗会导致SIDS。20世纪90年代早期,当乙肝疫苗被推荐为新生儿常规接种疫苗时,一个主流电视新闻节目质疑疫苗是否会导致SIDS。SIDS在2~3月龄时最高发,婴儿在这个时间段恰好也要接种相对较大数量的推荐疫苗;因此,观察到疫苗接种和SIDS的偶然紧密时间联系并非意料之外。20世纪90年代早期开始,美国SIDS的死亡因各种原因呈下降趋势,包括推荐睡姿的改变等[160]。提交到VAERS的SIDS报告同样能观察SIDS的下降趋势[161]。大量证据证明疫苗接种和SIDS并没有因果关系[162-165],包括2003年美国医学研究院(IOM)审查否定了含全细胞百日咳成分疫苗、多种疫苗同时接种和SIDS的因果关系[145]。

最近,在2014—2015年美国多个州暴发的麻疹疫情中,错误地将与时间相关的事件归为因果关系的错误认识得到了强调。早期,未经证实的称麻疹腮腺炎风疹疫苗(MMR)引起死亡的主张在互联网上出现[166-168]。这些主张大部分是基于VAERS公开的数据。但是,VAERS是一个接受任何不良事件报告的自愿报告系统,这些不良事件报告没有判定是否由疫苗接种引起。任何基于VAERS报告的疫苗接种后死亡的原因和结果声明均应谨慎解释。当美国食品药品管理局(FDA)和美国疾病预防控制中心(CDC)的专家审查过附有医疗记录、尸检报告和死亡证明的完整的VAERS报告后,没有发现任何与麻疹腮腺炎风疹疫苗(MMR)接种有因果关系的相关模式[169,170]。

除了少数例外(如过敏),没有证据证明疫苗接种和死亡有因果关系。除了2003年对SIDS的审查,现有的对VAERS中死亡报告的IOM审查达成结论,绝大多数死亡报告都是偶然发生的且与疫苗接种没有因果关系[171]。一个针对超过1 300万疫苗受种者的新VSD研究将接种疫苗研究人群的死亡率和死亡原因与全部美国人口进行了比较。接种疫苗后一或两个月后的死亡率比全部美国人口的死亡率还要低,且死亡原因类似[172],这足以说明疫苗接种与死亡率的上升并无关系。

疫苗导致癌症

20世纪50年代末和60年代初,猴肾细胞中的猿猴病毒40(SV40)被用于制造脊髓灰质炎灭活疫苗、脊髓灰质炎减毒活疫苗和腺病毒灭活疫苗。最近,有研究人员发现,某些非常见癌症患者(例如,间皮瘤、骨肉瘤和非霍奇金淋巴瘤)的活检标本中含有SV40的DNA。这一发现引起有关疫苗接种与随后发生癌症之间关联的假设[173]。然而,接种和未接种过被污染的脊髓灰质炎疫苗的癌症患者均表现出SV40的基因残留;有证据证明从未接种过染SV40疫苗的癌症患者的癌细胞中发现含SV40;且流行病学研究显示,1955年至1963年间接种过脊髓灰质炎疫苗的人患癌症的风险与未接种该疫苗的人相比并未增长[173]。总之,这些结果并不支持1963年以前接种含有SV40病毒的脊髓灰质炎疫苗会引起癌症的假设。

一些研究已经评估了疫苗接种和白血病之间可能的关系。这些研究显示麻疹腮腺炎风疹疫苗(MMR)、无细胞百白破疫苗(DTaP)、成人白破疫苗(Td)、b型流感嗜血杆菌疫苗(Hib)、乙肝疫苗和脊髓灰质炎疫苗与儿童白血病并无关系[174-177]。

免疫接种程序和同时接种的安全性

100年前,儿童只接种一种疫苗——天花疫苗。如今,幼儿常规接种14种疫苗。即使有些疫苗是联合接种的,但至两岁,婴幼儿可能注射20针以上并口服3剂次疫苗,其中包括一次接种五针疫苗[178-181]。一个普遍的担忧是,对整个推荐免疫程序的安全性知之甚少。父母们表达了这个观点,比如,儿童在太小的时候接种了太多种类的疫苗,早期的儿童免疫使免疫系统过载等。这些观点反映了人们更关心关于推荐疫苗的数量、频率和接种时机等问题,而不是关于某种疫苗的具体性能[178,182-184]。

为了回应公众的关切,IOM在2012年成立了委员会来调查利益关系者们关心的问题和推荐儿童免疫程序安全性的科学证据,确认研究的设置、设计和方法能严谨地解决这个问题[185]。IOM 委员会认为,虽然极少有特别的关于整个推荐儿童免疫程序的安全性的调查公布,但可获得的证据积累表明美国目前的免疫程序是安全的。那些证据部分基于 FDA 要求的疫苗注册前的联合使用研究。联合使用研究确定了新疫苗和现有疫苗同时注射是否会改变现有疫苗的安全性或免疫原性,且现有疫苗是否会改变新疫苗的安全性或免疫原性。

虽然我们见证了婴幼儿常规推荐免疫疫苗的急剧增加,但疫苗中包含的免疫原性蛋白和多糖种类数却在减少(表 82.4)。这归因于天花疫苗的停止使用、蛋白纯化领域的进展实现了全细胞到无细胞百日咳疫苗的转变、重组 DNA 技术实现了单一蛋白疫苗相对简单的生产工艺等。

表 82.4 部分疫苗的引进年份和疫苗中含有的免疫原性蛋白和多糖数量

疫苗	引进年份	免疫原性蛋白和多糖数量
天花[a]	1796	198
狂犬病	1885	5
白喉[b]	1923	1
百日咳(全细胞)[a]	1926	~3 000
破伤风[b]	1927	1
黄热病	1936	11
流感[b]	1945	10
脊髓灰质炎(灭活)[b]	1955	15
脊髓灰质炎(减毒活疫苗)[a]	1961	15
麻疹[b]	1963	10
流行性腮腺炎[b]	1967	9
风疹[b]	1969	5
乙型肝炎[b]	1981	1
b 型流感嗜血杆菌(结合疫苗)[b]	1990	2
百日咳(无细胞)[b]	1991	2~5
甲型肝炎[b]	1995	4
水痘[b]	1995	69
肺炎球菌(结合疫苗)[b]	2000	8
脑膜炎球菌(结合疫苗)[b]	2005	5
轮状病毒[b]	2006	16
人乳头瘤病毒(HPV)[b]	2006	4

[a] 前美国常规儿童及青少年免疫程序。
[b] 现在美国常规儿童及青少年免疫程序。

确定免疫系统应对疫苗应答能力的一个实用方法是计算出为产生足量的结合抗体,每毫升血中必备的 B 细胞和 T 细胞数[186]。计算方法基于以下假设:

1. 针对抗某种抗原表位大约需 10ng/ml 的有效抗体浓度。
2. 每毫升血中产生 10ng 抗体大约需 10^3 个 B 细胞/ml。
3. 如 B 细胞的倍增时间约为 0.75 天,从单个 B 细胞克隆到产生 10^3 个 B 细胞/ml 约需 7 天。
4. 因为免疫接种后约 7 天可首次检测出疫苗特异性的体液免疫应答,所以每毫升血中的这些免疫应答最初可从单个 B 细胞克隆产生。
5. 一种疫苗约含 10 种免疫原性蛋白或多糖(见表 82.4)。
6. 每一种免疫原性蛋白或多糖约含 10 个抗原表位(即每种疫苗含中 10^2 个抗原表位)。
7. 每 ml 血中约含 10^7 个 B 细胞。

根据这些假设,每个人能应答的疫苗数可以用循环的 B 细胞数(约 10^7/ml)除以每种疫苗的平均抗原表位数(10^2)算得。因此,理论上每个人一次可对多至 10^5 种的疫苗做出应答。这只是基于一些因素的保守估计,包括只考虑了疫苗特异性的 B 细胞应答而忽略了免疫系统的动态本质。例如,在 HIV 感染者中进行的对 T 细胞群动态的研究发现,成人每天能产生大约 2×10^9 个新的 T 淋巴细胞[187]。虽然健康人群每天产生的新 B 细胞和 T 细胞数量未知,关于 HIV 感染者的研究证明了免疫系统产生所需要的淋巴细胞的能力是庞大的。

疫苗削弱免疫系统

野生型病毒感染可导致特异性免疫功能的抑制。例如,感染野生型麻疹病毒可导致感染的病毒血症阶段循环的 B 细胞和 T 细胞数减少及细胞介导免疫的延迟[188,189]。同样,野生型麻疹病毒感染可引起记忆 B 细胞和记忆 T 细胞的长期减少,导致其他感染引起的死亡率上升[190]。野生型麻疹病毒导致的细胞介导免疫下调,可能是由于麻疹病毒感染的巨噬细胞和树突状细胞所产生的 IL-12 下调之故[188]。总之,野生型麻疹病毒的免疫抑制作用,是麻疹感染的发病率和死亡率增加的部分原因。同样,感染野生型水痘病毒[191]或感染野生型流感病毒[192]的免疫抑制作用,致使严重侵入性细菌感染发病率的增加。

因此,活病毒疫苗在宿主体内的复制(虽然其效率远低于野生型病毒)能够模仿自然感染后出现的情况。例如,在发展中国家,麻疹、腮腺炎或风疹疫苗可显著抑制对结核菌素皮肤试验的反应性[193-199],含麻疹病毒的疫苗可致对水痘疫苗的保护性免疫反应降低[200],以及高滴度麻疹疫苗(E-Z株)可导致过量的侵入性细菌感染病例[201]。所有这些现象都可用麻疹疫苗病毒可能的免疫抑制效应来解释。然而,目前的疫苗(包括高度减毒的Moraten株麻疹疫苗)似乎并未在健康儿童中引起临床上的免疫抑制。研究已显示,接种白喉、百日咳、破伤风、卡介苗、麻疹、流行性腮腺炎、风疹或脊髓灰质炎病毒减毒活疫苗后,与未免疫接种的儿童相比,侵袭性细菌性感染的发生率并未增高[202-206]。

疫苗引起自身免疫

婴儿出生时就形成防止发生针对自身抗原(自身免疫)的免疫反应机制。胎儿和新生儿的T细胞和B细胞受体以随机方式形成各种特性。在胸腺,与自身肽-MHC复合物紧密结合的T细胞往往死亡,而那些亲和力较弱的T细胞却生存下来并定居在体内。这种中央选择过程清除了那些自我反应强烈的T细胞,而选择那些能识别自身MHC抗原的T细胞。在胎儿肝脏,后来在骨髓中,与自身抗体结合紧密的B细胞受体(如免疫球蛋白)也被清除。因此,胸腺和骨髓通过机体许多组织的抗原表达,能在具有潜在危险的自身反应性T细胞和B细胞成熟之前将其大部分去除,这个过程称为中枢耐受[207]。

然而,自身免疫性疾病的发生不仅仅是因为自身反应性T细胞和B细胞的存在。自身反应性T细胞和B细胞在所有人体内都存在,因为身体各种组织的每种抗原不可能都参与清除所有潜在的自身反应性细胞。被称为"外周耐受"的过程进一步抑制了自身反应细胞的激活[208,209]。外周耐受机制包括以下几方面:①抗原隔离(中枢神经系统、眼睛和睾丸的抗原一般不暴露于免疫系统,除非发生损伤或感染);②无反应性(部分由抗原刺激的淋巴细胞在没有共同刺激信号的情况下,不能对随后的抗原暴露作出反应);③活化诱导细胞死亡(AICD,一种自限性机制,在抗原清除后,免疫反应终止);④特异性调节细胞抑制免疫反应[210-213]。

因此,免疫系统能预见自身反应性T细胞的出现,并有机制来控制它们。任何疫苗导致自身免疫性疾病的理论应该考虑这些控制是如何被规避的。正如下面所要讨论的,流行病学研究并不支持疫苗导致自身免疫性疾病的假设。这与事实一致,尚无任何机制能解释疫苗是如何满足自身免疫性疾病发生需具备的所有先决条件。

发生自身免疫性疾病至少需要满足以下四个关键条件。第一,必须存在自身抗原特异性T细胞或自身抗原特异性B细胞。第二,必须存在足量、能激活自身反应细胞的自身抗原。第三,在激活自身反应性T细胞时,必须存在由抗原递呈细胞(如树突状细胞)产生的共同刺激信号、细胞因子和其他激活信号。第四,外周耐受机制一定不能控制破坏性自身免疫反应。如果不具备所有这些条件,活化自身反应性淋巴细胞和发生自身免疫性疾病是不可能的。

疫苗不会引起自身免疫的证据

关于婴儿疫苗接种和1型糖尿病的严谨的流行病学研究发现,麻疹疫苗与糖尿病风险增加无关;其他研究也未发现卡介苗(BCG)、天花、破伤风、百日咳、风疹或流行性腮腺炎疫苗与糖尿病有关[214]。加拿大一项研究明确发现,接种卡介苗并未增加糖尿病的风险[215]。在芬兰一项大型的、随访10年的关于儿童接种b型流感嗜血杆菌疫苗的试验中,儿童在3月龄时接种疫苗(随后还进行加强针接种)和儿童仅在2岁时接种疫苗、或在该试验前出生的儿童相比,他们的糖尿病风险未见差异。现有的流行病学证据不支持在目前推荐的疫苗与1型糖尿病之间存在因果关联[216-218]。

乙肝免疫接种后发生多发性硬化症的零星报告,以及两项病例对照研究,加强了疫苗可能引起多发性硬化症的假说,这些病例对照研究结果显示接种疫苗者多发性硬化症的发生率较未接种者略有增加,但无统计学意义[219-221]。然而,疫苗引起或加重多发性硬化症的能力已在一些优秀的流行病学研究中进行了评估[222-226]。两项大型的病例对照研究表明乙肝疫苗接种与多发性硬化症无关[223],且乙肝、破伤风以及流感疫苗都不会加重多发性硬化症的症状[224]。其他几项严格对照的研究也显示,流感疫苗不会加重多发性硬化症的症状[225-227]。事实上,在一项有180例复发多发性硬化症患者的回顾性研究中,感染流感病毒较接种流感疫苗更可能导致症状加剧[227]。

2009年的一项综述也显示,除了1976年的猪流感疫苗,流感疫苗不是吉兰-巴雷综合征的明确诱因,且天然流感感染的高风险超过接种疫苗后任何可能增加的风险[228]。

疫苗引起过敏和哮喘

过敏症状是由可溶性因素(例如,IgE)介导的速发型超敏反应,B细胞产生IgE依赖于细胞因子的释放,如Th2细胞释放的IL-4。已提出两种理论来解释疫苗如何增强 IgE 介导、Th2 依赖的过敏反应。第一个理论是疫苗能将针对潜在过敏原的免疫应答从 Th1 样型到 Th2 样型[229]。第二个理论是通过预防常见的感染（"卫生学假说"），疫苗可延长 Th2 型应答的时间或增加 Th2 型应答的频率[230,231]。

尽管并不完全清楚引起 Th1 和 Th2 反应平衡改变的所有因素[232]，但显然树突状细胞发挥了关键的作用。例如，佐剂（例如，一些疫苗中氢氧化铝或磷酸铝中的"铝"）促进树突状细胞刺激 Th2 型反应[233,234]。佐剂也能刺激周围过敏原特异性 Th2 细胞引起过敏或哮喘。然而，疫苗监测数据显示，尚无因疫苗接种而产生环境过敏原的证据[235]。此外，局部接种佐剂不会导致免疫应答全部向 Th1 或 Th2 型转变[236,237]。

另一种被提出用来解释疫苗如何促使过敏反应的假设是，通过预防一些儿童感染（"卫生学假说"），引起新生儿 Th2 型免疫应答转变为成人平衡型 Th1-Th2 免疫应答模式这种转变所依赖的刺激已被消除[230,231]。但是，疫苗可预防的疾病只占了儿童接触疾病总数的一小部分，而且免疫系统也不可能只依赖少数感染来达到 Th1 和 Th2 免疫应答之间的正常平衡。例如，20 世纪 60 年代，在美国俄亥俄州克利夫兰对 2.5 万种疾病进行的一项调查显示，儿童在 6 岁内，平均每年会经历 6~8 次感染；这些感染多数是由病毒引起的，如冠状病毒、鼻病毒、副黏病毒和黏液病毒，儿童常规免疫接种均未涵盖这些病毒性疾病[238]。此外，与卫生学假说不同的是，尽管发展中国家儿童经常感染引起强烈的 Th2 型免疫反应的蠕虫及其他寄生虫，但是与发达国家相比，发展中国家儿童的过敏和哮喘发生率较低[239]。

疫苗不会引起哮喘的证据

尽管早期一些较小规模的观察性研究支持全细胞百日咳疫苗与哮喘之间的关联[240]，但最近一些研究提示并非如此。在瑞典进行的一项大型临床试验研究显示，疫苗接种并未增加哮喘的风险[241]，且在英国进行的一项大规模的纵向研究也未发现接种百日咳疫苗与早发性或迟发性哮喘、复发性或间歇性哮喘之间的关联[242]。疫苗安全性数据库（VSD）计划的两项研究据也为上述争议提供数据。一项对 1 366 名哮喘婴儿进行的研究显示，足月婴儿接种百白破联合疫苗（DTP）和其他疫苗与哮喘的风险增加无关[243]。另一项超过 16.5 万儿童的研究显示，儿童接种疫苗与哮喘发生风险的增加无关[244]。最后，芬兰的一项研究也提示，有自然麻疹史的儿童发生特应性疾病的风险增加。这些研究结果与假设相反，假设认为一些国家的特应性疾病增加是免疫接种引起的野生型麻疹减少的结果[245]。

另一个担忧是接种灭活流感疫苗是否会加重患有哮喘的儿童的哮喘病情。一项调查灭活流感疫苗接种与哮喘加重的各种替代指标之间潜在关联的研究所得出的是混合性的结果。哮喘加重的各种替代指标包括呼吸流速峰值的降低、支气管扩张药物使用增加、哮喘症状的增加。但是，多数研究不支持这种关联[246]。事实上，在哮喘的严重程度得到控制后，接种灭活流感疫苗后哮喘急性恶化的情况已较以往减少[247]，而且，在整个流感季节，接种灭活流感疫苗似乎与哮喘加重风险降低有关[248]。最近几项研究也显示，疫苗接种与哮喘发生之间缺少相关性[249-252]。

疫苗引起自闭症和其他发育障碍

可能近年来最有争议的问题之一是怀疑疫苗导致自闭症。自闭症是以社会互动、沟通、反应性问题，以及兴趣狭窄和活动刻板为特点的一种慢性发育障碍疾病。虽然自闭症的原因多不知道，但家系研究和双生子研究表明，遗传因素起着重要的作用[253]。此外，在后来被诊断为自闭症的儿童中，其在接近围生期时存在神经肽和神经营养因子的过度表达，这表明产前因素或围生期因素或两者均较产后因素起到更重要的作用[254]。然而，由于自闭症的症状一般在出生后第二年开始变得明显，所以有些学者和家长把关注集中在 MMR 疫苗（麻疹腮腺炎风疹疫苗）的作用上，因为该疫苗是在这个期间前后首先接种的。1998 年《柳叶刀》发表的一项基于 12 名儿童的研究加剧了人们对 MMR 疫苗作用的担忧，该研究提出 MMR 疫苗与回肠结节性淋巴增生、非特异性肠炎和退行性发育障碍（后称"自闭性小肠结肠炎"）有关[255]。其中一个可能的机制是 MMR 疫苗接种会引起肠道问题，导致必需的维生素和其他营养成分的吸收障碍，并最终引起自闭症或其他发育障碍。对这个问题的担忧使得英国和其他国家的麻疹疫苗覆盖率下降[256]。对上述研究正确性值得注意的关注包括：缺乏适宜的对照组或者比较组、支持因果关系的时间顺序不符（有些儿童在出现肠道症状前已有自闭症症状），以及对自闭症综合征没有一个可以接受的定义[257]。随后，英国的一项基于人群的、儿童自闭症研究发现，MMR 疫苗接种与自闭症发病或发育退行性障碍之间并无关联[258,259]。在《柳叶刀》杂志发表了一篇引起争议的文章后[255]，有两项生态学分析结果表明，尚无关于 MMR 疫苗接种是导致自闭症随时间呈现明显增加趋势的证据[260,261]，同时另外2项研究也未发现自闭症的一种新的变异形式与疫苗接种后继发的肠道紊乱有关[262,263]。最近几项研究也反驳了MMR疫苗接种导致自闭症的观点[264-269]。可能最有说服力的研究是：患有自闭症孩子的家庭中，其弟弟妹妹接种MMR疫苗并没有增加患自闭症的风险[270]。

由于该问题引起高度关注，美国疾病预防控制中心（CDC）和美国国立卫生研究院请求美国医学研究院（Institute of Medicine，IOM）对该问题进行独立审查[271]。由IOM任命的免疫接种安全审查委员会（The Immunization Safety Review Committee）对该问题进行的审查，未能在人群中找到支持自闭症谱系障碍（autistic spectrum disorders，ASD）与MMR疫苗接种之间存在因果关系的证据，也没有发现任何支持或者解释这种联系的生物学机制的证据。2010年2月，《柳叶刀》杂志撤回了这篇1998年的文章[272]。

含汞的防腐剂硫柳汞，也被认为可能会增加患自闭症的风险。汞是一种地壳、空气、土壤和水中自然存在的元素。一些环境中的细菌可以将无机汞转变成有机汞（甲基汞）。甲基汞能通过食物链存在于鱼、动物和人类。当它含量较高时会具有神经毒性。然而硫柳汞含有的是乙基汞而非甲基汞。比较甲基汞和乙基汞的研究显示他们被处理（代谢）的方式不同，乙基汞降解和排泄的速度远快于甲基汞。因此，乙基汞不像甲基汞更容易在体内积累并造成伤害。

1997年美国食品药品管理局的现代化法案（the FDA Modernization Act of 1997）要求美国FDA审查和评估所有含汞食品和药品的风险。这导致了对疫苗中汞含量的检测。公共卫生官员发现，6月龄及以下婴儿可从疫苗中获取高达187.5μg的乙基汞（硫柳汞），这个含量水平已超出美国环境保护署关于甲基汞安全性指南中建议的水平，但未超出美国食品药品管理局或毒物与疾病登记署建议的水平[273]。结果，作为一种预防措施，美国开始将疫苗接种程序过渡至不含硫柳汞的疫苗[274]。目前，只有多剂次的流感疫苗仍然含有一定量的硫柳汞防腐剂（即每剂25μg）。

一些生物学[275]和流行病学证据支持硫柳汞不会引起自闭症的观点。重要的是，一些大型流行病学研究已经比较了接种含硫柳汞疫苗的儿童与接种不含或含较低硫柳汞疫苗的儿童患自闭症的风险，没有一个研究发现患自闭症风险的增加与含硫柳汞的疫苗有关[276-281]。美国医学研究院（IOM）已对这些研究进行审查并得出结论，不赞同自闭症与疫苗接种之间存在因果关联[111,282]。丹麦在1991年禁止使用硫柳汞作为防腐剂，但在几年后却发现这种疾病的增加。美国所有含硫柳汞作为防腐剂的儿童用疫苗（除了多剂次流感疫苗）在2003年都过期了且在美国不再被使用，尽管如此，自闭症的患病率在随后几年有所增加[283]。

为什么疫苗接种会引起自闭症的假设一直在演变。1998年，人们担心的是接种MMR疫苗引起自闭症。接下来的一年，人们的担心转为对疫苗中所含的硫柳汞引起自闭症的恐惧。当不断产生的数据表明人们的这两个担心都缺乏根据时，对自闭症的假设再次演变，这次变为对过早接种太多种的疫苗会引起自闭症的恐惧。为了解决这种担心，美国CDC在2013年发表的一项研究，比较了自闭症儿童组和未患自闭症儿童的对照组在出生后到2岁的时间里接种疫苗的抗原数量。结果表明无论是自闭症还是非自闭症儿童，接种疫苗的抗原总数都是一样的[284]。

与关注自闭症有关，疫苗导致其他发育障碍的可能性也得到了评估，如言语问题或学习困难。一些研究评估了接触疫苗中硫柳汞与神经发育问题的可能联系，没有发现持续增加的风险[285-287]。疫苗的总数和疫苗中抗原的总数也未发现与神经发育问题相关。Smith和Woods对按照美国CDC和美国儿科学会的疫苗接种程序已接种疫苗的儿童与未接种、仅部分接种（未完成免疫程序）、或推迟接种的儿童进行比较，发现两组儿童的神经发育结局并无差异[288]。一项独立分析发现疫苗中的抗原数量和神经发育结局并无关联[289]。

疫苗中的铝

自20世纪30年代以来，铝盐一直安全地被用做疫苗的佐剂。然而，到20世纪中期，家长担心疫苗中的铝可能有害。高浓度的铝确可引起局部炎症反应、骨软化症、贫血和脑病，一般发生在早产婴儿或肾功能不全或严重受损的婴儿中，他们还通过其他来源摄入高剂量的铝（例如，抗酸药）[290]。研究表明，接种了含铝疫苗的儿童其血清铝含量远低于中毒剂量的范围[291-293]。

关于铝佐剂的一项特别关注是它与巨噬细胞肌筋膜炎的可能关系，这种病症包括各种不适以及肌肉活检中发现含铝盐的微小病灶[294,295]。WHO疫苗安全全球咨询委员会（Global Advisory Committee on Vaccine Safety）已多次审阅了关于巨噬细胞肌筋膜炎的证据，并得出结论认为接种含铝疫苗后注射位置的细胞能找到铝盐，但与这一发现相关的全身症状从未在科学上被证实[296]。

疫苗中的甲醛

甲醛一直用于使疫苗中的细菌毒素（例如，白喉毒素、破伤风毒素、百日咳毒素）脱毒和使病毒（例如，脊髓灰质炎病毒）灭活。因为高浓度甲醛在体外能引起细胞DNA突变[297]，所以一些家长担心疫苗中的甲醛可能有危险。然而，因为甲醛是一碳代谢产物，所以每个人血清中都可检测出甲醛[298]。事实上，循环血中甲醛含量约为任何疫苗所含甲醛量的10倍以上[299]。此外，暴露于工作场所高浓度甲醛的人（例如，殡葬业从业者）患癌症风险并不高于未暴露者[300]。最后，疫苗中甲醛的含量至少比诱发实验动物毒性所需的甲醛剂量低600倍[301]。

疫苗中含流产胎儿的DNA

在疫苗生产中用作细胞基质的MRC-5和WI-38这两个细胞系，均源于20世纪60年代早期欧洲选择性流产的胎儿。有四种疫苗仍需要使用这些细胞系：即水痘疫苗、风疹疫苗、甲肝疫苗及一种狂犬病疫苗。人胚胎细胞在疫苗研究中非常有价值，因为其能支持许多人类病毒的生长，并且是无菌的；首次使用人胚胎细胞大概是在研究者们发现猴的原代肾细胞受到SV40病毒污染的时候。

人乳头瘤病毒疫苗的安全性

对人乳头瘤病毒（HPV）疫苗安全性的担忧是未开始接种HPV疫苗最主要的原因[304]。WHO指出，由于意识到安全问题的负面宣传，许多国家免疫规划对其HPV疫苗的接种计划失去了信心[305]。假设的安全问题包括脑血管炎、复杂区域疼痛综合征（CRPS）、体位性心动过速综合征和自身免疫性疾病[305-307]。病例报告中提出了HPV疫苗会引起致死性脑血管炎的意见，该报告假定炎症与疫苗中的HPV L1基因DNA片段相关[308,309]。然而，FDA认为由于疫苗生产过程预计会有少量的HPV DNA片段，这并不代表安全性问题[310]。此外，病例报告中的尸检结果未揭示炎症的证据，因此不能支持脑血管炎的诊断。有关CRPS的问题局限于日本少数病例，这些病例受到媒体的广泛关注[311]。类似的病例在其他国家也有报道。日本一个专家委员会认为在许多目前报告的病例中，做出明确的CRPS诊断的信息是不充分的，无法建立其与疫苗接种的因果关系[312]。欧洲药品管理局（European Medicines Agency）的一项审查得出结论，证据并不能支持HPV疫苗与CRPS或体位性心动过速综合征之间的因果关系[313]。

美国和国际上的安全性监测支持HPV疫苗的安全性。在美国，VAERS的一个综述发现，与其他疫苗相比，接种4价HPV疫苗后的晕厥和静脉血栓栓塞（VTE）报告更多。VAERS的持续监测未确认任何新的或非预期的安全问题[314]。来自VSD的一个基于人群的4价HPV疫苗的安全性研究发现GBS、卒中、VTE、阑尾炎、惊厥、晕厥、变态反应或过敏的风险在统计学上并未显著提高[315]。一个企业赞助的4价HPV疫苗上市后安全性评估除了桥本甲状腺炎的相关风险提高外未发现任何重大安全性问题；然而，安全审查委员会在时间关系和生物合理性上进一步的调查显示，并无自身免疫性甲状腺疾病的安全性信号的一致性证据[316]。丹麦一个国家注册关联研究发现4价HPV疫苗未增加VTE的风险[317]。丹麦和瑞典进行的一个大型的基于人群的群体研究分析了女性中超过696 000剂4价HPV疫苗[318]，未发现支持某些自身免疫性和神经性疾病或VTE与4价HPV疫苗因果关系的一致性证据。法国一个病例对照研究接种HPV疫苗后不会增加某些自身免疫性疾病的风险（特发性血小板减少性紫癜、中枢脱髓鞘病、GBS、结缔组织疾病、1型糖尿病和自身免疫性甲状腺炎）[319]。一项来自瑞典和丹麦的、涵盖了四百万女性中800 000人接种过4价HPV疫苗的全国性数据显示，未发现接种4价HPV疫苗后会增加多发性硬化症或其他脱髓鞘疾病的风险[124]。可以说，与大多数其他疫苗相比，HPV疫苗受到了更严格的上市后审查。

嗜睡症与AS03佐剂甲型H1N1大流行流感疫苗

尽管不在美国，2009年甲型H1N1流感大流行期间，葛兰素史克公司（GlaxoSmithKline's）的含AS03佐剂的2009单价H1N1流感疫苗Pandemrix在欧洲和世界其他国家得到了广泛的使用。2010年8月，瑞典和芬兰的公共安全机构声称他们收到了接种Pandemrix后发生嗜睡症的报告[320,321]。嗜睡症是一种慢性中枢神经系统疾病，其特征是白天过度嗜睡[322]。其发病率在青少年时期高发[323]，但很多嗜睡症个体是在症状出现几年之后才被诊断出来的[324]。在芬兰[325]、瑞典[326]、爱尔兰[327]、挪威[328]、英格兰[329]和法国[330]都发现接种过Pandemrix的青少年比未接种的患嗜睡症的风险更高。一个集中了来自8个欧洲国家数据的病例对照研究发现了(嗜睡症)风险总体上升,虽然不是在所有国家[331]。一些欧洲国家也报告说,接种疫苗后40岁以下成人患病风险增加,尽管风险小于20岁以下接种疫苗的风险[326,330]。加拿大魁北克AS03佐剂疫苗Arepanrix的一项病例对照研究发现,患嗜睡症风险小幅增加主要发生在20岁以下的个体,但是不能排除流感病毒感染交叉影响的可能性[332]。VSD研究中未发现美国使用的无佐剂2009甲型H1N1大流行流感疫苗会增加患嗜睡症的风险[333]。虽然SRSs中未出现信号[334],但在正式的流行病学研究中尚未评估嗜睡症风险与MF59佐剂疫苗是否相关。有关可能的生物学机制以及Pandemrix与嗜睡症之间的关系是否被其他潜在的暴露因素或系统偏差混淆依然存在疑问,包括围绕已确认联系的宣传等[331,335]。新的研究显示问题可能与流感疫苗的关系更大,而非佐剂[336]。这部分内容更完整的讨论见第68章。

疫苗风险沟通

疾病预防是一项艰巨的任务,特别是如果这个任务需要几乎全球不断采取一致行动的话。在未免疫接种的年代,麻疹和百日咳这样一些疫苗可预防疾病是如此的盛行,以致疾病与疫苗接种的风险及获益的对比已显而易见。但是由于免疫接种计划成功地降低了疫苗可预防疾病的发病率,因此有越来越大比例的医疗卫生人员及家长很少或未亲身经历过(或患过)疫苗可预防疾病。相反,个人某种程度的不适、疼痛和焦虑一般均与每次免疫接种相关。此外,家长在互联网上检索有关疫苗的信息时,可能会在有声望的信息来源旁遇到一些鼓励拒绝接种疫苗或强调疫苗接种危害的网站[337,338]。同样,媒体也可能会借疫苗安全性问题进行煽动,或试图代表争论的"双方",而未提供客观的看法[339,340]。对上述讨论的理由来说,如果疫苗与罕见或迟发的不良反应存在关联仅是因为科学方法不允许接受无效假设,那么就可能存在不确定性;因此,只要不良事件不可能以某种统计学概率发生的话,我们就不能证明疫苗从未导致某种不良事件。

将这些因素合在一起可能对家长有关免疫接种的看法产生影响。尽管大多数家长支持免疫接种,但调查发现许多家长的担忧或错误观念[180-182]会削弱他们对疫苗的信心[178]。在这种情况下,通过有效的风险沟通应对疫苗安全性的艺术,已成为成熟的免疫接种项目(计划)的管理者(人员)和接种疫苗的医护人员的一项越来越重要的技能。

风险认知

风险认知和风险沟通技术最初发展于技术和环境领域[341],也可应用于免疫接种[342]。对学者和专家来说,风险与因暴露于某种危害所致的发病和死亡的客观概率趋于同义[343]。相反,有研究表明,外行对于疫苗风险的认识可能是主观、多面和价值观概念化的[344]。个人对风险大小的看法各不相同,研究显示不同的因素如性别、政治世界观、情感影响和信任等都和风险认知有关[345]。风险认知因素如非自愿、不确定、缺乏控制和高度恐惧可能导致风险意识的提高[346]。这些都可被视为和儿童免疫相关。而且这些因素在风险沟通文献中被称为"愤怒"因素。愤怒会导致一个人反应情绪化并且会进一步增强风险意识[346]。

人们不仅关心风险的大小,还关心风险是如何管理的以及他们是否参与风险管理过程[347]。在医疗决策中,风险沟通已实现了从更多的家长式模式向越来越多共同决定模式的转变[348]。有人认为,类似的转变也应该在免疫接种中实行[349]。然而,一项研究[350]发现与将推荐疫苗作为预期或默认选择的医生相比,采用参与式方法推荐疫苗的医生更容易遇到拒绝的情况。而且,免疫接种不像多数其他医疗程序,因为免疫接种决策所产生的后果不仅影响个人,而且还影响社会中的其他人。因为存在如此重要的差别,许多国家已制定免疫接种法律,部分程度上意在限制个人传染给其他人的权利。如果没有这些强制的规定,因别人接种疫苗而形成群体免疫使其受到保护的同时,有人就可能设法拒绝疫苗接种来规避风险[351]。不幸的是,如果有太多的人拒绝接种疫苗,群体免疫产生的保护可能消失,最终导致疫苗可预防疾病的暴发[352,353]。在美国,在州一级制定和实施此类法律的争论焦点为,合理的(除医疗和宗教原因外)对学校入学强制性免疫接种的豁免是否应或多或少地限制,和申请豁免强制接种所需的标准是什么[349,354,355]。比如在2015年,加利福尼亚州取消了从2016—2017学年度开始学校入学接种要求的所有非医疗原因豁免[356]。因此,疫苗风险沟通不仅应说明个人接种疫苗的风险和收益,而且还应包括个体免疫接种决定对较大社区的影响的讨论。

影响家长接受疫苗的因素

美国婴幼儿的疫苗接种率一直很高,表明医疗和公共卫生专家推荐疫苗接种依然是常态[357]。然而,国家的高接种率掩盖了地区水平的差异[358]。个人未接种疫苗的不平衡分布可能导致(病原)暴露时的疾病暴发。疫苗成功的一个后果就是越来越多的家长和临床医生很少或没有亲身经历过疫苗可预防的疾病,或不具备许多疫苗可预防的疾病知识。因此,家长往往感受不到疫苗可预防疾病是一种真正的威胁[359,360]。而且,越来越多的家长想要全面了解孩子的医疗保健情况[361];所以,仅仅推荐疫苗接种可能是不够的。媒体高度关注的不良事件(真实的或感知的)的故事可能导致一些家长对疫苗的安全性抱有疑问。

除了媒体对疫苗安全问题的关注,在目前疫苗可预防疾病低发的环境下,一些因素可影响父母对疫苗的态度。其中的一些因素是:①所需信息的深度;②提供信息的时间;③信息来源和社交媒体;④个人经验;⑤综合健康素养。对这些因素的理解和主动进行疫苗教育可能避免未来的问题逐渐升级为大范围的拒绝接种疫苗,结果导致的疫苗可预防疾病发病率的增加。上述因素均在下文做详细讨论。

信息深度

信息与疫苗可接受性之间存在关联。最近一项研究显示,67%的家长认为他们已获得足够的信息来为其孩子免疫接种作出科学的决策,33%的家长不同意接种或者对是否接种持中立态度[362]。那些认为自己未获得足够疫苗信息的家长,对免疫接种、医疗机构(医护人员)、免疫接种的要求和豁免及对负责免疫接种政策者的信任,均持否定态度。此外,与那些持中立态度或认为自己已获得足够信息的家长相比,那些认为自己未获得足够信息的家长中有较大一部分对某些疫苗表示担忧[362]。如没有准确、值得信任的信息,就可能产生对疫苗的怀疑,并较容易接受误导的信息。

根据受众分类的原则(按共同特征将某个人群划分为若干类),一项研究将家长划分为五派,他们在健康和免疫接种的态度、行为、信息来源和人口统计学上各不相同:免疫拥护派(33.0%)、随遇而安派(26.4%)、健康拥护派(24.8%)、中立派(13.2%)和担忧派(2.6%)[363]。重要的是认识到家长做出疫苗相关决定所需的信息数量和深度是不同的,健康传播者在制作科普教育材料时应将其考虑在内。

提供信息的时间

疫苗信息单(VIS)一般是在儿童按程序进行免疫接种当天交给家长的[364-366]。这往往使家长处于一种矛盾的局面,是审阅疫苗信息单,还是照料受惊、不安的孩子。不出所料地,研究已表明,家长更愿意在第一次疫苗接种前事先了解这些信息[364,366-368]。建议在包括产前门诊就诊时或医院分娩后不久的较早时间,就进行疫苗接种指导[369]。一项全国性调查显示,80%的医护人员认为,免疫接种前给家长的宣传册对与家长进行疫苗接种的风险和获益方面的沟通是有益的[365]。

信息来源和社交媒体

报告显示大部分家长(84%)从医生处接受免疫接种信息[178]。而且,大部分家长包括对疫苗有担忧的,认为孩子的医生对他们的疫苗接种决定起到很重要的影响,并报告了对他们建议的高度信任[370,371]。因此,从公共卫生角度来看,最理想的情况是有一位值得信任、能提供免疫接种信息、并愿意听取和回答问题的医生。如果不太信任孩子的医生,家长就可能被拖进那些不太可靠的信息来源中。

尽管家长除了医生外,还有许多疫苗信息来源(如家庭、朋友),在讨论有关疫苗接种决定的信息来源和影响时,考虑社交媒体使用的增加也是很重要的。与传统网站的单向信息呈现不同,网络社交媒体平台,比如Facebook和Twitter,推动了信息和意见的双向交换[372]。虽然社交媒体互动对家长的疫苗观念和行为能影响多大仍有待观察,研究表明家长准确、及时获取信息的新技术可能是重要的,也指出了家长社交网络间有传播流言和错误信息的潜在可能[373]。

个人经验

当儿童在接种疫苗后发生不良事件时,总有"接种疫苗究竟是必要的吗?"这样的疑问被提出。对家长而言,似乎接种了疫苗的风险比未接种疫苗的高。与接种后未报告其孩子不良事件的家长相比,那些因孩子接种后出现任何不良事件就医的家长(6.9%)不仅表现出对疫苗接种更多的担忧,而且在需要接种三针疫苗时更容易让孩子不接种一剂或多剂疫苗[374]。有两种情况被看作似乎合理的。一种是在孩子开始免疫接种程序前,家长已对疫苗有所担忧,会对一些轻微的副作用(例如,发热)或无关问题寻求医疗照顾。另一种可能是在免疫接种后发生明显的不良事件使家长为孩子求医,以致家长对疫苗的看法更为负面。这两种可能性均会使家长在将来拒绝为其孩子接种疫苗。值得注意的是,医生对疫苗接种和疫苗可预防疾病的个人经验,也能帮助拒绝接种的家长理解及时接种疫苗的重要性[375]。疫苗可预防疾病的培训和说明,也可帮助家长权衡疫苗接种的风险和疫苗可预防疾病的风险[376]。

健康素养

整个美国人口的健康素养水平存在很大差距,这个差距突出了量身定制信息的必要性。量身定制信息的需求适用于包括儿童免疫在内的所有健康领域。针对"一刀切"式读者的免疫教育材料似乎不能满足所有家长的需求[377]。定制应该考虑避免使用技术术语,替代使用通俗易懂的语言进行交流。如美国CDC的清晰沟通指标[378]等资源可以帮助评估教育材料的清晰度。

评估和解决疫苗安全问题:医疗保健从业者和公共卫生专业人员的作用

解决疫苗安全性问题需要有同情心、耐心、科学求知欲和大量资源。尽管每项疫苗安全问题的评估在某些方面是独特的,但一些基本原则可适用于多数情况。所有调查的第一步都是客观和全面地收集数据[43]。收集和评估疫苗接种以外原因的证据也同样重要。对于个体病例和群体病例,也许必须通过现场调查收集第一手资料[108,379]。来自一个独立专家组的意见和评审可能也是必需的[90,380,381]。因果关系评估在个人层面难以达到最佳;通过流行病学或实验室研究作进一步评估可能是必要的[382]。即使调查无法得出结论,但这些研究常可有助于维护公众对免疫接种计划的信任[383]。

自1978年开始,美国已要求向所有在公共部门接种疫苗者提供美国CDC起草的有关免疫接种风险和获益的书面资料[384]。美国国家儿童疫苗伤害法(NCVIA)要求每位从事按照该法规定的疫苗接种的公立或私立医务人员,在每次接种疫苗时,向受种疫苗的成人或受种疫苗儿童的家长或其法定监护人,提供一份最新的疫苗信息单[385]。医务人员必须在每位病人的永久性医疗记录中记录疫苗信息单的版本日期以及向疫苗受种者或其法定监护人发放疫苗信息单的日期。疫苗信息单是医护人员与疫苗接种者(医-患)之间进行风险-获益沟通的基石。每份疫苗信息单包含疫苗所预防的疾病信息、谁应接种疫苗、何时接种、接种的禁忌证、疫苗风险、出现副作用时应采取什么措施以及哪里可以获取更多的信息。现行的疫苗信息单可从美国CDC的国家免疫和呼吸系统疾病中心的网站上获得[386],且在免疫接种行动联盟网站(www.immunize.org)上有除英语之外的多种语言版本的疫苗信息单。向疫苗安全性错误认识和言论发声的资源数量越来越多,包括网站、宣传小册子、资源工具包和视频资料等也变得容易获得(表82.5)。有些研究已对这些材料的使用和效果进行评估[364,365,387-389],但仍需在这方面进行更多的研究。

表82.5 包含可靠、及时、准确的疫苗信息的网页

来源	网址
政府	
疾病预防控制中心(CDC)(主要)	www.cdc.gov/vaccines
CDC(流感)	www.cdc.gov/flu
CDC(HPV)	cdc.gov/hpv
CDC(儿童疫苗)	www.cdc.gov/vaccines/conversations
免疫咨询委员会	http://www.cdc.gov/vaccines/acip
专业协会	
美国儿科学会(AAP)	www.aap.org/immunization
美国妇产科医师学会(ACOG)	www.immunizationforwomen.org
学校,医院和专家组	
Albert B. Sabin 疫苗学会	www.sabin.org
每个2岁儿童所需	www.ecbt.org
免疫接种行动联盟	www.immunize.org www.vaccineinformation.org
疫苗安全协会	www.vaccinesafety.edu
家长PACK(费城儿童医院疫苗教育中心提供)	www.vaccine.chop.edu/parents
费城儿童医院疫苗教育中心	www.chop.edu/centers-programs/vaccine-education-center
疫苗页	www.vaccines.org
儿童免疫	www.vaccinateyourbaby.org
加利福尼亚免疫联盟	www.whyichoose.org
国家感染性疾病基金	www.adultvaccination.com
PATH疫苗资源图书馆	http://www.path.org/vaccineresources
家长和家庭组织	
家庭抗击流感	www.familiesfightingflu.org
全国脑膜炎协会	www.nmaus.org
脑膜炎天使	www.meningitis-angels.org
感染性疾病儿童的父母组织	www.pkids.org
疫苗之声	www.voicesforvaccines.org

某些公众可能对疫苗的需求及其安全性表示深切的关注,这是免疫接种计划和医护人员(医疗保健机构)应预料到的。有些人可能拒绝接种某些疫苗,或者甚至拒绝接种所有疫苗。据全国免疫调查,在美国不超过1%的幼儿未接种任何疫苗,这个数字在过去几年一直保持不变[357]。然而,根据人口研究及推迟、拒绝接种的定义(不同),调查估计有13%~39%[181,390,391]的父母曾故意推迟或拒绝接种一种或多种推荐疫苗。医师容忍这种行为与医师年龄较小有关,这突出了医生要了解他们的患者延迟和拒绝接种疫苗风险的重要性[392]。对疫苗风险认知的理解和有效的疫苗风险沟通,在对应错误信息和担忧时至关重要。医务专业人员最能帮助所有家长给孩子提供基于证据的安慰措施,以减少与疫苗接种相关的急性疼痛和焦虑[393]。向那些拒绝接种推荐疫苗的人说明,他们的决定并非没有风险,他们(或他们的孩子)是易受疫苗所预防疾病的感染及其可能的后果,也是十分重要的。

对疫苗担忧的家长进行指导的重要性

重要的是,不要仅仅因为大多数家长正在给其孩子接种疫苗,就认为他们会继续这样做下去[394]。虽然有助于家长决定为其孩子接种疫苗的许多因素(例如,对信息的需求、对不良事件的经验)可能一段时间内保持稳定,但也可能因为一个或多个因素的改变,导致一些家长认为接种疫苗的风险可能比疾病风险更大。这样,会使家长超出理论上"不可接受临界值",家长就会选择不让其孩子接种一种或多种疫苗。一项研究[181]发现,虽然许多孩子接种了全部疫苗,但他们的家长因担忧疫苗的安全性和必要性,仍存在推迟或拒绝接种疫苗的风险。而且,疫苗接种不是一个一次性、全有或全无的决定,而是一系列随时间推移持续的选择。

为避免将来疫苗可预防疾病的暴发,医疗和公共卫生专业人员将共同努力,对疫苗接种表示担忧的家长进行指导和良好的沟通。在针对临床医生的指导中,美国儿科学会不建议医师将不愿接种疫苗的家庭从他们的诊所中排除,但他们确实被允许这么做[394a]。而美国儿科学会建议儿科医生应认真听取和尊重家长对免疫接种的顾虑,实事求是的与家长沟通疫苗的风险和获益,与可能担心某种疫苗或担心一次接种多种疫苗的家长一起努力[395]。医务工作者(医疗卫生机构)能对疫苗的接受性产生巨大影响,进而引起层叠效应,通过提供信息可增加信任、而增加信任又可使疫苗接受性提高和对疫苗的信心增强。为使医护人员(卫生服务提供者)能够最好地发挥这种重要作用,应解决两个相关问题。第一,需要在医学院校和居住地区设置优质的沟通课程和培训,并为医疗和公共卫生专业人员提供有关疫苗安全的培训[396-398]。第二,管理医疗组织(MCOs)和医疗保险公司为从事健康教育工作的医生提供适当的补偿。欠缺对医生的补偿,已被指出是对如心脏病[399]和吸烟[400]等健康问题实施行为治疗的障碍。值得注意的是,研究表明教育项目可以节省医疗保健系统的费用[401,402]。我们生活在一个已经受益于现有疫苗的世界中,并有望会诞生更多的疫苗。目前,我们面临的挑战是,确保不会因为我们未能以公众能接受的、有意义的方式表述疫苗获益和风险,而使这种希望落空。

未来的计划

一个最佳的免疫接种安全系统要求在疫苗上市许可前的研究和开发中,严密注意其安全性;在获得上市许可后对潜在的安全性问题进行主动监测;并进行临床研究和风险管理活动,包括风险沟通,重点是使潜在疫苗不良事件降至最低。上市许可前的行动构成了疫苗安全性的基础。生物技术的快速进展正在引领研制新疫苗[403],发展新型生产技术,如DNA疫苗和新型佐剂,使更多的抗原联合在一起,减少了注射次数[404,405]。

在对新疫苗进行注册前评估时,仍倾向于能进行包含成千上万参与者、较大型的Ⅲ期临床试验。虽然这种较大型的临床试验有助于识别出更多的罕见不良事件,但即使是这种大型的试验,其规模也不可能大到足以发现罕见事件风险的增加。例如,RotaTeq疫苗和Rotarix疫苗招募了60 000多名婴儿的临床研究仍未发现肠套叠风险的增加[41,42]。然而,随后更大型的上市后安全性监测研究发现,肠套叠风险统计学意义上显著增加,约每100 000例中有1~5例[18,19,406,407]。该归因风险低于RotaShield发现的(大约1/10 000),且因为轮状病毒疫苗的获益明显超过了患肠套叠的微小风险,因此未对疫苗接种建议进行更改。

虽然技术进步及对疫苗上市许可前进行的更全面的安全性评估,将引领研发出更安全的疫苗,但是在疫苗注册后,依然需要有一个全面的疫苗安全监测系统。在注册前的研究中,与识别罕见、延迟或潜在的疫苗安全性问题有关的难题[35]、组织良好的消费者激进组织[408]、不准确的互联网信息[337,338]、对于争议渴望的媒体[339,409]及患疫苗可预防疾病的罕见个别遭遇,这些因素结合在一起使得对疫苗安全问题的担忧不可能消除。一个可靠的疫苗安全监测系统,对确保目前已上市销售疫苗的安全性及迅速识别和应对潜在的安全性问题是必不可少的。目前,SRSs,如VAERS,已在疫苗安全问题早期识别中起到关键作用。若报告更加完整,该系统可得到改进。网络和短信技术的应用可使报告更容易、更准确,也可使对疫苗接种者的随访更主动[410]。在电子医疗记录系统中设置警示[411]也可以改进向VAERS的报告,与免疫接种登记中心建立连接也是如此。在大规模免疫接种运动中,疫苗接种主要是在传统的医疗保健系统外实施的,因此,这些进展对疫苗安全性的监测特别重要。

一个最佳的疫苗安全监测系统还必须包括一种机制或基础设施,以对通过SRS或其他来源识别出的安全问题进行快速、正式的流行病学评估。在美国,这项功能主要由VSD项目来完成的。电子健康记录的扩大及跨数据系统(如大型的健康保险理赔数据库和免疫接种登记数据库)建立记录连接的能力,可能使参与上市后疫苗安全性流行病学评估的人数增加。例如,FDA哨点监测行动的一个目标是建立一个覆盖1亿人的国家电子系统,用以监测包括疫苗的药物及其他医疗产品上市后的安全性[412]。

对已经确诊的、由疫苗引起的不良反应,为确定其发生的生物机制,必须进行临床和实验室研究,这样才能研制出更安全的疫苗。临床研究对于制定更安全的疫苗接种方案也是必不可少的,包括先前经历过不良反应者的再次接种。基因组和免疫学的进展,使阐明疫苗不良反应的生物学机制和对可能处于某种不良反应高风险者制定筛检策略有了希望。

随着新疫苗的研发以及疫苗越来越多地用于可能对疫苗不良事件敏感的人群,如免疫功能低下的个体和孕妇,预计对疫苗安全性进行全面的上市后监测的需求将会增加。孕妇的疫苗接种独特在它会影响孕妇本人、正在成长的胎儿和新生儿。然而,孕妇通常被排除在上市前的临床试验之外,使得上市后监测成为评价母体免疫安全性的关键。在美国,目前只有两种疫苗被常规推荐给孕妇,灭活流感疫苗和无细胞百白破疫苗(Tdap)[413,414],虽然在必要时,有时会给孕妇接种其他推荐给育龄女性的疫苗。有证据证明怀孕期间接种流感疫苗和Tdap疫苗是安全的[415-418]。但怀孕前三个月和短时间间隔内重复接种Tdap疫苗的安全性数据更加有限。当预期的新疫苗,如B族链球菌疫苗、呼吸道合胞病毒疫苗[419,420]和脑膜炎疫苗可能被引入孕期使用时,安全性监测也将是重要的。

科学的数据对于监测和评估疫苗的安全性也是必不可少的,但仅仅是科学证据常不足以确保某种疫苗的安全性。虽然美国儿童的免疫接种水平高,但是仍是有相当一部分家长不让其孩子进行全程免疫接种,其主要原因是担心疫苗的安全性。尽管科学证据表明疫苗接种不会引起自闭症或其他一些被认为是疫苗接种引起的疾病,如哮喘、糖尿病及自身免疫性疾病,但是这种担心仍然存在。因此,公共卫生机构、医疗机构及其他有影响的机构通过专注于疫苗安全性、确保给公众提供清晰、一致的疫苗安全性关注信息,支持有效的、透明的疫苗安全性监测系统和研究活动,由资深的独立专家小组提出的有关疫苗安全性争议的评审和建议,以及让拥护团体参加对疫苗安全性担忧而开展的建设性和公开对话这些方式持续关注疫苗的安全性,并确保公众对疫苗的信心是至关重要的。虽然政府、医疗和其他机构是重要的,但医务人员(卫生保健提供者)对个人决定是否接种疫苗的影响最大。即使那些认为疫苗可能不安全的家长,如与某位有影响的医务人员存在信任关系,多数仍愿意给其孩子进行疫苗接种。因此,开发和制定可帮助医务人员(卫生保健提供者)与其患者对疫苗风险和获益进行有效沟通的工具和策略仍将是重要的。

在低收入及中等收入国家(LMICs),有必要建立具备最低功能的疫苗安全性监测体系,如SRSs,及快速调查疫苗安全性问题和有效传达调查结果的能力。对疫苗安全性的担忧会给免疫接种工作带来负面影响,比如像在越南和其他国家发生的那样,当新型五价疫苗引入时被误认为会导致婴儿死亡[157]。越来越多的疫苗被引进并在LMICs使用,其中一些疫苗是在这些地方首先使用[421-423]。然而大部分LMICs没有或只有有限的疫苗安全监测能力[424]。2012年,WHO领导制定了全球疫苗安全蓝图,对在LMIC环境下建立和加强疫苗安全性监测提出指导。在撒哈拉以南非洲,A群脑膜炎球菌结合疫苗已证实加强安全监测的可能性,特别是大规模引入新疫苗时[425]。随着新疫苗产品如佐剂疟疾疫苗[426]、病毒载体登革疫苗[427]和埃博拉病毒疫苗[428]的引进,LMIC疫苗安全监测的基础设施将需要继续建设。数百万人在数天内接受注射免疫接种,这样大规模的免疫运动给保证注射安全提出了重大挑战,特别是对可重复使用针头和注射器的灭菌、对废弃针头和注射器的回收、对目前使用的无针(压力喷射式)注射器所致交叉污染的担忧[431]。WHO已在推广使用更安全的一次性注射器和可废弃注射盒[432]。

对于预防疾病和死亡来说，接种疫苗是最成功且最符合成本-效益的公共卫生手段。然而，和所有医疗干预措施一样，疫苗并非完全不存在副作用风险及其他不良后果的。一种及时、可信、有效的监测系统，加之对确定的安全性问题采取迅速的反应行动，这对预防疫苗接种不良影响和维护公众对免疫接种的信任是重要的。因为免疫接种一般是在健康人群中实施的，并且为了保护社会和个人，常是强制实施的，所以疫苗的安全性标准必须非常高。最理想的情况下，疫苗安全性监测和研究应能发现潜在的、非常小的风险水平增高，特别是对那些可致死或致终身残疾的不良事件。这些研究的最终目标是应用生物技术的新进展，研制出更安全的疫苗及疫苗接种措施。

致谢

作者感谢 Robert Davis、Deborah Gust、Robert Chen 和 Charles Hackett 为这本书前一版撰写本章的各节。

（李贵凡　时念民　陶航　刘颜）

本章相关参考资料可在"ExpertConsult.com"上查阅。

第83章　法律问题

Emily Marcus Levine、Andrea Sudell Davey 和 Avril Melissa Houston

本章回顾历史上疫苗伤害的法律责任，建立国家疫苗伤害补偿方案（the National Vaccine Injury Compensation Program，VICP）的理论基础、发展和实施及现状。第一部分讨论了1986年国家儿童疫苗伤害法案（the National Childhood Vaccine Injury Act，NCVIA）通过之前美国法律的发展过程。之后讨论了VICP的管理，介绍了1986年后关于疫苗生产和使用责任的裁定以及疫苗伤害责任和补偿领域的当前进展。

1986年前疫苗的法律责任

为了解1986年之前针对疫苗生产企业和接种者提交的案件所做出的裁决，了解产品责任法的本质非常重要。在20世纪80年代早期之前，生产企业是不需要对产品造成的伤害负责的，除非他们没有遵守生产标准或者没有尽到处境类似的生产企业应有的谨慎义务。通常，由消费者提起诉讼的疫苗生产企业占上风，因为他们使用习惯做法生产并遵守法规和规定，此外还因为后面要讨论的"专业中间人士"原则。

1965年，当美国法学会在《侵权重述（二）》[Restatement (Second) of Torts]中引入"严格产品责任"的概念时，这一标准开始改变。尽管《侵权重述（二）》中所包含的原则在NCVIA实施之前并没有始终如一地应用于针对疫苗生产企业和接种者的诉讼案件中，但是作为这一领域的指导原则，被许多人视为影响深远的新的法理原则。

根据《侵权重述（二）》法案中严格产品责任原则，如果销售的产品有缺陷而导致产品具有不合理的危险性，那么即使生产企业在产品生产和销售过程中尽了所有可能的谨慎义务，他们也必须对使用者或消费者所造成的伤害承担责任[1]。如果一个产品不是处于最终消费者所期待的状况，并为其带来不合理的危险性，这件产品也是缺陷产品[2]。试图寻找生产企业对其产品所造成的伤害应承担的责任是需要付出代价的，尽管严格产品责任的原则降低了这一代价，但是重述法案的起草者们认识到一些产品从其本质上来说具有"不可避免的不安全性"，因此决定这些产品在严格产品责任的原则下不应视为具有不合理的危险性[3]。因此，疫苗等产品必然具有一定的风险性（鉴于其对社会的益处而被认为风险性合理），只要合理制备疫苗并提供适当的警示信息，就不应视其具有缺陷或不合理的风险性[4]。所以在1986年之前，只要满足合理制备和充分警示的要求，疫苗生产企业和接种实施者一般不需要对产品造成的伤害承担责任。

疫苗需要合理制备并且提供充分警示，这些要求引发的产品责任风险是非常重要的。例如，某批次疫苗由于没有充分灭活病原体或者受到污染而存在缺陷并使受种者患病，生产企业应为此承担责任，不论这一缺陷是否由生产企业的过失造成的。这类事件发生在早期某批次的索尔克（Salk）灭活脊灰疫苗中，出现了大量由于接种疫苗而发生脊髓灰质炎并康复的事件[5]。另一方面，如果一位医生明知受种者存在禁忌证的情况下仍然继续接种疫苗，例如给一名已经知道患有免疫缺陷的儿童接种萨宾脊灰口服活疫苗（oral poliovirus vaccine，OPV），或者给一位接种第一针百白破（diphtheria and tetanus toxoids and whole-cell pertussis，DTP）疫苗后出现严重不良反应的儿童接种第二针，由此因为违反接种禁忌而引起不良反应时，医生就需要对此承担责任。此外，如果一个医生在接种疫苗时没有向患者告知风险，一旦发生风险医生应承担责任。

尽管产品责任法的基本原则对产品责任作出了限制，对于疫苗导致的不良反应相关案件，1986年之前的一些司法判例仍然判决生产企业负有责任，即使疫苗的生产和接种都是合理规范的。这些案例对于NCVIA的实施具有重大的推动作用，它们可以分为三类：雷耶斯（Reyes）判决，针对政府的猪流感诉讼，和20世纪80年代的判决。

Reyes控告Wyeth实验室的案例[6]于1974年由美国第五巡回上诉法院裁定，判决由OPV生产企业承担一名儿童接种萨宾OPV疫苗后患脊髓灰质炎的责任。该决定扩大了生产企业在大规模疫苗接种工作中面临的潜在责任。

这个案例阐明了对专业中间人士的责任豁免。根据一般规则，包括疫苗在内的处方药生产企业有义务向医疗保健提供者（专业中间人士）提供有关产品的警告，但没有义务直接警告用户产品的相关风险。该原则基于这样的假设：医学专业人员就特定药物或疫苗和特定患者的风险和益处做出个性化的医学判断。雷耶斯判决缩小了这一一般规则，坚持认为，如果生产企业知道该产品（即疫苗）将以不提供个性化医疗建议的方式进行管理（例如，在公共卫生部门的免疫工作的背景下，患者与医生没有直接接触），生产企业可以直接向患者提供警示信息或确保患者获得此类警示信息。

在雷耶斯，生产企业将疫苗运送到得克萨斯州公共卫生部，由美国食品药品管理局（FDA）提供所需的产品说明书，其中包含有关疫苗可能后果的警示信息。得克萨斯州公共卫生部将疫苗送到县卫生部门，但不确保向疫苗接种者（或其父母）实际发出警告。在这种情况下给孩子服用疫苗的护士没有警告父母接受者或接触者可能感染疾病的微小风险。虽然雷耶斯法院认定 OPV 本身并非不合理的危险品，但它得出的结论是，疫苗在市场上出现不合理的危险，且生产企业违反了其的职责，因为它知道疫苗可能会导致特殊的危险，知道或者有理由知道疫苗接种者可能在未咨询专业中间人士（即大规模疫苗诊所）的情况下进行接种，并且未能提供警告或未确保向疫苗接种者提供此类警告。

疫苗责任领域的进一步发展涉及猪流感疫苗。在 1976 年春天，美国顶级流行病学家预测，美国可能会在接下来的冬天受到一个流感病毒株的影响，这个毒株可能导致类似于 1918 年的流感大流行[7]。缺乏先前的免疫力增加了很多人的恐惧，他们担心感染疾病后会死亡或引发多种严重疾病。这一预测促使政府推荐针对所有美国成年人进行免疫接种活动[8-9]。

雷耶斯裁定造成生产企业最初拒绝向政府提供猪流感疫苗。另外，生产企业担心如此大规模接种活动中出现其他不可预见的责任风险，并不想对疫苗承担任何责任。因此，"猪流感法案"通过[10]。该法律要求，联邦政府作为疫苗生产企业的替代被告，那些认为自己受到伤害的疫苗接种者可起诉联邦政府。猪流感项目在有效的公共卫生动员方面取得了很大的成功，疫苗在数月内成功生产、分发并接种了超过 4 500 万人。然而，当可怕的猪流感疫情尚未出现时，疫苗接种就暂停了，疫苗被怀疑与吉兰-巴雷综合征（GBS）可能存在关联[11]。大量关于 GBS 的补偿都是在猪流感法案下提出的，其中许多基于美国疾病控制和预防中心（CDC）赞助的研究结果，该研究表明疫苗接种后 10 周内 GBS 风险与未接种疫苗的人群相比显著增加。政府对所有在接种后此期间出现的 GBS 病例承担责任，但不同意对超出此时间范围的 GBS 或对其他疾病承担责任。为这项诉讼提供辩护，产生了 100 多项司法意见，这些意见通常依赖于"猪流感法案"，使生产企业和接种人员免于承担责任。然而，一些法院在 Reyes 诉 Wyeth 传统中写下了一些观点，这些观点基于未充分警示的理论增加联邦政府的责任，例如 Unthank 诉美国[12]和 Petty 诉美国案[13]，其中联邦政府对生产企业未能向原告提供有关猪流感疫苗风险的充分警告而承担派生出来的责任[14]。

在 Reyes 判决和猪流感事件后，原告努力对制药公司建立习惯法和严格侵权责任（例如，即使生产企业提供了充分的警示信息并且完全遵守 FDA 的规定生产和处理疫苗，生产企业也要承担产品责任）。20 世纪 80 年代，原告取得了一系列引人注目的成果。例如，在 Johnson 诉美国 Cyanamid 公司案[15]中，一位接种疫苗儿童的父亲声称自己通过接触他的孩子而患上了脊髓灰质炎，他起诉了 OPV 的生产企业和接种实施者。陪审团认定该疫苗生产企业应承担责任，并判处 1 000 万美元补偿金。堪萨斯州最高法院推翻了陪审团的裁决，认定不存在生产或设计缺陷，并得出结论认为生产企业的警告是充分的。法院没有解决的问题是，在提出此补偿的情况下，疫苗接种人员如果没有向父母发出疫苗风险警示，是否要承担责任。

在 Toner 诉 Lederle 实验室案中[16]，陪审团对一名声称由于接种 DTP 疫苗造成横断性脊髓炎的受种者作出了超过 110 万美元补偿判决，虽然这种情况与任何疫苗接种的因果关系从未被科学证明。原告的理论是疫苗导致了横断性脊髓炎，被告可以推销更安全的疫苗（一种曾经由另一家生产企业销售的疫苗，在 20 世纪 70 年代退出市场），并且未能生产出更安全的疫苗是生产企业的疏忽大意。该判决被上诉至美国第九巡回上诉法院，随后被提交给爱达荷州最高法院。爱达荷州最高法院肯定了陪审团的判决，即生产企业对 DTP 疫苗的设计存在疏忽。

在这些案例中得出的结果值得注意，增大了疫苗生产企业和医疗保健专业人员对法律责任的恐惧。

国家儿童疫苗伤害法案

Reyes 诉 Wyeth 案裁定及其随后的案件造成了许多制药公司中断了疫苗生产，疫苗价格也随之上升[14]。

20 世纪 80 年代的诉讼气氛和疫苗生产企业数量的急剧减少，对新型和更安全的疫苗的研发产生了不利影响。在疫苗上市和生产企业有可能获得任何收益之前，FDA 要求生产企业证明疫苗是安全和有效的。但是满足这一条件的花费是巨大的，且直到疫苗上市这项投资才能被收回。在疫苗获得批准前的临床试验中，一种新的疫苗要接种足够多的剂次才能发现罕见的副作用，这项花费和后勤保障任务是巨大的。一个生产企业并不能准确估计产品责任的风险，因此也就不能准确估计这种潜在的产品责任对其利润的影响，进而使开发新疫苗的商业动机不足。

在这一时期，全国儿童处于风险之中。美国儿科学会和美国医学会对获得疫苗的可持续性以及医生同样面临产品责任风险的可能性表示担忧。在当时，原告将药品生产企业和实施接种的医生一同作为被告是很常见的，声称医生没有充分揭示与疫苗相关的风险。北卡罗来纳州——至少在这个州，通过立法来保护疫苗接种参与者免于承担责任，并且授权补偿受到疫苗伤害的受种者[17]。最后，在受种者父母和医生的争取下、产业界和庭审律师的支持下，国家儿童疫苗伤害法案[18]于 1986 年获得妥协通过，但几乎没有得到政府部门的支持。

国家疫苗伤害补偿计划

宗旨和目标

根据 NCVIA 建立的 VICP 是为了满足一系列公共政策需求而由国会授权制定的[19,20]。正如 NCVIA 的立法历史所解释并在许多法院判决中重复提到的那样，这一立法的制定取决于两个重大担忧。首先，对儿童疫苗市场的不稳定性和不可预测性的担忧（基于若干因素，包括诉讼以及是否提供负担得起的产品责任保险）促使国会决定需要一个新系统来稳定儿童疫苗市场，这对于国家的公共卫生至关重要。其次，国会认为受到儿童疫苗伤害的人应获取公平的补偿，并确定当时实施的侵权责任制度不足以提供此类补偿[21]。

国会通过建立 VICP 这一联邦"无过错"系统解决了这些问题，该系统可以快速、轻松、慷慨地向疫苗接种者提供补偿。在立法生效日期之后通过接种疫苗而受到伤害的人通常需要向 VICP 提出补偿，然后才允许他们向疫苗生产企业或接种人员提起民事诉讼。虽然该法规的标题是"国家儿童疫苗伤害法"，但补偿资格适用于儿童和成人。证据、发现和其他法律程序的规则都被放宽，以加速补偿过程。VICP 程序中的申请人无须证明疫苗生产企业或接种人员是否存在疏忽，因此属于无过错认定。符合条件的申请人必须在向疫苗生产企业或管理人员提起诉讼之前在 VICP 内用尽其补偿措施。因此，申请人要么必须从 VICP 撤回其申请（如果联邦权利法院未能在 NCVIA 规定的时间内作出决定或作出判决），要么拒绝所作出的判决（无论是否被给予补偿）。

除了建立 VICP 和责任保护的重要性之外，NCVIA 还制定了全面的疫苗安全规定，为联邦政府创造了更为突出的疫苗安全职责。NCVIA 包括强制要求报告某些不良事件。医疗保健提供者和疫苗生产企业必须报告疫苗伤害表（VIT）中列出的任何事件（表 83.1）以及生产企业产品说明书中规定的疫苗的任何禁忌证[22]。报告必须包含疾病或损伤的症状和表现，疫苗接种后多久出现这种症状以及所接种疫苗的生产企业和批号。这些报告将提交给疫苗不良事件报告系统。其他疫苗安全责任包括由疫苗管理员保存记录（记录疫苗接种日期、生产企业和批号、接种人员的名称和地址）以及健康与人类服务部（Health and Human Services，HHS）部长准备并传播疫苗风险-利益信息材料（也就是疫苗信息声明）。NCVIA 还要求由医学研究所（Institute of Medicine，IOM）开展疫苗不良事件相关研究。

NCVIA 还成立了两个顾问小组，即儿童疫苗研究委员会（Advisory Commission on Childhood Vaccines，ACCV）[23]和国家疫苗咨询委员会（National Vaccine Advisory Committee，NVAC）[24]。NCVIA 要求 ACCV 包括数目相等的卫生专业人员、公众（包括受疫苗伤害的儿童的法定监护人）和律师（包括受疫苗伤害的人员的代表和疫苗生产企业代表）。ACCV 向 HHS 部长提出有关 VIT 变更和与 VICP 管理有关的其他问题的建议。NVAC 负责的范围更加广泛，包括通过与疫苗研究、开发、使用、安全性和有效性等相关研究的变化来推荐实现疾病最佳预防的方法。NVAC 负责向 HHS 负责卫生的部长助理提出建议。

尽管 NCVIA 在设计和范围方面具有里程碑意义，但对初始立法进行了大量的修订。国会于 1987 年初批准了原始立法中没有规定的 VICP 的资金[25]。对生产企业的额外保护这次也写进了法律，以防止人们在用尽 VICP 补偿后再度索赔。这些内容包括立法禁止在原告指控疫苗错误设计或风险警告不足的基础上采取行动，而这两种指控是 20 世纪 80 年代常见的侵权理论。还包括消除惩罚性损害，除非能证明在疫苗生产中存在重大过失[26]。同时，将要求索赔者在向生产企业提出侵权补偿之前，先通过 VICP 提出补偿的规定扩大到先前得不到保护的医疗服务提供者。1993 年的后续立法永久性地重新授权了

表83.1 疫苗伤害表(VIT)[a]

根据1986年《国家儿童疫苗伤害法》第312(b)节,公法99-660的标题Ⅲ,100条3779(42 U.S.C. 300aa-1注释)和《公共卫生服务法》(PHS法案)第2114(c)节补充条款(42 U.S.C. 300aa-14(c),将疫苗及由于接种这些疫苗导致的伤害、残疾、疾病、状况和死亡,以及接种疫苗后此类伤害、残疾、疾病、状况和死亡的症状或表现首次发生或严重恶化的时间列表如下,以按照程序申请补偿。本节(b)段提出了未在本表中单独列出但也属于其中一部分的其他条款。本节(c)段阐述了对表中使用的术语的解释的先决条件和补充说明。不符合术语解释的先决条件和补充说明要求的状况和伤害不在此表内。本节(d)段列出了(c)段中使用的术语表。

疫苗	病历的疾病、残疾、伤害或状况	疫苗接种后症状或迹象首次出现或严重恶化的时间
Ⅰ. 含有破伤风类毒素的疫苗(如DTaP、DTP、DT、Td或TT)	A. 严重过敏反应	≤4小时
	B. 臂丛神经炎	2~28天(不少于2天,不多于28天)
	C. 与疫苗接种有关的肩部伤害[b]	≤48小时
	D. 血管迷走性晕厥[b]	≤1小时
Ⅱ. 含有全细胞百日咳细菌、百日咳菌提取物或部分细胞或特定百日咳抗原的疫苗(如DTP、DTaP、P、DTP-Hib)	A. 严重过敏反应	≤4小时
	B. 脑病或脑炎	≤72小时
	C. 与疫苗接种有关的肩部伤害[b]	≤48小时
	D. 血管迷走性晕厥[b]	≤1小时
Ⅲ. 含有麻疹、腮腺炎和风疹病毒或其任何成分的疫苗(如MMR、MM、MMRV)	A. 严重过敏反应	≤4小时
	B. 脑病或脑炎	5~15天(不少于5天,不多于15天)
	C. 与疫苗接种有关的肩部伤害[b]	≤48小时
	D. 血管迷走性晕厥[b]	≤1小时
Ⅳ. 含有风疹病毒的疫苗(如MMR、MMRV)	A. 慢性关节炎	7~42天(不少于7天,不多于42天)
Ⅴ. 含有麻疹病毒的疫苗(如MMR、MM、MMRV)	A. 血小板减少性紫癜	7~30天(不少于7天,不多于30天)
	B. 在免疫缺陷受种者中发生麻疹疫苗株病毒性疾病	
	发现疫苗株病毒	不适用
	如果没有毒株测定或如果实验室结果尚无定论[b]	≤12个月
Ⅵ. 含有脊髓灰质炎活病毒的疫苗(OPV)	A. 麻痹性脊髓灰质炎	
	—在非免疫缺陷受种者中	≤30天
	—在免疫缺陷受种者中	≤6个月
	—在疫苗相关社区病例中	不适用
	B. 脊髓灰质炎疫苗株感染	
	—在非免疫缺陷受种者中	≤30天
	—在免疫缺陷受种者中	≤6个月
	—在疫苗相关社区病例中	不适用
Ⅶ. 含有脊髓灰质炎灭活病毒的疫苗(如IPV)	A. 严重过敏反应	≤4小时
	B. 与疫苗接种有关的肩部伤害[b]	≤48小时
	C. 血管迷走性晕厥[b]	≤1小时
Ⅷ. 乙肝疫苗	A. 严重过敏反应	≤4小时
	B. 与疫苗接种有关的肩部伤害[b]	≤48小时
	C. 血管迷走性晕厥[b]	≤1小时
Ⅸ. b型流感嗜血杆菌结合疫苗(Hib)	A. 与疫苗接种有关的肩部伤害[b]	≤48小时
	B. 血管迷走性晕厥[b]	≤1小时
Ⅹ. 水痘疫苗	A. 严重过敏反应	≤4小时
	B. 播散性水痘疫苗株病毒性疾病	
	发现疫苗株病毒	不适用
	如果没有毒株测定或如果实验室结果尚无定论[b]	7~42天(不少于7天,不多于42天)

续表

疫苗	病历的疾病、残疾、伤害或状况	疫苗接种后症状或迹象首次出现或严重恶化的时间
X. 水痘疫苗	C. 水痘疫苗株病毒再激活[b]	不适用
	D. 与疫苗接种有关的肩部伤害[b]	≤48 小时
	E. 血管迷走性晕厥[b]	≤1 小时
XI. 轮状病毒疫苗	A. 肠套叠	1~21 天(不少于 1 天,不多于 21 天)
XII. 肺炎球菌结合疫苗	A. 与疫苗接种后有关的肩部伤害[b]	≤48 小时
	B. 血管迷走性晕厥[b]	≤1 小时
XIII. 甲型肝炎疫苗	A. 与疫苗接种有关的肩部伤害[b]	≤48 小时
	B. 血管迷走性晕厥[b]	≤1 小时
XIV. 季节性流感疫苗	A. 严重过敏反应	≤4 小时
	B. 与疫苗接种有关的肩部伤害[b]	≤48 小时
	C. 血管迷走性晕厥[b]	≤1 小时
	D. 吉兰-巴雷综合征	3~42 天(不小于 3 天,不大于 42 天)
XV. 脑膜炎球菌疫苗	A. 严重过敏反应	≤4 小时
	B. 与疫苗接种有关的肩部伤害[b]	≤48 小时
	C. 血管迷走性晕厥[b]	≤1 小时
XVI. 人乳头状瘤病毒(HPV)疫苗	A. 严重过敏反应	≤4 小时
	B. 与疫苗接种有关的肩部伤害[b]	≤48 小时
	C. 血管迷走性晕厥[b]	≤1 小时
XVII. 由部长以接种通知的形式发布的任何由 CDC 推荐的用于儿童常规免疫的新疫苗	A. 与疫苗接种有关的肩部伤害[b]	≤48 小时
	B. 血管迷走性晕厥[b]	≤1 小时

(b) 适用于所列所有条件的条款。
(1) 本节(a)段所列并在本节(c)和(d)段中明确定义的疾病、残疾、伤害或状况的任何急性并发症或后遗症,包括死亡,均属于(a)段所列的表中的伤害,但(c)段中的定义要求排除时除外。
(2) 在确定伤害是否属于本节(a)所述的状况时,法院应考虑整个病历。
(3) 符合本条(c)款所述的疾病、残疾、伤害或状况定义的特例,应视为本节(a)段所述的状况。

(c) 解释的先决条件和补充说明。以下解释的先决条件和补充说明适用于本节(a)、(b)和(d)段,界定和描述(a)、(b)和(d)段的范围,并应与(a)、(b)和(d)段合并阅读:
(1) 严重过敏反应。严重过敏反应是一种急性、严重且可能致命的全身反应,作为单个离散事件发生,同时涉及两个或更多器官系统。大多数病例恢复不留后遗症。暴露后数分钟至数小时开始出现体征和症状。如果发生死亡,通常由喉部水肿或支气管痉挛导致的气道阻塞引起,并可能与心力衰竭有关。其他重要的临床体征和症状可能包括以下内容:发绀、低血压、心动过缓、心动过速、心律失常、咽部水肿和/或气管和/或喉部伴有喘鸣和呼吸困难。没有特定的病理学指标来确认严重过敏反应的诊断。
(2) 脑病。如果在适当的时间段内发生符合下述急性脑病描述的损伤并且导致慢性脑病,则应认为疫苗接种者患有脑病,如本节(d)段所述。
(i) 急性脑病。
(A) 对于 18 月龄以下儿童,他们表现如下:
(1) 没有癫痫发作,急性脑病表现为意识水平显著下降至少持续 24 小时。
(2) 癫痫发作后,急性脑病表现为意识水平显著降低,至少持续 24 小时,并且不能归因于癫痫发作或药物治疗后的状态。
(B) 对于 18 月龄或以上的儿童和成人,急性脑病至少持续 24 小时,其特征至少包含以下情况中的两种:
(1) 与药物无关的精神状态的显著变化(如意识恍惚、谵妄或精神病);
(2) 意识水平显著下降,且与癫痫无关,不能归因于药物的作用;
(3) 与意识丧失有关的癫痫发作。

续表

(C) 以下临床特征本身不能证明是急性脑病,也不能证明是精神状态或意识水平的显著变化:嗜睡、易怒(烦躁)、高声且不寻常的尖叫、喂养不良、持续不安的哭闹、囟门鼓胀或痴呆症的症状。

(D) 癫痫发作本身不足以构成脑病的诊断,并且在没有其他急性脑病的证据的情况下,癫痫发作不应被视为急性脑病的首发症状或表现。

(ii) 脑病的排除标准。无论是否已知潜在病症、全身性疾病或急性事件(包括传染性生物)的具体原因,如果有证据表明脑病系由以下因素引起,则不应被列入伤害表中:

(A) 与疫苗无关的潜在病症或系统性疾病(如恶性肿瘤、结构性损伤、精神疾病、痴呆、遗传疾病、产前或围生期中枢神经系统(CNS)损伤);

(B) 与疫苗无关的急性事件,如头部创伤、脑卒中、短暂性脑缺血发作、复杂性偏头痛、药物使用(非法或处方)或传染病。

(3) 脑炎。如果在适当的时间段内发生符合下述急性脑炎描述的损伤并且导致慢性脑病,则应认为疫苗接种者患有脑炎,如本节(d)段所述。

(i) 急性脑炎。如本节(c)(3)(i)(A)段所述,脑神经功能障碍的证据表明脑炎,加上大脑炎症过程的证据,如(c)(3)(i)(B)段所述。

(A) 神经功能障碍的证据包括以下两种之一:

(1) 以下神经系统检查结果之一起源于中枢神经系统:局灶性皮质征(如失语症、失读症、失写症、皮质盲);脑神经异常;视野缺陷;原始反射的异常存在(如巴宾斯基征或吸吮反射);或小脑功能障碍(如共济失调、辨距不良或眼球震颤);

(2) 本节(c)(2)(i)所述的急性脑病。

(B) 脑部炎症过程(中枢神经系统炎症)的证据必须包括脑脊液(CSF)细胞增多症(2月龄以上儿童或成人出现 >5 白细胞(WBC)/mm[FN3];2月龄以下儿童出现 >15WBC/mm^3);或出现下列情况中的至少两种:

(1) 发热(温度≥100.4℉);

(2) 与脑炎一致的脑电图结果,如弥漫性或多焦点非特异性背景减慢和周期性放电;

(3) 与脑炎一致的神经影像学发现,包括但不限于在T2加权、扩散加权图像或流体衰减反转恢复序列上显示高信号的弥散或多焦区域的脑/脊柱磁共振成像(MRI)。

(ii) 脑炎的排除标准。无论是否已知潜在病症、全身性疾病或急性事件(包括传染性生物)的具体原因,如果有证据表明脑炎是由以下因素引起,则不应列入伤害表中。

(A) 导致副肿瘤性脑炎的潜在恶性肿瘤;

(B) 与脑炎相关的传染病,包括细菌、寄生虫、真菌或病毒性疾病(如疱疹病毒、腺病毒、肠道病毒、西尼罗河病毒或人类免疫缺陷病毒),可通过临床症状和体征证实,不需要通过培养或血清学检测来确认;

(C) 急性播散性脑脊髓炎(acute disseminated encephalomyelitis, ADEM)。尽管早期ADEM可能具有与急性脑炎相似的实验室和临床特征,但MRI发现与ADEM截然不同。后者显示的是急性脱髓鞘的证据(脑皮质下和深皮层白质内的炎症和脱髓鞘的散在、局灶性或多灶性区域;灰质受累也可以看到,但是一个次要组成部分);

(D) 可解释疫苗接种者症状的其他状况或异常。

(4) 肠套叠。

(i) 就本节(a)段而言,肠套叠是指将一段肠段内陷入下一段肠道,导致肠梗阻,动脉血供减少及静脉血流阻塞。其特征在于突然发生腹痛,其可通过痛苦的哭闹、烦躁、呕吐、腹部肿胀和/或与血液和黏液混合的粪便来表现。

(ii) 为了本节(a)的目的,以下情况不应被视为表格中的肠套叠:

(A) 在接种第3剂含有轮状病毒的疫苗时或之后发生;

(B) 在与肠套叠相关的传染病后14天内发病,包括病毒性疾病(如继发于非肠道或肠道腺病毒或其他肠道病毒如肠病毒的疾病)、肠道细菌(如空肠弯曲杆菌)或肠道寄生虫(如蛔虫)感染,可通过临床症状和体征证实,无须通过培养或血清学试验证实;

(C) 先前患有能引发肠套叠的状况,如肠道肿块和囊性结构(如息肉、肿瘤、梅克尔憩室、淋巴瘤,或复制囊肿);

(D) 肠道异常患者的发病,包括先天性解剖异常、腹部术后的解剖学变化以及由黏膜出血、创伤或肠道异常血管(如过敏性紫癜、血肿或血管瘤)引起的其他解剖性肠道异常;

(E) 患有与肠套叠相关的潜在病症或全身性疾病(如囊性纤维化、乳糜泻或川崎病)的人的发病。

(5) 慢性关节炎。慢性关节炎定义为持续性关节肿胀,并伴有下列表现中的至少两种:暖热、压痛、运动疼痛或运动范围有限,持续至少6个月。

续表

(i) 慢性关节炎可在以下基础上,在接种前3年内无关节病病史的人中发现:
　　(A) 有病历记录表明时间在出现急性关节炎(关节肿胀)的客观迹象后30天内,而该迹象是在风疹疫苗接种后7~42天发生的;
　　(B) 在急性关节炎发病后3年内,有病历表明在接种疫苗后,间歇性或持续性关节炎的客观迹象持续存在达6个月以上;
　　(C) 有医学档案表明对风疹病毒产生抗体应答。
(ii) 以下情况不应被视为慢性关节炎:肌肉骨骼疾病,如弥漫性结缔组织疾病(包括但不限于类风湿关节炎、青少年特发性关节炎、系统性红斑狼疮、系统性硬化症、混合性结缔组织病、多发性肌炎/纤维组织炎、纤维肌痛、坏死性血管炎和血管病变和干燥综合征/退行性关节病、风疹以外的传染因子(无论是通过直接入侵还是作为免疫反应)、代谢和内分泌疾病、创伤、肿瘤、神经性疾病、骨和软骨疾病以及与强直性脊柱炎、银屑病、炎症性肠病、瑞特综合征,血液疾病、关节痛或无肿胀的关节僵硬。

(6) 臂丛神经炎。该术语定义为局限于上肢神经丛(即其神经干、间隔或索)的功能障碍。肩膀和上臂的深度、稳定、经常严重的疼痛,通常预示着病情的发作。通常由于患病的上肢肌肉群的虚弱,造成疼痛在数日或数周内发生。感觉丧失可能伴随运动缺陷,但临床特征通常不太显著。患处肌肉可能发生萎缩。神经炎或丛神经病可以存在于注射的相同侧或相对侧。它有时是双侧的,影响两条上肢。如果疫苗接种者表现出以下所有状况,应被视为罹患伤害表中的肱动脉神经炎:
　(i) 患病的手臂和肩膀疼痛是一种表现症状,并在指定的时间范围内发生;
　(ii) 虚弱;
　　(A) 在没有神经传导和肌电图研究的情况下的临床诊断需要出现一个以上外周神经支配的肌肉无力。
　　(B) 如果虚弱仅限于由单个周围神经支配的肌肉,则需要神经传导研究(nerve conduction study,NCS)和肌电图(electromyographic,EMG)研究将损伤定位于臂丛神经,方可作出诊断。
　(iii) 体格检查的运动、感觉和反射发现以及NCS和EMG研究的结果(如果进行的话)必须一致确认功能障碍可归因于臂丛,而且
　(iv) 没有其他状况或异常可以解释疫苗接种者的症状。

(7) 血小板减少性紫癜。该术语的定义需要存在临床表现如瘀斑、明显的瘀伤或自发性出血,同时血清血小板计数小于50 000/mm(FN3),伴有正常的红细胞和白细胞指数。血小板减少性紫癜不包括与其他原因相关的血小板减少症,例如脾功能亢进、自身免疫性疾病(包括先前输血引起的同种异体抗体)、骨髓增生异常、淋巴组织增生性疾病、先天性血小板减少症或溶血性尿毒症综合征。血小板减少性紫癜不包括由病毒或真菌感染、毒素或药物等导致的免疫(以前称为特发性)血小板减少性紫癜。血小板减少性紫癜不包括与在细菌和病毒感染中所观察到的弥散性血管内凝血相关的血小板减少症。病毒感染包括继发于Epstein Barr病毒、巨细胞病毒、甲型和乙型肝炎、人免疫缺陷病毒、腺病毒和登革热病毒的那些感染。临床表现和症状可证实先前的病毒感染,无须通过培养或血清学检测确认。然而,如果进行培养或血清学检测,并且病毒性疾病归因于疫苗株麻疹病毒,那么因果关系的推定确定有效。如果进行骨髓检查,必须在其他正常骨髓中显示巨核细胞数目正常或增加。

(8) 疫苗株麻疹病毒病。该术语定义为涉及皮肤和/或另一器官(例如脑或肺)的麻疹疾病。麻疹病毒必须从受影响的器官中分离出来,或者必须具有该病的组织病理学特征。麻疹病毒株可以通过聚合酶链反应试验和疫苗特异性单克隆抗体等方法来测定。如果菌株测定显示为野生型麻疹病毒或另一种非疫苗株病毒,则该疾病不应被视为表中列出的疾病。如果未进行菌株测定或无法鉴定菌株,则任何器官的发病都必须出现在接种疫苗后12个月内。

(9) 疫苗株脊髓灰质炎病毒感染。该术语定义为由受感染的组织分离且通过寡核苷酸或聚合酶链反应确定为疫苗株的脊髓灰质炎病毒引起的疾病。从粪便中分离的脊髓灰质炎病毒不足以建立由疫苗株脊髓灰质炎病毒引起的组织特异性感染或疾病。

(10) 与疫苗接种有关的肩部损伤(shoulder injury related to vaccine adminstration,SIRVA)。SIRVA表现为在上臂肌内注射接种疫苗后发生的肩部疼痛和活动范围受限。这些症状被认为是由于意外注射疫苗抗原或从针头进入肩部下方和周围的创伤而导致炎症反应的结果。SIRVA是由肩部肌肉骨骼结构(例如肌腱、韧带、滑囊等)的损伤引起的。SIRVA不是神经损伤,并且神经学检查或神经传导研究(NCS)和/或肌电图(EMG)研究中的异常不支持诊断为SIRVA(即使导致神经异常的病症未知)。如果疫苗接种者表现出以下所有情况,应被视为患有SIRVA:
　(i) 在肌内注射疫苗之前,没有可解释疫苗注射后发生的所谓迹象、症状、检查结果和/或诊断研究的疼痛、炎症或患肩功能障碍的病史;
　(ii) 疼痛发生在规定的时间范围内;
　(iii) 疼痛和活动范围缩小仅限于肌内注射疫苗的肩部;

(iv) 不存在可解释患者症状的其他病症或异常(例如 NCS/EMG 或神经根病、肱神经炎、单神经病或任何其他神经病的临床证据)。

(11) 播散性水痘疫苗株病毒病。播散性水痘疫苗株病毒病定义为水痘病,其涉及接种部位皮区以外的皮肤和/或其他器官中的疫苗株水痘引起的疾病。对于皮肤以外的器官,必须有证据表明疾病累及该器官,而不仅是通过轻度异常的实验室数值作出诊断。如果该病累及皮肤以外的器官,但在该器官中未发现病毒,则必须出现所有器官受累的情况,病情相同且彼此间互不关联。如果菌株测定显示野生型水痘病毒或另一种非疫苗株病毒,病毒病不应被视为表中列出的疾病。如果未进行毒株测定或无法鉴定毒株,则任何器官的疾病发作必须在疫苗接种后 7~42 天发生。

(12) 水痘疫苗毒株再激活病。水痘疫苗病毒株再激活病定义为在皮肤以外的器官中存在带状疱疹或不伴有疾病的皮疹。带状疱疹是一种疼痛性单侧瘙痒性皮疹,出现在一个或多个感觉皮区中。对于皮肤以外的器官,必须在有证据表明疾病累及该器官,而不仅仅是通过轻度异常的实验室数值作出诊断。必须有实验室证据,如通过寡核苷酸或聚合酶链式反应,确认水痘病毒的疫苗株存在于皮肤或任何其他累及器官中。如果毒株测定显示为野生型水痘病毒或另一种非疫苗株病毒,则该病毒性疾病不应被视为表中列出的疾病。

(13) 血管迷走性晕厥。血管迷走性晕厥(有时也称为神经心源性晕厥)是指在注射疫苗后发生的脑血流量短暂下降引起的意识丧失(晕厥)和姿势紧张。血管迷走性晕厥通常是一种良性疾病,但可能导致摔倒和伴有明显后遗症的受伤。血管迷走性晕厥之前可能出现恶心、头晕、发汗和/或苍白等症状。血管迷走性晕厥可能与短暂的癫痫样活动有关,但方向感和意识的恢复通常与血管迷走性晕厥同时发生。由以下状况引起的意识丧失将不被视为血管迷走性晕厥:器质性心脏病、心律失常、短暂性脑缺血发作、换气过度、代谢状况、神经状况和癫痫发作。在适当的时间段之后发生的复发性晕厥发作不被认为是符合伤害表中要求的晕厥发作的后遗症。

(14) 免疫缺陷受种者。免疫缺陷受种者被定义为在免疫系统中具有已鉴定的缺陷的个体,其身体抵抗感染的能力受损。所鉴定的缺陷可能是由于遗传性疾病(如导致缺乏 T 淋巴细胞的重症联合免疫缺陷)或获得性疾病(如由 CD4 细胞计数减少引起的获得性免疫缺陷综合征)。必须在疫苗接种之前或之后的医疗记录中证明已发现的缺陷。

(15) 吉兰-巴雷综合征(GBS)。

(i) GBS 是一种急性单相周围神经病变,包括下述的四种临床病理学亚型。对于 GBS 的每个亚型,症状的首次出现与虚弱的最低点之间的间隔在 12 小时至 28 天之间。所有亚型都会出现临床平台期,在症状最低点稳定,或随后改善而无明显复发。死亡病例可能不出现临床平台期。所有 GBS 亚型可在 GBS 症状发作的 9 周内发生与治疗相关的波动情况,并且在该时间范围之后重新出现的症状与 GBS 不一致。

(ii) 急性炎症性脱髓鞘性多发性神经病(acute inflammatory demyelinating polyneuropathy, AIDP)是北美和欧洲最常见的亚型,占病例的 90% 以上,其具有运动和感觉周围神经和神经根的局灶性脱髓鞘的病理和电诊断特征。另一种称为急性运动轴索性神经病变(acute motor axonal neuropathy, AMAN)的亚型通常出现在世界上的其他地区,其显著特征是轴索损伤,主要影响运动神经。AMAN 缺乏脱髓鞘的特征。另一种不太常见的 GBS 亚型是急性运动和感觉神经病变(acute motor and sensory neuropathy, AMSAN),它是一种类似于 AMAN 的轴突形式的 GBS,但也影响感觉神经和神经根。AIDP、AMAN 和 AMSAN 的典型特征在于由对周围神经和神经根的自身免疫损伤引起的对称运动性弛缓性无力、感觉异常和/或自主神经功能障碍。AIDP、AMAN 和 AMSAN 的诊断需要以下条件:

(A) 双侧肢体无力,患肢深度肌腱反射减弱或缺失;

(B) 单相疾病模式;

(C) 发病与虚弱最低点之间的时间间隔为 12 小时至 28 天;

(D) 随后出现临床平台期(临床平台既可导致症状最低点稳定,也可随后改善症状而无明显复发;但是,可能不经历临床平台期而出现死亡);

(E) 没有确定的更可能存在的另一种鉴别诊断。

(iii) Fisher 综合征(FS),也称为 Miller Fisher 综合征,是以共济失调、无反射和眼肌麻痹为特征的 GBS 亚型,FS 和 AIDP 之间可能出现肢体无力的症状重叠。FS 的诊断要求如下:

(A) 双侧眼科麻醉;

(B) 双侧肌腱反射减少或缺失;

(C) 共济失调;

(D) 没有肢体无力(存在四肢无力表明可诊断为 AIDP、AMAN 或 AMSAN);

(E) 单相疾病模式;

(F) 发病与虚弱最低点之间的时间间隔为 12 小时至 28 天;

(G) 随后出现临床平台期(临床平台既可导致症状最低点稳定,也可随后改善症状而无明显复发;但是,可能不经历临床平台期而出现死亡);

续表

(H) 意识没有改变；

(I) 没有皮质脊髓轨迹；

(J) 没有确定的更可能存在的另一种鉴别诊断。

(iv) 对所有 GBS 亚型的诊断提供支持但不是必需的证据，包括与 GBS 一致的电生理学结果或脑脊液（cerebral spinal fluid, CSF）蛋白升高，总 CSF 白细胞计数低于 50 个 /μl。在其他典型的 GBS 病例中，CSF 和电生理学结果在疾病的第 1 周经常是正常的。

(v) 要定性 GBS 的任何亚型，都必须不存在另一种更可能的替代诊断。

(vi) 诊断 GBS 所有亚型的排除标准包括以下任何一种状况的最终诊断：慢性免疫脱髓鞘性多发性神经病、癌性脑膜炎、脑干脑炎（Bickerstaff 脑干脑炎除外）、脊髓炎、脊髓梗死、脊髓压迫、脊髓灰质炎或西尼罗病毒感染等前角细胞疾病、亚急性炎症性脱髓鞘性多发性神经病变、多发性硬化、马尾神经受压、高镁血症或低磷血症等代谢症、蜱麻痹、重金属（如砷、金或铊）毒性、药物（如长春新碱、铂类化合物或呋喃妥因）引起的神经病变、卟啉症、危重病神经病、血管炎、白喉、重症肌无力、有机磷中毒、肉毒中毒、危重病肌病、多发性肌炎、皮肌炎、低钾血症或高钾血症。以上列表并非包含全部。

(d) 就本条 (c) 段而言的词汇表

(1) 慢性脑病。

(i) 慢性脑病发生在精神或神经系统状态改变时，首先在适用的伤害表时间段内表现为急性脑病或脑炎，从第一次出现发病或显著恶化的症状或迹象后持续至少 6 个月。

(ii) 临床发现证实在首次出现急性脑病或脑炎发病或显著恶化的症状或迹象后，在不到 6 个月内恢复其基线神经状态的个体不应被视为患有神经系统事件造成的残留神经损害；任何后续的慢性脑病都不应被认为是急性脑病或脑炎的后遗症。

(2) 注射是指疫苗的肌内、皮内或皮下针头给药。

(3) 后遗症是指实际上由疫苗伤害表中列出的疾病引起的病症或事件。

(4) 一种或多种以下临床症状的存在表明意识水平显著下降：

(i) 对环境的反应减弱或消失（如果有的话，只对较大的声音或疼痛的刺激产生反应）；

(ii) 目光接触减少或消失（不会凝视家庭成员或其他人）；

(iii) 对外部刺激的反应不一致或不存在（不认识熟悉的人或物）。

(5) 癫痫发作包括肌阵挛、全身性强直 - 阵挛性（大发作）以及简单和复杂的部分性发作，但不是小发作或假性发作。单独的急剧运动或凝视事件并不一定表明癫痫发作活动。

(e) 保险范围规定。

(1) 除本条 (e)(2)(3)(4)(5)(6)(7) 或 (8) 段规定内容外，本条仅适用于根据 2017 年 2 月 21 日或之后向美国联邦索赔法院提交的计划提供的补偿。

(2) 乙型肝炎、Hib 和水痘疫苗（表中的第Ⅷ、Ⅸ和Ⅹ项）于 1997 年 8 月 6 日列入表中。

(3) 轮状病毒疫苗（表中第Ⅺ项）于 1998 年 10 月 22 日列入表中。

(4) 肺炎球菌结合疫苗（表中第Ⅻ项）于 1999 年 12 月 18 日列入表中。

(5) 甲型肝炎疫苗（表中第ⅩⅢ项）于 2004 年 12 月 1 日列于表中。

(6) 三价流感疫苗（包括在表中第ⅩⅣ项）于 2005 年 7 月 1 日列入表中。所有其他季节性流感疫苗（表中第ⅩⅣ项）于 2013 年 11 月 12 日列入表中。

(7) 脑膜炎球菌疫苗和人乳头瘤病毒疫苗（表中的第ⅩⅤ和ⅩⅥ项）于 2007 年 2 月 1 日列入表中。

(8) 其他新疫苗（表中第ⅩⅦ项）将于生效税的生效日期列入表中，以便为此类疫苗提供补偿资金。本节的修正案将在联邦公报中公布，以宣布此类税收的生效日期。

a 2017 年 3 月初制定，当时预计 2017 年 3 月 21 日正式生效。见 82 Fed. Reg. 6294（2017 年 1 月 19 日）；82 Fed. Reg. 11321（2017 年 2 月 22 日）。
b 新增的伤害。

VICP，并为增加新疫苗和 HHS 部长修改 VIT 提供了机制[27]。由 CDC 推荐（通常由免疫业务咨询委员会推荐）用于儿童常规接种的疫苗将被纳入 VICP。如下所述，2016 年通过的法定修正案扩大了 VICP 的覆盖范围，包括 CDC 推荐的用于孕妇常规接种的疫苗。在覆盖之前国会还必须制定消费税。

除了一般的时效外，该法规还规定了索赔人 8 年的追溯保险期，可指控新增疫苗造成的伤害和现有疫苗新加入 VIT 的伤害，并有一个 2 年的窗口期，以便在覆盖面增加后补充内容。这些变化确保了疫苗法案对 VICP 的责任保护和补偿将扩展到为儿童推荐的所有新类别疫苗。

结构和程序

VICP 由 HHS 与美国司法部（DOJ）和美国联邦补偿法院特别大法官办公室共同管理。该计划涵盖 CDC 指定的"对儿童进行常规接种"并征收消费税的疫苗。截至 2017 年 3 月，共包含针对 16 种疾病的疫苗：b 型流感嗜血杆菌、白喉、破伤风、百日咳、麻疹、腮腺炎、风疹、脊髓灰质炎［灭活脊髓灰质炎病毒疫苗（IPV）和口服脊髓灰质炎活疫苗（OPV）］、甲型肝炎、乙型肝炎、轮状病毒、水痘带状疱疹病毒（VZV）、所有季节性流感、脑膜炎球菌、肺炎球菌（肺炎球菌结合疫苗，如 PCV13）和人乳头瘤病毒（HPV）。截至 2016 年 12 月，该计划还涵盖 CDC 建议的孕妇常规使用和包含消费税的疫苗。截至 2017 年 3 月，该计划没有新增其他疫苗。

VICP 提出了两类补偿，分别为 1988 年 10 月 1 日之前（1988 年前）和 1988 年 10 月 1 日或之后（1988 年后）接种疫苗的补偿。1988 年以前的补偿是可选的，但必须在 1991 年 1 月 31 日之前提交，并且所有补偿截至 2005 年都要完全裁定。1988 年后的伤害补偿必须首先在 VICP 下提出。根据一般提交截止日期，1988 年后的伤害补偿必须在疫苗接种后首次出现症状后 36 个月内提出。死亡补偿必须在死亡后 24 个月内且在导致死亡发生的疫苗相关伤害发生后 48 个月内提出。NCVIA 规定自法院提交决定之日起最多 14 个月作出判决，但可延期。

申请人可通过律师或自己向法院提交申请书后开始审查和裁决程序。是向代表政府答辩人的 HHS 部长提出申请（补偿）。法院将申请书指派给八位特别主管中的一位，这些主管是仅处理 VICP 的案件的律师。NCVIA 要求的支持文件包括病历以及父母（或其他家庭成员）关于疫苗接种和由此造成的伤害或死亡的宣誓书。初始申请中也可以包括专家证人报告。通过取消正式的民事发现和证据规则来加快诉讼程序，转而采用非正式的程序。如果需要，法院规则规定在听证会之前由双方进行定期电话形式的会议，并由特别主管进行非正式审查和事实确定。这些宽松的规则能鼓励和促进达成协议。

索赔申请一旦提交，HHS 会将其分配给审核文件的医疗审查员之一。VICP 医务人员就申请人获得补偿的权利提出建议，然后通过指派的司法部律师将其转交法院。儿科和成人专科医生有时会协助 VICP 工作人员就听证会上的资格和疫苗因果关联的证据确认提出建议。

申请人可以通过以下三种方式获得医疗补偿资格。首先，申请人可以证明在规定的时间间隔内发生的列入 VIT 中的伤害满足表格要求的条件（并且没有更多证据表明有其他原因或"无关因素"）。其次，如果伤害不符合 VIT 条件的所有要求（如时间范围）或没有列入 VIT，申请人可以证明是接种疫苗实际上造成了伤害。最后选择是显示疫苗明显加重了先前存在的伤病。值得注意的是无关因素必须是已知原因的而不是"特发"的状况。除了满足这三个条件之一外，申请人还必须证明持续影响超过 6 个月或受害者因疫苗伤害而需要"住院治疗和手术"，只有与疫苗有关的死亡例外。

VICP 医务人员的建议主要基于同期病历而不是家庭成员的宣誓书，通常在所称的伤害发生后数月至数年生成。如果 VICP 工作人员发现病历符合 NCVIA 的要求，就会建议获得补偿资格。与此同时，司法部确定申请书是否符合补偿的法律要求。标准内容详细，要求只有申请书包含了几个要素后，特殊主管才能对该事项具有管辖权（表 83.2）。法院基本上都会同意政府的决定，即请愿人有权获得补偿而无需听证会。HHS 不承认的案件经常在特别主管前举行听证会，双方提供包括各方的专家证人等的证词。在某些情况下，法院可能会发现家庭成员的证词比同期记录更具说服力，或者把负责治疗的医师的初步诊断看得比在后来临床评估的基础上做出的决定更重要。因此，尽管有 HHS 的职位，特殊主管在听证会后同意给予补偿的情况并不少见。根据双方对暴露于不利决策风险的看法，目前通过大量（83%）的申请是通过协商解决的。"诉讼风险和解"并不意味着美国或 HHS 部长承认疫苗造成了申请人所称的伤害，而且，在解决的案例中，法院也并不判定疫苗造成了伤害。因此，这样的解决方案并不意味着 HHS 或法院对疫苗造成伤害的判定。索赔可以通过这种方式解决，原因有很多，包括考虑先前的法院判决；双方承认在法院做出判决时存在损失的风险，使得和解的必然性更符合双方心意为可行；双方都希望尽量减少与结案有关的时间和费用，并希望迅速有效地了结案件。

一旦补偿的资格得到承认，特别主管确定申请人有权获得补偿，或当事双方同意就索赔进行和解，司法部和申请人会就补偿金额（损害补偿）达成协议。补偿水平通常基于生活护理计划，该计划评估受害者的健康状况和个人未来需求。

政府和申请人经常在特别主管的指导下开展非正式谈判来解决权利和伤害问题。越来越多地使用替代性争议解决方案来避免举行听证会。对受害者为未成年人或无能力人员的补偿通常采用一次性付

表83.2 国家疫苗伤害补偿方案下的法律要求

正确提交文件档案的要求
必须妥善提交给健康与人类服务部(HHS)和美国联邦索赔法院
必须由适当的人作为申请人：
　受到持续疫苗伤害的人；或者
　受到接种疫苗伤害或死亡的未成年人或个人的法定代表人
必须包含：
　宣誓书；和
　病历和疫苗接种记录,如果需要,还有死亡证明和尸检记录(或任何无法提供的记录及无法提供的原因的证明)
必须在诉讼时效范围内提交：
　伤害：疫苗相关损伤发作(或严重恶化)的首发症状/表现出现后36个月内；
　死亡：疫苗相关死亡后24个月内,以及引起死亡的伤害发作(或严重恶化)的首发症状/表现出现日期后48个月内；
　表格修订：如果疫苗伤害表修订使以前没有资格寻求补偿的人符合条件或显著增加了获得补偿的可能性,则此人可以在修订生效日期的2年内提出申请,只要疫苗相关的伤害/死亡在修订日期之前没有超过8年

声明的性质
必须涉及疫苗伤害表中所列出的疫苗,或者包括在疫苗伤害表总类别中的、由CDC推荐用于对儿童或孕妇进行常规接种且征收消费税的疫苗；
必须受害者与涉及疫苗之间必须存在适当关系：
　受害者要么接种了疫苗；
　或者在脊髓灰质炎案件中,受害者从另一名口服脊髓灰质炎疫苗那里感染脊髓灰质炎
必须包含接种疫苗的适当地点：
　受害者必须是在美国或其托管领土上接种疫苗,除非：
　　作为军队成员在国外服务的美国公民、美国雇员或美国公民的抚养对象；
　　疫苗在美国生产,且受害者在接种疫苗后6个月内返回美国
没有接种所表中所列的疫苗,但从另一名口服脊髓灰质炎疫苗那里感染脊髓灰质炎的受害者必须是美国公民或其抚养对象

获得补偿
必须通过具有优势的证据证明损害/死亡可获补偿：
　表中所列的疫苗导致的持续性伤害或死亡,且首发症状/表现发生在疫苗损伤表中规定的时间段内；或者
　表中所列的疫苗导致的持续性伤害或死亡,且首发症状/表现未发生在疫苗损伤表中规定的时间段内；或者
　持续的任何状况与苗表所列疫苗无关
必须存在后遗症：
　与疫苗相关的伤害的后遗症/并发症自接种疫苗后持续影响超过6个月；或者
　死于接种疫苗；或者
　因疫苗相关伤害而导致住院治疗和手术
与接种导致伤害/死亡的疫苗无关的因素不得显示(通过优势证据)
先前不得提交过相同疫苗的伤害补偿计划申请
不得先进行与疫苗相关的伤害/死亡的民事活动有关的奖励/调解
必须选择接受联邦索赔法院的判决来获得补偿金

款的形式和旨在提供终生福利的年金方式。这包括自受伤之日起的疫苗相关商品和服务造成的不可挽回成本、工资损失[28-29]、疼痛和痛苦(最高250 000美元)[30]。符合条件的死亡可获得250 000美元的补偿。联邦巡回上诉法院扩大了伤害的适用范围,认为符合条件的申请人的因与疫苗相关的伤害和与疫苗有关的死亡所带来的财产损失,使其有权获得死者的死亡抚恤金以及可证明的医疗费用、工资损失还有疼痛和痛苦方面的补偿。如果索赔是在善意和合理的基础上提出的,无论申请人是否能够成功获得补偿,通常都会支付"合理的"律师费[31]。因失去陪伴而对家庭的其他成员进行惩罚性伤害和奖励是不被允许的。

可以向美国联邦索赔法院的就特别主管的决定提出上诉,然后向美国联邦巡回上诉法院的三审法官小组提出上诉。目前仅有两次联邦巡回法院的决定被上诉到更上一级,即最高法院(参见"自1986年以来的疫苗伤害补偿计划案件"中的Shalala诉Whitecotton和Sebelius诉Cloer案)。

项目实施和经验

表83.3显示了VICP中按疫苗类型和接种年份所提交的申请数量。与向VICP提交的申请有关的数据均按每份申请书中提到的第一种疫苗计算。ACCV[32]和VICP[33]的网页上提供了定期更新的其他信息和数据。该表包括20世纪50年代和60年代期间提供的数百种疫苗,其中最久远的病例可追溯到1918年一个据称与百日咳疫苗有关的死亡案例。该程序处理了许多因国家法定时效而被禁止提起诉讼的索赔案件。法定截止日期曾两次导致在短期内出现了大量索赔案件,第一次是在1990年至1991年的6个月内提出超过4000件1988年以前的索赔;第二冷次是在1999年8月提交了300多件乙型肝炎病毒(hepatitis B virus,HBV)疫苗索赔案,以满足在VIT中加入HBV后提交追溯索赔的2年期限(1997年8月6日生效)。鉴于每年分发大约1.18亿剂季节性流感疫苗[与疾病控制和预防中心(CDC)的个人交流资料,2014年8月4日],预计2005年增加流感疫苗会引发大量索赔案件。虽然在2007年7月的新增疫苗的2年期限内提交的流感索赔尚不到200件,但自那时起,每年提交的流感索赔数量都在稳步增加。自2007年以来,已提交了超过3200份流感索赔案件。

自2001年底开始,出现了数千件声称由某些疫苗中包含的硫柳汞(一种汞)防腐剂或不含硫柳汞的麻疹、腮腺炎和风疹(MMR)疫苗引起的自闭症(或自闭症谱系障碍)的索赔案。表83.4显示了截至2017年2月27日提交给VICP的案件数量,包括待审、裁定或驳回的案件数量及获得的补偿金额[34]。许多1988年前的案件被法院以法律或医疗证据不足的理由驳回。由于可以增加额外文件,部分案件后续被裁定。大多数数额较大的补偿包括初始一次性付款,其余部分用于购买年金。总体上1988年前的大量申请中多数(30%)提交材料都声称受到含有百日咳成分疫苗的影响。其余的索赔分类如下:12%来自季节性流感疫苗,7%来自单独或与其他疫苗联合接种的含麻疹成分疫苗,4%来自含乙肝成分的疫苗,2%来自含破伤风成分的疫苗(不包括含百日咳成分疫苗),2%来自OPV,2%来自IPV,2%来自HPV疫苗,来自Hib疫苗、肺炎球菌结合疫苗、轮状病毒疫苗、甲型肝炎病毒疫苗、脑膜炎球菌疫苗、风疹和VZV疫苗的均不超过1%。

2012—2016年这5个财政年度期间提交的疫苗类型的百分比可以更有效地反映最近的VICP经验。对3449件与自闭症无关的索赔案件的分析显示流感疫苗占优势,构成比为65%,其次是含百日咳成分疫苗(如单独或与各种疫苗联合接种的DTaP),占15%,以及MMR(3%)、HPV(5%)、HBV(2%)、含破伤风成分疫苗(2%),其余疫苗合计占不足2%。虽然疫苗构成比有所不同,但总体而言,伤害占索赔的93%,死亡占7%。

随着VICP裁决持续到20世纪90年代中期,人们的注意力集中在疫苗伤害补偿信托基金上。NCVIA涵盖的最初七种疫苗的消费税水平是基于每种疫苗产生的索赔的估计数量和成本计算的。截至1996年,该信托基金超出了预期需求,达到10亿美元的持有量,年收入总额为1.4亿美元,高峰支出范围在3500万美元至4200万美元之间。随着1997年纳税人救济法案的通过,对疫苗消费税结构进行了修订,根据该计划对所有涵盖的疫苗设定了75美分/"剂"(疾病预防)的税率。这项联邦消费税为VICP提供了资金。(截至2014年底,信托基金余额为35亿美元[35],其中消费税收入超过3.04亿美元,投资利息总额为2.234亿美元。)[34]

1986年以来的疫苗伤害补偿计划案例

毫无疑问,在VICP提交的裁决案件中,最大的争议(和挑战)是确定疫苗的因果关系。NCVIA的立法历史指出了关于什么是疫苗引起的和什么不是疫苗引起的争论,并且认识到对这些问题的科学理解将不断发展。在VICP出台后的前8年,提交的绝大多数申请书都指控受到了VIT中疫苗的伤害("表案件"),这种假设认为伤害、严重恶化或死亡与疫苗有关。基于VIT的判决是直截了当的:申请书通常会提出受害者在VIT规定时间范围内出现了VIT中描述的症状和体征,如资格和辅助解释(Qualifications and Aids to Interpretation,QAI)所定义的,无论这些指控是否被病历证实或相互矛盾。因此,在VICP的早期,特别主管和法院几乎专注于制定一套法律体系,确定证明VIT所包含伤害所需证据的质量和数量。从那时起,部分因为VIT监管修订后比原法定VIT更准确地体现了疫苗伤害原因的科学性,多数申请已转移到VIT未发现的伤害("表外案件"),要求申请人证明疫苗实际上造成了伤害。

多数特殊主管对疫苗接种同期医疗记录的重视程度高于在记忆消退或考虑诉讼之后搜集的相互矛盾的证据[36]。在同期医疗记录相互矛盾或不存在的情况下,特殊主管会依靠家庭和专家证人的可信度来确定是否发生了VIT伤害。只要不是随意或反复无常变化,上诉法院会尊重特殊主管的决定[37]。

表 83.3 国家疫苗伤害补偿计划案件接种年份和疫苗类型分布,2017 年 2 月 27 日[a,b]

年份	DTP,DTaP,P,Tdap(不同组合)	DT,Td,TT	MMR,MMRV,MR,M	Rubella	OPV	IPV	Hep B	VZV	HIB	RV	PCV	Hep A	Influenza	MCV,MPSV	HPV	合计
1910–1919	1	—	—	—	—	—	—	—	—	—	—	—	—	—	—	1
1920–1929	1	—	—	—	—	—	—	—	—	—	—	—	—	—	—	1
1930–1939	1	—	1	—	—	—	—	—	—	—	—	—	—	—	—	2
1940–1949	63	1	2	—	1	1	—	—	—	—	—	—	—	—	—	68
1950–1959	180	4	3	—	6	190	—	—	—	—	—	—	—	—	—	383
1960–1969	377	5	105	6	82	54	—	—	—	—	—	—	—	—	—	629
1970–1979	828	6	120	43	55	0	—	—	—	—	—	—	—	—	—	1 052
1980–1989	1 874	35	199	101	77	0	5	—	—	—	—	—	1	—	—	2 292
1990–1999	699	108	395	35	85	1	421	21	9	31	2	5	17	—	—	1 829
2000–2009	528	161	278	6	0	11	202	52	15	21	30	41	801	23	200	2 369
2010–2019	682	75	104	1	0	2	80	25	18	27	62	77	2 465	34	144	3 796
合计	5 234	395	1 207	192	306	259	708	98	42	79	94	123	3 284	57	344	12 422

[a] 此表包含 2017 年 2 月 VICP 覆盖的 17 856 例索赔案件,此外还有 5 434 件无特定疫苗类型(大多数被编入自闭症听证会资料汇编)或接种日期以及与 VICP 未涵盖的疫苗相关的索赔。

[b] 有关按 VICP 索赔的数据按每份年份及每份申请中涉及的第一种疫苗计算。

注:DT:儿童用白喉破伤风类毒素疫苗;DTaP:无细胞百白破疫苗;DTP:百白破疫苗;HepA:甲型肝炎疫苗;HepB:乙型肝炎疫苗;HPV:人类乳头瘤病毒疫苗;IPV:灭活脊髓灰质炎疫苗;M:麻疹疫苗;MCV:脑膜炎球菌结合疫苗;MMR:麻疹、腮腺炎和风疹疫苗;MMRV:麻疹、腮腺炎、风疹和水痘联合疫苗;MPSV:脑膜炎球菌多糖疫苗;OPV:口服脊髓灰质炎疫苗;P:百日咳疫苗;PCV:肺炎球菌结合疫苗;RV:轮状病毒疫苗;Td:适用于 7 岁或以上人群的白喉和破伤风类毒素疫苗;TT:破伤风类毒素疫苗;VICP:国家疫苗伤害补偿计划;VZV:水痘 - 带状疱疹病毒疫苗。

表 83.4　国家疫苗伤害补偿计划实施情况，2017 年 2 月 27 日[a]

	1988 年 10 月 1 日前接种	1988 年 10 月 1 日后接种	合计
申请的案件	4 259	4 259	4 259
判决的案件	4 259	11 918	16 177
获得补偿资格	1 187	4 087	5 274
驳回补偿资格	3 072	7 843	10 915
完成补偿	1 187	4 085	5 272
补偿金额 /100 万	$863	$2 499	$3 362
律师费 / 成本 /100 万[b]	$38	$215	$253
合计支出 /100 万	$901	$2 718	$3 619

[a] 可补偿案件包括双方协议解决的案件，其中未发现表中所列伤害或存在因果关系。

[b] 包括被补偿和被驳回的索赔案的费用 / 成本以及临时费用 / 成本。

法院还解决了有关特殊主管是否必须严格应用和解释 VIT 中伴随的 QAI 中的定义的问题。在 Helle-brand 诉卫生与公共服务部部长[38]案和 Hodges 诉卫生与公共服务部部长[39]案中，美国联邦巡回上诉法院发现，由于特殊主管在提出索赔方面有广泛的自由，他们并不被要求以机械方式应用 QAI；相反，他们在申请时有合理的自由裁量权。

Shalala 诉 Whitecotton[40]案是关于法规下"明显恶化"含义的具有里程碑意义的表伤案例。在 VICP 病例中明显恶化是很重要的，因为如果接种疫苗后出现的症状或体征并不是所谓的疫苗相关伤害的首发证据，要获得补偿，申请人必须证明疫苗明显加重了接种前存在的状况。NCVIA 将严重恶化定义为"先前存在的状况恶化的任何变化，导致明显更严重的残疾、疼痛或疾病，伴随着健康的实质性恶化。"[41]。立法历史上有个例子是一名儿童的癫痫发作频率从接种前每月一次增加到接种疫苗后每天一次[42]。Whitecotton 案件的特殊主管驳回补偿，理由是孩子出生时患有脑病，这是导致在第 3 次接种 DTP 疫苗后出现脑病的原因。联邦补偿法院同意该决定，但美国联邦巡回上诉法院基于对"起病的首发症状或表现"的不同解释推翻了该决定，认为"首发"并不一定意味着其他临床症状不能在疫苗接种前出现[43]。美国最高法院一致推翻了联邦巡回法院的裁决，认定联邦巡回法院误读了 NCVIA。然而，奥康纳法官在一致意见中指出，联邦巡回法院的意见没有解决先前存在的疾病显著恶化的问题，而是仅解决了"起病的首发症状或表现"的问题。案件被还送到联邦巡回法院，该法院对表伤害 - 明显恶化索赔进行了测试，规定特殊主管必须：①在疫苗接种前评估该人的状况；②评估该人的现状；③根据规约的含义，确定该人的当前状况是否构成疫苗接种前状况发生明显恶化；并且，如果特殊主管确定存在严重恶化，那么特殊主管必须④确定明显恶化的首发症状或表现是否出现在 VIT 伤害的规定期限内[44]。虽然 Whitecotton 案涉及的是表中的伤害，但法院也将明显恶化测试应用于表外索赔案中[45,46]。

在 Gruber 诉卫生与公共服务部部长[47]案件中，宣布了对 Whitecotton 测试第四步的澄清说明。联邦索赔法院澄清了特殊主管在确定明显恶化的首发症状或表现时，必须考虑到先前存在的状况。法院认为，明显恶化这一术语的定义应更明确地理解为"（所谓恶化的表中伤害）的任何导致明显更严重的残疾、疼痛或疾病的变化，伴随着健康的实质性恶化"。此外，法院表示，Whitecotton 所阐述的四步测试并未将明显恶化与后遗症调查结合在一起。相反，为了获得后遗症的补偿，申请人必须确定表中伤害的恶化导致后遗症，而不是依赖于任何表的推定。

对关于无关因素的辩护参数也进行了测试。根据 NCVIA，如果申请人出示在特定时间内发生表中状况的证据，他们就有权推定疫苗因果关系，除非政府能够提供更多证据证明存在其他原因或无关因素。美国联邦巡回上诉法院在采用 NCVIA 对该术语的定义时，通常使用严格的解释：无关因素可能不包括"任何特发性、无法解释、未知、假设或无记录的"状况[48]。但联邦政府巡回法院已经考虑过政府是否需要特别鉴定被视为无关因素的病毒。在 Knudsen 诉卫生和人类服务部部长案中[49]，联邦巡回法院认为只要政府能够证明申请人确实受到病毒感染，政府就无需确定病毒感染的特定类型。最近，在 Stone 诉卫生与公共服务部部长和 Hammitt 诉卫生与公共服务部部长的联合上诉中[50]，联邦巡回法院重申了以前的先例，并发现特别主管可能会在审查整个记录时考虑某个无关因素的证据，以确定申请人是否在确定表面证据确凿案件时履行了举证责任。

最初 NCVIA 允许 HHS 部长按规则修改或增补 VIT 中列出的伤害（最初包含在法规中）和 QAI（见后文"修订疫苗伤害表"）[51]。在 VIT 变化生效后首批提交的申请书中，大多数索赔的焦点从证明 VIT 伤害转变为证明伤害事实上是由疫苗引起的。出现这种转变有几个原因。首先，HHS 从 VIT 中删除了残留的癫痫发作和休克。其次，修订了脑病的 QAI，以便更准确地从医学角度反映明显的急性和慢性神经损伤,而非某些儿童疫苗常见的正常的短暂性副作用[52]。

再次,虽然在"原始"疫苗增加了其他状况,但近年来加入 VIT 的新疫苗很少与 VIT 伤害相关(表 83.5)。自 1997 年以来,九种"新"疫苗仅增加了三种状况。其中一些状况随后被从 VIT 中删除,因为它们已不适用于变化的环境。

最后,也是最重要,随着主要用于婴幼儿的无细胞百日咳疫苗获得许可以及过渡到仅使用 IPV 的程序,DTP 疫苗和 OPV 逐渐停用,其中 DTP 疫苗在伤害和死亡索赔中占有相当大的比例。

因此,目前的案例要求特别主管和法院即使在对疫苗的潜在不良事件缺少全面的科学认知的情况下,也要在:①仅基于伤害和疫苗之间存在短暂的联系且缺少明显的其他原因而拒绝补偿;②需要按照 VICP 的授权,"慷慨地"且"公平地"提供补偿之间掌握适当的平衡。在 VICP 历史的早期,法院在 Grant 诉卫生和人类服务部部长案中确定,当"因果之间的逻辑关系显示接种疫苗是造成伤害的原因。有规范的医学或科学解释支持这一因果逻辑性关联"时,事实上的因果关系就存在。[53]美国联邦巡回上诉法院在一定程度上澄清了这个问题,他们坚持认为科学证据不需要达到科学确定性的水平。但问题仍然存在。例如,特殊主管考虑是否可以使用动物研究,应该对病例报告赋予多少权重,以及申请人是否必须依赖任何已发表或同行评审的证据来索取 VICP 补偿[54,55]。

事实上的因果关系的证明标准随着时间的推移不断调整和澄清。在 Shyface 诉卫生与公共服务部部长案件中[56],美国联邦巡回上诉法院发现,申请人无需证明接种疫苗是造成伤害或疾病的唯一原因甚至主要原因。相反,申请人只需要证明疫苗接种至少是引起疾病的"重要因素",并且是"要不是接种疫苗"的原因。在 Althen 诉卫生和公共服务部部长案件中[57],法院认为申请人的任务是通过提供以下证据表明疫苗是导致她受伤害的主要原因:"①建立接种疫苗与伤害之间因果联系的医学理论;②因果关系的逻辑顺序表明疫苗接种是造成伤害的原因;③显示疫苗接种与伤害之间最密切的暂时关系。"该决定认为,并不要求申请人提供科学文献来支持他们的因果关系理论 - 医学意见或病例在法律规定条件下就已足够。法院指出,虽然案件涉及"迄今尚未在医学上得到证实的顺序关系,但 NCVIA 优势标准的目的是允许在某个缺少疫苗如何影响人体的完全和直接证明的领域发现因果关系。"法院进一步声明,"关于因果关系的紧急呼吁得到了解决,有利于受到伤害的申请人。"

联邦巡回法院扩大了在 Capizzano 诉卫生与公共服务部部长[58]案中对 Althen 问题的解释,批评了特别主管未充分认可治疗医生的意见。法院认为"病历和医学意见证词在疫苗案件中非常有利,因为治疗医生可能是处在最佳位置来判定因果关系的逻辑顺序是否能显示接种疫苗是造成伤害的原因"。

联邦巡回法院继续完善有关事实因果关系的法律体系。在 Walther 诉卫生与公共服务部部长[59]案中,联邦巡回法院确认,当申请人证明了所有三个 Althen 问题时,申请人不需要排除其他潜在的原因来获胜。关于申请人提供证据的性质,在 Andreu 诉卫生和人类服务部部长[60]案中,联邦巡回法院指出,在证明因果关系的医学理论时,申请人既不需要依赖流行病学研究,也不需要提供该理论在医学界得到普遍接受的证据。当申请人提供医学文献或流行病学证据时,不应通过实验的角度进行评估,而应从优势标准的有利角度进行评估。

但是最值得注意的是,在 Andreu 案中,特殊主管的可信度降低。根据先前的判例法,联邦巡回法院断言,它的作用不是"重新加权……特别主管是否正确评估证据"或"检查证据的证明价值或证人的可信度",因为"在事实发现者的权限范围内的所有事项都十分重要"。负责 Andreu 案件的联邦巡回法院拒绝了特殊主管对申请人的专家证人的可信度调查结果,并指出特殊主管不得以可信度发现为幌子,来掩盖他们对证据的评价。然而,在 Moberly 诉卫生和人类服务部部长[61]案中,联邦巡回法院再次尊重特殊主管,并重申期望特殊主管有权确定专家证人的可靠性和可信度。此外,虽然申请人不需要以流行病学研究或完善的医疗经验的形式提供证据,但这并不意味着特殊主管不能评估专家证人的证词的可靠性。这种看法在联邦巡回法院波特诉卫生与人类服务部部长和 Rotoli 诉卫生与人类服务部部长案中得到证实[62],其中联邦巡回法院认定联邦诉讼法院法官错误地读取 Andreu 案中禁止特别主管使用可信度判定来拒绝申请人的因果关系理论。相反,法院认为,联邦巡回法院在之前的意见中"毫不含糊地解释",期望特别主管应该在评估疫苗法案补偿时考虑专家证人的可信度。在诉讼这些困难、事实密集、事实因果关联案件时,几名特殊主管表示,通过将几个案件合并在一个综合程序里可以获得更加迅速的解决方案。在撰写本文时,已经启动了许多合并和综合程序,其中一些已经结束。这些程序的部分结果(如乙型肝炎疫苗和脱髓鞘疾病)在科学文献中一直存在争议[63-65]。

表 83.5　国家疫苗伤害补偿计划疫苗伤害表格修订以及补偿资格和相关解释汇总

生效日期	疫苗	表格修订	补偿资格和相关解释的修订	联邦注册引文
3/10/1995	DTP 和 DTaP	删除 - 低渗性低反应性发作 删除 - 残余癫痫症 修订发病间隔 - 严重过敏反应和过敏性休克（24小时改为4小时）	增加 - 严重过敏反应和过敏性休克的定义 修订 - 脑病（或脑炎）和残余癫痫症的定义	Fed Registr. 1995;60:7678-(FR)
	DT、Td 或 TT	删除 - 残余癫痫症 修订发病间隔 - 严重过敏反应和过敏性休克（24小时改为4小时）	增加 - 严重过敏反应和过敏性休克的定义 修订 - 脑病（或脑炎）和残余癫痫症的定义	Fed Registr. 1995;60:7678-(FR)
	MMR 或其任一成分	修订发病间隔 - 严重过敏反应（24小时改为4小时） 脑病（0~15天改为5~15天） 残余癫痫症（0~15天改为5~15天）		Fed Registr. 1995;60:7678-(FR)
	含风疹成分	增加 - 慢性关节炎（发病间隔：0~42天）	增加 - 慢病关节炎的诊断标准	Fed Registr. 1995;60:7678-(FR)
	IPV	修订发病间隔 - 严重过敏反应和过敏性休克（24小时改为4小时）		Fed Registr. 1995;60:7678-(FR)
3/24/1997	DT、Td 或 TT	增加 - 臂丛神经炎（发病间隔：2~28天） 删除 - 脑病	增加 - 臂丛神经炎的定义	Fed Registr. 1997;62:7685-(FR)
	MMR 或其任一成分	删除 - 残余癫痫症		Fed Registr. 1997;62:7685-(FR)
	含风疹成分	修订发病间隔 - 慢性关节炎（0~42天改为7~42天）		Fed Registr. 1997;62:7685-(FR)
	含麻疹成分	增加 - 血小板减少性紫癜（发病间隔7~30天） 增加 - 免疫缺陷受种者中疫苗株麻疹病毒感染（发病间隔：0~6个月）	增加 - 血小板减少症和疫苗株麻疹病毒感染的定义	Fed Registr. 1997;62:7685-(FR)
	OPV	增加 - 疫苗株脊髓灰质炎病毒感染（发病间隔0~30天/0~6个月）	增加 - 疫苗株脊髓灰质炎病毒感染的定义	Fed Registr. 1997;62:7685-(FR)
	增加 - 新疫苗类别	增加 - 无特定状况（发病间隔：不适用）		Fed Registr. 1997;62:7685-(FR)
8/06/1997	增加 - 乙型肝炎疫苗（HBV）	增加 - 严重过敏反应和过敏性休克（发病间隔：0~4小时）		Fed Registr. 1997;62:7685-(FR) Fed Registr. 1998;63:25777-(FR) Public Law:105-134
	增加 -b 型嗜血杆菌流感疫苗（Hib）（多糖）	增加 - 早发 Hib 疾病（发病间隔：0~7天）	增加 - 早发 Hib 疾病的定义	Fed Registr. 1997;62:7685-(FR)
	增加 -b 型嗜血杆菌流感疫苗（Hib）（结合）	增加 - 无特定状况（发病间隔：不适用）		Fed Registr. 1998;63:25777-(FR)
	增加 - 水痘（VZV）	增加 - 无确定状况（发病间隔：不适用）		Public Law:105-134

续表

生效日期	疫苗	表格修订	补偿资格和相关解释的修订	联邦注册引文
10/22/1998	增加 - 新疫苗种类中的轮状病毒(RV)			Public Law:105-277
	增加 - 作为独特疫苗种类的轮状病毒(RV)	增加 - 无特定状况(发病间隔:不适用)		Fed Registr. 1999;64:40517-(FR)
12/18/1999	增加 - 新疫苗种类中的肺炎链球菌结合疫苗(PCV-7)			Fed Registr. 2001;66:28166-(FR) Public Law:106-170
8/26/2002	增加 - 恒河猴来源的轮状病毒(RV)疫苗	增加 - 肠套叠(发病间隔:0~30天)		Fed Registr. 2002;67:48558-(FR)
	删除 -b型嗜血杆菌流感疫苗(Hib)(多糖)	删除 - 早发Hib疾病	删除 - 早发Hib疾病定义	Fed Registr.
	增加 - 作为独特疫苗种类的肺炎链球菌结合疫苗(PCV-7)	增加 - 无特定状况(发病间隔:不适用)		2002;67:48558-(FR)
			删除 - 残余癫痫症定义	Fed Registr.
12/01/2004	增加 - 新疫苗种类中的甲型肝炎疫苗(HAV)	增加 - 无特定状况(发病间隔:不适用)		Fed Registr. 2004;69:69945-(N) Public Law:108-357
7/01/2005	增加 - 新疫苗种类中的三价流感(TIV,LAIV)	增加 - 无特定状况(发病间隔:不适用)		Fed Registr. 2005;70:19092-(N) Public Law:108-357
2/1/2007	增加 - 新疫苗种类中的脑膜炎球菌(MCV4,MPSV4)和人乳头状瘤病毒疫苗	增加 - 无特定状况(发病间隔:不适用)		Fed Registr. 2007;72:19937 Public Law:109-432
11/10/2018	删除 - 恒河猴来源的口服轮状病毒减毒活疫苗	删除 - 肠套叠		Fed Registr. 2008;73:59528-(IFR)
7/22/2011	增加 - 作为独立疫苗的甲肝、三价流感、脑膜炎球菌和人乳头状瘤病毒疫苗	增加 - 无特定状况(发病间隔:不适用)		Fed Registr. 2011;76:36367-(FR)
11/12/2013	增加 - 新疫苗种类中所有季节性流感疫苗	增加 - 无特定状况(发病间隔:不适用)		Fed Registr. 2012;78:67369-01-(N)
7/23/2015	增加 - 无新疫苗	增加 - 肠套叠	增加 - 肠套叠	80 Fed Registr. 35848 (June 33,2015)-(FR)
3/21/2017	增加 - 作为独特疫苗的季节性流感疫苗	增加了很多伤害类型 - 见表83.1	增加或修订了很多定义 - 见表83.1	82 Fed Registr. 6294 (Jan. 19,2017)-(FR); 82 Fed. Registr. (Feb. 22,2017)-(FR)
	删除 - 作为独特疫苗的三价流感疫苗(现作为季节性流感疫苗收录)			
	修订 -b型流感嗜血杆菌(Hib)多糖结合疫苗修订为b型嗜血杆菌流感(Hib)疫苗			

联邦注册引文一列中的缩写(FR)、(N)和(IFR)分别是指最终规范(final rule)、注释(notice)和过渡期最终规范(interim final rule)。

此类综合审理案件涉及结节性硬化综合征(tuberous sclerosis complex,TSC),这是一种遗传性疾病,其在许多病例中的特征是典型皮肤损伤、生长(块茎)以及脑中的其他结构变化,引起癫痫发作和精神发育迟滞。许多声称在VIT的时间范围内发生癫痫的案例被合并成为一组,以确定DTP疫苗是否明显加重了先前存在的TSC复杂状况。基于20世纪90年代磁共振成像技术的发展[66,67],主持裁定的特殊主管确定了是大脑皮质中结节的存在及数量,而不是DTP疫苗接种时限,能最终确定临床后果。特别主管在Hanlon诉卫生与人类服务部部长[68]、特纳诉卫生与人类服务部部长[69]和弗拉纳根诉卫生与公共服务部部长上诉案件中做出了否决补偿的决定[70]。

到目前为止,审查最严格的综合性诉讼是综合自闭症诉讼程序。疫苗与自闭症关联的观点和兴趣开始于由韦克菲尔德和他的同事在1998年发表在《柳叶刀》杂志上的报道一系列病例的文献,提示MMR疫苗与自闭症有关[71]。在美国开始很少引起关注,直到次年,国会授权FDA对生物制品中的汞进行审查,结果显示,部分接种疫苗的婴儿接收的乙基汞超过了针对甲基汞(一种更为广泛研究的有机汞形式)的联邦安全标准。随后的关注开始集中在硫柳汞上,它是一种乙基汞复合物,用于配制许多儿童常规疫苗已有数十年,主要作用是防止细菌和真菌污染[72]。在21世纪初期,出现在州法院提起的个人和集体诉讼,指控含硫柳汞疫苗和/或MMR疫苗(不含防腐剂)会引起自闭症或自闭症谱系障碍[73]。如下文所述,原告往往认为他们不需要受到NCVIA的关于硫柳汞补偿的要求的约束。多次大规模、控制良好的流行病学研究均未发现含硫柳汞疫苗与自闭症之间存在关联[74-77]。国际医学组织(IOM)在其2004年的报告中得出的结论是科学证据有利于MMR和含硫柳汞疫苗与自闭症之间无因果关系[78]。2012年IOM的一份报告重申了关于MMR疫苗和自闭症的相同结论,而且不再把检查含有硫柳汞的疫苗作为其调查的一部分[79]。

2001年底,VICP开始收到声称由MMR或含有硫柳汞的疫苗引起的自闭症或自闭症谱系障碍的索赔。当索赔数量增加到近5 000时,特殊主管办公室制定了综合自闭症诉讼程序,以合并裁定案件[80]。

申请人提出了六个测试案例来代表两种不同的因果关系理论。根据第一个理论(理论1),申请人认为MMR疫苗和含硫柳汞的疫苗会导致自闭症。根据第二种理论(理论2),申请人认为单独使用含硫柳汞的疫苗会引起自闭症。特别主管办公室举办了大量的证据听证会,审查了939份医学文章、50份专家报告和28位专家的证词。听证会产生了超过5 000页的资料和7 000页的会议报告。在这两种理论中,三位主持的特别主管在关于两种理论的全部六个案例中都发布了有利于政府的决定[81-86]。申请人向联邦诉讼法院上诉了三个理论1的案件均没有成功[87-89]。申请人进一步向联邦巡回上诉法院上诉其中的两个案件[90,91]。在这两次上诉中,联邦巡回法院都支持政府,坚持了申请人没有可以证明他们的因果关系理论的优势证据。申请人没有针对理论2案件提出上诉[92]。

2011年,联邦巡回上诉法院签发了全院庭审决定,确定疫苗法的原则自首发症状或体征出现之日当天起效,而不是下级法院认为的医学界认可并确认疫苗与伤害的因果关系后的时间段[93]。与之前的先例不同,联邦巡回上诉法院还认为公平收费适用于疫苗法案。公平收费是法律原则,规定如果申请人尽管尽职调查,在限制期届满之前仍不能发现伤害,则诉讼时效不得禁止索赔。然而,根据疫苗法,如果发现公平收费是因为没有意识到伤害与接种疫苗之间存在因果关系,则法院拒绝在申请人的案件中使用公平收费原则。在这个不及时提交的案子中是否可以获得律师费的问题已上诉至美国最高法院,美国最高法院对联邦巡回法院的判决表示肯定,认定如果满足某些要求,一旦某人关于VICP提出的申请要求被不合时宜地驳回,可以追回律师费[94]。

疫苗伤害表格修订

HHS部长有权在与ACCV协商后以及在征询公众意见后,对VIT(和QAI)中列出的伤害进行修改和增补。此类更改仅适用于在更改生效日期之后提交的案例。1993年,美国国会制定了由部长将CDC推荐的用于儿童常规接种的"新"疫苗在该疫苗消费税有效之日起增补进VIT的机制[27]。表83.5汇总了2017年3月以来VIT的变化。

自国会授权IOM出版的两篇综述分别于1991年和1994年发表以来,VICP开始了修订VIT和QAIs的工作[95-98]。除了少数例外,VICP的方法十分直接:如果IOM的结论是有证据表明某种状况与涵盖的疫苗有"因果关系",就会被添加到或留在VIT上。但是,如果没有证据表明存在关联,则该状况会被删除。1995年和1997年公布的最终规则提出了这些修改是每个需要3~4年的变更过程的最后一步,这一过程包括NVAC的特别科学小组审查、强制性

ACCV审查和180天公众评论期,包括公开听证会。

1995年3月10日生效的第一次修订最具争议性。在DTP疫苗中从所覆盖的状况中删除了低渗性低反应性发作和残余癫痫症,并且在QAI中修改了脑病和残余癫痫症的定义[52]。当时,使用IOM结论指导VIT变化的唯一例外是,提议移除DTP疫苗项下的脑病/脑炎,但根据ACCV的建议留在了表中。ACCV建议在DTP疫苗接种后3天内出现病因不明的急性脑病应继续接受因果关系假设,但QAI中的定义需要更具临床精确性。随后的1994年,IOM[99]开展的随访10年的英国全国儿童脑病研究分析试图回答DTP疫苗是否会导致永久性脑损伤的终极问题,但仍缺少答案[100],甚至许多研究者随着时间的推移也未能找到基于流行病学和其他科学证据的联系[101-107]。对于DTP的VIT和QAI的变化已经证明是有争议的,并且已成为国会监督听证会讨论的主题。

在大多数情况下,DTP伤害索赔是以患有原因不明的慢性脑病的儿童和成人名义提出的,这些慢性脑病表现为发育迟缓或出生后第1年或第2年出现癫痫发作。总体而言,多达40%的病例没有找到具体病因,多数认为是由目前技术无法识别的胎儿大脑发育过程、代谢或基因出现迁徙异常[108]。如果申请者想要在VIT申请中成功,必须满足预设的条件和时间限制,而且,如果满足,无关因素与疫苗之间的关系必须证据不足,同时这个因素必须是已知的且不是特发性因素。

至于癫痫,近一半的早期DTP申请包含了在其他方面健康的婴儿中的癫痫首次发作。很多癫痫申请案例利用最初纳入法律的VIT的法定版本获得了补偿。与DTP疫苗相关的发热通常可作为患有癫痫的儿童癫痫发作的触发事件。另外,如果肌阵挛性癫痫在接种DTP后3天内发病,表中的癫痫也可见于患有隐基因型(特发性)痉挛的婴儿。这可以获得补偿,尽管对照流行病学研究显示此状况与疫苗无关[95,96]。

项目早期,DTP疫苗引起的死亡也是具有挑战性的索赔指控。大约一半归因于婴儿猝死综合征(sudden infant death syndrome,SIDS),历史和法医学结果与1989年国立卫生研究院共识定义一致[109]。然而,由于SIDS的原因尚不清楚,这些病例最初被法庭视为"特例",不会被政府用于证明是与疫苗无关的因素引起了死亡。此外,根据有关死亡前事件的证词,法院有时得出结论认为死亡前会出现脑病或低张低反应的情况,并给予补偿。然而,近期联邦巡回法院表示,特别主管可能会在SIDS中考虑衡量申请人证据权重和强度[110]。

VIT的第二次修改争议不大,且在很大程度上,是在1994年覆盖其余五个原始VICP疫苗以及Hib、HBV和VZV疫苗的IOM报告基础上完成的。Hib、HBV和VZV疫苗是因被CDC推荐用于儿童常规接种而被加入VICP的。1997年3月24日生效的其他修改包括在VIT中增加含麻疹成分疫苗的血小板减少症和含破伤风成分疫苗的臂丛神经炎,删除了MMR疫苗的残余癫痫症,并对新近收税且符合CDC推荐要求的疫苗在VIT上进行暂时或占位分类[111]。只有在联邦公报公布后,新添加的疫苗才会在VIT上单独列出,包括在适当时增加表中的状况。

与1995年的规则制定一致,部长提出的VIT修改与IOM的结论平行,但存在两个例外:部长没有在OPV和含破伤风疫苗后增加GBS。IOM关于OPV研究结论主要基于一项芬兰在国家OPV免疫活动后开展的研究[112]。一项后续开展的美国研究(因此没有被IOM纳入考虑)未发现OPV接种增加GBS的证据[113]。该项芬兰研究的一位共同作者曾在信中指出,发现OPV与GBS存在因果关联并非研究的主要目的,这更加增加了对证据的怀疑[114]。

GBS和含破伤风疫苗的问题甚至更难以确定。IOM结论基于病例报告,特别是1名经历过3次GBS发作的患者,每次都发生在接种破伤风疫苗后数周。事实是,此人有其他非疫苗相关的发作导致其免疫功能比较特殊。相比之下,人群研究显示,与本底发生率相比,没有证据表明GBS发生率在接种破伤风疫苗的人群中更高[97,98]。由于没有证据表明总体发病率增加,因此认为涉及接种含破伤风疫苗后GBS的申请应继续要求增加因果关系的证据,因此不应将GBS添加到VIT中。

自1997年以来,VIT已被进一步修改(见表83.5)。在基于恒河猴制备的四价轮状病毒疫苗RotaShield获得许可后,1998年10月21日生效的版本中增加了一般类别的轮状病毒疫苗。在流行病学研究证实疫苗与肠套叠病例(一种可能威胁生命的肠梗阻,常发生在婴儿身上)之间存在关联后,RotaShield随后于1999年10月由生产厂家撤出市场[116-118]。2002年7月公布的最终规则中,在第二类轮状病毒疫苗(即基于恒河猴的口服减毒活疫苗)中,将肠套叠作为伤害列入VIT中[119]。此外,将肺炎球菌结合疫苗作为一个独立的类别纳入VIT中。在2008年11月10日生效的修订版本中,将第二类轮状病毒疫苗(即基于恒河猴的口服减毒活疫苗)以及相关的肠套叠损伤从

VIT 删除[120]。这属于技术性修订，因为自 RotaShield 1999 年从美国市场撤出后，所有此类索赔已经超过 3 年申报截止日期。一般类别的轮状病毒疫苗和"无特定状况"并没有受到影响。

从 2004 年开始，甲型肝炎疫苗和三价流感疫苗、脑膜炎球菌（结合和多糖）疫苗和 HPV 疫苗作为 CDC 推荐的用于儿童常规接种的"新"疫苗加入 VIT 的占位类别[121-123]。但 2011 年 7 月 22 日生效的修订已将这些疫苗移至单独的类别[124]。2013 年 11 月 12 日，将所有季节性流感疫苗（如四价流感疫苗）加入到 VIT 中的新疫苗占位类别中[125]。在两种新的轮状病毒疫苗分别在 2006 年和 2008 年获得许可后，新的上市后研究表明肠套叠与 Rotarix 疫苗和 ROTATEQ 疫苗存在因果关系，但数量远低于 RotaShield 的情况[154-156]。自 2015 年 7 月 23 日起，肠套叠被作为轮状病毒疫苗的损伤加入 VIT[125a]。

2012 年 IOM 报告了其关于 12 种 VICP 覆盖疫苗（包括各种组合）与 158 种不良事件之间因果关系的证据的审查结果[79]。在 2012 年 IOM 报告发布后，卫生资源和服务部（Health Resources and Services Administration，HRSA）的医学官员和 CDC 审阅了 IOM 的结论以及不包含在 IOM 报告中的其他医学和科学文献。基于 IOM 的报告、九个 HHS 工作组审阅的 IOM 的发现及 ACCV 建议，2017 年 1 月 19 日发布的最终规则大幅修订了 VIT[125b]。2017 年 3 月初，宣布该规则于 2017 年 3 月 21 日生效[125c]。

2017 年最终规则包括了对 VIT 的大量修订。它补充两种伤害，疫苗接种后肩部相关伤害（shoulder injury-related vaccine administration，SIRVA）和晕厥，这是由 IOM 发现与注射疫苗相关，而非与某种特定疫苗成分相关。因此，最终规则将 SIRVA 和血管迷走性晕厥作为所有注射疫苗的损伤列入 VIT。该规则又进一步根据 IOM 发现的存在因果关联的证据，修订了 QAI 的严重过敏反应，将其视为与水痘、季节性流感、脑膜炎球菌和 HPV 疫苗相关的伤害。此外，基于 IOM 的调查结果，最终规则将免疫缺陷者接种含麻疹成分疫苗后的疫苗株麻疹病毒病以及接种水痘疫苗后的弥漫性疫苗株病毒病和水痘疫苗株病毒再激活列入 VIT。

根据 ACCV 的建议，最终规则还将 GBS 作为季节性流感疫苗的损伤加入了 VIT。IOM 发现接受或拒绝季节性流感疫苗与 GBS 的因果关系的证据不足。但有研究表明，一些非季节性流感疫苗——单价 2009 H1N1 疫苗和 1976 猪流感疫苗——与 GBS 之间存在因果关系。到目前为止，H1N1 抗原已被纳入与 2010-11 年及以后的所有季节性流感疫苗中。需要了解的是季节性流感疫苗的配制与其他疫苗不同，每年抗原成分都会发生变化，加强监测工作发现的 2009 年 H1N1 流感大流行期间的 GBS 发生率可能不会随着每个病毒株的变化而出现，ACCV 建议部长按照 ACCV 指导原则之一，将 GBS 加入 VIT 表中。这条原则就是：在支持或拒绝因果关系都有可信的证据的情况下，做出有利于申请人的裁定。

最后，最终规则包括 VIT 和 QAI 的许多组织和结构性变化，旨在提高清晰度和科学准确性。例如，它增加了 VIT 或 QAI 之前使用但未定义的术语的定义，如脑炎和免疫缺陷受种者。它更新了一些 QAI，以解决科学术语的某些变化；它通过删除多余的措辞简化了 VIT；它将"三价疫苗"修改为"季节性流感疫苗"以将所有季节性流感疫苗包括三价流感疫苗覆盖在一个类别中。

索赔案件的医学审阅

向 VICP 提交的大多数索赔案件均包含一些与接种疫苗暂时相关的临床结果，从可预料到的副作用如哭闹、发热和局部肿胀等，到更严重的急性和慢性疾病。索赔案件组成了一个疫苗相关事件的数据库，虽然数据库中可能只有一小部分有严重后果的案例经医学人员检查后被认为是疫苗引起的。下文描述了相关的案件。

白喉、破伤风和百日咳疫苗

DTP/DTP-Hib 疫苗

在与 DTP 和 DTP-Hib 疫苗相关的数千份申请书中，84% 的人报告在 12 月龄以下儿童基础免疫后发生反应。1997 年，CDC 建议儿童免疫接种程序全部针次均采用白喉、破伤风和无组胞百日咳联合疫苗（DTaP）[126]。在此之前，与 DTP 疫苗有关的所有索赔中有 33% 声称受到了癫痫发作（包括癫痫和婴儿痉挛）的伤害。另一个主要类型脑病占索赔申请的 34%，另外有 6% 的索赔与精神发育迟滞 / 发育迟缓有关。

DTP 相关死亡的索赔申请中，大约 42% 与 SIDS 有关。下一个最常见的引起死亡病例的伤害是脑病，约占索赔总数的 27，再次为癫痫症，约占 12%。大约 30 例死亡据称是由严重过敏反应引起。

截至 2017 年 2 月，涉及 DTaP（以及 DTaP 疫苗的任何组合）的索赔申请约 682 份，占 2012—2017 年申请量的5%左右,占总索赔数量的4%。尽管无细胞百日咳疫苗引起的神经系统疾病的类型与全细胞疫苗(207例脑病和17例癫痫发作)类似,但数量已经大大降低。DTaP严重不良事件的售后监测也证实,与全细胞疫苗相比,DTaP安全性更好[127,128]。在同一5年期间,TdaP索赔占9%,与其他含破伤风成分疫苗的伤害类型相似。

含破伤风成分疫苗

含破伤风成分而不含百日咳成分的疫苗[即儿童用白喉和破伤风类毒素疫苗(DT)、成人用白喉和破伤风类毒素疫苗(Td)或破伤风类毒素(TT)]的索赔占索赔总数的2%。包含在VIT表格中的臂丛神经炎(17%)是最常被指控或记录在案的疾病。随后是GBS(16%)、脑病(3%)和癫痫症(2%)。几乎所有申请(90%)都是成人疫苗接种者。诉讼GBS索赔特别具有挑战性。在1994年IOM报告之前做出判决的很少。IOM报告的结论是,如果发病在免疫后5天至6周内,含破伤风成分的疫苗可能会导致GBS[97,98]。在一个没有得到补偿的案例中,法院认为虽然Td可引起GBS,但不能得出它在任何特定情况下都能引起GBS的结论。该项判决被上诉,但得到了美国联邦巡回上诉法院的肯定[129]。在随后的一份报告中,IOM认为,接受或拒绝含破伤风成分疫苗与GBS之间的因果关系的证据均不足[79]。从2012—2017年,这些索赔中约有46%已根据诉讼风险和解得到补偿。

麻疹-腮腺炎-风疹疫苗

总体而言,含MMR疫苗索赔案件占7%,其中多数是与出生后第二年预防接种相关的事件。麻疹自然感染能引起急性脑病/脑炎,而24%的索赔涉及此类伤害。在VIT中,脑病/脑炎于接种后5~15天发病。虽然IOM基于48例VICP索赔分析发现,麻疹疫苗是否引起急性脑病的证据"不足",但也有证据表明脑病/脑炎病例在接种后8~10天集中出现[130]。只有极少的生物标志物能证明遗传、代谢或疫苗的原因。仅在1个案例中,一名先前健康的2岁女孩接种首剂MMR疫苗和水痘疫苗后,在脑脊液中检测到麻疹抗体,这是一个证实与麻疹疫苗的因果关系的生物标志物。

含MMR的疫苗相关VICP申请还包含其他伤害(如癫痫症)。另一种常见的申请声称MMR疫苗引起了血小板减少性紫癜(5%),按VIT规定应在接种疫苗后的7~35天发病。

声称受到风疹疫苗伤害的索赔占索赔总数的1%,大多数(75%)是以成年人名义提交的。提交的索赔中24%声称接种风疹疫苗后发生关节炎或类风湿性关节炎。尽管13%~15%的易感(血清学阴性)女性在目前使用的风疹疫苗接种后可能会出现一过性关节炎,但报告几种类型的肌肉骨骼疾病的比例较高(高达40%),目前尚不太清楚疫苗在复发性或慢性关节病(即关节痛或关节炎)中发挥了什么作用,如果有作用的话[95,96]。

根据1991年IOM的发现,慢性关节炎可能由风疹疫苗引起,一位特殊主管举行听证会以确定证明因果关系所需的标准。特殊主管发表相关指南后,VICP在1995年的最终规则中添加了慢性关节炎[52],并在1997年的最终规则中纳入了法院的部分标准[111]。VICP和法院所采取的标准的主要差别是,法官有意愿对关节痛进行补偿,这类自觉症状难以评估,不像关节炎有可观测到的症状。自IOM报告以来发表的其他研究,包括回顾性病例评估和一项前瞻性双盲研究,产生了不同的结果。如果风疹疫苗能引起慢性关节病,其发病也罕见[131-133]。最新IOM报告也认为有证据支持MMR疫苗与女性和儿童的一过性关节痛之间存在因果关系。然而,这份报告也得出结论,支持或反对女性中的慢性关节炎、女性和儿童中的慢性关节病以及男性的关节病与接种疫苗之间的因果关系的证据均不足[79]。

水痘疫苗

1995年3月获得许可的水痘疫苗在颁布消费税后于1997年8月纳入免疫规划。截至2017年2月,VICP已收到至少98项单独接种水痘疫苗的索赔申请。主要包括38名12~18月龄儿童、39名大龄儿童和19名成人。主要的伤害类别为神经系统疾病(如脑病/脑炎GBS和癫痫发作),其次是血液系统疾病(如血小板减少症)、耳鼻喉疾病(如听力丧失)以及其他伤害。据报道,各种神经系统疾病与原发性VZV(野生型)感染有关,包括脑膜脑炎、脑炎、横贯性脊髓炎和急性小脑性共济失调[134]。水痘疫苗接种后的血管炎和急性小脑共济失调也有报道[135]。多数疾病在索赔领域均有反映。通过聚合酶链反应鉴定出引起2个病例皮肤病变的疫苗株基因型[136]。自2012年以来,共提交了17件麻疹、腮腺炎、风疹、水痘疫苗(MMRV)和26件VZV疫苗伤害索赔,反映出2005年获得许可后发生的疫苗联合使用的变化[137]。

修订后的VIT增加了晕厥和SIRVA以及播散性水痘疫苗株病毒病。

乙型肝炎病毒疫苗

到 2017 年 2 月，已经提交了超过 740 份关于含乙型肝炎病毒成分的疫苗（如 HBV、HAV-HBV、HIB-HBV）的索赔申请，占所有 VICP 索赔的 2%。索赔声称涉及以下类别的伤害：脑病/脑炎（4%）、GBS（4%）和各种关节炎病症（4%）。疫苗接种者的年龄从出生到 69 岁不等，47% 为儿童索赔（18 岁以下），其中 24% 为 2 岁以下儿童。

通常，除了急性严重过敏反应外，没有与重组疫苗相关的严重不良事件[97,98]。2002 年 4 月，IOM 疫苗安全审查委员会公布了 HBV 疫苗和神经系统疾病的调查结果。其结论是有证据反对 HBV 疫苗与多发性硬化和复发存在因果关联，在与其他中央或周围神经系统脱髓鞘疾病的因果关系方面证据不足[65]。

2012 年 IOM 修改了其先前的结论，指出目前的证据不足以接受或拒绝乙型肝炎疫苗与儿童和成人多发性硬化症的发病或复发之间存在因果关系，并肯定了以下结论：证据不支持其他中枢或外周神经系统脱髓鞘病症的因果关系[79]。在提交追溯索赔的 2 年窗口期到期之前，1999 年所有的 HBV 疫苗索赔中约有 37% 被提交。法院和司法部与提交大多数案件的两名申请人的律师合作，为了管理大量索赔案件，同意将分成不同的诊断类别。经过多年尝试召集专家小组来处理各种案件和理清各种伤害的性质，法院放弃了这一理念，并于 2006 年初将这些案件重新分配给三位新聘用的特别主管。结果，此类案件会越来越多地会被单独评估，不一定与其他同一类别的伤害索赔案有关。

除个别听证会外，还有一些综合性诉讼程序使用具有类似诊断的测试案例来帮助处理积压的索赔案件。

负责乙肝疫苗-神经系统脱髓鞘进展综合征[138]审理的一位特别主管认为乙肝疫苗可引发横贯性脊髓炎[138]、GBS[139]、多发性硬化症[140]和慢性炎性脱髓鞘性多发性神经病[141]。而另一个特殊主管观点不同[142]，其观点与政府一致，认为需要基于科学证据[143-145]。另一次综合听证会中，特别主管裁定 HBV 疫苗并未加重申请人的 1 型糖尿病[146]。在另一个案件审理中，特别主管裁定申请人缺少与 HBV 疫苗中含有的硫柳汞导致猝死相关的医学理论[147]。最后，在 5 个涉及乙型肝炎疫苗与自身免疫性肝炎关系的上诉案件中，遵循特别主管的意见，作出了有分歧的判决。在这个程序中，提出了相同的理论，并有相同的专家作证，但每个案件的事实被分别陈述，特殊主管分别对每个案件作出单独裁定。在全部 5 起案件中，特别法官均裁定 HHS 获胜，但仅有 2 起在后来的联邦索赔法庭后获得肯定[148,149]。最终，HHS 将被联邦索赔法院推翻的 3 个案例中的两个上诉至美国法院联邦巡回法庭，该法庭推翻了索赔法院的判决，肯定了特殊主管的不予补偿的裁定[62]。

自 1999 年以来，其他的申请也逐步裁定，但结果各不相同。除了唯一在 VIT 中列出的严重过敏反应或过敏性休克外，所有 HBV 索赔都是在事实上的因果关系基础上裁定的。

脊髓灰质炎疫苗

1988 年前脊髓灰质炎疫苗相关索赔申请大约有 460 例。IPV 是灭活病毒疫苗，正常生产的疫苗不会引起麻痹性脊髓灰质炎。可合理预期的是某些人出现了与 IPV 接种有暂时联系的自然感染引起的脊髓灰质炎，尤其是在仅接种 1~2 剂次的人中。1955 年的 Cutter 事件有着完整的文献记录，事件中据估计大约有 260 例麻痹性脊髓灰质炎病例归因于疫苗中残留的活病毒[150]。虽然有证据显示至少有一批惠氏公司的疫苗同期出现可致感染的活病毒，但目前尚未公开发现类似的灭活疫苗引起脊髓灰质炎的事件[151]。278 例 IPV 索赔几乎全部（97%）被法院驳回，未发现一例属于 Cutter 疫苗接种事件的类似情况。自 1979 年美国发生最后一例野生脊髓灰质炎病毒的本土传播病例以来，仅出现 13 例疫苗接种者申请补偿[152]。

OPV 索赔的处理方式大不相同，因为麻痹性脊髓灰质炎是疫苗接种者和接触者中罕见的并发症，因此列入 VIT。在一半以上（73%）的索赔申请中声称出现了脊髓灰质炎损伤。当然，很难判定在脊髓灰质炎出现的地区中哪些病例实际上是与疫苗有关的。在 308 份声称受到 OPV 相关伤害（或死亡）的索赔申请中，158 份获得补偿，驳回 150 份。

轮状病毒疫苗

基于恒河猴的轮状病毒疫苗（RotaShield）导致肠套叠的索赔申请案例在 2000 年开始出现。在最终规则将肠套叠纳入 VIT 之前提交部分案例按照事实上的因果关系进行了补偿，这种关系通过流行病学研究很容易确认[116-118]。在流行病学研究证实了接种后 2 周内轮状病毒疫苗与肠套叠之间存在关联后，HHS 开始修订 VIT 规则。2002 年的最终规则将肠套叠纳入 VIT 的第二类轮状病毒疫苗（即恒河猴来源的口服减毒活疫苗）项下，发病间隔为接种后 0~30 天[119]。选择更宽的间隔来提供宽泛的因具推定。一旦肠套叠被加入到VIT中,按照一般诉讼时效被禁止诉讼的申请人从涉及肠套叠索赔的因果关系推定中受益,并可获得自VIT变化生效之日起8年的追溯期和2年的索赔申请窗口期。

具有讽刺意味的是,大多数肠套叠病例结局良好,给VICP带来很大的挑战性。到2000年10月,NCVIA要求所有索赔者需确定伤害的残余影响在接种疫苗后持续超过6个月或导致死亡。

由于多数肠套叠患者在数天内完全恢复,在这一标准下可能会拒绝申请人的补偿要求。但2000年儿童健康法修订了NCVIA允许支付的补偿的要求,包含了申请人能证明疫苗导致的相关疾病、残疾、伤害或状况"导致住院治疗和手术干预措施",但伤害影响少于6个月的情况[153]。因此,根据现行法律,接种轮状病毒疫苗后出现肠套叠且未出现超过6个月以上残余影响的婴儿,如果伤害导致住院治疗和手术,也可以获得补偿。

随着两种新的轮状病毒疫苗分别于2006年和2008年获得上市许可,该项目再次开始收到肠套叠病例索赔。在本书发表时,上市后研究的新证据表明肠套叠与Rotarix和RotaTeq疫苗存在因果关系,虽然比RotaShield的情况要少得多[154-156]。在2013年7月24日,HHS发表征求意见书,寻求有关是否将轮状病毒疫苗导致肠套叠的伤害添加到VIT中的意见[157]。

自该项目开始以来,已经提出79项伤害索赔申请,其中43项涉及肠套叠伤害。在所有已经意判决的索赔中,51项获得了补偿且被驳回。

甲型肝炎疫苗

HIV疫苗于2004年被加入VICP。自那时起,只有不到1%的非自闭症索赔案例声称为HAV疫苗所致。申请人年龄在0~70岁之间,约55%在18岁以下。索赔的伤害尚无规律可循,包括肝脏相关疾病(肝炎)、神经系统疾病(癫痫症、急性播散性脑脊髓炎、横贯性脊髓炎GBS)以及各种免疫相关疾病。大多数案件在被驳回举行了听证会。

脑膜炎球菌疫苗

2007年2月1日VIT将脑膜炎球菌多糖疫苗和结合疫苗纳入。自那时起提交的索赔申请中,不到1%为声称受到这些疫苗的伤害,且无1例与多糖制品有关。至少有1/3的索赔者同时接种了至少一种其他疫苗。大多数MCV4疫苗索赔与脱髓鞘病症有关,近26%的索赔申请中出现GBS。其他脱髓鞘疾病为横贯性脊髓炎、慢性炎症性脱髓鞘性多发性神经病和多发性硬化症。

在已经裁定的43项索赔申请中,84%获得补偿。CDC在2006年的报告中指出脑膜炎球菌结合疫苗接种者中GBS发生风险略有增加[159]。但2010年6月向免疫规划实践咨询委员会提交的两项大型未发表的注册后安全性研究发现,没有证据表明接种疫苗后会增加GBS风险[160]。IOM最新研究发现,确定脑膜炎球菌疫苗与GBS之间因果关系的证据不足[79]。

流感疫苗

三价流感疫苗[包括(TIV trivalent inactivated influenza vaccine,三价灭活流感疫苗)和LAIV(live attenuated influenza vaccine,流感减毒活疫苗)]于2005年7月被加入VICP。2013年,所有季节性流感疫苗,包括四价流感疫苗,均被加入到VIT中。自2005年7月以来,提交的VICP索赔总数中约有51%声称受到流感疫苗伤害,每年提出索赔的人数都在增多。此外,自2007年以来,近76%的VICP索赔都是成年人提出的,这与前15年情况相比变化很大,当时大部分索赔申请是以儿童名义提出的。

截至2017年2月,有3 301份声称因流感疫苗造成伤害提交的申请书。只有6%的人年龄在18岁以下。GBS占索赔的36%。事实上,声称GBS伤害的索赔申请是目前每年提交的最常见的疫苗伤害索赔申请类型。其他多数为脱髓鞘疾病,包括横贯性脊髓炎、慢性播散性脱髓鞘性多发性神经病和急性播散性脑脊髓炎。其余索赔包括脑病、癫痫发作、臂丛神经炎和其他肌肉神经性疾病等。

通过医学审阅,我们发现超过380例索赔涉及疫苗接种后的肩部损伤,此类伤害显然是将抗原意外注射进入滑膜组织造成的免疫介导炎症反应。2010年报告中介绍了一系列13个VICP病例[161],其中多数被HHS承认。

VIT中未列出与流感疫苗相关的特定伤害,HHS认为,某些索赔已通过优势证据证明伤害补偿。这类索赔包括严重过敏反应[162]、晕厥导致严重受伤和疫苗接种后的肩伤。然而,随着因果关系标准不断修订,通过诉讼风险协议(76%)获得补偿的流感疫苗索赔并不罕见。

VICP因在2009—2010年单价流感大流行后监测到GBS发病率增加而面临新的挑战。

一项基于紧急感染计划(一项主动群体监测计划)中疫苗安全性数据链接和许可后快速免疫安全性监测项目的荟萃分析发现,在2 300万接种甲型流感

(H1N1)疫苗的人群中,该疫苗(未包含在 VICP 中)接种后 6 周内 GBS 发生风险略有上升[163]。这种额外风险相当于每百万人接种疫苗后 6 周内额外出现 1.6 例病例。HHS 开展的一个独立项目主要负责研究与使用针对大流行流感的单价疫苗和制剂相关的伤害或死亡情况(见后文"相关的责任保护与补偿"项下"伤害补偿计划对策")。将 H1N1 大流行毒株第一次加入季节性流感疫苗,用的是 2010—2011 年的三价季节性流感疫苗,从那以后该毒株就被纳入季节性流感疫苗的配方中。目前,没有科学证据表明现行季节性流感疫苗(包含 H1N1 毒株)可引起 GBS[79,164,165]。然而,正如针对单价 2009(H1N1)流感疫苗监测研究所见,对大约每百万次接种疫苗中出现一个病例所增加的风险不太可能开展常规监测,因为流感疫苗中的毒株每年都在变化。虽然如此,为确定季节性流感疫苗与 GBS 之间是否存在因果关系已进行了大量研究,且几乎所有研究均未显示任何因果关系。

人乳头瘤病毒疫苗

人乳头瘤病毒疫苗于 2007 年 2 月添加到 VICP。截至 2017 年 2 月,已提交 345 个相关申请。大多数伤害涉及神经系统损伤,如 GBS、横贯性脊髓炎和急性播散性脑脊髓炎。其他神经系统伤害包括头痛和癫痫发作。也有一定数量的索赔涉及风湿病,包括类风湿性关节炎、系统性红斑狼疮和纤维肌痛。113 例案件得到补偿,其中 13 例是通过 HHS 的特许权给予解决。在获得承认的索赔中,大多数(54%)涉及由晕厥引起的伤害,1 例涉及复杂的区域性疼痛综合征,1 例涉及注射过程或与疫苗接种相关的肩伤[161]。

共有 14 例与 HPV 疫苗相关的死亡索赔,均为青少年和年轻成人,年龄在 11~21 岁之间。疫苗与后来发生的死亡之间的关系证据不足。截至 2017 年 2 月,已有 73% 的补偿被裁决。

利益问题

在过去 20 年中,对 VICP 的最大挑战是裁定事实上的因果关系。这在很大程度上取决于是否有可靠和及时的科学证据。只有通过全面的疫苗不良事件监测和研究设计才能区分是疫苗引起的还是巧合反应。轮状病毒疫苗引起肠套叠研究是流行病学中研究如何一旦发现肠套叠与疫苗相关即加快补偿的典型案例。与此同时,安全性研究允许发现错误的疫苗因果关系理论,协助法院驳回与疫苗不相关的申请。IOM 委员会的建立,针对当前和新出现的疫苗安全假设(见第 80 章中的 IOM 免疫安全审查委员会的讨论部分)进行独立、快速的科学审查是确保持续评估疫苗安全性的重要步骤。

2001—2013 年发布的 10 份报告有助于 HHS 和法院澄清有关疫苗不良事件的当前科学文献[167]。与此同时,在存在预算赤字和竞争疫苗计划资金优势项目的时候,如何确保为疫苗安全研究提供足够的资金仍然是最大的挑战之一。2008 年,卫生资源和服务管理部与 IOM 共同建立了一个新的 IOM 委员会,审查医疗和科学文献,以评价 78 个不良事件与 12 种 VICP 覆盖疫苗之间的因果关系(包含在 158 不良事件与疫苗组合的关系内)。2011 年 8 月发表研究共识报告,包括每一个不良事件与疫苗组合关系的长期讨论以及在评估疫苗的因果关系时通常采用的方法[79]。该报告可能引发部长对 VIT 进行额外修改。

在 VICP 实施初期,来自申请人及其律师的批评引起国会关注。1999 年和 2000 年政府问责办公室(Government Accountability Office,GAO)分别发布了关于 VICP 流程和信托基金的报告[168,169]。VICP 裁决程序被认为比传统的侵权制度更简单,但不像国会最初的预期那样精炼。此外,尽管 HHS 对 VIT 修订似乎有科学依据,但 GAO 在应用 IOM 评审结果时发现了存在不一致之处。GAO 第二次努力的重点是信托基金及其巨大且还在不断增大的规模。潜在的解决方案取决于利益相关者的观点,申请人希望通过减少举证责任来获得更多的补偿,疫苗公司希望减少联邦消费税以降低成本,研究人员则要求将每年部分收入用来支付疫苗安全研究和监测。最后,在 GAO 的唯一建议是 HHS 发布针对 VIT 修订的明确方法,以确保这种修订明显公平。

应该注意的是,关于 VIT 修订指导意见已经发布。HHS 国家疫苗计划建议根据不断发展的新科学研究来更新 VIT[170]。2006 年,ACCV 采用指导 VIT 修订建议的原则:①VIT 应具有科学和医学可信度;②有可靠的科学和医学证据支持和拒绝建议改变 VIT,所做修改应尽可能维护申请人的利益[171]。

GAO 在 2014 年发布了另一份报告,该报告审查了裁决程序时间、VIT 变更以及信托基金的余额和支出如何变化[172]。据发现,2009 年以来提出的索赔在 1~2 年内得到解决,大部分补偿案件(80%)是通过谈判得到解决的。还有人指出,尽管自 1999 年以来已在该表中添加了六种新疫苗,但尚未增加与这些疫苗相关的额外覆盖的伤害,这意味着每个申请人必须证明所接种的疫苗确实造成了所谓的伤害。最后,发现收入信托基金超过支出。GAO 没有提出任何建议。

然而GAO得出这样的结论：HHS超出范围的努力对确保潜在的申请人了解程序非常重要。

有助于VICP成立的担忧（例对责任和产品引起的不良事件的补偿可能性的担心）已经出现在VICP未涵盖的疫苗（因为它们不是常规儿童接种疫苗）以及用于预防和治疗特殊疾病的其他对策方面。

一些利益相关方都建议在VICP中增加更多的选择性使用疫苗，如主要用于成人的肺炎球菌多糖疫苗。由于生产企业和医疗保健提供者缺乏责任忧虑，1996年NVAC审查发现当时几乎没有证据支持这个需求[173]。

近年来，母婴免疫接种（或孕妇接种疫苗）问题受到了极大关注。一段时间以来，某些利益相关者指出，预防导致低龄婴幼儿发病率和死亡率显著增加的呼吸道合胞病毒、巨细胞病毒和B组链球菌感染等疾病，需将孕妇纳入疫苗接种覆盖范围[174-176]。许多相关部门认为对法律责任的担忧是注册且于母婴接种的新疫苗的主要障碍。母婴免疫已引起一些与NVCIA有关的复杂问题。一种担心是NVCIA不能覆盖专门用于孕妇的新类别疫苗（导致法规的责任保护延伸和允许在VICP项上得到延伸）。除原始法定VIT中包含的疫苗外，此类覆盖范围可能仅延伸到CDC推荐的儿童常规使用和征收消费税的疫苗。针对NVCIA涵盖的用于孕妇的疫苗（DTaP疫苗和季节性流感疫苗）类别提出了其他问题，例如NCVIA要求为了有资格获得补偿，一个人必须"接种"一种覆盖疫苗（暂且不管与OPV受种者接触而感染脊髓灰质炎这一较窄列别），并要求每次疫苗接种只能提交一份申请。没有哪个法院判决能解决此类问题。

母婴免疫接种问题引起了人们的极大兴趣，部分原因是孕妇接种新型疫苗可以带来明显的公共卫生效益。2013年，ACCV建议部长努力扩大VICP的覆盖范围，包括建议对孕妇进行常规接种的疫苗（并不特别建议对儿童进行常规接种），并支持对孕期接种疫苗的母亲所生育婴儿的伤害给予补偿的资格。2014年，NVAC发布报告称，"减少母婴预防接种中患者和供应商的障碍"，建议加大对卫生部部长助理的支持力度，来解决母亲接种VICP覆盖的疫苗后产生的宫内伤害问题。

2016年12月，在21世纪治愈法更改了NVCIA中用于孕妇的疫苗和宫内伤害的索赔部分[176a]。首先，21世纪治愈法在NVCIA中增加一个新的疫苗类别：CDC推荐用于孕妇常规接种且征收消费税的疫苗。虽然2017年3月之前，在此类别中尚无疫苗，但该修正案保证了疫苗专为孕妇设计（可能是为了保护她们以后所生的孩子），可以被VICP覆盖并触发NVCIA的相关责任保护。其次，21世纪治愈法修订疫苗法案规定，如果孕妇的疫苗接种导致无论是孕妇本人还是其后来生下的活产儿受到伤害，均可在VICP中针对两个伤害提出索赔申请。最后，现在法律规定，如果母亲预防接种后，可以活产儿的名义就自子宫内受到的伤害申请补偿，且疫苗接种医生和生产厂家将受到法律责任保护，这是在此立法之前尚未解决的问题。

相关责任保护和补偿计划

尽管1980年全球成功消灭了天花，但2001年的恐怖袭击导致人们担心恐怖分子可能会接触到天花病毒，并可能试图用其对付美国。作为布什总统保护美国免受天花攻击威胁计划的一部分，责任保护法在参与联邦天花预防接种活动的人群中开始实施。涉及人员包括天花疫苗生产企业、医疗机构和负责接种的疫苗保健提供者以及国家和地方政府，包括第一线负责人员。该责任保护[177,178]是为了确保天花疫苗和其他相关的天花对策在必要时可以使用，以保护公众健康。

根据责任法的规定，不可因接种天花疫苗或采取其他天花预防措施导致死亡或伤害的责任而对涉及人员提出法律责任诉讼。这种诉讼必须以美国国家作为替代被告。此类索赔要根据"联邦侵权索赔法"进行，该法要求原告证明存在疏忽或其他可认知的侵权行为。虽然这些责任保护范围很广，但它们受到一定限制。例如，如果相关人员在索赔案中不与政府合作抗辩，政府不会就对该人的行动或失职造成的任何损失负责。而且，如果美国因受保人的不良行为或失职（例如重大过失）支付补偿，美国有权从受保人那里收回资金。

这些责任保护于2003年1月启动，当时部长发表一项声明，认为潜在的生物恐怖事件使针对天花采取特殊对策（包括天花疫苗、旨在预防或治疗天花的产品以及用来控制或治疗接种天花疫苗后不良反应的产品）成为明智选择[179]。部长建议特殊类别的人员（包括批准的天花响应小组的第一负责人和成员）接受所涵盖的预防措施。

作为这些责任保护的补充以及针对目标人员接受天花预防策略的激励，国会授权部长建立天花疫苗伤害补偿计划（Smallpox Vaccine Injury Compensation Program，SVICP），向符合资格人员（包括天花疫苗接种者；接触过接种疫苗的人或与接种疫苗的人有过接触的其他人接触的人，称为"痘苗接触者"；以及其他符合条件的死者的遗属）提供医疗费、误工费和死亡抚恤金[180]。在资格要求中，申请者必须证明因伤害是由所涵盖的预防对策引起。与 VICP 类似，申请人可以证明受害者在规定的时间范围内持续存在 HHS 授权的伤害表格中的伤害，也可以证明所受伤害实际上是由疫苗或其他涵盖的预防对策导致。与 VICP（其中的索赔法庭上诉讼）不同，SVICP 是由 HHS 运营的纯粹行政程序。有资格提交 SVICP 索赔的人在向美国提起诉讼之前必须用尽这个程序所能给他们的补偿。我们对任何针对美国的 SVICP 后索赔并不清楚。共有 64 人向 SVICP 申请福利，其中 19 人获得补偿。由于缺乏资金等因素，SVICP 已不再运营，并于 2008 年终止。天花疫苗现在是 CICP 下的一项涵盖的对策，如下文所述。

最近出现的对可能发生的大流行以及责任受到威胁可能会伤害企业生产疫苗或其他预防或治疗大流行或其他紧急事件的所需产品的积极性（也会妨碍医疗保健专业人员分派和采用这些对策）的担忧，促使 2005 年在国家防御相关法案中制定了公众准备和紧急状态法（Public Readiness and Emergency Preparedness Act, PREP 法）[181]。PREP 法对生产企业及其他个人和实体（如分销商、方案策划者和接种者）就所有因某些产品的创造、分配和使用中所造成的损失的索赔提供了极其广泛的责任保护，前提是部长发表一项声明，确定一种疾病、其他健康状况或威胁已构成突发公共卫生事件，或者有可靠证据表明该疾病、状况或威胁将来有构成突发事件的风险，并建议采用特殊的对策。在这样的声明中，局长必须解释他或她的发现和有关责任保护参数，包括疾病或状况的类别以及部长推荐使用的对策、适用的时限、相关的人群以及适用的地区。

这些责任保护有一个很小的例外，即如果原告可以证明某一方存在故意不当行为，且这样的不当行为造成了死亡或严重身体伤害，那么允许针对该方开展独家联邦诉讼。"故意不当行为"的定义非常宽泛，即故意采取一个行动或造成疏忽以达到一个错误的目的，明知无事实和法律依据，并漠视已知的或明显的可以大到使伤害超过利益的风险[182]。PREP 法案规定，该标准比任何形式的疏忽或鲁莽都更严格。其他防御也可用。

部长通过一系列发表的声明实施 PREP 法的责任保护始于 2008 年[183,184]。这些声明延伸到数个旨在预防或治疗流感的对策和其他不相关的对策（即那些与炭疽、肉毒毒素中毒、天花、急性放射综合征和埃博拉病毒相关的对策）。虽然这些声明覆盖了针对大流行流感病毒和可能引起大流行的流感病毒的疫苗，但不包括每年接种的季节性流感疫苗（它们由 NCVIA 和 ACIP 覆盖）。覆盖的对策包括部分疫苗和其他策略（如抗生素、抗病毒药等）。

PREP 法案为制定一项旨在向部长声明指定的因涵盖的对策而遭受持续身体伤害（或死亡）的某些涵盖的人士提供补偿。该计划于 2010 年成立，被称为 CICP。该计划下的结构和福利与 SVICP 非常相似。与 SVICP 一样，CICP 是由 HHS 运营的专有管理程序。此外，福利申请人必须满足对策伤害表中列出的条件的要求，或证明所涵盖的对策导致特定伤害。在 CICP 之下，部长必须依据引人注目的、有效的、可靠的医疗和科学证据将伤害增加到伤害表中或确定一种对策引起了特定的伤害。管理 CICP 的规定，包括任何伤害表，都编入 42 CFR 第 110 部分[185]。截至 2017 年 2 月，已向 CICP 提出了 475 项申请，几乎所有（86%）申请均指控 2009—2010 年 H1N1 大流行流感疫苗造成的伤害。其余 14% 涉及抗病毒药物、炭疽疫苗和天花疫苗以及其他无入选资格的项目。

我们获悉了在 PREP 法案下覆盖的人员提出申请的两起案件。Parker 诉圣劳伦斯县公共卫生部案[186]中依据 PREP 方案下部长发布的声明，县公共卫生部门所属的接种门诊在学校开展了大流行流感疫苗接种。在该门诊，一名幼儿在其父母不同意接种的情况下被错误接种。孩子的母亲提起诉讼，指控未经父母同意的疫苗接种属于玩忽职守，且对她女儿造成了伤害。纽约上诉法院驳回其诉求，认为母亲提出的疏忽和伤害的索赔可以被 PREP 法案的责任保护豁免。

在 Kehler 诉 Hood 等的[187]案件中，原告称其妻子按 PREP 法案声明接种了大流行流感疫苗后出现了横贯性脊髓炎。原告起诉了接种医生及其供职的医院，称其因疏忽，在接种疫苗前未获得知情同意，也未咨询专业人员。被告以第三方产品责任/错误告诫他们向疫苗生产企业提出索赔。联邦地区法院基于 PREP 方案（基于未指控故意不端行为）驳回针对生产企业的索赔，同时也建议法院能继续考虑原告的其他申请。

自 1986 年以来的疫苗责任

在 1986 年后 NCVIA 通过后，报告的联邦和州立法院作出疫苗责任裁定的数量并没有大幅下降（很大一部分原因是案件审理到最终裁定所需时间很长，而且VICP的索赔申请在1991年之前多为追溯性申请）。但是，1992年以后报告的疫苗责任案件数量急剧下降，表明大多数VICP申请人选择在VICP程序之后不进行传统的侵权诉讼。

联邦和州法院很少报告申请人在被VICP拒绝补偿后向疫苗生产企业或疫苗接种者提出传统的侵权索赔的案例。在许多这类案件中，法院得出结论认为，如果超过所适用的诉讼时效（如州法定时效），索赔就必须被驳回，因为基本的VICP索赔是有时间限制的，或者是因为原告未能在限制期内及时提交VICP索赔[188-195]。其他报告的VICP后案例还涉及其他问题。在一个案例中，州法院驳回了一名1988年之前的申请者针对疫苗接种人员提起的医疗事故诉讼，因为他已经获得了VICP的补偿[196]。

在VICP外，很少有疫苗伤害或死亡诉讼案件报告。

作为一般规则，只有当申请人用尽其VICP补偿后，他们才可以对疫苗接种人员和生产企业采取民事诉讼。NCVIA对可能针对疫苗生产企业提出的VICP后索赔增加了一些限制。对疫苗接种人员无此类保护措施。直到最近几年，这些针对疫苗生产企业提起的民事诉讼的VICP后限制才引起了一点关注。

然而，这样的限制由于对其文字不同的解释引起了公众关注，涉及1例声称DTP疫苗引起癫痫症的案例，由美国最高法院判决，即Bruesewitz诉惠氏案[197]。NCVIA规定"如果在有效期内接种疫苗引起的伤害或死亡是由即使疫苗系规范生产并做了适当的指导和警示仍不可避免的副作用所致，则疫苗生产企业无须为这类伤害或死亡引起的民事诉讼负责"[198]。最高法院面临的问题是，在VICP后的诉讼中，这一规定是否禁止申请人在民事法庭上对生产企业提出"设计缺陷"索赔。在这些索赔申请中，原告声称疫苗的设计有缺陷；存在更安全的替代设计；生产企业没有按照更安全的方式设计疫苗；这导致了申请人受到伤害。

在美国最高法院裁决之前，下级法院在对文字解释方面产生了分歧。格鲁吉亚高级法院认为，在美国Home产品公司诉Ferrari（硫柳汞-神经损害索赔）案中，应逐件分析设计缺陷的索赔案，直到法院能确定某些疫苗的不安全性是不可避免的[199]。美国第三巡回上诉法院在Bruesewitz诉惠氏案[200]中裁定结果不同。该案中，家庭成员提交了一份按VICP要求存在争议的申请书，声称他们的孩子因按种DTP疫苗而患了癫痫症。在他们的VICP索赔被驳回后，该家庭在民事法庭上向疫苗生产企业提出了设计缺陷索赔。在上诉中，第三巡回法院也驳回了他们的要求，得出的结论是VIPC后，法律预先豁免了所有针对疫苗生产企业的设计缺陷索赔申请。

鉴于司法解释的分歧以及该问题的重要性，最高法院批准了该家庭的诉状请求，以澄清NCVIA的这一规定是否预先制止了针对疫苗制造商提出的VICP后诉讼中所有设计缺陷索赔。许多利益相关者提交的双方当事人意见陈述，强调最高法院这一预期裁决的意义[201]。联邦政府提交了一份法庭之友简报，辩称NCVIA在VICP后诉讼中预先制止了所有针对疫苗制造商提出的设计缺陷索赔[202]。在口头辩论中，联邦政府强调该案例公共卫生意义重大，也强调政府在确保批准上市的疫苗安全有效方面的重要作用。

在Scalia大法官的意见中，美国最高法院认为NCVIA在民事法庭上预先制止了针对生产企业的设计缺陷索赔[197]。法约的纯文本形式指明，在侵权诉讼案件中，疫苗的设计是不容置疑的。此外，NCVIA的结构强化了对预先制止设计缺陷索赔的解释：NCVIA负责全面的联邦机构改进疫苗设计，也负责将联邦政府规定的补偿作为实现设计缺陷侵权诉讼目标的替代手段。

除了对设计缺陷索赔有所限制的问题外，NCVIA针对疫苗生产企业（但不是管理人员）的"警示义务"的规定是："从本部分生效之日起，如果提出的民事侵权责任理由仅仅是生产企业未能直接向受伤害人提出警示且接种疫苗造成受害者伤害或死亡的，疫苗生产企业可免除所提出的民事侵权责任"[203]。

在Ferrari和Bruesewitz案之前，非VICP疫苗诉讼的高潮是，从2001年开始，父母称覆盖的疫苗（不含硫柳汞防腐剂的MMR疫苗和/或含硫柳汞的儿童用疫苗）造成孩子出现自闭症。原告辩称，根据他们关于防腐剂硫柳汞是掺杂物的论点，他们不需要在VICP内用尽他们的补偿。这一观点取决于NCVIA对"疫苗相关伤害或死亡"的定义，不包含所覆盖的疫苗有意加入的掺杂物或污染物导致的情况[204]。联邦政府的观点在案件之一中得到体现，它认为柳硫汞不是掺杂物，是FDA批准的疫苗产品配方的一部分[205]。法院坚持这种索赔必须在VICP范围内进行，只有当所有补偿耗尽后才能在该项计划外进行[206,207]。因此，除非索赔属于有限的法定例外情况之一（参见"国家儿童疫苗伤害法案未禁止诉讼的其他情况"），否则必须在进行侵权补偿之前向VICP提交。

也有几起案件提交到了新泽西州立法院，声

称 OPV[猿病毒 40（SV40）]中的污染物引起恶性肿瘤[208]。生产企业认为 SV40 并非"有意添加"到疫苗中，因此，管辖权应在 VICP 之前。上诉后，裁定结果认为该案不属于法定例外[209]。

医疗保健专业人员面临的风险

针对医疗保健提供者的民事诉讼很少见，且自从 VICP 被修改为覆盖疫苗接种者以来，很少有人继续提出诉讼，因为在多数针对疫苗接种者的申请提交之前，索赔人必须先通过 VICP。但是，如果索赔人拒绝接受 VICP 的裁定，他就可能会因未能充分警告、出现疫苗接种的疏忽或接种后护理疏忽等原因而向医疗保健提供者提起侵权诉讼。

国家儿童疫苗伤害法不禁止诉讼的其他情况

NCVIA 仅涵盖受害人所遭受的损失；因此，受害人父母、子女或配偶的所有失去陪伴的请求均不予补偿。如果这些请求可以根据州法律在法庭上得到追究，家庭成员可以在州法院提交这些所谓的衍生诉讼请求，但只有在原告可以证明潜在的伤害或死亡与疫苗有关并证明一种责任理论时，索赔才会成功。在这样的诉讼中，NCVIA 不会承认 VICP 案件以及 VIT 中发现的任何事实或法律结论[210]。直到 2001 年，在柳硫汞诉讼案中，家庭成员都很少提出此类索赔。这个问题首先在 Schafer 诉美国氰胺公司案[211]中出现。在一名因接种疫苗而患脊髓灰质炎的女性获得 VICP 补偿后，其丈夫和女儿因失去配偶权利和感情痛苦而向州法院提出索赔。该案件被移交给联邦法院，联邦上诉法院认定原告的诉讼请求不能因为家庭成员接受 VICP 补偿而被拒绝。联邦索赔法院对 NCVIA 的解释与 Schafer 方案一致。

在 Abbott 诉卫生与公共服务部部长[212]案中，一名年轻男子的母亲向一家医疗保健提供者提出了一项非正常死亡索赔，声称该医疗服务提供者出现疏忽，将其子放在浴缸里无人看管。这个年轻人在浴缸里癫痫发作并淹死了。Abbott 女士作为死者的母亲向州里提交索赔申请，并接受了医疗保健提供者的和解。这位母亲之后又作为其儿子遗产的管理人提出了一项 VICP 索赔，声称死亡是疫苗相关癫痫症的后遗症。美国联邦巡回上诉法院的结论是，之前的和解仅涉及儿子受益人受到伤害的补偿。母亲在 VICP 下获得了作为其儿子遗产代表的补偿。有其他原告提出与自闭症有关的民事诉讼。这些案件包括以受害人的父母、子女或配偶的名义提起的集体诉讼，要求补偿他们因失去陪伴、配偶权力、服务以及收入方面的损失。其他诉讼目标是医疗监测的费用，以确定与硫柳汞相关的伤害将来是否会发展，通常要求的补偿金为 1 000 美元或更少[213]。因为原告要求支付每人 1 000 美元或更少的费用以用于"医疗监测"（即未来为了确定孩子是否正在发生伤害而进行检测），原告辩称他们不受 NCVIA 的保护，因为 NCVIA 免除了寻求 1 000 美元或以下的索赔[144,215]。到 2006 年，所有医学监测的诉讼都被驳回[216]。在 Cook 诉儿童医疗组[217]案中，父母声称疫苗接种人员欺骗性地隐瞒了他们孩子受到的疫苗相关伤害，并且由于这种隐瞒造成超过提交 VICP 索赔的时间限。密西西比州高级法院认为，父母对接种人员提出的欺诈性隐瞒和违反信托义务的指控可以在州法院继续诉讼（因为它不是 NCVIA 的对象），而是以孩子名义进行的任何关于疫苗相关伤害的索赔都必须先用尽 VICP 的补偿。

国际补偿计划

共有 20 个发达国家或地区为接种疫苗后的伤害（或死亡）提供多种形式的补偿[218,219]。德国和法国是首先在 20 世纪 60 年代制订计划的国家，其次是 70 年代的奥地利、丹麦、日本、新西兰、瑞典、瑞士、英国和北爱尔兰；80 年代的中国台湾地区、芬兰、美国和魁北克（加拿大）；90 年代的意大利、挪威和韩国；自 2000 年以来匈牙利、冰岛和斯洛文尼亚。各种因素促成了此类计划的制定，包括对责任和疫苗不良事件的担忧，对疫苗供应的担忧，以及政府对受到正常生产并在公共卫生项目中正常使用的疫苗伤害的人员负有责任的信念。补偿多数是通过国家政府进行管理，包括对补偿资格和补偿金额的裁决。

补偿资格可能取决于几个因素，包括接种疫苗类别（如推荐的、强制性的）。有些项目属于扩大无过错补偿方案的一部分。由于很少有与疫苗相关的伤害有临床或实验室标记，因此证明实际的因果关系可能很困难。因果关系决定通常基于优先权或"更可能"标准。所有国家都有伤害严重性临界值或伤残要求，几乎所有国家都提供医疗费用和非经济损失（疼痛和痛苦）的补偿，通常与伤害和死亡补偿成比例。美国以外的补偿计划均不偿还律师费用。资金一般来自国库，一些项目得到其他政府实体或疫苗生产商的支持。两个国家或地区为这些计划提供疫苗税（美国和中国台湾地区）。

发展中国家扩大疫苗伤害补偿已备受关注（Clements CJ, Oleja S, Fife P. Vaccine injury compensation: a international perspective。未发表资料, 2006）。

强制接种的力量

美国法院通常尊重在特殊情况下需要强制接种疫苗的公共卫生决断。在 Jacobson 诉马萨诸塞州案中[220],美国最高法院维持马萨诸塞州一项授权每个地方健康委员会要求对居民进行疫苗接种的法规,"如果它认为对公共健康或安全是必要的"。在这种权力下,为应对天花的部分暴发,剑桥市要求所有居民接种天花疫苗。尽管儿童们因医生确定这种疫苗禁忌接种而被豁免接种,但成年人无法获得这种豁免。Jacobson 解释说他童年时对疫苗有不良反应,拒绝接种疫苗并被罚款。最高法院驳回了 Jacobson 关于马萨诸塞州法律在宪法上无效的论点,认为该法律赋予该州警察以合理和适当的权力,以保护公共健康和安全。法院裁定,马萨诸塞州立法机构有权依赖普遍持有的信念(由高级医疗机构维护),即接种疫苗是预防天花的措施,并且不必将此类公共健康和安全问题提交到法院或陪审团进行最终裁定。该案件具有重要意义,因为最高法院认识到疫苗接种的重要性,并确立州立法者在制定并对公众强制执行接种疫苗要求方面的权威。最高法院 1922 年在 Zucht 诉 King[221]案中作出维护圣安东尼奥市颁布法令的权力的裁决,该法令要求所有上公立学校或其他教育机构的人首先出示接种证明,从而允许在入学前强制接种疫苗。该诉讼是以一名拒绝接种疫苗的儿童名义提出的,该儿童因没有接种证明而被一所公立学校和一所私立学校拒之门外。虽然在 Zucht 的圣安东尼奥没有天花流行,但与 Jacobson 的情况相反,Zucht 的最高法院确认了预防性疫苗接种命令对于未流行的疾病预防的有效性[222]。

当代法院的裁决继续支持强制接种疫苗的要求,并且经常引用 Jacobson 案件来裁定挑战免疫接种的诉讼。在马里科帕县卫生局诉 Harmon[223]案中,卫生部门发布了一项紧急规则禁止未接种疫苗儿童上学,因为该县暴发了麻疹。卫生部门发出一道命令,禁止未经免疫接种的儿童上学。初审法院批准了该命令,上诉法院予以确认。法院驳回了家庭成员认为卫生部门没有权力禁止未接种儿童上学,除非所在的学校已经出现了确诊的麻疹病例的辩解,认为卫生部门有权禁止儿童上学,即使没有发现血清学确诊病例。

当代疫苗接种法并不像 Jacobson 案件中所涉及的法律那样全面。各州通常要求儿童接受某些推荐的疫苗后方可进入学校和育儿中心。各州法律随着入学所需的疫苗的不同而有所不同。这些法律是动态变化的,经常会有新疫苗加入。CDC 的国家免疫计划维护的网站中包含各州关于入学和入园的国家免疫要求的最新信息以及这些法律允许的豁免信息[244]。CDC 还维护有关疫苗接种数据的网站[225,226]。目前,所有的州都允许某些形式的医疗豁免,大约 1/3 的州允许政治方面的豁免,而几乎所有的州都允许宗教方面的豁免[227,228]。

近年来,特别是在 2015 年加利福尼亚州麻疹暴发以及对某些社区接种豁免率的担忧之后,州立法机构对学校免疫要求以及此类要求的豁免出现了明显的关注。该问题在加利福尼亚州受到特别关注,该州于 2012 年通过了一项法律,要求与医疗从业人员就免疫接种的风险和利益进行评估,作为个人信仰豁免的要求[229]。在一项签署声明中,当时的加利福尼亚州州长指示,即使法律没有规定,公共卫生部可以在接种表格上单独进行宗教豁免,以便"宗教信仰排斥接种疫苗的人不需要寻求医疗保健专业人员的签名。"[230]州长以这种方式单方面修改法案的权力受到了质疑[231]。最近,加利福尼亚州州长于 2015 年 6 月 30 日签署了另一项有争议的法律,取消了对该州疫苗接种要求的个人和宗教豁免[232]。该法律适用于公立或私立学校和日托中心的小学生,但不适用于在家接受教育的儿童。法律保留了一项豁免,允许父母或监护人向执业医生提交书面陈述,"以表明儿童的身体状况或与儿童有关的医疗情况导致免疫接种被视为不安全,需要指明具体情况的性质和可能持续的时间,包括但不限于家族病史,因此医生不建议进行免疫接种",并"在医生声明所认为的程度上"豁免此类儿童接种疫苗。在签署声明时,加利福尼亚州州长注意到有关疫苗接种益处的科学证据,而且在经过大量辩论和修正后,法律明确规定了当医生认为有正当理由时可以例外,并给了医生自行判断和决定的权力[233]。已经在学校或教育机构注册的学生,如果家庭以前反对接种疫苗,可以继续上学,直到他们进入下一级别的学习(即幼儿园、七年级),届时他们必须满足法律对免疫接种的要求。法律允许州公共卫生部将对抗除已列入法规的疾病以外的其他疾病的疫苗纳入法定免疫接种要求,但只有在医疗和个人信仰两方面原因都存在的情况下才允许豁免。如果有充分理由认为该儿童已暴露于相关疾病且没有提交对抗此类疾病的证明文件,法律允许儿童被排除在学校或日托中心之外。俄勒冈州通过了一项法律,只有当家长在医生指导下完成免疫接种的风险和益处评估或完成疫苗教育模块之后,才允许宗教或哲学豁免。

2016 年,州立法机构审议了许多法案,要求取消或改变现有豁免(如要求医生就免疫接种的风险和益处提供咨询)或提出新的豁免。

入学前需要接种疫苗的法律与美国公共卫生服务机构开展的补助计划一致[235]。如果州或地方政府参与联邦政府资助的免疫计划,除其他要求外,还必须有"保证儿童按计划开始并完成免疫接种程序计划"和"通过严格执行学校免疫法系统地在入学时为易感儿童提供免疫接种的计划"[236]。

尽管所有州都允许对学校免疫法进行医学豁免,但这些法律的适用范围和适用情况因州而异[244,237,238]。在一个涉及医学豁免的案例中,怀俄明州高级法院认为怀俄明州卫生部可以对有接种疫苗医学禁忌证的特殊儿童免除州免疫要求,但要求儿童或其医生提供这种禁忌证的理由超出了该部门的权力[239]。

在另一起案件中,一家纽约机构要求法院下令对寄养儿童不顾其养母的反对进行免疫接种。在使用纽约法律时,法官考虑了寄养母亲反对的性质,以确定她们是出于宗教还是哲学原因。虽然寄养母亲承认她的宗教信条并不一定排斥疫苗接种,但她争辩说她的解释和对此的严格遵守促使她这样做。由于发现养母对免疫的反对植根于真实和真诚的宗教信仰,法官确定她有资格获得纽约的宗教豁免,并驳回该机构希望法院命令指导对寄养儿童的免疫的要求[244]。

在另一起案件中,美国第二巡回上诉法院维持下级法院的裁决,即校区政策要求申请宗教豁免的人就其反对接种疫苗的性质接受个性化调查问卷并未侵犯一位母亲的宪法权力,而这位母亲无法证明其反对免疫接种是出于虔诚的宗教信仰。根据州法律的规定,怀俄明州高级法院认为,在因宗教原因放弃接种疫苗的要求被批准之前,州里并未被授权举行听证会来判断父母的宗教诚意。在最近的一个案例中,联邦上诉法院驳回了原告关于纽约州免疫法的要求,原告认为该法要在入学时接种疫苗(可申请医学和宗教豁免)是违宪的。法院还驳回了父母对州法规的质疑,该法规允许未接种疫苗的儿童因疫苗可预防疾病的暴发而被排除在公立学校之外[247]。

在另一起案件中,联邦初审法院拒绝了一位母亲申请对当地教育部门下命令以允许她未接种疫苗的孩子在宗教豁免下入学。法院发现母亲反对接种的理由是基于医学原因而非宗教原因[248]。在一个类似的案件中,联邦上诉法院维持了一项决定,在法律要求必须提出宗教豁免权才能停止为子女接种疫苗的情况下,该父母无法可靠地证明他们持有真实和真诚的宗教信仰[249]。

在另一起案件中,联邦上诉法院发现西弗吉尼亚州的一项判决非常有意思,要求儿童上公立学校之前必须接种疫苗,且当她的医疗豁免请求被拒绝时,儿童的权利不会受到侵犯。法院得出结论认为,该州的免疫法规不包括宗教豁免,但按照联邦宪法,并不像表面上那么无效[250]。

另一组案件涉及监护问题的背景下,父母的权利和免疫接种的要求。在一起案件中,俄勒冈州高级法院认为,人类服务部指定的八个兄弟姐妹的法定监护人有权批准孩子的免疫接种。八个孩子的父母以宗教理由提出了反对。法院的结论是,鉴于该部门已获得对孩子们的监护权,因此主张宗教豁免的能力不适用[251]。联邦地方法院也形成了类似的结论。在这种情况下,原告的未成年子女的监护权已经授予当地政府。在县政府的照顾下,孩子们按照少年法庭的命令接种了疫苗。原告声称这违反了她的第一修正案权利,因为她基于宗教理由反对疫苗接种。法院认为,此类疫苗接种并未违反原告的宪法权利,并指出地方当局可能在宪法上规定接种疫苗,宗教信仰权不包括父母将社区或儿童暴露于传染病的自由,并且不需要州里提供强制免疫的宗教豁免[252]。

在儿童保护程序引起的另一起案件中,原告对一项指控她对孩子的疏忽同时认为儿童服务局可以要求孩子接受免疫接种的裁定提出上诉。纽约上诉法院维持了下级法院的裁决,即原告无权享受法律要求接种疫苗的宗教豁免,因为她未能证明她对免疫的反对源于真正持有的宗教信仰[253]。

在 Christine M. 的问题[254]中,州法院认为,在纽约市麻疹暴发期间,一个在其他方面有责任心的家长拒绝为其 2 岁孩子接种麻疹疫苗,而又无法证明因虔诚的信仰可获得宗教豁免,这是忽视儿童的行为。然而,法院没有裁决立即给孩子接种疫苗,理由是当孩子入学时才需要接种疫苗,且裁决对麻疹暴发已经结束。另一起法庭案件是由于孩子的父母在是否应为孩子接种疫苗问题上存在意见分歧。母亲不希望她的孩子接种疫苗(根据其家人的病史和她对疫苗安全性的研究),并寻求获得专属权力为孩子做出这一决定。在获得医生的意见后,初审法院裁定应根据父亲的愿望对孩子进行免疫接种。得克萨斯州上诉法院确认了这一裁决,并认为初审法院没有违反母亲提出抚养子女的宪法和法定权利,并裁定医生的意见构成了支持初审法院命令的充分证据[255]。

联邦政府没有对美国一般成年人群疫苗接种的强制要求。然而,部分成年人群(如大学生和医疗保健专业人员)可能受到学校或雇主特定的疫苗接种要求的约束。在某些特定情况下,军队成员也必须接种疫苗。在一个案例中,接受炭疽疫苗接种命令的军人对 FDA、HHS 和国防部提起诉讼,质疑 FDA 确定炭疽疫苗对吸入炭疽的效果,并寻求临时和永久性国防部炭疽疫苗接种计划的救助补偿。联邦法院批准了驳回被告的申请,部分认定 FDA 没有任意采取行动,该机构运用其专业知识并发现该疫苗对炭疽病的免疫接种有效,并且质疑国防部炭疽疫苗要求的军队成员缺少提出索赔的资格[256]。

近年来,医疗保健工作者的国家和雇主疫苗接种要求引起了人们的极大关注[257]。在 Ritterband 诉 Axelrod[258]案中,纽约州一家法院维持了卫生部门的规定,要求医院员工和医务人员接受目前的风疹免疫接种,发现医务人员关于疫苗接种要求违反用来防止不合理搜查和扣押以及侵犯其隐私的第四修正案保护措施的论点没有说服力。最近,一些疫苗提供者团体寻求临时限制令,以防止纽约州要求与患者直接接触的医务人员接种甲型 H1N1 流感和季节性流感疫苗的法规被强制执行。该法规允许仅针对医学禁忌证的医学豁免[259]。州法院法官批准了一项临时限制令,禁止该法规适用于纽约州医疗保健工作者,并且在限制令生效之前,州长宣布因疫苗供应短缺,暂停对医疗保健工作人员的流感疫苗接种。因此诉讼被纽约高级法院驳回[257]。

在另一个案例中,医院要求所有员工接种流感疫苗(除非医院根据 CDC 指导授予豁免)。一名福利协调员根据她自己和家族病史以及医生的建议拒绝接种疫苗。由于她没有获得豁免,该雇员被解雇并申请失业。协调员只有没被解雇时才能获得这些福利。法院确定医院的政策是合理的,但员工在这种情况下拒绝遵守也是合理的。因此,这名前协调员有权获得失业救济金[260]。

在另一个案例中,医院要求所有医护人员接种流感疫苗,但出于医疗或宗教原因允许例外(接受此类豁免的人员必须戴口罩)。一名护士以世俗哲学为由拒绝接种疫苗(但戴口罩),被解雇了。她质疑拒绝她领取失业救济金的决定。新泽西州的一个上诉法院发现她有权享受这些福利,因为她没有犯下不当行为。法院的部分依据是,雇主的政策不仅仅基于公共健康理由,因为它允许宗教豁免,并得出结论认为她的行为并没有削弱她作为护士工作的能力[261]。

摘要、结论和未来建议

我们国家关于公众对免疫接种和其他国家在同一问题上的经验的看法清楚地表明,当信息缺乏时,不确定性和恐惧经常结伴相生。尽管大多数父母似乎都相信接种疫苗的智慧,并将其医疗服务提供者作为决策指导的主要来源,但绝不能认为免疫接种是理所当然的。虽然联邦和州免疫计划与 VICP 的工作非常出色地确保我们国家的儿童将接种疫苗预防危险的疾病,且国家监测系统和 IOM 的数份报告证明预防接种具有普遍的安全性,但公众对疫苗风险的看法仍然是疫苗管理者要解决的一个重要挑战。通过综合自闭症程序的结果,证明 VICP 能够充分解决这一现象。最后,VICP 成功履行其职责并进一步实现其法定目的的能力很强,特别是考虑到 VICP 的利益相关者(即医生、生产企业、立法者、律师和公众包括受害儿童的父母)达成的几乎一致的普遍共识,只有通过补偿计划和责任保障措施才能成功实现国家免疫计划。最近为准备潜在的天花袭击或大流行流感或其他突发公共卫生事件的出现而制定的立法经验强调了提供明确的责任保护和公平补偿的必要性,以确保美国疫苗接种计划的成功。

VICP 在很大程度上满足了 1986 年推动 NCVIA 通过的公共政策要求。首先,发现持续受到疫苗伤害的人(通过表格下的因果关系推定或证明索赔的原因)可通过简化流程获得慷慨的补偿。其次,根据 NCVIA 提供的补偿通常会使原告有足够的动机放弃对疫苗生产企业和接种者采取侵权补救措施。

与 VICP 成立时出现的疫苗生产企业诉讼相比,对疫苗生产企业的索赔已大大减少。尽管针对医疗服务提供者的索赔更难以跟踪,但没有迹象表明他们的责任经历与生产企业有任何不同。在新一轮涉及自闭症的法庭案件之前,近年来很少有人提起与 VICP 外疫苗有关的伤害案件。此类民事诉讼数量的减少在很大程度上可以解释为:NCVIA 要求申请人在针对声称与疫苗相关的伤害或死亡的外部诉讼之前,先按照 NCVIA 申请补偿。关于 1988 年以后的索赔,一旦 VICP 程序结束,申请人有两种选择:①接受法院的判决和判给的补偿(如果有的话);②拒绝法院的判决,并可选择在州或联邦法院寻求民事诉讼(根据 NCVIA 规定的限制)。大多数 VICP 申请人,即使没有根据 VICP 获得补偿选择了前者。即使是少数做出后一种选择的 VICP 申请人(几乎完全由未获得 VICP 补偿的人员组成),大多数人都选择不采取进一步的民事补救措施。大多数 VICP 申请者选择接受法院判决并放弃其他民事诉讼的事实,在很大程度上可以通过 VICP 慷慨的补偿裁决来解释,这些裁决旨在为受害方创造终身福利,而且在通常理解上,与传统的民事诉讼相比,VICP 带给诉讼当事人的负担较轻。VICP 的一个显著特点是,所有申请人,包括被拒绝补偿的申请人,只要他们的索赔是出于善意并在合理的基础上提出时,就会获得律师费。VICP 面临的新挑战是判断因果关系索赔的适当标准,这个问题肯定会引起 VICP 利益相关者之间的激烈辩论,并导致司法意见的数量随着新的所谓疫苗-伤害关系被检验而日益增多。

报告的裁定结果与疫苗生产企业和接种人员通常不承担任何重大责任风险的结论一致。但是,保护不是绝对的。由于 NCVIA 并不排除那些没有资格根据 VICP 提出索赔的人(例如受害人的家属)进行民事诉讼,因此在可能提起诉讼的国家,仍然可能承担责任。然而,最高法院在 Bruesewitz v 诉 Wyeth 案件的裁决中认为受害申请人被禁止在民事法庭对疫苗制造商提出设计缺陷索赔,澄清了疫苗法案责任保护的范围。

衡量 VICP 成功的方法是为儿童开发和接种预防儿童疾病的新疫苗。自 VICP 成立以来,CDC 已建议将以下疫苗用于儿童常规接种并纳入 VICP 的范围:HBV、HAV、Hib、水痘、轮状病毒、肺炎球菌结合物、季节性流感、脑膜炎球菌和 HPV。自从创建 VICP 以来,这些疫苗已经成功地通过了漫长而艰巨的许可程序,成为常规接种的疫苗,这表明科学界能够开发出创新的疫苗产品,以预防当前情况下相关的儿童疾病。此外,最近的法定修订解决了对孕妇不良事件和疫苗的责任保护和补偿问题,并将 NVCIA 的覆盖范围扩大到 CDC 建议的孕妇(而不是儿童)常规接种疫苗中,表明 VICP 继续被视为解决棘手责任问题,同时为发生持续不良事件的人提供补偿的成功手段。

VICP 的另一个好处是责任问题不再导致市场不稳定。从 2000 年到 2015 年,市场经历了一些疫苗供应短缺,但是这些短缺似乎并不归因于责任因素[265]。虽然许多新疫苗相对昂贵(反映了生产企业需要收回研发成本),但现在疫苗价格似乎反映了公共和私营部门的购买趋势和通货膨胀的影响,而不是需要大量资金来解决责任问题或影响。因此,VICP 在实现 NCVIA 基础的公共政策目标方面的存在和普遍成功促成了现有体系的建立,开发创新的疫苗产品和技术,大多数美国儿童能够免患越来越多的对其健康构成威胁的疾病,而且由此类免疫接种造成不良事件的少数人能够通过 VICP 获得适当的补偿。

尽管取得了成功,但 VICP 仍因存在几个明显的弱点而受到批评。例如,一个批评是 NCVIA 提供的责任保护不是绝对的(如索赔 1 000 美元或更少的人不需要根据 VICP 提出索赔,如果一个人用尽他的 VICP 补偿后选择在 VICP 之外进行民事诉讼,疫苗生产企业和接种人员可能要承担责任)[265]。另一个批评是 VICP 仅延伸到某些疫苗,而不是所有疫苗。因此,对于 VICP 未涵盖的疫苗(如仅针对成人推荐的预防莱姆病的疫苗),NCVIA 的加速无过错程序和随后的责任保护不可用。NCVIA 的诉讼时效(第一次出现症状或伤害发作后 3 年内)也受到了批评。因为这个时期从第一个症状开始而不是从诊断或任何归因到疫苗开始,所以有些人认为 NCVIA 的法定时效特别不公平,因为很难适用于可能早期表现阴性的某些疾病。在 VICP 中受害人的密切接触者(如受害方配偶就失去配偶权力提出的索赔)无法提出索赔这一事实也受到了批评。

对于疼痛、痛苦和死亡的补偿限制也受到批评。在 1986 年颁布的最初疫苗法案中,确定了疼痛和痛苦的补偿上限(250 000 美元)和死亡抚恤金上限(250 000 美元),且一直保持不变。有人建议这些上限需要随着通货膨胀率而提高[266]。与其他纯粹的行政补偿方案相比,诉讼中固有的冲突也可能被视为 VICP 的弱点。但立场不同观点不同,所发现的弱点也可能被视为优点(如 NCVIA 提供的责任保护不是绝对的,可能被将疫苗视为公众的重要且脆弱的健康的人看作弱点,但却可能被想要对他们认为应承担伤害责任的人提起诉讼的疫苗受害方视为优点)。

最后,像 VICP 这样的司法程序并不是一个可以关于疫苗是否造成特殊伤害的问题做出复杂决定的理想系统。声称伤害符合 VIT 要求的申请人为获得补偿,无需向法院证明 VICP 覆盖的疫苗造成了他们的伤害。相反,除非证明有其他原因,否则推定疫苗是造成伤害的原因。此外,今天的大部分 VICP 案件都是通过和解解决的,法院并未确定疫苗造成了伤害。尽管如此,疫苗的反对者可能会错误地提及合并病例的数量以及根据 VICP 授予的金额作为疫苗造成伤害的证据。

近年来,人们越来越关注疫苗安全问题。有效的疫苗风险沟通是必不可少的,必须包括对某些疫苗的风险评估和决策的困难且混淆的认识[267]。这种沟通现在特别关键,特别是大多数父母很难回忆起疫苗预防可传染病造成的破坏的情况下。关于疫苗安全意识的另一个问题是国家免疫和国家提供的豁免问题。美国儿童的疫苗接种水平很高,疫苗可预防的疾病通常发病率很低。法院通常继续维护州警察要求入学免疫的权力,同时允许他们出于医学、宗教或哲学原因提出豁免。然而,2015年麻疹暴发[268]引起了关于公共卫生减少/消除疫苗可预防疾病的价值和个人拒绝接种疫苗的权力的持续讨论[269]。事实上,自疫情暴发以来,至少有16个州立法已立法解决免疫接种的豁免问题[270]。

免疫接种被誉为20世纪10大公共卫生成就之一,因为它在美国人口中成功地消灭或大大减少了可预防的疾病[271]。据估计,在1924—2012年期间,通过儿童接种疫苗预防了1亿例以上严重疾病[272]。随着疫苗可预防疾病的减少,疫苗可能被视为一种常规无用的程序,以预防多数年轻医生很少见过的疾病。在这种情况下,当利益不明显且要求产品安全性更高时,人们自然会选择回避风险。然而,2012—2015年暴发的麻疹和百日咳引起了免疫接种价值与个人选择之间的争论[269,273,274]。医学专家和公共卫生官员必须记住,有效的疫苗接种计划只有在医务人员和社会都很好地理解其目的和方法的情况下才能长期取得成功。在帮助维持有效的疫苗接种计划时,透明度在解释疫苗接种过程、风险和益处方面的重要性不容小觑。

致谢

我们感谢以下人员协助准备文稿:HHS VICP 的 Sarah Atanasoff 医学博士、Terry Dalle-Tezze 医学博士、Narayan Nair 医学博士、Ward Sorensen 和 Carole Marks;HHS 的顾问办公室的 David Benor,JD,Kevin Malone,JD,Christopher Frisina 和 Ashley Woolard。

(刘大卫 张效群 陈秋萍)

本章相关参考资料可在"ExpertConsult.com"上查阅。

第84章 伦理学

Arthur L. Caplan 和 Jason L. Schwartz

与其他医学干预措施相比，疫苗存在一系列新的伦理学问题。其核心差别在于疫苗的作用是预防疾病而不是治疗疾病，疫苗接种政策的共同关注点是促进群体和个体的健康，并且很多疫苗接种项目都重点针对儿童。以前疫苗接种相关的伦理学议题绝大多数集中在疫苗的临床研究、疫苗安全性和资金投入等方面。近期出现的一些新情况，如疫苗可预防疾病的暴发、儿童父母对疫苗的犹豫和拒绝的增加和2014—2015年埃博拉出血热暴发，证明了更为综合和持续的疫苗伦理审查的价值和重要性。这种方法可以对疫苗生命周期的各个方面，从最初研究阶段到国家和全球免疫规划部署，提供重要的见解。

疫苗接种特有的伦理学问题

预防与治疗的伦理学比较

与药物及大多数其他医学干预措施不同，疫苗是用于预防而不是治疗疾病。预防与治疗的伦理学差异极大，其中最主要的差别在于各自对"风险"有完全不同的定义和解释。

当治疗疾病时，风险主要定义为两大类：与某种特定干预相关的风险，以及不进行任何干预的风险。这些风险必须权衡：某种特定治疗的潜在获益与其他治疗方法的风险-获益情况。风险获益评估的不确定性决定了决策总是复杂的。然而，治疗决定都是基于对每一种治疗的风险和潜在获益（均与不治疗的后果进行比较）的评价。

当使用疫苗接种手段预防疾病时，评估不接种疫苗的风险更具挑战。因为既要考虑个体患病的生理学后果，又要考虑患病的特定概率。作为成功疫苗接种项目的结果，在美国和其他发达国家很多疫苗可预防疾病的发病率已经非常低。这种情况下，努力向儿童家长传达有必要继续接种疫苗变得困难，因为很多家长自己都没有见过或患过这些疫苗可预防的疾病。从全球来看，这种疾病风险存在很大的地理、民族和职业差异。在所有情况下，正是群体的高疫苗接种率造就了很多疫苗可预防疾病的低发病率[1]。

高疫苗接种率带来的获益凸显出治疗伦理与预防伦理之间的关键差别。预防，尤其是通过疫苗接种预防传染性疾病，对于个体和群体都有重要意义。然而，在对治疗进行决策时，即便存在某些涉及公平性和稀缺资源分配的伦理相关性时，也极少将如何提供卫生服务作为首要考虑因素。

作为一种预防手段，疫苗接种要求兼顾个体自主权与社会利益最大化。这些价值通常是一致的，但是对于一些个体，在决定接种疫苗方面会存在争议。争论的焦点是群体免疫，即在一个群体中高疫苗接种率所带来的间接收益，可对疫苗接种和未接种个体提供额外的保护。尽管收益可能很小，但一些人相信疫苗接种的获益超过了其风险和成本。特别有可能出现一种情况，即某些疾病因为成功的疫苗接种项目，在富裕国家已然绝迹。选择不接种疫苗的人，仍可获得一些群体免疫的保护，这样就产生了"免费搭车"这种潜在的伦理学问题。

免费搭车者享受了疫苗接种项目的好处，又无须个人承担任何疫苗相关的风险和花费，如不良事件的风险，以及接种疫苗的时间与费用。众多在未接种人群中出现的疫苗可预防疾病的暴发，表明个体依赖于群体保护往往是不充分的[2,3]。这些情况也增加了群体中发生疫苗可预防疾病的总体风险，特别是对那些还没有达到接种年龄的幼儿或因为医学禁忌没有接种疫苗的个体。一些人故意通过他人的行动获益，而没有为此承担风险或花费，是一种不道德的行为。

疫苗的目标人群和常规免疫

健康儿童无疑是疫苗接种的最大目标人群，这一点无论怎么强调都不过分。幼儿因为没有能力自主判断接种疫苗的风险和获益，在伦理上属于弱势人群。在美国和其他国家，建议接种疫苗的对象绝大多数是出生24个月以内的幼儿，疫苗接种者通常被归入伦理上的最弱势人群。可以理解的是，疫苗利益攸关方对关于儿童的疫苗相关风险，不论是经证实的还是被指控的，关注都有所增加，因为常规、按时接种疫苗的潜在益处十分重要。当努力为儿童的最大利益做出决定时，儿童父母和监护人必须在信息海洋中航行,有时互相冲突的信息不仅涉及疫苗,而且还涉及孩子医疗的各个方面[5,6]。批评疫苗的人对疫苗接种的安全性和价值提出了广泛的质疑,这增加了父母努力为其孩子的健康做出负责任和知情决定所面临的挑战。

具有讽刺意味的是,儿童常规疫苗接种已经在全球很多地方实施,其结果却可能导致了家长与医生的沟通努力受到了限制。由于医务人员的时间有限,需要完善的任务很多,向父母不断解释疫苗接种重要性的努力受到了影响。如果家长或接种人员没有提出特别的关注,有关疫苗的交流可能会被几个简短的问题和答案代替,或依赖于政府要求的有关疫苗信息的印刷材料[6]。美国通过州法律规定将预防多种疾病的疫苗接种作为入学或入托的条件,加强了常规疫苗接种。这种众所周知的大环境部分地解释了对于疫苗安全性相关问题的普遍关注,不论这些关注是确有其事,还是凭空猜测。

疫苗生命周期的伦理学思考:概述

先前的讨论凸显了一些疫苗和疫苗决策的独特性,而疫苗的研究、开发和监管在形式和功能方面与化学药品和其他医疗干预措施是相似的。在下面的部分,我们将概述疫苗生命周期中不同阶段的相关伦理学考虑,涵盖从最初的基础研究到获得许可的整个过程,以及国内和国际全方位疫苗生产和分配规划。

疫苗研发

新产品的成功开发越来越依靠医学院校、政府、小型生物技术公司和大型的跨国疫苗生产企业的合作。虽然疫苗的研发经费通常来源于商业投资与政府资助的研究奖金,但慈善团体和公私合作伙伴关系已日益成为疫苗开发的积极支持者,特别是那些目标疾病在富裕国家缺乏巨大潜在市场(从而缺乏盈利能力)的疫苗开发。

这样一个多样化的研究实体和资助者团体几乎确保了一系列不同的研究优先事项、目标和成功的衡量标准。虽然所有贡献者都赞成开发安全有效疫苗的总目标,但在如何更好地实现这一目标方面可能出现冲突[7]。如果对这些冲突不予约束,可能会妨碍新型疫苗的开发进程,浪费有限的经费资源,也不尊重临床研究受试者的贡献。大型研究合作伙伴关系可能促进公共卫生,而如果个别实体尝试的话,进展可能要慢得多。在尊重其对股东、董事会或其他监督者的义务的同时,所有疫苗研究的贡献者和投资者都应敏锐地认识到他们的工作在道义上具有拯救生命、防止痛苦和大大改善全球健康的能力。

当发展中国家参与临床研究时,研究合作伙伴关系在伦理方面会变得更加复杂。这种合作方式正变得越来越重要,因为更多的研发疫苗所针对的疾病在发展中国家更常见,而西方国家的研究者往往在研究合作中处于领导地位。就算不考虑新疫苗可能带来的潜在直接收益,这种合作研究方式也给这些缺乏健全医学研究基础设施和稳定卫生系统的国家带来了所需的专业知识和能力。在这个研发过程中,当地研究者和卫生部应该以一种更有意义的方式参与在该国开展的临床研究的所有环节。这种合作关系的获益良多。例如,地方卫生官员可以获得额外的知识和培训,专业知识可以使社区在临床试验结束之后还长久获益。地方官员有意义的贡献也可以创建额外的一层保护,以确保志愿者的慷慨不会被研究过度利用,这种情况在发达国家往往被认为是不道德的。

有关疫苗研究的话题中,引起最多伦理学争议的是临床试验设计,特别是在发展中国家[8-12]。例如,近20年来一项引人注目的持续争议集中在发展中国家开展的人类免疫缺陷病毒(human immunodeficiency virus,HIV)疫苗临床试验,特别是关于应该提供给在试验期间感染HIV的受试者的治疗水平和治疗期限[13-18]。可选择范围包括:从最新的终身抗病毒治疗——在很多发达国家已成为治疗规范但在其他国家则很少采用,到临床试验所在国的各种传统治疗。后者的治疗水平通常远远落后于临床研究的发起国家,甚至什么治疗都没有。这些争论可能会对今后临床研究的可行性产生严重后果,就哪个标准应当胜出的问题,尝试达成一致意见在很大程度上已经失败了[13,15]。这些长期存在并且仍未解决的争论,提供了一个有用的例子,说明在争议形成之前尽力进行伦理学讨论的价值所在,而对这些争论的问题不能不做出决定。

疫苗开发无法避免个人发展和企业盈利的双重压力。尽管如此,国际社会一直公认疫苗接种避免了无数的痛苦,疫苗研究项目很好地服务于这个世界,并感谢疫苗研究项目中那些志愿帮助临床试验的个体和团体。

最后,对公众的关注要求候选疫苗研究所涉研究人群应尽可能地接近该疫苗获批后希望应用的对象。在20世纪50和60年代选择智障儿童作为疫苗临床研究受试者的主要来源,例证了过去这些原则被严重亵渎[19]。这些儿童常常生活在过分拥挤和存在患病高风险的卫生环境中,而需要测试的候选疫苗正是针对这些疾病。新疫苗可能对这些儿童非常有价值，这些儿童也为研究者提供了方便可获得的研究人群。但是，智障儿童在国家制度中属于最弱势人群，对他们来说，临床研究要符合伦理规范，必须处于极度限制和持续严格监督中。为了追求广泛造福社会的疫苗，过去使用这些儿童作为主要研究对象，违反了永恒的研究伦理的基本原则。

目前，另一种相反的极端情况已经司空见惯。疫苗企业强烈抵制在他们的研究中纳入存在潜在高风险的人群，如孕妇或智障儿童。因为缺乏所有疫苗使用人群的全部安全性和有效性资料，病人、父母和决策机构做出在这些人群中疫苗接种决定的依据并不充分。疫苗研究和监管机构应该牢记过去利用弱势群体受试者的历史，但在开展临床试验时想方设法保护受试者的同时，也应该尽量提供疫苗安全性和有效性方面的全面完整的信息。

注册许可和安全性监测

疫苗在所使用的国家要接受一些不同机构的监督和管理[20]。一个新疫苗首先需要通过审批许可，如果通过了，还需要确定适用人群。在美国，食品药品管理局（Food and Drug Administration, FDA）和疾控中心（Center for Disease Control and Prevention, CDC）的一些下设机构分别承担这些职责。在疫苗的生命周期中，这些机构努力与疫苗企业合作来监测疫苗的安全性和有效性[20,21]。近年来这些过程引起了相当大的争议，威胁公众对疫苗接种的信心[22]。成功的疫苗接种项目取决于获得并保持公众的信任，关于疫苗监管的几个环节，其伦理学思考与公共政策相关[9,23]。

在美国，疫苗政策批评者首要关注的是与疫苗企业有财务或其他关系的政府顾问和研究者间存在潜在的利益冲突。由于疫苗研发的特性，要避免出现利益冲突将面临特有的挑战。因为需要大规模临床测试和研发的基础设施，任何致力于新候选疫苗的研究者一般都必须与企业进行合作。如果因为这个原因将所有这些研究者排除在外，就会丧失疫苗科学和政策方面的很多专业知识和智慧，忽视国际上在疫苗学方面受人尊重的领导者。

然而，保持公众的信任对疫苗接种项目非常重要，因此需要政策制定者对他们的专业或财务关系给予特别的关注。大多数咨询机构明确规定要公开披露潜在的利益冲突[24,25]。即使确信一个人的财务关系不会影响到他的行为，个人仍应高度关注如何察觉这些利益可能对他的决策方式的影响。透明、个体利益最小化、资产剥离和公开披露是抵消影响决策的利益冲突的关键原则。

公众关注的政策制定者与他们的专家顾问之间的利益冲突，主要与疫苗安全性方面的报告有关。公共卫生与监管机构应当积极应对疫苗相关的不良事件的报道，即使对于那些在初期认为可能性不大的事件。被动监测项目，如美国的疫苗不良事件报告系统（Vaccine Adverse Event Reporting System, VAERS）在这方面是有价值的工具，但其在假设形成机制方面的局限性应该清楚地传达给公众和媒体[26]。对发现疫苗可能的安全性问题的模式必须进行全面探究，并且分析结果要立即向公众传播。即使证据表明一个报告的安全性问题没有被证实，这些报告也不大可能减轻公众的所有担心。尽管如此，公开、快速和客观的对可能的疫苗相关安全性问题的调查，对于保持公众对于疫苗接种项目的总体信赖和监督是必不可少的[22,27]。

众所周知，确实有少数个体真正受到疫苗接种的伤害。因为疫苗使社会受益，这些少数的受害者有权因其所受伤害获得补偿。在美国，疫苗伤害赔偿项目（Vaccine Injury Compensation Program, VICP）是解决这些问题的主要机制[28]。通过收取每一剂疫苗的税收建立基金，这个系统按照无过错原则提供赔偿，并不会使疫苗企业面临巨大的法律和财务风险。

近年来这个项目面临如何解决索赔和其覆盖范围的审查。多起关于自闭症的诉讼和美国最高法院2010年审理的 Bruesewitz v Wyeth 案例，表明了联邦政府在疫苗相关伤害的判别和补偿方面所面临的挑战[29,30]。在自闭症诉讼中，对麻腮风疫苗和疫苗防腐剂硫柳汞可能单独或同时导致疫苗接种者自闭症的理论进行了广泛检查，并被评估赔偿要求的专家明确否定。Bruesewitz v Wyeth 案例肯定了联邦疫苗伤害赔偿项目在评估疫苗相关不良事件中的主要作用。尽管面临公平地补偿受害者、准确区分不良事件因果关系、确保疫苗企业继续致力于研发和生产疫苗等挑战，目前疫苗伤害赔偿项目的设计总体上是一种公平解决这些伦理责任的方式[31]。

疫苗的供应、获得和融资

2004年被广泛宣传的流感疫苗短缺和许多其他儿童免疫规划疫苗短缺事件，凸显了全球疫苗供应的脆弱性[32,33]。疫苗企业为数不多，并且一个国家往往只有一个获批上市的产品，因此疫苗的供应和获得特别容易由于意外事件而发生大的波动[34-36]。在美国，疾病预防控制中心（Centers for Disease Control and

Prevention，CDC)维持推荐疫苗的储备,在出现生产或供应问题时提供暂时缓冲,但是这种努力也只能发挥非常有限的作用[37,38]。

一系列的经济和商业因素,有助于解释为什么一些疫苗企业已经离开了疫苗市场;当老疫苗总体上还能满足需求时,为什么其他的疫苗企业不急于开发与老疫苗竞争的新产品[34,35]。寻找激励机制来增加疫苗生产企业的数量和鼓励开发预防常见疾病的新疫苗,将有助于确保更有弹性的疫苗供应状况,来更好地避免越来越普遍的疫苗短缺现象。

即使疫苗供应充足,疫苗接种率也反映出许多目前获得医疗服务状况相同的种族和民族的差异[39,40]。尽管造成这种现象的深层原因仍有争议,但美国正在实施几个项目,设法消除疫苗的费用成为儿童疫苗接种的障碍,其中最著名的是针对未投保和保额不足儿童的"疫苗为儿童"项目[41]。该项目成立于1994年,使得这些儿童可以免费接种由美国CDC的免疫实施咨询委员会(Advisory Committee on Immunization Practices，ACIP)推荐的疫苗。该项目的规模和成本随着推荐疫苗的增加而增加,特别是自20世纪90年代以来。2016年,其年度预算超过40亿美元[42]。

根据《可负担保健法案》,美国新的私人健康保险计划必须覆盖ACIP推荐的儿童或成人常规接种的所有疫苗[42]。不能要求被保险人支付、共同保险或扣除费用。提供疫苗是新的私人保险计划要求的预防服务范围的一部分。据美国医学会估计,在可负担保健法案通过前,有1 100万儿童和5 900万成人拥有私人保险,但该保险不足以支付与预防接种相关的费用,这是该法正在迅速纠正的一个缺陷[43]。

与儿童和已投保成人相比,美国未投保成人面临更大的疫苗接种经费障碍。越来越多的疫苗推荐给成人接种,但是缺乏类似于"疫苗为儿童"(Vaccines for Children)这样的成人项目,未投保成人能否负担得起疫苗仍然是一个重大挑战。通过317条款项目向州和市提供的联邦资金长期以来在这一领域提供一些援助,但现有资金远远不能满足该领域的需求。随着近年来成人疫苗接种程序的扩大,情况更是如此[41]。联邦政府、州政府应该与疫苗企业合作,来制定策略减少成年人接种疫苗的资金障碍。几个疫苗企业组织了值得称赞的患者援助项目,可能会在这个领域为更广泛的努力提供基础。

疫苗接种要求、犹豫和拒绝

世界各国政府采用不同的方法提高本国公民的疫苗接种率水平[41,44-46]。在美国,联邦政府的免疫规划建议与各州政府的入学接种要求相结合是独一无二的,也是疫苗接种努力能够成功的关键。尽管各州的要求不一样,但所有的州都要求儿童完成一系列的疫苗接种是进入公立学校或州政府准许日托机构的必要条件[47]。每个州也容许因医学原因,大多数州也容许因宗教或哲学的原因得到接种豁免(当然不是每个州都包括这三条)[48]。

在美国,与疫苗伦理有关的话题,没有一个比各州的疫苗接种要求更受公众关注,有时甚至引起争议。这些争论不仅反映了在公共卫生政策方面个体(或父母)自主权与公共利益之间的一种常见的紧张关系,而且反映了政府在保护儿童福利方面采取的干预措施的作用和程度的问题。疫苗接种要求促进了儿童个体的疫苗接种,同时也努力最大限度地限制了疾病在人群中的传播。公共卫生官员认为入学接种要求是维持高水平疫苗接种率以保持群体免疫力的关键措施,尤其是当其他疫苗教育和促进努力失败时[49]。群体免疫相关的高疫苗接种率可预防群体中所有人员的疫苗可预防疾病,包括那些年幼或因接种禁忌未能接种疫苗的人群和那些接种疫苗后未产生典型充分免疫应答的人群。

在那些认为医学伦理首先应保护病人自主权的人看来,美国的疫苗要求极具争议。当然,当前几乎没有伦理模式将个体自主权绝对地置于所有其他考虑之上。相反地,尊重个体的自主权是伦理审查和决策时通常需要审核的几个相关注意事项之一。有一种令人信服的论点认为,疫苗接种挽救生命和减少痛苦的作用超过学校法令对个体自主权可能的侵犯。当一个人自由地做出医学决策时可能会使自己的健康面临危险,也可能会危及他人的健康,这是一个接种率较低的社区可能会出现的后果。即使是在像美国这种尊重个体自由的文化下,也有伦理的理由来对个人选择做出一些限制。

在伦理上更可取的方案应该是保持现在的高水平疫苗接种率,同时不需要用法令来强制实施。在美国是否做到了这点还缺乏证据,但目前的政策是健全的。疫苗法令作为"安全网",在呼吁人们关注疫苗的重要性和帮助指导政府和公共卫生资源用于接种疫苗的努力方面是一个有价值的工具[47]。豁免政策给几乎所有州的一些个人提供了一种现成的选择,这些人不认同疫苗接种会最大限度地保护他们的孩子或会促进公众健康。结合州卫生部门或当地学区的不完全强制实施,现行政策远非真正的强制,他们最多被认为是假定的或默认的疫苗接种方法。

虽然全国的因非医学原因不接种疫苗率仍然很

低,最近这种趋势——特别是不愿接种疫苗者聚集的社区——受到疫苗接种拥护者的深切关注[50]。最近美国疫苗可预防疾病在美国的暴发,特别是2015年麻疹暴发,呼吁重新评估当前的疫苗接种要求和疫苗豁免方案[51]。关于完全取消非医疗豁免的提案——西弗吉尼亚州和密西西比州已取消多年——在许多州进行了辩论,并于2015年在加州通过。其他一些提案则试图保留此类豁免,但增加了额外的管理使非医疗豁免不容易获得,这一做法在使用类似严格程序的州中成功降低了非医疗豁免率。虽然可以为消除所有非医疗豁免提出原则性和说服力的论点,一些疫苗接种的支持者担心,潜在的公众反弹和由此带来的执法挑战可能导致此类改革实际上对疫苗接种率和疫苗接种项目的危害大于益处。加州等州取消豁免的经验应该密切关注,以评估随着新政策的批准和实施,这些假设的担忧是否出现。

这些限制或取消豁免的各种建议都反映了一种日益明确和合乎道德的评估,即这一领域的现行政策使未接种疫苗的儿童及其社区面临可预防疾病发生的风险增大。同时,这些确保高疫苗接种率的立法办法必须被视为全面教育和宣传工作的一部分,其目的是扩大和维持美国仍然存在的广泛的公众支持基础。这种对疫苗接种价值的信心反映在幼儿的高接种率上,而这一高接种率在他们可能遇到学校或日托要求之前就已经存在,尽管小部分人疫苗犹豫和疫苗拒绝有上升趋势,但这一高接种率仍然在持续。

一个相关的问题是,医生和其他医疗服务提供者应该如何回应那些希望采取替代方法接种疫苗的父母,而不是遵循由公共卫生和医疗当局制定的循证建议,如美国CDC、美国儿科学会和其他医学专业组织制定的疫苗接种程序[4,52]。争论的焦点是医生是否应该拒绝照顾那些父母希望推迟或省略部分或全部推荐疫苗的孩子。该观点的支持者认为,这将清楚地表明医生关于及时接种疫苗的重要性的立场,它将降低未接种疫苗儿童在候诊室接触其他病人的理论风险。反对者,包括美国儿科学会的一个长期声明,认为只有在医生和家长的意见冲突使得向儿童提供照料存在严重障碍等罕见的情况下,才能拒绝家长的意见[52]。在几乎所有其他情况下,美国儿科学会建议继续提供护理,希望医生和父母间日益增长的对话和信任关系会随着时间的推移而改变。不然的话,延迟或拒绝接种疫苗父母并不认同这个医生,而选择带孩子离开,自己去寻找那些愿意接受任何疫苗接种方案(或不接种)的医生进行诊治。这对这些儿童及其社区来说,是一种有害的结果[4]。

疫苗伦理的专题讨论

医务人员

医务人员在通过疫苗接种成功预防疾病工作中具有双重作用。相当多的证据表明,医生和其他医务人员的推荐是影响父母关于疫苗的看法和决定最有效的方式之一,特别是对疫苗有所保留或疑问的父母[53]。在关于疫苗安全性、有效性和接种价值相互矛盾的信息和有争议辩论中,医务人员可以帮助病人(或父母或监护人)了解被未经核实的指控和传闻模糊的科学和证据。这样做需要医务人员持续关注疫苗的新信息,特别是关于疫苗安全性的信息,医务人员需要付出时间,并且有意愿关注那些对疫苗有顾虑或尚不确定的父母。

医务人员也可以通过确保自身按照最新推荐接种疫苗,来证明接种疫苗的价值。这种行为不仅具有象征意义,还可保护病人,特别是像流感等在医院里很容易传播的疾病。

尽管自1981年以来就推荐医务人员接种季节性流感疫苗,但在医务人员中保持较高的疫苗接种率已被证明具有相当大的挑战[54]。尽管采用了多种措施,包括依从奖励和呼吁专业职守,都未能有效提高疫苗接种率,这促使越来越多医疗机构规定将每年接种流感疫苗作为一个执业的条件[55]。由于通过自愿的方法,始终不能提高医务人员流感疫苗接种率,采取强制性的疫苗接种政策(在北美600多家医院和护理机构已采取该强制政策)不失为一种适当的方法,尤其是当医院和相关机构中许多病人的易感性增加时。

发展中国家的疫苗接种

关于在发展中国家疫苗相关的特殊的伦理学思考超出了以往讨论的研究范围。一个特别的挑战是如何保证引入新疫苗,其预防的那些疾病在发展中国家常见或严重,但在发达国家少见或轻微。由于这些疫苗的获利受到限制,疫苗企业常常不愿在这些项目上投资,仅在与国家安全或生物防御相关的疾病有例外[57,58]。因此很多这方面的工作是由私人慈善机构、非营利组织以及公共部门与私人企业合作模式来做。这些努力应该继续被鼓励,以使所有的人群更加公平地享受到疫苗接种的好处。因为疫苗由企业开发,必须持续努力以获得经费支持,这样才能为主要受益的发展中国家的人群供应已有的产品。

当管理疫苗分发项目时,应特别尊重发展中国家的文化传统和社会习俗。在卫生保健基础设施与发达国家有很大差别的地方,成功的疫苗规划需要接受这些差别,体现社区领袖参与的价值,努力开发出获得广泛支持的接种项目。

最后,应该努力在发展中国家的疫苗接种项目中来更好地理解同意的概念。由于世界上存在不同的社会和家庭结构,知情同意严格按照西方标准可能无法达到,也不能当成合理预期。但是,疫苗接种应当忠于知情同意的精神,在接种疫苗过程中的适当环节,确保向接受疫苗接种者提供某种形式的知情同意。当针对个体的知情同意不足时,当地或国际伦理委员则对开展的研究项目进行密切监管。

疾病消灭行动

1980年,世界卫生组织证实全球消灭天花仍然是人类公共卫生历史上最伟大的成就之一[59,60]。通过协调一致的广泛的疫苗接种行动,一种几个世纪以来造成巨大痛苦和死亡的疾病得到有效消除。成功消灭天花增加了对其他疫苗可预防疾病消灭行动的热情,包括那些已经开始的和其他目前假定可消灭的疾病。尽管目前添加到消灭清单上的那些疾病存在不可逾越的挑战,但这种热情还在继续。

麻疹和脊髓灰质炎一直是最突出的疾病消灭行动目标。最近已经开发了一种部分有效的疟疾疫苗[61,62],目前已将疟疾列为消灭目标。近年来大部分的注意力集中在可能被消灭的脊髓灰质炎上,根据确诊病例的数量(<500例/年)和只在3个国家(阿富汗、巴基斯坦和尼日利亚)流行的事实,这个目标似乎正在逐步逼近[63]。尽管得到了值得称赞的关注和投入,很多支持来自比尔-梅林达·盖茨基金会和国际扶轮社[64],但由于脊髓灰质炎病毒的特点,想要消灭该病存在重大挑战。一种与口服脊髓灰质炎疫苗相关的罕见却非常严重的不良事件(疫苗相关脊髓灰质炎)一直是发展中国家消灭脊髓灰质炎努力的核心,也进一步提出了消灭脊髓灰质炎伦理学相关问题。

消灭脊髓灰质炎面临的障碍和风险已促使一些观察家认为更好的全球健康总体战略是在维持当前控制水平的同时,将大量消灭脊髓灰质炎活动的资源(财力和人力)用于降低许多其他可预防疾病的全球发病率和死亡率[66]。科学家、伦理学家和全球卫生学者就其必要性和重要性进行了辩论[67,68]。消灭疾病的象征意义尽管诱人,但不一定符合以循证方法为基础的全球卫生政策。由于全球卫生资源有限,决策者和资金源应确保指向负担最重的疾病的预防和治疗策略,从而发挥最大的作用。

疫苗与突发公共卫生事件

2001年9月11日后发生的炭疽或天花生物恐怖袭击事件;21世纪初期为应对禽流感大流行和随后在2009—2010年间由一种新型H1N1流感病毒引起的大流行所做的准备工作;包括严重急性呼吸系统综合征和埃博拉在内的一系列新发和再发传染病都引起了人们对疫苗开发与应用在应对公共卫生和全球卫生应急方面所能发挥的关键作用的关注。

2009—2010年甲型H1N1流感大流行,实时检验了应对一个潜在流感大流行的全球准备和规划状况。当时该规划的许多内容是针对H5N1禽流感的威胁,但这些初步准备为应对甲型H1N1流感提供了重要基础,而疫苗是这些努力中的核心措施[69-72]。2009年4月,在数周内就鉴定了一个潜在的大流行流感病毒株,而病毒种子库建立的过程正是最终研发疫苗的起点[73]。生产出第一剂疫苗所需的总时间与预测的6个月相当接近。到2009年末疫苗广泛可用时,公众的兴趣减弱了,部分原因是对病毒的严重程度有了更好的理解。

尽管总体影响远低于一些最可怕的预测,2009—2010年H1N1流感大流行仍然是一个全球感染、疾病和死亡的重要原因,特别是儿童。因此,它为随后可能出现的疫苗可预防的突发公共卫生事件的规划和应对提供了宝贵的知识和经验,包括潜在的大流行和生物恐怖主义行为。受到严格审查的议题包括:当存在不确定性时如何提供疾病危害严重程度的准确信息;疫苗开发的效率;更大产能和新技术的需求;临床试验的充分性和上市后安全性监测;制定适当的优先策略、筹资和分配系统的结构以及向发展中国家分配疫苗。由于这些回顾性分析被转化为随后的公共卫生突发事件的计划,公共卫生官员首先应该致力于确保疫苗接种项目的设计能够在社区、人群和国家之间实现收益最大化和风险最小化。

正如2009年证明的,公共卫生威胁的到来所带来的紧迫性使得实时地对这些议题进行深思熟虑的讨论几乎是不可能的,从而在突发公共卫生事件到来前就开始审议和规划变得更加重要。特别是,必须就分配和配给的规则达成并保持公众共识。除非这些规则被广泛认为是公平的(通过合理、开放的程序)而且是公正地去帮助风险最大的人,同时最大限度地提高公共利益;否则,应对计划不太可能获得接受。

2014—2015年应对集中在西非暴发的埃博拉疫

情也体现了在一个正在发生的突发卫生事件中,对复杂的科学、公共卫生和伦理问题进行辩论所面临的挑战。这些问题中有许多与疫苗无关,如美国一些民选官员认可的检疫和旅行禁令,尽管科学界一致认为这些措施是不必要的,甚至有害[74]。但是也出现了以下问题:如何在严格评价潜在的埃博拉疫苗的安全性和有效性与紧急应对2014年底在受影响国家发生的前所未有的失控的健康危机之间取得适当平衡?所涉及的问题是如何设计试验,提供有关这些疫苗的有效数据,而又不对至少可能有助于防治工作的疫苗(或类似药品)的供应造成不必要的延误。

当多年来得到有限关注和投资的埃博拉候选疫苗迅速加速进入临床试验[75,76]时,在世界卫生组织的协调下,全球迅速就随机对照试验与其他设计在科学性和伦理学方面的相对优点进行了辩论。随机对照试验的支持者指出,这些方法将提供最强有力的、最确凿的安全性和有效性证据[75]。非随机化方法、逐步的楔形设计等替代设计的支持者认为,正在发生的严重的突发公共卫生事件需要新的方法,使尽可能多的人能够尽快获得潜在的有价值的干预措施,而这些目标可能并不最适合随机设计[76,77]。

到2015年初,多种疫苗的大规模临床试验已经准备就绪,同时采用随机试验和替代方法。然而,到2015年春季,受埃博拉影响最严重的国家的疫情明显减弱,这使得试验可能无法提供疫苗有效性的明确证据。这些证据对于使用埃博拉疫苗预防和应对今后的疾病暴发非常宝贵,现在可能必须从动物研究或免疫应答分析等其他来源推断。

同时,应赞扬国际社会将试验和使用无许可证干预措施视为埃博拉应对措施的一部分进行坦率和高度参与的讨论,这一经验再次突出表明,在应对公共卫生紧急情况时,积极主动地审议与研究方法和伦理相关的问题是有价值的。同时,由于缺乏来自公共或私人来源的投资以及缺乏明显的商业市场,埃博拉疫苗的研发工作多年停滞不前,这进一步证明,有必要采取新的战略,加快对传统被忽视的疾病的疫苗研究[78]。

疫苗伦理的未来

近年来疫苗接种伦理问题的研究受到越来越多的关注,但广泛的探索尝试仍然相对较少。从不限于单一主题或争论的水平来审查疫苗伦理问题的尝试,已经产生了一些有价值的结果,可以作为未来努力的模式[79,80]。但仍持续需要创建有关整个疫苗生命周期伦理决策的框架和关键原则。这些工作将为本综述提出的许多问题提供可能的解决方案或共识。如果在争议或危机浮出之前主动来做,这些努力就会取得很好的效果。

疫苗接种的进展归功于科学知识的积累、研究的突破、健全的公共卫生政策的建立和其他很多因素。但最终,疫苗接种的成功取决于维持广大公众的信任,没有这一点疫苗接种项目不可能成功[23]。保持信任需要始终牢记,疫苗接种的卓越社会获益最终惠及每一个有权获得尊重的个体,广义上讲,其体现于疫苗生命周期的各个阶段。继续保持敏锐和积极的伦理学思考,疫苗接种将在其公共卫生成就史上书写新的篇章。

(李燕 安志杰 王若涛 朱德武 柴晓颖)

本章相关参考资料可在"ExpertConsult.com"上查阅。

附录一　包含免疫接种信息的网址和应用程序

Deborah L. Wexler、Teresa A. Anderson 和 Mary R. Quirk

注：自《疫苗（第 6 版）》问世以来，许多组织机构除了提供网址外还开始提供移动社交媒体和应用（apps），这一版附录包括了一些此类资源。

美国疾病预防控制中心（CDC）的网站

全国免疫接种和呼吸道疾病中心（NCIRD）

www.cdc.gov/vaccines

NCIRD 是一个跨学科的免疫规划中心，既开展疫苗可预防疾病的科学研究，又开展免疫规划活动。网站提供的信息包括疫苗可预防疾病、免疫接种的获益和风险、疫苗注册、免疫实施咨询委员会（Advisory Committee on Immunization Practices，ACIP）的建议、疫苗信息声明和疫苗供应问题，以及面向公众和医疗卫生专业人员的教育资料。

免疫实施咨询委员会由 15 个预防接种相关领域的专家组成，为控制疫苗可预防疾病提供指导。要想获得免疫实施咨询委员会的建议，请点击 www.cdc.gov/vaccines/recs/acip。

美国 CDC 疫苗免疫程序 app：https://itunes.apple.com/us/app/cdc-vaccine-schedules/id875273858?mt=8

发病率和死亡率周报（每周出版）

www.cdc.gov/mmwr

推特：https://twitter.com/DrNancyM_CDC

发病率和死亡率周报速递 app：https://itunes.apple.com/us/app/mmwr-express/id868245971?mt=8

流感

www.cdc.gov/flu

美国疾病预防控制中心的流感网站为医疗卫生专业人员和公众提供关于流感的预防、临床和实验室诊断、治疗、监测及特殊人群的流感问题等信息，也提供教育材料。

推特：https://twitter.com/CDCFlu

美国 CDC 流感 app：https://itunes.apple.com/us/app/cdc-influenza-flu/id577782055?mt=8

美国 CDC FluView app：https://itunes.apple.com/us/app/fluview/id507807044?mt=8

免疫接种安全办公室（ISO）

https://www.cdc.gov/vaccinesafety/iso.html

免疫接种安全办公室运用多角度的方法识别可能的疫苗不良反应并开展流行病学研究，以确定某种不良事件是否由某种疫苗引起、对疫苗安全性担忧作出合适的公共卫生响应、交流疫苗的获益和风险信息。

全国 HIV/艾滋病、肝炎、性传播疾病及结核病预防中心（NCHHSTP）

www.cdc.gov/nchhstp

NCHHSTP 负责制定公共卫生监测、预防研究、和免疫规划以预防和控制 HIV、肝炎及其他性传播疾病和结核病。

病毒性肝炎信息：www.cdc.gov/hepatitis

人乳头瘤病毒（HPV）信息：www.cdc.gov/std/hpv

推特：https://twitter.com/DrMerminCDC 和 https://twitter.com/DrDeanCDC

旅行者卫生

www.cdc.gov/travel

该网站提供特定旅行目的地的卫生信息、疾病暴发信息、ACIP 对各年龄组旅行者的疫苗接种建议。

推特：https://twitter.com/cdctravel

美国 CDC TravWell app：https://itunes.apple.com/us/app/cdctravwell/id969599694

美国政府其他免疫接种相关网站

医疗保险和医疗救助服务中心（CMS）

www.cms.hhs.gov

医疗保险和医疗救助服务中心是负责管理各种免疫接种服务的机构，如医疗保险、医疗救助和州儿童健康保险方案。该网站的一个关键部分是免疫接种，网址为 www.cms.gov/Medicare/Prevention/Immunizations/index.html，该网址包括支付费率、账单说明、医疗卫生专业人员常见问题解答和最佳规范的链接。

Dale and Betty Bumpers 疫苗研究中心（VRC）

www.niaid.nih.gov/about/organization/vrc

Dale and Betty Bumpers 疫苗研究中心是美国国家过敏和感染性疾病研究所的一部分，主要工作是促进疫苗的研发。

美国国防部：国防卫生局免疫接种署

www.health.mil/vaccines

该网站提供美国国防部和军事服务机构当前免疫接种规划的信息，以及疾病和疫苗信息。

推特：https://twitter.com/dha_ihb

美国健康和人口服务部（HHS）

www.vaccines.gov

美国健康和人口服务部为公众维护该网站，它包括如何发现和支付免疫接种服务的信息。

美国健康和人口服务部流感公众网址：https://www.vaccines.gov/diseases/flu/

美国食品药品管理局（FDA）生物制品评价和研究中心（CBER）

www.fda.gov/BiologicsBloodVaccines

生物制品评价和研究中心是美国食品药品管理局的一个部门，负责保证疫苗产品的安全性、效力、纯度和效价。如想得到当前已注册疫苗及其生产商的相关信息，请点击：www.fda.gov/cber/efoi/approve.htm。

推特：https://twitter.com/fdacber

国家疫苗损害赔偿法案（VICP）

www.hrsa.gov/vaccinecompensation

该法案是由美国国会颁布的一个无过错赔偿法案，用于代替侵权诉讼，解决由于推荐儿童疫苗接种后造成不良反应的赔偿问题。网站给出了如何索赔的信息。

国家疫苗规划办公室（NVPO）

www.hhs.gov/nvpo

国家疫苗规划办公室是美国健康和人口服务部的一个部门，负责协调多个参与疫苗和免疫接种活动的联邦政府机构以保证他们能够相互协作。该网站提供疫苗可预防疾病的公开出版物和报告，关于疫苗安全性、疫苗接种率、免疫接种法律和免疫接种登记的信息，以及国家疫苗咨询委员会（NVAC）的报告。

疫苗不良事件报告系统（VAERS）

http://vaers.hhs.gov

疫苗不良事件报告系统是一个疫苗上市后的安全监测系统，收集美国已上市疫苗接种后发生的不良事件信息。该网站提供了一个全国范围内报告的机制，用于分析和告知公众预防接种后的不良事件。

各州的机构和免疫规划

各州的免疫接种网站

www.immunize.org/states

免疫接种行动联盟网站提供所有州免疫规划的网址。

各州的免疫接种协调人

www.immunize.org/coordinators

免疫接种行动联盟网站提供每个州和领地的免疫规划主管、乙型肝炎协调员、预防成人病毒性肝炎协调员和儿童疫苗协调员的名字和电话号码。

各州对免疫接种和疫苗可预防疾病的规定

www.immunize.org/laws

免疫接种行动联盟网站提供托幼机构、中小学、大学和长期护理机构对疫苗接种的要求。美国疾病预防控制中心也保留了一个有关法规和要求的网站：www.cdc.gov/vaccines/imz-managers/laws/index.html。

免疫接种相关的国际网站

比尔 - 梅琳达·盖茨基金会

www.gatesfoundation.org

比尔 - 梅琳达盖茨基金会通过和各种组织开展合作，致力于为全球每一个人改善生活质量，在贫穷、卫生和教育方面发现问题、寻找答案和驱动变革。该基金会所属的疫苗接种规划旨在使现有的挽救生命的疫苗引入最需要的国家、支持新型疫苗开发的创新行动、支持新型接种技术和方法。

疫苗接种规划：www.gatesfoundation.org/WhatWe-Do/Global-Development/Vaccine-Delivery

推特：https://twitter.com/gatesfoundation

爱德华·詹纳协会

www.edwardjennersociety.org

为了纪念爱德华·詹纳医生，该协会的使命是邀约、支持和维护全球疫苗学家的职业目标和利益。

现在终结脊髓灰质炎行动

www.endpolio.org

该网站记录了扶轮国际社在全球根除脊髓灰质炎领域所做的工作。

推特：https://twitter.com/EndPolioNow

疫苗联盟（GAVI）

www.gavi.org

疫苗联盟是一家创建于2000年的国际组织，旨在提高最贫穷国家的儿童接种新型和未充分使用疫苗的可及性。疫苗联盟聚拢了公立和私营部门，致力于共同的目标——为儿童接种疫苗创造平等的机会。

推特：https://twitter.com/gavi

全球根除脊髓灰质炎行动

www.polioeradication.org

由全球根除脊髓灰质炎行动领导终结脊灰的战斗，该行动组织包括了扶轮国际社、联合国儿童基金会、美国CDC、世界卫生组织、比尔和梅琳达·盖茨基金会和全球各国政府。

国际疫苗可及性中心（IVAC）

www.jhsph.edu/research/centers-and-institutes/ivac

由约翰霍普金斯大学布隆伯格公共卫生学院创建的国际疫苗可及性中心旨在提高挽救生命的疫苗的可及性，并且作为国际疫苗政策信息和分析结果的来源。

麻疹和风疹行动

www.measlesrubellainitiative.org

麻疹和风疹行动是一个全球合作联盟，致力于确保没有儿童死于麻疹、或者出生就患有先天性风疹综合征。

推特：https://twitter.com/MeaslesRubella

泛美卫生组织（PAHO）

www.paho.org/english/ad/fch/im/Vaccines.htm

泛美卫生组织是一个国际公共卫生机构，旨在提高美洲国家的健康和生活水平。

推特：https://twitter.com/pahowho

适宜卫生技术组织（PATH）

www.path.org

适宜卫生技术组织是一个非营利组织，旨在使全球社区能够打破长期存在的不良健康状况循环。它的疫苗资源图书库（网址为：www.path.org/vaccineresources）提供了大量疫苗可预防疾病及预防接种为主题的文献资料及相关链接，还有多种语言的培训资料。

推特：https://twitter.com/VaxResources

全球安全注射网络（SIGN）

www.who.int/injection_safety/sign/en

全球安全注射网络是一个由相关利益方自愿组成的联盟，目标是让全世界都获得安全和恰当的注射技术。该网站包含有助于开发和管理国家接种政策的资源。

Shot@Life

http://shotatlife.org

Shot@Life是联合国基金会所属的一个项目，授权美洲公民在发展中国家倡导疫苗作为挽救儿童生命最具成本-效益比的一种手段。

推特：https://twitter.com/shotatlife

病毒性肝炎预防学会（VHPB）

www.vhpb.org

这是一个独立的、国际性的多学科专家组织，旨在呼吁对病毒性肝炎重要性的关注及其预防。从该网站可获得信息发布、调查报告和研究论文。

世界卫生组织（WHO）

www.who.int

世界卫生组织是全球公共卫生领域的政策载体。世界卫生组织与疫苗相关的部分网站如下。

世界卫生组织疫苗和免疫接种信息网页索引：www.who.int/topics/vaccines/en

世界卫生组织免疫接种、疫苗和生物制品部：www.who.int/immunization/en

世界卫生组织关于疫苗的立场文件：www.who.int/immunization/policy/position_papers/en

全球疫苗安全咨询委员会（GACVS）

www.who.int/vaccine_safety/en.

全球疫苗安全咨询委员会由国际疫苗专家组成，对全球潜在的重要的疫苗安全性问题进行调查。在该网站（www.who.int/vaccine_safety/committee/reports/en）上能够看到他们出具的报告。

免疫接种战略咨询专家组（SAGE）

www.who.int/immunization/policy/sage/en

免疫接种战略咨询专家组由世界卫生组织总干事于1999年创建，旨在为世界卫生组织的工作提供指引。免疫接种战略咨询专家组是世界卫生组织在疫苗和免疫接种方面主要的咨询团队。

疫苗安全网络（VSN）

www.who.int/vaccine_safety/initiative/communication/network/vaccine_safety_websites/en/

疫苗安全网络是一个旨在改善基于网络的可靠的疫苗安全性信息的全球分发项目。疫苗安全网络的新闻稿见于www.who.int/vaccine_safety/initiative/communication/network/vaccine_safety_websites/en/index3.html.

免疫接种的监测、评价和监察

www.who.int/vaccines/globalsummary/immunization/scheduleselect.cfm.

该网页提供了各个国家免疫接种的统计数据和免疫程序。

世界卫生组织的疫苗立场文件：www.who.int/immunization/documents/positionpapers/en.

源于非美国组织的英语资源

加拿大免疫接种

www.immunize.cpha.ca

这是加拿大国家所属的非营利计划，为受种者及其父母提供了大量疫苗接种的信息和资源。

加拿大儿科学会的"关爱儿童"

www.caringforkids.cps.ca/handouts/immunization-index

该专业学会的这部分网页为父母提供了关于免疫接种的信息。

英国卫生部

www.gov.uk/government/collections/immunisation

上面的网站是英国国家健康服务部门为医疗和社会保健专业人员提供疫苗接种信息的官方来源。

下面的英国国家健康服务网站是针对受种者及其父母的。

www.nhs.uk/Conditions/vaccinations/Pages/vaccination-schedule-age-checklist.asp

加拿大卫生部免疫接种和呼吸道感染部

www.phac-aspc.gc.ca/im

该网站既有关于免疫接种和疫苗安全性的一般信息，也包含加拿大特有的资料。

澳大利亚免疫规划

www.immunise.health.gov.au

这是澳大利亚政府的免疫规划网站，为医疗卫生专业人士、受种者及其父母提供相关信息。

免疫接种相关组织的网站

317联盟

www.317coalition.org

317联盟是由超过100个美国组织和倡导团体组成的联盟，旨在从国会争取到更多的317基金，以保证保险额不足的儿童和无保险的成人能够接种到推荐的疫苗。

密歇根免疫接种联盟（AIM）

www.aimtoolkit.org

密歇根免疫接种联盟网站为医疗卫生专业人员和公众提供了实用的免疫接种资源的工具箱。

美国家庭医生学会（AAFP）

www.aafp.org

美国家庭医生学会通过网站 www.aafp.org/online/en/home/clinical/immunizationres.html 为家庭医生提供免疫接种的信息。

美国儿科学会（AAP）

www.aap.org

美国儿科学会通过网站 www2.aap.org/immunization 向儿科医生和受种者父母提供免疫接种的信息。

美国儿科学会有几个 app，包括红皮书 app（包含在订购中）和新闻 app：https://www.aap.org/en-us/Pages/Get-the-AAP-Mobile-App.aspx

美国妇产科医师学会（ACOG）

www.acog.org

美国妇产科医师学会的女性免疫接种网站（www.immunizationforwomen.org）为产科医生、妇科医生和女性受种者提供免疫接种信息。

美国妇产科医师学会 app：www.acog.org/ACOGapp

美国内科医师学会（ACP）

www.acponline.org

美国内科医师学会网站提供成人免疫接种的相关信息：www.acponline.org/clinical_information/resources/adult_immunization

美国护士协会（ANA）

www.nursingworld.org

美国护士协会负责维护网站 www.anaimmunize.org，致力于免疫接种的各种话题，并提供新闻。

美国药师协会

www.pharmacist.com

美国药师协会的在线药师免疫接种中心（www.pharmacist.com/immunization-center）对于从事免疫接种的药师来说是一种重要的资源，它传递免疫接种最新的消息、工具和资源。

免疫接种管理人协会（AIM）

www.immunizationmanagers.org

免疫接种管理人协会是一个代表州和领地免疫接种管理人员的全国性组织，其创建的目的是使免疫接种管理人能够一起合作，从而有效地预防和控制疫苗可预防疾病并提高疫苗接种覆盖率。

推特：https://twitter.com/aim_iz

预防教育和研究协会（APTR）

www.aptrweb.org

预防教育和研究协会是一个由健康促进及疾病预防教育者和研究者组成的跨专业的协会组织。网站提供了许多在线免疫接种培训计划。

得克萨斯儿童医院疫苗认知与研究中心

www.texaschildrens.org/vaccine

得克萨斯儿童医院疫苗认知与研究中心为受种者和医疗卫生专业人员提供了在线疫苗教育资源。该中心目前正在进行美国国立卫生研究院资助的孕妇疫苗研究项目。

每个 2 岁儿童需要接种疫苗（ECBT）和为您的孩子接种疫苗

www.ecbt.org 和 www.vaccinateyourbaby.org

ECBT 致力于通过及时接种疫苗以实现降低儿童发病率和死亡率的目标。为您的孩子接种疫苗网站的特色是为父母们提供信息。ECBT 有一个相关的博客（预防接种，www.shotofprevention.org）为预防接种工作者和父母们提供更新信息。

推特：https://twitter.com/everychildby2

加利福尼亚公共卫生部 EZIZ 培训

www.eziz.org

EZIZ 是加利福尼亚儿童免疫规划的在线学习网站。该网站提供疫苗储存、处理和接种相关的独特资源和免费在线培训。

免疫接种教育工作组

www.immunizationed.org

免疫接种教育工作组是家庭医学教育者协会的一部分。工作组的网站为医疗卫生专业人员和教育工作者提供免疫接种方面的信息，包括免费的儿童和成人免疫接种程序的智能手机 app 和电脑软件。

健康地图疫苗探路者

http://vaccine.healthmap.org

健康地图疫苗探路者提供一种免费的在线服务，使用者可以通过搜索邮政编码来寻找提供免疫接种的地区。由来自波士顿儿童医院的研究人员、流行病学家和软件开发人员组成的团队在维护该服务。

推特：https://twitter.com/healthmap

疫苗历史

www.historyofvaccines.org

疫苗历史的网站是由费城内科医师学会创建，该网站探讨了免疫接种在人类历史中的作用以及其在公共卫生领域的持续贡献。

博客：www.historyofvaccines.org/blog

推特：https://twitter.com/historyvaccines

免疫接种行动联盟（IAC）

www.immunize.org，www.vaccineinformation.org，和 www.immunizationcoalitions.org

免疫接种行动联盟在 www.immunize.org 上为医疗卫生专业人员及其受种者发布了大量的免疫接种信息，其中包括成百上千的经美国 CDC 审核过的可以免费下载的打印资料（www.immunize.org/handouts）。在该网站通过 www.immunize.org/subscribe 可免费订阅两种季刊（针尖、成人免疫接种）和每周电子邮件新闻服务。免疫接种行动联盟为美国 CDC 的疫苗信息声明（VISs）提供超过 30 种语言的翻译服务（www.immunize.org/vis）。第二个网站（www.vaccineinformation.org）为受种者及其父母提供可靠的免疫接种信息，其中包括大量的视频资料。免疫接种行动联盟的第三个网站（www.immunizationcoalitions.org）为免疫接种联盟提供资源和支持。

"询问专家"包含了超过 1 000 条问答专辑，由美国 CDC 疫苗专家负责作答，可由网站（www.immunize.org/askexperts）获得。

推特：https://twitter.com/ImmunizeAction

美国医学院（NAM）

www.nationalacademies.org/hmd

美国医学院的使命是推进和传播科学知识以促进人类健康。学院提供客观、及时、权威的健康和科学政策的信息和建议。

疫苗安全研究所（IVS）

www.vaccinesafety.edu

疫苗安全研究所位于约翰霍普金斯大学，其使命是对疫苗安全事件进行调查，并为医疗卫生专业人员、新闻工作者和受种者父母提供及时、客观的有关疫苗安全的信息。

安全用药行为研究所的国家疫苗误用报告项目（VERP）

http://verp.ismp.org

安全用药行为研究所是一家全国性非营利性患者安全组织。该组织和加利福尼亚公共卫生部合作开展了国家疫苗误用报告项目。该项目使医疗卫生专业人员和受种者可以秘密地报告疫苗误用事件。通过收集和量化这些误用信息，安全用药行为研究所可以更好地倡导改变，从而减少未来疫苗误用的可能性。

推特：https://twitter.com/ismp1

医学网景

www.medscape.org/infectiousdiseases

医学网景为内科医师和其他医疗卫生专业人员提供免费的继续教育活动，包括疫苗话题。该服务不收费，但需要注册。

推特：https://twitter.com/medscape

医学网景 app：https://itunes.apple.com/app/medscape/id321367289

医学辅助资源和免疫接种培训（MARTi）

www.marti-us.org

医学辅助资源和免疫接种培训网站提供实用的免疫接种信息和培训机会。

推特：https://twitter.com/martidotorg

全国成人和流感疫苗接种峰会（NAIIS）

www.izsummitpartners.org

全国成人和流感疫苗接种峰会致力于解决成人和流感疫苗接种面临的挑战，这是一个全国性的网络，包含超过 130 家公立和私营组织，由美国 CDC、NVPO、和 IAC 共同发起设立。全国成人和流感疫苗接种峰会主办年度会议并在全年中运营持续的工作组。

全国县市卫生官员协会（NACCHO）

www.naccho.org

全国县市卫生官员协会是一个代表了地方卫生部门的全国性组织，该网站提供了大量免疫接种相关的工具包。

全国学校护士协会（NASN）

www.nasn.org

全国学校护士协会网站提供各种免疫接种资源，包括立场文件和继续教育机会。

www.nasn.org/ToolsResources/Immunizations

全国州立法机构联合会

www.ncsl.org/research/health/school-immunization-exemption-state-laws.aspx

全国州立法机构联合会收集了来自 50 个州关于宗教和哲学上可以豁免学校免疫接种要求的数据，并且提供了特定情况下的链接（如果有）。

全国感染性疾病基金会（NFID）

www.nfid.org

全国感染性疾病基金会是一个非营利的组织，致力于感染性疾病的研究、教育、预防和治疗。该网站的特色是对很多疫苗可预防疾病进行了专门分区，包括面向医疗卫生专业人员和受种者的资源。

推特：https://twitter.com/nfidvaccines

感染性疾病儿童父母组织（PKIDs）

www.pkids.org

感染性疾病儿童父母组织为那些寻求儿童感染性疾病支持服务、咨询、转诊和信息的父母提供信息和资源。

推特：https://twitter.com/pkids

Sabine 疫苗研究所

www.sabin.org

Sabine 疫苗研究所通过疫苗研发、学术支持和提高公众意识来促进疫苗开发、接种、分发的快速发展。国际免疫接种管理人协会（IAIM）位于该研究所。

国际免疫接种管理人协会为免疫接种管理人提供了一个论坛，可以讨论和交流最佳实践、建立和支持免疫接种管理人的国际和地区网络、并提高技术和领导能力。

国际免疫接种管理人协会网址：www.sabin.org/programs/vaccine-advocacyeducation/international-association-immunization-managers

推特：https://twitter.com/sabinvaccine

ShotbyShot

http://shotbyshot.org

这是一个由加利福尼亚免疫接种联盟主办的网站，收集了来自被疫苗可预防疾病影响的人们的故事。

推特：https://twitter.com/ShotbyShotorg

费城儿童医院（VEC）疫苗教育中心

http://vec.chop.edu/service/vaccine-education-center

费城儿童医院疫苗教育中心提供可靠的、最新的疫苗信息，包括疫苗和疫苗担忧方面的视频和样张，供医疗卫生专业人员和受种者及其父母一起使用。该中心还发起了一个名为"父母确认回答"的项目，通过此项目父母们可以获得针对他们的问题的解答，或者订阅电子邮件新闻 www.chop.edu/centers-programs/parents-pack。医疗卫生专业人员可以注册报名获得更新信息：vec.chop.edu/professionals/vaccine-healthcare-providers/home.html。

面向父母们的 app "疫苗接种正在进行：您应该知道的那些事"：https://itunes.apple.com/us/app/vaccines-on-gowhat-you-should/id692759940?mt=8

疫苗事实和政策（VFAP）

www.vaccinefactsandpolicy.org

疫苗事实和政策是由免疫接种管理人协会、乔治·华盛顿大学和免疫接种行动联盟组成的合作组。该网站提供了关于各州免疫接种法律和政策的许多重大议题：人口学资料和率、财政状况、法律和政策、策略和行动、以及免疫规划的架构。可通过州和议题进行检索。

疫苗研究和在线信息网络（VIOLIN）

www.violinet.org

疫苗研究和在线信息网络是一个可检索的在线数据库，包含疫苗相关的研究数据，由密歇根大学搜集和组织。该网站于 2007 年上线，现在已经包含超过 3 000 种疫苗/候选疫苗的信息。

疫苗之声（VFV）

www.voicesforvaccines.org

疫苗之声是一个由父母们运营的组织，提供疫苗及疫苗可预防疾病相关的明确、基于科学的信息。它向公众提供了一个机会，可以参加区域性或全国性免疫接种重要性的讨论。疫苗之声是全球健康工作组的一个项目。

推特：https://twitter.com/voices4vaccines

特定疾病组织的网站

肝炎

亚裔肝脏中心（ALC）

http://liver.stanford.edu

美国斯坦福大学的亚裔肝脏中心通过外展服务、教育、倡导和研究，旨在解决亚洲人和亚裔美国人中乙肝和肝癌的高发病率问题。该网站为医疗卫生专业人员及受种者提供资源，包括多种亚洲语言的小册子。

美国疾病预防控制中心病毒性肝炎专栏

www.cdc.gov/hepatitis

乙型肝炎基金会（HBF）

www.hepb.org

乙型肝炎基金会是一个全国性的非营利组织，致力于解决全球的乙型肝炎问题,并为那些感染乙型肝炎病毒的患者寻求治愈方法,提高他们的生活质量。该网站的内容提供了10种语言。另外,它还开设了一个专家论坛,是其特色专栏。

推特:https://twitter.com/hepbfoundation

乙型肝炎全国工作组,聚焦于亚裔和太平洋岛屿裔美洲人

www.hepbtaskforce.org

该工作组聚集了科学家、医疗卫生专业人员和非营利组织,旨在消除乙型肝炎相关的发病和死亡。

全国病毒性肝炎圆桌会议(NVHR)

www.nvhr.org

全国病毒性肝炎圆桌会议是一个由公立、私营和志愿者组织组成的联盟,通过战略规划、引导、协调、倡导和研究等方式致力于减少美国病毒性肝炎的感染率、发病率和死亡率。

人乳头瘤病毒(HPV)

美国性健康协会(ASHA)所属的全国人乳头瘤病毒和宫颈癌预防资源中心

www.ashasexualhealth.org/stdsstis/hpv

该网站包括人乳头瘤病毒的信息和案例资料,及对感染者的支持。作为ASHA的一部分,全国宫颈癌联盟(NCCC)致力于帮助受HPV感染和罹患宫颈癌的女性,倡导宫颈健康,通过尽早接种疫苗和宫颈筛查促进宫颈癌的预防。NCCC的网站:www.nccc-online.org。

美国疾病预防控制中心的人乳头瘤病毒专栏

www.cdc.gov/hpv

流感

儿童流感免疫联盟(CIIC)

www.preventchildhoodinfluenza.org

儿童流感免疫联盟旨在解决和改善儿童流感疫苗接种率低的问题。

对抗流感家庭组织(FFF)

www.familiesfightingflu.org

这是由一些家庭组成的非营利组织,这些家庭都曾亲历过因流感所致的丧子之痛或其子女发生过因流感导致的严重并发症。该组织的使命是通过提高对儿童接种流感疫苗的重要性的认知来减少流感所致的儿童发病和死亡。

推特:https://twitter.com/famfightflu

脑膜炎

脑膜炎天使

www.meningitis-angels.org

脑膜炎天使是一个由脑膜炎幸存者及其家庭组成的非营利组织,为那些受脑膜炎所累的家庭提供信息和支持。

推特:https://twitter.com/MeningitisAngel

全国脑膜炎协会(NMA)

www.nmaus.org

全国脑膜炎协会是由五位父母创立的一个非营利组织,他们的孩子曾因脑膜炎球菌性脑膜炎夭折或留下长期残疾。该协会倡导脑膜炎疾病的认知及其预防方法。

轮状病毒

轮状病毒疫苗项目

www.path.org/projects/rvp.php

轮状病毒疫苗项目是适宜卫生技术组织的一个分支机构,其使命是通过促进适合于发展中国家使用的轮状病毒疫苗的可及性来降低儿童腹泻病的发病率和死亡率。

制药公司网址

Emergent Biosolutions:www.emergentbiosolutions.com

European Vaccine Manufacturers:www.evm-vaccines.org

GlaxoSmithKline:www.gskvaccines.com

MedImmune,Inc(母公司为阿斯利康):www.medimmune.com

Merck & Co,Inc:www.merckvaccines.com

PaxVax:www.paxvax.com

Pfizer:www.pfizer.com

Protein Sciences Corporation:www.proteinsciences.com

Sanofi Pasteur:www.sanofipasteur.us

Seqirus:www.seqirus.com

Valneva(Intercell USA):www.valneva.com

附录二　中英文名词对照

13 价肺炎球菌多糖疫苗	pneumococcal 13-valent polysaccharide vaccines
17D 疫苗干扰引起的	interference with 17D vaccine caused
182-kb 质粒	182-kb plasmid（Px01）
19K 糖蛋白	gp 19 K
1 型糖尿病和致耐受性疫苗	type 1 diabetes and tolerogenic vaccines
2009 大流行的 H1N1 病毒	2009 pandemic H1N1 virus
2009 甲型 H1N1 流感疫苗	influenza a（H1N1）2009 vaccines
20 世纪上半叶	first half of 20th century
23 价肺炎球菌多糖疫苗	23-valent pneumococcal polysaccharide vaccine
2 型糖尿病和 B 细胞疫苗	type 2 diabetes and B-cell vaccines
3M 中空微结构透皮贴剂系统	3m's hollow micro-structured transdermal system（HMTS）
63 kD 羧基末端片段	63-kda carboxyterminal fragment
85 kD LF（致死因子）	85-kda lf（lethal factor）
89 kD EF（水肿因子）	89-kda ef（edema factor）
96-kb 质粒（Px02）	96-kb plasmid（Px02）
Ⅱ型膜联蛋白	annexin-2
Ⅲ期试验设计	phase Ⅲ trial design
Ⅲ型肛门上皮内瘤变（AIN3）	anal intraepithelial neoplasia 3（ain3）
Ⅳ期临床研究	phase Ⅳ surveillance studies
Ⅳ型和Ⅶ型疫苗	type 4 and type 7 vaccine
α 干扰素	interferon-α
α- 溶血素	α-hemolysin
β- 葡聚糖	β-glucan
β- 溶血性链球菌疫苗	β- hemolytic streptococcus vaccine
γ 干扰素释放试验	interferon-gamma release assays
ΔhtrA 株 CVD 908 htrA	Δ htra strain CVD 908-htra

A

AB 组 - 溶血性中风	group a β- hemolytic stroke
AC-24 疫苗	ac-24 vaccine
ACC-001 疫苗	ACC-001 vaccine
AERAS-422 型卡介苗	AERAS-422
Aktiv 干燥	aktiv-dry
AMA-1 疟疾疫苗	AMA-1 malaria vaccine
AN1792 阿尔茨海默病治疗性疫苗	AN1792 vaccine
AS03 佐剂大流行甲型 H1N1 流感疫苗相关	associated with as03-adjuvanted pandemic H1N1 influenza vaccine
AS03 佐剂大流行性 H1N1 流感疫苗	as03-adjuvanted pandemic H1N1 influenza vaccine
AS03 佐剂甲型 H1N1 流感 PDM09 疫苗	as03-adjuvanted influenza a（H1N1）pdm09 vaccine
AS03 佐剂甲型流感（H1N1）pdm09 疫苗相关	associated with as03-adjuvanted influenza a（H1N1）pdm09 vaccine
A 群 β- 溶血性链球菌	see Group A β-Hemolytic Streptococcus（GAS）
A 群 β- 溶血性链球菌（GAS）	group A β-hemolytic streptococcus（gas）
A 群荚膜	capsular group A
A 群链球菌疫苗	group A streptococcus vaccine

A 群脑膜炎球菌荚膜疾病	meningococcal capsular group A disease
A 群脑膜炎球菌结合疫苗	menafrivac
A 群脑膜炎球菌结合疫苗	meningococcal A conjugate vaccine
A 群脑膜炎球菌结合疫苗	meningococcal capsular group A conjugate vaccine
阿苯达唑	albendazole
阿德福韦酯	adefovir dipivoxil
阿尔茨海默病（老年痴呆综合征）	alzheimer disease
阿尔达拉乳膏	aldara cream
阿尔法病毒	alphaviruses
阿伐辛甲肝疫苗	avaxim hepatitis a vaccine
阿梅迪螺旋体	Borelle
阿米巴病	amebiasis
阿莫西林	amoxicillin
阿奇霉素	azithromycin
阿斯利康公司	astrazeneca
阿昔洛韦	acyclovir
埃博拉病毒	ebola virus
埃博拉病毒病	ebola virus disease（EVD）
埃博拉疫苗	Ebola vaccine
埃尔托生物型	el tor biotype
埃及伊蚊	Aedes aegyptii mosquitoes
埃希氏大肠杆菌	*Escherichia coli*
癌症患者	cancer patients
癌症患者	patients with cancer
癌症疫苗	cancer vaccines
艾滋病病毒	HIV
艾滋病痴呆综合征	AIDS dementia complex
艾滋病病毒 / 艾滋病疫苗	HIV/AIDS vaccines
艾滋病病毒 -1	HIV-1
艾滋病病毒感染的环境	the setting of HIV infection
艾滋病病毒感染的失败	failure of HIV infection
艾滋病病毒感染者	HIV-infected persons
艾滋病疫苗	HIV vaccine
爱泼斯坦 - 巴尔病毒阳性淋巴瘤	Ebv-Positive lymphomas
安瓿	ampoule
安全性	safety
安全性和反应原性	safety and reactogenicity
安全性和免疫原性	safety and immunogenicity
安全性和耐受性	safety and tolerability
安全性和效果	safety and efficacy
安全与创新法案（2012）	Safety And Innovation Act（2012）
安全注射器	safety syringes
奥布分枝杆菌	Mycobacterium obuense
澳大利亚蝙蝠利萨狂犬病病毒	Australian bat lyssavirus

B

BALB/c 基因工具小鼠	BALB/c mice
Barbour Stoenner Kelly 介质	barbour-stoenner-kelly medium
BD 单体注射系统	BD uniject injection system
Bilthoven 生物制剂	bilthoven biologics

B 淋巴细胞和 T 淋巴细胞衰减器（BTLA）	B- and t-lymphocyte attenuator（btla）
B 群单价脑膜炎球菌疫苗	monovalent meningococcal B vaccine
B 群荚膜	capsular group B
B 群荚膜疫苗	capsular B vaccines
B 群链球菌	streptococcus group B
B 群链球菌，参见链球菌	group B streptococcus. see streptococcus
B 群链球菌疫苗	group B streptococcus vaccines
B 群链球菌疫苗	streptococcus group B vaccine
B 群脑膜炎球菌多组分疫苗	menB-4c combined
B 群脑膜炎球菌荚膜疾病	meningococcal capsular group B disease
B 群脑膜炎球菌荚膜疫苗	meningococcal capsular B vaccines
B 群脑膜炎球菌四价疫苗	MenB-4C
B 群脑膜炎球菌四价疫苗	MenB-4C vaccine
B 群脑膜炎球菌疫苗	menb-fhbp vaccine
B 群脑膜炎球菌疫苗	meningococcal group B vaccine
B 细胞	B cells
B 细胞表位	B-cell epitopes
B 细胞记忆	B-cell memory
B 细胞缺陷	B-cell defects
B 细胞疫苗	B-cell vaccines
B 细胞应答	B-cell responses
b 型流感嗜血杆菌	haemophilus influenzae type b（Hib）
b 型流感嗜血杆菌 -CY 群脑膜炎联合疫苗	Hib-MenCY
b 型流感嗜血杆菌检测	haemophilus influenzae type b testing
b 型流感嗜血杆菌结合疫苗	haemophilus influenzae type b（Hib）conjugate vaccine
b 型流感嗜血杆菌耐药性	haemophilus influenzae type b resistance
b 型流感嗜血杆菌乙型肝炎联合疫苗	comvax
b 型流感嗜血杆菌疫苗	haemophilus influenzae type b（Hib）vaccines
B 族 β- 溶血性链球菌（GBS），参见 B 族链球菌	group B β-hemolytic streptococcus（gbs），see also streptococcus group b
B 族链球菌（GBS）结合疫苗	GBs conjugate vaccines
巴比努珠单抗	bapineuzumab
巴豆科多价免疫 Fab	crotalidae polyvalent immune fab
巴氯芬	baclofen
靶标	targets
靶向表皮生长因子受体	targeting epidermal growth factor receptor（EGFR）
白喉	diphtheria
白喉、破伤风类毒素和无细胞百日咳联合疫苗	diphtheria and tetanus toxoids and acellular pertussis（DTaP）
白喉棒状杆菌	corynebacterium diphtheriae
白喉毒素	diphtheria toxin
白喉抗毒素	diphtheria antitoxin
白喉类毒素	diphtheria toxoid
白喉破伤风全细胞百日咳联合疫苗	diphtheria-tetanus-whole-cell pertussis（DTwP）vaccine
白喉消灭	diphtheria elimination
白喉衣原体	C. diphtheriae
白喉疫苗	diphtheria vaccine
白介素 17	interleukin-17
白色念珠菌	candida albicans
白纹伊蚊	aedes albopictus mosquitoes
白血病	leukemia
白衣行动	operation whitecoat

百白破疫苗	TDaP
百日咳	pertussis
百日咳定义	definition of pertussis
百日咳杆菌，参见百日咳杆菌，百日咳疫苗	bordetella pertussis, see pertussis, pertussis vaccine
百日咳减毒活疫苗	live-attenuated pertussis vaccines
百日咳脱毒疫苗	detoxified pertussis vaccines
百日咳效果试验	efficacy trials for pertussis
百日咳疫苗	pertussis vaccine
百日咳疫苗动物模型	pertussis vaccine animal models
百日咳疫苗接种	pertussis vaccination
百日咳疫苗效力试验	efficacy trials for pertussis vaccine
斑疹伤寒疫苗	typhus vaccine
伴发黄热病疫苗	concomitant yellow fever vaccine
伴随的疾病	concomitant medical conditions
包虫病	echinococcosis
包装咨询小组	packaging advisory group
孢子	spores
保护	protection
保护持久性	duration of protection
保护持久性和需要	duration of protection and need
保护措施	protection measures
保护的定量相关	quantitative correlates of protection
保护的相关因素	correlate of protection
保护的相关因素	correlates of protection
保护的血清学相关性	serologic correlates of protection
保护力的机械相关性	mechanistic correlate of protection (MCOP)
保护性抗原	protective antigen (PA)
保护性免疫机制	mechanism of protective immunity
保护性免疫机制	protective immune mechanisms
保护原则	principles of protection
保守 M 抗原	conserved M antigens
报告病例	reported cases
暴露后	postexposure
暴露后管理	postexposure management
暴露后抗病毒治疗	postexposure antiviral treatments
暴露后使用	postexposure use
暴露后有效性	postexposure effectiveness
暴露后预防	postexposure prophylaxis
暴露前	preexposure
暴露前免疫接种	preexposure immunization
暴露前预防	preexposure prophylaxis
爆发期间	during outbreaks
爆发设定	outbreak settings
杯状病毒科	caliciviridae family
北印度波氏杆菌	bordetella hinzii
背腰型神经麻痹事故	dorsolumbar type
被动	passive
被动监视程序	passive surveillance programs
被动免疫	passive immunity
被动免疫	passive immunity against

被动免疫,参见白喉抗毒素	passive immunization. see diphtheria antitoxin
被动免疫接种	passive immunization
被动免疫预防	passive immunoprophylaxis
被动血凝	passive hemagglutination
被改良的	modified
被监禁者	incarcerated persons
本迪布焦病毒	Bundibugyo virus(BDBV)
鼻白喉	nasal diphtheria
鼻流感	nasalflu
鼻内	intranasal
鼻内干粉	intranasal dry powders
鼻内途径	intranasal route
鼻腔	nasal
鼻腔定植	nasal colonization
鼻腔喷雾	nasal sprays
鼻腔喷雾器	nasal nebulizer
鼻咽癌	nasopharyngeal carcinoma
鼻咽定植	nasopharyngeal colonization
鼻咽免疫球蛋白 A 抗体反应	nasopharyngeal immunoglobulin A antibody responses
吡喃葡萄糖脂佐剂	glucopyranosyl lipid adjuvant(GLA)
蓖麻毒素	ricin toxin
蓖麻硬蜱	ixodes ricinus
臂丛神经病变	brachial plexus neuropathy
边远地区	marginal zone
鞭毛蛋白	flagellin
扁桃体切除术	tonsillectomy
扁桃体隐窝上皮	tonsillar crypt epithelium
变化规律	variation regulation
变量	variables
变异性	variability
标本采集	specimen collection
标记	labeling
标记	markers
标准	criteria
表达	expression
表面分子	surface molecules
表位	epitopes
表位模拟	epitope mimic
表位修饰	epitopic modification
表位疫苗	epitope vaccine
表型	phenotype
丙肝病毒	hepatitis C virus(HCV)
丙肝病毒疫苗	hepatitis C virus vaccines
丙型肝炎	HCV
丙型肝炎病毒	hepatitis C virus
丙型肝炎病毒 E2 糖蛋白结构	E2 glycoprotein structure
丙型肝炎病毒的直接作用抗病毒药物	direct-acting antiviral agents(DAAs)
丙型肝炎疫苗	hepatitis C vaccines
并发疾病	intercurrent illness
并发疾病和营养不良	intercurrent illness and malnutrition

并发症	complications
病毒	virus
病毒 RNA 载体	viral RNA vector
病毒病因学	viral etiology
病毒的	viral
病毒的,参见基于 DNA 疫苗	viral, see DNA-based vaccines
病毒颗粒的直接可视化	direct visualization of virus particles
病毒排泄	excretion of virus
病毒体	virosomes
病毒突变体	viral mutants
病毒学	virology
病毒学／病毒抗原	virology/viral antigens
病毒学测试	virologic testing
病毒学与发病机制	virology and pathogenesis
病毒血症	viremia following
病毒样颗粒	virus-like particles (VLPs)
病毒样颗粒疫苗	virus-like particle-based vaccines
病毒样颗粒载体	vectored virus-like particles
病毒载量	viral load
病毒载体	viral vectors
病毒载体候选	virally vectored candidates
病毒中和抗体	virus-neutralizing antibody (VNA)
病毒子	virion
病例	case
病例定义	case definitions
病例管理	case management
病例再现数	case reproduction numbers
病死率	case-fatality rate
病因	etiologic factors
病原体	etiological agent
波氏杆菌属	bordetella species
玻璃预填充注射器	glass prefilled syringes
播散性带状疱疹	disseminated herpes zoster
播散性单纯疱疹	disseminated herpes simplex
伯氏杆菌中间蛋白 A	bordetella intermediate protein a (BIPA)
伯氏螺旋体	borrelia burgdorferi
补偿计划	compensation schemes
补种	catch-up vaccination
不定期接种	irregular vaccination
不含防腐剂的多剂量一次性包装	preservative-free multidose primary packaging
不利影响	adverse effect
不良反应	adverse reaction
不良事件	adverse event
不良事件的报告和监测	reporting and monitoring of adverse events
不良事件风险	risk for adverse events
不耐热肠毒素	heat-labile enterotoxin (LT)
不耐热毒素	heat-labile toxin
不同厂家疫苗的可替代性	interchangeability between manufacturers
不同的疫苗	different vaccines
不同年龄组的并发症	complications in various age groups

不相关的病原体	unrelated pathogens
不再开发	no longer in development
不治之伤	incurable wound
布鲁氏菌病	brucellosis
布尼亚病毒	bunyaviruses
部分集成的	partially integrated

C

C5A 肽酶	C5A peptidase
C-84 病毒疫苗	C-84 vee virus vaccine
CAD106 疫苗	CAD106 vaccine
Cervarix 人乳头瘤病毒疫苗	Cervarix HPV vaccine
CIMAvax 表皮生长因子	CIMAvax egf
Coley 毒素	Coley toxins
CY 群脑膜炎球菌及 b 型流感嗜血杆菌破伤风毒素结合疫苗	menhibrix
C 群单价荚膜疫苗	monovalent capsular group C vaccines
C 群单价荚膜疫苗与年龄有关的免疫原性	monovalent capsular group C vaccines age-related immunogenicity
C 群荚膜	capsular group C
C 群脑膜炎球菌荚膜疾病	meningococcal capsular group C disease
C 群脑膜炎球菌结合物 /Hib 联合疫苗	combined meningococcal C conjugate（MnC)/Hib vaccine
擦伤 / 经皮投递	abrasion/ transcutaneous delivery
参考成员国	Reference Member States
参考剂量	reference dose（RfD）
残疾	disabilities
残疾人机构	Institutions For Persons Developmental Disabilities
残留	residual
残余神经功能缺损	residual neurologic deficit
仓鼠肾	hamster kidney
仓鼠肾原代细胞培养疫苗	primary hamster kidney cell culture vaccine（PHKCV）
侧链理论	side-chain theory
策略	strategies
层析纯化 Vero 细胞培养狂犬病疫苗	chromatographically purified vero-cell culture rabies vaccine（CPRV）
查加斯（美洲锥虫）病疫苗	chagas disease vaccine
查加斯病	chagas disease
产肠毒素	enterotoxigenic
产肠毒素大肠杆菌	Enterotoxigenic E. Coli（ETEC）
产后的	postpartum
产品	products
产品标签	product labeling
产品标签和广告	product labeling and advertising
产生外毒素	exotoxin produced
产志贺毒素	shiga toxin-producing
产志贺毒素大肠杆菌	shiga toxin-producing e. coli（STEC）
长期变化结果	secular changes results
长期护理设施	long-term care facilities
长寿	longevity
肠出血性	enterohemorrhagic
肠出血性大肠杆菌	Enterohemorrhagic E. Coli
肠道病毒	enterovirus

肠道病毒	enteroviruse (EV)
肠道病毒 71	enterovirus 71
肠道病毒 71 和 294	enterovirus 71 and 294
肠道病毒 71 和 294 注意事项	considerations, enterovirus 71 and 294
肠道病毒感染	enteroviral infection
肠道病毒亚单位疫苗	env subunit vaccines
肠道病原体	enteric pathogens
肠沙门菌	salmonella enterica
肠套叠	intussusception
肠外结合疫苗	parenteral conjugate vaccines
肠胃外灭活的全细胞疫苗不良事件	parenteral inactivated whole-cell vaccines adverse events
尝试治疗	attempted treatment
常规	routine
常规光学显微镜	routine light microscopy
常规计划	routine schedule
常规免疫	routine immunization
常规免疫规划	routine immunization programs
常规免疫系统	routine immunization systems
常见不良事件	common adverse events
常见反应	common reactions
常见副作用	common side effects
常用条件比较	comparison of common conditions
超敏	hypersensitivity
超敏反应	hypersensitivity reactions
超敏反应或过敏反应	hypersensitivity or allergy
撤回	withdrawal
成本分析	cost analysis
成本-效益	cost effectiveness
成本-效益	cost-effectiveness
成本-效益分析	cost-benefit analysis
成本-效益信息	cost benefit information
成本-效益信息	cost-to-benefit information
成本-效用分析	cost-utility analysis
成本-有效性分析	cost-effectiveness analysis
成分	constituents
成功的疫苗接种计划	successful vaccination programs
成人免疫规划	adult immunization programs
成人免疫接种	immunization of adults
成人免疫实践标准	standards for adult immunization practice
成人疫苗	adult vaccine
成纤维细胞	fibroblasts
程序时间表	schedule
程序性细胞死亡配体 1	programmed cell death ligand 1 (PDL1)
痴呆	dementia
迟发性吉兰-巴雷综合征	late-onset GBS (LOGBS)
持久性	duration
持久性	persistence
持续免疫	sustained vaccinations
重配病毒	reassortant virus
重配基因组	reassorted genomes

重配技术	reassortant technology
重新激活,再复发	reactivation
重组	recombinant
重组(载体)活疫苗	live recombinant (vectored) vaccines
重组 DNA	recombinant DNA
重组 DNA 疫苗	recombinant DNA vaccines
重组丙型肝炎病毒蛋白佐剂疫苗	adjuvanted recombinant hepatitis C virus proteins
重组病毒	recombinant virus
重组蛋白	recombinant proteins
重组蛋白疫苗	recombinant protein vaccines
重组痘苗病毒载体的汉坦病毒疫苗	recombinant vaccinia-vectored hantaan virus vaccine
重组多肽	recombinant polypeptides
重组核心蛋白	recombinant core protein
重组免疫复合物	recombinant immune complexes
重组水痘带状疱疹病毒	recombinant varicella-zoster virus
重组四价	recombinant quadrivalent
重组细菌	recombinant bacteria
重组细菌载体	recombinant bacterial vectors
重组亚单位	recombinant subunit
重组亚单位疫苗	recombinant subunit vaccines
臭鼬	skunks
出血	bleeding
出血疾病患者	persons with bleeding disorders
出血性	hemorrhagic
出血性膀胱炎	hemorrhagic cystitis
初免 - 加强	prime-boost
初免 - 加强方案	prime-boost regimens
初免 - 加强免疫程序	prime-boost immunization regimens
初始方法	initial approaches
储存及应变能力	stockpile and response capacity
处方药使用者费用法(1992)	Prescription Drug User Fee Act (PDUFA)(1992)
处理	handling
处理和使用不当	improper handling and use
处于风险的旅行者	at-risk travelers
传播	spread
传播	transmission
传播的地理模式	geographic patterns of transmission
传播方式	modes of transmission
传播接触	spread to contacts
传播模式	transmission patterns
传播途径	routes of transmission
传递率	transmissibility
传递模式	transmission mode
传染病	infectious diseases
传染性单核细胞增多症	infectious mononucleosis
传染性肝炎	infectious hepatitis
传染性海绵状脑病	transmissible spongiform encephalopathy agents
传染源	reservoirs of infection
传染源	source of infection
传统方法	traditional methods

创新系统	innovative systems
创新与研究	innovation and research
纯度	purity
纯化 Vi 多糖肠外疫苗	purified Vi polysaccharide parenteral vaccine
纯化的 Vero 细胞培养狂犬病疫苗	purified vero-cell culture rabies vaccine(PVRV)
纯化的 Vi 多糖 - 破伤风类毒素结合非肠道疫苗	purified Vi polysaccharide-tetanus toxoid conjugate parenteral vaccine
纯化的 Vi 多糖 - 破伤风类毒素重组多肽	purified Vi polysaccharide-tetanus toxoid recombinant polypeptides
纯化的鸡胚胎细胞培养疫苗	purified chick embryo cell culture vaccine(PCECV)
纯化鸭胚疫苗	purified duck embryo vaccine(PDEV)
纯荚膜多糖疫苗	pure capsular polysaccharide(PRP)vaccine
唇疱疹	herpes labialis
磁共振成像	magnetic resonance imaging(MRI)
雌二醇水平	estradiol levels
次优免疫监测	suboptimal immunologic monitoring
促进 DNA	facilitated DNA
脆弱密封技术	frangible seal-based technologies
措施	measurement
错失的机会	missed opportunities

D

DNA+ 蛋白质	DNA+protein
DNA 病毒	DNA viruses
DNA 病毒载体	Viral DNA vector
DNA 初始 +Ad5 重组加强	DNA prime+Ad5 recombinant boost
DNA 初始 +POX 载体加强	DNA prime+poxvector boost
DNA 初始 - 重组活疫苗加强	DNA prime-live recombinant vaccine boost
DNA 初始活重组体	DNA prime-live recombinant
DNA 漂移	DNA shuffling
DNA 疫苗	DNA vaccines
DNA 疫苗	DNA-based vaccines
DNA 疫苗初始 - 蛋白加强	DNA vaccine prime-protein boost
DT/IPV 疫苗	Dt/Ipv
DTaP/HepB/Hib 联合疫苗	DTaP/HepB/Hib
DTaP/HepB 联合疫苗	DTaP/HepB
DTaP/Hib 联合疫苗	DTaP/Hib
DTaP/IPV/HepB/Hib 联合疫苗	DTaP/IPV/HepB/Hib
DTaP/IPV/Hib 联合疫苗	DTaP/IPV/Hib
DTaP/IPV 联合疫苗	DTaP/IPV
DTaP+Hib 联合疫苗	DTaP + Hib
DTaP3/HepB/IPV/Hib(Infanrix hexa)	DTaP3/HepB/Ipv/Hib(Infanrix Hexa)
DTaP3/IPV/HepB 联合疫苗	DTaP3/Ipv/HepB combination vaccine
DTaP3 疫苗	DTaP3 vaccines
DTP HepB-Hib 疫苗	DTP-Hep B-Hib
DTP-HepB 疫苗	DTP-Hep B
DTP-Hib 疫苗	DTP-Hib vaccines
DTwP/HepB 疫苗	DTwP/HepB
DTwP/Hib 疫苗	DTwP/Hib
DTwP/IPV/Hib 疫苗	DTwP/IPV/Hib
DTwP-IPV 疫苗	Dtwp-IPV
大肠埃希杆菌	*E. Coli*

大规模免疫接种	mass immunization campaigns
大规模疫苗接种规划	mass vaccination programs
大环内酯流出基因	macrolide efflux gene (MEFE)
大剂量免疫治疗	high-dose immunotherapy
大流行 H1N1 病毒	pandemic H1N1 virus
大流行的潜在性	pandemic potential
大流行性流感疫苗	pandemic influenza vaccine
大流行疫苗	pandemic vaccines
大脑	brain
带状疱疹	herpes zoster (HZ)
带状疱疹后神经痛	postherpetic neuralgia (PHN)
带状疱疹热灭活疫苗	heat-inactivated vaccine
带状疱疹疫苗	herpes zoster vaccine
带状疱疹疫苗	zoster vaccine
丹麦株	danish strain
丹妮粒子	dane particle
单纯疱疹病毒	herpes simplex virus (HSV)
单纯疱疹病毒疫苗	herpes simplex virus vaccines
单核细胞增生李斯特菌	listeria monocytogenes
单价的	monovalent
单价水痘疫苗	monovalent varicella vaccine
单克隆抗体	monoclonal antibody
单链 RNA	single-stranded RNA
单磷酰脂 A	monophosphoryl lipid A
单位剂量	unit dose
单向放射免疫扩散	single radial immunodiffusion (SRID)
胆碱结合蛋白	choline-binding proteins (CBPs)
蛋白质	proteins
蛋白质抗原	protein antigens
蛋白质疫苗	protein-based vaccines
当前良好生产管理规范	current good manufacturing practices (cGMPs)
当前前景	current prospects
当前疫苗描述	description of current vaccines
导致自闭症和其他发育障碍	causing autism and other developmental
德国麻疹	german measles
德林氏人工呼吸器	drinker respirator
登革热	dengue disease
登革热病毒	dengue viruses (denv)
登革热和黄热病	dengue and yellow fever
登革热嵌合体	dengue-dengue chimera
登革热人感染模型	dengue human infection model
登革热血管通透性综合征	dengue vascular permeability syndrome (DVPS)
登革热疫苗	dengue vaccines
登记处	registries
低度鳞状上皮内病变	low-grade squamous intraepithelial lesions
低聚脂糖	lipooligosaccharide (LOS)
低亲和力	low avidity
低亲和力免疫耐受性 T 细胞	immune-tolerant T cells of low avidity
低收入和中等收入国家	low and middle-income countries (LMICS)
滴鼻液	nasal drops

地方流行地区	endemic and epidemic areas
地方性伯基特淋巴瘤	endemic burkitt lymphoma
地高辛免疫 Fab	digoxin immune Fab
地理分布	geographic distribution
地理异质性	geographic heterogeneity
地区差别	regional differences
地塞米松	dexamethasone
地塞米松治疗	dexamethasone therapy
第二代	second-generation
第二代预防性疫苗	second-generation prophylactic vaccines
第四代疫苗	fourth-generation vaccines
癫痫发作，个人或家族史	seizure history
癫痫发作史	history of seizures
点对点抗原包递送	point-to-point antigen package delivery
电穿孔	electroporation（EP）
淀粉样前体蛋白	amyloid precursor protein（APP）
调查	surveys
定点监视	sentinel site surveillance
定量政策分析	quantitative policy analysis
定向诱变	directed mutagenesis
定植	colonization
定制免疫接种规划	tailoring immunization programs
定制设计	custom design
东方马脑炎病毒	eastern equine encephalitis virus
东南亚国家联盟	Association Of Southeast Asian Nations（ASEAN）
冬季呕吐疾病	winter vomiting disease
动力学的	kinetic
动物模型	animal models
动物脑组织	animal brain tissues
动物 - 人源重配	animal-human reassortant
动物炭疽	animal anthrax
动物研究	animal studies
动物疫苗接种	animal vaccination
动物与人源重配轮状病毒	animal x human reassortant rotaviruses
动物源性免疫球蛋白产品	animal-derived immunoglobulin products
冻干天花疫苗	freeze-dried smallpox vaccine
冻干形式交付	dry-format delivery
冻干疫苗	lyophilized vaccines
冻结效应	effect of freezing
痘病毒	poxvirus
痘苗病毒	vaccinia virus
痘苗载体疫苗	vaccinia-vectored vaccines
毒力的分子决定因素	molecular determinants of virulence
毒素	toxin
毒株间干扰	interference between strains
独特型蛋白疫苗	idiotype protein vaccines
渎职	willful misconduct
杜文哈格病毒	duvenhage virus
短效巴比妥类药物	short-acting barbiturates
对分娩结果的影响	impact on birth outcomes

对接种疫苗的女性进行筛查	screening among vaccinated females
对天真与原始人的影响	effects on naïve versus primed persons
对医护专业人员的风险	risk to healthcare professionals
对疫苗的反应	response to vaccine
对疫苗应答的影响	effect on vaccine response
对照试验	controlled trials
多重耐药	multidrug resistant(mdr)
多发性骨髓瘤	multiple myeloma
多发性硬化	multiple sclerosis
多剂次疫苗安瓶	multidose vials
多剂量包装形式	multidose formats
多剂量同一疫苗	multiple doses of same vaccine
多价的	polyvalent
多价的	multivalent
多价肺炎球菌多糖疫苗	polyvalent pneumococcal polysaccharide vaccines(PPSVs)
多价脑膜炎球菌结合疫苗	multivalent meningococcal conjugate vaccines
多价脑膜炎球菌疫苗	multivalent meningococcal vaccine
多价疫苗	multivalent vaccines
多抗原呈递系统	multiple antigen presentation system(MAPS)
多抗原与免疫超负荷问题	question of multiple antigens and immune overload
多神经炎	polyneuritis
多肽疫苗	peptide vaccines
多糖	polysaccharide(PS)
多糖 - 蛋白质	polysaccharide-protein
多糖胶囊	polysaccharide capsule
多糖脑膜炎球菌疫苗	polysaccharide meningococcal vaccines
多糖疫苗	polysaccharide vaccine
多中心无细胞百日咳试验	multicenter acellular pertussis trial
多形红斑	erythema multiforme
多用途喷嘴喷射器	multiuse nozzle jet injectors(MUNJIs)
多余的抗原	superfluous antigens
多位点序列分型	multilocus sequence typing(MLST)

E

E1/E2 异二聚体	E1/E2 heterodimer
EB 疱疹病毒	epstein-barr virus(EBV)
EB 疱疹病毒疫苗	epstein-barr virus vaccines
Elek 免疫沉淀试验	Elek immunoprecipitation test
env 基因	Env gene
Epstein-Barr 病毒疫苗	Epstein-Barr vaccine
Eulysis 单瓶系统(SVS)	Eulysis Single vial system(SVS)
EV-A71 病毒疫苗	Ev-A71 virion vaccines
恶性疟原虫	plasmodium falciparum
恶性疟原虫 AMA-1	ama-1
恶性水肿	malignant edema
恩替卡韦	entecavir
儿科审查委员会	Pediatric Review Committee
儿科研究公平法案(2003)	Pediatric Research Equity Act(PREA)(2003)
儿科药品	pediatric medicinal products
儿科咨询委员会	Pediatric Advisory Committee

儿童基金会中欧和东欧及独立国家联合体区域办事处	unicef regional office for central and eastern european and the commonwealth of independent states
儿童免疫	childhood immunization
儿童免疫倡议	childhood immunization initiative
儿童神经系统疾病	children with neurologic disorders
儿童疫苗	pediatric vaccine
儿童最佳药物法案	Best Pharmaceuticals for Children Act(BPCA)
二次包装	secondary packaging
二代麻腮风联合疫苗	MMR-Ⅱ
二价(16型和18型)	bivalent(types 16 and 18)
二价,双价	bivalent
二价肉毒杆菌抗毒素	botulism antitoxin bivalent
二乙胺	diethylamine
二棕榈酰半胱氨酸脂肽	dipalmitoyl-cysteine lipopeptides

F

FⅡ型巴豆科免疫F(ab')	crotalidae immune F(Ab')2
FⅡ型中心体(蝎子)免疫(ab')注射液	centruroides(scorpion) immune F(Ab')2 injection
FcRn受体	FcRn receptor
FDA安全与创新法案(2012)	FDA Safety And Innovation Act(FDASIA)(2012)
FDA现代化法案(1997)	FDA Modernization Act(FDAMA)(1997)
FDA修正法案(2007)	FDA Amendments Act(FDAAA)(2007)
FDA指南	FDA Guidance
Fluarix疫苗	Fluarix
Flublok疫苗	Flublok
Flucelvax疫苗	Flucelvax
Flury-LEP-C25株	Flury LEP-C25 Strain
Fluzone疫苗	Fluzone
Foctria疫苗	Focetria
Fuchs异色性前葡萄膜炎	Fuchs heterochromatic anterior uveitis
F蛋白	F protein
F纳米粒子	F nanoparticle
发病机制	pathogenesis
发病率	incidence
发病率	morbidity
发病率/死亡率,长期变化的结果	morbidity/mortality, secular changes results
发病率和公共卫生负担	incidence and public health burden
发病率和流行率	incidence and prevalence
发病率和流行率数据	incidence and prevalence data
发生率	rate of occurrence
发现和表征	discovery and characterization
发育障碍	developmental disabilities
发展史	history of development
发展性残疾人机构	institutions for developmental disabled persons
发展中国家疫苗监管机构网络	developing country vaccine regulators network(DCVRN)
发展中国家疫苗监管网	Developing Country Vaccine Regulators Network(DCVRN)
发疹性病毒性疾病。参见天花	exanthematous viral disease. see smallpox
发作性嗜睡病	narcolepsy
法国嗜神经疫苗	french neurotropic vaccine
法律问题	legal issues

反向累积分布曲线	reverse cumulative distribution curves
反向免疫电泳	counterimmunoelectrophoresis（CIE）
反向疫苗学	reverse vaccinology
反义和小干扰 RNA 治疗	antisense and small interfering rna therapy
反应	reactions
反应性气道疾病	reactive airway disease
泛昔洛韦	famciclovir
方法	approach
防腐剂	preservatives
防护功效	protective efficacy
非 B 型包囊病	non-type B encapsulated disease
非 M 蛋白	non-M-protein
非 T 细胞依赖的 B 细胞应答	T-independent B-cell responses
非病毒的	nonviral
非传染性疾病	noninfectious disease
非法吸毒者	illicit drug users
非法吸毒者和无家可归者	illicit drug users and homeless
非分型性疾病	nontypeable disease
非复制型疫苗呈递系统	nonreplicating vaccine delivery systems
非复制疫苗	nonreplicating vaccines
非活性疫苗	nonlive vaccines
非机械保护相关	nonmechanistic correlate of protection（NCOP）
非集中审批程序	decentralized procedures
非结构蛋白	nonstructural proteins
非结核分枝杆菌	nontuberculous mycobacteria（NTM）
非临床数据	nonclinical data
非临床研究	nonclinical studies
非麻痹性脊髓灰质炎（无菌性脑膜炎）	nonparalytic poliomyelitis（aseptic meningitis）
非免疫预防	nonimmunologic prevention
非免疫原性细胞死亡	nonimmunogenic cell death
非人类的	nonhuman
非润湿模板中的粒子复制	particle replication in non-wetting templates（PRINT）
非伤寒沙门氏菌	nontyphoidal salmonella
非特异性效应	nonspecific effects
非微生物 RNA 递送	nonmicrobial RNA delivery
非疫苗类型	nonvaccine types
非中和抗体	nonneutralizing antibodies
非洲绿猴	african green monkey
非洲疫苗监管论坛	african vaccine regulatory forum（AVAREF）
肺癌	lung cancer
肺干粉剂	pulmonary dry powders
肺结核	pulmonary
肺结核	pulmonary tuberculosis
肺结核	tuberculosis
肺气雾剂	pulmonary liquid aerosols
肺外表现	extrapulmonary manifestations
肺炎	pneumonia
肺炎的	pneumonic
肺炎链球菌和 b 型流感嗜血杆菌	pneumococci and haemophilus influenzae type b
肺炎球菌	pneumococcus

肺炎球菌、b型流感嗜血杆菌、脑膜炎球菌疫苗	pneumococcal
肺炎球菌表面蛋白C	pneumococcal surface protein C (PSPC)
肺炎球菌表面黏附素A	pneumococcal surface adhesin A (PSAA)
肺炎球菌常用蛋白疫苗	pneumococcal common protein vaccines
肺炎球菌胆碱结合蛋白A	pneumococcal choline-binding protein A (PCPA)
肺炎球菌定植	pneumococcal colonization
肺炎球菌多糖	pneumococcal polysaccharide
肺炎球菌多糖疫苗	pneumococcal polysaccharide vaccine
肺炎球菌感染	pneumococcal infection
肺炎球菌和流感嗜血杆菌b型	pneumococci and haemophilus influenzae type b
肺炎球菌和流感嗜血杆菌b型疫苗	pneumococcal and haemophilus influenzae type b vaccine
肺炎球菌和流感嗜血杆菌疫苗	pneumococcal and haemophilus influenzae vaccines
肺炎球菌荚膜多糖	pneumococcal capsular polysaccharide
肺炎球菌结合物	pneumococcal conjugates
肺炎球菌结合疫苗	pneumococcal conjugate vaccines
肺炎球菌结合疫苗的疫苗配方	vaccine formulations in pneumococcal conjugate vaccines
肺炎球菌菌血症	pneumococcal bacteremia
肺炎球菌溶血素	pneumolysin (Ply)
肺炎球菌性肺炎	pneumococcal pneumonia
肺炎球菌疫苗	pneumococcal vaccine
肺炎球菌疫苗的抗体应答	antibody responses to pneumococcal vaccines
肺炎球菌疫苗和b型流感嗜血杆菌结合疫苗	pneumococcal vaccine and conjugated haemophilus influenzae type b vaccine
肺炎球菌疫苗社区保护	pneumococcal vaccines community protection
肺炎球菌组氨酸三联体蛋白	pneumococcal histidine-triad proteins
肺炎双球菌	diplococcus pneumoniae
肺炎衣原体	chlamydia pneumoniae
肺炎支原体	mycoplasma pneumoniae
费尔蒂综合征	felty syndrome
分叉针	bifurcated needle
分发和储存点	distribution and storage points
分类和系统发育	classification and phylogenetic
分类学	taxonomy
分离组分疫苗	separate component vaccines
分泌物	excretion
分泌型免疫球蛋白A	secretory immunoglobulin A (SIgA)
分销点	distribution points
分型分析	typing assays
分枝杆菌	mycobacteria
分枝杆菌鸟细胞内复合物	mycobacterium avium-intracellulare complex
分枝杆菌培养	mycobacterial culture
分子单磷酰脂质	molecule monophosphoryl lipid (MPL)
分子的	molecular
分子分析	molecular assays
分子基础	molecular basis
分子鉴定方法	molecular identification methods
分子抗原包装	molecular antigen packages
分子流行病学	molecular epidemiology
分子佐剂	molecular adjuvants
风险	risk
风险发生	risk occurrence

风险管理	risk management
风险群体	risk groups
风险人群	risk population
风险收益图	risk-to-benefit profiles
风险因素	risk factors
风疹	rubella
风疹和水痘	rubella and varicella
风疹疫苗	rubella vaccine
风疹疫苗	rubella vaccines
风疹疫苗禁忌证	contraindication to rubella vaccine
弗氏佐剂	freund adjuvant
福尔马林,甲醛	formalin
福尔马林灭活 EV-A71 病毒子	formalin-inactivated EV-A71 virions（FI-EV-A71）
福尔马林灭活呼吸道合胞病毒疫苗	formalin-inactivated respiratory syncytial virus（RSV）vaccine
福氏志贺菌	shigella flexneri
辅助蛋白	accessory proteins
父母疫苗接受度	parental vaccine acceptance
复发性呼吸道乳头状瘤病	recurrent respiratory papillomatosis（RRP）
复合肽	complex peptide
复杂肺结核	tuberculosis primary complex
复制	replication
复制阶段	replicative phase
复制缺陷	replication-defective
复制缺陷病毒	replication-defective virus
复制缺陷病毒疫苗	replication-defective virus vaccine
复制缺陷型金丝雀痘	replication-deficient canary pox（ALVAC）
复制缺陷型腺病毒	replication-defective adenovirus
复制缺陷疫苗	replication-defective vaccines
复制系统	replicating systems
复制周期	replication cycle
副百日咳杆菌	bordetella parapertussis
副伤寒沙门菌疫苗	salmonella paratyphi a vaccines
腹腔浇口	celiac sprue
腹泻	diarrhea
覆盖率和公平性	coverage and equity

G

G145R 株	G145R
gag 基因	gag gene
Gardasil 人乳头瘤病毒疫苗	Gardasil HPV vaccine
GEN-003 和 Matrix-M-2 疫苗	GEN-003 Plus Matrix-M-2 vaccine
GenHevac B 乙肝成人疫苗	GenHevac B
GenHevac 疫苗	GenHevac
GI.1 诺如病毒	Gi.1 Nov
GII.4 诺如病毒	GII.4 Nov
Glide 制药公司	Glide Pharma
gp100 肽疫苗	gp100 Peptide vaccine
gp350 亚单位疫苗	Subunit gp350 vaccines
GV1001（GemVax）疫苗	Gv1001（GemVax）
伽氏螺旋体	borrelia garinii

改变游戏规则的解决方案	game-changing solutions
改良安卡拉痘苗	modified vaccinia ankara（MVA）
改善	improvement
甘薯无病症病毒	SPSV
甘油	glycerin
肝	hepatic
肝外的	extrahepatic
肝炎病毒科	hepeviridae family
肝炎疫苗	hepatitis vaccine
肝脏	liver
感觉神经节	sensory ganglia
感染	infection
感染控制	infection control
感兴趣的问题	issues of interest
干扰	interference
干扰素	IFN
干预措施	interventions
刚地弓形虫	toxoplasma gondii
高变区 1	hypervariable region 1（HVR1）
高风险方法	high-risk approach
高风险人群	increased risk persons
高环境保护	protection from high ambient
高级市场承诺	advanced market commitments
高免疫风疹球蛋白	hyperimmune rubella globulin
高免疫球蛋白	hyperimmunoglobulins
高危人群	high-risk groups
高危人群	high-risk populations
高危人群及危险因素	high-risk groups and risk factors
高效抗逆转录病毒疗法	highly active antiretroviral therapy（HAART）
高血压	hypertension
羔羊株兰州羔羊轮状病毒疫苗	lamb strain lanzhou lamb rotavirus vaccine
戈登氏链球菌	streptococcus gordonii
隔离	isolation
葛兰素史克生物制品	glaxosmithkline biologicals
个人经验	personal experience
给药	administration
给药和接种时间表	administration and vaccination schedule
给药途径	route of administration
给药途径及组成	route of administration and composition
根除或消灭	eradication or elimination
根除脊髓灰质炎区域认证委员会	regional certification commission for poliomyelitis eradication（RCC）
根除脊髓灰质炎全球实验室网络	global laboratory network for poliomyelitis eradication
根除目标	eradication goal
根除运动	eradication campaigns
更昔洛韦	ganciclovir
工业化程度较低的国家	less industrialized countries
工业化国家	industrialized countries
弓形虫病	toxoplasmosis
公共卫生	public health
公共卫生服务法	public health service act

公共卫生观点	public health perspectives
公共卫生考虑	public health considerations
公共卫生视角	public health perspective
公共卫生问题/卫生负担	public health problem/health burden
公共卫生问题的意义	significance as public health problem
公众准备和应急准备法	public readiness and emergency preparedness act (PREP ACT)
功能	functionality
功能特性	functional characteristics
功能性或解剖性无脾的人	persons with functional or anatomic asplenia
攻击，挑战	challenges
宫颈癌	cervical cancer
宫颈上皮内瘤变1级	cervical intraepithelial neoplasia grade 1 (CIN1)
宫内传播	intrauterine transmission
共刺激分子	costimulatory molecules
共济失调毛细血管扩张	ataxia-telangiectasia
共识抗原和多元抗原	consensus antigens and cocktails
供给	supply
供应分布	supply distribution
供应链	supply chains
供应商推荐缺乏	lack of recommendations from providers
钩虫感染	hookworm infection
钩虫感染	hookworm infection
钩虫疫苗	hookworm vaccine
构成	constitution
估计	estimation
骨髓捐献	bone marrow donation
骨髓移植	bone marrow transplantation
骨髓移植患者	bone marrow transplantation patients
骨炎	osteitis
固定病毒	fixed virus
固有的	innate
固有免疫应答	innate immune responses
关键参数	critical parameters
关键项目活动	key program activities
关节痛	arthralgia
关节炎	arthritis
观察证据	observational evidence
管理	management
管理评审过程	managed review process
广谱中和	broadly neutralizing
广谱中和抗体	broad neutralizing antibodies
归纳法	induction
国防部	Department Of Defense (DOD)
国际补偿规划	International Compensation Programs
国际防治结核病和肺病联盟	International Union Against Tuberculosis and Lung Disease (IUATLD)
国际旅行	international travel
国际旅客	international travelers
国际收养者	international adoptees
国家程序	national procedure
国家儿童疫苗伤害法案	National Childhood Vaccine Injury Act

国家法定传染病监测系统	National Notifiable Diseases Surveillance System
国家过敏与传染病研究所	National Institute Of Allergy and Infectious Diseases(NIAID)
国家和国际合作伙伴	National and International Partners
国家健康与营养调查	National Health and Nutrition Examination Survey(NHANES)
国家免疫调查	National Immunization Survey(NIS)
国家免疫技术咨询小组	National Immunization Technical Advisory Group(NITAG)
国家免疫技术咨询小组	National Vaccine Advisory Committee(NVAC)
国家卫生疫苗研究所	National Institutes of Health Vaccine
国家小儿麻痹症基金会	National Foundation for Infantile Paralysis
国家疫苗计划	National Vaccine Plan
国家疫苗伤害赔偿规划	National Vaccine Injury Compensation Program
国立卫生研究院	National Institutes of Health(NIH)
过敏	allergies
过敏反应	allergic reaction
过载	overload

H

H1N1 毒株	H1N1 strain
H1N1 流感大流行	H1N1 influenza pandemic
H3N2 毒株	H3N2 strain
Havrix 疫苗	Havrix
HCV 假型颗粒(HCVpp)	HCV pseudotype particles(HCVpp)
Healive(孩尔来福)	Healive
Heberbiovac 疫苗	Heberbiovac HB
Hecolin(一种戊肝疫苗)	Hecolin
HepA/ 伤寒联合疫苗	Hepa/typhoid combinations
Hepavax-Gene(益可欣)	HepAvax-gene
Hepavax-Gene-TF(益可欣)	HepAvax-gene-TF
HEPS 肝炎患者	HEPS person
HEV239 疫苗	HEV 239 vaccine
Hib 疫苗实施	Hib vaccination implementation
Hib 疫苗	Hib vaccine
HIV-1 抗体	HIV-1 antibodies
HIV 病毒	HIV virus
HIV 病毒中的一个基因	Tat
HIV 感染者	HIV-infected persons
HIV 相关疾病	HIV-associated diseases
HIV 疫苗试验网络	HIV vaccine trials network(HVTN)
HPV 疫苗	HPV vaccines
HSV-2 多核苷酸(DNA)疫苗	HSV-2 Polynucleotide(DNA)Vaccine
HSV-529 单纯疱疹疫苗	HSV-529 vaccine
H 因子(FH)	Factor H(FH)
H 因子结合的影响	Effect Of Factor H Binding
海洛因	heroin
海湾战争综合征	Gulf War syndrome
含抗体产品 / 疫苗	antibody-containing products/vaccines
含铝疫苗	aluminum-containing vaccines
含麻疹 / 水痘疫苗	measles/varicella-containing vaccines
含麻疹疫苗	measles-containing vaccines(MCV1)
含破伤风和百日咳的疫苗	tetanus and pertussis(DTP)-containing vaccines

含破伤风疫苗	tetanus-containing vaccines
含水痘病毒疫苗	varicella-containing vaccines
含有获批疫苗的类型	types of licensed vaccines containing
含有角鲨烯的安全性	safety of squalene-containing
含有来自流产胎儿的 DNA	contain DNA from aborted human fetuses
韩国水痘疫苗株	suduvax
罕见不良事件	rare adverse events
罕见的反应	rare reactions
罕见急性表现	rare acute manifestations
汉坦病毒	hantavirus
合胞滋养细胞	syncytiotrophoblasts
合并组合	combinations incorporating
合成肽疫苗	synthetic peptide vaccines
合成长肽疫苗	synthetic long peptide（SLP）vaccines
合同制造商	contract manufacturers
合作伙伴的作用	role of partners
核酸/病毒载体	nucleic acids/viral vectors
核酸疫苗	nucleic acid vaccines
核心 E1-E2 基因	core-E1-E2 gene
黑色素瘤	melanoma
黑色素瘤相关基因 -A3	melanoma-associated gene（mage）-A3
恒河猴	rhesus
恒河猴淋巴病毒	rhesus lymphocryptovirus
恒河猴轮状病毒疫苗	rhesus rotavirus vaccine（RRV）
横贯性脊髓炎	transverse myelitis
红斑狼疮	lupus erythematosus
红霉素	erythromycin
红细胞前期	preerythrocytic stage
喉白喉	laryngeal diphtheria
喉气管支气管炎	laryngotracheobronchitis
猴痘病毒	monkeypox virus
猴免疫缺陷病毒	simian immunodeficiency virus（SIV）
猴免疫缺陷病毒	lasionycteris noctivagans simian immunodeficiency virus SIV）
后继者,后遗症	sequelae
后期开发	late-stage development
后授权	postauthorization
后许可制造变更	postlicensure manufacturing changes
后疫苗时代	postvaccine era
候选免疫治疗疫苗	immunotherapeutic vaccine candidates
候选疫苗	vaccine candidates
鲎试剂试验	limulus amebocyte lysate（LAL）test
呼吸道病原体	respiratory pathogens
呼吸道合胞病毒	respiratory syncytial virus（RSV）
呼吸道合胞病毒减毒活疫苗	live attenuated respiratory syncytial virus（rsv）vaccine
呼吸道合胞病毒免疫球蛋白静脉注射	respiratory syncytial virus immune globulin intravenous（RSV-IGIV）
呼吸道合胞病毒融合纳米颗粒疫苗	respiratory syncytial virus fusion（F）nanoparticle vaccine
呼吸道合胞病毒融合糖蛋白	respiratory syncytial virus（RSV）fusion（F）glycoprotein
呼吸道合胞病毒疫苗	respiratory syncytial virus（RSV）vaccine
呼吸道合胞病毒载体疫苗	vectored respiratory syncytial virus（RSV）vaccine
呼吸道和肠道病原	respiratory and enteric pathogens

呼吸的	respiratory
互补 DNA	complementary DNA
互换性	interchangeability
护理点	point of care (POC)
华-佛细胞	Warthin-Finkeldey cells
华丽巨蚊	toxorhynchites splendens
化疗	chemotherapy
化疗诱导免疫原性细胞凋亡	chemotherapy-induced immunogenic apoptosis
化脓性关节炎和骨髓炎	septic arthritis and osteomyelitis
化脓性链球菌	streptococcus pyogenes
化学灭活	chemical inactivation
化学灭活	chemically inactivated
化学预防	chemoprophylaxis
化妆品法案	Cosmetic Act (Fd&C Act)
怀孕期间	during pregnancy
怀孕期间	pregnancy
坏死性/坏疽性牛痘	vaccinia necrosum/gangrenosa
环境的	environmental
环境分枝杆菌	environmental mycobacteria
环境监测	environmental surveillance
环境因素	environmental factors
环烯烃共聚物	cyclic olefin copolymer
缓冲和稳定性	buffer and stability
缓解疼痛	alleviation of pain
唤起中和抗体	evoke neutralizing antibodies
患者	patients
患者保护和负担得起的医疗方式	Patient Protection And Affordable Care Act (ACA)
患者事件管理	incident management of patients
黄病毒	flavivirus
黄病毒科	flaviviridae
黄热病	yellow fever
黄热病病毒疫苗	yellow fever virus vaccine
黄热病弗氏佐剂	yellow fever freund adjuvant
黄热病疫苗	yellow fever vaccine
辉瑞可注射 Act-O 样品瓶系统	Pfizer Injectable Act-O-Vial System
徽标	logograms
蛔虫	ascaris lumbricoides
会厌炎	epiglottitis
混合/贯序接种程序的免疫原性	immunogenicity of mixed/sequential schedules
混合疫苗	mixed vaccines
混合重组技术	hybrid reconstitution technologies
活病毒疫苗	live virus vaccines
活的	live
活细菌疫苗	live bacterial vaccines
活性蛋白 C	activated protein C
活性口服	live oral
活疫苗	live vaccines
活疫苗,参见减毒活疫苗	live vaccines. see live attenuated vaccines
活载体疫苗	live vector vaccines
获得性风疹	acquired rubella

获得性感染	acquired infection
霍尔姆斯波氏杆菌	bordetella holmesii
霍夫鲍尔细胞	hofbauer cells
霍乱	cholera
霍乱菌苗	morcvax
霍乱菌苗	mutacol
霍乱疫苗	cholera vaccine
霍奇金淋巴瘤	hodgkin lymphoma

I

IE1 疫苗	IE1 vaccine
IgG 抗体	IgG antibody
IIV 皮内疫苗	IIV intradermal vaccine
IL28B 基因	IL28B gene
I-MOVE 欧洲流感 - 疫苗有效性监测项目	Influenza-Monitoring Vaccine Effectiveness in Europe Project
Ipilimumab 易普利姆玛单克隆抗体	Ipilimumab
ISCOMATRIX（一种佐剂）疫苗	ISCOMATRIX vaccine
ISCOMATRIX 疫苗	ISCOMATRIX

J

Jeryl-Lynn 株疫苗	Jeryl Lynn（JL）vaccine
Junin（朱宁）病毒	Junin virus
机构提供干预措施	provider-based interventions
肌电图	electromyography
肌内注射	intramuscular injections
鸡蛋蛋白	egg protein
基本再生数	basic reproduction numbers
基础核心启动子	basal core promoter
基孔肯亚病毒	chikungunya virus
基因	genes
基因产物	gene products
基因工程处理过的	genetically engineered
基因工程构建体	genetically engineered constructs
基因枪	gene gun
基因失活	genetic inactivation
基因突变	gene mutants
基因型	genotypes
基因型和表型稳定性	genetic and phenotypic stability
基因载体	gene-based vectors
基因组	genome
基因组结构	genome structure
基因组结构和基因产物	genome structure and gene products
基于 DTaP 的联合	DTaP-based combination
基于 DTwP 的联合疫苗	DTwP-based combination vaccines
基于 RNA 的	RNA-based
基于丙型肝炎病毒互补 DNA	based on hepatitis C virus complementary DNA
基于蛋白质的	protein-based
基于蛋白质的癌症疫苗	protein-based cancer vaccines
基于登记的覆盖率估计	register-based coverage estimates
基于多糖的癌症疫苗	polysaccharide-based cancer vaccines

基于合成肽的 EV-A71 疫苗	synthetic peptide-based EV-A71vaccine
基于核酸的	nucleic acid-based
基于核酸的序列扩增	nucleic acid-based sequence amplification
基于核酸登革热疫苗	nucleic acid-based dengue vaccine
基于核酸疫苗	nucleic acid-based vaccines
基于肽的	peptide based
基于肽的免疫原	peptide-based immunogens
基于碳水化合物的癌症疫苗	carbohydrate-based cancer vaccines
基于卫生设施的调查	health facility-based surveys
基于五联 DTaP 的组合	pentavalent DTaP-based combination
基于针的技术	needle-based technologies
基于重组亚基的 EV-A71 疫苗	recombinant subunit-based EV-A71 vaccines
基于注射器的技术	syringe-based technologies
基于组合	based combinations
基于佐剂的重组丙型肝炎病毒蛋白	based on adjuvanted recombinant hepatitis c virus proteins
基质细胞	stromal cells
基准试剂亚系	reference reagent substrains
吉兰 - 巴雷综合征	Guillain-Barré syndrome（GBS）
极端的时代	extremes of age
即时检验	point-of-care test
急性丙型肝炎病毒感染	acute hcv infection
急性病	acute illness
急性弛缓性麻痹	acute flaccid paralysis（AFP）
急性风湿热	acute rheumatic fever（ARP）
急性呼吸道感染	acute respiratory infections
急性呼吸综合征冠状病毒	acute respiratory syndrome coronavirus
急性淋巴细胞白血病	acute lymphoblastic leukemia（ALL）
急性戊型肝炎	acute hepatitis E
急性乙型肝炎	acute hepatitis B
急性中耳炎	acute otitis media（AOM）
疾病靶点	disease targets
疾病发生率	occurrence of disease
疾病负担	disease burden
疾病和疫苗	disease and vaccines
疾病监测	disease surveillance
疾病监测和报告	disease surveillance and reporting
疾病阶段相关适用性	disease stage-dependent applicability
疾病控制	disease control
疾病控制策略	disease control strategies
疾病控制重点项目	disease control priorities project
疾病与免疫机制	mechanisms of disease and immunity
疾病预防控制中心	centers for disease control and prevention（CDC）
集中审批程序	centralized procedure
几何平均浓度	geometric mean concentration（GMC）
脊髓灰质炎	poliomyelitis
脊髓灰质炎病毒	poliovirus
脊髓灰质炎病毒血清学检测	serologic testing of poliovirus
脊髓灰质炎病毒疫苗	poliovirus vaccine
脊髓灰质炎病毒疫苗接种时间表	poliovirus vaccination schedule
脊髓灰质炎根除	polio eradication

脊髓灰质炎根除	poliomyelitis eradication
脊髓灰质炎口服疫苗	poliovirus oral vaccine
脊髓灰质炎灭活疫苗	inactivated polio vaccine
脊髓灰质炎灭活疫苗	inactivated poliovirus vaccine(IPV)
脊髓灰质炎灭活疫苗	poliovirus vaccine in inactivated
脊髓灰质炎疫苗	polio vaccine
脊髓灰质炎疫苗	poliomyelitis vaccines
脊髓灰质炎预防援助法	Polio Vaccination Assistance Act
脊髓灰质炎战争	polio wars
记忆 B 细胞	memory B cells
记忆 $CD4^+$ Th17 细胞	memory $CD4^+$ Th17 cells
记忆 T 细胞	memory T cells
技术支持和学习机会	technical support and learning opportunities
剂量程序	dosing schedule
剂量和给药途径	dosage and route of administration
剂量和途径	dosage and route
剂量间隔	spacing of doses
剂量节省程序	dose-sparing schedule
剂量应答	dose responses
既往的慢性胃肠道疾病	preexisting chronic gastrointestinal disease
寄生虫病疫苗	parasitic disease vaccines
寄生虫生命周期	parasite life cycle
加强	boosting
加强	strengthening
加强服务提供	enhancing service delivery
加强国家免疫系统	Strengthening National Immunization Systems
加强剂	booster
加强剂量	booster doses
加强人力资源管理	strengthening human resources
加强卫生和免疫系统	strengthening health and immunization systems
加强性	boostability
加热灭活	whole heat-killed recombinant
加速疫苗可用性	vaccines accelerating availability
家庭接触	household contacts
荚膜,包囊	capsule
荚膜 B 病	capsular B disease
荚膜多糖	capsular polysaccharide
甲苯咪唑	mebendazole
甲肝病毒疫苗	hepatitis A virus vaccine
甲肝和乙肝联合疫苗	combined HAV and HBV
甲肝 - 乙肝联合疫苗	hepA-hep B vaccine
甲醛	formaldehyde
甲型 / 乙型流感	influenza a/b
甲型 H5N1 流感病毒单价疫苗	influenza A(H5N1)virus monovalent vaccine
甲型肝炎	hepatitis A
甲型肝炎 + 乙型肝炎	hepatitis A + hepatitis B
甲型肝炎疫苗	hepatitis A vaccine
甲型流感(H3N2)血凝素	influenza A(H3N2)hemagglutinin
甲型流感病毒	influenza A virus
假单胞菌	pseudomonas

假结核棒状杆菌	corynebacterium pseudotuberculosis
假结核耶尔森菌	yersinia pseudotuberculosis
假禁忌证	false contraindications
间隔建议	spacing recommendations
间接成本	indirect costs
间接影响	indirect effect
间距	spacing
肩胛硬骨	ixodes scapularis
艰难梭菌	clostridium difficile
监测	monitoring
监测	surveillance
监测不良事件	monitoring adverse events
监督和监测	oversight and monitoring
监管和测试	regulation and testing
监管决策	regulatory decisions
监控项目输入和活动	monitoring program inputs and activities
检查点抑制剂	checkpoint inhibitors
检验方法开发	assay development
减毒的	attenuated
减毒活疫苗	live attenuated vaccines
减毒活疫苗的接种	administration of live attenuated vaccine
减毒人用株	attenuated human strain
减毒重组副伤寒沙门氏菌活载体疫苗	attenuated recombinant salmonella paratyphi vaccine
减少	reduced
减少 Hib 应答	reduced Hib responses
减少接触传播	decreasing transmission to contacts
简单 / 轻度流感疾病	uncomplicated influenza illness
见社区获得性 MRSA	see community-acquired mrsa（CA-MRSA）
建议	recommendations
建议分级、评估、开发和评估方法	grading of recommendations assessment development（GRADE）
健康度量单位	health metric unit
健康计划雇主数据和信息集	health plan employer data and information set（HEDIS）
健康结果指标	health outcome metrics
健康结果状态	health outcome states
健康素养接受	health literacy acceptance
鉴别诊断	differential diagnosis
交叉保护	cross-protection
交叉保护能力	cross-protective ability
交付和覆盖范围	delivery and coverage
交付系统	delivery systems
胶质母细胞瘤	glioblastoma
角膜结膜炎	keratoconjunctivitis
较大的儿童	older children
教育和更新免疫接种	educating and updating immunization
阶段，期	stages
接触传播	contact spread
接触传染性软疣	molluscum contagiosum
接触前乙型肝炎疫苗的效果	preexposure hepatitis b vaccine efficacy
接触性皮炎	contact dermatitis
接受者	recipients

接种	inoculation
接种覆盖范围	administrative coverage
接种和未接种社区的比率	rates in vaccinated and unvaccinated communities
接种后脑病和脑炎	postvaccinial encephalopathy and encephalitis
接种剂量程序的影响	effect of dosing schedule
接种前和接种后	prevaccination and postvaccination
接种前和接种后检测	prevaccination and postvaccination testing
接种性湿疹	eczema vaccinatum
接种疫苗后	following vaccination
接种疫苗后死亡	deaths following vaccination
接种疫苗婴儿暴露	exposure to vaccinated infants
结肠炎耶尔森杆菌	yersinia enterocolitica
结构生物学	structural biology
结构与性能	structure and properties
结合多糖疫苗	conjugate polysaccharide vaccine
结合疫苗	conjugate vaccines
结核病疫苗	MTBVAC
结核病疫苗	MVA85A
结核杆菌	mycobacterium tuberculosis
结核杆菌	tubercle bacillus
结核菌苗	tuberculosis vaccines
结核菌素方法	mantoux method
结核菌素试验	mantoux test
结节性硬化症	tuberous sclerosis complex (TSC), omnibus
结膜炎	conjunctivitis
结直肠癌	colorectal cancer
解剖	anatomy
戒毒,抗成瘾	against addiction
疥疮	scabies
金标准疫苗接种程序	gold standard vaccination schedule
金黄色葡萄球菌	staphylococcus aureus
金黄色葡萄球菌的毒力因素	virulence factors, of staphylococcus aureus
金黄色葡萄球菌疫苗	staphylococcus aureus vaccines
金丝雀痘素+gp120增强剂	canarypox prime+gp120 boost (RV-144)
金丝雀痘载体gB和pp65疫苗	canarypox-vectored gb and pp65 vaccine
紧凑型预填充自动注射装置	compact prefilled autodisable injection devices
紧急使用授权	emergency use authorization (EUA)
进度偏差	schedule deviations
进行性	progressive
进行性原发病	progressive primary disease
进口合格疫苗	imported prequalified vaccines
禁忌证	contraindication
禁忌证/预防措施	contraindications/precautions
禁忌证和注意事项	contraindications and precautions
经典病毒	classic virus
经典墨西哥设备	classic mexican device
经典细菌	classic bacteria
经典制造	classical manufacture
经济分析	economic analyses
经济考虑	economic considerations

经济模型	economic models
经济评价	economic evaluation
经皮暴露	percutaneous exposure
经皮给药	percutaneous administration
经皮给药的不耐热肠毒素	labile toxin administered transcutaneously
精加工作业	finishing operations
精英控制器/抑制器	elite controllers/suppressors
径向图	radial diagrams
静脉吸毒者	intravenous drug users (IVDUS)
静脉注射肉毒杆菌免疫球蛋白	botulism immunoglobulin intravenous
静脉注射炭疽免疫球蛋白	anthrax immunoglobulin intravenous
静脉注射乙肝免疫球蛋白	hepatitis b immunoglobulin intravenous
静默野生传播循环	circulation of silent wild
菊粉	inulin
巨细胞	giant cells
巨细胞病毒	cytomegalovirus (CMV)
巨细胞病毒静脉免疫球蛋白	cytomegalovirus intravenous immunoglobulin
巨细胞病毒疫苗	cytomegalovirus vaccines
拒绝接种疫苗的宗教团体	religious groups rejecting vaccination
聚 N-乙酰氨基葡萄糖	poly-N-acetylglucosamine (PNAG)
聚电解质	polyelectrolytes
聚合酶基因	polymerase gene
聚合酶基因突变体	polymerase gene mutants
聚合酶链反应	polymerase chain reaction (PCR)
聚集因子 A	clumping factor A (CLFA)
聚阳离子	polycations
聚乙二醇化	pegylated
聚乙二醇化干扰素 -α	pegylated interferon-α (Peg-Ifn-α)
决策过程	policymaking processes
军队新兵	military recruits
军事人员	military personnel
菌类	bacterins
菌毛	fimbriae
菌毛	pilus
菌毛尖黏连疫苗	fimbrial tip adhesion vaccines
菌血症	bacteremia
菌株	strains

K

Kyasanur 森林病	Kyasanur forest disease
卡菲尔痘	kaffir pox
卡介苗	bacille calmetteguérin (bcg) vaccine
卡介苗发明者	guérin
卡他莫拉菌	moraxella catarrhalis
开发和早期临床试验	development and early clinical testing
开发可行性	feasibility of development
开发免疫的统计问题	statistical issues in developing immune
开发障碍	impediments to development
开发障碍	obstacles to development
康瑙特株	connaught strain

抗HA（血凝素）抗体	anti-HA (hemagglutinin) antibodies
抗PRB（聚核糖基磷酸核糖醇）	anti-PRB (polyribosyl-ribitol-phosphate)
抗病毒的	antiviral
抗病毒药	antivirals
抗病毒药物的治疗和预防	treatment and prevention with antivirals
抗病毒药物开发	antiviral drug development
抗病毒疫苗	antiviral vaccines
抗毒素	antitoxins
抗独特型	antiidiotypes
抗荚膜抗体动力学和持久性	anticapsular antibody kinetics and persistence
抗荚膜抗体和滴度	anticapsular antibodies and titers
抗菌剂	antibacterial
抗菌剂	antimicrobials
抗菌素耐药性	antimicrobial resistance
抗菌药物	antimicrobial agents
抗菌疫苗	antibacterial vaccines
抗菌治疗/预防	antimicrobial treatment/prevention
抗利萨狂犬病病毒	against lyssaviruses
抗流感病毒活性药物	drugs active against influenza viruses
抗凝治疗	anticoagulant therapy
抗疟疾药物	antimalarial drugs
抗疟药/抗菌剂免疫应答影响	effect of antimalarials/antimicrobial agents on response
抗蛇毒血清	antivenin
抗生素	antibiotics
抗生素耐药性	antibiotic resistance
抗生素治疗与预防	treatment and prevention with antibiotic
抗体	antibodies
抗体测定	measurement of antibodies
抗体滴度	antibody titers
抗体分泌细胞	antibody-secreting cells (ASCS)
抗体几何平均滴度	geometric mean titers (GMT)
抗体片段	antibody fragment
抗体水平	level of antibodies
抗体依赖性细胞毒性	antibody-dependent cellular cytotoxicity (ADCC)
抗体依赖性细胞介导病毒抑制	antibody-dependent cell-mediated virus inhibition (ADCVI)
抗体依赖性增强	antibody-dependent enhancement
抗体应答	antibody response
抗体制剂	antibody preparations
抗体子类应答	antibody subclass response
抗戊肝病毒IgG	anti-HEV IgG
抗细胞因子疫苗	anticytokine vaccines
抗原	antigen
抗原呈递细胞	Antigen-Presenting Cells (APCs)
抗原呈递细胞	antigen-presenting cell (APC)
抗原虫疫苗	antiprotozoan vaccines
抗原分析	antigen assays
抗原决定簇	antigenic determinants
抗原漂移	antigenic drift
抗原漂移变体	antigenic drift variants
抗原特异性抗体	antigen-specific antibodies

抗原提呈与 T 细胞增殖	antigen presentation and T-cell proliferation
抗原性	antigenic properties
抗原选择	antigen selection
抗肿瘤应答	antitumor response
抗肿瘤应答抑制	antitumor response suppression
柯萨奇病毒	coxsackievirus
颗粒	particles
颗粒酶 B	granzyme B
颗粒疫苗	particle-based vaccines
可承受性	affordability
可供给产品	products available
可用的制剂和组合	preparations and combinations available
可用疫苗	vaccines available
克林霉素	clindamycin
客蚤属球结膜水肿	xenopsylla cheopsis
空肠弯曲杆菌	campylobacter jejuni
空肠弯曲杆菌诱发的	c. jejuni-induced
空心微针	hollow microneedles
控制 / 预防传染性疾病	control/prevention of infectious diseases
控制策略	control strategies
口服	oral
口服法	oral ingestion
口服活疫苗	live oral vaccines
口服脊髓灰质炎病毒疫苗	oral poliovirus vaccine
口服脊髓灰质炎病毒疫苗（续）腹泻	oral poliovirus vaccine（continued）diarrhea
口服脊髓灰质炎疫苗	oral poliovirus vaccine
口咽性炭疽	oral-oropharyngeal anthrax
跨世纪的进化	evolution across centuries
快速药敏试验	rapid drug susceptibility test
狂怒狂犬病	furious rabies
狂犬病	rabies
狂犬病免疫球蛋白	rabies immunoglobulin
狂犬病疫苗	rabies vaccine
溃疡棒状杆菌	corynebacterium ulcerans
扩大免疫规划	expanded programme on immunization（EPI）

L

LyoGo 双腔预充注射器	LyoGo dual chamber pre-filled syringe
拉各斯蝙蝠病毒	lagos bat virus
辣椒素	capsaicin
来自流产人类胎儿的 DNA	DNA from aborted human fetuses
莱姆病	lyme disease
莱姆病疫苗	lyme disease vaccines
莱姆病疫苗剂量和给药途径	lyme disease vaccines dosage and route of administration
兰州羔羊轮状病毒疫苗	lanzhou lamb rotavirus vaccine（LLR）
劳动力	workforce
老年妇女	older women
老年人	elderly
雷斯顿病毒	reston virus（RestV）
雷西单抗	raxibacumab

类毒素	anatoxine
类毒素和融合蛋白疫苗	toxoid and fusion protein vaccines
类风湿关节炎	rheumatoid arthritis
冷包装客机	cold-pack airliner
冷链储存要求	cold chain storage requirement
冷适应鼻腔减毒活疫苗	cold-adapted intranasal live attenuated vaccine
冷适应流感减毒活疫苗	live attenuated cold adapted influenza vaccines
狸	raccoon
理论估计	theoretical estimates
理论论据	theoretical arguments
历史背景	historical background
历史的角度	historical perspective
历史发展	history development
历史和流行病学	history and epidemiology
历史和重要性	history and importance
历史遗留问题	historical problems
历史与发展	history and development
利萨狂犬病病毒属，参见狂犬病、狂犬病疫苗	lyssaviruses. see also rabies：rabies vaccine
利什曼病	leishmaniasis
利什曼病	leishmanization
利什曼病疫苗	leishmaniasis vaccine
利什曼原虫	leishmania spp
例行报告	routine reports
例行管理	routine administration
粒-巨噬细胞集落刺激因子	granulocyte-macrophage colony-stimulating factor（GM-CSF）
连续传代	serial passage
联邦法规	Code Of Federal Regulations（CFR）
联邦法规	federal regulations
联邦法规	code of federal regulations（CFR）
联邦法律法规	federal laws and regulations
联邦侵权索赔法	federal tort claims act
联邦食品、药品和化妆品法案	federal food, drug, and cosmetic act（FD&C Act）
联合 McV4-CRM 脑膜炎球菌疫苗	combined with McV4-CRM
联合策略	combination strategies
联合创新医学倡议	joint undertaking-innovative medicine initiative（IMI）
联合国儿童基金会区域办事处	unicef regional office
联合免疫缺陷病	combined immunodeficiency disorders
联合疫苗	combination vaccines
链球菌热原外毒素	streptococcal pyrogenic exotoxins（SPE）
链球菌性肾小球肾炎	poststreptococcal glomerulonephritis（PSGN）
链球菌疫苗	streptococcus vaccine
链球菌中毒性休克综合征	streptococcal toxic shock syndrome（Stss）
良好生产管理规范	good manufacturing practices（GMP）
两剂次水痘规划	two-dose varicella program
两剂基础免疫	two-dose primary series
两种重组活疫苗	two live recombinant vaccines
列宁格勒-3 腮腺炎疫苗	leningrad-3 mumps vaccine
列宁格勒-萨格勒布腮腺炎疫苗	Leningrad-Zagreb mumps vaccine
裂谷热病毒	rift valley fever virus
临床变异	clinical variants

临床表现	clinical manifestations
临床表现	clinical presentation
临床表现	manifestations
临床对照试验	controlled clinical trials
临床开发	clinical development
临床开发和监管批准	clinical development and regulatory approval
临床开发中的新疫苗	new vaccines in clinical development
临床课程	clinical course
临床免疫安全评估	Clinical Immunization Safety Assessment (CISA)
临床免疫原性	clinical immunogenicity
临床描述	clinical description
临床前开发	preclinical development
临床前试验	preclinical trials
临床实体引起的	clinical entities caused
临床试验	clinical trials
临床试验的科学建议和授权	scientific advice and authorization of clinical trials
临床试验线	clinical pipeline
临床特征	clinical features
临床特征与流行病学	clinical features and epidemiology
临床研究	clinical studies
临床应用	clinical applications
临床应用	clinical use
临床与分子	clinical and molecular
临床诊断	clinical diagnosis
临床症状	clinical syndromes
临时相关的罕见不良事件	rare adverse events temporally related
临诊疾病	clinical disease
淋巴结炎	buboes
淋巴结炎	lymphadenitis
淋巴瘤	lymphoma
淋巴细胞活化基因-3 (CD223)	lymphocyte activation gene (LAG)-3 (CD223)
淋巴细胞性脉络膜脑膜炎	lymphocytic choriomeningitis
淋巴腺鼠疫	bubonic plague
磷酸铝钾	aluminum potassium phosphate
流产的人类胎儿	aborted human fetuses
流感	influenza
流感并发症	complications of influenza
流感病毒	influenza virus
流感病毒灭活疫苗	inactivated influenza virus vaccine
流感病毒疫苗的其他说明	other directions for influenza virus vaccines
流感大流行	pandemic influenza
流感减毒活疫苗	live attenuated influenza vaccine (LAIV)
流感减毒活疫苗相对效果	relative efficacy of LAIV
流感抗病毒药物的使用、减毒活疫苗的接种	influenza antiviral use
流感灭活疫苗	inactivated influenza vaccines
流感相关	influenza-associated
流感样疾病	influenza-like illness (ILI)
流感疫苗	influenza vaccine
流感疫苗生产时间线	timeline for influenza vaccine production
流式细胞术	flow cytometry

流行病防疫与创新联盟	Coalition For Epidemic Preparedness And Innovations(CEPI)
流行病学	epidemiology
流行病学结果	epidemiologic results
流行病学影响	epidemiologic effects
流行病学影响	epidemiologic impact
流行病学与疾病负担	epidemiology and disease burden
流行地区的影响	impact in endemic areas
流行率	prevalence
流行性	epidemic
流行性呼吸道腺病毒	epidemic respiratory adenovirus
流行性角结膜炎	epidemic keratoconjunctivitis
流行性脑脊髓膜炎	meningococcal meningitis
流行性脑脊髓膜炎疫苗	menveo
流行性腮腺炎病毒	mumps virus
流行性腮腺炎病例报告	mumps cases reported
流行性腮腺炎疫苗	mumps vaccine
流行阈值	epidemic threshold
硫柳汞	thimerosal
硫氰酸根阴离子	thiocyanate anion
硫酸肝素	heparin sulfate
硫酸镁	magnesium sulfate
六个监管职能	six regulatory functions
六联 DTaP/HepB/IPV/Hib 联合疫苗	hexavalent DTaP/HepB/IPV/Hib combination
六联 DTaP/HepB/IPV/Hib 疫苗	hexavalent DTaP/HepB/IPV/Hib vaccines
卵泡外反应	extrafollicular reaction
伦理学	ethics
轮状病毒	rotavirus
轮状病毒疫苗	rotavirus vaccine
罗斯河病毒	ross river virus
螺旋体属	borrelia spp.
裸 DNA	naked DNA
旅行免疫接种的影响	impact on travel vaccination
旅行期间的风险	risk during travel
旅行疫苗	travel vaccine
旅行者和外籍人士	travelers and expatriates
铝化合物	alum
铝氢氧化物	aluminum oxyhydroxide
铝盐	aluminum salts
铝佐剂	aluminum adjuvants
绿色细胞泡沫技术	green cell foam technology
氯丙嗪	chlorpromazine
氯化苯乙铵	benzethonium chloride
氯喹	chloroquine
氯霉素、流感嗜血杆菌 b 型耐药性	chloramphenicol
氯羟去甲安定(焦虑症和癫痫症药物)	lorazepam
滤泡	follicular

M

中文	英文
META 荟萃分析	META analyses
MF59 佐剂	MF59

中文	英文
Microgen 公司的 Encevir 疫苗	Microgen's Encevir
MSP-1 疟疾疫苗	MSP-1 malaria vaccine
M 蛋白	M protein
M 型专一性的	M-type-specific
麻痹性脊髓灰质炎	paralytic poliomyelitis
麻风病	leprosy
麻风分枝杆菌	mycobacterium leprae
麻风腮联合疫苗	MMR vaccine
麻疹	measles
麻疹、腮腺炎	measles, mumps
麻疹病毒	measles virus
麻疹和风疹	omeasles and rubella
麻疹和风疹消灭	measles and rubella elimination
麻疹腮腺炎风疹疫苗	measles-mumps-rubella vaccine
麻疹-腮腺炎-风疹疫苗索赔	measles-mumps-rubella vaccines claims
麻疹疫苗	measles vaccine
麻疹预防球蛋白	measles prophylaxis ig
马	equine
马白喉抗毒素	equine diphtheria antitoxin
马痘	horsepox
马尔堡病毒	marburg virus
马抗毒素	equine antitoxin
马狂犬病免疫球蛋白	equine rig (ERIG)
马里科帕县卫生部门	maricopa county health department
马丘波病毒	machupo virus
脉冲	pulsed
脉冲树突状细胞	pulsed dendritic cells
慢病毒	lentiviruses
慢性	chronic
慢性丙型肝炎病毒感染	chronic HCV infection
慢性病患者的接触	contacts of persons with chronic
慢性病引起的	chronic diseases caused
慢性关节炎	chronic arthritis
慢性淋巴细胞白血病	chronic lymphocytic leukemia (CLL)
慢性诺如病毒感染	chronic NOV infection
慢性戊型肝炎	chronic hepatitis E
慢性炎症性疾病	chronic inflammatory disorders
慢性炎症性疾病患者	patients with chronic inflammatory disorders
慢性乙型肝炎	chronic HBV
慢性乙型肝炎病毒感染	chronic hepatitis B virus infection
慢性阻塞性肺疾病	chronic obstructive pulmonary disease
猫鼬	mongoose
毛首鞭形线虫	trichuris trichiura
酶联免疫斑点试验	enzyme-linked immunospot assay (ELISPOT)
酶联免疫吸附试验	enzyme-linked immunosorbent assay (ELISA)
酶免疫分析	enzyme immunoassay
酶免疫分析	enzyme immunoassay (EIA)
美国病理学家和内科医生	goodpasture
美国国家监管局	National Regulatory Authorities (NRAs)
美国境外接收	received outside united states

美国陆军传染病医学研究所	US Army Medical Research Institute Of Infectious Diseases(USAMRIID)
美国陆军医学研究与物资司令部	US Army Medical Research And Material Command(USAMRMC)
美那克查疫苗(脑膜炎疫苗)	menactra
咪达唑仑	midazolam
密切接触	close contacts
免疫,免疫接种	immunization
免疫B细胞记忆	immunologic B-cell memory
免疫安全评审委员会	immunization safety review committee
免疫保护的相关性	correlates of immunoprotection
免疫保护相关物	immunological correlates of protection
免疫保护相关因素	immune correlates of protection
免疫成本效益分析	cost-to-benefit analysis of immunization
免疫程序和同时接种	immunization schedule and simultaneous vaccinations
免疫持久性	duration of immunity
免疫持久性	persistence of immunity
免疫持久性和保护	duration of immunity and protection
免疫刺激复合物	immunostimulatory complex(ISCOM)
免疫刺激复合物佐剂	ISCOM
免疫错误相关反应	immunization error-related reaction
免疫反应途径激活	immune response pathways activated
免疫覆盖率监测	surveillance for immunization coverage
免疫干扰	immune interference
免疫功能低下	immunocompromised
免疫功能低下的宿主异基因造血干细胞移植患者	immunocompromised host allogeneic hematopoietic stem cell transplantation patient
免疫功能低下个体	immunocompromised individuals
免疫功能低下患者	immunocompromised patients
免疫功能低下受试者	immunocompromised subjects
免疫功能低下宿主	immunocompromised host
免疫功能低下者	immunocompromised persons
免疫规划和突出性	immunization program and prominence
免疫后	following immunization
免疫活性改变	altered immunocompetence
免疫机制	mechanisms of immunity
免疫记忆	immune memory
免疫记忆	immunologic memory
免疫接种规划	immunization program
免疫接种登记	immunization registries
免疫接种法律与法规	immunization laws and regulation
免疫接种规划	immunization programs
免疫接种程序	immunization schedule
免疫接种建议	immunization recommendations
免疫接种使用	immunization using
免疫接种指南	immunization guidelines
免疫力	immunity
免疫联盟支持	GAVI support
免疫疗法	immunotherapy
免疫面临的挑战	challenges to immunization
免疫耐受期	immune tolerance phase
免疫耐受性T细胞	immune-tolerant T cells

免疫能力改变者	persons with altered immunocompetence
免疫偏离	immune deviation
免疫球蛋白	globe immune (GI-5005)
免疫球蛋白	immune globulin
免疫球蛋白	immunoglobulin
免疫球蛋白 A 抗体应答	immunoglobulin A antibody response
免疫球蛋白 G 抗体应答	immunoglobulin G antibody response
免疫球蛋白 M 抗体应答	immunoglobulin M antibody response
免疫球蛋白干扰	immunoglobulin interference
免疫球蛋白给药	immunoglobulin administration
免疫球蛋白及血液制品给药	immunoglobulin and blood products administration
免疫缺陷	immunodeficiency
免疫缺陷病	immune deficiency disorders
免疫缺陷人群的特殊危险	specific risk groups immunocompromised persons
免疫缺陷综合征重建	reconstitution aids
免疫生物学	immunobiologics
免疫失败	vaccine failure
免疫实践咨询委员会	Advisory Committee On Immunization Practices (ACIP)
免疫受损暴露	exposure of immunocompromised
免疫受损的宿主自体造血干细胞移植受者	immunocompromised host autologous hematopoietic stem cell transplantation recipients
免疫受体理论	receptor theory of immunity
免疫逃逸	withdrawal of immunization
免疫调节剂	immune modulators
免疫系统	immune system
免疫信息系统	immunization information systems
免疫学	immunology
免疫学的	immunologic
免疫学基本原理	immunological rationale
免疫血清球蛋白	immune serum globulin
免疫抑制	immune suppression
免疫抑制个体	immunosuppressed individuals
免疫抑制患者	immunosuppressed patients
免疫抑制人群	immunosuppressed populations
免疫抑制者	immunosuppressed persons
免疫因素	immunologic factors
免疫应答	immune response
免疫应答	immunologic response
免疫应答的病毒靶点	viral targets of immune responses
免疫诱导持久性	duration of immunity induced
免疫预防	immunoprophylaxis
免疫原	immunogen
免疫原性	immunogenicity
免疫原性和程序	immunogenicity and schedules
免疫原性和非免疫原性细胞死亡	immunogenic and nonimmunogenic cell death
免疫原性及其相关性	immunogenicity and correlates
免疫原性桥接试验	immunogenicity bridging trials
免疫原性细胞死亡	immunogenic cell death
免疫证据	evidence of immunity
免疫注射	immunoject

免疫状态	immune status
免疫状态的异质性	heterogeneity in immune status
免疫状态改变	altered immune state
免疫组和未免疫组的发病率	attack rates in immunized and unimmunized
免疫组织	immunization organizations
面部蜂窝织炎	facial cellulitis
面部和眼眶蜂窝织炎	facial and orbital cellulitis
面临的障碍	hurdles facing
灭活	inactivation
灭活/亚单位疫苗	inactivated/subunit vaccines
灭活 Vero 细胞	inactivated vero cell
灭活病毒	inactivated virus
灭活残留物	inactivation residuals
灭活的	inactivated
灭活和亚单位	inactivated and subunit
灭活脊髓灰质炎病毒	inactivated poliovirus
灭活全细胞	killed whole-cell
灭活全细胞细菌和 B 亚单位的疫苗	vaccines containing killed whole-cell bacteria plus b subunit
灭活全细胞疫苗	killed whole-cell vaccines（KWC）
灭活细菌	inactivated bacteria
灭活小鼠脑源性	inactivated mouse brain-derived
灭活疫苗	killed vaccine
灭活疫苗（非活疫苗）	inactivated vaccines（nonlive vaccines）
灭活原代仓鼠肾细胞	inactivated primary hamster kidney cell
敏感性	sensitivity
敏感性分析	sensitivity analysis
明胶	gelatin
模式转变	paradigm shift
膜状网	membranous web
莫科拉病毒（狂犬相关病毒）	mokola virus
莫维珠单抗	motavizumab
母传抗体和疫苗接种年龄	maternal antibody and age at vaccination
母传免疫	maternal immunity
母传免疫	maternal immunization
母传益处	maternal benefit
母牛分枝杆菌	mycobacterium vaccae
母乳喂养	breastfeeding
母体的	maternal
母体抗体	maternal antibodies
母体免疫接种影响	impact of maternal immunization
母婴破伤风消除倡议	maternal and neonatal tetanus elimination initiative
母婴破伤风消除规划	maternal and neonatal tetanus elimination program
母婴破伤风消灭	maternal and neonatal tetanus elimination
母婴破伤风预防	prevention of maternal and neonatal tetanus
目标群体	target groups
目标人群	target populations
目标终点	destination points
目前的非活性疫苗	current non-live vaccines

N

Nef 基因	Nef gene
纳武单抗	nivolumab
奈瑟菌肝素结合抗原	neisseria heparin binding antigen
奈瑟菌黏附素 A	neisseria adhesin A
耐甲氧西林	methicillin-resistant（MRSA）
耐甲氧西林金黄色葡萄球菌	MRSA
耐受	tolerance
耐受性疫苗	tolerogenic vaccines
男同性性行为	men who have sex with men
囊虫病	cysticercosis
囊虫病和包虫病	for cysticercosis and echinococcosis
脑病	encephalopathy
脑电图	electroencephalography
脑脊液	cerebrospinal fluid（CSF）
脑膜炎	meningitis
脑膜炎奈瑟菌	neisseria meningitidis
脑膜炎球菌	meningococcal
脑膜炎球菌	meningococcus
脑膜炎球菌 CRM 结合疫苗（MCV-CRM）	MCV4-CRM
脑膜炎球菌 DT 结合疫苗	MCV4-DT
脑膜炎球菌 TT 结合疫苗	MCV4-TT
脑膜炎球菌病	meningococcal disease
脑膜炎球菌多糖 - 蛋白质结合疫苗	meningococcal polysaccharide-protein conjugate vaccines
脑膜炎球菌多糖疫苗	meningococcal polysaccharide vaccine
脑膜炎球菌结合疫苗	meningococcal conjugate vaccine（MCV）
脑膜炎球菌免疫	meningococcal immunity
脑膜炎球菌疫苗	meningococcal vaccine
脑膜炎球菌疫苗	menitorix
脑炎	encephalitis
内毒素	endotoxin
内科急性呼吸系统疾病	MAARI
内脏型疾病有关	associated viscerotropic disease
拟足类	mimotopes
逆向基因学技术	reverse genetics
逆转录聚合酶链反应	reverse transcription-polymerase chain reaction（RT-PCR）
年龄、接种程序和早产的影响	effect of age, schedule, and prematurity
年龄和剂量间隔	age and interval between doses
年龄相关改变	age-associated changes
年龄相关免疫原性	age-related immunogenicity
黏膜的	mucosal
黏膜抗体应答	mucosal antibody response
黏膜免疫	mucosal immunity
黏膜免疫应答	mucosal immune response
黏膜疫苗接种	mucosal vaccination
黏膜与肠外	mucosal versus parenteral
黏膜佐剂	mucosal adjuvants
酿酒酵母	saccharomyces cerevisiae
酿酒酵母发酵工艺	saccharomyces cerevisiae fermentation process

鸟居流行性腮腺炎疫苗	torii mumps vaccine
尿液脂肪阿拉伯甘露聚糖检测	urine lipoarabinomannan detection test
凝固酶阴性葡萄球菌	coagulase-negative staphylococci（CoNS）
凝集素	agglutinogens
凝聚	aggregate
牛（UK 株）- 人重配	bovine（strain UK）-human reassortant
牛（WC3 株）- 人类重配体	bovine（strain WC3）-human reassortant
牛痘	cowpox
牛痘免疫球蛋白静脉注射	vaccinia immunoglobulin intravenous
牛结核分枝杆菌	mycobacterium bovis
牛系 RIT4237 株	bovine strain RIT4237
纽约痘苗株	new york vaccinia strain（NYVac）
农业和食品执行局	Agriculture And Food Executive Agency
农业炭疽	agricultural anthrax
脓疱病	impetigo
疟疾	malaria
疟疾疫苗	malaria vaccine
疟原虫	plasmodium knowlesi
疟原虫	plasmodium malariae
疟原虫卵	plasmodium ovale
诺如病毒	noroviruses（Novs）
诺如病毒疫苗	norovirus vaccines

O

Oka 疫苗株	Oka vaccine strain
Onco-Vax（细胞内）	Onco-vax（intracell）
Ospa 疫苗接种	Ospa vaccination
欧盟	european union（EU）
欧盟委员会	european commission
欧盟以外的市场	markets outside eu
欧洲蝙蝠病毒 I 型	european bat virus 1
欧洲蝙蝠病毒 II 型	european bat virus 2
欧洲疾病控制和预防中心	European Centre For Disease Control And Prevention（ECDC）
欧洲免疫周	European Immunization Week
欧洲免疫专家技术咨询小组	European Technical Advisory Group Of Experts On Immunization（ETAGE）
欧洲区办事处	Regional Office For Europe
欧洲血清流行病学网络	European Sero-Epidemiology Network（ESEN）
欧洲药品管理局	European Medicines Agency（EMA）
欧洲疫苗行动计划	European Vaccine Action Plan
欧洲咨询小组	European Advisory Group

P

PCR- 单链构象多态性	PCR- single-strand conformation polymorphism（SSCP）
PLA 质粒基因	PLA gene
PrM-E 基因	PrM-E dna
P 结构域	P domain
P 粒子	P particles
帕金森综合征	parkinson disease
帕利珠单抗竞争抗体	palivizumab-competing antibody
排泄和传播	excretion and transmissibility

潘太欣疫苗	pentaxim
旁观者干扰	bystander interference
旁观者效应	bystander effects
膀胱癌	bladder cancer
膀胱炎	cystitis
疱疹	variolation
疱疹病毒及QS21疫苗	herpv plus QS21 vaccine
培养滤液蛋白-10	culture filtrate protein-10（CFP-10）
配方	formulation
配方攻击（攻毒）	formulation challenges
喷射器	jet injectors
喷射注射	jet injections
喷雾冷冻干燥	spray-freeze drying（SFD）
批量生产	bulk manufacturing
批量质量抽样调查	lot quality sample surveys
皮埃尔载体	pierre-victor
皮肤	cutaneous
皮肤	dermatome
皮肤白喉	cutaneous diphtheria
皮肤活检	skin biopsy
皮肤接种	cutaneous vaccination
皮肤结核菌素试验	tuberculin skin test
皮肤炭疽	cutaneous anthrax
皮肤投递	cutaneous delivery
皮内	intradermal
皮内接合器	intradermal adapters
皮内途径	intradermal route
皮内注射	intradermal injection
皮下和肌内注射	subcutaneous and intramuscular injection
皮下注射	subcutaneous injection
蜱传脑炎	tick-borne encephalitis（TBE）
蜱传脑炎病毒	tickborne encephalitis virus（TBEV）
蜱传脑炎疫苗	tickborne encephalitis vaccines
蜱传脑炎疫苗接种	tbe vaccination
蜱蛋白	tick proteins
平价医疗法案	Affordable Care Act（ACA）
平价准入	affordable access
平台技术	platform technologies
平行监管审查	parallel regulatory review
评估、反馈、激励和交流方法	AFIX Method
评估开发与评价	assessment development and evaluation
评价安全性	evaluating safety
评价方法	evaluation approach
评价联合用药或同时用药的研究	studies evaluating combined or simultaneous administration
评价医疗法案	Affordable Care Act（ACA）
评价有效性	evaluating effectiveness
评审过程	review process
破伤风毒素	tetanus toxin
破伤风和白喉类毒素	tetanus and diphtheria toxoid（TD）
破伤风和百日咳疫苗	tetanus

破伤风痉挛素	tetanospasmin
破伤风类毒素	tetanus toxoid
破伤风类毒素疫苗	tetanus toxoid vaccine
破伤风疗法	tetanus therapy
破伤风流行病学	tetanus epidemiology
破伤风免疫球蛋白	tetanus immunoglobulin（ig）
破伤风溶血素	tetanolysin
破伤风消除	tetanus elimination
破伤风预防	tetanus prophylaxis
葡萄球菌	staphypan

Q

七价	heptavalent
七价肉毒杆菌抗毒素	botulism antitoxin heptavalent
七价疫苗	seven-valent vaccine（PCV7）
其他方向	other directions
其他考虑	other considerations
其他可能大流行的流感病毒	other influenza viruses of pandemic potential
脐带因数	cord factor
启动	initiation
起源与发展	origin and development
气管细胞毒素	tracheal cytotoxin
器官捐献	organ donation
器官移植	organ transplantation
前 C/C 基因	pre-C/C gene
前 S/S 基因	pre-S/S gene
前列腺癌	prostate cancer
前驱期	prodromal phase
潜伏期	incubation period
潜伏性结核感染	latent tb infection（LTBI）
潜伏性水痘带状疱疹病毒	latent varicella-zoster virus
潜在感染源	potential sources of infection
嵌合的	chimeric
嵌合抗原	mosaic antigens
嵌合体	chimera
嵌合体登革热疫苗	chimerivax dengue vaccine
嵌合疫苗	chimeric vaccine
强力霉素	doxycycline
强制接种疫苗	mandatory vaccination
强制疫苗接种	compel vaccination
强制执行	enforcement
羟基磷酸硫酸铝	aluminum hydroxyphosphate sulfate
侨民	expatriate residents
桥接试验	bridging trials
鞘内抗毒素	intrathecal antitoxin
切特事件	cutter incident
侵袭性肺炎球菌病	cirrhosis
侵袭性肺炎球菌病	invasive pneumococcal disease（IPD）
侵袭性疾病	invasive disease
亲和力成熟	affinity maturation

亲和性	avidity
禽白血病病毒	avian leucosis virus
青少年复发性呼吸道乳头状瘤病	juvenile-onset recurrent respiratory papillomatosis
青少年和成人免疫规划	adolescent and adult immunization programs
青少年特发性关节炎	juvenile idiopathic arthritis
轻微疾病	minor illness
丘疹	papule
区别特征	distinguishing features
驱虫疫苗	anthelmintic vaccines
趋化因子	chemokines
全百白破疫苗	DTWP
全病原体	whole pathogen
全沟硬蜱	ixodes persulcatus
全国成人流感免疫峰会	National Adult And Influenza Immunization Summit（NAIIS）
全国免疫日	National Immunization Days
全国性的主动监测	Active Countrywide Surveillance
全基因组测序	whole genome sequencing
全灭活疫苗和类病毒疫苗	whole inactivated vaccines and viruslike
全脑炎	panencephalitis
全球根除脊髓灰质炎倡议	Global Polio Eradication Initiative（GPEI）
全球疾病模式	worldwide disease patterns
全球脊髓灰质炎实验室网络	Global Polio Laboratory Network（GPLN）
全球监控	global surveillance
全球结核疫苗基金会	aeras global TB vaccine foundation
全球流感监测响应系统	Global Influenza Surveillance Response System（GISRS）
全球流感监测响应系统	global influenza surveillance response system（GISRS）
全球目标	global goals
全球试验室网络	Global Laboratory Network
全球疫苗行动计划	Global Vaccine Action Plan（GVAP）
全球疫苗和免疫联盟	Global Alliance For Vaccines And Immunization（GAVI）
全球疫苗接种工作	Global Vaccination Efforts
全球疫苗免疫联盟	Global Alliance For Vaccines Immunization（GAVI）
全人类细胞	whole human cells
全细胞	whole-cell
全细胞百日咳联合	whole-cell pertussis combinations
全细胞百日咳疫苗	whole-cell pertussis vaccine
全细胞活疫苗	live whole-cell vaccines
全细胞霍乱	whole-cell cholera
全细胞灭活疫苗	killed whole-cell vaccines
全细胞疫苗	whole-cell vaccines
缺少供应商推荐	lack of recommendations providers
确证试验	confirmatory test
群体	populations
群体保护	herd protection
群体免疫	herd immunity
群体免疫要求	herd immunity requirement
群体免疫阈值	herd immunity threshold
群众行动法	mass action approach

R

RNA 病毒	RNA viruses
RNA 复制	RNA replication
RNA 基因组	RNA genome
RNA 疫苗	RNA vaccines
热稳定性试验	thermal stability testing
热性惊厥	febrile seizures
热休克蛋白	heat shock proteins
人的免疫接种	immunization in persons
人二倍体细胞疫苗	human diploid cell vaccine
人感染	human infection
人干细胞移植	human stem cell transplant (SCT)
人工耳蜗	cochlear implants
人工耳蜗的人	persons with cochlear implants
人类免疫缺陷病毒	human immunodeficiency virus (HIV)
人类免疫缺陷病毒感染	human immunodeficiency virus (HIV) infection
人类免疫缺陷病毒感染者	human immunodeficiency virus (HIV) infected persons
人类中复制	replication in humans
人免疫球蛋白	human immunoglobulin
人乳头瘤病毒	human papillomavirus (HPV)
人乳头瘤病毒	human papillomavirus
人乳头瘤病毒感染	HPV infection
人乳头瘤病毒疫苗	human papillomavirus (HPV) vaccine
人乳头状瘤病毒疫苗	HPV vaccine
人用药品委员会	Committee For Medicinal Products For Human Use (CHMP)
人用药品相互承认和分散程序协调小组	Co-Ordination Group For Mutual Recognition And Decentralised Procedures-Human (CMDh)
人用医药产品委员会	Committee For Human Medicinal Products (CHMP)
人与人之间的传播	person to person transmission
人与人之间的联系	person-to-person contact
人源性	human-derived
人源性单克隆抗体	human-derived monoclonal antibodies
人智社区	anthroposophic communities
妊娠期 B 群链球菌疫苗	group B streptococcus (GBS) vaccine pregnancy
妊娠期炭疽吸附疫苗	anthrax vaccine adsorbed (AVA)
日本脊髓灰质炎研究所	japan poliomyelitis research institute
溶解微阵列贴片	dissolving microarray patches
溶瘤病毒	oncolytic virus
溶瘤病毒疫苗	oncolytic virus vaccine
溶瘤脊髓灰质炎病毒免疫治疗	oncolytic poliovirus immunotherapy
溶瘤牛痘病毒 Pexa-Vec	pexa-vec (jennerex)
溶血性尿毒综合征	hemolytic uremic syndrome
溶组织内阿米巴	entamoeba histolytica
融合蛋白	fusion protein
融合肽	fusion peptide
融资	financing
柔光箱	softbox
肉毒杆菌毒素	botulinum toxin
肉毒杆菌类毒素	botulinum toxoid

肉毒中毒	botulism
肉芽肿	granuloma
蠕虫接触	helminthic exposure
乳房炎,腮腺炎相关	mastitis, mumps-related
乳胶	latex
乳胶过敏	latex allergy
乳胶粒凝集试验	latex particle agglutination (LPA)
乳母	nursing mothers
乳头瘤病毒(人类)疫苗	papillomavirus (human) vaccine
乳头瘤病毒疫苗	papillomavirus vaccine
乳腺癌	breast cancer
瑞典药效试验	swedish efficacy trial

S

Shimoni 蝙蝠病毒	Shimoni bat virus
SOS 蛋白质类	SOS proteins
腮腺炎	mumps
腮腺炎相关	mumps-related
腮腺炎疫苗	mumps vaccine
腮腺炎疫苗接种	mumps vaccination
三次包装	tertiary packaging
三氟胸苷	trifluorothymidine
三价流感灭活疫苗	trivalent inactivated influenza vaccine
三价流感疫苗	trivalent influenza vaccines (TIV)
三价亚单位疫苗	trivalent subunit vaccine
三聚体模拟	trimer mimic
三色蝙蝠	tricolored bat
三棕榈酰半胱氨酸肽	tripalmitoyl-cysteine lipopeptides
扫荡运动	mopping-up campaigns
杀白细胞素	leukocidins
杀死的、灭活的	killed
沙粒病毒	arenaviruses
沙门菌	salmonella
沙眼衣原体	chlamydia trachomatis
筛查	screening
伤残调整生命年	disability-adjusted life-years (DALY)
伤寒	typhoid
伤寒多糖疫苗	typhoid PS vaccine
伤寒 Vi 多糖疫苗	typhoid Vi polysaccharide vaccine
伤寒口服疫苗	typhoid oral vaccine
伤寒沙门菌	salmonella typhi
伤寒疫苗	typhoid fever vaccines
伤口管理中的预防措施	prophylaxis in wound management
伤口护理	wound management
上呼吸道疫苗沉积	upper airway vaccine deposition
上皮	epithelial
上市后的安全性	safety postmarketing
上市后监测	postmarketing surveillance
上市后评价	post licensure evaluations
上市许可非劣效性研究	noninferiority studies to support licensure

社会价值	societal value
社会人口因素	sociodemographic factors
社区保护	community protection
社区调查	community surveys
社区获得性 MRSA	Community-acquired MRSA(CA-MRSA)
社区获得性耐甲氧西林金黄色葡萄球菌	community-acquired mrsa(CA-MRSA)
社区预防服务专责小组	task force on community preventive services(TFCPS)
神经氨酸酶(NanA 和 NanB)	neuraminidase enzymes(NanA and NanB)
神经病	neuropathy
神经毒性安全性测试	neurovirulence safety testing
神经麻痹事故	neuroparalytic accidents
神经系统不良事件	neurologic adverse events
神经系统疾病	neurologic disorders
神经性肌萎缩症	neuralgic amyotrophy(NA)
肾功能衰竭	renal failure
肾细胞癌	renal cell carcinoma
生产与构成	production and constitution
生产者	producers
生产者和商品名称	producers and trade names
生发中心	germinal centers(GC)
生命周期	life cycle
生态的	ecovative
生物反应器	bioreactors
生物防卫	biodefense
生物恐怖和流行病环境	bioterror and pandemic settings
生物恐怖事件	bioterrorist events
生物恐怖试剂	bioterrorism agent
生物武器	biological weapon
生物信息技术	bioinformatic technologies
生物衍生	biologically derived
生物衍生呼吸道合胞病毒减毒活疫苗	biologically derived live attenuated respiratory syncytial virus(RSV)vaccine
生物医学高级研究与发展局	Biomedical Advanced Research And Development Authority(BARDA)
生物针	bioneedles
生物制剂评价与研究中心	Center For Biologics Evaluation And Research(CBER)
生物制剂许可证申请	Biologics License Application(BLA)
生物制品	biological products
生物制品管理局	biologicals control authority
生物制品控制法(1902)	Biologics Control Act(1902)
生物制品许可证申请	Biologics License Application(BLA)
生育酚	tocopherol
生殖器疱疹	genital herpes
圣路易斯脑炎	st. louis encephalitis
失败	failures
失活或亚单位	inactivated or subunit
失眠症患者	persons with asplenia
夫语症螺旋体	borrelia afzelii
十二指肠钩虫	ancylostoma duodenale
时间框架	time frame
识别黏附基质分子的微生物表面组分	microbial surface components recognizing adhesive matrix molecules(MSCRAMMs)

实施,执行	implementation
实施和项目经验	implementation and program experience
实体器官移植	solid-organ transplant
实体器官移植受者	solid-organ transplant recipients
实体溶解针	solid dissolving needles
实体涂层微阵列贴片	solid-coated microarray patches
实验室遏制	laboratory containment
实验室狂怒	rage de laboratoire
实验室诊断	laboratory diagnosis
食品和药物管理局	Food And Drug Administration（FDA）
食源性,水源性	foodborne, waterborne
食源性传播	foodborne transmission
蚀斑	plague
使用的适应证	indications for administration
使用的疫苗和免疫覆盖率	vaccines used and immunization coverage
使用建议	recommendations for use
使用免疫事件的标准	using standards of immunization events
使用中的实际问题	practical issues in use
示意图	schematic
世界卫生组织	WHO
世界卫生组织定义和标准	WHO Definition And Criteria
世界卫生组织关于日常工作的建议	WHO Recommendations For Routine
世界卫生组织观察审计	WHO-Observed Audits
世界卫生组织口服霍乱疫苗库存	World Health Organization Oral Cholera Vaccine Stockpile
世界卫生组织欧洲区域办事处	WHO Regional Office For Europe
世界卫生组织推荐疫苗接种计划	Recommended Vaccination Schedule WHO
市镇疫苗	towne vaccines
试验	trials
试验方法学	trial methodology
试验性攻击（攻毒）	experimental challenge
柿子黄膜	perimyotis subflavus
适宜卫生技术项目疟疾疫苗计划	Programs For Appropriate Technology In Health（PATH）Malaria Vaccine Initiative
适应策略	adapting strategies
适应性免疫	adaptive immunity
适应证	indications
适应证	indications for use
适应证和目标	indications and goals
嗜肺军团菌	legionella pneumophila
嗜内脏型疾病	viscerotropic disease
嗜睡症相关	narcolepsy associated
手足口病	HFMD
受试者	subjects
授权后效益和风险评估	postauthorization evaluation of benefits and risks
授权书	mandates
输血	blood transfusion
输血和医疗相关	transfusion and healthcare-related
属性	properties
鼠疫耶尔森菌	yersinia pestis
鼠源性	mouse-derived

鼠源性单克隆抗体	mouse-derived monoclonal antibodies
术语	terminology
树突状细胞	dendritic cells（DC）
数据需求	data requirements
数学模型	mathematical models
双链 RNA	double-stranded RNA
水痘	varicella
水痘（水痘）	Varicella（Chickenpox）
水痘病毒疫苗	varicella virus vaccine
水痘 - 带状疱疹病毒	herpes varicella-zoster virus
水痘 - 带状疱疹病毒	varicella-zoster virus（VZV）
水痘 - 带状疱疹病毒	varicella-zoster virus
水痘 - 带状疱疹病毒疫苗	varicella-zoster virus vaccine
水痘 - 带状疱疹病毒株鉴定	varicella-zoster virus（VZV）strain identification
水痘疫苗	varicella vaccine
水痘疫苗激活	reactivation by varicella vaccine
水痘疫苗接种规划	varicella vaccination program
水化 - 再水化注射系统	hydration rehydration injection system（HYDRIS）
水肿毒素	edema toxins
水肿因子	edema factor（EF）
丝虫科	filoviridae family
丝状病毒疫苗	filovirus vaccine
丝状血凝素	filamentous hemagglutinin
死亡	death
死亡数，死亡率	mortality
四环素	tetracycline
四价	quadrivalent
四价 FluMist 疫苗	flumist quadrivalent
四价登革热疫苗	tetravalent dengue vaccine（TDEN）
四价流感减毒活疫苗	quadrivalent live attenuated influenza vaccine
四价脑膜炎球菌多糖疫苗	quadrivalent meningococcal polysaccharide vaccine（MPSV4）
四价脑膜炎球菌多糖疫苗禁忌证	quadrivalent meningococcal polysaccharide vaccine contraindications
四价脑膜炎球菌结合疫苗	quadrivalent meningococcal conjugate vaccines
四价脑膜炎球菌疫苗	meningococcal quadrivalent vaccine
苏丹病毒	sudan virus
苏丹病毒疫苗供应	sudan virus supply of vaccines（SUDV）
诉讼不受限制的情况	situations in which suits are not barred by
宿主受体因子	host receptor factors
宿主细胞表达系统	host cell expression systems
宿主遗传因素	host genetic factors
宿主因素	host factors
粟粒性结核	miliary tuberculosis
粟粒状的	miliary
塑料预填充注射器	plastic prefilled syringes
髓样分化 88	myeloid differentiation 88（MyD88）
髓源性抑制细胞	myeloid-derived suppressor cells（MDSCs）
髓源性抑制细胞 T 细胞抑制	myeloid-derived suppressor cell t-cell inhibition
损伤相关分子模式	damage-associated molecular patterns（DAMPs）
梭属破伤风杆菌	clostridium tetani
梭属肉毒杆菌	clostridium botulinum

索拉珠单抗（阿尔茨海默病治疗药物）	solanezumab
索赔的医疗审查	medical review of claims

T

Th2 极化	Th2 polarization
Toll 样受体	Toll-like receptor（TLR）
Toll 样受体	Toll-like receptors（TLRs）
Toll 样受体激动剂	Toll-like receptor agonists
Ty21A 口服活疫苗	Ty21A live oral vaccine
T-淋巴细胞共刺激分子 B7-H4 族	B7-H4
T 细胞分化	T-cell differentiation
T 细胞负性调节	T-cell-negative regulation
T 细胞向肿瘤的转运	T-cell trafficking to tumors
T 细胞应答	T-cell responses
塔伊森林病毒	taï forest virus
胎儿畸形	fetal abnormalities
胎恒河猴肺	fetal rhesus lung
胎盘转移	placental transfer
肽	peptide
泰斯株	tice strain
痰液即时检测	point-of-care sputum-based test
炭疽	anthrax
炭疽地区	anthrax districts
炭疽毒素	anthrax toxin
炭疽杆菌	bacillus anthracis
炭疽抗血清	anthrax antiserum
炭疽疫苗	anthrax vaccine
炭疽致死	anthrax lethal
碳水化合物	carbohydrate
碳水化合物表面分子	carbohydrate surface molecules
碳水化合物疫苗	carbohydrate vaccines
糖蛋白 B 疫苗	glycoprotein B vaccines
糖蛋白 E 疫苗	glycoprotein E vaccine
糖结合物	glycoconjugates
糖结合疫苗	glycoconjugate vaccines
糖尿病	diabetes
糖尿病	mellitus
糖脂	glycolipids
特定肿瘤类型	specific tumor types
特殊的免疫接种程序	special immunizations program
特殊考虑	special considerations
特殊情况	special situations
特殊群体	special groups
特殊人群	special populations
特殊注意事项和禁忌证	special considerations and contraindications
特性和配方	characteristics and formulations
特异性免疫	specific immune
特应性皮炎（湿疹）	eczema
特应性皮炎和天花疫苗	atopic dermatitis
特征	features

特征性体征和症状	characteristic signs and symptoms
提高广度	enhancing breadth
提高免疫效力	improved immune potency
提高疫苗覆盖率	improving vaccine coverage
提供疫苗	providing vaccines
体液的	humoral
体液免疫	humoral immunity
体液应答	humoral responses
体征和症状	signs and symptoms
替代配方	alternative formulations
替代品	surrogates
替诺福韦	tenofovir
天花	smallpox
天花死亡率	smallpox mortality
天花疫苗	smallpox vaccine
天花疫苗伤害赔偿计划	Smallpox Vaccine Injury Compensation Program（SVICP）
天然加强剂	natural boosters
天然外膜囊泡疫苗	native outer membrane vesicle vaccines
添加脊髓灰质炎灭活疫苗	adding IPV
添加剂	additives
调节免疫细胞	regulatory immune cells
调节性 T 细胞	regulatory T cells
调节性 T 细胞免疫抑制	regulatory T cell immune suppression
调理素依赖性吞噬作用	opsonin-dependent phagocytosis
调理吞噬细胞活性	opsonophagocytic activity
调理吞噬作用测定	opsonophagocytosis assays（Opas）
挑战研究	challenge studies
通过病毒载体投递	delivered by viral vectors
通过转移或刺激细胞免疫进行治疗	treatment by transferring or stimulating cell-mediated immunity
通用疫苗	universal vaccines
同时给药	simultaneous administration
同时接种	concurrent administration
同时接种	concomitant administration
同时接种不同疫苗	simultaneous administration of different vaccine
同时接种和联合接种	simultaneous and combined vaccination
同时接种疫苗和免疫球蛋白	simultaneous administration of vaccines and immunoglobulin
同时疫苗接种	simultaneous vaccination
同型切换	isotype switching
铜绿假单胞菌	pseudomonas aeruginosa
痛觉超敏	allodynia
头孢呋辛酯	cefuroxime axetil
头孢曲松	ceftriaxone
头孢噻肟	cefotaxime
透视	perspective
突变体	mutants
突发公共卫生事件	public health emergencies
突破性水痘	breakthrough varicella
土拉热病	tularemia
土拉热弗朗西丝菌	francisella tularensis
推荐的给药时间表	recommended schedule for administering doses

推荐疫苗	vaccines recommended
吞噬细胞	phagocytes
拖着脚步走	shuffling
唾液酸化聚糖	sialylated glycans

U

Unifill 安全注射器	Unifill safety syringe
Urabe Am9 流行性腮腺炎疫苗	Urabe Am9 mumps vaccine

V

Vero 细胞疫苗	Vero cell vaccine
Vero 细胞乙型脑炎灭活疫苗	inactivated Vero cell-derived Japanese encephalitis vaccine
Vi 联合疫苗	Vi combination vaccines
von 昏睡性 A 型脑炎	von economo type A encephalitis

W

Wistar 小牛 3 株	strain Wistar calf 3
W 群荚膜	capsular group W
W 群脑膜炎球菌荚膜疾病	meningococcal capsular group W disease
外毒素	exotoxins
外籍人士	expatriates
外膜蛋白	outer membrane protein (OMP)
外膜囊泡	outer membrane vesicles
外伤性神经炎	traumatic neuritis
外小体	exosomes
外源病毒	adventitious viruses
外源因子	adventitious agents
完美的人类病原体	perfect human pathogens
完全整合	fully integrated
危重疾病	severe illness
微穿孔	microporation
微量中和试验	microneutralization assay
微生物	microbial
微生物学	microbiology
微生物学与发病机制	microbiology and pathogenesis
微生物学诊断	microbiologic diagnosis
微生物疫苗	microbial vaccines
微生物因素	microbiotic factors
微小隐孢子虫	cryptosporidium parvum
微型针	mini-needles
微型注射针	Micronjet 600
微阵列贴片	microarray patches
韦德尼格 - 霍夫曼病	Werdnig-Hoffmann disease
围生期传播	perinatal transmission
维持 / 改善	sustaining/improving
维持 / 提高免疫	sustaining/improving immunization
维甲酸诱导基因 1	retinoic acid-inducible gene 1 (RIG-I)
维生素 A 的补充	vitamin A supplementation
委内瑞拉马脑炎病毒	venezuelan equine encephalitis virus
委内瑞拉马乙型脑炎载体	venezuelan equine encephalitis-vectored

卫生保健人员	health care personnel
卫生保健人员疫苗	vaccines for health care personnel
卫生和人类服务部	Secretary Of Department Of Health And Human Services
卫生和食品安全总局	Directorate General For Health And Food Safety（DG SANTE）
卫生与公共服务部	Department Of Health And Human Services
卫生资源和服务管理	Health Resources And Services Administration
未来的挑战	future challenges
未来发展	future development
未来方向	future directions
未来考虑	future considerations
未来启示	future implications
未来前景与机遇	future prospects and opportunities
未来趋势和挑战	future trends and challenges
未来疫苗	future vaccines
未来展望	future prospects
未受损伤的，完整的	intact
胃肠道	gastrointestinal
胃肠炭疽	gastrointestinal anthrax
胃肠炎	gastroenteritis
胃流感	stomach flu
温度计	thermometers
蚊媒	mosquito vector
蚊子	mosquito
紊乱	disorders
稳定剂	stabilizers
稳定性	stability
稳定性和储存	stability and storage
沃尔特里德陆军研究所	Walter Reed Army Institute Of Research（WRAIR）
沃-弗综合征	Waterhouse-Friderichsen syndrome
沃-库-韦病	Wohlfart-Kugelberg-Welander disease
无家群体	homeless populations
无脾的	asplenia
无髓磷脂疫苗	myelin-free vaccines
无细胞百白破-乙型肝炎病毒-灭活脊髓灰质炎病毒（IPV）联合疫苗	dtap-hepatitis B（HepB）-inactivated poliovirus（IPV）
无细胞百日咳抗原	acellular pertussis antigens
无细胞百日咳疫苗	acellular pertussis vaccine
无效阶段、不活跃的阶段	phase of inactive
无形成本	intangible costs
无性血阶段	asexual blood stages
无针技术	needle-free technologies
无症状野生脊髓灰质炎病毒流行	silent wild poliovirus circulation
无症状隐性感染	inapparent infection without symptoms
五步能力建设方案	five-step capacity-building program
五价或六价	pentavalent or hexavalent
武田莱德尔无细胞疫苗	lederle-takeda acellular vaccine
戊二醛	glutaraldehyde
戊型肝炎	hepatitis E
戊型肝炎病毒	HEV
戊型肝炎病毒	hepatitisE virus（HEV）

戊型肝炎疫苗	hepatitis E vaccine
物理传递方法	physical delivery methods
物流障碍	logistical hurdles
物流障碍	logistics hurdles
物种	species
误解	misperceptions

X

X 基因	X gene
西部无针转移装置	west needle-free transfer device
西多福韦	cidofovir
西方马脑炎病毒	western equine encephalitis virus
西方马脑炎病毒疫苗	western equine encephalitis virus vaccine against
西非疫情	west africa outbreak
西高加索蝙蝠病毒	west caucasian bat virus
西尼罗病毒	west nile virus
西尼罗河嵌合体疫苗	chimerivax west nile vaccine
吸附 USP（满足美国药典）	adsorbed USP
吸附机制	adsorption mechanisms
吸入的	inhalational
吸入性炭疽	inhalational anthrax
吸烟和肺炎球菌感染	smoking, and pneumococcal infections
稀释剂转移技术	diluent transfer technologies
锡克皮肤测试	Schick skin test
洗脱试验	elution assay
系统发育关系	phylogenetic relationship
细胞残留物	cellular residuals
细胞凋亡	apoptosis
细胞毒性 CD8$^+$ T 淋巴细胞	cytotoxic CD8$^+$ T lymphocytes
细胞毒性 T 淋巴细胞表位	cytotoxic T lymphocyte epitopes
细胞基质	cell substrates
细胞介导的免疫反应	cell-mediated immune response
细胞疗法	cellular therapy
细胞免疫	cellular immunity
细胞免疫应答	cellular immune responses
细胞培养	cell culture
细胞培养材料	cell culture materials
细胞培养基灭活	cell culture-based inactivated
细胞培养狂犬病疫苗	cell culture rabies vaccines
细胞培养灭活疫苗	cell culture-based inactivated vaccines
细胞培养疫苗	cell culture vaccines
细胞相互作用	cell interactions
细胞疫苗	cellular vaccines
细胞因子	cytokines
细胞应答	cellular response
细菌	bacterial
细菌靶标	bacterial targets
细菌残留	bacterial residuals
细菌多糖	bacterial polysaccharide
细菌多糖免疫球蛋白	bacterial polysaccharide immunoglobulin

细菌感染	bacterial infections
细菌和细胞	bacterial and cellular
细菌和细胞残留	bacterial and cellular residuals
细菌投递	bacterial delivery
细菌学	bacteriology
细菌学与诊断	bacteriology and diagnosis
细菌学诊断	bacteriologic diagnosis
细菌疫苗	bacterial vaccines
细菌疫苗载体	bacterial vaccine vectors
细小病毒B19	parvovirus B19
下呼吸道疫苗沉积	lower airway vaccine deposition
下一代	next generation
夏威夷马希隆大学/Aventis疫苗	Hawaii-Mahidol Universities/Aventis Vaccine
先前的方法	prior approaches
先前接种多糖疫苗的影响	effect of prior polysaccharide vaccination responses
先前经历	prior episodes
先天免疫	innate immunity
先天免疫系统	innate immune system
先天免疫系统的缺陷	defects of the innate immune system
先天免疫系统缺陷	defects of the innate immune system
先天免疫系统缺陷	innate immune system defects
先天适应性免疫	innate to adaptive immunity
先天性	congenital
先天性风疹感染	congenital rubella infection
先天性风疹综合征	congenital rubella syndrome（CRS）
先天性风疹综合征儿童	children with congenital rubella syndrome
纤溶酶原激活剂	plasminogen activator（PLA）
纤维连接蛋白结合	fibronectin binding
纤维连接蛋白结合蛋白	fibronectin-binding protein
现场对照试验	controlled field trials
现场护理	site care
现场使用	field use
现场调整	on-site reconstitution
现代化法案（1997）	Modernization Act（1997）
限制使用疫苗	limited-use vaccines
限制性内切酶分析	restriction enzyme analysis（REA）
献血	blood donation
腺病毒	adenovirus
腺病毒分型试验	adenovirus typing assays
腺病毒感染	adenovirus infection
腺病毒疫苗	adenovirus vaccines
腺病毒载体	adenoviral（ad）vectors
腺病毒载体疫苗	adenovirus vector vaccine
腺病毒重组疫苗	recombinant vaccines for adenovirus
腺苷酸环化酶	adenylate cyclase
腺相关病毒	adeno-associated viruses
腺炎	adenitis
相对效果	relative efficacies
相关蛋白	pertactin
相关的	related

相关免疫缺陷	immunodeficiency-associated
相关因素与保护机制	correlates and mechanism of protection
相关责任保护、赔偿计划	related liability protection
相互认可程序	mutual recognition procedure
香蒜素	pestoides
响应和通用	response and general
消费者、卫生、农业和食品执行局	CHAFEA. See Consumers
消费者、卫生、农业和食品执行局	Consumers, Health, Agriculture and Food Executive Agency (CHAFEA)
消费者安全法（1972）	Consumer Safety Act (1972)
消灭	elimination
消灭和根除	elimination and eradication
消灭目标	elimination goal
小脑共济失调	cerebellar ataxia
小鼠脑炎灭活疫苗	inactivated mouse brain-derived japanese encephalitis vaccine
小头畸型	microcephaly
哮喘	asthma
效果、效力	efficacy
效果和安全性	efficacy and safety
效果和有效性	efficacy and effectiveness
效果可变原因	reasons for variable efficacy
效果试验	efficacy trial
效能降低	reduced effectiveness
效应器	effector
效应细胞	effector cells
效应细胞的维持	maintenance of effector cells
心肌梗死	myocardial infarction
心肌心包炎	myopericarditis
心肌炎	myocarditis
心脏病	heart disease
辛诺柏病毒	sin nombre virus (SNV)
新发传染病和生物威胁剂	emerging infectious diseases and biothreat agents
新发感染规划	emerging infections program
新生儿 BCG	newborns BCG
新生儿轮状病毒 M37 株	newborn rotavirus strain M37
新生儿免疫接种	neonatal immunization
新生儿疫苗接种	neonatal vaccination
新生儿益处	neonatal benefit
新生隐球菌	cryptococcus neoformans
新型甲型流感疫苗	novel influenza A vaccines
新型全细胞二价灭活疫苗	reformulated killed whole cell-only bivalent vaccine
新型主容器	novel primary container
新型转染试剂	novel transfection reagents
新疫苗	new vaccines
新疫苗的临床试验	clinical trials for new vaccines
新疫苗和未来疫苗	new and future vaccines
新疫苗监测网络	new vaccine surveillance network
新疫苗引进	introduction of new vaccines
新诊断测试	newer diagnostic tests
信号转换剂和激活剂	signal transducer and activator
信息来源	sources of information

形似"美杜莎"头外观	"medusa" head appearance
型别交叉	types of interaction
性传播	sexual transmission
性阶段	sexual stages
性接触	sexual exposure
胸腺疾病	thymic disease
修改	modifying
修正法案（1962）	Amendments Act（1962）
溴嘧啶	bropirimine
溴乙烯去氧尿苷	brivudin
需要减少的新技术	new technologies needed to reduce
许可后快速免疫安全监测系统	post-licensure rapid immunization safety monitoring system（PRISM）
许可后临床试验	postlicensure clinical trials
许可前研究	prelicensure studies
许可证	licensure
许可证发放阶段	licensing phase
许可证和安全监控	licensure and safety monitoring
序列	sequence
选择	selection
削弱免疫系统	weaken the immune system
学龄前儿童	preschool children
学术中介	learned intermediary
血凝素	hemagglutinin（HA）
血凝素抑制抗体	hemagglutinin-inhibiting（hi）antibody
血凝抑制（HAI）抗体	hemagglutination-inhibiting（hai）antibody
血凝抑制抗体	Hemagglutination-Inhibiting Antibody（HAI）
血清调查	sero-surveys
血清复合物	serocomplex
血清和疫苗预防	serum and vaccine prophylaxis
血清抗体	serum antibody
血清抗体持续性	serum antibody persistence
血清抗体滴度	serum antibody titers
血清抗体反应	serum antibody response
血清流行率	seroprevalence
血清球蛋白	serum globulin
血清特异性	serologic specificity
血清型 B	serogroup b
血清型分布	serotype distribution
血清型漂移	serotype shift
血清型特异性唾液抗体	serotype-specific salivary antibodies
血清型置换	serotype replacement
血清学分析	serological assays
血清学检测	serologic testing
血清学相关性	serologic correlates
血清学诊断	serologic diagnosis
血清阳转	seroconversion
血清中和	serum neutralization（SN）
血吸虫病	schistosomiasis
血吸虫属	schistosoma spp
血小板减少症	thrombocytopenia

血液透析患者	hemodialysis patients
血液系统恶性肿瘤患者	patients with hematological malignancies
血液制品管理局	blood products administration
血液肿瘤	hematologic neoplasms
血源性传播	bloodborne transmission
循环重组形式	circulating recombinant forms(CRFs)
循证策略	evidence-based strategies

Y

Y群荚膜	capsular group Y
Y群脑膜炎球菌荚膜疾病	meningococcal capsular group Y disease
鸭胚	duck embryo
牙龈炎	gingivostomatitis
亚单位	subunit
亚单位gp350	subunit gp350
亚单位蛋白质和肽	subunit proteins and peptides
亚单位疫苗	subunit vaccines
亚急性	subacute
亚急性硬化	subacute sclerosing
亚急性硬化性全脑炎	subacute sclerosing panencephalitis(SSPe)
延迟	delay
严重的反应	serious reactions
严重联合免疫缺陷	severe combined immunodeficiency(SCID)
炎症	inflammation
炎症反应	inflammatory response
研究阶段	investigational phase
研究思路	research considerations
研究新药	investigational new drug(IND)
研究疫苗和附加研究	investigational vaccines and additional studies
研究与创新总局	Directorate General For Research And Innovation(DG RTD)
研究与开发	research and development
盐酸环丙沙星	ciprofloxacin
眼呼吸综合征	oculorespiratory syndrome(ORS)
眼炎	oophoritis
演示	presentation
咽白喉	pharyngeal diphtheria
咽结膜热	pharyngoconjunctival fever
羊血琼脂	sheep blood agar
阳离子脂质体	cationic liposomes
养老院人口	nursing home populations
药品监管规程	regulatory requirements for medicinal products
药品监管系统	medicines regulatory systems
药物警戒风险评估委员会	Pharmacovigilance Risk Assessment Committee(PRAC)
药疹	drug eruptions
耶尔森菌外膜蛋白	yersinia outer membrane proteins(YOPs)
野生型流感病毒保护	wild-type influenza virus,protection
野生型流感实验性攻击的保护	protection from experimental challenge with wild-type influenza virus
夜光细菌	lasionycteris noctivagans
液体DTaP3/HepB/IPV疫苗	liquid DTaP3/HepB/IPV
液体疫苗	liquid vaccines

液相内吞	fluid-phase endocytosis
一般免疫实践	general immunization practices
一般准则	general guidelines
一次性喷射注射器	disposable syringe jet injectors（DSJI）
一剂	one dose
一针水痘程序	one-dose varicella program
一种 DTaP/HepB/IPV/Hib 六联疫苗（商品名）	Hexacim
一种 HIV 治疗性疫苗（AktiVax）无菌重组混合盒	Aktivax Arch
一种白喉毒素无毒突变株	CRM197
一种百日咳减毒活疫苗（商品名）	BPZE1
一种百日咳疫苗株自运前体	BRKA
一种病毒体甲肝疫苗（商品名）	Epaxal
一种单纯疱疹疫苗（商品名）	Dryvax
一种肺癌预防疫苗	CIMAvax
一种肺炎疫苗	Pneumovax
一种宫颈癌疫苗（商品名）	Cervarix
一种甲肝-伤寒联合疫苗	HepAtyrix
一种灭活甲型肝炎及 DNA 乙型疫苗混合制剂（商品名）	Ambirix
一种蜱传脑炎疫苗（商品名）	Encepur
一种全细胞百白破与 HepB 及 Hib 联合疫苗（商品名）	Easy Five-TT
一种四价流感疫苗（商品名）	Afluria
一种炭疽杆菌疫苗（商品名）	Biothrax
一种天花疫苗（商品名）	CCSV
一种天花疫苗（商品名）	DVVl
一种无细胞百白破联合疫苗	DAPTACE
一种无细胞百白破疫苗（商品名）	Boostrix
一种吸附的破伤风和白喉类毒素疫苗	DECAVAC
一种乙肝成人疫苗（商品名）	Engerix-B
一种乙肝疫苗（商品名）	Euvax B
一种治疗癌症的细胞免疫疗法产品（AGS-003）	Ags-003
一种治疗艾滋病疫苗（商品名）	Alvac
一种治疗肌肉痉挛的肌肉松弛剂	Dantrolene
一种治疗性 DNA 丙肝疫苗	Chronvac-C
伊蚊	aedes mosquito
衣壳基因缺失	capsid-gene deletion
医护人员	healthcare personnel
医护人员	healthcare workers
医疗保健提供者	healthcare providers
医疗从业者	healthcare practitioners
医学免疫	medimmune
医学上急性呼吸道疾病	medically attended acute respiratory illness（MAARI）
医院内爆发的教训	lessons from nosocomial outbreaks
医院疫情教训	lessons from hospital outbreaks
医院员工	hospital employees
医宗金鉴	the golden mirror of medicine
胰腺癌	pancreatic cancer
移行性红斑	erythema migrans
移植	transplantation
移植后淋巴细胞增生性疾病	posttransplant lymphoproliferative disorder（PTLD）
移植患者	transplantation patient

移植患者的效果	efficacy in transplantation patients
移植受体	transplant recipients
移植受者	transplantation recipients
移植物抗宿主病	graft-versus-host disease（GVHD）
遗传稳定性	genetic stability
遗传性免疫缺陷病	genetic immunodeficiency diseases
遗传性乳腺癌和卵巢癌综合征疫苗	hboc vaccine
乙胺丁醇	ethambutol
乙肝病毒感染	hepatitis B virus infection
乙肝病毒疫苗	hepatitis B virus vaccine
乙肝免疫球蛋白	hepB immunoglobulin
乙肝免疫球蛋白和麻疹	hepB immune globulin
乙型肝炎	hepatitis B
乙型肝炎 /b 型流感嗜血杆菌	hepB/hib
乙型肝炎 / 甲型肝炎	hepB/hep A
乙型肝炎 + 流感嗜血杆菌	hepatitis B+ hib
乙型肝炎表面抗原（HBsAg）	hepatitis B surface antigen（hbsag）
乙型肝炎病毒	hepatitis B virus（HBV）
乙型肝炎病毒传播	HBV transmission
乙型肝炎 - 神经脱髓鞘综合进程	hepatitis B-neurological demyelinating omnibus proceeding
乙型肝炎疫苗	hepatitis B vaccine
乙型流感病毒基因	influenza b virus genes
乙型脑炎	japanese encephalitis（JE）
乙型脑炎风险	japanese encephalitis（JE）risk
乙型脑炎减毒活疫苗	live attenuated japanese encephalitis vaccines
乙型脑炎疫苗	japanese encephalitis vaccines
已完成开发 / 已批准	under development/approved
以治疗为中心的行动	actions centered on treatment（impact）
异常不良事件	unusual adverse events
异基因造血干细胞	allogeneic hematopoietic stem cell
异基因造血干细胞移植患者	allogeneic hematopoietic stem cell transplantation patient
异基因造血干细胞移植患者的疫苗接种	allogeneic hematopoietic stem cell transplantation patients vaccination
异亚型免疫	heterosubtypic immunity
异烟肼（一种抗肺结核药）	isoniazid
异源黄病毒免疫	heterologous flavivirus immunity
异源免疫	heterologous immunity
异源腺病毒载体	heterologous adenovectors
异质性	heterogeneity
易感群体	vulnerable groups
疫苗	vaccine
疫苗安全数据链	vaccine safety datalink（VSD）
疫苗安全性	vaccine safety
疫苗安全性咨询委员会	vaccine safety advisory committee
疫苗包装	vaccine packaging
疫苗病毒的传播	transmission of vaccine virus
疫苗不良事件报告系统	vaccine adverse event reporting system（VAERS）
疫苗不良事件监测和沟通	vaccine adverse events surveillance and communication（VAESCo）
疫苗产品相关反应	vaccine product-related reaction
疫苗常规化	routinization of vaccines
疫苗成分	vaccine constituents

疫苗成分过敏	allergy to vaccine constituents
疫苗成分引起	vaccine components causing
疫苗处理	vaccine handling
疫苗递送方法	vaccine delivery methods
疫苗方法	vaccine approaches
疫苗分配程序	vaccine distribution programs
疫苗风险	vaccine risk
疫苗覆盖率	vaccine coverage
疫苗供应	availability of vaccines
疫苗管理	regulation of vaccines
疫苗含有	vaccines containing
疫苗互换性	interchangeability of vaccines
疫苗剂次	vaccine dose
疫苗监管	regulatory oversight of vaccines
疫苗接种	vaccination
疫苗接种	vaccine administration
疫苗接种程序	vaccination schedules
疫苗接种程序	vaccine schedule
疫苗接种程序建议	recommended vaccination schedule
疫苗接种覆盖率	immunization coverage
疫苗接种覆盖率水平	vaccination coverage levels
疫苗接种跟踪	tracking of vaccinations
疫苗接种规程	vaccination requirements
疫苗接种规划	vaccination programs
疫苗接种后测试	postvaccination testing
疫苗接种后流行病学	postvaccine epidemiology
疫苗接种后住院	hospitalization after vaccination
疫苗接种率	vaccination coverage
疫苗接种年龄	age for vaccination
疫苗接种援助法案	vaccination assistance act
疫苗接种障碍	barriers to vaccination
疫苗介绍	vaccine introduction
疫苗介绍和包装咨询	vaccine presentation and packaging advisory
疫苗开发	vaccine development
疫苗开发	vaccines developed
疫苗开发的新概念	new concepts in vaccine development
疫苗开发史	history of vaccine development
疫苗抗体应答	vaccine antibody responses
疫苗抗原和毒株	vaccine antigen and strain
疫苗可分布性	vaccine distributability
疫苗可预防疾病的监测	surveillance of vaccine-preventable diseases
疫苗可预防疾病事件	vaccine-preventable diseases events
疫苗类型	vaccine type
疫苗临床试验	vaccine clinical trials
疫苗免疫持久性	duration of vaccine-derived immunity
疫苗耐药性	vaccine resistance
疫苗伤害表	vaccine injury table
疫苗伤害表	vaccine injury table（VIT）
疫苗生产	vaccine manufacturing
疫苗生产	vaccine production

疫苗生产过程中的稳定性	stability during vaccine manufacture
疫苗生产监管途径	vaccine regulation regulatory pathways for vaccines manufactured
疫苗生命周期	vaccine life cycle
疫苗失败的危险因素	risk factors for vaccine failure
疫苗失效和最近的暴发	vaccine failure and recent outbreaks
疫苗使用指南	guidelines of using vaccines
疫苗适应证	indications for vaccine
疫苗添加剂	vaccine additives
疫苗同时接种	simultaneous administration of vaccines
疫苗微给药系统	vaccine microdelivery systems
疫苗微投递系统	vaccine microdelivery systems
疫苗稳定剂	vaccine stabilizers
疫苗稳定性	vaccine stability
疫苗相关麻痹性脊髓灰质炎	vaccine-associated paralytic poliomyelitis(VAPP)
疫苗项目特点	vaccine program characteristics
疫苗效果	vaccine effects
疫苗效力	vaccine efficacy
疫苗信息报表	vaccine information statements(VISS)
疫苗性能	vaccine performance
疫苗削弱	vaccines weaken
疫苗学	vaccinology
疫苗亚株或剂量	vaccine substrain or dose
疫苗研究中心	vaccine research center
疫苗衍生	vaccine-derived
疫苗衍生脊髓灰质炎病毒	vaccine-derived poliovirus
疫苗引起	vaccines causing
疫苗用盒式技术	cartridge-based technologies
疫苗犹豫	vaccine hesitancy
疫苗有效性	vaccine effectiveness
疫苗诱导的免疫效应	vaccine-induced immune effectors
疫苗责任	vaccine liability
疫苗战略多属性排名工具(智能疫苗)	strategic multi-attribute ranking tool for vaccines(smart-vaccines)
疫苗政策,经济分析	vaccine policies,economic analyses
疫苗政策的经济分析	economic analyses of vaccine policies
疫苗制造	manufacture of vaccine
疫苗制造	vaccine manufacture
疫苗制造商	vaccine manufacturers
疫苗质量缺陷相关反应	vaccine quality defect-related reaction
疫苗种子	vaccine seeds
疫苗种子株的遗传稳定性	genetic stability of vaccine seed strains
疫苗株	vaccine strain
疫苗注册	vaccine registration
疫苗追踪系统	vaccine tracking system
疫苗资格预审程序	vaccine prequalification program(VXPQ)
疫情暴发	outbreaks
疫区居民	residents in endemic area
意外给药	unintended administration
意外接种	inadvertent vaccination
意向治疗分析	intention-to-treat(ITT)analysis
意义	significance

银发蝙蝠	silver-haired bat
引领技术支持	led technical support
婴儿/儿童	infants/children
婴儿出生时的疫苗接种	vaccination of infants at birth
婴儿猝死综合征	sudden infant death syndrome (SIDS)
婴儿和儿童	infants and children
婴儿痉挛	infantile spasms
婴儿严重肌阵挛性癫痫（Dravet 综合征）	Dravet syndrome
婴护宁六合一儿童疫苗	infanrix hexa
婴幼儿	infants and toddlers
婴幼儿	infants and young children
营销授权	marketing authorization
营养不良	malnutrition
营养不良和维生素缺乏症	malnutrition and vitamin deficiency
影响	effects
影响	impact
影响	influence
影响结果分析的方法	test methods affecting interpretation
影响因子	factors influencing
应答,反应	responses
应答决定因素	determinants of responses
应急设施	emergency settings
硬化性全脑炎	sclerosing panencephalitis
永久的	permanent
永久性脑损伤	permanent brain damage
用于慢性炎性疾病患者	patients with chronic inflammatory disorders
用于卫生保健人员的水痘疫苗	varicella vaccine for health care personnel
优点和局限性	advantages and limitations
幽门螺杆菌	helicobacter pylori
犹豫和拒绝	hesitancy and refusal
油包水乳液	water-in-oil emulsions
有额外风险的群体	groups with additional risk
有关疫苗接种的临床问题	clinical issues regarding vaccinations
有免疫力的人	persons immune
有限的数据	limited data
有限使用	limited-use
有限使用抗病毒疫苗	limited-use antiviral vaccines
有限使用抗菌疫苗	limited-use antibacterial vaccines
有限数据的授权	authorization based on limited data
有限数据营销授权	limited data marketing authorization
有向非流行地区扩散的风险	risk of spread to nonendemic areas
有效性	effectiveness
有效性/影响	effectiveness/impact
有效疫苗管理	effective vaccine management (EVM)
有症状性狂犬病	symptomatic rabies
右边 C4-C5 皮节	right C4-C5 dermatome
诱变	mutagenesis
诱导型 T 细胞共刺激配体	inducible T cell costimulator ligand (ICOSL)
与其他疫苗同时接种	simultaneous administration with other vaccines
与预防有关	relates to prevention

预测疫苗覆盖率	predicting vaccine coverage
预存的抗载体免疫	preexisting antivector immunity
预防	prevention
预防	prophylaxis
预防疾病	protection against disease
预防甲型肝炎	prophylaxis of hepatitis A
预防流感	prevent influenza
预防生殖器疱疹	prophylactic genital herpes
预防用带状疱疹活疫苗	zoster vaccines prevention versus attenuation
预防与治疗	prevention vs treatment
预防再接种	retrovaccination
预先授权	preauthorization
预装输送装置	prefilled delivery devices
预装注射器	prefilled syringes
原产地和分布点	points of origin and distribution points
原代小鸡肾	primary chick kidney (PCK)
原点	point of origin
原发性进行性疾病	primary progressive disease
原发性免疫缺陷病	primary immunodeficiency diseases
原发性免疫失败	primary vaccine failure
原发综合征	primary complex
原理和作用	rationale and role
原始抗原罪	original antigenic sin
原型病毒载体	prototype viral vector
原则	principles
猿猴(SRV RRV)-人类重配	simian (strain RRV)-human reassortant
猿猴株 RRV	simian strain RRV
越南免疫规划	Vietnam Immunization Schedules
晕厥	syncope
孕妇	pregnant women
孕妇风疹疫苗	rubella vaccine in pregnant women
孕妇和婴儿	pregnant women and infants
孕激素水平	progesterone levels
运输和群体保护	carriage and herd protection

Z

杂交重组	hybrid reconstitution
再接种	revaccination
再疫苗接种的免疫应答	immune response to revaccination
在接种疫苗的女性中	among vaccinated females
载体	vector
载体 VLP 投递系统	vector-based VLP delivery systems
载体蛋白	carrier protein
载体的	vectored
载体活疫苗初始蛋白增强免疫	live vectored vaccine prime-protein boost
载体技术	vector technologies
载体介导基因传递	vector-mediated gene delivery
载体启动准备	carrier priming
载体疫苗	vectored vaccines
载体诱导	carrier-induced

载体诱导表位修饰	carrier-induced epitopic modification
载体诱导表位抑制	carrier-induced epitopic suppression
载体状态	carrier state
早产	premature
早产	prematurity
早产儿	premature infants
早产儿	preterm infants
早发性 B 群链球菌	early-onset GBS（EOGBS）
早期对照研究	early controlled studies
早期发育	early-stage development
早期发展	early developments
早期分泌抗原靶 -6	early secretory antigen target-6（ESAT-6）
早期历史	early history
早期生命疫苗应答	early life vaccine response
皂苷	saponins
造成永久性脑损伤	causing permanent brain damage
造血干细胞	hematopoietic stem cell
造血干细胞移植	hematopoietic stem cell transplant
增加疫苗剂量	increased vaccine dose
增强	enhancement
寨卡病毒	zika virus
寨卡病毒引起的	caused by zika
战略咨询专家组	Strategic Advisory Group of Experts（SAGE）
蛰居	cocooning
针	needle
针刺安全预防法	Needlestick Safety And Prevention Act
针对不同的免疫	targeting different immunological
诊断	diagnosis
诊断与预防	diagnosis and prevention
正黏病毒	orthomyxoviruses
正义 RNA 基因组	positive-sense rna genome
政策和计划	policy and schedules
政府问责局	Government Accountability Office（GAO）
症候学, 总症状	symptomatology
支持性疗法	supportive care
支气管败血症波氏杆菌	bordetella bronchiseptica
支气管炎	bronchitis
知觉	perception
脂病毒颗粒	lipo-viro-particles
脂多糖	lipopolysaccharide
脂肽	lipopeptides
脂质体	liposomes
直肠	rectum
直接成本	direct costs
直接效果	direct effect
直接荧光抗体检测	direct fluorescent antibody test
直流标志	dc-sign
职业安全与健康管理局	Occupational Safety And Health Administration（OSHA）
职业暴露	occupational exposure
指导方针	guidelines

指南	guidance
志贺菌	shigella
制药喷气机	pharmajet
制造	manufacture
制造工艺	manufacturing process
制造工艺	process of manufacture
制造和分配	manufacture and distribution
制造商	manufacturers
制造商和生产商	manufacturers and producers
制造业	manufacturing
制造业剩余物	manufacturing residuals
质量保证	quality assurance
治疗	treatment
治疗的	therapeutic
治疗和预防	treatment and prevention
治疗莱姆病	lyme disease
治疗设备	therapeutic armamentarium
治疗生殖器疱疹	therapeutic genital herpes
治疗性疫苗接种	therapeutic vaccination
治疗疫苗	therapeutic vaccine
治疗与抵抗	treatment and resistance
治疗与抗生素耐药性	treatment and antibiotic resistance
致敏物质	sensitizing substances
致死因子	lethal factor（lf）
智能疫苗工具	smart vaccines tool
中低收入国家	low and middle-income countries（LMICS）
中低资源国家	middle and low-resources countries
中东呼吸综合征病毒	Middle East Respiratory Syndrome Virus（MERS）
中耳炎 / 鼻窦炎	otitis media/sinusitis
中和	neutralizing
中和测试	neutralization test
中和抗体	neutralizing antibodies
中间	intermediate
中枢神经系统（CNS）	central nervous system（cns）
中心耐受	central tolerance
中性型	neuritic type
肿瘤靶点的内在抗性	intrinsic resistance of tumor target
肿瘤靶点对 T 细胞的内在抗性	intrinsic resistance of tumor target to t cells
肿瘤坏死因子	tumor necrosis factor
肿瘤抗原	tumor antigens
肿瘤免疫生物学	tumor immunobiology
肿瘤特异性抗原	tumor-specific antigens
肿瘤细胞	tumor cells
肿瘤相关抗原	tumor-associated antigens
肿瘤源性外体	tumor-derived exosomes
种群异质性	population heterogeneity
种属特异性	species specificity
种族	ethnicity
种族 / 民族	race/ethnicity
重要考虑因素	important considerations

猪按蚊	anopheles hyrcanus
猪圆环病毒	porcine circoviruses
主动免疫	active immunity
主动免疫后	following active immunization
主动免疫接种	active immunization
主动性疫苗	active vaccines
主动疫苗接种	active vaccination
主细胞库	master cell bank
主要组织相容性复合物	major histocompatibility complex (MHC)
主种子批	master seed lot
贮藏	storage
贮藏温度	storage temperature
注册后时代	postlicensure period
注册后研究	postlicensure studies
注册许可的途径	pathways to licensure
注册疫苗	licensed vaccines
注射吸毒者	injection-drug users
注射性炭疽	injectional anthrax
注意事项	points of care
注意事项	precautions
注意事项和禁忌证	precautions and contraindications
专题	special topics
转变区/过渡区	transition zone
转基因鼠	xenomouse
转录（Stat）蛋白质类	transcription (Stat) proteins
准备工作	preparations
准备就绪	preparations available
准物种	quasispecies
准证评估	prelicensure evaluations
资格预审程序	prequalification program
资金来源	funding sources
自闭症	autism
自闭症和其他发育性疾病	autism and other developmental
自动疫苗配制容器	automated vaccine formulation vessels
自付费用	out-of-pocket costs
自然蛋白质序列	natural protein sequences
自然发生的炭疽	naturally occurring anthrax
自然或疫苗衍生的肺炎球菌蛋白抗原	natural or vaccine-derived pneumococcal protein antigens
自然免疫	natural immunity
自然人	natural human
自然人牛重配体	natural human-bovine reassortant
自然史	natural history
自然宿主	natural host
自体免疫性疾病	autoimmunity
自体疫苗	autologous vaccines
自体造血干细胞	autologous hematopoietic stem cell
自体造血干细胞移植受者	autologous hematopoietic stem cell transplantation recipients
自治和社会最大利益	autonomy and societal best interests
宗教信仰	religious beliefs
综合评价研究	studies evaluating combined

综合协调办法	integrated and coordinated approaches
组分	composition
组分蛋白疫苗抗原	component protein vaccine antigens
组分疫苗免疫球蛋白干扰	component vaccine immunoglobulin interference
组合可用性	availability in combinations
组织培养	tissue culture
组织嗜性	tissue tropism
组织血型抗原	histo-blood group antigens(HBGAs)
最佳儿童药品法案	Best Pharmaceuticals For Children Act(BPCA)
最佳免疫安全系统	optimal immunization safety system
佐剂	adjuvant
佐剂疫苗	adjuvanted vaccines
作用方式	mode of action
作用机制	mechanism of action
作用位点	site of action